Cummings
Otorrinolaringologia
CIRURGIA DE CABEÇA E PESCOÇO

VOLUME I

PARTE I Otorrinolaringologia Geral
Paul W. Flint, Editor

PARTE II Cirurgia Facial Plástica e Reconstrutiva
J. Regan Thomas, Editor

   SEÇÃO 1: CIRURGIA FACIAL

   SEÇÃO 2: RINOPLASTIA

PARTE III Seios, Rinologia e Alergia/Imunologia
Valerie J. Lund, Editor

PARTE IV Laringologia e Broncoesofagologia
Paul W. Flint, Editor

PARTE V Cirurgia de Cabeça e Pescoço e Oncologia
Bruce J. Haughey | K. Thomas Robbins, Editors

   SEÇÃO 1: CONSIDERAÇÕES GERAIS

   SEÇÃO 2: GLÂNDULAS SALIVARES

   SEÇÃO 3: CAVIDADE ORAL

   SEÇÃO 4: FARINGE E ESÔFAGO

   SEÇÃO 5: LARINGE

   SEÇÃO 6: PESCOÇO

   SEÇÃO 7: TIREOIDE/PARATIREOIDE

VOLUME II

PARTE VI Otologia, Neurotologia e Cirurgia da Base do Crânio
John K. Niparko, Editor

   SEÇÃO 1: CIÊNCIA BÁSICA

   SEÇÃO 2: AVALIAÇÃO DIAGNÓSTICA

   SEÇÃO 3: ORELHA EXTERNA

   SEÇÃO 4: ORELHA MÉDIA, MASTOIDE E OSSO TEMPORAL

   SEÇÃO 5: ORELHA INTERNA

   SEÇÃO 6: ESTÍMULO POR PRÓTESE AUDITIVA, APARELHOS E REABILITAÇÃO AUDITIVA

   SEÇÃO 7: DISTÚRBIOS VESTIBULARES

   SEÇÃO 8: DISTÚRBIOS DO NERVO FACIAL

   SEÇÃO 9: BASE DO CRÂNIO

PARTE VII Otorrinolaringologia Pediátrica
Marci M. Lesperance, Editor

   SEÇÃO 1: GERAL

   SEÇÃO 2: CRANIOFACIAL

   SEÇÃO 3: PERDA AUDITIVA E OTOLOGIA PEDIÁTRICA

   SEÇÃO 4: INFECÇÕES E INFLAMAÇÃO

   SEÇÃO 5: CABEÇA E PESCOÇO

   SEÇÃO 6: FARINGE, LARINGE, TRAQUEIA E ESÔFAGO

Cummings
Otorrinolaringologia
CIRURGIA DE CABEÇA E PESCOÇO

Paul W. Flint, MD
Professor and Chair
Department of Otolaryngology–Head and
 Neck Surgery
Oregon Health & Science University
Portland, Oregon

Bruce H. Haughey, MBChB
Professor and Director
Head and Neck Surgical Oncology
Department of Otolaryngology–Head and
 Neck Surgery
Washington University School of Medicine
St. Louis, Missouri

Valerie Lund, CBE, MD
Professor of Rhinology
University College London
London, United Kingdom

John K. Niparko, MD
Tiber Alpert Professor and Chair
Department of Otolaryngology–Head and
 Neck Surgery
The Keck School of Medicine of the University of
 Southern California
Los Angeles, California

K. Thomas Robbins, MD
Professor
Division of Otolaryngology–Head and
 Neck Surgery
Executive Director Emeritus
Simmons Cancer Institute at SIU
Simmons Endowed Chair of Excellence
 in Oncology
Southern Illinois University School of Medicine
Springfield, Illinois

J. Regan Thomas, MD
Mansueto Professor and Chairman
Department of Otolaryngology–Head and
 Neck Surgery
University of Illinois
Chicago, Illinois

Marci M. Lesperance, MD
Professor, Department of Otolaryngology–
 Head and Neck Surgery
Chief, Division of Pediatric Otolaryngology
University of Michigan Health System
Ann Arbor, Michigan

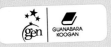

© 2017 Elsevier Editora Ltda.
Todos os direitos reservados e protegidos pela Lei 9.610 de 19/02/1998.
Nenhuma parte deste livro, sem autorização prévia por escrito da editora, poderá ser reproduzida ou transmitida sejam quais forem os meios empregados: eletrônicos, mecânicos, fotográficos, gravação ou quaisquer outros.

ISBN: 978-85-352-8465-2
ISBN versão eletrônica: 978-85-352-8636-6

CUMMINGS OTOLARYNGOLOGY – HEAD AND NECK SURGERY 6TH EDITION
Copyright © 2015 by Saunders, an imprint of Elsevier Inc.
Copyright © 2010, 2005, 1998, 1993, 1986 by Mosby, Inc.

This translation of Cummings Otolaryngology – Head and Neck Surgery, 6th Edition, by Paul W. Flint, Bruce H. Haughey, Valerie J. Lund, John K. Niparko, K. Thomas Robbins, J. Regan Thomas and Marci M. Lesperance was undertaken by Elsevier Editora Ltda and is published by arrangement with Elsevier Inc.

Esta tradução de Cummings Otolaryngology – Head and Neck Surgery, 6th Edition, de Paul W. Flint, Bruce H. Haughey, Valerie J. Lund, John K. Niparko, K. Thomas Robbins, J. Regan Thomas e Marci M. Lesperance, foi produzida por Elsevier Editora Ltda e publicada em conjunto com Elsevier Inc.

ISBN: 978-1-4557-4696-5

Capa: Studio Creamcrakers

Editoração Eletrônica: DTPhoenix Editorial

Elsevier Editora Ltda.
Conhecimento sem Fronteiras

Rua Sete de Setembro, nº 111 – 16º andar
20050-006 – Centro – Rio de Janeiro – RJ

Rua Quintana, nº 753 – 8º andar
04569-011 – Brooklin – São Paulo – SP

Serviço de Atendimento ao Cliente
0800 026 53 40
atendimento1@elsevier.com

Consulte nosso catálogo completo, os últimos lançamentos e os serviços exclusivos no site www.elsevier.com.br

---

NOTA

Como as novas pesquisas e a experiência ampliam o nosso conhecimento, pode haver necessidade de alteração dos métodos de pesquisa, das práticas profissionais ou do tratamento médico. Tanto médicos quanto pesquisadores devem sempre basear-se em sua própria experiência e conhecimento para avaliar e empregar quaisquer informações, métodos, substâncias ou experimentos descritos neste texto. Ao utilizar qualquer informação ou método, devem ser criteriosos com relação a sua própria segurança ou a segurança de outras pessoas, incluindo aquelas sobre as quais tenham responsabilidade profissional.

Com relação a qualquer fármaco ou produto farmacêutico especificado, aconselha-se o leitor a cercar-se da mais atual informação fornecida (i) a respeito dos procedimentos descritos, ou (ii) pelo fabricante de cada produto a ser administrado, de modo a certificar-se sobre a dose recomendada ou a fórmula, o método e a duração da administração, e as contraindicações. É responsabilidade do médico, com base em sua experiência pessoal e no conhecimento de seus pacientes, determinar as posologias e o melhor tratamento para cada paciente individualmente, e adotar todas as precauções de segurança apropriadas.

Para todos os efeitos legais, nem a Editora, nem autores, nem editores, nem tradutores, nem revisores ou colaboradores, assumem qualquer responsabilidade por qualquer efeito danoso e/ou malefício a pessoas ou propriedades envolvendo responsabilidade, negligência etc. de produtos, ou advindos de qualquer uso ou emprego de quaisquer métodos, produtos, instruções ou ideias contidos no material aqui publicado.

O Editor

CIP-Brasil. Catalogação na publicação.
Sindicato Nacional dos Editores de Livros, RJ

C975
6. ed
Cummings otorrinolaringologia: cirurgia de cabeça e pescoço / Paul W. Flint ... [et. al.]; tradução Cristiana Caldas Osorio, Karina Penedo Carvalho, Luiz Cláudio de Queiroz Faria. - 6. ed. - Rio de Janeiro: Elsevier
1888 p. : il. ; 28 cm.

Tradução de: Cummings otolaryngology
Inclui bibliografia e índice
ISBN 978-85-352-8465-2

1. Otorrinolaringologia – Manuais, guias, etc. 2. Cabeça – Tumores – Manuais, guias, etc.. 3. Cabeça – Cirurgia – Manuais, guias, etc. 4. Pescoço – Tumores – Manuais, guias, etc. 5. Pescoço – Cirurgia – Manuais, guias, etc. I. Flint, Paul W.

CDD: 617.51
CDU: 616.21

16-36951

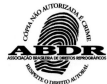

Tradução e Revisão Científica

COORDENAÇÃO DA REVISÃO CIENTÍFICA

Shirley Shizue Nagata Pignatari
Mestre e Doutora pelo Departamento de
  Otorrinolaringologia e Cirurgia de Cabeça e Pescoço da
  Universidade Federal de São Paulo (UNIFESP)
Pós-doutora pela Disciplina de Moléstias Infecciosas da
  UNIFESP
Fellowship em Otolaryngology pela University of Iowa
  (UIHC), Estados Unidos

REVISÃO CIENTÍFICA

Claudia Antunha de Freitas (Capítulo 42)
Especialista em Otorrinolaringologia pelo Departamento de
  Otorrinolaringologia e Cirurgia de Cabeça e Pescoço da
  UNIFESP
Fellowship pela Disciplina de Otorrinolaringologia Pediátrica
  do Departamento de Otorrinolaringologia e Cirurgia de
  Cabeça e Pescoço da UNIFESP

Eduardo Macoto Kosugi (Capítulos 4, 18, 19 e 90)
Mestre, Doutor e Professor Adjunto da Disciplina de
  Rinologia do Departamento de Otorrinolaringologia e
  Cirurgia de Cabeça e Pescoço da UNIFESP

Erika Mucciolo Cabernite (Capítulos 25 e 44)
Especialista em Otorrinolaringologia pelo Hospital do
  Servidor Público Estadual de São Paulo
Fellowship pela Disciplina de Rinologia do Departamento de
  Otorrinolaringologia e Cirurgia de Cabeça e Pescoço da
  UNIFESP

Fábio Brodskyn (Capítulos 54 e 55)
Especialista em Otorrinolaringologia e Cirurgia de Cabeça e
  Pescoço
Mestre em Ciências e Médico Assistente da Disciplina de
  Cirurgia de Cabeça e Pescoço do Departamento de
  Otorrinolaringologia e Cirurgia de Cabeça e Pescoço da
  UNIFESP

Giuliano Bongiovani (Capítulos 7, 10, 11, 14, 15, 17, 23, 26, 46 e 89)
Especialista em Otorrinolaringologia
Mestre em Ciências da Disciplina de Rinologia do
  Departamento de Otorrinolaringologia e Cirurgia de
  Cabeça e Pescoço da UNIFESP

Giuliano Molina de Melo (Capítulos 35, 36, 37, 39, 43 e 49)
Mestre em Otorrinolaringologia e Cirurgia de Cabeça e
  Pescoço pela Universidade de São Paulo (USP)
Doutor em Ciências e Médico Assistente da Disciplina de
  Cirurgia de Cabeça e Pescoço do Departamento de
  Otorrinolaringologia e Cirurgia de Cabeça e Pescoço da
  UNIFESP

Hudson Godeiro de Araújo Teixeira (Capítulos 22 e 24)
Especialista em Otorrinolaringologia pelo Departamento de
  Otorrinolaringologia e Cirurgia de Cabeça e Pescoço da
  UNIFESP
Fellowship pela Disciplina de Rinologia do Departamento de
  Otorrinolaringologia e Cirurgia de Cabeça e Pescoço da
  UNIFESP

José Ricardo Gurgel Testa (Capítulos 13, 57, 58, 61, 63, 67 a 70, 79, 86, 87 e 88)
Mestre, Doutor e Professor Adjunto da Disciplina de Otologia
  e Otoneurologia
Chefe da Disciplina de Otologia e Otoneurologia do
  Departamento de Otorrinolaringologia e Cirurgia de
  Cabeça e Pescoço da UNIFESP

Juliana Antoniolli Duarte (Capítulos 60, 62, 74, 75, 76 e 81)
Especialista em Otorrinolaringologia
Mestre em Ciências e Médico Assistente da Disciplina de
  Otologia e Otoneurologia do Departamento de
  Otorrinolaringologia e Cirurgia de Cabeça e Pescoço da
  UNIFESP

Juliana Hermann (Capítulos 51 e 56)
Especialista em Otorrinolaringologia
Mestre e Doutora em Ciências pelo Departamento de
  Otorrinolaringologia e Cirurgia de Cabeça e Pescoço da
  UNIFESP

Luciano Rodrigues Neves (Capítulos 8, 27 a 32)
Mestre, Doutor e Professor Assistente
Chefe do Serviço de Pronto Socorro e Coordenador do
  Programa de Educação Médica Continuada do
  Departamento de Otorrinolaringologia e Cirurgia de
  Cabeça e Pescoço da UNIFESP

Luiz Bastos (Capítulo 12)
Especialista em Otorrinolaringologia e Cirurgia de Cabeça e
  Pescoço
Mestre em Ciências pela Disciplina de Cirurgia de Cabeça e
  Pescoço do Departamento de Otorrinolaringologia e
  Cirurgia de Cabeça e Pescoço da UNIFESP

Marcel Palumbo (Capítulos 2 e 3)
Especialista em Otorrinolaringologia e Cirurgia de Cabeça e
  Pescoço
Mestre em Ciências e Médico Assistente da Disciplina de
  Cirurgia de Cabeça e Pescoço do Departamento de
  Otorrinolaringologia e Cirurgia de Cabeça e Pescoço da
  UNIFESP

Márcio Cavalcante Salmito (Capítulos 77, 82 a 85)
Especialista em Otorrinolaringologia
Mestre em Ciências e Médico Assistente da Disciplina de
  Otologia e Otoneurologia do Departamento de
  Otorrinolaringologia e Cirurgia de Cabeça e Pescoço da
  UNIFESP

Mariana de Novaes Carvalho Santos (Capítulo 9)
Especialista em Otorrinolaringologia pelo Departamento de Otorrinolaringologia da Faculdade de Medicina da Santa Casa de Misericórdia de São Paulo.
Fellowship pela Disciplina de Otorrinolaringologia Pediátrica do Departamento de Otorrinolaringologia e Cirurgia de Cabeça e Pescoço da UNIFESP

Norma Oliveira Penido (Capítulos 59, 64, 65, 66, 71, 72, 73, 78, 80 e 91)
Mestre, Doutora e Professora Adjunta da Disciplina de Otologia e Otoneurologia
Coordenadora da Pós Graduação do Departamento de Otorrinolaringologia e Cirurgia de Cabeça e Pescoço da UNIFESP
Fellowship em Otorrinolaringologia pela House Ear Institute e pela Universidade de Southern California School of Medicine, Estados Unidos

Onivaldo Cervantes (Capítulos 5, 6, 38, 45, 47, 48, 50 e 52)
Mestre, Doutor e Professor Livre Docente da Disciplina de Cirurgia de Cabeça e Pescoço do Departamento de Otorrinolaringologia e Cirurgia de Cabeça e Pescoço da UNIFESP

Rodrigo de Oliveira Santos (Capítulos 34, 41 e 53)
Mestre, Doutor e Professor Adjunto da Disciplina de Cirurgia de Cabeça e Pescoço do Departamento de Otorrinolaringologia e Cirurgia de Cabeça e Pescoço da UNIFESP

Shirley Shizue Nagata Pignatari (Capítulos 16, 33, 40, 92 a 108 e Índice)

Thiago Luis Rosado Soares de Araujo (Capítulos 20 e 21)
Especialista em Otorrinolaringologia pelo Departamento de Otorrinolaringologia e Cirurgia de Cabeça e Pescoço da UNIFESP
Fellowship pela Disciplina de Rinologia do Departamento de Otorrinolaringologia e Cirurgia de Cabeça e Pescoço da UNIFESP

Vitor Chen (Capítulos 1, 9 e 42)
Especialista em Otorrinolaringologia, Mestre em Ciências e Médico Assistente da Disciplina de Otorrinolaringologia Pediátrica do Departamento de Otorrinolaringologia e Cirurgia de Cabeça e Pescoço da UNIFESP

TRADUÇÃO

Adilson Salles (Capítulos 24, 26, 27 e 28)
Mestre em Anatomia Humana, Departamento de Anatomia do Instituto de Ciências Biomédicas da Universidade Federal do Rio de Janeiro (UFRJ)
Doutor em Medicina, Faculdade de Medicina da UFRJ
Professor Adjunto do Instituto de Ciências Biomédicas da UFRJ
Pesquisador do Departamento de Antropologia do Museu Nacional da UFRJ

Adriana de Siqueira (Capítulo 7)
Médica Veterinária pela Universidade Federal do Paraná (UFPR)
Mestra em Ciências pelo Programa de Patologia Experimental e Comparada da Faculdade de Medicina Veterinária e Zootecnia da USP (FMVZ-USP)
Doutora em Ciências pelo Programa de Patologia Experimental e Comparada da FMVZ-USP

Alexandre Aldiguieri Soares (Capítulos 67 e 68)
Médico pela UFRJ
Residência em Clínica Médica pelo Hospital Naval Marcílio Dias
Residência em Endocrinologia pelo Instituto Estadual de Diabetes e Endocrinologia Luiz Capriglione (Iede-RJ)

Aline Santana da Hora (Capítulos 16, 21 e 22)
Graduada em Medicina Veterinária pela Universidade do Estado de Santa Catarina (CAV-UDESC)
Mestre em Clínica Veterinária pela FMVZ-USP
Doutora em Ciências pela FMVZ-USP
Pós-doutoranda pela FMVZ-USP

Ana Julia Perrotti-Garcia (Capítulos 8, 9 e 18)
Cirurgiã-dentista pela Faculdade de Odontologia da USP
Tradutora Intérprete pela Faculdades Metropolitanas Unidas
Especialista em Cirurgia e Traumatologia Bucomaxilofacial pela Metodista/Rudge Ramos
Especialista em Tradução pela Faculdade de Filosofia, Letras e Ciências Humanas (FFLCH) da USP
Mestre em Linguística Aplicada pelo Programa de Pós-Graduação em Linguística Aplicada e Estudos da Linguagem da Pontifícia Universidade Católica de São Paulo (LAEL, PUC-SP)
Doutora em Língua Inglesa pelo departamento de Línguas Modernas da FFLCH-USP.
Intérprete Médica membro da International Medical Interpreters Association (IMIA) e da American Translators Association (ATA), Estados Unidos

Andrea Favano (Capítulos 81, 85 e Índice)
Cirurgiã-Dentista pela Faculdade de Odontologia da USP
Certificado de Proficiência em Inglês pela Universidade de Cambridge, Reino Unido
Tradutora-Intérprete pelo Centro Universitário Ibero-Americano (UNIBERO)
Especialista em Tradução Inglês–Português pela Universidade Gama Filho

Carla Tavares Ramos da Silva (78 e 79)
Licenciada em Língua Inglesa pela Universidade do Estado do Rio de Janeiro (UERJ)
Coordenadora Pedagógica do Cultural Norte-Americano

Carolina Santos Bosaipo (Capítulos 97 e 98)
Especializanda em Otorrinolaringologia pela Escola Paulista de Medicina da UNIFESP

Cristiana Caldas Osorio (Capítulos 99, 100, 101, 102, 103, 104 e 108)
Graduada em Medicina pela UFRJ
Residência em Pediatria no Hospital dos Servidores do Estado do Rio de Janeiro
Residência em Nefrologia Pediátrica no Hospital Geral de Bonsucesso
Mestre em Saúde da Criança pelo Instituto Fernandes Figueira/Fiocruz

Débora Rodrigues Fonseca (Capítulos 12, 41 e 43)
Graduada em Odontologia pela UFRJ
Especialista em Cirurgia e Traumatologia Bucomaxilofacial pela UFRJ
Mestre em Ciências Morfológicas pela UFRJ

Denise Rodrigues (Capítulos 10, 13 e 14)
Bacharel em Tradução pela Universidade de Brasília (UnB)
Pós-graduada em Tradução pela Universidade de Franca

Douglas Futuro (Capítulos 11 e 23)
Médico

Felipe Gazza Romão (Capítulos 86, 87 e 88)
Professor da Faculdades Integradas de Ourinhos (FIO)
Mestre pelo Departamento de Clínica Veterinária da Faculdade de Medicina Veterinária e Zootecnia (FMVZ-UNESP) Botucatu
Residência em Clínica Médica de Pequenos Animais na FMVZ-UNESP Botucatu

Fernando Mundim (Capítulo 6)
Professor adjunto do Instituto de Psiquiatria da Faculdade de Medicina da UFRJ

Ivellise Maíra Alves (Capítulos 61 e 64)
Graduanda de Filosofia pela USP

José de Assis Silva Júnior (Capítulo 34)
Mestre e Doutor em Patologia pela Universidade Federal Fluminense (UFF)
Especialista em Estomatologia pela UFRJ

Karina Penedo Carvalho (Capítulos 38, 39, 55, 56, 89, 90 e 91)
Doutora em Biologia Humana e Experimental pela UERJ
Mestre em Morfologia pela Pós-Graduação em Biologia Humana e Experimental da UERJ
Bióloga pela UERJ

Laise Cavalhieri (Capítulo 92, 93, 95 e 95)
Graduada em Medicina na Faculdade de Ciências Médicas de Santos
Residente do Segundo Ano de Otorrinolaringologia da UNIFESP

Luiz Claudio de Queiroz Faria (Capítulos 29 a 32, 45 a 48, 51, 52, 53, 71 a 77, 82, 83 e 84)
Tradutor Técnico Inglês–Português

Luiz Frazão Filho (Capítulos 5 e 25)
Tradutor/intérprete pela Universidade Estácio de Sá e Brasillis Idiomas
Certificate of Proficiency in English, University of Michigan, Ann Arbor, Michigan, Estados Unidos

Manoel Giffoni (Capítulos 15, 17, 50, 62 e 63)
Tradutor

Marcella de Melo Silva (Capítulos 19 e 35)
Graduada em Psicologia pela UERJ
Especializada em Tradução pelo Curso de Tradutores Daniel Brilhante de Brito

Maria Claudia Lopes da Silva (Capítulos 36, 42, 44 e 69)
Médica Veterinária pela FMVZ-USP
Residente em Patologia Animal pela FMVZ-UNESP
Mestre em Patologia Animal pela FMVZ-UNESP

Mariangela Pinheiro de Magalhães Oliveira (Capítulos 20 e 40)
Graduada em Nutrição pela Faculdade de Saúde Pública da USP
Especialista em Alimentação Coletiva pela Associação Brasileira de Nutrição (ASBRAN)
Pós-graduada em Obesidade e Emagrecimento pela Universidade Gama Filho (UGF)
Pós-graduada em Administração de Recursos Humanos pela Fundação Armando Álvares Penteado (FAAP)

Marie Odile (Capítulos 57 a 60)
Tradutora

Mateus de Souza Ribeiro Mioni (Capítulos 70 e 80)
Residência em Inspeção Sanitária de Alimentos na FMVZ-UNESP
Mestre em Medicina Veterinária Preventiva pela FMVZ-UNESP
Professor Substituto da Disciplina de Biossegurança na FMVZ-UNESP

Mirela Lienly Ong (Capítulos 33, 37 e 54)
Medica Veterinária, Universidade Anhembi Morumbi
Especialista em Ultrassonografia de Pequenos Animais pelo Instituto Veterinário de Imagem

Raquel de Souza (Capítulos 65 e 66)
Tradutora

Silvia Spada (Capítulo 49)
Professora pela Faculdade de Filosofia, Letras e Ciências Humanas da USP
Certificada em tradução por Curso Extracurricular de Prática de Tradução da USP

Sueli Toledo Basile (Capítulo 96)
Tradutora pelo Instituto Presbiteriano Mackenzie e Cell-lep

Teodoro Lorent (Capítulos 1 a 4, 105, 106 e 107)
Mestre em Letras e Literatura Comparada pela Universidade de Wisconsin, Estados Unidos

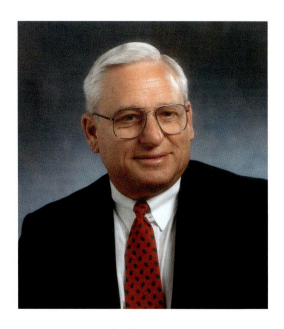

In Memoriam

Charles Krause, MD

Founding Editor de *Otorrinolaringologia – Cirurgia de Cabeça e Pescoço*

Em 7 de fevereiro de 2013, a otorrinolaringologia e a comunidade da University of Michigan perderam um de seus maiores líderes: Charles J. Krause, MD. Dr. Krause foi editor sênior das três primeiras edições de *Otorrinolaringologia – Cirurgia de Cabeça e Pescoço*. Por seu serviço e muitas contribuições para a especialidade, dedicamos a sexta edição a Charles J. "Chuck" Krause, MD, e oferecemos esta homenagem.

Dr. Krause recebeu seu diploma de Medicina em 1962 pela State University of Iowa, agora conhecida como a University of Iowa. Depois de completar sua residência em otorrinolaringologia nessa mesma universidade, ele iniciou sua carreira como parte do corpo docente. Recrutado para a University of Michigan, em 1977, o Dr. Krause atuou como Chair do Department of Otolaryngology – Head and Neck Surgery de 1977 até 1992. Ele permaneceu ativo como docente até 2000 e ocupou posições de liderança no hospital e em centros de saúde, além da Faculdade de Medicina.

Enquanto esteve em Michigan, Dr. Krause transformou o departamento por meio da introdução de divisões especializadas na prática médico-acadêmica para os membros do corpo docente, recrutando novos professores, melhorando as instalações clínicas e reforçando os aspectos relacionados com pesquisa básica e residência médica.

Além de seu papel como chefe de departamento, ele serviu à University of Michigan como Chief of Clinical Affairs, Senior Associate Dean of the Medical School e Senior Associate Hospital Director. Também liderou o desenvolvimento do M-CARE (Medical Care Availability and Reduction of Error), um projeto de saúde lançado pela universidade em 1986, e foi seu primeiro presidente. Comandou ainda o planejamento estratégico das primeiras instalações de saúde satélite da universidade, fora do *campus* médico principal.

Em nível nacional, o Dr. Krause atuou como presidente de organizações como a American Academy of Otolaryngology – Head and Neck Surgery, a American Society of Head and Neck Surgery, a American Board of Otolaryngology e a American Academy of Facial Plastic and Reconstructive Surgery.

Dr. Krause é lembrado como um visionário calmo e reflexivo que, por meio da construção de consensos e aproximação de pessoas, orientou dezenas de formandos a carreiras de sucesso.

Conforme descrito pelo Dr. Charles W. Cummings, "Chuck era uma pessoa firme que poderia suprimir qualquer fomento político. Seu comportamento não era sensacionalista, mas crível... Uma personalidade altruísta. Seu influxo foi seminal para o progresso da especialidade em Oncologia de Cabeça e Pescoço e Cirurgia Plástica Facial."

Em novembro de 2012, ele e sua esposa Barbara participaram da primeira cerimônia "Charles J. Krause, MD, Collegiate Professorship in Otolaryngology", uma honra oferecida a Carol Bradford, MD, FACS, Chair of Otolaryngology – Head and Neck Surgery. A cadeira de professor irá garantir que o chefe de departamento encarne os ideais do Dr. Krause e promova um ambiente que leve excelência e integridade à assistência clínica, à educação e à pesquisa.

Os editores da sexta edição são eternamente gratos pela dedicação e pelo empenho de Chuck Krause com seus pacientes e à Otorrinolaringologia – Cirurgia de Cabeça e Pescoço.

Colaboradores

Waleed M. Abuzeid, MD
Clinical Instructor
Department of Otolaryngology–Head and Neck Surgery
Stanford Sinus Center
Palo Alto, California

Meredith E. Adams, MD
Assistant Professor
Department of Otolaryngology–Head & Neck Surgery
 and Neurosurgery
University of Minnesota
Minneapolis, Minnesota

Peter A. Adamson, MD
Professor and Head
Division of Facial Plastic and Reconstructive Surgery
Department of Otolaryngology–Head and Neck Surgery
University of Toronto Faculty of Medicine
Toronto, Ontario, Canada

Antoine Adenis, MD, PhD
Past Chair
Unicancer Gastrointestinal Cooperative Study Group;
Professor of Medical Oncology
Catholic University;
Head, Gastrointestinal Oncology Department
Northern France Cancer Center
Lille, France

Seth A. Akst, MD, MBA
Assistant Professor
Department of Anesthesiology & Critical Care Medicine
George Washington University Medical Center
Washington, DC

Sheri L. Albers, DO
Fellow
Pain Management and Spinal Interventional Neuroradiology
University of California–San Diego School of Medicine
UC San Diego Medical Center
San Diego, California

Clint T. Allen, MD
Assistant Professor
Department of Otolaryngology–Head and Neck Surgery
Johns Hopkins School of Medicine
Baltimore, Maryland

Carryn Anderson, MD
Department of Radiation Oncology
University of Iowa Hospitals & Clinics
Iowa City, Iowa

William B. Armstrong, MD
Professor and Chair
Department of Otolaryngology–Head and Neck Surgery
University of California–Irvine
Irvine, California

Michelle G. Arnold, MD
Department of Otolaryngology
Naval Medical Center San Diego
San Diego, California

Moisés A. Arriaga, MD, MBA
Clinical Professor and Director of Otology and Neurotology
Department of Otolaryngology and Neurosurgery
Louisiana State University Health Sciences Center;
Medical Director
Hearing and Balance Center
Culicchia Neurological Clinic
New Orleans, Louisiana;
Medical Director
Louisiana State University Our Lady of the Lake Hearing
 and Balance Center
Our Lady of the Lake Regional Medical Center
Baton Rouge, Louisiana

H. Alexander Arts, MD
Professor
Departments of Otolaryngology and Neurosurgery
University of Michigan Medical School
Ann Arbor, Michigan

Yasmine A. Ashram, MD
Assistant Professor
Department of Physiology
Consultant Intraoperative Neurophysiologist
Faculty of Medicine
Alexandria University
Alexandria, Egypt

Nafi Aygun, MD
Associate Professor of Radiology
Russel H. Morgan Department of Radiology
Johns Hopkins University
Baltimore, Maryland

Douglas D. Backous, MD
Director
Listen For Life Center
Virginia Mason Medical Center
Seattle, Washington;
Department of Otolaryngology–Head and Neck Surgery
Madigna Army Medical Center
Fort Lewis, Washington

Shan R. Baker, MD
Professor
Facial Plastic and Reconstructive Surgery
Department of Otolaryngology–Head and Neck Surgery
University of Michigan
Ann Arbor, Michigan

Thomas J. Balkany, MD
Hotchkiss Endowment Professor and Chairman Emeritus
Department of Otolaryngology
Professor of Neurological Surgery and Pediatrics
University of Miami Miller School of Medicine
Miami, Florida

Leonardo Balsalobre, MD
Rhinology Fellow
Sao Paulo ENT Center
Edmundo Vasconcelos Hospital
São Paulo, Brazil

Fuad M. Baroody, MD
Professor of Surgery
Section of Otolaryngology–Head and Neck Surgery
Professor of Pediatrics
University of Chicago Medicine
Chicago, Illinois

Nancy L. Bartlett, MD
Professor of Medicine
Komen Chair in Medical Oncology
Washington University School of Medicine;
Medical Oncologist
Siteman Cancer Center
St. Louis, Missouri

Robert W. Bastian, MD
Founder and Director
Bastian Voice Institute
Downers Grove, Illinois

Gregory J. Basura, MD, PhD
Assistant Professor
Department of Otolaryngology–Head and Neck Surgery
University of Michigan
Ann Arbor, Michigan

Carol A. Bauer, MD
Professor of Otolaryngology–Head and Neck Surgery
Southern Illinois University School of Medicine
Springfield, Illinois

Shethal Bearelly, MD
Resident Physician
Department of Otolaryngology–Head and Neck Surgery
University of California–San Francisco
San Francisco, California

Mark J. Been, MD
Department of Otolaryngology–Head and Neck Surgery
University of Cincinnati School of Medicine
Cincinnati, Ohio

Diana M. Bell, MD
Assistant Professor
Head and Neck Pathology
University of Texas M.D. Anderson Cancer Center
Houston, Texas

Michael S. Benninger, MD
Chairman
Head and Neck Institute
The Cleveland Clinic;
Professor
Cleveland Clinic Lerner College of Medicine of Case Western
   Reserve University
Cleveland, Ohio

Arnaud F. Bewley, MD
Assistant Professor
Department of Otolaryngology–Head and Neck Surgery
University of California–Davis
Sacramento, California

Prabhat K. Bhama, MD, MPH
Department of Otolaryngology–Head and Neck Surgery
Alaska Native Medical Center
Anchorage, Alaska

Nasir Islam Bhatti, MD
Director
Airway and Tracheostomy Service
Associate Professor
Department of Otolaryngology–Head and Neck Surgery
Department of Anesthesiology and Critical Care Medicine
Johns Hopkins University School of Medicine
Baltimore, Maryland

Amit D. Bhrany, MD
Assistant Professor
Department of Otolaryngology–Head and Neck Surgery
University of Washington
Seattle, Washington

Benjamin S. Bleier, MD
Assistant Professor
Department of Otology and Laryngology
Harvard Medical School, Massachusetts Eye and Ear
   Infirmary
Boston, Massachusetts

Andrew Blitzer, MD, DDS
Professor of Clinical Otolaryngology
Columbia University College of Physicians and Surgeons
Director
New York Center for Voice and Swallowing Disorders
New York, New York

Michael M. Bottros, MD
Assistant Professor
Department of Anesthesiology
Washington University School of Medicine
St. Louis, Missouri

Derald E. Brackmann, MD
Clinical Professor of Otolaryngology
Department of Head & Neck and Neurological Surgery
University of Southern California School of Medicine;
Associate and Board Member
House Ear Clinic
Los Angeles, California

Carol R. Bradford, MD
Charles J. Krause MD Collegiate Professor and Chair
Department of Otolaryngology–Head and Neck Surgery
University of Michigan
Ann Arbor, Michigan

Gregory H. Branham, MD
Professor and Chief
Facial Plastic and Reconstructive Surgery
Washington University in St. Louis
St. Louis, Missouri

Barton F. Branstetter IV, MD
Chief of Neuroradiology
Department of Radiology
University of Pittsburgh Medical Center;
Professor
Departments of Radiology, Otolaryngology,
 and Biomedical Informatics
University of Pittsburgh
Pittsburgh, Pennsylvania

Jason A. Brant, MD
Resident Physician
Department of Otorhinolaryngology–Head and Neck Surgery
Hospitals of the University of Pennsylvania
Philadelphia, Pennsylvania

Michael J. Brenner, MD
Associate Professor
Kresge Hearing Research Institute
Division of Facial Plastic and Reconstructive Surgery
Department of Otolaryngology–Head and Neck Surgery
University of Michigan School of Medicine
Ann Arbor, Michigan

Scott Brietzke, MD, MPH
Director of Pediatric Otolaryngology and Sleep Surgery
Department of Otolaryngology
Walter Reed National Military Medical Center;
Associate Professor of Surgery
Department of Surgery
Uniformed Services University of the Health Sciences
Bethesda, Maryland

Robert J.S. Briggs, MBBS
Clinical Associate Professor
Department of Otolaryngology
The University of Melbourne
Melbourne, Australia

Jennifer Veraldi Brinkmeier, MD
Clinical Lecturer
Department of Otolaryngology–Head and Neck Surgery
Division of Pediatric Otolaryngology
University of Michigan
Ann Arbor, Michigan

Hilary A. Brodie, MD, PhD
Professor and Chair
Department of Otolaryngology
University of California–Davis School of Medicine
Sacramento, California

Carolyn J. Brown, PhD
Professor
Department of Communication Sciences and Disorders
Department of Otolaryngology–Head and Neck Surgery
University of Iowa
Iowa City, Iowa

David J. Brown, MD
Associate Professor Department of Otolaryngology–Head
 and Neck Surgery
Division of Pediatric Otolaryngology
University of Michigan
Ann Arbor, Michigan

Kevin D. Brown, MD, PhD
Assistant Professor
Department of Otolaryngology–Head and Neck Surgery
Weill Cornell Medical College
New York, New York

Lisa M. Brown, MD, MAS
Cardiothoracic Surgery Fellow
Washington University in St. Louis
St. Louis, Missouri

Cameron L. Budenz, MD
Neurotology Fellow
Department of Otolaryngology–Head and Neck Surgery
University of Michigan
Ann Arbor, Michigan

John P. Carey, MD
Professor and Division Head for Otology, Neurotology,
 and Skull Base Surgery
Department of Otolaryngology–Head and Neck Surgery
Johns Hopkins University School of Medicine
Baltimore, Maryland

Margaretha L. Casselbrandt, MD, PhD
Director
Division of Pediatric Otolaryngology
Children's Hospital of Pittsburgh
University of Pittsburgh School of Medicine
Pittsburgh, Pennsylvania

Paolo Castelnuovo, MD
Professor
University of Insubria
Chairman
Ospedale di Circolo e Fondazione Macchi
Varese, Italy

Kenny H. Chan, MD
Professor of Otolaryngology
University of Colorado School of Medicine
Chief
Pediatric Otolaryngology
Children's Hospital Colorado
Aurora, Colorado

Burke E. Chegar, MD
Clinical Assistant Professor
Department of Dermatology
Indiana University School of Medicine
Indianapolis, Indiana;
President
Chegar Facial Plastic Surgery
Carmel, Indiana

Eunice Y. Chen, MD, PhD
Assistant Professor
Departments of Surgery and Pediatrics
Dartmouth Hitchcock Medical Center
Lebanon, New Hampshire

Alan G. Cheng, MD
Assistant Professor of Otolaryngology–Head and Neck Surgery
Assistant Professor of Pediatrics
Akiko Yamazaki and Jerry Yang Faculty Scholar
Children's Health
Stanford University School of Medicine
Stanford, California

Douglas B. Chepeha, MD, MSPH
Professor
Department of Otolaryngology–Head and Neck Surgery
University of Michigan
Ann Arbor, Michigan

Tendy Chiang, MD
Assistant Professor
Department of Pediatric Otolaryngology
Children's Hospital Colorado
Aurora, Colorado

Wade W. Chien, MD
Assistant Professor
Department of Otolaryngology–Head and Neck Surgery
Johns Hopkins School of Medicine
Baltimore, Maryland;
Staff Clinician
National Institute on Deafness and Other
 Communication Disorders
National Institutes of Health
Bethesda, Maryland

Sukgi S. Choi, MD
Director and Eberly Chair
Department of Pediatric Otolaryngology
Children's Hospital of Pittsburgh of UPMC
Professor
Department of Otolaryngology
University of Pittsburgh School of Medicine
Pittsburgh, Pennsylvania

Richard A. Chole, MD, PhD
Lindburg Professor and Chairman
Department of Otolaryngology
Washington University School of Medicine
St. Louis, Missouri

James M. Christian, DDS, MBA
Associate Professor
Department of Oral and Maxillofacial Surgery
University of Tennessee College of Dentistry
Memphis, Tennessee

Eugene A. Chu, MD
Facial Plastic and Reconstructive Surgery, Rhinology, and
 Skull Base Surgery
Kaiser Permanente Head & Neck Surgery;
Clinical Assistant Professor
Facial Plastic and Reconstructive Surgery
UCI Department of Otolaryngology–Head and Neck Surgery
Downey, California

Robert Chun, MD
Associate Professor
Associate Residence Program Director
Children's Hospital of Wisconsin
Department of Otolaryngology
Medical College of Wisconsin
Milwaukee, Wisconsin

Martin J. Citardi, MD
Professor and Chair
Department of Otorhinolaryngology–Head and Neck Surgery
University of Texas Medical School at Houston;
Chief of Otorhinolaryngology
Memorial Hermann–Texas Medical Center,
Houston, Texas

Andrew Michael Compton, MD
Clinical Fellow of Facial Plastic and Reconstructive Surgery
Department of Otolaryngology–Head and Neck Surgery
Washington University School of Medicine
St. Louis, Missouri

Robin T. Cotton, MD
Professor
Department of Otolaryngology–Head and Neck Surgery
University of Cincinnati College of Medicine
Department of Pediatric Otolaryngology–Head and Neck
 Surgery
Cincinnati Children's Hospital
Cincinnati, Ohio

Marion Everett Couch, MD, PhD, MBA
Chair and Professor
Department of Otolaryngology–Head and Neck Surgery
Indiana University School of Medicine
Indianapolis, Indianapolis

Martha Laurin Council, MD
Assistant Professor
Departments of Internal Medicine and Dermatology
Washington University
St. Louis, Missouri

Mark S. Courey, MD
Professor
Department of Otolaryngology–Head and Neck Surgery
Director
Division of Laryngology
University of California–San Francisco
San Francisco, California

Benjamin T. Crane, MD, PhD
Associate Professor
Departments of Otolaryngology, Bioengineering,
 and Neurobiology and Anatomy
University of Rochester
Rochester, New York

Oswaldo Laércio M. Cruz, MD
Affiliate Professor
Otology & Neurotology Division
Federal University of São Paulo
São Paulo, Brazil

Frank Culicchia, MD
David Kline Professor and Chair
Department of Neurosurgery
Louisiana State University Health Sciences Center at New
 Orleans
New Orleans, Louisiana

Charles W. Cummings, MD
Distinguished Service Professor
Department of Otolaryngology–Head and Neck Surgery
Johns Hopkins Medical Institutions
Baltimore, Maryland

Calhoun D. Cunningham III, MD
Assistant Professor
Division of Otolaryngology–Head and Neck Surgery
Duke University Medical Center
Durham, North Carolina

Brian C. Dahlin, MD
Assistant Clinical Professor
Diagnostic and Interventional Neuroradiology
University of California–Davis
Sacramento, California

Sam J. Daniel, MDCM
Director
Department of Pediatric Otolaryngology
Montreal Children's Hospital;
Associate Chair
Department of Pediatric Surgery
McGill University
Montreal, Quebec, Canada

E. Ashlie Darr, MD
Clinical Instructor
Department of Otology and Laryngology
Harvard Medical School
Boston, Massachusetts

Terry A. Day, MD
Professor and Clinical Vice Chair
Department of Otolaryngology–Head and Neck Surgery
Medical University of South Carolina
Charleston, South Carolina

Charles C. Della Santina, MD, PhD
Professor of Otolaryngology–Head and Neck Surgery and Biomedical Engineering
Johns Hopkins School of Medicine
Baltimore, Maryland

Joshua C. Demke, MD
Assistant Professor
Facial Plastic and Reconstructive Surgery
Director
West Texas Craniofacial Center of Excellence
Texas Tech Health Sciences Center
Lubbock, Texas

Françoise Denoyelle, MD, PhD
Professor
Department of Pediatric Otolaryngology and Head and Neck Surgery
Necker Children's Hospital
APHP
Paris V University
Paris, France

Craig S. Derkay, MD
Professor and Vice-Chairman
Department of Otolaryngology–Head and Neck Surgery
Eastern Virginia Medical School;
Director
Department of Pediatric Otolaryngology
Children's Hospital of the King's Daughters
Norfolk, Virginia

Rodney C. Diaz, MD
Associate Professor of Otology, Neurology, and Skull Base Surgery
Department of Otolaryngology–Head and Neck Surgery
University of California–Davis School of Medicine
Sacramento, California

Robert A. Dobie, MD
Clinical Professor
Departments of Otolaryngology–Head and Neck Surgery
University of Texas Health Science Center at San Antonio
San Antonio, Texas;
University of California–Davis School of Medicine
Sacramento, California

Alison B. Durham, MD
Assistant Professor
Department of Dermatology
University of Michigan
Ann Arbor, Michigan

Scott D.Z. Eggers, MD
Assistant Professor
Department of Neurology
Mayo Clinic College of Medicine
Rochester, Minnesota

Avraham Eisbruch, MD
Professor
Department of Radiation Oncology
University of Michigan Medical School
Associate Chair of Clinical Research
University of Michigan Health System
Ann Arbor, Michigan

David W. Eisele, MD
Andelot Professor and Director
Department of Otolaryngology–Head and Neck Surgery
Johns Hopkins University School of Medicine
Baltimore, Maryland

Lindsay S. Eisler, MD
Associate Professor
Geisinger Medical Center
Danville, Pennsylvania

Mark El-Deiry, MD
Department of Otolaryngology
Emory University School of Medicine
Atlanta, Georgia

Hussam K. El-Kashlan, MD
Professor
Department of Otolaryngology–Head and Neck Surgery
University of Michigan
Ann Arbor, Michigan

Ravindhra G. Elluru, MD, PhD
Associate Professor
Division of Pediatric Otolaryngology
Cincinnati Children's Hospital;
Associate Professor
Department of Otolaryngology
University of Cincinnati College of Medicine
Cincinnati, Ohio

Susan D. Emmett, MD
Department of Otolaryngology–Head and Neck Surgery
Johns Hopkins University School of Medicine
Department of International Health
Johns Hopkins Bloomberg School of
  Public Health
Baltimore, Maryland

Samer Fakhri, MD
Professor and Vice Chair
Residency Program Director
Department of Otorhinolaryngology–Head and Neck
  Surgery
University of Texas Medical School at Houston
Houston, Texas

Carole Fakhry, MD
Assistant Professor
Department of Otolaryngology–Head and Neck Surgery
Johns Hopkins School of Medicine
Baltimore, Maryland

Marcela Fandiño Cardenas, MD, MSc
Pediatric Otolaryngologist
Fundación Cardiovascular de Colombia
Bucaramanga, Colombia

Edward H. Farrior, MD
Associate Clinical Professor
Department of Otolaryngology–Head and Neck Surgery
University of South Florida
Tampa, Florida

Richard T. Farrior, MD
Professor Emeritus
Department of Otolaryngology
University of South Florida
Tampa, Florida

Russell A. Faust, MD, PhD
Associate Professor of Pediatrics
Wayne State University School of Medicine
Assistant Professor of Oral Biology
Ohio State University College of Dentistry
Columbus, Ohio

Berrylin J. Ferguson, MD
Director
Division of Sino-nasal Disorders and Allergy
Professor of Otolaryngology
University of Pittsburgh School of Medicine
Pittsburgh, Pennsylvania

Daniel S. Fink, MD
Assistant Professor
Department of Otolaryngology–Head and Neck Surgery
Louisiana State University
Baton Rouge, Louisiana

Paul W. Flint, MD
Professor and Chair
Department of Otolaryngology–Head and Neck Surgery
Oregon Health and Science University
Portland, Oregon

Wytske J. Fokkens, MD
Professor of Otorhinolaryngology
Academic Medical Centre
Amsterdam, The Netherlands

Howard W. Francis, MD, MBA
Professor and Vice-Director
Department of Otolaryngology–Head and Neck Surgery
Johns Hopkins School of Medicine
Baltimore, Maryland

David R. Friedland, MD, PhD
Professor and Vice-Chair
Department of Otolaryngology and Communication Sciences
Chief, Division of Otology and Neuro-otologic Skull
  Base Surgery
Chief, Division of Research
Medical Director, Koss Cochlear Implant Program
Medical College of Wisconsin
Milwaukee, Wisconsin

Oren Friedman, MD
Director
Facial Plastic Surgery
Associate Professor
Department of Otorhinolaryngology
University of Pennsylvania
Philadelphia, Pennsylvania

Rick A. Friedman, MD
Keck School of Medicine
University of Southern California
Los Angeles, California

John L. Frodel Jr, MD
Atlanta Medispa and Surgicenter, LLC
Atlanta, Georgia;
Geisinger Center for Aesthetics and Cosmetic Surgery
Danville, Pennsylvania

Michael P. Gailey, DO
Department of Pathology
University of Iowa
Iowa City, Iowa

Suzanne K. Doud Galli, MD, PhD
Cosmetic Facial Surgery
Washington, DC

Ian Ganly, MD, PhD
Associate Attending Surgeon
Head and Neck Service
Memorial Sloan Kettering Cancer Center;
Associate Professor
Department of Otolaryngology
Weill Cornell Medical College
Cornell Presbyterian Hospital
New York, New York

Bruce J. Gantz, MD
Professor
Department of Otolaryngology–Head and Neck Surgery
University of Iowa Carver College of Medicine
Head
Department of Otolaryngology–Head and Neck Surgery
University of Iowa Hospitals and Clinics
Iowa City, Iowa

C. Gaelyn Garrett, MD
Professor and Vice Chair
Department of Otolaryngology
Vanderbilt University;
Medical Director
Vanderbilt Voice Center
Nashville, Tennessee

M. Boyd Gillespie, MD
Professor of Otolaryngology–Head and Neck Surgery
Medical University of South Carolina
Charleston, South Carolina

Douglas A. Girod, MD
Executive Vice Chancellor
University of Kansas Medical Center
Interim Dean
University of Kansas School of Medicine
Kansas City, Kansas

Adam C. Goddard, MD
Chief Resident
Department of Oral and Maxillofacial Surgery
University of Tennessee College of Dentistry
Memphis, Tennessee

John C. Goddard, MD
Associate
House Ear Clinic
Los Angeles, California

George S. Goding Jr, MD
Professor
Department of Otolaryngology
University of Minnesota Medical School;
Faculty
Department of Otolaryngology
Hennepin County Medical Center
Minneapolis, Minnesota

Andrew N. Goldberg, MD, MSCE
Professor and Director
Division of Rhinology and Sinus Surgery
Department of Otolaryngology–Head and Neck Surgery
University of California–San Francisco
San Francisco, California

David Goldenberg, MD
Chief of Otolaryngology–Head and Neck Surgery
Professor of Surgery and Oncology
Division of Otolaryngology–Head and Neck Surgery
Pennsylvania State University
Penn State Hershey Medical Center
Hershey, Pennsylvania

Nira A. Goldstein, MD, MPH
Professor of Clinical Otolaryngology
Division of Pediatric Otolaryngology
State University of New York
Downstate Medical Center
New York, New York

Debra Gonzalez, MD
Assistant Professor
Division of Otolaryngology–Head and Neck Surgery
Southern Illinois University School of Medicine
Springfield, Illinois

Christine G. Gourin, MD, MPH
Associate Professor
Department of Otolaryngology–Head and Neck Surgery
Head and Neck Surgical Oncology
Johns Hopkins University
Baltimore, Maryland

Glenn Green, MD
Associate Professor
Department of Otolaryngology–Head and Neck Surgery
University of Michigan
Ann Arbor, Michigan

Vincent Grégoire, MD, PhD
Professor
Department of Radiation Oncology
Université Catholique de Louvain
St-Luc Université Hôpital
Brussels, Belgium

Heike Gries, MD, PhD
Assistant Professor
Department of Pediatric Anesthesiology
Oregon Health & Science University
Portland, Oregon

Garrett Griffin, MD
Midwest Facial Plastic Surgery
Woodbury, Minnesota

Elizabeth Guardiani, MD
Assistant Professor
Department of Otorhinolaryngology–Head and Neck Surgery
University of Maryland School of Medicine
Baltimore, Maryland

Samuel P. Gubbels, MD
Assistant Professor
Department of Surgery
Division of Otolaryngology
Director
University of Wisconsin Cochlear Implant Program
University of Wisconsin
Madison, Wisconsin

Patrick K. Ha, MD
Associate Professor
Department of Otolaryngology–Head and Neck Surgery
Johns Hopkins University
Baltimore, Maryland

Bronwyn E. Hamilton, MD
Associate Professor of Radiology
Department of Radiology
Division of Neuroradiology
Oregon Health & Science University
Portland, Oregon

Grant S. Hamilton III, MD
Assistant Professor
Department of Otolaryngology–Head and Neck Surgery
Mayo Clinic
Rochester, Minnesota

Marc Hamoir, MD
Professor
Department of Head and Neck Surgery
Université Catholique de Louvain
St-Luc Université Hôpital Cancer Center
Brussels, Belgium

Jaynee A. Handelsman, PhD
Director
Pediatric Audiology
Clinical Assistant Professor
Department of Otolaryngology
Mott Children's Hospital
University of Michigan Health System
Ann Arbor, Michigan

Ehab Y. Hanna, MD
Professor and Vice Chairman
Department of Head and Neck Surgery
Director of Skull Base Surgery
Medical Director
Head and Neck Center
University of Texas M.D. Anderson Cancer Center
Houston, Texas

Brian M. Harmych, MD
Department of Otolaryngology–Head
 and Neck Surgery
University of Cincinnati School of Medicine
Cincinnati, Ohio

Uli Harréus, MD
Professor and Chair
Department of Otolaryngology–Head
 and Neck Surgery
EVK Duesseldorf Academic Hospital of
 Heinrich-Heine University
Duesseldorf, Germany

Robert V. Harrison, PhD, DSc
Professor and Director of Research
Department of Otolaryngology–Head
 and Neck Surgery
University of Toronto;
Senior Scientist
Program in Neuroscience and Mental Health
The Hospital for Sick Children
Toronto, Ontario, Canada

Bruce H. Haughey, MBChB
Professor and Director
Head and Neck Surgical Oncology
Department of Otolaryngology–Head
 and Neck Surgery
Washington University School of Medicine
St. Louis, Missouri

Amer Heider, MD
Assistant Professor
Department of Pathology
University of Michigan Health System
Ann Arbor, Michigan

John Hellstein, DDS
Clinical Professor
Oral and Maxillofacial Pathology
University of Iowa Carver College of Medicine
Iowa City, Iowa

Kurt R. Herzer, MSc
Fellow/MD-PhD Candidate
Medical Scientist Training Program
Johns Hopkins University School of Medicine
Baltimore, Maryland

Frans J.M. Hilgers, MD, PhD
Chairman Emeritus
Department of Head and Neck Oncology and Surgery
The Netherlands Cancer Institute–Antoni van Leeuwenhoek;
Professor Emeritus
Amsterdam Center for Language and Communication
University of Amsterdam
Amsterdam, The Netherlands

Justin D. Hill, MD
ENT Specialists
Salt Lake City, Utah

Alexander T. Hillel, MD
Assistant Professor
Department of Otolaryngology–Head and Neck Surgery
The Johns Hopkins University School of Medicine
Baltimore, Maryland

Michael L. Hinni, MD
Professor
Mayo Clinic College of Medicine
Chair
Department of Otolaryngology–Head and Neck Surgery
Mayo Clinic
Phoenix, Arizona

Allen S. Ho, MD
Assistant Professor
Department of Surgery
Cedars-Sinai Medical Center;
Director
Head and Neck Cancer Center
Samuel Oschin Comprehensive Cancer Institute
Los Angeles, California

Maria K. Ho, MD
Keck School of Medicine
University of Southern California
Los Angeles, California

Henry T. Hoffman, MD
Professor of Otolaryngology
University of Iowa
Iowa City, Iowa

Eric H. Holbrook, MD
Assistant Professor
Department of Otology and Laryngology
Harvard Medical School
Massachusetts Eye and Ear Infirmary
Boston, Massachusetts

David B. Hom, MD
Professor and Director
Division of Facial Plastic & Reconstructive Surgery
Departments of Otolaryngology–Head and Neck Surgery
 and Dermatology
University of Cincinnati College of Medicine,
Cincinnati, Ohio

Jeffrey J. Houlton, MD
Assistant Professor
Head & Neck Surgical Oncology
University of Washington
Seattle, Washington

John W. House, MD
Clinic Professor
Department of Otorhinolaryngology–Head and Neck Surgery
University of Southern California Keck School of Medicine;
Associate Physician
House Clinic
Los Angeles, California

Timothy E. Hullar, MD
Associate Professor
Department of Otolaryngology–Head and Neck Surgery
Washington University in St. Louis
St. Louis, Missouri

Steven Ing, MD
Assistant Professor
Department of Endocrinology, Diabetes, & Metabolism
Ohio State University College of Medicine
Columbus, Ohio

Stacey L. Ishman, MD, MPH
Surgical Director
Upper Airway Center
Associate Professor
Cincinnati Children's Hospital Medical Center
University of Cincinnati
Cincinnati, Ohio

Robert K. Jackler, MD
Sewall Professor and Chair
Department of Otolaryngology–Head and Neck Surgery
Professor
Departments of Neurosurgery and Surgery
Stanford University School of Medicine
Stanford, California

Neal M. Jackson, MD
Resident Physician
Lousiana State University Health Sciences Center
New Orleans, Louisiana

Ryan S. Jackson, MD
Department of Otolaryngology–Head and Neck Surgery
University of South Florida School of Medicine
Tampa, Florida

Brian Jameson, MD
Department of Endocrinology
Geisinger Health System
Geisinger Wyoming Valley Medical Center
Wilkes-Barre, Pennsylvania

Herman A. Jenkins, MD
Professor and Chair
Department of Otolaryngology
University of Colorado School of Medicine
University of Colorado Hospital
Aurora, Colorado

Hong-Ryul Jin, MD, PhD
Professor of Otorhinolaryngology–Head and Neck Surgery
Seoul National University
Seoul, Korea

John K. Joe, MD[†]
Assistant Professor
Department of Surgery
Division of Otolaryngology–Head and Neck Surgery
Yale University School of Medicine
New Haven, Connecticut

Stephanie A. Joe, MD
Associate Professor and Director
The Sinus & Nasal Allergy Center
Co-Director, Skull Base Surgery
Department of Otolaryngology–Head and Neck Surgery
University of Illinois at Chicago
Chicago, Illinois

Christopher M. Johnson, MD
Clinical Instructor
Department of Otolaryngology
Center for Voice, Airway, and Swallowing Disorders
Georgia Regents University
Augusta, Georgia

Tiffany A. Johnson, PhD
Associate Professor
Department of Hearing and Speech
University of Kansas Medical Center
Kansas City, Kansas

Timothy M. Johnson, MD
Lewis and Lillian Becker Professor of Dermatology
University of Michigan
Ann Arbor, Michigan

Nicholas S. Jones, MD
Professor
Department of Otorhinolaryngology–Head and Neck Surgery
Nottingham University Hospitals NHS Trust
Nottingham, United Kingdom

Mark Jorissen, MD, PhD
Professor-Doctor
Department of Otolaryngology
University of Leuven
Leuven, Belgium

Morbize Julieron, MD
Northern France Cancer Center
Lille, France

Alyssa A. Kanaan, MD
Fellow
Pediatric Otolaryngology
Department of Pediatric Otolaryngology
Montreal Children's Hospital
McGill University
Montreal, Quebec, Canada

Robert T. Kavitt, MD, MPH
Assistant Professor of Medicine
Medical Director
Center for Esophageal Diseases
Section of Gastroenterology
University of Chicago
Chicago, Illinois

[†] Falecido.

Robert M. Kellman, MD
Professor & Chair
Department of Otolaryngology & Communication Sciences
SUNY Upstate Medical University
Syracuse, New York

David W. Kennedy, MD
Professor of Rhinology
Perelman School of Medicine
University of Pennsylvania
Philadelphia, Pennsylvania

Jessica Kepchar, DO
Department of Otolaryngology
Bayne-Jones Army Community Hospital
Fort Polk, Louisiana

Robert C. Kern, MD
Professor and Chairman
Department of Otolaryngology–Head and Neck Surgery
Northwestern University Feinberg School of Medicine
Chicago, Illinois

Merrill S. Kies, MD
Professor of Medicine
Thoracic/Head and Neck Medical Oncology
The University of Texas M.D. Anderson Cancer Center
Houston, Texas

Paul R. Kileny, PhD
Professor
Department of Otolaryngology–Head and Neck Surgery
Academic Program Director
Department of Audiology and Electrophysiology
University of Michigan Health System
Ann Arbor, Michigan

Alyn J. Kim, MD
Southern California Ear, Nose, and Throat
Long Beach, California

Jason H. Kim, MD
Assistant Professor
Department of Otolaryngology–Head and Neck Surgery
St. Jude Medical Center
Fullerton, California

Theresa Kim, MD
San Francisco Otolaryngology Medical Group
San Francisco, California

William J. Kimberling, PhD
Professor of Ophthalmology and Visual Sciences and Otolaryngology
University of Iowa Carver College of Medicine
Iowa City, Iowa;
Senior Scientist
Boys Town National Research Hospital
Omaha, Nebraska

Ericka F. King, MD
Assistant Professor
Department of Otolaryngology–Head and Neck Surgery
Oregon Health and Science University
Portland, Oregon

Jeffrey Koh, MD, MBA
Professor
Department of Anesthesiology and Perioperative Medicine
Chief, Division of Pediatric Anesthesiology and Pain Management
Oregon Health and Science University
Portland, Oregon

Raymond J. Konior, MD
Clinical Professor
Department of Otolaryngology–Head and Neck Surgery
Loyola University Medical Center
Maywood, Illinois;
Chicago Hair Institute
Oakbrook Terrace, Illinois

Frederick K. Kozak, MD
Head, Division of Pediatric Otolaryngology
Medical/Surgical Director
Cochlear Implant Program
B.C. Children's Hospital;
Clinical Professor and Residency Program Director
Division of Otolaryngology
Department of Surgery
University of British Columbia
Vancouver, British Columbia, Canada

Shannon M. Kraft, MD
Assistant Professor
Department of Otolaryngology–Head and Neck Surgery
University of Kansas
Kansas City, Missouri

Russell Kridel, MD
Clinical Professor and Chief
Department of Otorhinolaryngology–Head and Neck Surgery
Division of Facial Plastic Surgery
University of Texas Health Science Center
Houston, Texas

Parvesh Kumar, MD
Joe and Jean Brandmeyer Chair and Professor of Radiation Oncology
Department of Radiation Oncology
University of Kansas Medical Center
Associate Director of Clinical Research
University of Kansas Cancer Center
Kansas City, Kansas

Melda Kunduk, PhD
Associate Professor
Department of Communication Sciences and Disorders
Louisiana State University
Baton Rouge, Louisiana;
Department of Otolaryngology–Head and Neck Surgery
Louisiana State University Health Sciences Center
New Orleans, Louisiana

Ollivier Laccourreye, MD
Professor
Department of Otorhinolaryngology–Head and Neck Surgery
Hôpital Européen Georges Pompidou
Université Paris Descartes
Paris, France

Stephen Y. Lai, MD, PhD
Associate Professor
Head and Neck Surgery
University of Texas M.D. Anderson Cancer Center
Houston, Texas

Devyani Lal, MBBS, DipNBE, MD
Consultant
Department of Otolaryngology
Assistant Professor
Mayo Clinic College of Medicine
Mayo Clinic
Scottsdale, Arizona

Anil K. Lalwani, MD
Professor and Vice Chair for Research
Director, Division of Otology, Neurotology, & Skull Base Surgery
Director, Columbia Cochlear Implant Center
Columbia University College of Physicians and Surgeons
New York, New York

Derek J. Lam, MD, MPH
Assistant Professor
Department of Otolaryngology–Head and Neck Surgery
Oregon Health and Science University
Portland, Oregon

Paul R. Lambert, MD
Chairman
Department of Otolaryngology–Head and Neck Surgery
Medical University of South Carolina
Charleston, South Carolina

Christopher G. Larsen, MD
Assistant Professor
Department of Otolaryngology
University of Kansas Medical Center
Kansas City, Kansas

Amy Anne Lassig, MD
Assistant Professor
Department of Otolaryngology–Head and Neck Surgery
University of Minnesota
Minneapolis, Minnesota

Richard E. Latchaw, MD
Professor
Department of Radiology
Division of Diagnostic and Therapeutic Neuroradiology
University of California at Davis
Sacramento California

Kevin P. Leahy, MD, PhD
Assistant Professor of Clinical Otorhinolaryngology
Department of Otorhinolaryngology–Head and Neck Surgery
University of Pennsylvania Perlman School of Medicine
Philadelphia, Pennsylvania

Daniel J. Lee, MD
Associate Professor
Department of Otology and Laryngology
Harvard Medical School;
Department of Otolaryngology
Massachusetts Eye and Ear Infirmary
Boston, Massachusetts

Nancy Lee, MD
Attending Member
Department of Radiation Oncology
Memorial Sloan Kettering Cancer Center
New York, New York

Stella Lee, MD
Assistant Professor
Department of Otolaryngology
University of Pittsburgh School of Medicine
Pittsburgh, Pennsylvania

Maureen A. Lefton-Greif, PhD, CCC-SLP
Associate Professor
Departments of Pediatrics, Otolaryngology–Head and Neck Surgery, and Physical Medicine & Rehabilitation
Johns Hopkins University School of Medicine
Baltimore, Maryland

Donald A. Leopold, MD
Professor of Otorhinolaryngology
University of Vermont
Burlington, Vermont

Marci M. Lesperance, MD
Professor, Department of Otolaryngology–Head and Neck Surgery
Chief, Division of Pediatric Otolaryngology
University of Michigan Health System
Ann Arbor, Michigan

Jessica Levi, MD
Assistant Professor of Otolaryngology–Head and Neck Surgery
Boston University and Boston Medical Center
Boston, Massachusetts

James S. Lewis Jr, MD
Associate Professor
Department of Pathology and Immunology
Associate Professor
Department of Otolaryngology–Head and Neck Surgery
Washington University in St. Louis
St. Louis, Missouri

Daqing Li, MD
Professor
Department of Otorhinolaryngology–Head and Neck Surgery
University of Pennsylvania School of Medicine;
Director, Gene and Molecular Therapy Laboratory
Director, Temporal Bone Laboratory
Hospital of the University of Pennsylvania
Philadelphia, Pennsylvania

Timothy S. Lian, MD
Professor
Department of Otolaryngology–Head and Neck Surgery
Louisiana State University Health Sciences Center
Shreveport, Louisiana

Whitney Liddy, MD
Resident
Department of Otolaryngology–Head and Neck Surgery
Northwestern University Feinberg School of Medicine
Chicago, Illinois

Charles J. Limb, MD
Associate Professor
Department of Otolaryngology–Head and Neck Surgery
Johns Hopkins University School of Medicine
Baltimore, Maryland

Judy Z. Liu, MD
Resident Physician
Department of Otolaryngology–Head and Neck Surgery
University of Illinois at Chicago
Chicago, Illinois

Jeri A. Logemann, PhD
Ralph and Jean Sundin Professor
Department of Communication Sciences and Disorders
Northwestern University
Evanston, Illinois;
Professor
Departments of Neurology and Otolaryngology–Head and
  Neck Surgery
Northwestern University Feinberg School of Medicine;
Director
Voice, Speech, and Language Service and Swallowing Center
Northwestern Memorial Hospital
Chicago, Illinois

Thomas Loh, MBBS, FRCS
Senior Consultant and Head
Department of Otolaryngology–Head and Neck Surgery
National University Hospital;
Associate Professor and Head
Department of Otolaryngology
National University of Singapore
Singapore

Christopher Lominska, MD
Assistant Professor and Associate Residency Program Director
University of Kansas Medical Center
Kansas City, Kansas

Brenda L. Lonsbury-Martin, PhD
Senior Research Scientist
VA Loma Linda Healthcare System
Professor
Department of Otolaryngology–Head and Neck
  Surgery
Loma Linda University Health
Loma Linda, California

David G. Lott, MD
Assistant Professor
Mayo Clinic College of Medicine
Consultant
Department of Otolaryngology–Head and Neck Surgery
Mayo Clinic
Phoenix, Arizona

Lawrence R. Lustig, MD
Francis A. Sooy MD Professor in Otolaryngology
Department of Otolaryngology–Head and Neck Surgery
Chief
Division of Otology & Neurology
University of California–San Francisco
San Francisco, California

Anna Lysakowski, PhD
Professor
Anatomy and Cell Biology
University of Illinois at Chicago
Chicago, Illinois

Robert H. Maisel, MD
Chief
Department of Otolaryngology–Head and Neck Surgery
Hennepin County Medical Center;
Professor
Department of Otolaryngology–Head and Neck Surgery
University of Minnesota
Minneapolis, Minnesota

Ellen M. Mandel, MD
Associate Professor
Department of Otolaryngology
University of Pittsburgh
Pittsburgh, Pennsylvania

Susan J. Mandel, MD, MPH
Professor and Associate Chief
Division of Endocrinology, Diabetes, and Metabolism
Perelman School of Medicine
University of Pennsylvania
Philadelphia, Pennsylvania

Devinder S. Mangat, MD
Professor of Facial Plastic Surgery
Department of Otolaryngology–Head and Neck Surgery
University of Cincinnati
Cincinnati, Ohio

Lynette J. Mark, MD
Associate Professor
Department of Anesthesiology &
  Critical Care Medicine
Department of Otolaryngology–Head and Neck Surgery
Johns Hopkins University
Baltimore, Maryland

Jeffrey C. Markt, DDS
Associate Professor and Director
Department of Otolaryngology–Head and
  Neck Surgery
Division of Oral Facial Prosthetics/Dental Oncology
University of Nebraska School of Medicine
Omaha, Nebraska

Michael Marsh, MD
Arkansas Center for Ear, Nose, Throat,
  and Allergy
Fort Smith, Arkansas

Glen K. Martin, PhD
Senior Research Career Scientist
VA Loma Linda Healthcare System
Professor
Department of Otolaryngology–Head and Neck Surgery
Loma Linda University Health
Loma Linda, California

Douglas E. Mattox, MD
William Chester Warren Jr MD Professor and Chair
Department of Otolaryngology–Head and Neck Surgery
Emory University School of Medicine
Atlanta, Georgia

Thomas V. McCaffrey, MD, PhD
Professor and Chair
Department of Otolaryngology–Head and Neck Surgery
University of South Florida School of Medicine
Tampa, Florida

JoAnn McGee, PhD
Scientist
Developmental Auditory Physiology Laboratory
Boys Town National Research Hospital
Omaha, Nebraska

Johnathan D. McGinn, MD
Division of Otolaryngology–Head and Neck Surgery
Pennsylvania State University
Penn State Hershey Medical Center
Hershey, Pennsylvania

John F. McGuire, MD
Attending Physician
Department of Otolaryngology
Fallbrook Hospital
Fallbrook, California

Jonathan McJunkin, MD
Assistant Professor
Department of Otolaryngology
Washington University in St. Louis
St. Louis, Missouri

J. Scott McMurray, MD
Associate Professor
Departments of Surgery and Pediatrics
University of Wisconsin School of Medicine
 and Public Health
American Family Children's Hospital
Madison, Wisconsin

Jeremy D. Meier, MD
Assistant Professor
Division of Otolaryngology–Head and Neck Surgery
University of Utah School of Medicine
Department of Pediatric Oncology
Primary Children's Hospital
Salt Lake City, Utah

Albert L. Merati, MD
Professor and Chief, Laryngology
Department of Otolaryngology–Head and Neck Surgery
University of Washington School of Medicine,
Seattle, Washington

Saumil N. Merchant, MD†
Professor
Department of Otology and Laryngology
Harvard Medical School
Department of Otolaryngology
Massachusetts Eye and Ear Infirmary
Boston, Massachusetts

Anna H. Messner, MD
Professor and Vice Chair
Department of Otolaryngology–Head and Neck Surgery
Stanford University
Stanford, California

Anna Meyer, MD
Assistant Professor
Department of Otolaryngology–Head and Neck Surgery
University of California–San Francisco
San Francisco, California

James D. Michelson, MD
Professor
Department of Orthopaedics and Rehabilitation
University of Vermont College of Medicine
Burlington, Vermont

Henry A. Milczuk, MD
Associate Professor and Chief
Division of Pediatric Otolaryngology
Oregon Health and Science University
Portland, Oregon

Jennifer L. Millar, MSPT
Physical Therapist
Department of Physical Medicine and Rehabilitation
Johns Hopkins Hospital
Baltimore, Maryland

Michelle Miller-Thomas, MD
Assistant Professor
Mallinckrodt Institute of Radiology
Washington University School of Medicine
St. Louis, Missouri

Lloyd B. Minor, MD
Carl and Elizabeth Naumann Dean of the School of Medicine
Professor of Otolaryngology–Head and Neck Surgery
Professor of Bioengineering and Neurobiology (by courtesy)
Stanford University
Stanford, California

Jenna L. Mitchell
Texas A&M Health Science Center
Round Rock, Texas

Steven Ross Mobley, MD
Facial Plastic & Reconstructive Surgery
Murray, Utah

Eric J. Moore, MD
Professor
Department of Otolaryngology
Mayo Clinic
Rochester, Minnesota

Harlan Muntz, MD
Professor of Otolaryngology
Department of Surgery
University of Utah School of Medicine
Primary Children's Medical Center
Salt Lake City, Utah

Craig S. Murakami, MD
Clinical Professor
Facial Plastic and Reconstructive Surgery
University of Washington
Department of Otolaryngology
Virginia Mason Medical Center
Seattle, Washington

---

† Falecido.

Jeffrey N. Myers, MD, PhD
Hubert L. and Olive Stringer Distinguished Professor
  in Cancer Research
Professor and Director of Research
Deputy Chair for Academic Programs
Department of Head & Neck Surgery
University of Texas M.D. Anderson Cancer Center
Houston, Texas

Robert M. Naclerio, MD
Professor and Chief of Otolaryngology–Head and Neck
  Surgery
University of Chicago
Chicago, Illinois

Joseph B. Nadol Jr, MD
Professor
Department of Otology and Laryngology
Harvard Medical School
Department of Otolaryngology
Massachusetts Eye and Ear Infirmary
Boston, Massachusetts

Paul Nassif, MD
Assistant Clinical Professor
Department of Otolaryngology
University of Southern California Keck School of Medicine
Los Angeles, California;
Partner
Spalding Drive Cosmetic Surgery and Dermatology
Beverly Hills, California

Marc Nelson, MD
Associate Professor
Department of Otolaryngology
Pediatric ENT Center
Akron Children's Hospital
Akron, Ohio

Rick F. Nelson, MD
Assistant Professor
Department of Otolaryngology–Head and Neck Surgery
Indiana University
Indianapolis, Indianapolis

Piero Nicolai, MD
Professor
University of Brescia School of Medicine
Chairman
Spedali Civili
Brescia, Italy

David R. Nielsen, MD
Executive Vice President and Chief Executive Officer
American Academy of Otolaryngology–Head and Neck
  Surgery
Alexandria, Virginia;
President, Council of Medical Specialty Societies
Chairman of the Board, PCPI Foundation
Chicago, Illinois

John K. Niparko, MD
Tiber Alpert Professor and Chair
Department of Otolaryngology–Head and Neck Surgery
The Keck School of Medicine of the University of
  Southern California
Los Angeles, California

Richard J. Noel, MD, PhD
Division Chief
Pediatric Gastroenterology, Hepatology, and Nutrition
Duke University Medical Center
Durham, North Carolina

S.A. Reza Nouraei, Bchir, PhD, MRCS
Researcher
Laryngology Research Group
University College London
Academic Specialist Registrar
Charing Cross Hospital
London, United Kingdom

Ajani Nugent, MD
Department of Otolaryngology
Emory University School of Medicine
Atlanta, Georgia

Daniel W. Nuss, MD
G.D. Lyons Professor and Chair
Department of Otolaryngology–Head and Neck Surgery
Louisiana State University Health Sciences Center School of
  Medicine at New Orleans, New Orleans, Louisiana

Brian Nussenbaum, MD
Christy J. and Richard S. Hawes III Professor
Vice Chair for Clinical Affairs
Division Chief, Head and Neck Surgery
Patient Safety Officer
Department of Otolaryngology–Head and Neck Surgery
Washington University School of Medicine
St. Louis, Missouri

Gretchen M. Oakley, MD
Resident Physician
Division of Otolaryngology–Head and Neck Surgery
University of Utah
Salt Lake City, Utah

Rick M. Odland, MD, PhD
Professor
Department of Otolaryngology
University of Minnesota;
Medical Director
Department of Otolaryngology
Hennepin County Medical Center
Minneapolis, Minnesota

Richard G. Ohye, MD
Head
Section of Pediatric Cardiovascular Surgery
Department of Cardiac Surgery
University of Michigan
Ann Arbor, Michigan

Bert W. O'Malley Jr, MD
Gabriel Tucker Professor and Chairman
Department of Otorhinolaryngology–Head and Neck Surgery
Professor of Neurosurgery
Abramson Cancer Center
University of Pennsylvania School of Medicine;
Co-director, Center for Cranial Base Surgery
Co-director, Head and Neck Cancer Center
University of Pennsylvania Health System
Philadelphia, Pennsylvania

Robert C. O'Reilly, MD
Professor of Pediatrics and Otolaryngology–Head and Neck Surgery
Thomas Jefferson University
Philadelphia, Pennsylvania;
Division Chief
Pediatric Otolaryngology
A.I. DuPont Hospital for Children
Wilmington, Delaware

Juan Camilo Ospina, MD
Pediatric Otolaryngologist
Head
Division of Otorhinolaryngology and Maxillofacial Surgery
Hospital Universitario San Ignacio;
Associate Professor
Pontificia Universidad Javeriana
Bogota, Colombia

Robert H. Ossoff, DMD, MD, CHC
Special Assistant to the Vice-Chancellor for Health Affairs
Maness Professor of Laryngology and Voice
Vanderbilt University Medical Center
Nashville, Tennessee

Mark D. Packer, MD
Executive Director
Department of Defense Hearing Center of Excellence
Chief of Otology, Neurology, and Skull Base Surgery
San Antonio Military Health System
Joint Base San Antonio-Lackland, Texas

Nitin A. Pagedar, MD, MPH
Assistant Professor
Department of Otolaryngology–Head and Neck Surgery
University of Iowa
Iowa City, Iowa

John Pallanch, MD
Chair
Division of Rhinology
Department of Otorhinolaryngology
Mayo Clinic
Rochester, Minnesota

Stephen S. Park, MD
Professor and Vice-Chair
Department of Otolaryngology
Director
Division of Facial Plastic Surgery
University of Virginia
Charlottesville, Virginia

Matthew S. Parsons, MD
Assistant Professor of Radiology
Mallinckrodt Institute of Radiology
Washington University School of Medicine
St. Louis, Missouri

Hetal H. Patel, MD
Division of Otolaryngology–Head and Neck Surgery
Pennsylvania State University
Penn State Hershey Medical Center
Hershey, Pennsylvania

G. Alexander Patterson, MD
Evarts A. Graham Professor of Surgery
Chief, Division of Cardiothoracic Surgery
Washington University in St. Louis
St. Louis, Missouri

Phillip K. Pellitteri, DO
Chair
Department of Otolaryngology–Head and Neck Surgery
Guthrie Health System
Sayre, Pennsylvania;
Clinical Professor
Department of Otolaryngology–Head and Neck Surgery
Temple University School of Medicine
Philadelphia, Pennsylvania

Jonathan A. Perkins, DO
Professor
Department of Otolaryngology–Head and Neck Surgery
University of Washington School of Medicine
Director
Vascular Anomalies Program
Seattle Children's Hospital
Seattle, Washington

Stephen W. Perkins, MD
Clinical Associate Professor
Department of Otolaryngology–Head and Neck Surgery
Indiana University School of Medicine;
President
Meridian Plastic Surgeons
Indianapolis, Indianapolis

Shirley S.N. Pignatari, MD, PhD
Professor and Head
Division of Pediatric Otolaryngology
Federal University of Sao Paulo
São Paulo, Brazil

Steven D. Pletcher, MD
Associate Professor
Department of Otolaryngology–Head and Neck Surgery
University of California–San Francisco
San Francisco, California

Aron Popovtzer, MD
Head of Head and Neck Unit
Davidoff Comprehensive Cancer Center;
Consultant
Department of Otolaryngology
Rabin Medical Center;
Chair
Israeli Head and Neck Society
Petah-Tikva, Israel

Gregory N. Postma, MD
Professor
Department of Otolaryngology
Director
Center for Voice, Airway, and Swallowing Disorders
Georgia Regents University
Augusta, Georgia

Shannon M. Poti, MD
Chief Resident Surgeon
Department of Otolaryngology–Head and Neck Surgery
University of California–Davis Medical Center
Sacramento, California

William P. Potsic, MD, MMM
Emeritus Professor of Otorhinolaryngology–Head and Neck Surgery
Perelman School of Medicine at the University of Pennsylvania
Philadelphia, Pennsylvania

Seth E. Pross, MD
Department of Otolaryngology–Head and Neck Surgery
University of California–San Francisco
San Francisco, California

Liana Puscas, MD, MHS
Associate Professor
Division of Otolaryngology–Head and Neck Surgery
Duke University School of Medicine
Durham, North Carolina

Zhen Jason Qian, MD (Cand.)
College of Physicians and Surgeons
Columbia University
New York, New York

Virginia Ramachandran, AuD, PhD
Senior Staff Audiologist & Research Coordinator
Division of Audiology
Department of Otolaryngology–Head and Neck Surgery
Henry Ford Hospital;
Adjunct Assistant Professor & Audiology Clinical Educational Coordinator
Wayne State University
Detroit, Michigan

Gregory W. Randolph, MD
Director, General and Thyroid Surgical Divisions
Massachusetts Eye & Ear Infirmary
Member, Endocrine Surgical Service
Massachusetts General Hospital
Harvard Medical School
Boston, Massachusetts

Lesley Rao, MD
Assistant Professor
Department of Anesthesiology
Washington University School of Medicine
St. Louis, Missouri

Christopher H. Rassekh, MD
Associate Professor
Department of Otorhinolaryngology–Head and Neck Surgery
University of Pennsylvania
Philadelphia, Pennsylvania

Lou Reinisch, PhD
Dean of Arts and Sciences
Professor of Physics
Farmingdale State College (SUNY)
Farmingdale, New York

Albert L. Rhoton Jr, MD
Professor and Chairman Emeritus
Department of Neurosurgery
University of Florida
Gainesville, Florida

Nadeem Riaz, MD, MSc
Instructor in Radiation Oncology
Department of Radiation Oncology
Memorial Sloan Kettering Cancer Center
New York, New York

Jeremy D. Richmon, MD
Assistant Professor and Director
Head and Neck Robotic Surgery
Department of Otolaryngology–Head and Neck Surgery
Johns Hopkins University
Baltimore, Maryland

James M. Ridgway, MD
Facial Plastic Surgeon
Newvue Plastic Surgery and Skin Care
Bellevue, Washington

Matthew H. Rigby, MD, MPH
Assistant Professor
Department of Otolaryngology–Head and Neck Surgery
Dalhousie University
Halifax, Nova Scotia, Canada

Mark D. Rizzi, MD
Assistant Professor
Department of Clinical Otolaryngology–Head and Neck Surgery
Perelman School of Medicine at the University of Pennsylvania
Division of Pediatric Otolaryngology
Children's Hospital of Philadelphia
Philadelphia, Pennsylvania

K. Thomas Robbins, MD
Professor and Chair
Department of Surgery
Division of Otolaryngology
Southern Illinois University School of Medicine
Springfield, Illinois

Daniel Roberts, MD, PhD
Resident
Department of Otolaryngology
Massachusetts Eye and Ear Infirmary
Boston, Massachusetts

Frederick C. Roediger, MD
Director
Division of Otolaryngology
Maine Medical Center
Portland, Maine

Ohad Ronen, MD
Director
Head and Neck Surgery Service
Department of Otolaryngology–Head and Neck Surgery
Galilee Medical Center;
Senior Lecturer
Faculty of Medicine in the Galilee
Bar-Ilan University
Nahariya, Israel

Kristina W. Rosbe, MD
Professor and Director of Pediatric Otolaryngology
Department of Otolaryngology–Head and Neck Surgery
University of California–San Francisco
San Francisco, California

Richard M. Rosenfeld, MD, MPH
Professor and Chairman of Otolaryngology
SUNY Downstate Medical Center
New York, New York

Bruce E. Rotter, MD
Professor and Dean
Southern Illinois University School of Dental Medicine
Alton, Illinois

Jay T. Rubinstein, MD, PhD
Professor
Departments of Otolaryngology and Bioengineering
University of Washington;
Director
Virginia Merrill Bloedel Hearing Research Center
Seattle, Washington

Michael J. Ruckenstein, MD
Professor of Otorhinolaryngology–Head and Neck Surgery
Hospitals of the University of Pennsylvania,
Philadelphia, Pennsylvania

Christina L. Runge, PhD
Associate Professor
Department of Otolaryngology and
 Communication Sciences
Chief, Division of Communication Sciences
Director, Koss Cochlear Implant Program
Medical College of Wisconsin
Milwaukee, Wisconsin

Leonard P. Rybak, MD, PhD
Professor
Division of Otolaryngology
Southern Illinois University School of Medicine
Springfield, Illinois

Rami E. Saade, MD
Head and Neck Surgical Oncology Fellow
Department of Head and Neck Surgery
University of Texas M.D. Anderson
 Cancer Center
Houston, Texas

Babak Sadoughi, MD
Attending Physician
Beth Israel Medical Center
Mount Sinai Health System
New York, New York

Thomas J. Salinas, DDS
Associate Professor
Department of Dental Specialties
Mayo Clinic
Rochester, Minnesota

Sandeep Samant, MD
Chief
Division of Head and Neck and Skull Base Surgery
Professor and Vice-Chairman
Department of Otolaryngology–Head and Neck Surgery
University of Tennessee Health Science Center
Memphis, Tennessee

Robin A. Samlan, MBA, PhD
Assistant Professor
Department of Speech, Language, & Hearing Sciences
University of Arizona
Tucson, Arizona

Ravi N. Samy, MD
Associate Professor
Department of Otolaryngology
University of Cincinnati
Program Director, Neurotology Fellowship
Cincinnati Children's Hospital
Cincinnati, Ohio

Guri S. Sandhu, MD
Consultant Otolaryngologist/Airway Surgeon
Charing Cross Hospital
Imperial College
London, United Kingdom

Cara Sauder, MA, CCC-SLP
Speech-Language Pathologist
University of New Mexico Hospital
Albuquerque, New Mexico

Richard L. Scher, MD
Professor of Otolaryngology–Head and Neck Surgery
Vice Chairman of Surgery for Clinical Operations
Associate Chief of Otolaryngology–Head and Neck Surgery
Duke University Health System
Durham, North Carolina

Joshua S. Schindler, MD
Associate Professor
Department of Otolaryngology
Oregon Health and Science University
Portland, Oregon

Cecelia E. Schmalbach, MD
Associate Professor
Department of Surgery
Division of Otolaryngology–Head and Neck Surgery
University of Alabama at Birmingham
Birmingham, Alabama

Scott R. Schoem, MD
Director
Department of Otolaryngology
Connecticut Children's Medical Center
Hartford, Connecticut;
Clinical Professor
Department of Otolaryngology
University of Connecticut School of Health Sciences
Farmington, Connecticut

Michael C. Schubert, PT, PhD
Associate Professor
Department of Otolaryngology–Head and Neck Surgery
Johns Hopkins University
Baltimore, Maryland

Todd J. Schwedt, MD
Associate Professor of Neurology
Mayo Clinic
Phoenix, Arizona

James J. Sciubba, DMD, PhD
Professor (Retired)
Department of Otolaryngology–Head and Neck Surgery
The Johns Hopkins School of Medicine;
Consultant
The Milton J. Dance Head & Neck Center
The Greater Baltimore Medical Center
Baltimore, Maryland

Anthony P. Sclafani, MD
Director, Facial Plastic Surgery
Surgeon Director, Department of Otolaryngology
The New York Eye & Ear Infirmary
New York, New York;
Professor
Department of Otolaryngology
New York Medical College
Valhalla, New York

Meena Seshamani, MD, PhD
Department of Head and Neck Surgery
The Permanente Medical Group
San Francisco, California

A. Eliot Shearer, MD, PhD
Resident Physician
Department of Otolaryngology–Head and Neck Surgery
University of Iowa
Iowa City, Iowa

Clough Shelton, MD
Professor and Chief
Division of Otolaryngology
Hetzel Presidential Endowed Chair
  in Otolaryngology
University of Utah School of Medicine
Salt Lake City, Utah

Neil T. Shepard, PhD
Chair, Division of Audiology
Director, Dizziness & Balance Disorders Program
Department of Otolaryngology
Mayo Clinic
Rochester, Minnesota

Seiji B. Shibata, MD, PhD
Resident Physician
Department of Otolaryngology–Head and Neck Surgery
University of Iowa
Iowa City, Iowa

Yelizaveta Shnayder, MD
Associate Professor
Department of Otolaryngology–Head and Neck Surgery
University of Kansas School of Medicine
Kansas City, Kansas

Kathleen C.Y. Sie, MD
Professor
Department of Otolaryngology–Head and Neck Surgery
University of Washington School of Medicine
Director
Childhood Communication Center
Seattle Children's Hospital
Seattle, Washington

Daniel B. Simmen, MD
Center for Rhinology, Skull Base Surgery,
  and Facial Plastic Surgery
Hirslanden Clinic
Zurich, Switzerland

Michael C. Singer, MD
Director
Division of Thyroid & Parathyroid Surgery
Department of Otolaryngology–Head and Neck Surgery
Henry Ford Health System
Detroit, Michigan

Parul Sinha, MBBS, MS
Resident
Department of Otolaryngology–Head and Neck Surgery
Washington University School of Medicine
St. Louis, Missouri

William H. Slattery III, MD
Partner
House Ear Clinic;
Clinical Professor
University of Southern California–Los Angeles
Los Angeles, California

Henrik Smeds, MD
Staff Surgeon
Department of Otolaryngology
Karolinska University Hospital
Stockholm, Sweden

Marshall E. Smith, MD
Professor
Division of Otolaryngology–Head and Neck Surgery
University of Utah School of Medicine;
Attending Physician and Medical Director
Voice Disorders Clinic
Primary Children's Medical Center
University Hospital
Salt Lake City, Utah

Richard J.H. Smith, MD
Professor
Department of Otolaryngology
University of Iowa Carver College of Medicine
Iowa City, Iowa

Timothy L. Smith, MD, MPH
Professor and Director
Oregon Sinus Center
Department of Otolaryngology–Head and Neck Surgery
Oregon Health and Science University
Portland, Oregon

Ryan H. Sobel, MD
Clinical Instructor
Department of Otolaryngology–Head and Neck Surgery
Johns Hopkins Hospital
Baltimore, Maryland

Robert A. Sofferman, MD
Emeritus Professor of Surgery
Department of Surgery
Division of Otolaryngology–Head and Neck Surgery
University of Vermont School of Medicine
Burlington, Vermont

Zachary M. Soler, MD, MSc
Assistant Professor
Department of Otolaryngology–Head and Neck Surgery
Medical University of South Carolina
Charleston, South Carolina

Samuel A. Spear, MD
Otology/Neurotology & Skull Base Surgery Fellow
Department of Otolaryngology–Head and Neck Surgery
Louisiana State University
Baton Rouge, Louisiana

Steven M. Sperry, MD
Assistant Professor
Department of Otolaryngology–Head and Neck Surgery
University of Iowa Hospitals and Clinics
Iowa City, Iowa

Niranjan Sritharan, MBBS
Clinical Otolaryngology Fellow
Massachusetts Eye & Ear Infirmary
Boston, Massachusetts

Brad A. Stach, PhD
Director
Division of Audiology
Department of Otolaryngology–Head and Neck Surgery
Henry Ford Hospital
Detroit, Michigan

Robert P. Stachecki, MD
Instructor of Radiology
Mallinckrodt Institute of Radiology
Washington University School of Medicine
St. Louis, Missouri

Hinrich Staecker, MD, PhD
David and Mary Zamierowsky Professor
Department of Otolaryngology–Head and Neck Surgery
University of Kansas School of Medicine
Kansas City, Kansas

Aldo Cassol Stamm, MD, PhD
Chief
Department of Otolaryngology
São Paulo ENT Center
São Paulo, Brazil

James A. Stankiewicz, MD
Professor and Chairman
Department of Otolaryngology–Head and Neck Surgery
Loyola University Medical Center
Maywood, Illinois

Shawn M. Stevens, MD
Resident Physician
Department of Otolaryngology–Head and Neck Surgery
Medical University of South Carolina
Charleston, South Carolina

David L. Steward, MD
Professor
Department of Otolaryngology–Head and Neck Surgery
University of Cincinnati Academic Health Center
Cincinnati, Ohio

David G. Stoddard Jr, MD
Department of Otolaryngology–Head and Neck Surgery
Mayo Clinic
Rochester, Minnesota

Janalee K. Stokken, MD
Head and Neck Institute
The Cleveland Clinic
Cleveland, Ohio

Angela Sturm-O'Brien, MD
Facial Plastic Surgery Associates
Houston, Texas

John B. Sunwoo, MD
Director of Head and Neck Cancer Research
Department of Otolaryngology–Head and Neck Surgery
Stanford Cancer Institute
Stanford University School of Medicine
Stanford, California

Veronica C. Swanson, MD, MBA
Associate Director
Department of Anesthesiology
Chief
Pediatric Cardiac Anesthesiology
St. Christopher's Hospital for Children;
Associate Professor
Departments of Anesthesiology and Pediatrics
Drexel University College of Medicine and Dentistry
Philadelphia, Pennsylvania

Robert A. Swarm, MD
Professor of Anesthesiology
Washington University School of Medicine
St. Louis, Missouri

Jonathan M. Sykes, MD
Professor and Director
Facial Plastic Surgery
University of California Davis Medical Center
Sacramento, California

Luke Tan, MBBS, MD
Senior Consultant
Luke Tan ENT Head & Neck Cancer and Thyroid Surgery Center
MT Elizabeth Hospital;
Clinical Associate Professor
Department of Otolaryngology
National University of Singapore
Singapore

Marietta Tan, MD
Resident
Department of Otolaryngology–Head and Neck Surgery
Johns Hopkins University
Baltimore, Maryland

Pravin A. Taneja, MD, MBA
Program Director
Pediatric Anesthesia Fellowship
Department of Anesthesiology
St. Christopher's Hospital for Children;
Assistant Professor
Department of Anesthesiology
Drexel University College of Medicine and Dentistry
Philadelphia, Pennsylvania

M. Eugene Tardy Jr, MD
Emeritus Professor of Otolaryngology–Head and Neck Surgery
Department of Otolaryngology
University of Illinois Medical Center
Chicago, Illinois

Sherard A. Tatum III, MD
Professor
Departments of Otolaryngology and Pediatrics
SUNY Upstate Medical University;
Medical Director
Cleft and Craniofacial Center
Golisano Children's Hospital
Syracuse, New York

S. Mark Taylor, MD
Professor
Department of Otolaryngology–Head and Neck Surgery
Dalhousie University
Halifax, Nova Scotia, Canada

Rod A. Teasley, MD, JD
Department of Otolaryngology
Vanderbilt University Medical Center
Nashville, Tennessee

Helder Tedeschi, MD, PhD
Head, Division of Neurosurgery
Department of Pathology
University of Campinas
São Paulo, Brazil

Steven A. Telian, MD
John L. Kemink Professor of Neurotology
Department of Otolaryngology–Head and Neck Surgery
University of Michigan
Ann Arbor, Michigan

David J. Terris, MD
Surgical Director of the GRU Thyroid Center
Professor
Department of Otolaryngology–Head and Neck Surgery
Georgia Regents University
Augusta, Georgia

J. Regan Thomas, MD
Mansueto Professor and Chairman
Department of Otolaryngology–Head and Neck Surgery
University of Illinois
Chicago, Illinois

Chafeek Tomeh, MD
Clinical Instructor
Department of Otolaryngology–Head and Neck Surgery
Stanford University School of Medicine
Stanford, California

Dean M. Toriumi, MD
Professor
Department of Otolaryngology–Head and Neck Surgery
Division of Facial Plastic and Reconstructive Surgery
University of Illinois at Chicago
Chicago, Illinois

Aline Tran, AuD
Audiologist
Department of Otolaryngology–Head and Neck Surgery
Keck Medical Center
University of Southern California
Los Angeles, California

Joseph B. Travers, PhD
Professor
Division of Oral Biology
The Ohio State University College of Dentistry
Ohio State University
Columbus, Ohio

Susan P. Travers, PhD
Professor
Division of Oral Biology
The Ohio State University College of Dentistry
Columbus, Ohio

Mai Thy Truong, MD
Clinical Assistant Professor
Department of Otolaryngology–Head and Neck Surgery
Stanford University
Stanford, California

Terance T. Tsue, MD
Physician in Chief
University of Kansas Cancer Center
Douglas A. Girod MD Endowed Professor of Head & Neck Surgical Oncology
Vice-Chairman and Professor
Department of Otolaryngology–Head and Neck Surgery
University of Kansas School of Medicine
Kansas City, Kansas

Michael D. Turner, DDS, MD
Division Director
Oral and Maxillofacial Surgery
Jacobi Medical Center;
Director, The New York Salivary Gland Center
Associate Residency Director, Oral and Maxillofacial Surgery
Beth Israel Medical Center
New York, New York

Ravindra Uppaluri, MD, PhD
Associate Professor
Department of Otolaryngology–Head and Neck Surgery
Washington University School of Medicine
St. Louis, Missouri

Michael F. Vaezi, MD, PhD
Professor of Medicine
Clinical Director, Division of Gastroenterology, Hepatology, and Nutrition
Director, Center for Swallowing and Esophageal Motility Disorders
Director, Clinical Research
Vanderbilt University Medical Center
Nashville, Tennessee

Kathryn M. Van Abel, MD
Resident
Department of Otolaryngology
Mayo Clinic
Rochester, Minnesota

Michiel W.M. van den Brekel, MD, PhD
Head, Department of Head and Neck Oncology and Surgery
The Netherlands Cancer Institute–Antoni van Leewenhoek;
Professor, Amsterdam Center of Language and Communication;
Consultant, Department of Oral and Maxillofacial Surgery
Academic Medical Center
University of Amsterdam
Amsterdam, The Netherlands

Lori A. Van Riper, PhD
Department of Pediatric Audiology and Otolaryngology
Mott Children's Hospital
University of Michigan Health System
Ann Arbor, Michigan

Sunil P. Verma, MD
Assistant Professor
Department of Otolaryngology–Head and Neck Surgery
University of California–Irvine
Irvine, California;
Director
University Voice and Swallowing Center
University of California–Irvine Medical Center
Orange, California

Peter M. Vila, MD, MSPH
Resident
Department of Otolaryngology–Head and Neck Surgery
Washington University School of Medicine
St. Louis, Missouri

David E. Vokes, MBChB
Consultant Otolaryngologist–Head & Neck Surgeon
Auckland City Hospital
Auckland, New Zealand

P. Ashley Wackym, MD
Vice President of Research
Legacy Research Institute
Legacy Health;
President
Ear and Skull Base Center
Portland, Oregon

Tamekia L. Wakefield, MD
Adjunct Assistant Clinical Professor
Department of Otolaryngology–Head and Neck Surgery
Mt. Sinai School of Medicine
New York, New York;
Attending Pediatric Otolaryngologist
Department of Otolaryngology and
    Communicative Disorders
Long Island Jewish Medical Center
New Hyde Park, New York

Michael J. Walden, DO, MD
Staff Radiologist
Department of Radiology
Womack Army Medical Center
Fort Bragg, North Carolina

Thomas J. Walker, MD
Facial Plastic and Reconstructive Surgery
Department of Otolaryngology–Head and Neck Surgery
University of Illinois at Chicago
Chicago, Illinois

Edward J. Walsh, PhD
Director
Developmental Auditory Physiology Laboratory
Boys Town National Research Hospital
Omaha, Nebraska

Rohan R. Walvekar, MD
Associate Professor
Louisiana State University Health Sciences Center
    at New Orleans
New Orleans, Louisiana

Tom D. Wang, MD
Professor & Chief
Division of Facial Plastic and Reconstructive Surgery
Oregon Health and Science University
Portland, Oregon

Tzu-Fei Wang, MD
Assistant Professor of Internal Medicine
Division of Hematology
The Ohio State University Comprehensive
    Cancer Center
Arthur G. James Cancer Hospital and Richard J. Solove
    Research Institute
Columbus, Ohio

Frank M. Warren III, MD
Assistant Professor and Chief
Division of Otology/Neurotology
Department of Otolaryngology Head and Neck Surgery
Oregon Health and Science University;
Attending Physician
Department of Otolaryngology–Head and Neck Surgery
Kaiser Permanente
Portland, Oregon

Heather H. Waters, MD
Department of Otolaryngology–Head and Neck Surgery
Indiana University Medical Center;
Meridian Plastic Surgeons
Indianapolis, Indianapolis

Randal S. Weber, MD
Professor and Chair
Head and Neck Surgery
The University of Texas M.D. Anderson Cancer Center
Houston, Texas

Richard O. Wein, MD
Associate Professor
Department of Otolaryngology–Head and Neck Surgery
Tufts Medical Center
Boston, Massachusetts

Gregory S. Weinstein, MD
Professor and Vice Chair
Director
Division of Head and Neck Surgery
Co-director
The Center for Head and Neck Cancer
Department of Otorhinolaryngology–Head and Neck
    Surgery
University of Pennsylvania School of Medicine
Philadelphia, Pennsylvania

Erik K. Weitzel, MD
Chief of Rhinology
Program Director
Department of Otolaryngology
Joint Base San Antonio
San Antonio, Texas

D. Bradley Welling, MD, PhD
Walter Augustus LeCompt Professor and Chair
Harvard Department of Otology and Laryngology
Chief of Otolaryngology
Massachusetts Eye and Ear Infirmary and Massachusetts
    General Hospital
Boston, Massachusetts

Richard D. Wemer, MD
Consultant
Department of Otolaryngology–Head and Neck Surgery
Park Nicollet Clinics
St. Louis Park, Minnesota

Ralph F. Wetmore, MD
E. Mortimer Newlin Professor of Pediatric Otolaryngology
Perelman School of Medicine at the University of Pennsylvania
Chief
Division of Pediatric Otolaryngology
The Children's Hospital of Philadelphia
Philadelphia, Pennsylvania

Richard H. Wiggins III, MD
Professor and Director of Head and Neck Imaging
Departments of Radiology, Otolaryngology, Head and Neck
 Surgery, and Biomedical Informatics
University of Utah Health Sciences Center
Salt Lake City, Utah

Brent J. Wilkerson, MD
Resident Physician
Department of Otolaryngology–Head and Neck Surgery
University of California–Davis
Sacramento, California

Franz J. Wippold II, MD
Professor of Radiology
Chief of Neuroradiology
Mallinckrodt Institute of Radiology
Washington University School of Medicine
St. Louis, Missouri;
Adjunct Professor of Radiology/Radiological Sciences
F. Edward Hébert School of Medicine
Uniformed Services University of the Health Sciences
Bethesda, Maryland

Gayle Ellen Woodson, MD
Professor and Chair
Division of Otolaryngology
Southern Illinois University School of Medicine
Springfield, Illinois

Peter J. Wormald, MD
Professor
Department of Surgery
Division of Otolaryngology–Head and Neck Surgery
University of Adelaide
Adelaide, Australia

Harry V. Wright, MD
Fellow
Facial Plastic and Reconstructive Surgery
Farrior Facial Plastic Surgery;
Associate Professor
Department of Otolaryngology–Head and Neck Surgery
University of South Florida
Tampa, Florida

Robert F. Yellon, MD
Professor
Department of Otolaryngology
University of Pittsburgh School of Medicine
Director of ENT Clinical Services
Department of Pediatric Otolaryngology
Children's Hospital of Pittsburgh of UPMC
Pittsburgh, Pennsylvania

Charles D. Yingling, PhD, DABNM
Clinical Professor
Department of Otolaryngology–Head and Neck Surgery
Stanford University of School of Medicine
Stanford, California;
Chief Executive Officer
Golden Gate Neuromonitoring
San Francisco, California

Bevan Yueh, MD, MPH
Professor & Chair
Department of Otolaryngology–Head and Neck Surgery
University of Minnesota
Minneapolis, Minnesota

Rex C. Yung, MD
Director of Pulmonary Oncology
Departments of Medicine and Oncology
Johns Hopkins University
Baltimore, Maryland

Renzo A. Zaldívar, MD
Clinical Professor
Department of Ophthalmology
University of North Carolina
Chapel Hill, North Carolina

George H. Zalzal, MD
Chief
Division of Otolaryngology
Children's National Medical Center
Professor of Otolaryngology and Pediatrics
George Washington University School of Medicine
 and Health Sciences
Washington, DC

Adam M. Zanation, MD
Associate Professor
Co-Director, Head and Neck Oncology Fellowship
Co-Director, Rhinology and Skull Base Surgery Fellowship
University of North Carolina at Chapel Hill
Chapel Hill, North Carolina

David S. Zee, MD
Professor of Neurology and Otolaryngology–Head and
 Neck Surgery
Department of Neurology
Johns Hopkins Hospital
Baltimore, Maryland

Marc S. Zimbler, MD
Director of Facial Plastic & Reconstructive Surgery
Beth Israel Deaconess Medical Center;
Assistant Professor of Otolaryngology–Head and Neck
 Surgery
Icahn School of Medicine
Mount Sinai Medical Center
New York, New York

S. James Zinreich, MD
Professor of Radiology
Russel H. Morgan Department of Radiology
Department of Otorhinolaryngology–Head and Neck Surgery
Johns Hopkins Medical Institutions
Baltimore, Maryland

Teresa A. Zwolan, PhD
Professor and Director
Department of Otolaryngology
University of Michigan Cochlear Implant Program
Ann Arbor, Michigan

Prefácio

A sexta edição do *Cummings Otorrinolaringologia – Cirurgia de Cabeça e Pescoço* foi concebida como um recurso definitivo, representando, em toda sua diversidade, os principais componentes da especialidade, bem como os mais recentes avanços na cirurgia minimamente invasiva, na orientação de imagem, na robótica e no implante coclear, entre outros temas correlatos. Seções relevantes para a genética das doenças foram adicionadas ou aprimoradas para abordar as inovações mais recentes. Além disso, o novo capítulo sobre medidas de desempenho com base em evidências é uma excelente referência para entender a evolução da reforma dos cuidados de saúde, o papel dos órgãos de gestão e medidas, de compra fundamentada em valor e o impacto na prática do médico.

Continuamos a manter o texto conciso, mas ainda representando os principais e importantes desenvolvimentos no campo. O conteúdo reflete as extensas inter-relações de seus vários componentes. Cada capítulo contém pontos-chave no início e uma lista de leitura sugerida, com as referências "mais relevantes". Tal como na última edição, a sexta menciona o site Expert Consult, que contém o texto detalhado e imagens do livro, uma lista de referência completa para cada capítulo, bem como vídeos demonstrando o Accreditation Council for Graduate Medical Education Key Indicator Procedures, entre outros itens. Os vídeos oferecem aos estudantes uma excelente oportunidade para compreender melhor os elementos críticos desses procedimentos fundamentais.

Nosso objetivo é promover o conhecimento aos estudantes de Otorrinolaringologia – Cirurgia de Cabeça e Pescoço e fornecer uma base para as gerações seguintes. Por tradição, contamos com colaboradores do mundo todo, reconhecendo, assim, as contribuições globais para a área. Por meio do esforço combinado de todos os colaboradores, a sexta edição continua a ser o recurso definitivo para a nossa especialidade.

Agradecimentos

Agradeço ao meu pai, Roy Kenneth Flint, BG ret, soldado e professor, por proporcionar um exemplo de liderança ao longo da vida; e à minha esposa Laurie e à minha filha Carlyn por sempre me lembrarem que ninguém é perfeito. Eles me mantêm são.

Paul W. Flint

Tem sido uma grande honra e um prazer fazer parte da equipe editorial de *Cummings Otorrinolaringologia – Cirurgia de Cabeça e Pescoço*. Os autores foram incansáveis em seus esforços e trabalharam bastante para produzir capítulos que são absolutamente abrangentes, em alcance e profundidade. Meus sinceros agradecimentos a cada um deles e suas famílias, que inevitavelmente colocaram-se ao dispor de tanto trabalho. Minha fiel assistente, Debbie Turner, de apenas 23 anos, controlou nossos prazos e esteve em contato com os autores e editores de modo altamente organizado, enquanto minhas enfermeiras do consultório deram assistência a pacientes para cobrir meu tempo longe das linhas de frente durante a criação deste livro. Da mesma maneira, os residentes e bolsistas da University of Washington em St. Louis mantiveram-se firmes quando necessário.

A capacidade de suprir o conhecimento começa, e continua, com a educação. Assim, agradeço a meus pais, o falecido Thomas e Marjorie Haughey, meus mestres, professores de medicina, orientadores de residência médica em Otorrinolaringologia em Auckland, na Nova Zelândia, e na University of Iowa e aos colegas da especialidade, com quem aprendo e aprenderei.

Meu muito obrigado também vai para minha família que, inabalavelmente, endossou o tempo necessário para este projeto. Por isso, meus mais amorosos e sinceros agradecimentos para minha esposa, Helen, bem como a Rachel e Jack, Chris e Cindy, Will, Rachel e Gretchen.

Finalmente, como apreciamos este livro e seus componentes on-line, tento manter em mente a fonte de todo o conhecimento e verdade: nas palavras de Provérbios 2:6, "...o Senhor dá a sabedoria e, pela sua boca, vem seu conhecimento e compreensão." A minha sincera esperança é que os leitores, em todos os lugares, se beneficiem deste livro, alcançando melhor o objetivo comum de nossa especialidade na assistência de alta qualidade ao paciente.

Bruce H. Haughey

Agradeço a Paul Flint e seus colegas pelo meu envolvimento com este projeto de prestígio, aos editores pela sua eficiência exemplar na sua gestão e a meu marido, David Howard, por seus constantes apoio e incentivo.

Valerie J. Lund

Sou grato a Charlie Cummings e Paul Flint pela honra de juntar esta equipe editorial maravilhosamente colaborativa e aos muitos autores que deram seu melhor ao compor este recurso essencial.

Dedico o meu empenho àqueles que têm proporcionado meu conhecimento. E também a meus pais, minha esposa e meus filhos, além de meus pacientes: vocês me mostraram a importância da dedicação aos outros e que a verdadeira compaixão é mostrada no esforço e na ação.

Doze anos de minha formação inicial estiveram sob a liderança de Chuck Krause e na companhia da sua família e da notável Barb's. A partir de Chuck, aprendi que as lições importantes são aprendidas por meio de preparação e paciência.

John K. Niparko

Ao refletir sobre a minha carreira acadêmica, há muitas pessoas que prestaram influências positivas na minha busca pelo sucesso. Além dos mentores importantes das edições anteriores, sou grato por outro grupo de indivíduos talentosos, o qual tive o privilégio de conhecer durante estes últimos 35 anos. Eles são os colegas do corpo docente de várias disciplinas, companheiros, residentes e estudantes de medicina, cujas interações e amizades ocorreram ano após ano. Tais relações envolvendo tantos indivíduos conhecedores de todos os níveis de atividade acadêmica contribuíram substancialmente para a maturidade de cada um. Para mim, pessoalmente, é uma verdadeira honra participar desta experiência contínua. Por esta razão, gostaria de agradecer às talentosas pessoas com as quais interagi e que me complementaram.

K. Thomas Robbins

É um grande privilégio e uma honra ser um dos editores deste excelente livro. Embora a base de conhecimentos para a nossa especialidade e para a medicina de modo geral esteja em constantes evolução e crescimento, tal contribuição serve para otorrinolaringologistas e seus pacientes em todo o mundo para o melhor tratamento final. Como chefe de um departamento acadêmico, valorizo a riqueza de informações disponíveis aos meus médicos residentes em treinamento. Como indivíduo que tem centrado sua carreira em uma subespecialidade da Otorrinolaringologia, estou especialmente orgulhoso por ajudar a melhorar a informação disponível para o leitor na área de plástica facial e cirurgia reconstrutiva.

Em uma nota pessoal, quero agradecer e reconhecer a grande ajuda e assistência que recebi de minha assistente administrativa, Denise McManaman, na edição deste livro. Sua incansável ética de trabalho é sempre admirável e apreciada. Finalmente, obrigado à minha esposa, Rhonda, e aos meus filhos, Ryan, Aaron e Evan, por seu apoio entusiástico e por nunca duvidarem de minhas atividades profissionais.

J. Regan Thomas

Estou honrada de ser editora dos capítulos sobre Otorrinolaringologia Pediátrica do livro *Otorrinolaringologia – Cirurgia de Cabeça e Pescoço*. É particularmente significativo poder seguir os passos do Dr. Charles J. Krause, o editor fundador do presente livro, que ajudou a inspirar-me e a muitos outros a trilhar uma carreira na Otorrinolaringologia, por meio de seu longo mandato como Chair de Otolaryngology – Head and Neck Surgery na University of Michigan. Na verdade, enquanto residentes debruçamo-nos sobre cada capítulo para nos prepararmos para nossas aulas à noite, conhecidas como "Krause Club". É gratificante ver como este livro floresceu em paralelo com o crescimento e o desenvolvimento de nossa área.

Agradeço ao Dr. Flint e ao Dr. Cummings pela oportunidade de contribuir com este trabalho. Sou grata a todos os autores por compartilharem seu conhecimento e sua paciência em lidar com

xxxv

todas as minhas dúvidas. Agradeço aos meus colegas da University of Michigan pela disponibilidade em prestar seus conhecimentos e ao auxílio de minha assistente administrativa, Mary Anne Nugent. Finalmente, agradeço a meu marido, Edward Karls, e a meus filhos, Matthew, Michelle, Maria e Melanie: eles são uma fonte diária de sabedoria e discernimento em pediatria que não podem ser facilmente capturados em um livro.

Marci M. Lesperance

Sumário

VOLUME I

PARTE I
Otorrinolaringologia Geral

1. Histórico, Exame Físico e Avaliação Pré-operatória, 3
   Ericka F. King | Marion Everett Couch

2. Traqueotomia, 20
   Shannon M. Kraft | Joshua S. Schindler

3. Visão Geral Sobre Diagnóstico por Imagem em Cabeça e Pescoço, 29
   Nafi Aygun | S. James Zinreich

4. Faringite em Adultos, 79
   Brian Nussenbaum | Carol R. Bradford

5. Infecções Cervicais Profundas e Odontogênicas, 90
   James M. Christian | Adam C. Goddard | M. Boyd Gillespie

6. Manifestações de Cabeça e Pescoço em Pacientes Imunocomprometidos, 103
   Andrew N. Goldberg | Steven D. Pletcher | Theresa Kim

7. Manifestações Nasais de Doença Sistêmica, 129
   Ryan S. Jackson | Thomas V. McCaffrey

8. Manifestações Laríngeas e Traqueais das Doenças Sistêmicas, 136
   Kevin P. Leahy

9. Manifestações Orais das Doenças Sistêmicas, 142
   Michael D. Turner

10. Apneia do Sono e Distúrbios do Sono, 155
    Tamekia L. Wakefield | Derek J. Lam | Stacey L. Ishman

PARTE II
Cirurgia Facial Plástica e Reconstrutiva

SEÇÃO 1 ■ CIRURGIA FACIAL

11. Análise Estética Facial, 177
    Marc S. Zimbler

12. Trauma Maxilofacial, 190
    Robert M. Kellman

13. Otoplastia, 216
    Peter A. Adamson | Suzanne K. Doud Galli | Alyn J. Kim

SEÇÃO 2 ■ RINOPLASTIA

14. Rinoplastia, 222
    M. Eugene Tardy Jr | J. Regan Thomas | Anthony P. Sclafani

15. Técnicas Especiais de Rinoplastia, 259
    Richard T. Farrior | Edward H. Farrior | Lindsay S. Eisler

PARTE III
Seios, Rinologia e Alergia/Imunologia

16. Fisiologia do Sistema Olfatório, 285
    Donald A. Leopold | Eric H. Holbrook

17. Radiologia da Cavidade Nasal e dos Seios Paranasais, 303
    Michael J. Walden | S. James Zinreich | Nafi Aygun

18. Epistaxe, 323
    Daniel B. Simmen | Nicholas S. Jones

19. Rinite Não Alérgica, 336
    Stephanie A. Joe | Judy Z. Liu

20. Resultados do Tratamento Clínico e Cirúrgico da Rinossinusite Crônica com e sem Pólipos Nasais, 346
    Zachary M. Soler | Timothy L. Smith

21. Rinossinusite Aguda: Patogênese, Tratamento e Complicações, 358
    Michael S. Benninger | Janalee K. Stokken

22. Rinossinusite Fúngica, 364
    Berrylin J. Ferguson | Stella Lee

23. Tumores Benignos do Trato Nasossinusal, 373
    Piero Nicolai | Paolo Castelnuovo

24. Cirurgia Primária dos Seios Paranasais, 385
    Devyani Lal | James A. Stankiewicz

25. Fístula Liquórica Rinogênica, 416
    Martin J. Citardi | Samer Fakhri

26. Dacriocistorrinostomia Endoscópica, 429
    Erik K. Weitzel | Peter J. Wormald

PARTE IV
Laringologia e Broncoesofagologia

27 Função Faríngea e Laríngea, 439
Gayle Ellen Woodson

28 Visualização da Laringe, 448
Robin A. Samlan | Melda Kunduk

29 Distúrbios Benignos da Mucosa das Pregas Vocais, 459
Robert W. Bastian

30 Laringite Aguda e Crônica, 488
Clint T. Allen | Albert L. Merati

31 Aspiração Crônica, 495
David W. Eisele | Steven D. Pletcher

32 Tratamento Cirúrgico da Estenose da Via Aérea Superior, 504
Hetal H. Patel | David Goldenberg | Johnathan D. McGinn

33 Doenças do Esôfago, 515
Robert T. Kavitt | Michael F. Vaezi

PARTE V
Cirurgia de Cabeça e Pescoço e Oncologia

SEÇÃO 1 ■ CONSIDERAÇÕES GERAIS

34 Epidemiologia do Papilomavírus Humano no Câncer de Cabeça e Pescoço, 545
Carole Fakhry | Christine G. Gourin

35 Tratamento de Melanoma Cutâneo de Cabeça e Pescoço, 550
Cecelia E. Schmalbach | Alison B. Durham | Timothy M. Johnson | Carol R. Bradford

36 Processos Malignos do Seio Paranasal, 564
Allen S. Ho | Adam M. Zanation | Ian Ganly

SEÇÃO 2 ■ GLÂNDULAS SALIVARES

37 Doenças Inflamatórias das Glândulas Salivares, 589
Neal M. Jackson | Jenna L. Mitchell | Rohan R. Walvekar

38 Neoplasias Benignas das Glândulas Salivares, 604
Rami E. Saade | Diana M. Bell | Ehab Y. Hanna

39 Neoplasias Malignos das Glândulas Salivares, 624
John B. Sunwoo | James S. Lewis Jr | Chafeek Tomeh | Jonathan McJunkin

SEÇÃO 3 ■ CAVIDADE ORAL

40 Lesões da Mucosa Oral, 648
James J. Sciubba

41 Distúrbios da Articulação Temporomandibular, 672
Bruce E. Rotter

42 Tumores Benignos e Lesões Semelhantes a Tumor da Cavidade Oral, 680
Timothy S. Lian

43 Neoplasias Malignas da Cavidade Oral, 686
Richard O. Wein | Randal S. Weber

SEÇÃO 4 ■ FARINGE E ESÔFAGO

44 Tumores Benignos e Malignos da Nasofaringe, 715
Luke Tan | Thomas Loh

45 Neoplasias da Hipofaringe e do Esôfago Cervical, 726
Peter M. Vila | Ravindra Uppaluri

SEÇÃO 5 ■ LARINGE

46 Tumores Malignos da Laringe, 744
William B. Armstrong | David E. Vokes | Sunil P. Verma

47 Tratamento do Câncer Glótico Inicial, 776
Henry T. Hoffman | Michael P. Gailey | Nitin A. Pagedar | Carryn Anderson

48 Laringectomia Total e Laringofaringectomia, 797
Christopher H. Rassekh | Bruce H. Haughey

49 Radioterapia para Câncer da Laringe e Hipofaringe, 812
Christopher Lominska | Parvesh Kumar

SEÇÃO 6 ■ PESCOÇO

50 Diagnóstico Diferencial dos Tumores Cervicais, 830
Ajani Nugent | Mark El-Deiry

51 Neoplasias Cervicais, 836
Terry A. Day | Arnaud F. Bewley | John K. Joe

52 Linfomas de Cabeça e Pescoço, 854
Tzu-Fei Wang | Nancy L. Bartlett

53 Radioterapia e Tratamento dos Linfonodos Cervicais e Tumores Malignos da Base do Crânio, 865
Vincent Grégoire | Nancy Lee | Marc Hamoir | Nadeem Riaz

SEÇÃO 7 ■ TIREOIDE/PARATIREOIDE

54 Distúrbios da Glândula Tireoide, 886
Phillip K. Pellitteri | Steven Ing | Brian Jameson

55 Conduta nas Neoplasias da Tireoide, 903
Stephen Y. Lai | Susan J. Mandel | Randal S. Weber

56 Tratamento dos Distúrbios da Paratireoide, 932
E. Ashlie Darr | Niranjan Sritharan | Phillip K. Pellitteri | Robert A. Sofferman | Gregory W. Randolph

VOLUME II

PARTE VI
Otologia, Neurotologia e Cirurgia da Base do Crânio

SEÇÃO 1 ■ CIÊNCIA BÁSICA

57 Anatomia do Osso Temporal, Orelha Externa e Orelha Média, 963
Howard W. Francis

58 Anatomia do Sistema Auditivo, 973
Christina L. Runge | David R. Friedland

59 Fisiologia do Sistema Auditivo, 980
Wade W. Chien | Daniel J. Lee

60 Anatomia do Sistema Vestibular, 993
Anna Lysakowski

SEÇÃO 2 ■ AVALIAÇÃO DIAGNÓSTICA

61 Diagnóstico Audiológico, 1013
Paul R. Kileny | Teresa A. Zwolan

62 Avaliação Eletrofisiológica da Audição, 1033
Carolyn J. Brown | Tiffany A. Johnson

63 Neurorradiologia do Osso Temporal e da Base do Crânio, 1046
Frank M. Warren III | Clough Shelton | Bronwyn E. Hamilton | Richard H. Wiggins III

SEÇÃO 3 ■ ORELHA EXTERNA

64 Infecções da Orelha Externa, 1062
Jason A. Brant | Michael J. Ruckenstein

65 Terapias Tópicas para Distúrbios da Orelha Externa, 1070
Daniel J. Lee | Daniel Roberts

SEÇÃO 4 ■ ORELHA MÉDIA, MASTOIDE E OSSO TEMPORAL

66 Otite Média Crônica, Mastoidite e Petrosite, 1086
Richard A. Chole

67 Timpanoplastia e Ossiculoplastia, 1103
Meredith E. Adams | Hussam K. El-Kashlan

68 Mastoidectomia: Técnicas Cirúrgicas, 1114
Shawn M. Stevens | Paul R. Lambert

69 Otosclerose, 1126
John W. House | Calhoun D. Cunningham III

70 Tratamento do Traumatismo do Osso Temporal, 1135
Hilary A. Brodie | Brent J. Wilkerson

SEÇÃO 5 ■ ORELHA INTERNA

71 Perda Auditiva Neurossensorial de Causa Genética, 1149
Seiji B. Shibata | A. Eliot Shearer | Richard J.H. Smith

72 Manifestações Otológicas das Doenças Sistêmicas, 1165
Saumil N. Merchant | Joseph B. Nadol Jr

73 Perda Auditiva Neurossensorial em Adultos, 1183
H. Alexander Arts

74 Zumbido e Hiperacusia, 1200
Carol A. Bauer

75 Perda Auditiva Induzida por Ruído, 1209
Brenda L. Lonsbury-Martin | Glen K. Martin

76 Infecções do Labirinto, 1223
John C. Goddard | William H. Slattery III

77 Ototoxicidade Vestibular e Auditiva, 1233
Leonard P. Rybak | Michael J. Brenner

78 Sintomas e Síndromes Otológicos, 1247
Carol A. Bauer | Herman A. Jenkins

SEÇÃO 6 ■ ESTÍMULO POR PRÓTESE AUDITIVA, APARELHOS E REABILITAÇÃO AUDITIVA

79 Considerações Clínicas e Cirúrgicas no Implante Coclear, 1257
Thomas J. Balkany | Kevin D. Brown

80 Aparelho Auditivo de Amplificação, 1268
Brad A. Stach | Virginia Ramachandran

81 Princípios de Fisiologia Vestibular Aplicada, 1281
John P. Carey | Charles C. Della Santina

SEÇÃO 7 ■ DISTÚRBIOS VESTIBULARES

82 Avaliação do Paciente com Vertigem, 1313
    Timothy E. Hullar | David S. Zee | Lloyd B. Minor

83 Distúrbios Vestibulares Periféricos, 1336
    Benjamin T. Crane | Lloyd B. Minor

84 Distúrbios Vestibulares Centrais, 1355
    Benjamin T. Crane | Scott D.Z. Eggers | David S. Zee

85 Reabilitação Vestibular e de Equilíbrio: Fundamentos Básicos do Programa, 1369
    Jennifer L. Millar | Michael C. Schubert | Neil T. Shepard

SEÇÃO 8 ■ DISTÚRBIOS DO NERVO FACIAL

86 Testes da Função do Nervo Facial, 1379
    Rodney C. Diaz | Shannon M. Poti | Robert A. Dobie

87 Distúrbios Clínicos do Nervo Facial, 1392
    Douglas E. Mattox

88 Reabilitação da Paralisia Facial, 1404
    James M. Ridgway | Prabhat K. Bhama | Jason H. Kim

SEÇÃO 9 ■ BASE DO CRÂNIO

89 Anatomia Cirúrgica da Base Lateral do Crânio, 1423
    Oswaldo Laércio M. Cruz | Helder Tedeschi | Albert L. Rhoton Jr

90 Cirurgia Transnasal da Base Anterior do Crânio Assistida por Endoscopia, 1431
    Aldo Cassol Stamm | Shirley S.N. Pignatari | Leonardo Balsalobre

91 Neoplasias do Osso Temporal e Cirurgia da Base Lateral do Crânio, 1448
    Michael Marsh | Herman A. Jenkins

PARTE VII
Otorrinolaringologia Pediátrica

SEÇÃO 1 ■ GERAL

92 Anatomia do Desenvolvimento, 1479
    Eunice Y. Chen | Kathleen C.Y. Sie

93 Avaliação e Conduta na Apneia Obstrutiva do Sono Pediátrica, 1489
    Nira A. Goldstein

SEÇÃO 2 ■ CRANIOFACIAL

94 Fendas Labial e Palatina, 1500
    Tom D. Wang | Henry A. Milczuk

95 Disfunção Velofaríngea, 1518
    Harlan Muntz | Marshall E. Smith | Cara Sauder | Jeremy D. Meier

96 Malformações Congênitas do Nariz e da Nasofaringe, 1529
    Ravindhra G. Elluru

SEÇÃO 3 ■ PERDA AUDITIVA E OTOLOGIA PEDIÁTRICA

97 Detecção e Diagnóstico Precoces da Perda Auditiva na Infância, 1541
    Jaynee A. Handelsman | Lori A. Van Riper | Marci M. Lesperance

98 Otite Média Aguda e Otite Média com Efusão, 1551
    Margaretha L. Casselbrandt | Ellen M. Mandel

SEÇÃO 4 ■ INFECÇÕES E INFLAMAÇÃO

99 Rinossinusite Crônica Pediátrica, 1570
    Fuad M. Baroody

100 Doenças Infecciosas Pediátricas, 1577
    Anna Meyer

SEÇÃO 5 ■ CABEÇA E PESCOÇO

101 Diagnóstico Diferencial das Massas Cervicais, 1587
    Mark D. Rizzi | Ralph F. Wetmore | William P. Potsic

102 Anomalias Vasculares de Cabeça e Pescoço, 1597
    Jonathan A. Perkins

103 Lesões Malignas de Cabeça e Pescoço em Crianças, 1614
    Jennifer Veraldi Brinkmeier | Amer Heider | David J. Brown

104 Doenças das Glândulas Salivares em Crianças, 1635
    Sam J. Daniel | Alyssa A. Kanaan

SEÇÃO 6 ■ FARINGE, LARINGE, TRAQUEIA E ESÔFAGO

105 Distúrbios da Voz, 1651
    Sukgi S. Choi | George H. Zalzal

106 Papilomatose Respiratória Recorrente, 1660
    Craig S. Derkay | Russell A. Faust

107 Estenoses Glótica e Subglótica, 1676
    George H. Zalzal | Robin T. Cotton

108 Distúrbios da Aspiração e Deglutição, 1689
    David J. Brown | Maureen A. Lefton-Greif | Stacey L. Ishman

PARTE VI

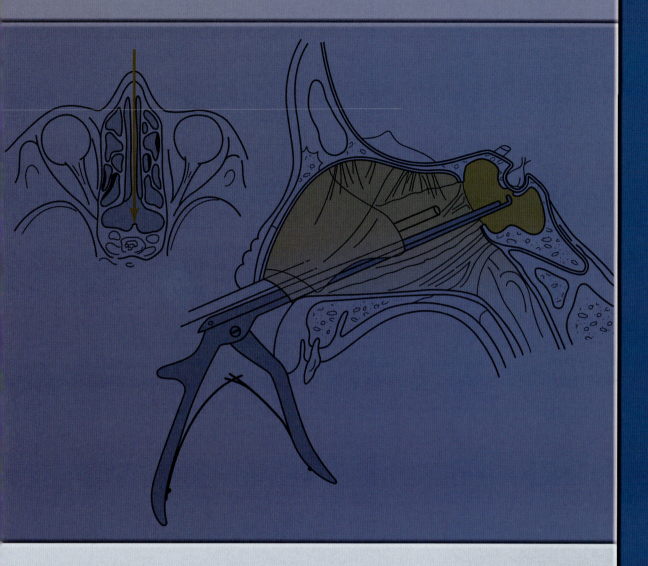

Otologia, Neurotologia e Cirurgia da Base do Crânio

IV

SEÇÃO 1 ■ CIÊNCIA BÁSICA

Anatomia do Osso Temporal, Orelha Externa e Orelha Média

Howard W. Francis

Pontos-chave

- O osso temporal é formado por quatro partes embriologicamente distintas: *escamosa*, *mastóidea*, *petrosa* e *timpânica*.
- A linha temporal está localizada cerca de 5mm abaixo do nível mais baixo do assoalho da fossa média.
- O antro mastóideo está localizado abaixo da depressão da área cribiforme localizada posteriormente à espinha de Henle, conhecida como *triângulo de Macewen*.
- O forame estilomastóideo está localizado no limite anterior do sulco digástrico.
- A eminência arqueada é a proeminência do canal semicircular superior no assoalho da fossa média.
- São potenciais vias de espalhamento de tumores a partir do canal auditivo externo a junção osteocartilaginosa, o forame de Huschke e as fissuras de Santorini.
- As orelhas externas e médias são derivadas do primeiro e do segundo sulcos e das bolsas branquiais.
- As estruturas da orelha média originam-se nos arcos correspondentes.
- O epitímpano e o mesotímpano são separados pela cadeia ossicular e pelas pregas mucosas associadas, deixando apenas aberturas estreitas para aporte de ar ao ático e ao antro.
- Os pontos de referência do nervo facial na orelha média são o processo cocleariforme, a janela oval e a eminência piramidal.
- A porção mais vulnerável da cadeia ossicular é o longo processo da bigorna, irrigada por um único vaso e sem circulação colateral.
- O recesso supratubário, localizado na extremidade anterior do ático e superior em relação à abertura da tuba auditiva, é um local onde um colesteatoma ou a dissecção cirúrgica cega podem danificar o nervo facial. O gânglio geniculado está localizado logo abaixo de sua parede mediana e pode ser deiscente.
- O segmento labiríntico do nervo facial é particularmente vulnerável a danos por causa de bacia vertebrobasilar/circulação carótida externa, canal ósseo estreito e proximidade com o gânglio geniculado, onde infecções herpéticas e a distorção traumática do fino osso circundante podem produzir inchaço do nervo e encarceramento no segmento labiríntico.

Múltiplas regiões intracranianas e extracranianas fazem interface com o osso temporal, cuja anatomia reflete seu papel único na embriologia de cabeça e pescoço e no percurso de vasos, nervos e trânsito de patógenos através dessas regiões. A compreensão desta anatomia é necessária para identificar a etiologia e o tratamento seguro e efetivo de doenças das orelhas. Este capítulo apresenta as feições anatômicas da orelha, permitindo melhor entendimento da doença por parte do clínico e melhor abordagem cirúrgica. Descrições mais detalhadas da estrutura podem ser encontradas nas referências citadas.

OSTEOLOGIA DO OSSO TEMPORAL

O osso temporal articula-se com os ossos esfenoide, parietal, occipital e zigomático e, portanto, contribui para a estrutura craniana, da base do crânio e da face. O osso temporal tem uma forma piramidal, cujas faces formam o assoalho da fossa média (face superior), o limite anterior da fossa posterior (face posterior), os pontos de fixação de músculos do pescoço e fossa infratemporal (face anteroinferior) e o lado da cabeça recoberto por músculos e pele (lateral), que forma a base da pirâmide. O osso temporal consiste em quatro componentes distintos embriologicamente: as partes escamosa, mastóidea, petrosa e timpânica.[1,2]

A parte escamosa forma a parede lateral da fossa média (Fig. 57-1). Ela consiste em uma placa óssea com uma extensão anterior conhecida como *processo zigomático*, que forma a raiz óssea da fossa glenoidea. O músculo temporal insere-se sob o córtex externo, enquanto o músculo masseter se insere no processo zigomático. Uma prega horizontal, conhecida como *linha temporal*, é formada junto à inserção mais inferior do músculo temporal; está alinhada com o processo zigomático e utilizada como um ponto de referência superficial para estimar a localização do assoalho da fossa média,[3] a uma distância média de cerca de 4,7 mm.

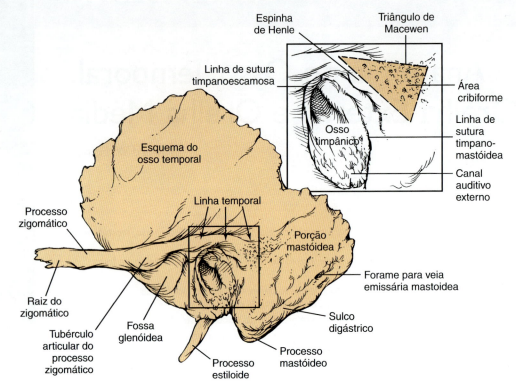

FIGURA 57-1. Vista lateral da superfície esquerda do osso temporal apresentando porções escamosa, timpânica e mastoide. (De Francis HW, Niparko JK. *Temporal bone dissection guide*. New York: Thieme; 2011.)

A parte mastóidea do osso temporal é uma estrutura óssea bulbosa formada pela expansão de espaços preenchidos de ar (Fig. 57-1). A tensão constante pelo esternocleidomastóideo (ECM) e o ventre posterior dos músculos digástricos alongam o mastoide inferiormente formando a *ponta da mastoide* ou o *processo mastóideo*. O córtex mastóideo é perfurado por diversos pequenos vasos emissários que drenam a partir da célula aérea central, ou antro, e formam uma área cribiforme deprimida na junção anterior do processo mastóideo com o osso timpânico. O forame de um único vaso emissário é evidente próximo ao limite posterior do córtex mastóideo externo e ele comunica com o sulco do seio sigmoide, que é evidente no aspecto medial posterior do osso temporal.[4] O ponto de inserção do esternocleidomastóideo é indicado por uma superfície áspera e irregular na ponta mastóidea. Medialmente à ponta mastóidea, o ventre posterior do músculo digástrico está inserido em um sulco que termina anteriormente ao forame estilomastóideo. Medialmente e quase paralelo ao sulco digástrico está o sulco para a artéria occipital.

A parte petrosa do osso temporal tem a forma de uma pirâmide cuja base está ligada lateralmente ao mastoide; o topo é orientado anteromedialmente entre os ossos occipital e esfenoide. A superfície anterior forma a margem posteromedial do assoalho da fossa média (Fig. 57-2). São características superficiais significativas medialmente a eminência arqueada, formada pela proeminência do canal semicircular superior (CSS), e o sulco do seio petroso superior. Anteriormente, na junção com a grande asa do esfenoide, o canal musculotubário contém o mais superficial semicanal do tensor timpânico e um semicanal mais profundo da tuba auditiva. No ápice do osso, uma depressão lisa está ocupada pelo gânglio trigêmeo, logo posterior ao qual estão localizados forames e sulcos dos nervos petrosos superficiais maior e menor, correndo paralelo à linha de sutura esfenoide. A raiz da orelha média e mastoide está localizada lateralmente à eminência arqueada. A superfície posterior da parte petrosa do osso temporal está orientada em plano vertical que forma o limite ósseo anterior da fossa posterior (Fig. 57-3). Essa superfície é rodeada por sulcos de sigmoide, petrosa superior e seio petroso inferior. No centro da face posterior está o poro acústico, no fundo do qual pode se ver a crista falciforme (horizontal), a barra de Bill (crista vertical) e os forames dos nervos cranianos VII e VIII. A artéria subarqueada surge de uma depressão superior e lateral ao meato acústico, enquanto o saco e o ducto endolinfático ocupam a depressão e a abertura localizadas inferolateralmente, conhecido como *opérculo*. O forame jugular forma-se na junção entre os ossos petroso e occipital (Fig. 57-4), e ele é dividido em porção neural (posterior) e porção vascular (anterior) pelo processo intrajugular.[5] A superfície inferior do osso temporal é irregular por causa da presença de múltiplos pontos de fixação de músculos (Fig. 57-5). A abertura externa

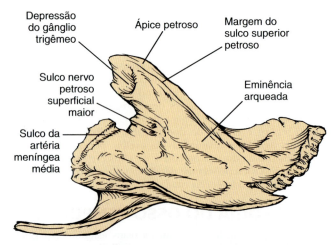

FIGURA 57-2. Vista superior do osso temporal esquerdo apresentando porções petrosa e escamosa, que formam o assoalho da fossa média e o limite anterior da fossa posterior. (De Francis HW, Niparko JK. *Temporal bone dissection guide*. New York: Thieme; 2011.)

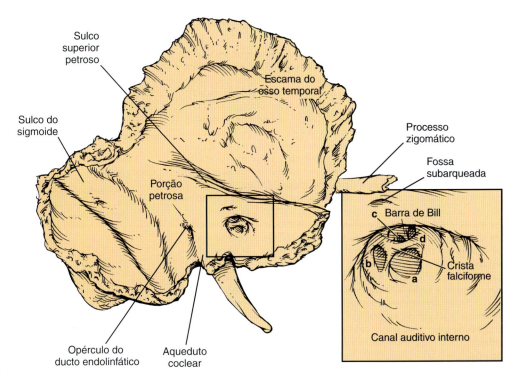

FIGURA 57-3. Na superfície posterior do osso temporal esquerdo, está o fundo do canal auditivo interno. Aqui, são apresentados: forames para nervo craniano VIII – coclear (a), vestibular inferior (b) e vestibular superior (c) divisões – e nervo craniano VII (d). (De Francis HW, Niparko JK. *Temporal bone dissection guide*. New York: Thieme; 2011.)

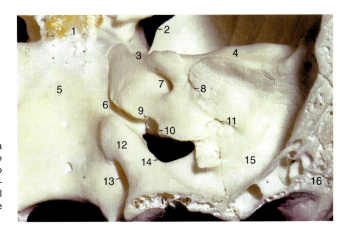

FIGURA 57-4. Vista média do osso petroso (lado direito). São mostrados a sela (1), a fissura orbitária superior (2), a impressão trigêmea (3), a impressão do seio superior petroso (4), o *clivus* (5), o sulco pré-occipital (6), o meato acústico interno (7), a fossa subarqueada (8), o aqueduto coclear (9), o processo jugular (10), o aqueduto vestibular (11), o tubérculo jugular (12), o canal do nervo hipoglosso (13), o forame jugular (14), a impressão do seio sigmoide (15) e o osso mastoide (16).

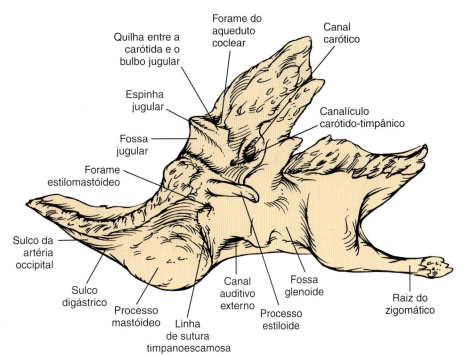

FIGURA 57-5. Vista inferior do osso temporal esquerdo. Note a relação linear entre o forame estilomastóideo, o sulco digástrico e o processo estiloide. (De Francis HW, Niparko JK. *Temporal bone dissection guide*. New York: Thieme; 2011.)

para o aqueduto coclear está localizada imediatamente medial e anterior ao processo jugular dentro da porção neural, e este marca o limite mais superior do forame jugular. O nervo glossofaríngeo entra no forame jugular adjacente à abertura do aqueduto coclear. Na abordagem translabiríntica ao canal auditivo interno (CAI), o aqueduto coclear é um importante limite inferior de dissecção utilizado para proteger os nervos cranianos inferiores. O aqueduto coclear finalmente se abre na rampa timpânica na base da cóclea.[6-8] O bulbo da jugular ocupa um compartimento em forma de domo localizado lateralmente à porção vascular do forame jugular, diretamente sob o espaço da orelha média. O forame inferior do canal da carótida está localizado diretamente anterior à depressão do bulbo da jugular, do qual ele está separado pelo osso em forma de cunha chamado *quilha*. O canalículo timpânico penetra na quilha para transmitir fibras sensoriais e fibras parassimpáticas pré-ganglionares provenientes do gânglio inferior do nervo glossofaríngeo para a orelha média como o nervo de Jacobson.[1,8] O processo estiloide está localizado anterior ao forame estilomastóideo, e ambos estão localizados no limite anterior do sulco digástrico. Alongamento ou angulação do processo estiloide podem produzir a tríade de odinofagia, disfagia e sensação de corpo estranho na garganta, conhecida como *síndrome de Eagle*, como resultado da compressão de nervos cranianos ou artéria carótida interna.[9]

A parte timpânica do osso temporal forma parede anterior e assoalho e parte da parede posterior e teto da porção óssea do meato acústico externo (MAE), além da parede anterior e do assoalho da orelha média (Fig. 57-1). A borda anterior deste anel aberto forma a linha de sutura timpanoescamosa dentro do MAE e a linha de sutura petrotimpânica na orelha média, através da qual o nervo corda do tímpano sai da orelha. A margem posterior do anel timpânico forma a linha de sutura timpanomastoidea que se curva do MAE posterior inferiormente a milímetros do forame estilomastóideo; esta linha serve de ponto de referência para o tronco principal do nervo facial, na sua saída do osso temporal (Fig. 57-5).

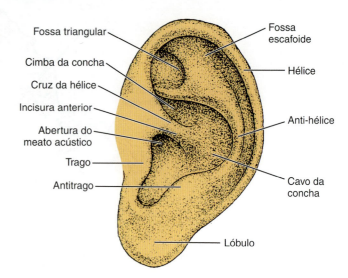

FIGURA 57-6. Anatomia superficial do pavilhão auricular. (De Francis HW, Niparko JK. *Temporal bone dissection guide*. New York: Thieme; 2011.)

ORELHA EXTERNA

O *pavilhão auricular* é uma estrutura cartilaginosa em forma de funil que é contínua à abertura do meato e ao MAE (Fig. 57-6). Cristas intricadas e depressões formadas pela cartilagem auricular e um invólucro cutâneo estão representados na Figura 57-5. O aporte sanguíneo da orelha externa origina-se na divisão externa da artéria carótida através do ramo auricular posterior e dos vasos temporais superficiais. O MAE (Fig. 57-7) tem cerca de 2,5 cm de comprimento e compreende uma porção lateral cartilaginosa (membranosa) e uma porção medial óssea.[1,10] A porção membranosa é responsável pelo terço lateral do MAE, enquanto a porção

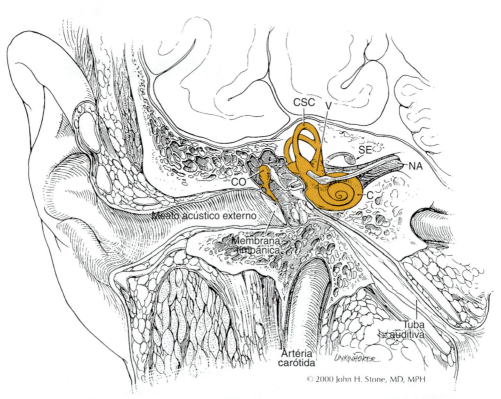

FIGURA 57-7. Anatomia das porções externa, média e interna da orelha. NA, nervo auditivo; C, cóclea; SE, saco endolinfático; CO, cadeia ossicular; CSC, canal semicircular; V, vestíbulo. (De Stone J, Francis H. Immune-mediated inner ear disease. *Curr Opin Rheumatol* 2000;12[1]:32-40.)

óssea forma os dois terços médios. A pele que se alinha com o canal membranoso é mais espessa e mais móvel, dotada de glândulas sebáceas e apócrinas (ceruminosas) e folículos pilosos. Ambos os ductos, sebáceo e apócrino, esvaziam-se em um canal folicular que circunda cada folículo piloso.[8,10] A porção óssea do canal é revestida por pele fina e imóvel, sem pelos ou glândulas contínuas com o epitélio da membrana timpânica. A junção osteocartilaginosa é o ponto mais estreito, ou istmo, do MAE. Aqui, uma interface fibrosa serve de via potencial para a propagação de doenças malignas para além da orelha. Por essa razão, a ressecção em bloco do osso temporal lateral é necessária para erradicar malignidades primárias do MAE. A junção osteocartilaginosa é também o ponto em que osteomielite subjacente manifesta-se como um acúmulo de tecido de granulação no MAE, o que constitui um achado patognomônico relativo à otite externa maligna.[11] A ossificação incompleta do canal ósseo anterior cria uma abertura na região infratemporal, conhecida como *forame de Huschke*, que pode também servir como um meio de expansão de tumores malignos do MAE para o lobo profundo da glândula parótida. Defeitos naturais na porção cartilaginosa do MAE, conhecidos como *fissuras de Santorini*, também fornecem vias de disseminação para o lóbulo superficial da glândula.

A orelha externa desenvolve-se a partir de componentes ectodérmicos e mesodérmicos do primeiro e do segundo arcos branquiais e da primeira fenda branquial.[12,13] Distintas condensações de tecido, conhecidas como *proeminências de His*, dão origem a trago e maior parte da hélice – a partir do primeiro arco branquial – e anti-hélice, antitrago e lóbulo e hélice inferior a partir do segundo arco branquial. A inervação sensorial é proporcionada por primeiro nervo branquial correspondente, ramo auriculotemporal do nervo trigêmeo e ramo cutâneo do nervo facial. O MAE desenvolve-se a partir da porção dorsal da primeira fenda branquial, que se estende na direção de e finalmente entra em contato com a endoderme do recesso tubotimpânico em expansão. Há uma obstrução transiente do canal medial pela proliferação de células epiteliais para formar um tampão meatal que se dissolve para deixar um canal aberto.

Erros de embriogênese podem resultar em deficiência auditiva ou podem deixar a orelha vulnerável a outras condições. A falha na involução ou a involução incompleta do tampão meatal, por exemplo, resultam em atresia do canal ou constrição grave com perda de audição condutiva e risco de colesteatoma do canal. Anomalias auriculares podem também resultar de desenvolvimento imperfeito das proeminências de His com consequências que vão de anotia ao desenvolvimento de cistos e fístulas pré-auriculares por duplicação da primeira fenda e do arco branquial.[14]

MEMBRANA TIMPÂNICA

A membrana timpânica (MT) forma a parede medial do MAE e boa parte da parede lateral do espaço da orelha média. É uma membrana côncava de quatro camadas conectada centralmente com o manúbrio do martelo e perifericamente com o sulco timpânico.[1,7,8] A extremidade do martelo está ligada à depressão conhecida como *umbigo*, acima da qual está o manúbrio. O manúbrio forma a estria malear, que se estende para a proeminência malear formada pelo processo lateral (Fig. 57-8). Duas densas camadas fibrosas promovem o suporte estrutural para a pele fina de MAE lateralmente e a mucosa da orelha média, medialmente. A camada fibrosa radiada externa insere-se no manúbrio do martelo, e a camada fibrosa circular mais profunda está organizada circularmente na periferia da MT. Ambas as camadas tornam-se integradas perifericamente em um anel fibrocartilaginoso, o ligamento anular que ancora a MT a um sulco ósseo dentro do anel timpânico. Esse sulco timpânico termina acima das espinhas anterior e posterior, às quais a borda mais alta da camada fibrosa está ligada para formar as pregas maleares posterior e anterior que se inserem na lateral do processo do martelo. A pequena área de MT localizada superiormente às pregas maleares anterior e posterior não tem

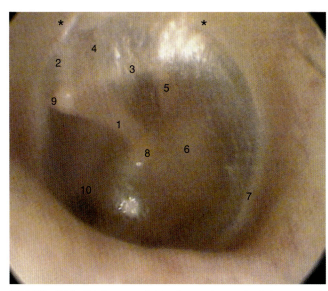

FIGURA 57-8. Feições superficiais da membrana timpânica esquerda incluindo o manúbrio do martelo (estria malear); 1); prega malear anterior (2); prega malear posterior (3); parte flácida, ou membrana de Shrapnell (4); Processo longo da bigorna (5); parte tensa, através da qual o promontório e a janela redonda são visíveis (6); anel timpânico (7); umbigo (8); processo lateral (9); abertura da tuba auditiva (10); e as espinhas timpânicas anterior e posterior (*asterisco*).

uma camada fibrosa e é presa na sua parte superior ao anel ósseo da fenda de Rivinus. O segmento superior mais fino de MT é conhecido como a *parte flácida*, ou *membrana de Shrapnell*, enquanto a área inferior mais espessa chama-se parte tensa. O exame otoscópico consiste em um exame cuidadoso da pele do MAE e da anatomia superficial de MT além de exame direto ou indireto da anatomia da orelha média, conforme vista diretamente através da membrana translúcida ou por perfurações. A janela redonda, o processo longo da bigorna, a articulação incudoestapedial e o nervo corda do tímpano são identificáveis através da MT intacta em graus variáveis (Fig. 57-6), mas isso depende de sua translucência, da extensão da retração e da saúde das mucosas dentro da orelha média.

ORELHA MÉDIA

A orelha média é um espaço preenchido de ar formado pela extensão do intestino anterior no primórdio do osso temporal. A primeira bolsa faríngea em extensão forma múltiplas invaginações que coalescem para formar um espaço aéreo comum, dividido pela cadeia ossicular e pelas dobras de ligamentos e mucosas associadas. A reabsorção de tecido mesenquimal promove expansão da orelha média e do mastoide em nichos, compartimentos e tratos ósseos de células aéreas.[1,13,15] Essas áreas adicionais variam consideravelmente entre indivíduos e entre orelhas, o que é influenciado pela hereditariedade, por um fluxo de ar disfuncional através da tuba auditiva e por certas doenças nos primeiros anos de vida.

A tuba auditiva consiste no canal através do qual o ar é trocado entre o espaço da orelha média e o trato aerodigestivo superior. Forma um ângulo de cerca de 45 graus entre a orelha média até a abertura nasofaríngea no tórus tubário.[16-18] O terço proximal da tuba é formado por osso petroso, mas os outros dois terços, o segmento distal, são formados por um tubo fibrocartilaginoso que fica colapsado em repouso. A abertura do tubo tem formato de um *J* invertido em corte transversal, e uma membrana fibrosa fecha esse tubo lateralmente. O músculo tensor do véu palatino está inserido nesta membrana e, em caso de contração muscular, a retrai para alargar a luz do tubo durante a deglutição e o bocejo. A junção osteocartilaginosa é o ponto mais estreito ao longo da tuba auditiva. A artéria carótida interna está estreitamente associada à parede mediana do tubo em sua abertura timpânica, onde a cobertura óssea pode ser bem fina e até deiscente.

A cavidade da orelha média pode ser dividida em hipotímpano, mesotímpano e epitímpano, cujos limites são definidos por sua localização com relação ao anel timpânico (Fig. 57-8). O mesotímpano é o espaço bem medial em relação a MT e estende-se da abertura da tuba auditiva (TA), anteriormente, ao nervo facial posteriormente. A artéria carótida está localizada medialmente à abertura da TA, e o músculo tensor do tímpano ocupa o semicanal superior e paralelo a TA. O promontório coclear forma a parede medial do mesotímpano, marcado posteriormente pela janela oval na sua parte superior; é ocupado pelo estribo e pela janela redonda na sua parte inferior. O mesotímpano estende-se em um recesso de profundidade variável que se localiza posteriormente às janelas oval e redonda e medial ao nervo facial vertical. Conhecido como *seio timpânico*, tal espaço pode esconder um colesteatoma apesar de cuidadosa e completa remoção do osso em torno do nervo facial, que forma suas paredes laterais. A eminência piramidal transmite o tendão estapedial para a superestrutura do estribo e é localizada logo anteriormente ao segundo joelho do nervo facial e sua transição do segmento timpânico (horizontal) para o mastoide (vertical). O anel inferior da MT marca o limite inferior do mesotímpano e o limite superior do hipotímpano; o hipotímpano é limitado inferiormente pelo bulbo da jugular posteriormente e pode se estender inferomedialmente para a cóclea.

A cadeia ossicular, os ligamentos associados e as pregas mucosas dividem quase que completamente o espaço epitimpânico do

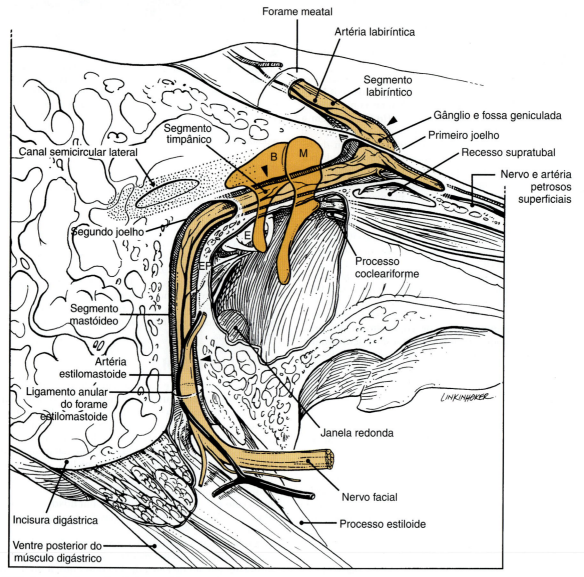

FIGURA 57-9. Anatomia da porção infratemporal do nervo facial e estruturas associadas da orelha média. Estão ilustrados pontos de vulnerabilidade a danos (*cabeças de seta*). Região perigeniculada: a suscetibilidade da fossa geniculada à fratura também aumenta o risco de dano ao nervo em função de compressão do nervo e isquemia no estreito forame meatal e segmento labiríntico. O primeiro joelho do nervo facial é preso pelo nervo petroso superficial maior, o que aumenta a suscetibilidade a danos de cisalhamento. Na região de divisão de fluxos vasculares entre ramos da artéria carótida externa e circulação posterior, o gânglio geniculado é suscetível a dano durante dissecção cirúrgica no recesso supratubal do epitímpano anterior. No segmento timpânico, o nervo costuma ser mais deiscente acima da janela oval e do segmento timpânico distal. O segundo joelho é suscetível a lesões em cirurgia de colesteatoma em função de deiscência patológica ou anatomia alterada e falha ao se identificarem importantes pontos de referência na operação. Segmento mastóideo: Na porção mais baixa de seu curso vertical e distal próximo ao forame estilomastóideo, o nervo está posicionado lateralmente ao anel timpânico e está, portanto, suscetível a dano durante cirurgia do canal auditivo externo. EP, eminência piramidal; B, bigorna; M, martelo; E, estribo. (De Francis HW. Facial nerve emergencies. Em Eisele D, McQuone S, eds: *Emergencies of the head and neck.* St Louis: Mosby; 2000.)

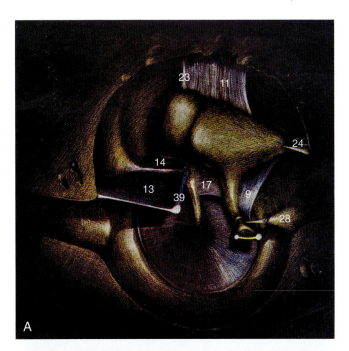

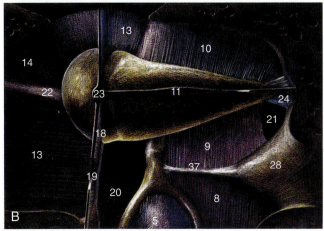

FIGURA 57-10. Compartimentação da orelha média pela cadeia ossicular e pelas pregas mucosas associadas. Vistas lateral (A) e inferior (B) da orelha média mostram a separação das regiões mesotimpânica e epitimpânica da orelha média pelo tensor (13), interósseo (17) e pregas incudais mediais (9); isso deixa o istmo timpânico anterior (20) e o istmo timpânico ótico (21) como as únicas aberturas remanescentes. Também estão representados a membrana obturatória do estribo (5), a prega do estribo (8), a dobra superior da bigorna (11), a prega anterior do martelo (14), a prega superior do martelo (18), a incisura do tensor (19), o ligamento anterior do martelo (22), o ligamento superior do martelo (23), o ligamento posterior da bigorna (24), a eminência piramidal (28) e o tendão do músculo tensor do tímpano (39). (De Proctor B. The development of the middle ear spaces and their surgical significance. *J Laryngol Otol* 1964;78[7]:631-648.)

mesotímpano com exceção de pequenas aberturas anteriores e posteriores para a superestrutura do estribo (Fig. 57-10).[17] O corpo da bigorna articula-se com a cabeça do martelo para formar uma massa ossicular que ocupa a maior parte do epitímpano. Esses ossículos estão suspensos neste espaço, sem tocar suas paredes ósseas, pelos ligamentos maleolares anterior e superior e pelo ligamento posterior da bigorna. Além disso, os ossículos são amparados por projeções dos longos processos laterais do martelo em MT e pela articulação incudoestapedial. A existência de um único vaso irrigando o longo processo da bigorna e a ausência de circulação colateral tornam esse segmento de osso suscetível à necrose asséptica (p. ex., como resultado de infecção da orelha média) (Fig. 57-11).

O processo lateral do martelo e os processos espinhosos da fenda de Rivinus são pontos de referência otoscópica para o limite inferior do epitímpano. A parede superior medial do canal ósseo, ou escudo, forma a parede lateral do epitímpano e é sujeita a erosão por colesteatomas que têm origem na retração da parte flácida. Além disso, o epitímpano é dividido em: 1) espaço de Prussak, medial à parte flácida e lateral a cabeça e pescoço do martelo; 2) compartimento anterior ao martelo; e 3) compartimento posterior, que se comunica com o antro. As pregas e os ossículos que dividem esse espaço proporcionam vias distintas ao longo das quais um colesteatoma pode se espalhar dentro e para além do ático.[6,17] Colesteatomas por retração no ático, por exemplo, são direcionados posteriormente a partir do espaço de Prussak através de uma abertura posterior no epitímpano posterior. A partir daí, há uma extensão no antro por meio do adito do antro e/ou para o mesotímpano posterior inferiormente. Em casos avançados, a doença pode se estender medialmente aos ossículos e ao ático anterior. Em cirurgias de colesteatoma, a remoção da bigorna e da cabeça do martelo é, portanto, necessária para se identificar e tratar a extensão anterior da doença.

A associação próxima entre o segmento timpânico do nervo facial e a patologia no ático requer um entendimento detalhado da neuroanatomia desta região (Fig. 57-9).[2] O gânglio geniculado e o primeiro joelho do nervo facial estão localizados adjacente e medialmente a uma invaginação óssea do mesotímpano localizada anteriormente ao ático e superiormente à abertura da tuba auditiva, conhecida como *recesso supratubal* (RST). A abertura posterior desse recesso é marcada pelo processo cocleariforme inferiormente e pelo *cog* superiormente, um septo ósseo incompleto orientado no plano coronal e fundamentado no tégmen separando os epitímpanos anterior e posterior.[19] No primeiro joelho, o nervo facial é vulnerável tanto a doenças quanto à dissecção cirúrgica dentro do RST, do qual pode ser separado por um mínimo ou nenhum osso.[20] O *cog* deve ser removido para se visualizar o RST inteiro para o tratamento seguro da doença.[19] O segmento timpânico do nervo facial projeta-se em uma direção posterior em uma ligeira inclinação inferior e passa logo acima do processo cocleariforme, que serve como um ponto de referência durável para a porção média do segmento timpânico do nervo facial. O canal de Falópio serve como o limite ósseo superior do nicho da janela oval; no entanto, em 55% dos casos, o nervo facial é parcialmente exposto por causa da deiscência óssea. Em alguns casos, o nervo forma uma hérnia a partir do canal para o nicho da janela oval e torna-se vulnerável durante as cirurgias de estribo. A eminência piramidal, de onde o tendão estapedial emerge para se inserir no capítulo do estribo, é um ponto de referência confiável para o segundo joelho do nervo facial, localizado distalmente, de onde o nervo é conduzido verticalmente através do forame estilomastóideo. O nervo facial é mais vulnerável a lesões iatrogênicas bem próximo ao segundo joelho e em sua via vertical.[21] Uma compreensão da anatomia facial e o uso de uma técnica cirúrgica apurada são necessários para identificar e preservar o nervo e sua função durante uma cirurgia de orelha.[22]

O tégmen do tímpano forma o limite superior do epitímpano e corresponde ao assoalho cortical da fossa média. Esse osso pode ser muito fino e até deiscente em alguns casos. As granulações aracnoides ectópicas posicionadas no assoalho ósseo da fossa média podem, ao longo do tempo, erodir o mastoide como resultado de pulsações do líquido cerebrospinal.[23] Quando acompanhado pelo afinamento da dura-máter, uma meningoencefalocele pode se desenvolver e espontaneamente vazar líquido cerebrospinal e gerar efusões da orelha média, rinorreia ou otorreia.[6,24,25]

Os CSC lateral e superior formam a parede medial do epitímpano posterior em sua abertura no antro, conhecida como *adito do antro*. O CSC lateral forma uma proeminência no aspecto inferior do adito do antro. Um colesteatoma comprimido irá erodir a cápsula ótica que forma esta proeminência, levando à formação ao longo do tempo de fístula perilinfática. O segundo

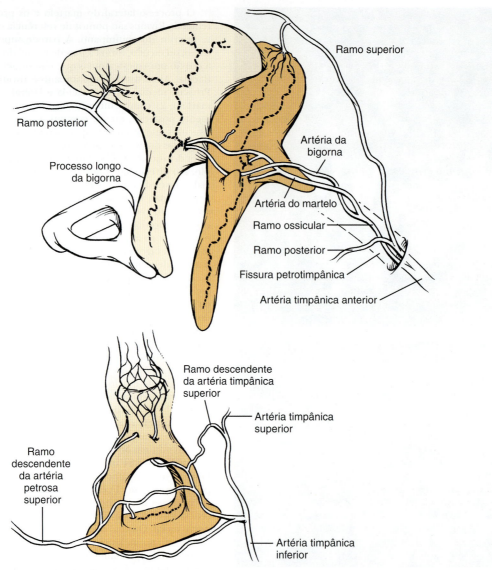

FIGURA 57-11. Aporte sanguíneo dos ossículos da orelha média. O processo longo da bigorna é irrigado por um único vaso, enquanto outras porções da cadeia ossicular recebem aporte de duas ou mais fontes. (De Nager G. *Pathology of the ear and temporal bone*. Baltimore: Williams & Wilkins; 1993).

joelho do nervo facial "abraça" a porção anteroinferior do CSC lateral (Fig. 57-7).

NERVO FACIAL

O nervo facial proporciona inervação aferente e eferente a estruturas derivadas do segundo arco branquial. Em sua maioria, as fibras são *eferentes viscerais especiais* que fornecem sinais neurais a músculos estriados de expressão facial, o músculo estapédio, o músculo estilóideo e o ventre posterior do músculo digástrico.[8,22,26] *Fibras eferentes viscerais gerais* formam o nervo intermédio, que inerva a glândula lacrimal e as glândulas seromucosas da cavidade nasal, através do nervo petroso superficial maior (NPSM) e do gânglio pterigopalatino, e as glândulas submandibular e sublingual, pelo nervo corda timpânico e pelo gânglio submandibular. As *fibras sensoriais especiais* para o paladar inervam os dois terços anteriores da língua, por meio do nervo corda timpânico, e as fossas tonsilares e o palato através do NPSM. O gânglio geniculado contém os corpos celulares destes neurônios sensoriais. As *fibras somáticas sensoriais* proporcionam sensação de tato do MAE e da pele da concha do pavilhão auditivo, assim como informação proprioceptiva dos músculos faciais. Já as *fibras aferentes viscerais* inervam a mucosa de nariz, faringe e palato. As *fibras motoras*, as *preganglionares* e as *sensoriais* têm origem no tronco encefálico no núcleo motor, no núcleo salivatório superior e no núcleo do trato solitário, respectivamente.

O nervo facial atravessa o osso temporal por um canal ósseo conhecido como *canal de Falópio*, que se inicia no fundo do MAI e encerra-se no forame estilomastóideo (Fig. 57-9).[1,6-8] Dentro do MAI, o nervo não tem uma bainha fibrosa ou um endoneuro e é envolto por uma camada fina de aracnoide. O segmento labiríntico é o primeiro, mais curto e mais estreito segmento do canal de Falópio.[27,28] Ele segue superiormente à cóclea e abre-se na fossa geniculada localizada logo abaixo do RST. O gânglio geniculado está separado da fossa média apenas por uma camada muito fina de osso, que é descente em cerca de 25% das orelhas. O nervo facial adquire uma bainha fibrosa distal ao gânglio geniculado; essa também é a localização do histo facial, onde o NPSM projeta-se anteriormente ao longo do assoalho da fossa média e do primeiro joelho, junto ao qual o tronco principal faz uma curva aguda posterior e ligeiramente inferior para entrar o timpânico ou segmento horizontal do canal de Falópio. O segmento horizontal do nervo facial ocupa a parede medial do ático anterior, desliza acima do aspecto superior do processo cocleariforme e forma a parede superior do nicho da janela oval posteriormente.

Na eminência piramidal, de onde o tendão estapedial emerge, o nervo facial faz um segundo joelho no mastoide ou no segmento vertical. Essa curva está posicionada anteroinferiormente ao CSC lateral e anteriormente a uma linha traçada através do processo curto da bigorna. Uma extrapolação superior do segmento vertical dividiria aproximadamente a proeminência do CSC lateral. Enquanto a posição anatômica do segmento horizontal é bem consistente – em particular com relação ao processo cocleariforme, janela oval e eminência piramidal –, há uma grande variabilidade na via tomada pelo segmento vertical antes de sair do forame estilomastóideo. Tanto o nervo corda timpânico quanto os ramos do estribo ocorrem em pontos variados ao longo desse segmento. O espaço entre o segmento mastoide do nervo facial e o nervo corda timpânico proporcionam um local em que uma timpanotomia posterior, ou um recesso facial podem ser criados cirurgicamente para acessar a orelha média. O aspecto distal do segmento vertical do canal de Falópio e o forame estilomastóideo são ladeados pela aponeurose do ventre posterior do músculo digástrico. Quando o nervo facial sai do canal de Falópio, ele recebe aporte sanguíneo dessa aponeurose intimamente aplicada. A preservação dessa relação por redirecionamento do nervo durante cirurgia da base do crânio pode, portanto, resultar em melhor funcionamento do nervo facial.[29,30] A identificação dessa aponeurose anterior à borda cefálica do músculo digástrico serve como importante ponto de referência tanto para o forame estilomastóideo quanto para o segmento vertical do nervo em sua saída. Uma discussão mais profunda da anatomia do nervo facial também é importante para ajudar a entender os mecanismos de lesão.

Cada segmento do nervo facial tem feições anatômicas únicas, o que o torna suscetível a lesões.[31] O canal de Falópio oferece uma via protetora para o nervo facial no osso temporal, mas também tem atuação importante na fisiopatologia da lesão. O estreito forame meatal[28] e o segmento labiríntico[27] são sítios onde o nervo facial sofre edema como resultado de causas inflamatórias ou traumáticas, o que leva a compressão progressiva, comprometimento vascular e dano axonal. Tal segmento estreito torna-se mais vulnerável por ser uma área de divisão de fluxos entre arteríolas terminais dos sistemas vertebrobasilar e da artéria carótida externa. O aporte vertebrobasilar ocorre por meio dos ramos labirínticos da artéria cerebelar anteroinferior, enquanto o aporte pela artéria carótida externa se dá pelo ramo petroso da artéria meníngea média e da artéria estilomastóidea que se ramifica a partir da artéria auricular posterior.[32] O segmento labiríntico torna-se mais vulnerável pela falta de plexo epineural e vascular associado, que serve como uma barreira à lesão e proporciona um rico aporte sanguíneo colateral.

O nervo facial é sujeito a lesões na região do gânglio geniculado por três motivos principais: primeiro, o osso fino e por vezes deiscente que envolve o gânglio geniculado torna-o uma via comum pela qual fraturas do osso temporal se propagam; segundo, conforme discutido anteriormente, o gânglio é suscetível a lesões em dissecção patológica ou cirúrgica dentro do RST; terceiro, o nervo petroso superficial maior, que se projeta anteriormente, prende o nervo facial no hiato e pode exercer tração intraneural e força de cisalhamento durante traumatismo do osso temporal. Qualquer um desses mecanismos pode comprometer a integridade do nervo facial através de dano direto axonal e produzir edema e lesão secundária compressiva no segmento labiríntico adjacente.

O segmento timpânico é o ponto mais comum de deiscência congênita do canal ósseo, especialmente acima da janela oval.[28] A deiscência óssea por colesteatoma é também comum próximo ao segundo joelho, onde o adito adjacente ao antro age como um gargalo pelo qual a doença deve passar a caminho do antro, erodindo estruturas no ático posterior ao longo do caminho. A deiscência do canal horizontal de Falópio coloca o nervo facial em risco de lesão pelo cirurgião inexperiente, especialmente quando uma doença ou cirurgia prévia altera a anatomia. O segmento vertical tem as mais variadas direções, especialmente em associação a malformações congênitas como atresia do MAE. O nervo também corre lateralmente ao anel timpânico quando ele se aproxima do forame estilomastóideo e pode, portanto, ser danificado em procedimentos transcanais.[21] No recém-nascido, o processo mastóideo é subdesenvolvido, o que deixa o processo estiloide e o nervo facial adjacente mais superficiais no pescoço. O nervo é, portanto, suscetível a lesão cirúrgica em abordagens pós-auriculares de rotina e a danos por compressão durante parto com fórceps.

MASTOIDE E OUTRAS REGIÕES PNEUMÁTICAS DO OSSO TEMPORAL

Como o mastoide, todas as regiões pneumáticas do osso temporal consistem em uma coleção de compartimentos ósseos recobertos de mucosa e "ventilados" através do adito do antro ou por outros tratos celulares que se abrem no espaço da orelha média. Essa rede de células ósseas aéreas provém essencialmente da díploe das porções escamosa e petrosa do osso temporal. O mastoide é a maior região pneumática, localizando-se lateralmente ao labirinto e comunicando-se diretamente com o ático por meio de seu compartimento medial, o antro. O mastoide também se estende posteriormente no osso occipital e comunica-se com os tratos celulares mediais. Enquanto a porção vestibular da orelha interna forma a parede média do antro, o septo de Koerner, a junção embriológica entre porções petrosa e escamosa do osso temporal, forma o limite lateral.

Uma considerável variação ocorre na extensão da pneumatização do osso temporal e na arquitetura dos tratos celulares dentro e em torno do mastoide. Três fases de pneumatização distinguem-se pela taxa de crescimento do mastoide, que culmina no tamanho adulto alcançado na puberdade.[33] A extensão da pneumatização depende da história otológica precoce, a qual inclui fatores que influenciam a ventilação da orelha média,[34] histórico de otite média[35] e, provavelmente, a hereditariedade. A interação entre atividade osteoclástica e a reabsorção de células mesenquimais determina a velocidade de pneumatização, o que é influenciado pela genética e pelos fatores locais da orelha média.[15]

A extensão ou a distribuição anatômica da pneumatização têm relevância para o manejo cirúrgico de doença da orelha. O acesso cirúrgico é auxiliado por grandes regiões pneumáticas que permitem o acesso a estruturas mais profundas sem comprometer conteúdos intracranianos, labirinto, nervo facial e seio sigmoide. A decisão de manter ou remover a separação óssea entre mastoide e MAE é influenciada também pela extensão da pneumatização. Uma pneumatização fraca está associada a uma maior probabilidade de doença crônica da orelha,[34] pois é típica da capacidade reduzida de ventilar a orelha média e o mastoide. A exteriorização do mastoide fracamente arejado pode, portanto, evitar consequências crônicas de hipoventilação, como otomastoidite e colesteatoma.

A pneumatização pode ser organizada em regiões e tratos. As regiões primárias de pneumatização são:
- O *mastoide*, que compreende o antro, o trato mastoideo central e as células das áreas sino-dural, tegmental, sinusal, facial e superior.
- As regiões *perilabiríntica*, ou supralabiríntica e infralabiríntica.
- O *ápice petroso*, ou região peritubal e região apical.
- As *regiões acessórias* (zigomática, escamosa, occipital e estiloide).[8,36]

Os tratos de células aéreas são vias ao longo das quais o osso diploico e o mesênquima são reabsorvidos durante a maturação e através dos quais o ar flui subsequentemente para espaços mais profundos. Esses tratos envolvem o labirinto e as placas corticais de osso que cobrem a dura-máter das fossas cranianas média e posterior, seio sigmoide, artéria carótida e nervo facial. Eles são relevantes, portanto, para o acesso cirúrgico do osso temporal e das áreas intracranianas e para a patogênese e o espalhamento de doença da orelha. Essas vias são também caminhos para a drenagem do líquido espinal para o canal da orelha ou a nasofaringe, que pode ser associado a cirurgia, traumatismo ou meningoencefalocele espontânea. Esses tratos podem ser caracterizados como segue:

- Posterossuperior (sinodural).
- Posteromedial (retrofacial e retrolabiríntico).
- Subarqueado.
- Perilabiríntico (supralabiríntico e infralabiríntico).
- Peritubal (associado com a tuba auditiva).

Quando obstruídos por edema, cicatriz pós-inflamatória ou coágulos organizados, os espaços profundos não ventilados podem acumular fluido estéril, como transudato ou subproduto de inflamação e hemoglobina, para formar o chamado granuloma de colesterol.[37] Trata-se de uma coleção em expansão de fluido espesso, escuro muitas vezes, parecido com óleo de motor. A infecção secundária desses tratos obstruídos cria uma fonte crônica de sepse nem sempre eliminada apenas com antibióticos. Em função de sua localização profunda e de estreitos tratos de células aéreas, o ápice petroso é vulnerável a esses processos obstrutivos, que o tornam um local bem conhecido para granulomas de colesterol e apicite. A síndrome de Gradenigo consiste em sintomas que resultam de efeitos inflamatórios de apicite petrosa em estruturas intradurais adjacentes, como os nervos cranianos VI e V1, acompanhados por otorreia.[38]

Para consultar a lista completa de referências, acesse www.expertconsult.com.

LEITURA SUGERIDA

Allam A: Pneumatization of the temporal bone. *Ann Otol Rhinol Laryngol* 78:49–64, 1969.

Anson B, Donaldson J: *Surgical anatomy of the temporal bone*, ed 3, Philadelphia, 1981, WB Saunders.

Chole R, Donald P: Petrous apicitis: clinical considerations. *Ann Otol Rhinol Laryngol* 92(6):544–551, 1983.

Francis H: Facial nerve emergencies. In Eisele D, McQuone S, editors: *Emergencies of the head and neck*, St Louis, 2000, Mosby, pp 337–366.

Francis H, Niparko J: *Temporal bone dissection guide*, New York, 2011, Thieme Medical Publishers.

Green JD, Jr, Shelton C, Brackmann DE: Surgical management of iatrogenic facial nerve injuries. *Otolaryngol Head Neck Surg* 111(5):606–610, 1994.

Horn KL, Brackmann DE, Luxford WM, et al: The supratubal recess in cholesteatoma surgery. *Ann Otol Rhinol Laryngol* 95(1):12–15, 1986.

May M: Anatomy for the clinician. In May M, Schaitkin B, editors: *The facial nerve*, New York, 2000, Thieme, pp 19–56.

Nager GT: *Pathology of the ear and temporal bone*, Baltimore, 1993, Williams & Wilkins.

Proctor B: The development of the middle ear spaces and their surgical significance. *J Laryngol Otol* 78(7):631–648, 1964.

Schuknecht HF, Gulya AJ: *Anatomy of the temporal bone with surgical implications*, Philadelphia, 1986, Lea & Febiger.

Work W: Newer concepts of first branchial cleft defects. *Laryngoscope* 982:1581–1593, 1972.

Anatomia do Sistema Auditivo

58

Christina L. Runge | David R. Friedland

Pontos-chave

- A neuroanatomia do sistema auditivo central e periférico está organizada de modo a oferecer informação específica sobre as ondas sonoras complexas da fala e da música.
- A cóclea está organizada tonotopicamente, com as baixas frequências processadas no ápice e as altas frequências, na base. Tal organização tonotópica é reiterada em todo o sistema auditivo central.
- O órgão de Corti é a principal estrutura sensorial da cóclea e contém as células ciliadas internas e externas.
- Os neurônios auditivos aferentes são bipolares, têm seus corpos celulares no gânglio espiral e conectam as células ciliadas com o sistema auditivo central.
- A cóclea gera impulsos nervosos auditivos que são mandados ao núcleo coclear, onde vias ascendentes paralelas extraem independentemente informações temporais, espectrais e de intensidade dos estímulos ambientais.
- O núcleo coclear é o único ponto de entrada do sistema nervoso central para toda a informação auditiva periférica.
- O complexo olivar superior e o colículo inferior são importantes para a localização do som.
- O colículo inferior é a porta de entrada para quase todas as vias ascendentes e descendentes entre o telencéfalo e os centros situados mais abaixo.
- O corpo geniculado medial e o córtex auditivo dão informações auditivas junto com outras modalidades sensoriais.
- Os neurônios auditivos eferentes originam-se do complexo olivar superior e inervam células ciliadas externas da cóclea ipsilateral e contralateral.

Este capítulo oferece um panorama básico da anatomia do sistema auditivo da cóclea ao córtex. O processamento auditivo envolve a transdução de energia sonora em sinais elétricos. Tal ação inicia-se na periferia na cóclea e progride pelo nervo coclear, tronco encefálico e mesencéfalo, sofrendo integração final no córtex. O conhecimento da neuroanatomia destas regiões é importante para compreender a maioria das formas de surdez congênitas e hereditárias e os distúrbios do processamento auditivo (e a indicação de próteses auditivas), assim como suas funções. Tais regiões neuroanatômicas também podem ter papel fundamental nas dificuldades relacionadas com idade de reconhecimento de palavras, ouvir em condições ruidosas, além de geração e percepção de zumbido.

ANATOMIA COCLEAR
OSTEOLOGIA

A orelha interna está localizada no ápice petroso do osso temporal e está encerrada em uma estrutura óssea chamada de *labirinto ósseo*. O osso que forma a cóclea e o labirinto vestibular é o mais duro no corpo humano e semelhante ao marfim em sua densidade. O labirinto consiste em três setores contínuos: 1) o vestíbulo; 2) a cóclea; e 3) os canais semicirculares. O ponto de comunicação inicial entre as orelhas média e interna ocorre na janela oval do vestíbulo, onde a base do estribo encosta na membrana da janela oval. Na extremidade basal da cóclea, está a membrana da janela redonda, que se comunica com o espaço da orelha média. A cóclea é uma estrutura em forma de caracol que tem um diâmetro largo na base e se estreita por 2,25 voltas até alcançar seu ápice. A Figura 58-1 mostra um corte transversal da cóclea e representa os cortes através de cada volta.

O eixo da cóclea é o modíolo, um osso altamente poroso que possibilita a passagem de fibras do nervo auditivo, o qual segue do meato auditivo interno para a sinapse da célula ciliada. Estendendo-se do modíolo para o espaço labiríntico ósseo, encontra-se uma projeção óssea ou *lâmina espiral óssea*, que se enrola em torno do centro da cóclea e promove a divisão parcial das câmaras da cóclea superior e inferior em rampa vestibular e rampa timpânica, respectivamente. No ápice da cóclea, tais rampas comunicam-se no helicotrema. A lâmina espiral é também o ponto de fixação para a membrana basilar, que consiste na borda inferior do labirinto membranoso compreendendo a rampa média.

Ao longo do comprimento da cóclea, as larguras da lâmina espiral e da membrana basilar são inversamente relacionadas, com a lâmina espiral mais larga na base e estreitando-se para o ápice e a membrana basilar delgada na base e alargada no ápice. Esse é um dos muitos fatores contribuintes para a especificidade da frequência de movimento da membrana basilar. Na volta basal da cóclea, está o aqueduto coclear, um canal ósseo que possibilita a comunicação entre o fluido perilinfático e o líquido cerebrospinal do espaço subaracnóideo na fossa posterior.

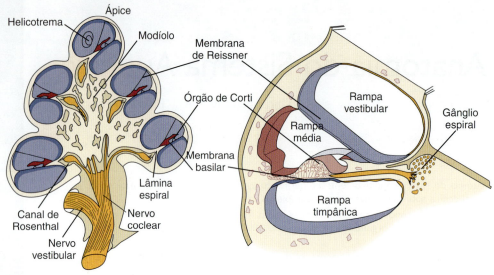

FIGURA 58-1. Corte transversal da cóclea mostrando a passagem do nervo coclear através do modíolo para o órgão de Corti (*esquerda*). Uma visão em tamanho maior revela o ducto coclear ósseo e compartimentos membranosos dentro da cóclea (*direita*).

LABIRINTO MEMBRANOSO E LÍQUIDOS DA ORELHA INTERNA

O labirinto membranoso da cóclea segue o formato da cóclea óssea e forma uma terceira câmara coclear, a *rampa média*. O órgão sensorial de audição localiza-se dentro do labirinto membranoso. A Figura 58-2 mostra um corte transversal do labirinto membranoso e suas estruturas. Esse labirinto é margeado superiormente pela membrana de Reissner; inferiormente, pela membrana basilar; e lateralmente, por uma parte da parede coclear externa à qual está ligado pelo ligamento espiral.

Dentro do labirinto membranoso, junto à parede lateral está a estria vascular, tecido altamente vascularizado responsável pelo ambiente metabólico da rampa média. As estruturas intricadas, como o órgão de Corti, estão situadas na membrana basilar.

O órgão de Corti corre longitudinalmente ao longo do comprimento da membrana basilar e é formado por muitos tipos de células epiteliais e de estruturas. Medialmente, acomodado sobre a lâmina espiral óssea, está o limbo espiral, uma faixa espessa de periósteo que serve como ponto médio de fixação para a membrana de Reissner e dá origem à membrana tectória, que recobre as células ciliadas internas e externas. A membrana tectória é uma estrutura gelatinosa flexível, composta principalmente de fibras de colágeno do tipo II, e serve como um contrapeso, movendo de modo similar a um elástico.[1-3] Lateralmente ao limbo espiral, está o sulco espiral interno, alinhado com as células marginais de Held. Há uma fileira de células ciliadas internas, e os corpos celulares estão envoltos por células de suporte chamadas de *células falangeanas*.

Entre as células ciliadas internas e externas, estão localizados os pilares de Corti, que se originam na lâmina espiral e na membrana basilar e convergem no topo para formar o túnel de Corti. Lateralmente a isso, estão três fileiras de células ciliadas externas, que são envolvidas bem firmes inferiormente pelas células de sustentação de Deiters. Cada célula de Deiters tem um processo falangeano que se projeta apicalmente, e o espaço entre as células ciliadas externas e o processo falangeano é conhecido como *espaço de Nuel*. As células falângicas, processos falangeanos das células de Deiters, e as superfícies superiores das células ciliadas formam a *lâmina reticular*, uma matriz estreitamente entrelaçada que suporta os ápices das células ciliadas. A lâmina reticular forma uma barreira para a endolinfa, o líquido na rampa média que, devido à sua composição iônica, é tóxico para as células ciliadas. Lateralmente às células ciliadas externas, estão as células de Hensen e as células de Claudius.

Dois sistemas fluidos dentro da cóclea criam um ambiente essencial para o deslocamento mecânico da onda viajante da membrana basilar e para a despolarização celular e subsequente atividade sináptica. Entre os labirintos ósseo e membranoso, localiza-se o líquido perilinfático ou perilinfa, que tem uma alta concentração de sódio e uma baixa concentração de potássio, similar ao que se encontra no líquido cerebrospinal e no soro sanguíneo. A perilinfa nos espaços intercelulares dentro do órgão de Corti foi identificada em humanos e cobaias.[4,5]

Dentro do labirinto membranoso, há líquido endolinfático, ou endolinfa, com uma alta concentração de potássio e baixa concentração de sódio, como aquela tipicamente encontrada dentro das células. As concentrações iônicas da endolinfa são mantidas pelas

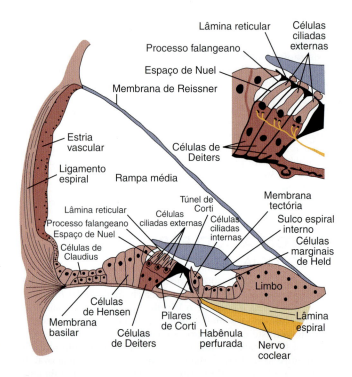

FIGURA 58-2. Corte transversal do órgão de Corti mostrando as principais estruturas celulares.

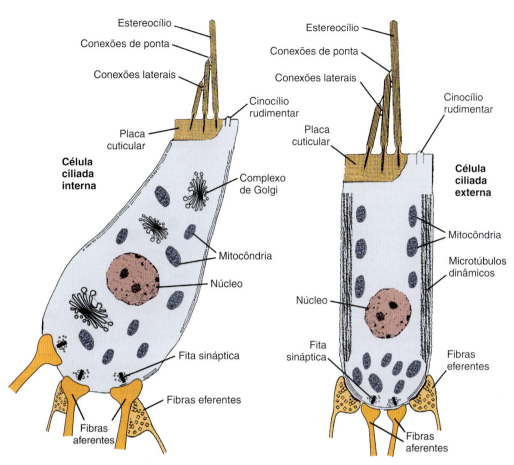

FIGURA 58-3. Representação esquemática de células ciliadas interna (*esquerda*) e externa (*direita*). As células ciliadas internas têm forma de frasco, além de receberem extensiva inervação aferente e inervação eferente indireta. Células ciliadas externas são cilíndricas e recebem inervação direta aferente e eferente.

células da estria vascular. O saco endolinfático comunica-se com o labirinto membranoso via ducto endolinfático e aqueduto vestibular. Distúrbios do sistema endolinfático que resultam de doenças, deformações congênitas ou outras injúrias podem levar a sintomas auditivos e vestibulares potencialmente graves. Um aqueduto vestibular alargado, com diâmetro maior que 1,5 mm no ponto médio do aqueduto vestibular ou maior que 2 mm no opérculo, pode levar a perda auditiva neurossensorial súbita ou progressiva em crianças, em especial após traumatismos na cabeça, mesmo que leves.[6]

CÉLULAS CILIADAS

As células ciliadas internas e externas funcionam como células receptoras que fazem a transdução do movimento mecânico em um sinal eletroquímico para estimular o nervo auditivo. A Figura 58-3 apresenta exemplos esquemáticos de células ciliadas internas e externas. A porção apical de todas as células ciliadas apresenta uma região espessada chamada de *placa cuticular*, que em conjunto com as células de sustentação forma a lâmina reticular. Enraizadas na placa cuticular de cada célula ciliada e projetando-se através da lâmina reticular, estão feixes de filamentos de actina conhecidos como *estereocílios*, estruturas rígidas similares a cílios que defletem com distúrbios mecânicos. Adjacente a isso, está uma região não cuticular que contém um cinocílio rudimentar.

Aproximadamente 3.500 células ciliadas internas estão organizadas em uma fileira no lado modiolar do túnel de Corti, e 12.000 células ciliadas externas localizam-se em três filas no lado estrial. A Figura 58-4 é uma micrografia eletrônica de varredura da lâmina reticular do órgão de Corti e mostra a organização dos estereocílios para as três fileiras de células ciliadas externas e a única fila de células ciliadas internas. Os estereocílios nas células ciliadas

externas formam um *V* ou um *W* com a base virada para o lado oposto ao modíolo. Os estereocílios das células ciliadas internas formam um *U* raso que se abre para o modíolo. Em cada célula ciliada, há fileiras de estereocílios, duas ou mais em células ciliadas

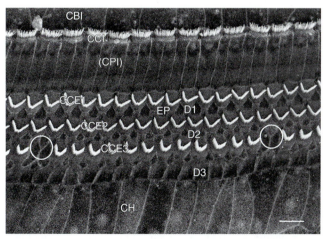

FIGURA 58-4. Micrografia eletrônica de varredura mostrando lâmina reticular do órgão de Corti. Note as posições da célula da borda interna (CBI) e da célula ciliada interna (CCI) e a das células pilares internas (CPI), três fileiras de células ciliadas externas (CCE1 a CCE3), três fileiras de processos falangeanos das células de Deiters (D1 a D3), processo falangeano da célula pilar externa (EP) e células de Hensen (CH). Duas cicatrizes falângicas (*circuladas*) estão presentes na fileira 3, o que indica perda de duas fileiras de células ciliadas externas. Escala = 10 μm.

internas e três ou mais em células ciliadas externas. Para ambos os tipos de células ciliadas, os estereocílios têm comprimento num gradiente crescente; eles são mais longos no lado estrial e mais curtos no lado modiolar. Os estereocílios mais longos nas células ciliadas externas tocam a membrana tectória, o que resulta em deflexão dos estereocílios com movimento da membrana basilar. Os estereocílios são conectados entre si por ligações filamentosas lateralmente, por conexões laterais e das pontas dos estereocílios mais curtos para a lateral dos maiores por conexões de ponta. Isso garante que os estereocílios conectados se movam como uma entidade única quando os estereocílios mais longos são defletidos.

Os aspectos estruturais dos corpos das células ciliadas internas e externas diferem-se significativamente e refletem suas diferenças funcionais. As células ciliadas internas têm a forma de frascos, largas na base e mais estreitas no topo, e contêm altas concentrações de organelas que estão envolvidas em atividades metabólicas, sobretudo complexos de Golgi e mitocôndrias. Embora altamente metabólicas, as células ciliadas internas são consideradas transdutoras passivas no sistema auditivo. As células ciliadas externas são cilíndricas e contêm microfilamentos e microtúbulos ao longo do comprimento das células que são responsáveis pela atividade motora.[7] Foi demonstrado empiricamente que essas propriedades motoras resultam em atividade contrátil altamente sintonizada e com frequência específica, mesmo quando estimuladas isoladamente da membrana basilar.[8] Todas as células ciliadas apresentam *fitas sinápticas* nas sinapses aferentes que servem como sítios para o armazenamento e a liberação do conteúdo das vesículas pré-sinápticas para a estimulação subsequente de fibras nervosas auditivas.

INERVAÇÃO

Em humanos, a inervação aferente das células ciliadas cocleares consiste em aproximadamente 30.000 fibras nervosas auditivas. Estas são responsáveis pelo fornecimento de informação ascendente da cóclea para o sistema auditivo central. Os corpos celulares de fibras aferentes constituem o gânglio espiral que se localiza no canal de Rosenthal dentro do modíolo. As fibras nervosas atingem as células ciliadas transitando através do modíolo e na lâmina espiral óssea, onde passam pelos orifícios da lâmina chamada de *habênula perfurada*. As fibras nervosas são classificadas como do tipo I e do tipo II. As *fibras do tipo I* são bipolares, de diâmetro largo e mielinizadas, compreendendo cerca de 95% das fibras; cada fibra do tipo I tem uma sinapse direta e independente no corpo de uma única célula ciliada interna, e cada célula ciliada interna é inervada por aproximadamente 20 destas fibras.[9,10] As *fibras de tipo II* constituem os 5% remanescentes e são menores e podem ser mielinizadas ou não mielinizadas; as fibras do tipo II fazem sinapse diretamente com as células ciliadas externas, e uma única fibra se divide para formar ramos que fazem sinapse com múltiplas outras células ciliadas externas.

A via auditiva eferente origina-se no feixe olivococlear e proporciona modulação inibitória central de atividades de células ciliadas via informação descendente. O feixe olivococlear tem cerca de 1.600 fibras, as quais constituem o feixe olivococlear não cruzado e o feixe olivococlear cruzado.[11-15] Essas vias originam-se das regiões oliva superior medial (OSM) e oliva superior lateral (OSL) em ambos os lados. Para o feixe olivococlear não cruzado, a OSL projeta muitas fibras eferentes de pequeno diâmetro e não mielinizadas para as células ciliadas internas ipsilaterais, onde elas fazem sinapse com as fibras aferentes. A OSM projeta menos fibras mielinizadas ipsilateralmente, que fazem sinapse diretamente com as células ciliadas externas. Para o feixe olivococlear cruzado, a OSM projeta fibras mielinizadas de diâmetro largo para as células ciliadas externas contralaterais, e a OSL projeta algumas fibras não mielinizadas para células ciliadas internas aferentes contralaterais. As fibras do feixe olivococlear cruzado atravessam a linha mediana no nível do quarto ventrículo. Para ilustrar as vias, a Figura

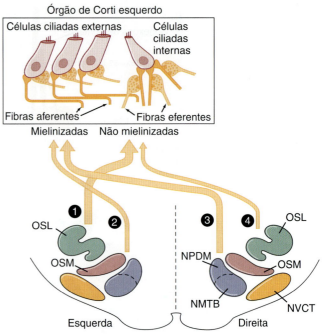

FIGURA 58-5. Representação das vias eferentes de feixe olivococlear não cruzado e cruzado para as células ciliadas no órgão de Corti esquerdo. Em *amarelo*, estão representadas as fibras eferentes e sinapses. A largura das flechas representa a quantidade relativa de inervação. Via não cruzada: 1, fibras de pequeno diâmetro da oliva superior lateral esquerda (OSL; *verde*) fazendo sinapse com as células ciliadas internas aferentes do lado esquerdo; 2, fibras mielinizadas da oliva superior medial esquerda (OSM; *rosa*) para células ciliadas externas do lado esquerdo. Via cruzada: 3, fibras mielinizadas de diâmetro largo da OSM direita para células ciliadas externas do lado esquerdo; 4, fibras não mielinizadas da OSL direita para células ciliadas internas aferentes do lado esquerdo. NPDM, núcleo periolivar dorsomedial; NMCT, núcleo medial do corpo trapezoide; NVCT, núcleo ventral do corpo trapezoide.

58-5 mostra exemplos esquemáticos da inervação do feixe olivococlear não cruzado e do feixe olivococlear cruzado para o órgão de Corti esquerdo.

VIAS DO SISTEMA AUDITIVO CENTRAL

As vias do sistema auditivo central envolvem todas as projeções neuronais ascendentes e descendentes que interconectam nervo auditivo, tronco encefálico, mesencéfalo, tálamo e córtex cerebral (Fig. 58-6). A maioria da compreensão de anatomia, fisiologia e funcionamento destas regiões é inferida de estudos com animais. Este tópico fornece um amplo panorama da anatomia do sistema auditivo central e pode não refletir inteiramente a singularidade da condição humana.

Muitas das funções destas regiões são inferidas a partir do comportamento animal ou de estudos eletrofisiológicos, e a localização precisa das atividades de processamento sonoro em humanos não está totalmente mapeada. O leitor deve reter deste tópico um conhecimento geral da anatomia do sistema auditivo central e das complexas interações das vias de processamento sonoro.

NERVO COCLEAR

O nervo coclear, um tronco do cocleovestibular ou oitavo nervo craniano, contém fibras aferentes que transmitem informações auditivas das células ciliadas internas e externas para o tronco encefálico. Os corpos celulares destes neurônios aferentes estão localizados no gânglio espiral da cóclea. Os neurônios do gânglio espiral são bipolares, com um processo estendendo-se para as células ciliadas internas e externas e outro se projetando para o

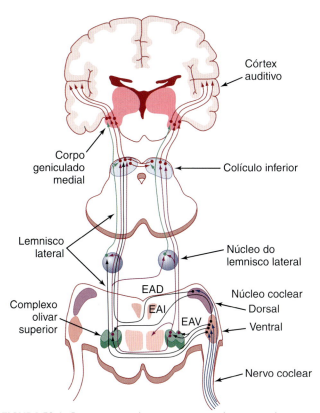

FIGURA 58-6. Representação das principais vias auditivas ascendentes centrais para som entrando pela via cóclea direita. Vias comissurais e projeções retroalimentares descendentes de centros superiores não estão representadas. EAD, estria acústica dorsal; EAI, estria acústica intermediária; EAV, estria acústica ventral.

tronco encefálico. Aproximadamente 90 a 95% desses axônios são largas fibras mielinizadas; os 5 a 10% remanescentes são axônios mais finos e não mielinizados.[16,17] Os maiores neurônios são células ganglionares do tipo I, que se projetam a partir das células ciliadas internas. Os menores neurônios são células ganglionares do tipo II, que fazem contato com as células ciliadas externas. Ambos os tipos celulares projetam-se para o núcleo coclear, e suas fibras formam o nervo coclear dentro do canal auditivo interno e o ângulo pontocerebelar.

O nervo coclear está localizado anteriormente e inferiormente dentro do meato acústico interno lateral, e separado lateralmente do nervo facial anterossuperior pela crista transversal. As fibras nervosas auditivas que entram na cóclea nesta região são delicadas, e deve-se tomar cuidado durante uma cirurgia de neuroma acústico para preservar a audição, evitar tração no sentido mediolateral no nervo.[18] Ao fundo, a extensão mais lateral do meato acústico interno, o nervo coclear é anterior aos nervos vestibulares. Quando o tronco atravessa o meato acústico interno, o conjunto faz uma rotação de 90 graus, de modo que os nervos cocleares fiquem abaixo do tronco do nervo vestibular dentro do ângulo pontocerebelar. Embora eles se juntem para formar o nervo cocleovestibular principal, um plano para dissecção geralmente se mantém aparente entre os dois troncos. O nervo coclear também pode parecer ser de um branco mais brilhante do que a divisão vestibular, mais opaca. Essas feições são importantes para se identificar o tronco neural apropriado durante o corte do nervo vestibular na doença de Ménière não tratável.

A mielina dos nervos coclear e vestibular passa de mielina periférica de Schwann para mielina central dentro do ângulo pontocerebelar. Essa zona de transição tem, tradicionalmente, sido considerada como o ponto de origem da maioria dos neuromas acústicos (p. ex., schwannomas vestibulares), mas essa origem foi contestada mais recentemente.[19,20] O nervo cocleovestibular segue medialmente e entre o sistema nervoso central na junção pontomedular. A região de entrada das raízes pode ser identificada cirurgicamente dentro do forame de Luschka depois da retração do flóculo e da identificação do plexo coroide. Esse é o ponto de posicionamento de um implante auditivo de tronco encefálico ao longo da face lateral do núcleo coclear.[21] A divisão vestibular entra na junção pontomedular mais medialmente do que a divisão coclear.

O feixe olivococlear que fornece enervação eferente à cóclea não manda fibras para a periferia através da divisão coclear. Em vez disso, a inervação eferente para a cóclea segue com a divisão inferior do nervo vestibular; essas fibras passam por meio do gânglio sacular e entram no gânglio espiral através da anastomose vestibulococlear de Oort.[22] As fibras eferentes oferecem inervação direta de células ciliadas externas e modulação indireta de células ciliadas internas.

NÚCLEO COCLEAR

Toda a informação auditiva periférica entra no sistema auditivo central através do núcleo coclear. No núcleo coclear, ocorre o processamento auditivo inicial, e fibras são distribuídas para centros mais altos do tronco encefálicos. Na maioria dos mamíferos, o núcleo coclear forma um volume proeminente na superfície lateral do tronco encefálico. Em humanos, o núcleo coclear é menos visível e costuma ser identificado por sua localização ao longo do assoalho do recesso lateral do quarto ventrículo.

O núcleo coclear é tradicionalmente classificado em subdivisões ventral e dorsal. Essas divisões são demarcadas por pequenas áreas de células de granulação, que podem atuar integrando informações sensoriais não auditivas com os processos auditivos.[23] Tal integração pode explicar a modulação de zumbido em muitos indivíduos pela posição da mandíbula ou pela virada de cabeça.[24] O núcleo coclear dorsal tem tipicamente uma organização laminar e se parece mais com a estrutura do cerebelo do que com aquela de outros núcleos do tronco encefálico. É menos robusto em humanos que em outros mamíferos, que costumam ter conchas auditivas móveis, e o núcleo coclear dorsal pode atuar na localização de fontes sonoras.[25] O núcleo coclear dorsal também foi incluído em diversos estudos como local potencial para geração de zumbido.[26,27] O núcleo coclear dorsal é organizado tonotopicamente, com baixas frequências representadas ventrolateralmente e frequências mais altas representadas dorsomedialmente.[28]

O núcleo coclear ventral é dividido em subnúcleos anteroventral e posteroventral, cada um com um mapa tonotópico individual.[16] Esses subnúcleos têm subclasses de neurônios únicas e compartilhadas que servem como processadores iniciais de informação nervosa auditiva. As células proeminentes, esféricas e densamente agrupadas, características do núcleo anteroventral, mandam axônios de grosso calibre para o complexo olivar e intervêm na localização de fonte sonora.[29] Os neurônios estrelados multipolares, mais associados ao núcleo coclear posteroventral, mandam múltiplos axônios finos para muitos outros centros do tronco encefálico, como o núcleo coclear contralateral, o núcleo coclear dorsal ipsilateral e o colículo inferior contralateral.[30] Essas células, provavelmente, atuam na codificação de frequência, espectro e intensidade sonora.[31] As chamadas células "polvo" nas regiões caudais do núcleo coclear posteroventral podem ter funções similares.[32,33]

Os axônios dos neurônios do núcleo coclear projetam-se para outras regiões do tronco encefálico através das estrias ventral, intermediária e dorsal acústica (Fig. 58-6). A estria acústica ventral, ou corpo trapezoide, contém axônios de células esféricas, globulares e agrupadas densamente e atravessa a medula e a ponte para inervar a OSL, a OSM, o núcleo medial do corpo trapezoide e o colículo inferior.[34,35] A estria acústica intermediária contém axônios de células "polvo" e projeta-se para núcleo ventral do corpo trapezoide, OSL e região periolivar. A estria acústica dorsal transmite axônios do núcleo coclear dorsal fusiforme e neurônios gigantes para o núcleo central do colículo inferior contralateral.[36,37]

COMPLEXO OLIVAR SUPERIOR

O complexo olivar superior (COS), situado no aspecto caudal da ponte, é tradicionalmente dividido em três subnúcleos principais que aparecem menos distintamente no tronco encefálico humano que no tronco encefálico de mamíferos inferiores. Essas subdivisões contemplam a OSM, OSL e o núcleo médio do corpo trapezoide. Pequenos grupos de neurônios que constituem os núcleos periolivares envolvem estes e formam os núcleos periolivares dorsomediais, dorsais e dorsolaterais. O grupo periolivar em humanos não é distintamente subdividido como em outros mamíferos e parece desorganizado, com neurônios agrupados de maneira frouxa.[38]

O COS é o primeiro centro auditivo central a receber inervação binaural e mantém a organização tonotópica vista na cóclea e no núcleo coclear. A inervação binaural indica o papel fundamental que esse núcleo desempenha ao localizar sons no espaço. A localização de sons é uma comparação combinada de atraso interaural pela OSM e diferenças interaurais de intensidade pela OSL.[39,40] Outras funções do COS são percepção de som e processamento de som complexo. O COS também tem um membro eferente que proporciona retroalimentação ao núcleo coclear e a cóclea.

As projeções de COS implicam vias ascendentes e descendentes (Fig. 58-6). As fibras ascendentes projetam-se via lemnisco lateral para o núcleo do lemnisco lateral e o colículo inferior, e essa via ascendente opera na localização de fonte sonora. A via descendente representa o feixe olivococlear e proporciona inervação eferente para as células ciliadas cocleares (Fig. 58-5), influenciando a sensibilidade coclear, ou *afinação*, por meio da modulação da atividade das células ciliadas externas.[14,41] A integração de atividades aferentes e eferentes torna o COS potencialmente importante ao afetar a razão sinal/ruído e vários aspectos da audição em ambientes ruidosos.

LEMNISCO LATERAL

O lemnisco lateral é a principal via pela qual as fibras nervosas auditivas medulares e pontinas atingem o colículo inferior. Dois subnúcleos estão associados a esse trato, ventralmente e dorsalmente, e eles recebem inervação diferencial dos núcleos cocleares ipsilateral e contralateral e das subdivisões de COS.[42] Em alguns mamíferos, foi identificado um terceiro subnúcleo, o núcleo intermediário do lemnisco lateral. A maior parte das fibras destes núcleos inerva o núcleo central do colículo inferior, mas tratos menores ascendem para o colículo superior e descem de volta para o COS e o corpo trapezoide. Os núcleos dorsais lemniscais também mandam fibras comissurais um para os outros a partir do lemnisco lateral contralateral. Os lemniscos laterais são estreitamente associados ao COS e atuam em muitas das mesmas funções de localização de fonte sonora e processamento. O lemnisco lateral é também um componente importante da via do reflexo de sobressalto acústico, que inclui o núcleo coclear ventral.[43] Essas vias através do lemnisco lateral estão em correlação com aspectos do intervalo da onda III à onda V do potencial auditivo evocado do tronco encefálico.[44]

COLÍCULO INFERIOR

O colículo inferior é uma estrutura do tronco encefálico que recebe extensa inervação das regiões mais altas e mais baixas do cérebro. Quase todas as vias auditivas ascendentes e descendentes entre o tronco encefálico e o prosencéfalo fazem sinapse dentro do colículo inferior.[45] As principais funções do colículo inferior envolvem localização de fonte sonora, determinação de frequência e integração dos sistemas auditivo e não auditivo.

O colículo inferior costuma ser dividido em três principais grupos neuronais: 1) o núcleo central do colículo inferior; 2) o córtex do colículo inferior; e 3) os núcleos paracentrais.[46] Cada uma destas subdivisões também é dividida em regiões com base na morfologia neuronal e organização celular. O *núcleo central* é a região dominante e sua estrutura, bem conservada entre as espécies. Sua organização laminar, provavelmente relacionada com o mapa tonotópico, subdivide o núcleo central em *pars lateralis, pars centralis* e *pars medialis*. Projeções para o núcleo central do colículo inferior podem ser diretas e monoaurais, vindo do núcleo coclear contralateral; indiretas e binaurais, dos núcleos cocleares através do COS; ou polissinápticas, via núcleos cocleares, COS e lemnisco lateral.

O *córtex do colículo inferior* é uma estrutura laminar que costuma ser vista histologicamente em quatro camadas. Essa região forma uma cápsula em torno das porções dorsal e caudal do colículo inferior. A inervação para o córtex do colículo inferior provém primeiramente do telencéfalo e inclui os córtices auditivos primário e secundário; essas projeções apresentam organização tonotópica. Poucas fibras vão para o córtex do colículo inferior saindo do tronco encefálico inferior e tipicamente apenas vindo dos núcleos cocleares. As estruturas mesencefálicas não auditivas vizinhas fornecem inervação adicional ao córtex do colículo inferior. O *núcleo paracentral do colículo inferior* também recebe inervação não auditiva, sobretudo do sistema somatossensorial.

O colículo inferior também interage com o colículo superior próximo, que está associado aos movimentos sacádicos dos olhos.[47] As fibras ascendentes dos subnúcleos do colículo inferior fazem todas as sinapses no corpo geniculado medial, onde as fibras são distribuídas para múltiplas estruturas auditivas e não auditivas corticais. Esses tratos são provavelmente as vias iniciais para integrar sistemas auditivo, somatossensorial e sensorial especial. Esses padrões de inervação corroboram a teoria da função multi-integrativa do colículo inferior.

CORPO GENICULADO MEDIAL

O corpo geniculado medial do tálamo é o portal para inervação auditiva ascendente para o telencéfalo. Assim como outros centros auditivos, o corpo geniculado medial é subdividido em vários subnúcleos por divisões ventral, medial e dorsal.[48] Cada uma destas divisões recebe inervação dos núcleos do colículo inferior e fibras descendentes do córtex auditivo.

A *divisão ventral do corpo geniculado medial* é organizada secundariamente em três regiões distintas: 1) a região lateral; 2) a região ovoide; e 3) a zona marginal. A região lateral é a dominante e tem aparência laminar em função da orientação de suas células grandes agrupadas densamente e seus neurônios intrínsecos. Tais camadas refletem uma organização tonotópica subjacente. As células agrupadas densamente projetam-se para as camadas III e IV do córtex auditivo, onde o mapa tonotópico é reproduzido. Populações neuronais similares são encontradas na região ovoide e zona marginal, mas com uma aparência laminar menos distinta.

A *divisão dorsal do corpo geniculado medial* é uma região de aparente heterogeneidade que compreende 10 subnúcleos. A descrição mais básica inclui os núcleos dorsal, dorsal superficial e dorsal profundo e os núcleos limitantes suprageniculado e posterior. São sinais para a divisão dorsal o colículo inferior e outros núcleos talâmicos. Essas conexões auditivas e não auditivas podem atuar na resposta a estímulos acústicos.

A *divisão medial do corpo geniculado* inclui alguns dos maiores neurônios do corpo geniculado. Os axônios destes neurônios projetam-se para todas as regiões auditivas corticais e muitos centros não auditivos. A inervação para a divisão medial tem alguma origem auditiva, mas contribuições do núcleo vestibular e da medula espinal também são não auditivas. Essas variadas interconexões podem atuar na excitação em resposta a estímulos auditivos.

CÓRTEX AUDITIVO

O principal córtex auditivo humano está localizado profundamente na fissura silviana na superfície superior do lobo temporal. O córtex auditivo consiste em múltiplas regiões definidas, organizadas tonotopicamente.[49] Essas incluem AI (primária), AII

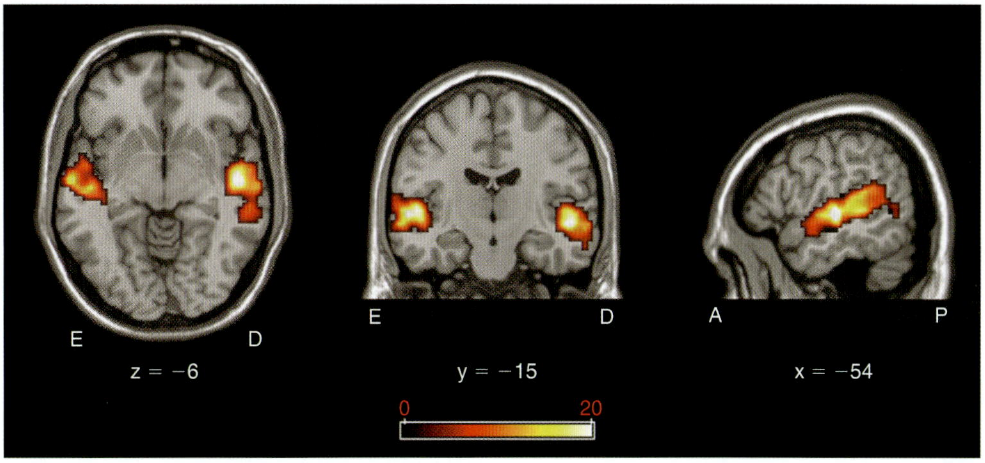

![Figura 58-7]

FIGURA 58-7. Ressonância magnética funcional mostrando o encéfalo de um músico ouvindo uma canção. Os córtices auditivos primários e secundários em ambos os hemisférios apresentam forte ativação. As cores mais vivas indicam ativação cortical mais intensa. A, anterior; E, esquerda; P, posterior; D, direita. (Cortesia de C. Limb, MD.)

(secundária), o campo auditivo anterior (AAF ou A), o campo auditivo ventral (V), o campo auditivo ventral posterior (VP) e o campo auditivo posterior (P). O córtex auditivo primário (AI) é muitas vezes chamado de *área de Brodmann 41* e o córtex secundário (AII), conhecido como *área de Brodmann 42*. Essas regiões estão localizadas dentro do giro transverso de Heschl em continuidade com o aspecto posterior do giro temporal superior (Fig. 58-7). Tais regiões são organizadas estruturalmente bem como boa parte do córtex, nas camadas I a VI, e cada uma contendo populações dominantes de neurônios e padrões únicos de inervação e projeções.

Várias áreas de associação cortical envolvem o córtex auditivo primário. O aspecto posterior do giro temporal superior e o plano temporal profundo são conhecidos como *área de Wernicke* (lado esquerdo) ou *área 22*. Tradicionalmente, essa região tem sido vista como um substrato neural para a linguagem receptiva e é dominante no lado esquerdo de muitos humanos. Acreditava-se que o plano temporal esquerdo alargado fosse uma condição humana única, porém evidências mais recentes mostraram que a base estrutural para essa característica humana está presente também em macacos.[50,51]

Logo posteriormente à área 22, no lobo parietal inferior, estão o giro angular e o giro supramarginal (áreas 39 e 40). Essas regiões corticais integram informação auditiva, somatossensorial e visual. Ordens superiores de integração de linguagem, como na leitura ou na escrita, podem também ocorrer nestas áreas. Além disso, estudos de imagem funcional sugerem que o giro angular pode atuar na percepção de zumbido.[52]

O fascículo arqueado conecta essas áreas de associação com a região triangular localizada anteriormente, que é parte do opérculo frontal. Essa região do giro frontal inferior é também conhecida como *área de Broca* ou *áreas 44 e 45*. Similar à área de Wernicke, essa região é aparentemente dominante no hemisfério esquerdo e importante para a linguagem expressiva e a percepção de sintaxe musical.[53]

Avanços em exames com imagem funcional utilizando ressonância magnética funcional, tomografia de emissão de pósitrons e magnetoencefalografia aumentaram a compreensão do processamento cortical de informação auditiva complexa, como a música. Outras regiões – como córtex pré-frontal, cerebelo e sistema límbico – podem ser importantes na interpretação e na produção de música; isso inclui o processamento de diferentes feições musicais, como a dissonância.[54,55] Curiosamente, o cerebelo também foi recentemente relacionado com a produção de zumbido.[56] Vias corticais segregadas também parecem ter a ver com a percepção de elementos musicais, como a melodia e o timbre, análogos à fala e à interpretação de conteúdo verbal *versus* o reconhecimento da voz do orador.[57]

Há projeções recíprocas entre o córtex auditivo e os núcleos auditivos inferiores. Embora não totalmente identificadas em humanos, três vias descendentes principais para o tálamo, mesencéfalo e tronco encefálico foram identificadas. O córtex auditivo primário projeta-se para outras regiões corticais e para o corpo geniculado medial.[58] Projeções do córtex para o COS e o colículo inferior parecem fazer contato com neurônios que retroalimentam centros superiores.[59] Projeções corticais diretas para os núcleos cocleares também foram identificadas em modelos mamíferos.[60] Tais vias possibilitam ao córtex que se modulem sinais auditivos ascendentes.

AGRADECIMENTOS

Agradecemos ao Dr. Charles Limb por fornecer figuras e pela revisão do tópico sobre córtex auditivo.

Para consultar a lista completa de referências, acesse www.expertconsult.com.

LEITURA SUGERIDA

Cant NB, Benson CG: Parallel auditory pathways: projection patterns of the different neuronal populations in the dorsal and ventral cochlear nuclei. *Brain Res Bull* 60:457, 2003.

Harel N, Mori N, Sawada S, et al: Three distinct auditory areas of cortex (AI, AII, and AAF) defined by optical imaging of intrinsic signals. *Neuroimage* 11:302, 2000.

Kulesza RJ, Jr: Cytoarchitecture of the human superior olivary complex: medial and lateral superior olive. *Hear Res* 225:80, 2007.

Lim DJ: Effects of noise and ototoxic drugs at the cellular level in cochlea: a review. *Am J Otol* 7:73, 1986.

Moore JK: The human auditory brain stem: a comparative view. *Hear Res* 29:1, 1987.

Schuknecht HF: *Pathology of the ear*, ed 2, Malvern, PA, 1993, Lea & Febiger.

Warr WB: Efferent components of the auditory system. *Ann Otol Rhinol Laryngol Suppl* 89:114, 1980.

Winer JA: The human medial geniculate body. *Hear Res* 15:225, 1984.

59 Fisiologia do Sistema Auditivo

Wade W. Chien | Daniel J. Lee

Pontos-chave

- A orelha externa direciona os sinais acústicos para seu interior e tem atuação importante na localização da fonte sonora.
- A orelha média equipara a impedância entre o ambiente aéreo externo e o meio líquido da orelha interna.
- A orelha interna tem duas janelas móveis, a oval e a redonda. Uma chamada terceira janela está associada a uma anormalidade da orelha interna (p. ex., deiscência do canal superior ou síndrome do aqueduto vestibular alargado) que pode causar sintomas vestibulares, assim como perda de audição condutiva, resultantes da alteração da impedância da orelha interna.
- Uma onda viajante é iniciada na membrana basilar assim que a energia sonora entra na cóclea.
- A membrana basilar age como um filtro de frequências e mapeia informação em frequência específica (organização tonotópica).
- A quantidade de energia sonora que atinge a cóclea pode ser alterada por mudanças na impedância das orelhas média ou interna.
- O deslocamento da membrana basilar causa deflexão dos estereocílios sobre as células ciliadas, resultando na sua despolarização ou na sua hiperpolarização.
- As células ciliadas transduzem energia mecânica (energia acústica) em um sinal eletroquímico que é propagado como um potencial de ação ao longo do nervo auditivo.
- As células ciliadas internas são inervadas por fibras auditivas aferentes tipo I e conduzem a informação sonora para o núcleo coclear.
- As células ciliadas externas contraem-se com a despolarização e alongam-se com a hiperpolarização para alterar as propriedades mecânicas da membrana basilar.
- A célula do gânglio espiral é um neurônio de primeira ordem do sistema auditivo e bipolar que envia processos tanto periférica quanto centralmente.
- O nervo auditivo carrega informações a respeito de quais fibras respondem ao som, bem como a taxa de resposta e o padrão de tempo de cada fibra.
- O núcleo coclear é a primeira estação de transmissão para toda informação ascendente que se origina na orelha e recebe sinais das células do gânglio espiral via nervo auditivo.
- A organização tonotópica é preservada na via auditiva central.
- O tronco encefálico auditivo processa o tempo interaural e as diferenças de amplitude entre orelhas para determinar a localização de uma fonte sonora.
- A audição binaural melhora a relação entre sinal e ruído de uma fonte sonora em um ambiente ruidoso utilizando três mecanismos: o efeito de sombra da cabeça, o efeito *squelch* binaural e a somação.
- O córtex auditivo primário está localizado no giro de Heschl e é organizado tonotopicamente. Essa região processa sinais complexos auditivos, o que permite a compreensão da linguagem.
- O córtex auditivo associativo está localizado lateralmente ao córtex auditivo primário e é parte da área de recepção da linguagem, conhecida como *área de Wernicke*.
- As vias descendentes para a orelha (fibras auditivas eferentes) modulam a resposta da orelha média (reflexo acústico) e orelha interna (reflexo olivococlear medial) a alguns tipos de som.

Por meio da compreensão dos fundamentos da fisiologia normal da audição, os otorrinolaringologistas podem correlacionar mudanças estruturais com distúrbios patológicos no sistema auditivo. No sistema auditivo, ambos os mecanismos passivos e ativos trabalham sinergicamente para proporcionar sensibilidade auditiva em humanos. Este capítulo resume o conhecimento atual dos mecanismos delicados de processamento da percepção de som e da fala pelas vias auditivas periférica e central.

SOM E SUA MEDIDA

O som é produzido por uma alteração na densidade de partículas, em que uma partícula é feita de várias moléculas do meio de propagação sonora. Isso é desencadeado por um corpo produtor de som ou fonte sonora. Se essa alteração na densidade de partículas se desloca através de um meio elástico, como o ar ou um líquido, ocorre a propagação do som. Por exemplo, quando um

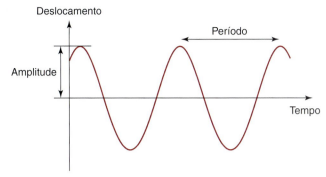

FIGURA 59-1. O movimento harmônico simples é um movimento periódico que oscila em torno de um ponto neutro com igual amplitude. A amplitude é a magnitude máxima de deslocamento a partir do ponto neutro em uma direção; a frequência (f) de um movimento harmônico simples é o número de ciclos por segundo medido em Hertz; o período de um ciclo é o inverso de sua frequência (1/f) e representa a duração de um único ciclo.

diapasão – uma fonte sonora – é tocado, causa a vibração das partículas de ar a ele adjacentes. A vibração dessas partículas do ar causa a vibração de outras partículas de ar próximas, permitindo a propagação do som. A velocidade de propagação do som no ar seco é de cerca de 340 m/s em temperatura ambiente, enquanto na água o som viaja a cerca de 1.500 m/s.

Um dos conceitos mais importantes no estudo da acústica é o movimento harmônico simples (Fig. 59-1), um movimento periódico que oscila em torno de um ponto neutro com amplitudes iguais, como uma função sinusoidal. A *frequência* de um movimento harmônico simples é o número de ciclos por segundo, sendo medida em Hertz (Hz). O *período* de um ciclo é o inverso de sua frequência (1/f) e representa a duração de um único ciclo. A *amplitude* é a magnitude máxima de deslocamento a partir do ponto neutro em uma direção. O som produzido por um movimento harmônico simples é chamado de *tom puro*. No entanto, em um ambiente cotidiano, a maioria das fontes sonoras não produz sons que seguem um movimento harmônico simples, e qualquer vibração que não segue um movimento harmônico simples é considerada *complexa*. Se a vibração complexa tem um padrão periódico repetitivo, ela sempre produz *tons*. Se a vibração complexa não tem um padrão repetitivo, resulta em *ruído*.

Um dos modos de se quantificar o som é por sua intensidade, complicada de ser mensurada diretamente. No entanto, a *pressão sonora*, relacionada com a raiz quadrada da intensidade, é relativamente fácil de ser medida e consiste na forma mais comum de se quantificar o som. A pressão sonora, medida em Pascals (Pa, igual a Newtons por metros quadrados [N/m^2]), representa a quantidade de força que as partículas sonoras em vibração exercem em uma determinada área. Como a orelha humana é capaz de perceber vários graus de intensidade sonora (uma ordem de grandeza de cerca de 10^{12}), uma forma conveniente de expressar a intensidade sonora é calculando a proporção logarítmica de duas intensidades sonoras – o numerador sendo a intensidade sonora de interesse; e o denominador, uma intensidade sonora de referência – e multiplicando por 10. Esse cálculo baseia-se na *escala de decibel*, e a fórmula para determinar os decibéis (dB) para *intensidade sonora* é:

$$dB = 10\log_{10} J / Jr$$

em que J é a intensidade do som de interesse e Jr, a intensidade do som de referência. Como a pressão é proporcional à raiz quadrada da intensidade, convém elevar ao quadrado os valores das pressões na fórmula de decibel quando a pressão sonora for usada. Consequentemente, a fórmula para determinar os decibéis para *pressão sonora* é:

$$dB = 10\log_{10} P^2 / Pr^2 = 10\log_{10}(P/Pr^2) = 20\log_{10} P/Pr$$

em que P é a pressão sonora de interesse e Pr, a pressão sonora de referência. Por exemplo, se o som de interesse tem 10 vezes mais pressão do que a pressão do som de referência, o som de interesse é 20 dB mais alto do que a referência. Se o som de interesse tem 100 vezes mais pressão, ele é 40 dB mais alto do que o de referência. A pressão sonora de referência mais comumente usada é 20 m Pa, chamada de *nível de pressão sonora* (NPS). Outra pressão sonora de referência utilizada ocasionalmente é chamada de *nível de audição*, limiar de pressão sonora em uma frequência específica tal como medida em sujeitos normais. Esse limiar de pressão sonora varia ao longo do espectro de frequências.

IMPEDÂNCIA

Em nível geral, a impedância pode ser vista com um impedimento ao movimento. No estudo de acústica, *impedância* é definida como a razão entre a pressão acústica com a velocidade do volume gerado pela pressão acústica. Imagine um estímulo acústico batendo em uma membrana elástica, como a membrana timpânica. Quanto maior a pressão sonora do estímulo acústico, maior o movimento da membrana e mais alta a velocidade alcançada pelo movimento. A relação exata entre a pressão do estímulo acústico e a velocidade de volume da membrana é regida pela impedância acústica. A impedância acústica tem três componentes: *rigidez*, *resistência* (atenuação) e *massa*. Se a membrana for mais rígida que o normal, a velocidade de volume gerado pelo estímulo acústico sofrerá um decréscimo. Do mesmo modo, se a massa da membrana for aumentada, será razoável esperar neste caso também que a velocidade de volume gerado pelo estímulo acústico sofra decréscimo. Além disso, uma pequena quantidade de energia sonora é perdida como resultado do efeito de atenuação do sistema. Em um simples ressoador acústico, a rigidez varia inversamente à frequência e domina a impedância acústica em baixas frequências. Enquanto isso, a impedância de uma massa aumenta com a frequência e domina em altas frequências. Quando a impedância acústica está em seu ponto mais baixo – ou seja, na frequência em que os componentes de rigidez e massa da impedância acústica anulam um ao outro –, o sistema é dito em *ressonância*.

ORELHA EXTERNA

A orelha externa é composta pelo pavilhão auricular e pelo meato acústico externo. A orelha externa atua como funil, direcionando o som do meio externo para o interior da orelha. A forma peculiar do pavilhão auricular e do meato acústico externo dá origem a frequências específicas ressonantes conforme tais estruturas são atingidas pelo som: a concha tem uma frequência de ressonância de cerca de 5300 Hz, e o meato acústico externo tem uma frequência de ressonância de cerca de 3.000 Hz. A orelha externa tem atuação importante na localização de fonte sonora, obtida por dois mecanismos principais: diferença de tempo interaural e diferença de amplitude interaural. Como as orelhas esquerda e direita estão localizadas em lados opostos da cabeça, o tempo que leva para que um estímulo sonoro chegue a cada orelha individualmente é regulado pela distância entre a fonte sonora e esta orelha em particular: quanto maior a distância, mais tempo demora para que o estímulo sonoro chegue. As diferenças no *tempo de chegada* do estímulo sonoro entre as duas orelhas podem ser usadas como indicadores da localização da fonte sonora, como pode ser a diferença de *amplitude* percebida pelas duas orelhas.[1,2] Essa diferença de amplitude é, além disso, ampliada pelo chamado efeito de sombra da cabeça, em que o som vindo de um lado é atenuado pela cabeça conforme o som segue para a orelha contralateral. O efeito de sombra da cabeça na audição binaural ajuda a aprimorar a relação sinal-ruído em ambientes adversos à audição. Uma orelha pode estar mais perto da fonte de som ou fala, enquanto a orelha contralateral está exposta ao barulho de fundo. Foi mostrado que a diferença de *tempo* interaural é importante para localização de fonte de som de baixa frequência. Enquanto isso, a diferença de *amplitude* interaural é importante para frequências mais altas.[3]

MECANISMOS DA ORELHA MÉDIA

A orelha média é composta por membrana timpânica (MT), ossículos – martelo, bigorna e estribo – e músculos estapédio e tensor do tímpano. A MT tem um formato cônico, e sua superfície medial é acoplada ao manúbrio do martelo. Quando o estímulo sonoro entra no meato acústico externo, ele provoca a vibração da MT. O martelo, que está acoplado à MT, vibra em resposta ao movimento da MT. Isso leva a cadeia ossicular inteira a vibrar e resulta na transmissão sonora para a orelha interna através da base do estribo. Esse caminho de transmissão do som é chamado de *conexão ossicular*.[4] A cadeia ossicular tem duas articulações sinoviais que são móveis, as articulações incudomalear e incudostapedial.[5] A cadeia ossicular vibra ao longo de um eixo que se projeta pela cabeça do martelo e pelo corpo da bigorna em uma direção anteroposterior (Fig. 59-2). O estribo, o menor osso do corpo, transmite o sinal proveniente da orelha média para a orelha interna através da janela oval.

Como a orelha interna é preenchida de fluido, se o estímulo sonoro atinge o fluido diretamente, a maioria da energia acústica será desviada, pois a impedância do meio líquido é bem maior que a impedância do ar. A via de transmissão sonora para a orelha interna na ausência do sistema ossicular é chamada de *conexão acústica*.[4] Foi mostrado que a diferença entre *conexão ossicular* e *conexão acústica* é de cerca de 60 dB. Isto consiste no montante máximo de perda de audição esperada em pacientes que sofram de descontinuidade ossicular.[6] A orelha média tem importante função no processo de *compatibilização da impedância* entre a orelha média preenchida por ar e a orelha interna preenchida por líquido, o que possibilita uma transmissão sonora eficiente. O fator mais importante na capacidade de compatibilização da impedância na orelha média vem da *razão de área* entre a MT e a base estapedial (Fig. 59-2). A MT humana tem uma área superficial aproximadamente 20 vezes maior do que a base estapedial (69 mm² *vs.* 3,4 mm², respectivamente).[7] Se toda a força aplicada à MT fosse transferida para a base estapedial, a força por unidade de área seria 20 vezes maior (26 dB) na base estapedial do que na MT. Um segundo mecanismo para a compatibilização da impedância é chamado de *razão de alavanca*, que se refere à diferença em comprimento do manúbrio do martelo e do processo longo da bigorna. Como o manúbrio é ligeiramente mais comprido do que o processo longo da bigorna, uma ligeira força aplicada no braço longo da alavanca (manúbrio) resulta em maior força no braço curto da alavanca (processo longo da bigorna). Em humanos, a razão de alavanca é de cerca de 1,31 para 1 (2,3 dB).[8] Os efeitos combinados da razão de área e da razão de alavanca dão, teoricamente, ao sinal proveniente da orelha média um ganho de 28 dB; na realidade, o ganho de pressão sonora da orelha média é de apenas cerca de 20 dB.[9] Isso se deve principalmente ao fato de que a MT não se move como um diafragma rígido. Na verdade, em frequências altas, ela vibra de maneira complexa, com várias áreas vibrando de modo diferente.[10] Consequentemente, a área efetiva da MT envolvida com a compatibilização da impedância é menor que sua área total. Apesar disso, o ganho de 20 dB de pressão sonora pela orelha média possibilita facilitar a transmissão sonora da orelha média preenchida de ar para a orelha interna preenchida de fluido.

FISIOLOGIA DA ORELHA INTERNA

A orelha interna está situada em uma cavidade óssea chamada de *cápsula ótica* e tem duas janelas móveis, uma oval e a outra redonda. A orelha interna cumpre as importantes funções de audição e equilíbrio. A porção da orelha interna que lida com a audição é a cóclea, enquanto a porção da orelha interna que lida com a manutenção do equilíbrio é conhecida de forma conjunta como *órgãos vestibulares*: canais semicirculares, utrículo e sáculo. A cóclea tem o formato de um caracol e uma configuração espiral com duas voltas e meia (Fig. 59-3, A). A porção central da espiral é chamada de *modíolo*. A porção da cóclea, mais próxima da janela oval, chama-se base, enquanto a porção da cóclea, mais distante da janela oval, é denominada ápice. A cóclea é um espaço preenchido de líquido com três compartimentos conhecidos como *rampa timpânica*, *rampa média* e *rampa vestibular* (Fig. 59-3, B). A rampa timpânica e a rampa média são separadas pela membrana basilar, enquanto a rampa média e a rampa vestibular são separadas pela membrana de Reissner. A rampa timpânica e a rampa vestibular juntam-se no ápice da cóclea para formar o helicotrema.

A rampa média inclui o órgão de Corti, que repousa sobre a membrana basilar. Juntos, o órgão de Corti e a membrana basilar são denominados *partição coclear*. O órgão de Corti tem um túnel no seu centro, chamado de *túnel de Corti* e formado por pilares de células internas e externas. As células ciliadas internas são células com formato de frasco que repousam ao lado das células do pilar interno, enquanto as células ciliadas externas são células cilíndricas que se localizam ao lado das células do pilar externo. Na cóclea

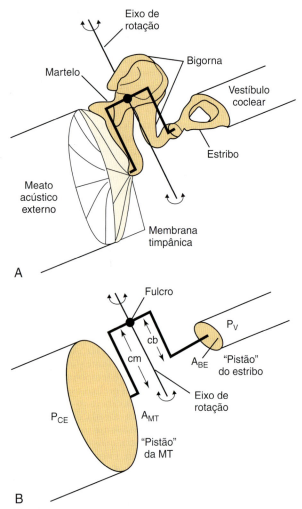

FIGURA 59-2. Esquema do sistema da orelha média. **A**, Movimento da cadeia ossicular em torno de seu eixo de rotação. **B**, Área da membrana timpânica (A_{MT}) dividida pela área da platina do estribo (A_{BE}) representando a razão de área (A_{MT}/A_{BE}). O comprimento do manúbrio (cm) dividido pelo comprimento do processo longo da bigorna (cb) é o do coeficiente de alavanca (cm/cb). P_{CE}, pressão sonora do meato acústico externo; P_V, pressão sonora do vestíbulo. (De Merchant SN, Rosowski JJ. Auditory physiology. Em Glasscock ME, Gulya AJ, eds: *Glasscock-Shambaugh surgery of the ear*, ed 5. Ontario, Canada: Decker; 2003:64.)

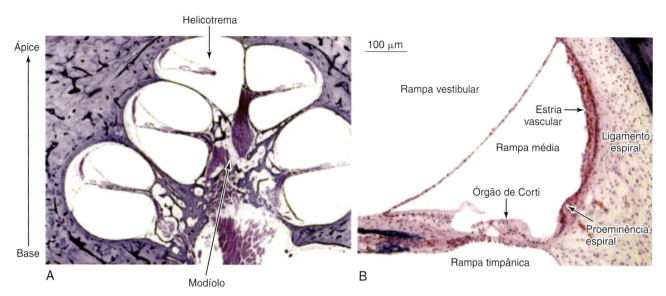

FIGURA 59-3. A, Corte histológico mostrando uma cóclea humana normal (coloração de hematoxilina e eosina). A cóclea tem formato de caracol e uma configuração espiral de duas voltas e meia. A porção central da espiral é chamada de modíolo. A porção da cóclea mais próxima da janela oval é chamada de base; a porção mais distante da janela oval é o ápice. **B,** Maior aumento do corte histológico acima mostrando o órgão de Corti. A cóclea é um espaço preenchido por líquido com três compartimentos: a rampa timpânica, a rampa média e a rampa vestibular. A rampa timpânica e a rampa média são separadas pela membrana basilar; a rampa média e a rampa vestibular são separadas pela membrana de Reissner. A rampa timpânica e a rampa vestibular juntam-se no ápice da cóclea para formar o helicotrema. A rampa média inclui o órgão de Corti que repousa sobre a membrana basilar. O órgão de Corti e a membrana basilar juntos são por vezes chamados de partição coclear. A estria vascular tem atuação importante na manutenção do ambiente eletroquímico da cóclea. (A e B, Adaptados de www.temporalboneconsortium.org)

humana, cerca de 3.000 células ciliadas internas formam uma única fileira da base para o ápice, enquanto cerca de 12.000 células ciliadas externas estão organizadas em três ou quatro fileiras. As células ciliadas têm seu nome derivado de projeções similares a cílios localizadas em sua superfície apical e denominadas *estereocílios*, que têm importante papel nas propriedades de transdução de sinal das células ciliadas.

A rampa vestibular e a rampa timpânica são preenchidas de perilinfa, que tem uma composição similar ao líquido extracelular (alta concentração de sódio e baixa de potássio; Fig. 59-4, A). A rampa média é preenchida de endolinfa, que tem composição similar ao líquido intracelular (concentração baixa de sódio e alta de potássio).[11] A composição única de eletrólitos da rampa média estabelece um grande gradiente eletroquímico, chamado de *potencial endococlear*, que vai de + 60 a + 100 mV em relação com a perilinfa (Fig. 59-5).[12] A manutenção de um gradiente eletroquímico tão grande é realizada pela estria vascular, que se localiza na parede externa da rampa média, afastada do modíolo. A *estria vascular* contém múltiplos canais de íons ativos e mantém a composição química da endolinfa e seu potencial elétrico positivo.[13]

Conforme a energia viaja através das orelhas externa e média, provoca a vibração da base estapedial. A vibração da base do estribo resulta em uma onda de compressão no líquido da orelha interna, que viaja através da rampa vestibular, ao redor do helicotrema, e através da rampa timpânica para a janela redonda. Portanto, um movimento para dentro do estribo provoca um movimento para fora da janela redonda. No entanto, conforme essa onda de compressão viaja através da rampa vestibular, a pressão na rampa vestibular é maior do que a pressão na rampa timpânica. Isso resulta em um gradiente de pressão, que leva a partição coclear a vibrar. Georg von Békésy[12] descreveu primeiro a vibração da partição coclear em cócleas de cadáveres humanos. Ele demonstrou que, conforme a partição coclear é defletida pela onda de compressão criada pela vibração da base estapedial, ela deflagra uma onda viajante na membrana basilar, a qual viaja da base da cóclea para seu ápice (Fig. 59-6). Além disso, von Békésy percebeu que a rigidez da membrana basilar varia ao longo de sua extensão, com maior rigidez próximo à base e menor rigidez próximo ao ápice.[12] Essa propriedade da membrana basilar

permite-lhe responder a variadas frequências de forma diferenciada, de modo que a amplitude da onda viajante culmina (ressoa) em um ponto específico ao longo da membrana basilar, com as frequências mais altas na base e as frequências mais baixas para o ápice. Isso possibilita a membrana basilar atuar como uma série de filtros que respondem a frequências sonoras específicas em pontos específicos ao longo de sua extensão. Em outras palavras, a membrana basilar é *tonotopicamente sintonizada* a diferentes frequências ao longo de seu comprimento. Seu trabalho de referência sobre mecanismos cocleares rendeu a von Békésy o Prêmio Nobel em Fisiologia ou Medicina em 1961.

Apesar de a cóclea ser habitualmente considerada como tendo duas janelas móveis (oval e redonda), a possibilidade de uma terceira janela foi proposta.[14] Normalmente, a *presença* de diferencial *aéreo-ósseo* (*gap*) percebida em avaliação audiológica é associada a alguma forma de lesão da orelha média. Mais recentemente, um grupo selecionado de pacientes com um diferencial aéreo-ósseo (*gap*) detectado em avaliação audiológica foi descrito como não apresentando nenhuma lesão da orelha média em exploração intraoperatória.[15-17] Foi mostrado que esse diferencial aéreo-ósseo (*gap*) nesse grupo de pacientes pode ser explicado por uma "terceira janela" patológica.[18] Talvez o exemplo mais bem estudado desse fenômeno seja visto na *síndrome de deiscência do canal semicircular superior* (SDCSS, Fig. 59-7). Muitas vezes, pacientes com SDCSS queixam-se de autofonia, plenitude auricular, vertigem induzida por som e/ou pressão e perda de audição.[19-22] Acredita-se que a deiscência no canal semicircular superior atue como uma terceira janela móvel da orelha interna que desvia energia acústica da cóclea e resulta em um decréscimo de sensibilidade ao som conduzido pelo ar e o diferencial aéreo-ósseo (*gap*) percebido na avaliação audiológica.[20,23-25] Uma das teorias acerca desta terceira janela é que ela também enfraqueceria a impedância dos sinais cocleares pela janela oval, o que aumenta o gradiente de pressão através da partição coclear e resulta em hipersensibilidade ao som de condução óssea.[23] A reparação, ou oclusão de SDCSS em alguns casos, resulta em fechamento do diferencial aéreo-ósseo (*gap*) pré-operatório (Fig. 59-7; Vídeo 129-1). A hipótese da terceira janela também tem sido utilizada para explicar o diferencial aéreo-ósseo associado a outras anomalias do osso temporal, como

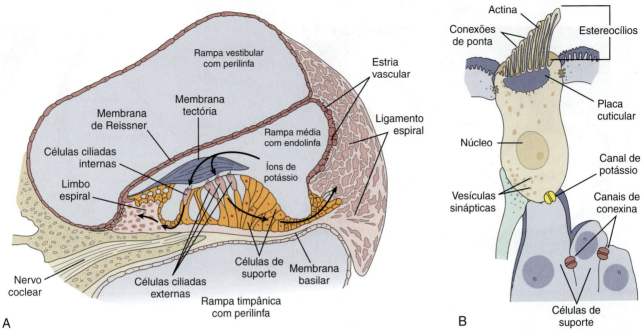

FIGURA 59-4. A transdução mecanoelétrica do sinal auditivo depende da reciclagem de íons de potássio no órgão de Corti. **A,** Esquema de corte transversal de cóclea humana. A escala média (ducto coclear) é preenchida por endolinfa, e as rampas vestibular e timpânica são preenchidas com perilinfa. A endolinfa da rampa média banha o órgão de Corti, localizado entre as membranas basilar e tectória e contendo as células ciliadas internas e externas. Uma concentração relativamente alta de potássio na endolinfa da rampa média em relação às células ciliadas gera um gradiente de cátions mantido pela atividade de células de suporte epiteliais, ligamento espiral e estria vascular. **B,** Células contendo estereocílios ao longo da superfície apical são conectadas pelas conexões de ponta. O gradiente de potássio é essencial para permitir a despolarização das células ciliadas seguindo o influxo de íons de potássio em resposta a vibrações mecânicas da membrana basilar, deflexão dos estereocílios, deslocamento das conexões de ponta e abertura de canais de potássio fechados. A despolarização resulta no influxo de cálcio através de canais ao longo da membrana basolateral das células ciliadas, o que provoca degranulação de vesículas neurotransmissoras nos terminais sinápticos e propaga uma ação potencial ao longo do nervo auditivo. As proteínas de junção comunicante entre as células ciliadas (canais de potássio, amarelo) e células de suporte epiteliais (canais de conexina, vermelho) permitem que o fluxo de íons de potássio volte para a estria vascular, onde eles são bombeados de volta para a endolinfa. (De Willems PJ. Genetic causes of hearing loss. *N Engl J Med* 2000;342[15]:1101-1109.)

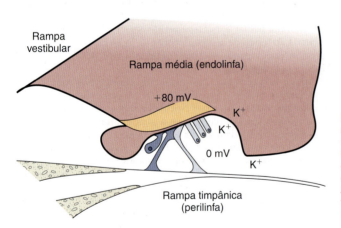

FIGURA 59-5. Esquema mostrando o ambiente eletroquímico da cóclea. A rampa vestibular e a rampa timpânica são preenchidas com perilinfa, que tem uma baixa concentração de potássio. A rampa média é preenchida com endolinfa, a qual tem uma alta concentração de potássio. A composição única de eletrólitos da rampa média estabelece um grande gradiente eletroquímico, chamado de potencial endococlear, de cerca de + 80 mV em relação à perilinfa. A manutenção de um gradiente eletroquímico tão grande é realizada pela estria vascular. (De Geisler CD. *From sound to synapse: physiology of the mammalian ear.* New York: Oxford University Press; 1998:85.)

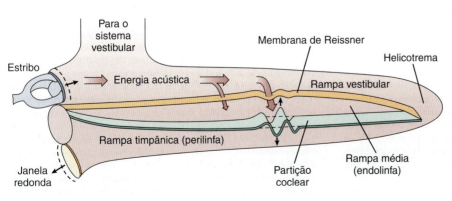

FIGURA 59-6. Esquema mostrando a propagação do som na cóclea. Conforme a energia sonora viaja através das orelhas externa e média, ela provoca a vibração da platina do estribo. A vibração da platina do estribo resulta em uma onda de compressão no líquido da orelha interna. Como a pressão na rampa vestibular é maior do que aquela na rampa timpânica, isso estabelece um gradiente de pressão que provoca a vibração da partição coclear como uma onda viajante. Como a membrana basilar varia em rigidez e massa ao longo de seu comprimento, ela é capaz de atuar como uma série de filtros que respondem a frequências sonoras específicas em locais específicos ao longo de seu comprimento. (De Geisler CD. *From sound to synapse: physiology of the mammalian ear.* New York: Oxford University Press; 1998:51.)

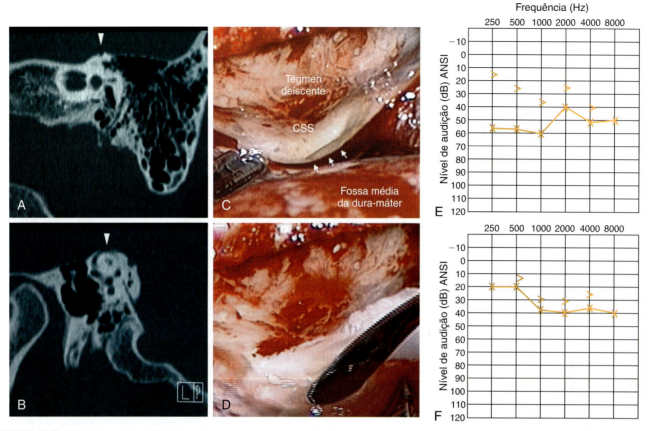

FIGURA 59-7. Alterações na impedância da orelha interna por causa da deiscência do canal superior estão associadas a presença de um diferencial aéreo-ósseo em testes audiométricos. **A** a **F**, Imagens clínicas de uma mulher de 28 anos com autofonia e perda auditiva, além de ocilopsia e tontura induzida por som e pressão. A síndrome de deiscência do canal semicircular superior (SDCSS) foi diagnosticada do lado esquerdo. **A** e **B**, Imagens de tomografia computadorizada do osso temporal com incidência pelo método de Stenver (perpendicular ao canal superior, **A**) e Pöschl (paralelo ao canal superior, **B**) vistas da orelha esquerda, mostrando uma deiscência de 4 mm (cabeça da seta). **C** e **D**, Imagens intraoperatorias de SDCSS esquerda durante craniotomia da fossa média e retração dural. Note o labirinto membranoso do canal superior exposto e o tégmen deiscente circundante em **C** que se correlaciona com a radiologia em **A** e **B**. A correção da SDCSS esquerda com cera óssea é mostrada em **D**. A fáscia temporal e um enxerto de fragmento ósseo da calota craniana também foram utilizados para reconstruir o assoalho deiscente da fossa média. Audiograma pré-operatório (**E**) e audiograma pós-correção de SDCSS (**F**) demonstrando o fechamento do diferencial aéreo-ósseo associado a SDCSS. CSS, canal semicircular superior. ANSI, American National Standards Institute. (Adaptado de Watters KF, Rosowski JJ, Sauter T, Lee DJ. Superior semicircular canal dehiscence presenting as postpartum vertigo. *Otol Neurotol* 2006;27[6]:756-768.)

no aqueduto vestibular alargado e em outras malformações da orelha interna.[26-28]

Conforme a partição é defletida em resposta à onda de compressão iniciada pelo estribo, ela causa uma força de cisalhamento entre os estereocílios das células ciliadas e a membrana tectória. Isso causa uma deflexão dos estereocílios das células ciliadas, que estão dispostos em fileiras organizadas por altura (Fig. 59-4, B). As pontas destes estereocílios são conectadas, de uma fileira para a seguinte, por filamentos elásticos chamados de *conexões de ponta*.[29] Acredita-se que, quando da deflexão dos estereocíclios na direção das fileiras mais altas, isso provoque o esticamento das conexões de ponta. O esticamento das conexões de ponta provoca, então, a abertura dos canais catiônicos sensíveis à extensão localizados nos estereocílios (Fig. 59-8). Como há um grande gradiente eletroquímico através da superfície apical das células ciliadas, com um grande potencial endococlear positivo de um lado e um grande potencial intracelular negativo no outro lado, a abertura destes canais catiônicos sensíveis à extensão dos estereocílios provoca grande entrada de corrente catiônica, que leva à despolarização das células ciliadas. Conforme os estereocílios sofrem deflexão para o lado oposto às fileiras mais altas, as conexões de ponta relaxam e, assim, diminui a probabilidade de abertura do canal iônico. Isso leva à uma hiperpolarização das células ciliadas.[30-32] É importante perceber que a relação entre o grau de deflexão dos estereocílios e a despolarização/hiperpolarização das células ciliadas não é simétrica nem linear. Na verdade, a deflexão na direção da despolarização provoca uma resposta maior do que a deflexão na direção da hiperpolarização (Fig. 59-9).[30] A deflexão dos estereocílios das células ciliadas e a despolarização ou hiperpolarização das células ciliadas disso resultante representam importante passo no processo de transdução do sinal da célula ciliada por converterem um sinal *mecânico* (onda em líquido da orelha interna) em um sinal *eletroquímico*. Mais recentemente, foi demonstrado que as proteínas transmembrana similares aos canais 1 e 2 (TMC1 e TMC2) têm atuação fundamental no processo de mecanotransdução.[33]

Como o potássio é o cátion em maior concentração na endolinfa, acredita-se que o potássio circulante tenha papel importante no desencadeamento do processo de transdução do sinal nas células ciliadas. Uma vez as células ciliadas internas despolarizadas, canais de cálcio dependentes de voltagem se abrem.[34] Estes canais de cálcio estão agrupados em diversos *hot spots* ao longo da superfície basolateral das células ciliadas internas, onde ocorrem contatos sinápticos com fibras nervosas auditivas primárias.[35] A corrente de cálcio mediada por esses canais iônicos dependentes de voltagem é importante por desencadear a liberação de neurotransmissores através de sinapses, provocando a ativação de fibras nervosas auditivas. O neurotransmissor envolvido nesse processo não foi identificado de modo conclusivo, mas parece ser uma molécula estreitamente relacionada com o glutamato.[36]

Diferentemente de uma célula ciliada interna, uma célula ciliada externa pode mudar seu comprimento em respostas a

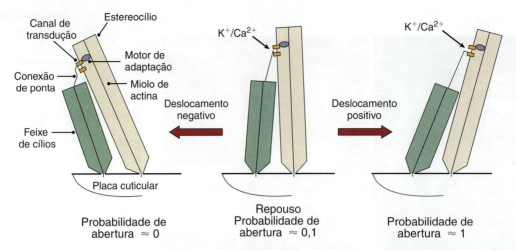

FIGURA 59-8. Esquema mostrando o papel das ligações de ponta na transdução do sinal de células ciliadas. Acredita-se que, conforme os estereocílios sejam defletidos na direção das fileiras mais altas, causem o estiramento das ligações de ponta. Assim, o estiramento das ligações de ponta causa a abertura dos canais catiônicos sensíveis ao estiramento localizados nos estereocílios e provoca um grande influxo de corrente catiônica, que leva à despolarização das células ciliadas. Conforme os estereocílios são defletidos para a direção oposta às fileiras mais altas, causam o relaxamento das conexões de ponta, o que diminui a probabilidade de abertura dos canais iônicos e leva à hiperpolarização das células ciliadas. (De Gillespie PG. Molecular machinery of auditory and vestibular transduction. *Curr Opin Neurobiol* 1995;5[4]:449-455.)

mudanças de voltagem: ela se contrai com a despolarização e se alonga com a hiperpolarização.[37] O "motor molecular" associado a respostas rápidas no comprimento das células ciliadas externas é uma proteína integral de membrana dependente de voltagem chamada de *prestina*.[38] Acredita-se que a mudança no comprimento das células ciliadas externas em resposta a mudanças de voltagem aumente a energia do movimento da membrana basilar através de um esquema mecânico de retroalimentação. A célula ciliada externa age com um "amplificador" coclear que aumenta os sinais transmitidos para a orelha interna por vibração do estribo.[39] A importância da prestina na audição é, além disso, sustentada pela descoberta de que, nos animais em que a prestina foi completamente extraída ou alterada, a sensibilidade auditiva e a seletividade de frequências estão prejudicadas.[40,41]

Como regiões diferentes da membrana basilar são tonotopicamente sintonizadas a frequências específicas, e como as células ciliadas ficam por cima da membrana basilar, presume-se que as células ciliadas de regiões diferentes são também tonotopicamente sintonizadas a frequências específicas. De fato, as curvas de sintonização de frequência para ambas as células ciliadas externas e internas foram registradas em cobaias em resposta a várias frequências. As células ciliadas de diferentes regiões ao longo da membrana basilar são também tonotopicamente sintonizadas a frequências específicas que correspondem a organização tonotópica da membrana basilar (Fig. 59-10).[42] A frequência à qual uma célula ciliada é mais sensível é chamada de *frequência característica*. Como veremos rapidamente, essa organização tonotópica é essencial para o processamento de informação auditiva e preservada através de toda a via auditiva.

NERVO AUDITIVO

Uma vez a vibração mecânica da partição coclear transduzida em sinais eletroquímicos por células ciliadas, a informação transportada por estes sinais é propagada pelas fibras nervosas aferentes no encéfalo, onde se processa a informação cessada. Esses neurônios auditivos aferentes são naturalmente bipolares e mandam processos periféricos para estabelecer contato com células ciliadas, enquanto enviam projeções centrais para o tronco encefálico auditivo. Seus corpos celulares, também conhecidos como *células do gânglio espiral*, estão localizados no canal de Rosenthal. Os humanos têm aproximadamente 30.000 células do gânglio espiral,[43] que são de dois tipos: as *células do tipo I do gânglio espiral* são mielinizadas e contabilizam aproximadamente 90% de todas as células do gânglio espiral. Cada uma destas células do tipo I manda um único processo periférico para fazer uma única sinapse com apenas uma célula ciliada interna.[44,45] Por outro lado, as *células do tipo*

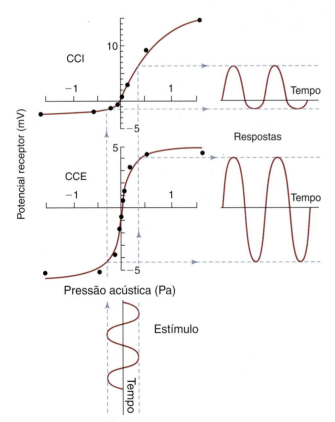

FIGURA 59-9. Geração de potenciais receptores numa célula ciliada interna (CCI, *painel superior*) e numa célula ciliada externa (CCE, *painel inferior*) em resposta a um estímulo sonoro de 84 dB de nível de pressão sonora. O estímulo sonoro muda o potencial receptor de acordo com a curva entrada/saída de cada tipo de célula ciliada (*esquerda*). Note que as curvas de entrada/saída para ambos os tipos de células ciliadas são não lineares. (De Russell IJ, Cody AR, Richardson GP. The responses of inner and outer hair cells in the basal turn of the guinea-pig cochlea and in the mouse cochlea grown in vitro. *Hear Res* 1986;22:199-216.)

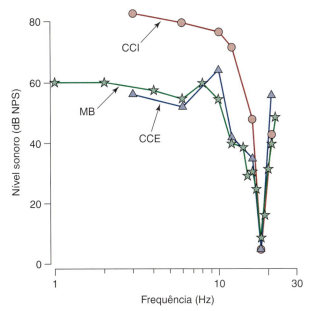

FIGURA 59-10. Curvas de ajuste da membrana basilar (MB), de células ciliadas internas (CCI) e de células ciliadas externas (CCE) na localização basal da cóclea de cobaia. A curva de ajuste representa o nível de pressão sonora (NPS) requerido para produzir um nível fixo de resposta em um dado local ao longo da partição coclear. O nível de som requerido é mais baixo quando o estímulo sonoro está em sua frequência característica. As curvas de ajuste para membrana basilar e células ciliadas interna e externa em um mesmo ponto da partição coclear são bem similares (frequência característica similar). (De Russell IJ, Kossl M, Murugasu E. A comparison between tone-evoked voltage responses of hair cells and basilar membrane displacements recorded in the basal turn of the guinea pig cochlea. In Manley GA, et al, eds: *Advances in hearing research*. Singapore: World Scientific; 1995:136-144.)

II do gânglio espiral são não mielinizadas e contabilizam aproximadamente 10% de todas as células do gânglio espiral. Cada uma destas células do tipo II requer um processo periférico que faz sinapses com múltiplas células ciliadas externas. Portanto, cada célula ciliada interna faz sinapses com múltiplas células do tipo I do gânglio espiral, enquanto cada célula do tipo II do gânglio espiral faz sinapses com várias células ciliadas externas.

Através de registros eletrofisiológicos feitos com cobaias e com gatos, demonstrou-se que essas células do tipo I do gânglio espiral podem disparar espontaneamente.[46,47] Acredita-se que a atividade espontânea destas células do tipo I seja mediada por neurotransmissores liberados pelas células ciliadas internas, e essa atividade se encerra se houver uma redução nos níveis perilinfáticos de cálcio, o que é fundamental para a liberação de neurotransmissores.[48] Quando a taxa de descarga espontânea de diferentes células do tipo I do gânglio espiral foi examinada, descobriu-se que as células do tipo I têm taxas de disparo espontâneo muito diferentes (Fig. 59-11). Na verdade, a taxa de disparo espontâneo pode ser utilizada para agrupar as células de tipo I do gânglio espiral em três categorias: aquelas com atividade *espontânea alta* (> 18 disparos/s), aquelas com atividade *espontânea média* (0,5 a 18 disparos/s) e aquelas com atividade *espontânea baixa* (< 0,5 disparos/s).[49] A diferença na taxa de disparo espontâneo das células de tipo I do gânglio espiral é provavelmente relacionada com o diâmetro do axônio terminal: neurônios altamente espontâneos têm diâmetros maiores e os neurônios com baixa espontaneidade têm um diâmetro menor.[50] Conforme a pressão sonora aumenta para além de um certo nível, os neurônios aferentes começam a disparar em uma taxa mais alta do que a taxa espontânea; esse NPS é chamado de *limiar*. Geralmente, há uma relação monotônica entre a taxa de disparo dos neurônios aferentes e a pressão sonora, de forma que os neurônios disparam em uma taxa mais alta conforme a pressão sonora aumenta.[51] No entanto, tal relação não é linear, uma vez que, conforme a pressão sonora aumenta para além de um certo nível, a taxa de disparo dos neurônios aferentes começa a saturar. A diferença entre as pressões sonora no limiar e na saturação é chamada de *gama dinâmica* do neurônio aferente. Foi demonstrado que o limiar, a saturação e a gama dinâmica de neurônios aferentes das variadas taxas de espontaneidade são diferentes, e os neurônios de alta espontaneidade têm limiar e níveis de saturação de pressão sonora mais baixos que os neurônios de baixa espontaneidade (Fig. 59-12). Os neurônios de baixa espontaneidade também têm uma gama dinâmica maior.[52,53] Essas descobertas levam à conclusão de que os neurônios de alta espontaneidade são importantes para detectar sons de baixo nível, dado seu baixo limiar. Já os neurônios de baixa espontaneidade são importantes para sinalizar amplitudes em sons de altos níveis, dada sua vasta gama dinâmica.

Os neurônios auditivos aferentes são também tonotopicamente sintonizados, de modo similar à membrana basilar e às células ciliadas. De fato, as curvas de sintonia de membrana basilar, célula ciliada e neurônio aferente dividem diversos atributos similares. Em um dado ponto ao longo da partição coclear, a membrana basilar, as células ciliadas e os neurônios aferentes têm a mesma

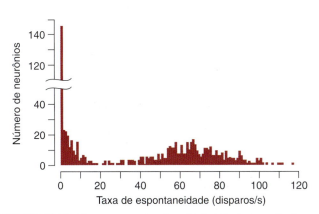

FIGURA 59-11. Histograma mostrando a distribuição das taxas de disparo espontâneo registradas para diversos neurônios aferentes do tipo I em gatos. A taxa de descarga espontânea pode ser utilizada para agrupar as células do tipo I do gânglio espiral em três categorias: altamente espontâneas (> 18 disparos/s), de espontaneidade média (0,5 a 18 disparos/s) e de baixa espontaneidade (< 0,5 disparos/s). (De Liberman MC. Auditory-nerve response from cats raised in a low-noise chamber. *J Acoust Soc Am* 1978;63[2]:442-455.)

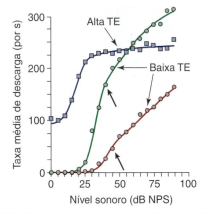

FIGURA 59-12. Resposta de três neurônios auditivos primários a tons de frequência característica com variados níveis de pressão sonora (NPS) em cobaias. O único neurônio com uma taxa de alta espontaneidade (TE) mostra um limiar baixo e pequena gama dinâmica. Por outro lado, os dois neurônios com baixa espontaneidade exibem limiares mais altos e grandes gamas dinâmicas. (De Müller M, Robertson D. Shapes of rate-versus-level functions of primary auditory nerve fibres: test of the basilar membrane mechanical hypothesis. *Hear Res* 1991;57[1]:71-78.)

frequência característica. Portanto, conforme o estímulo sonoro entra na cóclea, seus componentes de frequência são analisados pela membrana basilar como numa série de filtros. Essa informação de frequência é preservada através das células ciliadas e dos neurônios auditivos aferentes, sendo transmitida ao sistema nervoso central.

Vale lembrar que o limiar de pressão sonora para os neurônios auditivos pode ser tão baixo quanto −10 dB NPS, que equivale a 7 m Pa.[54] Essa pressão sonora é tão baixa que produz uma vibração da cadeia ossicular da ordem de 1/1.000, o diâmetro de um átomo de hidrogênio (~10^{-13} m). O fato de uma pressão sonora tão baixa poder ser prontamente detectada demonstra a incrível eficiência do sistema auditivo de mamíferos.

TRONCO ENCEFÁLICO AUDITIVO E MESENCÉFALO
NÚCLEO COCLEAR

O nervo auditivo viaja ao longo do curso do meato acústico interno para terminar nos neurônios de segunda ordem do sistema auditivo, localizados no núcleo coclear. O núcleo coclear é o primeiro posto essencial de retransmissão para todas as informações auditivas ascendentes que se originam na orelha e está localizado na junção pontomedular do tronco encefálico dorsolateral em humanos (Fig. 59-13). O núcleo coclear contém certo número de tipos celulares, e cada um tem características somáticas e dendríticas únicas.[55,56] Esses tipos de células apresentam propriedades de resposta a estimulação auditiva variadas[57-61] e projetam-se para diferentes alvos.[62-64] A distribuição destes tipos celulares subdivide o núcleo coclear em três subdivisões principais: o *núcleo coclear dorsal*, o *núcleo coclear anteroventral* e o *núcleo coclear posteroventral*. Cada subdivisão tem uma população restrita de tipos celulares. Os neurônios de segunda ordem do núcleo coclear estão organizados tonotopicamente. Assim, a representação espacial de informação com frequência específica na cóclea é preservada no núcleo coclear.[65] As lâminas de isofrequência, camadas de neurônios que têm a mesma frequência característica, são distribuídas do sentido dorsal para o ventral através da subdivisão principal de cada núcleo coclear, ocorrendo também em núcleos auditivos superiores.[66]

Sinais de nervos auditivos conduzem vários tipos celulares em diferentes subdivisões do núcleo coclear e, por sua vez, cada tipo celular projeta-se centralmente para diferentes alvos no complexo olivar superior (COS), núcleos do lemnisco lateral e colículo inferior. Como indivíduos com audição normal usam ambas as orelhas, a localização de fonte sonora é realizada por processamento neural no tronco encefálico auditivo de indicações de intensidade e tempo oriundas de cada uma das orelhas. As características temporal e espectral do som originadas na orelha são processadas no núcleo coclear, e o núcleo coclear é a origem de vias paralelas. Essas vias projetam-se para o tronco encefálico auditivo, o mesencéfalo e o córtex, integrando informação vinda das orelhas para determinar *identidade*, *intensidade* e *localização* da fonte sonora.

O núcleo coclear ventral contém certo número de diferentes tipos de células: as esféricas densamente agrupadas são encontradas principalmente no núcleo coclear anteroventral (rostral); as densamente agrupadas globulares e multipolares, encontradas centralmente; e as chamadas "células-polvo", posteriormente (caudal). Ambos os tipos globulares e esféricos de células densamente agrupadas recebem grandes terminações auditivas com várias especializações sinápticas (bulbos terminais de Held). Esse contato extensivo possibilita aos neurônios de segunda ordem (células densamente agrupadas) ter respostas similares a respostas primárias dos potenciais de ação do nervo auditivo, preservando ambas as informações temporal e espectral enviadas para os núcleos do tronco encefálico auditivo superior, o tálamo e o córtex auditivo. Os bulbos terminais de Held são vulneráveis à privação sensorial, e a surdez congênita está associada a mudanças inequívocas nessas grandes terminações sinápticas. Especificamente, a densidade pós-sináptica é maior e dismórfica em animais surdos comparados com os controles com audição normal,[67,68] e essas mudanças podem ser reversíveis com estimulação elétrica usando-se um implante coclear.[69]

Do núcleo coclear, três tratos fibrosos projetam informação auditiva para o colículo inferior contralateral: a *estria dorsal*, também chamada de *estria de Mônaco*; a *estria intermediária*, também conhecida como *estria de Held*; e a *estria ventral*, também denominada *corpo trapezoide*. Esses tratos fibrosos formam coletivamente o lemnisco lateral. Algumas fibras dos núcleos cocleares não cruzam a linha mediana. Ao contrário, projetam-se no colículo inferior ipsilateral. Conexões também existem entre núcleos cocleares em

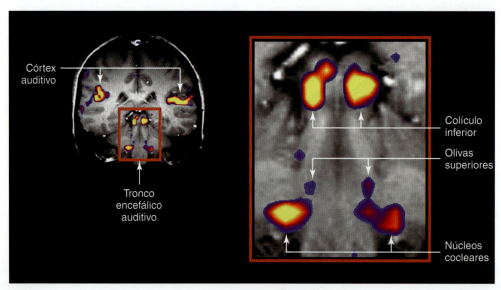

FIGURA 59-13. Imagem de ressonância magnética funcional de vias ascendentes de processamento auditivo do tronco encefálico auditivo para o córtex auditivo. Esta figura demonstra a ativação dos núcleos cocleares (vistos como áreas de ativação na junção pontomedular do tronco encefálico dorsolateral de modo bilateral), olivas superiores, colículo inferior e córtex auditivo durante estimulação acústica bilateral em um adulto com audição normal. NA, nervo auditivo; NC, nervo craniano; OCM, olivococlear medial. (Adaptado de Hawley ML, Melcher JR, Fullerton BC. Effects of sound bandwidth on fMRI activation in human auditory brainstem nuclei. *Hear Res* 2005;204[1-2]:101-110.)

ambos os lados, representando bilateralmente as conexões mais periféricas entre vias auditivas,[70] embora a função destas conexões não seja bem entendida.

COMPLEXO OLIVAR SUPERIOR

O complexo olivar superior (COS) está localizado medialmente ao núcleo coclear na porção caudal da ponte. Ele contém três núcleos principais: a oliva superior medial (OSM), a oliva superior lateral (OSL) e o núcleo do corpo trapezoide. O COS funciona como uma estação de retransmissão de informação auditiva proveniente de ambas as orelhas, e parte dos tratos fibrosos do núcleo coclear emite colaterais para a oliva superior antes de formar o lemnisco lateral. As informações auditivas de ambos os núcleos cocleares são integradas no COS. Assim, essa região tem importante papel na localização da fonte sonora por analisar as diferenças de tempo interaural e de amplitude. Especificamente, a OSM recebe sinais das células densamente agrupadas de ambos os núcleos cocleares e é extremamente sensível a diferenças de tempo interaural. Por outro lado, o OSL responde a diferenças de amplitude interaural por integrar sinais excitatórios das células densamente agrupadas do núcleo coclear ipsilateral com sinais inibitórios do núcleo coclear contralateral.[71]

O processamento de informação auditiva de ambas as orelhas pelos núcleos do tronco encefálico não só permite a localização sonora, como também ajuda a melhorar a percepção auditiva por dois mecanismos adicionais, o efeito *squelch* binaural e a somação. O *efeito squelch binaural* indica a habilidade dos núcleos auditivos do tronco encefálico de aumentar a razão sinal-ruído do estímulo sonoro através do processamento de informação.[72] A *somação* refere-se ao fato de que o sinal sonoro recebido por ambas as orelhas é maior em amplitude (de 3 dB) do que o sinal recebido por uma única orelha.[73] Acredita-se que esse aumento no ruído percentual melhora a inteligibilidade da fala em ambiente ruidoso. O efeito *squelch* binaural e a somação, junto com o efeito de sombra da cabeça (veja o tópico anterior sobre orelha externa), são três mecanismos na audição binaural que aumentam a percepção auditiva.[74]

O COS também tem papel importante nas vias eferentes do sistema auditivo, que está discutido em "Sistema Auditivo Eferente".

LEMNISCO LATERAL

O lemnisco lateral é formado por três tratos fibrosos do núcleo coclear e um dos mais importantes tratos fibrosos na via auditiva. Em seu caminho para o colículo inferior contralateral, o lemnisco lateral envia múltiplos ramos. Alguns terminam no COS, outros seguem para os núcleos dorsal e ventral do lemnisco lateral.

COLÍCULO INFERIOR

O colículo inferior está localizado no tronco encefálico caudal ao colículo superior bem próximo a este. O colículo inferior, assim como o núcleo coclear, processa a informação com frequência específica ao longo de lâminas de isofrequência através da dimensão caudorrostral do núcleo central do colículo inferior (CCI).[75] O CCI recebe projeções diretamente do núcleo coclear e também recebe informação sobre diferenças de tempo interaural e amplitude de OSM e OSL. O colículo inferior também integra informação de fontes tanto auditivas quanto não auditivas. Estudos anatômicos e fisiológicos demonstram que o colículo inferior recebe sinais auditivos do lemnisco lateral, do núcleo coclear e do COS.[75,76] Além disso, ele recebe projeções dos sistemas somatossensorial,[77] visual e vestibular.[78] O colículo inferior processa a informação que recebe e manda fibras para o corpo geniculado medial do tálamo. O número de fibras que se projetam no colículo inferior para o corpo geniculado medial é de cerca de 250.000 – quase 10 vezes mais do que o número dos nervos auditivos.[79] Esse aumento no número de fibras nervosas no nível do colículo inferior indica a quantidade substancial de processamento do sinal que ocorre no sistema auditivo central.

TÁLAMO E CÓRTEX AUDITIVO

CORPO GENICULADO MEDIAL

O corpo geniculado medial é o centro de relé do tálamo auditivo que recebe informação auditiva do colículo inferior. Ele tem três divisões: ventral, dorsal e medial.[80] A *divisão ventral* do corpo geniculado medial projeta-se para o córtex auditivo primário, enquanto a *divisão dorsal* projeta-se para o córtex auditivo associativo. No entanto, o processamento auditivo realizado pelo corpo geniculado medial é consideravelmente influenciado por uma abundância de sinais oriundos do córtex auditivo, que tendem a exceder as projeções que recebem do mesencéfalo e do tronco encefálico inferior.[71] Acredita-se que o corpo geniculado medial tenha importante papel em localização de fonte sonora e processamento de comunicações vocais complexas, como a fala humana.

CÓRTEX AUDITIVO

A principal porção auditiva do córtex cerebral fica no lóbulo temporal, próximo à fissura silviana. Dois centros principais para o processamento auditivo nesta região são o córtex auditivo primário e o córtex auditivo associativo. O *córtex auditivo primário* está localizado na superfície superior do lóbulo temporal (giro de Heschl); é também conhecido como *área A1* e corresponde à área Brodmann 41. O *córtex auditivo associativo* é também conhecido como *área A2* e corresponde às áreas de Brodmann 22 e 42. Foi demonstrado que o córtex auditivo primário é sintonizado tonotopicamente, com altas frequências sendo representadas mais medialmente e baixas frequências, mais lateralmente.[81] O córtex auditivo primário está envolvido com a integração e o processamento de sinais auditivos complexos, o que inclui a compreensão de linguagem. O córtex auditivo associativo está localizado lateralmente ao córtex auditivo primário e é parte da área de recepção da linguagem conhecida como *área de Wernicke*. Os estudos de imagem funcional têm mostrado que o córtex auditivo associativo tem um papel importante na percepção da fala.[82,83] Além disso, os déficits de percepção foram encontrados, diferentemente dos indivíduos normais, quando uma interferência elétrica direta é aplicada ao córtex auditivo associativo,[84] o que reforça mais uma vez o papel integral que o córtex auditivo associativo desempenha na percepção da fala.

Além do córtex auditivo primário e do córtex auditivo associativo, a informação auditiva das estruturas subcorticais também se projeta para outras partes do encéfalo, como a tonsila, que é parte do sistema límbico.[85] Isso pode auxiliar a explicar por que sons como música podem evocar respostas emocionais fortes.

SISTEMA AUDITIVO EFERENTE

O tronco encefálico auditivo não só se projeta para centros superiores de processamento auditivo, como também fornece sinais eferentes para a orelha via dois sistemas descendentes principais, as vias do reflexo dos músculos da orelha média e as vias do reflexo olivococlear.

VIAS DO REFLEXO DOS MÚSCULOS DA ORELHA MÉDIA

O reflexo dos músculos da orelha média é outro sistema principal de retroalimentação para a periferia auditiva. As vias para o reflexo estapediano de um lado (lado ipsilateral) estão mostradas na Figura 59-14. Os músculos estapédio e tensor do tímpano são órgãos-alvo do reflexo dos músculos da orelha média e são inervados pelas fibras eferentes que se originam em neurônios motores em

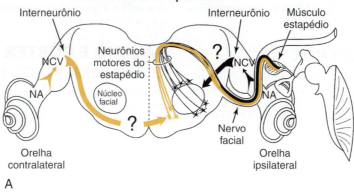

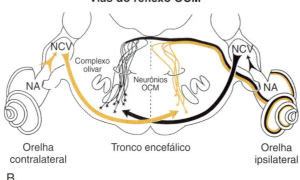

FIGURA 59-14. Vias auditivas eferentes. **A**, Diagrama de vias do reflexo estapediano. Apenas as vias que ativam a contração do músculo estapédio na orelha ipsilateral estão representadas. Ruído intenso, som de baixa frequência ou ruído de banda larga apresentados à orelha ipsilateral (*vias negras*) ou orelha contralateral (*vias douradas*) ou ambas as orelhas podem ativar a contração do músculo estapédio ipsilateral. Seguindo a transdução do sinal auditivo pelas células ciliadas da cóclea, o potencial de ação é propagado ao longo do nervo auditivo (NA) e ativa interneurônios não identificados localizados no núcleo ventral da cóclea (NCV). Interneurônios, tanto diretamente quanto indiretamente, projetam-se dos núcleos cocleares para os neurônios motores do estapédio (*setas negras e douradas*). Interneurônios do NCV ipsilateral ou contralateral fazem sinapse com neurônios motores do estapédio (*terminais negros e dourados*). Projeções eferentes motoras que se originam nos neurônios motores do estapédio terminam no músculo estapédio. **B**, Diagrama das vias do reflexo medial olivococlear (OCM) que se inicia como som na orelha e termina nas células ciliadas externas da cóclea. Apenas as vias de OCM para uma orelha, na cóclea ipsilateral, estão representadas. O som ativa as células ciliadas internas e externas do órgão de Corti, que dá origem a projeções para o NCV. Essas projeções fazem sinapse com os interneurônios das vias do OCM, e acredita-se que esses interneurônios sejam células multipolares encontradas no núcleo coclear posteroventral. Os interneurônios do reflexo OCM no NCV projetam-se através da linha mediana para terminar nos neurônios OCM contralateral (*seta negra grossa*). Esses neurônios OCM são chamados de ipsi-neurônios e projetam-se axônios de volta para as células ciliadas externas da orelha ipsilateral (*linhas pretas finas*). A via do reflexo OCM é também ativada pelo som contralateral para a orelha (*vias douradas*), que dá origem a projeções que cruzam a linha mediana para inervar neurônios OCM contralaterais (*estrelas*). Esses neurônios OCM projetam-se para as células ciliadas externas da orelha ipsilateral. (A, Adaptado de Lee DJ, de Venecia RK, Guinan JJ Jr, Brown MC. Central auditory pathways mediating the rat middle ear muscle reflexes. *Anat Rec A Discov Mol Cell Evol* Biol 2006;288:358-369. B, Adaptado de Brown MC, de Venecia RK, Guinan JJ Jr. Responses of medial olivocochlear neurons: specifying the central pathways of the medial olivocochlear reflex. *Exp Brain Res* 2003;153:491-498.)

volta e próximos dos núcleos dos nervos facial e trigêmeo, respectivamente. A ativação desta via neural resulta em contração dos músculos da orelha média em resposta a estímulos sonoros específicos. A contração dos músculos estapédio e tensor do tímpano exerce forças perpendiculares no estribo e no martelo, respectivamente, para aumentar a impedância da cadeia ossicular.[86] A via detalhada do arco reflexo estapediano é mostrada na Figura 59-14. O estímulo acústico apresentado para qualquer uma das orelhas ativa a contração do músculo estapédio em ambas as orelhas, de modo similar à resposta consensual pupilar à luz. O reflexo começa, portanto, como um sinal auditivo aferente da cóclea e é transmitido ao longo do nervo auditivo para o núcleo coclear. Interneurônios que não foram ainda identificados, mas devem estar localizados no núcleo coclear ventral,[87] projetam-se tanto diretamente quanto indiretamente dos núcleos cocleares para os neurônios motores do estapédio (Fig. 59-14), embora essas vias centrais não estejam ainda completamente compreendidas neste momento. Os neurônios motores do estapédio projetam-se para a orelha média através do nervo facial para inervar o músculo estapédio (nervo estapédio), que é ligado à parte posterior do pescoço do estribo. A contração endurece as superestruturas dos estribos e aumenta a impedância da orelha média.

As medidas de impedância acústica provaram que o estapédio é o primeiro músculo sensível ao som da orelha média.[88-90] Diferentemente de alguns modelos animais, em que o estapédio e o tensor do tímpano contraem-se em resposta ao som, o reflexo estapediano é a via dominante ativada pelo som em humanos.[90,91] Duas funções principais dos reflexos estapedianos foram propostas.

1) modulação da impedância da orelha média e atenuação da energia acústica que atinge a cóclea;[92-94] e 2) filtração *high-pass* de som de baixa frequência (ruído de fundo) para evitar o mascaramento de frequências de fala. A função da via dos reflexos dos músculos da orelha média parece ser de proteção; a contração dos músculos da orelha média resulta em atenuação do som dependente de frequência na presença de intenso estímulo acústico, um efeito que é mais pronunciado para frequências de sons baixos.[95,96] Essa atenuação de frequência específica dos reflexos dos músculos da orelha média sustenta a hipótese de que essa via reflexa preserva a informação de frequência de fala de ser mascarada por ruído de fundo intenso, que é tipicamente de

baixa frequência.[97-101] O músculo estapédio também se contrai em resposta à vocalização interna ou autogerada[99] e assim pode servir para evitar a autoestimulação.

Em oposição, registros eletromiográficos dos músculos tensores do tímpano mostraram atividade elétrica mínima em resposta à apresentação sonora.[102-104] Pacientes que têm o músculo estapédio imobilizado por paralisia facial ou cirurgia do estribo, mas função do tensor do tímpano intacta, não apresentam os reflexos dos músculos da orelha média.[105] Isso sustenta observações prévias de que o tensor do tímpano tem um papel menor na resposta reflexa dos músculos da orelha média a sons altos. A atividade mensurável do músculo tensor do tímpano parece estar associada a estímulos que causam uma reação de sobressalto.[95,101,106,107] Além da via reflexa auditiva, o sinal cortical pode também ajudar a modular respostas em ambos os músculos da orelha média.

O *tensor do tímpano* é um músculo delgado, com forma de pluma de aproximadamente 25 mm de comprimento que repousa em um canal ósseo acima da tuba auditiva.[89] Ele consiste em células musculares estriadas, curtas, organizadas em fibras paralelas. Tal organização possibilita considerável tensão com deslocamento mínimo.[89] O músculo origina-se da porção cartilaginosa da tuba auditiva e viaja perpendicularmente para se inserir no colo do manúbrio do martelo. Contrações musculares puxam o martelo para dentro e afinam a MT e os ossículos, aumentando a impedância acústica.[89]

O tensor do tímpano está separado da tuba auditiva por uma partição óssea. A razão precisa para isso não é clara, embora von Békésy[12] tenha sugerido que a partição evite que vibrações musculares interfiram na percepção sonora, agindo como um tipo de isolamento. Mais de um terço dos tendões do tensor do tímpano contém um tecido elástico que umedece os ossículos durante a estimulação excessiva e torna as trações musculares mais controláveis.[89] Em humanos, uma quantidade abundante de gordura também é encontrada no tensor do tímpano, porém o significado fisiológico disso é incerto.[89]

Uma densa concentração de fibras nervosas motoras e proprioceptivas no músculo é inervada pelo ramo mandibular do quinto nervo craniano, que viaja para o tensor do tímpano via gânglio ótico.[108,109] As fibras motoras formam uma rede extensa e rica no músculo; essas são mais finas que outros nervos musculares esqueléticos, mas têm axônios mais curtos. Assim, elas ainda garantem rápidas velocidades de condução.[108] Os sinais sensoriais provenientes do tensor do tímpano e do tecido conectivo circundante são mínimos. Portanto, a inervação aferente é puramente por estimulação acústica. Isso se opõe aos músculos extraocular ou mastigatório,[110] que têm rico abastecimento aferente. As regiões pós-sinápticas são menores, quando comparadas com fibras estapediais, e mostram menos atividade mitocondrial nas placas motoras terminais.[110]

O tensor do tímpano também parece responder a estímulos sonoros altos,[105] assim como a sinais não auditivos.[111] Os músculos da orelha média são anatomicamente antagônicos, mas trabalham sinergicamente para consolidar a cadeia ossicular. Enquanto isso, o estapédio endurece o estribo na janela oval da cóclea e o tensor do tímpano exerce forças no manúbrio do martelo, o que resulta em uma deflexão para dentro e um endurecimento da MT. O tensor do tímpano pode ter um papel protetor contra estímulos acústicos altos e evita a superestimulação por vocalização autogerada ou por deglutição.[105,111] Os vários circuitos que medeiam essas funções auditivas e não auditivas não estão totalmente compreendidos, embora se saiba que a ativação do reflexo do tensor do tímpano requeira neurônios motores do tensor do tímpano, o membro eferente comum deste circuito.[112-114] No entanto, os interneurônios no tronco encefálico que se projetam para os neurônios motores do tensor do tímpano não foram identificados, e as fontes não auditivas que fornecem sinal para os neurônios motores do tensor do tímpano são desconhecidas.

A função do músculo tensor do tímpano em humanos está longe de ser compreendida, embora muitas teorias tenham sido desenvolvidas, as quais atribuem papéis auditivo e não auditivo a tal músculo.

A pesquisa contínua da fisiologia do tensor do tímpano ajuda a compreender este músculo elusivo com mais detalhes.

VIAS DE REFLEXO DO OLIVOCOCLEAR

As duas vias eferentes do olivococlear (OC) são as vias medial e lateral. As fibras do olivococlear medial (OCM) originam-se da porção média do COS e viajam ao longo do nervo vestibular para a cóclea para inervar as células ciliadas externas. Já as fibras do olivococlear lateral (OCL) originam-se da porção lateral de COS e viajam ao longo do nervo vestibular para a cóclea para inervar os nervos auditivos sob as células ciliadas internas.[115] As fibras OCM são grandes e mielinizadas, enquanto as fibras de OCL são finas e não mielinizadas.[116] Portanto, as vias OCM são bem melhor compreendidas que a via OCL, pois é muito mais fácil de realizar registros eletrofisiológicos em fibras mielinizadas.

Ambos os neurônios OCM e OCL recebem sinais auditivos do núcleo coclear. Os neurônios OCM são mais sensíveis a informação sonora de baixa frequência, enquanto neurônios OCL são mais receptivos a informação de alta frequência. O reflexo OCM ipsilateral é mostrado na Figura 59-14 e envolve várias vias: 1) o som ativa as fibras auditivas aferentes, que inervam os interneurônios no núcleo coclear posteroventral ipsilateral; 2) os interneurônios do núcleo coclear inervam os neurônios OCM contralaterais; e 3) os neurônios OCM contralaterais mandam fibras para a cóclea ipsilateral, que completa a via.[117] Registros eletrofisiológicos dos neurônios de OCM revelam que estes neurônios são altamente sintonizados e são tonotopicamente organizados, de modo similar à membrana basilar e aos nervos auditivos.[118,119] Na verdade, a sintonização tonotópica dos neurônios OCM segue de volta para a cóclea, e os neurônios OCM inervam a região da cóclea com frequência característica similar.[118-120]

A função principal da via OCM é diminuir as respostas cocleares, por reduzir o ganho do amplificador coclear. Os neurônios OCM alcançam esse efeito por causarem hiperpolarização das células ciliadas externas através de uma via mediada por acetilcolina.[121,122] A diminuição de ganho do amplificador coclear quando há estimulação OCM é evidenciada pelo nível elevado de som requerido para ativação do nervo auditivo (nível de mudança) e pelo embotamento da curva de sintonia na frequência característica.[123,124] Curiosamente, quando há ruído de fundo, a via OCM pode, na verdade, aumentar as respostas auditivas a sons efêmeros.[125-127] Acreditava-se que a via OCM diminuísse as respostas auditivas ao ruído de fundo e, portanto, mais neurotransmissores seriam preservados para uso em resposta a sons efêmeros, um efeito conhecido como *mascaramento*.

As funções das vias eferentes de OC, especialmente a via OCM, são as de proteger as orelhas de traumatismo acústico e de descriminar sons efêmeros de ruído de fundo. Vários estudos sustentam a noção de que a via OCM proporciona proteção contra traumatismo acústico. Em um estudo de Maison e Liberman,[128] os sistemas OCM em diferentes animais são estudados utilizando emissões otoacústicas para classificá-las como fracas, medianas ou fortes. Assim, os animais foram sujeitos a traumatismo acústico. Descobriu-se que animais com sistemas OCM fracos sofriam os maiores danos em sua audição, enquanto aqueles com sistemas OCM fortes sofriam menos danos. Estudos com animais também corroboraram o importante papel que a via OCM tem na discriminação de sons efêmeros de ruídos de fundo. Foi descoberto que gatos com fibras OC cortadas têm uma performance ruim em tarefas que envolvem discriminação de formante e de intensidade de tons de alta frequência em ruído.[129,130] Mais uma vez, a função da via OCL permanece obscura neste momento.

RESUMO

O sistema auditivo confere aos humanos refinada sensibilidade de audição binaural para percepção de som e compreensão de fala. Ele é capaz de decifrar sinais acústicos complexos com considerável dinâmica e gama de frequências, processando-os de modo a serem compreensíveis para nós. Conforme o sinal acústico entra na orelha, ele é primeiro transformado em sinal mecânico pela orelha média, que tem atuação fundamental na compatibilização da impedância. Assim, esse sinal mecânico é transmitido para a orelha interna, onde seus componentes de frequência são analisados pela membrana basilar. O sinal, que é embutido na onda viajante da membrana basilar, transforma-se de novo em uma forma eletroquímica pelas células ciliadas. Esse sinal é, então, propagado pelos neurônios auditivos aferentes como ações potenciais para o tronco encefálico auditivo, o mesencéfalo, o tálamo e o córtex auditivo para processamento posterior. Além disso, para a via aferente, o sistema auditivo também tem duas vias eferentes principais que evitam superestimulação acústica e melhoram a discriminação de fala em ruído de fundo. Embora uma imagem clara dos mecanismos do sistema auditivo humano esteja começando a emergir, algumas perguntas permanecem sem respostas. O estudo contínuo em anatomia e fisiologia dos sistemas auditivos periférico e central utilizando modelos animais e pesquisa clínica ajudará a esclarecer os sofisticados mecanismos da audição humana.

AGRADECIMENTOS

Agradecemos ao Professor John J. Rosowski, PhD, do Department of Otology and Laryngology, da Harvard Medical School, por seus comentários em versões anteriores deste capítulo.

Para consultar a lista completa de referências, acesse www.expertconsult.com.

LEITURA SUGERIDA

Brown MC, Santos-Sacchi J: Audition. In Squire LF, editor: *Fundamental neuroscience*, Waltham, MA, 2008, Academic Press.
Dallos P, Popper AN, Fay RR, editors: *The cochlea*, 1996, Springer-Verlag.
Geisler CD: *From sound to synapse*, Oxford, UK, 1998, Oxford University Press.
Guinan JJ, Jr: Olivocochlear efferents: anatomy, physiology, function, and the measurement of efferent effects in humans. *Ear Hear* 27(6):589–607, 2006.
Kinsler LE, Frey AR: *Fundamentals of acoustics*, ed 2, Hoboken, NJ, 1962, John Wiley & Sons.
Merchant SN, Rosowski JJ: Conductive hearing loss caused by third-window lesions of the inner ear. *Otol Neurotol* 29(3):282–289, 2008.
Minor LB: Clinical manifestations of superior semicircular dehiscence. *Laryngoscope* 115(10):1717–1727, 2005.
Robles L, Ruggero MA: Mechanics of the mammalian cochlea. *Physiol Rev* 81(3):1305–1352, 2001.
von Békésy G: *Experiments in hearing*, 1960, McGraw-Hill.
Wever EG, Lawrence M: *Physiologic acoustics*, Princeton, NJ, 1954, Princeton University Press.

Anatomia do Sistema Vestibular

60

Anna Lysakowski

Pontos-chave

- O labirinto desenvolve-se a partir do placoide ótico, que se invagina para formar a depressão ótica cujas bordas se organizam a seguir para formar o otocisto ou a vesícula ótica.
- Os canais verticais apresentam uma inclinação de 45° com relação ao plano sagital, e o canal horizontal é inclinado anterossuperiormente em um ângulo de aproximadamente 30° com relação ao plano horizontal.
- O gânglio vestibular (gânglio de Scarpa) compõe-se de duas partes: o gânglio superior e o gânglio inferior. O primeiro dá origem aos nervos que inervam as cristas superior (anterior) e horizontal e a mácula utricular; o segundo origina os nervos que inervam a crista posterior e a mácula sacular.
- A irrigação sanguínea do labirinto vestibular é provida pela artéria labiríntica, a qual se divide em dois ramos: a artéria vestibular anterior, que irriga as ampolas superior e horizontal e o utrículo, e a artéria coclear comum, que se divide na artéria coclear propriamente dita e a artéria vestibulococlear; esta última bifurca-se em um ramo coclear e na artéria vestibular posterior que irriga a ampola do canal posterior e o sáculo.
- As células ciliadas vestibulares estão aninhadas em uma matriz de células de sustentação com as quais formam junções oclusivas que dividem o labirinto em compartimentos endolinfático e perilinfático.
- As células ciliadas vestibulares apresentam várias fileiras de estereocílios cheios de actina, dispostos em ordem crescente de tamanho e ancorados numa camada cuticular da superfície apical, e um único cinocílio, o qual determina a polarização morfológica da célula ciliada.
- As células ciliadas mantêm contatos sinápticos com seus aferentes por meio de fitas sinápticas. Os três tipos de fibras aferentes vestibulares são aferentes em cálice que contêm uma ou várias células ciliadas de tipo I, aferentes em botão que fazem sinapses com células ciliadas de tipo II e aferentes dimórficos que estabelecem contatos sinápticos com os dois tipos de células. As fibras eferentes fazem contato com as aferentes e as células ciliadas de tipo II.
- As fibras aferentes em cálice encontram-se na região central (estriolar) da crista (mácula). As fibras aferentes em botão encontram-se na região periférica (extraestriolar) da crista (mácula). As fibras aferentes dimórficas estão disseminadas no epitélio sensorial.
- Os núcleos vestibulares são divididos em quatro partes principais – núcleos vestibulares superior, medial, lateral e inferior – e subdividem-se depois em diversos pequenos agrupamentos de células.
- As fibras aferentes vestibulares formam dois ramos nos núcleos vestibulares: um ramo rostral, que se projeta para a parte rostral dos núcleos superior e medial e o cerebelo; e um ramo caudal, que se projeta para os núcleos vestibulares inferior e medial e a região ventrolateral do núcleo vestibular lateral. As fibras aferentes saculares projetam-se para o grupo y.
- Os núcleos vestibulares superior e medial têm projeções para o complexo oculomotor e estão envolvidos no reflexo vestíbulo-ocular. Os núcleos vestibulares medial e inferior também se projetam para o trato vestibuloespinal medial que inerva o fascículo longitudinal medial. Este último trato projeta-se para os músculos oculomotores e músculos do pescoço para promover os reflexos vestibulocólicos ou vestíbulo-oculocervicais.
- O núcleo vestibular lateral contém células gigantes de Deiters. Esse núcleo projeta axônios para o trato vestibuloespinal que se organiza somatotopicamente. Deste, células de tamanho médio projetam-se para células do corno ventral da medula espinal cervical e as células maiores projetam-se para a medula espinal lombar.

O *sistema vestibular* é o sistema responsável pela estabilidade e pelo equilíbrio. Compõe-se de cinco órgãos sensoriais distintos: três canais semicirculares sensíveis a acelerações angulares ou rotações e dois órgãos otolíticos sensíveis a acelerações lineares, como o deslocamento em um veículo ou em um elevador. O presente capítulo descreve as bases anatômicas dessas funções.

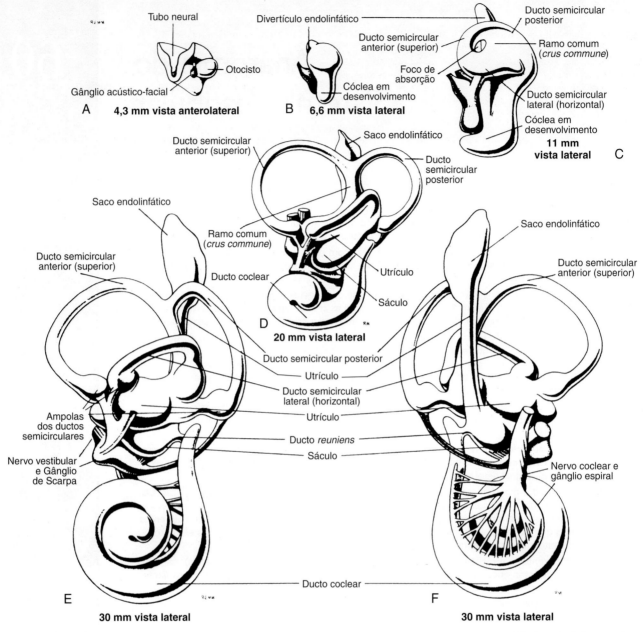

FIGURA 60-1. Desenvolvimento do aparelho vestibular em humanos; as idades são aproximadas. **A**, Embrião de 4,3 mm (23 dias). **B**, Embrião de 6,6 mm (30 dias). **C**, Embrião de 11 mm (41 dias). **D**, Embrião de 20 mm (50 dias). **E** e **F**, Embrião de 30 mm (56 dias). (Adaptado de Willams PL, Warwick R, *Gray's anatomy*, ed 36. Philadelphia: Saunders; 1980)

Os *canais semicirculares* estão organizados num conjunto de três sensores ortogonais – ou seja, cada canal forma ângulos aproximadamente retos com os outros dois (Fig. 60-1) e cada canal apresenta sensibilidade máxima para as rotações em seu próprio plano. O resultado desta organização é que os três canais podem de maneira única especificar a direção e a amplitude de cada rotação aleatória da cabeça. Cada um dos canais age como um acelerômetro integrativo. O estímulo necessário ao canal é uma aceleração angular, mas o sinal contido no disparo da fibra nervosa aferente relaciona-se mais com a velocidade angular. Finalmente, os canais são organizados em pares funcionais cujos dois membros ficam no mesmo plano. Qualquer rotação neste plano excita um dos membros do par e inibe o outro. Ainda que os dois canais horizontais formem um par funcional no sistema horizontal, a situação é mais complexa no sistema vertical. Nele, o canal anterior de um lado é paralelo no mesmo plano ao canal posterior do lado oposto (p. ex., o canal anterior direito e o canal posterior esquerdo formam um par funcional).

Devido ao fato de as fibras vestibulares aferentes primárias apresentarem uma taxa de disparos em repouso considerável (60 a 80 impulsos/segundo nos mamíferos), cada canal consegue reagir tanto a rotações na sua direção excitatória, *aumentando* sua taxa de disparos, quanto na sua direção inibitória, *reduzindo* sua taxa de disparos. Isto explica por que um funcionamento razoável é conservado mesmo após a perda de um dos labirintos.

O sistema vestibular é a base de muitos reflexos fundamentais. O reflexo vestibulocólico, por exemplo, é responsável pela estabilização da cabeça. Já o reflexo vestibuloespinal controla a postura ereta. Por fim, o reflexo vestíbulo-ocular é responsável pela estabilização da imagem na retina. Este último, o reflexo vestíbulo-ocular, foi muito mais estudado do que os outros e está mais bem entendido. Tal reflexo está na base da maior parte dos testes clínicos (p. ex., provas calóricas e testes rotatórios). Ver Capítulos 81 e 82 para aplicações clínicas.

O presente capítulo descreve a anatomia do reflexo vestíbulo-ocular com bastantes pormenores, porém sem explorar todos os aspectos possíveis. Muitos dos detalhes fornecidos foram obtidos a partir de experimentos em espécies animais, principalmente em gatos e macacos. No entanto, estas informações são aplicáveis ao ser humano, já que o sistema vestibular modificou-se muito pouco ao longo da evolução dos vertebrados.

EMBRIOLOGIA DO APARELHO VESTIBULAR

O desenvolvimento da orelha interna é um processo complexo que começa no início da quarta semana e completa-se ao redor de 25 semanas de idade gestacional. O aparelho vestibular alcança nesse momento sua forma e seu tamanho adultos. Segue uma breve descrição deste processo de desenvolvimento no embrião humano, sendo que outros detalhes podem ser encontrados nas referências fornecidas ao final do capítulo.[1-4] Descrições excelentes dos aspectos moleculares do desenvolvimento podem ser encontradas nas revisões de Wu e Kelley[5] e Fukui e Raphael[6] que discutem também estes aspectos moleculares quanto à potencial regeneração das células ciliadas.

Quando o embrião humano alcança o estádio de sete somitos (aproximadamente 22 dias), o ectoderma superficial que recobre o futuro local da orelha interna mais ou menos ao nível do primeiro somito occipital torna-se mais espesso para formar o *placoide ótico*, o qual se invagina para dentro do mesênquima para formar uma *depressão ótica*. Perto do 30º dia, as bordas da depressão ótica organizam-se e formam *vesícula ótica* ou *otocisto* (Fig. 60-1, A). Paralelamente, ao redor da quarta semana, uma parte da crista neural migra para as proximidades da vesícula ótica e torna-se o gânglio acústico facial. Logo, o gânglio geniculado afasta-se deste grupo de neurônios, deixando o gânglio vestibulococlear na vizinhança próxima da vesícula ótica.

No prazo de 1 a 2 dias após a formação da vesícula ótica, sua porção mais medial, o *divertículo endolinfático*, diferencia-se da *câmara utriculossacular* lateral. Esta câmara distingue-se por uma constrição no seu centro numa *câmara utricular*, a qual dá origem ao utrículo e aos *ductos semicirculares*, e uma *câmara sacular* que dá origem ao *sáculo* e à *cóclea*. A câmara utricular diferencia-se primeiro com uma rápida expansão em três divertículos. Ao redor de 35 dias, os centros desses divertículos fundem-se e colapsam, deixando espaços em volta do perímetro, os quais se transformam nos três ductos semicirculares. O ducto semicircular superior é o primeiro a se formar ao redor da sexta semana; os ductos posterior e lateral formando-se logo depois nessa ordem. Uma das extremidades de cada um dos ductos semicirculares dilata-se para formar as ampolas. As extremidades das ampolas e as extremidades opostas dos ductos permanecem conectadas ao utrículo.

Na câmara sacular, o ducto coclear expande-se e enrola-se. Este ducto fica separado do sáculo pelo estreitamento do ducto na sua extremidade dorsal para formar o *ducto reuniens* (Fig. 60-1, E e F). Enquanto a morfogênese procede dentro do otocisto, a histogênese do epitélio sensorial também ocorre. A chegada de terminações aferentes no epitélio precede a diferenciação das células ciliadas.[7,8] Durante a terceira semana, uma mácula comum, ou o neuroepitélio especializado, aparece. Sua parte superior transforma-se na mácula utricular e na crista ampular dos ductos semicirculares superior e lateral e sua parte inferior transforma-se na mácula sacular e na crista ampular do ducto semicircular posterior. Com 9 semanas, as células ciliadas nos órgãos vestibulares terminais são bem diferenciadas e exibem sinapses típicas com terminações nervosas. As máculas alcançam sua forma adulta entre 14 e 16 semanas; as cristas ao redor de 23 semanas e o órgão espiral (de Corti) ao redor de 25 semanas. O mesoderma que circunda o labirinto membranoso transforma-se na cápsula ótica óssea ou *labirinto ósseo*. O *labirinto membranoso* é mantido em suspensão num fluido (perilinfa) dentro do labirinto ósseo por um tecido conjuntivo frouxo conhecido como *tecido periótico*.

ORGANIZAÇÃO GLOBAL DO LABIRINTO: RELAÇÕES COM O CRÂNIO E A CÓCLEA

O aparelho vestibular está contido dentro de um labirinto ósseo, o *vestíbulo*, na porção petrosa do osso temporal. Os órgãos vestibulares terminais são os três canais semicirculares, cada um orientado num plano diferente, e duas máculas, uma praticamente no plano horizontal (o utrículo) e uma no plano vertical (o sáculo). Existem dois canais semicirculares verticais, o *anterior* (ou *superior*) e o *posterior*, além de um canal horizontal também conhecido como *canal lateral*. Os canais verticais estão orientados formando um ângulo de aproximadamente 45 graus com relação ao plano sagital, e o canal horizontal está inclinado de 30 graus acima do plano horizontal e para frente (Fig. 60-2). Os cinco órgãos vestibulares terminais, junto com a cóclea, ficam dentro de um labirinto membranoso cheio de endolinfa, o *espaço endolinfático*, o qual se

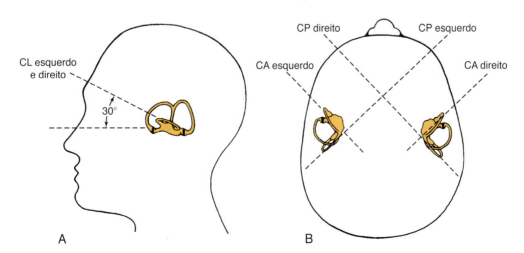

FIGURA 60-2. Orientação dos canais semicirculares. **A**, O canal horizontal é inclinado 30 graus para cima do plano horizontal na sua extremidade anterior. **B**, Os canais verticais formam um ângulo de aproximadamente 45 graus com o plano mediano sagital. CA, canal anterior; CL, canal lateral; CP, canal posterior (Adaptado de Barber HO, Stockwell CW, *Manual of electronystagmography*. St Louis: Mosby-Year Book; 1976.)

996 PARTE VI | OTOLOGIA, NEUROTOLOGIA E CIRURGIA DA BASE DO CRÂNIO

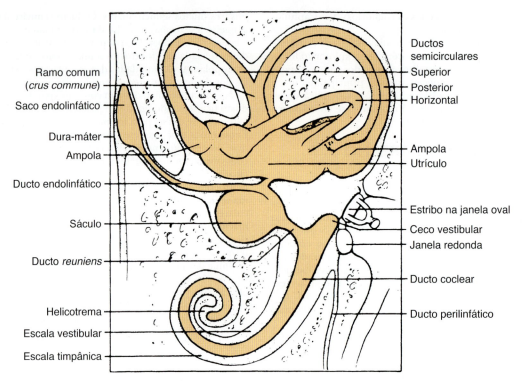

FIGURA 60-3. Labirinto membranoso situado dentro do labirinto ósseo. Note o ramo comum (*crus commune*), um ducto comum aos ductos superior (anterior) e posterior. Note também o ducto endolinfático, resultado da fusão dos ductos utricular e sacular e o ducto *reuniens*, que conecta o aparelho vestibular com o ducto coclear (não assinalado neste diagrama). (Adaptado de Kandel ER, Schwartz JW. *Principles of neural Science*, ed 2. New York: Elsevier; 1985)

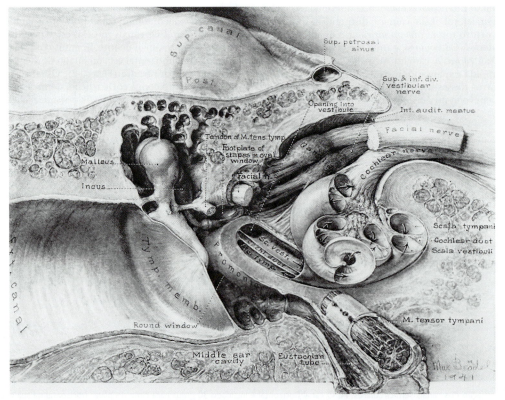

FIGURA 60-4. Percurso do nervo vestibulococlear dentro do meato acústico. (De Brodel M. *Three unpublished drawings of the anatomy of the humane ar*. Philadelphia: Saunders; 1946)

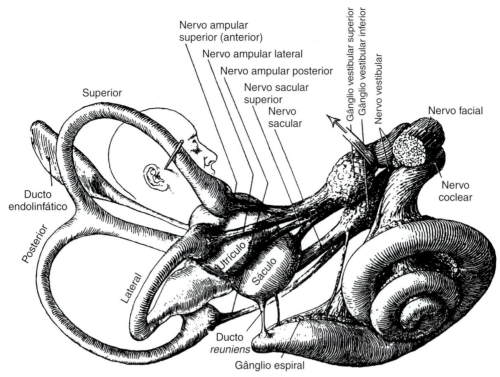

FIGURA 60-5. Distribuição do nervo vestibular para os órgãos terminais. (De Brodel M. *Three unpublished drawings of the anatomy of the humane ar.* Philadelphia: Saunders; 1946)

encontra dentro do labirinto ósseo cheio de perilinfa, o *espaço perilinfático* (Fig. 60-3).

O vestíbulo situa-se entre o meato acústico interno anteromedialmente e a cavidade da orelha média, lateralmente (Fig. 60-4). A entrada para o antro mastóideo, o *ádito*, é lateral ao canal semicircular horizontal. A cóclea fica anterior ao vestíbulo e é conectada ao vestíbulo pelo estreito ducto *reuniens* (Fig. 60-5; Fig. 60-3). Posterior e lateralmente ao vestíbulo, encontram-se as células aéreas da mastoide. Diretamente medial, encontra-se a fossa craniana posterior, dentro da qual se estendem o ducto e o saco endolinfático sob a dura-máter.

O sétimo (facial e intermédio) e o oitavo (vestíbulo coclear) nervos cranianos emergem do tronco cerebral lateralmente ao ângulo pontocerebelar. Adentram o vestíbulo e a cóclea pelo meato acústico interno (Fig. 60-4) localizado medialmente a um ponto situado entre a cóclea e o vestíbulo equidistante dos dois. O nervo facial encontra-se anterior e dorsal ao nervo vestibulococlear. Os dois nervos separam-se exatamente dentro do meato e os nervos facial e intermédio continuam lateralmente em seu próprio canal além do vestíbulo. Após o vestíbulo, o nervo facial faz uma curva de 90 graus para baixo para sair do osso temporal através do *forame estilomastóideo*. O nervo vestibulococlear divide-se numa *divisão vestibular* que se dirige posteriormente para inervar o vestíbulo e uma *divisão coclear* que se dirige anteriormente para inervar a cóclea.

O gânglio vestibular (Scarpa) fica no fundo do meato acústico interno. É composto de duas partes, o *gânglio vestibular superior* e o *gânglio vestibular inferior* (Fig. 60-5). As grandes células ganglionares nos gânglios superior e inferior são responsáveis pela inervação aferente das regiões centrais das cristas e das máculas e as células ganglionares menores inervam as regiões periféricas desses órgãos terminais (a especialização regional dentro desses órgãos terminais é discutida mais detalhadamente a seguir). Um ramo nervoso é associado a cada gânglio. O nervo vestibular superior, ou anterior, inerva as cristas anterior e horizontal e a mácula utricular, enquanto o nervo vestibular inferior, ou posterior, inerva o canal posterior e a mácula sacular. Além disso, alguns poucos ramos pequenos sofrem anastomose entre as divisões maiores do VIII nervo craniano (NC). Um desses ramos menores é a anastomose de Voit que vai do nervo vestibular superior até a parte anterossuperior do sáculo. Outro é a anastomose vestibulococlear (de Oort) que se estende do nervo vestibular inferior até o nervo coclear e comporta fibras eferentes cocleares (ver adiante). Ademais, algumas fibras nervosas intermediárias dirigem-se para o nervo vestibular proximal ao gânglio vestibular superior e outras voltam em direção ao nervo intermediário distal ao gânglio de Scarpa. Sugeriu-se que esta anastomose facial-vestibular leva inervação parassimpática até o labirinto vestibular. Para detalhes sobre essas e outras conexões de fibras menores, ver Lindemann.[9]

INERVAÇÃO EFERENTE DO APARELHO VESTIBULAR PERIFÉRICO

A inervação eferente dos órgãos vestibulares terminais provém de um pequeno grupo de aproximadamente 200 neurônios, lateral ao núcleo abducente e o joelho (genu) do nervo facial, os *neurônios do grupo E*.[10] Esses neurônios projetam-se ipsilateral e contralateralmente (Fig. 60-6). A via contralateral cruza a linha mediana ao nível do joelho do nervo facial e junta-se à via ipsilateral. As duas vias passam ventralmente ao núcleo vestibular. Nesse ponto, são alcançadas por fibras aferentes cocleares que se originam no complexo olivar superior (sistema olivococlear). Todas as fibras eferentes entram no nervo vestibular e seguem pelo meio do nervo num pequeno feixe separado. Nos órgãos terminais, essas poucas fibras ramificam-se profusamente para inervar o epitélio sensorial inteiro. Trabalhos mais recentes sugerem que as fibras eferentes que se projetam ipsilateralmente inervam as regiões centrais da crista, enquanto as fibras eferentes que projetam contralateralmente inervam a zona periférica.[11] As fibras eferentes terminam em botões altamente vesiculados e estabelecem contatos sinápticos com células ciliadas e fibras aferentes.[12,13] Para uma excelente revisão do sistema vestibular eferente, sugerimos ao leitor o trabalho de Holt et al.[14]

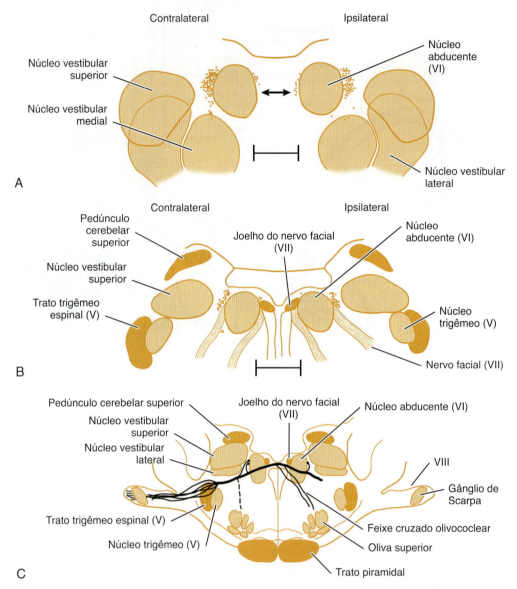

FIGURA 60-6. Origem e trajeto do sistema eferente vestibular em gato. **A**, Distribuição de neurônios eferentes assinalados de modo retrógrado após uma injeção unilateral de peroxidase de raiz-forte no labirinto de animais recém-nascidos. Este grupo de células recebe o nome de *grupo e*. Secção ao longo do eixo longitudinal. *Parte de cima do diagrama*, direção rostral. *Cada ponto* representa, aproximadamente, cinco neurônios. Barra de escala = 1 mm. NVD, núcleo vestibular descendente; NVL, núcleo vestibular lateral; NVM, núcleo vestibular medial; NVS, núcleo vestibular superior; VI, núcleo abducente. **B**, Secção frontal do mesmo espécime (*seta em A*). *Cada ponto* indica um neurônio. PCS, pedúnculo cerebelar superior; FML, fascículo longitudinal medial; V Tr Esp, trato trigêmeo espinal; V, núcleo trigêmeo espinal; VII, nervo facial. **C**, Trajeto intramedular de vias eferentes com base em histoquímica com acetilcolinesterase. NC, núcleo coclear; CR, corpo restiforme. (De Goldberg JM, Fernandez C. The vestibular system. In Darian-Smith I, ed: *Handbook of physiology: the nervous system*. Bethesda, MD: American Physiological Society; 1984:977-1031.)

INERVAÇÃO AUTÔNOMA DO APARELHO VESTIBULAR PERIFÉRICO

Fibras simpáticas pós-ganglionares de neurônios situados no gânglio superior cervical inervam também os órgãos vestibulares terminais e são de dois tipos: não vasculares e perivasculares. As *fibras simpáticas não vasculares* correm entre as fibras aferentes mielinizadas. As terminações destas fibras encontram-se na forma de terminações livres nas proximidades das células do gânglio de Scarpa, distais do gânglio e sob o epitélio sensorial. Não parecem penetrar a membrana basal no epitélio sensorial e não parecem ter nenhum efeito direto sobre as células ciliadas ou as fibras aferentes.[15] Sua função permanece inexplorada, assim como a função de toda a inervação parassimpática do epitélio sensorial vestibular.

IRRIGAÇÃO SANGUÍNEA DOS ÓRGÃOS VESTIBULARES TERMINAIS

O essencial da irrigação sanguínea dos órgãos vestibulares terminais faz-se através da artéria auditiva interna (labiríntica) cuja origem mais frequente (45% das vezes) é a artéria cerebelar anterior, a artéria cerebelar superior ou a artéria basal, de acordo com um estudo radiográfico de Wende et al.[16] Logo após ter adentrado a orelha interna, a artéria auditiva interna divide-se em dois ramos: a artéria vestibular anterior e a artéria coclear comum (Fig. 60-7). A artéria vestibular anterior é responsável pela irrigação da maior parte do utrículo e das ampolas superior e horizontal e irriga parcialmente uma pequena porção do sáculo. A artéria coclear comum forma duas divisões, a artéria coclear (ou espiral

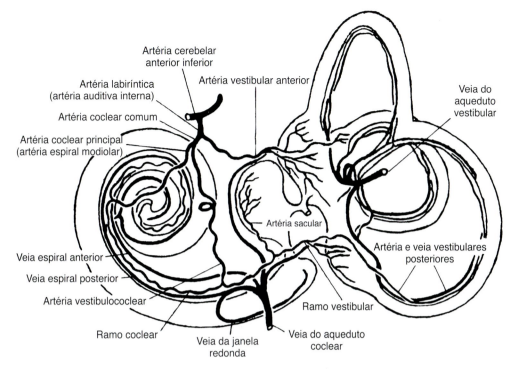

FIGURA 60-7. Irrigação sanguínea do labirinto da orelha interna. (Adaptado de Nabeya D. A study of the comparative anatomy of the blood vascular system of the internal ear in Mammalia and in Homo [in Japanese]. *Acta Schol Med Imp Kioto* 1923;6:1.)

modiolar) propriamente dita e a artéria vestibulococlear. Esta última divide-se em ramo coclear e ramo vestibular, também conhecido como *artéria vestibular posterior*. A artéria vestibular posterior é a fonte da irrigação da ampola posterior, da maior parte do sáculo e de partes do corpo do utrículo e das ampolas horizontal e superior.

ANATOMIA DOS ÓRGÃOS TERMINAIS

Na extremidade dilatada de cada ducto semicircular, encontra-se a ampola que contém o neuroepitélio (crista ampular), a cúpula, as células de sustentação, o tecido conjuntivo, os vasos sanguíneos e as fibras nervosas. A crista é uma parte, elevada em forma de sela, da parede que se estende através do chão da ampola em ângulos retos com seu eixo longitudinal. Mostrou-se que a crista divide-se em duas zonas, central (perto do ápice) e periférica (na parte inclinada), com base na morfologia e fisiologia das fibras aferentes vestibulares que inervam as diversas regiões (ver "Morfologia e Função dos Aferentes Vestibulares").[17,18] O formato da crista facilita ao máximo o agrupamento das células ciliadas mecanorreceptoras especializadas.

As células ciliadas e as de sustentação são células epiteliais colunares modificadas que têm microvilos na sua superfície apical. Nas células ciliadas, muitos desses microvilos são alongados para formar os estereocílios que são agrupados num arranjo similar aos tubos de um órgão (Fig. 60-8). Ademais, cada célula ciliada tem um único cinocílio comprido, cílio verdadeiro que exibe o arranjo 9+2 de microtúbulos. O cinocílio é mais comprido do que os estereocílios e tem uma posição excêntrica, o que promove certa polarização da célula ciliada que tem implicações funcionais importantes (Cap. 81). Nas cristas, o cinocílio de cada célula ciliada situa-se numa extremidade da célula (Fig. 60-9). Nas cristas horizontais, os cinocílios ficam do lado da célula ciliada mais próximo ao utrículo. Nas cristas verticais, os cinocílios encontram-se do lado da célula ciliada mais afastado do utrículo, o lado canalicular. O feixe inteiro de cílios estende-se para cima na cúpula (Fig. 60-10).

A cúpula é uma massa gelatinosa formada de mucopolissacarídeos numa rede de queratina que vai da superfície das cristas até o teto e as paredes laterais do labirinto membranoso para formar uma parede impermeável. Um espaço subcupular distinto na região da cúpula recobre o ápice do centro da crista (Fig. 60-10). Acredita-se que esse espaço subcupular dá liberdade de movimento e respostas mais sensíveis ao fluxo de endolinfa para os estereocílios das células ciliadas na zona central. No entanto, tal espaço pode não passar de um artefato resultante das técnicas de fixação

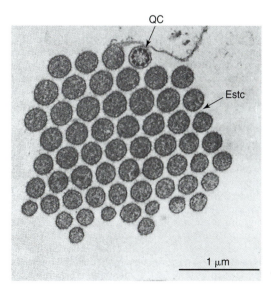

FIGURA 60-8. O corte transversal de um feixe de cílios próximo à superfície da célula ilustra a regularidade do arranjo dos estereocílios (Estc) e a posição periférica do cinocílio (QC) com seu arranjo de nove túbulos periféricos duplos e dois túbulos simples localizados no centro do cinocílio. (De Wersall J, Bagger-Sjoback D. Morphology of the vestibular sense organ. In Kornhuber HH, ed: *Handbook of sensory physiology*. New York: Springer-Verlag; 1974:124-170.)

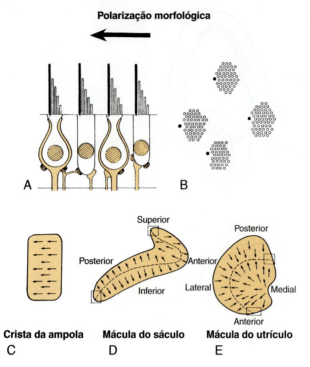

FIGURA 60-9. Polarização morfológica das células sensoriais e padrão de polarização do epitélio vestibular sensorial. A polarização morfológica (*seta*) das células sensoriais é determinada pela posição do cinocílio com relação aos estereocílios. **A,** Corte perpendicular ao epitélio. **B,** Corte paralelo à superfície do epitélio. **C,** As células sensoriais na crista são polarizadas na mesma direção. **D e E,** A mácula do sáculo (**D**) e a mácula do utrículo (**E**) são divididas por uma linha curva arbitrária entre as duas áreas, a parte interna e a parte externa, com polarizações opostas. Na mácula do sáculo, as células sensoriais são polarizadas na direção oposta à linha divisória. Na mácula do utrículo, as células sensoriais são polarizadas na direção da linha. Constantes irregularidades ocorrem em áreas que correspondem à continuação da estríola na periferia (*boxes* em **D** e **E**). ant, anterior; inf, inferior; lat, lateral; med, medial; post, posterior; sup, superior. (De Lindemann HH. Studies on the morphology of sensory regions of the vestibular apparatus. *Ergeb Anat Entwicklungsgesch* 1969;42:1-113.)

comumente usadas para preparar os tecidos para histologia. A gravidade específica da cúpula é de aproximadamente 1, ou seja, quase igual àquela da endolinfa.[20] Esta igualdade de gravidade específica da cúpula e da endolinfa é necessária para evitar que a cúpula flutue para cima em certas posições da cabeça, causando um nistagmo persistente. A quebra desta igualdade de gravidade específica é, provavelmente, a causa do nistagmo associado ao álcool.

Um modelo de pêndulo de torsão é usado para descrever o mecanismo de deslocamento da endolinfa e da cúpula.[21] Para uma descrição dos detalhes matemáticos da resposta dos aferentes dos canais, convém consultar Goldberg e Fernández.[22] Outros detalhes são também fornecidos no Capítulo 81.

De modo similar às cristas ampulares, as máculas do utrículo e do sáculo são formadas de neuroepitélio, células de sustentação, vasos sanguíneos e fibras nervosas. A mácula utricular está orientada no plano horizontal e a mácula sacular está orientada no plano vertical (Fig. 60-11). Os cílios das células ciliadas das duas máculas estendem-se para cima e para dentro de suas membranas otolíticas respectivas (Fig. 60-12), membranas gelatinosas análogas à cúpula. Os otólitos, ou otocônias, estão aninhados na superfície superior das membranas otolíticas. Os otólitos são depósitos inorgânicos de cristais compostos de carbonato de cálcio ou calcita,[23] cujo tamanho varia de 0,5 a 30 mm; a maioria deles mede de 5 a 7 mm.[9] A gravidade específica da membrana otolítica é bem mais alta do que aquela da endolinfa, aproximadamente 2,71 a 2,94.[20]

Dentro da membrana otolítica, encontra-se a *estríola*,[24] uma região especializada central com a aparência de uma camada de neve. A estríola aparece como uma faixa estreita que desce do centro da membrana otolítica das duas máculas. Na estríola, os otólitos são bem pequenos (aproximadamente 1mm) e a espessura da membrana otolítica ou é reduzida, como na mácula utricular, ou aumentada, como na mácula sacular. Essas diferenças regionais nas membranas otolíticas são acompanhadas em paralelo por diferenças morfológicas e fisiológicas nas fibras aferentes que inervam as células ciliadas do epitélio sensorial subjacente.

Os cinocílios das células ciliadas nas máculas são também polarizados de maneira dinâmica, porém o padrão de polarização é muito mais complexo do que nas cristas (Figs. 60-9 e 60-11). Na mácula utricular, os cinocílios são orientados de maneira a apontar para a linha reversa na região estriolar. Enquanto isso, na mácula sacular, os cinocílios apontam para além desta linha reversa. Devido ao fato de as duas máculas serem áreas curvas e as estríolas serem linhas curvas, o arranjo é tão complexo (Fig. 60-11) que inclinações estáticas da cabeça em qualquer direção causam excitação em certas células ciliadas, enquanto outras são inibidas em um ou nos dois órgãos otolíticos. O estímulo é codificado através da estimulação de células ciliadas no setor apropriado da mácula. Classicamente, acreditava-se que a linha reversa ficava no centro da estríola. Estudos recentes em ratos e camundongos mostraram, no entanto, que na mácula utricular toda a região estriolar, definida por imunocoloração por calretinina,[28] apresenta uma situação medial com relação à linha reversa.[29,30] Isso tem implicações para o processamento sensorial dos sinais vindo das fibras aferentes em cálice (ver "Morfologia e Função dos Aferentes Vestibulares").

Os órgãos otolíticos são sensíveis não somente à gravidade, mas também a outras forças de aceleração linear, como o movimento para frente e movimentos de balanço da cabeça ao andar. Inclinações estáticas da cabeça são representadas por um vetor e a resposta aferente pode ser prevista por uma função trigonométrica com base no ângulo da inclinação. Espera-se um modelo linear fundamentado nesta relação simples. No entanto, a resposta é assimétrica, no sentido de que a resposta excitatória é maior que a resposta inibitória. Em consequência, a equação que descreve esta relação força-resposta é necessariamente não linear. (Para mais detalhes matemáticos, ver Fernandez e Goldberg.[31,32]

MORFOLOGIA CELULAR DO EPITÉLIO SENSORIAL VESTIBULAR

O epitélio sensorial é composto de vários elementos diferentes: células ciliadas, células de sustentação, fibras nervosas aferentes e suas terminações sinápticas e fibras nervosas eferentes com seus botões sinápticos. Dois tipos básicos de células estão presentes no epitélio sensorial: células de sustentação e células ciliadas (Fig. 60-13). As *células de sustentação* estendem-se da membrana basal até a superfície apical e seus núcleos encontram-se geralmente logo abaixo da membrana basal e abaixo das células ciliadas. Em secções feitas tangencialmente à superfície apical, diversas células de sustentação podem ser vistas formando um anel ao redor de uma célula ciliada individual. As células de sustentação contêm complexos de Golgi bem desenvolvidos, muitas mitocôndrias e algumas gotículas lipídicas. A parte superior das células de sustentação contém um grande número de grânulos redondos ou ovoides, e estes grânulos secretórios são provavelmente responsáveis pela formação da cúpula e da membrana otolítica.[33,34]

Geralmente, as células ciliadas contêm um feixe de estereocílios presos à sua superfície apical e agrupados num arranjo em escada. Esses estereocílios formam um arranjo denso com filamentos de actina orientados longitudinalmente, que se estendem dentro da célula ciliada e são ancorados numa região espessada próxima à superfície apical. Esta recebe o nome de *placa cuticular*, uma malha filamentosa densa de filamentos de actina orientados de modo randômico que preenche a área logo abaixo da superfície apical com exceção da região do cinocílio. Um corpo basal e

60 | ANATOMIA DO SISTEMA VESTIBULAR

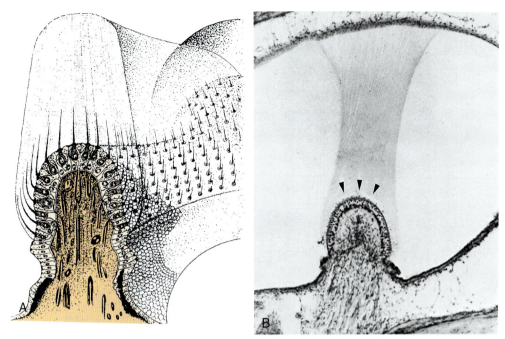

FIGURA 60-10. A, Diagrama tridimensional da superfície da crista de cobaia, do plano mediano transverso até o plano semilunar. **B,** Corte histológico transversal da crista de macaco com a cúpula muito bem preservada, estendendo-se do ápice da crista até a parede oposta da ampola membranosa. As *cabeças de setas* indicam o espaço subcupular. (**A,** de Wersall J, Lundquist PG. Morphological polarização of the mechanoreceptors of the vestibular and acoustic systems. In Graybiel A, ed: *Second Symposium on the Role of Vestibular Organs in Space Exploration, NASA SP-115*. Washington, DC: US Government Printing Office; 1966:57-72. **B,** De Igarashi M. Dimensional study of the vestibular end organs apparatus. In Graybiel A, ed: *Second Symposium on the Role of Vestibular Organs in Space Exploration, NASA SP-115*. Washington, DC: US Government Printing Office; 1966:33-46.)

numerosas vesículas grandes costumam ocupar a região do cinocílio. As células ciliadas estão rodeadas de células de sustentação, como já foi mencionado, e formam junções oclusivas e desmossomos com as células de sustentação. Estes dividem o espaço endolinfático, no qual a endolinfa banha os estereocílios acima das células, desde o espaço perilinfático abaixo da superfície apical. Outro traço geral que se aplica às células ciliadas é que são pré-sinápticas para as fibras nervosas aferentes com as quais estão em contato. As células ciliadas fazem contatos sinápticos graças a especializações sinápticas chamadas *fitas ou barras sinápticas,*

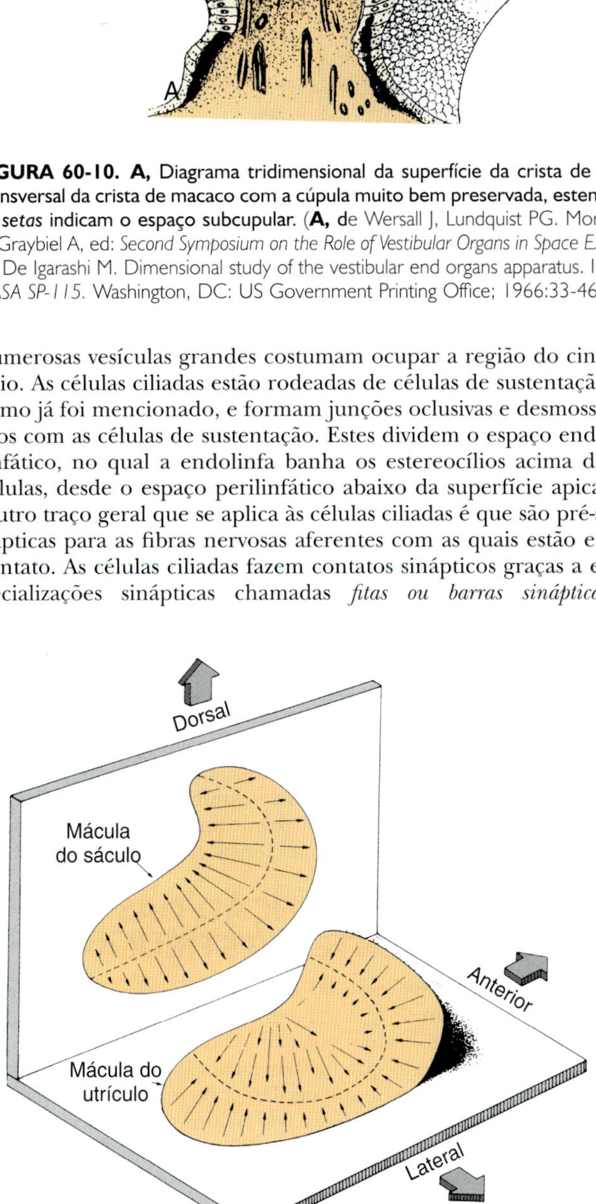

FIGURA 60-11. Orientação de duas máculas. A mácula utricular está no plano horizontal e a mácula sacular, no plano vertical. (De Barber HO, Stockwell CW, *Manual of electronystagmography*. St Louis: Mosby-Year Book; 1976.)

estruturas eletrodensas com vesículas sinápticas agregadas ao redor delas.

MORFOLOGIA SINÁPTICA DAS FIBRAS AFERENTES VESTIBULARES

As células ciliadas podem ser de tipo I ou II dependendo da presença ou da ausência de um *cálice* (ou *cálix*), um tipo especializado de terminação aferente grande que envolve completamente a célula com exceção das superfícies periapical e apical (Fig. 60-13). As *células ciliadas do tipo I* são em forma de frasco e envoltas numa terminação em cálice. Geralmente, um cálice envolve uma única célula ciliada de tipo I, em qual a terminação em cálice recebe o nome de *terminação em cálice simples*. Às vezes, um cálice envolve de duas a quatro células ciliadas de tipo I (Fig. 60-14); recebe então o nome de *terminação em cálice complexa*. Terminações em cálice complexas são muito mais comuns na zona central (estríola) do que na periferia (extraestríola). De um ponto de vista histológico, a existência de terminações complexas é um critério que pode ser usado para definir a zona central.

As células ciliadas de tipo I e tipo II estão numa razão aproximada de 1:1 e esta muda muito pouco da zona central para a zona periférica, conforme estudos nos quais roedores foram utilizados para quantificar distribuições de células.[28,35] Na crista de primatas do gênero Saimiri, no entanto, mostrou-se que, mesmo o número total de células ciliadas sendo similar àquele encontrado nos roedores, a razão das células de tipo I e de tipo II na zona central aumenta de 1:1 para 5:1 nesses animais quando comparados com os roedores.[36] Tal razão pode refletir a importância relativa das células ciliadas de tipo I para os primatas. Não é o caso, no entanto, dos órgãos otolíticos dos macacos, nos quais o número das células ciliadas de tipo II ultrapassa o número de células de tipo I em 2:1.[37]

As *células ciliadas de tipo II* são células de forma cilíndrica em contato, nas suas superfícies basais, com numerosos botões sinápticos aferentes e eferentes. Botões aferentes contêm mitocôndrias e poucas vesículas e recebem contatos sinápticos da célula ciliada;

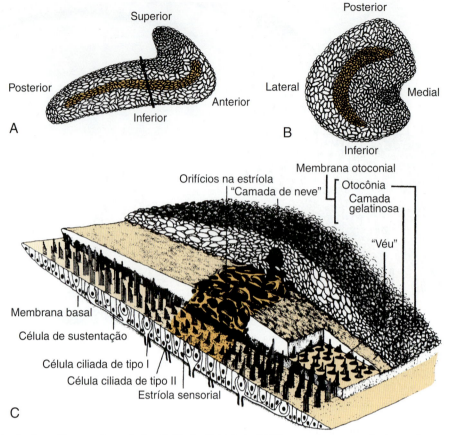

FIGURA 60-12. Organização dos otólitos nas duas máculas. **A,** Sáculo. **B,** Utrículo. **C,** Diagrama de composição da membrana sacular otoconial em corte realizado ao nível mostrado em **A.** (De Paparella MM, Shumrick DA, *Textbook of otolaringology*. Vol. I Philadelphia: Saunders; 1980.)

transmitem o impulso centralmente para os núcleos vestibulares e são pós-sinápticos para a célula ciliada. Os botões eferentes contêm muitas vesículas e mitocôndrias e vesículas menores do que aquelas encontradas nos botões aferentes. Formam sinapses com as células ciliadas e as fibras aferentes e transmitem impulsos do grupo eferente de neurônios localizado no tronco encefálico. Considerou-se durante muito tempo que as células ciliadas das diferentes regiões estavam em contato com aproximadamente o mesmo número de botões aferentes e que cada botão fazia mais ou menos o mesmo número de sinapses com uma determinada célula. Estudos ultraestruturais mais recentes[13,37] mostraram evidências de variações regionais na inervação sináptica das células ciliadas de tipo II (Fig. 60-14). As células ciliadas de tipo II na periferia (extraestríola) fazem contatos sinápticos com muitos botões aferentes, cada um dos quais recebe uma sinapse da célula ciliada adjacente. As células ciliadas de tipo II da zona central (estríola) fazem contato sináptico com relativamente poucos botões, mas fazem muitos contatos com cada um deles. Além disso, as células ciliadas da zona central fazem contatos sinápticos com a superfície externa das terminações em cálice que envolvem as células ciliadas de tipo I, num tipo de sinapse raramente encontrada na zona periférica.

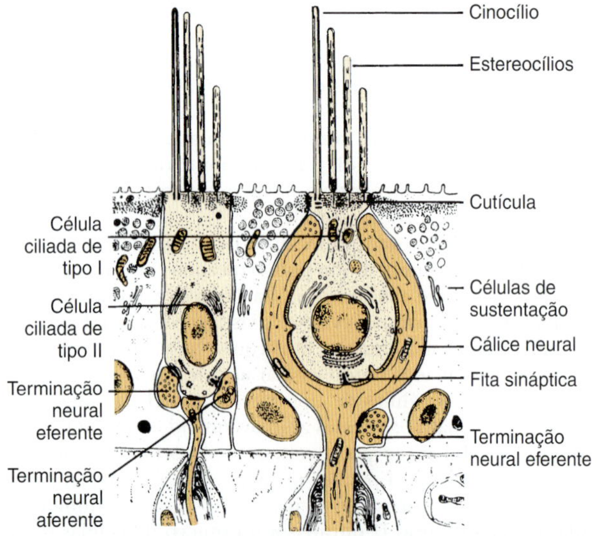

MORFOLOGIA E FUNÇÃO DAS FIBRAS AFERENTES VESTIBULARES

Os estudos morfológicos e fisiológicos mais recentes das fibras aferentes vestibulares[17,18,25,27,36,38] definiram tanto estrutural quanto funcionalmente sub-regiões especializadas dentro do epitélio sensorial, as quais são em certa medida análogas à fóvea e à periferia da retina – as zonas central e periférica do epitélio sensorial vestibular. Tais estudos envolvem experimentos nos quais axônios de nervos aferentes vestibulares recebiam microeletrodos. Eram caracterizados eletrofisiologicamente, por meio de respostas a estímulos de aceleração galvânica, rotacional e linear, e injetados com peroxidase de raiz-forte para coloração intracelular. As fibras nervosas aferentes coradas foram a seguir coletadas histologicamente. Além disso, reconstruiu-se sua posição dentro do epitélio sensorial e foram desenhados as terminações nervosas e os axônios. Dessa

FIGURA 60-13. Desenho esquemático de dois tipos de células sensoriais no labirinto de mamíferos, mostrando a organização estrutural fina das células sensoriais de tipo I e de tipo II e sua inervação. (De Wersall J, Bagger-Sjoback D. Morphology of the vestibular sense organ. In Kornhuber HH, ed: *Handbook of sensory physiology*. New York: Springer-Verlag; 1974:124-170.)

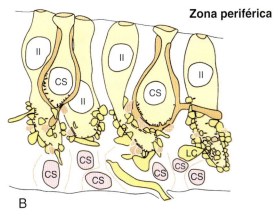

FIGURA 60-14. Variações regionais na inervação sináptica de células ciliadas vestibulares de tipo I e de tipo II. Esquema fundamentado em eletromicrografias da crista superior de uma chinchila. **A,** Esta porção da zona central contém três tipos de células ciliadas de tipo II (II) e quatro tipos de células ciliadas de tipo I entre as quais duas em um cálice complexo (CC) e as duas outras em um cálice simples (CS). Células de sustentação (CS) podem ser vistas ao fundo. Os botões eferentes estão em *rosa-alaranjado* e botões aferentes e colaterais grandes, em *amarelo-escuro*. As terminações em cálice aparecem em *laranja*, como o axônio de origem (AO) que vai da direita para a esquerda e dá origem ao cálice complexo. As células ciliadas são maiores e os cálices, mais espessos do que na zona periférica. Há menos botões aferentes por célula ciliada de tipo II na zona central, mas cada botão central faz múltiplas sinapses em fitas. As células ciliadas de tipo II da zona central fazem também sinapses com as faces externas das terminações em cálice vizinhas. As fitas sinápticas podem ter formatos diferentes (ver a figura principal). Sinapses eferentes são feitas com células ciliadas de tipo II com terminações em cálice e com outros processos aferentes. **B,** Quatro tipos de células ciliadas de tipo II (II) e dois tipos de células ciliadas de tipo I (CI) aparecem na zona periférica. As células ciliadas e os cálices são mais finos, e há muito mais botões aferentes por célula ciliada de tipo II. A maioria dos botões faz contato com uma fita sináptica. As terminações em cálice e as faces externas de fitas são raras na periferia. A inervação eferente é mostrada de maneira similar nas duas regiões. (De Lysakowski A, Goldberg JM. A regional ultrastructural analysis of the cellular and synaptic architecture in the chinchilla cristae ampullares. *J.Comp Neurol* 1997; 389:419-443.)

maneira, os pesquisadores conseguiram definir morfologicamente três tipos de terminações aferentes – terminações em cálice propriamente ditas, terminações em botões e terminações dimórficas que contêm ao mesmo tempo terminações em cálice e em botão (Figs. 60-15 e 60-16) – e determinar que a distribuição desses três tipos era diferenciada no epitélio sensorial.

Esses três tipos morfológicos de fibras aferentes pertencem a dois tipos fisiológicos também distribuídos de modo diferente no epitélio sensorial. As terminações em cálice propriamente ditas apresentam um padrão muito irregular de descarga e são relativamente insensíveis (baixo ganho) em resposta à rotação sinusoidal da cabeça. As terminações em cálice só foram encontradas na região central/estriolar. As terminações em botão ou dimórficas estavam distribuídas em um *continuum* no qual a regularidade dos impulsos e a dinâmica das respostas estavam correlacionadas linearmente. Ou seja, as terminações em botão descarregavam impulsos com grande regularidade e apresentavam baixa sensibilidade a rotações sinusoidais da cabeça, enquanto as terminações dimórficas podiam apresentar taxas de impulsos de muito regulares a muito irregulares e uma dinâmica de respostas de muito baixo ganho até de muito alto ganho. As terminações em botão sempre foram encontradas dentro ou muito perto da região periférica/extraestriolar. As terminações dimórficas foram encontradas em todo o epitélio sensorial, porém terminações dimórficas irregulares foram encontradas na zona central/estriolar e terminações dimórficas regulares, na região periférica/extraestriolar. A classificação funcional das fibras aferentes vestibulares, segundo a regularidade que está em correlação com muitas outras características fisiológicas e morfológicas,[14,39] mostrou-se útil para o entendimento do que são terminações centrais e periféricas. Um estudo recente feito em camundongos sugere que as porções medial e lateral da extraestríola projetam-se para diversos alvos. Mais especificamente, a extraestríola lateral projeta-se para o cerebelo e a extraestríola medial projeta-se para os núcleos vestibulares.[40] No entanto, isso implica que, se as terminações em cálice propriamente ditas se encontram todas de um mesmo lado da linha reversa (ver "Anatomia dos Órgãos Terminais"), esta classe de fibras aferentes projeta-se unicamente para os núcleos vestibulares e o cerebelo não recebe nenhum sinal dela. Esses resultados no camundongo não corroboram os resultados obtidos em gatos, segundo os quais os neurônios dos núcleos vestibulares eram ativados num regime de vaivém por estimulação da mácula utricular em lados opostos da estríola.[41] Se primatas e humanos apresentam projeções similares, isso ainda não foi esclarecido.

VIAS CENTRAIS DO SISTEMA VESTIBULAR

TERMINAÇÕES DO NERVO VESTIBULAR NO TRONCO ENCEFÁLICO

O nervo vestibular adentra o tronco encefálico na porção ventrolateral da junção pontomedular, muito próximo aos nervos facial e coclear que o acompanham até o meato auditivo interno. Após entrar no tronco encefálico, as fibras do nervo vestibular seguem dorsalmente e medialmente, passando entre o pedúnculo cerebelar inferior e o trato descendente do nervo trigêmeo para entrar nos núcleos vestibulares. Ao entrar nos núcleos, a maioria das fibras vestibulares dá origem a dois ramos, um rostral e um caudal (Fig. 60-17).[42] O ramo rostral projeta-se para os núcleos vestibulares superior e medial e manda um ramo colateral ao cerebelo e o ramo caudal projeta para os núcleos vestibulares inferior e medial e para a região ventrolateral do núcleo vestibular lateral. As fibras aferentes vestibulares que disparam com regularidade, descritas no parágrafo anterior, terminam em neurônios nucleares vestibulares de tamanho pequeno a médio. Enquanto isso, fibras aferentes que disparam irregularmente terminam em neurônios nucleares vestibulares de tamanho médio a grande (Fig. 60-17).[43] Os dois maiores sítios de projeção no encéfalo são os núcleos vestibulares e o cerebelo.[44] Nenhuma fibra aferente vestibular primária cruza a linha média.

PROJEÇÕES DO NERVO VESTIBULAR NO CEREBELO

Estima-se que aproximadamente 70% das fibras aferentes vestibulares primárias[45] terminam em fibras musgosas na camada granular dos lóbulos mais caudais do vérmis cerebelar, especificamente na úvula e nos nódulos. Acredita-se que esta região do cerebelo está envolvida na coordenação dos movimentos da cabeça e dos

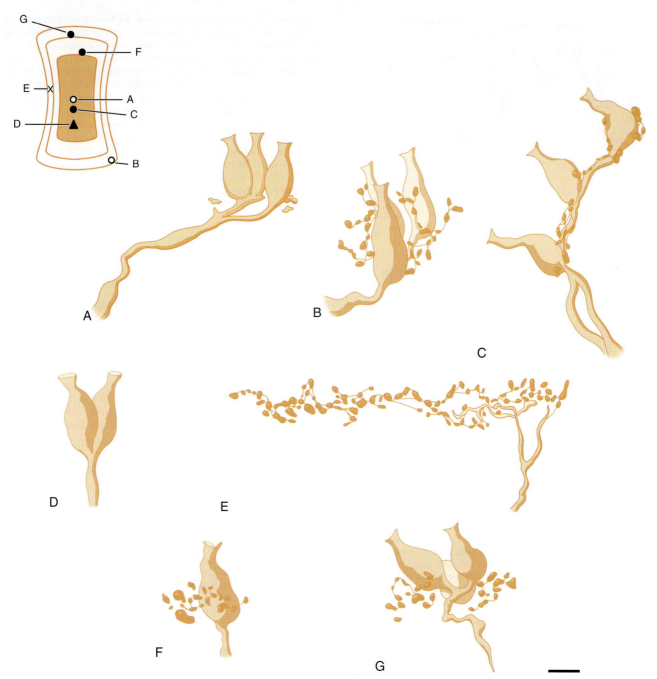

FIGURA 60-15. De **A** a **G**, Reconstrução de sete fibras aferentes evidenciadas por injeções intra-axonais de peroxidase de raiz-forte. As unidades dimórficas inervam as cristas horizontal (**A** a **C**) ou superior (**F** e **G**), contemplando as fibras aferentes regulares (**A** e **B**), intermediárias (**C**) e irregulares (**F** e **G**). Botões regulares (**E**) e cálices irregulares (**D**) são também mostrados; as unidades em botão e cálice inervam as cristas superior (botão) e horizontal (cálice). A localização das fibras assinaladas é indicada no mapa em cima à esquerda para as unidades em botão e cálice. Quanto às unidades dimórficas, estão indicadas unidades regulares, intermediárias e irregulares. As *linhas finas* indicam em cada desenho a parte de cima do epitélio (*superior*) e a membrana basal (*ao fundo*). A barra representa 10 mm. (Adaptado de Baird RA, Desmadryl G, Fernandez C et al. The vestibular nerve of the chinchila. II. Relation between afferent response properties and peripheral innervation patterns in the semicircular canals. *J Neurophysiol* 1988;60:182-203.)

olhos. As células de Purkinje no vérmis posterior projetam-se para o núcleo do fastígio ou para os núcleos vestibulares. O núcleo do fastígio é o núcleo cerebelar profundo que recebe projeções colaterais das fibras aferentes primárias além de impulsos originados no vérmis.[46,47] Outra região do córtex cerebelar que se projeta diretamente para os núcleos vestibulares, o flóculo cerebelar, parece não receber nenhum sinal direto significativo do nervo vestibular, apesar de receber sinais secundários.[48]

SUBDIVISÕES ANATÔMICAS DOS NÚCLEOS VESTIBULARES

Os núcleos vestibulares foram classicamente divididos em quatro subdivisões regionais[49,51] – núcleos vestibulares superior, medial, lateral e inferior – e diversos grupos menores de células (Fig. 60-18). O núcleo vestibular superior (de Bechterew) localiza-se dorsal e rostralmente no complexo vestibular. Pode ser subdividido

60 | ANATOMIA DO SISTEMA VESTIBULAR **1005**

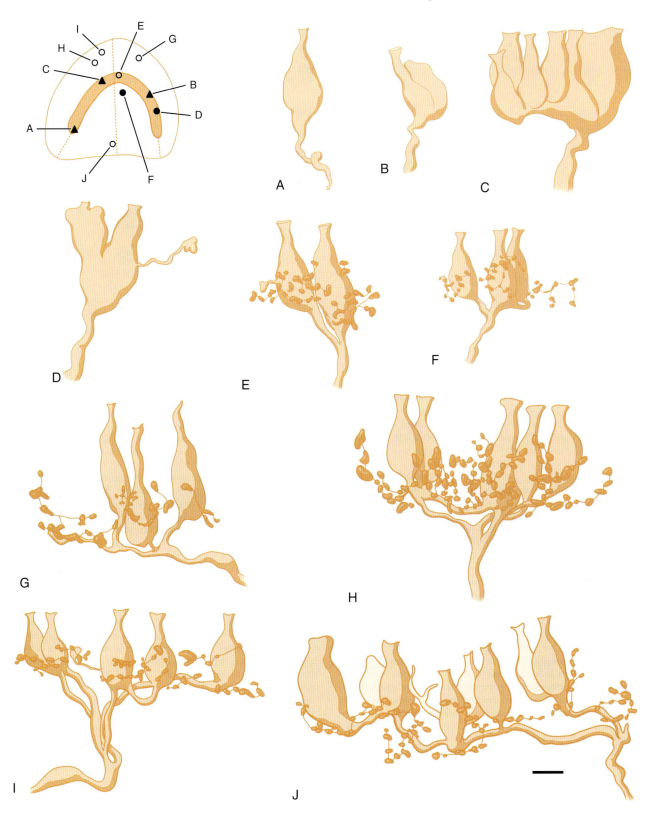

FIGURA 60-16. A a J, Reconstrução de 10 fibras utriculares aferentes evidenciadas por injeções intra-axonal de peroxidase de raiz-forte e suas localizações sobre um mapa padrão da mácula (*embaixo, à esquerda*). A barra representa 10 mm. Ver a Figura 60-15 para mais explicações. (Adaptado de Goldberg JM, Desmadryl G, Baird RA, et al. The vestibular nerve of the chinchila. V. Relation between afferent response properties and peripheral innervation patterns in the utricular macula. *J Neurophysiol* 1990;63:791-804.)

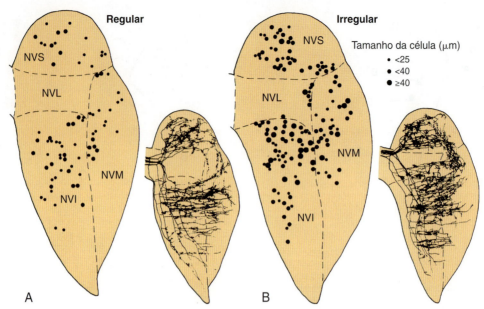

FIGURA 60-17. Terminações centrais de fibras do canal disparando regularmente (**A**) e irregularmente (**B**) nos núcleos vestibulares. As fibras irregulares são mais grossas e provêm de células ganglionares maiores do que as fibras regulares e tendem a terminar em neurônios vestibulares secundários de tamanho maior. NVI, NVL, NVM e NVS; núcleos vestibulares inferior, lateral, medial e superior. (De Sato F, Sasaki H, Morphological correlations between spontaneously discharging primary vestibular afferents and vestibular nucleus neurons in the cat. *J Comp Neurol* 1993;333:554-566.)

numa região central que contém muitos neurônios de tamanho médio e uma região periférica que contém essencialmente células menores. O núcleo vestibular superior está envolvido nas vias do reflexo vestíbulo ocular. Os neurônios deste núcleo disparam em resposta a movimentos do olho e movimentos da face (Cap. 81). Além disso, uma projeção importante deste núcleo é direcionada para o núcleo oculomotor por via do fascículo longitudinal medial. Esse trato é sobretudo importante no controle do reflexo vestíbulo ocular.

O núcleo vestibular lateral (de Deiters) pode ser subdividido, dos pontos de vista anatômico e funcional, em dois subnúcleos: o núcleo vestibular lateral dorsal, ou núcleo de Deiters, e o núcleo vestibular lateral ventral. O *núcleo vestibular lateral dorsal* contém as numerosas células gigantes de Deiters que dão origem ao trato vestibuloespinal lateral enquanto o *núcleo vestibular lateral ventral* contém neurônios de tamanho médio que dão origem às vias vestíbulo-oculares, ao trato medial vestibuloespinal e a vias vestibulotalâmicas. As duas subdivisões do núcleo vestibular lateral diferem ainda no que diz respeito às informações aferentes que recebem (discutido adiante). A representação no núcleo vestibular lateral é somatotópica,[52] de maneira que as regiões anterior e superior do núcleo inervam a medula cervical, enquanto as regiões posterior e inferior inervam a medula lombossacra. O trato vestibuloespinal lateral termina diretamente nas células do corno ventral diretamente ou indiretamente por intermédio de interneurônios. Este trato é particularmente importante para os reflexos vestibuloespinal e vestibulocólico.

O núcleo vestibular médio (de Schwalbe) estende-se rostrocaudalmente no tronco encefálico, no nível do núcleo abducente até o núcleo hipoglosso. Está ligado medialmente por um núcleo funcionalmente relacionado, o núcleo prepósito do hipoglosso, e lateralmente pelo núcleo vestibular inferior. Estudos mais recentes indicam que o núcleo vestibular medial pode ser subdividido em uma região magnocelular rostral, uma região parvocelular e uma região caudal com neurônios de tamanho pequeno a médio.[44,53] O núcleo vestibular rostral medial, do mesmo modo que o núcleo superior, contém muitos neurônios que se projetam para os núcleos oculomotores e cujo comportamento de disparo está ligado ao movimento do olho.[54,56] Pouco se sabe a respeito das funções da região caudal do núcleo vestibular medial, ainda que muitas das células desta região pareçam se projetar para o cerebelo.[57] O núcleo vestibular medial dá também origem ao trato vestibuloespinal medial, o qual desce no fascículo longitudinal medial para terminar em interneurônios na medula espinal cervical e sobe para terminar nos núcleos motores do olho. Este trato é sobretudo importante para os reflexos vestíbulo-oculocervical.

O núcleo vestibular inferior (ou descendente) justapõe-se rostralmente ao núcleo vestibular ventral lateral e estende-se caudalmente dentro do complexo vestibular. Tal região dos núcleos vestibulares é uma das regiões receptoras primárias das fibras aferentes vestibulares que inervam os órgãos otolíticos.[58] Algumas células deste núcleo participam das vias vestibuloespinais. As maiores projeções originárias desta área, porém, parecem direcionadas para o cerebelo e a formação reticular.

Os grupos de células menores associados aos núcleos vestibulares são designados por letras minúsculas, como os grupos de células f, l, x, y, z e e. O *grupo de células f* é uma subdivisão caudal do núcleo vestibular inferior e formado de células de tamanho médio. O *grupo de células l* é um grupo pequeno de células de tamanho médio nas bordas caudal e lateral do núcleo vestibular, adjacente ao corpo restiforme; distingue-se das várias células gigantes de Deiters do núcleo. Além disso, a maioria de suas projeções vai para a medula espinal abaixo de T1.[52] O *grupo de células z* não está exatamente incluso dentro do núcleo vestibular; em vez disso, situa-se na região caudal do complexo vestibular e recebe sinais primários de fibras que transitam na coluna espinal dorsal. Suas células participam das vias somatossensoriais ascendentes para o tálamo.

Os *grupos de células x e y* são subdivisões funcionais importantes dos núcleos vestibulares. O grupo de células x encontra-se também na parte caudal do complexo vestibular. Tal área recebe sinais aferentes proeminentes da medula espinal e projeta-se para o cerebelo. O grupo y está caudal e lateral ao núcleo vestibular superior e tem como limite dorsal o núcleo vestibular lateral e como limite ventral o pedúnculo cerebelar inferior. As regiões ventral e dorsal do grupo de células y parecem funcionalmente diferentes. A região ventral do grupo y é formada de pequenos neurônios fusiformes que recebem sinais das fibras vestibulares aferentes que inervam o sáculo.[58] A região dorsal do grupo y contém neurônios maiores e é atravessada por um trato fibroso denominado *pedúnculo flocular*, o qual passa do flóculo cerebelar para os núcleos vestibulares. Muitas das células da região dorsal do grupo y

60 | ANATOMIA DO SISTEMA VESTIBULAR | **1007**

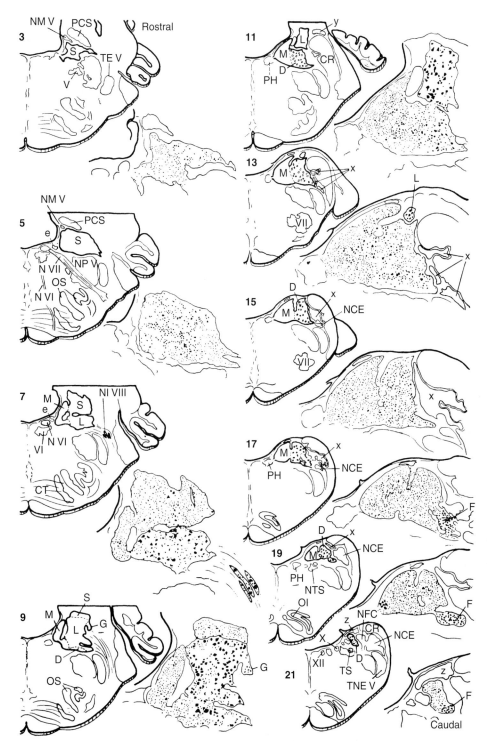

FIGURA 60-18. Diferentes subdivisões dos núcleos vestibulares em um gato e suas relações com outras estruturas encefálicas. As células em cada corte são também representadas em ampliações maiores para ilustrar a variação de tamanho das células nas diversas subdivisões. O grupo de células e do trabalho de Goldberg e Fernandez[10] foi acrescentado a esta figura. PCS, pedúnculo cerebelar superior; CR, corpo restiforme; D, núcleo vestibular descendente (inferior); e, pequeno grupo de células contendo neurônios eferentes vestibulares; F, subdivisão caudal ventrolateral do núcleo vestibular descendente; G, subdivisão do núcleo vestibular descendente contendo células de tamanho médio; L, núcleo vestibular lateral; M, núcleo vestibular medial; NCE, núcleo cuneiforme externo; NFC, núcleo do fascículo cuneiforme; IN VIII, núcleo intersticial do núcleo vestibular; NM V, núcleo mesencefálico do nervo trigêmeo; NP V, núcleo principal do nervo trigêmeo; NTS, núcleo do trato solitário; N VI e N VII, nervo abducente e nervo facial; OS, oliva superior; OI, oliva inferior; PH, núcleo prepósito do hipoglosso; S, núcleo vestibular superior; CT, corpo trapezoide; TS, trato solitário; TE V, trato espinal do nervo trigêmeo; TNE V, trato do núcleo espinal trigêmeo; V, núcleo motor trigêmeo; VI, núcleo abducente; X, núcleo motor dorsal do nervo vago; XII, núcleo hipoglosso; x, y e z representam os grupos de células x, y e z. (Adaptado de Brodal A, Pompesiano O, Walberg H. *The vestibular nuclei and their connections, anatomy and functional correlations*. Edinburgh, Scotland: Oliver & Boyd; 1962.)

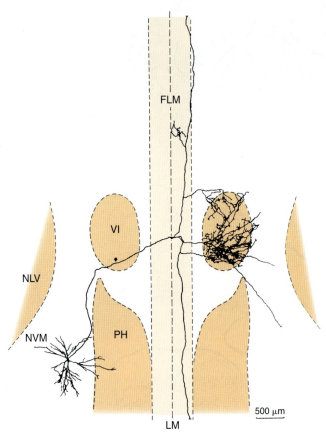

FIGURA 60-19. Parte da ramificação dendrítica e axonal de um único neurônio nuclear vestibular do tipo I que se projeta extensamente para o núcleo abducente contralateral e outros alvos. NVL, núcleo ventricular lateral; LM, linha mediana; FLM, Fascículo longitudinal medial; NVM, núcleo vestibular medial; PH, complexo peri-hipoglosso; VI, núcleo abducente. (De Ohgaki T, Curthoys IS, Markham CH, et al. HRP morphology of functionally identified vestibular type I neurons in the cat. *Adv Othorhinolaryngol* 1988;41:14-19.)

sugere que existe uma certa convergência funcional de sinais de diferentes órgãos terminais em determinadas células dos núcleos vestibulares.

Alguns neurônios dos núcleos vestibulares não recebem sinais diretamente do nervo vestibular. Um exemplo é um grupo de neurônios de tipo II que responde preferencialmente a estímulos do nervo vestibular contralateral (ver adiante).[62,63] A sensibilidade ao movimento da cabeça na maior parte das células dos núcleos vestibulares depende da ativação bilateral dos órgãos vestibulares terminais. Tipicamente, a remoção de um nervo vestibular reduz pela metade a sensibilidade ao movimento da cabeça dos neurônios dos núcleos vestibulares,[64] o que sugere que vias comissurais entre os núcleos vestibulares contribuem de modo significativo para a sensibilidade fisiológica dos neurônios destes núcleos.

Quatro tipos fisiológicos de neurônios coexistem nos núcleos vestibulares.[62,63] Os *neurônios de tipo I* são excitados por rotações ipsilaterais da cabeça, enquanto *neurônios de tipo II* são inibidos por esse tipo de movimento. Os primeiros recebem sinais ipsilaterais de fibras aferentes primárias, enquanto os últimos recebem sinais tanto contralaterais quanto comissurais. Os *neurônios de tipo III* são excitados por rotações nas duas direções. Enquanto isso, os *neurônios de tipo IV* são inibidos pelos dois tipos de aceleração rotacional. De todos esses, os neurônios de tipo I são os mais comuns, mas existem também muitos neurônios de tipo II. Os neurônios de tipo III e IV são raros. A Figura 60-19 mostra um neurônio vestibular de tipo I no núcleo vestibular medial que foi caracterizado morfologicamente e fisiologicamente e que se projeta para o núcleo abducente e outros alvos.[65]

Vias vestibulares comissurais originam-se de todas as partes dos núcleos vestibulares, com exceção do núcleo vestibular dorsal lateral.[53,66] Apesar de haver uma tendência para que uma determinada região dos núcleos vestibulares se projete mais intensamente para a região contralateral, existe também uma divergência considerável nas vias comissurais para outras partes dos núcleos vestibulares (Fig. 60-20). Funcionalmente, as vias comissurais entre os núcleos vestibulares parecem ter um papel essencial na habilidade para compensar lesões vestibulares unilaterais.[67] Devido ao fato de a maioria dos neurônios dos núcleos vestibulares disparar espontaneamente, parecem ter alguma relação funcional com o flóculo e o controle do movimento do olho, sobretudo dos movimentos do olho no plano vertical.[59]

O *grupo de células e* (Fig. 60-6) tem ligação com os núcleos vestibulares, mas contém neurônios que se projetam para fora do labirinto, em vez de receber fibras aferentes primárias. Foi sugerido, no entanto, que ele possa receber colaterais de fibras aferentes primárias. Isso constituiria um tipo de circuito de alimentação reversa. Localiza-se no aspecto ventromedial do núcleo vestibular rostral medial e contém as células que dão origem à via eferente do encéfalo para os órgãos vestibulares terminais.

ORGANIZAÇÃO DOS SINAIS DO NERVO VESTIBULAR PARA OS NÚCLEOS VESTIBULARES

Teoricamente, o nervo vestibular tem terminações em todas as regiões dos núcleos vestibulares.[58] Os detalhes relativos às terminações das fibras aferentes que inervam cada órgão terminal vestibular ainda não são totalmente conhecidos. No entanto, células cuja atividade tem relação direta com a função otolítica foram encontradas essencialmente nos núcleos vestibulares superior, medial e ventral lateral. Ainda que os resultados de diversos estudos fisiológicos sugiram que as fibras aferentes que inervam órgãos vestibulares terminais diferentes não façam sinapses diretamente nas mesmas células dos núcleos vestibulares,[60] a atividade de células individuais nos núcleos vestibulares nem sempre está claramente relacionada com um único órgão terminal.[61] Este resultado

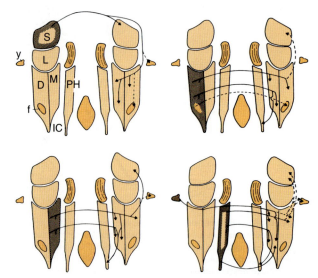

FIGURA 60-20. Principais projeções do sistema vestibular comissural. Ainda que cada núcleo tenda a projetar para seu membro oposto, ocorrem divergências consideráveis. As conexões comissurais para o complexo peri-hipoglosso e o grupo y também são representadas. D, L, M, S, núcleos vestibulares descendentes (inferior), lateral, medial e superior; f, grupo f; IC, núcleo intercalado (Staderini); PH, complexo peri-hipoglosso; y, grupo y. (De Pompeiano O, Mergner T, Corvaja N. Commissural, perihypoglossal and reticular afferent projections to the vestibular nuclei in the cat: an experimental anatomical study with the method of retrograde transport f horseradish peroxidase. *Arch Ital Biol* 1978; 116:130-172.)

mesmo quando a cabeça não está mexendo,[54] e como a maior parte das funções vestibulares é organizada bilateralmente, um desequilíbrio entre a taxa de disparos espontâneos de um núcleo vestibular em comparação com outro resulta na percepção central da movimentação da cabeça e em uma operação disfuncional das vias reflexas (p. ex., o nistagmo ocular geralmente ocorre quando os núcleos vestibulares são danificados unilateralmente). As vias vestibulares comissurais parecem ter um papel importante na manutenção do equilíbrio na resposta dos dois lados.

OUTROS SINAIS AFERENTES NOS NÚCLEOS VESTIBULARES

O nervo vestibular não é a única fonte de sinais aferentes para os núcleos vestibulares. Muitas regiões do tronco encefálico e do cerebelo projetam-se também para os núcleos vestibulares. A maioria dos sinais não vestibulares provém do lóbulo floculonodular do cerebelo, do núcleo fastigial e de regiões do tronco encefálico próximas aos núcleos vestibulares, embora os núcleos vestibulares recebam também sinais da medula espinal e de núcleos localizados no mesencéfalo e no diencéfalo caudal.

Embora a função de cada fonte de sinais aferentes não vestibulares para os núcleos vestibulares ainda não seja totalmente conhecida, demonstrou-se que as respostas fisiológicas dos neurônios dos núcleos vestibulares são afetadas por comportamentos e estímulos sem relação com a atividade do nervo vestibular. Talvez o sinal aferente mais comum para os núcleos vestibulares seja um sinal proveniente do sistema visual. A maioria dos neurônios dos núcleos vestibulares que são sensíveis aos movimentos da cabeça é também sensível aos movimentos do mundo visual. Ou seja, sé sensível a estímulos optocinéticos.[70] Os canais semicirculares são insensíveis aos movimentos de baixa frequência (<0,05 Hz) da cabeça. O sistema visual consegue, no entanto, captar movimentos de frequência extremamente baixa na cena visual e o cérebro usa informação visual para completar as informações recebidas do labirinto. As vias anatômicas pelas quais os sinais visuais optocinéticos alcançam os núcleos vestibulares não foram totalmente esclarecidas, mas diversos núcleos pré-tectais do mesencéfalo – em particular o núcleo do trato óptico e os núcleos ópticos acessórios – parecem ter um papel essencial. Esses núcleos do mesencéfalo não se projetam diretamente para os núcleos vestibulares. Projetam-se, sim, para outros núcleos do tronco encefálico e estes outros núcleos se projetam para os núcleos vestibulares (p. ex., o núcleo prepósito[71]) ou para regiões do cerebelo que se projetam para os núcleos vestibulares (p. ex., sinais visuais alcançam o cerebelo através da oliva[72] inferior e do núcleo pontino[73]).

As vias do cerebelo para os núcleos vestibulares não somente contribuem para a responsividade visual dos neurônios dos núcleos vestibulares como também são essenciais para a modificação adaptativa da sensibilidade ao movimento da cabeça das vias vestíbulo-oculares e para compensar lesões vestibulares unilaterais. O flóculo cerebelar é particularmente importante para a modificação adaptativa das vias do reflexo vestíbulo-ocular.[54,74] As células de Purkinje nesta região do córtex cerebelar são sensíveis a estímulos visuais optocinéticos e aos movimentos de pequenos alvos visuais na fóvea.[75,76] Quando movimentos do olho produzidos por vias vestíbulo-oculares não conseguem estabilizar imagens na retina, as células de Purkinje do flóculo alteram sua taxa de disparo e alteram a sensibilidade ao movimento da cabeça de alguns dos neurônios dos núcleos vestibulares que se projetam para os núcleos motores extraoculares.

Conforme notado, muitos dos neurônios nos núcleos vestibulares superior, medial e ventral lateral alteram sua taxa de disparo durante os movimentos do olho, mesmo quando a cabeça não se move e a atividade do nervo vestibular permanece inalterada. Em um estudo de Chen-Huang e McCrea,[77] o tamanho do sinal utricular que transita até o núcleo oculomotor no trato ascendente de Deiters depende da distância de fixação. Tal resultado implica a existência de um sistema multiplicador neural importante nos

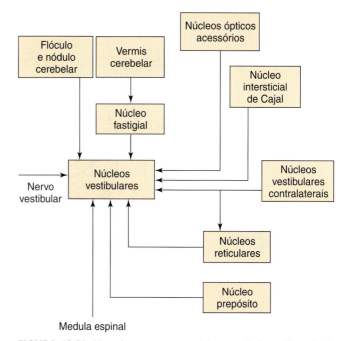

FIGURA 60-21. Vias aferentes para os núcleos vestibulares. (Cortesia de Robert McCrea.)

núcleos vestibulares e não uma simples retransmissão dissináptica entre o utrículo e o núcleo oculomotor. Os neurônios dos núcleos vestibulares que se projetam para os núcleos motores extraoculares disparam, durante uma fixação acentuada, movimentos sacádicos do olho e perseguição ocular suave.[78,79] Aparentemente, os núcleos vestibulares contribuem para a gênese de cada um desses comportamentos oculomotores. As regiões do cérebro de onde provêm esses sinais oculomotores contemplam o núcleo prepósito,[80] o núcleo intersticial de Cajal[81] e a formação reticular pontina e medular.[82]

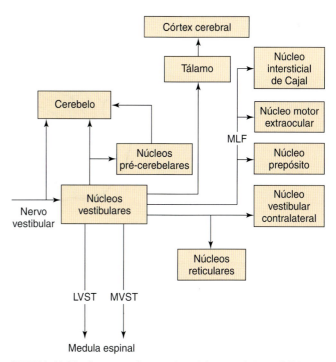

FIGURA 60-22. Conexões eferentes dos núcleos vestibulares. LVST, trato vestibuloespinal lateral; MLF, fascículo medial longitudinal; MVST, trato vestibuloespinal medial. (Cortesia de Robert McCrea.)

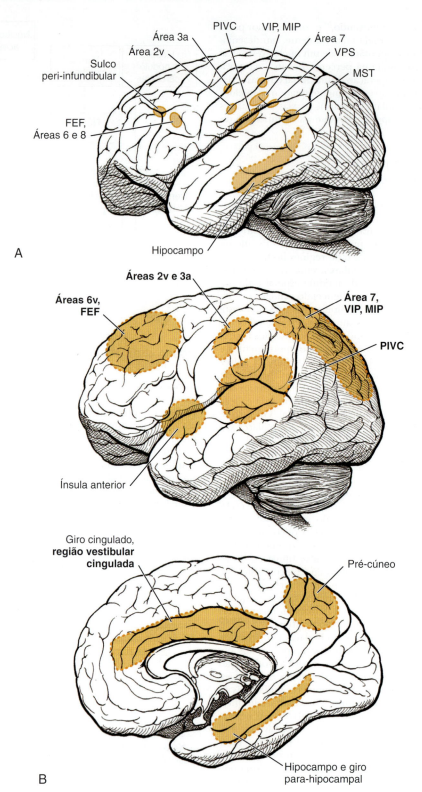

FIGURA 60-23. Áreas corticais que recebem sinais vestibulares. Elas recebem sinais vestibulares, conforme evidenciado por estudos usando metodologias diversas. **A,** Áreas vestibulares corticais que foram evidenciadas em macacos através de métodos neurofisiológicos e neuroanatômicos, incluindo as áreas 2v, 3ª, os campos oculares frontais (FEF, áreas 6 e 8 que envolvem o sulco periarcuado), as áreas intraparietal ventral e mediana (VIP e MIP), a área visual posterior silviana (VPS), a área temporal medial superior (MST) e o córtex vestibular insular-parietal (PIVC). Células associadas à posição da cabeça – células de posição, células de direção da cabeça, células de visão espacial e células de grade – foram encontradas no hipocampo de macacos. **B,** Áreas corticais foram evidenciadas em humanos em estudos de neuroimagens usando estimulação vestibular calórica e galvânica. As áreas homólogas àquelas de macacos são indicadas em negrito. (De Lopez C, Blanke O. The thalamocortical vestibular system in animals and humans. *Brain Res Rev* 2011;67:119-146.)

A medula espinal, e em particular a medula espinal cervical, é outra fonte importante de fibras aferentes não vestibulares para os núcleos vestibulares. Os neurônios do núcleo vestibular dorsal lateral que se projetam para a medula espinal recebem sinais dos segmentos da medula para os quais se projetam.[83] Os neurônios dos núcleos vestibulares medial e ventral lateral que se projetam para os núcleos motores extraoculares recebem sinais da medula espinal cervical.[84] Esses sinais são provavelmente importantes para a mediação do reflexo oculocervical que pode ajudar o reflexo vestíbulo-ocular a estabilizar o olhar durante os movimentos da cabeça, em particular quando o labirinto está danificado. Tais vias fornecem uma possível explicação para o nistagmo frequentemente observado após uma lesão no pescoço.

Outros sinais não vestibulares são funcionalmente importantes. Sua anatomia, porém, é pouco conhecida. Certos neurônios de núcleos vestibulares parecem receber sinais ligados a funções autônomas centrais e ao estado comportamental (p. ex., o estado de alerta). Diversos observadores notaram que a taxa de disparos espontâneos e a sensibilidade ao movimento da cabeça e do olho de muitos neurônios dos núcleos vestibulares são muito reduzidas durante o sono de ondas lentas ou em um estado de alerta reduzido, apesar do fato de a atividade do nervo vestibular não parecer estar afetada. As vias anatômicas centrais que medeiam esses efeitos permanecem desconhecidas, mas as maiores conexões aferentes para os núcleos vestibulares são apresentadas na Figura 60-21.

VIAS DAS PROJEÇÕES EFERENTES COM ORIGEM NOS NÚCLEOS VESTIBULARES

Os núcleos vestibulares projetam-se para muitas regiões do tronco encefálico, do cerebelo e da medula espinal. Além disso, os núcleos vestibulares são altamente interconectados. As conexões intrínsecas dos núcleos vestibulares não se limitam às vias comissurais descritas, mas contemplam também conexões entre os diversos núcleos vestibulares situados de um mesmo lado do cérebro.[53,66]

A Figura 60-22 mostra uma visão geral das maiores projeções vestibulares eferentes. Com exceção do núcleo vestibular dorsal lateral, todos os núcleos vestibulares contêm neurônios que se projetam para o cerebelo. O vérmis cerebelar, o lobo floculonodular e o núcleo fastigial são as regiões do cerebelo para as quais estas vias vestibulocerebelares se projetam.[85] Acredita-se que são as regiões do cerebelo envolvidas na coordenação dos movimentos da musculatura axial, da cabeça e dos olhos. As fibras eferentes do córtex cerebelar estão organizadas em faixas parassagitais,[86] e uma faixa cortical eferente parassagital no vérmis projeta-se para os neurônios do núcleo vestibular dorsal lateral e dá origem ao trato vestibuloespinal lateral. Outra faixa eferente no vérmis projeta-se para o núcleo fastigial, e faixas no córtex cerebelar do lobo floculonodular projetam-se para os neurônios dos núcleos vestibulares superior, medial e lateral, dando origem às vias do reflexo vestíbulo-ocular.[74] Ademais, conexões recíprocas existem entre os núcleos vestibulares e regiões do cerebelo que recebem sinais vestibulares.

Os núcleos vestibulares medial, superior e ventrolateral dão origem a projeções eferentes bilaterais importantes para as regiões do tronco encefálico envolvidas no controle dos movimentos do olho.[87,89] Os núcleos vestibulares dão origem a um conjunto importante de vias reflexas envolvidas no reflexo vestíbulo-ocular. Os axônios que formam estas vias se juntam geralmente ao fascículo longitudinal medial perto do núcleo abducente.

A função do reflexo vestíbulo-ocular consiste em estabilizar a visão durante os movimentos da cabeça. Obtém-se tal estabilização movimentando os olhos na mesma velocidade do que a cabeça, mas em direção oposta. As vias do reflexo vestíbulo-ocular são organizadas reciprocamente, de maneira aos neurônios motores que inervam cada músculo extraocular receberem sinais excitatórios e inibitórios dos núcleos vestibulares. Para mais detalhes sobre a função do reflexo vestíbulo-ocular, ver Capítulo 81.

A segunda via vestibular importante que ajuda na estabilização do olhar é o trato vestibuloespinal medial. Tal via tem sua origem em células dos núcleos vestibulares medial e ventral lateral e projeta-se bilateralmente dentro do fascículo longitudinal medial para o corno ventral da medula espinal cervical. Aproximadamente a metade destas células participa também das vias do reflexo vestíbulo-ocular através de axônios colaterais.[90] O trato vestibuloespinal medial age para estabilizar a cabeça nos ombros ao provocar contrações dos músculos do pescoço que resistem a movimentos passivos da cabeça.[91]

O trato vestibuloespinal lateral tem papel importante na manutenção do equilíbrio postural. Essa via tem origem em células do núcleo vestibular dorsal lateral e projeta-se ipsilateralmente para o corno ventral da medula espinal na altura da curvatura lombar. As células do núcleo vestibular dorsal lateral são particularmente sensíveis às inclinações da cabeça. O trato vestibuloespinal lateral goza de uma atividade tônica e fornece poderosos sinais sinápticos excitatórios aos neurônios motores posturais extensores. Em caso de lesão unilateral do labirinto, os sinais excitatórios tônicos para os extensores posturais ipsilaterais diminuem, em particular na ausência de pistas visuais, e a tendência é cair na direção do lado da lesão.

As vias vestibulotalâmicas têm origem em células do núcleo vestibular ventral lateral e projetam-se para regiões talâmicas que margeiam e contemplam os núcleos ventral posterolateral, ventral posteromedial e ventral lateral do tálamo.[92,94] Os núcleos vestibulares projetam-se também para outro núcleo talâmico, o núcleo geniculado ventral lateral,[95] que é adjacente ao núcleo geniculado dorsal lateral e tem conexões anatômicas, as quais sugerem seu envolvimento no processamento visual. Diversas regiões corticais respondem à estimulação vestibular (Fig. 60-23).[96] As vias vestíbulo-talamocorticais,[97,98] incluindo as projeções para diversas áreas visuais extraestriadas com origem no núcleo pulvinar do tálamo, atuando no processamento visuomotor e na percepção consciente da vertigem ou do próprio movimento, tanto na presença quanto na ausência de estimulação visual.

Para consultar a lista completa de referências, acesse www.expertconsult.com.

LEITURA SUGERIDA

Brodal A, Pompeiano O, Walberg H: *The vestibular nuclei and their connections, anatomy and functional correlations*, Edinburgh, Scotland, 1962, Oliver & Boyd.

Büttner-Ennever JA, Gerrits NM, Mai JK: Vestibular system. In Paxinos G, editor: *The human nervous system*, New York, 2004, Oxford University Press, pp 1212–1240.

Desai SS, Zeh C, Lysakowski A: Comparative morphology of rodent vestibular periphery. I. Saccular and utricular maculae. II. Cristae ampullares. *J Neurophysiol* 93:251–280, 2005.

Eatock RA, Lysakowski A: Hair cells in mammalian vestibular organs. In Eatock RA, Fay RR, Popper AN, editors: *Vertebrate hair cells*, New York, 2006, Springer-Verlag, pp 348–442.

Fukui H, Raphael Y: Gene therapy for the inner ear. *Hear Res* 297:99–105, 2013.

Goldberg JM, Fernández C: Efferent vestibular system in the squirrel monkey: anatomical location and influence on afferent activity. *J Neurophysiol* 43:986–1025, 1980.

Goldberg JM, Wilson VJ, Cullen KE, et al: *The vestibular system: a sixth sense*, New York, 2012, Oxford University Press.

Highstein SM, Holstein GR: The anatomy of the vestibular nuclei. *Prog Brain Res* 151:157–203, 2006.

Holt JC, Lysakowski A, Goldberg JM: The efferent vestibular system. In Ryugo D, Fay RR, Popper AN, editors: *Auditory and vestibular efferents*, New York, 2011, Springer-Verlag, pp 135–187.

Horowitz SS, Blanchard JH, Morin LP: Intergeniculate leaflet and ventral lateral geniculate nucleus afferent connections: an anatomical substrate for functional input from the vestibulo-visuomotor system. *J Comp Neurol* 474:227–245, 2004.

Hughes I, Thalmann I, Thalmann R, et al: Mixing model systems: using zebrafish and mouse inner ear mutants and other organ systems to unravel the mystery of otoconial development. *Brain Res* 1091:58–74, 2006.

Kelley MW: Regulation of cell fate in the sensory epithelium of the inner ear. *Nat Rev Neurosci* 7:837–849, 2006.

Kotchabhakdi N, Rinvik E, Walberg F, et al: The vestibulothalamic projections in the cat studied by retrograde axonal-transport of horseradish-peroxidase. *Exp Brain Res* 40:405–418, 1980.

Lindemann HH: Studies on the morphology of the sensory regions of the vestibular apparatus. *Ergeb Anat Entwicklungsgesch* 42:1–113, 1969.

Lundberg YW, Zhao X, Yamoah EN: Assembly of the otoconia complex to the macular sensory epithelium of the vestibule. *Brain Res* 1091:47–57, 2006.

Lysakowski A, Goldberg JM: A regional ultrastructural analysis of the cellular and synaptic architecture in the chinchilla cristae ampullares. *J Comp Neurol* 389:419–443, 1997.

Lysakowski A, Goldberg JM: Morphophysiology of the vestibular sensory periphery. In Highstein SM, Fay RR, Popper AN, editors: *The vestibular system*, New York, 2004, Springer-Verlag, pp 57–152.

McCrea RA, Baker R: Anatomical connections of the nucleus prepositus of the cat. *J Comp Neurol* 237:377–407, 1985.

Newlands SD, Perachio AA: Central projections of the vestibular nerve: a review and single fiber study in the Mongolian gerbil. *Brain Res Bull* 60:475–495, 2003.

Pompeiano O, Mergner T, Corvaja N: Commissural, perihypoglossal and reticular afferent projections to the vestibular nuclei in the cat: an experimental anatomical study with the method of retrograde transport of horseradish peroxidase. *Arch Ital Biol* 116:130–172, 1978.

Sato F, Sasaki H: Morphological correlations between spontaneously discharging primary vestibular afferents and vestibular nucleus neurons in cat. *J Comp Neurol* 333:554–566, 1993.

Shimazu H, Precht W: Inhibition of central vestibular neurons from the contralateral labyrinth and its mediating pathway. *J Neurophysiol* 29:467–492, 1966.

Voogd J, Glickstein M: The anatomy of the cerebellum. *Trends Neurosci* 21:370–375, 1998.

Wersäll J, Bagger-Sjöback D: Morphology of the vestibular sense organ. In Kornhuber HH, editor: *Handbook of sensory physiology, vestibular system, pt. 1: Basic mechanisms*, New York, 1974, Springer-Verlag, pp 124–170.

Wu DK, Kelley MW: Molecular mechanisms of inner ear development. *Cold Spring Harb Perspect Biol* 4:a008409, 2012.

SEÇÃO 2 ■ AVALIAÇÃO DIAGNÓSTICA

Diagnóstico Audiológico

61

Paul R. Kileny | Teresa A. Zwolan

Pontos-chave

- A avaliação e o diagnóstico da função auditiva são componentes clínicos primordiais para a tomada de decisão clínica em otologia.
- O diagnóstico da perda auditiva é, muitas vezes, baseado em uma bateria de testes audiológicos que ajuda a definir o tipo e a severidade da perda auditiva.
- As medições de imitanciometria acústica podem servir a diversos propósitos, incluindo a identificação e classificação de alterações auditivas periféricas e centrais; também podem ser utilizadas como uma ferramenta para estimar objetivamente a sensibilidade auditiva.
- O otorrinolaringologista deve ter a habilidade de avaliar de maneira crítica os dados audiológicos para identificar possíveis inconsistências.
- Embora nos últimos anos a melhoria tenha sido significativa na sensibilidade e especificidade dos exames de imagem no diagnóstico de condições otológicas e neurológicas, os estudos diagnósticos adequados e bem executados em neurologia continuam a ter um papel significativo no diagnóstico de condições otológicas e neurológicas e no planejamento do tratamento.
- Os estímulos de fala são usados em vários testes audiológicos e são uma parte importante da bateria de testes audiológicos. Estes testes fornecem informações sobre o impacto da perda auditiva na comunicação e na função auditiva central, assim como também ajudam na tomada de decisão no que se refere à candidatura para vários procedimentos cirúrgicos.
- Com o advento das gravações dos eletrodos de superfície da membrana timpânica, as contribuições clínicas de eletrococleografia (ECOG) estão recebendo maior reconhecimento. Além de sua aplicação tradicional no diagnóstico de hidropsia endolinfática, novas evidências indicam a eficácia da ECOG no diagnóstico tanto das condições de terceira janela, como da deiscência do canal semicircular superior.
- Há evidências crescentes quanto à contribuição significativa do monitoramento neurofisiológico intraoperatório em resultados de cirurgias otológicas e otoneurológicas. É importante que isso seja precedido de medidas para neurodiagnósticos pré-operatórios relevantes para o planejamento intraoperatório adequado.
- O transtorno do espectro da neuropatia auditiva continua a representar um desafio de diagnóstico e gestão. Uma evidência crescente sugere que as características de diagnóstico com base em uma configuração de resultados dos testes não identificam necessariamente uma patologia unificada, mas representam uma variedade de etiologias e patologias específicas.
- A neuropatia auditiva pode reduzir muito o reconhecimento de fala, o que muitas vezes resulta em fraco desenvolvimento das habilidades apropriadas de fala e linguagem. Devido a isso, os pacientes com neuropatia auditiva são muitas vezes considerados como candidatos a um implante coclear. Embora seus resultados possam ser variáveis, os pacientes com neuropatia auditiva sem confusão cognitiva ou distúrbios do desenvolvimento muitas vezes obtêm habilidades de reconhecimento de voz semelhantes aos de crianças com perda auditiva coclear.

BATERIA DE TESTES AUDIOLÓGICOS

Em seu livro *The Nature and Treatment of Diseases of the Ear*,[1] Wilde declarou:

O grau de surdez pode ser avaliado e a distância de percepção auditiva pode ser medida segurando um relógio comum perto do meato acústico externo: e até que distância o tic-tac pode ser contado e registrado com precisão, e na qual o paciente está certo do intervalo entre estes dois sons. Para efetuar isso corretamente, o relógio deve ser aproximado gradualmente a orelha até chegar no ponto de audibilidade, e novamente aplicado diretamente para a aurícula e gradualmente afastado a alguma distância.

Ele continua: "É absolutamente necessário, se quisermos observar o andamento de um caso, não apenas conduzir essas observações com grande cuidado, mas também fazer notas escritas da distância de audição da primeira, mas também de cada vez subsequente que vemos o paciente". Wilde também recomendou colocar o relógio "delicadamente entre os dentes do paciente e avaliar a quantidade de audição percebida deste modo e comparar também como se observou anteriormente" – uma tentativa inicial em testes de condução óssea.

Uma vez que essas declarações foram feitas há quase um século e meio atrás, muitos desenvolvimentos foram feitos na ciência da audiologia clínica, começando com o desenvolvimento da instrumentação que pode fornecer a quantificação precisa de sensibilidade e acuidade auditiva. Por exemplo, em seu livro *Disease of the Ear*, Dench[2] afirmou que "é praticamente necessário mencionar os instrumentos mais complicados que tempo a tempo foram criados para a determinação quantitativa da audição. O uso dos mesmos não se tornou universal por conta da construção complexa." Continuando, ele descreveu e ilustrou o audiômetro elétrico desenvolvido pela Urbantschitsch em 1890, que utilizou a tecnologia disponibilizada pela invenção do telefone. Ele ainda discutiu os fenômenos de cruzamento e atenuação interaural, advertindo contra erros que podem ocorrer quando um som alto é apresentado a um ouvido com surdez profunda na presença de um ouvido contralateral com audição normal.

Como é feito hoje em dia, os otologistas atuais utilizaram os resultados dos testes auditivos de duas maneiras: para quantificar a perda de audição e para auxiliar no diagnóstico diferencial das doenças das orelhas, com base em fenômenos auditivos. Atualmente, nosso arsenal clínico é composto por modalidades de exames clínicos altamente sofisticados e específicos que fornecem informações quantitativas precisas sobre a sensibilidade auditiva do paciente. Outros testes capitalizam sobre fenômenos auditivos específicos para fornecer diagnóstico diferenciado das informações sobre a localidade da lesão. A bateria de testes de audiologia clínica pode ser classificada em dois grupos em função da forma como os resultados são obtidos: testes comportamentais ou psicofísicos, que exigem uma resposta comportamental específica a um estímulo auditivo, e testes objetivos, que são baseados em uma medição física ou fisiológica associada a um estímulo auditivo. Um exemplo de uma medida física é a imitanciometria acústica, normalmente usada para determinar o estado da orelha média. Um exemplo de uma medida fisiológica útil é a audiometria de tronco encefálico (ATE), para não mencionar outros fenômenos eletrofisiológicos.

Normalmente, o diagnóstico é baseado em uma combinação de informações obtidas a partir de histórico do paciente, exame físico e resultados da bateria de testes audiológicos. Como regra, existe uma hierarquia na administração de testes de diagnósticos auditivos que é especificamente baseada em sintomas e queixas dos pacientes, e os resultados obtidos de uma forma muitas vezes podem ser verificados por meio de resultados obtidos por meio de uma modalidade diferente. Por exemplo, uma perda condutiva revelada pelo GAP aéreo-ósseo demonstrada pela audiometria tonal pode ser confirmada por um timpanograma anormal e pelo típico aparecimento otoscópico de um tímpano retraído e sua pouca mobilidade em uma otoscopia pneumática; isso pode ser usado para determinar a presença de uma perda de audição condutiva por otite média.

TESTES DE SENSIBILIDADE E ACUIDADE AUDITIVA

A audiometria tonal é o teste mais utilizado para avaliar a sensibilidade auditiva. Os sinais tonais auditivos são enviados principalmente através da condução aérea e óssea. O American National Standards Institute (ANSI) S3.20-1973 define o limiar de audibilidade como "o nível mínimo eficaz de pressão sonora de um sinal acústico produzindo uma sensação auditiva 'em uma fração especificada dos ensaios.'" Na maioria das vezes, o limiar é definido como a intensidade de sinal mais baixa em que várias apresentações são detectadas por 50% do tempo.[3]

Quando usados clinicamente, os dados dos limiares de audiometria são mais frequentemente exibidos em um gráfico chamado audiograma (Fig. 61-1). Vários símbolos são utilizados para representar os dados obtidos para as orelhas direita e esquerda pela utilização de sinais aéreos e ósseos. A representação atual do audiograma foi recomendada pela Speech American Language Hearing Association em 1974 e foi adotada pela ANSI S3.21-1978. Os dados são apresentados no nível de audição (NA), que é calibrado em referência à pressão de som (ANSI S3.6-1969, 1970), que representa a sensibilidade auditiva normal, de adultos jovens, quando testados sob condições de exame razoavelmente tranquilas. Portanto, um audiograma representa a capacidade do paciente de ouvir sons em comparação com a sensibilidade auditiva de um grupo de adultos jovens com audição normal.

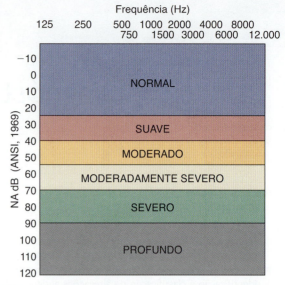

FIGURA 61-1. Audiograma mostrando uma gama de perda de audição. ANSI, American National Standards Institute; NA dB, nível de audição em decibéis.

Testes de Condução Aérea com Tons Puros

Os limiares de tons e condução aérea medem a função do sistema total de audição, incluindo a orelha externa, média e interna. Em um exame audiométrico típico, os tons puros que variam em espaçamentos de oitava de 250 a 8.000 Hz são apresentados ao ouvinte por fones auriculares em concha ou por fones de inserção nos meatos acústicos externos. O limiar é geralmente determinado através da utilização de uma versão do "método ascendente"[4] Hughson-Westlake, em que os sons são apresentados inicialmente bem acima do limiar e depois são reapresentados com diminuição de 10 a 15 dB até o som tornar-se inaudível. O tom é então aumentado em 5 dB e em seguida diminuído em 10 dB, até que um nível de audição consistente seja atingido em uma resposta obtida três vezes.[5]

Como os limiares de condução aérea medem a acuidade de todo o sistema auditivo, quando avaliados isoladamente, eles fornecem pouca informação sobre a etiologia da perda auditiva e da patologia auditiva específica. Quando analisados em conjunto com os limiares obtidos por meio de testes de condução óssea, no entanto, ajudam a determinar o tipo e a gravidade da perda de audição.

Quando plotados em um audiograma, os limiares tonais também fornecem informações sobre a severidade da perda auditiva. Os limiares que se enquadram na faixa 0-25 dB são considerados normais, enquanto os limiares acima de 25 dB representam vários níveis de perda auditiva (Fig. 61-1).

Testes de Condução Óssea com Tons Puros

Os limiares tonais de condução óssea fornecem informações sobre o limiar auditivo quando a cóclea é estimulada mais ou menos diretamente, com os estímulos que ultrapassam estruturas das

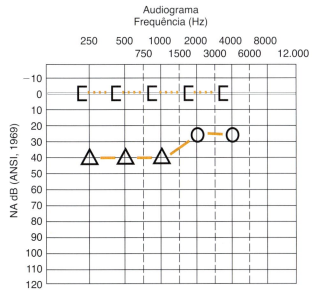

FIGURA 61-2. Audiograma com um limiar de condução óssea normal e um limiar-gap aéreo elevado – uma lacuna aéreo-óssea. ANSI, American National Standards Institute; NA dB, nível de audição em decibel.

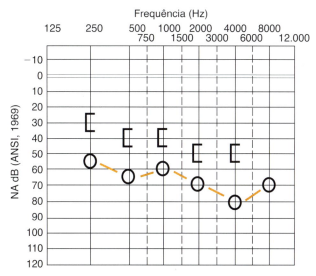

FIGURA 61-4. Audiograma mostrando perda auditiva mista. Ambos os limiares de condução aérea e óssea são elevados e uma lacuna aéreo-óssea é evidente. ANSI, American National Standards Institute; NA dB, Nível de audição em decibel.

A relação entre os limiares de condução aérea e de condução óssea é usada para determinar o tipo de perda auditiva. Quando os limiares de condução aérea são elevados em relação aos limiares de condução óssea – fenômeno conhecido como uma falha (GAP) aéreo-óssea –, a perda é classificada como condutiva (Fig. 61-2). Quando os limiares de condução aérea e óssea indicam a mesma quantidade de perda auditiva, a perda é classificada como neurossensorial (Fig. 61-3). Por último, quando os limiares de condução aérea são elevados em relação aos limiares de condução óssea anormal, a perda é classificada como mista (Fig. 61-4).

TESTES DE FALA

Outro componente essencial da bateria de testes audiológicos é a avaliação da capacidade do ouvinte para detectar e reconhecer a fala. Três testes de fala são normalmente incluídos na bateria de testes audiológicos: a determinação do limiar de detecção de fala (LDF ou SDT) a determinação do limiar de recepção de fala (LRF ou SRT) e discriminação ou reconhecimento de voz. O LDF é indicativo do nível de intensidade com que um ouvinte pode discernir apenas a presença de um sinal de voz de 50%. Com essa tarefa, o ouvinte não está obrigado a reconhecer o estímulo, mas é apenas convidado a reconhecer sua presença. Por outro lado, o LRF representa o nível de intensidade com que um ouvinte pode repetir 50% do material de fala.[7] Ao contrário do LDF, o LRF exige que ouvinte repita a palavra que foi apresentada. A LRF é geralmente de 8 a 9 dB maior do que o LDF.[8] Considera-se que o LDF geralmente coincide com a média tonal (PTA; a média dos limiares tonais obtidos em 500, 1.000, e 2.000 Hz). Tanto o LDF quanto o LRF podem ser obtidos usando condução aérea ou óssea.

A determinação de discriminação da fala é uma tarefa mais complexa do que a determinação de ambos os LDF ou LRF. A discriminação da fala é uma parte importante da bateria de testes audiológicos, pois fornece informações sobre a capacidade de escuta e de reconhecer a fala em condições bem controladas. Os resultados dos testes de discriminação da fala são usados em conjunto com os resultados de outros testes para 1) ajudar a determinar o diagnóstico diferencial de perda auditiva; 2) fornecer informações sobre a capacidade do ouvinte para comunicar de forma eficaz; 3) ajudar na tomada de decisão sobre a eleição a vários procedimentos cirúrgicos; 4) fornecer informações úteis sobre as necessidades de reabilitação, incluindo a eficácia de

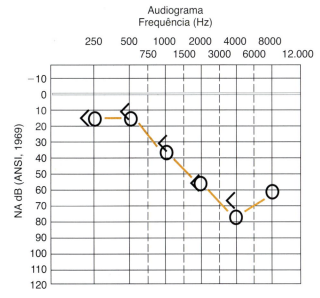

FIGURA 61-3. Audiograma mostrando perda auditiva neurossensorial. Os limiares de condução aérea e óssea são identicamente elevados. ANSI, American National Standards Institute; NA dB, nível de audição em decibel.

orelhas externas e médias. Assim, as diferenças entre os limiares obtidos por meio de via aérea e da via óssea são usadas para determinar o tipo de perda auditiva (audição normal vs. perda condutiva vs. perda auditiva neurossensorial [PANS] vs. perda mista) e a magnitude da perda auditiva condutiva, se existir.

A localização dos limiares de condução óssea no audiograma ajudará a determinar a gravidade da perda auditiva (Fig. 61-2). Em testes de condução óssea, um estimulador ósseo é geralmente colocado sobre o processo mastoide. Embora este posicionamento não garanta que as respostas sejam obtidas a partir da orelha estimulada, do lado em que o oscilador foi colocado, tal colocação fornece um alcance dinâmico aprimorado em comparação com outros locais, como no osso frontal.[6] A maioria dos audiômetros atualmente em uso são calibrados para a colocação do vibrador na mastoide.

aparelhos auditivos ou implantes cocleares; e 5) fornecer informações sobre a função auditiva central.[7]

Vários materiais e formatos têm sido utilizados para medir a discriminação da fala. Os mais comumente usados como parte de uma bateria de testes audiométricos adultos incluem palavras monossilábicas apresentadas em um formato aberto definido, como a lista de palavras[9] W-2 do Central Institute for The Deaf e o Teste Auditivo Nº6 da Northwestern University (NU), mais comumente referido como o NU-6.[10] Embora os materiais gravados sejam ideais para medir a discriminação da fala, são frequentemente apresentados na voz ao vivo para a rapidez e facilidade de administração. Os materiais de discriminação de fala são geralmente apresentados 50 dB acima do LRF do paciente – um nível que deve estar bem inserido na sua faixa audível.

Os pacientes com perda auditiva condutiva frequentemente demonstram excelente pontuação de discriminação da fala quando os estímulos dos testes são apresentados a um nível suficientemente alto. Aqueles com uma perda auditiva sensorial coclear, no entanto, muitas vezes demonstram pontuações reduzidas em testes de discriminação de fala, mesmo quando os estímulos apresentados estão bem dentro de sua faixa audível. Os pacientes com lesões do oitavo nervo craniano (NC) ou além tendem a ter pontuações de discriminação de fala mais baixas do que os pacientes com uma lesão coclear e podem até demonstrar reduzida discriminação de fala na presença de limiares tonais auditivos normais. O extremo deste fenômeno pode ser encontrado em pacientes com lesões corticais que são incapazes de compreender a fala ou qualquer tipo de sinal auditivo complexo.[11]

A testagem de discriminação da fala é um componente essencial de testes para avaliar a eleição para um implante coclear. Uma variedade de métodos está disponível para esta utilização, e os métodos específicos são administrados geralmente dependendo da idade do paciente. As medidas pediátricas de reconhecimento de voz podem ser divididas em *testes de conjunto fechado*, que medem a interpretação prosódica, o recurso de fala ou a percepção da palavra; *o conjunto aberto de palavras testes de frases*, que fornece uma estimativa da capacidade da criança de se comunicar no "mundo real"; *e as escalas de relatórios subjetivos*, como a Escala de Integração Auditiva Significativa (EIAS),[12] que utiliza o relatório dos pais para avaliar as habilidades de escuta da criança em seu ambiente diário. Com os adultos, a maioria das clínicas segue as recomendações fornecidas no manual do Minimum Speech Test Battery (MSTB; http://www.auditorypotential.com/MSTBfiles), que inclui a administração de testes de palavras monossilábicas consoante-núcleo-consoante, as sentenças de AZ Bio e as sentenças Bamford-Kowal-Bench.

MASCARAMENTO

Se um sinal sonoro suficientemente elevado é apresentado no ouvido de teste, este sinal pode atravessar o crânio, onde será percebido pelo ouvido não testado, um fenômeno designado como cruzamento. Assim, pode ser necessário fornecer um sinal de mascaramento do ouvido que não está sendo testado. Quando o cruzamento ocorre, as respostas aos tons puros de condução aérea que cruzaram ao longo da orelha mais fraca vão realmente esconder os limiares da orelha que está melhor. Tais respostas "sombras" refletem os níveis dos limiares do melhor ouvido elevados pela quantidade de atenuação interaural em cada teste de frequência.

A *atenuação interaural* refere-se à redução do som quando se cruza de um ouvido a outro. O limite mínimo para a atenuação interaural para testes de condução óssea é essencialmente 0 dB por frequências.[13,14] Devido a isso, o mascaramento deve ser utilizado rotineiramente com o teste de condução óssea quando os níveis de limiar entre as orelhas são assimétricos. Além disso, porque o sinal percorre principalmente a orelha não teste através da condução óssea, a necessidade de mascaramento surge quando os limiares de condução aérea para o ouvido testado são mais pobres do que os limiares de condução óssea para o ouvido não testado. O mascaramento é útil em tais situações porque desloca a sensibilidade da cóclea da orelha não testada para impedi-la de ouvir o sinal emitido à orelha testada.

A necessidade de mascaramento para sinais de condução aérea dependerá da forma como o sinal é emitido. A atenuação interaural varia de 35 a 50 dB para estímulos emitidos via fones de ouvido tipo concha e 60-65 dB para fones de inserção,[15] dependendo da frequência do sinal de teste, com uma tendência para uma maior atenuação interaural nas frequências mais altas.[13] Os fones de ouvido de inserção têm menos contato com a lateral de osso temporal que fones de ouvido padrão concha, portanto, é enviada menor energia de som contralateralmente; assim maiores níveis de mascaramento efetivo para a orelha não testada são possíveis e ocorrem menos cruzamentos no teste quando os fones de inserção são usados.

O mascaramento deverá ser utilizado com o teste de condução aérea quando o limiar de condução aérea da orelha testada e os limiares de condução aérea ou de condução óssea da orelha não testada diferem, pelo fator da atenuação interaural para a frequência a ser testada. Ao determinar o LRF, o mascaramento deve ser usado sempre que o LRF da orelha e o LRF, PTA de condução aérea ou PTA de condução óssea da orelha não testada diferirem por 45 dB ou mais. Junto aos testes de discriminação de fala, o mascaramento deve ser usado sempre que o nível de apresentação utilizado para fornecer estímulos para a orelha teste é de 45 dB ou acima do LRF ou do PTA de condução óssea da orelha não testada.[13]

O conceito fundamental da largura de faixa de banda indica que o grau de mudança de limiar produzido por um sinal de mascaramento é afetado pela sua frequência e intensidade.[13] O termo *mascaramento eficaz*, por conseguinte, refere-se ao nível de intensidade do sinal do teste que está mal mascarado pela presença de um ruído de mascaramento na orelha ipsilateral. Ao selecionar um sinal de mascaramento, o objetivo é selecionar um sinal que irá fornecer a maior mudança de limiar com o ruído menos intenso. Como o nível de mascaramento eficaz depende da estrutura do sinal de teste, vários tipos de ruídos são utilizados para o mascaramento clínico. Os ruídos banda estreita centrados em torno de uma frequência específica idêntica à do sinal de teste de tons puros são mais frequentemente utilizados com o teste de tom puro, enquanto o ruído de fala de natureza mais complexa é mais frequentemente usado para mascarar testes de fala.

Ocasionalmente, situações de teste ocorrerão em que o mascaramento será necessário, porém não será possível de se realizar, como, por exemplo, em casos de perda auditiva condutiva bilateral ou mista. Este, referido como um dilema de mascaramento, pode ocorrer quando os limiares de condução óssea para ambas as orelhas estão dentro dos limites normais, e os limiares de condução aérea estão iguais ou superiores a atenuação interaural. Nesses casos, os limiares de ar e condutores sem mascaramento, provavelmente, refletem as respostas da orelha não testada, enquanto os limiares de condução aérea e de fala mascarados podem aparecer piores do que realmente são por causa de *supermascaramento*. O *supermascaramento* ocorre quando o ruído de mascaramento presente na orelha não testada "cruza" e afeta as respostas obtidas na orelha testada.

TESTES PARA AVALIAR A FUNÇÃO DA ORELHA MÉDIA

O termo *imitância acústica* é usado para se referir tanto a *admitância* acústica, a facilidade com que a energia flui através de um sistema; quanto a *impedância* acústica, que é a total oposição ao fluxo de energia sonora. A imitanciometria é utilizada clinicamente como ferramenta de rastreio e diagnóstico para a identificação e classificação de distúrbios auditivos periféricos (particularmente na orelha média) e centrais, podendo ser usada como um instrumento para estimar objetivamente a sensibilidade auditiva.[16] As avaliações de imitância acústica mais utilizadas clinicamente incluem a timpanometria e a avaliação do reflexo estapediano.

A timpanometria avalia a imitância acústica no meato acústico externo como uma função das variações na pressão do ar no meato. O teste inclui a colocação de uma sonda no meato acústico para formar uma vedação hermética. A pressão do ar no interior do meato é então variada em ambos os sentidos positivo e negativo em relação à pressão ambiente, enquanto um sinal sonda é entregue à orelha. A quantidade de energia acústica refletida do tímpano é medida, que fornece informações sobre as características de transmissão da orelha média. A magnitude da energia acústica refletida é alterada como uma função da orelha média e do *status* do tímpano: quanto menos complacente é o sistema, maior será a intensidade do tom refletido. Em uma orelha normal, a admitância acústica é a pressão máxima do ambiente próximo e diminui na medida em que a pressão no meato acústico seja diminuída ou aumentada em relação à pressão do ambiente.

Especificamente, a imitanciometria fornece uma estimativa da pressão intratimpânica, a função da tuba auditiva, a integridade da membrana timpânica e a mobilidade e a continuidade da cadeia ossicular. A admitância acústica é ótima quando a mesma pressão de ar está presente em ambos os lados da membrana timpânica. Portanto, o pico do timpanograma reflete a pressão de repouso na orelha média. Como a trompa de Eustáquio serve para ventilar o espaço da orelha média, o pico do timpanograma também fornece informações sobre a função da tuba auditiva: um pico de pressão negativo do timpanograma quase sempre indica que a trompa de Eustáquio não está ventilando adequadamente o espaço da orelha média por causa de uma obstrução da trompa causada por uma inflamação, infecção, lesão de massa ou disfunção neuromuscular.

Um dos procedimentos mais comumente utilizados para classificar as formas timpanométricas foi primeiramente descrito por Liden[17] e posteriormente modificado por Jerger,[18] Jerger e Maudlin,[19] e Jewett e Williston.[20] Essa classificação de formas timpanométricas está descrita na Figura 61-5. *Tipo A:* Um padrão indica a pressão normal da orelha média, demonstrado por um pico de timpanograma em 0 daPa. As duas subcategorias de padrões do tipo A são do tipo Ad e tipo As. Os formatos do tipo Ad indicam um pico anormal de pressão alta que pode ser indicativo de hipermobilidade da membrana timpânica ou da cadeia ossicular causada por uma cicatriz atrófica na membrana timpânica ou uma descontinuidade da cadeia ossicular. As formas do tipo As indicam um pico de pressão a 0, embora o pico seja reduzido em amplitude. Essa redução pode ser causada pela presença de fixação da cadeia ossicular, o que pode ser causado pela fixação da base do estribo com otosclerose. O padrão tipo B é plano, indicando que não há ponto de conformidade máxima. Os timpanogramas tipo B podem ser vistos em casos de otite média com efusão, de lesões que ocupam espaço da cavidade timpânica e de perfuração da membrana timpânica. Um padrão de tipo C é um indicativo de pressão da orelha média negativa, como reflexo de um pico de pressão negativa, e pode ser indicativo de disfunção da trompa de Eustáquio. Além disso, um timpanograma tipo C pode estar presente nas fases iniciais de otite média sem efusão. Um padrão tipo D, o qual mostra um "dente de serra" no pico da pressão, é visto frequentemente em tímpanos cicatrizados ou com tímpanos normais hipermóveis. As ferramentas de imitanciometria fornecem informações sobre o volume de ar medial à sonda. Esta informação, quando usada em conjunto com aquela derivada a partir da avaliação da forma de um timpanograma, pode fornecer dados de diagnóstico úteis. Em geral, os volumes do meato acústico variam normalmente de 0,5 a 1 mL em crianças e 0,6 a 2 mL em adultos.[21] As medições de volume superiores a 2 mL em crianças e 2,5 mL em adultos são geralmente um indicativo de uma perfuração da membrana timpânica ou um tubo[22,23] patente de equalização de pressão, porque a medição do volume inclui o meato acústico e a cavidade timpânica.

As avaliações do reflexo estapediano também fazem parte da bateria de testes da orelha média e fornecem informações de diagnóstico importantes e úteis. As duas avaliações do reflexo estapediano mais comumente utilizadas incluem o limiar de reflexo acústico e o declínio do reflexo acústico. Ambos os testes medem alterações na complacência da membrana timpânica causada pela contração do músculo estapédio e são particularmente úteis para a diferenciação de locais de lesão coclear e retrococlear. O teste de limiar de reflexo acústico determina o nível mais suave do som

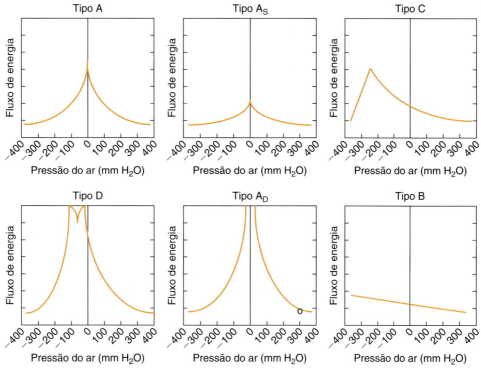

FIGURA 61-5. Classificação de timpanogramas: tipo A, tipo As, tipo C, tipo D, tipo AD e tipo B.

que vai provocar a contração do músculo estapédio. Isso normalmente ocorre bilateralmente, após uma estimulação ipsilateral ou contralateral, quando um tom puro ou ruído é apresentado a uma orelha com audição normal em níveis de 70 a 100 NA dB.[24] A rede neural do reflexo acústico está localizada no tronco cerebral inferior. O arco reflexo acústico contralateral inclui o nervo acústico e núcleo coclear ventral, a oliva superior medial, o núcleo motor contralateral do VII nervo craniano e o músculo estapédio contralateral.[24]

Qualquer tipo de distúrbio da orelha média irá impedir a membrana timpânica de mostrar uma mudança em conformidade quando o músculo estapédio se contrai. Portanto ambos os reflexos ipsilaterais e contralaterais são ausentes bilateralmente quando o paciente tem uma perda auditiva condutiva na orelha testada. Em condições cocleares patológicas, o reflexo acústico muitas vezes ocorre quando a orelha prejudicada é estimulada a um nível de 60 dB ou menos, indicando a presença de restabelecimento de sonoridade. No entanto, como a perda coclear aumenta para mais de 60 NA dB, a chance de observar um limiar de reflexo acústico diminui.[24] Na maioria dos casos de patologia retrococlear, os reflexos acústicos estão ausentes quando a orelha envolvida é estimulada. Se os reflexos acústicos estão presentes, uma orelha com disfunção retrococlear será frequentemente incapaz de sustentar a contração do músculo estapédio, como foi avaliado pelo teste de declínio do reflexo acústico. Por último, a ausência de reflexos contralaterais, com reflexos ipsilaterais intactos, pode ser observada em pacientes com disfunção do tronco cerebral como resultado da presença de uma lesão na região do cruzamento das vias do tronco cerebral.[24] O reflexo estapédio também fornece informações clínicas valiosas sobre o nível de uma lesão do nervo facial em pacientes com paralisia do nervo facial. Se a lesão é proximal, pode-se esperar a ausência de reflexo acústico. Se a lesão é distal à emergência do estapédio, um reflexo intacto pode ser esperado. A medição do reflexo estapédio deve ser incluída rotineiramente na avaliação de pacientes com paralisia facial.

O declínio do reflexo acústico mede a capacidade do músculo estapédio de manter a contração sustentada. Durante este teste, um sinal é apresentado a 10 dB acima do limiar de reflexo acústico durante 10 segundos. Uma resposta é considerada anormal se a amplitude da resposta diminui para metade ou menos da sua amplitude original no prazo de 5 segundos. Como o declínio do reflexo é comum em muitos ouvidos normais nas frequências mais elevadas de teste, as frequências de 500 e 1.000 Hz são mais constantemente utilizadas em testes de decaimento do reflexo acústico. O declínio anormal do reflexo pode ser indicativo de uma doença retrococlear. Aqueles com uma perda auditiva condutiva ou coclear mostrarão um declínio negativo do reflexo acústico quando um limiar de reflexo acústico estiver presente na orelha de teste.

EXAMES OBJETIVOS PARA APLICAÇÕES EM DIAGNÓSTICOS DIFERENCIAIS
EMISSÕES OTOACÚSTICAS

Até muito recentemente, o termo *teste objetivo*, quando se refere ao sistema auditivo, denotava exclusivamente a avaliação de eventos bioelétricos associados à estimulação auditiva, começando com a descoberta de Davis[25] da evocação do potencial auditivo cortical, em 1939. A descoberta da ABR por Jewett e Williston[20] marcou o início de uma verdadeira revolução na aplicação clínica dos testes auditivos de eletrodiagnóstico. Na verdade, a ABR alterou a forma de testar a audição em recém-nascidos e lactentes, o que também requer médicos e fonoaudiólogos com uma ferramenta para diagnósticos em neurologia e uma técnica confiável e informativa para monitorar a função auditiva durante a cirurgia. Com a descoberta das emissões otoacústicas evocadas (EOAs),[26] tornou-se possível analisar e investigar a função auditiva a partir de células ciliadas externas para o córtex auditivo. No entanto, as emissões otoacústicas são eventos não elétricos; mas sim sinais de frequência de áudio que podem ser gravados com um microfone sensível por meio de sofisticado processamento de sinais. Elas refletem a motilidade das células ciliadas externas da cóclea.

Sabe-se que a motilidade ativa de células ciliadas externas serve como um amplificador do deslocamento da partição coclear, o que resulta em várias formas de EOA, como produtos detectáveis em baixas intensidades acústicas.[27] Estes subprodutos da motilidade das células ciliadas externas são frequentemente referidos como *ecos cocleares*. As emissões acústicas podem ser divididas em emissões espontâneas, que ocorrem sem estimulação acústica do ouvido, e emissões otoacústicas evocadas, que representam uma resposta a um estímulo acústico emitido ao ouvido.[28] As EOA evocadas podem ser subdivididas em emissões otoacústicas evocadas transientes (EOATs), desencadeadas por um estímulo transiente e breve, como um clique ou uma breve explosão de tom; emissões otoacústicas por estímulo-frequência, induzidas por um tom puro; e emissões otoacústicas por produto de distorção (EOAPD), gerado por tons puros separados por uma diferença de frequência específica. Com algumas exceções, as emissões otoacústicas podem ser obtidas a partir de praticamente todos os ouvidos com audição normal e podem ser reduzidas ou ausentes nos ouvidos com perda auditiva além de 35 a 40 dB.

Em comparação às medições potenciais evocadas, uma das vantagens das medições das emissões otoacústicas evocadas são os simples e breves preparação e exame do paciente. O teste requer uma sonda que contém um alto-falante em miniatura e um microfone para ser selado dentro do canal auditivo. O estímulo que provoca a EOA evocada é emitido pelo alto-falante e o microfone retira as amostras à saída ou à emissão de aproximadamente 20 ms após a estimulação. A saída a partir do microfone é filtrada, amplificada e calculada para melhorar a relação sinal/ruído. O EOAT consiste em um eco tardio do estímulo e abrange uma gama de frequências entre 0,4 e 6 kHz. A latência é normalmente de 5 a 20 ms em seres humanos, e a amplitude tende a diminuir com o aumento de frequência.[28-30]

As EOAPDs são evocadas por dois tons de estímulo enviados em um nível de pressão sonora (NPS) de 55 a 85 em frequências separadas. A EOAPD mais proeminente ocorre com a diferença da frequência cúbica descrita pela expressão $2f1-f2$, em que *f1* representa um estímulo de mais baixa frequência, e *f2* representa o tom primário de maior frequência. A emissão resultante tipicamente tem uma amplitude de 60 dB mais baixa do que os níveis dos tons primários. É vantajoso para os dois tons primários estarem de 10 a 15 dB de distância.[28] Tem sido demonstrado que pouca variabilidade intraindividual é aparente nas medições das emissões otoacústicas e que tais medições são estáveis ao longo de vários anos para qualquer um dos ouvidos.[26,28,31,32] Além disso, a EOA fornece informações funcionais sobre regiões específicas de frequência bem definidas da cóclea, que, assim, facilitam o acompanhamento das mudanças na patologia da orelha interna caracterizadas pela disfunção das células ciliadas externas, tais como a perda auditiva induzida por ruído ou ototoxicidade. A Figura 61-6 ilustra a EOAT e a EOAPD obtidas a partir de um mesmo indivíduo com audição normal.

A EOA pode ser útil como ferramenta de diagnóstico diferencial para neuroma acústico e também para o planejamento do tratamento. A presença de EOAs resistentes indica boa integridade das células ciliadas externas da cóclea, o que pode servir como informação adicional para apoiar uma abordagem cirúrgica planejada da preservação de audição. Além disso, conforme descrito posteriormente neste capítulo, a EOA representa uma medida de diagnóstico integral para o diagnóstico de neuropatia/dessincronia auditiva.

O caso a seguir ilustra o uso das EOA e ABRs para um diagnóstico diferencial. Um paciente de 53 anos, com boa saúde, notou um zumbido estridente em seu ouvido esquerdo. A audiometria tonal revelou uma audição bilateralmente normal a 2.000 Hz, com

61 | DIAGNÓSTICO AUDIOLÓGICO

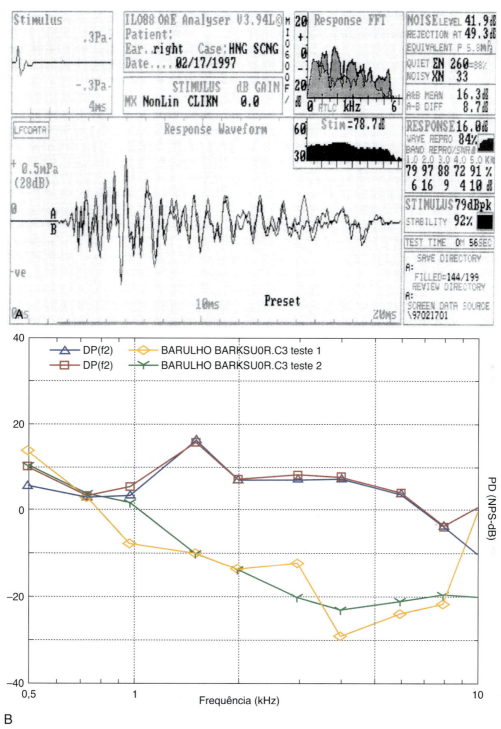

FIGURA 61-6. Emissões otoacústicas transientes evocadas (**A**) e produto da distorção (PD) das emissões otoacústicas (**B**) do mesmo ouvido como audição normal. NPS-dB, nível de pressão sonora em decibel.

entalhes bilaterais em 4.000 Hz a 20 dB na orelha direita e 25 dB na orelha esquerda. Os escores de reconhecimento de fala foram excelentes (100% para a orelha direita e 92% para a orelha esquerda). Devido à presença de zumbido unilateral, no entanto, foi realizado o teste de ABR, como ilustrado na Figura 61-7. Todos os picos que compõem o ABR estavam presentes na estimulação da orelha esquerda e da direita. No entanto, embora a latência do interpico de I a III tenha sido 2,28 ms para a orelha direita (dentro dos limites normais), estava fora dos limites normais na orelha esquerda (2,58 ms). A ressonância magnética (RM) identificou um tumor com realce de 7 mm na região do *porus acusticus* do meato acústico esquerdo. O teste de EOA também foi realizado para determinar a evidência de qualquer envolvimento coclear significativo (Fig. 61-7, B). Este consistiu em emissões reprodutíveis em 1.000 e 2.000 Hz (72 e 92% de reprodutibilidade, respectivamente), sem emissões discerníveis em frequências mais elevadas. Apesar da perda auditiva mínima em alta frequência, esse resultado indicou algum envolvimento coclear subclínico precoce. Embora ainda seja um pouco especulativo, a nossa observação é de que a realização prejudicada da EOA em pacientes com

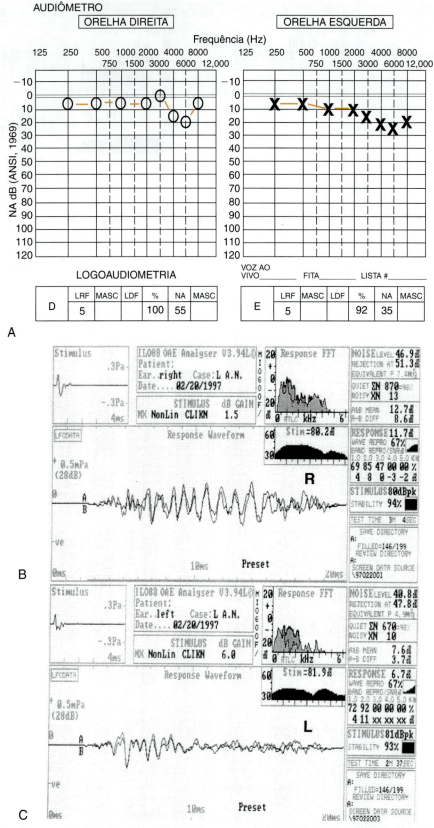

FIGURA 61-7. Audiograma (**A**), emissões otoacústicas transientes evocadas (**B**) e as respostas auditivas do tronco encefálico (**C**) de um paciente com neuroma acústico intracanalicular do lado esquerdo. ANSI, American National Standards Institute; NA dB, nível de audição em decibel; LDF, limiar de discriminação da fala; LRF, limiar de reconhecimento de fala.

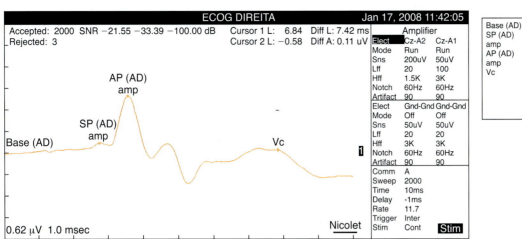

FIGURA 61-8. Eletrococleografia (ECOG) obtida com um eletrodo de superfície da membrana timpânica de um ouvido normal: o potencial de soma/potencial de ação (PS/PA) é normal em 0,18.

diagnóstico de um neuroma acústico indica um prognóstico pobre para a preservação da audição no pós-operatório.

ELETROCOCLEOGRAFIA

O termo eletrococleografia (ECOG, ou EcochG) refere-se à medição de eventos bioelétricos gerados por estruturas da cóclea e do nervo auditivo em resposta à estimulação acústica. Dependendo do modo de envio do estímulo, a resposta a ECOG pode consistir no microfônico coclear (MC), no potencial de soma (PS) e no potencial de ação (PA) do nervo inteiro gerado pelo nervo auditivo. Uma das principais aplicações clínicas da ECOG é para o diagnóstico diferencial das condições hidrópicas da cóclea que podem ser associadas a doença de Ménière ou outras doenças. Acredita-se que a presença de hidropisia afeta a elasticidade da membrana basilar e contribui para o aumento da amplitude do PS relativa à do PA. A proporção relativamente grande PS/PA é considerada diagnóstico de hidropisia endolinfática.[33] A razão de amplitude PS/PA é utilizada em vez da amplitude absoluta da PS para evitar a contaminação de medições por essa variabilidade. Assim, pacientes com hidropisia endolinfática devem apresentar relações relativamente maiores PS/PA. Em um estudo, os índices de PS/PA medidos em indivíduos com audição normal para a sua idade foram encontrados na faixa de 0,04-0,59.[34] Gibson et al.[35] relataram relações percentuais transtimpânicas de PS/PA que variaram de 10% a 63%. Coats et al.[36] constataram que 44% dos ouvidos considerados com doença de Ménière caíram abaixo dos valores-limite superiores a 95% para os ouvidos normais.

A medição destes eventos requer um eletrodo colocado o mais perto possível da sua fonte. Os componentes da resposta da ECOG são mais proeminentes quando gravados diretamente com um eletrodo colocado na janela redonda. Como isto requer a exposição cirúrgica da orelha média, não é amplamente aceito para aplicações clínicas ambulatoriais de rotina. Um método alternativo é a utilização de um eletrodo em agulha colocada transtimpanicamente referenciada a um eletrodo externo à orelha (testa ou trágus).

Outras técnicas de registro menos invasivas também estão disponíveis, que incluem o uso de eletrodos (p. ex., os eletrodos revestidos de lâminas de ouro, um tampão de espuma embrulhado em papel alumínio ou um eletrodo de superfície da membrana timpânica) colocados extratimpanicamente no meato acústico externo. O eletrodo de superfície da membrana timpânica está ganhando popularidade por causa da facilidade de colocação, da visibilidade e amplitude das respostas que ele proporciona. Um tipo de eletrodo de superfície da membrana timpânica é composto de uma ponta de hidrogel, que reveste um fio de prata anexo através de um tubo macio de polietileno. Este eletrodo é posicionado suavemente sobre a superfície lateral do tímpano, sob visualização microscópica, com um pequeno espéculo nasal ou de Lempert para evitar a retirada do eletrodo, como seria o caso se fosse utilizado um espéculo padrão para orelha. Embora a amplitude da resposta obtida com o eletrodo de superfície da membrana timpânica seja atenuada, em comparação com uma gravação com a agulha transtimpânica, sua facilidade de colocação e natureza não invasiva compensam essa desvantagem. A Figura 61-8 ilustra uma resposta de ECOG registrada com um eletrodo de superfície da membrana timpânica de hidrogel. Esta resposta foi induzida

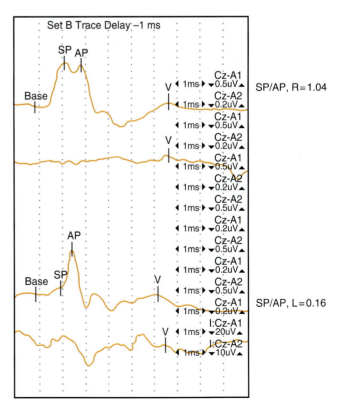

FIGURA 61-9. Eletrococleograma obtido a partir do ouvido de um paciente com doença de Ménière unilateral do lado direito: a relação potencial de soma/potencial de ação é elevada à direita (1,04) e normal à esquerda (0,16).

por um clique alternado apresentado a um nível de 85-NA dB e nitidamente consiste de um PS e um PA bem definidos.

Gibson[37] avaliou o uso da ECOG no diagnóstico da doença de Ménière e sugeriu que a medida da amplitude absoluta do PS a partir de respostas a 1 kHz nos estímulos de explosão de tom (Tone Burst) foi ideal. Ele considerou um PS com uma amplitude superior a 3 mV anormal. Margolis el al.[38] utilizaram eletrodos de superfície da membrana timpânica e forneceram informações estatísticas pormenorizadas sobre a razão PS/PA evocada pelo clique, a diferença de latência da PA, quando provocada por condensação contra cliques de rarefação, e a amplitude absoluta da PS a partir das respostas a estímulos de explosão de 1 e 2 kHz de tom. Este foi um estudo normativo que envolveu 53 indivíduos. Os autores descobriram que as proporções médias de PS/PA são um pouco dependentes do nível de estímulo, variando de 0,22 a 78 dB o nível normal de audição (NA) de 0,29 a 68 NA dB. A relação no percentil 95 variou entre 0,40-0,49. Os autores também determinaram intervalos normativos para a amplitude da PS absoluta de respostas a estímulos tonais. Com o uso de critérios de 0,35 ou menos para uma relação normal de PS/PA e 0,5 ou mais para um teste definitivamente anormal, Pou et al.[39] demonstraram que 57% dos pacientes com hidropisia endolinfática diagnosticados clinicamente foram corretamente identificados. A Figura 61-9 ilustra um registro de eletrococleografia caracterizado por uma elevada proporção PA/PS (> 0,5), obtido a partir de um paciente com doença de Ménière.

O caso seguinte ilustra a utilidade da ECOG na gestão do paciente com doença de Ménière. Uma paciente de 51 anos de idade foi acompanhada em nosso departamento durante os últimos 7 anos. Ela se apresentou inicialmente em nossa clínica com as queixas de vertigem episódica, perda auditiva flutuante, pressão auricular, zumbido e distorção subjetiva da audição em sua orelha direita. Sua perda auditiva flutuante do lado direito tem sido bem documentada com limiares de baixa frequência que variam de 20 a 60 dB e valores intermediários. Além disso, ela também apresentara uma perda auditiva estável de alta frequência em sua orelha esquerda. O audiograma de sua orelha esquerda demonstrou uma audição estável com limiares de baixa frequência ligeiramente elevados, audição normal em frequências médias e uma perda auditiva moderada em alta frequência (Fig. 61-10). Ela foi tratada de forma conservadora com uma dieta pobre em sal e diuréticos, com a qual ela era compatível; no entanto, os limiares auditivos continuaram a flutuar e ela continuou a sentir vertigem episódica, além de sensações bastante frequentes de ataques iminentes. Após 7 anos com estes sintomas, foi decidido tratá-la com uma labirintectomia do lado direito porque sua perda auditiva permaneceu consistentemente na faixa moderada, com discriminação de fala bastante empobrecida (52%). No entanto, antes de realizar o procedimento cirúrgico, foi importante confirmar hidropisia do lado direito por ECOG e, mais importante, descartar hidropisia em seu ouvido esquerdo para evitar a cirurgia ablativa em um caso potencialmente bilateral da doença de Ménière.

A ECOG foi conduzida utilizando uma combinação de um eletrodo de superfície e um eletrodo de superfície da membrana timpânica introduzido sob observação microscópica. O eletrodo de superfície da membrana timpânica consistiu de um tubo de Silastic anexo a um fio de prata com a sua ponta não isolada envolta de hidrogel (TM-ECocGtrode; Bio-logic Systems, Greeley, CO). Para um registro excelente, o hidrogel foi brevemente mergulhado em um creme condutor e foi inserido no meato acústico externo usando um espéculo nasal pequeno e otomicroscópio. É importante que a extremidade do eletrodo de hidrogel faça contato com a membrana timpânica. O eletrodo é então fixado no meato utilizando a ponta de espuma compressível do transdutor de inserção usado para emitir estímulos auditivos para provocar a resposta.

A Figura 61-11 mostra os resultados da avaliação da ECOG. Ela ilustra um protocolo de gravação de dois canais: o traço superior é a gravação de ECOG em que se utilizou o eletrodo de membrana timpânica, o traço mais baixo é um ABR contralateralmente gravado. Desta maneira, é possível gravar e, simultaneamente, avaliar o ABR. Com a estimulação do ouvido direito sintomático, uma PS proeminente foi observada, e, quando a amplitude da proporção PA/PS foi calculada (com referência em uma linha de base do pré-estímulo), a proporção para a orelha direita foi elevada com um valor de 0,5, e a proporção para a orelha assintomática esquerda foi dentro dos limites normais, com um valor de 0,22. Estes resultados confirmam a presença de hidropisia na orelha direita

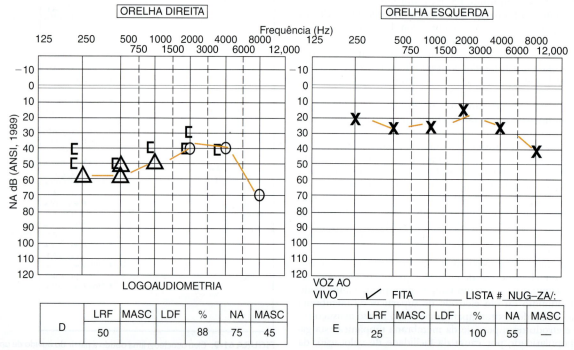

FIGURA 61-10. Audiograma de paciente com doença de Ménière. ANSI, American National Standards Institute; NA dB, nível de audição em decibel; LDF, limiar de discriminação da fala; LRF, limiar de reconhecimento de fala.

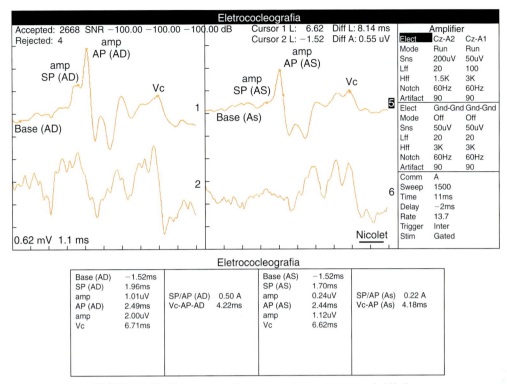

FIGURA 61-11. Eletrococleografia de um paciente com doença de Ménière.

do paciente, mas não se pronunciou na orelha esquerda. Posteriormente, ela passou por uma labirintectomia do lado direito sem complicações. Ao mesmo tempo, ela também recebeu um aparelho auditivo ancorado ao osso do lado direito para compensar a perda total da audição no lado direito após a labirintectomia. Esta paciente foi acompanhada em nossa clínica de otologia por vários meses após a cirurgia, e ela se descobriu completamente livre de seus sintomas vestibulares anteriores.

Testes para Deiscência do Canal Semicircular Superior

A deiscência do canal semicircular superior (DCSS) é uma entidade clínica relativamente nova reconhecida em otologia e audiologia. Essa condição foi primeiramente descrita por Minor[40] et al. no Johns Hopkins School of Medicine. A DCSS é definida por diversos sintomas auditivos e vestibulares. Dentro da gama de manifestações auditivas, autofonia, zumbido pulsátil, pressão aural, fenômeno Tullio e hiperacusia a sons por condução óssea que resulta em falhas ósseas caracterizadas por limites muito baixos de condução óssea, enquanto a imitanciometria e os estudos do reflexo acústico estão dentro dos limites normais. Dentro das anomalias vestibulares associadas a esta condição, o médico pode encontrar um paciente com um andar instável que geralmente relata um também instável horizonte e tem sintomas vestibulares desencadeados por som e pressão, que em alguns casos estão associados com um sinal de fístula documentado e resultados anormais do teste de posturografia. Os pacientes também relatam a consciência de uma percepção muito alta de seus próprios passos, e, ocasionalmente, eles relatam uma percepção auditiva associada com os seus próprios movimentos oculares. Todos estes sintomas são causados pela presença de uma terceira janela anormal – a deiscência do canal semicircular superior. Em termos de fisiopatologia, o trabalho de Rosowski et al. indicou[41] que, como resultado da deiscência, a impedância pode ser maior do lado da escala vestibular do que a do lado da escala timpânica da cóclea em

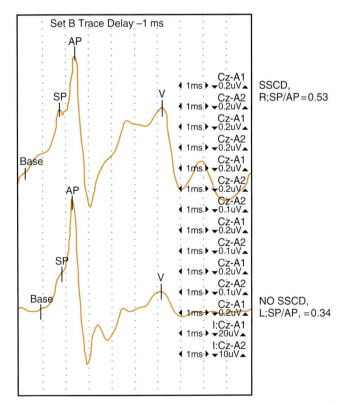

FIGURA 61-12. Eletrococleografia de um paciente com deiscência do canal semicircular superior (DCSS) do lado direito. PS/PA, relação potencial de soma/potencial de ação.

certas frequências. Isto, por sua vez, pode resultar numa polarização da membrana basilar para a escala timpânica. Em outras palavras, a terceira janela anormal pode alterar as forças hidrodinâmicas dentro da cóclea e pode resultar em uma polarização da membrana basilar, não muito diferente de um caso de hidropisia endolinfática. De fato, tem sido bem documentado que pacientes com DCSS confirmada apresentam proporções anormalmente elevadas PS/PA, similares aos dos pacientes com doença de Ménière.[42,43] Isto é provavelmente um subproduto da polarização da membrana basilar para a escala timpânica, o que resulta em um aumento na PS. O nosso grupo descobriu que a ECOG é um complemento muito útil e sensível para o diagnóstico da DCSS e é uma ferramenta de monitoramento intraoperatório informativo utilizado em cirurgias de reparação de deiscência.

O exemplo clínico a seguir ilustra o fenômeno do aumento da proporção PS/PA em pacientes com DCSS (Fig. 61-12). Esta mulher de 55 anos apresentou-se com a queixa de zumbido direito unilateral e sons de "mastigação". Ela havia tido conhecimento destes sintomas por pelo menos um ano antes do exame. Seu audiograma mostra limiares de tons puros por condução aérea essencialmente normais em sua orelha direita nas frequências baixas e médias que variam de 10 a 15 dB. Ela possui uma ligeira (30 dB) perda auditiva nas frequências mais altas. No entanto, ela também tem uma lacuna aéreo-óssea de 10 a 15 dB em frequências baixas e médias, porque seus limiares de condução óssea estão em 0 dB. Em sua orelha esquerda, os limiares tonais de condução aérea estão entre 5 e 10 dB nas frequências baixas e médias, mas vão para 20 dB em altas frequências. Uma diferença aéreo-óssea muito menor foi aparente na orelha esquerda, pois os limiares de condução óssea também estão em 0 db. Sua imitanciometria e seus testes de reflexo acústico estavam nos limites normais e não confirmaram a presença de qualquer tipo de anomalia do ouvido médio. A sua proporção PS/PA para a orelha direita (sintomático) foi de 0,62 e para a esquerda (assintomático) foi de 0,29. Nosso critério de anormalidade é de 0,4; por conseguinte, a relação de PS/PA na orelha direita foi considerada anormal, enquanto a relação PS/PA na orelha esquerda foi considerada normal. A TC dos ossos temporais revelou uma deiscência substancial do canal semicircular superior direito e o canal superior esquerdo estava coberto com osso. Vale ressaltar que também realizamos o teste de potencial miogênico do vestibular cervical (VEMP-C), e o limiar do direito foi considerado anormalmente baixo em 65 dB, mas o VEMP-C esquerdo foi obtido a 75 dB, o que é considerado ainda dentro dos limites normais, embora pendendo para baixo. Outro exemplo (Fig. 61-13) é de uma mulher de 35 anos de idade que se apresentou com a pressão aural do lado esquerdo, autofonia, o andar instável e a sensação de ouvir seus próprios movimentos oculares. Ela apresentou hiperacusia com condução óssea na orelha esquerda, mas não na direita. Os resultados ilustrados da ECOG foram de 0,78 PS/PA na esquerda (sintomático) e de 0,36 PS/PA na direita (assintomático). Os exames de imagem confirmaram a presença de uma deiscência do canal superior do lado esquerdo e um canal superior direito que foi devidamente coberto por osso. Esta paciente foi submetida ao reparo da deiscência de canal superior do lado esquerdo, e sua ECOG da relação PS/PA foi normalizada para 0,34 no pós-operatório. Nossos estudos têm mostrado um aumento significativo nas proporções PS/PA nos ouvidos afetados, e, em 45 orelhas comprometidas, a proporção média PS/PA foi de 0,62 (± 0,21); esta foi comparada com as 21 orelhas não afetadas dos mesmos pacientes, em que a proporção média PS/PA foi de 0,29 (± 0,179).

Também utilizamos com sucesso a ECOG no intraoperatório para monitorar a eficácia da reparação do canal com deiscência. Nos últimos 2 anos, 29 casos foram operados (24 através de uma abordagem da fossa média-cranial e 5 através de uma abordagem transmastoidea). Em 23 casos, ocorreu uma normalização da proporção PS/PA e foi mantida ao longo do fechamento. Isto também foi confirmado no pós-operatório em ambiente ambulatorial; esses pacientes apresentaram resultados normais da ECOG dentro de poucos meses após a cirurgia. Em três dos 29 casos, um acúmulo de fluido de irrigação na orelha média afetou a precisão dos resultados obtidos na ECOG no intraoperatório. Em mais três casos, a proporção PS/PA inicialmente diminuiu com o reparo da deiscência e em seguida aumentou gradualmente após a reparação; isto apesar da confirmação pelo cirurgião de que a deiscência foi bem coberta por várias camadas, que incluíram periósteo, pó de osso, cera de osso e cola cirúrgica. Em todos esses casos, o teste pós-operatório resultou em proporções PS/PA completamente normais. Portanto alguma variável ainda desconhecida afetou os resultados da ECOG nestes casos. É importante ressaltar que, em todos os casos, a ECOG pós-operatória normalizou, tal como confirmado no ambulatório em relação às considerações pré-operatórias. Além disso, na maioria dos casos (23 de 29), a proporção de PS/PA normalizou no pós-operatório e manteve-se normal em todo fechamento.

RESPOSTAS SONOMOTORAS

Uma tendência está crescendo quanto à utilização das respostas sonomotoras para diagnosticar distúrbios vestibulares. Em particular, esses testes têm sido úteis para avaliar funções e integridade do nervo vestibular superior e contra o vestibular inferior. Além de proporcionar inervação para a ampola do canal semicircular posterior, o nervo vestibular inferior também fornece inervação para a mácula; o nervo vestibular superior fornece inervação para a ampola do canal superior e da mácula utricular. É bem conhecido que tanto a mácula utricular quanto a mácula sacular respondem ao som; assim, o VEMP-C é derivado dessas conexões. O músculo esternocleidomastóideo (MEC) é inervado pelo nervo espinal acessório e do plexo cervical e recebe conexões vestibuloespinais do nervo vestibular inferior por absorção da mácula sacular, que é conhecida por responder a estímulos acústicos. Estes são potenciais de relaxamento e obtê-los exige a contração tônica de um ou ambos os MECs. Um potencial positivo precoce

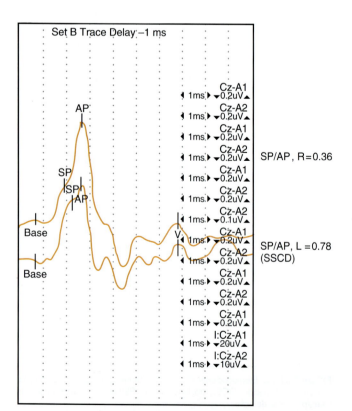

FIGURA 61-13. Eletrococleografia de um paciente com deiscência do canal semicircular superior (DCSS) do lado esquerdo. PS/PA, relação potencial de soma/potencial de ação.

pode ser obtido quando se registram as respostas do MEC mantidas sob contração tônica pelo paciente. Esse potencial, normalmente referido como o P13-N23, é derivado a partir da função sacular, não cruzado, mediado pelo nervo vestibular inferior. Essa resposta pode ser utilizada como um indicador de um funcionamento normal da mácula sacular e do nervo vestibular inferior. Em circunstâncias normais, os níveis relativamente elevados de pressão sonora são necessários para obter essa resposta (ou seja, de 85 a 95 NA dB, tanto para tons de estouro quanto parta cliques). Em pacientes com DCSS, o limite do VEMP-C é anormalmente baixo (65 dB ou menos); assim, um limiar baixo do VEMP-C é um bom indicador de diagnóstico de DCSS. Nossos estudos mostraram um baixo limiar médio do VEMP-C (67 dB, ± 10 dB) nas orelhas com DCSS confirmada, contra 82 NA dB (± 5 dB) nas orelhas não afetadas. Deve-se notar que os resultados do VEMP-C são, em geral, bastante dependentes da capacidade do paciente de manter uma contração constante do MEC durante o teste. Isso pode ser um pouco facilitado fornecendo algum tipo de *feedback* para o paciente, seja visual ou auditivo. No entanto, os pacientes que são idosos ou relativamente frágeis e aqueles com problemas de coluna cervical têm grande dificuldade em cooperar para a administração desse teste. Portanto, em geral, pelo menos em nossa prática, nós achamos que a ECOG é um pouco mais útil, pois não depende de qualquer tipo de cooperação ativa fornecida pelo paciente; isto é, pode ser mais objetiva.

As respostas sonomotoras como o VEMP-C também são muito úteis na distinção entre as porções superior e inferior do nervo vestibular. Por exemplo, após a ressecção de um neuroma acústico, um paciente pode apresentar queixas na função do equilíbrio; o clínico pode confirmar a manutenção da função do nervo vestibular inferior após a ressecção de um schwannoma vestibular que se originou a partir do nervo vestibular superior. Realizar confirmações como essa permite o diagnóstico de queixas de equilíbrio do paciente.

AUDIOMETRIA DO TRONCO ENCEFÁLICO

A audiometria do tronco encefálico (ATE) é uma resposta média registrada na superfície que representa a atividade da porção distal da via auditiva. Ela é usada para determinar objetivamente a sensibilidade auditiva, para diagnosticar neuropatologias ao longo da via auditiva e para atuar como uma ferramenta de monitoramento intraoperatório confiável durante procedimentos cirúrgicos que colocam em risco estruturas auditivas. A ATE normal contém de cinco a sete picos que ocorrem dentro de um prazo inferior a 10 ms. Para fins diagnósticos em neurologia, os primeiros cinco picos positivos de polaridade – ondas I a V – são tipicamente considerados. A avaliação audiométrica deve sempre preceder o teste de ATE para certificar que o nível de estímulos utilizados para provocar a ATE está dentro da faixa dinâmica auditiva do paciente. Tanto o clique quanto o estímulo tonal de frequência específica podem ser utilizados para induzir a ATE. Os *cliques* são breves pulsações retangulares, tipicamente com 100 ms de duração, emitidas a um transdutor acústico na polaridade constante ou alternada. Os *pontos tonais* são breves estímulos senoidais (1 a 2 ciclos) com ascensão e queda relativamente curtas. Ambos os tipos de estímulos têm a capacidade de gerar a ativação sincronizada das fibras nervosas auditivas necessárias para eliciar um potencial evocado. Tipicamente, entre 1.000 e 3.000 do alcance desencadeado para coincidir com o início do estímulo deve ser calculada a média para se obter uma ATE sólida e bem definida. Na replicação de cada condição é aconselhável confirmar a presença e a configuração da resposta.

A ATE pode ser registrada com eletrodos de superfície padrão ou descartáveis colocados no alto da testa abaixo da linha do cabelo ou no vértice (eletrodo não invertido), na superfície medial do lóbulo ipsilateral ou na superfície medial do lóbulo da contralateral (eletrodos invertidos ipsilateral e contralateral) e no centro da testa (eletrodo de base). Esses eletrodos podem ser utilizados para uma montagem típica de dois canais com o canal ipsilateralmente referenciado enfatizando a onda I (sinônimo para a N1 do eletrococleograma) e o canal referenciado contralateralmente enfatizando a separação entre as ondas IV e V.

Além da média do sinal, a configuração da resposta é melhorada e moldada através da utilização de uma filtragem por passagem de ligação. Normalmente, as configurações de filtro de alta passagem de 100 Hz e um filtro de baixa passagem possuem entre 1.000 e 3.000 Hz. Para evitar a redução da amplitude da onda V, o uso de um filtro de alta passagem significativamente em excesso de 100 Hz não é aconselhável; uma onda robusta V é desejável para aplicações de teste de sensibilidade auditiva e aplicações neurotológicas.

As investigações feitas por Moller e Jannetta[44] sugerem que os geradores neurais de picos I a V se originam a partir do nervo coclear através do núcleo do lemnisco lateral no mesencéfalo. As ondas I e II do ATE refletem a ativação dos segmentos proximal e distal do nervo coclear, respectivamente. Os dois potenciais de ação gerados pelo nervo coclear podem ser atribuídos à alteração do endoneuro da célula de Schwann perifericamente à cobertura neuroglial do segmento proximal do nervo. Esta mudança ocorre perto do poro acústico e contribui para uma alteração nas propriedades de condução neural. As ondas III e IV refletem a ativação do complexo do núcleo coclear e do complexo olivar superior.

O estudo de Moller e Jannetta[44] também indica que a onda V está principalmente associada à ativação do lemnisco lateral e não

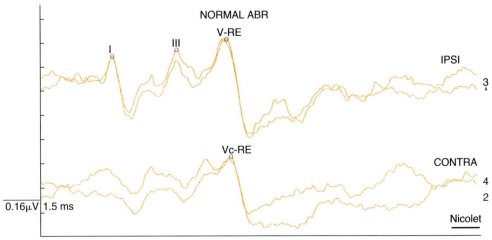

FIGURA 61-14. Audiometria do tronco encefálico (ATE) de dois canais normal tipicamente utilizada para fins diagnósticos em neurologia.

ao colículo inferior como foi anteriormente considerado. Ponton et al.[45] lançaram luz sobre as fontes geradoras e a maturação da ATE. Eles concordam com Moller e Jannetta sobre as fontes geradoras de ondas I e II. Seus estudos indicam que a onda III é originária de axônios que cursam partindo dos núcleos cocleares na estria acústica ventral. Eles também indicam que as ondas IV e V também estão associadas à ativação de subpopulações paralelas de axônios ascendentes que se originam a partir dos núcleos cocleares e continuam até níveis mais elevados do tronco encefálico, e o intervalo do interpico III a IV é um indicativo de condução axonal no interior da via a partir dos núcleos cocleares ao lemnisco lateral e contralateral e colículo inferior.

A Figura 61-14 ilustra um canal duplo típico da ATE suscitado a partir de um paciente com audição normal em cliques de 75 dB NHL. O canal referenciado ipsilateralmente enfatiza fortemente onda I, ao passo que o canal referenciado contralateralmente enfatiza a separação entre as ondas IV e V.

Em resumo, a ATE reflete a ativação da via auditiva desde o nervo coclear através das primeiras duas ou três sinapses da via auditiva aferente. Os limiares da ATE correlacionam-se bem com os limiares auditivos comportamentais e as mudanças na configuração ou estrutura de latência podem fornecer informações quanto à presença de neuropatologia no ângulo cerebelar ou no tronco encefálico. Como o tronco cerebral é relativamente impermeável a sedativos, anestésicos e depressores do sistema nervoso central, é uma ferramenta ideal para determinar objetivamente sensibilidade auditiva, para diagnosticar neuropatologias ao longo da via auditiva e para servir como uma ferramenta de monitoramento intraoperatório confiável durante procedimentos cirúrgicos em áreas de estruturas auditivas em situação de risco.

NEURODIAGNÓSTICO COM A AUDIOMETRIA DE TRONCO ENCEFÁLICO

O efeito típico de lesões de massa nas imediações da via auditiva ou, mais especificamente, no ângulo cerebelar, está associado com a configuração anormal da ATE, como resultado de um deslocamento relacionado à pressão ou à atenuação de componentes neurais da via auditiva. As anormalidades da ATE associadas com tais patologias podem variar desde uma completa ausência de ATE coexistindo com limiares auditivos razoáveis para componentes ausentes na ATE ou simplesmente para latências de pico atrasadas. A presença da perda auditiva, que é bastante comum em pacientes avaliados para o distúrbio retrococlear, deve ser cuidadosamente considerada na interpretação da ATE. Se a informação audiológica é ignorada, uma ATE ausente pode ser interpretada como uma anormalidade extrema associada a uma lesão de massa da via auditiva, quando na verdade ela pode resultar da utilização dos níveis de estímulos auditivos inadequados dada a magnitude da perda auditiva do paciente. Propomos uma hierarquia de interpretação ATE que buscou levar em consideração tanto a sensibilidade auditiva quanto os aspectos neuropatológicos.[46,47] Essa análise de diagnóstico consiste em três etapas:

1. Determinar a presença ou a ausência de uma ATE quando um estímulo apropriado é utilizado. A ausência completa de ATE provocada por cliques de 85 NA dB em um paciente com uma perda auditiva de severa para profunda pode não necessariamente indicar patologia retrococlear. Todos os esforços devem ser feitos para induzir uma resposta a níveis que seriam esperados com base nos limiares de audibilidade do paciente.
2. Dada a presença de uma resposta replicada, a presença ou ausência de todos os principais componentes do pico devem ser estabilizadas. Isto é feito considerando que a onda V é a mais robusta dos componentes da ATE e persiste com graus significativos de perda de audição; as ondas I e III são menos robustas. A onda I é difícil de determinar com uma perda auditiva que exceda de 40 a 45 dB em frequências mais altas, com a onda III persistindo um pouco além disso. Assim a não identificação da onda I não se correlaciona necessariamente com a neuropatologia ao longo da via auditiva; no entanto, uma onda V ausente, na presença de uma onda replicada I ou III, é um indicador de diagnóstico definitivo de envolvimento retrococlear.
3. Dado que a presença de uma resposta tenha sido estabelecida e os picos de componentes ATE I, III e V estejam claramente presentes e replicáveis, as decisões de diagnóstico baseiam-se na medição das latências dos interpicos de I a III, III a V, ou a latência absoluta da onda V e sua diferença interaural da latência. Isso é especialmente útil quando as latências do interpico não podem ser medidas por causa da ausência da onda I. As latências do interpico como I a III ou I a V são consideradas as medidas mais sensíveis do envolvimento retrococlear. No entanto, a configuração audiométrica precisa ser levada em consideração, pois pode afetar a latência do interpico de I a V.[48] A perda auditiva embotada de alta frequência pode ser associada ao aumento das latências do interpico de I a V na ausência de lesões de massa do ângulo pontocerebelar. Isso é mais provavelmente um reflexo da maior função assumida por geradores de alta frequência na produção da onda I em relação ao responsáveis pela geração da onda V. A latência do interpico de I a III é afetada em menor grau pela perda auditiva coclear. A medida mais sensível à latência do interpico parece ser o aumento da latência do interpico de I a III do lado afetado.[49,50] Assim, a medição das ondas I e III é o padrão ouro para as aplicações de diagnóstico neurológico. Desde 1985, latência do interpico e critérios de latência absoluta interaurais de diagnóstico para estímulo de clique em uso nas instalações dos autores têm sido de I a III, 2,3 ms ou superior; III a V, 2,1 ms ou superior; I a V, 4,4 ms ou mais; e a diferença interaural da latência para V, 0,4 ms ou superior.

Os autores também utilizam rotineiramente pontos de tom de 1.000 Hz para provocar ATEs na tentativa de ignorar os efeitos dos limiares auditivos elevados na faixa de frequência de 2.000 a 4.000 Hz de latências absolutas e interpicos da ATE evocados por clique.[51] Pela utilização de uma função[11] de canal de Blackman com uma subida ou queda de tempo de 2 ms e não plano, nós estabelecemos que é possível provocar a ATEs de pacientes com audição normal em toda a gama de frequências e de pacientes com perda auditiva de alta frequência. Nós comparamos latência da onda V para pontos de tom de 1.000 Hz entre dois grupos de pacientes com PANS coclear; um grupo era composto por indivíduos com audição normal e o outro, por indivíduos com perda auditiva de 2.000 a 4.000 Hz ou mais. Esses dois grupos tiveram limiares normais, idênticos a 1.000 Hz, e não foram observadas diferenças significativas nas latências da V para pontos de tom de 1.000 Hz entre os dois grupos. Por outro lado, uma diferença estatisticamente significativa foi encontrada na latência absoluta da onda V ao estímulo do clique, e os pacientes com perda auditiva de alta frequência com mais de 1.000 Hz apresentaram latências absolutas prolongadas da onda V, apesar da ausência de comprometimento retrococlear. Em seguida, os valores de latência da onda V para pontos de tom puro de 1.000 Hz foram comparados em dois grupos audiometricamente idênticos. O primeiro grupo era composto por indivíduos com perda auditiva coclear, enquanto o outro grupo continha indivíduos com neuromas acústicos confirmados, mas audiometrias de tons puros idênticas aos de indivíduos com perdas cocleares. Os resultados do estudo indicaram que os pacientes com neuromas acústicos confirmaram que os valores de latência da onda V atrasaram significativamente em comparação com o grupo de controle com perfis tonais idênticos. Os pacientes com perdas auditivas cocleares tiveram uma latência média da onda V de 1.000 Hz por pontos de tom de 6,7 ms, enquanto aqueles com neuromas acústicos confirmados tiveram uma latência média da onda V de 7,6 ms para os mesmos estímulos, o que

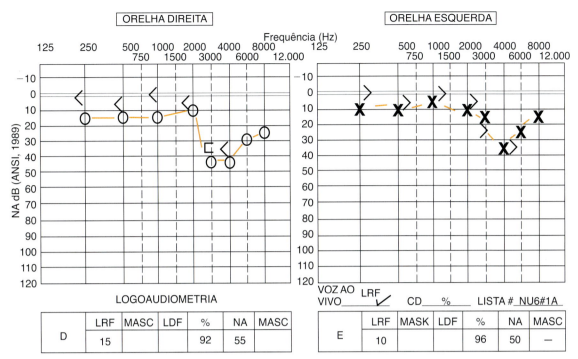

FIGURA 61-15. Audiograma de um paciente com perda auditiva bilateral progressiva que foi mais pronunciado no lado direito. Este paciente foi diagnosticado com um neuroma acústico do lado direito. ANSI, American National Standards Institute; NA dB, nível de audição em decibel; LDF, limiar de discriminação da fala; LRF, limiar de reconhecimento de fala.

representa uma diferença estatisticamente significativa.[51] Também encontramos diferenças relativamente pequenas na latência da onda V para ATEs desencadeadas pelos pontos de tom de 1.000 Hz, especialmente quando os níveis de estímulo foram 85 ou 95 NA dB. Ao mesmo tempo, a latência da onda V sustentada por quatro pacientes com neuromas acústicos confirmados excedeu significativamente as de pacientes com perdas auditivas idênticas. Como as diferenças de latência com aumento de limiares auditivos diminuem quando os estímulos de decibéis mais elevados são utilizados (85 NA dB ou mais), nós agora recomendamos que pontos de tom de 1.000 Hz sejam enviados em níveis que variam entre 85-95 NA dB (Fig. 61-7), independentemente da sensibilidade auditiva de tons puros.

O seguinte caso ilustra a aplicação diagnóstica da ATE e a informação suplementar derivada do teste das emissões otoacústicas em pacientes eventualmente diagnosticados com um neuroma acústico. Além disso, o uso do monitoramento intraoperatório pela ATE é também ilustrado por este estudo de caso.

Um homem de 56 anos apresentou-se para nós com a queixa de uma ligeira perda auditiva subjetiva do lado direito. Ele tinha uma história de exposição ao ruído, mas, por outro lado, era saudável e não tinha outros problemas otológicos anteriores. O audiograma tonal obtido (Fig. 61-15) apresentou uma audição normal nas frequências baixas e médias na orelha esquerda com um pico de 35 dB a 4.000 Hz, possuindo uma breve melhoria do limiar em frequências mais altas. Na orelha direita, a audição foi normal nas frequências baixas e médias (apesar da elevação de 10 a 15 dB, comparada à orelha esquerda) com um pico de 4.000 Hz e um limiar de 50 dB (em comparação a 35 dB na orelha esquerda). A discriminação da fala foi excelente na orelha esquerda (100%) e ainda foi muito boa na orelha direita (96%). Os timpanogramas foram normais (tipo A) bilateralmente, e os limiares do reflexo acústico ipsilateral e contralateral foram entre 85 e 90 dB bilateralmente com declínio do reflexo negativo tanto na orelha esquerda quanto na direita.

O teste de OEAPD foi realizado também com estimulação em ambas as orelhas. Na orelha esquerda, as emissões robustas (superiores a 6 dB acima do piso de ruído) foram obtidas em seis frequências de teste que variaram de 700 Hz a 4.000 Hz. Com a estimulação da orelha direita, as emissões robustas foram obtidas nas mesmas frequências como na esquerda. Assim, o teste de APD descartou o envolvimento das células ciliadas externas bilateralmente dentro de frequências baixas e médias. As emissões foram bilateralmente ausentes nas frequências altas, compatíveis com a perda auditiva induzida por ruído associado ao pico.

Os estudos de ATE também foram realizados, dada a queixa do paciente de perda auditiva ligeiramente assimétrica (Fig. 61-16). As respostas robustas foram obtidas bilateralmente com picos de I a V facilmente identificados e bem replicados. Assim, os passos 1 e 2 no nosso protocolo de diagnóstico foram negativos. Em seguida, foram avaliadas as latências de pico e interpico. Com a estimulação da orelha esquerda usando cliques, ambas as latências dos interpicos I a III (2,16 ms) e I a V (4,02 ms) estavam dentro dos limites normais. A latência absoluta da onda V com estímulo de explosão de toma de 1.000 Hz também estava dentro dos limites normais (7,8 ms). Com a estimulação da orelha direita, tanto as latências dos interpicos de I a III (2,70 ms) quanto de I a V (4,50 ms) estavam fora dos limites normais, sugerindo a presença de envolvimento retrococlear. A latência absoluta da onda V com estímulo de explosão de tom de 1.000 Hz também foi anormalmente prolongada para um valor de 7,80 ms (em oposição a 7,08 ms com a estimulação da orelha esquerda). Esses resultados indicam uma alta probabilidade da presença de envolvimento retrococlear, e posteriores exames de ressonância magnética identificaram um neuroma acústico de 8 mm do lado direito. Dados a relativa audição excelente, a presença de EOA robustas, a pontuação excelente do discurso de discriminação (96%) e o pequeno tamanho do tumor, uma abordagem da craniana média com um procedimento planejado de preservação de audição foi realizada. Durante o procedimento cirúrgico, foram realizadas uma eletromiografia do músculo facial e o monitoramento contínuo pela ATE. A Figura 61-17 mostra uma sequência de ATEs obtidas durante a ressecção do tumor na fossa craniana média. Como esta figura mostra, a ATE manteve-se robusta com mudanças relativamente pequenas na latência total. Os dois traços sobrepostos na parte inferior representam a linha de base da ATE obtida antes

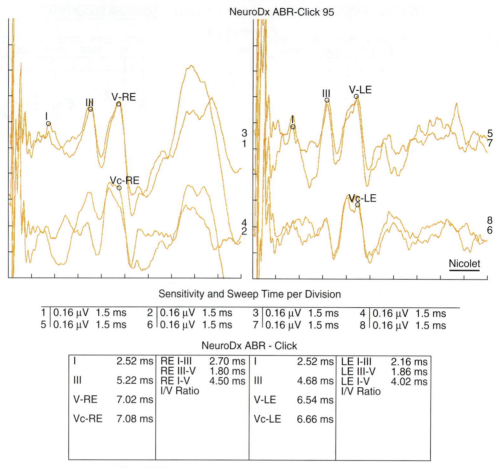

FIGURA 61-16. Audiometria do tronco encefálico (ATE) normal do lado esquerdo e um ATE anormal do lado direito de um paciente com um neuroma acústico do lado esquerdo.

de ressecção do tumor, mas após a abertura da dura-máter. A segunda onda sobreposta é a medida final obtida após a ressecção bem-sucedida desse tumor. Essas duas respostas são quase completamente idênticas, o que atesta um excelente prognóstico para a preservação pós-operatória da audição. Os audiogramas em série obtidos no pós-operatório em um período de 1 ano indicam alterações mínimas nos limiares audiométricos do lado direito. Na mais recente avaliação, os escores de discriminação da fala na orelha direita foram avaliados como 100%.

ESTUDOS DIAGNÓSTICOS EM PACIENTES COM NEUROPATIA AUDITIVA/DISSINCRONIA

A neuropatia auditiva/dissincronia (NA/D) é uma condição que pode ser essencialmente referida em termos mais simples como perda de audição "neural". Essa condição é diagnosticada predominantemente durante a infância. Embora existam muitas variações, cada uma com diferentes graus de severidade, a condição é tipicamente caracterizada pela perda significativa da audição evidente comportamentalmente, e, se alguma forma de audiometria pode ser obtida, é evidente audiometricamente. No entanto, enquanto a maioria dos casos de perda auditiva não condutiva recém-diagnosticados são devidos a uma etiologia coclear – isto é, uma população de células ciliadas externas em menor número ou ausentes, ou uma completa ausência de células ciliares –, esta condição é, ao que tudo indica, especificamente relacionada com a função coclear. No entanto, é notável que os estudos experimentais têm demonstrado que esta condição pode ser modelada desativando temporariamente a função das células ciliadas internas.

Por outro lado, os resultados dos testes de diagnóstico semelhantes também podem ser obtidos em pacientes com hiperbilirrubinemia substancial e síndrome de angústia respiratória. Curiosamente, esta condição pode, em alguns casos, inverter o seu curso durante o primeiro ano de vida. A gestão ideal desses pacientes está sujeita a discordância entre os radiologistas e otorrinolaringologistas. Alguns se opõem fortemente ao tratamento com a amplificação acústica, enquanto outros acreditam que um teste inicial com a amplificação é justificado. Há um consenso razoável de que muitos desses pacientes podem ser considerados candidatos ao implante coclear por causa de suas habilidades reduzidas de reconhecimento de voz. A evidência agora indica que muitos desses pacientes se dão relativamente bem com um implante coclear, especialmente quando a desordem ocorre sem confusão cognitiva ou de desenvolvimento de desordens.[53]

A bateria de diagnóstico nestes pacientes inclui os testes EOE e ATE com estímulos de polaridades constantes (rarefação e condensação) para tentar identificar a presença de um microfonismo coclear na ausência de uma ATE. A imagem "típica" de criança ou bebê com NA/D inclui uma ATE completamente ausente – isto é, uma onda V completamente ausente mesmo em intensidades mais altas –, a presença de um microfonismo coclear em fase apropriada (a polaridade espelha a polaridade do estímulo) e OEAs relativamente intactas. A presença de um microfonismo coclear combinado à presença de OEA serve como uma indicação da função das células ciliadas externas relativamente intacta. A onda V ausente em intensidades de estímulo elevados pode ou não coincidir com a perda auditiva comportamental audiometricamente demonstrada. Por outro lado, se uma ATE eletricamente evocada é levada a cabo nestes pacientes no pré-operatório utilizando estimulação transtimpânica,[54] a onda V normalmente

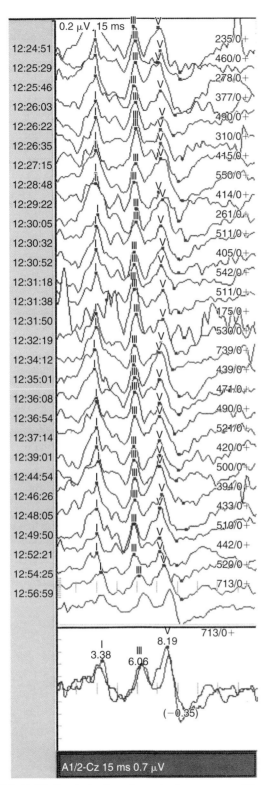

FIGURA 61-17. Sequência de audiometria de tronco encefálico (ATE) intraoperatória durante uma abordagem da fossa craniana média para a ressecção de um neuroma acústico do lado direito.

aparece. Alguns têm utilizado essas informações para concluir que a estimulação elétrica é mais eficaz em recrutar a sincronia neural e que, se uma onda V é identificável com a estimulação elétrica, o problema subjacente é uma sincronia neural pobre, que resulta em uma ATE acústica ausente e nas manifestações comportamentais anteriormente mencionadas.

É importante dissipar o mito de que apenas os pacientes com neuropatia auditiva têm um microfonismo coclear. A Figura 61-18 ilustra ATEs de um sujeito com audição normal utilizando cliques rarefeitos e condensados. Como pode ser visto nitidamente nesta figura, a polaridade oposta dos microfonismos cocleares estava presente nas primeiras porções destes traçados e na onda robusta precedida vs. obtida com estimulação de condensação e rarefação de clique. Os traços de fundo ilustram uma tentativa de obter ATEs usando cliques rarefeitos e condensados de um paciente com neuropatia auditiva. Novamente, os microfonismos de polaridade oposta podem ser identificados, em especial na série superior de traços obtidos a 90 dB; no entanto, nenhuma atividade eletrofisiológica síncrona, como demonstrado pela onda V, pode ser vista na continuação desse intervalo de tempo. Em pacientes com audição normal, o microfonismo coclear é normalmente seguido por ondas I, II, III e V da ATE e essas ondas não estão presentes em pacientes com neuropatia auditiva. Assim, o teste para a presença de microfonismo coclear muitas vezes não é realizado se a onda V é observada em qualquer intensidade. Portanto, a presença ou ausência de microfonismo coclear raramente são comentadas em pacientes com audição normal.

O caso a seguir ilustra o uso de OEA e ATEs/microfonismo coclear no diagnóstico de neuropatia auditiva. Este paciente foi diagnosticado com perda auditiva neurossensorial de severa a profunda aos 10 meses de idade. Uma avaliação neurodiagnóstica indicou ATEs completamente ausentes; ou seja, nenhuma onda V foi identificada nos limites do equipamento (95 dB). No entanto, como ilustrado na Figura 61-19, os microfonismos cocleares estavam presentes quando utilizados cliques rarefeitos e condensados, e a OEA estava presente na maioria das frequências testadas. Ao combinar a presença de perda auditiva comportamental, a ausência de fala adequada e desenvolvimento da linguagem, a ausência da onda V em intensidades elevadas e a presença de microfonismo coclear e OEAs, a conclusão foi de que este paciente apresentou uma perda auditiva secundária à neuropatia auditiva ou dessincronia. O paciente foi considerado um candidato para o implante coclear; portanto, o promontório transtimpânico eletricamente evocado pelo teste ATE foi realizado para determinar se a via neural auditiva poderia ser ativada de forma síncrona à estimulação elétrica. Isto resultou na presença de uma onda V com estimulação elétrica e indicou a forte probabilidade de uma resposta positiva a um implante coclear. Uma discussão mais aprofundada sobre a candidatura de um implante coclear e as questões relacionadas aos implantes cocleares e à neuropatia auditiva é discutida no Capítulo e-158*.

AVALIAÇÃO DA PERDA AUDITIVA FUNCIONAL

A perda auditiva funcional, ou pseudo-hipoacusia, é mais comum em adultos do que em crianças. Enquanto os fatores motivadores vistos em crianças atendidas com pseudo-hipoacusia muitas vezes envolvem a observação atenciosa do comportamento ou a prevenção de alguma atividade indesejada, o ganho financeiro direto ou indireto é muitas vezes um fator motivador em adultos. O diagnóstico de pacientes com suspeita de pseudo-hipoacusia envolve dois componentes: o diagnóstico da pseudo-hipoacusia e a determinação da sensibilidade auditiva verdadeira do paciente. É importante notar que, em última análise, muitos pacientes diagnosticados com pseudo-hipoacusia também podem ter uma perda auditiva subjacente verdadeira. Ao levantar a história do paciente, é importante notar a presença de inconsistências, reclamações e esforço de escuta exagerado. A voz e a qualidade da fala do paciente fornecem informações importantes; um paciente alegando perda auditiva significativa bilateral com nível normal de voz e articulação deve ser suspeito de comportamento funcional.

---
*Disponível, em inglês, em www.expertconsult.com.

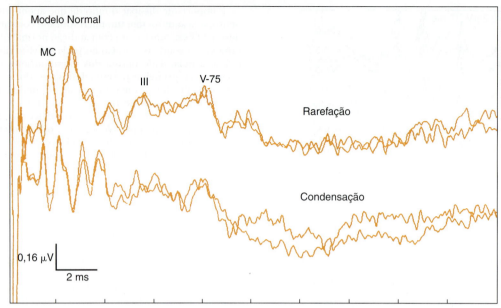

FIGURA 61-18. Audiometria do tronco encefálico (ATE) e microfonismo coclear (MC) de um sujeito com audição normal.

Um indicador audiométrico simples e direto de pseudo-hipoacusia está em desacordo entre a 500-, o SRT e limiar de 1.000- e 2.000 Hz. Normalmente, essas duas medidas devem concordar dentro de 5 dB. Limiares elevados da ATL com um SRT inferior devem ser uma razão para a suspeita de pseudo-hipoacusia. Todos os pacientes com perda auditiva unilateral devem ser submetidos a um teste de tom puro de Stenger.[55] Esse teste baseia-se no princípio de que quando há dois estímulos acústicos idênticos em todos os aspectos, mas com a intensidade introduzida simultaneamente nas duas orelhas, o paciente irá perceber apenas o mais alto. Quando usado para a determinação de pseudo-hipoacusia, é comum apresentar um tom para a melhor orelha a cerca de 10 dB acima do seu limiar simultaneamente com um tom idêntico apresentado na orelha mais empobrecida a cerca de 10 dB abaixo do seu limiar voluntário. Se, de fato, o limiar do paciente na orelha mais pobre é verdadeiro, o paciente irá, naturalmente, responder ao tom apresentado em 10 dB acima do limiar no admitido como a melhor orelha. Se, no entanto, o paciente exagera na perda da audição da orelha mais pobre, ele irá perceber o tom mais forte apresentado na orelha mais pobre, não estará ciente do tom supralimiar apresentado para a melhor orelha e, portanto, não vai responder a esses estímulos. Essencialmente, a falta de resposta nesta situação do paciente é uma admissão de ter percebido o tom na então chamada orelha mais pobre (teste de Stenger positivo). O clínico pode colocar entre parênteses os limiares na orelha mais pobre, mantendo o supralimiar do estímulo na melhor orelha em uma intensidade fixa, enquanto eleva a intensidade do estímulo na orelha supostamente mais pobre em etapas de 5 dB. O limite real do paciente na orelha mais pobre vai coincidir com o nível em que ele deixa de responder, apesar do fato de que o

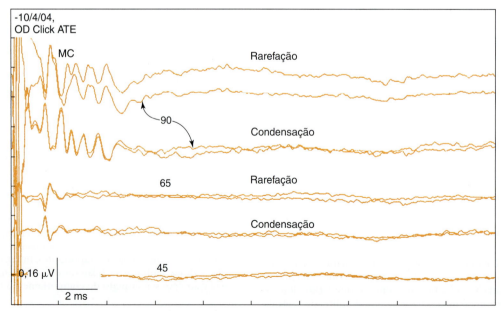

FIGURA 61-19. Microfonismo coclear (MC) de um paciente com neuropatia auditiva com transtorno do espectro. ATE, audiometria de tronco encefálico; OD, orelha direita.

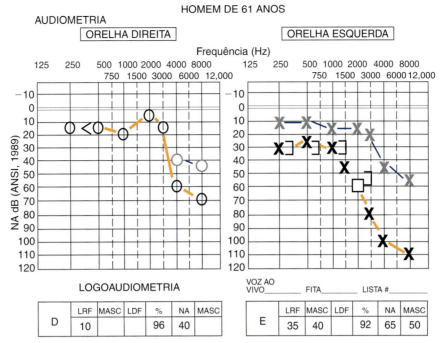

FIGURA 61-20. Audiogramas em série de um paciente com perda auditiva progressiva. ANSI, American National Standards Institute; NA dB, nível de audição em decibel; LDF, limiar de discriminação da fala; LRF, limiar de reconhecimento de fala.

supralimiar do estímulo é consistentemente presente na melhor orelha. Essa técnica é referida como a obtenção de níveis mínimos de interferência contralaterais. O teste de Stenger também pode ser administrado utilizando palavras espondaicas como estímulos apresentados simultaneamente às orelhas esquerda e direita. Tal como no caso do Stenger de tom puro, este teste é adequado se a diferença admitida do SRT interaural do paciente é pelo menos 20 dB. É importante que um aumento ou declive na configuração audiométrica sejam excluídos antes que um esforço prolongado seja investido na resolução de perda auditiva funcional em um paciente. Alguns pacientes podem ter uma verdadeira SRT de 10 NA dB, juntamente com um SNHL de forte inclinação e alta frequência e com limiares normais no intervalo de baixa frequência.

FONTES DE ERRO NOS TESTES AUDIOLÓGICOS

Os erros audiológicos podem ter origem em duas fontes principais: engano no julgamento clínico ou de decisões e erros técnicos.

ERROS NO JULGAMENTO CLÍNICO

A seleção inapropriada do teste de diagnóstico, a falta em encaminhar um paciente para novos testes diagnósticos audiológicos ou outros são os erros mais comuns relacionados com a avaliação clínica. Por exemplo, o fracasso em acompanhar uma discrepância entre o limiar de três frequências PTA (500, 1.000 e 2.000 Hz) e

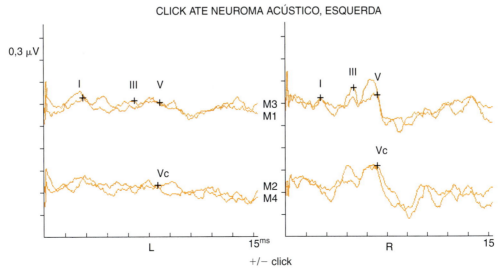

FIGURA 61-21. Audiograma do tronco encefálico (ATE) anormal do lado esquerdo a partir de um paciente com perda auditiva progressiva.

SRT pode levar a falha no diagnóstico de perda auditiva funcional. O insucesso em continuar teste audiológico com um teste de Stenger em um caso de perda auditiva unilateral aparente, especialmente quando o histórico do paciente é positivo, também pode resultar na falta do diagnóstico de perda auditiva funcional. O teste de Stenger é altamente recomendado para todos os pacientes com perda auditiva unilateral ou assimétrica. Outro erro de julgamento clínico relacionado é o fracasso em recomendar e realizar o acompanhamento adequado em um paciente com PANS bilateral preexistente que tem uma progressão unilateral assimétrica de perda auditiva. Isso pode levar a um diagnóstico falho ou diagnóstico tardio do envolvimento retrococlear, entre outros problemas. O seguinte caso ilustra esse tipo de erro.

Um homem de 61 anos com um histórico de 7 anos de PANS bilateral de alta frequência veio a nossa clínica para uma segunda opinião. O paciente havia relatado uma progressão além de sua perda auditiva, predominantemente na orelha esquerda, aproximadamente 6 meses antes de vir à clínica. Ele foi atendido em outros lugares e reassegurado de que ele estava experimentando uma mudança esperada relacionada com a sua perda auditiva preexistente. A Figura 61-20 ilustra os dois audiogramas mais recentes desse paciente (não realizados em nossa clínica), que foram obtidos com cerca de 1 ano de diferença. Ao longo de um ano, uma progressão da perda auditiva na orelha direita ocorreu em 4.000 e 8.000 Hz de 20 e 25 NA dB, respectivamente. Na orelha esquerda, os limiares auditivos foram elevados em toda a gama de frequências, mais ainda para as frequências altas, onde até uma mudança no limiar de 55 dB foi observada em 8.000 Hz. Os escores de discriminação da fala permaneceram muito bons em 96 e 92%, respectivamente, para as orelhas direita e esquerda. O teste ATE realizado durante sua primeira visita à clínica dos autores (Fig. 61-21) consistiu em uma configuração normal e latências de picos e interpicos normais para a orelha direita e uma resposta mal solucionada na orelha esquerda, com amplitude reduzida e maiores latências de interpico anormais. A RM demonstrou uma pequena massa no ângulo pontocerebelar, no lado esquerdo, com a maioria das massas dentro do *porus* acústico. Este foi posteriormente diagnosticado como um schwannoma vestibular e foi ressecado através de uma abordagem translabiríntica. Neste caso, a desatenção para a progressão mais acentuada da perda de audição na orelha esquerda do paciente, juntamente com a manutenção de escores normais no discurso contra a discriminação na orelha afetada, podem ter contribuído para a falta de preocupação e a falta de análise de mais testes clínicos. É claro, porém, que a perda de audição na orelha esquerda do paciente evoluiu substancialmente mais do que na orelha direita e, portanto, foi garantido o prosseguimento da investigação clínica.

ERROS TÉCNICOS

A falta de atenção à atenuação interaural e o mascaramento insuficiente ou excessivo são as fontes mais comuns de erro técnico. Isso é mais evidenciado em pacientes com perda de audição mista e bilateral, que dá origem ao chamado dilema de mascaramento. O principal problema desses pacientes é que, ao tentar mascarar a orelha não teste, subjugar o componente condutor pode envolver níveis de mascaramento que excedam a atenuação interaural. Isto faz com que o mascaramento atravesse para a orelha testada, resultando na elevação artificial do seu limiar. Por outro lado, o mascaramento inadequado em PANS unilateral de moderada para grave pode criar uma falsa diferença aéreo-óssea e dar a impressão de uma perda auditiva condutiva cirurgicamente corrigível. Isso pode ocorrer porque na presença de um mascaramento inadequado e limiares de condução óssea na orelha testada com uma verdadeira PANS grave, a curva de vestígio da orelha contralateral continuará refletindo, apresentando, assim, uma falsa diferença aéreo-óssea entre os limiares de condução aérea reais e os limiares de condução óssea falsos. Por causa da atenuação interaural mais substancial associada a sinais de condução aérea, é relativamente mais fácil obter limiares de condução aérea mascarados precisos. O mascaramento suficiente da orelha não testada pode resolver tal problema.

Para consultar a lista completa de referências, acesse www.expertconsult.com.

LEITURA SUGERIDA

Adams M, Edwards BM, Kileny PR: Different manifestations of auditory neuropathy. *Cochlear Implants International* 11(Suppl 1):148–152, 2010.

Arts HA, Adams ME, Telian SA, et al: Reversible electrocochleographic abnormalities in superior canal dehiscence. *Otol Neurotol* 30(1):79–86, 2008.

Arts HA, Kileny PR, Telian SA: Diagnostic testing for endolymphatic hydrops. *Otolaryngol Clin North Am* 30:(6):987–1005, 1997.

Burkard RF, Don M, Eggermont JJ, editors: *Auditory evoked potentials: basic principles and clinical applications*, Philadelphia, 2007, Lippincott, Williams & Wilkins.

Edwards BM, Kileny PR: Intraoperative neurophysiologic monitoring: indications and techniques for common procedures in otolaryngology–head and neck surgery. *Otolaryngol Clin North Am* 38:631–642, 2005.

El-Kashlan HK, Eisenmann D, Kileny PR: Auditory brainstem response in small acoustic neuromas. *Ear Hear* 21:257–262, 2000.

Gifford R: *Cochlear implant patient assessment: evaluation of candidacy, performance, and outcomes*, San Diego, 2013, Plural Publishing.

Katz J, editor: *Handbook of clinical audiology*, Philadelphia, 2002, Lippincott, Williams & Wilkins.

Kileny PR, Edwards BM: Intraoperative cranial nerve monitoring. *Sem Anesth* 16(1):36–45, 1997.

Kileny PR, Edwards BM: Objective measures of auditory function. In Jackler RK, Brackmann DE, editors: *Textbook of neurotology*, ed 2, St Louis, 2004, Mosby-Year Book, pp 287–305.

Kileny PR, Edwards BM, Disher MJ, et al: Hearing improvement after resection of cerebellopontine angle meningioma: case study of the preoperative role of transient evoked otoacoustic emissions. *J Am Acad Audiol* 9:251–256, 1998.

Kileny PR: Evoked potential in the management of patients with cochlear implants: research and clinical applications. *Ear Hear* 28(2 Suppl):124S–127S, 2007.

Kileny PR, Zwolan TA: Rehabilitation of the hearing impaired. In DeLisa JA, Gans BM, editors: *Rehabilitation medicine: principles and practice*, ed 3, Philadelphia, 1998, Lippincott-Raven, pp 1749–1758.

Kim AH, Edwards BM, Telian SA, et al: Transient evoked otoacoustic emissions pattern as a prognostic indicator for hearing preservation in acoustic neuroma surgery. *Otol Neurotology* 27:372–379, 2006.

Kim HO, Kileny PR, Arts HA, et al: Role of electrically evoked auditory brainstem response (EABR) in cochlear implantation for children with inner ear malformations. *Otol Neurotol* 29:626–634, 2008.

Ruben RJ, Elberling C, Salomon G, editors: *Electrocochleography*, Baltimore, 1976, University Park Press.

Telian SA, Kileny PR: Usefulness of 1000 Hz tone-burst-evoked responses in the diagnosis of acoustic neuroma. *Otolaryngol Head Neck Surg* 101:466–471, 1989.

Zwolan T: Cochlear implants. In Katz J, editor: *Handbook of clinical audiology*, ed 6, Baltimore, 2009, Lippincott, Williams & Wilkins.

Avaliação Eletrofisiológica da Audição

62

Carolyn J. Brown | Tiffany A. Johnson

Pontos-chave

- Emissões otoacústicas (EOAs) são sons gerados na cóclea e registrados no canal auditivo. Eles podem ser usados para avaliar o *status* das células ciliadas cocleares externas.
- Para condições típicas de registro, a presença de EOAs, ou EOAs evocadas transientes ou EOAs por produto de distorção indicam que o indivíduo sendo testado provavelmente tem no máximo uma perda auditiva neurossensorial leve.
- Emissões otoacústicas presentes em uma orelha com um potencial auditivo de tronco encefálico (PEATE) ausente ou grosseiramente anormal sugerem um diagnóstico de neuropatia/dissincronia auditiva.
- A eletrococleografia é a medição da resposta sincronizada do nervo auditivo à presença de estímulo acústico. A eletrococleografia pode ser usada para facilitar o diagnóstico de hidropisia coclear.
- Os PEATEs são registros da resposta sincronizada dos neurônios que ficam distantes das estações retransmissoras de sinapses do tronco cerebral auditivo; são amplamente usados para avaliar o *status* auditivo nos pacientes mais jovens ou em outras populações com dificuldades de serem avaliadas.
- PEATESs anormais são geralmente registrados em indivíduos com schwannomas vestibulares e podem ter um papel importante no monitoramento intraoperatório durante cirurgias na base do crânio.
- A resposta auditiva de estado estável é outro potencial auditivo evocado que pode ser registrado em crianças pequenas e que apareceu como uma alternativa viável ao PEATE evocado por frequência específica (*tone burst*) para estimar a sensibilidade auditiva.
- Os potenciais auditivos corticais evocados podem ser usados para avaliar um nível mais alto de função auditiva. Essas respostas geralmente requerem menor sincronia neural do que o ABR, o que, consequentemente, leva vantagem por ser capaz de ser registrado usando sinais espectralmente complexos de maior duração, como a fala.
- Um software comercial permite que potenciais de ação compostos evocados eletricamente sejam medidos nos aparelhos de implante coclear (IC). Essas respostas podem ser usadas para ajudar no processo de ajustar o processador de fala do IC, de modo a diferenciar as falhas do IC e a falta de resposta neural em pacientes que demonstram benefício limitado ou nulo, assim como para monitorar mudanças na resposta neural após um período de tempo de estimulação elétrica.

Este capítulo descreve uma gama de técnicas eletrofisiológicas que podem ser usadas para avaliar a sensibilidade da audição e ajudar no diagnóstico diferencial do local de uma lesão no sistema auditivo em indivíduos com alterações na audição. Essas medidas incluem as emissões otoacústicas (EOAs), a eletrococleografia (ECOG), o potencial auditivo de tronco encefálico (PEATE) e as respostas auditivas de estado estável (RAEE), além dos potenciais auditivos evocados (PAEs). Também está incluída a discussão sobre como essas respostas evocadas auditivas podem ser registradas em indivíduos que usam implante coclear para se comunicar e como os potenciais auditivos cocleares podem fornecer informações à prática clínica. O objetivo deste capítulo é dar ao leitor uma visão geral de como esses potenciais evocados são registrados, seus pontos fortes e pontos fracos e suas aplicações clínicas em potencial.

EMISSÕES OTOACÚSTICAS

Em 1978, David Kemp[1] demonstrou que uma orelha interna saudável emite sons de intensidade muito baixa que podem ser medidos com o uso de um microfone sensível acoplado no canal auditivo. Essas respostas ocorrem espontaneamente e em resposta ao estímulo acústico. De acordo com a teoria de Kemp, esses sinais acústicos de baixo nível se originavam das células ciliadas externas (CCE) da cóclea e eram subprodutos do processamento não linear da cóclea saudável. Nos anos seguintes, o apoio às teorias de Kemp cresceu. No início da década de 1980, Brownell[2] foi capaz de demonstrar que as CCEs são capazes de mudar sua forma (contraindo e alongando) quando são estimuladas; e mais de uma década depois, Mammo e Ashmore[3] mostraram que a estimulação elétrica de CCEs isoladas pode, de fato, mover ou modificar o movimento da membrana basilar. Hoje em dia acredita-se, de maneira geral, que a cóclea normal funciona muito mais como um amplificador perfeitamente sensível e muito bem sintonizado. O subproduto dessa função é a geração de EOAs. Consistente com essa teoria são as observações de que as orelhas com CCEs danificadas geralmente exibem reduzida sensibilidade, sintonia mais ampla e EOAs anormais ou ausentes.[4-7] É essa vinculação entre a presença e a ausência de EOAs e a função das CCEs que tornou as EOAs uma ferramenta poderosa para pesquisadores e clínicos.

Os dois tipos gerais de EOAs são espontâneos e evocados. As *emissões otoacústicas espontâneas* (EOAE) são sinais acústicos de baixa intensidade que podem ser registrados no canal da orelha sem qualquer estimulação externa. Com o uso das tecnologias de registro mais sensíveis, as EOAE são gravadas em 50 a 70% das orelhas e em 60 a 80% dos indivíduos com sensibilidade auditiva normal.[8,9] Elas são gravadas de alguma maneira mais frequentemente em mulheres do que em homens[8,19,11] e são mais frequentemente observadas nas orelhas direitas do que nas esquerdas.[8,10] Em alguns casos, as EOAEs são intensas o suficiente para serem detectadas sem amplificação ou equipamento de gravação sofisticados.[12,13] A presença de EOAE não está fortemente correlacionada com a presença de zumbido e tanto a amplitude quanto a frequência de EOAE podem variar de maneira significativa com o tempo.[14-16] Esses fatores limitam a aplicabilidade clínica das EOAEs. Enquanto a sua presença pode indicar que pelo menos uma porção do sistema CCE está intacta, a sua ausência não é clinicamente significativa.

Dos vários tipos de EOA evocadas, os dois que são mais amplamente usados no cenário clínico são as emissões acústicas por produto de distorção (EOAPDs) e as emissões otoacústicas evocadas transientes (EOAT). As EOAPDs são registradas em resposta à apresentação de dois tons sinusoidais contínuos, chamados *primários*, com diferentes frequências (f1 e f2), que são introduzidas simultaneamente no canal auditivo. Uma vez que a cóclea normal é altamente não linear, a resposta registrada no canal auditivo mostrará evidências de distorção. Ou seja, a gravação feita com o uso de um microfone sensível acoplado no canal da orelha não apenas inclui energia nas duas frequências primárias, f1 e f2, como também inclui energia em um número de outras frequências matematicamente relacionadas às primárias, que é chamado de *produtos de distorção*. O produto de distorção mais frequentemente usado para avaliar a função auditiva é o 2f1-f2. A presença de quantidades significativas de energia na frequência 2f1-f2 é considerada um sinal de que as CCE próximas à frequência f2 estão funcionando normalmente. É uma descoberta tipicamente observada em indivíduos com sensibilidade audiométrica normal. A perda auditiva neurossensorial (PANS) está, muitas vezes, associada a perda e/ou dano às CCEs. Quando as CCEs não são mais funcionais, o movimento da membrana basilar se torna mais linear e a energia na frequência de produto de distorção diminui.

Estudos demonstraram que as EOAPDs mais robustas são gravadas quando a razão da frequência de f2 ao f1 é de aproximadamente 1.2:1.[17-19] Para aplicações clínicas, os níveis dos dois tons são tipicamente designados L1 e L2 e estão fixados no nível de pressão sonora 65 e 55 db (SPL; nível 1 e nível 2), respectivamente. Descobriu-se que esses níveis identificam mais precisamente a orelha como estando normal ou desequilibrada.[20-21] Ao variar sistematicamente a frequência dos dois tons primários, as EOAPDs podem ser registradas por uma ampla faixa de frequência de 1.000 Hz até aproximadamente 8.000 Hz. A quantidade de energia na frequência 2f1-f2 registrada no canal da orelha é comparada com estimativas do platô de ruído. As razões de sinal-ruído nas EOAPDs de 6 dB tipicamente são necessárias antes que a resposta seja considerada presente. Além disso, para interpretar a resposta, o nível de EOAPDs é comparado com valores normativos.[4] A Figura 62-1 mostra a relação entre EOAPD (coluna esquerda) e limites comportamentais (coluna direita) para três sujeitos. A linha de cima mostra resultados para um ouvinte com audição normal. Os níveis de EOAPD que vão de -3 a 16 dB SPL foram obtidos para cada uma das frequências do teste. Esses níveis foram comparados com as faixas normativas indicadas pelo sombreamento na figura. As respostas acima da fronteira superior da área sombreada são consistentes com EOAPDs normais e indicam audição normal; as respostas abaixo do limite inferior são consistentes com EOAPDs anormais e indicam perda auditiva; respostas que estão na área sombreada são discutíveis, porque as amplitudes nessa faixa podem ser produzidas pelas orelhas com audição normal e desequilibrada. Para o ouvinte na linha de cima, os resultados das EOAPDs são consistentes com limites audiométricos normais. Os resultados das EOAPDs mostram que a linha do meio é de um indivíduo com PANS de alta frequência. Consistente com as descobertas audiométricas, as EOAPDs de 4.000 a 8.000 Hz são anormais e ficam abaixo do limite da região sombreada, o que indica perda auditiva. Igualmente, os resultados mostrados na linha de baixo foram registrados de um ouvinte com PANS moderada de 750 a 8.000 Hz. Nesse caso, as EOAPDs ficam abaixo do limite inferior, o que indica que perda auditiva em toda a faixa de frequências é provável.

Também é possível registrar as EOAs usando um estímulo com uma banda mais larga do que os tons usados para conseguir as respostas das EOAPDs. As EOATs são gravadas após a apresentação de breve estímulo acústico, tipicamente um clique de nível razoavelmente alto (p. ex., 80 dB peSPL). O clique por si só tem um espectro de ampla frequência e irá fornecer respostas oscilantes das CCEs localizadas em uma ampla seleção de partição PARTITION coclear. Essas vibrações locais são transmitidas para trás pela orelha média e criam ondas de pressão sonora tipicamente inaudíveis de baixo nível no canal auditivo. As EOATs são gravadas em aproximadamente 20 minutos após o início do estímulo. Componentes de alta frequência na resposta, que se originam de locais próximos à base da cóclea, requerem um tempo de viagem menor e, consequentemente, são gravados antes do que os componentes de baixa frequência, que refletem respostas das CCEs localizadas mais próximas ao vértice da cóclea.

As EOATs são, em geral, analisadas no domínio da frequência. Fora o fato de que o estímulo usado para conseguir as EOAT é de banda larga, a resposta fornece informação específica da frequência sobre o *status* da cóclea entre aproximadamente 1.000 e 4.000 Hz. A presença de EOAT nas orelhas com função auditiva normal sugere função normal da CCE e, por isso, é considerada indicativa de sensibilidade audiométrica normal. Por outro lado, a ausência de EOAT em uma banda de frequência específica é tipicamente interpretada como uma evidência de limites audiométricos mais baixos de nível auditivo (NA) do que entre 25 e 30 dB.[6] Embora a presença da resposta seja geralmente inferida quando a razão sinal/ruído excede 6 dB e a reprodutibilidade excede 50%,[22] modelos interpretativos similares àqueles usados com EOAPD foram desenvolvidos para as EOAT[23] que podem ser usadas para determinar se a resposta observada é, provavelmente, de uma orelha normal ou instável. A Figura 62-2 mostra audiogramas e as EOATs gravadas em três diferentes ouvintes. Seguindo a convenção usada na Figura 62-1, a coluna da esquerda mostra resultados de EOAT e a coluna da direita mostra audiograma de tom puro para três ouvintes diferentes. A linha de cima mostra resultados obtidos de um indivíduo com audição normal. A do meio e a de baixo mostram resultados para indivíduos com PANS. Como no caso dos exemplos de EOAPD mostrados na Figura 62-1, as respostas que ficam acima da linha superior são consistentes com audição normal, as respostas que ficam abaixo da linha de baixo são consistentes com audição alterada e as respostas que ficam abaixo da área sombreada são discutíveis. Os resultados mostrados na linha de cima da Figura 62-2 indicam EOATs normais e audição normal. Os resultados na linha do meio se referem a um ouvinte com perda auditiva acima de 2.000 Hz. Consistente com o audiograma, as EOATs são normais em 1.000 e 2.000 Hz, mas entram na faixa de anormalidade em 4.000 Hz. Da mesma maneira, os resultados mostrados na linha de baixo são consistentes com EOAT anormais e perda auditiva entre 1.000 e 4.000 Hz.

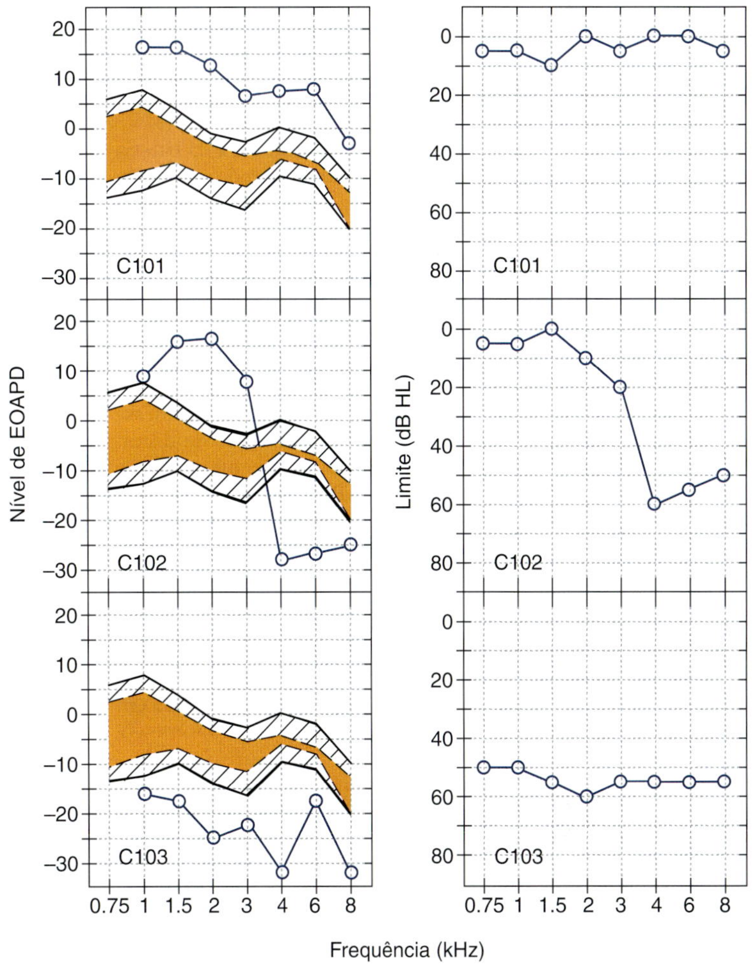

FIGURA 62-1. Emissões otoacústicas de produto de distorção (EOPD) registradas de sujeitos individuais são mostradas com seu audiograma de tom puro. A linha de cima mostra dados de um indivíduo com audição normal. As linhas do meio e de baixo mostram resultados obtidos de dois diferentes indivíduos com perda auditiva neurossensorial. As áreas sombreadas dos gráficos EOPD representam dados normativos.[4]

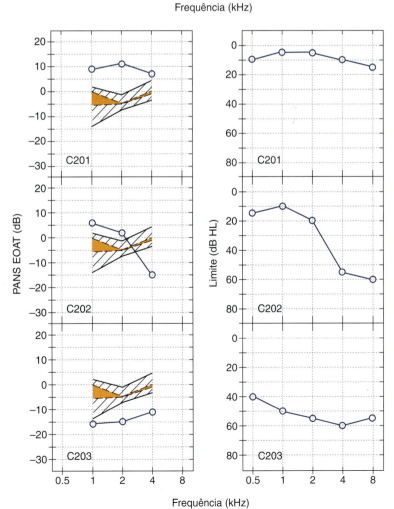

FIGURA 62-2. Emissões otoacústicas evocadas transientes (EOAT) registradas de sujeitos individuais são mostradas com seu audiograma de tom puro. A linha de cima mostra dados de um indivíduo com audição normal. As linhas do meio e de baixo mostram resultados obtidos de dois diferentes indivíduos com perda auditiva neurossensorial (PANS). As áreas sombreadas dos gráficos EOAT representam dados normativos.[4]

APLICAÇÕES CLÍNICAS

As EOAPD e as EOAT se tornaram uma parte rotineira da bateria de avaliação audiológica em muitas clínicas ao redor do país. Embora as EOA sejam tipicamente categorizadas com base em estímulos usados para conseguir a resposta, há uma boa evidência que sugere que os vários tipos de EOA surgem de diferentes mecanismos cocleares que dependem de processos cocleares de alguma maneira diferentes.[24,25] Um deles, o *mecanismo de reflexão*, envolve a reflexão da energia da onda viajante irregularmente ao longo do ducto coclear. Essa energia refletida é amplificada pelo amplificador coclear e retorna ao canal auditivo como uma EOA. Acredita-se que as EOAT surgem primariamente através desse mecanismo. O segundo mecanismo surge do processo de distorção descrito acima para EOAPD e depende fortemente, mas não linearmente, da cóclea. Embora as EOAPDs incluam contribuições desse *mecanismo de distorção*, elas também parecem incluir contribuições do mecanismo de reflexão. Já se sugeriu que o poder diagnóstico das EOAs pode melhorar com a interpretação das EOA baseando-se não só nos estímulos usados para conseguir a resposta, mas considerando o mecanismo coclear subjacente a resposta. Ainda que alguma evidência na literatura sugira que as EOATs e EOAPDs têm comportamento diferente sob certas condições patológicas,[26,27] ainda não se encontrou evidência clara em estudos do benefício de considerar o mecanismo como fonte coclear, usando um grande grupo de sujeitos.[28]

Fora a consideração de que o mecanismo coclear subjacente à geração de EOA irá produzir informações clinicamente úteis, a descoberta de que um paciente tem EOAEs robustas, sem importar o tipo, é um forte indício de que o paciente tem função CCE normal ou quase normal. Essa descoberta, por sua vez, está tipicamente correlacionada a uma sensibilidade auditiva normal. Nem as EOAPDs nem as EOAT são gravadas de maneira confiável em orelhas com patologia condutiva, nem são gravadas em indivíduos com PANS leve sob típicas condições de teste. Em geral, as EOAPDs e as EOATs são quase igualmente sensíveis à detecção de PANS, ainda que exista algumas indicações de que as EOATs possam ser mais sensíveis a quantidades muito amenas de perda auditiva do que as EOAPDs, particularmente em 1.000 Hz. Por outro lado, as EOAPDs podem ser ligeiramente mais sensíveis a graus leves de perda auditiva para frequências entre 4.000 e 6.000 Hz.[4,6,29] Tornou-se claro que o ponto forte das EOAEs é como uma ferramenta clínica para exame: essas respostas podem ser gravadas em neonatos, porque as EOAEs não são afetadas por sono ou sedação e não requerem a aplicação de eletrodos de gravação ou ativa participação da criança. Deve-se lembrar, no entanto, que a ausência de EOAE não indica que a criança seja surda nem a presença de um EOAE diga alguma coisa sobre a integridade do nervo auditivo ou do sistema auditivo central. De fato, as EOAEs foram gravadas em indivíduos com audição profundamente afetada, cuja perda auditiva é resultado do comprometimento neural.

A presença ou a ausência de EOAEs, sejam EOATs ou EOAPDs, também tem frequentemente um papel primordial no diagnóstico diferencial da causa da perda auditiva, particularmente em populações pediátricas. Por exemplo, as EOAEs podem ser usadas para avaliar a função coclear em pacientes que se apresentam com perda auditiva idiopática de súbita aparição. Uma descoberta de EOAEs significativas em uma orelha com limites audiométricos piores do que aproximadamente 40 dB HL sugere que a perda auditiva pode ser de origem primariamente neural, que pode ser resultado de dano às estruturas na cóclea que não nas CCEs (p. ex., as células ciliadas internas) ou pode ser como um sinal forte que leve o clínico a questionar a validez dos limites comportamentais.

As amplitudes de EOAE são reconhecidamente estáveis e repetíveis ao longo do tempo, com estimativas de variabilidade de teste-reteste que vão de ±3 a 5 dB.[30] Clinicamente, uma mudança na amplitude de mais de 4 e 5 dB pode sinalizar uma mudança na sensibilidade auditiva relativa a uma linha de base previamente estabelecida. Consequentemente, muitos médicos irão usar as EOAEs para ajudar a monitorar a audição durante ou imediatamente após exposição a medicamento ototóxico. Para pacientes que estão muito mal durante o teste, a natureza do teste de EOAE por si só pode mostrar-se mais confiável do que os limites comportamentais, e as mudanças nas EOAEs podem, de fato, preceder mudanças na sensibilidade coclear.

Finalmente, a *neuropatia auditiva* e a *dessincronia auditiva* são termos usados para descrever uma condição em que o paciente se apresenta com EOAEs mensuráveis e/ou microfonia coclear, mas uma resposta ao PEATE gritantemente anormal ou ausente. A implicação é que para esses indivíduos a perda auditiva não é coclear em origem, mas é o resultado de um tipo de dano não específico ou disfunção do nervo auditivo. Os indivíduos diagnosticados com neuropatia/dessincronia auditiva (NA/D) podem ou não ter outras neuropatias periféricas. Os limites audiométricos podem variar amplamente, de normal a profundo, mas muitos indivíduos com esse distúrbio têm discriminação de fala relativamente baixa e recebem benefícios limitados com a amplificação sonora.[31-33] Embora muitas crianças diagnosticadas com essa condição tenham mostrado se beneficiar de um implante coclear (IC), não foi o caso de outras.[34,35] Estudos de imagem mostraram que algumas dessas crianças não têm um nervo coclear viável, a despeito de possuírem CCE residuais, uma microfonia coclear mensurável e EOAs robustas.[36] A observação de EOAEs mensuráveis em uma criança que esteja sendo considerada para um IC deve sugerir precaução à equipe médica. Deve-se tomar cuidado em descartar a possibilidade de que problemas técnicos tenham causado PEATE ausente, e todo esforço deve ser tomado para obter limites comportamentais antes da cirurgia. Esse cuidado é recompensado, dado numerosos registros na literatura de indivíduos com PEATEs ausentes e EOAEs mensuráveis que puderam chegar a níveis razoáveis de reconhecimento de fala sem o uso de IC.

ELETROCOCLEOGRAFIA

Quando um breve estímulo acústico é introduzido no canal auditivo de um indivíduo com audição normal, uma grande parte da cóclea será estimulada. O movimento da membrana basilar resulta no cisalhamento dos estereocílios na superfície apical das células ciliares, uma mudança no potencial intracelular e a liberação do neurotransmissor à fenda sináptica. Essa cadeia de eventos, por sua vez, pode levar à geração de um potencial de ação por parte dos neurônios aferentes que realizam uma sinapse com aquela célula ciliada.

É possível usar técnicas de gravação eletrofisiológica para medir essa cadeia de eventos, com uma gravação geralmente chamada de eletrococleógrafo (ECOG), uma combinação de três potenciais evocados distintos: a microfonia coclear (MC), o potencial de somação (PS) e o potencial de ação de todo o nervo ou composto (PA). Todos os três potenciais são gravados em uma janela de tempo de 3 a 4 minutos após a apresentação do estímulo e foram descritos em detalhe na literatura; um exemplo da gravação ECOG está na Figura 62-3.

O *microfonismo coclear* é um potencial intracelular evocado que consiste de uma série de deflexões que se seguem ao estímulo e refletem o deslocamento instantâneo da membrana basilar.[37] O *potencial de somação* se caracteriza pela mudança na linha de base que ocorre durante a estimulação. Acredita-se que é uma medida da despolarização das células ciliadas no órgão de Corti.[38,39] Nem o MC nem o PS têm uma resposta de latência mensurável – o que em geral faz a separação desses potenciais neurais do artefato de estímulo. A presença de um MC e/ou um PS pode ser interpretada como sendo consistente com a presença de células ciliares cocleares viáveis.

Os potenciais de ação são gravações da resposta sincronizada de um grande número de fibras nervosas auditivas. Enquanto a MC e o PS são medidos mais facilmente com o uso de estímulos de longa duração, o PA é uma resposta que é tipicamente registrada com o uso de estímulos breves, como os cliques ou estalos de pequena duração. Nos humanos, a característica mais marcante é o pico negativo (N1) que é registrado com uma latência de 1 a 2

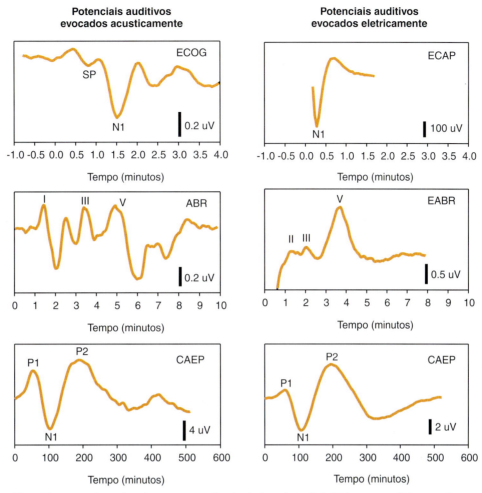

FIGURA 62-3. Potenciais auditivos evocados registrados em resposta à estimulação acústica de indivíduos com audição normal e em resposta à estimulação elétrica de indivíduos que usam um implante coclear. PEATE, resposta auditiva do tronco encefálico; PAEE, potenciais cocleares auditivos evocados; REATE, resposta auditiva elétrica do tronco do cérebro; PACEE, potencial de ação composto evocado eletricamente; ECOG, eletrococleógrafo.

minutos. O pico N1 da ECOG reflete a atividade neural pós-sináptica gerada pelas fibras nervosas auditivas aferentes primárias.

A ECOG pode ser registrada em diferentes posições dos eletrodos de gravação. As respostas com maior amplitude são obtidas quando o eletrodo de gravação transtimpânico posicionado no promontório da orelha média ou perto dela é usado. Se não for possível usar um eletrodo transtimpânico para gravar a ECOG, eletrodos no canal auditivo ou próximos à membrana timpânica (justatimpânicos) também podem ser usados. Entretanto, conforme a gravação, se o eletrodo se move mais distante da cóclea, a amplitude da resposta diminui.[40,41] Os eletrodos justatimpânicos comercialmente produzidos estão disponíveis, de modo que essa opção de gravação é mais factível.

Para a maioria das aplicações clínicas, o MC é minimizado pelo uso de estimulação de polaridade alternada. A presença ou a ausência de PS e PA são percebidas e a magnitude da ECOG é computada pelo cálculo da amplitude de PS e pela comparação deste com a amplitude do pico negativo (N1) que constitui o PA. Uma vez que a posição do eletrodo de gravação na orelha pode ter um forte efeito em todos os três componentes da ECOG, pesquisadores e clínicos irão frequentemente quantificar a magnitude da resposta conseguida computando a razão da amplitude PS/PA.

APLICAÇÕES CLÍNICAS

É possível usar a ECOG para avaliar a sensibilidade auditiva. Se um eletrodo de gravação transtimpânico ou justatimpânico é usado, os limites de ECOG podem ser gravados em níveis que estimulação que estão próximos ou apenas um pouco maiores do que os limites de detecção comportamental. Alguns autores afirmaram haver descoberto correlações razoavelmente boas entre a ECOG e os limites auditivos comportamentais.[43-45] Entretanto, muitos pacientes, especialmente crianças, que são a população mais importante dessa aplicação, não toleram a colocação de um eletrodo de gravação justatimpânico ou transtimpânico; e nenhum estudo mostrou que as estimativas de limite obtidas com o uso de ECOG são superiores àquelas obtidas mais facilmente com uso da gravação do PEATE. Assim, nos últimos anos, o interesse nessa aplicação para ECOG esvaneceu. Atualmente, a aplicação clínica primária da ECOG é para avaliar os pacientes suspeitos de ter hidropisia coclear.

A hidropisia coclear é um distúrbio progressivo e debilitante caracterizado por vertigem episódica e recorrente, PANS flutuante, uma sensação de plenitude aural e zumbido. Acredita-se que a causa subjacente desse distúrbio é a maior pressão endolinfática na escala média. Infelizmente, não se encontrou um meio de confirmar a presença de hidropisia endolinfática *in vivo* e, embora o distúrbio tenha sido originalmente descrito na literatura médica há mais de um século,[46] diagnosticar a hidropisia endolinfática segue sendo um desafio.

Uma revisão de alguns estudos[44] mostrou que gravações de ECOG de indivíduos diagnosticados com hidropisia endolinfática clássica exibem PS maiores em comparação com aqueles gravados em indivíduos com audição normal ou PANS de uma etiologia diferente à da hidropisia. Essa observação levou ao uso da razão de amplitude de PS/PA no processo diagnóstico em muitas clínicas otorrinolaringológicas por todo o país. Em uma metanálise da literatura publicada antes do ano 2000, Ferraro[47] mostrou que a média das razões de amplitude PS/PA em orelhas normais vai de aproximadamente 0,16 a 0,13. As razões de amplitude maiores do que aproximadamente 0,4 ou 0,5 foram consideradas anormalmente grandes e são consistentes com um possível diagnóstico de hidropisia endolinfática. Infelizmente, a sensibilidade desse procedimento eletrofisiológico é relativamente baixa, o que faz com que muitos clínicos questionem o seu papel no processo diagnóstico.[48] O que parece claro é que, enquanto a observação de uma razão de amplitude de PS/PA maior pode apoiar o diagnóstico de hidropisia endolinfática, a descoberta de uma razão de amplitude PS/PA normal tem significância diagnóstica limitada.

Embora a razão de amplitude PS/PA seja comumente usada no diagnóstico de hidropisia, dados recentes sugerem que medidas que consideram tanto a amplitude quanto a duração do complexo PS/PA podem levar a uma maior sensibilidade de ECOG no diagnóstico de hidropisia. Alguns pesquisadores perceberam que a latência do componente PA-N1 da resposta da ECOG difere da condensação *versus* cliques de rarefação em orelhas com hidropisia.[49,50] Quando cliques de polaridade alternada são usados, essas diferenças de latência são ocultadas e a resposta do complexo PS-PA completo parece prolongada nas orelhas com hidropisia em comparação com orelhas normais.[44] Embora os mecanismos que subjazem a diferença de latência com a mudança da polaridade do estímulo se alterem em orelhas com hidropisia, parece que esse fenômeno pode ser usado no diagnóstico de hidropisia endolinfática. Ferraro e Tibbils[51] descreveram a técnica para comparar a área do componente PS à área do componente PA (a computação da área captura a amplitude e duração de ambos componentes) de modo que resulte em uma razão de área PS/PA. Alguns estudos sugeriram que o uso da razão da área de PS/PA resultou no aumento da sensibilidade com aceitável especificidade com relação ao que se alcançava com a razão de amplitude PS/PA,[51-53] com um maior valor de razão sendo indicativo de hidropisia. O software necessário para a computação da razão de área de PS/PA está disponível em algumas unidades comerciais de potencial evocado.

POTENCIAL EVOCADO AUDITIVO DE TRONCO ENCEFÁLICO

O potencial evocado auditivo de tronco encefálico (PEATE) é uma gravação distante da resposta sincronizada de um grande número de neurônios no caminho auditivo ascendente no tronco encefálico. Foi descrita pela primeira vez em 1967 por Sohmer e Feinmesser,[54] que observaram uma série de picos de latência longa em gravações da resposta do nervo auditivo que eles faziam ao usar eletrodos no canal auditivo. Eles comentaram que esses picos poderiam refletir a atividade neural sincronizada dos núcleos do tronco encefálico. Embora seja provável que os potenciais que eles descrevem fossem realmente do PEATE, o crédito oficial pela "descoberta" do PEATE é tipicamente dado a David Jewett et al.,[55,56] que publicaram uma série de estudos no início da década de 1970 que continham descrições mais detalhadas desse potencial evocado e que iniciaram a tradição que continua hoje: usar numerais romanos para identificar picos individuais na resposta. Hoje em dia, o PEATE é usado rotineiramente para examinar a audição de recém-nascidos, para estimar os limites audiométricos em populações difíceis de serem testadas, para ajudar a diagnosticar uma série de distúrbios que afeta o nervo auditivo e a parte inferior do tronco encefálico e para o monitoramento intraoperatório de funções auditivas durante as cirurgias de base de crânio.

Em adultos, o PEATE consiste de uma série de 5 a 7 picos positivos no vértice chamados *ondas*. A Onda I tem uma latência de aproximadamente 1,5 minutos e cada um dos picos subsequentes segue em intervalos de aproximadamente 1 minuto. As Ondas I e II se originam das seções periféricas e mais centrais do nervo auditivo, respectivamente.[57,58] As Ondas de III a V refletem a atividade neural de núcleos progressivamente mais centrais no tronco cerebral auditivo. Entretanto, não há uma correspondência 1:1 entre os geradores neurais e picos individuais. O núcleo coclear é o contribuinte primário à Onda III. As Ondas IV e V refletem a atividade neural de múltiplos núcleos, mas primariamente do complexo olivar superior (Onda IV) e os caminhos lemniscais laterais que vão do complexo olivar superior até o colículo inferior (Onda V).[58]

Os estímulos mais frequentemente usados para gravar o PEATE incluem pulsos retangulares de 100 μsec, comumente chamados *cliques*, assim como *burst* relativamente curtos de estímulo sinusoidal, conhecidos como *tone burst*. Esses estímulos acústicos breves se apresentam repetidamente em taxas que variam de 10 a 40 Hz. A atividade do eletroencefalograma (EEG) que acompanha cada apresentação de estímulo é filtrada por *band-pass*, tipicamente entre aproximadamente 100 e 3.000 Hz, além de ser amplificada antes de ser calculada uma média. Uma combinação de médias de formas de onda, junto com o uso de esquemas de rejeição de artefatos baseados em voltagem, permite que uma resposta neural seja extraída de outras fontes de ruído no EEG.

A Figura 62-4 mostra o PEATE gravado de um ouvinte com audição normal. No painel A, o estímulo foi um clique de alto nível e um *tone burst* de alta frequência de 2.000 Hz. No painel B, o estímulo foi um *tone burst* de 500 Hz. O painel C mostra gravações de três diferentes ouvintes, um com audição normal (AN), um com PANS moderada e um com uma perda auditiva condutiva moderada. A comparação das respostas nos painéis A e B ilustra o efeito que a frequência de estímulo tem no PEATE. Estímulos de baixa frequência geram uma resposta em regiões mais apicais da cóclea, em que é mais difícil conseguir uma resposta sincronizada de um grande número de fibras nervosas auditivas. O resultado é uma latência de pico prolongada e uma resposta mais ampla com picos precoces menos distintos. O painel C mostra como o tipo de perda auditiva pode impactar no PEATE evocado por clique. A latência da Onda V é apenas ligeiramente mais longa em um ouvinte com PANS substancial e os picos precoces na resposta não são bem definidos. A patologia condutiva reduz o nível de estímulo na cóclea e resulta em latências de pico mais longas.

A Figura 62-5 é uma ilustração de como o nível de estimulação afeta o PEATE. Essa figura mostra uma série de PEATE evocados por clique registrados em um ouvinte com AN e em um indivíduo com PANS de moderada a severa. Em ambos os gráficos, o parâmetro é o nível de estimulação mensurado em decibéis de nível de audição (nHL). No caso de altos níveis de estimulação, os picos individuais dessa resposta estão claramente evidentes. Em níveis de estimulação próximos aos limites de detecção comportamental, o único componente de PEATE que pode, ainda assim, ser obtido é a Onda V. O painel no lado direito da Figura 62-5 mostra a relação entre a latência da Onda V e o nível de estimulação para esses dois ouvintes. A área entre as duas linhas representa a variedade de latências tipicamente observadas quando o nível de estimulação diminuiu, o que, em grande parte, é resultado do mecanismo coclear e reflete uma diferença no número e na localização da população de fibras nervosas auditivas que contribuem para cada gravação. Perceba que os indivíduos com PANS ficam nessa faixa de latência normal, mas têm elevados limites de resposta.

O efeito do desenvolvimento no PEATE já foi fartamente estudado.[59-61] Em suma, no nascimento, o PEATE é dominado por três picos que correspondem às Ondas I, III e V do PEATE do adulto. Em crianças muito novas, a amplitude da Onda I pode ser igual ou, algumas vezes, um pouco maior do que a amplitude da Onda V. A latência absoluta de todas as três ondas primárias (I, III e V), assim como aqueles dos intervalos interpicos de I a III e de I a V, é prolongada com relação ao padrão dos adultos.[62-64] Durante os dois primeiros anos de vida, as latências absolutas e interpico diminuem, as Ondas II e IV tornam-se mais pronunciadas e a relativa

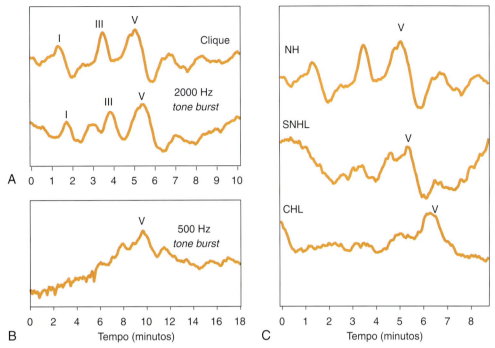

FIGURA 62-4. A, Respostas auditivas do tronco do cérebro (PEATE) obtidas pelo uso de cliques de alto nível e de um estalo de tom de alto nível de 2.000 Hz. **B,** PEATE registrado de um indivíduo com audição normal pelo uso de um estado de tom de 500 Hz. Perceba a faixa diferente na abscissa. **C,** mostra os PEATEs gravados com o uso de cliques de alto nível de um ouvinte com audição normal (AN), um com perda auditiva neurossensorial moderada (PANS) e um com perda auditiva condutiva (PAC). Perceba o efeito que a perda auditiva condutiva tem na latência da Onda V.

amplitude da Onda V aumenta até que o ABR chegue a sua forma adulta.[62,65,66] Essas mudanças no processo de amadurecimento são significativas o suficiente para que seja necessário usar dados normativos pareados por idade para crianças com menos de dois anos. Embora seja possível gravar o PEATE em crianças prematuras de mesmo 27 ou 30 semanas de gestação, há evidência da elevação do limite nesses bebês muito jovens.[64,67] Essa elevação é, muito provavelmente, resultado de um sistema auditivo imaturo e de um ambiente de teste abaixo do ideal, o que é típico na maioria das unidades de tratamento intensivo neonatais.

APLICAÇÕES CLÍNICAS

A aplicação clínica primária do PEATE é como uma ferramenta para ajudar a estimar os limites audiométricos. O PEATE pode também ser usado para ajudar a avaliar a integridade das vias

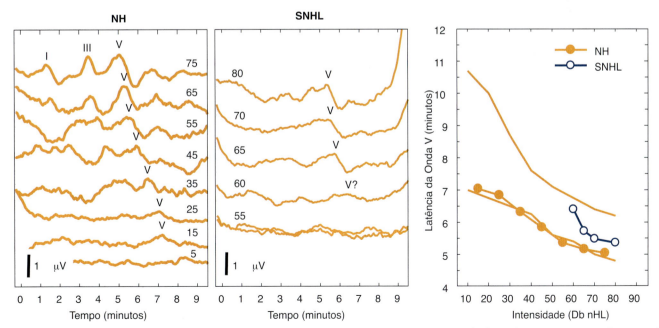

FIGURA 62-5. O painel na esquerda mostra as respostas auditivas do tronco do cérebro gravadas com o uso de cliques de um ouvinte com audição normal (AN). O painel central mostra medidas similares às obtidas de um ouvinte com perda auditiva neurossensorial moderada (PANS). Em ambos painéis, o parâmetro é o nível de estimulação em decibéis do nHL (nível auditivo normal). O painel na direita mostra as funções de latência-intensidade da Onda V nesses dois indivíduos representados com relação aos dados normativos de adultos.

retrocleares até o tronco do cérebro auditivo e, assim, é usado para monitorar a função auditiva durante a cirurgia na base do crânio. As seções abaixo abordam as aplicações clínicas tradicionais com mais detalhe. A seção final descreve novas aplicações e recentes avanços tecnológicos que podem ter um impacto na prática clínica no futuro próximo.

Avaliação da Sensibilidade Auditiva

Muito esforço já foi empenhado na definição da relação entre os limites de PEATE e os limites audiométricos. Essa relação depende, ao menos em parte, do estímulo usado para evocar o PEATE. Um dos estímulos mais comuns usados na prática clínica hoje em dia é o clique. O PEATE gravado com o uso de cliques é robusto e medido em níveis de apresentação muito próximos do limite de detecção. Infelizmente os cliques não são específicos de uma frequência, o que complica as comparações com o audiograma de tom puro. Alguns estudos demonstraram que os limites de PEATE por clique se comparam melhor com a média de limites audiométricos de 2.000 a 4.000 Hz.[68-70] Outros pesquisadores afirmaram encontrar correlações ótimas entre limites de PEATE e a média de limites audiométricos entre 1.000 e 4.000 Hz.[71-73] O que está claro na literatura é que não existe correlação entre limites de PEATE por clique e limites audiométricos para frequências abaixo de 1.000 Hz.[74,75]

Outro problema enfrentado por clínicos que querem usar o PEATE para estimar o grau de perda auditiva que um paciente individual possa ter é que a maioria das unidades de potencial evocado comercialmente disponíveis são limitadas em termos dos níveis máximos de potência que podem produzir. O resultado é que não é possível usar limites de PEATE por clique para distinguir entre uma criança que tem PANS severa e que pode se beneficiar de uma ajuda auditiva versus uma que tem uma perda auditiva profunda ou quase total e na qual seria mais apropriado um implante coclear. Finalmente, fontes sonoras não são desenhadas para transmitir fielmente estímulos de muito baixa duração, como os cliques, o que significa que o PEATE não é muito apropriado para fornecer informação sobre a eficácia de um sistema de amplificação em particular.

Fora essas limitações, existe um número de outras razões muito práticas pelas quais o clique segue sendo amplamente usado em muitas clínicas otorrinolaringológicas e por audiologistas atualmente. Por exemplo, a gravação de um PEATE com uso de estímulos de clique em geral requer menos cálculo de média do que gravar o PEATE usando um estímulo mais específico de frequência, como o *tone burst*; dessa maneira, pode ser muito mais eficiente em casos em que o tempo de gravação é limitado. Isso faz do PEATE por clique particularmente útil para o exame auditivo em recém-nascidos. A presença de um PEATE por clique bem formado pode também ajudar a descartar uma neuropatia auditiva como causa de uma perda auditiva em populações pediátricas. Além disso, o PEATE por clique gravado em pacientes com perda auditiva condutiva pode ser identificado com base nas suas latências de pico anormalmente prolongadas quando comparado com dados normativos baseados na idade.[76,77] A identificação das orelhas com perda auditiva condutiva ou mista é importante no cenário clínico em que a população é majoritariamente pediátrica, a média de otite é prevalente e a otoscopia pode ser um desafio.

Em muitos casos, os *tone burst* podem ser usados junto com os cliques, em alguns casos os substituindo, para evocar um PEATE. Os *tone burst* são consideravelmente mais específicos de frequência do que os cliques e todas as unidades de potencial evocado comercialmente disponíveis têm a capacidade de produzir uma variedade de diferentes tipos de estímulos de *tone burst*. Em alguns casos, o corte ipsilateral ou os filtros de alto-passo podem também ser usados para minimizar a contribuição ao PEATE de neurônios localizados fora de uma faixa de frequência restrita. O uso de resultados técnicos em predições de limites audiométricos melhorados (p. ex., mais específicos de frequência), quando comparados com estimativas de limite similares feitas durante cliques de banda larda,[73,78-81] e pesquisas no assunto não mostraram diferenças significativas entre as duas técnicas (p. ex., *tone burst* apresentados em silêncio versus cliques apresentados com filtros de ruído de corte ipsilateral).[82]

No ano 2000, Stappells[83] publicou uma metanálise da literatura disponível de PEATE que apontava correlações entre limites audiométricos e estimativas de limite baseadas em PEATE. Essa análise mostrou que, quando configurações apropriadas de filtro (de 30 a 3.000 Hz) eram usadas, os limites de PEATE por *tone burst* poderiam ser gravados nos limites audiométricos comportamentais de 10 a 15 dB. O tamanho do fator de correção era dependente da frequência: era maior com um *tone burst* de 500 Hz e menor com estímulos de 2.000 a 4.000 Hz. A precisão dessas previsões de limite variava de alguma maneira de acordo com a frequência do *tone burst* e a idade do sujeito, mas era de aproximadamente 5 dB para *tone burst* de 2.000 e 4.000 Hz e 10 dB para estímulos de 500 Hz. Essas correções são amplamente usadas na prática clínica hoje em dia, quando o objetivo é prever os limites audiométricos a partir de limites de PEATE.

A Figura 62-6 fornece uma ilustração de como os limites de PEATE pelo uso de *tone burst* (quadrados abertos) e cliques (quadrados preenchidos) se comparam a limites audiométricos. Os dados são mostrados para um grupo de 10 sujeitos de uma clínica com uma variedade de perdas auditivas e configurações audiométricas. Embora a concordância entre os limites audiométricos previstos com uso de PEATE e aqueles medidos com o uso de técnicas comportamentais padrão não seja perfeita, é típico do que se pode esperar na prática clínica, é consistente com a literatura e é preciso o suficiente para dar subsídios à tomada de decisão relativa à amplificação e opções de habilitação para pacientes pediátricos.

Aplicações Otoneurológicas

Historicamente, o PEATE também teve um papel em detecção e diagnóstico de lesões que afetam o nervo auditivo e os caminhos auditivos no tronco do cérebro.[84] Entre meados e o fim da década de 1980, as técnicas de radiografia não eram tão precisas nem tão amplamente disponíveis quanto são atualmente, e o PEATE era uma ferramenta importante no processo de diagnóstico. Hoje em dia, a dependência do PEATE como ferramenta diagnóstica declinou graças em grande parte à introdução da tomografia computadorizada (TC) e da ressonância magnética. Melhores exames por imagens também levaram a uma diminuição do típico tamanho do tumor no momento do diagnóstico. Consequentemente, uma revisão sistemática da literatura demonstra um aparente declínio na sensibilidade do PEATE como ferramenta diagnóstica nos últimos anos. No entanto, para alguns pacientes e em algumas circunstâncias, a radiografia ainda é contraindicada e o PEATE pode fornecer informações diagnósticas úteis. Além disso, muitos cirurgiões passaram a usar medidas intraoperatórias da função auditiva durante a cirurgia da base do crânio.

O PEATE pode ser alterado de várias maneiras pela presença de patologia que afete os caminhos neurais auditivos. Em alguns casos, o PEATE pode estar ausente ou consistir apenas de um ou dois picos precoces, a despeito do fato de que o paciente pode ter uma sensibilidade auditiva relativamente boa. Tais mudanças morfológicas abruptas podem refletir o parcial bloqueio da condução ou uma perda significativa da sincronia transfibrosa. As lesões que ocupam espaços que colidem com o nervo auditivo podem também retardar a condução neural e resultar em latências da Onda V anormalmente longas e intervalos interpicos prolongados. Para indivíduos com audição normal, mesmo aqueles com quantidades significativas de perda auditiva de dano coclear, cliques de alto nível irão gerar um PEATE com latência da Onda V de aproximadamente 5,5 a 6 minutos e um intervalo interpicos entre a Onda I até a Onda V de aproximadamente 4 minutos de duração. Quando a latência absoluta da Onda V é mais longa do que aproximadamente 6,4 minutos, ou quando o intervalo entre a Onda I e a

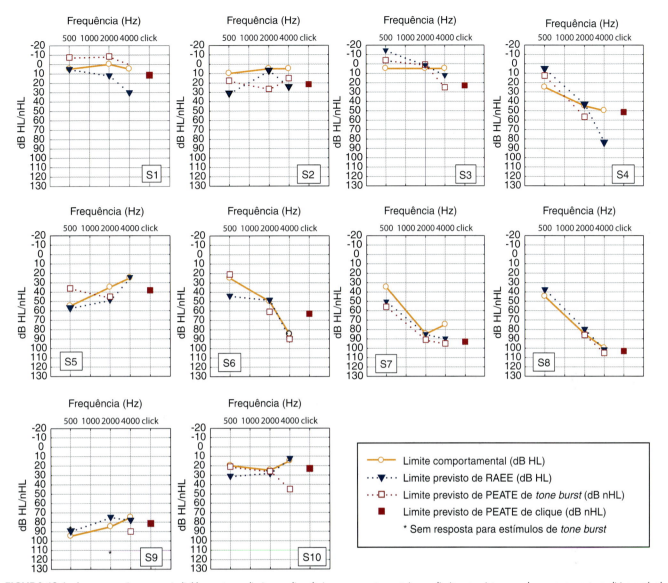

FIGURA 62-6. A comparação em um indivíduo entre os limites audiométricos comportamentais e os limites previstos com base na resposta auditiva estável (RAEE) e gravações da reposta auditiva do tronco do cérebro (PEATE). dB HL, nível auditivo em decibel; nHL, nível auditivo normal.

Onda V é mais longo do que 4,4 minutos, a presença de patologia retrococlear não pode ser descartada. Para uma revisão abrangente dos critérios específicos usados para diagnosticar um neuroma acústico, o leitor interessado deve buscar o trabalho de Hall.[78] Alguns pesquisadores afirmam que existem médias de sensibilidade e especificidade para essa ferramenta diagnóstica.[85-89] Os resultado desses estudos variam até certo grau, dependendo dos critérios específicos usados, mas as taxas de sensibilidade entre 85 e 100% são comuns com alguma evidência de sensibilidade reduzida em orelhas com tumores menores; no entanto, taxas de falso-positivos de até 30% já foram registradas.

Em 1997, Don et al[90] descreveram uma técnica para a gravação de PEATE que eles chamaram de "PEATE empilhado". Essa técnica requer a gravação de PEATE em resposta ao clique apresentado simultaneamente com uma série de diferentes ocultadores apresentados na mesma orelha. Em uma condição, o ocultador é um ruído de ampla banda. Em outras cinco condições de ocultação, o ruído é filtrado por alto-passo em frequências de corte que variam de 500 a 8.000 Hz. Técnicas derivadas são usadas para estimar a contribuição ao PEATE de cada uma das cinco diferentes regiões de frequência ao longo da membrana basilar. As formas das ondas de PEATE derivadas da banda estão temporariamente alinhadas (ou "empilhadas") e, então, são somadas. O resultado é uma forma de onda que representa de maneira mais precisa as contribuições de neurônios por toda extensão da membrana basilar inteira. Em 2005, Don et al.[91] divulgaram as taxas de sensibilidade e especificidade de um PEATE empilhado relativas a PEATE padrão em um grupo de 54 pacientes com pequenos tumores acústicos e 78 controles em adultos com audição normal. Os resultados indicaram que os procedimentos de PEATE empilhado superaram os procedimentos de PEATEs tradicionais (intervalo de I a V e IT5) nessa população de pacientes. O teste de ABR empilhado requer um software especializado que não está disponível em todas as unidades comerciais PEATE e leva mais tempo do que abordagens tradicionais de teste de PEATE; entretanto, parece que essa abordagem à avaliação neurológica pode representar uma melhora com relação a procedimentos de avaliação eletrofisiológica tradicionais e pode ter seu mérito em populações em que a ressonância magnética é contraindicada.

Alguns anos depois que a PEATE empilhada foi introduzida, Don et al.[92,93] publicaram uma série de estudos que descreveu um procedimento chamado CHAMP (procedimento ocultador de análise da hidropisia coclear). Essa é uma variante dos procedimentos de PEATE empilhado que permite a identificação de indivíduos com hidropisia endolinfática. Don et al.[93] descreveram os resultados obtidos de 23 indivíduos com hidropisia confirmada e ativa e compararam seus resultados com dados obtidos de um grupo de 30 controles de audição normal. Níveis de ocultação intensos o suficiente para ocultar a Onda V do PEATE em ouvintes com audição normal foram insuficientes para ocultar a Onda V em PEATE evocado de pacientes com hidropisia. Além disso, pouquíssima mudança na latência da Onda V foi observada nesses pacientes entre a resposta obtida com clique *versus* a resposta obtida com o uso de ocultação ipsilateral de alto-passo. A hipótese usada para explicar a falta de mudança na latência da Onda V do PEATE observada na condição de ocultação é que a hidropisia endolinfática resulta em uma mudança significativa e mensurável nos mecanismos cocleares. O relatório descreve as taxas de sensibilidade e especificidade que se aproximam dos 100%. Embora mais estudos sejam necessários, essas descobertas sugerem outra aplicação para PEATE no diagnóstico diferencial de PANS unilateral.

O PEATE também é usado por neurotologistas para monitorar o *status* do nervo auditivo durante a cirurgia na base do crânio. O objetivo do monitoramento intraoperatório é fornecer ao cirurgião um *feedback* sobre o *status* do nervo auditivo, o que é feito pelo contínuo monitoramento da latência da Onda V e/ou do intervalo interpicos de I a V durante o procedimento cirúrgico. O prolongamento de cada índice pode resultar do trauma cirúrgico e, em alguns casos, essas mudanças podem ser reversíveis. A maior desvantagem da utilização do PEATE para esse propósito, no entanto, é que o cálculo das médias é requerido para definir claramente as latências de pico. Mesmo em situações ideais, em que o PEATE é relativamente robusto e os níveis de ruído são controláveis, não é possível fornecer ao cirurgião *feedback* instantâneo com relação à função do nervo auditivo. Respostas de maior amplitude podem ser gravadas se uma montagem de eletrodo de gravação é usada, de modo que se inclua um eletrodo colocado diretamente no nervo auditivo exposto. Mesmo que essa modificação no paradigma da gravação possa permitir um *feedback* instantâneo próximo durante o procedimento cirúrgico, posicionar o eletrodo de gravação de modo que não interfira no campo cirúrgico pode ser um desafio.

Mesmo que alguns estudos tenham sugerido que a presença de um PEATE na conclusão de um procedimento cirúrgico que objetive a base do crânio esteja correlacionada com melhores resultados nos testes auditivos pós-operatórios,[94,95] os cirurgiões não entram em um acordo sobre a importância ou eficácia do monitoramento intraoperatório. Faltam estudos que abordem a eficácia relativa desse procedimento. Mesmo com monitoramento efetivo, a preservação da audição nem sempre é possível. Em nossa experiência, a maior contribuição do monitoramento intraoperatório é alertar o cirurgião sobre quando há a necessidade de desacelerar ou, se possível, mudar a abordagem do tumor.

Novas Aplicações

O PEATE foi descrito na literatura científica há décadas e a maioria dos estudos que ajudaram a definir como essa resposta poderia ser usada na prática clínica não seguiu muito depois disso. Ainda assim, o trabalho continua mesmo hoje em dia para encontrar maneiras de gravar o PEATE mais eficientemente e expandir a nossa compreensão de como usar melhor e interpretar os resultados obtidos desse teste de potencial evocado; por exemplo, uma instrumentação comercial que se tornou disponível recentemente permite o uso de *chirp* em vez de simples cliques ou *tone burst* para evocar o PEATE. Os *chirp* são breves estados de um sinusoide, cuja frequência aumenta ao longo do tempo. Essa mudança na frequência de baixa para alta impede alguns atrasos da latência introduzidos pela onda de viagem. Os PEATE com uso de *chirp* tendem a ter maior amplitude do que aqueles evocados pelos estímulos de clique padrão.[96]

Outro método que pode ser usado para melhorar a razão de sinal-para-ruído do PEATE é a *média de Kalman*, uma técnica de processamento de sinal em que a atividade de EEG registrada é pesada com base em uma estimativa do nível geral de ruído na varredura; varreduras com baixo ruído são pesadas com mais peso na média contínua do que varreduras de maior ruído. Vivsonic (Vivimed Labs, West Toronto, Canadá) começou recentemente a comercializar um sistema de gravação de potencial evocado que una a média de Kalman junto com eletrodos de gravação ativos para reduzir níveis de ruído no PEATE e melhorar as razões sinal-para-ruído de modo geral. O objetivo deles é um sistema que irá permitir que o PEATE seja mensurado em crianças sem o uso de sedativos. Ambas inovações têm o potencial de impactar a prática clínica.

Finalmente, a pesquisa demonstrou que é possível usar sinais espectralmente complexos, como sons musicais, vogais, palavras ou frases para gravar PEATE.[97,98] Essa resposta tem sido chamada na literatura de *PEATE complexo* ou *PEATE da fala*. Essas respostas incluem tanto uma porção transiente quanto estável, e o *timing* desses componentes parece fornecer informação sobre o quão precisamente o sistema auditivo codifica as mudanças temporais em um sinal contínuo no nível do tronco do cérebro. PEATEs de fala anormal já foram registrados em ouvintes com habilidades de processamento auditivo fracas.[97,99] Eles podem ser modulados por treinamento[100,101] e parecem ser sensíveis aos efeitos da idade.[102] Embora seja ainda experimental, essa pesquisa é empolgante porque sugere aplicações clínicas para a tecnologia do potencial evocado que pode não ser parte da prática de rotina hoje em dia.

RESPOSTA AUDITIVA DE ESTADO ESTÁVEL

A resposta auditiva de estado estável (RAEE) é uma gravação distante da atividade do EEG evocada pelo uso de um estímulo acústico sinusoidal contínuo (p. ex., a frequência de transporte), que é modulada pela amplitude e/ou frequência em taxas relativamente lentas. É gravada com o uso de eletrodos de superfície padrão. Se o ouvinte escuta o sinal acústico, a atividade dele tenderá a aumentar e diminuir periodicamente após as modulações lentas no sinal. A atividade de EEG gravada é analisada no domínio da frequência e a presença ou ausência de RAEE é determinada automaticamente com o uso de procedimentos estatísticos.

A RAEE é usado primariamente para a avaliação do limite e oferece duas vantagens potenciais sobre o PEATE. Especificamente, os estímulos usados para conseguir o RAEE são mais específicos de frequência do que os estímulos usados para evocar o PEATE, e a presença ou ausência de uma resposta em um dado nível é determinada automaticamente. Não é necessário "colher picos". A desvantagem primária da RAEE é que a resposta tem uma amplitude muito baixa, consideravelmente menor do que a do PEATE. Assim, obter gravações de RAEE requer sujeitos particularmente silenciosos, tempo de gravação bastante longo e bom controle tanto das fontes de ruído fisiológicas quando não fisiológicas.

Originalmente, essa resposta era gravada com o uso de frequências de modulação de aproximadamente 40 Hz. Correlações razoáveis entre os limites da RAEE e os limites audiométricos foram registradas.[103-105] Entretanto, o otimismo inicial sobre essa resposta como medida objetiva do *status* auditivo em crianças e outras populações difíceis de testar esvaneceu quando se percebeu que essas respostas eram adversamente afetadas por perda de atenção, sono e sedação.[106,107] Uma pesquisa subsequente mostrou que, quando as taxas de modulação entre 75 e 100 Hz eram usadas, a RAEE poderia ser gravada com sucesso mesmo em crianças dormindo.[107,108] Os últimos 10 a 15 anos testemunharam a publicação de um número de estudos que comparou os limites de RAEE com os limites audiométricos; e a tecnologia necessária para gravar e analisar essas respostas saiu do laboratório e foi para a clínica. A maioria dos estudos indica uma forte correlação entre limites de RAEE e limites audiométricos, e alguns pesquisadores publicaram fatores de correção que podem ser usados para predizer limites audiométricos a partir de limites de RAEE.[109,110] A

Figura 62-6 ilustra a comparação entre limites de RAEE e limites de PEATE por *tone burst* e clique com limites audiométricos de um grupo de 10 indivíduos com uma variedade de diferentes configurações audiométricas; esses dados foram coletados em nosso laboratório. Está claro que os limites de RAEE, como no caso dos limites de PEATE por *tone burst*, fornecem estimativas razoáveis de limites audiométricos quando se toma o cuidado de assegurar que o intervalo da gravação é longo o suficiente e que o controle sobre o ruído elétrico e acústico no ambiente é bom. Finalmente, o RAEE também já foi medido com sucesso em indivíduos com PANS de severa a profunda que não têm um PEATE mensurável.[75,111] Isso significa que é possível usar a RAEE para distinguir orelhas com PANS profundo de orelhas com perda severa, algo que não é fácil de realizar com o PEATE. Assim, a RAEE ganhou popularidade como ferramenta de avaliação de crianças que estão sendo consideradas para implante coclear.

Muitos clínicos hoje em dia usam o RAEE rotineiramente para estimar os limites audiométricos em crianças. Para alguns deles, a RAEE substituiu o teste de PEATE por *tone burst*. Outros continuam preocupados sobre abandonar o teste de PEATE e confiar somente na RAEE para a avaliação diagnóstica das capacidades residuais auditivas em recém-nascidos e crianças mais novas, pelo fato de que não se sabe muito sobre como os fatores, como a neuropatia auditiva ou mesmo a perda condutiva de audição, que podem não ser diagnosticadas no momento do teste, podem impactar na precisão das previsões de limite baseadas em RAEE. Eles também levantam legítimas preocupações sobre a possibilidade de que os limites de RAEE são, às vezes, bastante variáveis e são adversamente afetados pelo artefato de estímulo, particularmente quando os estímulos são apresentados em alto nível ou via transdutor de condução óssea. Ainda que pesquisa adicional seja necessária, parece claro que esse potencial evocado permanecerá parte da bateria de testes diagnósticos eletrofisiológicos por anos.

POTENCIAIS AUDITIVOS EVOCADOS ELETRICAMENTE

Nas últimas duas décadas, o implante coclear foi considerado o tratamento escolhido para indivíduos com PANS severa ou profunda. Isso é certamente ainda vigente nos dias de hoje, embora através dos anos a tecnologia de IC tenha melhorado. Os avanços na tecnologia levaram a melhores resultados e a uma expansão dos critérios de candidatura do IC. Atualmente, crianças com perda auditiva podem ser identificadas logo após o nascimento e, em muitos casos, aqueles nascidos com PANS bilateral profunda irão receber um IC no dia do nascimento ou logo após. O implante coclear bilateral se tornou rotineiro e muitos indivíduos com outras condições médicas que podem afetar o desenvolvimento são considerados candidatos apropriados para um IC. Finalmente, muitos indivíduos com perda neurossensorial severa (não profunda) escolhem um implante coclear e, muitas vezes, continuam a usar uma ajuda auditiva na sua orelha não implantada após a cirurgia. De fato, os fabricantes de IC começaram recentemente a fornecer arranjos de eletrodos internos desenhados para ser inseridos menos traumaticamente com o objetivo de permitir a preservação da audição acústica residual na orelha implantada.

Desde o princípio, os pesquisadores e clínicos estão interessados em encontrar métodos objetivos, ou não comportamentais, para avaliar a resposta do sistema auditivo à estimulação elétrica. No fim da década de 1980 e início da década de 1990, quando a tecnologia de IC ainda estava nos seus primórdios, o objetivo era encontrar uma maneira de usar os potenciais auditivos evocados eletronicamente para avaliar o *status* do nervo auditivo com a esperança de que essa informação fosse útil na previsão de um resultado. Hoje em dia, os potenciais evocados são usados não só para avaliar a candidatura, mas também para facilitar a programação do processador de fala do IC, buscar mudanças no desempenho ao longo do tempo e avaliar a função do aparelho. Quando alguns potenciais evocados auditivos diferentes foram gravados em usuários de IC, os dois que receberam mais atenção foram a resposta auditiva do tronco do cérebro evocada eletricamente (REATE) e o potencial de ação composto evocado eletricamente (PAEE). Mais recentemente, o interesse cresceu pelos PAEEs e por como essas medidas de processamento de maior ordem podem informar a prática clínica. Essas respostas e as aplicações primárias aos usuários de IC estão revistas abaixo.

RESPOSTA AUDITIVA DO TRONCO ENCEFÁLICO EVOCADA ELETRICAMENTE

As primeiras descrições de REATE foram publicadas em meados da década de 1980.[112-114] O REATE partilha muita de suas características com sua contraparte acústica, mas tem latências de pico significativamente mais curtas. A Onda I do REATE é difícil de gravar com eletrodos de superfície, porque muitas vezes é contaminada pelo artefato elétrico (Fig. 62-3). Além disso, as latências da Onda V da REATE mudam muito pouco com nível de estimulação, o que presumivelmente reflete o fato de que não é introduzido um tempo de atraso pela onda de viagem na cóclea quando a estimulação elétrica, em vez de acústica, é introduzida. O resultado é que os clínicos dependem das funções de intensidade de amplitude, não de intensidade de latência, para caracterizar como uma orelha individual responde à estimulação elétrica.[115,116]

A REATE pode ser gravada, mesmo em crianças com surdez congênita, através do uso de eletrodos de superfície e parâmetros de gravação padrão.[116-118] As companhias que fabricam o IC fornecem um software para controlar a estimulação através do implante, e sistemas de gravação de potencial evocado comercialmente disponíveis podem ser usados para gravar a resposta. Ainda que seja possível gravar a REATE em usuários de IC pediátricos, para fazê-lo é necessário tipicamente o uso da sedação, o que, consequentemente, faz com que poucos centros de IC façam o procedimento com REATE rotineiramente.

Hoje em dia, o PAEE substituiu a REATE em grande parte como ferramenta para avaliar a resposta neural à estimulação elétrica. O PAEE é gravado primariamente em casos em que não há uma clara resposta comportamental à estimulação elétrica após a implantação e quando os PACEE não podem ser medidos. Isso ocorre em indivíduos com aparelhos mais velhos, em situações em que o sistema de telemetria reversa do IC não está funcionando ou quando a morfologia coclear ou o crescimento ósseo causam estímulo excessivo, o que torna a gravação de um eletrodo intracoclear impossível. Nessas circunstâncias, por conta da sua latência de resposta mais longa e do fato de que existe mais separação espacial entre os eletrodos de estimulação e de gravação, a REATE pode ser muitas vezes gravada com êxito. Uma boa correspondência entre os limites do PACEE e o PAEE já foi registrada[119,120] e alguns estudos já foram publicados com a descrição da relação entre os limites de PAEE e os níveis de programação para o implante coclear.[119,121] O uso de PAEE para esse propósito, entretanto, não é frequente.

POTENCIAL DE AÇÃO COMPOSTA EVOCADO ELETRICAMENTE

O PACEE é uma gravação do disparo sincronizado de um grande número de fibras nervosas auditivas estimuladas eletricamente (Fig. 62-3). Foi descrito pela primeira vez em 1990.[122] Em 1995, a Cochlear Corporation (Eglewood, CO) introduziu pela primeira vez um IC equipado com um sistema de telemetria de mão dupla e o software que pode ser usado em ambiente clínico para gravar essa resposta. Logo depois, a Advanced Bionics (Valencia, CA) e a MED-EL (Innsbruck, Áustria) a seguiram e introduziram ICs que estavam similarmente equipados.

O PACEE é essencialmente uma resposta de ECOG evocada por estímulo elétrico e não acústico. O componente primário da resposta é um pico negativo único, tipicamente chamado de N1, que é maior em amplitude e menor em latência do que o pico N1 do ECOG. As latências médias de N1 para o PACEE variam de aproximadamente 0,3 a 0,5 minutos e amplitudes de até 2 e 3 mV já foram registradas. A diferença de latência entre as respostas evocadas acusticamente e eletricamente resulta do fato de que, quando a estimulação elétrica é usada, as fibras do nervo auditivo são estimuladas diretamente. A onda de viagem não adiciona um atraso e não é necessário tempo para a transmissão pela sinapse entre as células capilares e os neurônios aferentes primários. A maior amplitude associada com o PACEE comparada com ECOG é resultado da estreita proximidade do eletrodo de gravação e da população neural gravada. A sincronia transfibrosa maior também está associada com a estimulação elétrica em vez de acústica.

Os PACEEs têm algumas vantagens distintas com relação a outros potenciais auditivos evocados eletricamente. Por exemplo, a estreita proximidade do eletrodo de gravação com o nervo auditivo resulta em maiores amplitudes de resposta e melhores razões de sinal para ruído com comparação com REATE. Além disso, a localização dessa gravação também parece ser resistente à contaminação pelo artefato muscular. Ambos fatores fazem do PACEE o exame ideal para a população pediátrica. O desafio associado à gravação do PACEE se refere ao fato de que é necessária a utilização de um método para minimizar a contaminação da resposta com um artefato de estímulo elétrico. Hughes[123] descreve de maneira abrangente como a resposta é mensurada e como pode ser usada clinicamente. Em muitas clínicas de otorrinolaringologia, os PACEEs são gravados como parte da rotina. Algoritmos automatizados foram desenvolvidos para facilitar o processo e torná-lo mais eficiente.[124,125]

Durante as últimas duas décadas, a literatura científica incluiu muitos estudos em que os PACEEs eram usados tanto para expandir nossa compreensão sobre como os estímulos elétricos são codificados no nível do nervo auditivo quanto para definir maneiras em que esse potencial evocado possa ser utilizado para facilitar o processo de programação da fala no IC. Alguns pesquisadores já reportaram correlações entre os níveis padrão dos PACEE e níveis usados para programar o processador da fala no IC.[117,126-129] Dependendo das taxas de estimulação usadas para programar o processador de fala, os limiares do PACEE indicam níveis de estimulação em que o estímulo da programação é audível, mas não desconfortável para a maioria dos usuários. Para muitos indivíduos, o contorno dos limiares do PACEE *versus* a curva de eletrodos estimulantes é pouco similar ao contorno no MAP. Entretanto, uma considerável variabilidade entre sujeitos é evidente em cada um desses estudos e uma gama de diferentes métodos tem sido proposta para melhorar a precisão das predições MAP baseadas em PACEE.[121,127,130] Os MAPs baseados em PACEE não são perfeitos, mas evidências sugerem que é possível que a maioria dos usuários chegue a níveis aceitáveis de percepção de fala com esses programas e que eles também possam servir como uma aproximação primária do MAP, que será ajustada conforme a criança esteja mais apta para participar do processo de ajuste.[130,131]

Talvez aplicações igualmente importantes para os potenciais auditivos evocados eletricamente na prática clínica sejam as ferramentas que ajudam a diagnosticar potenciais falhas no dispositivo. Em alguns casos, é útil para saber se uma resposta neural ao estímulo elétrico está presente. Essas medidas podem fornecer informações úteis sobre como o sistema auditivo está respondendo ao longo do tempo e podem ser usadas para determinar se as mudanças nas características do estímulo – como largura do pulso, nível e/ou taxa – estão codificadas apropriadamente no sistema auditivo periférico. Embora eles representem uma minoria de pacientes que recebem ICs, algumas vezes uma criança (ou um adulto) não consegue responder à estimulação elétrica, fracassa em progredir conforme esperado com o implante ou revela algumas evidências de baixo desempenho ao longo do tempo. Se o paciente não for capaz de indicar precisamente a sua percepção sobre as mudanças que acompanham as alterações na função do dispositivo, medidas objetivas como o PACEE podem ser particularmente úteis.

A limitação primária dessa resposta é o fato de ser gerada no sistema auditivo periférico. Assim, não reflete o processamento de ordem nos centros mais altos e, em muitos casos, indica que o som deveria ter sido detectado pelo usuário de IC; entretanto, não se demonstrou como um preditivo do desempenho com o IC nas medidas de fala-percepção com uma estratégia de processamento específica.

RESPOSTAS ELETRICAMENTE EVOCADAS DE LATÊNCIA MÉDIA E LONGA

Os potenciais evocados auditivos de média e longa latência também podem ser gravados em resposta à estimulação elétrica. A resposta eletricamente evocada de média latência (EMLR) se caracteriza por uma série de picos de vértice positivo lentos que ocorrem em um espaço de tempo entre 10 e 50 minutos após a estimulação (Fig. 62-3). Assim como a resposta acusticamente evocada de média latência (MLR), acredita-se que a EMLR seja gerada por neurônios no cérebro auditivo. Foi um dos primeiros potenciais evocados a ser gravado de maneira bem sucedida com o uso de estimulação elétrica, porque as latências de picos relativamente longos possibilitaram a separação do potencial neural e do artefato de estímulo. Tanto MLR quanto EMLR entraram em desuso na prática clínica primeiramente por conta dos desafios associados com a quantificação da resposta, pelo fato de que não é gravada confiavelmente em crianças e por ser negativamente afetada pelo sono e pela sedação.

Também é possível usar técnicas eletrofisiológicas para gravar respostas dos níveis precorticais e corticais do sistema auditivo em resposta à estimulação elétrica fornecida por um implante coclear. O termo CAEP é amplamente usado para se referir a essa classe de respostas evocadas. Embora esse termo inclua alguns diferentes potenciais evocados, o potencial evocado específico gravado com mais frequência, obrigatoriamente, é o complexo P1-N1-P2 de latência longa. Consiste em uma série de três picos – normalmente chamados P1, N1 e P2 – que tem latências entre 70 e 300 minutos (Fig. 62-3).

Gravar essas respostas em adultos cooperativos não é difícil, mas pode ser difícil em crianças menores, porque muitos pesquisadores usam uma densa gama de eletrodos e porque a resposta requer que o sujeito esteja desperto e razoavelmente parado durante o período de gravação. Como o EMLR, os CAEPs não são gravados durante o sono ou em indivíduos sedados. Eles têm uma longa trajetória de desenvolvimento. Fora essas limitações bastante importantes, o interesse na gravação de CAEPs em usuários de IC tem aumentado ultimamente. Esse interesse renovado é resultado em grande parte dos trabalhos publicados por Curtis Ponton[132,133] e Anu Sharma et al,[130,134] que mostraram que não era apenas possível, mas que a latência dessas respostas poderia ser afetada por fatores conhecidos por estarem correlacionados com o desempenho, como a amplitude da surdez profunda antes do implante. De maneira específica, crianças surdas congenitamente que receberam o implante com cerca de 7 anos tinham latências de resposta cortical P1 mais significativamente prolongadas em comparação a medidas realizadas em crianças que nasceram surdas, mas que receberam o implante com cerca de 2 anos. Estudos posteriores também demonstraram que a latência da resposta P1 evocada poderia mudar durante as primeiras semanas ou meses depois do implante, o que presumivelmente reflete a plasticidade do sistema auditivo das crianças muitos novas.[134] Essa classe de potenciais evocados também é atraente porque pode ser evocada com o uso de sinais de longa duração do complexo espectral como a fala e a música e pode ser usada para mensurar essas respostas em indivíduos que estão tanto com um IC quanto com um aparelho auditivo.

Atualmente, os CAEPs são gravados primariamente no laboratório, mas fabricantes de EEG estão trabalhando para desenvolver sistemas de gravação que sejam mais palatáveis para clínicos que trabalham com populações pediátricas. Parece que essa classe de potenciais evocados pode ter a capacidade de ajudar a avaliar a adequação do ajuste para uma estratégia específica de processamento de fala para o IC ou aparelho auditivo; e porque pode ser evocada com o uso de estímulos complexos espectralmente, além de refletir o processamento de ordens de centros mais altos, de modo que pode também predizer a performance.[135,136] São necessárias mais pesquisas para determinar se a informação sobre o processamento auditivo que esses potenciais auditivos evocados eletricamente podem fornecer excede os desafios inerentes a gravar essas respostas ambulatorialmente.

CONCLUSÕES

Nesse capítulo, revisamos muitas das medidas objetivas usadas na prática clínica atualmente para avaliar a função auditiva naqueles que ainda são muito jovens ou que não podem ser testados por meios comportamentais. Nenhum desses procedimentos de avaliação substitui as boas técnicas de avaliação comportamental. Entretanto, a aplicação cuidadosa dessas técnicas pode ter um impacto positivo na prática clínica da otologia e pode nos ensinar muito sobre o sistema auditivo normal e também o disfuncional.

Para consultar a lista completa de referências, acesse www.expertconsult.com.

LEITURA SUGERIDA

Al-momani MO, Ferraro JA, Gajewski BJ, et al: Improved sensitivity of electrocochleography in the diagnosis of Meniere's disease. *Int J Audiol* 48:811–819, 2009.

Brown CJ, Hughes ML, Luk B, et al: The relationship between EAP and EABR thresholds and levels used to program the Nucleus CI24M speech processor: data from adults. *Ear Hear* 21:151–163, 2000.

Buchman CA, Roush PA, Teagle HF, et al: Auditory neuropathy characteristics in children with cochlear nerve deficiency. *Ear Hear* 27(4):399–408, 2006.

Don M, Kwong B, Tanaka C, et al: The stacked ABR: a sensitive and specific screening tool for detecting small acoustic tumors. *Audiol Neurotol* 10:274–290, 2005.

Don M, Kwong B, Tanaka C: An alternative diagnostic test for active Ménière's disease and cochlear hydrops using high-pass noise masked responses: the complex amplitude ratio. *Audiol Neurotol* 12(6):359–370, 2007.

Ferraro JA, Durrant D: Electrocochleography in the evaluation of patients with Ménière's disease/endolymphatic hydrops. *J Am Acad Audiol* 17(1):45–68, 2006.

Gorga MP, Johnson TA, Kaminski JR, et al: Using a combination of click- and tone burst-evoked auditory brain stem response measurements to estimate pure-tone thresholds. *Ear Hear* 27(1):60–74, 2006.

Hughes ML, Brown CJ, Abbas PJ, et al: Comparison of EAP thresholds with MAP levels in the Nucleus 24 cochlear implant: data from children. *Ear Hear* 21:164–174, 2000.

Johnson T, Brown C: Threshold prediction using the auditory steady-state response and the tone burst auditory brain stem response: a within-subject comparison. *Ear Hear* 26(6):559–576, 2005.

Johnson TA, Neely ST, Kopun JG, et al: Clinical test performance of distortion-product otoacoustic emissions using new stimulus conditions. *Ear Hear* 31:74–83, 2010.

Sharma A, Dorman MF, Spahr AJ: A sensitive period for the development of the central auditory system in children with cochlear implants: implications of age of implantation. *Ear Hear* 23:532–539, 2002.

Shera CA: Mechanisms of mammalian otoacoustic emission and their implications for the clinical utility of otoacoustic emissions. *Ear Hear* 25(2):86–97, 2004. Erratum in: *Ear Hear* 25(3):308, 2004.

Skoe E, Kraus N: Auditory brainstem response to complex sounds: a tutorial. *Ear Hear* 31:302–324, 2010.

Stapells DR: Threshold estimation by the tone-evoked auditory brainstem response: a literature meta-analysis. *J Speech Lang Path Audiol* 24:74–83, 2000.

Tlumak AI, Rubinstein E, Durrant JD: Meta-analysis of variables that affect accuracy of threshold estimation via measurement of the auditory steady-state response (ASSR). *Int J Audiol* 46:692–710, 2007.

van Dijk B, Botros AM, Battmer RD, et al: Clinical results of AutoNRT, a completely automatic ECAP recording system for cochlear implants. *Ear Hear* 28:558–570, 2007.

Vander Werff KR, Burns KS: Brain stem responses to speech in younger and older adults. *Ear Hear* 32:168–180, 2011.

Vander Werff K, Johnson T, Brown C: Behavioural threshold estimation for auditory steady-state response. In Rance G, editor: *Auditory steady-state response: generation, recording, and clinical applications*, San Diego, 2008, Plural Publishing, pp 125–147.

63 Neurorradiologia do Osso Temporal e da Base do Crânio

Frank M. Warren III | Clough Shelton
Bronwyn E. Hamilton | Richard H. Wiggins III

Pontos-chave

- O exame de tomografia computadorizada (TC) do osso temporal com e sem uso de contraste mostra erosão do osso e inflamação do tecido mole adjacente e/ou abscesso em casos de otite externa maligna.
- Colesteatoma exibe distintas características visuais em imagens por ressonâncias magnéticas (RM). A lesão vai de isointensa a hipointensa em imagens ponderadas em T1, é intermediária em imagens ponderadas em T2 e não é realçada com o uso de agente de contraste. O mais importante é que a lesão irá se restringir em imagens ponderadas de difusão. Técnicas de RM para detecção e estadiamento de colesteatoma residual na área cirúrgica estão sendo desenvolvidas e são promissoras.
- RM e TC são usadas no exame de tumores glômicos. TCs são melhores para determinar o grau de comprometimento ósseo do bulbo jugular e são capazes de fazer a distinção entre um tumor glômico timpânico e um do glômus jugular. RM define melhor a extensão da doença no tecido mole presente no pescoço, a extensão intracraniana e o grau de comprometimento da carótida.
- RM de alta resolução ponderada em T2 é o estudo escolhido para o rastreamento de neuromas do acústico.
- O diagnóstico de síndrome de deiscência do canal semicircular superior é feito por meio de TC de alta resolução (TCAR) de finos cortes. O segmento deiscente deve ser maior que 2 mm. A imagem escaneada pode ser reformatada no plano do canal superior, e a área deiscente pode ser medida diretamente nessas reconstruções.
- Imagens por TCAR são a melhor modalidade para o exame de pacientes pediátricos com perda de audição neurossensorial. A TCAR detecta anomalias vestibulococleares, bem como aquedutos vestibulares possivelmente alargados.
- O diagnóstico de lesões do ápice petroso é baseado tanto nas suas características presentes na TC quanto naquelas presentes na RM.
- Lesões do ângulo pontocerebelar são mais bem diferenciadas através de suas características na RM.
- RM de alta resolução ponderada em T2 é o estudo escolhido para exame pré-operatório de implante coclear. Isso permite uma clara definição da morfologia coclear e exame dos complexos VII e VIII do nervo craniano.

O diagnóstico por imagem é indispensável no exame de pacientes otológicos. Imagens por ressonância magnética (RM), tomografias computadorizadas (TC), angiografias e estudos sobre medicina nuclear ajudam otorrinolaringologistas no diagnóstico de diversas doenças e frequentemente são essenciais no planejamento cirúrgico. Este capítulo examina a utilidade da RM e da TC na visualização de estruturas e identificação de doenças no osso temporal e na base do crânio. O capítulo foca nas diferentes subdivisões anatômicas da região: o osso temporal, o ângulo pontocerebelar (APC) e o meato acústico interno (MAI) e a base do crânio.

Durante a década que precedeu 2008, o diagnóstico por imagem da base do crânio, do osso temporal, do APC e das estruturas vasculares e neurológicas associadas desenvolveu-se significativamente. Enquanto a força magnética aumentou para 3 Tesla, as limitações da RM diminuíram, o que fez com que a relação sinal/ruído melhorasse, acarretando uma maior resolução de estruturas menores. Pesquisas continuam sendo feitas em relação a escâneres de maior força, até 7 Tesla, que até o momento ainda não foram usados clinicamente. Além disso, o uso de bobinas de radiofrequência levou a uma melhora ainda maior de resolução ao aumentar a força efetiva do campo magnético. Essas melhorias têm acarretado imagens ainda mais detalhadas de APC/MAI e da orelha interna, como pode ser percebido no uso de imagens ponderadas em T2 (T2WI) de alta resolução no exame de aplasia do nervo coclear. RMs são extremamente úteis na visualização de estruturas de tecido mole e da vasculatura da base do crânio usando arteriografia por RM e venografia por RM.

A TC também continua em desenvolvimento; houve um aumento da resolução e uma diminuição da quantidade de radiação à qual o paciente é exposto com o advento de escâneres multidetectores. A resolução máxima atual da tecnologia de TC clínica é 0,3 mm e proporciona detalhes sem precedentes do osso temporal. A melhor utilização da TC é na visualização da anatomia óssea, especialmente a cóclea, os canais semicirculares, o vestíbulo e o

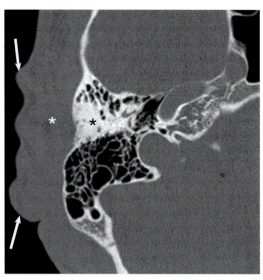

FIGURA 63-1. Imagem de tomografia axial computadorizada usando algoritmo para osso sem contraste através do osso temporal direito mostra um caso de atresia de meato acústico externo com atresia membranosa (*asterisco branco*) e óssea (*asterisco preto*) do meato com o pavilhão anormal (*setas*).

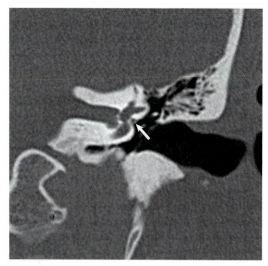

FIGURA 63-2. Imagem de tomografia coronal computadorizada usando algoritmo de osso através do osso temporal esquerdo num caso de atresia de janela oval com um segmento timpânico de nervo facial sobreposto à janela atresial. A *seta* aponta para o nervo facial.

aqueduto vestibular. A TC também se torna útil na definição da orelha média e da doença da mastoide.

OSSO TEMPORAL

Para imagens do osso temporal são necessárias a identificação e a distinção entre as estruturas ósseas e de tecido mole, o que às vezes demanda tanto o uso de TC como de RM. Dividindo essa área em subsítios anatômicos de meato acústico externo (MAE), orelha média, orelha interna, ápice petroso e nervo facial intratemporal, a discussão sobre as estruturas no local é facilitada.

MEATO ACÚSTICO EXTERNO

Lesões congenitais raramente afetam o MAE. As lesões mais comuns são atresia do CAE e fístula do primeiro arco branquial e cistos. Atresia e estenose do MAE são mais bem examinadas através de TC de alta resolução (TCAR) do osso temporal. A contribuição de tecido mole e componentes ósseos da estenose ou atresia é facilmente definida (Fig. 63-1). A presença de um colesteatoma do MAE atrás da placa da atresia pode ser determinada. A orelha média pode ser hipoplásica, e tipicamente o martelo e a bigorna são fundidos em uma única massa óssea conectada ao estribo. Os estribos também podem apresentar má formação, e pode ocorrer uma atresia da janela oval associada (Fig. 63-2).[1-3] A posição do canal facial pode ser um tanto anômala; o nervo tende a ser descente no segmento do tímpano e se sobrepôr à janela oval. O segmento mastoide tende a passar por uma posição mais anterior e lateral e o nervo pode sair por uma fossa glenoide ou lateralmente ao processo estiloide. Todas essas anomalias vêm a ser importantes na avaliação da capacidade do cirurgião de fazer um reparo da atresia.

As imagens de graves infecções que afetam o MAE são geralmente usadas na análise de otite externa maligna ou necrotizante. Tipicamente, esse processo envolve o tecido mole e o osso do MAE e se expande por tecidos moles adjacentes. Descobertas em TCs usualmente demonstram inflamação do tecido mole no MAE e pavilhão auricular com erosão óssea associada e o inferior do MAE com aparência lembrando osteomielite. A TC com contraste apresenta realce dos tecidos moles do MAE e celulite e abscesso ao redor (Fig. 63-3). A infecção pode se espalhar em qualquer direção: ela pode se estender inferiormente até parótida, espaços mastigatórios e parafaríngeos; posteriormente até as células aéreas mastoide; medianamente para dentro de orelha média e ápice petroso; e anteriormente para dentro da articulação temporomandibular. Áreas de realce periférico também podem ser vista nessas áreas, porque podem se desenvolver abscessos associados.

As RM dessas lesões apresentam engrossamento similar no tecido mole. Imagens ponderadas em T1 (T1WI) com contraste mostram realce difuso do pavilhão auricular e MAE com realce adjacente em casos com celulite e coleções de fluidos com realce periférico em casos de abscesso. T2WI revela sinal alto difuso em áreas de celulite.[5,6]

Lesões inflamatórias do MAE incluem colesteatoma, ceratose obliterante e fibrose medial do meato. A marca específica descoberta na imagem com presença de colesteatoma, independente do local, é erosão óssea; a típica imagem associada a colesteatoma no MAE é uma massa de tecido mole homogênea e erosiva no MAE. Essas massas tendem a aparecer predominantemente no MAE inferior e posterior e na TC se apresentam como massas de tecido mole com osso irregular e erodido no MAE e

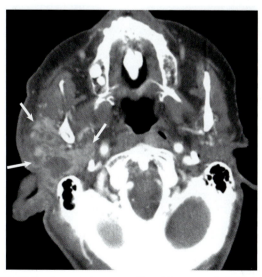

FIGURA 63-3. Imagem de tomografia axial computadorizada pós-contraste através do pescoço supra-hiode mostrando realce desigual anormal dentro do espaço parotídeo direito (*setas*) abaixo do meato acústico externo direito devido à propagação inferior da infecção.

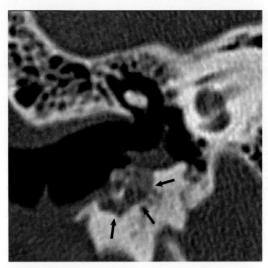

FIGURA 63-4. Imagem de tomografia coronal computadorizada usando algoritmo ampliado de osso através do osso temporal direito mostra destruição óssea do meato acústico externo direito inferior com fragmentos de osso, consistente com colesteatoma (setas).

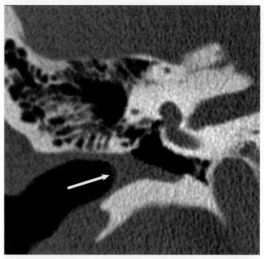

FIGURA 63-6. Imagem de tomografia coronal computadorizada através do osso temporal direito mostra achados consistentes com fibrose do meato medial, com uma crescente clássica de tecido mole (seta) adjacente à membrana timpânica intacta.

fragmentos de osso dentro da lesão em 50% dos casos (Fig. 63-4).[7] O meio de contraste não é tipicamente útil nesses casos, porém, pode demonstrar realce periférico em casos com inflamação associada. TC é o estudo escolhido para essas lesões.

Ceratose obliterante é um acúmulo anormal de resíduos de queratina dentro do MAE *sem* mudanças ósseas erosivas.[8] Essa entidade clínica pode ser confundida com colesteatoma, o que leva profissionais a fazerem imagem da orelha. TCAR revela tecido mole preenchendo o MAE, mais tipicamente com uma membrana timpânica intacta; o MAE ósseo pode se mostrar aumentado, mas apresenta ausência de irregularidade ou erosão do MAE ósseo (Fig. 63-5).[9] TCAR realçada não adianta nesses casos.

Fibrose pós-inflamatória do meato medial pode ser de difícil detecção em consultórios, pois o meato acústico se torna estreito e marcado por cicatrizes. Essa entidade é a sequela de inflamação crônica no MAE, tipicamente resultante de uma otite externa crônica, mas que também pode ser de origem autoimune.[10,11] TCAR sem contraste com imagens axiais e coronais é de muita utilidade. A descoberta típica é que tecido mole no terço medial até a metade do meato é indistinguível da membrana timpânica, sem erosão ou expansão do meato ósseo da orelha externa; isso geralmente tem o formato de uma crescente (Fig. 63-6). Nos estádios iniciais, pode-se evidenciar engrossamento somente da membrana timpânica, especialmente anteriormente; a orelha média e a mastoide não apresentam alteração.

Neoplasias benignas do MAE incluem exostoses e osteomas do MAE. Exostoses, também conhecidas como *orelha de surfista*, podem ser detectadas sem imagens; em algumas regiões em que é comum nadar em água fria, exostoses aparecem frequentemente em imagens do osso temporal. Em TCAR, essas lesões são tipicamente crescimentos ósseos circunferenciais com tecido mole normal sobreposto que começam depois do istmo do MAE (Fig. 63-7). Essas lesões são quase sempre bilaterais e tipicamente ocorrem em linhas de sutura. Osteomas do MAE podem ser diferenciados dessas lesões por meio de diversas características distintas. Semelhante a exostoses, eles têm tecido mole normal sobreposto, mas

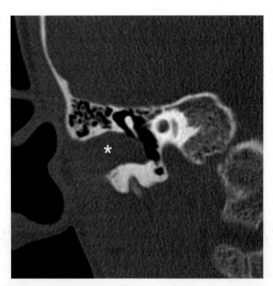

FIGURA 63-5. Imagem de tomografia coronal computadorizada através do osso temporal direito apresenta descoberta de ceratose obliterante clássica; tecido mole de aparência benigna preenche o meato acústico externo (*asterisco*) sem mudanças ósseas.

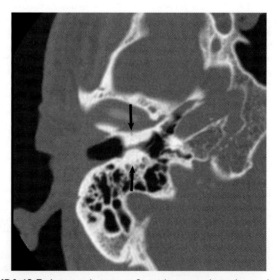

FIGURA 63-7. Imagem de tomografia axial computadorizada usando algoritmo para osso do osso temporal direito mostra clássico crescimento ósseo circunferencial do meato acústico externo ósseo consistente com exostoses ou "orelha de surfista" (setas).

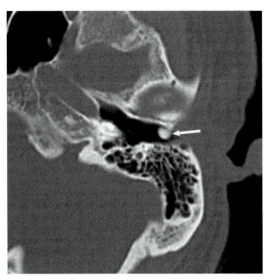

FIGURA 63-8. Imagem de tomografia axial computadorizada através do osso temporal esquerdo mostra uma pequena lesão óssea perto da junção dos meatos acústicos externos membranoso e ósseo consistente com um osteoma.

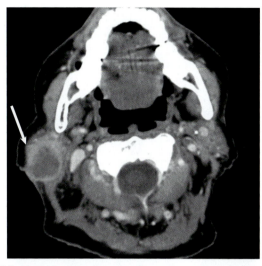

FIGURA 63-10. Imagem de tomografia axial computadorizada pós-contraste através do pescoço supra-hióideo mostra um nódulo necrótico grande dentro da glândula parótida direita (seta) de um carcinoma de células escamosas primário no meato acústico externo.

são tipicamente ovais em formato e menores que 1 cm em tamanho (Fig. 63-8). Normalmente encontradas através de uma descoberta incidental, essas lesões tendem a ser isoladas, assintomáticas e unilaterais.

Lesões malignas do MAE são incomuns e tipicamente representadas pelo carcinoma de células escamosas e o ocasional carcinoma metastático da região. As características de imagem associadas ao carcinoma de células escamosas são mais comumente uma massa de tecido mole dentro do MAE com mudanças ósseas agressivas por baixo. A TCAR sem contraste para delinear a extensão óssea do tumor e a RM com e sem contraste para delinear a extensão do comprometimento do tecido mole são recomendadas na avaliação radiológica dessas lesões, pois as extensões do tumor, óssea e de tecido mole podem afetar o planejamento cirúrgico.[12,13] A TCAR mostra o tumor e a erosão óssea adjacente, que são tipicamente isolados no MAE (Fig. 63-9). As TCARs com contraste podem apresentar uma massa realçada heterogeneamente que pode ter se espalhado pelas áreas adjacentes. Essas lesões tendem a se espalhar localmente até o revestimento do MAE e do pavilhão auricular, poupando a orelha média.

Metástases regionais na parótida e no pescoço podem ser vistas como nódulos realçados, frequentemente maiores que 1 cm em tamanho (Fig. 63-10). O surgimento em RM dessas lesões é geralmente de sinal baixo em T1WI, e elas realçam perifericamente por meio de contraste. T2WI normalmente apresenta uma lesão invasiva de sinal alto e heterogêneo.[13]

ORELHA MÉDIA E MASTOIDE

Lesões frequentes que afetam a orelha média e o mastoide incluem colesteatoma, glômus timpânico e uma artéria carótida interna aberrante. Por mais que não seja estritamente um diagnóstico radiológico, colesteatoma possui características radiológicas específicas. Colesteatomas congênitos são por definição encontrados por trás de uma membrana timpânica intacta e podem ser muito pequenos, limitados ao tímpano anterior; mais raramente, podem preencher o tímpano inteiro e se estender até o mastoide.[14] A TC sem contraste mostra uma lesão de tecido mole

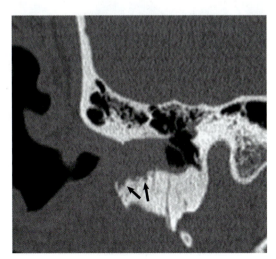

FIGURA 63-9. Imagem de tomografia coronal computadorizada do meato acústico externo direito apresenta uma lesão destrutiva do solo do meato (setas) considerado um carcinoma de células escamosas.

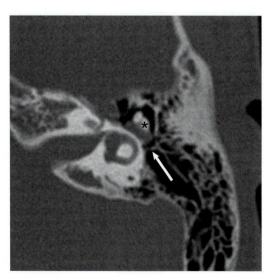

FIGURA 63-11. Imagem de tomografia axial computadorizada através da cavidade da orelha média esquerda mostra uma massa de tecido mole adjacente aos ossículos (seta) com alguma destruição do processo curto da bigorna (asterisco) consistente com um colesteatoma.

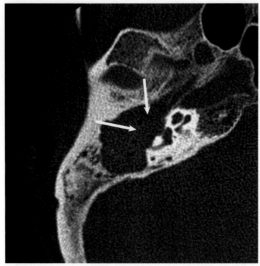

FIGURA 63-12. Imagem de tomografia axial computadorizada da orelha média direita mostra um colesteatoma grande com completa destruição ossicular (setas).

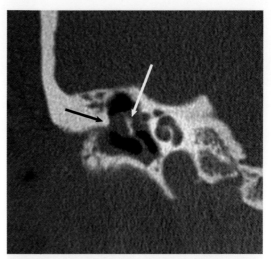

FIGURA 63-14. Imagem de tomografia coronal computadorizada do osso temporal direito mostra escudo ou esporão (seta preta) e destruição do ossículo (seta branca).

homogênea, usualmente no tímpano anterior adjacente a trompa de Eustáquio, com ou sem erosão óssea adjacente (Fig. 63-11). À medida que essas lesões aumentam, podem preencher a orelha média inteira e erodir os ossículos (Fig. 63-12), canal de falópio, tégmen ou cápsula ótica. Ao se estender posteriormente, a lesão pode alargar a cavidade e obstruir as células aéreas do mastoide, que podem se tornar opacas por secreções presas (Fig. 63-13).[15]

Um colesteatoma adquirido tem uma aparência diferente na TC, porque ele se desenvolve no epitímpano e erode o escudo e os ossículos (Fig. 63-14), podendo se estender posteriormente até envolver o mastoide. A RM de qualquer colesteatoma tem valor diagnóstico, porque tem uma aparência característica dentro do osso temporal. T1WI apresenta uma lesão de isointensa a hipointensa (Fig. 63-15) que não se realça, mas pode demonstrar um realce periférico (Fig. 63-16). T2WI mostra uma lesão com sinal de intensidade intermediário ou aumentado, ocasionalmente com secreções de alto sinal na cavidade mastoide (Fig. 63-17). Imagens de recuperação de inversão de fluido atenuado (FLAIR, do inglês

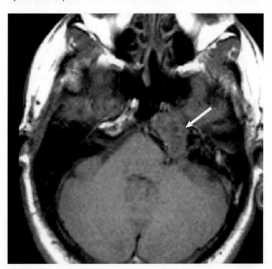

FIGURA 63-15. Imagem de ressonância magnética axial ponderada em T1 sem contraste através do osso temporal mostra uma massa isointensa do ápice petroso esquerdo (seta).

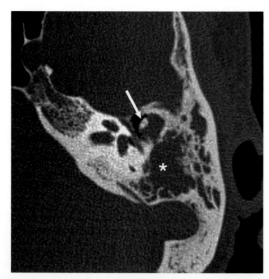

FIGURA 63-13. Imagem de tomografia axial computadorizada da orelha média esquerda mostra destruição do processo curto da bigorna, posterior à cabeça do martelo (seta), e opacificação secundária das células aéreas do mastoide (asterisco).

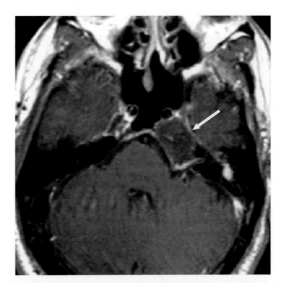

FIGURA 63-16. Imagem de ressonância magnética axial pós-contraste através do ápice petroso esquerdo no mesmo paciente da Figura 63-15 mostra uma lesão que não se realça com alguns realces periféricos (seta).

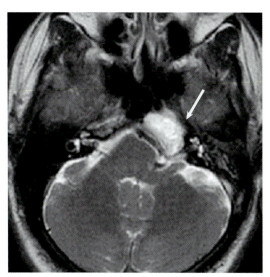

FIGURA 63-17. Imagem de ressonância magnética axial ponderada em T2 do mesmo paciente que nas Figuras 63-15 e 63-16 apresenta aumento do sinal de intensidade T2 dentro da lesão (seta).

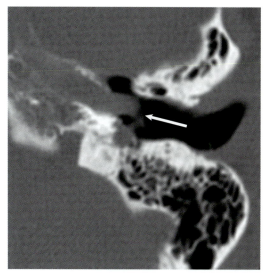

FIGURA 63-19. Imagem de tomografia axial computadorizada através do osso temporal esquerdo mostra o prolongamento do segmento horizontal do canal carótido para dentro da orelha média (seta) consistente com uma artéria carótida aberrante.

fluid-attenuated action iversion recovery) apresentam atenuação incompleta, enquanto imagens ponderadas de difusão apresentam difusão restrita (Fig. 63-18).[15] Essas características de imagem são típicas de todos os colesteatomas dentro do osso temporal, independentemente de sua localização. O uso de RM para detecção de colesteatoma residual no sítio de cirurgia tem sido estudado e carrega uma sensitividade e especificidade de 91 e 96%, respectivamente, de acordo com um estudo sistemático recente.[16]

Uma artéria carótida interna aberrante é um achado raro que pode facilmente ser confundido com um glômus timpânico se não for dada atenção cuidadosa ao que for encontrado nas imagens. TCAR sem realce tem valor diagnóstico, pois apresenta o aumento característico do canalículo timpânico inferior, anterolateral ao bulbo jugular, pelo qual a carótida adentra a orelha média (Fig. 63-19). Por esse local, a carótida pode atravessar a orelha média, passando por meio do promontório e se juntando à carótida petrosa através de uma deiscência no canal carótido. O forame carotídeo e o segmento vertical da carótida estão ausentes, e a carótida aberrante toma uma posição mais lateral no osso temporal.[17] Essa lesão pode ser diferenciada do glômus timpânico pelo formato da massa da orelha média (tubular x ovoide). Um glômus timpânico se limita ao espaço da orelha média (Fig. 63-20). É imperativo que se revejam as imagens cuidadosamente nesses casos, porque a artéria aberrante pode parecer ser uma massa isolada e ovoide na orelha média, se visualizada somente em um corte do exame. Angiografia de RM também ajuda no diagnóstico da artéria aberrante e mostra um percurso mais lateral de uma artéria carótida interna estreitada (Fig. 63-21).

ORELHA INTERNA

Imagens do osso temporal podem produzir excelentes visualizações das estruturas da orelha interna. A cóclea, o vestíbulo e os canais semicirculares podem todos ser vistos na TCAR (Fig. 63-22) e na RM ponderada em T2 de alta resolução (Figs. 63-23 e 63-24).

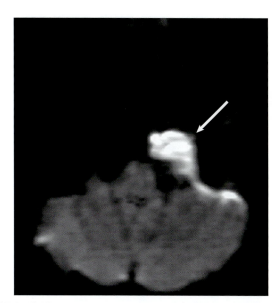

FIGURA 63-18. Imagem de ressonância magnética axial ponderada em difusão através da mesma lesão apresentada em Figuras 63-15 a 63-17 demonstra difusão restrita (*sinal forte*) consistente com um colesteatoma (seta).

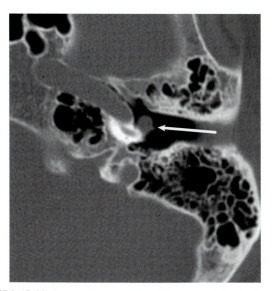

FIGURA 63-20. Imagem de tomografia axial computadorizada através do osso temporal esquerdo mostra uma pequena massa (seta) no promontório coclear, separado da carótida, considerado um pequeno tumor do glômus.

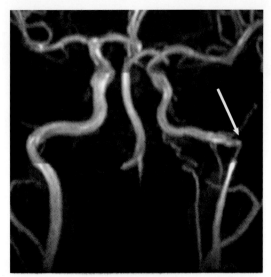

FIGURA 63-21. Vista de arteriografia anterior colapsada por ressonância magnética apresenta um deslocamento lateral do segmento horizontal esquerdo da artéria carótida (seta) consistente com uma artéria carótida aberrante.

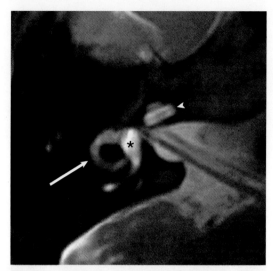

FIGURA 63-23. Imagem de ressonância magnética axial de corte fino ponderada em T2 através do meato acústico interno apresenta o sinal forte usual da cóclea (ponta da seta), do vestíbulo (asterisco) e do canal semicircular lateral (seta).

O diagnóstico de deiscência do canal semicircular superior através da imagem tem melhorado significativamente, pois agora escâneres de maior resolução podem ser adquiridos, com cortes submilimétricos e reconstruções no plano do canal semicircular superior que apresentam a ausência de osso sobre o canal (Fig. 63-25). No lugar dessas reconstruções, o diagnóstico é feito ao visualizar a falta de osso sobre o canal (Fig. 63-26).[18,19] Anomalias congênitas da orelha interna também podem ser bem definidas usando TCAR. Anomalias cocleares, como cavidade comum e hipoplasia coclear, são prontamente aparentes (Fig. 63-27).

Um aqueduto vestibular aumentado pode ser diagnosticado tanto na RM quanto na TC, e o aumento característico do ducto que vai até o canal posterior pode facilmente ser identificado em imagens axiais de TC (Fig. 63-28).[20] Geralmente aceita-se que o ducto não deve medir mais que 1,5 mm de espessura em diâmetro no ponto médio do ducto endolinfático ósseo. Imagens ponderadas em T2 de alta resolução são necessárias para se fazer o diagnóstico em RM (Fig. 63-29).[21,22] Displasia do canal semicircular é

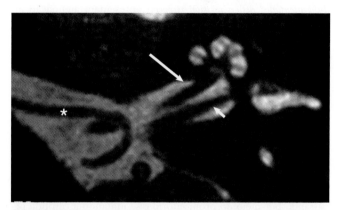

FIGURA 63-24. Imagem axial de corte fino 3-T ponderada em T2 através da cóclea esquerda mostra os nervos coclear (seta longa) e vestibular inferior (seta curta) bem como um laço vascular proeminente no porus acústico (asterisco). As membranas centrais modíolo e basilar também estão identificadas.

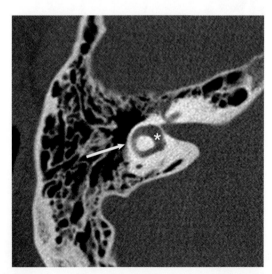

FIGURA 63-22. Imagem de tomografia axial computadorizada através do meato acústico interno do osso temporal direito mostra a configuração normal do vestíbulo (asterisco) e do canal semicircular lateral (seta).

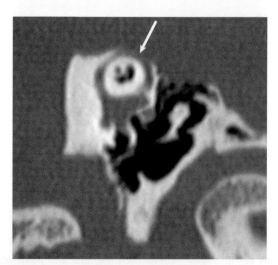

FIGURA 63-25. Imagem oblíqua de áxis-curto de tomografia computadorizada reconstruída através do osso temporal esquerdo mostra deiscência focal do telhado anterior do canal semicircular superior (seta).

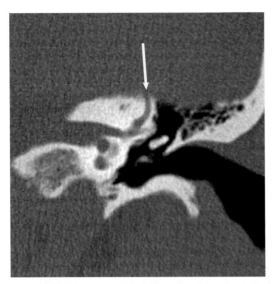

FIGURA 63-26. Imagem de tomografia coronal computadorizada do osso temporal esquerdo mostra deiscência focal do teto de cobertura do canal semicircular superior (seta).

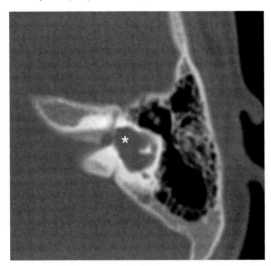

FIGURA 63-27. Imagem de tomografia axial computadorizada do osso temporal esquerdo mostra mudanças císticas anormais do vestíbulo esquerdo (asterisco).

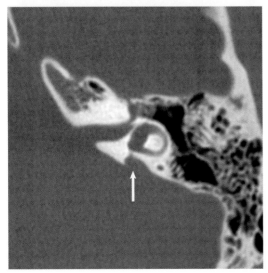

FIGURA 63-28. Imagem de tomografia axial computadorizada do osso temporal esquerdo mostra aumento anormal do ducto endolinfático esquerdo posterior ao vestíbulo (seta).

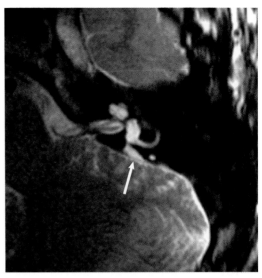

FIGURA 63-29. Imagem de ressonância magnética axial de corte fino ponderada em T2 do osso temporal esquerdo do mesmo paciente que na Figura 63-28 mostra aumento anormal do forte sinal de intensidade do ducto endolinfático esquerdo posterior ao vestíbulo (seta).

caracterizada por um desenvolvimento anormal do sistema vestibular entre a sexta e a oitava semanas de embriogênese. Esta anomalia pode variar entre um diâmetro aumentado do canal semicircular e uma cavidade sem características expressivas, podendo ser diagnosticada em TCAR ou RM ponderada em T2 de cortes finos (Fig. 63-30).

No exame de pacientes com perda auditiva neurossensorial, a orelha média pode apresentar inflamação ou neoplasias. Essas entidades patológicas podem se tornar difíceis de se identificar em imagens, e um exame cuidadoso deve ser feito. Inflamação na orelha interna associada com labirintite pode gerar um realce do vestíbulo e/ou da cóclea em imagens ponderadas em T1 realçadas com gadolínio. Um schwannoma intralabiríntico ou intracoclear tem aparência semelhante, porém uma diferença pode ser percebida em imagens ponderadas em T2 em cortes finos que apresentam evidências de lesões que ocupam espaço na área realçada com perda do sinal normal de fluido (Fig. 63-31 e Fig. 63-32).[23,24] A exceção é que uma sequela tardia de uma inflamação na orelha interna, labirintite ossificante, acarretaria formação óssea dentro de cóclea ou vestíbulo e resultaria em uma aparência similar. Isso

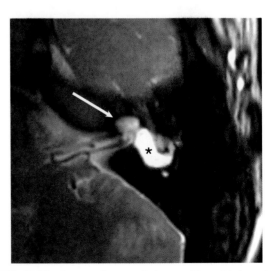

FIGURA 63-30. Imagem de ressonância magnética axial de corte fino ponderada em T2 do osso temporal esquerdo mostra sinal de intensidade aumentado anormal, aumento do vestíbulo (asterisco) e uma configuração anormal da cóclea (seta).

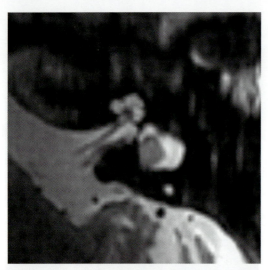

FIGURA 63-31. Imagem de ressonância magnética axial de corte fino ponderada em T2 através do vestíbulo esquerdo mostra um pequeno defeito de preenchimento focal (*seta*) dentro do vestíbulo posterior cercado de forte sinal de intensidade normal do fluido presente na orelha interna.

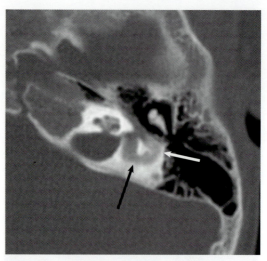

FIGURA 63-33. Imagem de tomografia axial computadorizada através do osso temporal esquerdo apresenta densidade aumentada anormalmente dentro do canal semicircular lateral esquerdo (*seta branca*) e vestíbulo (*seta preta*) consistente com labirintite ossificante.

pode ser diferenciado em uma TC que demonstra uma anomalia no caso de labirintite ossificante tardia com maior densidade dentro da orelha interna (Fig. 63-33).[25]

Otosclerose fenestral e coclear (otospongiose) aparece como desmineralização do osso da cápsula ótica. TCAR mostra um foco osteolítico da cápsula ótica ao redor da cóclea ou que envolve a fístula antefenestral ou ambas (Fig 63-34).[26,27] Com a maior resolução de imagens de TC com os escâneres multidetectores, a habilidade de se detectar otosclerose fenestral tem aumentado significativamente. O diagnóstico de otosclerose coclear é possível de ser feito por meio de RM, mas a sensibilidade dessa técnica é menor do que por meio de TCAR. Em T1WI, a placa otosclerótica pode se apresentar como um anel de sinal intermediário nas regiões pericoclear e perilabiríntica. Em T2WI, áreas focais de alto sinal podem aparecer ao redor da cóclea em focos otoscleróticos bastante largos; T1WIs com realce por contraste mostram focos realçados ao redor da cóclea.[28] TCAR é o teste mais sensível para se fazer o diagnóstico de otosclerose com perda de densidade óssea dentro da cápsula ótica.

LESÕES DO ÁPICE PETROSO

Quando deparados clinicamente com uma lesão do ápice petroso, clínicos contam tanto com TCs quanto com RMs. A maioria das lesões que afetam essa área tem características de imagem específicas que facilitam o diagnóstico (Tabela 63-1). O que se apresenta mais comumente é a descoberta incidental numa RM do cérebro ou uma TC da cabeça que demanda uma consulta com um otorrinolaringologista. Frequentemente, a "anomalia" é simplesmente uma medula assimétrica no ápice petroso, pneumatização normal de um lado e medula gordurosa do outro. A medula óssea apresenta sinal alto em T1WI (Fig. 63-35), que desaparece com supressão de gordura. Essas lesões também podem aparecer com sinal intermediário se a medula óssea não tiver sido infiltrada por gordura. T2WI mostra um aumento de sinal em casos de medula gordurosa, após o sinal de gordura subcutânea. Não há realce com a adição de meios de contraste.

Uma TC desses pacientes normalmente revela um ápice petroso aerado diante de um espaço normal de medula do lado

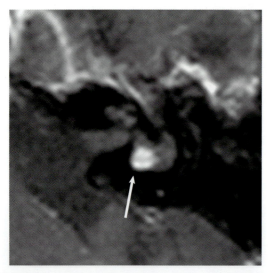

FIGURA 63-32. Imagem de ressonância magnética axial de corte fino pós-contraste através do vestíbulo esquerdo no mesmo paciente que na Figura 63-31 apresenta realce deste schwannoma intravestibular (*seta*).

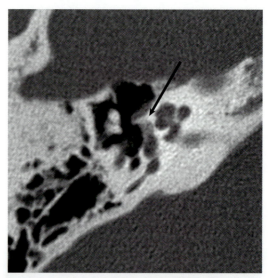

FIGURA 63-34. Imagem ampliada de tomografia axial computadorizada através do osso temporal esquerdo apresenta perda sutil de densidade óssea forte e normal da fístula antefenestral, logo anterior ao giro basal lateral da cóclea (*seta*).

TABELA 63-1. Características de Imagem de Lesões do Ápice Petroso

Lesão	TC	T1	T2	T1 + Contraste	Notas
Pneumatização assimétrica	Preenchido por medula óssea, sem células aéreas	De intensidade hiperintensa a intermediária	Hiperintensa	Sem realce	Sinal de T1 desaparece com supressão de gordura
Secreções retidas	Preservação trabecular de células aéreas, não expansível	Hipointensa	Hiperintensa	Sem realce	
Granuloma de colesterol	Quebra trabecular de células aéreas, expansível	Hiperintensa	Hiperintensa	Sem realce	Hiperintensidade em T2 não alterada por saturação de gordura
Mucocele	Quebra trabecular de células aéreas, expansível	Hipointensa	Hiperintensa	Bordas realçadas	
Colesteatoma	Quebra trabecular de células aéreas, expansível	Hipointensa	Hiperintensa	Pode apresentar realce de borda se houver presença de tecido de granulação	Restrição de DWI (sinal forte)

TC, Tomografia Computadorizada; DWI, Imagem ponderada em difusão.

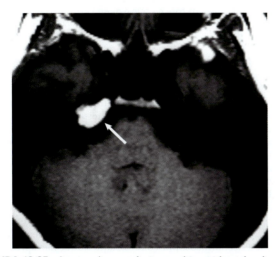

FIGURA 63-35. Imagem de ressonância magnética axial ponderada em T2 sem contraste através do ápice petroso mostra intensidade de sinal aumentado do ápice petroso direito consistente com medula assimétrica normal (*seta*).

contralateral (Fig. 63-36). Outra descoberta incidental recorrente é o fluido preso nas células do ápice petroso. Esse fluido preso aparece como uma lesão de sinal alto em T2WI e que tem intensidade de baixo sinal em T1WI, mas com uma trabécula óssea preservada e integridade cortical (Fig. 63-37). Mucoceles da região mostram lesões expansíveis com quebra trabecular na TC que apresentam sinal baixo em T1WI e sinal alto em T2WI. Apresentam realce periférico quando administrado contraste.[29]

Granuloma de colesterol é outra lesão que frequentemente é descoberta incidentalmente. Esses granulomas são massas expansíveis que se formam dentro das células de ar do ápice petroso que se tornaram isoladas. Ao se expandirem, podem apresentar sintomas ao entrarem em contato com estruturas ao redor, como o MAI, o canal Dorello e o APC. Em RMs, essas lesões geralmente têm bordas lisas e bem circunscritas com alto sinal em T1WI (Fig. 63-38) e T2WI (Fig. 63-39). As descobertas em TCs são geralmente de lesões expansíveis que são bem circunscritas com bordas lisas (Fig. 63-40). Se a lesão for grande, uma quebra associada da trabécula e um afinamento cortical sobre a lesão serão aparentes. A lesão pode se estender até o MAI e *clivus* e pode expor a artéria carótida petrosa.[30]

Em contraposição, colesteatoma do ápice petroso tem características idênticas de sinal às vistas no colesteatoma da orelha média e mastoide, como anteriormente descrito. A RM mostra uma massa expansível lisa com sinal baixo em T1WI e alto em T2WI. Essas

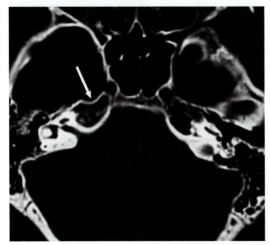

FIGURA 63-36. Imagem de tomografia axial computadorizada usando algoritmo para osso através do mesmo nível que a Figura 63-35 mostra medula óssea normal do ápice petroso direito sem características agressivas ao redor (*seta*).

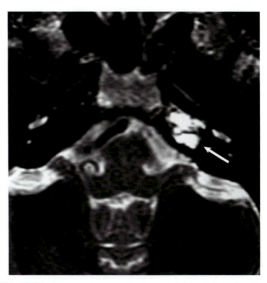

FIGURA 63-37. Imagem de ressonância magnética axial ponderada em T2 mostra sinal de intensidade aumentado dentro do ápice petroso esquerdo consistente com fluido benigno preso no ápice petroso (*seta*).

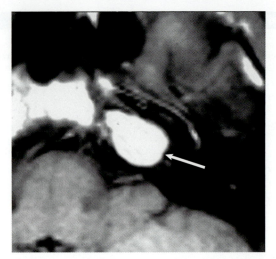

FIGURA 63-38. Imagem ampliada de ressonância magnética axial ponderada em T1 do osso temporal esquerdo apresenta intensidade aumentada de sinal do ápice petroso esquerdo com ligeira expansão (seta).

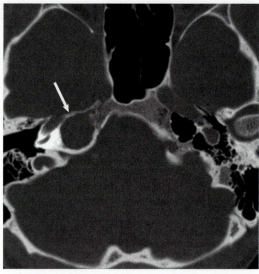

FIGURA 63-40. Imagem de tomografia axial computadorizada usando algoritmo para osso através da base do crânio mostra expansão benigna da lesão dentro do ápice petroso direito consistente com granuloma de colesterol (seta).

lesões também apresentam difusão restrita em imagens ponderadas em difusão (Figs. 63-15 a 63-18).[31]

Lesões malignas do ápice petroso são raras. A lesão primária mais comum dessa região é o condrossarcoma da base do crânio. Essa lesão se desenvolve mais frequentemente na fissura petro-occipital no basisfenoide. Essa lesão cresce no ápice petroso medial e engloba estruturas ao redor, como os nervos cranianos III, IV, V, VI, VII e VIII e a carótida petrosa. Uma descoberta de imagem característica dessa lesão é a calcificação condroide intratumoral em TCs de osso (Fig. 63-41). Destruição óssea é evidente em mais de 50% dessas lesões e o realce por meio de material de contraste, variável. O aparecimento dessas lesões em RM se faz por sinal de intensidade de baixo a intermediário para matéria branca em T1WI. Em T2WI o sinal é alto. E em T1WI com realce por contraste revela-se um realce heterogêneo com espirais de realce por dentro da massa (Fig. 63-42).[32,33]

NERVO FACIAL

Imagens de paralisia de nervo facial se tornam necessárias quando o quadro médico sugere um tumor envolvendo o nervo facial. Por mais que a paralisia herpética (de Bell) seja a causa mais comum de paralisia aguda facial, é consenso que nem todos os pacientes com paralisia herpética requerem imagens. No entanto, é importante distinguir entre casos de etiologia viral e casos de origem neoplásica, porque realce e espessamento dos nervos podem ocorrer em casos de paralisia herpética e herpes-zóster ótico.[34] Em casos de simples paralisia herpética, T1WI com contraste realçado mostra realce linear em todas as partes do nervo facial, desde o MAI distal através do segmento labiríntico, do gânglio geniculado e da parte anterior do segmento timpânico (Fig. 63-43). O padrão de realce varia e mais frequentemente envolve o nervo facial no MAI distal e no segmento labiríntico.[35] As TCs são normais nesses casos. Estudos de imagens devem ser feitos com pacientes que apresentam atipicidade, inclusive aqueles que buscam atendimento médico por motivo de paralisia ipsilateral recorrente ou fraqueza associada a contrações musculares e aqueles que não apresentam nenhum retorno das funções num período de 6 meses.

Exame radiológico para tumores do nervo facial utiliza RMs e TCs para obter completo detalhamento do canal do nervo facial e realce do nervo em si. O exame de RM para tumores do nervo

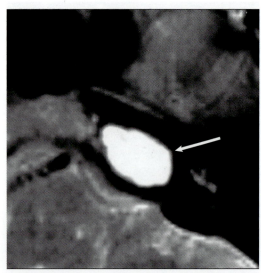

FIGURA 63-39. Imagem ampliada axial ponderada em T2 através do mesmo nível que a Figura 63-38 mostra forte sinal T2 de intensidade correlacionada consistente com granuloma de colesterol (seta).

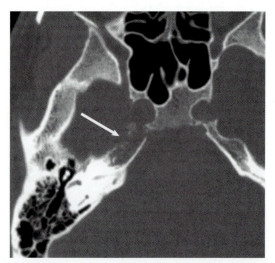

FIGURA 63-41. Imagem de tomografia axial computadorizada usando algoritmo para osso através da base do crânio mostra a sutil matriz condroide de calcificação na sutura petro-occipital direita (seta) consistente com o condrossarcoma.

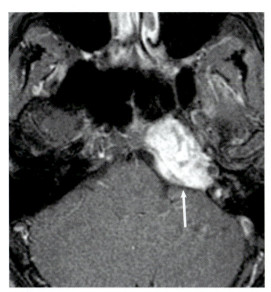

FIGURA 63-42. Imagem axial ponderada em T1 pós-contraste através da sutura petro-occipital esquerda mostra espirais realçadas consistentes com o condrossarcoma (seta).

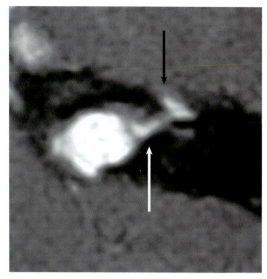

FIGURA 63-44. Imagem ampliada de ressonância magnética axial ponderada em T1 pós-contraste através do osso temporal esquerdo mostra realce vivo dentro do meato acústico interno lateral e do segmento labiríntico do nervo facial (seta branca) que se estende para dentro do gânglio geniculado (seta preta); a lesão foi considerada um schwannoma do nervo facial.

facial requer imagens do nervo facial indo do tronco cerebral até a glândula parótida. Tumores malignos na parótida podem seguir o nervo facial e manifestar-se com comprometimento intratemporal. Tumores intrínsecos do nervo facial incluem schwannomas do nervo facial e hemangiomas; schwannomas do nervo facial se manifestam mais comumente pela perda de audição e um começo gradual de paralisia facial parcial. Imagens nesses casos revelam uma massa expansível de bordas lisas que se realça por meio de contraste. RMs ponderadas em T1 mostram uma lesão isointensa ao longo do nervo facial, T2WI apresenta uma lesão de alto sinal e T1WI com contraste realçado demonstra uma massa realçada homogeneamente ao longo do nervo craniano VII (Fig. 63-44).

O tumor pode se manifestar no MAI; nos segmentos labiríntico, geniculado, timpânico ou mastoide ou no nervo petroso superficial maior. Janelas ósseas na TCAR apresentam aumento do canal do nervo facial nas regiões envolvidas, com massa de tecido mole associada (Fig. 63-45).[36] Hemangiomas do nervo facial frequentemente se manifestam com paralisia do nervo facial fora de proporção, se comparado ao tamanho da lesão. Essas lesões geralmente ocorrem no gânglio geniculado e surgem dos capilares ao redor do nervo facial. Achados típicos em imagens em TCARs são de uma lesão com fracas margens na fossa geniculada com osso "favo de mel" por dentro do tecido do tumor (Fig. 63-46). A presença de hemangioma em RMs mostra uma lesão de sinal misto em T1WI com sinal baixo intratumoral que corresponde a áreas de ossificação. T2WI apresenta sinal alto em áreas de baixo sinal, enquanto T1WI com contraste realçado mostra forte realce (Fig. 63-47); isso pode imitar um neuroma acústico, se a lesão se limitar ao fundo do MAI.[37,38]

ÂNGULO PONTOCEREBELAR E MEATO ACÚSTICO INTERNO

Uma indicação corrente em imagens em otologia é descartar doença retrococlear. Esses pacientes geralmente buscam

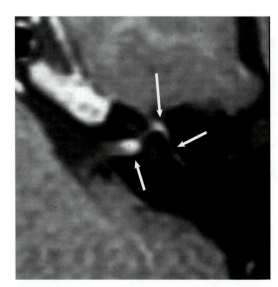

FIGURA 63-43. Imagem de ressonância magnética axial ponderada em T1 pós-contraste através do osso temporal esquerdo mostra realce anormal ao longo do curso intratemporal do nervo facial labiríntico, gânglio geniculado e segmentos timpânicos com um "tufo" realçado dentro do meato acústico interno lateral consistente com paralisia herpética ou de Bell (delimitado por setas).

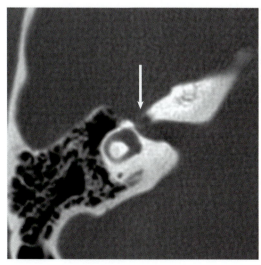

FIGURA 63-45. Imagem de tomografia axial computadorizada do osso temporal direito mostra aumento benigno do segmento labiríntico do nervo facial comparado ao schwannoma do nervo facial (seta).

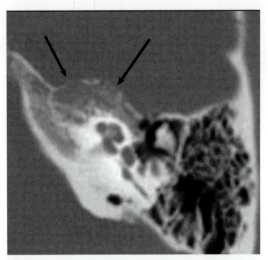

FIGURA 63-46. Imagem ampliada de ressonância magnética axial através do osso temporal esquerdo mostra mudanças ósseas "favo de mel" anormais no gânglio geniculado típicas de um hemangioma do nervo facial (setas).

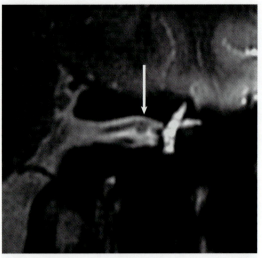

FIGURA 63-48. Imagem de ressonância magnética coronal de corte fino ponderada em T2 através do meato acústico interno esquerdo apresenta um pequeno defeito de preenchimento dentro do normalmente forte líquor cefalorraquidiano adjacente ao nervo vestibular superior, consistente com um pequeno schwannoma vestibular (seta).

atendimento médico com reclamações otológicas unilaterais, como perda progressiva de audição neurossensorial, perda repentina de audição neurossensorial, zumbido nas orelhas e, ocasionalmente, vertigem. O exame desses pacientes requer primariamente o uso de RM com contraste. Uma resposta auditiva do tronco cerebral pode ser um adjunto clínico útil, mas em literatura sobre o assunto tem-se demonstrado que ela pode deixar passar pequenas lesões intracanaliculares.[39] As TCs não são sensíveis à detecção de schwannomas vestibulares pequenos, nem mesmo quando feitas usando meio de contraste.

RM com contraste é o estudo escolhido para detectar esse tipo de lesão. Avanços em RM permitem o uso de estudos de rastreio de RM usando sequências rápidas de eco-spin (FSE) para obter resolução submilimétrica em MAI e APC sem o uso de meio de contraste. FSE (FAST SPIN-ECHO) permite a detecção de lesões muito pequenas ao longo dos complexos VII e VIII dos nervos cranianos, mas deixa passar doenças intra-axiais e intratemporais. O custo desses exames se aproxima ao da resposta auditiva do tronco cerebral (ABR).[40,41]

Schwannomas vestibulares são uma das lesões extra-axiais mais comuns na fossa posterior. Essas lesões se realçam fortemente em T1WI quando administrado meio de contraste e são isointensas sem contraste realçado e amenamente hiperintensas em T2WI. Schwannomas vestibulares podem ser isolados do MAI, e T2WI pode mostrar se o tumor se origina no nervo vestibular inferior ou superior em pequenas lesões. (Fig. 63-48). Schwannomas vestibulares maiores que se estendem até o APC são centrados no MAI e tipicamente têm um componente no MAI. Usualmente intersectam a dura da fossa superior num ângulo agudo, o que ajuda a diferenciá-los de meningiomas. Aproximadamente 15% desses tumores têm um componente cístico.[38]

Tecnologia de ponta agora permite um mapeamento do nervo facial dentro da fossa posterior, enquanto este passa ao redor do tumor, usando imagens tensoras de difusão (Fig. 63-49). Um estudo recente constatou que isso era exato e fiável em um pequeno grupo de pacientes.[42]

Meningiomas se parecem com schwannomas vestibulares em RM. Essas lesões são isointensas em T1WI e têm aparência variável

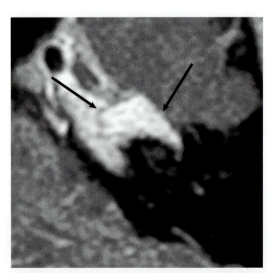

FIGURA 63-47. Imagem ampliada de ressonância magnética axial ponderada em T1 pós-contraste através do mesmo nível que a Figura 63-46 mostra realce vivo típico de um hemangioma do nervo facial (setas).

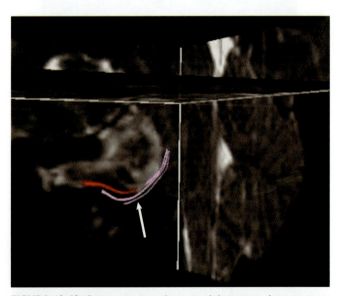

FIGURA 63-49. Representação tridimensional de imagens de uma tractografia de fibra tensora de difusão de um schwannoma vestibular do lado esquerdo. Tratos de fibras coloridas (seta) indicam a posição dos nervos cranianos VII e VIII, deslocados ao inferior do schwannoma.

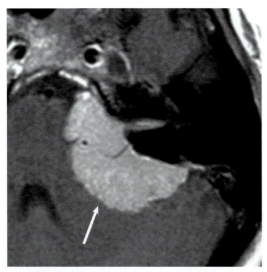

FIGURA 63-50. Imagem de ressonância magnética axial ponderada em T1 pós-contraste através do ângulo pontocerebelar esquerdo mostra uma lesão com realce vivo com caudas durais, consistente com um meningioma (seta).

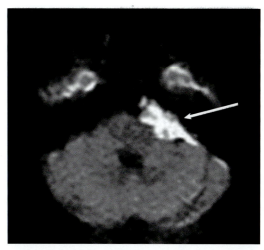

FIGURA 63-51. Imagem de ressonância magnética axial ponderada em difusão através do angulo pontocerebelar mostra difusão restrita (forte sinal; seta) consistente com um tumor epidermoide.

em T2WI. Meningiomas também realçam com adição de meio de contraste e têm uma relação mais "obtusa" com a fossa dura posterior do que schwannomas vestibulares têm com caudas durais associadas (Fig. 63-50). A localização também ajuda a diferenciar essas lesões de schwannomas vestibulares, porque tendem a surgir fora do centro do MAI e raramente apresentam um componente de MAI. Esses tumores podem igualmente apresentar calcificações dentro da lesão, o que ajuda a diferenciá-los de schwannomas vestibulares.[43] Muito raramente meningiomas podem surgir na dura do MAI e se manifestar como uma massa intracanalicular.[44]

Neuromas do nervo facial podem surgir na fossa posterior e ter a aparência similar à de schwannomas vestibulares. Ocasionalmente, esses podem se diferenciar de schwannomas vestibulares ao se identificar uma extensão de tumor ao longo do segmento labiríntico do nervo facial, que vem a ser o sinal mais evidente de um schwannoma no nervo facial. Outra característica de imagem de tumores no nervo facial é que um componente de APC pode ser excêntrico ao MAI.[46] No entanto, o comprometimento do nervo facial pode não ser aparente até o momento da cirurgia.

Outras lesões do APC são significativamente menos usuais, e as características de RM dessas lesões colaboram em seu diagnóstico (Tabela 63-2). Tumores epidermoides que são patologicamente idênticos aos colesteatomas aparecem como tumores irregulares que são hipointensos em RM ponderadas em T1 e hiperintensos em RM ponderadas em T2. Essas lesões não se realçam com o uso de meio de contraste. Cistos aracnoides se assemelham a esses em aparência, com sinal hipointenso em T1WI e hiperintenso em T2WI, que segue a intensidade de sinal de líquor cefalorraquidiano. Essas lesões não realçam com meio de contraste. Cistos aracnoides e tumores epidermoides podem facilmente ser diferenciados através da utilização de imagens ponderadas em difusão, as quais mostram difusão limitada quando é realizada a imagem de um tumor epidermoide e difusão não limitada quando da imagem de um cisto aracnoide (Fig. 63-51).[47]

Lipomas da fossa posterior podem mimetizar um schwannoma e deve-se tomar cuidado para olhar minuciosamente as imagens ponderadas em T1, que denotam uma lesão hiperintensa. Lipomas têm aparência isointensa em imagens ponderadas em T2. O uso de meio de contraste em imagens ponderadas em T1 não altera o sinal alto, e lipomas aparentam estar "realçando" se as imagens pré-contraste não forem levadas em consideração. Imagens ponderadas em T1 com supressão de gordura resultam em perda do sinal nessas lesões.

NERVO COCLEAR

No exame de perda auditiva neurossensorial em crianças e adultos, RM de alta resolução é uma ferramenta de extrema utilidade. Usando sequências finas de líquor cefalorraquidiano claro, essa modalidade de imagens pode gerar uma resolução submilimétrica dos nervos cranianos VII e VIII enquanto eles atravessam o APC e o MAI. Além disso, essas imagens fornecem detalhamento excelente dos compartimentos da cóclea e do vestíbulo que contêm fluido. Como mencionado anteriormente, esse estudo é uma excelente modalidade de triagem para schwannomas vestibulares.

O uso de TCARs tem sido defendido no exame de crianças com perda auditiva neurossensorial.[49] Elas podem fornecer informações diagnósticas e prognósticas de grande valor aos pais, por mais que frequentemente resultem em mudanças de recomendações terapêuticas; no entanto, a detecção de um aqueduto vestibular aumentado permite aconselhamento com relação ao prognóstico e mudança de atividade para evitar trauma craniano.

Lesão	T1	T2	T1+Contraste	Notas
Schwannoma vestibular	Isointenso ao cérebro	Ligeiramente hipointenso	Realça	
Meningioma	Isointenso ao cérebro	Hipointenso/Hiperintenso	Realça	Sinal de T2 depende do conteúdo de cálcio
Cisto aracnoide	Hipointenso	Hiperintenso	Sem realce	Características de sinal espelham as de LCR
Epidermoide	Hipointenso	Hiperintenso	Sem realce	Sinal de T2 é ligeiramente mais denso que LCR; DWI apresenta restrições (sinal forte)
Lipoma	Hiperintenso	Hiperintenso	Sem realce	Sinal de T1 desaparece com supressão de gordura

TABELA 63-2. Características de Imagem de Lesões do Ângulo Pontocerebelar

LCR, liquor cefalorraquidiano; DWI, Imagem ponderada em difusão.

1060 PARTE VI | OTOLOGIA, NEUROTOLOGIA E CIRURGIA DA BASE DO CRÂNIO

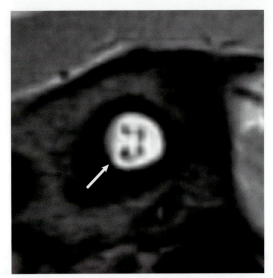

FIGURA 63-52. Imagem de ressonância magnética oblíqua sagital de corte fino ponderada em T2 através do meato acústico interno direito (MAI) mostra a configuração normal dos nervos do IAC, com o nervo facial superior à esquerda (*anterior*), o nervo superior vestibular superior à esquerda (*posterior*), o nervo coclear inferior à esquerda (*anterior*) e o nervo inferior vestibular inferior à direita (*posterior*). A *seta* aponta para o nervo coclear.

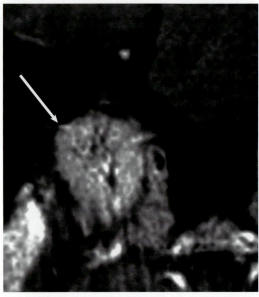

FIGURA 63-54. Imagem de ressonância magnética coronal ponderada em T1 pós-contraste através do forame jugular direito mostra uma lesão com realce vivo com espaços vazios de fluxo interno ("pimenta") consistente com paraganglioma do forame jugular (*seta*).

Imagens ponderadas em T2 também podem detectar anomalias no labirinto membranoso.[50] Quando há suspeita de neurofibromatose do tipo 2 numa criança mais velha, as imagens são melhores em RM realçadas com gadolínio.

RM FSE ponderadas em T2 podem igualmente ser usadas no exame pré-operatório de pacientes no caso de implante coclear; imagens oblíquas sagitais através do MAI fornecem excelente detalhamento do conteúdo do MAI e permitem a visualização dos nervos coclear, facial e vestibulares superior e inferior (Fig. 63-52), bem como a detecção de possível aplasia do nervo coclear. T2WI de alta resolução tem sido defendida no lugar de TCAR por essa razão.[51,52] O detalhamento da orelha interna permite igualmente a avaliação de patência para o implante do ducto coclear (Fig. 63-53).[53] No entanto, RM não fornece informação adequada sobre o posicionamento do nervo facial em casos de malformações da orelha interna; isso demanda a adição de TCARs, que também podem ser importantes no exame de aplasia do nervo coclear, se as RMs apresentarem dois nervos dentro do canal, mas a TC não apresentar nenhum canal patente do nervo coclear entrando no modíolo da cóclea.

BASE DO CRÂNIO

O exame de pacientes que buscam atendimento médico apresentando déficit de nervos cranianos inferiores levanta a suspeita de lesão lateral da base do cérebro que envolve o forame jugular, como um glômus jugular, meningioma ou schwannoma. O exame dessas lesões através de TCs e RMs tem valor diagnóstico. Paragangliomas têm a aparência característica "mesclada" em T1WI e realçam drasticamente com o meio de contraste. T2WI apresenta uma massa hiperintensa com espaços vazios de fluxo interveniente ("mesclado"; Fig. 63-54). Esses tumores podem se estender até a veia jugular e o seio sigmoide e ter um comprometimento variável

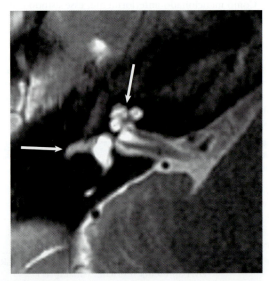

FIGURA 63-53. Imagem de ressonância magnética axial de corte fino ponderada em T2 da orelha interna direita mostra a anatomia normal da cápsula membranosa (*setas*).

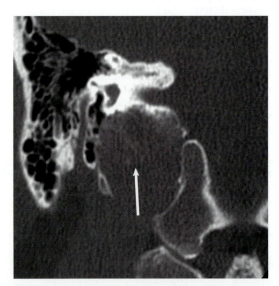

FIGURA 63-55. Imagem de tomografia coronal computadorizada usando algoritmo para osso através do mesmo nível da Figura 63-54 mostra mudanças correlacionadas permeáveis que atingem o forame jugular direito consistente com o paraganglioma (*seta*).

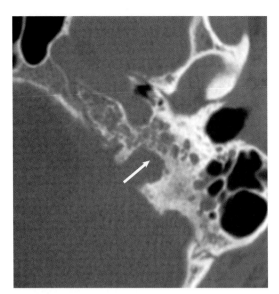

FIGURA 63-56. Imagem de tomografia axial computadorizada usando algoritmo para osso através do forame jugular esquerdo mostra as mudanças escleróticas ósseas sutis do meningioma do forame jugular esquerdo (seta).

da orelha média e do mastoide. A angiografia mostra um tumor hipervascularizado alimentado principalmente pelo sistema carótido externo. TCAR apresenta erosão do forame jugular com mudanças ósseas permeáveis e destrutivas que frequentemente erodem a espinha jugular e comprometem o segmento vertical da artéria carótida (Fig. 63-55).[54]

Meningiomas do forame jugular têm características de imagem únicas que permitem a sua diferenciação de tumores do glômus. O aparecimento deles em TCs mostra uma massa mais hiperdensa com possível calcificação intratumoral e uma reação esclerótica ao redor (Fig. 63-56). O aparecimento deles em RMs ponderadas em T1WI denota uma massa que vai de hipodensa a isodensa e que não apresenta espaços vazios de fluxo. O tumor se realça com meio de contraste com caudas durais características. Uma aparição relativamente hipointensa T2 sugere bastante um meningioma, e imagens de recuperação de inversão de fluido atenuado podem mostrar hiperintensidade adjacente de cérebro que reflete o recrutamento de vasculatura pial.[43] Schwannomas do forame jugular apresentam um aumento liso do forame com uma borda esclerótica fina em TCs (Fig. 63-57). Schwannomas são isointensos em T1WI e hiperintensos em T2WI em oposição a meningiomas e se realçam drasticamente com a administração de material de contraste. Não há espaços vazios de fluxo nessas lesões que as diferenciam de tumores do glômus.[55]

Para consultar a lista completa de referências, acesse www.expertconsult.com.

LEITURA SUGERIDA

Adunka OF, Jewells V, Buchman CA: Value of computed tomography in the evaluation of children with cochlear nerve deficiency. *Otol Neurotol* 28:597–604, 2007.

Dutt SN, Mirza S, Chavda SV, et al: Radiologic differentiation of intracranial epidermoids from arachnoid cysts. *Otol Neurotol* 23:84–92, 2002.

Grandis JR, Curtin HD, Yu VL: Necrotizing (malignant) external otitis: prospective comparison of CT and MR imaging in diagnosis and follow-up. *Radiology* 196:499–504, 1995.

Greenberg JJ, Oot RF, Wismer GL, et al: Cholesterol granuloma of the petrous apex: MR and CT evaluation. *AJNR Am J Neuroradiol* 9:1205–1214, 1988.

Hamilton BE, Salzman KL, Patel N, et al: Imaging and clinical characteristics of temporal bone meningioma. *AJNR Am J Neuroradiol* 27:2204–2209, 2006.

Harnsberger HR: *Diagnostic imaging of the head and neck*, Salt Lake City, 2006, Amirsys.

Harnsberger HR, Dahlen RT, Shelton C, et al: Advanced techniques in magnetic resonance imaging in the evaluation of the large endolymphatic duct and sac syndrome. *Laryngoscope* 105:1037–1042, 1995.

Hegarty JL, Patel S, Fischbein N, et al: The value of enhanced magnetic resonance imaging in the evaluation of endocochlear disease. *Laryngoscope* 112:8–17, 2002.

Heilbrun ME, Salman KL, Glastonbury CM, et al: External auditory canal cholesteatoma: clinical and imaging spectrum. *AJNR Am J Neuroradiol* 24:751–756, 2003.

Jahrsdoerfer RA, Yeakley JW, Aguilar EA, et al: Grading system for the selection of patients with congenital aural atresia. *Am J Otol* 13:6–12, 1992.

Kertesz TR, Shelton C, Wiggins RH, et al: Intratemporal facial nerve neuroma: anatomical location and radiological features. *Laryngoscope* 111:1250–1256, 2001.

Kinney SE: Squamous cell carcinoma of the external auditory canal. *Am J Otol* 10:111–116, 1989.

Korzec K, Sobol SM, Kubal W, et al: Gadolinium-enhanced magnetic resonance imaging of the facial nerve in herpes zoster oticus and Bell's palsy: clinical implications. *Am J Otol* 12:163–168, 1991.

Krombach GA, Schmitz-Rode T, Haage P, et al: Semicircular canal dehiscence: comparison of T2-weighted turbo spin-echo MRI and CT. *Neuroradiology* 46:326–331, 2004.

Mafong DD, Shin EJ, Lalwani AK: Use of laboratory evaluation and radiologic imaging in the diagnostic evaluation of children with sensorineural hearing loss. *Laryngoscope* 112:1–7, 2002.

Mayer TE, Brueckman H, Siegert R, et al: High-resolution CT of the temporal bone in dysplasia of the auricle and external auditory canal. *AJNR Am J Neuroradiol* 18:53–65, 1997.

Pisaneschi MJ, Langer B: Congenital cholesteatoma and cholesterol granuloma of the temporal bone: role of magnetic resonance imaging. *Top Magn Reson Imaging* 11:87–97, 2000.

Sennaroglu L, Saatci I: A new classification for cochleovestibular malformations. *Laryngoscope* 112:2230–2241, 2002.

Shin YJ, Fraysse B, Deguine O, et al: Sensorineural hearing loss and otosclerosis: a clinical and radiologic survey of 437 cases. *Acta Otolaryngol* 121:200–2004, 2001.

Slattery WH, 3rd, Saadat P: Postinflammatory medial canal fibrosis. *Am J Otol* 18:294–297, 1997.

Stimmer H, Arnold W, Schwaiger M, et al: Magnetic resonance imaging and high-resolution computed tomography in the otospongiotic phase of otosclerosis. *ORL J Otorhinolaryngol Relat Spec* 64:451–453, 2002.

Warren FM, Bennett ML, Wiggins RH, 3rd, et al: Congenital cholesteatoma of the mastoid temporal bone. *Laryngoscope* 117:1389–1394, 2007.

Weber AL, McKenna MJ: Radiologic evaluation of the jugular foramen: anatomy, vascular variants, anomalies, and tumors. *Neuroimaging Clin N Am* 4:579–598, 1994.

Wiggins RH, 3rd, Harnsberger HR, Salzman KL, et al: The many faces of facial nerve schwannoma. *AJNR Am J Neuroradiol* 27:694–699, 2006.

Zealley IA, Cooper RC, Clifford KM, et al: MRI screening for acoustic neuroma: a comparison of fast spin echo and contrast enhanced imaging in 1233 patients. *Br J Radiol* 73:242–247, 2000.

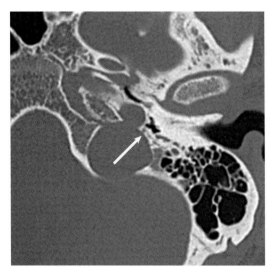

FIGURA 63-57. Imagem de tomografia axial computadorizada usando algoritmo para osso do osso temporal esquerdo mostra margens irregulares benignas, quase cirúrgicas, do forame jugular esquerdo de um schwannoma do forame jugular (seta).

SEÇÃO 3 ■ ORELHA EXTERNA

64 Infecções da Orelha Externa

Jason A. Brant | Michael J. Ruckenstein

Pontos-chave

- A orelha externa e o meato acústico são afetados por diversas infecções bacterianas, fúngicas e virais, além de condições inflamatórias não infecciosas.
- O debridamento meticuloso do meato acústico é o primeiro passo crucial no controle de todas as infecções.
- A maioria dos casos de otite externa deve ser tratada com medicamentos tópicos.
- As infecções que se espalharam para além da pele do meato acústico requerem antibióticos sistêmicos direcionados por cultura direta.
- A otite externa maligna ou necrotizante é uma infecção com risco de morte que requer um alto índice de preocupação e seleção apropriada de estudos nucleares e radiográficos para o diagnóstico imediato.
- A infecção da cartilagem auricular pode levar à deformação plástica significativa e requer um tratamento agressivo com antibióticos sistêmicos antipseudomonas e, em muitos casos, o debridamento cirúrgico.
- As infecções virais do meato acústico incluem herpes-zóster ótico e, muito provavelmente, miringite bolhosa; ambas podem ser associadas com a perda auditiva neurossensorial.
- A querastose obliterante e o colesteatoma do meato acústico externo são duas desordens mal compreendidas, marcadas pela acumulação de detritos escamosos e remodelação óssea do meato acústico; ambas são tratadas por debridamento, mas ocasionalmente requerem tratamento cirúrgico agressivo.

A otite externa (OE) é um estado de infecção ou inflamação do meato acústico externo (MAE). A severidade pode variar de uma inflamação ligeira a osteomielite da base do crânio, podendo se manifestar tanto como episódio agudo quanto como um processo que pode durar anos. A OE é responsável por centenas de milhões de dólares anuais em despesas com saúde, além de causar um impacto significativo na qualidade de vida das pessoas atingidas.

Segundo a descrição da fisiopatologia da OE, esta ocorre em três estádios clínicos: pré-inflamatório, inflamatório agudo e crônico. A fase pré-inflamatória consiste em edema da pele do MAE e subsequente obstrução das glândulas, induzida por trauma ou umidade local, o que predispõe a um trauma maior. A fase inflamatória aguda pode ser classificada como leve, moderada ou grave. Inflamação aguda leve é caracterizada por um MAE eritematoso e edemaciado, com secreções claras e sem cheiro. A inflamação torna-se, então, moderada, apresentando edema, aumento da dor e secreção mucopurulenta. Na inflamação aguda grave, o MAE torna-se obstruído com detritos e secreções, é intensamente doloroso e frequentemente associado com edema periauricular e adenopatias. Se o processo inflamatório se espalha para os tecidos circundantes, torna-se uma OE necrotizante. A inflamação crônica é definida como um único episódio que tenha durado mais de 4 semanas, ou quatro ou mais episódios na mesma orelha.

ANATOMIA DA ORELHA EXTERNA

A orelha externa inclui o pavilhão auricular e o MAE. O pavilhão auricular é constituído por epitélio escamoso queratinizado que cobre uma faixa de cartilagem elástica com pericôndrio firmemente ligado à superfície lateral e mais fracamente ligado à superfície medial. As glândulas sebáceas e os folículos pilosos são encontrados na camada subcutânea, com tecido adiposo restrito ao lóbulo livre da cartilagem.

O MAE se estende a partir da superfície lateral da membrana timpânica (MT) para o meato acústico externo, medindo aproximadamente 2,5 cm. Uma parede óssea envolve os dois terços do meato medial e o terço lateral possui um esqueleto cartilaginoso. A porção cartilaginosa contém folículos pilosos, glândulas sebáceas e apócrinas abaixo de uma camada superficial do epitélio escamoso. O cerume é encontrado nesta porção do meato e é uma substância hidrofóbica ligeiramente ácida (pH 6 a 6,5), formada por secreções glandulares e epitélio descartado.

Fendas transversais no meato cartilaginoso (Fissuras de Santorini) permitem a propagação de infecção ou neoplasias do meato externo para os tecidos moles circundantes. A maior parte do tecido ósseo do MAE é constituída pela porção timpânica do osso temporal. O osso é coberto por uma fina camada de epitélio escamoso, que está firmemente aderida ao osso e é contínua com a superfície lateral da MT. Não há presença de nenhuma camada subcutânea, glândulas ou folículos. A junção do meato ósseo e cartilaginoso é conhecida como o istmo e representa a porção mais estreita do meato. O forame de Huschke é um defeito de ossificação incompleta no meato ósseo anterior, que permite a propagação de doenças para o lobo profundo da glândula parótida.

O meato acústico possui um mecanismo de autolimpeza único. A camada queratinizada descartada da MT migra na forma de uma centrífuga para o anel e, subsequentemente, para o meato cartilaginoso, onde é combinada com as secreções glandulares e estruída como cerume.

A flora normal isolada do MAE e o cerume são esmagadoramente Gram-positivos. As bactérias mais comuns incluem *Staphylococcus epidermidis* e *S. auricularis*. Bactérias corineformes (difteroides), estreptococos e enterococos representam os grupos próximos mais comuns, em ordem decrescente. *Pseudomonas aeruginosa* e espécies de fungos são raros na MAE de indivíduos normais.

DOENÇAS DA ORELHA
OTITE EXTERNA AGUDA E CRÔNICA

A otite externa aguda (OEA) também é conhecida como "ouvido de nadador" ou "orelha tropical" e envolve o aparecimento rápido dos sinais (<48 horas) e sintomas de inflamação do meato acústico. Em geral, é unilateral e está associada com a exposição do meato acústico a água ou trauma local. Este diagnóstico é responsável por cerca de 2,4 milhões de visitas de cuidados de saúde por ano, nos Estados Unidos, e é mais comum nos meses de verão. A faixa etária com maior incidência de OEA inclui crianças de 5 a 10 anos, porém mais da metade dos casos atendidos acomete adultos com mais de 20 anos e, aparentemente, há um declínio na incidência para adultos com mais de 50 anos.

Entre os fatores que podem predispor para OEA, está um meato congenitamente estreito ou estreitado por exostose; doenças de pele como eczema, seborreia ou psoríase; ou trauma com tampões auriculares, aparelhos auditivos ou tentativas de remoção de cera.

As comorbidades médicas podem ter um impacto dramático sobre o curso da OE. Condições como estados imunocomprometidos, incluindo diabetes e infecção pelo vírus da imunodeficiência humana (HIV), podem predispor à OE maligna, o que exige uma avaliação cuidadosa. Qualquer histórico de radioterapia e o estado da MT também devem ser considerados.[5]

A otite externa crônica (OEC) representa um estado de inflamação prolongada do meato acústico externo, embora as causas dessa inflamação não sejam completamente compreendidas e, provavelmente, variadas. Vários mecanismos têm sido propostos, incluindo exposição a alérgenos, doenças sistêmicas, infecções crônicas e fatores locais. A OE alérgica pode resultar de uma reação alérgica a medicamentos tópicos, mais comumente neomicina; o contato com vários agentes, incluindo *sprays* de cabelo, xampus e moldes de aparelhos auditivos, pode levar à dermatite de contato. Reações alérgicas do MAE associadas com infecções fúngicas em outras partes do corpo também têm sido descritas.

Condições sistêmicas incluem amiloidose, sarcoidose, granulomatose de Wegener, doença de Sjögren e psoríase; além disso, dermatites sistêmicas como a seborreia podem envolver o meato acústico. A reação inflamatória crônica normalmente resulta em hiperceratose e liquenificação da pele do meato acústico. Em infecções crônicas, pensa-se que a otite externa granular possa ser resultado de uma infecção crônica do meato acústico por bactérias, fungos ou ambos. A pele do meato acústico e a membrana timpânica manifestam granulações e escoriações. Por último, a umidade ou pH elevados são fatores locais que podem precipitar OEC. A OEC é bilateral em mais de metade dos pacientes e afeta 3 a 5% da população. Muitas vezes tem um curso prolongado e variável, estando associada à má qualidade de vida. Embora a maioria dos casos se mantenha em estado de latência, alguns pacientes desenvolvem fibrose medial da pele do meato e da MT. Isso resultará em um meato acústico em fundo cego, num processo conhecido como fibrose medial do meato pós-inflamatória.

Sinais e Sintomas

Muitas vezes, os sintomas iniciais da OEA vão de uma otalgia moderada a severa, que se agrava com a manipulação do pavilhão auricular e permanece, frequentemente, por alguns dias a uma semana. No início da OEA, prurido e eritema podem se apresentar, com escassa secreção clara. Na medida em que a infecção progride, a dor e o edema tornam-se piores e a secreção passa a ser seropurulenta. O edema da pele do meato combinado com otorreia e detritos no meato pode levar a uma sensação de plenitude aural e evoluir para uma perda auditiva.

Os sinais de OEA incluem eritema e edema da MAE, otorreia e linfadenopatia dos linfonodos pré-auriculares ou cervicais. Um teste de Weber deve lateralizar para o lado da infecção, se o meato estiver obstruído, e o teste de Rinne vai mostrar a condução óssea melhor do que por via aérea. Um exame neurológico completo deve ser realizado para assegurar que a infecção não tenha se estendido para nervo facial, órgãos vestibulares ou outros nervos cranianos.

Embora o exame físico para OEA seja frequentemente revelador, vários outros processos podem mimetizar OEA. A furunculose do MAE pode apresentar dor, eritema do meato e otorreia possivelmente purulenta. A inflamação da furunculose é normalmente localizada na primeira porção lateral do meato, enquanto a OEA é circunferencial. A otite média com ou sem perfuração da MT pode também mimetizar OEA, já que o MAE pode tornar-se inflamado e apresentar uma secreção purulenta vinda da orelha média. É importante visibilizar o máximo da MT para avaliar essa possibilidade. A mastoidite também pode criar uma situação clínica semelhante à OEA; localização específica de um tecido mole à manipulação do pavilhão auricular contra a ponta da mastoide diferencia os dois. Além disso, a perda da dobra pré-auricular é mais consistente com mastoidite. A dermatite de contato do meato acústico pode se manifestar com eritema e prurido em torno do MAE. Em pacientes que tiveram tratamento recorrente ou prolongado com medicamentos tópicos, pode ocorrer sensibilização, resultando em uma otite de contato secundária. O tratamento envolve a remoção do agente agressor e aplicação tópica de esteroides.

A otite externa viral aguda é rara e causada pelos vírus de varicela, sarampo ou herpes vírus. A Síndrome de Ramsay Hunt (herpes-zóster ótico) envolve paralisia facial associada com vesículas na pele do pavilhão auricular ou na boca (descrito abaixo). Se há perda auditiva ou vertigem, isso representa o comprometimento dos gânglios de Corti ou Scarpa, respectivamente.

A otite externa crônica é caracterizada por prurido, geralmente leve desconforto, e plenitude aural. Os resultados clínicos demonstraram a existência de dois tipos: um tipo secretor, ou molhado, e um seco, o tipo escamoso. De qualquer forma, o curso pode aumentar e diminuir, entretanto um tratamento periódico agressivo pode ser necessário. O meato acústico se apresenta frequentemente com ligeiro a moderado eritema, com escassa secreção clara.

No caso de OE por infecções fúngicas, o prurido é frequentemente mais intenso e a secreção clara é comum. Detritos semelhantes a algodão podem preencher a MAE e causar obstrução completa do meato; hifas são comumente observadas na camada superficial dos detritos. Infecções por Cândida aparecem, como é

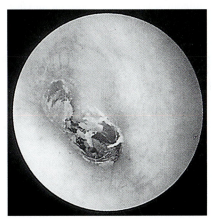

FIGURA 64-1. Otomicoses. Infecção por *Aspergillus flavus*; meato profundo infectado; tufos de fungo são coroados por conidióforos brancos.

esperado, ao passo que infecções por Aspergillus muitas vezes têm uma placa branca úmida, pontilhada com detritos pretos ("jornal molhado"), e podem induzir a uma infecção mais agressiva, que envolva os tecidos epiteliais e subcutâneos. (Fig. 64-1)

Investigação

Um histórico completo deve incluir tempo, duração e gravidade dos sintomas. Os períodos de melhora ou piora dos sintomas também devem ser descritos, tal como os eventuais tratamentos anteriores. Doenças sistêmicas, como alergias, doenças autoimunes, imunodepressão, HIV, diabetes, aspectos de pele ou cabelo, podem elucidar uma causa subjacente. Além disso, tratamentos tópicos utilizados na e ao redor das orelhas devem ser avaliados juntamente com hábitos de higiene auricular. O exame físico deve incluir um exame completo do pavilhão e do MAE, sob microscopia binocular, além de um exame físico no intuito de avaliar a presença de sinais de doenças sistêmicas. A remoção de detritos a partir do meato permitirá o exame da MT, podendo ter também uma função terapêutica com a remoção da obstrução do meato e também dos agentes que contribuem para a inflamação.

A cultura do meato acústico deve ser realizada para pesquisa de bactérias e fungos, especialmente nas infecções persistentes. Em casos de OE presumidamente resistente ao tratamento, devem ser realizadas biópsias para excluir malignidade. Geralmente, o exame radiológico deve ser reservado para os casos em que há suspeita de disseminação para além do MAE.

Microbiologia

As infecções bacterianas são responsáveis por mais de 90% dos casos de OEA, e as infecções fúngicas representam o restante. *Pseudomonas aeruginosa, Staphylococcus epidermidis* e *S. aureus* representam o primeiro, o segundo e o terceiro agentes bacterianos isolados mais comuns de OEA, respectivamente. *Aspergillus* e Cândida são os fungos isolados mais comumente recuperados, mas representam menos de 2% dos casos de OEA. Apesar de raros enquanto causa principal da OEA, fungos na OE seguem normalmente o tratamento antibiótico para uma OEA bacteriana.

Tratamento

A primeira linha de tratamento para OEA é a prevenção. Os tampões oclusivos devem ser usados para nadar ou quando a exposição à água é esperada. Colocar corretamente os aparelhos auditivos ajuda a minimizar o trauma associado com a inserção e remoção deles. A secagem do MAE deve ser encorajada, porém não se devem usar hastes flexíveis com ponta de algodão ou de dispositivos semelhantes, porque tendem a causar traumas locais e exacerbar qualquer inflamação já presente. Soluções sem prescrição, que contêm álcool e vinagre, podem ser úteis, ainda que nenhuma evidência conclusiva de sua eficácia tenha sido relatada.

A terapia tópica é o tratamento mais escolhido para OEA, porque os antibióticos orais não se mostraram eficazes. Embora vários estudos tenham sido realizados para analisar os padrões de resistência de bactérias isoladas em pacientes com OEA, os níveis de antibióticos obtidos por administração local excedem em muito as concentrações de resistência testadas. A quantidade de antibiótico entregue localmente é em ordem de magnitude maior do que a conseguida por administração sistêmica. Uma preparação ideal teria cobertura de um antibiótico de largo espectro, um veículo ácido, sem potencial para ototoxicidade e com nenhum potencial alérgico, nenhum precipitado no meato, de baixo custo, e um esteroide para reduzir a inflamação. Atualmente, nenhuma medicação apresenta todas essas propriedades. Os antibióticos tópicos comumente usados incluem fluoroquinolonas ou um aminoglicosídeo combinado com um segundo antibiótico para a cobertura de pseudomonas. Não existe um único regime de antibióticos que tenha se mostrado superior aos outros. Preocupações têm sido levantadas com relação ao uso de medicamentos ototóxicos, como aminoglicosídeos, no meato acústico de pacientes com uma MT possivelmente comprometida; além disso, demonstrou-se ser comum a hipersensibilidade de contato à neomicina. A adição de um corticosteroide associado aos antibióticos tópicos melhora os sintomas, assim como o ácido acético na ausência de antibióticos não é eficaz para OEA.

A toalete aural é um importante adjuvante à terapia médica. Ela limpa o meato de detritos e drena a secreção purulenta permitindo uma melhor penetração dos agentes tópicos. Se a MT não pode ser visibilizada, talvez seja necessário colocar um curativo, que pode ser um fio de algodão ou gazes impregnadas com antibióticos. Isso sustenta mecanicamente a pele do meato aberto e permite que os agentes tópicos possam passar para as partes mais proximais do meato. Pode igualmente limitar mecanicamente o edema do meato.

Os tratamentos da OEC estão focados em reduzir a inflamação do meato, removendo quaisquer fatores que a incitem, e na avaliação de todas as condições sistêmicas que podem contribuir para a inflamação. Precauções como secar a orelha devem ser enfatizadas e o uso de haste flexíveis com ponta de algodão deve ser abandonado. No consultório, a limpeza meticulosa da MAE sob microscopia binocular, para remover qualquer resíduo ou secreção, é necessária tanto para obter um exame completo quanto para remover o material obstruinte do meato. No caso de infecção fúngica, a remoção da camada superficial da pele morta é também recomendada, seguida pela aplicação de uma preparação tópica antifúngica. A acidificação do MAE é eficaz com OE fúngica e o tratamento tópico vai curar a maioria dos casos; no entanto, as taxas de recorrência são altas. Clotrimazol (solução a 1%) está amplamente disponível e fornece atividade antifúngica de largo espectro; cresilato otológico e pomada de cetoconazol também são eficazes. Um tratamento alternativo é pintar meato e MT com corantes que possuem propriedades antifúngicas, tais como violeta genciana. Solução de tolnaftato pode ser usada com segurança na presença de uma perfuração na MT. Por fim, infecções persistentes de *Aspergillus* associadas com considerável edema do meato ou infecções que não respondem ao tratamento tópico podem exigir a administração de itraconazol oral. O autor sênior (M.J.R.) descobriu que praticamente todos os casos de OE fúngica podem ser rapidamente resolvidos por debridamento do meato e seu preenchimento, com uma combinação de clotrimazol e betametasona creme. O creme é carregado em uma seringa de 3 mL que é aplicada através de um cateter por dentro do meato acústico.

Quando a infecção foi descartada, a aplicação de esteroides tópicos serviu como a base do tratamento. Em pacientes com doenças graves ou avanços agudos, os esteroides orais podem ser necessários. Outros agentes tópicos, como tacrolimus, também foram descritos, mas não são amplamente utilizados.

A acidez do MAE tem demonstrado estar correlacionada com OEC e com a gravidade da doença. Esta descoberta apoia a utilização comum de agentes acidificantes, nesta doença, tal como uma mistura de *um para um* de vinagre branco e álcool. Os produtos comerciais são também disponíveis. Outros agentes que tentam mudar o ambiente da MAE incluem preparações tópicas de álcool que tentam remover a umidade.

A dermatite alérgica ou de contato deve ser tratada por eliminação do agente agressor, debridamento e administração de uma solução de corticosteroide tópico. A OEC granular pode ser difícil de tratar e acomete mais frequentemente indivíduos que dependem de cuidados auditivos. Minimizar o uso do aparelho auditivo alternado é crucial para o sucesso do tratamento. Cultura auricular para bactérias e fungos pode fornecer provas dos organismos causadores. O debridamento repetido, a cauterização das granulações e o preenchimento do meato com cremes antibióticos ou antifúngicos tópicos podem ser eficazes; tratamento tópico com violeta genciana pode também ser eficaz na secagem do meato acústico e eliminar a infecção crônica, embora a terapia cirúrgica possa ser necessária para casos resistentes ao tratamento e procedimentos médicos no consultório.

Em pacientes com uma longa inflamação do meato acústico, e que não respondem aos tratamentos tradicionais otológicos,

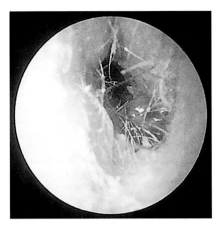

FIGURA 64-2. Otite externa crônica. As marcas são atrofia da pele do meato e estenose causada por irritação crônica. Este paciente usa compressas de algodão na orelha, e detritos do meato com fibras de algodão foram empurrados medialmente contra a membrana timpânica.

verificou-se que o enchimento do meato acústico com uma mistura de partes iguais de bacitracina e pomada de polimixina, creme de clotrimazole (1%) e de betametasona (0,05%) pode ser altamente efetivo. Esta mistura de antibiótico, antifúngico e esteroide é barata e facilmente administrada utilizando uma seringa e uma ponta de angiocateter de calibre 18. A pomada pode ser removida após uma semana e reaplicada conforme necessário.

Tal como acontece com muitas infecções crônicas ou recorrentes, é evidente o papel de biofilmes em OE e novas estratégias de tratamento têm sido propostas para dissolver ou remover estes biofilmes. No entanto, esses tratamentos permanecem experimentais.

Complicações

A OE pode resultar em celulite, pericondrite e condrite. Em adultos, a presença dessas complicações demanda a administração de um antibiótico sistêmico de quinolona. Em crianças, no caso de uma celulite, um tratamento com antiestafilocócicos orais pode ser iniciado; porém, se forem detectados pseudomonas em cultura auricular, será necessária a administração parenteral de antibióticos do tipo antipseudomonas. Tratamentos específicos de pericondrite e condriti serão abordados mais adiante neste capítulo.

A fibrose medial do meato caracteriza-se por uma cicatriz fibrosa espessa na extremidade medial do meato acústico, imediatamente lateral à MT; esse é o estádio final da OEC. O exame físico revela o que parece ser uma MT lateralizada e uma ausência de pontos de referência típicos (Fig. 64-2). O tratamento cirúrgico dessa doença pode ser desafiador: a parte afetada do revestimento do meato deve ser ressecada, deve-se realizar uma canaloplastia óssea e o meato pode ser reajustado com enxertos de pele de espessura parcial. Nos casos mais favoráveis, permanece um espaço entre a cicatriz fibrosa e a MT, o que evita a necessidade de timpanoplastia. Quando a MT está envolvida, no entanto, uma timpanoplastia total é necessária. Para evitar o embotamento do sulco timpânico anterior, é necessário usar uma técnica meticulosa, ainda que a recorrência após o tratamento cirúrgico seja comum.

A perfuração da MT é particularmente comum com OE fúngica causada por espécies de *Aspergillus*. A eliminação do fungo infrator permite uma elevada taxa de cura espontânea dessas perfurações.

OTITE EXTERNA MALIGNA

A otite externa necrotisante progressiva é classicamente conhecida como otite externa maligna (OEM) e representa uma infecção agressiva da MAE, do mastoide e da base do crânio que pode ser fatal. A infecção começa nos tecidos moles da MAE e se espalha para a base do crânio através de fissuras de Santorini, forame estilomastóideo e forame jugular através da sutura timpanomastóidea. Ao contrário de outras infecções do osso temporal, ela não se espalha através das vias pneumatizadas e a orelha média raramente está envolvida a não ser tardiamente no decorrer de seu curso. O espalhamento para os seios da dura-máter ocorre através de canais venosos e planos faciais.

A OEM é uma doença rara e a maioria dos pacientes é idosa e tem diabetes. A percentagem de pacientes com OEM que desenvolvem intolerância à glicose pode ser elevadíssima, chegando a 90%. Foram propostas várias razões para essa correlação, incluindo microangiopatia no meato acústico e aumento do pH do cerume em pessoas com diabetes. A OEM foi descrita em outros estados imunocomprometidos, tais como síndromes mielodisplásicas, imunossupressão farmacológica e a síndrome de imunodeficiência adquirida/HIV. Ainda mais raramente, a OEM tem sido relatada em pacientes imunocompetentes. A *Pseudomonas aeruginosa* é a bactéria mais comumente envolvida com a OEM e responde por mais de 90% dos casos; outros organismos causadores incluem *Staphylococcus aureus*, *S. epidermidis*, *Proteus mirabilis*, *Klebsiella oxytoca* e várias espécies de fungos. Os pseudomonas resistentes ao fluoroquinolona são um problema crescente e particularmente preocupante, porque as fluoroquinolonas são os antibióticos administrados por via entérica única com atividade antpseudomona. A OEM fúngica tem sido relatada e é mais comumente associada com pacientes HIV-positivos, sendo que o organismo causador é, na maior parte das vezes, *A. fumigatus*.

Sinais e Sintomas

Os sinais e sintomas de OEM geralmente incluem otorreia severa, otalgia de longa data, que muitas vezes é pior à noite, além de déficits neurológicos dos nervos cranianos VII até o XII. O nervo facial é o nervo mais comumente afetado por causa do envolvimento do forame estilomastóideo e as crianças são mais propensas a ter paralisia facial do que os adultos. A descoberta de um monte de tecido de granulação no istmo da MAE é patognomônica para OEM (Fig. 64-3). No entanto, muitos pacientes não terão a atenção médica com os achados clássicos, e o diagnóstico tardio pode levar a significativas morbidade e mortalidade.[45] Portanto, um alto índice de suspeição deve ser mantido, especialmente em doentes com otalgia fora de proporção ao seu exame clínico. Já que a infecção se move intracranianamente, observam-se sinais meníngeos evidentes que incluem dor de cabeça, rigidez de nuca, febre e alteração do nível de consciência. Tromboflebite séptica do seio sigmoide também pode ocorrer, o que pode levar a febre em picos *picket fence-type*.

Investigações

Culturas de bactérias e fungos devem ser realizadas se houver suspeita de OEM. A velocidade de hemossedimentação de

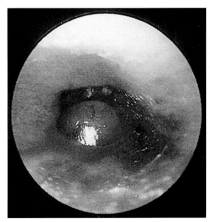

FIGURA 64-3. Otite externa maligna. Tecido de granulação inicial se assenta na base do meato acústico na junção osteocartilaginosa.

eritrócitos (VHS) é, geralmente, a única alteração laboratorial e pode ser marcadamente elevada. Embora não específica, a VHS indica um estado de inflamação no corpo e pode ser usada para seguir um tratamento responsivo e eficiente. O carcinoma espinocelular do osso temporal pode ser visto inicialmente com otalgia e otorreia semelhantes, e exames de imagem isoladamente não conseguem diferenciar entre OEM e neoplasia. Havendo qualquer suspeita de malignidade, deve ser realizada uma biópsia.

Estudos de imagem: Estudos de imagem anatômicos e fisiológicos são fundamentais para o diagnóstico e acompanhamento da OEM. Vários métodos de imagem estão disponíveis, e cada um é apropriado para situações diferentes.

Tomografia Computadorizada: Exames de tomografia computadorizada de alta resolução (TC) são facilmente obtidos e relativamente baratos. As conclusões sobre TC que indicam OEM incluem a erosão do osso cortical e anormalidades dos tecidos moles inferiores ao osso temporal e ao longo da base do crânio. A tomografia computadorizada mostra ainda pequena erosão do osso cortical timpânico e é um teste útil de primeira linha. A TC é desvantajosa, devido a haver subavaliação dos tecidos moles, da extensão da doença intracraniana e da incapacidade de distinguir a infecção de neoplasias. Uma vez que a normalização de alterações ósseas pode não acontecer, mesmo havendo a resolução da infecção, a TC é também limitada para dar seguimento da resposta terapêutica.

Imagem de Ressonância Magnética: Embora as imagens de ressonância magnética (RM) percam a erosão óssea sutil, ela é superior na detecção de alterações de tecidos moles e pode mostrar realce dural. Estes são mais propensos a serem resolvidos com o tratamento, o que torna a RM mais útil para seguir o curso da doença. Alterações de tecido mole nos tecidos que circundam imediatamente o MAE serão evidentes no TC e, se este tecido for normal, a RM pode não ser necessária.

Imagem Óssea com Tecnécio: Cintilografia óssea com tecnécio-99m mostra áreas de atividade osteoblástica e é altamente sensível para a infecção óssea. Tanto a tradicional imagem planar quanto a tomografia de emissão de fóton único (SPECT) podem ser usadas. A SPECT oferece boa localização anatômica e pode destacar as áreas de envolvimento ósseo antes de a tomografia computadorizada mostrar mudanças estruturais, o que a torna particularmente útil quando a suspeita clínica de OEM é alta, mesmo com o exame de tomografia computadorizada negativo. A cintilografia óssea com tecnécio não é usada para acompanhar as respostas ao tratamento se a reparação óssea for persistente por muito tempo após a infecção ter sido resolvida.

Scanner de Radioisótopos: o Citrato de Gálio-67 e índio-111 marcados com *scans* de leucócitos como áreas de atividade de células inflamatórias. Estes testes são sensíveis e percebem os valores de absorção de regresso ao normal rapidamente quando da resolução da infecção, o que os torna úteis no seguimento a uma resposta terapêutica.[47] No entanto, esses testes são caros e os resultados, demorados; falso-positivos podem ocorrer secundariamente em tecidos moles circundantes à inflamação óssea. Um maior grau de precisão do diagnóstico (e despesas) é viável pela aquisição simultânea de uma varredura do osso SPECT tecnécio-99m e varredura de leucócitos índio-111-rotulados.

Tratamento

O tratamento para a OEM depende do diagnóstico precoce e de tratamento médico agressivo com cobertura para pseudomonas. A equipe de tratamento deve incluir otorrinolaringologistas, endocrinologistas e especialistas em doenças infecciosas com estreita colaboração com radiologistas e microbiologistas. O tratamento deve ser dirigido por meio da cultura de atenção especial às suscetibilidades. Infecções iniciais podem ser tratadas com fluoroquinolona oral (ciprofloxacina), exceto no caso de organismos resistentes. Casos mais avançados podem exigir antibióticos por via parenteral, inicialmente, com transição para fluoroquinolonas orais para uso doméstico. A duração típica do tratamento é de 6 semanas, e este não deve ser interrompido até que exame clínico e VHS tenham retornado ao normal. Alguns defendem a continuidade do tratamento até que uma varredura de gálio negativa seja obtida, porém os resultados de digitalização, muitas vezes, ficam para trás na resolução da doença e a espera pode levar a um tratamento excessivo. A ceftazidima (ou aztreonam para doentes alérgicos à penicilina) administrada por via endovenosa e combinada com ciprofloxacina, por via oral e tópica, aminoglicosídeo/esteroides em gotas tem sido proposta para doentes com cultura negativa. Nenhuma evidência, porém, suporta a eficácia dos antibióticos tópicos. Níveis de glicose no sangue devem ser mantidos de forma agressiva dentro de uma faixa normal e quaisquer outras condições que afetem a imunidade devem ser tratadas. O controle do diabetes também pode ser um sinal de resolução da infecção.

A oxigenioterapia hiperbárica tem sido utilizada como um adjuvante para a terapia médica; vários relatos de casos têm descrito a resolução da infecção em casos resistentes anteriormente. A eficácia da terapia com oxigênio hiperbárico, entretanto, nunca foi provada por estudos randomizados controlados. Mesmo na ausência de tais provas, alguns defendem o seu uso, especialmente em casos de paralisia do nervo facial.

A anfotericina B é o tratamento mais comum para OEM fúngica, mas este agente exerce efeitos colaterais significativos. O voriconazol e itraconazol também têm sido utilizados numa base mais limitada. O voriconazol é um tratamento de primeira linha recomendado para a aspergilose invasiva e, em geral, está disponível por via oral e obtém níveis terapêuticos previsíveis. Não há dados comparativos disponíveis para avaliar a eficácia da anfotericina contra voriconazol.

O papel do tratamento cirúrgico para esta desordem nunca foi avaliado de forma crítica e continua sendo limitado. O debridamento cirúrgico de resgate do osso inviável foi mencionado, ainda que não seja claro quando a ressecção cirúrgica é obrigatória. O envolvimento do osso ocorre ao longo da base do crânio, assim a mastoidectomia tradicional não deveria, teoricamente, ser eficaz no debridamento da infecção. Da mesma forma, porque o nervo facial está envolvido na região do forame estilomastóideo, a descompressão do nervo facial nos segmentos proximais parece ser inadequada. A terapia médica para esta doença é fundamental, mas a ressecção cirúrgica deve ser reservada para casos em que o envolvimento ósseo é resistente à terapia; além disso, a ressecção cirúrgica deve ser incorporada nos esforços mais heroicos para eliminar uma infecção galopante ou progressiva. Nestes casos, a intervenção cirúrgica deve incluir uma ampla ressecção óssea da base do crânio, incluindo o forame estilomastóideo e o bulbo jugular, juntamente com a introdução de tecido viável, vascularizado (p. ex., retalho de músculo temporal ou transferência de tecido livre microvascular) no leito cirúrgico.

HERPES-ZÓSTER ÓTICO

O herpes-zóster ótico (HZO) representa a infecção da orelha e do MAE pelo vírus da varicela-zóster (VVZ). As manifestações clínicas incluem um pródromo de otalgia, que pode ser severo, e uma erupção vesicular no meato e na concha (Fig. 64-4). Em última análise, estas vesículas rompem e formam crostas. Um subgrupo de pacientes manifesta Síndrome de Ramsay Hunt, definida por paralisia facial na presença de HZO. Após a infecção primária (varicela), VVZ é abrigado num estado latente nos gânglios sensoriais e é ativado quando a infecção se propaga ao longo dos dermátomos. O ressurgimento de VVZ torna-se cada vez mais comum com avançar da idade e imunossupressão. No HZO, se pensa-se geralmente que os sintomas são causados por uma reativação do VVZ presente no gânglio geniculado. Alguns autores têm contestado esta afirmação e apontam para uma participação mais

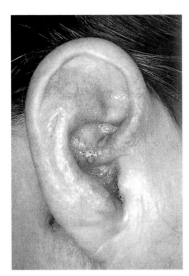

FIGURA 64-4. Herpes-zóster óticos. Observe as vesículas infecciosas com margens eritematosas que envolvem a concha e uma crosta, lesão mais antiga sobre o mastoide.

ampla do sistema neurológico que inclui envolvimento frequente dos nervos cranianos V, IX e X. Um estudo olhou para a presença de DNA de VVZ no tecido neural humano, encontrando 79 e 69% dos gânglios do trigêmeo e geniculado, respectivamente, contendo DNA de VVZ em adultos, mas nenhuma foi encontrada em lactentes. A apresentação clássica não está sempre presente, e a erupção típica pode surgir antes, durante ou depois da paralisia facial, o que dificulta o diagnóstico. Apesar de raro, HZO representa a segunda causa mais comum de paralisia facial periférica não traumática. Outros sintomas associados ao HZO incluem zumbido, perda auditiva, hiperacusia/disacusia, vertigem, disgeusia e diminuição de lacrimejamento, os quais implicam o envolvimento dos gânglios associados.

O tratamento é empírico e inclui cuidados locais auriculares, a administração de gotas de antibiótico e esteroides tópicos e a administração de um agente anti-herpético no início da síndrome (p. ex., valaciclovir, 1000 g, três vezes ao dia, durante 7 dias). Devem ser adicionadas doses elevadas de esteroides (p. ex., prednisona, 1 mg/kg/dia), na presença de paralisia facial, perda de audição neurossensorial, ou ambas.[64] No entanto, há uma falta de evidências qualitativas disponíveis para mostrar a eficácia de qualquer intervenção. O prognóstico para a recuperação de função do nervo facial é pior para HZO do que para paralisia facial idiopática. A atenção deve ser orientada para cuidados com os olhos, bem como para a procura oftalmológica quando há evidência de ceratite herpética, especialmente quando o envolvimento do nervo trigêmeo é evidente. A neuralgia pós-herpética pode ser um problema significativo e é mais comum em pacientes com mais de 60 anos de idade. A gabapentina tem sido demonstrada como o agente preferido para tratar essa dor. A vacinação universal de crianças contra VVZ e a aprovação nos Estados Unidos pela Food and Drug Administration de uma vacina zóster para adultos mais velhos podem resultar em uma diminuição da incidência de infecções zóster no futuro, ainda que essas vacinas não sejam indicadas para o tratamento de uma infecção ativa ou nevralgia pós-herpética.

MIRINGITE BOLHOSA

A miringite bolhosa é uma condição inflamatória que envolve a superfície lateral da MT e a porção média da parede do meato. Ela normalmente ocorre em associação com infecções respiratórias superiores e é mais comum no inverno. Embora alguns tenham argumentado que uma infecção viral ou micoplasma seja a causa subjacente, outros estudos mostraram uma distribuição similar de agentes agressores, como na otite média em geral. As manifestações clínicas incluem otalgias agudas graves, otorreia serossanguinolenta e perda auditiva. A descoberta clínica é a marca registrada sobre o MT e a face medial do meato com fluido seroso ou serossanguinolento (Fig. 64-5). A ruptura espontânea da bolha leva à descarga observada. O curso clínico e o exame físico tornam fácil confundir esse transtorno com otite média aguda. Otite média serosa é uma descoberta frequentemente associada a 30 a 40% dos casos. Mais significativa é a associação dessa doença com uma perda auditiva neurossensorial. 65% dos pacientes manifestam perda auditiva neurossensorial ou mista, com o componente neurossensorial recuperado completamente em aproximadamente 60% dos casos.

O tratamento inclui analgésicos, antibiótico tópico/esteroide em gotas, para evitar superinfecção bacteriana, ou punção das bolhas, o que pode resultar no alívio da dor. O papel dos esteroides sistêmicos ainda não foi estabelecido. No final, a miringite bolhosa pode representar uma variante de otite média aguda e deve ser tratada como tal.

CONDRITE, PERICONDRITE E CELULITE AURICULAR

A pericondrite e a condrite são infecções do pericôndrio auricular e da cartilagem, respectivamente. Elas podem resultar de trauma contuso ou penetrante na orelha ou por extensão direta de uma OE. No caso de um trauma sem corte, o hematoma fica na superfície lateral do pavilhão auricular, que é infectada e é muitas vezes o evento inicial. Trauma penetrante pode resultar de várias lesões que incluem perfuração da orelha, assalto, mordidas e lesões iatrogênicas. Cada vez mais popular, a perfuração da cartilagem da orelha, em oposição à perfuração do lóbulo, pode predispor a infecção se focos forem descritos. O pseudomonas é o organismo causador mais frequente.

O exame físico revela um pavilhão tenro, eritematoso e endurecido. A flutuação indica a presença de um abcesso e uma possível condrite. O tratamento de pericondrite é composto por eliminação de quaisquer corpos estranhos e administração de um antibiótico quinolona oral. Qualquer abcesso deve ser drenado, bem como qualquer cartilagem necrótica deve ser ressecada; a ferida pode ser envolta com gaze impregnada de antibiótico, ou, quando a cartilagem é ressecada, um dreno de Penrose pode ser usado. Pode resultar em deformidade permanente da cartilagem ("orelha de couve-flor").

Nas recorrências ou no inchaço auricular bilateral, devem-se pedir exames reumatológicos para policondrite recidivante, o que representa uma condição distinta com critérios diagnósticos específicos, mas geralmente envolve a inflamação episódica e

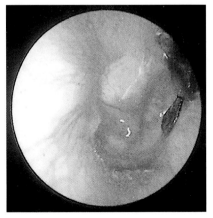

FIGURA 64-5. Miringite bolhosa. O meato acústico profundo e a membrana timpânica são agudamente inflamados. Uma grande bolha é vista através da membrana timpânica posterior.

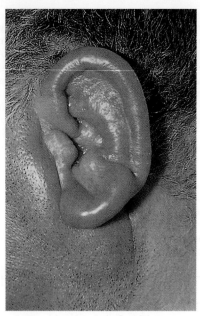

FIGURA 64-6. Erisipela. Note-se o eritema difuso, o inchaço da orelha e a margem de avanço da celulite que envolve a face. A linha de demarcação entre as áreas envolvidas e não envolvidas está claramente definida.

destruição das estruturas cartilaginosas e multiformes. O pavilhão auricular está geralmente afetado, mas muitos locais anatômicos podem estar envolvidos, incluindo nariz, laringe, traqueia, brônquios, olho, articulações, pele, válvulas cardíacas e a aorta.[81] Por causa da possibilidade de envolvimento sistêmico se houver suspeita desta condição, recomenda-se uma consulta com um reumatologista.

Celulite auricular normalmente resulta de uma OE espalhada ou uma lesão penetrante. Distingue-se de pericondrite pela falta de endurecimento e manifesta-se como uma orelha eritematosa. O tratamento é com antibióticos sistêmicos antiestafilocócicos.

ERISIPELA

Erisipela é uma infecção cutânea causada por *Streptococcus*-β-hemolíticos e pode envolver a pele da cabeça e do rosto, incluindo a orelha. O tecido envolvido é eritematoso, endurecido e tenro. A marca da infecção é que ela se espalha ao longo de uma fronteira bem demarcada (Fig. 137-6). O tratamento é com antibióticos sistêmicos orais, como a penicilina.

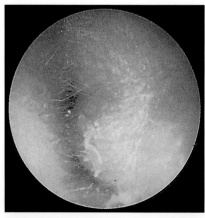

FIGURA 64-7. Furúnculo do meato acústico. Os pequenos abscessos formam um inchaço localizado na entrada do meato acústico. O furúnculo que começou a se romper é notado.

FURUNCULOSE

Um furúnculo é uma coleção encapsulada de pus, vista como uma dolorosa e firme massa flutuante (Fig. 64-7). Quando associada à orelha, ela surge a partir dos folículos pilosos da porção lateral do meato acústico. O organismo causador é tipicamente *Staphylococcus aureus*. As manifestações clínicas incluem dor localizada e eritema do MAE lateral, que são geralmente bastante tenras à manipulação. As manifestações precoces incluem inchaço nodular e eritema que passa a flutuação e possível drenagem no MAE. O tratamento inclui a aplicação de compressas quentes e pomada tópica de antibiótico. Antibióticos orais antiestafilocócicos devem também ser administrados e uma lesão flutuante deve ser incisada e drenada sob anestesia local.

CERATOSE OBLITERANTE E COLESTEATOMA DO MEATO ACÚSTICO EXTERNO

A ceratose obliterante e o colesteatoma do meato acústico externo representam, ambos, um acúmulo anormal de queratina no meato acústico externo. Embora os dois termos tenham sido usados alternadamente no passado, agora são geralmente usados para representar entidades de doença separadas.

A ceratose obliterante representa um distúrbio difuso de toda a circunferência da pele medial do meato acústico externo. Os pacientes afetados acumulam um tampão denso de queratina que pode obstruir completamente o meato acústico e causar uma perda auditiva condutiva. Frequentemente, esses pacientes têm dor severa, que surge a partir de uma otite externa secundária agressiva. Ambas as orelhas estão frequentemente envolvidas, embora nem sempre com a mesma intensidade. Se a condição for negligenciada, a pressão exercida pela camada de queratina pode causar alargamento do meato acústico ósseo ou formação de uma cavidade de "automastoidectomia", embora a osteonecrose não esteja presente. O espessamento e a mucosalização da MT podem ocorrer, assim como o embotamento da cicatrização perianular inflamatória crônica da pele do meato. Raros casos de deiscência do tégmen, paralisia facial e erosão lateral do canal semicircular foram relatados.

A condição afeta principalmente adultos, geralmente entre 30 e 60 anos. Corbridge et al. documentaram 84 padrões de migração epitelial defeituosos da camada epitelial da MT e pele do meato acústico externo, em pacientes afetados, ao passo que outros propuseram que a produção excessiva de células epiteliais é o que está subjacente à doença. Os fatores responsáveis por essas alterações são desconhecidos.

O tratamento é a remoção atraumática dos restos epiteliais. Ocasionalmente, o amolecimento preliminar com gotas otológicas ou anestesia geral ainda é necessário. Após a limpeza, visitas de acompanhamento estão programadas para limpar os meatos e remover detritos profilaticamente, antes de ocorrer inflamação e infecção novas. Ao longo do tempo, o intervalo entre limpezas pode aumentar, embora debridamentos ao longo da vida possam ser necessários.

O colesteatoma do MAE é raro e parece representar uma entidade clínica distinta. Uma ulceração da pele do meato com necrose do osso subjacente se desenvolve na porção inferior-posterior do meato acústico ósseo imediatamente lateral ao anel. Não está claro se a invasão do osso por epitélio escamoso e posterior necrose começaria o processo, ou se um foco de osso lesionado (secundário a trauma ou infecção), com invasão do epitélio das margens da úlcera sobrejacente, seria o evento inicial. A natureza focal da doença se distingue da ceratose obliterante que afeta de modo circunferencial o meato acústico. Os pacientes são tipicamente vistos inicialmente com sinais e sintomas de uma otite externa, incluindo otorreia. No exame, o tecido de granulação pode ser visto na borda de uma cratera óssea cheia de detritos infectados de queratina.

O tratamento resolve o tecido de granulação e a otite externa com a remoção de detritos e subsequente administração de medicamentos. As visitas de acompanhamento estão programadas para tentar evitar crises através de limpezas periódicas com o uso de agentes tópicos. A cirurgia pode ser necessária em casos refratários e que implicam remoção da matriz do colesteatoma e do osso necrosado, seguida da colocação de um enxerto de fáscia na cavidade para promover reepitelialização saudável.

Para consultar a lista completa de referências, acesse www.expertconsult.com.

LEITURA SUGERIDA

Adour KK: Otological complications of herpes zoster. *Ann Neurol* (35 Suppl):S62–S64, 1994.

Grandis JR, Curtin HD, Yu VL: Necrotizing (malignant) external otitis: prospective comparison of CT and MR imaging in diagnosis and follow-up. *Radiology* 196:499–504, 1995.

Hajioff D, Mackeith S: Otitis externa. Available at clinicalevidence.bmj.com/x/systematic-review/0510/overview.html.

Kesser BW: Assessment and management of chronic otitis externa. *Curr Opin Otolaryngol Head Neck Surg* 19:341–347, 2011.

Marais J, Dale BA: Bullous myringitis: a review. *Clin Otolaryngol Allied Sci* 22:497–499, 1997.

Persaud RAP, Hajioff D, Thevasagayam MS, et al: Keratosis obturans and external ear canal cholesteatoma: how and why we should distinguish between these conditions. *Clin Otolaryngol Allied Sci* 29:577–581, 2004.

Roland PS, Stroman DW: Microbiology of acute otitis externa. *Laryngoscope* 112:1166–1177, 2004.

Rosenfeld RM, Brown L, Cannon CR, et al: Clinical practice guideline: acute otitis externa. *Otolaryngol Head Neck Surg* 134:S4–S23, 2006.

Tarazi AE, Al-Tawfiq JA, Abdi RF: Fungal malignant otitis externa: pitfalls, diagnosis, and treatment. *Otol Neurotol* 33:769–773, 2012.

65 Terapias Tópicas para Distúrbios da Orelha Externa

Daniel J. Lee | Daniel Roberts

Pontos-chave

- Uma compreensão do perfil de eficácia e dos efeitos colaterais das terapias tópicas prescritas e não prescritas é importante para o êxito no manejo do paciente com uma afecção não neoplásica na orelha externa.
- Debridamento sob microscopia binocular no consultório de otorrinolaringologia é um procedimento tanto diagnóstico quanto terapêutico para afecções comuns que envolvem a orelha externa.
- A maioria das terapias ototópicas é segura para o tratamento de infecções não complicadas da orelha externa, desde que a membrana timpânica esteja intacta.
- Os aminoglicosídeos e os agentes acidificantes devem ser evitados quando uma perfuração da membrana timpânica está presente por causa do possível risco de ototoxicidade.
- Enfatizar uma higiene meticulosa da orelha e evitar a automanipulação são cruciais para prevenir infecções recorrentes ou crônicas.
- Uma terapia sistêmica deve ser considerada em infecções graves ou crônicas e em pacientes imunocomprometidos.
- Deve-se realizar a cultura de infecções persistentes e deve-se fazer a biópsia de tecidos suspeitos ou doentes para excluir a possibilidade de malignidade.
- Avaliações dermatológicas e reumatológicas devem ser consideradas em casos refratários ou bilaterais de otite externa eczematosa.

Medicamentos de uso tópico para distúrbios da orelha externa estão entre as terapias mais comumente prescritas para pacientes pediátricos e adultos que chegam a um consultório otorrinolaringológico. A distribuição local de medicamentos antibióticos e anti-inflamatórios para a orelha externa tem várias vantagens sobre as terapias sistêmicas e incluem 1) a facilidade de uso do paciente, 2) aumento da concentração dos níveis do medicamento na região afetada, 3) redução dos efeitos colaterais sistêmicos e 4) um custo mais baixo. O uso de antibióticos ototópicos em particular evita a seleção de organismos resistentes nos tratos gastrintestinais e respiratórios, o que pode ocorrer na terapia sistêmica. As desvantagens incluem a dificuldade de utilizar medicações tópicas no meato acústico externo edemaciado ou ocluído, hipersensibilidade ou reações alérgicas e um risco teórico de lesões a orelha interna quando a membrana timpânica está perfurada. Este capítulo fornece uma discussão baseada em evidências de terapias tópicas para distúrbios da orelha externa com base em categorias de doenças. Essas categorias incluem otite externa bacteriana, otite externa fúngica, miringite, otite externa eczematosa, infecções virais da orelha externa, cerume impactado e orelha com secreção crônica.

TERAPIA TÓPICA
HISTÓRICO

Terapias tópicas têm sido utilizadas no manejo de distúrbios da orelha externa por milhares de anos. De acordo com Myer,[1,2] misturas de chumbo vermelho, resina de árvore e azeite, bem como incenso, gordura de ganso, creme de leite de vaca, soda esmagada, vermelhão, cominho, orelha de burro e óleo *hatet* foram usadas para tratar a orelha com drenagem crônica há mais de 3.500 anos. Um processo conhecido como vela na orelha data de mais de 1.000 anos e foi originalmente adotado como método de remoção de cerume do meato acústico externo. Nesse processo, uma vela oca é acesa em uma extremidade que cria um vácuo na extremidade final; quando inserida na orelha, a vela tira detritos a partir do meato. Estudos contemporâneos têm mostrado que o procedimento da vela na orelha é bastante ineficiente. Em alguns casos, essa técnica deixa depósitos de cera quente no meato e resulta em queimaduras.[3] Nos anos de 1800, "óleo de cascavel", terebentina, cânfora, mentol e sassafrás foram comercializados como a cura para a otorreia. Até o início dos anos de 1900, foi introduzido o uso de adstringentes e álcoois. A acidez e a alta concentração de álcool fizeram essas preparações de algum modo eficazes, quando administradas no início do curso de uma infecção, apesar de não possuírem um alvo antimicrobiano. Apenas durante meados do século XX é que foram desenvolvidos os antibióticos e antifúngicos tópicos para tratar os patógenos mais comuns associados à otite externa (OE) e à otite média (OM).[1,2] Em particular, os aminoglicosídeos ototópicos já estão disponíveis há mais de 20 anos e ainda são prescritos com frequência. Contudo, agentes fluoroquinolonas mais recentes estão ganhando popularidade, uma vez que estudos têm mostrado menos ototoxicidade associada com a sua utilização.[3,4]

MECANISMO DE AÇÃO

O meato acústico externo (MAE) é revestido com epitélio que proporciona uma barreira natural contra o meio ambiente. Uma distribuição bem-sucedida de medicamentos tópicos requer a penetração através dessa barreira e do estrato córneo, a camada mais superficial da epiderme, que oferece a maior resistência à permeação de fármacos.[5] A difusão passiva possibilita o transporte através do estrato córneo, e o grau de absorção está relacionado com as propriedades do agente a ser utilizado.[5] Duas vias de difusão passiva através do estrato córneo têm sido propostas, a transanexos e a epidérmica.[6] Porque apenas 0,1% da área de pele é composta de anexos cutâneos, tais como folículos capilares, glândulas sebáceas e assim por diante, a rota epidérmica é tida como a via mais importante de permeação de fármacos.[5,6] As medicações tópicas podem se difundir através da epiderme transcelular ou intercelular.[6] O transporte transcelular é usado por fármacos hidrofílicos, ao passo que ocorrem com a difusão intercelular compostos lipofílicos.[5,6] Claramente, o agente ou veículo utilizado em um agente ototópico vai afetar sua absorção e difusão através da epiderme.

ANTIBIÓTICOS TÓPICOS

Concentrações locais extremamente altas (3.000 μg/mL para uma solução ótica de 0,3%) de antibióticos ototópicos podem ser alcançadas no meato acústico externo. As concentrações inibitórias mínimas (CIMs) para os antibióticos contra patógenos comuns associados a infecções da orelha externa são tipicamente inferiores a 100, mas podem ser em torno de 200 para *Pseudomonas* resistente.[8] As concentrações locais associadas com ototópicos são significativamente superiores às CIMs para todos os agentes patogênicos que têm sido isolados a partir de infecções da orelha externa, o que inclui organismos resistentes.[8] Em contrapartida, a concentração local de antibióticos na orelha média após administração oral de amoxicilina, eritromicina, azitromicina ou cefixima (dada em doses para adultos normais) varia de 1 a 15 mg/mL, embora possa ser tão alta quanto 35 mg/ml com a infusão endovenosa (EV) de ceftriaxona e possa não ser maior que as CIMs para os organismos que estão causando a infecção.[9-11] Esses níveis foram observados tão cedo quanto 4 horas após a administração oral em indivíduos humanos e foram medidos em amostras de fluido da orelha média obtidas usando timpanocentese. Nenhum estudo foi feito para examinar as concentrações de antibióticos administradas sistemicamente em orelha externa; porém, é improvável que as concentrações sejam muito diferentes das observadas na orelha média.

MEDICAMENTOS ANTI-INFLAMATÓRIOS DE USO TÓPICO

Os anti-inflamatórios prescritos mais comumente usados para as afecções da orelha externa também incluem um antibiótico ou agente antifúngico, embora ocasionalmente um otorrinolaringologista possa prescrever apenas um esteroide tópico para prurido crônico ou eczema.

A maior parte da atual compreensão de como o componente esteroide dessas preparações é absorvido localmente por meio de aplicação tópica pode ser encontrada na literatura dermatológica. A eficácia de uma preparação específica de esteroide está associada com a potência inerente do composto e a sua capacidade de penetrar na epiderme.[12] Preparações lipofílicas (não polares) são transportadas através do estrato córneo de forma mais eficaz que moléculas hidrofílicas (polares).[12] O estrato córneo também pode atuar como um reservatório para esteroides tópicos, permitindo um efeito local prolongado mesmo após a interrupção da terapia.[5,12] Veículos tais como etanol ou propilenoglicol aumentam a solubilidade de agentes tópicos e melhoram a permeabilidade.[12] A hidratação do estrato córneo pode também ser melhorada usando os veículos oclusivos, tais como pomadas, as quais também melhoram a penetração do fármaco.[12]

DISTÚRBIOS DA ORELHA EXTERNA
OTITE EXTERNA BACTERIANA AGUDA

A otite externa aguda (OEA), ou orelha de nadador, é um distúrbio comum que afeta todas as faixas etárias e é uma causa significativa de dor ou morbidade. A incidência de OEA é significativa e responsável por 2,4 milhões das consultas médicas nos Estados Unidos (8,1 consultas por 1.000 habitantes) e U$ 0,5 bilhão de gastos por ano.[13] A OEA é uma infecção da pele do MAE sensível que muitas vezes surge a partir da umidade prolongada causada após nadar ou tomar banho. Quando a pele se torna macerada pela exposição à água, fica suscetível à invasão bacteriana, provocando edema e inflamação. Desenvolvimento copioso de *debris* purulentos pode tornar-se preso no meato acústico externo, se o edema for significativo (Fig. 65-1).

Além disso, o trauma no epitélio do meato, por exemplo, através de manipulação com *swabs* com ponta de algodão também aumenta o risco de OEA.[14] Aproximadamente 90% dos casos são OEA bacteriana, considerando que apenas 10% são fungos.[15] O patógeno bacteriano mais comum é *Pseudomonas aeruginosa*, seguido por *Staphylococcus aureus*, bactérias Gram-negativas e anaeróbios.[15-17]

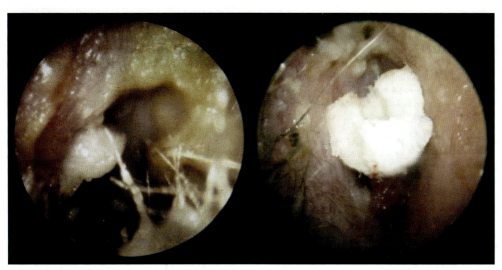

FIGURA 65-1. Otite externa aguda. Eritema, edema e *debris* purulentos copiosos são vistos (*à esquerda*), e, em alguns casos, um meato edematoso com tecido de granulação (*à direita*) necessita da colocação de um curativo para facilitar a chegada de fármacos de uso tópico na fase aguda. (Courtsey John House, MD)

Sinais e Sintomas

Pacientes com OEA muitas vezes queixam-se de otalgia, otorreia com odor e perda de audição na orelha afetada. O exame físico irá revelar dor à palpação do trago ou do pavilhão auricular, pele do meato edemaciada e eritematosa, bem como *debris* purulentos (Fig. 65-1). A membrana timpânica (MT) é muitas vezes difícil de visualizar na OEA; assim uma perfuração colateral não pode ser excluída até que se obtenha debridamento ou melhoria do edema. Geralmente, os diapasões irão lateralizar para a orelha afetada, mesmo em infecções muito leves, e um audiograma, se realizado durante a infecção aguda, confirmará uma perda auditiva condutiva leve. Em infecções graves, o paciente pode ter celulites que se estendem para o rosto e pescoço, além de linfadenopatia cervical no lado afetado. Em OE crônica, os pacientes têm otalgia mínima e, muitas vezes, se queixam de otorreia persistente, prurido e audição abafada. O exame físico pode revelar espessamento do meato, umidade, *debris* e, ocasionalmente, granulação de tecido.

Opções de Terapia Tópica

O tratamento da OEA envolve muitas vezes preparações de antibióticos tópicos, com ou sem esteroides. Na OE aguda ou crônica leve, como medida preventiva, podem ser utilizados agentes acidificantes. Antibióticos sistêmicos são indicados em casos graves ou refratários, ou em doentes que estão imunocomprometidos, como discutido abaixo. Independentemente da terapia escolhida para tratar OEA, a remoção de *debris* a partir do meato acústico externo e a avaliação do estado da MT são cruciais antes de usar quaisquer terapias ototópicas,[15,18-20] e analgésicos orais são muitas vezes necessários em casos moderados ou graves. A repetição do desbridamento do meato sob microscopia binocular é essencial para melhorar uma infecção refratária a terapias ototópicas. Nos casos em que o meato está extremamente edemaciado, pode ser impossível visualizar a MT. Nesse exemplo, deve-se ter cuidado para evitar a utilização de ototópicos com potenciais efeitos colaterais ototóxicos.[18] Inchaço significativo e edema também exigem a colocação de curativo com uma fita (pavio) para garantir a distribuição adequada de antibióticos ototópicos medialmente ao meato (Fig. 65-1). O pavio deve ser trocado ou removido dentro de 3 a 5 dias após sua inserção. Se o meato estiver patente, massagem tragal irá ajudar na distribuição medial da medicação no MAE; e segurar a cabeça em determinadas posições durante vários minutos permitirá o enchimento suficiente da cavidade infectada.

Antibióticos Ototópicos. Preparações de antibióticos ototópicos, com ou sem esteroides, são os agentes mais comumente usados mais comuns para tratar OEA no consultório de otorrinolaringologia. Essas preparações atingem concentrações nos tecidos locais cerca de mil vezes maior do que antibióticos sistêmicos, elas têm um perfil favorável de efeitos colaterais e também demonstram uma menor incidência de resistência bacteriana quando comparadas com os antibióticos sistêmicos.[7,15] A American Academy of Otolaryngology-Head and Neck Surgery Foundation (AAO-HNSF) desenvolveu em 2006 uma diretriz de prática clínica para o tratamento de OE. Esse relatório baseado em evidências foi desenvolvido por representantes de otorrinolaringologia e cirurgiões de cabeça e pescoço, pediatria, medicina de família, infectologistas, medicina interna, medicina de emergência e informática médica. O grupo fez recomendações fortes para o uso de preparações tópicas para a terapia inicial de OEA difusa sem complicações; a terapia antimicrobiana (sistêmica) não deverá ser usada a não ser que haja extensão para fora do meato acústico externo ou a menos que fatores específicos do hospedeiro estejam presentes e indiquem a necessidade de terapia sistêmica, tais como diabetes, radioterapia prévia ou imunossupressão.[18] Apesar dessas recomendações, antimicrobianos sistêmicos ainda são utilizados em aproximadamente um terço das consultas de pacientes com exclusão de fatores complicadores até 2010, e os padrões de prescrição não mudaram em resposta à diretriz de prática clínica em 2006; isto mostra a necessidade de abraçar diretrizes baseadas em evidências.[21,22]

Muitas opções de antibióticos ototópicos estão disponíveis para o manejo da OEA. Poucos estudos clínicos têm examinado a relação de eficácia, segurança e custo-efetividade entre esses agentes tópicos comumente prescritos. No entanto, uma recente revisão de Cochrane sugeriu que antimicrobianos tópicos que contêm esteroides são mais eficazes do que o placebo, sem grandes diferenças de eficácia entre as variadas formulações tópicas.[23] Algumas preparações tópicas comumente utilizadas para o manejo da OEA são discutidas a seguir.

Cortisporin. A suspensão otológica de solução de Cortisporin (neomicina, polimixina e hidrocortisona a 1%) tem propriedades antibacterianas e anti-inflamatórias. A suspensão é um agente branco leitoso e tem sido uma escolha comum para OEA bacteriana sem complicações durante muitos anos devido a sua eficácia, tolerância do paciente e baixo custo. Na suspensão e na solução, cada uma contém uma base de 3,5 mg neomicina, 10.000 unidades de polimixina B e 10 mg de hidrocortisona a 1% por mililitro. Os ingredientes do veículo da suspensão incluem o álcool cetílico, o propilenoglicol, polissorbato e água, enquanto a solução utiliza sulfato cúprico, glicerina, ácido clorídrico, propilenoglicol e água.[24,25] A suspensão tem um pH menos ácido (3 comparado com 2 para a solução) e é, portanto, mais bem tolerada. A neomicina tem sido usada há mais de 40 anos e é um dos aminoglicosídeos mais antigos. No entanto, a bactéria *Pseudomonas* desenvolveu resistência à neomicina,[8,26] e menos de 20% das *Pseudomonas* patogênicas mantêm a sensibilidade.[8] As polimixinas são antibióticos detergentes catiônicos que desorganizam a membrana da célula bacteriana. Eles funcionam bem contra bacilos Gram-negativos, especialmente *Pseudomonas*. Apesar de a neomicina e a polimixina possuírem potencial ototóxico em estudos com animais, dados humanos são ambíguos.[15,27-30] Essa preparação embebida em Gelfoam tem sido usada há muitos anos na orelha média sem consequências. O fabricante recomenda que o medicamento Cortisporin não seja utilizado em pacientes com distúrbios de MT.[24,25]

Ofloxacina. A ofloxacina (ofloxacina 0,3% com cloreto de benzalcônio 0,0025%, cloreto de sódio a 0,9% e água [pH 6,5]) é uma fluoroquinolona tópica utilizada em OEA. Pode ser utilizada com perfurações de MT e de tubos de ventilação, uma vez que não possui risco de ototoxicidade conhecido,[4,31,32] o que torna a ofloxacina uma escolha razoável para a profilaxia de cirurgia da orelha. Com efeito, a ofloxacina é aprovada pelo Food and Drug Administration (FDA) dos Estados Unidos para utilização em pacientes com OM supurativa e MTs perfuradas.[33] Como todas as fluoroquinolonas, a ofloxacina atua inibindo a síntese de DNA e o crescimento bacteriano por ligação a DNA-girase e topoisomerases. Efeitos colaterais comumente relatados incluem prurido e um sabor amargo se usado com a MT perfurada. As taxas de cura clínica para OEA após o tratamento com ofloxacina têm demonstrado ser de mais 80% em adultos e mais de 95% em crianças.[31]

Ciprofloxacina e Hidrocortisona. A ciprofloxacina com a hidrocortisona (Cipro HC Otic; ciprofloxacina 0,2%, hidrocortisona 1% e álcool benzílico como conservante) é uma fluoroquinolona tópica que também contém um agente esteroide. Tem largo espectro de cobertura, que inclui *Pseudomonas*, embora não tenha atividade contra anaeróbios. A ototoxicidade não demonstrou ser uma preocupação com o uso da ciprofloxacina tópica. Assim, seu uso demonstrou ser seguro para utilização em casos de perfurações de MT.[34,35] Embora muitos médicos usem CiproHC Otic na presença de perfurações de MT, o fabricante não recomenda isso, porque o frasco não é estéril.[36]

Ciprofloxacina e Dexametasona. A ciprofloxacina com dexametasona (Ciprodex Otic; ciprofloxacina 0,3%, dexametasona 0,1%) também combina ciprofloxacina com um esteroide para propriedades anti-inflamatórias. Esse medicamento é seguro para utilização em casos de perfurações de MT e é aprovado pela FDA para uso em pacientes com tubo de ventilação patente.[37] Em ensaios clínicos randomizados, o Ciprodex demonstrou ser mais eficaz na resolução da OEA que a neomicina/polimixina/hidrocortisona,[38] e também tem sido mostrado em um grande estudo cego randomizado ser superior a ofloxacina no tratamento OM aguda com otorreia através de tubos de ventilação.[39] Nenhum estudo compara diretamente o Ciprodex com o Cipro HC Otic suspensão em seres humanos, embora Sobol et al.[40] tenham demonstrado em um modelo animal que o Ciprodex foi superior ao Cipro HC no tratamento de tecido de granulação nas orelhas externa e média.

Tobramicina e Dexametasona. A tobramicina e dexametasona (Tobradex; 0,3% de tobramicina, 0,1% de dexametasona e cloreto de benzalcônio a 0,01% como conservante) são uma preparação oftálmica com atividade tanto antibacteriana como anti-inflamatória. A tobramicina é um aminoglicosídeo que se liga às subunidades ribossomais 30S e 50S e leva à inibição da síntese proteica bacteriana e resulta em um defeito da membrana celular bacteriana. A tobramicina deve ser evitada em pacientes com perfurações de MT ou tubo de ventilação por causa da possível ototoxicidade.[41-43]

Gentamicina Tópica. A gentamicina tópica (Garamycin Ophthalmic; gentamicina 0,3% [pH 7]) é uma outra preparação oftálmica que pode ser usada na OEA, especialmente quando é necessária uma cobertura Gram-negativa adicional. Mais uma vez, isso deve ser evitado em casos de perfurações de MT por causa de preocupações com a ototoxicidade.[41-43]

Dados Baseados em Evidências sobre Antibióticos Ototópicos em Otite Externa Aguda. Roland et al.[38,44] realizaram dois estudos randomizados multicêntricos que compararam antibióticos ototópicos. A eficácia clínica de 1 semana de ciprofloxacina e dexametasona (Ciprodex) ou neomicina e polimixina B mais hidrocortisona (Cortisporin) foi estudada em 468 adultos e crianças com OEA e MTs intactas. A ciprofloxacina mais a dexametasona apresentaram maiores taxas de erradicação de bactérias e melhora mais rápida dos sintomas em comparação com neomicina e polimixina B mais hidrocortisona. Isso foi seguido por um estudo que investigou a eficácia de ciprofloxacina hidrocortisona (CiproHC) comparada com a de Cortisporin e a amoxicilina sistêmica. A Cipro HC demonstrou ser clinicamente equivalente ao tratamento de adultos e crianças com OE.[44] Van Balen et al.[45] realizaram um estudo clínico randomizado de terapias tópicas que compararam ácido acético sozinho, ácido acético mais corticosteroide e antibiótico mais corticosteroide para OEA. Em 213 adultos com OEA, os pacientes que receberam preparações que incluem esteroides, quer o ácido acético ou antibióticos, tiveram taxas de cura significativamente mais elevadas em comparação com aqueles que receberam ácido acético sozinho.[45] O grupo ácido acético sozinho também teve maiores taxas de recorrência de OE.[45] Schwartz[46] realizou um estudo cego randomizado multicêntrico em que os pacientes com OEA receberam ofloxacina ototópica administrada uma vez por dia ou neomicina/polimixina/hidrocortisona administrada quatro vezes diariamente. Em 278 pacientes pediátricos com OE por *Pseudomonas*, ambos os agentes demonstraram ser igualmente eficazes na erradicação da doença e tiveram perfis de segurança semelhantes. Dado o reduzido potencial ototóxico da ofloxacina e o esquema de administração mais fácil, o autor concluiu que a ofloxacina pode ser um melhor agente de primeira linha. A mesma conclusão foi alcançada por Simpson e Markham[31] em uma metanálise da literatura sobre o uso da ofloxacina para OEA. Myer[1] descobriu que, quando comparadas com aminoglicosídeos, fluoroquinolonas ototópicas têm um melhor perfil de segurança, um largo espectro antimicrobiano e um custo mais baixo e o esquema de dosagem conveniente é bem tolerado pela maioria dos pacientes. Rosenfeld et al. encontraram[47] 18 estudos que abordaram a terapia ototópica para OEA e compararam os seguintes grupos: antimicrobiano *versus* placebo; antisséptico contra antimicrobiano; antibiótico fluoroquinolona contra antibiótico; esteroide mais antimicrobiano contra antimicrobiano; ou antimicrobiano mais esteroides contra esteroide. Taxas de cura clínica foram entre 65 e 80% dentro de 10 dias da terapia com todos os antibióticos ototópicos acima e não houve diferença estatística nas taxas de cura *clínica* entre qualquer um dos grupos de tratamento. As fluoroquinolonas tiveram uma taxa de cura *bacteriológica* 8% maior em comparação com ototópicos não quinolonas; no entanto, a taxa de cura clínica e as taxas de efeitos colaterais adversos foram as mesmas que as observadas com as outras preparações.[47] A adição de um esteroide às fluoroquinolonas diminuiu o período sintomático em aproximadamente 0,8 dias.[1,3] No entanto, como discutido mais adiante, esteroides têm um pequeno risco de causar uma reação de hipersensibilidade. Embora menos comumente recomendado por médicos otorrinolaringologistas, alguns estudos defendem o uso de apenas preparações esteroides sem antibióticos. Tsikoudas et al.[48] realizaram um estudo duplo-cego randomizado de 39 pacientes com OEA que foram tratados com um esteroide e um aminoglicosídeo ou o mesmo esteroide sozinho. Eles não encontraram nenhum benefício adicional com o aminoglicósido adicionado. Da mesma forma, Emgård et al.[49] estudaram 51 pacientes com OEA em um estudo aberto paralelo randomizado que comparou somente esteroides em gotas (0,05% solução de propionato de betametasona) com gotas para orelha que continham um esteroide com um antibiótico (hidrocortisona com oxitetraciclina cloridrato e polimixina B). Eles descobriram que os esteroides por si só tiveram uma taxa de cura clínica mais elevada do que o antibiótico e esteroide juntos. Esses dados estão em contraste com um estudo mais recente, que mostrou a superioridade da combinação de antibióticos com esteroides, betametasona, fosfato de sódio a 0,1% com sulfato de neomicina 0,5% (Vista Methasone-N), quando comparado com betametasona fosfato de sódio 0,1% (Vista-Methasone).[50]

Resistência Associada a Terapia com Antibióticos Ototópicos. Evidência de grau B é definida pelo U.S. Preventive Services Task Force como sendo uma evidência que sugere que os benefícios superam os potenciais riscos, e é isso que Weber et al. verificaram de forma geral:[51] não há resistência a antibióticos que seja significativa desenvolvida a partir da utilização de antibioticoterapia ototópica, o que oferece algum benefício. Cantrell et al.[26] examinaram a suscetibilidade de amostras obtidas de pacientes com OEA à neomicina/polimixina e ofloxacina. Os CIMs de cada medicamento antimicrobiano para os principais patógenos, *Pseudomonas* e *Staphylococcus aureus*, foram estudados, juntamente com a erradicação bacteriana e a eficácia clínica, de 1995 a 1996 e de 1999 a 2000.[26] Os dados de 1999 a 2000 mostraram que as CIMs para todos os agentes patogênicos aumentaram acima do limite do ponto de corte para a polimixina B. Em contraste, as CIMs de todos os agentes isolados para a ofloxacina mantiveram-se semelhantes entre os dois períodos de tempo, indicando desenvolvimento de resistência à neomicina/polimixina mas não a ofloxacina.[26] Wai e Tonge[32] demonstraram que resistência mínima tem sido documentada contra ofloxacina desde a sua utilização inicial na década de 1980, porque apenas duas linhagens de *Pseudomonas* mostraram ter um pouco de resistência à ofloxacina. Por causa de concentrações locais extremamente altas alcançadas, que ultrapassam até mesmo as mais altas CIMs para *Pseudomonas* resistentes, das terapias tópicas é pouco provável que a resistência seja um grande fator de importância na escolha de antibióticos ototópicos.

Agentes Acidificantes em Otite Externa Aguda Bacteriana

Agentes acidificantes podem ser utilizados nos casos agudos ou crônicos leves onde há otalgia mínima, mas a sua utilidade principal é nos cuidados preventivos de pacientes que são propensos a desenvolver OE agudas ou crônicas recorrentes (nadadores, usuários de aparelhos auditivos etc). O pH alcalino demonstrou ser um fator de risco para o desenvolvimento de OE aguda e crônica,[52,53] com perda de acidez proporcional ao grau de OE;[54] portanto, restaurando-se a acidez natural da MAE, pode-se inibir o crescimento de bactérias patogênicas. Infelizmente, o pH ácido dessas preparações pode limitar a adesão do paciente por causa da dor e da irritação local.[20] Esses agentes são contraindicados em perfuração de MT ou na presença de tubo de ventilação por causa da possível ototoxicidade.[3,55]

A seguir, estão as soluções acidificantes mais comumente usadas para OE leve, OE crônica ou cuidados preventivos do meato acústico externo.

1. Solução de álcool-vinagre que é 50% de álcool, 25% de vinagre branco e 25% de água destilada. Essa solução é barata, fácil para preparar em casa e pode ser tão eficaz como a prescrição de outros agentes dessa categoria. Normalmente, várias gotas (4 a 5), que podem ser facilmente administradas com uma seringa, são utilizadas na orelha afetada duas a quatro vezes ao dia até os sintomas se resolverem. Está contraindicado em pacientes com perfurações de MT ou tubos de ventilação, ou se o paciente tem hipersensibilidade para qualquer um dos componentes. Essa preparação pode ser utilizada com segurança como uma solução de irrigação se *debris* copiosos estiverem presentes no meato e nenhuma perfuração MT estiver presente.
2. O ácido acético em gotas de acetato de alumínio (Domeboro) pode ser utilizado em casos leves de OE para ajudar a secar e acidificar o meato. Cinco gotas são aplicadas na orelha afetada duas a quatro vezes ao dia. Isso não deve ser usado se perfuração MT ou tubo de ventilação estiverem presentes.[55,56]
3. Propilenoglicol e solução otológica de ácido acético (VoSol) e hidrocortisona a 1% mais propilenoglicol e ácido acético solução otológica (VoSol HC) também funcionam bem em infecções superficiais. O ácido acético tem propriedades antibacterianas, considerando que a hidrocortisona ajuda a reduzir a inflamação e o prurido. Ambas preparações são bastante viscosas e têm um pH de aproximadamente 3. Duas a quatro gotas são aplicadas duas a quatro vezes ao dia. Essa solução não deve ser usada caso haja uma perfuração de MT ou presença de tubo de ventilação devido à possibilidade de ototoxicidade.[57,58]

Com tão poucos ensaios para analisar e comparar as diferentes formulações ototópicas, a decisão sobre qual delas escolher para o tratamento da OEA é muitas vezes por conta da experiência clínica pessoal e da percepção do médico que realiza o atendimento. Além da eficácia, a preocupação com a ototoxicidade quando uma perfuração de MT ou presença de tubo de ventilação, a tolerância do paciente à posologia e as preocupações de hipersensibilidade são fatores que podem ajudar a orientar a escolha da terapia antibiótica tópica para OEA.

Quando a terapia inicial para tratar OEA falhar, o médico deve considerar não apenas as possibilidades de má administração ou ineficácia dos ototópicos, mas também outros diagnósticos possíveis, tais como a dermatite de contato, otite externa maligna (OEM) ou outra malignidade (Quadro 65-1).[15]

Terapia Sistêmica para Otite Externa Bacteriana Aguda

A AAO-HNSF recomenda que a administração de um antibiótico sistêmico pode ser benéfica em pacientes com OE quando associada a uma história prévia de terapia com radiação, diabetes ou estado imunocomprometido.[18] Adicionalmente, os pacientes com parotidite concomitante ou celulite que se estende até a orelha, rosto ou pescoço e pacientes com OM concomitante sem perfuração de MT ou tubo de ventilação devem receber antibióticos orais. Finalmente, os pacientes que não conseguem responder a um curso completo de ototópicos podem se beneficiar de antibióticos orais.[7,17,18,20] É prudente que se obtenha uma cultura prévia antes de se iniciar uma terapia com antibióticos em pacientes com OE refratária ou antes de iniciar uma terapia tópica em pacientes com comprometimento imune.

Considerações Especiais sobre a Otite Externa Bacteriana Crônica

Sintomas como otorreia persistente, sensação de ouvido cheio, audição abafada e prurido com duração superior a 3 meses podem indicar OE crônica. Isso pode ser o resultado de uma OE tratada inadequadamente, mas causas não infecciosas também devem ser consideradas e são discutidas na seção sobre OE eczematosa posteriormente.[15,59] Na OE crônica, terapias tópicas de antibióticos não são tão eficazes na resolução de uma inflamação de longa data. Evidências recentes sugerem um papel para os biofilmes na patogênese da OE bacteriana crônica, e biofilmes estão presentes em mais de 90% dos casos, o que pode contribuir para a natureza difícil desses casos.[60] Em muitos casos, a higiene inadequada da orelha e a manipulação com hastes flexíveis podem contribuir para a infecção bacteriana crônica, que deve ser tratada pelo otorrinolaringologista. Irrigação diária com um agente de desidratação ou acidificante e utilização de secador de cabelo em um nível baixo e soprando ar fresco após a exposição à água contribuirão para a otimização da higiene diária da orelha. Preparações de pó seco, como discutido abaixo, são uma alternativa razoável para as gotas tópicas, porque a umidade contínua com o uso a longo prazo dos ototópicos pode contribuir para a maceração da pele do meato acústico externo e pode levar à infecção crônica. Culturas do meato devem ser obtidas para assegurar a sensibilidade dos organismos aos antibióticos tópicos escolhidos.

Cremes esteroides e injeções de esteroides locais têm sido usados com antibióticos tópicos para melhorar a eficácia do tratamento da OE crônica. Stuck et al.[61] examinaram 13 pacientes com OE refratária apesar do tratamento com esteroides tópicos e antibióticos e injetaram na pele do meato acústico externo com triancinolona acetonida; a maioria desses pacientes reportou uma completa resolução dos sintomas. Em tais casos, a OE crônica pode não ser o resultado de uma infecção bacteriana persistente, e é importante considerar outras etiologias, tais como dermatite de contato e eczema, um colesteatoma do meato, ceratose ou malignidade. Além disso, pode ser difícil distinguir uma falha da terapia inicial de reações de hipersensibilidade ao agente ototópico, porque os sinais e sintomas são frequentemente semelhantes. Por isso, é importante ter um alto índice de suspeita para possíveis reações medicamentosas, especialmente quando se utilizam preparações com taxas mais elevadas de sensibilização.

Outras abordagens menos comuns incluem gel de nitrato de prata, que tem mostrado alguma eficácia em pacientes com OE refratária ou otomicose.[62] Em casos raros, focos persistentes de tecido de granulação foram tratados com pequenos fragmentos de nitrato de prata colocados no meato acústico externo com o microscópio binocular. Essa abordagem deve ser evitada nas orelhas previamente operadas e, especificamente, em pacientes que tenham sido submetidos a uma mastoidectomia aberta, no caso com nervo facial deiscente não reconhecido encontrado na região de tecido de granulação.

O manejo insatisfatório ou a OE crônica refratária podem levar a espessamento da pele, cicatrizes, estenose e embotamento de meato acústico externo/MT com perda auditiva condutiva associada. Alguns médicos referem-se a esse processo como *otite externa estenosante*, em que o meato externo continua a ser úmido apesar de uma terapia médica extensa. O meato se estreita gradualmente da parte medial para a lateral e na fase final está seco com mínima

---

Quadro 65-1. DIAGNÓSTICO DIFERENCIAL SE A OTITE EXTERNA AGUDA NÃO FOR RESPONSIVA À TERAPIA OTOTÓPICA

Trauma devido a automanipulação
Otite externa maligna
Dermatite de contato
Falha na adesão de medidas tais como evitar água nas orelhas
Administração inadequada de ototópicos
Imunossupressão (diabetes, radioterapia prévia)
Penetração inadequada de ototópicos devido a presença de *debris* ou pele do meato espessada
Doenças não diagnosticadas (psoríase, câncer, tuberculose)
Resistência de organismos envolvidos ao ototópico de escolha

ou nenhuma drenagem ou irritação. O uso do Tacrolimus, um imunossupressor não esteroide, pode ser considerado em casos recalcitrantes quando outras terapias não têm êxito.[63] Nesses casos, a canaloplastia e a timpanoplastia podem ser úteis para remover cicatrizes ou tecidos doentes, uma vez que a doença tenha chegado ao estádio final não inflamatório.

Indicações para Biópsia

Em pacientes com OE que não respondem à terapia medicamentosa máxima, tendo falhado os antibióticos tópicos e sistêmicos, as culturas devem ser repetidas, uma biópsia do meato acústico do doente deve ser considerada e uma avaliação autoimune deve ser iniciada. Uma biópsia deve ser realizada se são visualizados o tecido de granulação ou lesões ulcerativas persistentes na MAE, especialmente se existe a presença de dor e em doentes que estão imunocomprometidos. A tomografia computadorizada (TC) de alta resolução do osso temporal é útil para determinar o envolvimento ósseo. Infecções fúngicas agressivas, neoplasia e tuberculose podem estar mascaradas como uma OE aguda recorrente ou crônica se apresentando como uma orelha inflamada e com secreção.

OTITE EXTERNA MALIGNA

OE maligna (OEM) é uma osteomielite que se origina no meato acústico e estende-se ao osso circundante. Essa infecção bacteriana agressiva, geralmente causada por *Pseudomonas*, se espalha através das fissuras de Santorini e da junção osteocartilaginosa para envolver o osso temporal, a base do crânio e os nervos cranianos circundantes.

Sinais e Sintomas

Pacientes com OEM podem se queixar de dor noturna progressiva, ouvidos entupidos, febre e otorreia.[66] O exame pode revelar proptose auricular, necrose da pele do meato, granulação na junção osteocartilaginosa, envolvimento de nervos cranianos, vertigem ou sinais meníngeos.[66] O nervo facial é o nervo craniano mais comumente afetado na OEM, mas os nervos cranianos IX, X, XI e XII podem ser afetados se a doença progride ao longo da base do crânio.[67] Os nervos cranianos V e VI podem ser afetados se a doença se estende até o ápice petroso. Uma varredura de tecnécio pode determinar a presença de envolvimento ósseo com OEM, e a tomografia computadorizada de alta resolução do osso temporal está sendo usada cada vez mais para avaliar a erosão óssea.[68,69] Um alto índice de suspeição clínica deve ser mantido, todavia, por causa da frequente ocorrência de um atraso no diagnóstico em casos de OEM, particularmente quando os fatores de risco como a diabetes estão presentes.[70]

Opções de Manejo

A alta taxa de mortalidade historicamente relatada para a OEM diminuiu com o uso de antibióticos sistêmicos.[71] A extensão para base do crânio, o envolvimento de nervos cranianos e a extensão intracraniana identificada na Tc-99m inicial estão correlacionados com mortalidade.[72,73] Atualmente, os estudos têm demonstrado que em pacientes sem complicações intracranianas ou neuropatias cranianas, uma terapia ambulatorial prolongada com ciprofloxacina por via oral é eficaz no tratamento da OEM.[74-76] Vários relatos, no entanto, mostraram que as *Pseudomonas* estão desenvolvendo resistência às fluoroquinolonas orais, e um estudo relata falha da terapia ambulatorial em até 33% dos pacientes.[68,77] Para aqueles casos em que o paciente não responde ao tratamento ambulatorial com antibióticos orais, a internação hospitalar para a colocação de um cateter periférico e antibióticos IV, tipicamente uma fluoroquinolona, é necessária. Os pacientes que são estáveis podem ser liberados para casa, com consultas frequentes ao consultório do otorrinolaringologista para debridamento do meato acústico externo. Os pacientes com *Pseudomonas* resistentes à ciprofloxacina podem necessitar de uma cefalosporina de terceira ou quarta geração com ou sem um aminoglicosídeo.[65] Varreduras com gálio podem ser usadas para determinar a resposta da OEM à terapia com antibiótico sistêmico.[69]

Ototoxicidade Associada com Antibióticos Tópicos. Os possíveis riscos de ototoxicidade com o uso de antibióticos tópicos, particularmente os aminoglicosídeos (gentamicina, neomicina, estreptomicina), continuam a ser uma preocupação. Os radicais livres que podem ferir as células ciliadas vestibulares e cocleares são gerados por aminoglicósidos na orelha interna. Duas mutações no gene mitocondrial da fração 12S do RNA ribossomal foram relatadas na predisposição em induzir carreadores à ototoxicidade induzida por aminoglicosídeos.[41] Os efeitos colaterais vestibulotóxicos e cocleotóxicos foram inicialmente reconhecidos após o uso sistêmico de aminoglicosídeos e pesquisas posteriores têm demonstrado a sua toxicidade quando usadas em forma tópica. Estudos realizados em animais desde 1950 confirmaram consistentemente o potencial ototóxico dos aminoglicosídeos tópicos. Wright e Meyerhoff[27] mostraram a destruição quase total de todas as células ciliadas na orelha interna de chinchilas com apenas uma única aplicação de neomicina, polimixina ou cloranfenicol. Infelizmente, não há grandes ensaios randomizados controlados que examinaram a questão da ototoxicidade da terapia antibiótica tópica em seres humanos. Os dados que existem a partir de estudos em seres humanos são ambíguos e a incidência de ototoxicidade tópica associada a aminoglicosídeos pode ser de cerca de 1 em cada 10.000 pacientes.[4,78] Possíveis explicações para tal diferença na ototoxicidade entre humanos e animais são que os seres humanos têm membranas da janela redonda mais grossas; um nicho de janela redonda mais profundo, que oferece maior proteção; e muitas vezes, uma pseudomembrana (mucosa) que recobre a janela redonda e pode minimizar a absorção tópica.[7] A polimixina, um componente do Cortisporin gotas otológicas, tem propriedades ototóxicas em estudos animais – ainda maiores do que a neomicina – e parece ter potencial ototóxico em seres humanos também,[27,79] mas esses dados são conflitantes. Em contraste aos aminoglicosídeos e a polimixina, a ototoxicidade de fluoroquinolonas não foi relatada em animais ou humanos.[32]

Em 2007, a Clinical Audit and Practice Advisory Group of the British Association of Otolaryngologists-Head and Neck Surgeons (ENT-UK) publicou uma revisão da literatura com o objetivo de servir como orientação para o uso clínico de aminoglicosídeos em OEA em seres humanos. Eles não encontraram dados convincentes sobre a ototoxicidade dos aminoglicosídeos, mas recomendaram que o uso de aminoglicosídeos tópicos só deve ser feito na presença de infecção óbvia e por não mais do que duas semanas. A audiometria inicial de base foi recomendada, se possível antes do tratamento com aminoglicosídeos tópicos.[80]

Linder et al.[81] examinaram 134 pacientes com possível ototoxicidade por antibióticos ototópicos e encontraram apenas dois pacientes com perda auditiva neurossensorial significativa atribuível a administração excessiva de gotas otológicas contendo framicetina e polimixina na presença de MT com perfuração. Matz et al.[82] realizaram uma revisão da literatura e encontraram 14 artigos que tratavam diretamente da avaliação de qualquer perda auditiva ou alteração da função vestibular após o uso de gotas com antibióticos ototópicos. Embora a maioria dos artigos apresentasse evidências de categorias nos níveis III para IIIb – opiniões de especialistas respeitados com base na experiência clínica, estudos descritivos ou relatórios de comissões de peritos –, dois estavam na categoria Ib, provas obtidas a partir de pelo menos um estudo randomizado controlado devidamente desenhado. Um total de 54 casos de toxicidade vestibular induzida por gentamicina foi documentado, e toxicidade coclear foi observada em 24 desses doentes. Nessa revisão, 11 casos de toxicidade coclear e 2 casos de toxicidade vestibular associada com ototópicos à base de neomicina foram também observados.[82] Berenholz et al.[83] realizaram uma revisão retrospectiva de 500 pacientes que receberam Cortisporin após a colocação do tubo de ventilação. Eles não encontraram nenhum caso de desencadeamento de perda auditiva neurossensorial e observaram que a Cortisporin em gotas era menos da metade do preço das fluoroquinolonas tópicas.

Um Consenso realizado pela AAO-HNSF fez recomendações em 2004 sobre o uso de aminoglicosídeos tópicos na orelha média ou na presença de perfuração de MT.[4] O júri determinou que, sempre que possível, "preparações de antibiótico tópico livre de potencial ototoxicidade devem ser utilizadas de preferência para preparações ototópicas que têm o potencial para lesão otológica se a orelha média ou a mastoide estão expostas". Eles apontaram que agentes aminoglicosídeos tópicos não são aprovados pelo FDA para utilização na orelha média, e etiquetas do fabricante de que não deve ser utilizado se a MT estiver perfurada devem estar presentes. A junta concordou que os potenciais efeitos colaterais ototóxicos dos aminoglicosídeos são bastante frequentes e que os dados de testes em humanos são ambíguos, mas eles determinaram isso porque antibióticos sem qualquer potencial ototóxico conhecido estão disponíveis e são eficazes (fluoroquinolonas), devendo ser utilizados como um tratamento de primeira escolha. O comitê recomendou que os pacientes devem ser advertidos dos efeitos colaterais adversos e que os aminoglicosídeos só devem ser usados em orelhas agudamente infectadas. O uso profilático não demonstrou ser benéfico e, portanto, os riscos em casos não agudos definitivamente superam os potenciais benefícios.[4] A junta também concluiu que aminoglicosídeos podem ser utilizados se os benefícios sobrepõem os riscos de possíveis ototoxicidades, tais como falhas no tratamento com fluoroquinolonas, reações adversas anteriores, pacientes com alergia às fluoroquinolonas ou os resultados de cultura que sugerem que as fluoroquinolonas não seriam eficazes. Essas recomendações também são sustentadas pela Australian Society of Otolaryngology Head and Neck Surgery, que lançou diretrizes semelhantes para o uso de antibióticos tópicos potencialmente ototóxicos.[84]

Embora a maioria dos relatos concentrem-se nos efeitos colaterais potenciais de cocleotoxicidade, Marais e Rutka mostraram que a vestibulotoxicidade é mais comum do que a toxicidade coclear de aminoglicosídeos em gotas otológicas.[42,43] De fato, a gentamicina é frequentemente utilizada para alcançar efeitos de vestibulotoxicidade em pacientes com doença de Ménière e vertigem intratável.[41]

Por fim, existem evidências de que a combinação de aminoglicosídeos ototópicos com esteroides, como com Tobradex, resulta em ototoxicidade significativamente menor do que os aminoglicosídeos sozinhos,[85] o que indica que as gotas em combinações podem ser a melhor opção se o uso de um aminoglicosídeo é desejado.

Hipersensibilidade Associada a Antibióticos Ototópicos. Além da potencial ototoxicidade, a possibilidade de reações de hipersensibilidade pode ajudar a orientar a seleção de preparações de antibióticos para o tratamento da OE. Os pacientes que vão à consulta médica com uma reação de hipersensibilidade reclamam de prurido e aumento da temperatura na orelha, associados com otorreia evidente. O exame revela frequentemente uma orelha eritematosa, erupção cutânea maculopapular associada a edema e espessamento do meato acústico externo e da concha no pavilhão, onde o depósito da preparação tópica ocorreu durante a aplicação. Especificamente, a neomicina parece ser o sensibilizador mais comum, seguido da gentamicina.[86] Smith et al.[87] mostraram uma incidência de 32% de hipersensibilidade em pacientes que usaram neomicina na OE crônica. Outros estudos relatam uma menor incidência, variando de 5 a 18%.[15,88] Millard e Orton[29] constataram que, em 45 pacientes com reações de hipersensibilidade induzida por medicações documentadas, 76% fizeram uso de neomicina, seguido de framicetina e gentamicina. Holmes et al.[89] realizaram um teste de contato em 40 pacientes com OE crônica e constataram que 35% tinham uma dermatite de contato alérgica induzida por medicações. A neomicina, a framicetina, o clioquinol e a gentamicina foram encontrados como sendo os principais sensibilizadores. Finalmente, os aminoglicosídeos são capazes de causar sensibilização cruzada, e uma cuidadosa seleção de terapias alternativas deve ser feita uma vez que o paciente desenvolve uma reação contra um membro dessa classe.

Hipersensibilidade a preparações esteroides também foram documentadas, mas são significativamente menos comuns (<0,1% para a hidrocortisona). Lauerma[90] realizou um teste de contato usando três diferentes corticosteroides em 727 pacientes e descobriu que 3,9% reagiram contra o pivalato de tixocortol, 1,4% a hidrocortisona-17-butirato e 0,4% a hidrocortisona. Conservantes tais como o cloreto de benzalcônio, timerosal e propilenoglicol também podem incitar sensibilização local e devem ser considerados como possíveis culpados se a terapia tópica não resolver a otorreia; além disso, o propilenoglicol aumenta a solubilidade do fármaco na epiderme.[15,20,88]

OTITE EXTERNA FÚNGICA

Aproximadamente 10% das OE são o resultado de uma infecção fúngica, não bacteriana.[15-17] Considerando que fungos podem ser os organismos responsáveis pela OE aguda inicialmente, é também possível que uma superinfecção fúngica se desenvolva nos casos de OE bacteriana que foram inadequadamente tratados com gotas de antibacterianos tópicos.[91-94]

Araiza e Bonifaz[92] descobriram que os principais fatores predisponentes para OE fúngica foram trauma do meato acústico (coceira ou prurido) e a utilização de preparações de antibióticos ototópicos. *Aspergillus* é a causa mais comum de otomicose (~ 80% a 90%), especialmente *A. fumigatus*, *A. niger* e *A. flavus*,[92,95,96] seguidos por *Candida* e, raramente, espécies de *Mucor*.[97,98] A umidade crônica do meato também está associada com o desenvolvimento de OE fúngica.

Sinais e Sintomas

Os pacientes se queixam de otalgia (mas nem sempre tão grave como na OEA bacteriana), prurido, audição abafada e otorreia fétida.[99] No exame físico, hifas fúngicas brancas e/ou pretas são tipicamente vistas, associadas a edema e *debris* purulentos.

Opções de Manejo da Otite Externa Fúngica

Terapia Tópica. O tratamento de escolha inclui debridamento completo seguido de aplicação tópica de agentes antifúngicos.[98-100] Como ocorre na OE bacteriana, a acidificação do meato externo com preparações ototópicas é eficaz na descontaminação da otomicose. A acidificação ajuda a inibir tanto o crescimento bacteriano como o crescimento de fungos. O estabelecimento de um MAE seco com uma rotina de higiene, precauções de água, de manutenção e irrigações com ácido acético ou soluções alcoólicas suaves (uma vez que a MT esteja intacta) é um passo importante na prevenção da recorrência de OE fúngica. OE fúngicas refratárias podem exigir preparações antifúngicas mais específicas. Tal como acontece com as opções de tratamento para OE bacteriana aguda, poucos estudos compararam os perfis de eficácia e segurança para os vários agentes antifúngicos. Como tal, não há consenso claro entre os otorrinolaringologistas sobre a eficácia relativa do tratamento dessas preparações.

Agentes Acidificantes. O acetato de alumínio em gotas otológicas (solução de Burow), ácido acético/propilenoglicol/1% de hidrocortisona (VoSol HC), ácido acético (DomeboroOtic) e solução de ácido bórico são agentes acidificantes vulgarmente utilizados no tratamento da otomicose simples. Ho et al.[99] descobriram que gotas de acetato de alumínio eram mais de 80% eficaz em casos leves de OE fúngica. Além disso, del Palacio et al.[101] confirmaram que a solução de ácido bórico foi tão eficaz como o antifúngico ciclopiroxolamina creme a 1% (ou solução a 1%) no tratamento de pacientes com otomicose, mas que o grupo tratado com ácido bórico teve significativamente mais desconforto. Stern et al.[100] descobriram que o VoSol, a Solução de Burow e o etanol a 95% não apresentaram qualquer zona de inibição para fungos cultivados *in vitro* isolados de amostras de pacientes com otomicose. Kiakojuri et al.[102] mostraram em um estudo prospectivo que a acidificação do meato em combinação com um antifúngico tópico (miconazol) não melhorou a eficácia quando comparado com o miconazol sozinho. Agentes acidificantes têm demonstrado sucesso no tratamento de casos mais leves de OE fúngica, especialmente quando combinados com debridamento completo do meato externo. Dados que comparam os seus perfis de segurança e eficácia, no entanto, não foram cuidadosamente estudados, e a escolha é deixada em grande parte a critério do médico.

Antissépticos Tópicos. Gotas otológicas de cresilato a 25% foram demonstradas por Ho et al.[99] como sendo mais de 80% eficazes no tratamento de OEs fúngicas. Além disso, o violeta de genciana demonstrou ser útil nos casos refratários, mas deve ser evitada quando a MT está perfurada. O mercuriocromo foi descrito por Chander et al.[95] como sendo mais eficaz do que o clotrimazol ou o miconazol; e uma única aplicação de gel de nitrato de prata a 1% foi descrita por van Hasselt et al.[62] em um estudo randomizado prospectivo como capaz de curar 92% das orelhas com otomicose refratária no período de 1 semana.

Antifúngicos Tópicos para Otite Externa Fúngica

Clotrimazol em Creme. Ologe e Nwabuisi[98] demonstraram uma taxa de 96% de pacientes livres de sintomas após uma única aplicação de clotrimazol em creme depois do debridamento do meato. As complicações foram raras e incluíram uma taxa de recorrência de menos de 3%, e a aplicação de uma vez que é necessária foi bem tolerada pela maioria dos pacientes e apresentou uma boa relação custo-benefício. Stern et al.[100] mostraram que o clotrimazol em creme a 1% foi eficaz contra todos os agentes patogênicos fúngicos comuns *in vitro* na medição das zonas de inibição de vários antifúngicos. Da mesma forma, Maher et al.[103] também demonstraram que o clotrimazol foi eficaz contra uma grande variedade de fungos isolados a partir de espécimes clínicas de otomicose. Mais de 94% das 59 espécies de fungo tiveram uma CIM inferior a 0,1 μg/mL, e para os restantes 6%, foi entre 0,4 e 1 μg/mL.[103]

Miconazol (2%). Kiakojuri et al.[102] mostraram em um estudo prospectivo que o miconazol foi eficaz no tratamento de otomicoses e que a adição de gotas acidificantes (ácido acético 3% mais álcool 97%) não adicionou melhora significativa.

Cetoconazol. Ho et al.[99] demonstraram que o cetoconazol teve uma melhor eficácia e menor recorrência de otomicose quando comparado com o cresilato otológico e o acetato de alumínio.

Tolnaftato. Maher et al.[103] demonstraram a eficácia de tolnaftato e clotrimazol em um estudo *in vitro*. O CIM para cada uma das medicações foi inferior a 1 μg/mL para todas as 59 espécies de fungos testados a partir de pacientes com otomicose.

Nistatina. A nistatina é um agente antifúngico polieno que danifica membranas de fungos, alterando a permeabilidade. Ela pode ser usada como uma suspensão tópica, em creme ou pó. Stern et al.[100] descobriram que a nistatina teve a mais ampla gama de atividade contra uma variedade de agentes patogênicos ao medir as zonas de inibição de vários antifúngicos.

Ciclopiroxolamina 0,77% em creme antifúngico ou solução. A ciclopiroxolamina foi demonstrada por del Palacio et al.[101] em um estudo prospectivo randomizado como tendo a mesma eficácia que o ácido bórico, mas foi mais bem tolerada pelos pacientes.

Ototoxicidade associada à Terapia Antifúngica. A ototoxicidade de terapias tópicas antifúngicas ainda não foi bem estudada. Tom[30] relatou que o clotrimazol, o miconazol e o tolnaftato não tiveram efeitos ototóxicos quando aplicados na orelha média de cobaias quando comparados com os controles e animais normais que receberam neomicina tópica (um agente conhecido por causar ototoxicidade) na orelha média. A nistatina também não demonstrou ter ototoxicidade, mas deixou um resíduo persistente no nicho da janela redonda, e a violeta de genciana demonstrou ser extremamente ototóxica. Marsh e Tom[104] observaram que as preparações que continham ácido acético ou propilenoglicol causam elevação dos limiares de resposta do tronco encefálico quando aplicadas na orelha média de cobaias, enquanto o clotrimazol e o tolnaftato não tiveram efeitos ototóxicos.

MIRINGITE

A miringite é uma condição inflamatória da MT que pode ser aguda ou crônica. A miringite aguda bolhosa ou hemorrágica pode ser consequência de uma infecção bacteriana, tal como a *Streptococcus pneumoniae* ou espécies de *Staphylococcus*, ou infecções virais, tais como a influenza ou o herpes-zóster. O patógeno pode infectar a MT apenas (miringite primária) ou pode causar uma OM aguda ou OE com envolvimento secundário da MT (miringite secundária). Cerca de 8% das crianças de 6 meses a 12 anos com OMA tiveram miringite bolhosa aguda.[105,106] Os patógenos virais e bacterianos responsáveis pela OM aguda e OE são os mesmos organismos responsáveis pela miringite aguda viral e bacteriana, com exceção de um ligeiro aumento na proporção de infecção por *S. Pneumoniae* na miringite bolhosa.[106] Palmu et al.[107] realizaram um estudo longitudinal de coorte para explorar a relação entre a miringite aguda e a presença de doença na orelha média em crianças. De 82 pacientes com miringite bolhosa aguda, 97% tinham fluido na orelha média concomitante, e 82% dos pacientes com miringite hemorrágica aguda tinham doença concomitante na orelha média. Eles também observaram que os agentes patogênicos responsáveis pela miringite bacteriana aguda são os mesmos que os responsáveis em crianças, mas que a bactéria *S. pneumoniae* foi o organismo mais prevalente. A miringite fúngica pode ser uma doença primária da MT, mas também pode resultar a partir da propagação da OE fúngica. Da mesma forma, a miringite eczematosa pode ser isolada da MT, mas também pode ocorrer em pacientes com OE eczematosa crônica. A miringite granulosa, ou miringite granular, ocorre quando a MT é coberta com tecido de granulação.

Opções Tópicas de Terapia para Miringite

O tratamento da miringite depende de sua etiologia. Para a miringite aguda bacteriana primária ou a miringite associada com a OM aguda, antibióticos orais são a terapia principal. Antibióticos sistêmicos devem ter como alvo os patógenos mais comumente associados à OM: *S. pneumoniae* e *Haemophilus influenzae*. Para indivíduos com OE aguda, a terapia padrão inclui antibióticos tópicos e esteroides em gotas otológicas. As preparações tópicas mencionadas anteriormente neste capítulo são eficazes no tratamento de distúrbios do meato acústico externo associados à miringite. Kaga e Ichimura[108] realizaram um pequeno estudo piloto para examinar a eficácia da ofloxacina na miringite infantil e na OM crônica. O tratamento com ofloxacina duas vezes por dia foi capaz de erradicar o agente patogênico causador na maioria dos 21 pacientes examinados na coorte. Para infecções fúngicas que envolvem a MT, antifúngicos tópicos mencionados anteriormente são o pilar do tratamento. Em casos mais graves com comprometimento do meato externo, analgésicos e antibióticos orais de amplo espectro podem ser úteis. O tratamento crônico da miringite pode incluir antibiótico em gotas otológicas e irrigações do meato acústico com ácido acético, seguido pela aplicação de esteroide em creme.

A *miringite granular* é uma condição inflamatória crônica da camada epidérmica da MT e pode ser tratada com remoção cirúrgica, cauterização química ou irrigações com vinagre. Em 2007, Neilson e Hussain[109] realizaram uma revisão da literatura sobre o manejo da miringite granular e descobriram que nenhum grande estudo randomizado controlado abordava essa questão. Jung et al.[110] encontraram uma redução de 96% na recorrência de miringite granular através das irrigações diárias de vinagre diluído em uma coorte de 15 pacientes. Todos os pacientes tratados com a solução de vinagre diluído tiveram a resolução da otorreia original no prazo de 3 semanas, enquanto apenas dois terços dos pacientes tratados com gotas de antibiótico tópico se recuperaram. El-Seifi e Fouad[111] realizaram um estudo retrospectivo em 94 pacientes com miringite granular e observaram que a excisão cirúrgica do tecido de granulação resultou numa redução de 80% da recorrência da doença, quando comparado com a terapia com antibiótico. Hoshino et al.[112] publicaram um relato de caso de cinco pacientes com miringite granulomatosa. Todos os pacientes foram tratados através da remoção da área de granuloma com fórceps em copo, seguida por cauterização com ácido tricloroacético a 20%. Dois a três tratamentos resultaram em resolução completa em todos os pacientes, sem nenhuma recidiva.[112] Em uma revisão sistemática do manejo da miringite granular, as conclusões foram que o manejo tanto com a excisão cirúrgica do tecido de granulação como com a aplicação de uma solução diluída de vinagre parece ser mais eficaz do que o antibiótico tópico convencional e o esteroide em gotas.[109]

OTITE EXTERNA ECZEMATOSA

A OE eczematosa é uma importante causa não infecciosa de OE crônica e é uma condição inflamatória crônica da pele do meato acústico externo.[15,59] Dermatites de contato alérgicas a loções, shampoos, cosméticos, aparelhos auditivos e joias podem causar irritação crônica da orelha externa.[86,88,113] Smith et al.[87] descobriram que 58% dos pacientes com OE crônica tiveram hipersensibilidade em testes de contato. A hipersensibilidade a preparações de antibiótico ototópico, especialmente as soluções à base de neomicina, utilizadas para o tratamento da OE aguda, pode também resultar em OE crônica.[87,89-91] Finalmente, a OE crônica não infecciosa pode ser o resultado de uma sensibilidade alimentar, e testes de contato para hipersensibilidade alimentar devem ser considerados em pacientes com OE eczematosa que não pode ser explicada por outras etiologias.[114]

Sinais e Sintomas

Pacientes com OE eczematosa podem necessitar de consulta médica por queixas de prurido crônico, irritação e drenagem da orelha. A otalgia normalmente não está presente, a menos que haja uma infecção bacteriana sobreposta por maceração da pele como resultado do acúmulo de *debris*. A pele do meato acústico externo pode estar seca, com descamação, eritematosa, com secreção e escoriações por causa da manipulação e coceira. Condições cutâneas generalizadas, tais como eczema e psoríase, também podem afetar o meato acústico externo e isso pode levar a inflamação, a acumulação de *debris* no meato e a prurido.

Opções de Manejo da Otite Externa Eczematosa

Uma vez identificados, os agentes irritantes, tais como loções, joias, alimentos e ototópicos, devem ser evitados, mas o atraso no diagnóstico é muitas vezes significativo por causa das semelhanças na apresentação entre as causas infecciosas e não infecciosas da OE. Um cuidadoso debridamento sob microscopia da orelha afetada é crucial, assim como o uso de antibióticos ototópicos apropriados quando uma infecção bacteriana sobreposta está presente, uma vez que a possibilidade de sensibilidade a um ototópico usado anteriormente tenha sido eliminada. Se a eliminação de possíveis agentes sensibilizadores e uma higiene diligente da orelha não forem bem-sucedidas no manejo da OE eczematosa, a terapia medicamentosa anti-inflamatória é justificada. Os glicocorticoides tópicos são o padrão ouro para o manejo da OE eczematosa. Muitas preparações de esteroides estão disponíveis e são frequentemente prescritas para ajudar a reduzir a inflamação, a descamação da pele e o prurido. Casos refratários podem requerer o uso de esteroides sistêmicos de uso controlado e um dermatologista ou reumatologista deve ser consultado.

Esteroides para Otite Externa Eczematosa. Jacobsson et al.[115] realizaram um estudo duplo-cego com 60 pacientes com OE eczematosa que foram randomizados em um grupo placebo e um grupo de tratamento em que receberam a terapia com budesonida e glicocorticoide. O grupo tratado teve uma melhoria significativa do eritema, do edema e da drenagem quando comparado com o grupo placebo. Stuck et al.[61] injetaram triancinolona nos meatos acústicos de 13 pacientes com OE crônica e obtiveram uma melhoria substancial dos sintomas em todos os pacientes. A injeção no meato acústico externo de um paciente acordado, no entanto, pode ser bastante dolorosa. Hoare et al.[116] realizaram uma metanálise de 272 estudos controlados randomizados de eczema atópico que abordavam pelo menos 47 diferentes intervenções e concluíram que "Há evidências razoáveis de ERC [estudos randomizados controlados] para apoiar o uso de ciclosporina oral, corticosteroides tópicos, abordagens psicológicas e terapia de luz ultravioleta."

Nenhum dos estudos clínicos tem explorado a eficácia das diferentes preparações de esteroides no tratamento de OE eczematosa; no entanto, pode ser possível extrapolar resultados da literatura dermatológica. Juhlin[117] realizou um estudo randomizado duplo-cego de grupos paralelos de 120 pacientes para examinar a eficácia do creme de propionato de fluticasona 0,05% e 17-butirato de hidrocortisona em creme a 0,1% no tratamento de eczema. Ambas as preparações tinham efeitos colaterais mínimos e nenhuma diferença estatística significativa na eficácia na redução da gravidade do eczema foi relatada. James[118] realizou um estudo randomizado duplo-cego de 125 pacientes para comparar as duas mesmas preparações (propionato de fluticasona creme 0,05% e creme de 17-butirato de hidrocortisona 0,1%) no tratamento da psoríase. Nesse estudo, o propionato de fluticasona em creme foi superior ao creme de 17-butirato de hidrocortisona. As taxas de respostas de limpidez, excelência ou boas para o final do tratamento foram de 79% para o propionato de fluticasona e de 68% para o 17-butirato de hidrocortisona. Callen[119] comparou a segurança e eficácia do propionato de fluticasona em creme a 0,05% e do valerato de betametasona em creme a 0,1% para o tratamento de psoríase moderada a grave. Esse estudo randomizado duplo-cego de grupos paralelos descobriu que o propionato de fluticasona em creme a 0,05% teve uma eficácia e um perfil de efeitos colaterais semelhante ao valerato de betametasona creme a 0,1%. Ashton et al.[120] compararam desoximetasona a 0,25 e 0,05% com o valerato de betametasona a 0,1% e a hidrocortisona a 1% em cremes para o tratamento do eczema em um ensaio clínico de estudo randomizado controlado de 96 pacientes. A desoximetasona a 0,25% foi o tratamento mais eficaz, a hidrocortisona foi o menos efetivo, e a desoximetasona a 0,05% e a betametasona a 0,1% tiveram eficácia intermediária. Não houve efeitos adversos significativos relatados durante o estudo. O óleo de fluocinolona acetonida a 0,01% (DermOtic Oil; Colina Dermaceuticals, Sanford, FL) é atualmente o único tratamento aprovado pelo FDA para o prurido crônico da orelha externa. O fabricante indica que o veículo óleo de amendoim umedece o meato acústico e solta o cerume, enquanto o corticosteroide reduz a irritação e a inflamação. Esse tratamento é aprovado para pacientes com mais de 2 anos e o uso de duas vezes por dia durante 2 semanas é o recomendado. Um estudo controlado por placebo para o tratamento da otite externa crônica eczematosa afirma que o óleo DermOtic tem resultados superiores ao placebo na limpeza dos sinais e sintomas da otite externa eczematosa.[121]

Em geral, é razoável começar o tratamento com um glicocorticoide tópico suave, prontamente disponível, de venda livre, como a hidrocortisona a 1%, em um paciente com OE eczematosa. E se o regime de tratamento inicial falhar, a mudança para um glicocorticoide mais potente é uma opção razoável. Os doentes com uma alergia documentada a amendoim devem evitar essa terapia.

Classes de Esteroides Tópicos. A força de um esteroide é determinada por um teste padronizado que mede a extensão em que ele pode causar a vasoconstrição na derme superior. Alguns dos esteroides mais populares em cada classe estão listados no Quadro 65-2 por ordem decrescente de potência.

> **Quadro 65-2. POTÊNCIAS DOS ESTEROIDES TÓPICOS**
>
> **Grupo I (Mais potentes)**
> Poprionato de clobetasol 0,05% (Temovato)
> Dipropionato de betametasona 0,25% (Diproleno)
> Propionato de halobetasol 0,05% (Ultravate)
> Diflorasone diacetate 0,05% (Psorcon)
>
> **Grupo II**
> Fluocinonida 0,05% (Lidex)
> Halcinonida 0,05% (Halog)
> Amcinonida 0,05% (Cyclocort)
> Desoximetasona 0,25% (Topicort)
>
> **Grupo III**
> Triamcinolona acetonida 0,5% (Kenalog, Aristocort creme)
> Fuorato de mometasona 0,1% (Elocon pomada)
> Propionato de fluticasona 0,05% (Cutivate)
> Dipropionato de betametasona 0,05% (Diprosone)
>
> **Grupo IV**
> Fluocinolona acetonida 0,01% a 0,02% (Synalar, Synemol, Fluonid)
> Valerato de hidrocortisona 0,2% (Westcort)
> Butirato de hidrocortisona 0,1% (Locoid)
> Flurandrenolida 0,05% (Cordran)
> Triamcinolona acetonida 0,1% (Kenalog, Aristocort A pomada)
> Fuorato de mometasona 0,1% (Elocon creme, loção)
>
> **Grupo V**
> Triancinolona acetonida 0,1% (Kenalog, Aristocort creme, loção)
> Propionato de Fluticasona 0,05% (Cultivate creme)
> Desonida 0,05% (Tridesilon, DesOwen pomada)
> Fluocinolona acetonida 0,025% (Synalar, Synemol creme)
> Valerato de hidrocortisona 0,2% (Westcort creme)
>
> **Grupo VI**
> Prednicarbato 0,05% (Aclovate Dermatop, creme e pomada)
> Triamcinolona acetonida 0,025% (Aristocorp A creme, Kenalog loção)
> Fluocinolona acetonida 0,01% (Capex xampu, Derma-Smoothe)
> Desonida 0,05% (DesOwen creme, loção)
>
> **Grupo VII (Menos potentes)**
> Hidrocortisona 2,5% (Hytone creme, loção, pomada)
> Hidrocortisona 1% (diversas marcas de venda livre)

Ototoxicidade Associada com Esteroides Ototópicos. Não foram documentados relatos de ototoxicidade na utilização tópica de glicocorticoides. Na verdade, vários estudos têm demonstrado que eles podem ter um efeito protetor sobre a função da orelha interna. Kiefer et al.[122] e Ye et al.[123] mostraram que a aplicação na janela redonda de triancinolona não teve efeito ototóxico em um modelo animal com gerbil e que a aplicação intracoclear através de uma cocleostomia resultou em um aumento da recuperação da função coclear após trauma cirúrgico. Injeções intratimpânicas de altas doses de esteroides, tais como a dexametasona ou a metilprednisolona, são utilizadas para o tratamento da perda auditiva neurossensorial súbita idiopática (PANSI).[124-126] Kiliç et al.[127] mostraram em um estudo controlado randomizado prospectivo de 37 pacientes que receberam injeção intratimpânica de metilprednisolona uma melhoria nos resultados auditivos desses pacientes, que não responderam à terapia com esteroides orais para PANSI. Esses resultados foram também confirmados por Xenellis et al.[128] em um estudo prospectivo randomizado controlado de 37 pacientes com PANSI, os quais também não responderam ao tratamento com esteroides por via oral. Esses estudos são pequenos, mas muitos estudos *in vitro* e *in vivo* têm demonstrado o papel otoprotetor de esteroides tópicos.

Agentes Anti-inflamatórios e Imunossupressores

Tacrolimus. O tacrolimus é um imunossupressor macrolídeo que inibe a calcineurina e, assim, inibe a transdução de sinal dos linfócitos T e a transcrição da interleucina-2. Tem sido demonstrado que esse fármaco é tão eficaz quanto alguns esteroides de potência moderada, mas pode ser usado por longos períodos, porque não tem o mesmo perfil de efeitos colaterais que os esteroides tópicos, o que inclui a atrofia da pele. Ele também pode ser usado em regiões de pele frágeis ou sensíveis. Os efeitos colaterais incluem ardor, prurido, sintomas semelhantes aos da gripe e dor de cabeça.[129,130] Reitamo et al.[131,132] mostraram em um estudo prospectivo randomizado controlado de 485 pacientes que pomadas de uso tópico de tacrolimus a 0,03 e 0,1% foram mais eficazes do que o acetato de hidrocortisona a 1% em adultos e crianças com dermatite atópica moderada a grave, enquanto a preparação de tacrolimus a 0,1% foi mais eficaz que a pomada a 0,03%. Esses pesquisadores também demonstraram que tacrolimus a 0,1% teve eficácia semelhante à do butirato de hidrocortisona a 0,1% em pomada.[133] Bieber et al.[134] compararam a eficácia e segurança do aceponato de metilprednisolona a 0,1% em pomada com pomada de tacrolimus a 0,03% em crianças com uma crise aguda de dermatite atópica. Eles descobriram que as duas pomadas tiveram eficácia semelhante na resolução da crise, mas que a pomada de metilprednisolona foi melhor em reduzir a coceira e melhorar o sono, assim como também foi significativamente mais barata. Sugeriram que o esteroide em creme ainda deve ser o tratamento inicial de escolha para a crise de dermatite atópica. Caffier e Harth et al.[129,130] estudaram a eficácia da pomada de tacrolimus no tratamento da OE crônica não infecciosa em um estudo prospectivo de 53 pacientes, cuja doença foi refratária ao manejo padrão de gestão. *Otowicks* infundidos com a pomada de tacrolimus foram colocados a cada 2 a 3 dias, totalizando três tratamentos; 85% dos pacientes apresentaram uma melhoria significativa de otalgia, edema, otorreia, eritema, prurido e descamação a curto prazo; foi relatado que 46% dos pacientes não tiveram recorrência dos sintomas durante o acompanhamento de 10 a 22 meses após e 54% dos pacientes que tiveram recaídas tiveram períodos mais longos livres de sintomas. Apenas efeitos colaterais suaves, que incluíam sensação de calor local, queima ocasional da pele e prurido, foram relatados.

Pimecrolimus. O creme de pimecrolimus a 1% é também um inibidor da calcineurina e é usado em casos mais leves de dermatite. O pimecrolimus é mais seletivo para a pele que o tacrolimus, que também é utilizado como um imunossupressor geral em pacientes transplantados. Djalilian e Memar[135] realizaram uma revisão retrospectiva de prontuários de 36 pacientes com orelhas externas pruriginosas que foram tratados com pomada tópica de pimecrolimus por 3 meses. Eles descobriram que 34 de 36 pacientes tiveram melhora significativa do prurido, quando comparados com 19 pacientes do grupo controle que foram tratados apenas com higienização auricular. Evidências recentes sugerem um papel para o pimecrolimus a 1% tópico seguido de tratamento com betametasona para manutenção das remissões da dermatite atópica. A responsividade a esteroides foi mantida em 73,5% dos pacientes após 3 semanas de tratamento duplo-cego *versus* 39,4% dos tratados com veículo, sugerindo um papel importante como uma possível terapia adjuvante.[136] Resultados semelhantes também foram demonstrados em pacientes pediátricos com eczema facial.[137] Weinberg[138] realizou uma revisão de fontes secundárias para avaliar as características-chave que diferenciam o pimecrolimus dos esteroides e do tacrolimus no tratamento da dermatite atópica e concluiu que pimecrolimus é uma terapia eficaz que evita os esteroides para a dermatite atópica moderada, sendo seguro e adequado para a terapia intermitente a longo prazo. Pimecrolimus tem menos efeitos colaterais que os esteroides tópicos e tem melhor perfil de efeitos colaterais que o tacrolimus. O custo direto do fármaco pimecrolimus compara-se favoravelmente com o tacrolimus, mas é significativamente mais caro do que cremes de esteroides tópicos genéricos.[124,138] Hebert[139] e também Wellington e Jarvis[140] fundamentaram esses achados em metanálises da literatura sobre a eficácia e segurança de pimecrolimus. Os efeitos colaterais foram leves e incluíram reações no local de aplicação, nasofaringite, dor de cabeça, tosse, pirexia, gripe, bronquite e, em geral, não foram significativamente diferentes de pacientes tratados com

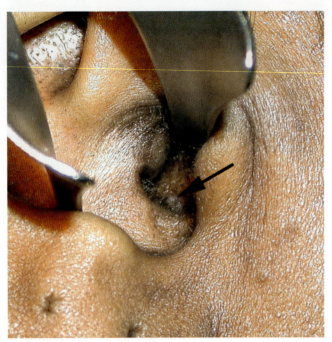

FIGURA 65-2. Infecção por papilomavírus humano (HPV) do meato acústico externo direito. O local prévio da biópsia é visto no quadrante posterossuperior. Esta mulher saudável sem histórico prévio de infecção por HPV veio ao consultório médico com prurido bilateral crônico e audição abafada. Ao exame revelou numerosas papilomatoses em circunferência bilateralmente do meato acústico externo. Ela foi recomendada pelo dermatologista a fazer o tratamento com modificadores da resposta imune de uso tópico. A seta indica um papiloma.

creme. Paul et al.[141] verificaram através de um reexame de 1.133 pacientes com idade entre 3 a 22 meses que o pimecrolimus tópico era seguro em lactentes. Ashcroft et al.[142] realizaram uma revisão da literatura do banco de dados Cochrane e determinaram que o pimecrolimus a 1% tópico foi menos eficaz do que o tacrolimus a 0,1%, mas que funcionou tão bem como os corticosteroides moderados e potentes. Estudos que comparem o pimecrolimus com os corticosteroides suaves ainda não foram realizados.

Para o tratamento da OE eczematosa e de orelhas pruriginosas, alguns médicos ainda dependem de um remédio antigo, o alcatrão de hulha (carvão), que tem sido usado por mais de 100 anos e foi o principal tratamento para as condições inflamatórias da pele antes do desenvolvimento dos esteroides tópicos.[143] Embora não haja estudos randomizados controlados para comprovar sua eficácia no tratamento dessa doença, a literatura de dermatologia comenta sobre alcatrão de hulha no tratamento do eczema de extremidades e troncular. Roelofzen et al.[144] descreveram alcatrão de carvão como tendo atividade anti-inflamatória, antibacteriana, antipruriginosa e antimitótica, juntamente com efeitos colaterais comuns de foliculite, irritação e alergia de contato. A carcinogenicidade do alcatrão de hulha tem sido demonstrada tanto em animais como em seres humanos expostos a esse composto em ambientes profissionais, embora nenhuma clara evidência suporte um risco aumentado de tumores de pele ou tumores internos em ensaios clínicos randomizados usando alcatrão de carvão para o eczema. Hoare et al.[116] realizaram uma metanálise sobre os tratamentos para o eczema atópico e determinaram que as evidências foram insuficientes para fazer recomendações sobre o uso de alcatrão de hulha para o tratamento da doença. Schmid e Korting[145] revisaram a literatura e encontraram evidências menos limitadas da eficácia do alcatrão de hulha para o tratamento de condições inflamatórias da pele, embora eles advirtam que o possível risco de carcinogenicidade precisa ser mais explorado.

INFECÇÕES VIRAIS

Lesões virais na orelha externa são incomuns e incluem a síndrome de Ramsay Hunt e a papilomatose auricular. A síndrome de Ramsay Hunt é devido à reativação do vírus varicela-zóster e resulta em vesículas auriculares, paralisia do nervo facial unilateral, otalgia grave e outros sintomas e sinais, como zumbido, perda de audição, náuseas, vômitos, vertigem e nistagmo.[146] A papilomatose auricular é uma condição extremamente rara que envolve papilomas enchendo o MAE (Fig. 65-2). O papilomavírus humano tipo 6 (HPV-6) demonstrou ser a causa da papilomatose auricular.[147] Os papilomavírus que invertem a orelha média raramente são descritos na literatura e podem estender-se através de uma perfuração da MT para dentro do meato acústico externo.

Opções de Manejo

Não há terapias tópicas conhecidas para tratar a síndrome de Ramsay Hunt; assim, o tratamento envolve medicamentos antivirais e esteroides orais.[146] Apenas alguns poucos casos de papilomatose auricular têm sido relatados, com a transformação maligna para carcinoma de células escamosas relatada em um único caso.[147] O sucesso do tratamento tem envolvido a ressecção primária.[147,148] Blair et al.[149] trataram um paciente com papilomatose auricular com a remoção a laser de dióxido de carbono. Yadav et al.[150] trataram um paciente de 3 anos de idade com excisão cirúrgica da papilomatose no meato acústico externo. Não há estudos para documentar o uso de terapias tópicas para a papilomatose; no entanto, o modulador da resposta imune imiquimod a 5% foi usado topicamente com sucesso no tratamento da papilomatose associada a HPV-6 nos órgãos genitais externos.[151] O tratamento tópico com imiquimod a 5% três vezes na semana durante 16 semanas resultou em até 50% de resolução completa da doença e até 74% de resolução parcial da doença em ensaios randomizados controlados.[151] Em uma metanálise da literatura, efeitos colaterais leves localizadas do imiquimod – eritema, prurido e queimaduras – são os efeitos adversos mais comumente reportados e ocorrem em até 67% dos pacientes que aplicam imiquimod 5% em creme 3 vezes por semana.[152] Com base nesses dados, a terapia com imiquimod tópico pode ser uma opção razoável para o manejo não cirúrgico da papilomatose auricular. De modo interessante, o imiquimod está sendo usado atualmente por alguns profissionais para minimizar a recorrência de queloides após excisão auricular.[153,154] Esses estudos são pequenos e não controlados, mas não revelaram quaisquer efeitos colaterais significativos que não sejam leves e localizados, tais como irritação da pele com a utilização tópica de imiquimod a 5% sobre a orelha externa.[153,154]

CERUME IMPACTADO

Cerume impactado é um problema extremamente comum dentre os pacientes que procuram aconselhamento e tratamento otorrinolaringológico, porque pode causar desconforto, perda auditiva, zumbido, tontura e tosse crônica.[155] O cerume impactado está presente em aproximadamente 10% das crianças, 5% dos adultos saudáveis, 57% dos pacientes mais idosos em casas de repouso e 36% dos pacientes com retardo mental.[156] Manipulação crônica com hastes flexíveis, meatos externos estreitos, cabelo no meato lateralmente, aparelhos auditivos e o uso de tampão têm sido associados com um aumento da incidência de impactação por cerume. A remoção de cerume é o procedimento otorrinolaringológico mais comum de cuidados primários realizado.[155,157]

Opções Terapêuticas

Muitas abordagens para a remoção manual de cerume – incluindo debridamento, irrigação e cerumenolíticos – estão descritas na literatura. No entanto, não há dados de grandes estudos randomizados prospectivos que compararam a eficácia dos diferentes métodos de remoção de cerume. A remoção manual e certamente a irrigação são eficazes, mas apresentam risco de trauma a pele do meato e também infecção ou ainda perfuração da MT. A irrigação

Tabela 65-1. Agentes Amolecedores de Cerume para a Remoção de Cerume

Agente	Uso	Dosagem
Soluções à base de água		
Condensado de trietanolamina polipeptídeo oleato a 10% (Cerumenex)	Amolece o cerume antes da irrigação	Preencher o meato acústico afetado 15 a 30 minutos antes da irrigação
Docusato de sódio (Colace)	Amolece o cerume antes da irrigação	Preencher o meato acústico afetado com 1 mL 15 a 30 minutos antes da irrigação
Peróxido de hidrogênio a 3%	Amolece o cerume antes da irrigação	Preencher o meato acústico afetado 15 a 30 minutos antes da irrigação
Ácido acético a 2,5%	Tratamento caseiro da impactação de cerume	Preencher a orelha afetada com 2 a 3 mL duas vezes por dia, durante 14 dias
Bicarbonato de sódio a 10%	Amolece o cerume antes da irrigação ou usar como alternativa à irrigação	Preencher a orelha afetada com 2 a 3 mL 15 a 30 minutos antes da irrigação ou, como alternativa, por 3 a 14 dias com ou sem irrigação, em casa
Água ou salina	Amolece o cerume antes da irrigação	Se a irrigação for realizada sem o uso de amolecedores e não conseguir obter êxito, instilar água e esperar por 15 minutos antes de repetir a irrigação
Soluções não à base de água/não oleosas		
Peróxido de carbamida (Debrox, kit de remoção murina)	Amolece o cerume antes da irrigação ou usar como uma alternativa à irrigação	Colocar 5 a 10 gotas na orelha afetada duas vezes ao dia por até 7 dias
Salicilato de colina a 50% e glicerina (Earex Plus, Audax); óxido de etileno propilenoglicol (Addax); propilenoglicol; clorbutol 0,5%	Amolece o cerume antes da irrigação ou usar como alternativa à irrigação	Colocar 3 gotas na orelha afetada duas vezes ao dia por 4 dias
Soluções oleosas		
Óleo de amendoim a 57,3%, clorbutol a 5%, paradiclorobenzeno a 2%, óleo de turpentina a 10% (Cerumol)	Amolece o cerume antes da irrigação ou usar como alternativa à irrigação	Preencher a orelha afetada com 5 mL duas vezes por dia por 2 a 3 dias
Óleo de amendoim, óleo de amêndoas, óleo de cânfora retificado (Otocerol, Earex)	Amolece o cerume antes da irrigação ou usar como alternativa à irrigação	Colocar 4 gotas na orelha afetada duas vezes por dia por 4 dias
Óleo de oliva, óleo de amêndoas ou óleo mineral	Amolece o cerume antes da irrigação	Colocar 3 gotas na orelha afetada na hora de dormir por 3 a 4 dias

Retirado de MacCarter D, Courtney A, Pollard S. Cerumen impactation. *Am Fam Physician* 2007;75:1523-1528.

não deve ser feita se há uma perfuração da MT ou um tubo de miringotomia presente.[158]

O tratamento inicial de cerume impactado com ceruminolíticos é razoável na maioria dos casos, e uma diversidade de medicações de venda livre e opções de prescrição estão disponíveis. As revisões de Cochrane sugerem que há um benefício no uso de preparações amolecedoras do cerume, embora nenhum agente em especial pareça ter eficácia superior.[159] Existem três tipos de preparações de amolecedores de cerume: à base de água, à base de óleo e preparações não à base de água/não à base de óleo. Os representativos de cada categoria estão listados na Tabela 65-1. Os agentes à base de água e os agentes não oleosos/não à base de água aumentam a miscibilidade do cerume, enquanto as preparações à base de óleo lubrificam a cera. Todos os ceruminolíticos devem ser evitados em pacientes com tubos de timpanostomia ou perfuração de MT, e a remoção manual de cerume – o ideal é usar um microscópio binocular – pode ser a melhor opção para essa população. A utilização de docusato de sódio como um ceruminolítico também é contraindicada em casos de perfuração de MT ou de uso de tubo de miringotomia, porque modelos animais sugerem que esse agente pode ter propriedades ototóxicas.[160]

Os ceruminolíticos podem ser utilizados sozinhos como o tratamento principal para cerume impactado ou na preparação para irrigação ou debridamento manual. Ao usar ceruminolíticos sozinhos, Hand e Harvey[161] concluíram em sua revisão da literatura que a trietanolamina foi melhor do que a salina e que um tratamento de duração mais longa com agentes de amolecimento possui melhor eficácia do que um tratamento de duração mais curta. Eles também observaram que o docusato de sódio não foi estatisticamente melhor do que a trietanolamina ou a solução salina.[161] Roland et al.[162] não encontraram diferença estatística na resolução da impactação com cerume em 74 pacientes randomizados nos grupos de solução salina, cerumenex ou produtos de murine para remoção de cera da orelha; além disso, Whatley et al.[163] não encontraram nenhuma diferença entre os grupos tratados com salina, Colace ou trietanolamina.

O uso de ceruminolíticos antes da irrigação pode aumentar o sucesso da irrigação em até 97%.[161] O uso de um agente ceruminolítico por 15 a 30 minutos antes da irrigação demonstrou ser tão eficaz como vários dias de tratamento,[164] e um agente à base de água (quer água, solução salina ou trietanolamina) demonstrou ser superior ao peróxido de carbamida (preparação não à base de óleo/não à base de água) antes da irrigação.[161] Em geral, quando utilizado imediatamente antes da irrigação, nenhum ceruminolítico pareceu ser superior à solução salina, fazendo da solução salina um agente de primeira linha barato. Em uma revisão da literatura, McCarter et al.[155,165] afirmam que: "Com base nas evidências atuais, se o tratamento com um agente ceruminolítico seguido de irrigação é escolhido, uma tentativa inicial de irrigação com água deve ser feita. Se a irrigação não obtiver êxito, a água deve ser instilada e deixada no MAE por 15 a 30 minutos, após isso uma outra tentativa de irrigação deve ser feita. Se a segunda tentativa também for sem sucesso, é razoável utilizar um ceruminolítico durante dois a três dias, seguido de outra tentativa de irrigação".

Não há uma grande evidência de estudos randomizados controlados que suporte a utilização de ceruminolíticos ou outro, conforme determinado pela revisão do Cochrane Database de 2009.[159] Por conseguinte, a decisão de qual método para a

Tabela 65-2. Resumo dos Agentes Ototópicos Disponíveis

Nome Genérico	Nome de Marca	Indicação	Dose	Frequência	Duração	Contraindicações	Gravidez	Lactação	Crianças	Notas
Agentes Acidificantes										
Mistura de álcool-vinagre	50% álcool, 25% vinagre branco, 25% água destilada	Previne a OE, tratamento para casos leves de OE aguda bacteriana	4-5 gotas	2-4 vezes por dia		perfuração de MT, tubos, reação de hipersensibilidade	Seguro	Seguro	Seguro	Pode ser usado de maneira mais copiosa para a irrigação se muitos *debris* estão presentes
Ácido acético em acetato de alumínio	Domeboro/solução modificada de Burow	OE fúngica/bacteriana leve	5 gotas	2-4 vezes ao dia	10 dias	perfuração de MT, tubos, reação de hipersensibilidade	Desconhecido	Desconhecido	Seguro	Pode ser usado de maneira mais copiosa para a irrigação se muitos *debris* estão presentes
Solução otológica de propilenoglicol e ácido acético	VoSol	OE fúngica/bacteriana leve	2-4 gotas	2-4 vezes por dia	10 dias	perfuração de MT, tubos, reação de hipersensibilidade	Desconhecido	Desconhecido	Seguro > 3 anos	
Solução otológica de hidrocortisona a 1%, propilenoglicol, ácido acético	VoSol HC	OE fúngica/bacteriana leve	2-4 gotas	2-4 vezes por dia	10 dias	perfuração de MT, tubos, reação de hipersensibilidade	Categoria C	Desconhecido	Seguro	Seguro na orelha média
Antibióticos										
Ofloxacina	Floxin (solução a 0,3%)	OE bacteriana, prevenção da otorreia após cirurgia de OM com tubo	Adultos: 10 gotas Crianças: (<13 anos): 5 gotas	1 ou 2 vezes ao dia	7-10 dias	Hipersensibilidade	Categoria C	Desconhecido	Seguro	Seguro no ouvido médio
Ciprofloxacina + hidrocortisona	Cipro HC (suspensão a 0,2/1%)	OE bacteriana	3 gotas	2 vezes ao dia	7 dias	Hipersensibilidade, infecção vial da orelha externa, perfuração de MT	Categoria C	Provavelmente seguro	Seguro	
Ciprofloxacina + dexametasona	Ciprodex (suspensão a 0,3/0,1%)	OE bacteriana, OM com tubos	4 gotas	2 vezes por dia	7 dias	Hipersensibilidade, infecção viral da orelha externa	Categoria C	Provavelmente seguro	Seguro	Seguro na orelha média
Neomicina, polimixina B, hidrocortisona	Cortisporin (solução, suspensão)	OE bacteriana	Adulto: 4-5 gotas Criança: 3 gotas	3-4 vezes por dia	Máximo de 10 dias	Hipersensibilidade, perfuração de MT, tubos, infecção viral de ouvido	Categoria C	Desconhecido	Seguro	É recomendado o uso da suspensão; a solução queima

Medicamento	Indicação	Posologia	Frequência	Duração	Efeitos adversos	Categoria na gravidez	Lactação	Pediatria
Tobramicina + dexametasona	Tobradex oftálmico (0,1/0,3% em suspensão)	OE bacteriana	3-4 gotas	3 vezes por dia	Hipersensibilidade, perfuração de MT, tubos	Categoria C	Desconhecido	Seguro
Gentamicina	Gentamicina oftálmica (0,3% em gotas)	OE bacteriana	3-4 gotas	3 vezes por dia	7 dias	Hipersensibilidade, perfuração de MT, tubos	Categoria C	Desconhecido	Provavelmente seguro	Seguro
Antifúngicos								
Clotrimazol (creme ou solução a 1%)	Lotrimin AF, Mycelex	OE fúngica	Creme: 1 aplicação Solução: 3-4 gotas	2 vezes por dia	7 dias	Hipersensibilidade	Categoria B	Provavelmente seguro	Seguro
Miconazol (creme a 2%)	Micatin, Monistat	OE fúngica	1 aplicação no canal externo			Hipersensibilidade	Categoria C	Desconhecido	Seguro
Cetoconazol (creme a 2%)	Nizoral, Xolegel	OE fúngica	1 aplicação no canal externo			Hipersensibilidade	Categoria C	Desconhecido	Seguro
Tolnaftato (creme a 1%)	Tinactin	OE fúngica	1 aplicação no canal externo			Hipersensibilidade	Categoria C	Desconhecido	Seguro
Nistatina (100.000 unidades/g em creme ou pomada)	Micostatin	OE fúngica	1 aplicação no canal externo			Hipersensibilidade, perfuração de MT	Categoria C	Seguro	Seguro
Ciclopirox Olamina 0,77% em creme ou suspensão	Loprox	OE fúngica	1 aplicação no canal externo			Hipersensibilidade	Categoria B	Seguro	>10 anos
Antissépticos								
Violeta de gentamicina a 1 ou 2%		OE fúngica leve	1 aplicação	Adultos: 2 a 3 vezes por dia Crianças: 1 a 2 vezes por dia	3 dias	Hipersensibilidade, perfuração da MT	Categoria C	Seguro	Seguro	Tinge
Cresilato ótico a 25%		OE fúngica leve				Hipersensibilidade	Desconhecido	Desconhecido	

Gravidez Categoria B: Estudos de reprodução animal não conseguiram demonstrar um risco para o feto em qualquer trimestre, e estudos adequados e bem controlados têm sido feitos em mulheres grávidas.
Gravidez Categoria C: Estudos de reprodução em animais demonstraram um efeito adverso sobre o feto, e há estudos adequados e bem controlados feitos em seres humanos. Os benefícios potenciais podem justificar o uso da medicação em mulheres grávidas, apesar dos riscos potenciais

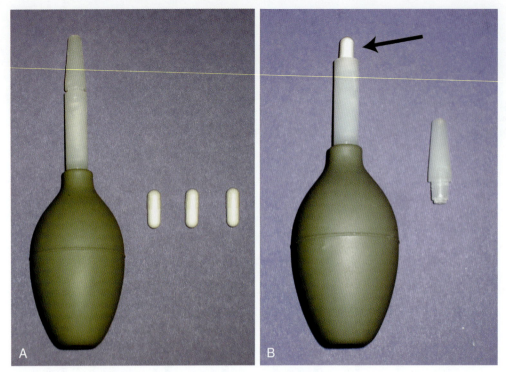

FIGURA 65-3. Insuflador de pó. **A,** Um insuflador de pó montado e #3 cápsulas preenchidas com componentes antibacterianos e esteroides. **B,** Uma cápsula individual aberta, e a ponta aberta contendo o pó de medicamento são inseridas e deixadas no insuflador antes da remontagem. Deve-se ter cuidado para evitar a aplicação exagerada.

remoção de cerume é deixada em grande parte por conta da experiência do médico e suas preferências de escolha.

HIGIENE DA ORELHA E ORELHA SECRETORA CRÔNICA

Em pacientes com otorreia crônica ou orelha úmida, um histórico completo e um exame físico são necessários para descartar uma hipersensibilidade a terapia ototópica anteriormente, uma condição autoimune, colesteatoma, granuloma ou malignidade. Inflamação e/ou infecção crônica de baixo grau com as mesmas bactérias responsáveis pela OE crônica pode resultar em otorreia persistente. Como mencionado anteriormente, a higiene da orelha e as precauções para uma orelha seca são de extrema importância.

A AAO-HNSF afirma que "é improvável que uma orelha seca se torne infectada, por isso, é importante manter as orelhas isentas de umidade depois de nadar ou tomar banho. Tampões removíveis, por vezes desgastados demais para a proteção auditiva, podem ser usados para manter a umidade fora do meato acústico. Q-tips não devem ser utilizados para esse fim porque eles podem impactar o material mais profundamente no meato acústico, remover a cera protetora e irritar a pele fina do meato, criando o ambiente ideal para a infecção. A maneira mais segura para secar as orelhas é com um secador de cabelo, situado na configuração de vento frio. Se o tímpano não se encontra perfurado, álcool isopropílico (de 68,5 a 71,5% vol./vol. de álcool etílico) ou uma mistura a 50:50 de álcool e vinagre utilizados como gotas para os ouvidos irão evaporar o excesso de água e ajudarão a manter os ouvidos secos."[166] O uso de tampões de ouvido ou bolas de algodão com vaselina durante o banho ou a natação pode ajudar nesse sentido. Os protetores de orelha da marca Ear Plugs Mack garantem uma orelha seca, tendo peças moldadas projetadas para a secagem dos meatos úmidos.

As gotas acidificantes ou de álcool podem ser usadas como uma medida preventiva durante o período de situação de risco (p. ex., estação de natação, mergulho e viagem) e também podem ser utilizadas como um tratamento em pacientes com orelhas com secreção crônica. Infecção ou inflamação crônica leve podem ser tratadas com uma solução de ácido acético, tal como Domeboro ou soluções de ácido tricloroacético, e/ou uma solução de álcool a 90 ou 95%.[15,19,168] As gotas ajudam a umidade do meato a evaporar e os agentes acidificantes ajudam a prevenir o crescimento bacteriano. Há também relatos sobre o uso de iodine ou peróxido de hidrogênio na higienização de rotina das orelhas, embora não haja estudos randomizados e controlados para explorar a eficácia de qualquer uma dessas formas de higiene da orelha.

Existem poucos estudos que exploram a possibilidade de ototoxicidade a partir dos agentes acidificantes, e não há estudos que envolvam seres humanos. Uma revisão da literatura existente, no entanto, indica que peróxido de hidrogênio, ácido acético (VoSol, Domeboro) e soluções alcoólicas podem ser ototóxicos e, portanto, devem ser evitados em pacientes com perfurações de MT.[55,169,170] A solução de iodo e a de Burow parecem não ter potencial ototóxico ou vestibulotóxico.[170,171] Em grande parte, são as preferências do médico que determinam qual das opções acima devem se utilizar para o tratamento inicial da orelha secretante crônica ou da orelha úmida.

Uma variedade de pós que se destinam para uso no meato acústico externo tem sido desenvolvida para o tratamento de meatos cronicamente úmidos e mastoides. Muitos compostos diferentes têm sido usados. A maioria das preparações são uma mistura de antibióticos antibacterianos, agentes antifúngicos e esteroides. Duas preparações são utilizadas no University of Texas Southwestern Medical Center. O *pó de poeira dourada* é composto de cloranfenicol, sulfanilamida e hidrocortisona. O cloranfenicol no pó tem potencial ototóxico e não deve ser utilizado em casos de MTs perfuradas.[172-174] O *pó de mastoide* é composto de ciprofloxacina, clotrimazol, dexametasona e ácido bórico. O *pó de mastoide* parece ser mais eficaz e é mais fácil de aplicar do que o pó dourado. O pó de mastoide tem uma tendência reduzida a aglutinar-se, é muito mais fácil de dispersar por sopro e parece distribuir-se como um pó mais fino do que o pó dourado.[7] Além disso, os ingredientes do pó de mastoide são seguros para uso em um paciente com uma perfuração de MT, porque nenhum dos ingredientes demonstrou em experimentos com animais ou estudos *in vitro* causar danos vestibulares ou aos órgãos sensoriais cocleares.[4,30-32,124-126] O House Ear Institute desenvolveu um pó de mastoide que consiste de 50 mg de cloranfenicol, 50 mg de sulfanilamida e anfotericina B a 5 mg, chamado de CSF em pó. A hidrocortisona (HC) em pó pode também ser adicionada para fazer o pó CSF-HC. No Johns Hopkins, uma preparação composta de hidrocortisona em pó a 4 e 96% de ácido bórico é utilizada. Esses pós não estão sempre disponíveis, porque é necessária uma farmácia de manipulação capaz de fazer essa formulação.

Em 1983, John James House e Sheehy na Clínica House Ear desenvolveram um bulbo insuflado para a aplicação tópica desses pós no MAE ou na cavidade mastóidea. Esse bulbo é comumente usado hoje e aceita #3 cápsulas de medicações (Fig. 65-3). A maioria das clínicas de otorrinolaringologia estoca o insuflador, que pode ser cobrado do plano de saúde ou vendido diretamente para o paciente. Vários pontos importantes sobre o uso do insuflador devem ser enfatizados. Em primeiro lugar, uma cápsula que contenha o pó da medicação é cuidadosamente aberta pelo usuário e é então colocada com a extremidade aberta para o insuflador desmontado, como ilustrado na Figura 65-3. Uma cápsula deve durar pelo menos 1 semana, se usada com moderação e se aplicações diárias forem recomendadas. Em segundo lugar, aconselhamento para que o paciente tenha cuidado deve ser fornecido de modo a evitar o uso excessivo, porque a acumulação excessiva de pó na cavidade mastóidea ou no MAE pode ocorrer. Em raros casos, o pó pode consolidar-se na cavidade da orelha, tornando o debridamento difícil ou doloroso.

Por fim, a causa subjacente da otorreia crônica em muitos casos pode ser a presença de tecido de granulação, e para isso o nitrito de prata pode ser aplicado topicamente.[175-176] Em pacientes que tiveram mastoidectomia aberta, é essencial observar se o nervo facial é descente antes de utilizar o nitrito de prata, de modo a não cauterizar quimicamente acidentalmente o nervo. Devido ao fato de as varetas de nitrito de prata serem frequentemente muito grandes e imprecisas para que se coloque diretamente sobre tecido de granulação na orelha externa, devem-se obter um pequeno estilete e um fórceps de "jacaré", guiado por um microscópio binocular, que deve ser usado para aplicar o produto químico cauterizante de maneira precisa. Devem-se ter os devidos cuidados para usar o mínimo possível, porque a profundidade da queimadura não é facilmente controlada.

RESUMO

Muitas terapias tópicas estão disponíveis para o otorrinolaringologista realizar o tratamento de distúrbios da orelha externa. Esses podem ser em suspensão, solução, loção, pomada ou pó e estão resumidos na Tabela 65-2. Embora a maioria dos otótopicos possa ser utilizada de maneira segura para o manejo de infecções causadas por bactérias e fungos comuns na orelha externa, as preocupações quanto a ototoxicidade e a hipersensibilidade devem ser consideradas, especialmente em casos refratários ou naqueles pacientes com uma MT perfurada. A terapia sistêmica deve ser feita em doentes que estão imunocomprometidos. Infecções graves ou crônicas que não respondem ao tratamento ototópico intensivo, à terapia sistêmica e ao debridamento manual devem ser cuidadosamente reavaliadas de modo a excluir a possibilidade de malignidade, colesteatoma, ceratose, doença autoimune, hipersensibilidade ou OEM. Na maioria dos casos, no entanto, uma higiene meticulosa da orelha e o fato de se evitar a manipulação do próprio paciente são fatores que contribuem para melhores resultados nos doentes com doenças infecciosas e inflamatórias da orelha externa.

Para consultar a lista completa de referências, acesse www.expertconsult.com.

LEITURA SUGERIDA

Caffier P, Harth W, Mayelzadeh B, et al: Tacrolimus: a new option in therapy-resistant chronic external otitis. *Laryngoscope* 117(6):1046–1052, 2007.

Dohar J: Evolution of management approaches for otitis externa. *Pediatr Infect Dis J* 22:299–305, 2003.

Ho T, Vrabec J, Yoo D, et al: Otomycosis: clinical features and treatment implications. *Otolaryngol Head Neck Surg* 135(5):787–791, 2006.

Iskedjian M, Piwko C, Shear N, et al: Topical calcineurin inhibitors in the treatment of atopic dermatitis: a meta-analysis of current evidence. *Am J Clin Dermatol* 5(4):267–279, 2004.

Jackman A, Ward R, April M, et al: Topical antibiotic induced otomycosis. *Int J Pediatr Otorhinolaryngol* 69(6):857–860, 2005.

Jinn T, Kim P, Russell P, et al: Determination of ototoxicity of common otic drops using isolated cochlear outer hair cells. *Laryngoscope* 111(12):2105–2108, 2001.

Maher A, Bassiouny A, Moawad M, et al: Otomycosis: an experimental evaluation of six antimycotic agents. *J Laryngol Otol* 96(3):205–213, 1982.

Marsh R, Tom L: Ototoxicity of antimycotics. *Otolaryngol Head Neck Surg* 100(2):134–136, 1989.

Matz G, Rybak L, Roland P, et al: Ototoxicity of ototopical antibiotic drops in humans. *Otolaryngol Head Neck Surg* 130(3 Suppl):S79–S82, 2004.

McCarter D, Courtney A, Pollart S: Cerumen impaction. *Am Fam Physician* 75(10):1523–1528, 2007.

Myer CM, 3rd: The evolution of ototopical therapy: from cumin to quinolones. *Ear Nose Throat J* 83(Suppl 1):9–11, 2004.

Osguthorpe JD, Nielsen DR: Otitis externa: review and clinical update. *Am Fam Physician* 74(9):1510–1516, 2006.

Park S, Choi D, Russell P, et al: Protective effect of corticosteroid against the cytotoxicity of aminoglycoside otic drops on isolated cochlear outer hair cells. *Laryngoscope* 114(4):768–771, 2004.

Phillips J, Yung M, Burton M, et al: Evidence review and ENT-UK consensus report for the use of aminoglycoside-containing ear drops in the presence of an open middle ear. *Clin Otolaryngol* 32(5):330–336, 2007.

Roland P: Clinical ototoxicity of topical antibiotic drops. *Otolaryngol Head Neck Surg* 110:598–602, 1994.

Roland P, Stewart M, Hannley MN, et al: Consensus panel on role of potentially ototoxic antibiotics for topical middle ear use: introduction, methodology, and recommendations. *Otolaryngol Head Neck Surg* 130(3 Suppl):S51–S56, 2004.

Roland P, Younis R, Wall G: A comparison of ciprofloxacin/dexamethasone with neomycin/polymyxin/hydrocortisone for otitis externa pain. *Adv Ther* 24(3):671–675, 2007.

Rosenfeld R, Singer M, Wasserman J, et al: Systematic review of topical antimicrobial therapy for acute otitis externa. *Otolaryngol Head Neck Surg* 134(4 Suppl 1):S24–S48, 2006.

Rosenfeld RM, Brown L, Cannon CR, et al: Clinical practice guideline: acute otitis externa. *Otolaryngol Head Neck Surg* 134(4 Suppl 1):S4–S23, 2006.

Schwartz R: Once-daily ofloxacin otic solution versus neomycin sulfate/polymyxin B sulfate/hydrocortisone otic suspension four times a day: a multicenter, randomized, evaluator-blinded trial to compare the efficacy, safety, and pain relief in pediatric patients with otitis externa. *Curr Med Res Opin* 22(9):1725–1736, 2006.

Simpson K, Markham A: Ofloxacin otic solution: a review of its use in the management of ear infections. *Drugs* 58:509–531, 1999.

Stern J, Shah M, Lucente F: In vitro effectiveness of 13 agents in otomycosis and review of the literature. *Laryngoscope* 98(11):1173–1177, 1988.

Tom L: Ototoxicity of common topical antimycotic preparations. *Laryngoscope* 110(4):509–516, 2000.

van Balen F, Smit W, Zuithoff N, et al: Clinical efficacy of three common treatments in acute otitis externa in primary care: randomized controlled trial. *Br Med J* 327:1201–1205, 2003.

Weber P, Roland P, Hannley M, et al: The development of antibiotic resistant organisms with the use of ototopical medications. *Otolaryngol Head Neck Surg* 130(3 Suppl):S89–S94, 2004.

SEÇÃO 4 ■ ORELHA MÉDIA, MASTOIDE E OSSO TEMPORAL

66 Otite Média Crônica, Mastoidite e Petrosite

Richard A. Chole

Pontos-chave

- A otite média é uma das doenças mais comuns da infância e pode resultar em complicações que incluem mastoidite aguda e crônica, petrosite, osteomielite da base do crânio, infecção intracraniana e as sequelas da privação auditiva na primeira infância.
- A otite média aguda pode resultar em otite média com efusão persistente, o que é agora reconhecido como sendo a principal causa de perda auditiva na infância.
- Colesteatomas são cistos de inclusão epidérmica da orelha média ou mastoide e são classificados como congênitos ou adquiridos.
- Colesteatomas podem ser erradicados do osso temporal somente por ressecção cirúrgica.
- A reabsorção óssea osteoclástica na otite média crônica com ou sem colesteatoma é estimulada por diversos fatores, que incluem inflamação, pressão local, queratina, citocinas específicas e toxinas bacterianas.
- O mecanismo da reabsorção óssea na otite média crônica, com e sem colesteatoma, ocorre por um aumento do número e da atividade dos osteoclastos.
- A timpanoesclerose é a hialização da membrana timpânica ou da orelha média que resulta de inflamação crônica ou trauma; que muitas vezes leva à perda auditiva condutiva causada por fixação ossicular.
- Apicite petrosa é uma extensão da infecção do trato celular da mastoide em um ápice petroso anterior ou posterior pneumatizado.
- O manejo da apicite petrosa é dirigido para o controle da infecção, assim como com administração tópica e manejo de antibiótico sistêmico e uma abordagem cirúrgica através de múltiplas vias.

A otite média é a doença mais comum na infância depois das infecções respiratórias virais. A infecção bacteriana aguda da orelha média ocorre em 80% das crianças de 1 a 6 anos e é a doença mais frequentemente controlada com antibióticos nos Estados Unidos. As complicações infecciosas e não infecciosas da otite média na infância podem resultar em grave morbidade. As complicações infecciosas incluem mastoidite aguda e crônica, petrosite e infecção intracraniana, o que ainda ocorre apesar da utilização generalizada de antibióticos. As sequelas não infecciosas incluem perfuração crônica da membrana timpânica, erosão ossicular, erosão labiríntica e timpanosclerose, sendo as principais causas de perda auditiva em todo o mundo.

Alguns casos de otite média aguda (OMA) resultam em persistente otite média com efusão (OME), que é reconhecida como a principal causa da surdez infantil. Embora a disfunção da trompa de Eustáquio isoladamente possa levar à efusão da orelha média, evidências sugerem que a maioria dos casos de OME ocorre como uma sequela da otite média aguda ou pelo menos compartilham os mesmos fatores etiológicos. Além disso, dados recentes sugerem que o refluxo do conteúdo gástrico pode estar associado com OME em crianças.[1-4] Causas específicas podem ser identificadas em muitos casos de otite média na idade adulta, como doença dos seios paranasais, carcinoma de nasofaringe, tumores e sequelas pós-irradiação.

Na maioria das crianças, OMA e OME diminuem espontaneamente ou após a intervenção médica. Não se sabe quantas crianças com OME, eventualmente, têm complicações. As sequelas da otite média podem ser consideradas em duas grandes categorias: efeitos destrutivos diretos do processo local e efeitos da privação auditiva durante a primeira infância. A otite média pode ser complicada por perfuração aguda ou crônica da membrana timpânica, mastoidite aguda, atelectasia da orelha média, otite média adesiva, timpanoesclerose, erosão ossicular ou fixação, apicite petrosa, colesteatoma, otomastoidite crônica, labirintite, paralisia facial e infecção intracraniana. As evidências sugerem que a perda auditiva neurossensorial (PANS) pode resultar de otite média crônica com ou sem colesteatoma. Evidências também sugerem que a privação auditiva associada com a otite média na infância pode levar a sequelas indiretas, como atrasos de linguagem e fala.

EFEITOS SOBRE A PNEUMATIZAÇÃO MASTÓIDEA

Tem sido observado que os pacientes com uma história crônica de OME têm mastoides mais escleróticas com diminuição da pneumatização em comparação com indivíduos saudáveis. Duas teorias poderiam explicar essa observação: a *teoria hereditária* afirma que crianças com hipoaeração da mastoide são propensas a OME, enquanto a *teoria ambiental* afirma que a OME crônica resulta em hipopneumatização da mastoide.[5] Embora correlações mensuráveis entre hipocelularidade mastóidea e OME,[6,7] e entre o comprimento do processo da mastoide ou o grau de pneumatização e um tímpano anormal[8] tenham sido provadas, uma relação de causa e efeito ainda não está clara. A evidência disponível geralmente apoia o conceito de que a inflamação crônica em uma criança pode levar à formação de um novo osso no interior da orelha média e da mastoide, e, posteriormente, à diminuição do tamanho das células aeradas da mastoide. Shatz e Sadé[9] mediram a distância do seio lateral ao meato acústico externo e descobriram que era significativamente menor em pacientes com mastoides escleróticas; eles acreditam que tal constatação apoiou a teoria hereditária, porque era improvável que a otite tivesse esse efeito. No entanto, uma mastoide cronicamente inflamada em uma criança pequena pode não se desenvolver normalmente.

ATELECTASIA DA ORELHA MÉDIA E OTITE MÉDIA ADESIVA

A atelectasia da orelha média (Fig. 66-1) parece ser resultante principalmente de uma disfunção prolongada da trompa de Eustáquio. Uma das principais funções da trompa de Eustáquio é a ventilação da orelha média e da mastoide. Abertura da tuba auditiva permite a troca de gases e a equalização entre a pressão atmosférica e o espaço da orelha média. Os gases da orelha média também são trocados com a mucosa da orelha média. A difusão bilateral entre a cavidade da orelha média e o sangue pode ser um fator importante de atelectasia da orelha média, porque a composição do gás da orelha média se assemelha basicamente ao sangue venoso.[10]

Se atelectasia se desenvolve, a membrana timpânica torna-se retraída para o promontório e os ossículos da orelha média. Em orelhas atelectásicas, o espaço da orelha média é parcial ou completamente obliterado, mas a membrana timpânica não é aderente na parede medial da orelha média, e o revestimento da mucosa da orelha média permanece intacto. Em contraste, a otite média adesiva ocorre quando o espaço da orelha média está totalmente obliterado, e a membrana timpânica é aderente aos ossículos e ao

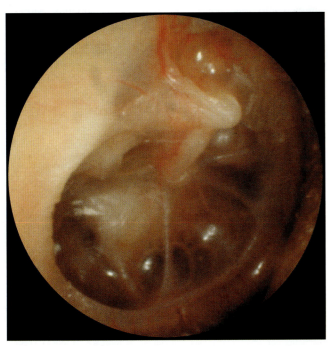

FIGURA 66-1. Atelectasia da orelha média.

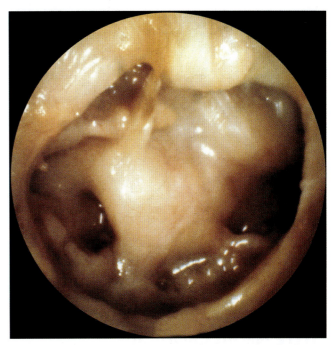

FIGURA 66-2. Atelectasia da orelha média com erosão ossicular.

promontório; superfícies mucosas não estão presentes. A retração da membrana timpânica pode levar à erosão do processo longo da bigorna e da supraestrutura do estribo (Fig. 66-2).

Nem todos os pacientes com OME crônica desenvolvem atelectasia; na maioria dos pacientes com OME, a retração da membrana timpânica é limitada. Em pacientes com OME bilateral, 1,5% das orelhas não tratadas e 2% das orelhas tratadas com tubos desenvolveram atelectasia grave.[11] Pode ser que os ataques repetidos de OMA acarretem o enfraquecimento e adelgaçamento da membrana, o que permite atelectasia. Sadé e Berco[12] demonstraram a destruição da camada fibrosa da membrana timpânica contendo colágeno em algumas orelhas com infecção recorrente. A degradação do colágeno dentro da membrana timpânica pode levar a outra complicação da OME, a timpanoesclerose. Sadé e Berco[12,13] descreveram uma classificação útil de retração da membrana timpânica: fase I, membrana timpânica retraída; fase II, com retração de contato com a bigorna; fase III, atelectasia da orelha média; e fase IV, otite média adesiva (Fig. 66-3).

A atelectasia da orelha média pode ser reversível com o uso criterioso de tubos de ventilação, e Sadé[14] mostrou que os tubos de ventilação melhoraram o estado das orelhas atelectásicas. Graham e Knight[15] relataram três casos em que membranas timpânicas atelectásicas foram restauradas para a sua posição normal por administração de óxido nitroso durante a anestesia e inserção de um tubo de ventilação.

A atelectasia e a otite média adesiva geralmente convivem com a OME, embora a OME possa ser resolvida, o que permite aeração do ático e da mastoide, apesar de deixar a orelha média colapsada. Em casos extremos, quando a perda auditiva ou a erosão ossicular ocorrem, uma miringoplastia para o reforço de membrana timpânica atelectásica pode ser indicada.[6,16] Colesteatomas podem se originar a partir de bolsas de retração profunda em que *debris* ceratinizados de descamação foram depositados dentro do meato acústico.[17,18] Essas bolsas de retração podem ocorrer na *pars tensa* ou *pars flácida* de orelhas atelectásicas e devem ser consideradas como precursores de colesteatomas (veja discussão de colesteatoma). Mastoides não pneumatizadas podem ter uma capacidade limitada de amortecer mudanças de pressão e podem se manifestar como uma atelectasia, uma bolsa de retração ou um colesteatoma.[19]

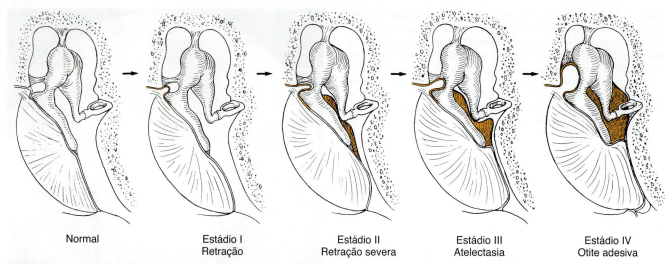

FIGURA 66-3. Os quatro estádios da atelectasia da orelha. (Modificado de Sadé J, Berco E. Atelectasis and secretory otitis media. *Ann Otol Rhinol Laryngol* 1976;85[Suppl 25]:66.)

OTITE MÉDIA CRÔNICA COLESTEATOMATOSA

Os colesteatomas são cistos de inclusão epidérmica na orelha média ou na mastoide (no caso de uma bolsa de retração de colesteatoma, o "cisto" se abre no meato acústico externo). Os colesteatomas contêm *debris* de descamação, queratina em sua maioria, a partir de sua cobertura epitelial escamosa ceratinizada. Cruveilhier[20] descreveu pela primeira vez o colesteatoma como um "tumor perolado" do osso temporal. O termo *colesteatoma*, cunhado pelo fisiologista alemão Müller[21] em 1838, é um equívoco: essa entidade não contém colesterol, em vez disso, apresenta flocos de queratina branco-amarelados encontrados dentro dos colesteatomas que se assemelham grosseiramente com cristais de colesterol. Colesteatomas do osso temporal podem ser congênitos ou adquiridos. Colesteatomas adquiridos são uma consequência da OME, OMA ou ambas. Alguns colesteatomas podem resultar de traumas do osso temporal com a implantação de epiderme na orelha média ou na mastoide. Um entendimento da patogênese e fisiopatologia do colesteatoma é particularmente importante, porque a natureza destrutiva dessa entidade é responsável por grande parte da morbidade associada à otite média crônica. A propensão dos colesteatomas em corroer ossos e a falta de manejos não cirúrgicos efetivos adicionam importância na compreensão dessa doença.

DIAGNÓSTICO

O diagnóstico de colesteatoma na orelha média é feito sobre o exame otoscópico que inclui a avaliação endoscópica e microscópica ou a exploração cirúrgica. Procedimentos de imagem de alta resolução, tais como a tomografia computadorizada (TC) e a ressonância magnética (RM), podem sugerir a presença de colesteatoma dentro do osso temporal, o que pode ser utilizado para complementar o exame clínico. A ressonância magnética por difusão demonstrou ser uma técnica confiável para a detecção de colesteatomas do osso temporal (Fig. 66-4).[22] A TC de alta resolução é útil para o planejamento operatório e é recomendada para todas as cirurgias revisionais de mastoide. Os sintomas de colesteatoma variam: alguns são assintomáticos, enquanto outros se infectam e rapidamente podem causar destruição óssea. Alguns pacientes apresentam perda auditiva condutiva lentamente progressiva e otorreia purulenta. A otorreia de um colesteatoma infectado é muitas vezes fétida por causa da infecção frequente com bactérias anaeróbicas.[23]

Os pacientes com colesteatomas infectados ocasionalmente são diagnosticados como tendo otite externa. Uma avaliação cuidadosa da evolução e o debridamento cuidadoso do meato de um paciente com otorreia são mandatórios, porque o colesteatoma pode não estar evidente durante uma crise aguda. Alguns pacientes apresentam sinais e sintomas das complicações de um colesteatoma; esses incluem vertigem e perda auditiva causada por uma fístula labiríntica, paralisia do nervo facial ou infecção intracraniana.

A aparência otoscópica de um colesteatoma na orelha média também varia. Um colesteatoma típico com retração atical (Fig. 66-5) aparece como um defeito de tamanho variável adjacente à porção posterior da membrana timpânica. O centro do defeito contém restos de queratina (colesteatoma adquirido primário). Em outros pacientes, o epitélio ceratinizado migra através de uma perfuração na orelha média (colesteatoma adquirido secundário; Fig. 66-6). Os colesteatomas, por vezes, aparecem atrás ou dentro de uma membrana timpânica íntegra chamada de colesteatoma congênito (Fig. 66-7). Um colesteatoma infectado às vezes se manifesta como um "pólipo auricular". Esses "pólipos" são, na

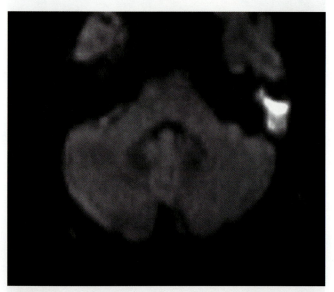

FIGURA 66-4. A imagem axial turbo *spin echo* ponderada de ressonância magnética por uma tomada única *half-Fourier* demonstra a presença da recorrência do colesteatoma como um sinal brilhante.

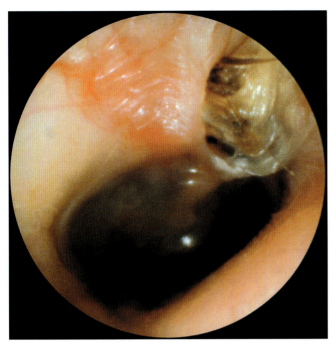

FIGURA 66-5. Colesteatoma adquirido primário na região da *pars flácida* com erosão do escudo.

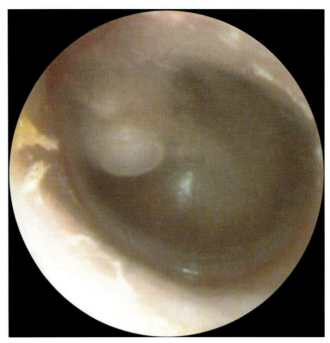

FIGURA 66-7. Colesteatoma por trás da membrana timpânica intacta.

verdade, tecido de granulação na junção entre uma erosão colesteatomatosa e o osso. A presença de um pólipo auricular em uma orelha cronicamente infectada deve ser considerada como um colesteatoma até que se prove o contrário. Ocasionalmente, um colesteatoma não pode ser visto otoscopicamente, mas é descoberto durante a cirurgia timpanomastoidea.

A prevalência exata do colesteatoma é desconhecida. Em 1978, havia 4,2 altas hospitalares com colesteatoma para cada 100.000 habitantes.[24] Além disso, havia 13,8 altas hospitalares com otite média crônica sem colesteatoma a cada 100.000 habitantes. Estudos realizados por Harker[23] documentaram uma incidência anual de 6 colesteatomas a cada 100.000 habitantes. Tos[25] encontrou uma incidência anual de 3 colesteatomas em crianças e 12,6 colesteatomas em adultos a cada 100.000 habitantes.

Em ossos temporais humanos com otite média crônica, observou-se colesteatoma em 36% das orelhas com perfurações e em 4% das orelhas sem as membranas do tímpano perfuradas.[26]

PATOGÊNESE

Os colesteatomas congênitos, por definição, são originários de áreas de ceratinização do epitélio dentro da fenda da orelha média. Michaels[27] mostrou que uma pequena área no tímpano anterior no feto em desenvolvimento muitas vezes contém uma pequena área de epitélio ceratinizado. Ele demonstrou a formação epidermoide em 37 de 68 ossos temporais dos fetos em uma gestação de 10 a 33 semanas. Colesteatomas congênitos podem ter origem nessa região; no entanto, podem também surgir a partir de uma variedade de locais dentro da fenda da orelha média. Algumas observações suportam o conceito de que esses colesteatomas são hereditários. Por exemplo, Al Balushi et al.[28] relataram colesteatomas na orelha direita de meninos gêmeos idênticos. Além disso, é interessante notar que, na maioria das séries de casos, esses colesteatomas são mais comuns em homens do que em mulheres.[29-32] A base genética para colesteatomas congênitos ainda não foi estabelecida.

Potsic et al.,[32] em uma revisão de 172 séries de colesteatomas congênitos, desenvolveram um sistema de estadiamento de grande utilidade: o de estádio I se limita a um quadrante; o de estádio II envolve vários quadrantes sem o envolvimento ossicular; o de estádio III inclui envolvimento ossicular sem extensão mastoide; e o de estádio IV apresenta envolvimento da mastoide. Esses autores mostraram uma correlação entre o estádio e o risco de doença residual; estádio IV carrega um risco de 67% de colesteatoma residual após a ressecção cirúrgica.

A patogênese do colesteatoma *adquirido* tem sido debatida por mais de um século, e é provável que estes colesteatomas surjam de várias formas diferentes. Quatro teorias básicas da patogênese do colesteatoma auricular adquirido têm evoluído: 1) invaginação da membrana timpânica (colesteatoma de bolsa de retração), 2) hiperplasia de células basais, 3) crescimento epitelial interior através de uma perfuração (*teoria da migração*) e 4) metaplasia

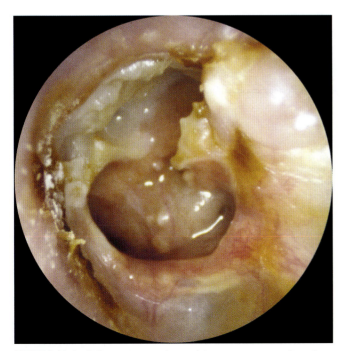

FIGURA 66-6. Colesteatoma em desenvolvimento na margem da perfuração (colesteatoma adquirido secundário) com infecção secundária.

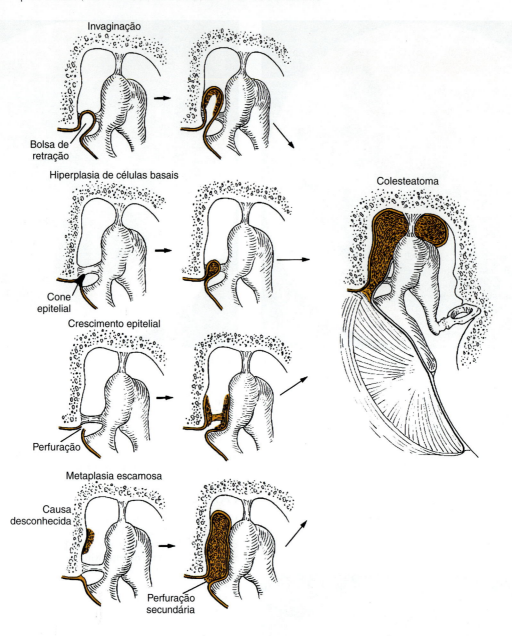

FIGURA 66-8. Teoria da patogênese do colesteatoma auricular.

escamosa do epitélio da orelha média (Fig. 66-8). Além disso, Sudhoff e Tos[18] propuseram uma combinação da invaginação e da teoria de células basais como uma explicação para a formação do colesteatoma com retração em bolsa.

Teoria da Invaginação

A teoria da invaginação[5] para a gênese do colesteatoma adquirido é geralmente considerada como um dos principais mecanismos de formação do colesteatoma atical. A bolsa de retração da *pars flácida* se aprofunda por causa de pressão negativa da orelha média e possivelmente por causa de repetidas inflamações (Fig. 66-2). Conforme a bolsa de retração se aprofunda, a queratina descamada não pode ser eliminada a partir do recesso, resultando em um colesteatoma. A origem de tal bolsa de retração de colesteatoma parece ser uma disfunção da tuba auditiva ou uma OME com pressão negativa na orelha média resultante (teoria *ex vácuo*). Normalmente, a *pars flácida*, sendo menos fibrosa e menos resistente ao deslocamento, é a fonte do colesteatoma.

O resultado desse tipo de colesteatoma, chamado de colesteatoma primário adquirido, é um defeito aparente no quadrante posterior da membrana timpânica e a erosão da parede do meato adjacente.[33] Embora esses defeitos tenham aparência de uma perfuração marginal, eles não constituem uma perfuração, mas uma invaginação. Sadé[19] mostrou que os padrões de migração epitelial dentro da bolsa de retração atical estão alterados. Essa falha da migração epitelial pode permitir a acumulação de queratina dentro de uma bolsa de retração, com subsequente alargamento meramente a partir da acumulação de queratina dentro de um espaço relativamente fechado. Essa teoria tem sido apoiada pela criação experimental de bolsas de retração com a obstrução da trompa de Eustáquio[34] e com a ligadura do meato acústico.[35]

Ruah et al.[33] sugeriram que a inflamação da orelha média e o mesênquima persistente conduzem a uma maior reação inflamatória na *pars flácida* e no quadrante posterossuperior da membrana timpânica do osso temporal humano com otite média serosa e purulenta em crianças. As bolsas de retração são consideradas precursores de colesteatoma. Bactérias podem infectar a matriz de queratina, formar biofilmes e levar à infecção crônica persistente. A presença de biofilmes de bactérias na matriz do colesteatoma pode levar a proliferação epitelial e invasão do colesteatoma.[36,37]

Teoria da Hiperplasia de Célula Basal

Outro possível mecanismo para a histogênese do colesteatoma foi sugerido pela primeira vez por Lange.[38] Nessa teoria, ele propôs que as células epiteliais (células "espinhosas") da *pars flácida* poderiam invadir o tecido subepitelial por meio de colunas de proliferação de células epiteliais. Quase 40 anos depois, Ruedi[39] forneceu suporte para essa hipótese com evidência clínica e experimental. Para o epitélio invadir a lâmina própria, a lâmina basal (membrana basal) deve estar alterada. Perturbações na lâmina basal recentemente têm sido documentadas em colesteatomas humanos[40,41] e animais.[42]

Huang et al.[43] e Masaki et al.[44] forneceram suporte experimental para essa teoria, mostrando que o crescimento epitelial para dentro a partir da membrana timpânica pode ser induzido por instilação de propilenoglicol na orelha média de chinchilas; as rupturas da lâmina basal resultantes permitiram a invasão de cones epiteliais no tecido conjuntivo subepitelial e incitaram a formação de microcolesteatomas. Esse mecanismo pode explicar alguns tipos de colesteatomas humanos, mesmo aqueles que ocorrem por trás de uma membrana timpânica intacta.[45] Segundo essa teoria, microcolesteatomas podem ampliar e, em seguida, provocar perfurações através da membrana timpânica, deixando a aparência típica de um colesteatoma atical. Essa sequência de eventos não foi documentada, embora as alterações na diferenciação de ceratinócitos e células da camada basal da matriz do colesteatoma tenham sido observadas em vários estudos.

Se os ceratinócitos em proliferação invadirem através da lâmina basal, é esperado que eles expressem fatores associados à proliferação epitelial. Com efeito, um certo número de investigadores mostrou que os ceratinócitos do colesteatoma expressam esses fatores. A distribuição anormal de marcadores de diferenciação epidérmica, tais como a filagrina e a involucrina,[46] proteínas c-jun e p53,[47] e o aumento do receptor de fator de crescimento epidérmico (EGFR)[48,49] têm sido demonstrados na matriz de colesteatomas de orelha média. Também foram encontrados níveis aumentados de proteínas citoqueratina (CK) 13 e 16 que são marcadores de diferenciação e hiperproliferação.[50] Kim e Chole[51] mostraram o aumento da expressão de CK-13 e CK-16 na área periférica da *pars tensa* de colesteatoma induzido por ligadura do meato acústico e na área periférica e central da *pars tensa* do colesteatoma induzido pela obstrução da trompa de Eustáquio. Sakamoto et al.[52] demonstraram que a proteína ErbB-2 encontra-se super expressa e a proliferação e apoptose de ceratinócitos aceleradas. As proteínas caspases desempenham um papel-chave na apoptose. Miyao et al.[53] sugeriram que a caspase-8, que é ativada por meio da indução do fator de necrose tumoral-α (TNF-α), conduz à ativação da caspase-3, que ativa apoptoses nucleares em tecido do colesteatoma.

Tem sido sugerido que os fibroblastos da região subepitelial dos colesteatomas podem invadir tecidos adjacentes. Dados de Parisier et al.[54] sugeriram que os fibroblastos no subepitélio do colesteatoma mostraram um fenótipo invasivo, enquanto fibroblastos da pele retroauricular e do meato acústico demonstraram ser fracamente invasivos ou não invasivos. Em um estudo semelhante, Chole et al.[55] descobriram que os fibroblastos normais e fibroblastos de colesteatomas induzidos não exibiram características fenotípicas invasivas de células neoplásicas verdadeiras.

Outras linhas de evidências apoiam a hiperplasia de células basais/teoria da migração. O aumento da expressão de moléculas de adesão intercelulares humanas 1 e 2 tem sido mostrado, o que sugere um papel na migração das células no tecido.[56] A presença de proteínas de choque térmico 60 e 70 sugere a proliferação e a diferenciação ativa dos ceratinócitos basais em colesteatomas.[47] Existem relatos de que a resposta imune está envolvida no estado hiperproliferativo do epitélio do colesteatoma.[41,47,48] As células de Langerhans podem iniciar uma reação imune e promover a proliferação do epitélio ceratinizado via mecanismo da interleucina-1α (IL-1α) e o fator de transformação do crescimento-β (TGF-β).[57-60]

Teoria da Invasão Epitelial

A teoria da invasão epitelial[61] diz que o epitélio escamoso ceratinizado da superfície da membrana timpânica invade ou migra para a orelha média a partir de uma perfuração na membrana timpânica. Essa teoria é apoiada pela observação clínica e por evidências experimentais. Weiss[62] mostrou que células epiteliais poderiam migrar ao longo de uma superfície por um processo que ele chamou de *orientação por contato* e, quando elas se deparam com outra superfície epitelial, param de migrar; a esse processo ele usou o termo *inibição por contato*. Van Blitterswijk e Grote[63] relataram que a CK-10, que foi vista na epiderme do meato e no epitélio que migrou, foi expressa preferencialmente na matriz do colesteatoma, em vez de na mucosa da orelha média. Essa constatação sugere uma origem epidérmica do colesteatoma. Kim e Chole[51] mostraram um aumento da expressão de CK-10 na área periférica da *pars tensa* de colesteatoma induzido por ligadura do meato acústico e nas áreas periféricas e centrais das *pars tensas* de colesteatomas induzidos pela obstrução da trompa de Eustáquio. Os resultados deste estudo também suportam a hipótese de hiperplasia de células basais para a patogênese do colesteatoma da orelha no que diz respeito a hiperproliferação, migração e diferenciação alterada de ceratinócitos.[51] Altos níveis de fibronectina e tenascina e rompimentos focais da membrana basal foram relatados no colesteatoma da orelha média, o que apoia o conceito da teoria da invasão.[56,59,64,65]

Essa teoria também é apoiada por investigações em modelos de colesteatoma animais e ossos temporais humanos. Jackson e Lim[66] mostraram evidências histológicas e ultraestruturais de que o epitélio ceratinizado pode migrar para a bula timpânica através de orientação por contato. Palva et al.[67] mostraram evidências histológicas para essa teoria em ossos temporais humanos. Por isso, é provável que, em algumas perfurações da membrana timpânica, a inflamação danifique o revestimento mucoso interno da membrana timpânica, o que permite que o epitélio ceratinizado exterior migre para dentro e gere um colesteatoma. Os colesteatomas que se originam após a fratura do osso temporal podem resultar desse mecanismo, e fraturas no interior do meato acústico podem permitir o crescimento para dentro do epitélio ceratinizado através de orientação por contato.[68] Dimetilbenzantraceno, um químico cancerígeno, demonstrou induzir o avanço do epitélio escamoso ceratinizado para dentro e para baixo da camada mucosa, bem como do crescimento para dentro e do espalhamento sobre a cavidade da orelha média e da tuba auditiva na orelha de rato.[69]

A Teoria da Metaplasia Escamosa

Wendt[70] teorizou que o simples epitélio escamoso ou cuboide da fenda da orelha média pode sofrer uma transformação metaplásica em epitélio ceratinizado. De acordo com essa teoria, uma área de epitélio ceratinizado dentro da orelha média iria se alargar por causa de detritos acumulados e do contato com a membrana timpânica. Com infecções e inflamações intercorrentes, o colesteatoma levaria a lise da membrana timpânica e a consequente perfuração, resultando em aparência típica de um colesteatoma atical (Fig. 66-2). Essa teoria é suportada pela demonstração de biópsias de orelha média de crianças com OME que às vezes contêm ilhas de epitélio ceratinizado.[14]

Algumas evidências experimentais apoiam a alegação de que a mucosa da orelha média pode se tornar metaplásica e ceratinizada. Chole e Frush[71] mostraram que a deficiência extrema de vitamina A leva à formação de epitélio ceratinizado dentro da orelha média e da tuba auditiva de ratos; no entanto, um dos animais experimentais tinha desenvolvido colesteatoma. Consequentemente, nenhuma evidência direta fornece suporte de que

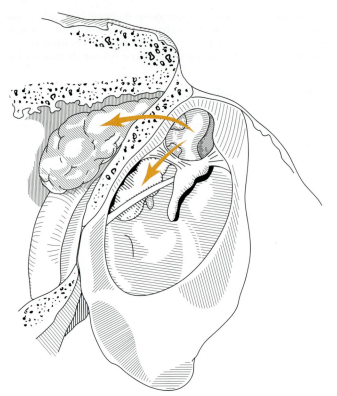

FIGURA 66-9. Colesteatoma mesotimpânico posterior. Este saco se forma por causa da retração da porção posterior da *pars tensa* e frequentemente invade os seios timpânicos e os recessos faciais. A extensão da mastoide ocorre medialmente à cabeça dos ossículos (setas). (Retirado de Jackler RK. The surgical anatomy of colesteatoma. *Otolaryngol Clin North Am* 1989;22:883.)

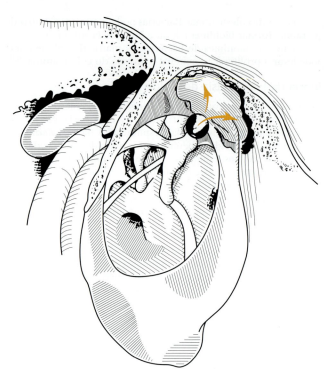

FIGURA 66-10. Colesteatoma epitimpânico anterior. A invaginação do epitímpano anterior a cabeça e pescoço do martelo cria um saco de colesteatoma que ameaça o nervo facial horizontal e o gânglio geniculado. Extensão mais adiante ao recesso supratubal é comum (setas). (Retirado de Jackler RK. The surgical anatomy of colesteatoma. *Otolaryngol Clin North Am* 1989;22:883.)

colesteatomas surgem por metaplasia escamosa da mucosa da orelha média.

Do ponto de vista clínico, parece que cada um desses mecanismos patogênicos representa uma proporção dos colesteatomas adquiridos. Independentemente da patogênese da colesterolemia de orelha média, todos eles compartilham certas propriedades. Colesteatomas são propensos a infecções recorrentes e caracteristicamente corroem os ossículos e a cápsula ótica. Colesteatomas auriculares que se originam a partir da vizinhança da membrana timpânica apresentam padrões de crescimento típicos no osso temporal. Devido ao fato de a maioria dos colesteatomas adquiridos serem originários da invaginação da *pars flácida*, o seu crescimento é limitado pelas dobras da mucosa e os ligamentos dos ossículos. A *pars flácida* pode se invaginar na porção mais lateral do epitímpano (espaço Prussak) e, em seguida, para dentro das reentrâncias do epitímpano posteriormente, lateralmente ao corpo da bigorna, inferiormente para a orelha média através da bolsa de von Tröltsch (Fig. 66-9), ou anteriormente no pró-tímpano (Fig. 66-10).[72-74]

COMPLICAÇÕES

A expansão de um colesteatoma pode resultar na erosão dos ossículos, da cápsula ótica, canal de Falópio, do tégmen timpânico e mastóideo. Esses processos podem, em seguida, causar complicações osteolíticas intracranianas (Quadro 66-1). A erosão de ossículos, mais comumente da bigorna, pode resultar em perda de audição condutora. A gravidade da perda auditiva está relacionada com o estado dos ossículos e a posição do saco de colesteatoma. A erosão da cápsula ótica ocorre mais comumente nos canais semicirculares laterais e raramente na cóclea. A fístula labiríntica pode resultar em perda auditiva neurossensorial (PANS) e vertigem, enquanto a PANS pode resultar da labirintite supurativa secundária ou da perda de células ciliadas da cóclea adjacente ao colesteatoma.[55] A paralisia facial do nervo pode ocorrer de forma aguda, como um resultado da infecção ou insidiosamente, como resultado da expansão do colesteatoma no canal de Falópio. A erosão do tégmen timpânico ou do tégmen mastóideo pode levar ao desenvolvimento de uma hérnia cerebral ou vazamento de fluido cerebrospinal.[75]

Porque colesteatomas contêm resíduos de queratina avascular presos em um espaço tecidual, eles estão sujeitos a infecções crônicas oportunistas e recorrentes. As bactérias encontradas nos colesteatomas infectados diferem das encontradas na OMA ou OME. Tanto bactérias aeróbias quanto bactérias anaeróbias podem estar presentes. A maioria das bactérias aeróbias comumente encontradas são *Pseudomonas aeruginosa* e *Staphylococcus aureus*, enquanto as anaeróbias mais comuns são os cocos anaeróbios (Tabela 66-1).[76-78]

MANEJO

Os colesteatomas congênitos e adquiridos podem ser erradicados do osso temporal apenas com a ressecção cirúrgica. Os objetivos da cirurgia são erradicar a doença em primeiro lugar e, em seguida, reconstruir o mecanismo de audição da orelha média. A decisão para realizar a cirurgia depende da natureza e da extensão da doença, da existência de complicações, pneumatização da mastoide, da função da trompa de Eustáquio, da condição auditiva de

---

Quadro 66-1. COMPLICAÇÕES E ESTADOS DE EMERGÊNCIA DA OTITE MÉDIA CRÔNICA COM COLESTEATOMA

Perda da audição: condutiva, sensorial e tipo mista
Fístula labiríntica: principalmente do canal semicircular horizontal, raramente cóclea
Paralisia do nervo facial: aguda ou crônica
Infecções intracranianas
Hérnia cerebral ou vazamento do líquor cefalorraquidiano

TABELA 66-1. Bacteriologia dos Colesteatomas Infectados

Bactéria	
Aeróbias (n = 401)	
Pseudomonas aeruginosa	32%
Staphylococcus aureus	19%
Proteus mirabilis	18%
Escherichia coli	8%
Klebsiella pneumoniae	9%
Anaeróbias (n = 178)	
Peptococcus/Peptostreptococcus	30%
Bacteroides	28%
Clostridium	7%
Fusobacterium	3%
Propiobacterium	2%

Quadro 66-2. MANEJO DA OTITE MÉDIA CRÔNICA COM COLESTEATOMA

Fatores para a Determinação do Tratamento
Extensão da doença
Presença de complicações
Estádios da audição de ambas as orelhas
Função da trompa de Eustáquio
Pneumatização da mastoide
Fatores do paciente: condição médica geral, idade, ocupação, confiança nas habilidades do cirurgião

Tratamento Conservador
Remoção da queratina aprisionada: direta
Irrigação com ácido acético a 2% em álcool a 20%

Abordagem Cirúrgica
Aticotomia: transcanal
Mastoidectomia simples
Procedimento Canal Wall-up (parede intacta) com ou sem abordagem de recesso facial
Procedimento Canal Wall-Down (retirada da parede posterior): mastoidectomia radical ou radical modificada, procedimento Bondy

---

ambas as orelhas, da confiança do paciente, bem como da experiência e habilidade do cirurgião. As abordagens cirúrgicas incluem aticotomia, mastoidectomia simples, procedimento na parede superior ou parede inferior, mastoidectomia radical, mastoidectomia radical modificada e o procedimento de Bondy.

O procedimento aberto (retirada da parede do meato) e o fechado (canal intacto com recesso facial) têm vantagens e desvantagens (Tabela 66-2). Os resultados relatados de ambos os procedimentos variam. A doença residual e a doença recorrente ocorrem em 11 a 27% e 5 a 13%, respectivamente, dos doentes que se submetem ao procedimento fechado, enquanto ocorre doença residual ou recorrente em 2 a 10% dos pacientes que se submetem ao procedimento aberto.[79] Nos casos de fístula labiríntica, paralisia do nervo facial e complicações intracranianas, a cirurgia deve ser executada o mais rapidamente possível.

Em alguns pacientes, um colesteatoma pode ser debridado da queratina aprisionada através de eliminação direta, e a remoção cirúrgica pode ser retardada ou evitada. Em alguns casos, a intervenção cirúrgica é impossível ou não é aconselhável; o paciente pode não ser clinicamente capaz de resistir a cirurgia ou os riscos da cirurgia podem não ser compensados pelos benefícios em alguns pacientes com apenas uma orelha única. A irrigação com ácido acético a 2% em álcool isopropílico a 20% pode manter alguns colesteatomas estáveis, se a sua abertura para o meato acústico for suficientemente grande (Quadro 66-2). A cirurgia pode ser necessária para um colesteatoma em orelha única se o processo da doença está em progressão, apesar do manejo conservador. Nesses casos, uma avaliação pré-operatória cuidadosa e o planejamento operacional, incluindo estudos de imagem, devem ser considerados.[80]

TABELA 66-2. Vantagens e Desvantagens dos Procedimentos de Canal Wall-Up e Canal Wall-Down na Otite Média Crônica com Colesteatoma

Procedimento	Vantagens	Desvantagens
Canal Wall-Up	Posição fisiológica da Membrana timpânica. Espaço suficiente da orelha média. Sem problemas na cavidade mastoide	Pode ocorrer colesteatoma residual ou nova ocorrência. Exteriorização incompleta do recesso facial. Operação em dois estádios geralmente necessária
Canal Wall-Down	O colesteatoma residual é facilmente encontrado na avaliação de acompanhamento. Nova ocorrência de colesteatoma rara. Total exteriorização do recesso facial	Problemas na cavidade mastoide (frequentes). Orelha média rasa e difícil de reconstruir. A posição do pavilhão pode ser alterada; a operação em duas etapas geralmente é necessária

OTITE MÉDIA CRÔNICA NÃO COLESTEATOMATOSA

A infecção aguda ou recorrente da orelha média pode resultar em uma perfuração da membrana timpânica permanente. Orelhas com perfurações crônicas sem colesteatoma podem estar cronicamente ou intermitentemente infectadas. Foram realizadas três vezes mais cirurgias para essa doença nos Estados Unidos do que para colesteatomas.[24] Paparella e Kim[51] relataram que, de 375 timpanomastoidectomias primárias decorrentes de mastoidite crônica, dois terços foram realizados em orelhas com tecido de granulação e sem colesteatoma.

DIAGNÓSTICO

A perfuração da membrana timpânica (Fig. 66-11) pode resultar de OMA, otite média crônica ou trauma (lesional ou cirúrgico). Em alguns casos, uma perfuração seca e simples irá resultar de um único episódio de OMA (isto é, otite média necrotisante). A perfuração da membrana timpânica, em especial envolvendo o anel timpânico, pode permitir o crescimento interno do epitélio ceratinizado do meato acústico ou da membrana timpânica, o que leva ao colesteatoma (denominado um *colesteatoma adquirido secundário*). Uma orelha com uma perfuração simples pode se tornar infectada por causa de uma contaminação a partir do meato acústico ou por causa de uma infecção latente na mastoide. A perfuração simples comumente se manifesta como uma perda auditiva condutiva nas frequências baixas, uma descoberta fundamentada por experimentos de perfuração experimental em ratos.[81] A velocidade da membrana timpânica demonstrou estar diminuída nas frequências baixas no caso de uma perfuração pequena e nas frequências altas e baixas em uma grande perfuração.[82]

PATOGÊNESE

A otite média crônica sem colesteatoma é marcada pela presença de alterações inflamatórias persistentes na orelha média e mastoide. Os fatores que permitem que infecções agudas dentro da

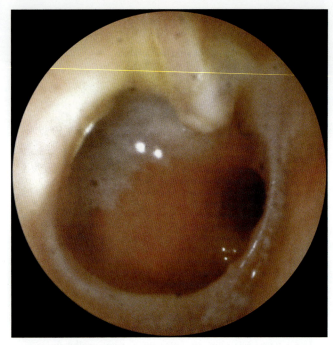

FIGURA 66-11. Perfuração da membrana timpânica.

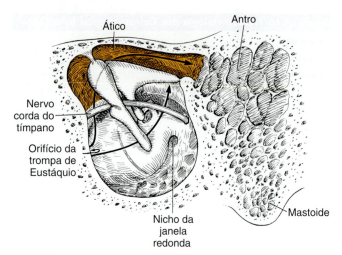

FIGURA 66-12. A aeração do antro e da mastoide depende da comunicação em torno dos corpos da bigorna e do martelo dentro do epitímpano. A obstrução dessas aberturas estreitas pode resultar em infecção crônica.

orelha média e na mastoide desenvolvam infecções crônicas não são claros. Da Costa et al.[26] demonstraram tecido de granulação em 96%, alterações ossiculares em 96%, timpanoesclerose em 43%, colesteatoma em 36% e granuloma de colesterol em 21% dos ossos temporais humanos de pacientes com otite média crônica com membrana timpânica perfurada (Tabela 66-3). A aeração da orelha média, do antro e da mastoide depende da livre circulação de gases da trompa de Eustáquio até as células aeradas mastóideas. No osso temporal humano, os gases devem passar pelos ossículos no espaço epitimpânico para entrar no antro (Fig. 66-12). Proctor[73] mostrou que a orelha média é separada do antro não só pelos ossículos, mas também por pregas mucosas. Ele encontrou apenas duas aberturas constantes: uma entre o tendão do músculo tensor do tímpano e o estribo, outra entre o ramo curto da bigorna e o tendão do músculo do estribo. Edema e inflamação com tecido de granulação podem bloquear essas aberturas comunicantes, o que impede a drenagem e o arejamento do antro e da mastoide. A obstrução crônica do ático e do antro com infecção leva a alterações "irreversíveis" de mucosa e osso de antro e mastoide. Tecido de granulação dentro do osso temporal pode levar a erosão óssea. Thomsen et al.[83] descobriram que a erosão óssea em pacientes com otite média crônica foi mais prevalente na presença de colesteatoma, mas ainda ocorreu na sua ausência.

A otite média crônica pode ocorrer em pacientes portadores de tubo de ventilação, e a otorreia pode ser uma complicação da inserção do tubo de ventilação, e tem sido relatada a ocorrência em 9 a 34% das crianças que se submetem a esse procedimento.[84] Otorreia crônica resistente à terapia ocorreu em 5,5% das crianças com tubos.[85] Não está claro se tal infecção crônica é um resultado do tubo locado ou da drenagem de uma infecção intensa. Giebink et al.[86] descobriram que o risco de otorreia no segundo dia pós-operatório foi significativamente aumentado pela presença de um patógeno bacteriano no meato acústico ou na efusão da orelha média e pela presença de inflamação da mucosa da orelha média na inserção do tubo de ventilação. As bactérias encontradas em tais casos são aquelas geralmente encontradas em casos de otite média crônica: *Pseudomonas aeruginosa* e *Staphylococcus aureus*. Erkan et al.[87] relataram os resultados da cultura de aspiração de exsudato de 183 pacientes com otite média crônica. Aeróbios foram encontrados em 39% das amostras, anaeróbios foram encontrados em 11%, e aeróbios e anaeróbios foram encontrados em 50%. *P. aeruginosa*, *S. aureus* e *Klebsiella pneumoniae* foram comumente encontrados em aeróbios, e espécies *Bacteroides* foram mais comumente isoladas em anaeróbios. Os resultados da cultura provavelmente subestimam a frequência de infecção bacteriana nesses casos, porque as bactérias estão frequentemente presentes em biofilmes em que as bactérias planctônicas não podem ser cultivadas. A colonização do tubo de ventilação na forma de biofilmes microbianos pode levar à persistência e à recorrência de infecção.[88]

MANEJO

A maioria das perfurações infectadas pode ser gerida de forma eficaz e conservadora com antibióticos tópicos e suspensões óticas de antibióticos com ou sem esteroides. Os antibióticos devem ser escolhidos para erradicar os patógenos mais comuns, *P. aeruginosa* e *S. aureus*. Nos casos de infecções recorrentes ou crônicas, as culturas devem ser usadas para ajustar antibióticos. Muitas preparações óticas de antibióticos de uso tópico contêm substâncias potencialmente ototóxicas que incluem antibióticos aminoglicosídeos e propilenoglicol. Estudos dessas substâncias aplicadas para a orelha média têm ototoxicidade mostrada em roedores[89] e primatas.[90] Embora alguns relatórios sugiram que PANS pode ocorrer após o uso tópico dessas preparações,[91,92] nenhuma evidência conclusiva disponível que prove a ototoxicidade de preparações

TABELA 66-3. Achados Patológicos no Osso Temporal com Otite Média Crônica

Achado	Membrana Timpânica Perfurada (n = 116)	Membrana Timpânica Não Perfurada (n = 28)
Tecido de Granulação	113 (97,4%)	27 (96,4%)
Mudanças Ossiculares	105 (90,5%)	27 (96,4%)
Timpanoesclerose	23 (19,8%)	12 (42,9%)
Granuloma de colesterol	14 (12,1%)	6 (21,4%)
Colesteatoma	5 (4,3%)	10 (35,7%)

Dados retirados de Costa SS, Paparella MM, Schachern PA, et al. Temporal bone histopathology in chronically infected ears with intact and perforated tympanic membranes. *Laryngoscope* 1992;102:1229.

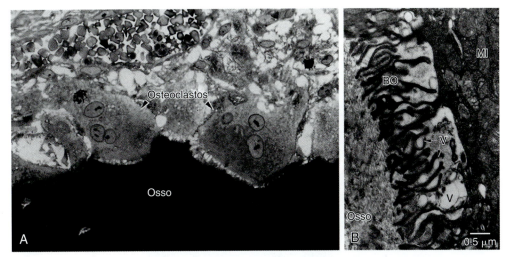

FIGURA 66-13. A, Osteoclastos multinucleados absorvendo ativamente o osso por baixo do colesteatoma humano em amostra de biópsia cirúrgica. **B**, Microscopia de transmissão de elétrons da borda ondulada (BO) de um osteoclasto mostrando a mitocôndria (MI) no citoplasma e os vacúolos (V) que contêm proteases ácidas na zona de erosão.

óticas disponíveis comercialmente em orelha média humana está publicada. Boyd e Gottshall[93] demonstraram que o "bombeamento tragal" melhorou significativamente a penetração de preparações tópicas para a orelha média após a instalação no meato acústico externo.

Preparações tópicas potencialmente ototóxicas devem ser aplicadas na orelha média apenas quando os benefícios potenciais superam os riscos potenciais. Os antibióticos tópicos também podem ser aplicados na forma de pó por insuflação. Vários agentes têm sido usados individualmente ou em combinação e estes incluem ácido bórico, sulfametoxazol, cloranfenicol, anfotericina e hidrocortisona. Essa técnica é particularmente útil na presença epitelial e em uma cavidade mastóidea úmida, embora os pacientes possam tornar-se sensibilizados a sulfametoxazol ou anfotericina. Antibióticos sistêmicos devem ser utilizados em casos refratários, quando patógenos específicos são encontrados na cultura. Várias quinolonas, tais como a ciprofloxacina, ofloxacina e norfloxacina, podem ser úteis nesses pacientes. Nas orelhas repetidamente infectadas, mas que se tornam limpas entre um episódio e outro, a timpanoplastia deve ser considerada. Idealmente, uma orelha com uma perfuração da membrana timpânica deve ser livre de infecção por 3 meses antes da timpanoplastia.

Em alguns pacientes, a infecção crônica com otorreia, mas sem colesteatoma, persiste apesar de terapia medicamentosa agressiva. A TC digitalizada de alta resolução pode ser útil para determinar o estado do antro e da mastoide, e técnicas de RM ponderada às vezes podem ser úteis na detecção de colesteatomas ocultos.[22] Nos casos com infecção crônica contínua, duas opções devem ser consideradas: antibióticos endovenosos a longo prazo (6 a 8 semanas) ou cirurgia timpanomastóidea. A terapia com antibiótico pode ser administrada em casa ou no hospital. Debridamento local intenso também pode ser útil. Os objetivos da timpanomastoidectomia incluem aeração da orelha média e da mastoide, remoção de tecido doente de forma irreversível, oclusão da orelha média e, consequentemente, a reconstrução do mecanismo de condução do som. Esses objetivos não são sempre alcançados em uma única etapa.

Otorreia ocorre após a inserção do tubo de ventilação em aproximadamente 10% das orelhas. A incidência de otorreia imediata no pós-operatório normalmente pode ser diminuída pela utilização de antibióticos tópicos, no momento da inserção do tubo.[94,95] O uso do tubo de ventilação Silastic (Dow Corning, Midland, MI) impregnado com óxido de prata foi demonstrado para diminuir a incidência de otorreia significativamente em um ensaio clínico randomizado.[84] Se a infecção for persistente, a terapia antibiótica endovenosa dirigida a especificamente a organismos identificados deve ser considerada. Devido a possibilidade de tubos de ventilação poderem estar cronicamente infectados por biofilmes bacterianos persistentes que são refratários aos antibióticos, a remoção do tubo de ventilação pode ser necessária em alguns casos refratários.[88,96]

EROSÃO ÓSSEA NO COLESTEATOMA E OTITE MÉDIA CRÔNICA

Na descrição de Virchow[97] da patologia do colesteatoma auricular em 1854, ele observou que "o colesteatoma se estendia através do osso do meato acústico externo, às vezes, também, na cavidade craniana". Desde aquela época, os médicos e pesquisadores estudaram a fisiopatologia da reabsorção óssea dessa doença. Embora muito progresso tenha sido feito na compreensão do processo de reabsorção, a sequência real de eventos e sua importância relativa não estão completamente compreendidas.

Na primeira metade do século XX, acreditava-se que a reabsorção óssea observada adjacente ao colesteatoma era um resultado de necrose de pressão,[98] embora as observações clínicas tenham levado ao abandono da teoria de necrose de pressão. Pensou-se ser altamente improvável que colesteatomas pudessem exercer pressão em excesso de pressão de perfusão capilar (~ 25 mm Hg), e isso foi posteriormente confirmado por Orisek e Chole[99] usando as medições diretas da pressão exercida por colesteatoma experimental (1,3-11,9 mm Hg). Agora é claro que processos inflamatórios no osso temporal induzem desenvolvimento e ativação dos osteoclastos, as únicas células capazes de realizar reabsorção óssea. Vários estudos iniciais do osso temporal humano revelaram a reabsorção osteoclástica do osso adjacente à matriz do colesteatoma.[100,101] Chole[102] mostrou evidências ultraestruturais em colesteatomas humanos e experimentais que a reabsorção óssea é primariamente um resultado da ação de osteoclastos multinucleados no osso (Figs. 66-13 e 66-14). Embora muitas células mononucleares, fibroblastos e histiócitos estivessem presentes na vizinhança da reabsorção óssea ativa, apenas os osteoclastos multinucleados foram vistos causando perturbações nos limites da lâmina óssea causando lacunas de reabsorção. Está estabelecido que osteoclastos multinucleares causam reabsorção óssea em pacientes com colesteatoma e otite média crônica.[102-106]

Para a reabsorção do osso ocorrer, a remoção enzimática dos componentes orgânicos e inorgânicos deve ocorrer. Essas enzimas provavelmente são elaboradas ou ativadas pelas células que reabsorvem (osteoclastos) no microambiente imediato da sua zona de reabsorção (Fig. 66-14). Essas enzimas incluem a fosfatase

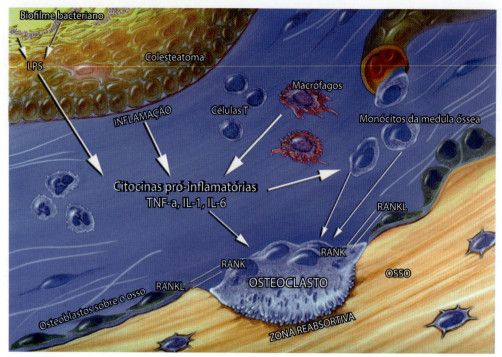

FIGURA 66-14. A reabsorção óssea associada ao colesteatoma ocorre como resultado do recrutamento de osteoclastos derivados de células mononucleares da medula óssea. O receptor ativador do ligante do fator nuclear (NF)-κB (RANKL) em osteoblastos ou células T se liga ao receptor de NF-κB (RANK) em monócitos, formando osteoblastos. A ativação de osteoclastos é posteriormente potencializada por inúmeras citocinas pró-inflamatórias (fator de necrose tumoral-α [TNF-α], interleucinas [ILs] 1 e 6) que são produzidas em resposta a fatores produzidos pelo colesteatoma ou produtos bacterianos, tais como lipopolissacaríreos (LPS).

ácida,[43,102,107,108] colagenase[43,108] e proteases ácidas.[109] Em estudos realizados por Blair et al.,[109] uma enzima proteolítica tipo catepsina com a atividade máxima a pH 4 mostrou ser ativa no microambiente da borda ondulada dos osteoclastos.

Inúmeros fatores podem levar ao recrutamento de osteoclastos localizados e à ativação em regiões de osteólise inflamatória. Tem sido demonstrado que a remodelação do osso e a perda óssea são controladas por um equilíbrio entre o receptor de ativação de NF-κ B (RANK) e o seu ligante, RANKL.[105] O receptor de RANKL, ou RANK, foi identificado em células dendríticas, condrócitos, precursores de osteoclastos e osteoclastos maduros.[105] Hamzei et al.[110] demonstraram um aumento do número de células precursoras de osteoclastos na perimatriz do tecido do colesteatoma, juntamente com uma expressão aumentada de RANKL, osteoprotegerina e fator estimulante de colônias de macrófagos (M-CSF). O processo inflamatório induzido por colesteatoma está associado com a expressão de RANKL em células do estroma e células T ativadas, o que desencadeia osteoclastogênese.[105, 110]

O controle localizado da osteoclastogênese é complexo, e as vias de sinalização podem variar durante o curso natural de um processo inflamatório. O tipo de reabsorção óssea em curso também pode modificar o processo, e o osso endocondral da cápsula ótica parece ser mais resistente à erosão do que o osso intramembranoso da orelha média e da mastoide.[111]

Alguns pesquisadores têm observado que os restos de queratina dentro do colesteatoma, por vezes, fazem extrusão para o subepitélio adjacente ao osso e provocam uma doença inflamatória e resposta osteoclástica. Alguns pesquisadores demonstraram que a própria queratina pode induzir uma reação inflamatória (granuloma de corpo estranho) que leva à reabsorção óssea celular.[112-114]

A matriz extracelular apresenta alterações no colesteatoma e muitos estudos têm avaliado o papel das enzimas na reabsorção óssea induzida por colesteatoma. A expressão de metaloproteinases da matriz (MMP-1, MMP-2, MMP-3, e MMP-9) demonstrou ser identificada nas camadas basais e suprabasais de células do epitélio do colesteatoma.[115-118] A colagenase de neutrófilos mostrou uma expressão mais disseminada no epitélio e no tecido de granulação. O inibidor de metaloproteinases tecidual pode ser detectado apenas em áreas muito limitadas do tecido de granulação de uma maneira bastante aleatória.[118] Devido à sua capacidade destrutiva, as MMPs são, de maneira geral, fortemente controladas. Um descontrole desses mecanismos de regulação em favor da proteólise demonstrou desempenhar um papel na invasão do colesteatoma no osso temporal.[117,118]

A colagenase desempenha um papel importante no mecanismo de invasão local pelo colesteatoma auricular.[108,119] A colagenase neutra pode estimular a reabsorção osteoclástica através da degradação da superfície do osso, o que permite que a atividade osteoclástica ocorra.[120] A colagenase neutra não foi encontrada dentro de osteoclastos,[21] mas foi localizada nas proximidades da reabsorção óssea.[108]

Ohsaki et al.[122] mostraram que o osso adjacente ao colesteatoma se encontra desmineralizado. Embora esse estudo sugira que a desmineralização por colesteatomas ácidos possa explicar a destruição óssea, o contato íntimo da matriz do colesteatoma com o osso parece não ser necessário para a reabsorção óssea. A reabsorção óssea foi demonstrada ocorrer em pacientes com otite média crônica com ou sem colesteatoma.[83] Macri e Chole[123] mostraram que uma barreira de silicone implantada entre um colesteatoma e o osso subjacente não impediu a reabsorção osteoclástica óssea no modelo de colesteatoma experimental. É provável que os efeitos indiretos, como o da pressão ou da inflamação, possam ativar os eventos celulares de reabsorção óssea.[124] Outros estudos têm mostrado que a pressão com[114, 125] ou sem[34, 126] inflamação é suficiente para induzir a reabsorção óssea em modelos experimentais com animais. A aparência histológica da reabsorção óssea induzida por pressão é semelhante à observada no colesteatoma, mostrando os osteoclastos e tecido de granulação.[103] Tem sido postulado que os efeitos físicos (pressão) dos colesteatomas podem levar a potenciais elétricos transitórios[127] e ao recrutamento de monócitos para o espaço subepitelial. Esses monócitos podem ativar os eventos intracelulares via citocinas pró-inflamatórias, o que leva à reabsorção óssea (Fig. 66-14). Citocinas pró-inflamatórias desempenham um papel importante nas infecções da orelha média e no colesteatoma. Essas citocinas são liberadas por macrófagos, linfócitos T, monócitos e muitas outras células no local da infecção. A IL-1 foi identificada na matriz do colesteatoma[64] e demonstrou estimular fibroblastos e macrófagos a produzir Prostaglandina E_2 (PGE_2) e colagenase.[128] Amostras de colesteatoma cultivadas produziram IL-1α e 1β e ambas as isoformas foram detectadas dentro do tecido de colesteatoma.[64,129,130] A IL-1α e IL-1β são indutores potentes da reabsorção óssea e podem agir aumentando a PGE_2. O antagonista recombinante humano do receptor de IL-1 bloqueou a reabsorção óssea em crânios de camundongo como um resultado de IL-1β, mas não de IL-1α.[131]

Monócitos ativados podem produzir metabólitos do ácido araquidônico, tais como prostaglandinas e leucotrienos, que são potentes mediadores inflamatórios. A PGE_2[132] demonstrou estimular a remodelação óssea do modo semelhante ao sistema calicreina-quinina.[40] Prostaglandinas produzidas a partir do metabolismo do ácido araquidônico pela via da ciclooxigenase podem ser inibidas pela aspirina, pela indometacina e pelo ibuprofeno. A indometacina demonstrou impedir a reabsorção óssea através da inibição da produção de PGE_2 *in vitro*.[133] Este estudo também mostrou que *in vivo* a indometacina pode inibir a reabsorção óssea induzida por pressão em um modelo animal. O ibuprofeno, outro inibidor de prostaglandina, também demonstrou inibir a reabsorção óssea de uma forma dose-dependente.[134] Os leucotrienos são metabólitos do ácido araquidônico da via da 5-lipoxigenase. Embora o papel dos leucotrienos no colesteatoma não esteja claro, os peptidoleucotrienos LTC-4, LTD-4 e LTE-4 estimulam osteoclastos isolados a acumular fosfatases resistentes a tartrato e a reabsorver osso.[135]

Embora o mecanismo seja desconhecido, a atividade dos osteoclastos pode ser inibida por bisfosfonatos, também conhecidos como *agentes antiosteólicos*, tais como 1-hidroxietildeno-1, 1-bifosfonato, risedronato e zoledronato. Essas substâncias inibem o recrutamento local e a ativação de osteoclastos *in vivo* e *in vitro*.[136,137]

Concomitantemente, um processo paralelo de deposição óssea osteoblástica invariavelmente acompanha a reabsorção óssea osteoclástica. Fatores conhecidos por induzir a formação de novo osso, tais como TGF-β e a proteína óssea morfogênica 2, foram identificados em colesteatomas.[128,138,139] Citocinas como TGF-b1 e TGF-b2 podem potencialmente retardar a proliferação e a destruição do tecido associado ao colesteatoma humano.[140] O TGF-β está envolvido na formação da matriz e estimula várias proteínas da matriz, tais como o colágeno, a laminina e a fibronectina. O TGF-β também pode iniciar a formação óssea por recrutamento e proliferação de precursores de osteoblastos, enquanto a proteína óssea morfogenética 2 parece ser importante na indução da diferenciação de células progenitoras pluripotentes.

Numerosos outros processos inflamatórios ocorrem no espaço subepitelial subjacente aos colesteatomas. Por exemplo, Fujioka e Huang[141] identificaram o fator de crescimento derivado de plaquetas no tecido colesteatomatoso humano, o qual estimula monócitos a formarem células semelhantes a osteoclastos multinucleados. Bujia et al.[49] e Sudhoff et al.[48] mostraram a expressão anormal de fator de crescimento epidérmico humano no colesteatoma, o qual é um potente estimulador da proliferação celular e diferenciação. A produção da proteína relacionada ao hormônio da paratireoide foi detectada em culturas de células de colesteatoma, podendo aumentar a incidência de reabsorção óssea.[142]

A vascularização no interior da perimatriz subepitelial de colesteatomas mostrou um aumento de cinco vezes em comparação com a mucosa da orelha média de duas vezes quando comparada com a pele.[142] Sudhoff et al.[143] encontraram uma relação estreita entre a densidade de capilares, o grau de inflamação e a expressão de diferentes fatores angiogênicos. Devido ao fato de tecidos em proliferação, tais como o colesteatoma da orelha média, exigirem um reforço no fornecimento de sangue, a angiogênese parece ser necessária para a expansão da matriz do colesteatoma dentro da cavidade da orelha média.

O papel de outras células na fisiopatologia da erosão óssea em pacientes com otite média crônica não é clara. Gantz[144] sugeriu que as células dendríticas no interior da matriz do colesteatoma podem iniciar uma resposta imunológica à presença de antigênios (queratina e *debris* bacterianos); essas células podem induzir os eventos celulares via expressão de RANK.[105] Os mastócitos são vistos na matriz do colesteatoma, mas a sua função é desconhecida.[145]

O papel importante do biofilme bacteriano na patogênese do colesteatoma foi sugerido recentemente.[37,146] Os biofilmes também foram identificados em pacientes com otite média crônica sem colesteatoma. Biofilmes são comunidades bacterianas aprisionadas em uma matriz produzida por elas mesmas, aderente a superfície.[131] Muitas espécies de bactérias relevantes para infecções otológicas são conhecidas por formarem biofilmes, incluindo a *P. aeruginosa*, *Haemophilus influenzae*, *Streptococcus pneumoniae* e *Staphylococcus aureus* (Tabela 66-1).[36] Bactérias dentro de biofilmes são mais resistentes a antibióticos e são provavelmente as responsáveis pela cronicidade e recidiva dessas infecções. A presença de bactérias resistentes aos antibióticos em biofilmes nos colesteatomas pode também explicar a agressividade e a cronicidade.[37] Biofilmes bacterianos dentro de colesteatomas podem produzir lipopolissacarídeos e outros produtos bacterianos que estimulam a osteoclastogênese. Zhuang e Chole[147] mostraram que derivados de lipopolissacarídeos derivados de *P. aeruginosa* podem induzir o desenvolvimento de osteoclastos *in vitro* e estimulam potentemente a reabsorção óssea *in vivo* através de um mecanismo dependente do receptor Toll-like-4.

PERDA AUDITIVA NEUROSSENSORIAL

Os efeitos destrutivos da expansão interna de um colesteatoma na orelha média ou na mastoide e de infecções crônicas concomitantes não se limitam às estruturas ósseas do osso temporal. As informações na literatura entram em conflito com relação aos efeitos da otite média crônica na orelha interna. Paparella et al.[148] observaram PANS em pacientes com otite média crônica, assim como Chole e Chiu[149] observaram perda de células ciliadas cocleares da estereocília em animais com colesteatomas experimentais com ou sem infecção. Em um colesteatoma estadiado pelas idades-correspondentes, McGinn e Chole[150] mostraram a perda de células ciliadas da cóclea nas áreas subjacentes às áreas de erosão óssea, o que sugere que substâncias ototóxicas podem atravessar diretamente a parede óssea da cóclea. Meyerhoff et al.[151] descobriram que 17,9% dos ossos temporais com otite média crônica tinham evidências histológicas de labirintite.

Clinicamente, decréscimos na condução óssea foram encontrados em orelhas com colesteatomas. Vartiainen e Karjalainen[152] compararam 874 orelhas cronicamente infectadas com e sem colesteatomas com 609 orelhas de pacientes controles e encontraram uma condução óssea significativamente pior no grupo infectado; orelhas com colesteatomas foram geralmente piores do que as orelhas sem colesteatoma. Fria et al.[153] descobriram uma tendência dos limiares de condução óssea em serem elevados a 2 kHz e 4 nas orelhas com OME crônica em comparação com os limiares de condução óssea em crianças com ou sem OME. Em contrapartida, alguns autores têm argumentado que, apesar de podermos presumir que as perdas condutivas na otite média crônica são devido à rigidez da cadeia ossicular, se os níveis de condução óssea forem para efeito Carhart (elevação artificial de limiares de condução óssea devido ao endurecimento), mudanças podem não ser encontradas. Browning e Gatehouse[154] não encontraram nenhuma diferença nos limiares de condução óssea entre 395 orelhas com otite média crônica e 920 orelhas controle. Esses resultados foram apoiados por MacAndie e O'Reilly,[155] que apontaram que a presença de colesteatoma e/ou de erosão óssicula não estão associadas com um aumento significativo do risco de

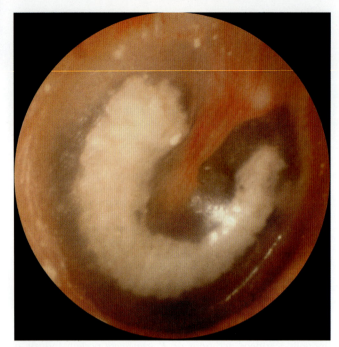

FIGURA 66-15. Timpanoesclerose da membrana timpânica (miringoesclerose).

PANS. Rahko et al.[156] estudaram limiares de condução óssea em 359 crianças com histórico de otite média aguda recorrente e não encontraram correlação entre o número de episódios de infecção e PANS permanente.

TIMPANOESCLEROSE

DIAGNÓSTICO

A timpanoesclerose parece ser uma complicação da otite média em que depósitos calcificados e acelulares de hialina acumulam dentro da membrana timpânica e na submucosa da orelha média. Na maioria dos pacientes, essas placas são clinicamente insignificantes e podem causar pouca ou nenhuma deficiência auditiva. Placas timpanoescleróticas dentro da membrana timpânica aparecem como uma placa branca crescente semicircular ou em forma de ferradura dentro da membrana timpânica (Fig. 66-15).

PATOGÊNESE

A timpanoesclerose é uma consequência de otite média resolvida ou trauma. Hussl e Mueller[157] mostraram que a timpanoesclerose é uma sequela frequente de OME crônica; eles encontraram timpanoesclerose em 19,7% dos tímpanos 6 a 8 anos após a inserção de tubos de ventilação para OME. Eles também observaram que a timpanoesclerose na orelha média foi frequentemente vista depois de episódios recorrentes de OMA. Tos e Stangerup[158] detectaram um aumento significativo na timpanoesclerose em orelhas nas quais foram colocados ilhós (59%) em comparação com as orelhas contralaterais, em que apenas foi realizada a miringotomia (13%). Daly[159] relatou que a incidência média de timpanoesclerose é de 10% em crianças de 4 a 15 anos, com um período de acompanhamento médio de 4 anos. A incidência da timpanoesclerose em otite média crônica tem sido relatada na faixa de 9 a 38%.[160,161]

A timpanoesclerose aparece histologicamente como uma hialização acelular do tecido conjuntivo subepitelial da membrana timpânica e da orelha média. Na maioria dos casos, calcificação está presente. A osteogênese também pode ocorrer no interior dessas lesões. A deposição óssea e a fixação ossicular ocorrem mais frequentemente no ático associado com as cabeças do martelo e a bigorna. Quando as placas ocorrem no interior da membrana timpânica, elas são limitadas à lâmina própria. Hussl e Lim[162] mostraram que essas placas são um processo degenerativo que resultou em calcificação do tecido conjuntivo da orelha média. Eles levantaram a hipótese de que OME ou OMA leva a um processo destrutivo dentro do tecido conjuntivo, o que leva à degeneração do colágeno e subsequentemente a calcificação distrófica e timpanoesclerose.

A degeneração de colágeno pode ser um resultado direto da inflamação ou infecção na orelha média, tal como por proteinases e colagenases bacterianas. Wielinga et al.[163] mostraram que apenas a obstrução da trompa de Eustáquio, sem infecção, foi capaz de causar a timpanoesclerose em ratos; eles levantaram a hipótese de que apenas a deformação foi suficiente para causar a formação de placas. Outra possível causa da timpanoesclerose é um processo autoimune que ocorre dentro da membrana timpânica. Schiff et al.[50] prepararam antissoros para lâmina própria de cobaias e imunizaram passivamente porquinhos da índia. Quando a membrana timpânica desses animais sofreu traumatismos, houve o desenvolvimento de placas timpanoescleróticas. Chole e Henry[164] encontraram camundongos da linhagem LP/J que desenvolveram espontaneamente lesões da orelha média que pareciam com timpanoesclerose e que poderiam ser mediadas por imunidade.[165] Hussl e Lim[162] propuseram dois possíveis mecanismos para a formação de placas timpanoescleróticas, começando com a degeneração de colágeno (Fig. 66-16). Russell e Giles[166] descobriram que o processo de timpanoesclerose começou na camada de tecido conjuntivo submucoso e progrediu envolvendo todas as subcamadas de tecido conjuntivo em um modelo animal. A extensão da deposição de cálcio e fibrose através da membrana estava relacionada com a duração da OME.

MANEJO

A timpanoesclerose dentro da orelha média (Fig. 66-17) é histologicamente semelhante à timpanoesclerose que ocorre dentro da membrana timpânica, mas muitas vezes leva à perda auditiva condutiva causada pela fixação ossicular. Apesar de alguns autores terem afirmado que a timpanoesclerose tende a ocorrer novamente após a remoção cirúrgica, outros têm relatado resultados auditivos estáveis nesses pacientes. Smyth et al.[167] relataram excelentes resultados auditivos em 79% das orelhas timpanoescleróticas em que a reconstrução ossicular (estapedectomia e total reconstrução

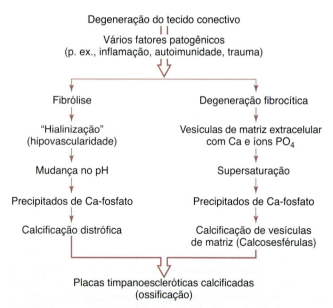

FIGURA 66-16. Dois mecanismos possíveis para a formação das placas timpanoescleróticas. (Modificado de Hussl B, Lim DJ. Histopathology of timpanosclerosis, In Lim DJ, Bluestone CD, Klein JO, eds: *Recent advances in otitis media with effusion*. St Louis: Mosby; 1984.)

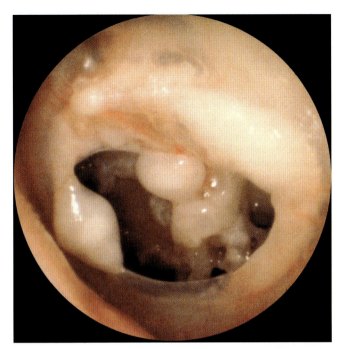

FIGURA 66-17. Timpanoesclerose avançada da membrana timpânica e da orelha média.

ossicular) total foi realizada em duas fases. No entanto, Gormley[168] descobriu que apenas 7% de seus casos tiveram um "gap" aéreo-ósseo de menos de 21 dB na avaliação de acompanhamento a longo prazo, questionando a conveniência de estapedectomia nas orelhas com a timpanoesclerose. Nas séries anteriores[169] em que procedimentos em um estádio foram realizados, 21% dos 57 casos resultaram em perdas cocleares.

A timpanoplastia e a reconstrução ossicular podem ser realizadas em orelhas com timpanoesclerose, mas os riscos de dano coclear parecem ser maiores do que em outras doenças da orelha média devido à extensa dissecção necessária em orelhas timpanoescleróticas e à coexistência de erosão labiríntica.

PETROSITE

A infecção da mastoide e da orelha média pode ser complicada pela propagação da infecção para dentro do osso temporal no ápice petroso. A apicite petrosa é uma extensão da infecção a partir do trato da célula aerada mastóidea para o ápice petroso pneumatizado anterior ou posterior. Na era pré-antibiótico, a otite média frequentemente tornava-se complicada devido a propagação no ápice petroso, o que levava a mais complicações intracranianas. Os sintomas clássicos do ápice petroso incluem dor facial profunda, otite média e paralisia do nervo abducente ipsilateral. Essa tríade, chamada de síndrome Gradenigo,[170] é rara, embora os processos supurativos no ápice petroso possam ocorrer em pacientes com OMA e otite média crônica, mas na maioria das vezes se manifestam como infecção crônica com otorreia e, por vezes, dores profundas após a cirurgia adequada.

HISTÓRICO

O histórico da apicite petrosa e o seu manejo têm sido analisados mais recentemente.[171] Um paciente com apicite petrosa e tríade de Gradenigo foi descrito pela primeira vez por Goris.[172] Na revisão de Gradenigo dos casos previamente publicados de 57 pacientes com petrosite, na verdade, 24 tiveram a tríade completa, e os outros tiveram múltiplas complicações.[172a] No início do século XX, surgia a controvérsia se a apicite petrosa pode se desenvolver em ápices petrosos diploicos (preenchidos por medula) ou pneumáticos (cheios de ar).[173] Acredita-se que, em geral, a apicite petrosa ocorre em pacientes com ápices petrosos pneumatizados. Na década de 1930, Almour[174] e Kopetzky juntos[175] descreveram abordagens cirúrgicas para apicite petrosa em que trajetos fistulosos foram seguidos até o ápice petroso. Ramandier[176] em 1933 e logo depois Lempert[177] descreveram a operação, hoje clássica, para exenteração do ápice petroso anterior. A histopatologia da apicite petrosa foi descrita por Lindsay.[178] Uma abordagem cirúrgica adicional para a supuração do ápice petroso foi descrita em um relato de caso por Hendershot e Wood,[179] em que foi realizada a drenagem de uma osteomielite do ápice petroso pela fossa craniana média.

ANATOMIA

O ápice petroso é uma pirâmide truncada, que é a porção do osso temporal medial do labirinto da orelha interna (Fig. 66-18); o ápice petroso é a porção mais cirurgicamente inacessível do osso temporal.[180] O ápice pode ser arbitrariamente dividido em dois por um plano coronal através do meato acústico interno (Fig. 66-18). Esse plano divide o ápice em uma porção anterior, a área peritubária, e uma porção posterior, a perilabiríntica. O ápice petroso posterior, que é pneumatizado em 33% dos pacientes, é

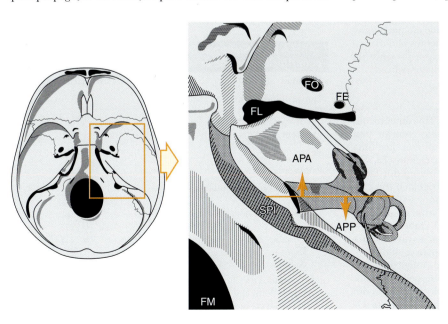

FIGURA 66-18. A base do crânio vista de cima revela a relação entre o ápice petroso com o forame magno (FM) e o resto do osso temporal (caixa aumentada à direita). O ápice petroso anterior (APA) é uma base piramidal truncada no labirinto e ligada ao forame lacerado (FL) anteriormente e inferiormente e o seio petroso inferior (SPI) posteriormente. Se o ápice petroso é visto de cima, ele pode ser dividido em secções anteriores e posteriores por uma linha desenhada através do canal auditivo interno. O APA é localizado medialmente à cóclea e o canal auditivo interno, enquanto o ápice petroso posterior (APP) é medial aos canais semicirculares. FO, forame oval; FE, forame espinhoso.

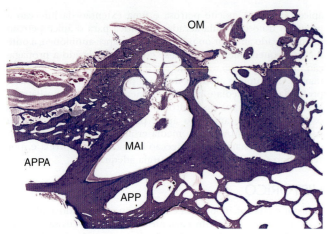

FIGURA 66-19. Ápice petroso pneumático anterior (APPA) e ápice petroso posterior (APP) na secção histológica horizontal do osso temporal. A grande célula de ar no APPA e a célula de ar no APP. MAI, meato acústico interno; OM, orelha média. (Modificado de Chole RA. Petrou apicitis: surgical anatomy. *Ann Otol Rhinol Laryngol* 1985;94:251.)

apenas medial aos canais semicirculares. Estima-se que 30% dos ápices petrosos posteriores sejam pneumatizados e, em um estudo de 84 ossos temporais humanos normais, 9% dos ápices petrosos anteriores eram pneumatizados (Fig. 66-18).[181]

O ápice petroso pode ser pneumatizado (célula cheia de ar), diploico (preenchido por medula) ou esclerótico (osso sólido). A extensão direta da infecção da mastoide e da orelha média através do trato da célula pneumatizada até o ápice petroso parece ser a etiologia da apicite petrosa (Fig. 66-19).

A relação anatômica da ponta petrosa pode explicar alguns dos sintomas de apicite petrosa. Uma célula de ar mal drenada e infectada não diagnosticada do ápice petroso deve trilhar através de pequenas extensões de células de ar para dentro da orelha média e mastoide. Essas extensões celulares consistem no trato celular de ar infralabiríntico, o trato retrofacial e as células de ar peritubárias superiores à trompa de Eustáquio. Se o córtex ósseo do ápice petroso anterior estiver envolvido pela extensão da infecção, a infecção pode causar um abscesso epidural na região ou danos aos nervos cranianos vizinhos. Na porção superior da ponta petrosa está o gânglio trigeminal ou gasseriano. Dano ou irritação no gânglio podem explicar a dor facial profunda que alguns pacientes com apicite petrosa relatam. Estendendo-se desde a ponta do ápice petroso para a clinoide está o ligamento petroclinoide. O nervo abducente viaja abaixo do ligamento petroclinoide em um pequeno canal chamado canal de *Dorello*.[182] Aprisionamentos ou inflamação na região do canal de *Dorello* podem explicar a presença de paralisia abducente em alguns pacientes com apicite petrosa.

DIAGNÓSTICO

Os sintomas de petrosite normalmente são sutis. Tipicamente, um paciente que passou por uma cirurgia mastoide anterior tem queixa de infecção persistente e dor facial profunda. Em uma série de 22 pacientes, ao longo de 20 anos, 16 pacientes (72,7%) apresentaram otalgia, e 13 pacientes (59,1%) tiveram dor facial profunda e dor de cabeça; a paralisia do nervo trigêmeo (68,2%) mais frequentemente envolveu o nervo craniano; seis (27,3%) tiveram paralisia do nervo facial, quatro (18,2%) tiveram paralisia do nervo abducente e dois (9,1%) tiveram coma (Tabela 66-4).[183] Em pacientes com supuração podem manifestar-se vários sintomas, dos quais nenhum são patognomônicos para a síndrome. Dentre os pacientes com otomastoidite crônica de longa data, dor profunda e infecção persistente, o diagnóstico de petrosite deve ser considerado. Em uma série mais recente de pacientes com apicite petrosa, o organismo predominante foi a *P. aeruginosa*. Os achados médicos de petrosite geralmente incluem os de otite média crônica com otorreia. Em alguns pacientes, a infecção pode ser limitada ao ápice petroso anterior, e a orelha média é normal.[183] Muitos pacientes têm envolvimento dos nervos cranianos V, VI e VII.

TESTES DE DIAGNÓSTICO

Quando o diagnóstico de apicite petrosa é suspeitado, o procedimento diagnóstico mais adequado é a TC. A TC de alta resolução geralmente mostra detalhes do ápice petroso e fornece detalhes importantes sobre possíveis rotas cirúrgicas. O ápice petroso pneumatizado no lado não envolvido pode às vezes ser contrastado com um ápice petroso cheio de líquido ou esclerótico no lado envolvido, embora Roland et al.[184] tenham mostrado que a assimetria do ápice petroso não serve como diagnóstico para a apicite devido ao fato de que a pneumatização assimétrica do ápice pode ocorrer em indivíduos saudáveis. Se a TC indicar uma potencial apicite, a RM pode adicionar informações sobre a natureza do fluido ou do tecido dentro do ápice (Fig. 66-20). Uma varredura do osso com gálio pode fornecer informações adicionais, mostrando aumento de captação no lado da apicite. Uma combinação de RM e TC é necessária para avaliar as variações anatômicas normais e para o diagnóstico diferencial.[185]

MANEJO

O manejo da apicite petrosa é direcionado para o controle da infecção. Se a administração de antibiótico tópico e sistêmico for insuficiente para controlar a supuração, várias abordagens cirúrgicas estão disponíveis. O tratamento cirúrgico visa a alcançar a drenagem do ápice petroso através da mastoide e da orelha média no ápice petroso. Essas células de ar têm sido bem definidas anatomicamente[180] e incluem as células angulares subarqueadas e sinodurais em direção ao ápice petroso posterior, bem como os tratos peritubários, retrofaciais, infralabirínticos e as extensões infracocleares em direção ao ápice petroso anterior. O ápice anterior pode ser amplamente exposto através da fossa mandibular com a abordagem de Ramandier[176] e Lempert.[177] Se células de ar adequadas não puderem ser identificadas através da orelha média e da mastoide, a abordagem do meio da fossa pode ser utilizada para introduzir o telhado do ápice petroso anterior.[179] A abordagem da fossa craniana média dá excelente acesso ao ápice petroso anterior, mas não proporciona uma via de drenagem adequada de volta para a mastoide ou orelha média. Brackmann e Toh[127] descreveram a abordagem translabiríntica como sendo útil em orelhas sem audição. Em indivíduos com audição, se a anatomia

TABELA 66-4. Sintomas Encontrados em 22 Pacientes com Apicite Petrosa desde 1976 a 1995	
Sintomas	**Nº. de pacientes (%)**
Dor profunda e dor de cabeça	13 (59)
Otalgia	16 (73)
Otorreia	13 (59)
Febre	5 (22)
Coma	2 (9)
Paralisia do nervo craniano	
V	15 (68)
VI	4 (18)
VII	6 (27)
VIII	9 (41)
IX	1 (5)
X	1 (5)

Dados retirados de Chole RA, Gadre AK. Petrous apicitis: symptomatology, pathology, and manegement [Abstract]. *Skull Base Surgery Symposium*, Sacramento, CA, 1995.\

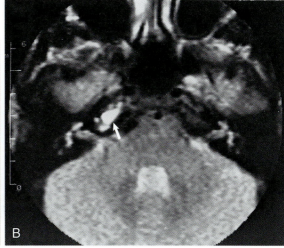

FIGURA 66-20. A tomografia computadorizada (TC) e a imagem de ressonância magnética (RM) são adjuvantes úteis no diagnóstico da apicite petrosa. **A,** Na imagem de TC, o ápice petroso totalmente preenchido com fluido (seta) pode ser comparado com o ápice oposto preenchido de ar. **B,** Na imagem de RM, a área com aumento de sinal está presente no ápice envolvido (seta). Um cisto âmbar preenchido com fluido foi encontrado na cirurgia.

permitir, a abordagem infracoclear transcanal com *stent* foi a abordagem preferida para a drenagem do ápice petroso.

RESUMO

A otite média é uma das doenças mais comuns da infância e uma doença mais frequentemente tratada em crianças com antibióticos. As complicações infecciosas e não infecciosas da otite média podem resultar em morbidade e complicações significativas que incluem mastoidite aguda e crônica, petrosite e infecção intracraniana. As sequelas crônicas não infecciosas da perfuração da membrana timpânica, a erosão ossicular, a erosão labiríntica e a timpanoesclerose são as principais causas de perda de audição.

A infecção aguda ou recorrente da orelha média pode resultar em uma perfuração permanente da membrana timpânica e alterações inflamatórias irreversíveis dentro da orelha média e da mastoide, conhecidas como otomastoidite crônica. A otite média crônica pode ocorrer em pacientes que tenham tubos de timpanostomia residentes, e a maioria dos casos pode ser controlada com antibióticos tópicos. No entanto, muitas dessas infecções crônicas tornam-se resistentes aos antibióticos, devido à formação de microcolônias de bactérias sésseis, mas viáveis, conhecidas como biofilmes.

Colesteatomas auriculares são cistos de inclusão epidérmica da orelha média ou mastoide e são classificados como congênitos ou adquiridos. Colesteatomas adquiridos eventualmente resultam de OME ou OMA, ou ambos. Quatro teorias básicas da patogênese dos colesteatomas auriculares adquiridos são suportadas por evidências clínicas e experimentais. O diagnóstico do colesteatoma auricular é feito através de otoscopia e procedimentos especiais de obtenção de imagem, tais como TC de alta resolução e ressonância magnética. Novas técnicas de ressonância magnética ponderada em difusão são sensíveis na detecção do colesteatoma oculto. A expansão do colesteatoma pode resultar em erosão das estruturas envolvidas, o que pode levar a complicações locais e intracranianas. Os colesteatomas podem ser erradicados do osso temporal apenas por ressecção cirúrgica, e várias abordagens cirúrgicas estão disponíveis.

O principal mecanismo de reabsorção óssea na otite média crônica com e sem colesteatoma ocorre por recrutamento e ativação de osteoclastos multinucleados, pela ação de RANKL. Muitas citocinas e metabólitos são conhecidos por ativar os osteoclastos localmente. A PGE_2, a osteoprotegerina e o M-CSF são alguns dos metabólitos de ativação de osteoclastos mais potentes. As citocinas e os fatores de crescimento tais como IL-1, IL-6, TNF-α, fator de crescimento epidérmico, a proteína relacionada ao hormônio paratireoideo e o TGF-β parecem desempenhar um papel importante nas infecções da orelha média e no colesteatoma. Evidências mais recentes sugerem que biofilmes bacterianos dentro do colesteatoma cronicamente infectado podem contribuir para a sua agressividade através da produção local de lipopolissacarídeos.

A PANS e a timpanoesclerose parecem ser complicações da otite média. A timpanoesclerose na orelha média, muitas vezes, leva à perda auditiva condutiva causada pela fixação ossicular. A apicite petrosa pode ser complicada pela propagação da infecção para dentro do osso temporal no ápice petroso. O procedimento para diagnóstico apropriado é TC digitalizada de alta resolução, embora a ressonância magnética e a cintilografia óssea de gálio possam proporcionar informações adicionais. O manejo da apicite petrosa é direcionado para o controle da infecção e inclui antibióticos de uso tópico e sistêmico e a abordagem cirúrgica através de uma variedade de vias.

Para consultar a lista completa de referências, acesse www.expertconsult.com.

LEITURA SUGERIDA

Brackmann DE, Toh EH: Surgical management of petrous apex cholesterol granulomas. *Otol Neurotol* 23:529–533, 2002.

Choi HG, Park KH, Park SN, et al: Clinical experience of 71 cases of congenital middle ear cholesteatoma. *Acta Otolaryngol* 130:62, 2009.

Chole RA, Donald PJ: Petrous apicitis: clinical considerations. *Ann Otol Rhinol Laryngol* 92(6 Pt 1):544–551, 1983.

Costerton JW, Stewart PS, Greenberg EP: Bacterial biofilms: a common cause of persistent infections. *Science* 284:1318–1322, 1999.

Giebink GS, Daly K, Buran DJ, et al: Predictors for postoperative otorrhea following tympanostomy tube insertion. *Arch Otolaryngol Head Neck Surg* 118:491–494, 1992.

Glasscock ME, 3rd, Johnson GD, Poe DS: Surgical management of cholesteatoma in an only hearing ear. *Otolaryngol Head Neck Surg* 102:246, 1990.

Hildmann H, Sudhoff H: *Middle ear surgery*, New York, 2006, Springer Verlag.

Hussl B, Lim DJ: Histopathology of tympanosclerosis. In Lim DJ, Bluestone CD, Klein JO, editors: *Recent advances in otitis media with effusion*, St. Louis, 1984, Mosby.

Ilica AT, Hidir Y, Bulakbasi N, et al: HASTE diffusion-weighted MRI for the reliable detection of cholesteatoma. *Diagn Interv Radiol* 18:153, 2011.

Jung JY, Chole RA: Bone resorption in chronic otitis media: the role of the osteoclast. *ORL J Otorhinolaryngol Relat Spec* 64:95, 2002.

Lempert J: Complete apicectomy (mastoidotympano-apicectomy): new technique for complete apical exenteration of apical carotid portion of petrous pyramid. *Arch Otolaryngol Head Neck Surg* 25:144, 1937.

Lieu JE, Muthappan PG, Uppaluri R: Association of reflux with otitis media in children. *Otolaryngol Head Neck Surg* 133:357–361, 2005.

McKennan KX, Chole RA: Post-traumatic cholesteatoma. *Laryngoscope* 99(8 Pt 1):779–782, 1989.

Meyerhoff WL, Kim CS, Paparella MM: Pathology of chronic otitis media. *Ann Otol Rhinol Laryngol* 87:749, 1978.

Michaels L: An epidermoid formation in the developing middle ear: possible source of cholesteatoma. *J Otolaryngol* 15:169–174, 1986.

Post JC, Hiller NL, Nistico L, et al: The role of biofilms in otolaryngologic infections: update 2007. *Curr Opin Otolaryngol Head Neck Surg* 15:347, 2007.

Sudhoff H, Linthicum FH, Jr: Cholesteatoma behind an intact tympanic membrane: histopathologic evidence for a tympanic membrane origin. *Otol Neurotol* 22:444–446, 2001.

Timpanoplastia e Ossiculoplastia

Meredith E. Adams | Hussam K. El-Kashlan

Pontos-chave

- Os objetivos finais da timpanoplastia são o restabelecimento da função da orelha média, através da erradicação da infecção e da doença da orelha média, o restabelecimento de uma membrana timpânica (MT) que resista à infecção, com crescimento epitelial, e a asseguração de uma conexão durável entre a MT e a orelha interna.
- Técnicas mediais e laterais se referem à colocação do enxerto medial ou lateralmente ao resto da MT. O enxerto é colocado medial ao cabo do martelo em ambas as técnicas.
- O sucesso de qualquer técnica depende de quão bem ela é realizada pelo cirurgião e não da técnica em si. Nenhuma indicação absoluta existe para uma técnica em particular.
- A timpanoplastia com técnica lateral é extremamente útil para casos desafiadores e na revisão da otite média supurativa com doença timpânica. A sua utilidade está no seu considerável potencial para provocar o crescimento vascular e promover a cicatrização e epitelização do enxerto.
- O sucesso da timpanoplastia lateral exige que o cirurgião reúna técnicas refinadas na preparação do meato acústico externo e da orelha média. A fim de prevenir a lateralização após a timpanoplastia com a técnica lateral, o ângulo agudo entre a parede do canal anterior e a MT devem ser desenvolvidos com uma meatoplastia eficaz. A técnica lateral é mais exigente do ponto de vista técnico e deve ser considerada cuidadosamente pelo cirurgião iniciante ou inexperiente em cirurgia otológica.
- Um bom suporte para o enxerto é o quadrante anterossuperior a fim de evitar o insucesso com as perfurações anterossuperiores.
- A fáscia temporal e o pericôndrio são os materiais mais comumente usados para a reconstrução da MT. A cartilagem pode ser considerada para reforçar as bolsas de retração, membranas atelectásicas e outras condições associadas com taxas elevadas de insucesso com as técnicas tradicionais.
- O objetivo da ossiculoplastia é restabelecer a transferência da energia vibratória induzida a partir da MT para a superfície da placa inferior do estribo, maximizando o ganho pós-operatório de audição.
- Próteses com aloenxertos estão ganhando popularidade. Em particular, bons resultados auditivos, baixas taxas de extrusão e a facilidade do uso levaram à aplicação disseminada dos implantes de titânio.
- As decisões relativas à técnica reconstrutiva adequada devem se basear em uma avaliação cuidadosa da mobilidade, posição, orientação e integridade dos ossículos remanescentes.
- A perda auditiva condutiva pós-operatória pode persistir mesmo com uma prótese perfeitamente colocada, devido a uma doença continuada da orelha média.

TIMPANOPLASTIA

A timpanoplastia é um procedimento cirúrgico realizado para erradicar a infecção e restabelecer a função da orelha média. Wullstein[1] introduziu uma classificação para a timpanoplastia baseada em dois elementos: 1) as estruturas remanescentes da orelha média depois de toda a doença ter sido erradicada e 2) como o som está sendo transferido para a janela oval, enquanto a janela redonda estiver sendo protegida. Os princípios básicos por trás dessa classificação ainda se mantêm verdadeiros nos dias de hoje, mas a prática da timpanoplastia foi modificada por avanços nos campos da ótica, instrumentação microcirúrgica, próteses da orelha média e técnicas cirúrgicas. A presença de diferentes técnicas de timpanoplastia constitui uma indicação de que o cirurgião otológico deva ser flexível no que se refere ao ajuste do procedimento para se ajustar à doença ao invés de uma abordagem "um tamanho para tudo" para a cirurgia da orelha crônica.

Este capítulo revê diversas técnicas de timpanoplastia e técnicas para reconstrução da cadeia ossicular. A timpanoplastia é frequentemente realizada em conjunto com a mastoidectomia em casos de otite média supurativa crônica ativa. As técnicas de mastoidectomia estão revistas no Capítulo 68. Princípios adicionais pertinentes à reconstrução ossicular são apresentados no Capítulo e-143.*

CONSIDERAÇÕES FUNCIONAIS

A restauração do mecanismo de transformação da orelha média exige uma conexão segura entre a membrana timpânica (MT) intacta e os líquidos da orelha interna. A MT deve fechar uma

---

Disponível, em inglês, em www.expertconsult.com.

cavidade da orelha média revestida por uma mucosa e preenchida por ar. A doutrina tradicional atribui a maior parte do ganho da orelha média ao *efeito hidráulico*, a relação entre a área efetiva de vibração da MT e a área da placa inferior do estribo.[2] Proteção da janela redonda para evitar o cancelamento, que ocorre quando o som impacta as janelas oval e redonda ao mesmo tempo, também foi tida como um importante fator contribuinte para a transmissão sonora do som para a orelha interna. Investigações mais recentes dos mecanismos da orelha média humana modificaram esses ensinamentos clássicos dos seguintes modos:[3]

1. O som pode ser transmitido a partir do meato acústico externo para a cóclea através de dois mecanismos: acoplamento ossicular e acoplamento acústico. O *acoplamento ossicular* é o ganho que ocorre através da MT e da cadeia ossicular. O *acoplamento acústico* é a diferença na pressão do som que está agindo diretamente sobre as janelas oval e redonda. Em orelhas normais, o acoplamento acústico pode ser desprezível, mas pode desempenhar um papel significante em orelhas doentes e reconstruídas.

2. Quando o estímulo sonoro depende exclusivamente do acoplamento acústico (p. ex., interrupção ossicular por trás de uma MT intacta ou a completa ausência da MT e dos ossículos), o estímulo para a cóclea dependerá da magnitude relativa e da fase (diferença de temporização) das pressões das janelas oval e redonda. A diferença de magnitude é mais importante do que a diferença de fase.

3. O ganho pressórico que resulta do acoplamento ossicular em orelhas normais é frequentemente dependente e a sua magnitude é menor daquilo em que tradicionalmente se acreditou. A média de ganho na orelha média é de cerca de 20 dB entre 250 e 500 Hz, atinge um máximo de cerca de 25 dB por volta de um kHz e, então, se reduz em cerca de seis decibéis por oitava em frequências maiores do que um kHz.

4. As impedâncias na interface estribo-cóclea e na membrana da janela redonda também contribuem para a função da orelha média. Normalmente, o movimento da platina do estribo é "contraposto" pelo ligamento anular, pelos líquidos e pela partição cocleares, assim como pela membrana da janela redonda. As alterações patológicas na impedância do ligamento anular, da cóclea ou da janela redonda podem provocar perda auditiva, como, por exemplo, aquela resultante de fixação otoesclerótica do estribo. Do mesmo modo, em uma orelha média não arejada, a presença de líquido ou tecido fibroso no interior do nicho da janela redonda pode aumentar a impedância da janela redonda, provocando uma perda condutiva da audição.

5. O arejamento da orelha média desempenha um importante papel na transmissão sonora. Além de contribuir para a impedância normal entre o estribo e a cóclea (ver anteriormente), o arejamento é fundamental para o acoplamento ossicular normal. O ar compressível no interior da orelha média permite que a MT e os ossículos se movam.[4,5] O comprometimento do arejamento da orelha média pode afetar adversamente o acoplamento ossicular através da alteração de uma diferença pressórica que é importante para a função da orelha média. Na orelha média humana normal, a pressão sonora no meato acústico é maior do que a pressão sonora no interior da orelha média; o movimento da MT é conduzido por essa diferença pressórica. Reduções do volume aéreo na orelha média que resultem de doenças ou cirurgia acarretam uma elevação da impedância no espaço aéreo da orelha. Isso leva a uma redução da diferença pressórica através da MT, com uma redução subsequente do movimento da MT e dos ossículos.[3] A quantidade mínima de ar necessária para a manutenção do acoplamento ossicular em um intervalo de 10 dB do normal foi estimada em 0,5 mL.[6]

Uma perfuração da MT provoca perda auditiva através da redução da diferença na pressão sonora através dos dois lados da MT, o que provoca uma redução do acoplamento ossicular.[7] A perda auditiva é proporcional ao tamanho da perfuração e a sua frequência é dependente, com as maiores perdas ocorrendo nas frequências sonoras mais baixas.[8] Também varia inversamente com o volume do espaço aéreo na orelha média, incluindo a mastoide; isso pode explicar por que perfurações de tamanho e localização aproximadamente idênticos produzem diferentes graus de perda auditiva e por que a perda auditiva pode flutuar em uma dada perfuração sem a presença ou ausência de otorreia, que poderia reduzir o espaço aéreo da orelha média e da mastoide e provocar aumento da perda auditiva. Pesquisas mais recentes também sugerem que a perda auditiva não varie apreciavelmente com a localização da perfuração, ao contrário da crença de longa data de que as perfurações posteroinferiores resultem em uma maior perda auditiva do que as perfurações em outras localizações, devido a uma maior fase de cancelamento na janela redonda.[8,9]

AVALIAÇÃO PRÉ-OPERATÓRIA

Uma história e um exame físico detalhados com o emprego de um otomicroscópio são essenciais para o planejamento da abordagem cirúrgica e o aconselhamento de pacientes relativamente ao resultado esperado. A extensão da perfuração da MT e a condição da cadeia ossicular são avaliadas. A perfuração é observada como sendo *central*, circunferencialmente circundada por uma MT residual; ou *marginal*, sem um resto de MT entre pelo menos uma parte da perfuração na parede do meato acústico externo ósseo. A saúde da membrana remanescente é avaliada, prestando-se particular atenção a áreas atróficas e ao grau de miringoesclerose. O tamanho do meato acústico externo é avaliado e uma meatoplastia é planejada se uma parede canalicular anterior proeminente impedir a completa visualização da perfuração. A avaliação audiométrica abrangente é realizada e testes com diapasões são realizados para confirmar o audiograma. A avaliação radiográfica geralmente não é necessária se o exame clínico revelar uma perfuração central seca.

Conforme anteriormente mencionado, o arejamento pós-operatório da orelha média é fundamental para o sucesso do reparo da MT e o restabelecimento da audição. O cirurgião otológico não possui controle direto sobre esse fator, contudo, depende principalmente da função da trompa de Eustáquio. Nenhum teste atual pode prognosticar com precisão a função pós-operatória da trompa de Eustáquio. Alguns indicadores – o arejamento da orelha oposta, o aumento da idade em crianças, menos episódios de otorreia e uma mucosa normal da orelha média – podem sugerir uma função razoável da trompa de Eustáquio através da prevenção de infecções recorrentes por meio da contaminação proveniente do meato acústico externo.

A mera presença de uma perfuração não constitui uma indicação absoluta para a cirurgia. Uma perfuração pequena, central e seca sem uma perda auditiva ou drenagem significantes pode ser deixada de lado. De modo semelhante, em um contexto de disfunção crônica da trompa de Eustáquio, pode ser melhor deixar a perfuração no local para agir como um respiradouro equalizador de pressão. Por outro lado, mesmo na ausência de perda auditiva perceptível, os pacientes podem desejar serem submetidos à timpanoplastia, a fim de prevenir a otorreia e a infecção quando da exposição à água ou do uso de aparelhos auditivos.

Este capítulo lida principalmente com as técnicas de reparo de perfurações secas da MT. As técnicas para lidar com a otite média crônica ativa, com ou sem colesteatoma, estão descritas no Capítulo 68. Em resumo, recomenda-se que a orelha média esteja seca por três a quatro semanas antes de se proceder com a timpanoplastia. Existem situações, contudo, nas quais a orelha média não pode ser clinicamente tratada com sucesso e a timpanoplastia com ou sem mastoidectomia pode constituir a melhor opção terapêutica.

MATERIAIS DE ENXERTO

A fáscia temporal é o material mais comumente usado para o reparo de perfurações da MT, tendo sido introduzida no início da década de 1960.[10] A fáscia temporal pode ser coletada no momento da timpanoplastia através de uma pequena incisão posterossuperior à hélice no couro cabeludo piloso, quando há emprego de uma abordagem transmeatal, ou através de uma dissecção superior a partir de uma incisão pós-auricular ou endaural.

Outros materiais de enxerto também foram usados, incluindo tecido areolar frouxo, veias e gordura.[11-14] O pericôndrio é frequentemente usado em timpanoplastia, particularmente se nenhuma fáscia temporal estiver disponível (p. ex., em casos de revisões múltiplas) ou se um enxerto composto cartilagem/pericôndrio for necessário para prevenir a retração da membrana reconstruída quando houver uma suspeita de disfunção persistente da trompa de Eustáquio. O periósteo sobre a superfície medial do músculo temporal também pode ser usado como um material de enxerto quando a fáscia temporal estiver indisponível, se o cirurgião desejar evitar a incisão adicional necessária para a coleta do pericôndrio do trago.

O Alloderm (LifeCell Corporation, Branchburg, NJ) também foi estudado e usado como material de enxerto.[15-17] Os defensores citam as vantagens de evitar incisões externas, a potencial redução do tempo cirúrgico e taxas de sucesso comparáveis.[17]

TÉCNICAS ELEMENTARES

Em algumas situações clínicas, uma abordagem elementar para a timpanoplastia é possível e desejável. Pequenas perfurações não infectadas e estabelecidas de um a dois milímetros de diâmetro, como as que podem surgir subsequentemente a injeções intratimpânicas de corticoides, frequentemente podem ser tratadas no consultório desse modo. O epitélio nas margens da perfuração é cauterizado ou removido e um tampão de tecido gorduroso ligeiramente maior do que o diâmetro da perfuração é removido do lóbulo para uso como um enxerto; ele é colocado através da abertura semelhantemente a um haltere e recoberto com um curativo tipo Gelfoam ou Gelfilm (Pharmacia & Upjohn Company, Kalamazoo, MI). Outros cirurgiões preferem simplesmente cauterizar os bordos da perfuração com ácido tricloroacético ou fenol e aplicar um fragmento de Gelfoam, Gelfilm, papel de cigarros, ou uma película de ácido hialurônico (Epidisc; Medtronic Xomed, Jacksonville, FL). As perfurações traumáticas também são frequentemente tratadas através da colocação de um remendo depois que os bordos da perfuração forem realinhados.

TIMPANOPLASTIA FORMAL

Anestesia

A timpanoplastia pode ser realizada sob anestesia local ou geral (Vídeo 141-1). Em crianças e em adultos ansiosos, a anestesia geral é preferível. Em ambos os casos, a pele do meato acústico externo recebe uma injeção de lidocaína, geralmente a um por cento, com epinefrina (1:100.000) para a vasoconstrição. Deve-se tomar o cuidado de evitar a formação de bolhas de líquido na pele, o que pode ocorrer se força excessiva for usada para a injeção, especialmente se uma seringa grande for usada. A injeção deve ser feita sob o microscópio, devendo ser concedido tempo para que a vasoconstrição ocorra antes que as incisões no meato sejam feitas. Se líquido à base de iodopovidona (Betadine) for utilizado para a preparação do ouvido, a sua entrada na orelha média deverá ser evitada.

Abordagens e Incisões

Três principais vias são usadas na timpanoplastia: a transconduto, a endaural e a pós-auricular. A abordagem utilizada depende do tamanho da perfuração, da anatomia do meato acústico externo e da preferência do cirurgião. Mais importante, a via usada deve proporcionar uma visão completa da perfuração. A *via transmeatal* geralmente é usada para pequenas perfurações posteriores ou para perfurações de tamanho médio, quando a anatomia do meato acústico é favorável e quando toda a perfuração e o bordo da MT podem ser observados; ela deve ser evitada quando o bordo anterior da perfuração não é bem visualizado, particularmente em mãos de cirurgiões com menos experiência. A *via endaural* pode ser usada para todas as perfurações, sendo mais comumente usada na Europa; e é mais útil se uma pequena aticotomia estiver prevista em conjunto com a timpanoplastia. Um retrator de autorretenção poderá ser usado com essa abordagem. A *via pós-auricular* constitui a abordagem mais comumente usada para a timpanoplastia nos Estados Unidos. Ela pode ser usada com todos os tamanhos de perfuração e oferece um melhor ângulo de visualização da MT anterior mesmo sem a meatoplastia. A utilização de retratores com autorretenção permite um uso mais fácil de ambas as mãos para a instrumentação e sucção.

A excisão da margem da perfuração a fim de romper a união epitelial constitui uma parte essencial de qualquer procedimento de timpanoplastia, qualquer que seja a abordagem, incisão ou técnica usada. Antes da elevação da MT, a extremidade da perfuração é excisada. Uma sonda afiada e reta é usada para criar pequenos orifícios ao redor da periferia da perfuração, de modo semelhante àquele de um selo postal (Fig. 67-1, A); essa borda delineada pode ser removida com uma pinça saca-bocado.

As incisões transmeatais traçam um retalho timpanomeatal com base medial. As incisões superiores e inferiores começam na posição de 12 horas e de 6 horas. Ou as incisões convergem para se encontrarem na parede meatal posterior, formando um retalho cutâneo triangular ou em forma de U (Fig. 67-1, A), ou cada incisão poderá ser estendida lateralmente por seis a sete milímetros, até um ponto no qual as extremidades laterais das incisões estejam conectadas por uma incisão horizontal que forma um retalho retangular (Fig. 67-1, B). O retalho cutâneo traçado é descolado medialmente com o emprego de uma espátula arredondada. Deve-se tomar o cuidado de minimizar a sucção sobre o retalho; a sucção deve ser feita entre o instrumento usado para elevar o retalho e o meato ósseo. A fim de evitar lacerações, o descolamento deverá ser realizado ao longo de toda a largura do retalho e não através da criação de um túnel no meio desta. Depois que o anel tiver sido alcançado, é elevado a partir do sulco timpânico a fim de expor a mucosa da orelha média, que é dividida para que se possa penetrar a orelha média. A elevação do anel a partir do sulco é continuada superiormente e inferiormente sob visualização direta; isso minimiza o risco de lesão de um bulbo jugular deiscente, de localização muito superior. Deve-se tomar o cuidado de evitar a lesão do nervo corda do tímpano com descolamento superior do retalho. Quando o descolamento tiver atingido os limites da incisão, geralmente é possível dobrar o retalho timpanomeatal anteriormente, onde ele não interferirá com o campo cirúrgico. A incisão endaural possui um ramo vertical que geralmente se inicia na posição 12 horas na junção cartilaginosa e se estende lateralmente e superiormente para a incisura terminal livre de cartilagem entre o aspecto superior do trago e a raiz da hélice (Fig. 67-2, A). A incisão é aprofundada a fim de

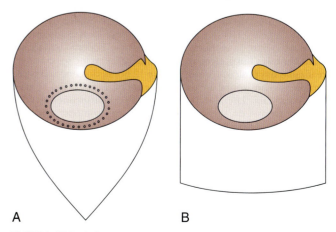

FIGURA 67-1. A, Retalho timpanomeatal triangular; as margens da perfuração são preparadas para excisão através da criação de pequenos orifícios ao longo do perímetro. **B,** Retalho timpanomeatal retangular.

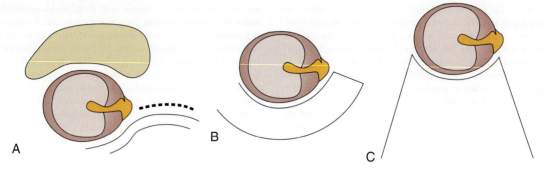

FIGURA 67-2. A, A linha tracejada mostra o ramo vertical da incisão endaural, iniciando-se na junção osteocartilaginosa e se estendendo lateralmente e superiormente até a incisura terminal livre de cartilagem, entre o aspecto superior do trago e a raiz da hélice. **B** e **C,** o ramo vertical pode ser combinado com um retalho cutâneo inferiormente baseado (**B**) ou a um retalho de Koerner que se estende para o interior da concha (**C**).

expor o bordo inferior do músculo temporal, onde um enxerto de fáscia pode ser colhido. Dependendo da cirurgia planejada, o ramo vertical pode ser combinado com retalhos timpanomeatais anteriormente descritos, um retalho cutâneo baseado inferiormente (Fig. 67-2, *B*) ou um retalho de Koerner lateralmente baseado que se estende para a concha (Fig. 67-2, *C*), permitindo a excisão da cartilagem e a meatoplastia.

A incisão pós-auricular geralmente se estende desde a extremidade da mastoide até imediatamente acima da fixação da hélice, cerca de cinco milímetros a 10 mm a partir da prega pós-auricular. A incisão é aprofundada em camadas, atentando para não lesionar o periósteo. Deve-se tomar o cuidado de não elevar a aurícula como uma camada separada do periósteo, uma vez que isso pode acarretar uma deformidade em orelha em abano no pós-operatório. A seguir, o músculo temporal e a sua fáscia são expostos. Começando no arco zigomático, o periósteo é incisado ao longo da linha temporal e um ramo vertical é traçado em um formato de "7" ou de "T" e curvado para baixo até a extremidade da mastoide. A presença desse ângulo agudo permite o reposicionamento do periósteo durante o fechamento a fim de evitar qualquer desalinhamento da aurícula ou qualquer alteração no seu posicionamento vertical no pós-operatório. O periósteo é descolado para frente com um descolador de Lempert a fim de expor a espinha de Henle e o meato acústico.

Diversas opções estão disponíveis para lidar com a pele da parede do meato posterior que contém a assim chamada faixa vascular. Situando-se no meato acústico posterossuperior entre as suturas timpanoescamosa e timpanomastoide, a *faixa vascular* é a área de pele através da qual o ramo auricular profundo da artéria maxilar envia vasos para suprir a MT.[18] A pele do meato pode ser elevada por trás tomando-se o cuidado de não lacerar a pele, particularmente na sua fixação nas linhas de sutura timpanomastoidea e timpanoescamosa. Se uma linha de sutura for proeminente, é frequentemente útil incisar o tecido fibroso dentro da linha de sutura com o emprego de um bisturi em foice ou uma lâmina de Beaver n° 5910. A pele é elevada até o anel, que deve ser deixado intacto nesse momento; as incisões na faixa vascular poderão, então, ser feitas por trás a fim de acessar o meato acústico. As incisões verticais realizadas nas posições de seis horas e 12 horas são conectadas por uma incisão horizontal imediatamente lateral ao anel a fim de criar uma longa faixa lateral. A outra opção é realizar incisões na faixa vascular através do meato acústico antes de começar a incisão pós-auricular. Quando nenhuma perfuração for evidente e a cirurgia for realizada em caráter revisional ou para a ossiculoplastia (especialmente se uma interposição da bigorna for contemplada), é possível não fazer nenhuma incisão no meato e, em vez disso, elevar a pele do meato e o anel em contiguidade, penetrando na orelha média para inspeção da reconstrução ossicular.

Colocação do Enxerto

As técnicas medial e lateral se referem à colocação do enxerto medial ou lateral ao resto da MT. Embora muitos cirurgiões defendam uma determinada técnica para a colocação do enxerto em uma situação específica, o sucesso de qualquer técnica dependerá de quão bem é realizada pelo cirurgião e não da técnica em si mesma. Consequentemente, deve haver uma indicação absoluta para uma técnica particular em uma determinada perfuração. A técnica lateral proporciona um potencial considerável para a promoção do crescimento vascular com intuito de promover a cicatrização do enxerto e a epitelização. Ela pode ser particularmente útil para as perfurações que são grandes ou que envolvem extensivamente a MT anterior e para a revisão de casos de otite média supurativa crônica com doença timpânica. Uma técnica medial é ideal para perfurações posteriores e inferiores centrais, mas ela também pode ser usada para reparar perfurações totais ou em casos de revisão, se corretamente realizada por um cirurgião experiente.

Técnica do Enxerto Lateral. Na técnica de timpanoplastia lateral, também conhecida como *técnica de superposição*, o enxerto é colocado lateralmente à camada fibrosa do resto da MT, mas medial ao cabo do martelo. Essa técnica exige a completa remoção do epitélio escamoso da superfície lateral do resto da MT para evitar a formação de um colesteatoma. Ela também exige uma meatoplastia óssea para visualização anterior e colocação adequada do enxerto.

O procedimento se inicia com uma incisão pós-auricular e a elevação da alça vascular. Alguns cirurgiões preferem manter a alça vascular conectada à pele da MT durante o descolamento para facilitar a remoção do epitélio escamoso do resto posterior. O anel é deixado no sulco timpânico e a dissecção anterior é transferida do meato ósseo externo para sobre a superfície lateral da MT.[19] A seguir, as extremidades laterais das incisões da faixa vascular são conectadas ao longo da parede do meato anterior imediatamente medial à junção osteocartilaginosa (Fig. 67-3, *A*). A pele é dissecada medialmente em direção ao anel (Fig. 67-3, *B*). Quando o descolamento alcança a área medial à protuberância do meato anterior, a dissecção geralmente é feita através do tato até que o anel seja alcançado. O descolamento do epitélio a partir da camada fibrosa média do resto da MT é realizado através do desenvolvimento de um plano superiormente ou inferiormente ao nível de uma das incisões no meato original próximo ao anel. O epitélio escamoso da MT geralmente é deixado em continuidade com a pele do meato anteriormente elevada. A pele do meato anterior tem os seus contornos irregulares aparados e é guardada em uma esponja umedecida. Com a pele removida, a orelha média poderá ser explorada e a doença cutânea poderá ser tratada, se necessário.

A fim de assegurar uma colocação ótima do enxerto, o sulco anterior deverá ser bem visualizado. A meatoplastia ideal transforma o ângulo entre a parede anterior do meato e a MT para, aproximadamente, 90 graus e permite ao cirurgião visualizar todo o anel sem ter que movimentar o microscópio.[19] Isso pode exigir a remoção de uma quantidade significativa de osso do meato anterior (Fig. 67-3, *C*). Essa remoção é realizada primeiramente do emprego de uma perfuratriz otológica com irrigação contínua a fim de remover o osso nos ângulos inferior e superior do meato ósseo anterior. A protuberância óssea é gradualmente

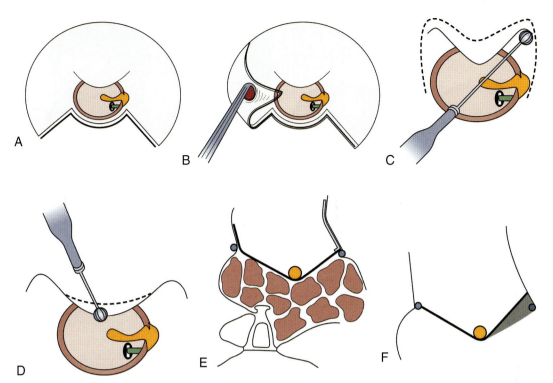

FIGURA 67-3. A, Incisões na alça vascular sobre a parede do meato posterior; as extremidades laterais das incisões verticais estão conectadas ao longo da parede do meato anterior imediatamente medial à junção osteocartilaginosa. **B,** A pele do meato é dissecada medialmente em direção ao anel. **C,** A visualização do sulco anterior pode exigir a remoção de uma quantidade significativa de osso do meato anterior; o osso é primeiramente removido nos ângulos superior e inferior do meato ósseo anterior. **D,** A protuberância óssea é gradualmente trazida para baixo entre os dois cantos. **E,** Colocação do enxerto (*linha preta grossa*), com a sua margem anterior no anel e sustentada por Gelfoam na orelha média; a extremidade medial da pele do meato anterior substituída (*cinza*) deve recobrir somente um a dois milímetros da extremidade anterior do enxerto. **F,** O embotamento anterior (*cinza*) resultará se o enxerto for colocado sobre a parede anterior do meato ou se a pele anterior do meato recobrir uma área ampla sem conservar um ângulo timpanomeatal anterior agudo.

trazida para baixo entre os dois ângulos, tendo-se em mente que uma porção média proeminente representa a parede posterior da articulação temporomandibular (Fig. 67-3, *D*). É de fundamental importância evitar a violação da articulação temporomandibular, uma vez que isso pode acarretar a erosão do côndilo para o interior do meato acústico, o que é de correção extremamente difícil. Em casos nos quais não há restos da MT, a colocação do enxerto pode ser facilitada pela perfuração de uma pequena calha imediatamente lateral ao anel a fim de criar sustentação adicional para o enxerto anteriormente. Outra alternativa é elevar o anel formado a partir do sulco anteriormente em continuidade com a mucosa para fora da parede lateral da trompa de Eustáquio, que oferece sustentação para a porção anterior do enxerto.

Se o resto da MT for suficiente para sustentar o enxerto, o Gelfoam pode ser desnecessário na orelha média. Em grandes perfurações, o Gelfoam é colocado na orelha média para sustentar o enxerto e este é aparado até o tamanho ideal. O enxerto deve ser largo o suficiente para cobrir toda a região da MT e longo o bastante para que fique armado sobre a parede posterior do meato. Quando da colocação do enxerto, deve-se tomar o cuidado de não sobrepor qualquer porção da parede do meato anterior, ou uma lateralização poderá ocorrer. Embora o enxerto seja colocado lateralmente ao anel, ele deve ser colocado medialmente ao cabo do martelo para prevenir a lateralização; isso geralmente é realizado cortando-se uma fenda vertical no ângulo anterossuperior do enxerto a fim de acomodar o cabo do martelo. Se um resto significante da MT ainda estiver fixado ao martelo, incisões devem ser feitas agudamente em ambos os lados do cabo do martelo a fim de permitir a colocação medial do enxerto.

A pele removida do meato anterior é reposicionada com a sua porção medial fina recobrindo aproximadamente um milímetro do enxerto (Fig. 67-3, *E*). O ângulo timpanomeatal anterior deve ser mantido em um ângulo agudo (≤ 90 graus) colocando-se Gelfoam prensado, enrolado e seco no sulco durante a cicatrização. Se o enxerto for colocado na parede anterior do meato ou se o ângulo agudo timpanomeatal anterior não for preservado, um espaço morto será criado e ficará cheio de tecido fibroso, resultando em velamento (Fig. 67-3, *F*). Isso reduzirá a área da porção vibratória da MT e provocará uma perda auditiva condutiva persistente. Gelfoam adicional é colocado sobre o enxerto, com exceção da porção da fáscia que se estende sobre a parede posterior do meato. A faixa cutânea é colocada de volta, tomando-se o cuidado de desfraldar os bordos cutâneos a fim de evitar soterrar o epitélio. Idealmente, a faixa vascular deverá ser longa o suficiente para recobrir uma porção do enxerto que está repousando sobre a parede do meato posterior. O periósteo é fechado, tomando-se o cuidado de não erguer o pavilhão auricular para frente a fim de evitar o deslocamento da fita vascular. Após várias suturas terem sido colocadas no periósteo, a posição da faixa vascular é reinspecionada através de um espéculo, o meato acústico é preenchido com Gelfoam ou pomada antibiótica e a ferida pós-auricular é fechada.

As vantagens da técnica lateral incluem a ampla exposição e a possibilidade do seu uso para todos os locais de perfuração. As desvantagens incluem um período de cicatrização mais prolongado, devido à dissecção mais extensa; um procedimento tecnicamente mais exigente e difícil de dominar para o cirurgião que só realiza procedimentos auriculares esporadicamente; pérolas epiteliais e, possivelmente, um colesteatoma iatrogênico, como resultado da remoção incompleta do epitélio escamoso; embotamento; e a lateralização que ocorre como resultado da separação do enxerto da camada fibrosa média (isso geralmente só ocorre se o enxerto foi colocado lateral ao martelo). O hiato pode se encher com tecido fibroso, o que resulta em perda condutiva da audição; a MT perde todos os marcos referenciais e o meato acústico fica significativamente reduzido na sua profundidade.

Técnica do Enxerto Medial. A técnica do enxerto medial pode ser usada com qualquer dos procedimentos supramencionados. O

1108 PARTE VI | OTOLOGIA, NEUROTOLOGIA E CIRURGIA DA BASE DO CRÂNIO

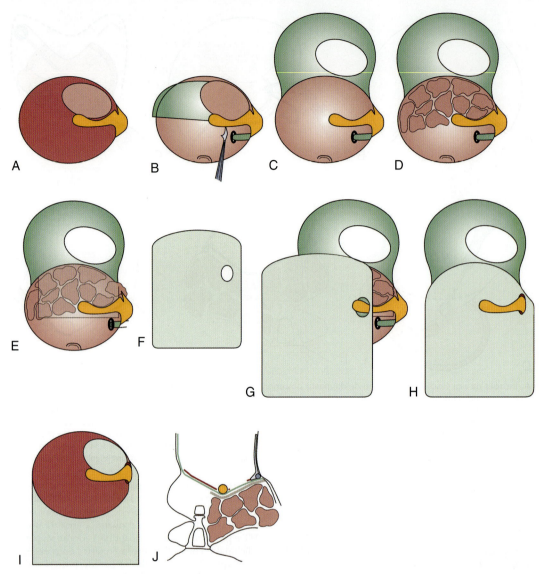

FIGURA 67-4. A, Perfuração anterior da membrana timpânica. **B,** Retalho timpanomeatal rebatido ainda fixado ao martelo; o periósteo é incisado ao longo do aspecto posterior do martelo. **C,** Retalho timpanomeatal do martelo, liberado, dissecado para frente e rebatido para cima por sobre a parede anterior do meato, é revelado através da perfuração. **D,** O Gelfoam é colocado anteriormente a fim de sustentar o enxerto. **E,** Uma camada de Gelfilm é colocada lateral ao Gelfoam e medial ao martelo e ao anel anterior. **F,** Enxerto de fáscia com um pequeno orifício criado no aspecto superior anterior. **G,** O umbigo é passado através de um orifício no enxerto. **H,** O enxerto é puxado superiormente de modo que o orifício circunde o colo do martelo; o bordo anterior do enxerto é comprimido medial ao anel anterior e lateral à plataforma de Gelfoam. **I,** O retalho timpanomeatal é devolvido à sua posição; o enxerto é revelado através da perfuração. **J,** Colocação da plataforma de Gelfilm e do enxerto medial ao anel e anterior e sustentado pelo Gelfoam no tímpano anterior.

retalho timpanomeatal é descolado e elevado conforme anteriormente descrito na abordagem transmeatal. Se uma parede proeminente do meato impedir a visualização completa do bordo anterior de perfuração, a meatoplastia poderá ser realizada. Um segmento da pele do meato anterior que recubra a protuberância do meato poderá ser removido e a protuberância poderá ser perfurada. A pele poderá ser substituída por um enxerto livre ao final do procedimento. Outra opção é criar um retalho cutâneo medialmente baseado no meato anterior descendente até o nível do anel, que é deixado intacto. O rebordo cutâneo é colocado sobre a MT e é coberto por um molde de folha de alumínio do pacote de sutura a fim de protegê-lo de uma lesão incidental durante o brocamento. A meatoplastia pode ser realizada com intuito de remover a protuberância do meato anterior; a pele do meato anterior é, então, rebatida para trás no local, onde ela geralmente permanece devido à tensão superficial. Essa técnica, a fim de permitir seu uso mesmo em perfurações totais, pode rotineiramente expor o anel anterior.

Nas perfurações anteriores, a fixação do retalho timpanomeatal ao martelo pode prevenir uma visualização adequada da porção interior do mesotímpano (Fig. 67-4, *A*). Várias técnicas podem ser usadas para superar essa dificuldade. O retalho timpanomeatal pode ser dividido a partir da margem lateral à perfuração e os retalhos resultantes podem ser rebatidos como em um livro aberto a fim de permitir um acesso mais fácil para a colocação do enxerto. Outra técnica permite a exposição completa da orelha média e uma melhor colocação do enxerto medial ao anel anterior para uma perfuração total. A fixação do resto da MT ao martelo é dividida através do emprego de um bisturi em foice para incisar o periósteo sobre o aspecto posterior do martelo e a MT é dissecada para a frente, podendo ser rebatida para cima sobre a parede do meato anterior (Fig. 67-4, *B* e *C*). A orelha média e o anel anterior são completamente expostos. Além de ressecar a junção mucocutânea nas margens da perfuração, é importante remover qualquer crescimento interno sobre a superfície medial da MT e do martelo.

A orelha média é preparada para a enxertia e a doença mucosa irreversível é removida. Se a mucosa for removida do promontório, uma lâmina de Gelfilm – aparada para ficar com a forma de um "come-come" ou "Pac-Man" a fim de acomodar o estribo – é colocada para prevenir aderências. Na hipótese de um martelo rodado medialmente, o tendão tensor do tímpano poderá ser completamente seccionado para permitir que o enxerto seja colocado medialmente ao umbigo. A orelha média e a área da trompa de Eustáquio são bem forradas em Gelfoam a fim de proporcionar um suporte adequado para o enxerto (Fig. 67-4, *D*). O enxerto é, então, colocado medialmente ao martelo e ao resto da MT.

Devido à ausência de suporte, a área mais comum de insucesso na timpanoplastia referente ao reparo de perfurações totais é a área anterossuperior. Uma técnica que pode ser útil nessa circunstância está representada na Figura 67-1. Uma plataforma de Gelfilm é preparada e colocada lateralmente ao Gelfoam, mas medial ao martelo e anterior ao anel (Fig. 67-4, *E* e *J*). O bordo anterior dessa plataforma se estende até a área pró-timpânica, que é embrulhada com Gelfoam para sustentar a plataforma e torná-la conectada com o anel. Isso proporciona uma superfície lisa sobre a qual o enxerto poderá deslizar e se dobrar anteriormente medial ao anel (Fig. 67-4, *J*). O enxerto fascial é moldado com um pequeno orifício na porção anterossuperior (Fig. 67-4, *F*); esse orifício acomoda o manúbrio do martelo. O umbigo é introduzido através do orifício e, então, o enxerto é puxado superiormente, onde o orifício circunda o colo do martelo (Fig. 67-4, *G* e *H*). Isso proporciona uma boa estabilidade na extremidade de sucção; também proporciona um fulcro ao redor do qual o enxerto pode ser rodado para um posicionamento ótimo. Alternativamente, uma fenda pode ser cortada no enxerto a fim de acomodar o colo do martelo, conforme anteriormente descrito para a técnica lateral. O retalho timpanomeatal é reposicionado na sua posição nativa (Fig. 67-4, *I*), sendo seguro por Gelfoam. Técnicas adicionais propostas para as perfurações incluem métodos de correr o enxerto para cima ao longo da parede anterior do meato e/ou a fusão das técnicas medial e lateral.[20-23]

As vantagens do enxerto medial incluem evitar as desvantagens da técnica lateral; um domínio mais fácil da técnica por otorrinolaringologista generalista e, se a enxertia for adequadamente realizada, a obtenção de altas taxas de sucesso em comparação com a técnica lateral. Cirurgiões experientes devem ser bem-sucedidos no fechamento de perfurações da MT em, aproximadamente, 90% dos casos, independentemente da técnica de colocação do enxerto.[24,25]

CONSIDERAÇÕES ESPECIAIS

Timpanoesclerose

O remanescente da MT frequentemente contém áreas de miringoesclerose, que podem tornar o reparo da perfuração mais difícil se essa esclerose for extensa. Áreas menores de miringoesclerose não têm efeito sobre a audição e podem ser deixadas de lado; todavia, a timpanoesclerose que afeta uma grande área do resto da MT deve ser removida e substituída por um enxerto de fáscia.

Membrana Timpânica Atrófica e Atelectásica

Quando a função da trompa de Eustáquio é normal, pequenas áreas de MT atrófica distantes da perfuração também podem ser deixadas de lado. Em muitos dos casos, grande parte da MT distrófica é removida em uma tentativa de obter uma MT móvel e saudável a partir do enxerto. O quadrante posterossuperior atrófico, esteja retraído ou não, representa uma situação especial. A timpanoplastia que envolve um enxerto composto de cartilagem/pericôndrio a fim de proporcionar sustentação para essa área, enquanto a mobilidade da MT é preservada, está ganhando uma aceitação ampla. O enxerto cartilaginoso pode ser feito bem fino e pequeno o bastante em diâmetro para servir de coxim apenas para a porção enfraquecida da MT envolvida.

A orelha atelectásica também pode representar um problema especial. Muitas dessas orelhas são secas e não produzem outros sintomas além da perda auditiva. Muitos otologistas pensam na orelha atelectásica como uma orelha em estádio terminal com uma função muito deficiente da trompa de Eustáquio, e eles só recomendam um acompanhamento regular a fim de assegurar a ausência de colesteatoma. Outros otologistas acreditam que a perda auditiva deva ser corrigida e recomendam uma timpanoplastia cartilaginosa para essas orelhas.[26] Todavia, o risco aqui é de que uma orelha seca e assintomática possa ser convertida em uma que exija cuidados continuados e cirurgias de revisão; portanto, a relação risco/benefício do procedimento com tratamento cirúrgico da orelha atelectásica deve ser cuidadosamente considerada.

Timpanoplastia Cartilaginosa

Embora altas taxas de fechamento da MT e bons resultados auditivos tenham sido descritos com a fáscia temporal e os enxertos pericondrais, certas situações estão associadas à atrofia do enxerto e ao insucesso independentemente da técnica de colocação.[27] A rigidez do tecido da cartilagem e a sua resistência à retração, mesmo em um contexto de disfunção continuada da trompa de Eustáquio, levaram à crescente aceitação do seu uso em cirurgias de reconstrução da orelha média.[26] Os enxertos cartilaginosos colocados entre a MT e as próteses ossiculares reduzem o risco de extrusão e podem aumentar a interface entre a prótese e o tecido, o que permite melhores resultados de longo prazo.[29] Se uma ossiculoplastia com segundo estádio com um aloenxerto estiver prevista, um enxerto cartilaginoso poderá ser colocado sob a porção central da membrana no momento da timpanoplastia. Além dos usos mais comuns da cartilagem para proporcionar sustentação estrutural para defeitos do recesso epitimpânico e bolsões de retração posterossuperiores,[24] a literatura mais recente sustenta o emprego da cartilagem para a orelha atelectásica e para outras condições associadas a crescentes taxas de insucesso com as técnicas tradicionais (p. ex., cirurgia revisional, perfuração > 50%, drenagem no momento da cirurgia, perfurações bilaterais) e, conquanto mais controvertida, para a reconstrução após o colesteatoma.[30-32]

Numerosas técnicas e tipos de enxertia foram descritos, as mais comuns das quais incluem a colocação de enxertos compostos de cartilagem/pericôndrio de variáveis tamanhos e formatos ou a criação de arranjos de paliçada cartilaginosa.[33,34] A cartilagem pode ser coletada com a sua fixação no pericôndrio a partir do trago ou da concha da orelha externa. A cartilagem do trago é mais espessa e mais plana do que a cartilagem da concha, podendo ser mais adequada para grandes perfurações.[30] Um enxerto composto de cartilagem/pericôndrio pode ser construído esculpindo-se um disco cartilaginoso excentricamente localizado que permanece fixado ao seu retalho de pericôndrio. O enxerto cartilaginoso pode ser feito bem fino e de um diâmetro pequeno o bastante para só apoiar a porção enfraquecida da MT enfraquecida ou pode ser formatado para preencher uma perfuração pantimpânica. Este também pode ser modificado a fim de conceder espaço para o cabo do martelo, a bigorna ou uma prótese. O enxerto é mais comumente colocado à maneira de um calço e o resto do pericôndrio é usado para expandir o reparo da MT ou para drapejar sobre a parede do meato posterior.[31] Outras modificações desse conceito podem ser observadas com o enxerto de escudo cartilaginoso tragal[28,35] e nas técnicas de enxerto cartilaginoso embutido em forma de borboleta.[36,37]

As paliçadas, ou faixas de cartilagem sem pericôndrio, também foram usadas para a reconstrução da membrana. A tradicional técnica de paliçadas envolve a colocação de fatias cartilaginosas finas e retangulares mediais ao anel ósseo e paralelos ao cabo do martelo.[38] Modificações foram descritas incluindo a colocação de fatias ou placas cartilaginosas esculpidas personalizadas para reconstruir o formato arredondado da MT.[3,30,32] A reconstrução pode ser coberta com peritônio ou fáscia.

Variações da timpanoplastia cartilaginosa foram descritas apresentando altas taxas de sucesso (MT intacta) semelhantes ou melhores do que a timpanoplastia com fáscia.[37,39-41] Nenhum efeito prejudicial sobre a audição foi demonstrado com a cartilagem em comparação à fáscia ou reparos pericondrais, mas os experimentos randomizados relatados até o momento não tiveram evidência para mostrar uma diferença.[37,39-41] As propriedades de transferência acústica da cartilagem dependem da espessura cartilaginosa; a redução da espessura da cartilagem otimiza essas propriedades, com espessuras de 500 μm ou menos resultando em uma transferência vibratória altamente favorável.[42] Devido ao aumento da espessura e opacidade dos enxertos cartilaginosos, o monitoramento pós-operatório para um derrame ou colesteatoma é desafiador e a timpanometria pode não ser confiável.

Timpanoplastia Pediátrica

Embora diversos estudos tenham mostrado que a timpanoplastia pediátrica possa ter uma boa taxa de fechamento da MT e uma boa estabilidade de longo prazo,[43] os resultados geralmente mais variáveis em crianças induziram uma busca por fatores paciente-específicos prognósticos de sucesso. Até o momento, a idade é o único fator que foi demonstrado através de uma metanálise a influenciar a taxa de sucesso, com o resultado melhorando a cada ano até a idade de 13 anos.[44] Evidências de disfunção continuada da trompa de Eustáquio, conforme demonstrado por otite média com efusão e pressão negativa na orelha média na orelha contralateral, podem prognosticar um mau resultado na timpanoplastia pediátrica.[45] Fatores adicionais a serem considerados incluem o local e o tamanho da perfuração (quanto menor e posterior melhor), a facilidade com uma dada técnica, a saúde geral do paciente e a presença de anomalias craniocaudais.[46,47]

OSSICULOPLASTIA

FISIOPATOLOGIA

O clínico deve ser conhecedor da fisiopatologia da orelha a fim de formular uma estratégia de tratamento para cada paciente em particular. Determinadas aberrações estruturais podem estar presentes e podem ter impacto sobre o sucesso do tratamento.

Fixação Ossicular

A timpanoplastia pode obstar o movimento do tímpano e dos ossículos e, em caso graves, ela pode imobilizar totalmente o estribo, o martelo e a bigorna. Ela surge como uma massa em giz branco que envolve a MT e a orelha média (ou recesso epitimpânico), que é o produto final de infecção ou inflamação crônica. Microscopicamente, o aumento do colágeno e do tecido fibroso com degeneração hialina está presente no interior da lâmina própria da paridade tensa e da mucosa da orelha média. A deposição hialina ocorre em camadas semelhantes a anéis de cebola, podendo alcançar uma espessura de alguns milímetros.

A timpanoesclerose mais comumente envolve a MT (miringoesclerose), mas essa condição geralmente não possui um efeito muito adverso sobre a audição. Uma perda condutiva significativa geralmente resulta da fixação dos ossículos na orelha média ou epítimpano. Com uma frequência grosseiramente igual, a doença fixa o estribo na região da janela oval e a bigorna e o martelo no recesso epitimpânico ou envolve os ossículos na janela oval e no recesso epitimpânico simultaneamente. A fixação ossicular decorrente da timpanoesclerose deve ser suspeitada como causa da perda auditiva condutiva quando uma história de infecções crônicas estiver presente ou quando a timpanoesclerose for observada na MT.

A fixação óssea dos ossículos pode ocorrer como um resultado da infecção, trauma cirúrgico, fratura do osso temporal ou de uma anomalia congênita. A infecção é a mais comum dessas, estando geralmente associada ao colesteatoma ou à otite média crônica, com tecido de granulação, que pode ser atual ou fazer parte da história do paciente. A fixação isolada do martelo constitui a manifestação mais comum e geralmente ocorre na mesma localização na superfície anterior da cabeça do martelo. A fixação da bigorna é a segunda manifestação mais comum podendo ligar qualquer uma das três superfícies do corpo da bigorna à parede adjacente do recesso epitimpânico. A fixação combinada do martelo e da bigorna ocorre tão comumente quanto a fixação isolada da bigorna. A fixação óssea não esclerótica do estribo é rara e geralmente se manifesta por uma pequena ponte de osso novo entre o canal de Falópio e uma das cruras. A otosclerose é discutida em outro ponto desse texto.

Pode ser possível diagnosticar a fixação do martelo pré-operatoriamente através da observação microscópica durante a otoscopia pneumática. Nesses casos, o umbigo e o processo anterior (curto) do martelo podem ser observados movendo-se menos do que em orelhas normais, ou não se movendo de modo algum.

Descontinuidade Ossicular

A otite média crônica em quase todas as formas pode resultar na ruptura da integridade da cadeia ossicular. O colesteatoma é a causa mais comum; todavia, a otomastoidite sem colesteatoma também pode provocar erosão dos ossículos. Mesmo sem uma infecção ativa, a insuficiência crônica da trompa de Eustáquio e a retração da MT que resulta e contato prolongado da MT com a extremidade da bigorna e/ou estribo podem provocar necrose ossicular. A doença pode estar restrita a articulação incudostapedial com perda do processo lenticular, algumas vezes com preservação da conexão de tecido conjuntivo; geralmente, contudo, há uma completa perda de alguma parte da bigorna distal. Todo o corpo e o processo longo da bigorna podem estar erodidos, particularmente em casos de colesteatoma, juntamente com a superestrutura do estribo. Em alguns casos, as erosões incudostapediais estão associadas à fixação parcial ou total do martelo.

A remoção cirúrgica dos ossículos durante a remoção do colesteatoma constitui outra óbvia causa comum de descontinuidade ossicular. Na maior parte dos casos, isso envolve toda a bigorna (remanescente) e a cabeça do martelo.

O trauma, em particular as fraturas longitudinais do osso temporal, pode resultar no deslocamento ossicular. A força da fratura lacera a bigorna a partir das suas articulações com o martelo e o estribo, de modo que a bigorna não retorna completamente à sua posição normal. A superestrutura do estribo também pode ser fraturada.

CORRELAÇÕES AUDIOMÉTRICAS

Com a completa descontinuidade ossicular, o padrão audiométrico mais comum é aquele de perda auditiva condutiva quase máxima (55 a 60 dB) através de todas as frequências.[48] Isso porque nessa situação, conforme anteriormente mencionado, a entrada do som para a cóclea depende exclusivamente do acoplamento acústico. A MT intacta representa uma barreira ao som que tenta alcançar as membranas das janelas oval e redonda. O som limitado que alcança essas membranas as atinge ao mesmo tempo (ausência de proteção de fase) com uma baixa pressão sonora semelhante (ausência de acoplamento ossicular). Quando uma perfuração significante da MT está presente juntamente com a descontinuidade ossicular, aquela barreira é removida e a audição melhorada em 10 a 15 dB. Uma variação interessante é a situação da separação incudostapedial parcial (união fibrosa entre a bigorna e o estribo). Audiometricamente, a diferença aéreo-óssea é maior nas altas frequências do que nas baixas. A timpanometria também ajuda a identificar os casos de ruptura ossicular completa, uma vez que a cadeia ossicular descontínua permite uma ampla excursão da MT em resposta à alteração da pressão no meato acústico externo, resultando em um padrão timpanométrico profundo (A_D).

Audiometricamente, a fixação ossicular apresenta um contraste com a descontinuidade ossicular. Uma vez que a fixação dos ossículos restringe o movimento do martelo e da MT, o timpanograma é mais achatado do que o normal. Do mesmo modo, uma *incisura de Carhart* geralmente é observada: quedas de cinco, 10, 15 e cinco decibéis em limiares de condução óssea de 500, 1.000, 2.000 e 4.000 Hz, respectivamente. Essa não é uma verdadeira queda da condução óssea; antes, constitui um artefato provocado por uma ausência da contribuição normal da cadeia ossicular móvel para a condução óssea. Essa queda melhora depois que a mobilidade da cadeia ossicular é restabelecida. Os valores de Carhart constituem médias de numerosos indivíduos e, em alguns casos, as alterações são muito maiores. Os limiares de condução aérea na fixação ossicular são piores nas frequências mais baixas. Quando os limiares de condução aérea e de condução óssea são inseridos em um gráfico, os limiares de condução aérea são melhores nas frequências médias e piores em frequências altas e baixas. Os limiares da condução aérea e da condução óssea em casos de descontinuidade ossicular parecem linhas paralelas de 50 a 60 dB de distância através das frequências, sem apresentar uma melhor audição nas frequências médias e sem a depressão da condução óssea observada na fixação ossicular.

MATERIAIS

Os materiais utilizados na reconstrução da cadeia ossicular são autoenxertos, homoenxertos e aloenxertos. Os *autoenxertos* são ósseos ou cartilaginosos. Os ossículos do autoenxerto são removidos do paciente e esculpidos para servirem como um enxerto de interposição; a bigorna é mais comumente utilizada. As vantagens incluem disponibilidade imediata, biocompatibilidade óbvia, baixo custo e baixa taxa de extrusão. As desvantagens incluem preocupações relativas a uma possível recidiva da doença quando usado em pacientes com colesteatoma, o potencial para fixação ao osso adjacente ao promontório ou à parede do meato e a inadequação do ossículo devida a desmineralização ou erosão. Além disso, autoenxertos e homoenxertos demandam tempo e habilidade para serem adequadamente formatados na sala de cirurgia. A cartilagem do autoenxerto geralmente é colhida do trago ou, eventualmente, da cartilagem auricular. Os ossículos do *homoenxerto* e da MT, em bloco com os ossículos anexos, podem estar disponíveis através de bancos regionais de tecidos, e a rejeição do enxerto é extremamente rara; contudo, o seu uso se reduziu consideravelmente, em grande parte como resultado do receio da potencial transmissão do vírus da imunodeficiência humana, da hepatite e da doença de Creutzfeldt-Jacob.[49]

Ao longo do tempo, a tendência tem sido no sentido do aumento do uso de aloenxertos em lugar dos autoenxertos na ossiculoplastia.[50-52] Os *aloenxertos* são fabricados em duas configurações básicas: uma *prótese de substituição ossicular parcial* (PORP, *partial ossicular replacement prothisis*) é usada quando a superestrutura do estribo está presente, e uma *prótese de substituição ossicular total* (TORP, *total ossicular replacement prothisis*) é usada quando a superestrutura está ausente. Muitas variações são possíveis relativamente ao formato da plataforma na porção da MT da prótese; algumas entram em contato com a superfície inferior da MT, enquanto outras são concebidas para se conformarem à superfície inferior do martelo. Além disso, as próteses são concebidas para serem usadas para a descontinuidade ossicular que é restrita à separação da articulação incudostapedial. Diferentes modelos de próteses estão revisados em maiores detalhes no Capítulo e-143.*

As principais vantagens dos aloenxertos são a esterilidade, a disponibilidade e, para alguns, a capacidade de se ligarem aos tecidos. Durante a história do seu desenvolvimento, as desvantagens dos aloenxertos têm sido dificuldades com a biocompatibilidade (extrusão) e o custo. Três grupos principais de aloenxertos são populares: os polímeros, os cerâmicos e os metálicos. Os *polímeros* incluem polietileno, politetrafluoretileno (Teflon) e borracha de silicone. O Polycel e o Plasti-Pore são produtos esponjosos de polietileno de alta densidade. Os cerâmicos incluem as cerâmicas de vidro, Ceravital e Bioglass, e a cerâmicas de hidroxiapatita e de fosfato de cálcio. A hidroxiapatita pode obter uma real integração com o osso sem encapsulação e pode ser feita em uma forma porosa ou densa; contudo, ela é frágil e difícil de esculpir ou modificar. Tentativas também foram feitas de combinar os diversos aloenxertos. A plataforma de hidroxiapatita é frequentemente combinada a uma haste de Plasti-Pore. A hidroxiapatita possui um menor potencial para a extrusão e pode se unir ao tecido, enquanto o Plasti-Pore pode ser cortado para um comprimento mais apropriado com maior facilidade.

Mais recentemente, as próteses de titânio estão ganhando popularidade.[55,57] A prótese de titânio combina o baixo peso (menos de quatro miligramas) e a alta rigidez, possuindo a massa mais próxima daquela dos ossículos que ela tenta substituir. Essas características acarretam uma redução da impedância acústica e do amortecimento sonoro, particularmente para as frequências mais altas.[53] Os modelos atuais das próteses de titânio possuem uma placa frontal (em direção à MT) que permite que o cirurgião visualize melhor a extremidade medial da prótese durante a colocação. A extremidade medial da PORP de titânio se encaixa melhor sobre a cabeça do estribo devido ao seu desenho em forma de garra, o que permite uma conexão segura. Além disso, as próteses de titânio não são pesadas do topo, ao contrário das próteses de hidroxiapatita, e elas tendem a permanecer de pé. Também foi constatado que o titânio é de manuseio mais fácil por parte dos cirurgiões, em comparação com a hidroxiapatita e outros materiais de aloenxerto.[54,55] Essas propriedades podem facilitar a curva de aprendizado para a ossiculoplastia com titânio, permitindo aos cirurgiões menos experientes obter bons resultados. A cartilagem é usada para ser interposta entre a prótese e a MT a fim de prevenir a extrusão. Uma interface cartilaginosa que seja igual ao diâmetro da cabeça da prótese demonstrou ter pouco efeito sobre a transmissão acústica em estudos com cadáveres.[58]

Os diversos tipos de próteses disponíveis atestam o fato de que nenhum implante é perfeito. O fechamento do intervalo aéreo-ósseo para menos de 20 dB constitui um índice comumente usado para a ossiculoplastia bem-sucedida. Em 2003, uma revisão dos materiais aloplásticos na ossiculoplastia demonstrou que os resultados foram comparáveis para os materiais aloplásticos atualmente em uso, com as diferentes séries relatando diferentes taxas de sucesso e de extrusão utilizando as mesmas próteses.[59] Em uma metanálise recente de 12 estudos com PORPs e TORPs de titânio comparadas às não feitas de titânio, conduzidos entre 2001 e 2010, nenhuma diferença estatisticamente significante nos resultados auditivos bem-sucedidos foi encontrada entre os dois grupos.[60] De fato, a gravidade das alterações patológicas na orelha média provavelmente possui mais influência sobre o resultado na audição do que o material prostético por si mesmo.[61] Muitos grupos fizeram relatos sobre os resultados da ossiculoplastia, com a obtenção de uma diferença aérea-óssea de menos de 20 dB em 50 a 85% dos casos de PORPs e de 40 a 50% dos casos de TORP.[55,62-67] Com base em uma análise de estudos que relatam acompanhamentos de longo prazo de ossiculoplastia, Young e Vowler[68] estimaram que a taxa de sucesso em cinco anos para as PORPs e TORP seja de dois terços para as de PORPs e de um terço para as TORPs.

FATORES QUE AFETAM AS DECISÕES CIRÚGICAS

O objetivo da ossiculoplastia é restabelecer a eficiência da transferência da energia vibratória induzida da MT para a superfície inferior da placa inferior do estribo a fim de maximizar o ganho auditivo pós-operatório. Muitos fatores têm influência sobre o potencial sucesso dessas cirurgias e as habilidades técnicas do cirurgião possuem um importante efeito. Independentemente de julgamento e experiência cirúrgicos, as habilidades psicomotoras necessárias para a realização desse tipo de cirurgia e para a obtenção de resultados ótimos são substanciais. Além disso, uma experiência otológica geral suficiente é necessária de modo que o cirurgião possa obter uma exposição adequada para a cirurgia em face de dificuldades tais como meato acústico externo pequeno, capacidade limitada do paciente para virar a sua cabeça ou aumento corporal, especialmente nas áreas de pescoço e ombros. Uma exposição inadequada ou marginal aumenta e muito o grau de dificuldade. A presença concomitante de uma perfuração da MT também eleva o grau de dificuldade, uma vez que um enxerto separado é necessário para a perfuração.

Uma importante decisão a ser feita durante a cirurgia para a otite média crônica, especialmente para o colesteatoma, é de se a

---
*Disponível, em inglês, em www.expertconsult.com.

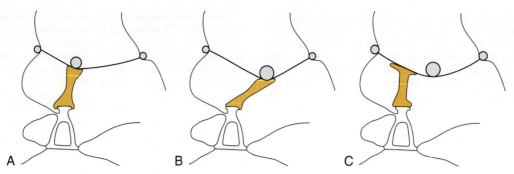

FIGURA 67-5. A, Relação favorável entre o martelo e o estribo para permitir uma posição mais vertical da prótese interposta. **B,** Posição desfavorável, que resulta em uma posição mais horizontal da prótese. **C,** Prótese conectando-se com o estribo e com o quadrante posterossuperior da membrana timpânica em uma orelha com uma relação desfavorável entre o martelo e o estribo.

ossiculoplastia deverá ser realizada no momento da excisão do colesteatoma ou se deverá ser feita como um procedimento planejado alguns meses mais tarde.[69] É razoável reconstruir no mesmo momento, se for esperado que as relações anatômicas da orelha média permaneçam estáveis. Se elas estiverem mudando, a reconstrução postergada poderá ser prudente. Fatores importantes relevantes para essa decisão incluem: 1) a condição da mucosa da orelha média, 2) a quantidade de sangramento, 3) conveniência de uma nova cirurgia para uma possível recidiva do colesteatoma e 4) função da trompa de Eustáquio na orelha envolvida e na orelha contralateral. A mucosa da orelha média que está espessada, infectada, traumatizada ou parcialmente ausente provavelmente cicatrizará com formação de tecido fibroso que poderá deslocar uma prótese perfeitamente colocada. A hemorragia na orelha média não apenas obscurece a visualização, tornando a cirurgia mais difícil, como também aumenta o risco de fibrose desfavorável.

Alguns cirurgiões realizam a ossiculoplastia no mesmo procedimento a cada cirurgia de colesteatoma, mesmo quando um segundo procedimento para a doença recorrente ou redicivante está planejado. Quando as considerações econômicas impedem a revisão, essa abordagem parece adequada, embora a restauração da audição seja sempre um objetivo secundário para completar a excisão do colesteatoma. Outros cirurgiões preferem postergar a ossiculoplastia e, na primeira cirurgia, tentar reduzir a formação de tecido fibroso na orelha média através da colocação de uma folha de Silastic, Gelfilm ou Epidisc entre o promontório e a MT (enxerto). Após a cicatrização ter se completado, esses cirurgiões afirmam que o nível da MT ao nível do promontório é estabelecido e permanecerá estável após o segundo estádio da ossiculoplastia; isso torna mais fácil avaliar o comprimento adequado para uma prótese que conecte a MT ou o martelo à cabeça do estribo ou à platina.

O principal fator que afeta a escolha da prótese é a condição dos ossículos. Quando a superfície inferior do manúbrio do martelo fixa a prótese lateralmente, deve-se levar em consideração a distância anteroposterior a partir do manúbrio até a platina em comparação com a distância mediolateral entre eles, que é, de fato, a profundidade da orelha média. Uma relação favorável deve permitir que a prótese interposta se situe em uma posição mais vertical (Fig. 67-5, *A*). Com uma distância anteroposterior larga e uma orelha média estreita, existiria um vetor desfavorável para a transferência de energia e o resultado auditivo seria ruim (Fig. 67-5, *B*). Nessa situação, é preferível fixar a porção lateral da prótese no quadrante posterossuperior da MT, que é mais diretamente lateral à cabeça do estribo ou à platina (Fig. 67-5, *C*).

Goldenberg e Driver[70] relataram uma maior incidência de fechamento do intervalo aéreo-ósseo (< 20 dB) quando uma prótese de hidroxiapatita estabelecia a interface com o martelo em comparação com a MT (67 *vs.* 42%), um achado compatível com a ideia de que a reconstrução prostética do martelo possa preservar os benefícios de uma alavanca catenária.[71] Outra consideração relativamente ao martelo existe quando o umbigo está cronicamente retraído e se situa próximo ao promontório; isso restringe o movimento do martelo e o movimento da MT. Nesses casos, a plataforma de uma TORP ou PORP se situa em um ângulo em relação à superfície da MT e pode não estar no ângulo reto desejável para a haste da prótese. Cortar o tendão do músculo tensor do tímpano permite que a MT se lateralize para ângulo e níveis mais favoráveis, o que aumenta a eficiência da prótese.

TÉCNICAS CIRÚRGICAS

Fixação Ossicular

Tos[72] escreveu extensivamente acerca do tratamento cirúrgico da fixação ossicular que resulta da timpanoesclerose. Sempre que possível, uma cadeia ossicular intacta é preservada. Quando a doença é restrita ao recesso epitimpânico, uma aticotomia ampla é realizada, a timpanoesclerose é progressivamente removida das superfícies lateral, anterior, superior e medial do martelo e da bigorna. Quando a timpanoesclerose está restrita ao estribo, a remoção das placas sem a abertura para o vestíbulo ou a remoção da platina é preferida. A dissecção é realizada sem a separação da articulação incudoestapedial e é procedida de uma direção posterior para anterior com o emprego de movimentos lentos e utilizando-se o tendão do músculo estapédio para estabilidade. O uso de um *laser* otológico pode reduzir a manipulação dos ossículos. Quando a timpanoesclerose do recesso epitimpânico e estapédica estiver presente, o recesso epitimpânico é abordado em primeiro lugar e se verifica se é possível obter a mobilidade do martelo e da bigorna.

Se a estapedectomia for inevitável ou desejável, esta será postergada até o final do procedimento.

Se o estribo inteiro tiver de ser removido, ele será extraído muito lentamente, somente depois que uma abertura de controle tiver sido criada na porção mais acessível da placa inferior. A estapedectomia também foi descrita em casos de fixação timpanoesclerótica do estribo. Uma diferença aéreo-óssea de menos de 20 dB foi obtida em 70% dos casos em uma série.[73] A estapedectomia não deve ser realizada em conjunto com o reparo da MT em uma orelha potencialmente infectada devido ao risco de labirintite e de perda profunda da audição.

A fixação óssea do martelo pode ser cirurgicamente tratada de duas maneiras: 1) através da remoção da fixação óssea, com a restituição da cadeia ossicular intacta, ou 2) através da remoção da bigorna e da cabeça do martelo, com a interposição de um aloenxerto entre o manúbrio e o estribo. Tos[72] defende fortemente a primeira abordagem e realiza uma aticotomia que é grande o bastante para proporcionar uma exposição adequada. Após a aticotomia, uma pequena broca diamantada é usada para reduzir o ponto de fixação até uma fina camada, que é vaporizada com *laser* a fim de evitar a transmissão de energia mecânica para um estribo móvel e provocar perda auditiva sensorioneural. O osso do recesso epitimpânico adjacente ao ponto de fixação é adicionalmente removido com uma perfuratriz e uma lâmina de Silastic é interposta entre a cabeça do martelo e a parede adjacente do recesso epitimpânico.[74]

O procedimento alternativo também exige uma aticotomia a fim de remover a bigorna e a cabeça do martelo, uma vez que a fixação do martelo não permite que a bigorna seja rodada para fora da sua posição do modo habitual. Após uma cuidadosa separação da articulação incudostapedial, o processo longo da bigorna frequentemente precisa ser removido antes que a bigorna possa ser rodada e extraída; a cabeça do martelo é, então, removida. A prótese de interposição martelo-estribo é menos estável, uma vez que o martelo fica hipermóvel após a remoção da sua cabeça. Ambas as técnicas são de difícil execução.

Descontinuidade Ossicular

Quando apenas a extremidade da bigorna estiver faltando, uma prótese de aloenxerto especialmente projetada que se encaixa no alto da cabeça e que possui um braço côncavo que repousa sob e igualmente sustenta a função da bigorna distal trabalha bem.[75] Um autoenxerto semelhante com prótese cartilaginosa pode ser esculpido durante a cirurgia. A inserção exige o levantamento simultâneo da bigorna e a colocação da prótese sobre o estribo. Uma prótese que se fixa à bigorna e possui uma cúpula que se ajusta à cabeça do estribo também está disponível e foi descrita proporcionando bons resultados.[76] Se somente o processo lenticular estiver erodido e o processo longo da bigorna estiver intacto, uma simples interposição de bloco de cartilagem poderá ser usada. O cimento ósseo pode ser usado para reconstruir a parte ausente da bigorna e a articulação incudostapedial com bons resultados sobre a audição.[76,79]

Quando o processo longo da bigorna estiver ausente, os dois fatores de maior importância são condição da superestrutura do estribo e condição do martelo. Quando a superestrutura do estribo estiver presente e conectada à platina, a maior parte dos cirurgiões prefere fixar a prótese à cabeça do estribo como uma PORP, uma vez que a fixação medial da prótese é estável e não irá deslizar. Se a superestrutura estiver ausente, a platina do estribo será o ponto medial de fixação e a TORP será usada. Assegurar esse ponto de fixação medial tem sido mais difícil e, geralmente, em resultados piores com as TORPs do que com as PORPs. Um "calçado" cartilaginoso perfurado e "microengates" de titânio que repousam sobre a platina foram projetados para adicionar estabilidade à interface prótese-placa inferior; apesar de promissores, poucos resultados foram descritos até o momento.[80]

O uso da superfície medial do cabo do martelo como ponto de fixação lateral para as próteses é mais estável do que a MT isoladamente e a extrusão é menos provável. Para utilizar o martelo com sucesso, contudo, o cirurgião deve responder afirmativamente às três questões seguintes:

1. O martelo possui uma mobilidade normal?
2. O espaço é adequado entre o umbigo e o promontório?
3. O vetor entre o martelo e a cabeça do estribo ou platina é favorável?

Se a resposta a todas essas questões for sim, o martelo poderá ser usado. Caso contrário, a porção posterossuperior da MT constitui uma melhor escolha.

CAUSAS DE INSUCESSO DA OSSICULOPLASTIA

Uma causa ocasional de insucesso na ossiculoplastia é um diagnóstico incompleto ou errôneo. A palpação de rotina de todos os três ossículos na cirurgia da orelha média treina o cirurgião para identificar a gama normal de movimentos de cada ossículo. Quando da avaliação da mobilidade do estribo, é importante observar a platina sob grande ampliação a fim de identificar um ponto brilhante de luz refletida, que é denominada *reflexo luminoso*. O mais leve movimento da platina poderia provocar o movimento daquele reflexo luminoso. O movimento do reflexo luminoso em resposta à palpação constitui o meio mais preciso de identificar intraoperatoriamente que a platina é móvel. Inversamente, uma ausência de movimento do reflexo luminoso à palpação indica que a platina está fixa, a superestrutura está fraturada ou que há uma descontinuidade ossicular entre o ponto de palpação e a platina. Possíveis erros diagnósticos incluem 1) não observação da fixação do martelo fixo na presença de otosclerose; 2) insucesso na identificação de uma fratura da superestrutura do estribo; e 3) insucesso na identificação de uma desarticulação incudostapedial quando a conexão das partes moles está preservada.

Uma causa muito mais comum de insucesso da ossiculoplastia é a extrusão da prótese; isso é mais comum com as próteses de aloenxerto que entram em contato direto com a MT ao contrário da superfície inferior do manúbrio. Embora a incidência seja muito mais baixa se uma lâmina fina de cartilagem for colocada entre a MT e a plataforma da prótese, a extrusão ainda assim ocorrerá.

Finalmente, o insucesso da ossiculopatia mais comumente ocorre em orelhas que exibem malformação da trompa de Eustáquio ou que desenvolvem o problema após a cirurgia. Conforme anteriormente mencionado, o arejamento da orelha média constitui um importante fator de transmissão sonora. Se a orelha média não for arejada, mesmo uma prótese perfeitamente colocada ainda poderia resultar em uma significativa perda da audição condutiva. Embora seja impossível prognosticar esse resultado, a condição da trompa de Eustáquio na orelha contralateral constitui um guia razoável, ao menos em crianças.

Para consultar a lista completa de referências, acesse www.expertconsult.com.

LEITURA SUGERIDA

Anderson J, Caye-Thomasen P, Tos M: A comparison of cartilage palisades and fascia in tympanoplasty after surgery for sinus or tensa retraction cholesteatoma in children. *Otol Neurotol* 25:856, 2004.

Collins WO, Telischi FF, Balkany TJ, et al: Pediatric tympanoplasty: effect of contralateral ear status on outcomes. *Arch Otolaryngol Head Neck Surg* 129:646, 2003.

De Vos C, Gersdorff M, Gerard JM: Prognostic factors in ossiculoplasty. *Otol Neurotol* 28:61, 2007.

Dhanasekar G, Khan HK, Malik N, et al: Ossiculoplasty: a UK survey. *J Laryngol Otol* 120:903, 2006.

Dornhoffer J: Cartilage tympanoplasty: indications, techniques, and outcomes in a 1,000-patient series. *Laryngoscope* 113:1844, 2003.

Dornhoffer JL: Surgical management of the atelectatic ear. *Am J Otol* 21:315, 2000.

Gerber MJ, Mason JC, Lambert PR: Hearing results after primary cartilage tympanoplasty. *Laryngoscope* 110:1994, 2000.

Goebel JA, Jacob A: Use of Mimix hydroxyapatite bone cement for difficult ossicular reconstruction. *Otolaryngol Head Neck Surg* 132:727, 2005.

Hillman TA, Shelton C: Ossicular chain reconstruction: titanium versus plastipore. *Laryngoscope* 113:1731, 2003.

James AL, Papsin BC: Ten top considerations in pediatric tympanoplasty. *Otolaryngol Head Neck Surg* 147(6):992, 2012.

Maassen MM, Zenner HP: Tympanoplasty type II with ionomeric cement and titanium-gold-angle prostheses. *Am J Otol* 19:693, 1998.

Mehta RP, Rosowski JJ, Voss SE, et al: Determinants of hearing loss in perforations of the tympanic membrane. *Otol Neurotol* 27:136, 2006.

Merchant SN, Ravicz ME, Puria S, et al: Analysis of middle ear mechanics and application to diseased and reconstructed ears. *Am J Otol* 18:139, 1997.

Mohamad SH, Khan I, Hussain SS: Is cartilage tympanoplasty more effective than fascia tympanoplasty? A systematic review. *Otol Neurotol* 33:699, 2012.

Neumann A, Schultz-Coulon HJ, Jahnke K: Type III tympanoplasty applying the palisade cartilage technique: a study of 61 cases. *Otol Neurotol* 24:33, 2003.

Seidman MD, Babu S: A new approach for malleus/incus fixation: no prosthesis necessary. *Otol Neurotol* 25:669, 2004.

Telian SA, Kemink JL: Lateral technique tympanoplasty. *Op Tech Otolaryngol Head Neck Surg* 3:214, 1992.

Tos M, Orntoft S, Stangerup SE: Results of tympanoplasty in children after 15 to 27 years. *Ann Otol Rhinol Laryngol* 109:17, 2000.

Vincent R, Oates J, Sperling NM: Stapedotomy for tympanosclerotic stapes fixation: is it safe and efficient? A review of 68 cases. *Otol Neurotol* 23:866, 2002.

Vos JD, Latev MD, Labadie RF, et al: Use of AlloDerm in type I tympanoplasty: a comparison with native tissue grafts. *Laryngoscope* 115:1599, 2005.

Voss SE, Rosowski JJ, Merchant SN, et al: Middle-ear function with tympanic-membrane perforations, I: measurements and mechanisms. *J Acoust Soc Am* 110:1432, 2001.

Yung M: Long-term results of ossiculoplasty: reasons for surgical failure. *Otol Neurotol* 27:20, 2006.

Yung M, Vivekanandan S, Smith P: Randomized study comparing fascia and cartilage grafts in myringoplasty. *Ann Otol Rhinol Laryngol* 120:535, 2011.

Zahnert T, Huttenbrink KB, Murbe D, et al: Experimental investigations of the use of cartilage in tympanic membrane reconstruction. *Am J Otol* 21:322, 2000.

68 Mastoidectomia: Técnicas Cirúrgicas

Shawn M. Stevens | Paul R. Lambert

Pontos-chave

- Embora todos os principais componentes do osso temporal estejam presentes em lactentes, a extremidade da mastoide ainda não se desenvolveu. O forame estilomastoideo está localizado mais superficialmente, o que torna o nervo facial mais vulnerável a um trauma cirúrgico.
- A linha temporal se encontra próxima da lâmina dural da fossa cranial média. No entanto, a posição do tégmen e o grau de pneumatização mastoide podem variar.
- Um parâmetro importante na realização da cirurgia da mastoide é o antro. Os princípios fundamentais que auxiliam na localização do antro incluem dissecção, identificação da lâmina do tégmen e afilamento da parede posterior do meato acústico externo.
- O insucesso na identificação do limite superior da dissecção mastoide (lâmina do tégmen) pode fazer com que o antro seja buscado muito inferiormente, lesionando o canal horizontal semicircular, o joelho do nervo facial ou ambos.
- Os parâmetros mais importantes para a identificação do segmento mastoideo do nervo facial são o canal semicircular horizontal, o processo curto da bigorna e o meato acústico externo ósseo posterior.
- Uma mastoidectomia com meato intacto evita preocupações pós-operatórias de longo prazo relativas a uma cavidade na mastoide, como infecção e necessidade de limpeza periódica.
- A identificação do nervo facial é fundamental para um procedimento de derrubada da parede do meato (apropriado para o rebaixamento da parede posterior do meato) e para a abordagem através do meato intacto (abertura do recesso facial).
- A incidência de colesteatoma residual ou recorrente é maior na técnica fechada em comparação com os procedimentos abertos. A incidência é de aproximadamente 20% em adultos e quase o dobro disso em crianças.
- A deiscência do nervo facial em casos de colesteatoma é de aproximadamente 20%, sendo a área mais comum a região da janela oval.
- Quando aplicadas em casos selecionados, técnicas como a obliteração mastoide, a otoendoscopia e a mastoidectomia subcortical retrógrada podem poupar os pacientes de um significativo desconforto durante a observação crônica da cavidade; isso também pode reduzir a morbidade durante procedimentos revisionais e, em alguns casos, pode evitar a necessidade de uma cirurgia adicional.

Este capítulo enfoca a cirurgia mastoide e a sua correlação com a doença crônica da orelha média. Embora a mastoidectomia seja necessária para diversos outros procedimentos cirúrgicos, tais como implantes cocleares, labirintectomia, descompressão do saco endolinfático, reparo de distúrbios do nervo facial e fístulas liquóricas, assim como quando o ângulo pontocerebelar, a base do crânio e o ápice petroso são acessados, os princípios a serem revistos no contexto da otite média crônica e do colesteatoma possuem uma aplicação mais ampla.

HISTÓRIA

O primeiro tratado erudito sobre cirurgia da mastoide para a doença supurativa foi escrito por Schwartze em 1873.[1,2] O procedimento que ele descreveu foi uma mastoidectomia cortical, com exenteração das células aéreas mastoides. Na mastoidite aguda e na coalescente, que eram prevalentes na era pré-antibiótica, esse procedimento se revelou extraordinariamente eficaz. Como seria de se esperar, conduto, a simples mastoidectomia raramente curava a otite média ou o colesteatoma. Durante os 20 anos seguintes, tornou-se evidente que a criação de uma cavidade aberta era necessária para essas doenças e, em 1890, Zaufal[3] descreveu a remoção das paredes superior e posterior do meato, da membrana timpânica e da cadeia ossicular lateral – um procedimento atualmente conhecido como *mastoidectomia radical*. Esse procedimento foi modificado por Bondy, que reconheceu que a doença limitada à *pars flácida* poderia simplesmente ser exteriorizada, deixando isolada a orelha média não envolvida. A sua descrição da *mastoidectomia radical modificada* ou *procedimento de Bondy* em 1910 representou um dos primeiros relatos a abordar a função auditiva.[1] O interesse na preservação e na restauração da audição obteve atenção adicional quando Lempert[4] introduziu a cirurgia da

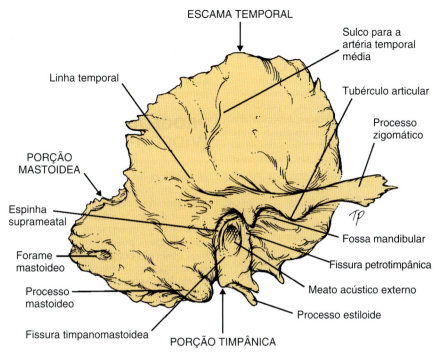

FIGURA 68-1. Osso temporal direito. Visão lateral. (De Donaldson JA, Duckert LG, Lambert PR, Rubel EW, eds. *Surgical anatomy of the temporal bone*, 4ª ed. New York: Raven Press; 1992).

fenestração em 1938 e Zollinger e Wullstein[5,6] descreveram as técnicas de timpanoplastia no início da década de 1950. Durante a década seguinte, Jansen[7] e Sheehy e Patterson[8] estenderam esses princípios de restauração da função e manutenção da anatomia normal com a introdução da mastoidectomia com a parede do meato intacta com acesso através do recesso facial.

ANATOMIA

O osso temporal engloba as regiões escamosa, timpânica, mastoidea e petrosa (Figs. 68-1 e 68-2). A menor parte é a porção timpânica, que forma o meato acústico externo. Este capítulo enfoca primariamente a porção mastoidea; ela se articula com os ossos parietal e occipital e abriga o sistema mastoideo de células aéreas,

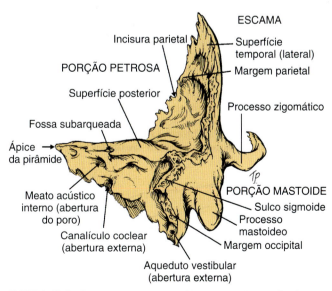

FIGURA 68-2. Osso temporal esquerdo. Visão posterolateral. (De Donaldson JA, Duckert LG, Lambert PR, Rubel EW, eds. *Surgical anatomy of the temporal bone*, 4ª ed. New York: Raven Press; 1992).

que está em continuidade com as células aéreas da pirâmide petrosa. Os procedimentos transmastoideos proporcionam acesso ao nervo facial, à artéria carótida interna, ao bulbo jugular, ao labirinto, ao meato acústico interno e ao ápice petroso. Importantes marcos superficiais na mastoide incluem a linha temporal, que se estende posteriormente a partir da raiz zigomática, e o local de inserção da musculatura temporal. Uma considerável variabilidade é encontrada na proeminência dessa estrutura entre os indivíduos. A espinha suprameatal, ou espinha de Henle, é uma pequena protuberância óssea que se estende superficialmente, posteriormente e superiormente a partir dos meatos acústicos externos ósseos. Ela está localizada imediatamente inferior à linha temporal e exibe variabilidade de tamanho entre os indivíduos. Logo após essa espinha se situa uma área cribriforme, que tem uma localização aproximada com o antro mastoide subjacente. Todos os principais componentes do osso temporal estão presentes em lactentes, mas uma diferença notável possui implicações cirúrgicas. Em lactentes, a extremidade da mastoide ainda não se desenvolveu e o forame estilomastoideo está localizado mais superficialmente, o que torna o nervo facial vulnerável ao trauma cirúrgico.

NOMENCLATURA

O cirurgião otológico possui diversos procedimentos mastoideos para escolher, dependendo da extensão da doença. Além disso, variações dessas abordagens padrão são frequentemente discutidas na literatura. A nomenclatura para a cirurgia mastoide pode ser confusa em um primeiro momento. Uma cirurgia concomitante que envolva orelha média pode exigir uma terminologia

Quadro 68-1. PROCEDIMENTOS MASTOIDES

Mastoidectomia simples
Mastoidectomia fechada
Mastoidectomia aberta
Mastoidectomia radical
Mastoidectomia radical modificada
Obliteração da mastoide
Mastoidectomia retrógrada ou subcortical

adicional, como, por exemplo, *timpanoplastia* ou *ossiculoplastia*. O Quadro 68-1 lista os procedimentos mastoideos padrão para o tratamento da doença crônica da orelha média.

MASTOIDECTOMA SIMPLES

A mastoidectomia simples envolve a remoção do córtex mastoideo e quantidades variáveis do sistema de células aéreas, dependendo do processo patológico. Apenas uma exenteração limitada das células aéreas pode ser necessária para drenar uma mastoidite coalescente com abscesso subperiósteo, enquanto uma dissecção mais extensa para expor o antro seria necessária para inspecionar em busca de um colesteatoma.

MASTOIDECTOMIA FECHADA

A mastoidectomia fechada envolve mais a remoção completa do sistema de células aéreas do que a mastoidectomia simples. Mesmo que esse procedimento e a mastoidectomia simples conservem as paredes superior e posterior do meato intactas, existe alguma potencial superposição. Geralmente, a mastoidectomia fechada inclui uma abordagem através do recesso facial, e essa adição qualifica com exclusividade o procedimento. Variações mais recentes da mastoidectomia fechada incluem a remoção de uma porção da parede do meato e, então, a reconstrução do defeito com osso, cartilagem ou material aloplástico a fim de manter a barreira anatômica normal entre o meato acústico externo e a cavidade mastoidea.

MASTOIDECTOMIA ABERTA

A mastoidectomia aberta envolve uma remoção minuciosa das células aéreas mastoideas, dissecção agressiva dos bordos corticais da mastoide, uma remoção completa das paredes superior e posterior do meato e uma meatoplastia.

MASTOIDECTOMIA RADICAL

A mastoidectomia radical é um procedimento aberto com exteriorização da orelha média. Nenhuma tentativa de restabelecimento da função da orelha média é feita. A trompa de Eustáquio é ocluída e o martelo e a bigorna (e, possivelmente, a superestrutura do estribo) são removidos. O remanescente da membrana timpânica é excisado e nenhum enxerto é colocado, deixando a orelha média aberta. A expectativa é que o epitélio escamoso cresça sobre a orelha média e a cavidade mastoidea. Esse procedimento raramente é realizado nos dias de hoje, mas pode estar indicado em situações nas quais o colesteatoma não possa ser completamente excisado (p. ex.., fístula coclear, doença que segue até o ápice petroso).

MASTOIDECTOMIA RADICAL MODIFICADA

A maior parte da confusão relativamente à terminologia está centrada na mastoidectomia radical modificada. Frequentemente, a expressão *mastoidectomia radical modificada* é usada indistintamente com mastoidectomia aberta. Classicamente, a *mastoidectomia radical modificada* se refere ao procedimento de Bondy, no qual a doença limitada ao epitímpano é simplesmente exteriorizada através da remoção de porções das paredes superior ou posterior do meato adjacente. A orelha média não envolvida não é penetrada e a matriz do colesteatoma sobre a superfície lateral das cabeças ossiculares é mantida no lugar como um revestimento para a cavidade criada. Pequenos colesteatomas são frequentemente passíveis ao procedimento de Bondy; o termo preferido a ser usado nesse contexto é *mastoidectomia radical modificada*.

OBLITERAÇÃO DA MASTOIDE

As indicações para a obliteração das células mastoideas e a sua extensão variam consideravelmente de cirurgião para cirurgião. Diversos materiais são usados, incluindo osso e cartilagem autógenos, tecido conjuntivo livre ou vascularizado e materiais aloplásticos bioativos ou biocompatíveis. A obliteração mastoidea é tipicamente usada quando a parede do meato é removida a fim de reduzir o tamanho da cavidade mastoidea e torná-la tão livre de cuidados quanto possível. Em casos raros, a trompa de Eustáquio e o meato acústico externo são fechados para isolar completamente a mastoide do exterior.

PROCEDIMENTO CIRÚRGICO (VÍDEO 142-1)

O local da cirurgia é preparado através da raspagem de um a dois centímetros de cabelo ao redor da orelha e da injeção de 5 a 10 mL de anestésico local com vasoconstritor (p. ex., lidocaína a um por cento com epinefrina a 1:100.000) por via pós-auricular e no interior do meato acústico externo. A fim de facilitar o fechamento, a incisão em forma de C é realizada cerca de um centímetro atrás da prega pós-auricular, não no interior desta (Fig. 68-3). Se uma dissecção extensiva da cavidade mastoidea estiver sendo planejada (p. ex., abordagens translabiríntica e retrolabiríntica para o ângulo pontocerebelar, ressecção de tumor da base do crânio), a incisão será realizada mais posteriormente.

Superiormente, a incisão é realizada abaixo da fáscia temporal. A inserção de um pequeno retrator de Weitlaner e o seu descolamento lateral facilitam essa dissecção. Os tecidos subcutâneos são descolados para longe da fáscia e facilmente incisados. Inferiormente, a incisão é estendida para a superfície lateral anterior da extremidade da mastoide. Uma incisão realizada mais posteriormente na mastoide envolve a inserção do músculo esternocleidomastoideo e resulta em mais sangramento e desconforto pós-operatório. A realização de duas incisões periosteais – uma ao longo da linha temporal e a segunda perpendicular a esta, estendendo-se para a extremidade mastoidea – expõe o próprio osso mastoide. O periósteo é descolado e retraído para frente com o pavilhão auricular.

Com o córtex mastoide completamente exposto, o primeiro corte com a broca é feito ao longo da linha temporal, que se aproxima do nível da lâmina dural da fossa cranial média. É importante identificar, contudo, a variabilidade da posição do tégmen, dependendo do grau de pneumatização da mastoide. O segundo corte é realizado perpendicularmente a este e tangencial ao conduto ósseo externo; este deve ser realizado inferiormente à extremidade da mastoide (Fig. 68-4).

Conquanto diversos sistemas de perfuração estejam disponíveis, vários princípios comuns se relacionam à seleção da broca e à irrigação líquida. Quando possível, brocas maiores, em vez de menores, são preferíveis para a dissecção óssea. Isso facilita a dissecção e a exposição, evitando a criação de pequenas aberturas ósseas que podem mais facilmente danificar as estruturas subjacentes. É importante, contudo, escolher uma broca que não seja tão grande que obstrua o campo de dissecção. Também é fundamental observar a parte posterior da broca enquanto a perfuração é realizada a fim de prevenir a lesão de estruturas opostas ao ponto de dissecção.

Há uma diversidade de brocas, variando desde as que removem agressivamente o osso até aquelas que são usadas para o polimento

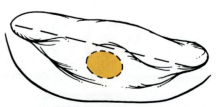

FIGURA 68-3. Incisão pós-auricular realizada a cerca de um centímetro atrás da prega pós-auricular a fim de facilitar o fechamento cutâneo. (De Sheehy JL. *Surgery of chronic otitis media.* Em English GE, ed: *Otolaryngology.* Philadelphia: Lippincott; 1986:1).

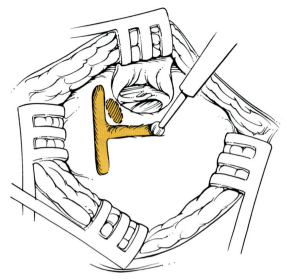

FIGURA 68-4. Os cortes iniciais com a broca são feitos ao longo da linha temporal e tangenciais ao meato ósseo. (De Sheehy JL. Mastoidectomy: *the intact canal wall procedure*. Em Brackmann DE, Shelton C, Arriaga MA, eds: *Otologic surgery*. Philadelphia: Saunders; 1994).

ósseo. Uma broca com uma superfície cortante ou áspera é selecionada para a remoção de osso cortical, enquanto uma superfície com finos grãos de diamante é necessária quando da remoção da última camada óssea sobre o nervo facial ou do seio sigmoide. Quando a perfuração é realizada sobre uma superfície irregular, uma broca canelada tem a tendência de "pular" na direção da rotação da broca.

Uma irrigação adequada é necessária para eliminar a poeira óssea do campo de dissecção; para prevenir uma excessiva transmissão de calor para as estruturas subjacentes, especialmente o nervo facial; e para a manutenção de uma superfície de corte limpa sobre a broca. Seja o sistema empregado o de broca autoirrigada ou o de uma irrigação com sucção, ajustes apropriados relativos ao nível de irrigação facilitam uma dissecção óssea precisa e segura.

Uma referência anatômica fundamental na realização da cirurgia da mastoide é o antro, com o domo do canal semicircular horizontal (CSCH) no seu piso. A facilidade da localização do antro depende grandemente do grau de pneumatização da mastoide. Três princípios fundamentais auxiliam nessa parte da dissecção: a saucerização, a identificação da lâmina do tégmen e o afilamento da parede posterior do meato. A dissecção mais profunda está no ponto onde os cortes iniciais do osso cortical se intersectam, mas, à medida que o antro é abordado, é essencial saucerizar amplamente em direção ao tégmen e, especialmente, posteriormente, a partir do ângulo sinodural até a extremidade mastoide. Posteriormente, o cirurgião deverá considerar o seio sigmoide, que pode estar muito adiante em uma mastoide insuficientemente pneumatizada. Uma saucerização adequada ajuda a identificar a sua superfície lateral e prevenir a lesão. A importância da identificação da lâmina do tégmen não pode deixar de ser enfatizada. Todas as células aéreas mastoides devem ser removidas superiormente a fim de esqueletizar eficazmente essa estrutura. O tégmen é acompanhado medialmente, prevendo-se que plano do tégmen irá variar; geralmente ele se projeta ligeiramente para o interior da cavidade a meio caminho entre o córtex e o soalho do antro. O insucesso na identificação do limite superior da dissecção mastoidea pode resultar na abertura do antro muito inferiormente, o que pode lesionar o CSCH, o joelho do nervo facial, ou ambos. Todas as células aéreas devem ser removidas da parte posterior do meato acústico externo. Uma cavidade mastoidea pode parecer pequena simplesmente porque pouca atenção foi direcionada para essa área de dissecção. Além disso, uma parede afilada do meato auxiliará na localização do nervo facial, conforme posteriormente descrito.

À medida que a dissecção é realizada medialmente e o antro é abordado, um septo ósseo (septo de Körner) poderá ser encontrado. Essa lâmina é um remanescente do septo escamoso petroso e simplesmente separa as células aéreas mais superficiais das mais profundas. A dissecção deve ser realizada na raiz do zigomático; o osso sobre a lâmina do tégmen e o meato acústico são afilados para a obtenção de um acesso adequado. Essa dissecção exige brocas progressivamente menores. Deve-se tomar o cuidado de evitar tocar nas cabeças dos ossículos com a broca, o que poderia lesar a orelha interna através da transferência de uma vibração excessiva. Conforme anteriormente observado, contudo, o processo curto da bigorna oferece um marco importante para a dissecção do nervo facial.

NERVO FACIAL

A identificação do nervo facial é fundamental para a realização da cirurgia da mastoide. Com exceção da mastoidectomia simples, é sempre mais seguro definir a localização dessa estrutura do que simplesmente evitá-la. Em uma mastoidectomia fechada, ou quando um implante coclear é colocado, o espaço entre o nervo facial e o nervo corda do tímpano – o recesso facial – proporciona acesso para a orelha média (Fig. 68-5). Nas abordagens abertas, a identificação do nervo facial permite ao cirurgião rebaixar a crista facial a fim de criar uma cavidade mais livre de cuidados.

Os marcos mais importantes para o nervo facial são o CSCH, o processo curto da bigorna e a porção posterior do meato acústico externo ósseo; a crista digástrica também é um marco, embora seja um menos comumente usado, a não ser que uma exposição completa do nervo facial até o forame estilomastoideo seja necessária (p. ex., procedimentos da base do crânio). O joelho e a porção proximal do segmento mastoideo do nervo facial se situam anteriormente e imediatamente medial à cúpula do CSCH. O segmento mastoideo do nervo facial também se situa medialmente ao plano do processo curto da bigorna na base da parede do meato posterior.

A remoção das células aéreas da parede posterior do meato ósseo até que este só possua uns poucos milímetros de espessura é essencial. A separação das partes moles do meato membranoso do osso na extremidade lateral do meato ósseo ajuda a graduar a espessura da parede à medida que a dissecção óssea procede. Se a parede do meato não for afilada adequadamente, uma parede

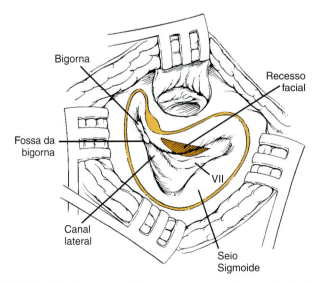

FIGURA 68-5. O recesso facial é mostrado como um triângulo. (De Sheehy JL. Mastoidectomy: *the intact canal wall procedure*. Em Brackmann DE, Shelton C, Arriaga MA, eds: *Otologicsurgery*. Philadelphia: Saunders; 1994).

de células aéreas continuará a cobrir o nervo facial e a dissecção será levada para muito longe posteriormente, potencialmente expondo a face lateral do nervo facial à lesão. Idealmente, a superfície lateral do nervo facial é primeiramente identificada nos dois terços médios do seu trajeto, evitando-se as áreas adjacentes ao CSCH e a extremidade mastoide.

Após a localização do antro, uma broca diamantada é usada para abrir o adito ao antro mastoideo, que leva ao espaço epitimpânico. O processo curto da bigorna é exposto. Com esse marco visível, uma broca de corte maior ou uma broca diamantada áspera remove o osso de sobre a área do nervo facial, com um afilamento contínuo da parede do meato ósseo à medida que a dissecção é realizada mais medialmente. Um plano mais amplo de dissecção é mantido a partir do meato de volta à mastoide, uma vez que a exata localização anteroposterior do nervo pode variar ligeiramente. Esse amplo plano de dissecção evita a criação de uma calha e ajuda a garantir que a superfície lateral do nervo, não o seu lado, seja exposta. Quando o plano do processo curto da bigorna é alcançado, é previsto que o nervo facial esteja 1 a 2 milímetros mais abaixo e o tipo da broca é mudado para o diamantado.

Esse último nível de dissecção deve ser realizado com uma irrigação copiosa, essencialmente perfurando abaixo de uma camada de água, a fim de facilitar a distinção entre a fina trama capilar sobre o epineuro que exibe uma fina lâmina óssea. As passagens das brocas ásperas são feitas em uma direção longitudinal, paralela ao curso do nervo facial. O nervo facial toma um curso ligeiramente lateral enquanto desce a partir do segundo joelho até o forame estilomastoideo. As deiscências da porção mastoide do canal de falópio, mesmo na presença de doença mastoide, são raras.

Isso está em oposição com o segmento timpânico do nervo facial, onde deiscências congênitas e mediadas por doenças são comuns. Marcos adicionais que podem surgir durante a dissecção incluem o nervo corda do tímpano e os sistemas de células aéreas do recesso facial e área retrofacial. O afilamento adequado da parede do meato frequentemente expõe o nervo corda do tímpano, que pode ser diferenciado do nervo facial pelo seu tamanho e curso da direção. Se necessário, o nervo corda pode ser acompanhado de volta ao seu início a partir do tronco facial para uma identificação positiva. Nas mastoides bem pneumatizadas, um grande sistema de células de ar que segue por trás e abaixo do nervo facial está presente. O nervo facial corre imediatamente anterior a essas células aéreas retrofaciais. Do mesmo modo, a identificação das células do recesso facial indica que o nervo facial está cursando imediatamente medial a elas.

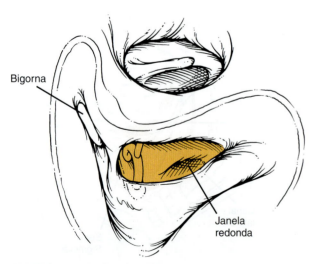

FIGURA 68-6. O recesso facial é aberto. (De Sheehy JL. Mastoidectomy: the intact canal wall procedure. Em Brackmann DE, Shelton C, Arriaga MA, eds: *Otologic surgery*. Philadelphia: Saunders; 1994).

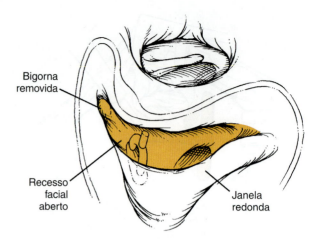

FIGURA 68-7. O recesso facial é alargado através da remoção da bigorna e da fossa da bigorna. (De Sheehy JL. Mastoidectomy: *the intact canal wall procedure*. Em Brackmann DE, Shelton C, Arriaga MA, eds: *Otologicsurgery*. Philadelphia: Saunders; 1994).

ABERTURA DO RECESSO FACIAL

O recesso facial é o espaço limitado lateralmente pela corda do tímpano, medialmente pelo nervo facial e superiormente pela fossa da bigorna (Fig. 68-5). Esse recesso varia em tamanho, dependendo de onde o nervo corda do tímpano se ramifica a partir do nervo facial e da pneumatização. A abertura do recesso facial proporciona acesso à orelha média a partir da mastoide (Fig. 68-6). O promontório, o nicho da janela redonda, o estribo, o processo cocleariforme, o lado medial da membrana timpânica e o cabo do martelo, assim como a trompa de Eustáquio, são todos visualizados.

O recesso facial pode ser estendido superiormente e inferiormente a fim de proporcionar uma grande "timpanotomia posterior". O sacrifício do nervo corda do tímpano permite uma dissecção adicional inferiormente com boa exposição do hipotímpano. Nesses casos, o limite lateral da dissecção é o anel da membrana timpânica. Frequentemente, na cirurgia da orelha crônica, o processo longo da bigorna foi erodido e o ossículo foi removido. A fossa da bigorna é trazida para baixo para se conectar ao recesso facial com o adito ao antro e proporcionar uma ampla exposição sobre o CSCH e o joelho do nervo facial no epitímpano (Fig. 68-7).

ABERTURA DO EPITÍMPANO

A mastoidectomia fechada frequentemente é necessária para expor o epitímpano. O colesteatoma pode seguir medialmente a fim de expor as cabeças dos ossículos e pode se estender para o espaço epitimpânico anterior, igualmente denominado *recesso supratubário*. A abertura do epitímpano é muito mais fácil se houver descontinuidade da cadeia ossicular (p. ex., processo longo da bigorna erodido). O remanescente da bigorna e a cabeça do martelo são removidos a fim de proporcionar um bom acesso ao aspecto anterior do epitímpano. A posição do tégmen varia e, dependendo do grau de pneumatização, o espaço entre a lâmina dural e a parede superior do meato acústico pode estar estenosado. Brocas progressivamente menores, geralmente com uma superfície diamantada, são necessárias à medida que a dissecção epitimpânica progride anteriormente. Uma fina lâmina óssea é mantida sobre a dura, e a parede superior do meato é afilada de modo semelhante ao afilamento da parede posterior do meato.

É importante apreciar as relações anatômicas do nervo facial no interior do espaço epitimpânico. À medida que o nervo cursa anteriormente a partir do joelho da mastoide até o gânglio geniculado, ele segue um curso ligeiramente medial e passa superiormente à janela oval e ao processo cocleariforme (Fig. 68-8). O nervo facial no soalho do espaço epitimpânico anterior pode estar

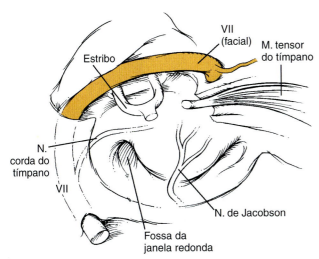

FIGURA 68-8. Curso do segmento timpânico do nervo facial. (De Donaldson JA, Duckert LG, Lambert PR, Rubel EW, eds. *Surgical anatomy of the temporal bone*, ed 4. New York: Raven Press; 1992).

deiscente, especialmente se um colesteatoma envolver essa região (Fig. 68-9).

MASTOIDECTOMIA ABERTA

Muitas das desvantagens do procedimento aberto podem ser minimizadas com a criação de uma cavidade mastoide adequada. Os componentes cruciais do procedimento incluem 1) saucerização agressiva da cavidade; 2) eliminação de irregularidades no interior da cavidade, como, por exemplo, recessos profundos e saliências ósseas; 3) remoção da parede posterior do meato ósseo ao nível do nervo facial; e 4) criação de um meato largo.

A saucerização reduz a profundidade e o tamanho da cavidade mastoidea. As margens corticais da cavidade são trazidas para baixo para aproximadamente o nível do tégmen, superiormente, do seio sigmoide posteriormente e da crista digástrica inferiormente (Fig. 68-10). O nervo facial é positivamente identificado através da remoção da porção posterior do meato ósseo até que apenas uma fina lâmina óssea permaneça sobre o nervo. Essa dissecção é continuada em direção ao forame estilomastoideo até que nenhum esporão ósseo tenha sobrado (contraforte inferior e posterior) entre o soalho do meato ósseo externo e a cavidade mastoide. De um modo semelhante, a extensão anterior da parede superior do meato (contraforte anterior) é completamente removida para criar uma transição suave, ligeiramente curva a partir do epitímpano anterior para a parede anterior do meato.

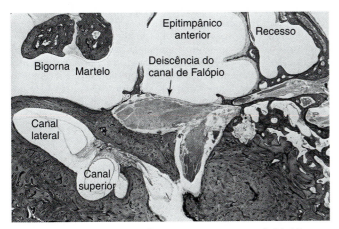

FIGURA 68-9. Espaço epitimpânico anterior com nervo facial deiscente. (De Schuknecht HF. *Pathology of the ear*, ed 2. Philadelphia: Lea & Febiger; 1993).

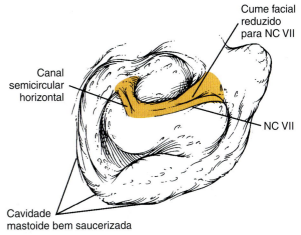

FIGURA 68-10. Mastoidectomia aberta. NC, nervo craniano. (De Brackmann DE, Shelton C, Arriaga MA, eds: *Otologicsurgery*. Philadelphia: Saunders; 1994).

Idealmente, os contornos da própria cavidade devem ser suaves, sem recessos ósseos ou ressaltos. Pequenas quantidades da lâmina óssea coletadas durante a saucerização das margens corticais podem ser usadas para preencher irregularidades no interior da cavidade. A obliteração dessas áreas, contudo, não deve ser realizada se o cirurgião não estiver certo de que todos os restos do colesteatoma foram completamente removidos. Por último, um grande meato assegura uma ventilação adequada da cavidade mastoide e um acesso correto para a limpeza pós-operatória. A cartilagem conchal deve ser removida a fim de criar uma abertura meatal de tamanho adequado.

CAVIDADE FECHADA EM COMPARAÇÃO COM A CAVIDADE ABERTA

Os procedimentos fechados e a mastoidectomia aberta possuem, cada um, vantagens e limitações inerentes que envolvem facilidade de remoção da doença, incidência de doença recidivante ou residual e extensão dos cuidados pós-operatórios.[9] Para os colesteatomas que envolvem a orelha média, o epitímpano e a mastoide, as paredes superior e posterior do meato parcialmente obscurecem a doença. Uma abordagem fechada exige mais manipulações cirúrgicas – como, por exemplo, a abordagem através do recesso facial, alternativamente nos lados do meato e epitimpânicos da parede do meato – e geralmente com um maior tempo cirúrgico. Conforme anteriormente descrito, o colesteatoma que se estende para o seio do tímpano e recessos adjacentes pode ser de difícil remoção, independentemente de se a parede do meato é deixada intacta ou removida.

Uma vez que a exposição da doença é mais difícil quando a parede do meato é deixada intacta, é possível deixar inadvertidamente um pequeno foco de epitélio escamoso para trás. A manutenção do meato também oferece espaços potenciais nos quais bolsões de retração podem se formar. O resultante aumento da incidência de colesteatoma residual ou recorrente não é trivial, especialmente em crianças. Estudos demonstraram uma incidência de 3 a 20% em adultos e de 35 a 45% em crianças.[3,10-14] Como resultado, a decisão de manter a parede do meato exige mais procedimentos cirúrgicos a fim de garantir a erradicação da doença do que seria possível através de uma abordagem descendente pela parede do meato.

Vários motivos possíveis podem ser considerados para a maior incidência de doença residual e recorrente em crianças em comparação com os adultos. Primeiramente, as crianças frequentemente apresentam ossos temporais bem pneumatizados com tratos celulares profundos, que podem complicar a completa remoção da doença. Em contrapartida, as mastoides dos adultos são tipicamente escleróticas. Em segundo lugar, a função deficiente da trompa de Eustáquio nas crianças predispõe aos bolsões de retração e à doença recorrente. Ela também predispõe as crianças à otite média e à infecção secundária do colesteatoma, fazendo com que este se comporte de um modo mais agressivo. Igualmente a ser considerado é o fato de que o potencial crescimento de tecido é maior em crianças do que em adultos devido à colaboração normal de diversos fatores de crescimento. Estudos demonstraram uma maior tendência à proliferação de células escamosas nos colesteatomas pediátricos em comparação com os colesteatomas adultos, podendo haver uma verdadeira diferença biológica no processo patológico.[15]

As principais vantagens da técnica fechada são uma cicatrização pós-operatória mais rápida e, mais importante, a eliminação de preocupações de longo prazo. A epitelização da cavidade mastoide nos casos abertos pode ser um processo lento (meses) e certas áreas podem exigir tratamentos tópicos diversos para promover a cicatrização. Uma potencial necessidade para cuidados de longo prazo com a cavidade também constitui fator, porque a característica de autolimpeza do meato acústico externo normal foi alterada. Os contornos irregulares do novo meato/mastoide interrompem a migração normal dos restos queratinizados, que podem se acumular e abrigar o crescimento bacteriano ou fúngico. A criação de uma cavidade mastoide adequada, conforme anteriormente descrito, pode melhorar significativamente esse problema potencial.

Os pacientes que exigem cirurgia mastoidea devido a um colesteatoma podem necessitar de amplificação no futuro, devido a uma perda auditiva condutiva residual. Nesse caso, os pacientes com uma cavidade aberta apresentam um risco ligeiramente maior de infecção, devido a uma redução da ventilação do meato e da mastoide proveniente de aparelhos de amplificação da audição e do problema do acúmulo da queratina. Em contrapartida, a cicatrização da mastoidectomia fechada geralmente é rápida, as limpezas auriculares periódicas são desnecessárias e a incidência de infecções da orelha externa não está aumentada. Não existem limitações a atividades aquáticas, o que constitui um problema particularmente para os pacientes pediátricos. Se necessário, um aparelho auditivo intrameatal é bem tolerado.

As vantagens do procedimento aberto geralmente se relacionam a um melhor acesso ao mesotímpano e ao epitímpano no momento da cirurgia. A remoção do colesteatoma é facilitada, o que resulta em uma incidência significativamente reduzida de doença residual.[6] Além disso, é muito mais fácil detectar qualquer doença residual pós-operatoriamente nesses casos, uma vez que a única área inacessível à visualização direta é o mesotímpano recoberto por uma membrana timpânica intacta. Embora o epitímpano e a cavidade mastoidea sejam revestidos por epitélio escamoso, a íntima proximidade dessa camada óssea com o osso subjacente permite a detecção precoce do crescimento de qualquer colesteatoma nessas áreas. Uma exceção seriam os casos nos quais essas abas de tecido, lâmina óssea ou outros materiais obliterantes tenham sido usados na cavidade mastoide. A orelha não está inequivocamente a salvo das complicações da otite média crônica simplesmente porque um procedimento aberto foi realizado. Nós encontramos abscessos no ápice petroso e nos espaços epidural e intradural em pacientes que foram submetidos a uma mastoidectomia aberta.

INDICAÇÕES PARA PROCEDIMENTOS FECHADOS *VERSUS* PROCEDIMENTOS ABERTOS

A cirurgia aberta da mastoide para o colesteatoma, quando adequadamente realizada, pode lidar com esse processo patológico eficientemente. Independentemente do fato de que a literatura está repleta de relatos que defendem que uma abordagem seja superior à outra, um experimento clínico prospectivo randomizado que aborde essa controvérsia não foi realizado e talvez nunca

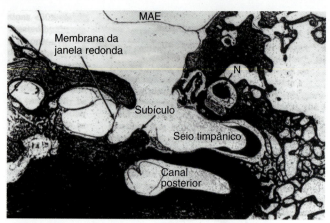

FIGURA 68-11. Secção histológica exibindo um seio timpânico profundo. MAE, meato acústico externo; N, nervo. (De Schuknecht HF. *Pathology of the ear*, ed 2. Philadelphia: Lea & Febiger; 1993).

o seja. A maior parte dos cirurgiões com grande prática em cirurgia da orelha crônica realiza os dois procedimentos. Tipicamente, os cirurgiões têm uma preferência por uma abordagem e indicações específicas para a escolha da outra.

Nós preferimos a abordagem fechada primariamente porque a anatomia normal é preservada e as questões relativas aos potenciais cuidados de longo prazo são reduzidas. Todavia, a técnica aberta pode ser a preferida em determinados contextos pré-operatórios ou se achados intraoperatórios específicos forem encontrados. Preocupações pré-operatórias que poderiam favorecer um procedimento aberto incluem um paciente com audição em apenas uma orelha, um paciente que apresente um risco anestésico ruim ou um paciente no qual o acompanhamento seja problemático.

Nessas circunstâncias, a erradicação da doença e a preservação ou restauração da função auditiva em uma única cirurgia são desejáveis. Uma vez que a abordagem aberta apresenta uma incidência mais baixa de doença recorrente e residual, esta é preferível.

Na maior parte dos casos, a decisão de remover a parede do meato é tomada durante a cirurgia com base na anatomia da mastoide e em achados patológicos específicos. Uma dura da fossa craniana média de localização baixa e um seio sigmoide anteriormente posicionados criam uma cavidade mastoide pequena e limitam o acesso para o epitímpano. Se houver a remoção da parede do meato sob tais circunstâncias e uma atenção adequada for dada à criação da cavidade mastoide, serão necessários cuidados mínimos de longo prazo.

Uma fístula no CSCH também pode exigir uma abordagem aberta. Dependendo da extensão da erosão óssea sobre o canal semicircular, pode ser prudente conservar a matriz do colesteatoma sobre a fístula. Nessa circunstância, a parede do meato deve ser removida e o colesteatoma sobre o labirinto simplesmente se torna uma parte da cobertura epitelial da cavidade mastoidea. Em muitos casos, o aspecto mais difícil da cirurgia do colesteatoma, seja a parede do meato deixada intacta ou removida, é a remoção da doença a partir do mesotímpano posterior.[8] O epitélio escamoso que infiltra profundamente os recessos posteriores, especialmente o seio do tímpano, representa um desafio especial (Fig. 68-11). O tamanho e a profundidade da extensão do seio timpânico variam. Em alguns casos, o seio é apenas uma indentação rasa medial ao osso que recobre o canal de falópio. Inversamente, o seio do tímpano pode ser grande e se estender profunda e posteriormente à parede do meato e ao segmento mastoideo do nervo facial. Nesses casos, a realização de uma mastoidectomia aberta só permite um benefício discreto, porque o meato facial sobrejacente continua a limitar o acesso.

A doença mesotimpânica posterior extensa não constitui um indicativo para uma abordagem aberta. As técnicas para melhorar

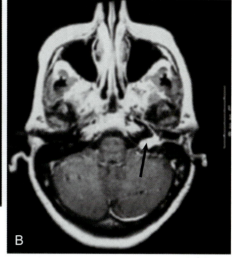

FIGURA 68-12. A, Varredura de tomografia computadorizada demonstra erosão do sistema de células hipotimpânico *(seta curta)* na orelha esquerda secundária à otite média crônica e à fístula coclear resultante *(seta longa)*. **B,** Varredura por ressonância magnética com intensificação com gadolínio demonstra tecido de granulação intensificado no hipotímpano *(seta)*. (De Nadol JB Jr. Revision mastoidectomy. Otolaryngol Clin North Am 2006; 39[4]:723-740.)

a exposição incluem a perfuração para longe do ângulo posterior e esqueletização do aspecto anterior do segmento mastoide do nervo facial. Nos recessos posteriores profundos, a instrumentação romba ainda é necessária para a remoção da matriz do colesteatoma. A remoção completa só é garantida se a bolsa de retração permanecer intacta sem lacerações visíveis. Endoscópios rígidos estão indicados para a inspeção dos recessos posteriores após a remoção de um colesteatoma ter sido considerada completa. Um novo procedimento cirúrgico de observação também está indicado 6 a 12 meses depois.

OBLITERAÇÃO DA MASTOIDE SUBSEQUENTE A UMA MASTOIDECTOMIA ABERTA

Conforme discutido acima, a mastoidectomia aberta oferece muitos benefícios para pacientes adequadamente selecionados. Todavia, a necessidade de cuidados pós-operatórios de longo prazo, de higiene auricular frequente e as dificuldades relativas ao ajuste para amplificação podem levar o cirurgião a considerar uma eventual obliteração ou "reabilitação" da cavidade mastoidea. As aplicações modernas dessa abordagem foram originalmente aprofundadas por Palva[17,18] na década de 1970 como uma modificação do retalho de Popper. Isso implicava a criação de um retalho músculo-periosteal pós-auricular que era rodado para dentro a fim de obliterar a cavidade mastoide. Adaptações posteriores envolveram o emprego de lascas ósseas e de pasta óssea em combinação com o retalho.[16-18] Desde essa época, a obliteração da mastoide foi realizada com o emprego de materiais autólogos – como, por exemplo, pasta óssea, lascas ósseas, cartilagem, retalhos musculares e tecido adiposo – e/ou biomateriais que incluem hidroxiapatita e fosfato tricálcico.[19-21] Recentemente, os autores também descreveram o uso de próteses da parede do meato feitas de titânio e de materiais cerâmicos sofisticados.[16]

A decisão de proceder à obliteração da mastoide deve ser feita com cuidadosa consideração do risco de recidiva da doença, a confiabilidade do acompanhamento do paciente e uma compreensão de como o procedimento irá afetar a vigilância da doença. As características radiológicas sugestivas de recorrência da doença após a obliteração mastoide ainda não foram estudadas e podem diferir em cada um dos diversos procedimentos.[16] Em pacientes adequadamente selecionados, contudo, os resultados podem ser promissores. Uma série recente de Bernardeschi et al. reviu 46 pacientes que apresentavam uma mastoidectomia aberta prévia e que foram subsequentemente obliterados com cerâmica biossintética. Em um acompanhamento de um ano, 90% retornaram com boa cicatrização e reepitelização com uma discreta melhora nos limiares de condução aérea e ausência de evidência de doença recorrente.[19] Outra consideração para a realização da obliteração pode ser a incidência de sintomas vertiginosos desagradáveis depois que uma cavidade é criada. Uma vez que os canais semicirculares podem estar cobertos por apenas um fino revestimento epitelial após um procedimento aberto, alterações térmicas tais como as decorrentes de vento, água ou sucção podem induzir estímulo térmico suficiente para induzir vertigens ou tonturas. Alguns autores defenderam a obliteração da mastoide a fim de aliviar esses sintomas em pacientes adequadamente selecionados com bons resultados.[21]

MASTOIDECTOMIA REVISIONAL

Tanto os procedimentos fechados quanto os abertos podem estar associados a taxas consideráveis de colesteatoma recidivante ou recorrente. Após uma mastoidectomia fechada, as taxas de recorrência foram descritas variando entre 3 e 20% em adultos e de 35 a 45% em crianças.[3,10-14] As indicações para a revisão incluem

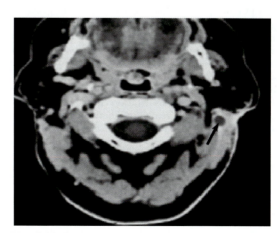

FIGURA 68-13. Tomografia computadorizada demonstra colesteatoma *(seta)* nos tecidos moles inferiores à ponta esquerda mastoidea. Esse componente do colesteatoma passou desapercebido em vários processos de revisão até se obter esse tipo de exame. (De Nadol JB Jr. Revision mastoidectomy. Otolaryngol Clin North Am 2006;39[4]:723-740.)

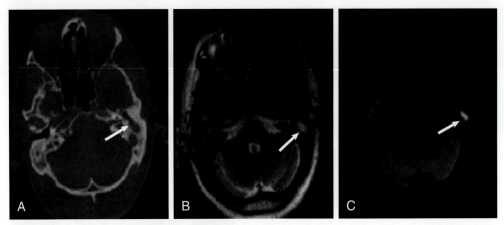

FIGURA 68-14. A, Tomografia computadorizada axial demonstrando uma densidade das partes moles (*seta*) no antro e no epitímpano. **B**, Varredura de ressonância magnética axial ponderada em T2 ao mesmo nível de A demonstrando densidade de partes moles. **C**, Imagem axial eco-planar ponderada por difusão exibindo um efeito de clarão "brilhante" no mesmo nível. Isso foi radiologicamente interpretado como um colesteatoma. (De Evlice A, Tarkan Ö, Kiroğlu M, et al. *Detection of recurrent and primary acquired cholesteatoma with echo-planar diffusion-weighted magnetic resonance imaging. J Laryngol Otol* 2012; 126[7]:670-676).

colesteatoma, supuração recorrente, perfuração recorrente e/ou perda auditiva condutiva recorrente ou residual. Os objetivos de uma mastoidectomia de revisão, como na cirurgia primária, são garantir que a orelha permanece segura e seca e reconstruir a audição tanto quanto possível. Essa avaliação pré-operatória deve incluir um exame otoscópico minucioso de ambas as orelhas e um audiograma. O emprego de técnicas de imagem pode constituir um complemento útil no planejamento do procedimento de revisão, mas o seu uso não está bem definido e tipicamente se baseia na preferência do cirurgião. As varreduras por tomografia computadorizada podem demonstrar a localização de células não exenteradas e/ou sequestradas no hipotímpano (Fig. 68-12) ou a presença de doença não prevista além dos confins habituais da mastoide (Fig. 68-13).[14,22] Uma imagem de ressonância magnética ponderada por difusão proporciona uma excelente sensibilidade e especificidade para o colesteatoma recorrente (Fig. 68-14),[23] e uma avaliação pré-operatória meticulosa é fundamental para o delineamento da doença e planejamento cirúrgico adequado.

No momento da cirurgia, o uso de monitoramento contínuo do nervo facial é recomendado. Geralmente é melhor abordar a mastoide através de uma incisão pós-auricular anterior e pode ser útil estender um pouco a incisão a fim de permitir uma exposição mais ampla. O objetivo inicial deve ser a identificação dos marcos cirúrgicos e a preservação de estruturas vitais que podem ter sido expostas por um processo patológico ou por um procedimento cirúrgico prévio. Deve-se tomar cuidado durante a dissecção inicial das partes moles a fim de evitar a lesão inadvertida da dura ou do seio sigmoide potencialmente expostos. Geralmente, as aderências entre pedículos musculofaciais e o osso são divididas sem dificuldade. Em contrapartida, uma aderência firme sugere fortemente aderências entre o pedículo do tecido conjuntivo e a dura subjacente ou outras estruturas críticas tais como o nervo facial.[14] Essas aderências devem ser nitidamente cortadas, não avulsionadas, em um esforço para evitar a lesão. A remoção da doença pode começar quando uma boa exposição e compreensão da anatomia tiverem sido obtidas. Em pacientes com um procedimento anterior fechado, é desejável, se possível, conservar a parede posterior do meato, mas o cirurgião deve estar preparado para converter para um procedimento aberto se indicado. Fatores que podem levar a essa decisão incluem doença extensa, uma mastoide com pneumatização deficiente e a presença de complicações.[14,24] Em pacientes que foram submetidos a uma mastoidectomia aberta, o cirurgião deve considerar a redução da crista facial, uma meatoplastia de alargamento, a realização de uma meatoplastia, a avaliação do recesso subtubário e a obliteração das células aéreas retidas. Cada uma dessas foi associada ao insucesso da cirurgia

inicial e uma crista facial alta é amplamente descrita como sendo a mais comum. A localização das células exenteradas é algo previsível. Os relatos sugerem que 92% dos pacientes possuirão células retidas no ângulo sinusal, 88% do tegumento e substancialmente menos ao nível da extremidade mastoidea, hipotímpano, posterior ao seio sigmoide e ao arco zigomático.[24] Os resultados após a cirurgia de revisão podem ser muito bons. Durante um período de 24 anos e abrangendo 541 procedimentos de revisão abertos, Jackson et al.[25] obtiveram uma orelha seca, segura em 89,3%. Nadol[14] e Sheehy[26] obtiveram uma orelha bem cicatrizada em 94 e 85%, respectivamente.

OTOENDOSCOPIA E ABORDAGENS COMBINADAS

A otoendoscopia representa uma técnica emergente com aplicações amplas potenciais no tratamento da orelha crônica. Essa abordagem implica o uso de endoscopia digital com visão direta e/ou angulada e auxilia o cirurgião a detectar colesteatomas de outro modo inacessíveis. Os defensores dessa abordagem descrevem uma melhora acentuada na capacidade de visualizar áreas problemáticas tais como o seio timpânico e o recesso supratubário. O uso de endoscopia como uma abordagem combinada foi descrito tanto no momento da cirurgia inicial como em procedimentos de revisão. Esses últimos provavelmente representam a aplicação mais amplamente utilizada e mais bem descrita dessa técnica. O uso está tipicamente reservado para os pacientes que foram submetidos a uma mastoidectomia fechada prévia. O endoscópio, geralmente um aparelho de pequeno diâmetro (2,7 mm), pode ser inserido através de incisões realizadas sobre a cicatriz pós-auricular prévia e/ou transtimpanicamente através de uma abordagem timpanomeatal (Fig. 68-15). O cirurgião é, então, capaz de completar a inspeção inicial em busca de um colesteatoma; se nenhum for encontrado, o cirurgião poderá ser capaz de abrir mão de outra abordagem aberta. Em alguns casos, se a extensão da doença for pequena, a remoção pode ser obtida endoscopicamente através da extirpação direta ou com uma ablação por *laser*.[27] Se um colesteatoma significativo ou volumoso for visualizado, uma abordagem aberta estará indicada. O endoscópio também pode ajudar o cirurgião no planejamento cirúrgico imediato e na vigilância final antes da conclusão do caso. Devido ao pequeno tamanho das cavidades que estarão sendo inspecionadas, a otoendoscopia provavelmente é mais bem empregada em pacientes com mastoides e espaços da orelha média relativamente bem pneumatizados, aeração epitimpânica adequada, mucosa saudável da orelha média, presença de um istmo timpânico aberto e, preferivelmente, um colesteatoma de volume limitado.[27] Deve ser

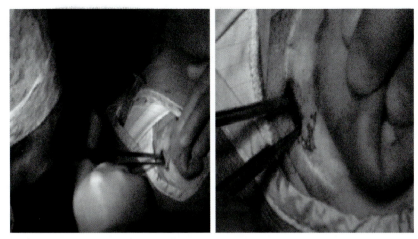

FIGURA 68-15. Cirurgião realizando uma otoendoscopia com um endoscópio rígido de 45 graus. O acesso é obtido através de uma incisão linear no local da cicatriz anterior. Observe que isso permite uma técnica a duas mãos. (De Barakate M, Bottrill I. *Combined approach tympanoplasty for cholesteatoma: impact of middle-earendoscopy.* J Laryngol Otol 2008; 122[2]:120-124).

observado que nenhuma evidência sugere que o uso dessa técnica reduza a frequência de colesteatoma recidivante ou recorrente após a cirurgia primária ou procedimentos revisionais.[27-29] Atualmente, a otoendoscopia só está associada à redução da morbidade no momento da cirurgia revisional e a uma melhor visualização da doença em pacientes adequadamente selecionados.

MASTOIDECTOMIA RETRÓGRADA OU SUBCORTICAL

A mastoidectomia retrógrada ou subcortical representa um híbrido entre as técnicas supramencionadas que podem ser aplicadas à doença limitada do ático, epitímpano e mesotímpano superior. O procedimento, conforme descrito por Dornhoffer, envolve a remoção temporária da parede superior do meato, em associação com uma mastoidectomia do tipo retrógrado, seguida pela reconstrução do defeito do canal com o emprego de cartilagem da Cimba morcelizada (Fig. 68-16). Concomitantemente, a membrana timpânica é reconstruída com a técnica da paliçada cartilaginosa a fim de inibir retrações recorrentes. A reconstrução primária da cadeia ossicular é feita em todos os casos, independentemente da necessidade do planejamento de uma segunda cirurgia, uma vez que ela atua como uma plataforma para a reconstrução primária. Essa técnica permite a exposição do epitímpano e do mesotímpano superior tendo sido alegadamente utilizada como um procedimento em estádio único em 90% dos casos quando adequadamente empregada. Os resultados descritos com esse procedimento têm sido análogos àqueles da cirurgia aberta, com taxas de recorrência aos 10 anos que variam de 5 a 10%.[30]

COMPLICAÇÕES

As potenciais complicações na cirurgia mastoidea incluem a lesão da dura, do nervo facial, do labirinto, do seio sigmoide e do bulbo jugular.

DURA

A exposição de uma pequena área de dura sem abrasão superficial significativa é comum na cirurgia da mastoide e raramente constituindo uma consequência. Uma laceração dural ou uma abrasão significativa com herniação do tecido aracnoide, com ou sem

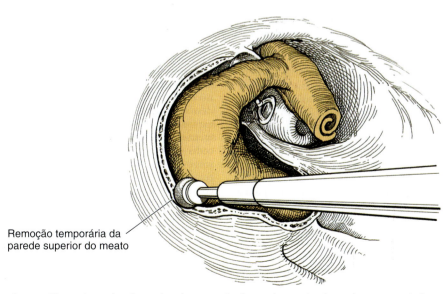

FIGURA 68-16. Técnica de mastoidectomia retrógrada envolvendo a remoção da parede superior do conduto em associação com uma mastoidectomia do tipo retrógrado. (Modificado de Dornhoffer JL. *Retrograde mastoidectomy.* Otolaryngol Clin North Am 2006; 39[6]:1115-1127).

fístula liquórica, exige reparo. A instituição de um antibiótico de amplo espectro quando houver penetração do líquor cefalorraquidiano também deve ser considerada. Os defeitos durais são mais bem reparados com um fechamento em camadas com a utilização de tecido conjuntivo como, por exemplo, fáscia ou pericôndrio, combinados com um material de sustentação mais rígido, tal como osso ou cartilagem. Se uma verdadeira laceração dural tiver ocorrido, parte dessa vedação é colocada intraduralmente no interior do espaço subaracnoide. Uma vedação firme da mastoide (ou do epitímpano) com uma esponja de gelatina absorvível (Gelfoam [Pharmacia & Upjohn, Kalamazoo, MI]), com ou sem cola de fibrina, pode ser usada para sustentar o reparo, coforme o necessário.

FÍSTULA DO CANAL SEMICIRCULAR HORIZONTAL

Uma fístula do CSCH deve sempre ser considerada quando da realização de uma cirurgia da orelha crônica, independentemente da história pré-operatória do paciente ou dos achados de tomografia computadorizada. Em um estudo com 416 cirurgias consecutivas para colesteatoma, a fístula do CSCH foi observada em 6,5%.[31] A incidência de fístula foi duas vezes mais alta em pacientes que apresentaram uma deiscência do nervo facial. Na cirurgia, um achatamento do domo do CSCH sugere erosão labiríntica. Nesses casos, o saco do colesteatoma é aberto, o epitélio descamado é removido e a matriz é deixada intacta sobre o canal. A área é palpada em busca de qualquer defeito ósseo, enquanto a matriz é lentamente dissecada. Quando o canal tiver sua "linha azul" – ou seja, o endotélio tiver sido exposto sem a penetração do espaço perilinfático –, o tecido doente sobrejacente poderá ser removido com segurança.

Se uma verdadeira erosão no espaço líquido do CSCH for encontrada ou suspeitada durante a palpação, a matriz do colesteatoma deve ser deixada no lugar. Quando todas as outras doenças tiverem sido removidas, várias opções são possíveis: remover toda a matriz e a cobertura do defeito com tecido conjuntivo ou cera óssea; realizar um procedimento descendente pela parede do canal e permitir que a matriz permaneça no lugar como parte da cavidade mastoidea; ou realizar um procedimento fechado e deixar a matriz no lugar para ser removida em um segundo estádio, quando a orelha estiver estéril. A experiência e a extensão da erosão ditam a abordagem usada. Antibióticos de amplo espectro e os esteroides devem ser considerados se o canal tiver sido penetrado.

Uma lesão iatrogênica do CSCH exige o fechamento imediato, geralmente com cera óssea. Embora o tecido conjuntivo possa proporcionar uma selagem adequada, o seu uso é problemático se um brocamento continuado e o uso de irrigação forem necessários. Um ciclo curto de um antibiótico de amplo espectro e de esteroides pode ser considerado. Há o risco de labirintite bacteriana resultando em vertigens e em perda neurossensorial severa. Se uma lesão iatrogênica for identificada e tratada imediatamente, contudo, as sequelas poderão ser minimizadas. Algum grau de vertigem é esperado, mas ela poderá ser transitória sem perda da função neurossensorial.[32]

NERVO FACIAL

A maioria dos cirurgiões otológicos concorda que a chave para a cirurgia mastoide é o nervo facial. Identificar essa estrutura, em vez de evitá-la, é fundamental para o procedimento aberto (rebaixamento apropriado da parede posterior do meato) e para a abordagem com o meato intacto (abertura do recesso facial). Embora o emprego de um monitor facial tenha méritos na cirurgia da orelha crônica, ele não constitui um substituto para um conhecimento detalhado da anatomia do nervo facial. Raramente, uma lesão do nervo facial é secundária a um curso anômalo do nervo; em vez disso, ela geralmente é provocada pela manipulação excessiva de um segmento timpânico exposto pela doença ou congenitamente deiscente, ou por uma desventura com a broca no segundo joelho da porção mastoidea do nervo.

Um estudo com 416 cirurgias consecutivas para colesteatoma revelou uma taxa de deiscência do nervo facial de quase 20%.[31] A área mais comum para deiscência (80%) se localizava imediatamente superior ou adjacente à janela oval. Mesmo em casos de doença extensa, somente um por cento dos pacientes apresentou uma deiscência que envolveu o segmento mastoideo no nervo. Conforme anteriormente observado, o nervo facial pode ser deiscente no espaço epitimpânico anterior. Nesse estudo, 7% das deiscências estavam localizadas nessa área. Houve uma correlação estatística significativa entre a idade do paciente e a taxa de deiscência, e pacientes com 19 anos ou mais apresentaram uma probabilidade de três a seis vezes maior de deiscência do nervo facial do que os pacientes com idades de 18 anos ou menos.

A abertura do canal de Falópio com exposição do epineuro não tem consequências, e mesmo a menor abrasão da bainha nervosa não provoca disfunção imediata ou postergada. Uma lesão mais penetrante que provoque o desgaste dos feixes nervosos não exige atenção. Nessa situação, é importante medir a profundidade da lesão. Geralmente, as transecções nervosas de menos de 30 a 40% do diâmetro do nervo podem ser tratadas com descompressão. O canal de Falópio deve ser aberto por no mínimo três a quatro milímetros proximalmente e distalmente em relação ao segmento lesionado e o epineuro deverá ser incisado. Os esteroides intraoperatórios e pós-operatórios são administrados. Se a transecção for de mais de 40 a 50% do diâmetro do nervo, uma função facial superior de longo prazo geralmente poderá ser obtida através da ressecção do segmento lesionado e da imobilização das duas extremidades para anastomose primária ou colocação de um enxerto de interposição. A zona da lesão se estende além da zona de ruptura aparente do nervo. A consulta intraoperatória a um colega para uma avaliação objetiva da extensão da lesão neural é sempre adequada.

Uma paralisia facial pós-operatória que esteja retardada em seu início (em dias) geralmente pode receber um tratamento expectante. Os esteroides são administrados e, se só a paresia for evidente, nenhuma intervenção adicional é necessária; uma boa recuperação é esperada. Em casos de uma paralisia completa ou retardada, o paciente necessitará de testes elétricos periódicos (Hilger ou eletroneurografia) a fim de determinar o grau da lesão. Uma perda da excitabilidade elétrica maior do que uma degeneração de 90% através da eletromiografia em um intervalo de duas semanas após a cirurgia mastoidea constitui uma indicação para a exploração do nervo.

O cuidado com um paciente com paralisia facial pós-operatória é ditado pelas circunstâncias intraoperatórias. Se o cirurgião tiver identificado a lesão e descomprimido o nervo, nenhuma intervenção imediata é necessária. Os testes elétricos periódicos proporcionam informações prognósticas. Se o cirurgião não identificar a lesão nervosa intraoperatoriamente, mais atenção imediata será necessária. Todavia, o ditado frequentemente citado "O sol não deve se por sobre uma paralisia facial pós-operatória sem que se explore primeiramente o nervo" ainda é aconselhável. Logisticamente, o retorno imediato à sala de cirurgia pode ser difícil. Conceder um a dois dias para que o impacto emocional desse resultado sobre o cirurgião e a família seja aliviado é vantajoso. Um breve retardo também pode conceder tempo para a consulta com um colega que possa fornecer aconselhamento objetivo e, conforme o necessário, que possa vir a se envolver na cirurgia reexploratória. Mais importante, o retardo pode não ter impactos adversos sobre o resultado. No momento da reexploração, o nervo facial deve ser identificado em primeiro lugar, se possível, em uma área não envolvida na cirurgia inicial (i. e., a mastoide distal ou segmentos timpânicos proximais). O nervo normal é acompanhado até a área da lesão. A exposição dos lados do canal de Falópio, não apenas da superfície lateral, ajuda na determinação da profundidade da lesão. Conforme anteriormente descrito, a profundidade da lesão determina se a descompressão, a ressecção com reparo primário ou a interposição de enxerto serão necessárias.

LESÃO DO SEIO SIGMOIDE E DO BULBO JUGULAR

Em contraposição com a localização fixa da maior parte das estruturas da mastoide e da orelha média (i. e., labirinto, nervo facial, ossículos, artéria carótida), o seio sigmoide e o bulbo jugular se caracterizam por uma anatomia variável. Esse fato coloca essas estruturas em risco para uma lesão inadvertida. Em mastoides mal pneumatizadas, o seio sigmoide pode estar muito superficial a anterior na sua localização, imediatamente abaixo do córtex mastoideo e a menos de um centímetro da parede posterior do meato. De modo semelhante, o bulbo jugular pode ser pequeno com apresentação mínima na cavidade mastoide ou pode estar alto na mastoide, imediatamente inferior ao canal semicircular posterior. A lesão dessas estruturas venosas de baixa pressão e alto volume é inicialmente tratada com pressão digital. Nas lacerações menores, a cera de osso pode ser suficiente; nas rupturas maiores, a vedação cirúrgica com material tipo celulose é necessária. A vedação abaixo dos rebordos ósseos remanescentes ajuda a manter uma pressão adequada. Se uma perfuração adicional for necessária, a cobertura da vedação com cera óssea a protegerá de ser deslocada pela broca.

Embora rara, uma lesão significante do seio sigmoide pode resultar em trombose daquele vaso. Dependendo da drenagem colateral e contralateral, a hidrocefalia otítica poderá se desenvolver secundariamente a um aumento da pressão venosa e a uma redução da absorção do líquor cefalorraquidiano a partir dos vilos aracnoides. A ocorrência pós-operatória de uma cefaleia persistente ou alterações visuais devem levar à obtenção de estudos por imagens de ressonância magnética ou venografia por ressonância magnética e exame fundoscópico realizado por um oftalmologista.

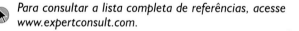

Para consultar a lista completa de referências, acesse www.expertconsult.com.

LEITURA SUGERIDA

Ayache S, Tramier B, Strunski V: Otoendoscopy in cholesteatoma surgery of the middle ear: what benefits can be expected? *Otol Neurotol* 29(8):1085–1090, 2008.

Barakate M, Bottrill I: Combined approach tympanoplasty for cholesteatoma: impact of middle-ear endoscopy. *J Laryngol Otol* 122(2):120–124, 2008.

Berçin S, Kutluhan A, Bozdemir K, et al: Results of revision mastoidectomy. *Acta Otolaryngol* 129(2):138–141, 2009.

Bernardeschi D, Nguyen Y, Mosnier I, et al: Use of granules of biphasic ceramic in rehabilitation of canal wall down mastoidectomy. *Eur Arch Otorhinolaryngol* 271:59–64, 2014.

Beutner D, Helmstaedter V, Stumpf R, et al: Impact of partial mastoid obliteration on caloric vestibular function in canal wall down mastoidectomy. *Otol Neurotol* 31:1399–1403, 2010.

Brackmann DE: Tympanoplasty with mastoidectomy: canal wall up procedures. *Am J Otol* 14:380, 1993.

Canalis RF, Gussen R, Abemayor E, et al: Surgical trauma to the lateral semicircular canal with preservation of hearing. *Laryngoscope* 97:575, 1987.

Dornhoffer JL: Retrograde mastoidectomy. *Otolaryngol Clin North Am* 39(6):1115–1127, 2006.

Evlice A, Tarkan Ö, Kiroğlu M, et al: Detection of recurrent and primary acquired cholesteatoma with echo-planar diffusion-weighted magnetic resonance imaging. *J Laryngol Otol* 126(7):670–676, 2012.

Glasscock ME, Miller GM: Intact canal wall tympanoplasty in the management of cholesteatoma. *Laryngoscope* 86:1639, 1976.

Jackson CG, Schall DG, Glasscock ME, 3rd, et al: A surgical solution for the difficult chronic ear. *Am J Otol* 17:7–14, 1996.

Jansen CL: The combined approach for tympanoplasty. *J Laryngol Otol* 82:776, 1968.

Lambert PR, Dodson EE, Hashisaki GT: Intact canal wall versus canal wall down mastoidectomy. In Lalwani AK, Grundfast KM, editors: *Pediatric otology and neurotology*, Philadelphia, 1998, Lippincott-Raven, p 663.

Lempert J: Improvement of hearing in cases of otosclerosis: new one stage surgical technic. *Arch Otol* 28:42, 1938.

McKennan KX: Endoscopic 'second look' mastoidoscopy to rule out residual epitympanic/mastoid cholesteatoma. *Laryngoscope* 103(7):810–814, 1993.

Mehta RP, Harris JP: Mastoid obliteration. *Otolaryngol Clin North Am* 39(6):1129–1142, 2006.

Nadol JB, Jr: Revision mastoidectomy. *Otolaryngol Clin North Am* 39(4):723–740, 2006.

Palva T: Mastoid obliteration. *Acta Otolaryngol Suppl* 360:152–154, 1979.

Ramsey MJ, Merchant SN, McKenna MJ: Postauricular periosteal-pericranial flap for mastoid obliteration and canal wall down tympanomastoidectomy. *Otol Neurotol* 25(6):873–878, 2004.

Sadé J, Berco E, Brown M: Results of mastoid operations in various chronic ear diseases. *Am J Otol* 3:11, 1981.

Shambaugh GE, Glasscock ME: *Surgery of the ear*, Philadelphia, 1980, Saunders.

Sheehy JL: Cholesteatoma surgery: canal wall down procedures. *Ann Otol Rhinol Laryngol* 97:30–35, 1988.

Sheehy JL, Brackmann DE, Graham MD: Cholesteatoma surgery: residual and recurrent disease: a review of 1024 cases. *Ann Otol Rhinol Laryngol* 86:451, 1977.

Sheehy JL, Patterson ME: Intact canal wall tympanoplasty with mastoidectomy. *Laryngoscope* 77:1502, 1967.

Whiting F: *The modern mastoid operation*, Philadelphia, 1905, P. Blakiston's Son and Co.

69 | Otoclerose

John W. House | Calhoun D. Cunningham III

Pontos-chave

- Otosclerose é a causa mais comum de perda auditiva condutiva progressiva em adultos.
- A prevalência de otosclerose é maior em mulheres, com distribuição de duas mulheres para cada homem.
- A idade típica de aparecimento de perda auditiva perceptível é na terceira década de vida, e a perda auditiva é bilateral em 70% dos casos.
- A otosclerose tem transmissão autossômica dominante com penetração variável.
- As alterações patológicas de otosclerose se iniciam com espongiose do osso da cápsula ótica.
- A avaliação da audição com diapasão fornece informações importantes nas quais as decisões clínicas devem ser baseadas.
- Opções de manejo incluem cirurgia do estribo ou aparelho auditivo, raramente podendo ser indicado implante coclear.
- Opções de cirurgia do estribo incluem estapedectomia total, estapedectomia parcial ou estapedotomia. A perfuração da platina pode ser obtida com cureta, laser e/ou microbroca.
- Opções de prótese incluem pistão, fios ou grampos (compatíveis com ressonância magnética); a medição da prótese é feita da bigorna à platina.
- Complicações da cirurgia de estribo incluem perda auditiva sensorioneural, vertigem, fístula, infecção e perfuração da membrana timpânica.
- O cirurgião que realiza os procedimentos do estribo deve estar atento à possibilidade de martelo fixo ou deiscência do canal semicircular superior ser responsável por perda auditiva condutiva.
- Otosclerose coclear se manifesta com perda auditiva sensorioneural e pode ser passível de estabilização através de terapia com fluoreto.

Otosclerose é uma doença singular na cápsula ótica. Pode causar perda auditiva condutiva, perda auditiva mista condutiva – sensorioneural ou ocasionalmente perda auditiva puramente sensorioneural (PANS). Em 1860, Toynbee[1] descreveu pela primeira vez a condição como causa de perda auditiva por fixação do estribo. Em 1893, Politzer[2] se referiu à fixação do estribo como *otosclerose*. Siebenmann[3] revelou em avaliação microscópica que a lesão parecia se iniciar com espongiose do osso e nomeou o processo de *otospongiose*.

Clinicamente, o paciente com otosclerose busca ajuda médica com perda auditiva progressiva. Se o processo otospongiótico envolve primariamente o estribo, a perda auditiva é condutiva. A área mais comum para fixação do estribo é a crura anterior. O processo pode progredir e envolver toda a platina ou pode continuar de forma anterior em direção à cóclea, causando PANS.

A otosclerose é uma doença hereditária autossômica dominante com penetrância e expressão variáveis. Dois terços dos pacientes são mulheres. A perda auditiva geralmente se inicia no fim da adolescência ou início dos 20 anos, mas pode não ocorrer até os 30 ou início dos 40 anos. No House Ear Clinic, o paciente mais jovem com otosclerose confirmada cirurgicamente tinha 6 anos.[4] A condição pode ser acelerada com a gravidez, e muitas mulheres relatam a perda auditiva durante ou pouco tempo depois da primeira gravidez.

A prevalência de otosclerose varia com a raça e sua expressão (Tabela 69-1). Em caucasianos, a doença é encontrada em 7,3 e 10,3% do osso temporal para homens e mulheres, respectivamente.

TABELA 69-1. Ocorrência de Otosclerose Clínica

Referência	Incidência
Fowler e Fay (1961), Estados Unidos[45]	5% de pacientes com perda auditiva*
Morrison e Bundey (1970), Inglaterra[46]	0,3% da população do leste de Londres
Surján et al. (1973), Hungria (dois locais)[47]	5,1% dos pacientes com perda auditiva, 2,4% dos pacientes com perda auditiva
Hall (1974), Noruega[48]	0,3% da população
Pearson et al. (1974), Estados Unidos[49]	239:100.000 em Rochester, MN em 1970
Moscicki et al. (1985), Estados Unidos[50]	0,52% de um estudo de coorte iniciado 29 anos antes
Huang e Lee (1988), Taiwan[51]	1,13% de pacientes com perda auditiva
Hall (1974), Noruega[48]	56:100.000 para a população da Noruega (1960 a 1969)
Pearson et al. (1974), Estados Unidos[49]	13:700.000 em Rochester, MN, de 1950 a 1969; 8,9:100.000 de 1950 a 1959
Stahle et al. (1978), Suécia[52]	12:100.000 anualmente
Levin et al. (1988), Suécia[8]	6,1:100.000 para 1981

*Desconsiderados os pacientes com impactação do cerume.

O estribo apresenta-se fixado em apenas 12,3% dos pacientes que possuem evidência histológica de otosclerose. Otosclerose clínica é rara em negros, asiáticos e nativos americanos.[5-11]

HISTOPATOLOGIA

Lesões precoces aparecem adjacente à fissura *ante fenestra* como folhas de tecido conjuntivo que substituem o osso. O osso é absorvido por atividade osteoclástica e um osso novo é depositado por osteócitos. Os osteócitos são encontrados na borda avançada da lesão, que se estende na cápsula ótica em projeções digitiformes. Essas lesões contêm espaços vasculares no centro. O resultado é osso desorganizado rico em osteócitos com espaços medulares aumentados ricos em vasos sanguíneos e tecido conjuntivo. Essas lesões possuem afinidade com a hematoxilina, que faz o osso parecer mais escuro. O osso circundante saudável possui poucos osteócitos e condrócitos viáveis e é relativamente avascular. Os osteoclastos são multinucleados e aparecem no centro da lesão, absorvendo o osso já desorganizado.

A extensão e localização dessas lesões variam. Algumas são pequenas e não envolvem o estribo. Lesões que não têm mais atividade apresentam aparência esclerótica. Conforme a doença avança, as lesões se disseminam pelo ligamento anular estapediano e causam fixação do estribo (Fig. 69-1). Se a doença progride medialmente e envolve o endósteo da cóclea, ocorre PANS. Pode se disseminar em ambas as direções e resultar em perda auditiva mista sensorioneural condutiva (Fig. 69-2).

O tipo de fixação do estribo varia dependendo do local da lesão. Se a lesão se inicia na janela oval posterior e se dissemina para o estribo através do ligamento anular anterior e posterior, causa fixação bipolar do estribo. Quando a lesão flui pelo ligamento até a platina, oblitera totalmente qualquer remanescente do ligamento anular original. Se o centro da platina permanece sem envolvimento, ele retém sua superfície vestibular cartilaginosa e timpânica óssea característica. A lesão pode substituir toda a platina resultando em platina sólida (Fig. 69-3).

Ocasionalmente a lesão pode envolver apenas a cóclea, causando uma PANS isolada (Fig. 69-4). Às vezes toda a cóclea é circundada por otosclerose e causa surdez total. Nos Estados Unidos, 20 dos primeiros 57 pacientes a colocarem implante coclear ficaram surdos por otosclerose.[12]

AVALIAÇÃO
HISTÓRICO

O histórico é um dos aspectos mais importantes da avaliação. Tipicamente, na otosclerose, a perda auditiva tem aparecimento gradual e progride de forma lenta durante vários anos. Aproximadamente 70% dos casos de otosclerose são bilaterais e se tornam aparentes em indivíduos no final da adolescência ou nos 20 anos. A perda auditiva pode não se tornar aparente para o paciente até seus 30 ou 40 anos. Devido a maioria dos pacientes com otosclerose ter perda auditiva condutiva, eles relatam dificuldade em

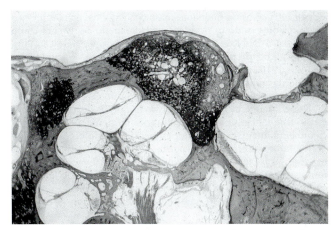

FIGURA 69-2. Três lesões otoscleróticas envolvendo a cápsula coclear. A maior na área da janela oval anterior também está fixando a platina do estribo. Este paciente tinha perda auditiva sensorioneural e perda condutiva causada por fixação do estribo.

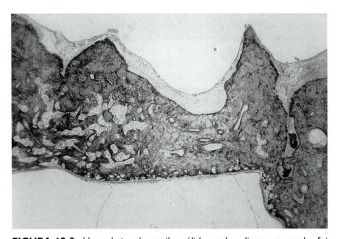

FIGURA 69-3. Uma platina do estribo sólida, onde o ligamento anular foi totalmente substituído por otosclerose.

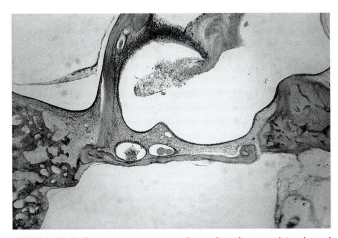

FIGURA 69-1. Platina e cruz anterior do estribo adjacentes à janela oval anterior de processo otosclerótico, visto na esquerda. Uma pequena extensão de otosclerose no ligamento anular se estende à platina do estribo e causa fixação mínima.

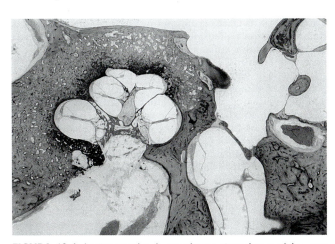

FIGURA 69-4. Lesões grandes de otosclerose circundam a cóclea, mas poupam a área de janela oval e estribo. Este paciente tinha perda auditiva sensorioneural.

escutar uma conversa enquanto mastigam e podem escutar melhor em ambientes ruidosos devido a um fenômeno conhecido como *paracusia de Willis*. Esse fenômeno é característico de perda auditiva condutiva e ocorre porque as pessoas falam mais alto em ambientes ruidosos. Perda auditiva unilateral é menos perceptível ao paciente. Com perda auditiva unilateral, os pacientes tendem a ter dificuldade com a direção do som e em ambientes ruidosos.

Normalmente há histórico positivo na família de perda auditiva e com frequência de correção cirúrgica da perda auditiva. O paciente geralmente possui histórico negativo de infecções ou trauma como possível causa da perda auditiva condutiva. Em raras ocasiões, os pacientes podem também se queixar de autofonia ou tontura com alguns sons, e alguns apresentam superlimiar de condução óssea para as frequências baixas. Nesses casos, pode-se considerar deiscência do canal semicircular superior.

EXAME FÍSICO

O exame físico inclui otoscopia meticulosa, geralmente com microscópico cirúrgico. A pneumotoscopia é importante para descartar fluido seroso na orelha média ou uma perfuração pequena que poderiam ser a causa de perda auditiva condutiva. Pode haver hiperemia sobre o promontório ou na área anterior à janela oval. Isso é conhecido como *sinal de Schwartze*. O diapasão é essencial para avaliar qualquer paciente com perda auditiva,[13] pois pode confirmar ou excluir os achados de perda auditiva condutiva na audiometria.

O *teste de Weber* é realizado posicionando-se um diapasão de 512 Hz no centro da testa do paciente, ponte do nariz ou incisivos anteriores. O teste de Weber lateraliza para a orelha com perda auditiva condutiva ou principalmente condutiva (no caso de doença bilateral) e lateraliza com 5 dB de perda auditiva condutiva. O *teste de Rinne* compara a percepção do paciente da intensidade relativa da condução do som pelo ar *versus* condução óssea. É realizado colocando-se a base de um diapasão de 512 ou 1.024 Hz sobre o antro atrás da orelha. O som é comparado com o ruído quando as pontas são colocadas cerca de 2 a 3 cm do meato acústico externo, as pontas do diapasão devem estar paralelas com o plano do meato. O teste de Rinne é sensível e pode ser utilizado para predizer o grau do componente condutivo da perda auditiva. Quando o diapasão de 512 Hz revela condução óssea maior do que a condução aérea, o paciente tem ao menos 15 a 20 dB de perda auditiva condutiva. Se o paciente inverte os diapasões de 512 e 1.024 Hz, a perda é de pelo menos 30 dB. Não se deve realizar cirurgia em um paciente com perda auditiva condutiva caso não ocorra reversão com o diapasão 512 Hz.

Audiometria

A avaliação audiométrica inclui condução aérea, condução óssea e audiometria da fala e costuma ser realizada por um audiologista treinado. Devido ao fato de que otosclerose pode causar perda auditiva condutiva unilateral, o mascaramento é importante e pode apresentar problemas para quem vai realizar o teste.

A bateria de imitanciometria consiste em timpanometria, complacência estática e teste de reflexo acústico. A imitanciometria pode ser útil em alguns casos de otosclerose e pode confirmar ausência de mobilidade do estribo na falta de reflexos acústicos. A pressão na orelha média não é afetada pela otosclerose e o timpanograma é normal, com pico distinto que ocorre dentro da variação normal. Muitas condições afetam o timpanograma, como cicatriz em membrana timpânica ou timpanoesclerose. Essas condições podem coexistir com a otosclerose. O pico pode ser menor do que o normal na presença de membrana timpânica com aparência saudável, o que deve alertar o examinador para o possível diagnóstico.

Reflexos acústicos são medidas sensíveis do movimento do estribo. Na presença de otosclerose, o reflexo está ausente. Com fixação inicial do estribo, o reflexo pode ser anormal no sentido de que há efeito liga-desliga negativo ou reflexo difásico

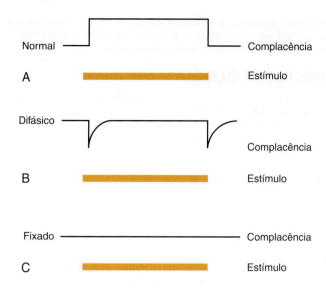

FIGURA 69-5. Alterações progressivas na configuração do reflexo acústico com fixação do estribo. **A,** Reflexo sadio com alteração sustentada na complacência enquanto há estímulo. **B,** Reflexo difásico com padrão liga-desliga. Isso é visto em casos de fixação do estribo otosclerótica precoce. **C,** Conforme o estribo se torna fixado, o reflexo difásico é substituído por ausência de reflexo acústico.

(Fig. 69-5). Com doença mais avançada, o reflexo é ausente quando a sonda está no ouvido envolvido. Conforme há piora da doença e perda auditiva, o reflexo contralateral é afetado como resultado do grau de perda auditiva condutiva na orelha otosclerótica. Hannley[14] redigiu um artigo excelente sobre avaliação audiológica do paciente com otosclerose.

CIRURGIA
TÉCNICA DE ESTAPEDECTOMIA

Antes de considerar a cirurgia, riscos, complicações e alternativas são minuciosamente discutidos com o paciente. Apesar de o risco de PANS ser baixo, o paciente precisa ser informado sobre essa possibilidade. PANS total ocorre em cerca de 0,2% dos casos, mas é comunicado ao paciente que há menos de 2% de chance de perda auditiva adicional e menos de 1% de chance de perder toda a audição na orelha operada. Devido à discreta chance de perda auditiva adicional ou total, a orelha com a menor audição é selecionada para a cirurgia. A orelha melhor ou a única que escuta nunca deve ser a operada.

A chance de tontura pós-operatória é discreta, no entanto, essa complicação possível deve ser discutida com o paciente antes da cirurgia. A tontura geralmente é transiente e curta, mas pode persistir e em casos extremamente raros pode ser permanente. A possibilidade de paralisia facial é mencionada em material impresso, mas não é discutida aqui devido à incidência extremamente rara dessa complicação. Em uma revisão de mais de 700 estapedectomias na House Ear Clinic, apenas dois pacientes tiveram fraqueza facial transiente de surgimento tardio. Desde que o autor sênior (J. W. H.) utiliza a técnica de estapedectomia, não observou paralisia facial pós-operatório temporária.

A cirurgia normalmente é realizada como procedimento ambulatorial com o paciente sob anestesia local. Nós preferimos anestesia local, pois um paciente acordado pode informar o cirurgião caso ocorra vertigem e a cirurgia costuma ser curta com desconforto mínimo e não justifica os riscos ou custos de uma anestesia geral.

Um cateter venoso é colocado e é fornecido ao paciente sedação com midazolam (0,5 a 2 mg), conforme o necessário. Isso ocasionalmente é suplementado com morfina (2 a 4 mg) endovenosa. A orelha é anestesiada com lidocaína a 1 ou 2% com epinefrina a 1:100.000. Para amenizar a dor associada à injeção,

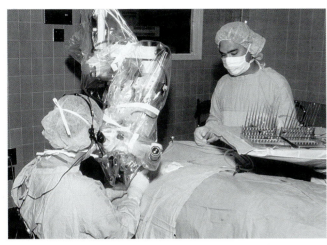

FIGURA 69-6. A sala de operação durante cirurgia do estribo. O enfermeiro está no lado oposto do paciente e o microscópio está na parte superior da mesa.

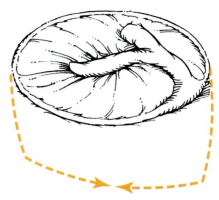

FIGURA 69-7. O retalho timpanomeatal é elevado após realização das incisões iniciais.

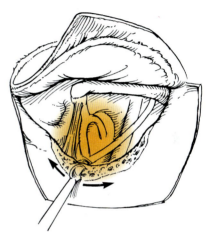

FIGURA 69-8. A cureta é utilizada para remover a parede óssea do canal superior posterior a fim de permitir visualização melhor do estribo.

18 mL de lidocaína podem ser tamponados com 2 mL de bicarbonato a 7,5%.

O paciente é colocado em decúbito dorsal na mesa de operação com a cabeça virada para o lado oposto do cirurgião. O microscópio é posicionado na parte superior da mesa com o enfermeiro no lado oposto ao cirurgião (Fig. 69-6). Caso seja utilizada anestesia geral, o anestesista se posiciona na parte inferior da mesa.

A técnica básica de estapedectomia possui muitas variações. Qualquer técnica que produz resultados comparavelmente bons deve ser realizada.

Os quatro quadrantes do canal auditivo são infundidos no nível da área com pelos. Essa injeção funciona melhor se colocada exatamente abaixo da pele. Uma quinta injeção é posicionada na faixa vascular até o osso. Se for utilizado enxerto tecidual, a área pós-auricular superior é preparada e infundida. Alguns cirurgiões utilizam enxerto de veia, e nesse caso o enxerto é coletado da mão antes do início da cirurgia do estribo.

São feitas incisões com bisturi em foice (No. 1), no processo lateral do martelo, e de forma inferior aproximadamente no quarto inferior do meato elas são estendidas lateralmente cerca de 8 mm. Essas duas incisões são conectadas lateralmente com um bisturi de House (No. 2). Esse retalho é elevado de maneira uniforme de lateral para medial com elevador de canal ou bisturi redondo (Fig. 69-7). É importante elevar todo o retalho ao mesmo tempo para não o rasgar. Quando se atinge o ânulo, ele é cuidadosamente exposto e elevado fora de seu canal ósseo com um instrumento: elevador de ânulo. Deve-se tomar cuidado durante a elevação para identificar o nervo corda do tímpano para que este não seja esticado ou lesionado. A elevação superior é levada a diante ao martelo. Deve-se tomar cuidado para não deslocar a bigorna. Geralmente o estribo não é inteiramente visualizado devido ao meato acústico externo ósseo posterossuperior projetado. Essa projeção é removida com uma cureta (Fig. 69-8). De forma alternativa, alguns cirurgiões preferem uma microbroca. A exposição é adequada quando o nervo facial pode ser visualizado superiormente e o processo piramidal pode ser visualizado posteriormente.

Quando foi estabelecida exposição adequada, martelo, bigorna e estribo são palpados para avaliar a mobilidade. A distância da bigorna à platina do estribo é mensurada (Fig. 69-9). A distância normal da superfície lateral da bigorna à platina é de 4,5 mm. Devido ao fato de a prótese de pistão geralmente ser mensurada a partir da superfície medial da bigorna, 0,25 mm é subtraído para permitir essa distância (bigorna = 0,5 mm + 0,25 mm de extensão no vestíbulo, Fig. 69-10). O tamanho mais comum de pistão é 4,25 mm.

Uma microbroca diamantada de 0,7 mm é utilizada para criar a fenestra, caso haja espaço adequado entre o nervo facial e a cruz do estribo para utilizar a broca na platina. Apesar disso, parte da crura posterior é perfurada para avisar o paciente do barulho da broca, enfraquecer a crura para facilitar a fratura e, por vezes, permitir acesso melhor à platina (Fig. 69-11). O *laser* pode ser utilizado para iniciar a fenestra. Caso a platina seja fina, a broca pode não ser necessária para completar a abertura.

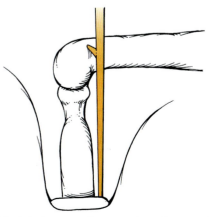

FIGURA 69-9. A distância entre bigorna e platina é mensurada a partir da superfície lateral ou medial da bigorna. A distância normal da superfície lateral à platina é de 4,5 mm.

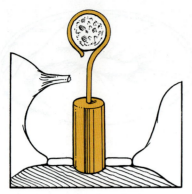

FIGURA 69-10. Secção transversal da platina do estribo com a prótese se estendendo cerca de 0,25 mm através da platina no vestíbulo.

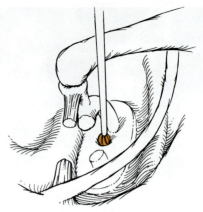

FIGURA 69-12. A microbroca e ponta diamantada de 0,7 mm criam uma abertura no centro da platina do estribo. A abertura é criada antes da remoção da superestrutura do estribo.

A fenestra é criada com um toque leve da broca (Fig. 69-12). O diamante permite criar a fenestra sem aplicar pressão, pois pressão em excesso pode fraturar a platina. Quando se sente que a broca está no vestíbulo, é finalizada uma fenestra perfeita de 0,7 mm. A prótese de platina e Teflon (politetrafluoroetileno) de 4,25 mm de comprimento e 0,6 mm de diâmetro é colocada da bigorna à fenestra (Fig. 69-13). Ela é moldada firmemente na bigorna (Fig. 69-14). A articulação incudoestapediana é separada e o tendão do estribo, seccionado. Com um movimento rápido e decisivo, a superestrutura da bigorna é fraturada inferiormente e removida (Fig. 69-15). É realizado um teste da prótese para conferir a posição. A excursão mediolateral é conferida através de manipulação leve. É perguntado ao paciente se isso causa vertigem. Se causar, a prótese pode ser muito comprida. Se não causar, é conferido o movimento anteroposterior. Se a prótese estiver de forma adequada na fenestra, não ocorre deslocamento anteroposterior.

É colocado sangue ao redor da prótese para selá-la na janela oval e o retalho timpanomeatal é devolvido a sua posição normal. É preciso tamponamento mínimo no retalho e é colocada uma bola de algodão no meato e bandagem na orelha.

CUIDADO PÓS-OPERATÓRIO

Imediatamente após a cirurgia, a cabeça do paciente é elevada cerca de 30 graus para reduzir a pressão da perilinfa no vestíbulo. O paciente é mantido em repouso por cerca de 1 hora e é então permitido que se levante. Se não há vertigem ou tontura, o paciente pode ir para casa cerca de 2 horas após a cirurgia. A maior parte dos pacientes fica no hospital por 2 a 4 horas. O paciente é instruído para remover bandagem e algodão no dia seguinte e retornar em 3 semanas. Os pacientes também são instruídos a entrar em contato caso tenham problemas incomuns como dor, drenagem ou vertigem. O primeiro audiograma é feito no retorno pós-operatório de 3 semanas. Caso necessário os pacientes podem viajar de avião após o quinto dia pós-operatório.

Após a cirurgia do estribo, alguns pacientes questionam quando podem retomar esportes como mergulho ou paraquedismo, os quais presumidamente aumentam o risco de barotrauma do

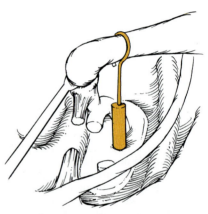

FIGURA 69-13. O pistão é colocado a partir da bigorna à abertura antes da remoção da superestrutura.

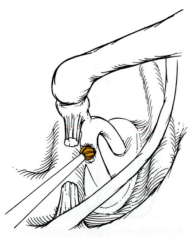

FIGURA 69-11. Uma ponta diamantada às vezes pode ser utilizada para remover a cruz posterior ou enfraquecê-la.

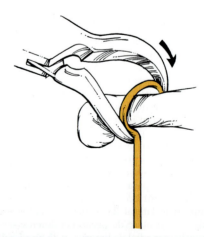

FIGURA 69-14. O pistão é moldado ao redor da bigorna com uma pinça de apertar a prótese ou, caso o *laser* seja utilizado, a prótese de liga de nitinol com memória do formato pode ser moldada com o *laser* antes ou após remoção da superestrutura do estribo.

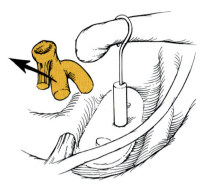

FIGURA 69-15. Após a remoção da superestrutura do estribo, é colocado sangue na janela oval para selá-la.

ouvido interno e fístula perilinfática associada. Ainda não foi alcançado um consenso uniforme em relação às restrições de pressão após a cirurgia do estribo, no entanto, revisão de pacientes que continuaram a participar dessas atividades após estapedectomia não revela aumento de risco de barotrauma do ouvido interno.[15] Na nossa rotina, diretrizes pós-operatórias tipicamente recomendam precaução em relação a manter a orelha seca nas primeiras 3 semanas, de modo que natação e mergulho são permitidos 3 semanas após a cirurgia.

VARIAÇÕES DA TÉCNICA CIRÚRGICA
ESTAPEDECTOMIA *VERSUS* ESTAPEDOTOMIA

Houve muitas inovações nos últimos 50 anos acerca do manejo cirúrgico da otosclerose. A estapedectomia original, conforme descrito por Shea,[16] era uma estapedectomia total que utilizava cureta e ganchos para remover toda a platina e substituí-la por um enxerto de veia e suporte de polietileno. Essa técnica evoluiu para o uso de prótese com fio ou pistão. House[17] utilizou uma estapedectomia total com fios sobre uma esponja gelatinosa absorvente (Gelfoam® Pharmacia & Upjohn Company, Kalamazoo, MI) ou enxerto de gordura. Glasscock et al.[18] relataram uma experiência de 25 anos com estapedectomia total utilizando selamento de tecido sobre a janela oval. Outros realizaram estapedectomia com fenestra pequena ou parcial, com remoção apenas da metade posterior da platina. Com essas técnicas de estapedectomia, a platina é aberta com cureta ou microbroca.

Mais recentemente a maior tendência não tem sido de técnicas de estapedectomia parcial e total, mas sim de *estapedotomia*,[19-21] a qual se refere à criação de uma fenestra circular pequena no centro da platina ou próximo à ela. Defensores da estapedotomia argumentam que a abertura limitada do vestíbulo apresenta menor risco de lesão da orelha interna e resultante vertigem e/ou PANS (particularmente para as frequências de 2 e 4 kHz).[19,20] Comparações de resultados em curto e longo prazo da estapedectomia com os resultados da estapedotomia mostram limiar de condução aérea em 4kHz precoce e tardio pós-operatório discretamente melhor nos pacientes submetidos a estapedotomia.[22-24] De forma semelhante, é notada uma taxa menor de PANS de alta frequência pós-operatória no grupo da estapedotomia. Não foi verificada diferença significativa em pós-operatório precoce ou tardio na média de tons puros, média de *gap* aéreo-ósseo nos tons puros ou escores de discriminação da fala, de modo que os resultados em ambos os grupos permanecem estáveis no acompanhamento em longo prazo. De forma geral, ambas as técnicas podem ser utilizadas por cirurgiões experientes para obtenção de resultados auditivos satisfatórios e estáveis em longo prazo.

LASER *VERSUS* MICROBROCA

Métodos atuais de realização da estapedotomia envolvem diversas técnicas, incluindo uso de *laser*, microbroca ou curetas finas. Atualmente dois tipos de *lasers* estão sendo utilizados pelos cirurgiões para criar a fenestra na platina do estribo: *laser* de luz verde visível como argônio ou potássio-titânio-fosfato (KTP-532) e *laser* infravermelho de dióxido de carbono (CO_2). O feixe visível de *laser* de argônio pode ser transmitido por cabo de fibra óptica, enquanto o *laser* de CO_2 anteriormente requeria uma série (geralmente 12 ou mais) de espelhos cuidadosamente alinhados e lentes para entregar o feixe ao microscópio. Recentemente, um cabo flexível especial desenvolvido pela Omni Guide eliminou a necessidade de espelhos fixos e permite que o feixe de *laser* de CO_2 seja entregue de forma precisa através de sonda portátil de forma semelhante ao *laser* de KTP ou argônio.

Perkins[25] foi o primeiro a descrever o uso de *laser* de argônio para criar uma fenestra pequena. Horn et al.[26] modificaram essa técnica através do desenvolvimento de sistema de fornecimento de *laser* com fibra óptica. O *laser* de argônio tem frequência semelhante à do KTP-532. O feixe de ambos os *lasers* é preferencialmente absorvido por pigmento vermelho, como a hemoglobina. Horn et al.[26] acreditam que a sonda portátil possui a vantagem de o feixe de *laser* ter maior divergência do que o micromanipulador acoplado no microscópio e apresentar menor potencial de lesionar o conteúdo do vestíbulo. Os *lasers* de argônio e KTP se mostraram seguros e eficazes na criação de fenestra na platina.[24]

Lesinski e Newrock[27] preferem o *laser* de CO_2 para cirurgia de estribo primária e de revisão. Esses autores acreditam que a energia do *laser* de CO_2 é absorvida de forma mais eficaz pela água no colágeno e osso do que a energia visível do *laser* de argônio. Na opinião deles um *laser* de CO_2 pulsado é mais eficaz na realização dos procedimentos primário e de revisão do estribo. Lesinski e Newrock[27] ressaltaram que, devido ao fato de os *lasers* visíveis serem pobremente absorvidos pelo colágeno e passarem prontamente através da perilinfa, eles deveriam ser utilizados com cautela em cirurgia de revisão do estribo.

Estapedotomias de microfenestra bem-sucedidas têm sido realizadas com *lasers* e microbrocas. Defensores do *laser* argumentam que ele pode reduzir o trauma mecânico ao estribo e causar menor irritação no labirinto e também possivelmente resultados melhores.[24] Em nossa experiência a microbroca é tão segura e eficaz quanto o *laser* e, em alguns aspectos, a melhor escolha devido a sua utilidade acentuada quando diante de uma platina espessa. O *laser* pode ser utilizado para afinar a platina e a fenestra pode ser finalizada com ponta diamantada de 0,7 mm. A comparação entre microbroca com *lasers* de comprimento de onda visíveis (argônio e KTP) na realização de estapedotomia de microfenestra não revela diferenças significativas nas frequências pós-operatórias de média de tons puros ou individual.[24] A avaliação de PANS pós-operatória não mostra diferença significativa entre os dois métodos utilizados para criar a fenestra.

PRÓTESES DE ESTRIBO

Ao longo dos anos uma ampla variedade de estilos e materiais de prótese tem sido utilizada com sucesso para realizar cirurgia do estribo. A escolha é influenciada por facilidade de uso, perfil de segurança e estabilidade em longo prazo do resultado auditivo. Algumas das próteses mais comumente utilizadas incluem fios metálicos, próteses "alça de balde" e pistão. Com o aumento no uso de técnicas de estapedotomia, próteses de pistão se tornaram mais favoráveis. Tradicionalmente, essas próteses incorporaram pistão de teflon com fios metálicos feito com fio de aço inoxidável, titânio ou platina. O fio metálico deve ser manualmente moldado na bigorna, um processo que pode ser tecnicamente difícil e resultar em falha tardia: caso fique muito apertado, pode ocorrer necrose da bigorna devido à atenuação do frágil aporte sanguíneo; caso fique folgado, vibrações do fio metálico podem criar erosão gradual pela bigorna. Para remover parte da incerteza durante a moldagem manual, foram criadas próteses com memória de formato ativada pelo calor. Descritas pela primeira vez por Knox e Reitan em 2005,[28] essas próteses que se automoldam são compostas por gancho guia com ponta em nitinol e pistão com base de teflon. Nitinol é uma liga metálica de níquel (45%) e titânio (55%) que pode se moldar em um formato pré-determinado através de ativação pelo calor. Uma vez posicionado na bigorna um filamento de *laser*, bipolar ou aquecido, pode ser utilizado para automoldar a prótese. Diversas próteses de bigorna de nitinol estão disponíveis atualmente e defensores dessa tecnologia argumentam que ela remove o erro humano da moldagem manual e fornece um encaixe consistente e confiável do fio metálico à bigorna. Entretanto, opositores à técnica dizem que sua configuração pré-determinada pode nem sempre ser ideal no caso de uma bigorna muito estreita ou espessada. Além disso, existem preocupações em relação ao dano térmico ao suprimento sanguíneo da bigorna durante a moldagem ativada por calor. Ainda, o cirurgião deve estar ciente da possibilidade de alergia ao níquel nesses pacientes. Revisões dos resultados até o momento em relação à audição demonstraram sucesso com as próteses de nitinol e não foram observadas diferenças significativas quando foram comparadas às próteses convencionais de pistão.[29]

PROBLEMAS CIRÚRGICOS

NERVO FACIAL EXPOSTO OU PROCEDENTE

Um nervo facial exposto ocorre em cerca de 9% dos procedimentos do estribo. Geralmente isso não é um problema. Ocasionalmente, no entanto, o nervo exposto bloqueia o acesso à platina e torna o término do procedimento impossível. É possível retrair gentilmente o nervo de forma superior com um cateter de sucção, enquanto broca ou *laser* são utilizados para criar a fenestra. Uma prótese que toca o nervo facial não causa um problema no pós-operatório para a audição ou função facial.

MARTELO FIXADO

Um martelo fixado é um problema raro, mas deve ser conferido em todos os procedimentos. Costuma estar associado com fixação do estribo, mas pode ser um achado isolado. Quando isso ocorre, o mecanismo de condução do som pode ser restabelecido com prótese de reposição da bigorna ou prótese de reposição ossicular e cartilagem tragal.

PLATINA SÓLIDA OU OBLITERADA

Uma platina sólida ou obliterada pode ser manejada com microbroca para criar uma fenestra. Era um problema maior no passado, quando se realizava estapedectomia total. Era difícil perfurar a platina e o fechamento ósseo comumente crescia novamente e causava perda auditiva condutiva crescente. No passado, esses broqueamentos eram associados com maior incidência de PANS.[30]

PLATINA FLUTUANTE

É raro uma platina flutuante com o uso de *laser* ou microbroca, especialmente quando a crura é deixada no local até após a colocação da prótese. Essa complicação pode ser manejada através de perfuração cuidadosa de um pequeno orifício no promontório na borda inferior da platina. Um pequeno gancho pode ser utilizado para elevar gentilmente a platina para fora da janela oval. Outra alternativa é posicionar um fio ou pistão discretamente curto da bigorna à platina flutuante. Se a perda auditiva condutiva recorre, o procedimento pode ser revisado com um *laser* para criar a fenestra.

PERILINFA EM JATO

Uma ocorrência rara, a chamado perilinfa em jato, é o fluxo profuso de líquor cefalorraquidiano (LCR) na abertura imediata do vestíbulo. A incidência relatada é de 0,03% e é mais comumente associada à fixação congênita da platina em pacientes pediátricos.[31]

É recomendável obter cortes finos de tomografia computadorizada de alta resolução em crianças com perda auditiva condutiva congênita ou mista para descartar deformidade da orelha interna. Assim, o jato pode ser evitado. Acredita-se que esse extravasamento de LCR seja devido a aqueduto coclear alargado ou a defeito no fundo do meato acústico interno. O manejo de perilinfa em jato tipicamente envolve colocação de enxerto tecidual sobre a janela oval e término do procedimento, se possível, em vez de realizar tamponamento da orelha e parar a cirurgia. Um dreno lombar também pode ser utilizado para reduzir a pressão de LCR.

PERFURAÇÃO DA MEMBRANA TIMPÂNICA

Uma perfuração da membrana timpânica pode ocorrer durante elevação do retalho timpanomeatal. Essa complicação geralmente acontece durante a elevação da membrana timpânica do sulco na área posteroinferior e pode ser evitada com identificação cuidadosa do ligamento anular. A perfuração não impede a conclusão da cirurgia e perfurações pequenas normalmente cicatrizam com colocação de um pedaço pequeno de Gelfoam® ou curativo de papel sobre o orifício. Perfurações maiores podem necessitar de miringoplastia subtimpânica utilizando enxerto.

LESÃO NO NERVO CORDA DO TÍMPANO

Lesão no nervo corda do tímpano pode ocorrer em até 30% dos casos devido a estiramento e mobilização do nervo durante a remoção da parede óssea do meato posterossuperior.[31] Os pacientes podem se queixar de boca seca temporária, dor na língua ou gosto metalizado que geralmente desaparecem em 3 a 4 meses. Sintomas menos severos são relatados com secção completa do nervo em comparação com estiramento ou ruptura parcial.

VERTIGEM INTRAOPERATÓRIA

Uma prótese muito comprimida pode induzir vertigem, no momento da colocação ou na checagem da mobilidade. Nessa situação, uma prótese menor geralmente corrige o problema. Após colocação da prótese, a cadeia ossicular deve ser palpada e o paciente, questionado em relação à ocorrência de tontura. Raramente, pacientes se queixam no pós-operatório de vertigem breve quando eructam ou fazem pressão no meato acústico, apresentando *teste de fístula* positivo. A vertigem costuma ser devida a uma prótese ligeiramente longa. Se isso não é solucionado e o paciente se incomoda com o sintoma, a prótese pode ser removida e substituída por uma com pistão 0,25 mm mais curto.

COMPLICAÇÕES PÓS-OPERATÓRIAS

PERDA AUDITIVA SENSORIONEURAL

A complicação cirúrgica mais devastadora, a perda auditiva sensorioneural (PANS), ocorre em menos de 1% dos casos e a causa costuma ser incerta. Em nossa revisão de mais de 1.000 estapedectomias, PANS total aconteceu em dois casos.[32] Em um deles, o paciente teve infecção pós-operatória; no segundo o paciente provavelmente tinha doença de Ménière concomitante. Em ambos os casos, não foi relatada vertigem associada. A PANS pode ser discreta ou isolada a frequências altas. Quando há suspeita, é iniciado tratamento com prednisona imediatamente e diminuído gradualmente ao longo de 10 dias. A dosagem inicial é de 60 mg diariamente por 5 dias. No sexto dia, a dose é reduzida para 40 mg por um dia, seguido de redução diária de 10 mg até o décimo dia.

Labirintite serosa é comum após estapedectomia devido a uma certa quantidade de inflamação na orelha interna. Clinicamente, os pacientes podem exibir inquietação discreta, vertigem posicional ou discreta diminuição na audição de altas frequências. Esses sintomas tipicamente desaparecem dentro de alguns dias a semanas.

Raramente visto hoje em dia, granuloma reparativo pós-operatório foi anteriormente reconhecido como causa de PANS após estapedectomia.[31] Os pacientes tipicamente têm melhora inicial na audição seguida por deterioração gradual ou súbita em 1 a 6 semanas no pós-operatório. A vertigem também pode ser associada à perda auditiva e o exame clínico costuma revelar coloração avermelhada no quadrante posterossuperior da membrana timpânica. Acredita-se que a formação de granuloma esteja associada ao uso prévio de Gelfoam® ou gordura para recobrir a janela oval. O tratamento consiste em reconhecimento imediato e remoção do granuloma ao redor da janela oval.

VERTIGEM

Vertigem discreta ou tonturas são comuns e ocorrem em cerca de 1 em 20 casos. A vertigem costuma durar algumas horas e regride rapidamente, raramente é prolongada ou severa. O tratamento não costuma ser necessário ou pode ser apenas de suporte.

PARALISIA FACIAL

Raramente, ocorre aparecimento tardio de paralisia facial cerca de 5 dias após a cirurgia e dura algumas semanas. Costuma ser incompleto e responde rápido à prednisona.

ZUMBIDO

Após estapedectomia, a maioria dos pacientes nota uma melhora no zumbido preexistente. No entanto, alguns pacientes se queixam de aparecimento novo de zumbido. Esse sintoma possivelmente está relacionado à labirintite serosa e pode melhorar conforme a orelha continua a cicatrizar. Pacientes com zumbido persistente são tratados com medições de rotina do zumbido e orientação.

ALTERAÇÃO DO PALADAR

A alteração do paladar ocorre em cerca de 9% dos pacientes. Isso é mais comum em pacientes cujo nervo corda do tímpano foi estirado em vez de ser seccionado. Se o nervo foi estirado ou lesionado de outra forma, é preferível seccioná-lo. A maioria das alterações de paladar se resolve em 3 a 4 meses.

PERFURAÇÃO DA MEMBRANA TIMPÂNICA

Caso o paciente retorne ao consultório com uma perfuração pequena, as bordas são reavivadas e é aplicado um curativo de papel. O paciente deve voltar ao consultório uma vez ao mês para que o curativo possa ser removido e, caso a perfuração não tenha cicatrizado, as bordas são reavivadas e o curativo, aplicado novamente. A maior parte dessas perfurações cicatriza rápido. Caso não cicatrize, é realizada miringoplastia.

FÍSTULA PERILINFÁTICA

A fístula perilinfática é uma complicação rara após cirurgia do estribo. A incidência varia de 3[33] a 9 ou 10%.[34-36] A causa mais comum de fístula na exploração cirúrgica de fístula foi a estapedectomia.[37] Esses casos datam de muitos anos e foram realizados através de estapedectomia total com técnica de Gelfoam® e fios metálicos. Com a técnica de microfenestra, raramente é vista fístula como causa de falha na cirurgia do estribo. O problema com a fístula costuma ser perda auditiva mista sensorioneural-condutiva. Pode estar associada com leve instabilidade e, raramente, vertigem. Na cirurgia de revisão, a prótese é cuidadosamente removida, o tecido selante é colocado sobre a janela oval aberta e a prótese é substituída. *Laser* é útil para remover tecido de granulação e cicatricial.

TRATAMENTOS ALTERNATIVOS
APARELHOS AUDITIVOS

Todos os pacientes com perda auditiva condutiva causada por otosclerose podem utilizar aparelho auditivo como uma alternativa à cirurgia. Isso deve ser discutido com o paciente como uma opção. Se o paciente tem componente sensorioneural significativo na perda auditiva, o aparelho auditivo pode ser necessário mesmo após estapedectomia bem-sucedida. Um paciente com otosclerose muito avançada requer aparelho auditivo o tempo todo, mas, com uma cirurgia bem-sucedida, o paciente pode utilizar um aparelho menos potente. Muitos pacientes com otosclerose muito avançada precisam de tempo para se ajustar ao novo nível de audição e são sensíveis ao som de seu aparelho auditivo. Pode demorar quatro meses para esses pacientes tolerarem e se beneficiarem do aparelho auditivo.

TERAPIA COM FLUORETO

A PANS com frequência se desenvolve em pacientes com otosclerose devido a focos espongióticos que envolvem a cápsula ótica. Acredita-se que a lesão à orelha interna ocorra como resultado de disseminação de enzimas proteolíticas aos fluidos da orelha interna a partir de um foco otospongiótico ativo resultando em lesão ao órgão de Corti e ligamento espiral.[38] Em pacientes com evidência de PANS progressiva, a terapia com fluoreto é capaz de reduzir a progressão da perda auditiva.[38] Acredita-se que o mecanismo de ação seja a conversão da lesão otospongiótica ativa em lesão otosclerótica mais estável. Os pacientes tipicamente são tratados com Florical®, 8 mg três vezes ao dia, até que a perda auditiva se estabilize. Distúrbio gástrico é um efeito colateral da medicação com fluoreto, no entanto, a maioria dos pacientes tolera esse efeito sem dificuldades.

CONSIDERAÇÕES ESPECIAIS
OTOSCLEROSE MUITO AVANÇADA

Pacientes com otosclerose muito avançada aparentemente exibem audiograma nulo ou o que parece ser PANS profunda, ainda sim eles podem se beneficiar com a estapedectomia. A perda auditiva parece profunda apenas porque o limite do audiômetro para condução óssea é de 70 dB; se o limiar de condução óssea fosse maior, o paciente pareceria não ter resposta. Suspeita-se dessa condição caso o paciente possa se beneficiar com aparelho auditivo e possua fala relativamente normal e boa compreensão da fala. Esses pacientes costumam ter histórico familiar de otosclerose e também de perda auditiva progressiva desde a segunda ou terceira década. Na cirurgia, é observado estribo fixado e no pós-operatório a audição melhora. Tais pacientes subsequentemente obtêm melhor uso do aparelho auditivo. Devido a perda auditiva severa, persistente, esses pacientes precisam de tempo para melhorarem sua tolerância à amplificação.

Pacientes com otosclerose muito avançada que progridem para perda auditiva profunda com deterioração significativa na discriminação da fala, apesar do aparelho auditivo, podem ser candidatos ao implante coclear. É feita avaliação cuidadosa desses pacientes para garantir que eles não se beneficiariam primeiro de estapedectomia e aparelho auditivo. O paciente é submetido a avaliação de rotina através do programa de implante coclear. Resultados na nossa instituição (observações não publicadas) e resultados de outros autores[39] mostram que esses pacientes obtêm benefício significativo de implante coclear e são capazes de alcançar excelente compreensão de fala.

DOENÇA DE MÉNIÈRE

A hidropisia endolinfática pode ocorrer com otosclerose como duas entidades separadas ou como resultado da otosclerose. Estapedectomia na presença de doença de Ménière descontrolada pode potencialmente resultar em uma orelha "morta" e deve ser evitada. A terapia com fluoreto e os aparelhos auditivos são tratamentos aceitáveis para esses pacientes. Shea et al.[40] observaram que se os sintomas de Ménière podem ser controlados por pelo menos 1 ano, de acordo com evidências de eletrococleografia, a estapedectomia pode ser realizada com risco diminuído de perda auditiva. Uma revisão de pacientes com otosclerose e doença de Ménière na House Ear Clinic revelou que a estapedectomia não aumenta o risco de PANS para pacientes com limiar de condução óssea de 35 dB ou mais em 500 Hz sem perda auditiva em frequências agudas. A estapedectomia é contraindicada para pacientes com níveis de 45 dB ou mais em 500 Hz e perda em frequências agudas. Nesse último grupo de pacientes, análise histopatológica *post mortem* revelou contato da membrana sacular ou membrana de Reissner com a platina do estribo, o que aumenta o risco de PANS pós-operatória significativa.[41]

ESTAPEDECTOMIA EM CRIANÇAS

Estapedectomia em crianças é feita para correção de perda auditiva condutiva causada por fixação congênita da platina ou otosclerose juvenil. Antes de considerar a cirurgia, deve ser realizada TC para avaliar anormalidades da cápsula ótica, como defeitos no fundo do meato acústico interno, como visto em pacientes com surdez mista ligada ao X. A estapedectomia nesses pacientes pode levar a perilinfa em jato e perda auditiva adicional.

Geralmente os resultados de estapedectomia em crianças parecem ser tão satisfatórios quanto em adultos. Quando a cirurgia é recomendada para crianças, são esperados bons resultados em aproximadamente 80% dos casos.[4,42] Crianças com menos de 5 anos com perda auditiva condutiva de mais de 30 dB devem utilizar aparelho auditivo após serem descartados otite média e colesteatoma. Em casos unilaterais com orelha contralateral normal, a cirurgia pode ser adiada até que a criança tenha idade suficiente para participar do processo de decisão. Crianças com mais de 5 anos com fixação congênita bilateral do estribo, um *gap* aéreo-ósseo maior do que 30 dB e limiar de percepção da fala maior do que 35 dB podem ser consideradas candidatas à cirurgia caso a criança ou os pais não aceitem aparelhos auditivos. Os pais são alertados de riscos e complicações potenciais associados à cirurgia.

ESTAPEDECTOMIA DE REVISÃO

A estapedectomia de revisão é considerada mais desafiadora do que a primeira cirurgia e os resultados para a audição não costumam ser tão bons. Uma revisão mais recente de procedimentos de estapedectomia de revisão na House Ear Clinic revelou uma taxa geral de fechamento de *gap* aéreo-ósseo entre 10 dB e 20 dB de 60 e 78%, respectivamente.[43] As causas mais comuns de falha da estapedectomia primária são deslocamento de prótese (53%), erosão da bigorna (26%) e novo crescimento ósseo (14%). A taxa de PANS pós-operatória é de 7,7% e a taxa de perda profunda é de 1,4%. A estapedectomia de revisão é tecnicamente mais difícil, no entanto, resultados auditivos aceitáveis podem ser obtidos em pacientes adequadamente selecionados.

Nós acreditamos que a cirurgia revisional é feita de forma melhor sob anestesia local para que o paciente possa ser monitorado em relação à vertigem. Caso o pistão seja deslocado para o vestíbulo, ele pode ser cuidadosamente extraído enquanto o paciente é questionado se está sentido vertigem. Nesses casos, a bigorna pode estar erodida e pode não mais suportar uma prótese. As opções para reparo incluem reforçar a bigorna utilizando cimento de hidroxiapatita, prótese martelo-estribo, como a prótese CliP de fixação do martelo ao vestíbulo da Kurz®, ou prótese de reposição ossicular total da membrana timpânica à janela oval.

Uma ampla variedade de próteses de estribo está disponível para cirurgia de estribo primária e revisional. A compatibilidade com ressonância magnética dos diversos tipos de próteses tem sido confirmada, com a rara exceção de uma linha de próteses fabricada em 1987.[44]

RESUMO

A perda auditiva causada por otosclerose é tipicamente uma perda condutiva progressiva que se inicia em indivíduos na casa dos 20 anos e pode progredir para perda discreta, moderada ou, em raros casos, severa. Não é incomum ter algum grau de componente sensorioneural na perda auditiva. A cirurgia para otosclerose evoluiu nos últimos 70 anos para um método seguro e eficaz de restauração da audição. Complicações são raras, e a cirurgia é realizada em ambiente ambulatorial com anestesia local na maioria dos casos. Aparelhos auditivos também melhoraram nos últimos 70 anos e são uma opção para pacientes que optam por não realizar a cirurgia.

Para consultar a lista completa de referências, acesse www.expertconsult.com.

LEITURA SUGERIDA

Colleti V, Fiorno FG: Stapedotomy with stapedius tendon preservation: technique and long-term results. *Otolaryngol Head Neck Surg* 111:181, 1994.

Fisch U: Comment on stapedotomy versus stapedectomy, 1982. *Otol Neurotol* 30(8):1166–1167, 2009.

House HP, Hansen MR, Al Dakhail AA, et al: Stapedectomy versus stapedotomy: comparison of results with long-term follow-up. *Laryngoscope* 112:2046–2050, 2002.

House JW: Stapedectomy technique. *Otolaryngol Clin North Am* 26:389–393, 1993.

House JW: Revision stapedectomy. *Oper Tech Otolaryngol Head Neck Surg* 9:68–71, 1998.

House JW, Toh EH, Perez A: Diving following stapedectomy: clinical experience and recommendations. *Otolaryngol Head Neck Surg* 125:356–360, 2001.

Horn KL, Gherini SG, Griffin GM, Jr: Argon laser stapedectomy using an endo-otoprobe system. *Otolaryngol Head Neck Surg* 102:193, 1990.

Tratamento do Traumatismo do Osso Temporal

70

Hilary A. Brodie | Brent J. Wilkerson

Pontos-chave

- Fraturas com ruptura da cápsula ótica têm um risco de quatro a cinco vezes maior de paralisia facial e um risco de duas a quatro vezes maior de fístula liquórica (FL), quando comparada com fraturas conservadoras da cápsula ótica.
- Fraturas do osso temporal na população pediátrica estão associadas com uma maior incidência de complicações intracranianas (58%) e uma menor incidência de paralisia facial (3%) do que em adultos.
- Sete por cento das fraturas do osso temporal são complicadas por paralisia facial.
- O fator prognóstico mais importante na paralisia facial seguida à fratura do osso temporal é se o início da paralisia completa é imediata no momento da admissão ao serviço de urgência. Pacientes com paralisia facial de início retardado geralmente têm uma excelente recuperação da função.
- Na ausência de início imediato de paralisia facial completa seguinte ao trauma do osso temporal, raramente são necessárias a exploração cirúrgica e a descompressão.
- Exploração do nervo facial, descompressão e reparo muitas vezes podem ser alcançados através de uma abordagem supralabiríntica sem uma exposição da fossa média.
- A incidência de meningite seguida a uma fratura do osso temporal sem uma FL é de 1%.
- A incidência de FL em fraturas do osso temporal é de 17%.
- Meningite ocorre em 5 a 11% das FL que persistem por menos de 1 semana; a porcentagem aumenta para 88% se deixada vazar indefinidamente.
- Resultados auditivos após a reconstrução ossicular em pacientes com fratura do osso temporal são superiores aos resultados observados em pacientes com otite média crônica.

EPIDEMIOLOGIA

Acidentes de veículos motorizados comumente resultam em trauma de cabeça de graus variados de severidade. No passado, 75% dos acidentes de veículos motorizados resultaram em trauma de cabeça; entretanto, o aumento no uso de cinto de segurança e o advento do *airbag* alteraram esta estatística. Além disso, as taxas crescentes de violência têm levado ao aumento das taxas de lesões do osso temporal resultante de assaltos.[1] Quando o trauma de cabeça é de magnitude suficiente para fraturar o crânio, 14 a 22% dos pacientes feridos apresentam uma fratura do osso temporal.[2,3] Na maior série de fraturas do osso temporal notificadas até hoje, 31% resultaram de acidentes de veículos motorizados (Fig. 70-1).[4]

Fraturas do osso temporal são relatadas em todos os grupos de idade, com mais de 70% das fraturas ocorrendo durante a segunda, terceira e quarta décadas da vida.[4] Essas fraturas ocorrem predominantemente em homens em uma taxa de 3:1.[4]

FISIOPATOLOGIA

Os ossos temporais são estruturas piramidais no osso espesso da base do crânio e, consequentemente, requerem uma grande força para fratura. A força da colisão lateral necessária para fraturar os ossos temporais de cadáveres frescos é estimada em 1.875 libras.[5] Fraturas tomam o caminho de menor resistência, que é ao longo dos pontos estruturalmente enfraquecidos, tais como os vários forames que perfuram a base do crânio.

O osso temporal abriga ou encapsula muitas estruturas importantes, as quais incluem o nervo facial, os nervos cranianos IX a XI,

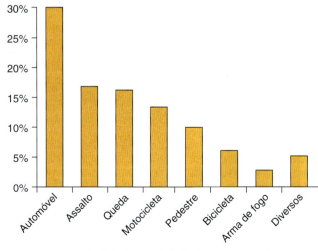

FIGURA 70-1. Causas de lesão do osso temporal.

a cóclea, o labirinto, os ossículos, a membrana timpânica, a artéria carótida e a veia jugular. Qualquer uma dessas estruturas pode ser lesada com a fratura do osso. Fratura do osso temporal pode violar a dura e resultar em fístula liquórica (FL), meningite e herniação cerebral. Além de manifestações neurotológicas de estruturas envolvidas dentro do osso temporal, podem ocorrer lesões intracranianas associadas, tais como hematomas epidurais ou subdurais, edema cerebral, encefalopatia pós-traumática e pressão intracraniana elevada. Os sintomas neurotológicos também podem resultar a partir de cisalhamento por tensão dentro do tecido cerebral com rompimento de vasos, axônios, sinapses e dendritos.[6] Sessenta por cento das fraturas do osso temporal são categorizadas como fraturas expostas e se manifestam com otorreia sanguinolenta, hérnia cerebral ou FL de meato acústico, tuba auditiva ou por ferida penetrante local.[4] A maioria das fraturas do osso temporal é unilateral, fraturas bilaterais sendo relatadas em apenas 9 a 20% dos casos.[4,7]

CLASSIFICAÇÃO

Fraturas do osso temporal têm sido tradicionalmente divididas em categorias transversais e longitudinais com base na relação da linha de fratura ao eixo do ápice da pirâmide petrosa.[10] Essa classificação deu lugar a um novo esquema que classifica as fraturas por rompimento ou conservação da cápsula ótica, do osso que abriga a cóclea e dos canais semicirculares (Fig. 70-2 a 70-4).[4,11]

Fraturas que conservam a cápsula ótica tipicamente envolvem a porção escamosa do osso temporal e a parede posterossuperior do meato acústico externo (MAE). A fratura passa através das células aéreas do mastoide e da orelha média e, em seguida, fratura o tégmen mastoideo e o tégmen timpânico. A fratura procede anterolateral à cápsula ótica, fraturando, tipicamente, o tégmen na região do hiato facial. Fraturas conservadoras da cápsula ótica geralmente resultam de uma pancada na região temporoparietal.

Fraturas com ruptura da cápsula ótica passam através da cápsula ótica e, geralmente, procedem a partir do forame magno até a pirâmide petrosa e a cápsula ótica. A fratura muitas vezes passa através do forame jugular, meato acústico interno (MAI) e forame lácero; essas fraturas normalmente não afetam a cadeia ossicular ou o MAE.[12] Fraturas de rompimento da cápsula ótica geralmente resultam de golpes na região occipital.

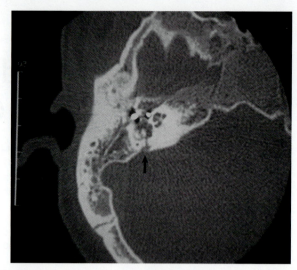

FIGURA 70-3. Corte axial de tomografia computadorizada de alta definição demonstrando uma fratura orientada transversalmente que resultou de uma lesão por arma de fogo com rompimento da cápsula ótica. A *seta* aponta para a linha de fratura.

Reporta-se que fraturas longitudinais compõem 70 a 90% das fraturas do osso temporal, com os restantes 10 a 30% classificados como transversal.[10-16] Em duas grandes séries usando o atual sistema de classificação, apenas 2,5 a 5,8% das fraturas rompem a cápsula ótica,[4,17] o que sugere que muitas fraturas orientadas perpendicularmente ao ápice da parte petrosa não atravessam, realmente, a cápsula ótica. Muitas das fraturas de rompimento da cápsula ótica, na verdade, são orientadas no plano longitudinal.[18]

A justificativa para a mudança do sistema de classificação é se concentrar nas sequelas funcionais e complicações de fraturas do osso temporal em oposição a apenas descrever a orientação anatômica da fratura. Em uma revisão retrospectiva recente, o esquema de classificação em conservação da cápsula ótica *versus* o rompimento da cápsula ótica demonstrou capacidade preditiva estatisticamente significante, quando comparado com o esquema de classificação antigo.[19] Fraturas que lesam a cápsula ótica quase

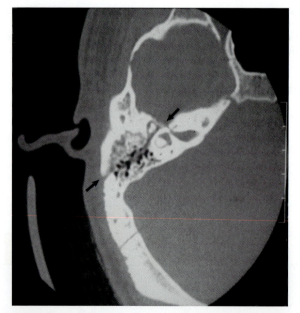

FIGURA 70-2. Corte axial de tomografia computadorizada de alta definição demonstrando uma fratura orientada longitudinalmente que poupou a cápsula ótica. *Setas* apontam ao longo da linha de fratura.

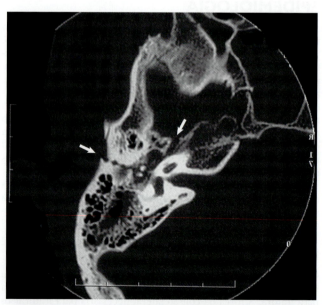

FIGURA 70-4. Corte axial de tomografia computadorizada de alta definição demonstrando uma fratura orientada de forma mista que poupou a cápsula ótica. As *setas* apontam para as linhas de fratura.

sempre resultam em uma perda auditiva neurossensorial (PANS), embora tenham sido relatadas exceções.[17] Fraturas que conservam a cápsula ótica tendem a resultar em perda auditiva condutiva ou mista, enquanto fraturas de rompimento da capsula ótica estão correlacionadas com uma incidência muito maior da paralisia do nervo facial (30 a 50% *vs.* 6 a 14%).[4,18] Além disso, Fisch[20] relatou uma incidência muito mais elevada de lesões nervosas em fraturas que envolvem a cápsula ótica. Fraturas que violam a cápsula ótica são 25 vezes mais propensas a ter PANS associada e 8 vezes mais propensas a ter otorreia liquórica por FL.[19] A FL em fraturas de violação da cápsula ótica é aumentada duas a quatro vezes e o risco de lesões intracranianas é muito maior.[4,18] Essas fraturas podem também carregar um risco maior de meningite tardia devido a uma incapacidade do osso endocondral da cápsula ótica de se remodelar e curar.[21,22] Pollak et al.[22] relataram o caso de um homem de 51 anos que morreu de meningite como sequela de uma fratura de ruptura da cápsula ótica que ele sofreu durante a infância. A histopatologia do osso temporal revelou pus na orelha média que se estendia através de uma linha de fratura não curada por meio da cápsula ótica, e a linha de fratura continha um tecido fibroso mole (Fig. 70-5). O osso membranoso ao longo do tégmen tem a capacidade de curar, enquanto o osso endocondral da cápsula ótica não; portanto, fraturas através da cápsula ótica geralmente preenchem parcialmente com tecido fibroso e potencialmente selam com reação periosteal na superfície da cápsula ótica.[22]

Adicionalmente ao valor preditivo para várias complicações e comorbidades, a categorização das fraturas de acordo com integridade ou rompimento da cápsula ótica orienta a indicação para intervenções cirúrgicas para fístula FL e paralisia facial e também dirige a abordagem cirúrgica a ser usada em sua reparação.

As fraturas do osso temporal na população pediátrica diferem um pouco das observadas em adultos. Em crianças, a incidência de complicações intracranianas é maior (58%), e a incidência da paralisia do nervo facial é mais baixa (3%).[23]

AVALIAÇÃO

É incomum que fraturas do osso temporal ocorram isoladamente; consequentemente, avaliação e manejo iniciais são focados nas questões de risco de vida emergentes assegurando a via aérea, controlando hemorragia, avaliando o estado neurológico e estabilizando e avaliando a coluna cervical. O exame neurotológico avalia a função do nervo facial no setor de emergência o mais cedo possível, especialmente antes da administração de relaxantes musculares, como discutido abaixo. O exame da orelha foca na condição de aurícula, meato acústico, membrana timpânica e orelha média.

O pavilhão é inspecionado visando lacerações e hematomas. As lacerações são fechadas após minuciosa limpeza e debridamento da cartilagem exposta. Os hematomas são drenados, e algodões de pressão são suturados no lugar para preencher o espaço morto e prevenir um novo acúmulo de sangue. Hematomas auriculares não tratados resultam em uma condropatia auricular também conhecida como orelha de couve-flor.

O meato acústico é inspecionado para otorreia por líquor decorrente de FL, fraturas ao longo do teto, grau de hemorragia e presença de herniação cerebral. A orelha é examinada o mais assepticamente possível. Sangue e cerume no meato acústico nunca devem ser removidos com irrigação. Após estabilização e transferência, a orelha pode ser examinada cuidadosamente com o auxílio de um microscópio cirúrgico. Os achados típicos incluem fraturas ao longo do escudo ou esporão e do teto do MAE e perfuração da membrana timpânica. Hemotímpano ou

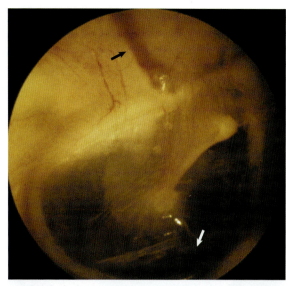

FIGURA 70-6. Imagem otoscópica demonstrando uma fratura não alinhada ao longo do escudo ou esporão (*seta preta*). Sangue está arranjado inferiormente (*seta branca*).

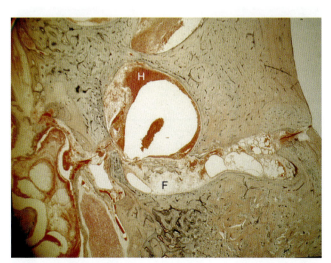

FIGURA 70-5. Histopatologia de um paciente que morreu de meningite várias décadas após uma fratura do osso temporal com ruptura de cápsula ótica. F, Fibrose com uma pequena quantidade de ossificação dentro da linha de fratura na cápsula ótica; H, hemorragia e purulência.

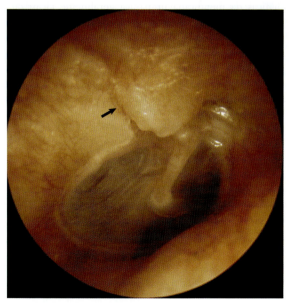

FIGURA 70-7. Imagem otoscópica demonstrando uma fratura deslocada ao longo do escudo ou esporão (*seta*).

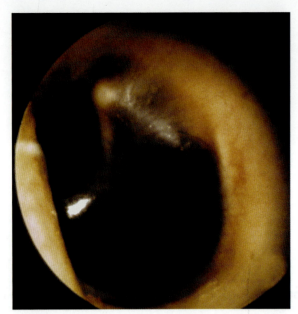

FIGURA 70-8. Imagem otoscópica demonstrando hemotímpano.

otorreia sanguinolenta são quase invariavelmente presentes (Figs. 70-6 a 70-8).

O meato acústico externo não deve ser tamponado inicialmente ao menos que a compressão seja necessária para controlar hemorragia significante. Se hemorragia profusa não pode ser controlada com compressão, o paciente pode ser levado tanto para a sala de cirurgia para a ligadura da carótida como para a sala de angiografia para oclusão por balão.

Quando meatos acústicos externos severamente traumatizados são identificados, particularmente na presença de uma lesão penetrante, o paciente está em risco elevado de formação de estenose ou colesteatoma. Embora o meato acústico não seja estenosado agudamente, é imperativo que o problema seja identificado e que o paciente seja acompanhado de perto. Uma intervenção precoce com um molde no início da estenose pode prevenir, de forma eficaz, um problema que é muito mais complicado para resolver, uma vez que a estenose é madura.

A integridade da membrana timpânica é avaliada. Perfurações traumáticas da membrana timpânica geralmente cicatrizam espontaneamente; consequentemente, nenhuma intervenção aguda é necessária.

O exame neurotológico também deve notar a presença ou ausência de nistagmo e o tipo de nistagmo. *Vertigem periférica* geralmente se manifesta com nistagmo horizontal ou rotatório e é corrigida com fixação visual. *Vertigem central* pode ocorrer com nistagmo vertical ou multidirecional que não consegue suprimir e pode até aumentar com fixação ocular. O tipo mais comum de vertigem após traumatismo craniano é *vertigem posicional paroxística benigna*, que se manifesta com nistagmo rotatório transitório com a manobra de Hallpike.[24] O nistagmo ocorre com a orelha afetada para baixo; uma latência de 2 a 10 segundos é seguida por 10 a 20 segundos de nistagmo rotatório, que é fixado em direção e fatigável. Vertigem central induz ao nistagmo multidirecional que não tem nenhuma latência e não é fatigável. Curiosamente, a incidência de vertigem não se correlaciona intimamente com a gravidade do trauma.[25]

A grande maioria dos casos de vertigem pós-traumática é resolvida espontaneamente. Se os sintomas persistirem após a alta, um eletronistagmograma pode ser obtido em regime de ambulatório. Um teste de fístula, o qual consiste na aplicação de pressão positiva e negativa no meato acústico com um otoscópio pneumático, também não é realizado no quadro agudo; o risco de lesão iatrogênica adicional e o potencial para a introdução de infecção ou

ar na orelha interna superam os benefícios potenciais do diagnóstico. Se o paciente continua a sentir vertigem uma semana após a lesão ou apresenta flutuação ou perda auditiva progressiva, é suspeito de fístula perilinfática, e um teste de fístula deve ser realizado. Nistagmo e vertigem sugerem a presença de uma fístula perilinfática. O teste de fístula não é realizado se for evidente uma FL ou infecção na orelha média.

A audição é avaliada clinicamente à beira do leito com o aumento progressivo de uma voz sussurrada e com o uso de diapasões, mas audiogramas não são normalmente obtidos até a condição do paciente ser estabilizada. No entanto, na presença das complicações de paralisia facial ou uma fístula liquórica, um audiograma é necessário antes da intervenção cirúrgica, porque o resultado do exame audiométrico influencia significativamente o algoritmo de tratamento (veja "Gestão de complicações").

Pacientes com traumatismo craniano grave da magnitude necessária para uma fratura de osso temporal em geral já realizaram uma tomografia computadorizada (TC) da cabeça para avaliar uma hemorragia intracraniana. Imagens adicionais do osso temporal com TC de varredura de alta resolução axial e coronal (TCAR) são indicadas na presença de paralisia facial, fístula liquórica, rompimento da parede superior do MAE ou escudo ou esporão com potencial de aprisionamento de epitélio (Fig. 70–9) ou suspeita de lesão vascular. A TCAR do osso temporal também é indicada se a intervenção cirúrgica for necessária para o manejo de uma complicação otológica. Perda auditiva, condutiva ou neurossensorial, na ausência de outras complicações, não garante imagens adicionais do osso temporal. Demonstrar uma fratura transversa através da cápsula ótica em um paciente com profunda PANS não altera o plano de tratamento. Avaliação pré-operatória com TC em pacientes com perda auditiva condutiva de magnitude suficiente para justificar a exploração e reconstrução ossicular pode fornecer informações úteis que podem influenciar a abordagem cirúrgica.

O papel de TCAR na avaliação de potencias lesões na artéria carótida não é claro. Resnick et al.[26] relataram uma incidência de 5% de lesão carótida em fraturas de base do crânio se a fratura poupar o canal carotídeo; a incidência de lesão carótida foi de 18% em pacientes com fraturas através do canal carotídeo vistas na TCAR. No entanto, Kahn et al.[27] argumentaram que, em um paciente assintomático, a demonstração de fratura por TCAR através dos canais carotídeos não produz nenhuma informação adicional valiosa. Em casos de fraturas assintomáticas do canal carotídeo, a realização de angiografia subsequente não produz

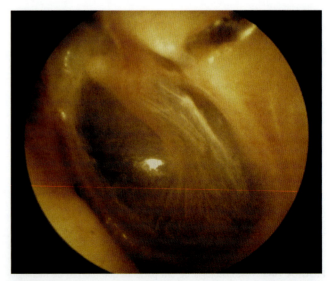

FIGURA 70-9. Imagem otoscópica demonstrando uma fratura de distração ao longo do teto do canal auditivo externo e o escudo ou esporão, o que permite o potencial crescimento da pele do canal.

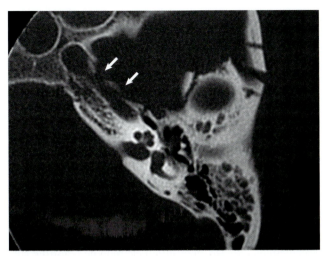

FIGURA 70-10. Corte axial de tomografia computadorizada de alta definição demonstrando uma fratura ao longo do canal carotídeo. *Setas* apontam para o canal carotídeo fraturado.

nenhuma evidência de lesão da artéria carótida e não fornece nenhuma utilidade clínica.[27] Consequentemente, em pacientes completamente assintomáticos que sofreram fraturas de ossos temporais e que são neurologicamente intactos, TCAR e angiografia não são necessárias. Por outro lado, se qualquer déficit neurológico, transiente ou persistente, for evidente em pacientes com fratura da base do crânio, TCAR no osso temporal e angiografia TC são indicadas (Fig. 70-10).

Radiografias convencionais que incluem planos de Schüller, Towne, Chamberlain, Stevens e basal, assim como planigrafias, foram suplantadas pela varredura por TCAR e não mais possuem importância na avaliação de pacientes com suspeita de ter fratura do osso temporal.

TRATAMENTO DE COMPLICAÇÕES

A morbidade e a mortalidade associadas com fraturas do osso temporal resultam de lesões às estruturas que passam através do osso temporal ou que passam perto do osso temporal, tal como descrito anteriormente. As complicações mais comuns incluem paralisia do nervo facial, PANS, perda auditiva condutiva, FL, estenose do meato acústico externo, formação do colesteatoma e lesões vasculares. A avaliação e tratamento dessas complicações são discutidas.

LESÃO DO NERVO FACIAL

A paralisia facial é uma complicação desfigurante grave de fraturas do osso temporal. Sete por cento das fraturas do osso temporal resultam em paralisia facial e 25% desses casos desenvolvem paralisia completa.[4] A incidência relatada na literatura de até 30% é exagerada por erro de amostragem, como resultado de fraturas de ossos temporais simples omitidas, sem complicações não encaminhadas para consulta otolaringológica. A incidência de paralisia facial também é superestimada por incluir pacientes em revisões retrospectivas que foram encaminhados a um centro de atendimento terciário para o manejo de complicações de fraturas do osso temporal (p. ex.: paresia facial). Uma vez que todo o pool de pacientes com fratura de ossos temporais não está incluído nas estatísticas, a incidência de complicações torna-se bastante tendenciosa.

Se os pacientes com traumatismo cranioencefálico forem cuidadosamente avaliados no setor de emergência na admissão e antes da administração de relaxantes musculares, 27% das lesões do nervo facial se manifestarão com paralisia facial de início imediato, e 73% terão movimento facial no exame inicial que irá se deteriorar posteriormente.[4] A latência de atraso no início da paralisia facial varia de 1 a 16 dias. A diferenciação de *início tardio* de paralisia facial do *diagnóstico tardio* é crucial: *início atrasado* no aparecimento de paralisia facial é definido como função facial documentada no setor de emergência que se deteriora subsequentemente; *diagnóstico tardio* da paralisia facial ocorre quando é administrado ao paciente um agente paralisante e é entubado antes do exame da função facial. Nessa situação, uma avaliação da função facial é adiada até a extubação; por conseguinte, esses doentes devem ser classificados como *início não estabelecido* e devem ser tratados de uma maneira semelhante aos pacientes de início imediato. Em uma série grande, 10% dos pacientes foram categorizados como início não estabelecido.[28]

Muitos aspectos do manejo de lesões do nervo facial permanecem controversos. Uma das principais questões a serem resolvidas é se os pacientes devem ser submetidos a exploração cirúrgica. Devido a grande maioria das paralisias faciais traumáticas resolverem-se espontaneamente, a escolha de quais pacientes devem ser submetidos a exploração é baseada em fatores prognósticos para o mau resultado. Os fatores que são avaliados para prever a recuperação da função facial incluem o momento de início (início retardado *versus* imediato), a gravidade da lesão (penetrante *versus* não penetrante) e a presença de infecção associada.

O atraso do início da paralisia depois de fratura do osso temporal é o fator preditivo mais importante. Em uma série de 37 paralisias faciais de início tardio, cinco foram perdidas para encaminhamento e o restante, recuperado para um grau House-Brackmann (HB) de I ou II.[4] McKennan e Chole[29] descreveram sua experiência com 17 pacientes com paralisia facial de início imediato e 19 com paralisia de início tardio. A recuperação espontânea completa da função facial ocorreu em 94% dos pacientes com paralisia de início tardio; o paciente restante teve uma recuperação de grau II HB. Em contraste, 8 dos 17 pacientes com paralisia de início imediato apresentaram transecção do nervo facial.

Turner[9] analisou uma grande série de pacientes com paralisia facial traumática que foram tratados de forma conservadora. Seu artigo incluía 36 paralisias faciais de início imediato e 34 paralisias faciais de início retardado. A recuperação completa ocorreu em 94% dos casos de início retardado e 75% dos casos de imediato precoce. O paciente com paralisia de início tardio que não teve recuperação da função desenvolveu a paralisia facial coincidente com otite média aguda. Nash et al. examinaram,[30] similarmente, o manejo conservador de 25 pacientes com paralisia facial de início imediato e 20 pacientes com paralisia de início tardio. Eles relataram que aproximadamente 80% dos pacientes com início tardio de paralisia facial obtiveram uma recuperação completa. Menos de 40% dos pacientes com paralisia facial de início imediato tiveram a recuperação completa. Por outro lado, Maiman et al.[31] não encontraram correlação entre paralisia facial imediata ou tardia (tratada não cirurgicamente) e a evolução. No entanto, 44 dos 45 dos pacientes deles – incluindo tanto os pacientes de início imediato quanto os de início tardio – apresentaram recuperação satisfatória. A revisão da literatura argumenta fortemente contra a exploração cirúrgica e descompressão de paralisia facial pós-traumático tardia. O curso natural da paralisia facial tardia é quase sempre a recuperação da função facial a um grau I ou II HB. Esse fato é apoiado por uma recente revisão sistemática que analisou 71 pacientes, a maioria dos quais se recuperou completamente (grau I HB); nenhum foi classificado como grau VI HB.[30] Nenhum dado convincente na literatura demonstra que a intervenção cirúrgica em paralisia de início tardio irá aumentar a probabilidade de recuperação completa da função.

May[32] descreve a dificuldade em diferenciar paralisia facial de início mediato de paralisia facial de início tardio. Ele explorou relatos de paralisias de início tardio e encontrou, na ocasião, um nervo seccionado. Essa observação evidencia a necessidade de um exame cuidadoso no departamento de emergência. Mesmo em pacientes em coma, estímulos dolorosos geralmente induzem uma reação. Reconhecidamente, informações sobre a imediata função do nervo facial não estão sempre disponíveis. Às vezes, o exame é omitido, pois é dada atenção a outras complicações com risco de vida ou porque o paciente já recebeu relaxantes musculares com entubação. Além disso, alguns pacientes não são responsivos a dor, de modo que uma reação não pode ser induzida. No entanto, a questão crítica é saber se qualquer função facial foi identificada; se a função facial está presente no departamento de emergência e se deteriora posteriormente, nossa experiência indica que o paciente irá se recuperar sem tratamento cirúrgico. Quando não está disponível informação confiável do departamento de emergência, o paciente nunca é documentado de ter função facial, e o diagnóstico de paralisia facial é adiado por alguns dias. Nesses casos, deve ser classificado como tendo início desconhecido e é considerado parte do grupo de início imediato.

O grau de lesão do nervo facial também é um fator crítico que orienta o algoritmo de gerenciamento. Paresia incompleta raramente deixa de se resolver espontaneamente, a não ser que alguma lesão adicional ao nervo, como a infecção, ocorra.[4] Por conseguinte, apenas os pacientes com paralisia completa de início imediato ou desconhecido são considerados para a exploração cirúrgica.

O grau da lesão pode ser avaliado não só clinicamente, com movimento facial, mas também com o teste eletrodiagnóstico usando o estimulador de nervo facial Hilger, eletromiografia evocada (EMGE) e eletromiografia padrão (EMG). O papel dos testes eletrodiagnósticos é auxiliar o clínico na diferenciação de uma lesão neuropráxica de uma lesão degenerativa neural e na avaliação da proporção de axônios degenerados. Nervos que sofreram uma lesão neuropráxica proximal à parte estimulada do nervo mantêm estimulabilidade elétrica. Ruptura parcial ou total dos nervos resulta em degeneração walleriana e em uma consequente diminuição ou perda de estimulabilidade. No entanto, o segmento distal do nervo mantém estimulabilidade elétrica durante 3 a 5 dias;[33] consequentemente, o teste eletrodiagnóstico não pode diferenciar de forma confiável uma lesão neuropráxica de uma laceração do nervo por até 3 a 5 dias.

Sunderland[34] classifica lesões de fibras nervosas em cinco categorias. A *lesão de primeiro grau* é anatomicamente intacta, mas com um bloqueio de condução (neuropraxia); essas lesões tendem a se recuperar completamente. A *lesão de segundo grau* transecciona o axônio, mas mantém o endoneuro intacto (axonotmese); essas lesões também tendem a se resolver sem déficits subsequentes. A *lesão de terceiro grau* secciona axônio e endoneuro, mas mantém o perineuro intacto (neurotmese); regeneração aberrante pode ocorrer com lesões de terceiro grau, o que pode deixar os pacientes com alguma fraqueza e sincinesia. A *lesão de quarto grau* transecta o tronco nervoso inteiro, mas mantém a bainha do epineuro intacta (neurotmese). Perda da condução da bainha epineural permite aos axônios em regeneração atravessarem para fascículos adjacentes, resultando em uma perda de organização topográfica. Uma parte das fibras em regeneração também é perdida como resultado do processo de cura e cicatrização. Essas lesões resultam em uma alta incidência de fraqueza residual, sincinesia e hipercinesia. A transecção completa de todo o tronco do nervo e do epineuro é classificada como uma *lesão de quinto grau* (neurotmese) e está associada, se é que há possibilidade, com a má recuperação espontânea, dependendo do grau de diástase da terminação do nervo.

O estimulador de nervo facial Hilger é usado para executar tanto o teste de excitabilidade nervosa mínima (TEM) quanto o teste de estimulação máxima (TEMAX). O nervo facial é estimulado por via percutânea adjacente ao forame estilomastóideo e os vários ramos distais. No TEM, a corrente é aumentada até que o limiar seja atingido, o que se manifesta com espasmos faciais. A diferença de limiar de 3,5 mA ou maior entre os lados afetado e não afetado do rosto sugere degeneração neural significativa. O teste é mais útil entre os dias 3 e 14 após a lesão em pacientes com paralisia facial densa para diferenciar lesões neuropráxica e degenerativa. O teste é desnecessário na paralisia incompleta, em que a recuperação é quase sempre 100%.

May et al.[35] argumentam que o TEMAX fornece uma estimativa mais confiável do grau de degeneração. No TEMAX, a estimulação é realizada de forma semelhante ao TEM, mas a intensidade do estímulo é aumentada até a quantidade de platô de contração facial ou é limitada pela intolerância do paciente.

O grau de contração é avaliado subjetivamente pelos médicos e é comparado com a estimulação elétrica do lado não afetado do rosto. A diferença na contração é expressa como *igual, levemente diminuída, acentuadamente diminuída* e *sem resposta*, as duas últimas categorias estando associadas com prognóstico reservado. Assim como TEM, TEMAX é mais útil entre os dias 3 e 14 após a lesão em pacientes com paralisia facial severa.

EMGE foi popularizada por Fisch[36] em uma versão chamada *eletroneuronografia*, que se diferencia da EMGE somente no uso de estimulação bipolar e eletrodos de registro. Ambas as técnicas medem o potencial de ação muscular composto evocado (PAC), e ambas fornecem informações semelhantes ao TEMAX, mas de forma objetiva. O eletrodo estimulador é colocado adjacente ao forame estilomastóideo, enquanto o eletrodo de registro é colocado na dobra nasolabial. A diminuição na amplitude do PAC é indicativa da porcentagem de fibras nervosas degeneradas. O EMGE demonstrou ser o teste eletrodiagnóstico mais preciso para informação prognóstica.[37] Fisch[38] relatou que pacientes nos quais a degeneração em EMGE atinge 90% no prazo de 6 dias do início da paralisia facial traumática têm um prognóstico pior e, consequentemente, devem ser submetidos à descompressão do nervo facial. Sillman et al.[39] demonstraram uma associação significativa entre um declínio PAC de mais de 90% e recuperação ruim da função para a paralisia idiopática, mas também demonstraram nenhuma associação significativa entre um declínio PAC de mais de 90% e os resultados clínicos em paralisia traumática.

O valor de EMG para o tratamento agudo de paralisia facial traumática permanece controverso. A EMG monopolar padrão é realizada com a inserção de um eletrodo EMG no músculo, e a atividade elétrica espontânea é então gravada. Dois tipos de informações podem ser obtidas: atividade voluntária e potenciais de fibrilação. Se a *atividade voluntária* está presente durante o período de pós lesão aguda, o paciente tem uma probabilidade muito elevada de boa recuperação.[39] No entanto, May et al.[40] relataram apenas 75% de precisão para a previsão de uma recuperação ruim e 62% de precisão para a previsão de um resultado favorável. *Potenciais de fibrilação* resultam de desnervação do músculo, mas são adiados durante 2 a 3 semanas após a lesão e, consequentemente, oferecem pouca informação adicional no quadro agudo.

Após a definição da população em situação de risco para a má recuperação da função, a próxima questão a abordar é se a intervenção cirúrgica altera o resultado. Em 1944, Turner[9] relatou 69 pacientes com diferentes graus de paralisia facial após o trauma do osso temporal. Trinta desses pacientes tiveram paralisia facial completa, e todos foram tratados conservadoramente. Esse grupo de pacientes foi não tendencioso no fato de que nenhum dos pacientes nessa série foi submetido a descompressão cirúrgica. Recuperação boa ocorreu em 63% dos pacientes, recuperação incompleta com sincinesia foi relatada em 23% e recuperação ruim foi observada em 13%. Maiman et al.[31] relataram sobre os resultados de 21 pacientes com paralisia facial completa pós-traumática: a recuperação total ocorreu em 52% dos pacientes, e uma recuperação incompleta foi observada em 43%; um paciente teve um mau resultado. Brodie e Thompson[4] estudaram oito pacientes com paralisia completa que preencheram os critérios para a descompressão do nervo facial e que, por uma variedade de razões, não foram submetidos à exploração cirúrgica. Sete dos oito pacientes tiveram boa recuperação da função, e um paciente teve um mau resultado. A taxa combinada de boa recuperação da função dos três estudos acima mencionados é de 63%. Os resultados para os pacientes que foram submetidos a descompressão do nervo facial em várias séries, bem como para aqueles que receberam o tratamento conservador, estão resumidos no Quadro 70-1.[4,9,28,31,41-43]

Tabela 70-1. Resultado do Nervo Facial Depois de Paralisia Facial Completa

Tratamento	n	Bom (HB I ou II)	Incompleta (HB III ou IV)	Reservado (HB V ou VI)	Nervo Seccionado
Conservativo					
Turner[9]	30	19	7	4	
Maiman et al.[31]	21	11	9	1	
Brodie e Thompson[4]	8	7	0	1	
Cirúrgico					
Kamerer[42]	62	18	15	9	20
Lambert e Brackmann[43]	17	11	0	0	6
Coker et al.[41]	12	5	4	1	2
Brodie e Thompson[4]	6	4	0	2	0
Darrouzet et al.[28]	65	25	35	5	9

HB, grau House-Brackmann

A taxa combinada de boa recuperação da função facial após a descompressão foi de 39%, excluídos casos de nervos faciais seccionados. É difícil comparar os resultados de recuperação da função do nervo facial de pacientes que se submeteram a cirurgia *versus* tratamento conservador. Os critérios para serem incluídos nos grupos cirúrgicos foram que os nervos não eram estimuláveis ou eles demonstraram mais de 90% de degeneração dentro de 6 dias ou 95% de degeneração dentro de 14 dias. Os pacientes incluídos nos estudos de observação não necessariamente cumpriram esses mesmos critérios. Em uma extensa revisão e análise da literatura por Chang e Cass,[44] os autores concluíram que nenhum estudo prova ou refuta a eficácia de descompressão do nervo facial.

Uma vez que a degeneração walleriana não é documentada em teste eletrodiagnóstico por 3 a 5 dias após a neurotmese, a intervenção cirúrgica é adiada até vários dias após o nervo ter degenerado. Embora tenha se provado eficaz a descompressão do nervo facial profilaticamente na cirurgia do neuroma da acústica, a descompressão é executada antes da degeneração walleriana ter ocorrido.[45] A demonstração de que a descompressão de um nervo não seccionado pós-traumática ainda é eficaz deve ser provada em um estudo prospectivo randomizado. Em uma recente revisão sistemática,[30] resultados do nervo facial foram examinados em relação a intervenção, início da paralisia, grau de paralisia e abordagem cirúrgica utilizada; no entanto, as conclusões relativas às abordagens cirúrgica *versus* conservadora permanecem inconclusivas.

O fator-chave na decisão de explorar cirurgicamente um nervo facial é saber se o nervo é suspeito de ser cortado, esmagado ou comprimido com fragmentos ósseos. A incidência de nervos seccionados em grande série varia de 6 a 45%.[20,28,41-43] A alta frequência de nervos seccionados em alguns desses estudos é tendenciosa pela seleção dos pacientes. Os pacientes são encaminhados para os centros terciários que realizam explorações nervosas quando eles não conseguem se recuperar espontaneamente, embora a grande maioria dos pacientes se recuperem espontaneamente e não sejam encaminhados aos centros terciários.

A probabilidade de cortar o nervo facial é bastante baixa, mas o resultado após a observação isoladamente de um nervo seccionado é ruim. Por não ser possível diferenciar uma lesão Sunderland de quinto grau (nervo seccionado) de uma lesão de terceiro ou quarto graus com base em testes eletrodiagnósticos, a exploração só se justifica em pacientes com paralisia completa de início imediato nos quais a estimulabilidade elétrica é perdida; esses são os pacientes em risco para nervos esmagados, parcialmente cortados e transeccionados.

O local da lesão do nervo facial nas fraturas do osso temporal é na região perigeniculada em 80% a 93% dos pacientes.[20,41,43] Lambert e Brackmann[43] encontraram uma segunda lesão no segmento mastoide em 4 de 21 pacientes; assim, a abordagem utilizada para a exploração do nervo deve expor essas regiões. Fisch[38] defende uma abordagem translabiríntica para fraturas transversas e uma abordagem combinada transmastóidea/fossa craniana média para fraturas longitudinais. May[46] descreveu uma abordagem transmastóidea/supralabiríntica para a região do gânglio geniculado para a descompressão do nervo facial. Goin[47] estudou essa abordagem em ossos temporais cadavéricos e descobriu que poderia expor o segmento labiríntico distal e o gânglio geniculado consistentemente; entretanto, o fundo do MAI pode ser exposto em somente 60% dos ossos temporais. Yanagihara[48] aplicou a abordagem transmastóidea/supralabiríntica em 36 pacientes; em seu estudo com 41 pacientes, somente 5 ossos temporais necessitaram de uma abordagem da fossa cranial média para expor a região geniculada.

A abordagem translabiríntica é defendida para exploração do nervo facial em pacientes com profunda perda auditiva. A abordagem fornece excelente exposição para descompressão, redirecionamento de nervo com anastomose direta e enxerto de segmento. Em fraturas óticas que poupam a cápsula com descontinuidade ossicular, o nervo é explorado via uma abordagem transmastóidea/supralabiríntica. Essa abordagem geralmente requer deslocamento da bigorna e reconstrução ossicular após a conclusão da operação. Se o paciente tem perda de audição contralateral ou se a anatomia não é propícia para a exposição supralabiríntica, uma abordagem via fossa craniana média é usada.

O momento de reparo do nervo facial foi, no passado, considerado controverso. McCabe[49] defendeu reparar o nervo nos primeiros 3 dias ou então atrasar a reanastomose do nervo facial por 20 dias após a lesão; essa recomendação foi feita com base na observação de que regeneração e fluxo axoplasmático eram maiores nas 3 semanas após a lesão. Barrs[50] estudou o momento de reparo do nervo facial em microporcos e não encontrou nenhuma vantagem em esperar as 3 semanas até que a atividade metabólica do corpo celular neuronal fosse máxima.

Fisch[51] defende exploração quando eletroneuronografia indica que 90% de degeneração ocorreram dentro de 6 dias e argumenta que a descompressão deve ser realizada cedo para minimizar maior degeneração. May[32] também defende exploração precoce; sua série demonstrou uma correlação de melhores resultados com um intervalo menor entre lesão e reparação.

A exploração tardia para os nervos potencialmente seccionados ainda é indicada, mas o papel da descompressão tardia permanece controverso. Quaranta et al.[52] estudaram nove pacientes que foram submetidos a descompressão do nervo facial de 2 a 3 meses após a sua fratura do osso temporal. Setenta e oito por cento se recuperaram a um grau I ou II em 1 ano após a descompressão; a questão sobre se esses pacientes se recuperariam espontaneamente ao mesmo grau permanece sem resposta. Obviamente, se o nervo foi cortado e não aproximado, a recuperação espontânea a um grau I ou II HB não iria ocorrer. Nesse cenário, um grau VI seria antecipado. Sanus et al.[53] reportaram oito pacientes com um tempo médio de descompressão de 70 dias. Seis pacientes tiveram edema de nervo e dois tiveram choque ósseo do nervo no momento da operação. Seis pacientes tiveram longo período de acompanhamento e todos eles se recuperaram a um grau III de HB. No entanto, a questão que permanece é se esses pacientes teriam recuperação espontânea com a mesma intensidade.

A extensão de latência para a recuperação da função facial varia de 1 dia a 1 ano. Cinquenta e nove por cento dos pacientes com paralisia facial que se recuperam espontaneamente o fazem dentro de 1 mês após a lesão e 88% se recuperam em 3 meses após a lesão.[4]

Resumo do Algorítmo do Tratamento do Nervo Facial

A menos que clinicamente contraindicado, os pacientes com início tardio de paralisia facial são colocados em um protocolo de 2 semanas de corticosteroides sistêmicos e são observados. Embora os dados não sejam suficientes na literatura para apoiar ou contradizer essa recomendação, a justificativa para a utilização de corticosteroides é baseada na atividade anti-inflamatória da medicação e no pressuposto de que o edema neural é um fator primordial na progressão da lesão neural (Fig. 70-11).[44] Pacientes com paralisia completa de início imediato são testados com o estimulador de nervo Hilger entre os dias 3 e 7 após a lesão. Se nenhuma perda de estimulabilidade ocorrer, os pacientes são observados. Se o nervo perder estimulabilidade dentro de 1 semana da lesão, a exploração do nervo facial é realizada.

Lesões do nervo facial que ocorrem em uma fratura ótica com ruptura de cápsula são exploradas via abordagem translabiríntica; para fraturas óticas que conservam a cápsula, duas abordagens cirúrgicas são usadas. Em pacientes com sistemas de células mastoide aéreas bem arejados ou com descontinuidade ossicular, é escolhida uma abordagem transmastóidea/supralabiríntica. Se o paciente tem um sistema de células mastoide aéreas mal aerado ou se descompressão total do nervo facial não pode ser alcançada através da abordagem transmastóidea/supralabiríntica, é usada uma abordagem combinada transmastóidea/fossa craniana média. Se um nervo facial seccionado é encontrado usando a abordagem transmastóidea/supralabiríntica e ocorrer exposição inadequada para enxerto cabo, é realizada uma abordagem fossa craniana média.

A descompressão transmastoidea do nervo facial começa com uma mastoidectomia completa e, de maneira superior, exposição do tégmen mastoide, o seio sigmoide posteriormente e a parede posterior do MAE anteriormente. O antro é aberto, o que expõe o processo curto da bigorna e do canal semicircular lateral. Os canais semicirculares são, então, expostos. O recesso facial é aberto e o nervo facial é exposto a partir do segundo joelho ao forame

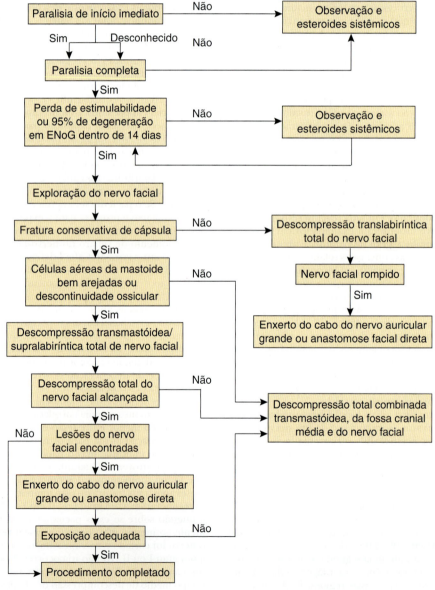

FIGURA 70-11. Tratamento da paralisia facial traumática. ENoG, eletroneuronografia.

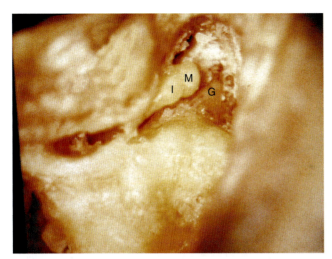

FIGURA 70-12. Exposição supralabiríntica do gânglio geniculado e a porção intralabiríntica do nervo facial. I, bigorna; M, martelo; G, gânglio geniculado.

estilomastóideo. Se qualquer trauma ósseo for evidente nessa região, é realizada uma descompressão completa. No entanto, a bainha do nervo não é incisada. O apoio para a bigorna é posteriormente removido, e a porção timpânica do nervo é descomprimida. Se o espaço for suficiente para prosseguir, é realizada uma descompressão supralabiríntica da porção intralabiríntica do nervo facial (Fig. 70-12). Uma laceração do nervo facial nessa região pode ser enxertada com um segmento do nervo grande auricular. O enxerto segmentar é colocado no canal do osso no canal de Falópio, adjacente às arestas entalhadas acentuadamente do nervo facial. Para melhorar a exposição, a casca do tégmen pode ser retraída superiormente. Se a exposição continuar insuficiente, ou se a fratura envolver a porção proximal do segmento intralabiríntico do nervo facial, uma craniotomia da fossa média é realizada.

A porção escamosa do osso temporal é exposta ao estender a incisão na pele pós-auricular em forma de "S longo" em direção ao vértice, primeiro estendendo anteriormente e, em seguida, posteriormente. A fáscia temporal é refletida inferiormente, e o músculo temporal é dividido verticalmente e é elevado fora da porção escamosa do osso temporal. A dissecção deve se estender sob o arco zigomático para permitir a exposição adequada para a craniotomia. Os afastadores de autorretenção são ajustados para manter tanto músculo como pele. Uma janela no osso é criada com uma broca cortante de 5 ou 6 mm e de irrigação e sucção. Essa janela óssea é de 4 centímetros quadrados e está situada ao nível da raiz zigomática. Dois terços da janela são anteriores em relação ao plano vertical do MAE, e o outro terço da janela está posterior ao canal. Uma rugina é usada para remover o osso na borda inferior da craniotomia para baixo para o nível do assoalho da fossa craniana média; isso permite a linha cirúrgica ótima do local, com o mínimo de retração do lobo temporal. O afastador de fossa média House-Urban será locado, com os dentes na borda da craniotomia; a lâmina é gradualmente avançada assim que a dura-máter é elevada do soalho da fossa média. É comum encontrar hemorragia venosa dural na extensão anterior da dissecção; isso pode geralmente ser controlado com um agente hemostático (p. ex.: Surgicel).

Os marcos na fossa média são a artéria meníngea média no forame espinhoso, o nervo petroso superficial maior no hiato facial e a eminência arqueada. O gânglio geniculado pode ser exposto sem cobertura óssea no assoalho da fossa craniana média, por isso o cuidado deve ser exercido quando a dura-máter é elevada. A linha de fratura e a de hematoma são geralmente encontradas na região do hiato facial. O ponto de referência para o canal semicircular superior é a eminência arqueada, mas a localização exata do canal não corresponde de maneira uniforme com essa eminência. Uma TC coronal pode ser útil para determinar a relação entre as duas estruturas; ela irá mostrar os contornos do assoalho da fossa média e sua relação com o canal semicircular superior e irá mostrar a distância entre o canal semicircular superior e o assoalho da fossa craniana média. O canal deve ter muito pouca cobertura óssea, pode ser visto como uma única linha azul após simples elevação dural ou um grande número de células aéreas pode ser aparente entre o canal e a superfície do tégmen.

Se o canal semicircular superior não puder ser localizado através da perfuração sobre a eminência arqueada, dois outros métodos podem ser considerados. Primeiro, o tégmen timpânico pode ser aberto, o que expõe os ossículos; o local do canal semicircular superior pode ser estabelecido pelas relações espaciais. Segundo, o nervo petroso maior superficial pode ser seguido de uma forma retrógrada de volta através do hiato facial para o gânglio geniculado. A porção intralabiríntica do nervo facial passa entre a cóclea e a ampola do canal semicircular superior. O osso sobre o canal semicircular superior é removido utilizando irrigação por sucção e brocas de pontas diamantadas.

Um acidente vascular cerebral leve medial para lateral é usado até a linha azul do canal superior ser identificada. Uma vez que o canal foi identificado, a dissecção procede ao longo do plano meatal, que é o osso dentro de um ângulo de 60 graus a partir da linha azul do superior. Uma perfuração dentro dos limites desse plano vai reduzir o risco de lesão inadvertida para a cóclea. Note-se que a perfuração muito mais ampla pode ser realizada medialmente, enquanto na extensão lateral do MAI há muito pouco espaço entre a cóclea e a ampola do canal semicircular superior. A broca deve abraçar a linha do canal superior assim que a remoção de osso progride. A dissecção será bastante profunda antes de o MAI ser encontrado. O osso deve ser removido 180 graus em torno de o MAI, do aspecto lateral do meato para o poro acústico, e uma espessura de casca de ovo do osso deve ser deixada sobre o MAI. Os últimos passos na exposição do canal são remoção cuidadosa desse osso e irrigação abundante para remover resquícios ósseos.

No ponto mais lateral do MAI, a crista vertical – também conhecida como *Barra de Bill* – é identificada, com o nervo facial situado anteriormente e o nervo vestibular superior posteriormente. A dura-máter do MAI é incisada de uma forma longitudinal ao longo do bordo posterior e para longe do nervo facial. Se o nervo facial está lacerado, a borda proximal é revitalizada com microtesoura. O enxerto de nervo é assegurado proximalmente com uma única sutura com fio de nylon 9-0 e é colocado distalmente dentro do canal ósseo da parte timpânica do canal de Falópio. Um pedaço de músculo temporal é colocado no defeito ósseo e o *flap* pediculado da fáscia temporal é refletido sobre o assoalho da fossa craniana média. O *flap* de osso é retornado à sua posição original, e o músculo temporal é fechado superiormente.

FÍSTULA LIQUÓRICA

A fístula liquórica (FL) e o potencial de meningite estão entre as complicações mais graves de fraturas do osso temporal e ocorrem em 17% dessas fraturas.[4] FL em fraturas que poupam a cápsula ótica tipicamente ocorrem através do assoalho da fossa craniana média (tímpano, tégmen timpânico e tégmen mastoide) e no epitímpano, antro e do trato de células mastoide aéreas. Se a membrana timpânica é rompida, a FL drena para fora do canal auditivo ou na trompa de Eustáquio, o que resulta em rinorreia por FL. Nas fraturas de rompimento da cápsula ótica, FL drena a partir da fossa posterior através da cápsula ótica rompida e para a orelha média.

O início do extravasamento de líquor após trauma foi suspenso por mais de uma semana em 28% dos 192 casos pesquisados por Lewin.[54] Tem sido teorizado que os atrasos no extravasamento de líquor pela FL resultam de uma de duas coisas: herniação quer da dura-máter ou do fungo cerebral no defeito ósseo criado pelo trauma, ou cirurgia ou um hematoma que obstrua a saída do fluxo da FL. Eventualmente, o líquor extravasa como resultado de separação de fibras na herniação dural, atrofia do fungo cerebral, aumento da pressão intracraniana, que desaparece com retração da hérnia, ou a resolução do hematoma oclusivo. A fístula liquórica vai continuar a drenar até que a proliferação de fibroblastos crie uma barreira fibrosa que feche o espaço subaracnóideo, ou o seio ou a mucosa de células aéreas cubram o defeito ósseo.[55] No entanto, durante as fases iniciais de reparação, a barreira fibrosa é fraca, e a barreira mucosa permanece frágil. Se o gradiente de pressão da FL é maior do que a resistência à tração da cicatrização dessas barreiras vulneráveis, o vazamento irá continuar. A barreira recém-formada pode ser rompida por assoar o nariz ou por algum esforço.[56] Uma característica única de uma fratura através da cápsula ótica é a ausência de cicatrização. A cápsula ótica é do tamanho adulto ao nascimento e sofre remodelação mínima ao longo da vida.[57] Após uma fratura, o tecido fibroso enche parcialmente a fenda e o osso periosteal adjacente pode selar a fratura, mas o próprio osso endocondral não vai curar. O trato potencial coloca o paciente em risco continuado de meningite tardia.

A suspeita de uma fístula liquórica ocorre quando a drenagem aquosa clara é percebida no canal da orelha ou do nariz. Otorreia e rinorreia muitas vezes drenam até a parte de trás da garganta, e a taxa de fluxo de descarga geralmente aumenta durante o esforço ou ao inclinar para a frente. Consequentemente, ao avaliar um paciente para uma FL suspeita, o paciente é solicitado a inclinar para a frente com o pescoço flexionado, e corrimento nasal é coletado em um recipiente estéril. Os pacientes muitas vezes se queixam de dores de cabeça que são incômodas, contínuas e bilaterais. A origem da drenagem auricular e nasal é muitas vezes obscurecida por sangramento concomitante ou pela lise de um coágulo de sangue antigo. Se uma descarga nasal é suspeita de ser uma FL, pode ser diferenciada de rinite aquosa, secreções lacrimais ou de descarga serossanguinolenta com base na sua composição. Líquor tem elevada glicose, menos proteína e menos potássio em comparação com secreções nasais. Testes qualitativos, tais como aqueles que envolvem a utilização de tiras de teste de glicose oxidase, têm demonstrado pouca especificidade e resultam em uma proporção substancial de resultados falso-positivos.[58] Determinação quantitativa de glicose, proteínas e potássio é mais precisa para o diagnóstico de FL.

Uma técnica não invasiva para identificação e localização de uma FL utilizando eletroforese de proteínas para transferrina-β_2 foi primeiramente descrita por Meurman et al..[59] Transferrina-β_2 é específica para líquor cefalorraquidiano. Além de não ser invasiva, uma importante vantagem dessa técnica é a pouca quantidade liquórica necessária para o teste (50 μL). Outras técnicas minimamente invasivas para detecção de otorreias e rinorreia por FL estão atualmente sendo desenvolvidas, incluindo a detecção de traços da proteína β,[60] que é sintetizada nas meninges e tem um aumento de 20 a 40 vezes na concentração no líquor em comparação com o soro. Estudos mostram que a detecção de traços de proteína β através de uma técnica de nefelometria tem uma especificidade, e a sensibilidade de detecção liquórica comparável à dos atuais ensaios de transferrina-β_2 é menos dispendiosa e mais rápida.[61,62] Recentemente, um estudo em pacientes com suspeita de FL foi capaz de quantificar os valores de traço de proteína-β em secreções nasais, em que foram obtidos 100% de valores preditivos positivos e negativos de presença de líquor.[63]

TCAR geralmente demonstra os locais potenciais de uma FL. Quando uma fratura é vista, mas o local exato da fístula não foi identificado, cisternografia por TC intratecal com contraste (iohexol) pode ser útil. TCAR mostra defeitos ósseos em 70% dos pacientes com uma FL.[64] Quando um defeito não pode ser demonstrado por TCAR, cisternografia por TC ou cisternografia com radionuclídeo podem (raramente) detectar um local de fuga.[64] Varredura com radionuclídeos tende a falta de sensibilidade e especificidade.

Fluoresceína intratecal é um teste sensível e específico para investigar a presença de uma FL. Depois de uma punção lombar, 0,5 mL de uma solução a 5% de fluoresceína é misturada com 10 mL de líquor do paciente e, em seguida, é reinjetada. A otorreia e a rinorreia podem ser recolhidas em microcompressas e examinadas sob uma lâmpada de Wood para fluorescência verde. Apesar de relatos ocasionais de neurotoxicidade (p. ex.: paraparesia, convulsões) após a injeção intratecal de fluoresceína aparecerem na literatura, essas complicações foram raras, ocorreram com doses mais elevadas de fluoresceína do que são atualmente recomendadas e não resultaram em danos permanentes.[56,65,66] Nenhum efeito colateral persistente ou complicações foram relatados com a atual dosagem recomendada. Fluoresceína é frequentemente bem-sucedida para localizar fístula quando todos os outros métodos falham.[66-68] Portanto, o uso continuado de fluoresceína pode ser justificado, e o risco do aumento da morbidade após falha para localizar uma FL no pré-operatório pode superar os riscos envolvidos com o seu uso. Nenhuma das técnicas de localização é útil se a FL está quiescente no momento do teste.

A incidência de meningite em pacientes com FL varia de 2 a 88%.[4,56,69-72] A ampla variação da incidência é resultado de vários fatores, o mais importante sendo a duração do extravasamento.[56,69,70,73] Mincy[70] e Leech e Paterson[69] compararam a incidência de meningite em pacientes com FL que durou 7 dias ou menos com aqueles que persistiram por mais de 7 dias. Leech e Paterson encontraram uma incidência de apenas 5% de meningite em pacientes com FL de duração inferior a 7 dias, e Mincy relatou uma incidência igualmente baixa de 11% em seu grupo. A incidência de meningite em pacientes com extravasamento por mais de 7 dias no estudo de Leech e Paterson foi de 55%, mas foi de 88% no estudo de Mincy. Spetzler e Wilson[73] demonstraram uma incidência de 33% de meningite em fístula persistente, e Grahne[56] descobriu que a meningite se desenvolveu em 54% de seus pacientes que tiveram perda liquórica crônica.

Muitos estudos ao longo dos últimos 25 anos têm demonstrado nenhum benefício de antibióticos profiláticos para as fraturas do osso temporal, na ausência de FL,[69,71,74-80] e a incidência de meningite nesse grupo é bastante baixa. Rathore[81] agrupou os dados de muitos desses estudos e encontrou uma incidência de 4% de meningite em pacientes com fraturas da base do crânio que receberam antibióticos profiláticos e uma incidência de 3% em pacientes que não receberam antibióticos profiláticos. Brodie e Thompson[4] demonstraram uma incidência de 1% de meningite em 578 pacientes com fraturas do osso temporal e sem FL. Hoff et al. conduziram um estudo prospectivo randomizado que atribuiu pacientes com fraturas de ossos temporais em um grupo de tratamento antibiótico profilático ou em um grupo sem antibiótico. A meningite não se desenvolveu em nenhum paciente de ambos os grupos. Uma recente metanálise reexaminou a questão de antibióticos profiláticos. A análise examinou cinco ensaios clínicos randomizados e concluiu que antibióticos profiláticos no cenário de fratura da base do crânio, com ou sem perda liquórica, não afetam significativamente a taxa de meningite.[82] Todos esses estudos concluem que os antibióticos profiláticos não são indicados, dada a baixa incidência de meningite em fratura do osso temporal sem uma FL e a falta de provas para demonstrar qualquer benefício de antibióticos profiláticos nessa situação. No entanto, o risco de meningite é significativamente maior nos pacientes com fratura do osso temporal, quando FL estão presentes; consequentemente, o papel de antibióticos profiláticos deve ser examinado em relação a esse subconjunto de pacientes com trauma. Vários estudos ao longo das últimas três décadas concluíram que os antibióticos profiláticos não possuem um efeito estatisticamente significativo sobre a incidência de meningite em pacientes com fístula liquórica.[71,73,75,77,80,83] No entanto, o número de pacientes incluídos nos diversos estudos foi inadequado para análise estatística válida. Uma reavaliação da literatura dos últimos 25 anos em duas metanálises independentes revelou resultados conflitantes. No primeiro estudo, uma redução significativa da meningite foi demonstrada com o uso de antibióticos profiláticos em pacientes com fístula liquórica. Trezentos e vinte pacientes foram incluídos na análise.[84] A incidência de meningite em pacientes com FL pós-traumática tratados com antibiótico profilático foi de 2,1%. Em pacientes que não receberam antibióticos profiláticos, a incidência de meningite foi significativamente maior, de 8,7% ($P < 0,02$). Individualmente, entretanto, nenhum desses estudos incluídos na metanálise demonstrou um efeito estatisticamente significativo de antibiótico profilático, o que chama a atenção para a fraca análise estatística com o número insuficiente de pacientes. Em um segundo estudo, foi demonstrado ausência de efeito estatisticamente significativo da profilaxia antibiótica.[85] O problema com essa segunda análise é a inclusão de um estudo que relatou pacientes cuja fístula persistiu durante semanas a meses.[86] Na metanálise,[85] 20 de 29 pacientes nos quais a meningite se desenvolveu durante o uso de antibióticos profiláticos estavam nesse estudo,[86] o que permitiu a duração muito prolongada do vazamento.

Além do inadequado número de pacientes nesses estudo anteriores, problemas significativos são inerentes nesses tipos de estudos retrospectivos. Como nós definimos *profilaxia adequada*? Se 3 dias de antibióticos perioperatórios para o tratamento de fratura exposta de fêmur concomitante constituem profilaxia adequada para uma FL que persiste por 5 dias? Antibióticos terapêuticos para uma infecção simultânea constituem profilaxia adequada para uma FL? Um fator de risco muito importante que aumenta o risco de meningite em pacientes com fístula FL é a presença de uma infecção concomitante. Brodie e Thompson[4] encontraram uma incidência de 20% de meningite em pacientes com infecção concomitante e uma incidência de 3% de meningite na ausência de infecção concomitante. Nesse estudo, na ausência de infecção concomitante, meningite não se desenvolveu em qualquer paciente que recebeu antibióticos profiláticos em algum momento durante o primeiro mês após a lesão. É evidente que essas variáveis de confusão devem ser controladas em um estudo multi-institucional prospectivo para abordar adequadamente a questão da eficácia dos antibióticos profiláticos.

Os organismos mais comuns na infecção da meningite que ocorrem na presença de uma fístula liquórica são *Streptococcus pneumoniae* e *Haemophilus influenzae*.[71,87,88] Entre 57 a 85% das fístulas pós-traumáticas tratadas conservadoramente cessam o extravasamento dentro de 1 semana.[54,70] Uma vez que FL agudas são associadas com uma alta probabilidade de fechamento espontâneo precoce e uma baixa incidência de meningite, elas podem ser tratadas conservadoramente por 7 a 10 dias; esse tratamento inclui repouso absoluto com a elevação da cabeceira da cama; laxantes; instruções para evitar assoar o nariz, espirros e esforço; e repetidas punções lombares ou dreno lombar se o vazamento persistir. Essas medidas destinam-se a manter o gradiente de pressão FL abaixo da força de tensão de cura da barreira. Devido ao aumento do risco de meningite após FL persistente, o fechamento da fístula que persiste por mais de 7 a 10 dias é recomendado.

Fechamento da Fístula Liquórica

O algoritmo de tratamento para FL é apresentado na Figura 70-13. Em um paciente com uma fratura da cápsula ótica que resulta em profunda PANS, obliteração do mastoide e orelha média são recomendadas.[89,90] Meato acústico, membrana timpânica, bigorna e martelo e mucosa da orelha média são excisados. O meato acústico externo é fechado em uma sutura de duas camadas, e uma mastoidectomia completa é executada. A mucosa da trompa de Eustáquio é invertida, e é inserido um plugue muscular. A bigorna é então inserida e também cunha-se o músculo no lugar. A trompa de Eustáquio e a linha de fratura são cobertas pela fáscia temporal, e a cavidade mastoide e orelha média são obliteradas com um enxerto de gordura abdominal.

A abordagem para o fechamento de uma fístula que resulta de uma fratura conservadora da cápsula ótica é ditada pela localização da fratura ao longo do assoalho da fossa cranial média, presença de herniação cerebral e estado da cadeia ossicular. Fístulas que ocorrem lateralmente na fossa cranial média são acessíveis através de uma mastoidectomia completa e podem ser reparadas selando a cavidade mastoide do epitímpano e a orelha média pela colocação de um enxerto de fáscia temporal sobre antro, recesso facial e células aéreas do trato retrofacial. Um segundo enxerto de fáscia é colocado sobre a fístula e a cavidade mastoide é obliterada com um enxerto de gordura. Fístulas que ocorrem mais medialmente ao longo do tégmen timpânico ou que estão associadas com hérnia cerebral são manejadas com uma abordagem combinada. Quando o lobo temporal sofre herniação através do tégmen, o cérebro danificado é debridado através da abordagem transmastóidea, e cérebro e dura são elevados de volta para dentro da fossa média através da craniotomia da fossa média. A fáscia temporal é colocada sobre o assoalho da fossa craniana média. Se um defeito ósseo está presente no tégmen, a janela da craniotomia do osso é dividida ou afinada com uma broca e é colocada ao longo do fundo da fossa craniana média superior à fáscia para prevenir o prolapso subsequente. Um pedaço de Gelfilm® é inserido através de cavidade mastoidea e antro e colocado sobre o topo dos ossículos no epitímpano para evitar aderências e perda de audição condutiva pós-operatória.

No caso de uma fístula através do tégmen timpânico em um paciente com uma descontinuidade ossicular e a ausência de hérnia cerebral, a fístula muitas vezes pode ser fechada por meio de uma abordagem transmastóidea, por si só. Um enxerto de cartilagem tragal é inserido superior à parede MAE superior que se estende até a parte timpânica do nervo facial; o enxerto de cartilagem sela o epitímpano e impede a herniação do tecido para a orelha média. O epitímpano é preenchido com um enxerto de fáscia temporal.

Técnicas adicionais têm sido defendidas por outros autores. Glasscock et al.[91] têm defendido uma abordagem intradural em oposição a uma abordagem extradural para grandes defeitos, argumentando que um melhor fechamento pode ser conseguido intraduralmente. Kveton e Basavalingappa[92] informaram sobre o fechamento bem-sucedido de 13 casos de FL utilizando cimento de hidroxiapatita através de uma abordagem transmastóidea. Essa abordagem é altamente bem sucedida para fechar FL que seguem a remoção translabiríntica de neuromas acústicos, mas cuidados devem ser tomados em FL traumáticos em que o campo é muito mais contaminado. Colocação de um corpo estranho numa ferida potencialmente contaminada aumenta a chance de infecção. Uma outra complicação em potencial decorrente do fechamento do tégmen da fístula com cimento de hidroxiapatita é a perda auditiva condutiva que pode ocorrer se o cimento migrar para a cadeia ossicular.

Um alto risco de estenose do MAE e formação de colesteatoma existe quando o meato acústico é severamente traumatizado, como é visto em ferimentos à bala no osso temporal.[93,94] Nessa situação, a FL é geralmente fechada, com ressecção do MAE e da membrana timpânica, além de obliteração de mastoide e orelha média, como descrito anteriormente. Cuidado extremo é tomado para evitar deixar quaisquer fragmentos de epitélio que podem posteriormente levar à formação de colesteatoma. Toda mucosa é removida e a trompa de Eustáquio e o meato acústico externo são fechados, como descrito anteriormente.

PERDA AUDITIVA

Trauma do osso temporal pode causar perda auditiva condutiva, PANS ou perda mista. Fraturas que poupam a cápsula ótica se estendem ao longo do teto do MAE, muitas vezes rompendo a membrana timpânica na região do entalhe do rivinus. A fratura prossegue ao longo do tégmen timpânico e, em 20% dos pacientes, interrompe a cadeia ossicular.[10] As lesões mais comuns para a cadeia ossicular são separação da articulação incudoestapedial (82%), luxação da bigorna (57%; Fig. 70-14) e fratura dos ramos do estribo (30%).[95] A maioria das fraturas estapedianas não ocorre isolada, estando associada a deslocamentos da bigorna.[10] Fixação dos ossículos no epitímpano (25%) e fratura do martelo (11%) ocorrem com menor frequência.[95] Um terço dos pacientes possui múltiplos problemas de orelha média.

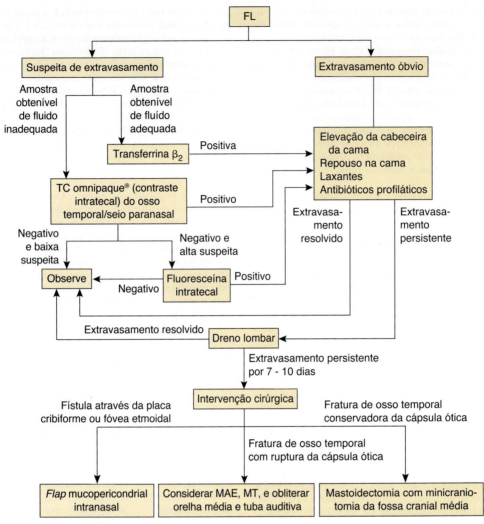

FIGURA 70-13. Manejo da fístula liquórica (FL) traumática. TC, tomografia computadorizada; MAE, meato acústico externo; MT, membrana timpânica.

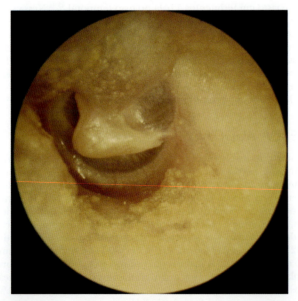

FIGURA 70-14. A bigorna não alinhada projeta-se através da membrana timpânica.

Quase universalmente, os pacientes com fratura do osso temporal experimentam um hemotímpano associado com perda auditiva condutiva. Ao longo de alguns dias a algumas semanas após a lesão, a orelha média irá reiterar, com resolução de perda auditiva atribuída ao fluido da orelha média. Fatores que aumentam a duração do fluido da orelha média incluem entubação endotraqueal, fraturas craniofaciais associadas e presença deFL. Oitenta por cento dos casos de perda auditiva condutiva se resolvem espontaneamente, sem a necessidade de intervenção cirúrgica.[96] Perda auditiva residual seguinte a resolução do hemotímpano e cura da membrana timpânica sugere as possibilidades de fratura ossicular ou descontinuidade. A indicação para timpanotomia exploratória e reconstrução ossicular é a perda auditiva condutiva de mais de 30 dB que persiste por mais de 2 meses após a lesão. No entanto, se a perda auditiva condutiva é na única orelha com audição, a cirurgia é contraindicada. O audiograma de uma perda auditiva mista deve ser avaliado criticamente para estabelecer o verdadeiro benefício potencial da reconstrução ossicular. Se os limiares de condução óssea são mais de 30 dB piores do que na orelha contralateral, mesmo com um excelente fechamento do componente condutivo da perda auditiva, a reconstrução irá proporcionar melhora subjetiva mínima. Nesse cenário, o paciente ainda exigirá um aparelho auditivo para atingir audição útil na orelha operada. Consequentemente, a menos que a perda mista seja profunda e que o paciente não possa se beneficiar no pré-operatório de um aparelho auditivo, a reconstrução ossicular não é recomendada.

A lesão mais favorável para reconstrução ossicular é a luxação da articulação incudostapedial. Nessa situação, uma prótese Applebaum de hidroxiapatita é inserida entre o processo longo da bigorna e o capítulo do estribo e geralmente resulta em fechamento perto do gap aéreo-ósseo. Deslocamento de toda a bigorna requer uma ponte entre a supraestrutura do estribo e do manúbrio do martelo. É preferida uma interposição do enxerto da bigorna esculpida. Próteses de substituição ossiculares parciais também estão disponíveis. A interposição da bigorna é realizada através da perfuração de um corpo no final do processo curto da bigorna que irá se acomodar ao longo do capítulo do estribo. O longo processo da bigorna é removido e o corpo é esculpido com uma superfície articular que vai adequar medial ao manúbrio. Se além da luxação da bigorna, a supraestrutura do estribo é fraturada, o processo longo da bigorna é deixado intacto e o corpo e processo curto são esculpidos. A superfície superior do corpo da bigorna é formada para colocar sob o manúbrio, e o processo longo se acomoda sobre a platina. Uma variedade de próteses totais de substituição ossicular também está disponível para esse fim. Um problema único ocorre quando a supraestrutura do estribo é fraturada, mas a bigorna permanece conectada ao martelo; esses pacientes são bons candidatos para uma estapedotomia a laser.

Reconstruções ossiculares para desarticulação traumática ossicular são superiores àquelas realizadas para otite média crônica. Hough e Stuart[95] reportaram o fechamento do gap aéreo-ósseo dentro de 10 dB em 78% dos pacientes e o fechamento completo foi notado em 45%.

Fraturas de rompimento da cápsula ótica tipicamente resultam em profunda e severa PANS. Múltiplos mecanismos patogênicos podem contribuir para a surdez, incluindo o rompimento da membrana labiríntica, avulsão ou trauma para o nervo coclear, interrupção do fornecimento de sangue coclear, hemorragia na cóclea e fístula perilinfática. Outro mecanismo proposto é hidropisia endolinfática, que resulta da obstrução do ducto endolinfático pela fratura do osso temporal.[97] Trauma acústico associado com fratura do osso temporal e luxação da bigorna frequentemente contribui com um componente neurossensorial a uma perda auditiva mista; 50% dos pacientes com luxação traumática de bigorna possuem pelo menos 10 dB de PANS, e 18% têm mais de 30 dB de perda.[98] A perda ocorre principalmente na faixa de 2.000 a 4.000 Hz. O prognóstico para a recuperação da função em pacientes com anacusia ou surdez profunda é extremamente reservado; no entanto, os pacientes com perda moderada a severa podem ter alguma recuperação.[96,99] Pacientes que sofrem PANS progressiva ou flutuante, o que é sugestivo de uma possível fístula perilinfática subjacente, podem se beneficiar de exploração e tamponamento da fístula.[100]

Colesteatoma e Estenose do Meato Acústico Externo

A formação do colesteatoma pode ocorrer muitos anos após a fratura do osso temporal.[94,101] Quatro mecanismos patogênicos são responsáveis pela formação do colesteatoma pós-traumático: 1) aprisionamento epitelial na linha de fratura; 2) crescimento interno do epitélio através da linha de fratura não consolidada ou através de perfuração da membrana timpânica; 3) implantação traumática do epitélio da membrana timpânica para dentro da orelha média; e 4) aprisionamento do epitélio medial na estenose do MAE. A localização típica para o colesteatoma, como resultado do aprisionamento do epitélio dentro da linha de fratura, é o epitímpano e o antro. A linha de fratura ao longo da parede posterossuperior do meato e escudo ou esporão se expande e então fecha, aprisionando o canal da pele. Assim que a pele aprisionada cresce, ela se expande para dentro do epitímpano e antro, formando assim o colesteatoma; o crescimento de epitélio através de uma linha de fratura deslocada também pode se estender para a mesma região. A implantação traumática da pele da membrana timpânica resulta na formação de colesteatoma dentro do mesotímpano.

Ferimentos por explosivos podem resultar no deslocamento de epitélio escamoso estratificado ceratinizado nas células aéreas de mastoide, mesotímpano, epitímpano e até mesmo intracranialmente.[102] O quarto mecanismo de formação de colesteatoma é um colesteatoma do meato. Colesteatomas pós-traumáticos do meato são mais evitáveis por um acompanhamento cuidadoso, desbridamento, colocação de molde quando o estreitamento progride. O meato acústico pode ser dilatado com a inserção de um número crescente de Otowicks que foi saturado com gotas de antibióticos não ototóxicos e substituído em poucos dias. Após o canal ser adequadamente dilatado, uma esponja Merocel é inserida para manter o lúmen. Um grande molde ventilado auricular personalizado é ocasionalmente necessário para manter o lúmen após lesões graves do meato; o molde é utilizado ao longo do dia durante 3 a 6 meses. Quando a estenose é completa e a dilatação não é possível, uma canaloplastia, e possivelmente uma timpanoplastia, é necessária. Uma estenose lateral do MAE não deve ser permitida a persistir, mesmo que seja completamente benigna na aparência, por causa da alta probabilidade de formação de colesteatoma.

Colesteatoma pós-traumático que envolve ático, antro ou células aéreas da mastoide frequentemente cresce por muitos anos antes de detecção. Essa expansão do colesteatoma não é detectada, até que envolva a cadeia ossicular, com resultante perda auditiva condutiva; eroda no labirinto, causando vertigens ou PANS; comprima o nervo facial, resultando em paralisia facial; ou cresça na orelha média, onde ele pode ser visualizado ao exame físico.

LESÃO DA ARTÉRIA CARÓTIDA

Lesão da artéria carótida pode ocorrer em até 1% dos traumas severos bruscos na cabeça. York et al.[103] relataram uma revisão de 43 pacientes que foram submetidos a angiografias cerebrais para lesões carótidas suspeitas seguintes a trauma crânio-encefálico. Onze lesões carotídeas foram identificadas em 10 pacientes. Esses autores utilizaram a fratura do canal carotídeo identificada na TC como um indicador preditivo de lesão da artéria carótida e descobriram 60% de sensibilidade e 67% de especificidade. Trinta e cinco por cento dos pacientes com fraturas do canal carotídeo sofreram uma lesão na artéria carótida. A incidência é elevada nesse estudo quando comparada com a literatura e provavelmente representa os critérios de seleção de entrada no estudo (p. ex.: pacientes nos quais angiografias foram obtidas devido a uma forte suspeita de uma lesão vascular). Sun et al.[104] procuraram identificar achados preditivos de lesão da artéria carótida na TC em pacientes submetidos a angiografia. Foram avaliados fratura do osso esfenoide, fratura no canal carotídeo petroso e pneumoencéfalo. Em todas as três descobertas sobre TC, foram obtidos especificidade de 85% e valor preditivo negativo de 80%, embora a sensibilidade tenha sido baixa. Avaliações adicionais de correlação entre os achados de TC e lesão da artéria carótida são necessárias.

Critérios recomendados para a obtenção de angiografia carotídea incluem um exame neurológico não consistente com a TC de crânio; déficits neurológicos lateralizados (hemiparesia, ataques isquêmicos transitórios, acidente cerebrovascular, amaurose fugaz); síndrome de Horner; ruído cervical; ou fratura não alinhada através do canal carotídeo.[105]

Outra complicação tardia potencial de fraturas do osso temporal é uma fístula cavernosa carotídea. Essas fístulas arteriovenosas podem se manifestar como exoftalmia pulsátil ou não pulsátil, quemose e um sopro detectado com ausculta sobre a órbita afetada.[106]

Para consultar a lista completa de referências, acesse www.expertconsult.com.

LEITURA SUGERIDA

Brodie HA: Prophylactic antibiotics for posttraumatic cerebrospinal fluid fistulae. A meta-analysis. *Arch Otolaryngol Head Neck Surg* 123:749, 1997.

Brodie HA, Thompson T: Management of complications from 820 temporal bone fractures. *Am J Otol* 18:188, 1997.

Cannon CR, Jahrsdoerfer RA: Temporal bone fractures: review of 90 cases. *Arch Otolaryngol* 109:285, 1983.

Chang JCY, Cass S: Management of facial nerve injury due to temporal bone trauma. *Am J Otol* 20:96, 1999.

Coker NJ, Kendall KA, Jenkins HA, et al: Traumatic intratemporal facial nerve injury: management rationale for preservation of function. *Otolaryngol Head Neck Surg* 97:262, 1987.

Darrouzet V, Duclos JY, Liguoro D, et al: Management of facial paralysis resulting from temporal bone fractures: our experience in 115 cases. *Otolaryngol Head Neck Surg* 125:77, 2001.

Fisch U: Facial paralysis in fractures of the petrous bone. *Laryngoscope* 84:2141, 1974.

Fisch U: Current surgical treatment of intratemporal facial palsy. *Clin Plast Surg* 178:347, 1979.

Fisch U: Management of intratemporal facial nerve injuries. *J Laryngol Otol* 94:129, 1980.

Fisch U: Prognostic value of electrical tests in acute facial paralysis. *Am J Otol* 5:494, 1984.

Kamerer DO: Intratemporal facial nerve injuries. *Otolaryngol Head Neck Surg* 90:612, 1982.

Kelly KE, Tami TA: Temporal bone and skull trauma. In Jackler RK, Brackmann DE, editors: *Neurotology*, St Louis, 1994, Mosby, pp 1127–1147.

Klastersky J, Sadeghi M, Brihaye J: Antimicrobial prophylaxis in patients with rhinorrhea or otorrhea: a double blind study. *Surg Neurol* 6:111, 1976.

Lambert PR, Brackmann DE: Facial paralysis in longitudinal temporal bone fractures: a review of 26 cases. *Laryngoscope* 94:1022, 1984.

MacGee EE, Cauthen JC, Brackett CE: Meningitis following acute traumatic cerebrospinal fluid fistula. *J Neurosurg* 33:312, 1970.

May M: Total facial nerve exploration: transmastoid, extralabyrinthine, and subtemporal indications and results. *Laryngoscope* 89:906, 1979.

May M: Trauma to the facial nerve. *Otolaryngol Clin North Am* 16:661, 1983.

May M, Blumenthal F, Klein SR: Acute Bell's palsy: prognostic value of evoked electromyography, maximal stimulation, and other electrical tests. *Am J Otol* 5:1, 1983.

May M, Harvey JE, Marovitz WF, et al: The prognostic accuracy of the maximal stimulation test compared with that of the nerve excitability test in Bell's palsy. *Laryngoscope* 81:931, 1971.

McKennan KX, Chole RA: Facial paralysis in temporal bone trauma. *Am J Otol* 13:167, 1992.

Resnick DK, Subach BR, Marion DW: The significance of carotid canal involvement in basilar cranial fractures. *Neurosurgery* 40:1177, 1997.

Tos M: Course of and sequelae to 248 petrosal fractures. *Acta Otolaryngol* 75:353, 1973.

Tos M: Prognosis of hearing loss in temporal bone fractures. *Laryngol Otol* 85:1147, 1971.

Turner JWA: Facial palsy in closed head injuries. *Lancet* 246:756, 1944.

Yanagihara N: Transmastoid decompression of the facial nerve in temporal bone fracture. *Otolaryngol Head Neck Surg* 90:616, 1982.

SEÇÃO 5 ■ ORELHA INTERNA

Perda Auditiva Neurossensorial de Causa Genética

71

Seiji B. Shibata | A. Eliot Shearer | Richard J.H. Smith

Pontos-chave

- Nos países desenvolvidos, mais de 50% das deficiências auditivas congênitas têm origem genética.
- A perda auditiva pode ser definida por muitos critérios clínicos que incluem causalidade, momento do aparecimento, idade do aparecimento, apresentação clínica, defeito anatômico, gravidade e frequência da perda.
- A taxa mundial de perda auditiva profunda é de 4 em cada 10.000 bebês nascidos.
- As formas básicas de herança podem ser *mendeliana* (herança de um único gene – autossômica ou ligada ao X), *mitocondrial* ou *complexa* (herança multifatorial).
- O comprometimento auditivo não sindrômico na ausência de outras manifestações fenotípicas corresponde a 70% das perdas auditivas hereditárias.
- As mutações no *GJB2* correspondem a 50% da surdez autossômica recessiva de grave a profunda em várias populações mundiais.
- A *deficiência auditiva sindrômica* se refere à surdez que cossegrega com outras características e resulta em uma constelação reconhecível de achados, conhecidos como uma *síndrome*. A surdez neurossensorial tem sido associada com mais de 400 síndromes.
- A forma sindrômica mais comum da perda auditiva neurossensorial hereditária, a síndrome de Pendred, é herdada de um modo autossômico recessivo; os indivíduos afetados também têm bócio.
- Após uma história clínica, exame físico e avaliação audiológica do paciente bem realizados, o teste genético deve ser o próximo exame solicitado na avaliação da perda auditiva.
- O diagnóstico pré-natal de algumas formas de perda auditiva hereditária é tecnicamente possível pela análise do DNA extraído das células fetais.
- O implante coclear está se tornando uma opção cada vez mais importante para os indivíduos com surdez severa a profunda; em muitos casos, o implante coclear pode ser previsto pelo teste genético.

Terry Savage ficou famoso pela frase "Uma criança vai ouvir a voz da sua mãe pelo resto de sua vida". No entanto, muitas crianças nunca ouvem a voz de sua mãe e outras não a ouvem bem por toda a sua vida. Na verdade, a perda auditiva é a lesão sensorial humana mais comum. A deficiência auditiva congênita afeta pelo menos 1 criança em cada 500 nascidas, perfazendo um total de 360 milhões de pessoas no mundo inteiro.[1,2] A deficiência auditiva envolve frequentemente a disfunção da orelha interna ou do nervo coclear, uma condição conhecida como *perda auditiva neurossensorial* (PANS). Os indivíduos com PANS são chamados frequentemente de *surdos* ("s" minúsculo). O termo *Surdez* ("S" maiúsculo) é utilizado para descrever um indivíduo com PANS que faz parte de um grupo cultural baseado em seu uso da linguagem dos sinais para se comunicar. Os membros desse grupo tendem a ser a prole de pais Surdos e geralmente têm PANS congênita. Por outro lado, aqueles que adquirem a PANS mais tarde na adolescência ou idade adulta frequentemente não utilizam a linguagem dos sinais e persistem com a comunicação oral. Estes normalmente não fazem parte da comunidade de Surdos.

Nos países desenvolvidos, mais de 50% da deficiência auditiva congênita têm uma origem genética.[1,2] A perda auditiva de início tardio também pode ser ocasionada por defeitos genéticos. Com o aumento da compreensão da genética da surdez, o papel do otorrinolaringologista em diagnóstico, interpretação e gerenciamento da perda auditiva torna obrigatória uma compreensão básica da genética. Este capítulo fornece uma introdução à genética da perda auditiva. Uma visão geral da perda auditiva é seguida por uma discussão dos fundamentos da genética e uma sinopse da surdez sindrômica e não sindrômica. A seção final enfoca a abordagem clínica de uma criança com suspeita de surdez genética e inclui os novos avanços no teste genético e os possíveis tratamentos para a perda auditiva genética.

FUNDAMENTOS
CLASSIFICAÇÃO DA DEFICIÊNCIA AUDITIVA

Uma perda auditiva pode ser classificada por muitos critérios clínicos que incluem causalidade, momento do início do sintoma, idade do aparecimento do sintoma, apresentação clínica, defeito

TABELA 71-1. Classificação e Características da Perda Auditiva

Critérios	Classificação	Comentários
Casualidade	Genética Ambiental Multifatorial	Hereditária Não hereditária
Momento de início do sintoma	Congênita Adquirida	Ao nascer Se desenvolve a qualquer momento após o nascimento
Idade de início do sintoma	Pré-lingual Pós-lingual	Antes do desenvolvimento da fala Após o desenvolvimento da fala
Apresentação clínica	Não sindrômica	Perda auditiva é o único sintoma
Defeito anatômico	Sindrômica Condutiva	Perda auditiva e outros sintomas Disfunção da orelha externa e média
Intensidade	Leve Moderada Moderadamente severa Severa Profunda	20 a 40 dB 41 a 55 dB 56 a 70 dB 71 a 90 dB >90 dB
Frequência acometida	Baixa frequência Média frequência Alta frequência	<500 Hz 501 a 2.000 Hz >2.000 Hz
Orelhas afetadas	Unilateral Bilateral Simétrica Assimétrica	Uma orelha afetada Duas orelhas afetadas Duas orelhas igualmente afetadas Duas orelhas afetadas de modo desigual
Prognóstico	Estável Progressiva	A intensidade da perda auditiva não se altera A intensidade aumenta com o tempo

anatômico, gravidade e frequência da perda (Tabela 71-1). As classificações com base na etiologia podem ser dividas amplamente em fatores genéticos *versus* não genéticos. Essa distinção é importante, pois a surdez hereditária não implica surdez congênita; a surdez congênita descreve uma condição presente desde o nascimento, independentemente da causalidade, enquanto a surdez hereditária pode estar presente no nascimento ou se desenvolver em qualquer momento a partir de então.

Reconhecidamente os fatores hereditários e ambientais contribuem fortemente para a perda auditiva. São observados três tipos de lesões anatômicas – condutiva, neurossensorial ou uma combinação de ambas (mista) – que podem surgir a partir de condições sindrômicas ou não sindrômicas. Geralmente, quando discutimos surdez hereditária, é mais útil empregar uma classificação em bases clínicas que reflita a presença ou não de anomalias co-herdadas – ou seja, surdez sindrômica ou não sindrômica. As condições sindrômicas e não sindrômicas podem ser subdivididas pelo padrão de herança como autossômicas dominantes, autossômicas recessivas, ligadas ao X, mitocondriais ou complexas. A perda auditiva também pode ser caracterizada pelas diferenças na intensidade e na frequência acometida. Outras características de uma perda auditiva avaliadas incluem se uma ou ambas as orelhas são afetadas e o prognóstico da alteração (Tabela 71-1).

Embora essas classificações ajudem os médicos em sua avaliação dos pacientes e levem a melhores resultados clínicos, elas não representam adequadamente as interações complexas subjacentes à maioria das formas de perda auditiva. Essa limitação é exemplificada na perda auditiva atribuível à exposição aos antibióticos aminoglicosídeos ototóxicos. Embora em alta concentração esses antibióticos interfiram com a função normal da cóclea, os indivíduos com uma mutação A1555G em seu gene mitocondrial 12S rRNA são mais suscetíveis ao efeito ototóxico desses medicamentos, mesmo nos níveis de dosagem normalmente adequados.[3] Em alguns casos, a perda auditiva é atribuível a fatores genéticos e ambientais e essa causalidade dual pode tornar a classificação da perda auditiva menos informativa.

DIAGNÓSTICO DE DEFICIÊNCIA AUDITIVA

O diagnóstico inicial da perda auditiva se dá através da avaliação auditiva para detectar a perda de acuidade auditiva. A função auditiva é medida em decibéis, sendo considerada normal se o nível mais baixo (limiar) em que um som pode ser percebido estiver entre 0 e 20 dB. O valor de 0 dB é definido como a intensidade em que um tom intermitente de uma determinada frequência é percebido 50% do tempo por um adulto jovem. A intensidade da perda na frequência acometida durante uma deficiência auditiva é fornecida nas Tabelas 71-1 e 71-2. A acuidade auditiva pode ser medida quantitativamente e objetivamente por muitos testes fisiológicos que incluem medições da resposta auditiva do tronco encefálico (Potencial Evocado Auditivo de Tronco Encefálico - PEATE), avaliação da resposta auditiva permanente, teste de impedância (timpanometria) e teste de emissão otoacústica. Em todos esses testes auditivos, exceto a timpanometria, a função normal da orelha média é necessária para que uma resposta normal seja gerada.

O teste PEATE registra a resposta eletrofisiológica do nervo coclear (oitavo nervo craniano) e do tronco encefálico aos tons intermitentes, "conjunto de estímulos" de ondas sonoras que consistem em vários ciclos de mesma frequência, ou cliques, impulsos unidirecionais de tensão retangular aplicados à orelha externa.[1,4] Os padrões da forma de onda são detectados por eletrodos conectados à pele, com valores máximos de nível de pressão sonora obtidos de 94 a 100 dB, o que se refere à razão da pressão de uma onda sonora em relação ao nível padrão de pressão do ar. As emissões otoacústicas são diferentes dos PEATEs, que são sons gerados somente pela cóclea e representam a atividade das células ciliadas externas em resposta à estimulação transiente ou contínua. As emissões são medidas no meato acústico externo e normalmente estão ausentes nos indivíduos com perda auditiva acima de 40 a 50 dB.[1]

O potencial evocado auditivo de estado estável tem alguma semelhança com a PEATE, mas o estímulo é contínuo. Um estímulo tonal contínuo gera um nível mais alto de pressão sonora do que é possível com estímulos de clique e permite uma estimativa melhor da acuidade auditiva nos indivíduos surdos profundos.[1] A impedanciometria é utilizada junto com a PEATE, emissões otoacústicas ou potencial evocado auditivo de estado estável, pois não mede a audição. Essa técnica é utilizada rotineiramente para determinar a pressão na orelha média, o movimento da membrana timpânica e dos ossículos da orelha média e a atividade da trompa de Eustáquio.[1]

TABELA 71-2. Quantificação da Deficiência Auditiva

Deficiência (%)	Média de Tom Puro (dB)*	Audição Residual (%)
100	91	0
80	78	20
60	65	40
30	45	70

*Média de tom puro de 500, 1.000, 2.000 e 3.000 Hz

EPIDEMIOLOGIA DA DEFICIÊNCIA AUDITIVA

A perda auditiva é uma lesão sensorial prevalente nos seres humanos. A Organização Mundial da Saúde estimou que no mundo inteiro 360 milhões de pessoas são afetadas por uma perda auditiva significativa. Outras estimativas da taxa mundial de perda auditiva profunda constataram que ela afeta 4 em cada 10.000 nativivos.[5,6] A taxa de PANS determinada nos programas universais de triagem auditiva de recém-nascidos nos países desenvolvidos, de 2 a 4 crianças por 1.000 nascimentos, se compara favoravelmente com este número.[7,8] A incidência de PANS congênita nos países em desenvolvimento tende a ser muito maior,[9,10] embora mais dados sejam necessários para concluir isso. As implicações são significativas para o desenvolvimento da comunicação, cognição, educação e para o desenvolvimento social das crianças com perda auditiva de início precoce.

CONTEXTO HISTÓRICO DA GENÉTICA

Mendel é considerado o pai da genética moderna. Seu trabalho de formulação dos fundamentos da hereditariedade pela experimentação em ervilhas é bem conhecido. A partir dessa pesquisa, ele postulou os princípios da segregação e da segregação independente, publicando esses conceitos em 1865. No início dos anos 1900, o impacto dessas ideias foi reconhecido. Johannsen descreveu em 1909 o gene como a base da hereditariedade e Avery mostrou que os genes são compostos de ácido desoxirribonucleico (DNA) em 1944. Em 1953, Watson e Crick descreveram a estrutura física do DNA e 3 anos mais tarde o número correto de cromossomos humanos foi confirmado em 46. O sequenciamento desses cromossomos foi o objetivo do Projeto Genoma Humano, iniciado em 1991 e concluído com dados de primeira passagem em 2001. O impacto desse projeto na medicina tem sido tremendo, com o campo da surdez genética sendo apenas uma das muitas áreas das ciências médicas a florescer. Uma lista dos genes da surdez conhecidos atualmente pode ser obtida no website *Hereditary Hearing Loss Homepage*.[11]

FUNDAMENTOS DE GENÉTICA

Cada pessoa tem 46 cromossomos – 22 pares de autossomos e um par de cromossomos sexuais (XY nos homens ou XX nas mulheres). De acordo com o princípio da segregação de Mendel, nos organismos que se reproduzem sexualmente, cada um dos pais contribui para a prole com apenas um membro de cada par de cromossomos. Esse fato significa que todo indivíduo tem uma cópia herdada de um cromossomo de cada um dos pais. Os genes são transportados por esses cromossomos, com um número estimado em cerca de 30.000. As variações nesses genes conferem exclusividade a cada indivíduo. Essas variações, denominadas *alelos*, às vezes podem ser prejudiciais.

Se uma mutação alterar a sequência normal ou natural (do tipo selvagem) de um gene expressado na orelha interna, e se a proteína traduzida a partir dessa nova variante alélica não funcionar tão bem quanto a proteína normal, pode ocorrer surdez. No entanto, se a proteína normal restante (lembre-se de que cada gene é representado em duplicata) for capaz de substituir ou compensar a proteína mutante defeituosa, a surdez vai se manifestar apenas nos indivíduos que carregam duas cópias do gene anormal. Este cenário é um exemplo de *herança autossômica recessiva*. Entretanto, se a proteína anormal interferir com a função da proteína normal, a surdez vai se manifestar em um indivíduo que carrega um único gene anormal. Esse cenário é um exemplo de *herança autossômica dominante*.

Na descrição desses padrões de herança, estamos descrevendo o genótipo ou a constituição genética de uma pessoa. O termo *homozigosidade* significa que uma pessoa carrega dois alelos idênticos de um gene; *heterozigosidade* representa o estado em que uma pessoa carrega duas variantes diferentes de um determinado gene. A consequência observável que deriva do genótipo individual é o seu *fenótipo*. Os indivíduos que carregam mutações genéticas idênticas costumam exibir um espectro de características fenotípicas. Por exemplo, nem toda pessoa com síndrome de Waardenburg do tipo 1 tem monocelho, branqueamento precoce dos cabelos ou heterocromia da íris, um fenômeno chamado *expressividade variável*. Em alguns casos, o fenótipo pode ser tão sutil a ponto de ser inteiramente ausente e diz-se que a mutação genética causadora exibe *penetrância incompleta* ou que é *não penetrante*. Essa ocorrência pode dar a impressão de que uma doença "pula" gerações.

PADRÕES DE HERANÇA

As formas básicas de herança podem ser mendeliana (herança de um único gene, autossômica ou ligada ao X), mitocondrial ou complexa (herança cromossômica e multifatorial). As árvores genealógicas desses padrões de herança são exibidas na Figura 71-1.

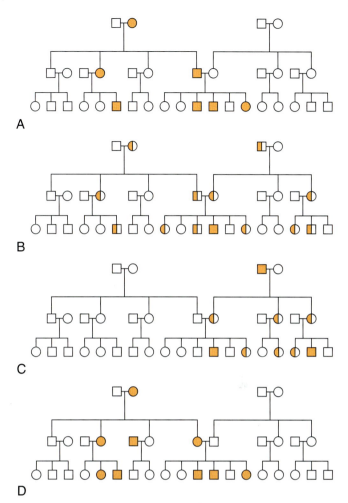

FIGURA 71-1. Padrões de herança. **A,** Árvore genealógica ilustrando a herança autossômica dominante. O padrão de herança exibe transmissão vertical do fenótipo afetado, incluindo a transmissão de pai para filho. Nenhuma geração pulada. **B,** Árvore genealógica da herança autossômica recessiva. Repare que o fenótipo da doença normalmente não é visto nos pais ou outros ancestrais. A probabilidade de homens e mulheres afetados é a mesma. (Consulte o quadrado de Punnet na Figura 71-2 para estimar os riscos de herança recessiva em pais heterozigotos.) **C,** Árvore genealógica da herança recessiva ligada ao X. O fenótipo da doença está presente com um alelo da doença no homem, mas requer um genótipo homozigoto para ser expressado na mulher. **D,** Árvore genealógica ilustrando a herança mitocondrial. Repare na transmissão materna do fenótipo afetado. Não há transmissão paterna.

	Portador heterozigoto masculino	
	A	**a**
A	AA Não afetado	Aa Portador não afetado
a	Aa Portador não afetado	aa Afetado

(Portador heterozigoto feminino)

FIGURA 71-2. Os quadrados de Punnet são utilizados para estimar as probabilidades de herança dos padrões mendelianos. Este quadrado de Punnet ilustra o acasalamento de dois indivíduos que são portadores heterozigotos de um gene autossômico recessivo; os genótipos de toda a possível progênie exibem uma probabilidade de 25% de terem um filho com o fenótipo recessivo (aa), uma probabilidade de 50% de terem um filho portador do alelo recessivo, mas que não é afetado (Aa), e uma probabilidade de 25% de terem um filho que não carrega o alelo recessivo (AA).

As formas mendeliana e mitocondrial da herança são discutidas neste capítulo; para o leitor que estiver interessado nas formas complexas de herança, recomendamos textos mais apropriados.[12,13] Os quadrados de Punnett são utilizados para mostrar os padrões de herança exibindo os resultados de cruzamentos com ambos os pais e permitindo estimativas de probabilidade da progênie (Fig. 71-2).

Autossômica Dominante

Nas doenças autossômicas dominantes, os heterozigotos expressam o fenótipo da doença. O progenitor afetado pode passar um alelo doente ou um alelo normal para a progênie, com a probabilidade de cada evento sendo 0,5 ou 50%. Isso significa que 50% da progênie herdam o alelo normal e 50% herdam o alelo doente. No caso das doenças dominantes, 50% da progênie expressam a doença.

A transmissão autossômica dominante implica várias coisas. Em primeiro lugar, não há qualquer predileção sexual pelo fenótipo da doença; homens e mulheres são igualmente propensos a serem afetados e a transmitir o alelo da doença para a sua progênie. Segundo, a menos que o gene da doença seja não penetrante, essa doença não pula gerações. Esse tipo de transmissão se chama *transmissão vertical*. Terceiro, a transmissão entre homens (pai para filho) é observada. Essa observação em uma árvore genealógica exclui a herança mitocondrial ou ligada ao X.

Autossômica Recessiva

Ao contrário da herança autossômica dominante, na herança autossômica recessiva duas cópias mutantes de um gene são necessárias para a expressão do fenótipo da doença. Um progenitor afetado transmite um alelo da doença para toda a progênie, mas essa progênie não exibe o fenótipo da doença a menos que o outro progenitor carregue pelo menos uma cópia mutante do mesmo gene. No entanto, na maioria das vezes nenhum dos progenitores é afetado, mas ambos são portadores de um único gene mutante e, ao acaso, cada um passa adiante essa cópia mutante para a progênie afetada. Neste cenário, 25% da progênie carregam duas cópias mutantes do gene e expressam o fenótipo da doença; 50% da progênie são portadoras de uma cópia mutante, similar aos progenitores; e 25% da progênie têm duas cópias do tipo selvagem do gene. Assim como nas doenças autossômicas dominantes, não há predileção sexual; homens e mulheres são igualmente propensos a serem afetados, mas a transmissão vertical raramente é observada. As doenças recessivas tendem a ser específicas para a geração. Se a doença for excepcionalmente rara, a probabilidade de consanguinidade parental, embora distante, é alta.

Herança Ligada ao X

A herança ligada ao X pode ser recessiva ou dominante. Na herança recessiva ligada ao X as mulheres não são suscetíveis a serem afetadas, pois são necessárias duas cópias mutantes do gene para que o fenótipo da doença se manifeste. Entretanto, as mulheres heterozigotas às vezes exibem aspectos sutis do fenótipo da doença devido à aleatoriedade da inativação do cromossomo X (a hipótese de Lyon). Nas mulheres, em cada célula apenas um de dois cromossomos X está ativo e, quando a inativação do cromossomo X é inteiramente aleatória, 50% das células em uma mulher heterozigota vão expressar o cromossomo X portador da doença. Através de mecanismos que não são claramente compreendidos, esse processo não é aleatório e a inativação do cromossomo X mutado normalmente é muito mais alta do que a inativação do cromossomo X normal. Os homens têm somente um cromossomo X e sempre expressam o fenótipo da doença.

Em uma árvore genealógica exibindo *herança recessiva ligada ao X*, o traço é observado com mais frequência nos homens; não há transmissão de pai para filho; os pais afetados transmitem o alelo da doença para toda a progênie feminina, que pode ter homens afetados ("geração saltada"); e as mulheres heterozigotas transmitem o alelo da doença para a metade de todos os filhos, que manifestam a doença, e metade de todas as filhas, que são heterozigotas e com fenótipo normal. Na *herança dominante ligada ao X*, os pais afetados transmitem o alelo da doença para todas as filhas que exibem o fenótipo da doença com penetrância completa; não há transmissão de pai para filho. As mães heterozigotas são afetadas e transmitem o traço para metade de todos os filhos e metade de todas as filhas.

Herança Mitocondrial

A "força motriz" das células humanas, as mitocôndrias são os sítios de fosforilação oxidativa, o processo que leva à produção de trifosfato de adenosina. As mitocôndrias possuem seu próprio DNA intrínseco, com várias cópias do genoma mitocondrial em cada mitocôndria. O genoma mitocondrial é uma molécula circular de 16.569 pares de bases que codifica dois RNAs ribossômicos, 22 RNAs de transferência e 13 polipeptídeos.[14] As proteínas mitocondriais restantes, necessárias para a fosforilação oxidativa, são codificadas pelo genoma nuclear.

O DNA mitocondrial (DNAmt) é herdado somente através da linhagem materna, refletindo a presença de grandes quantidades de DNAmt no citoplasma do óvulo. Portanto, a transmissão materna do fenótipo afetado ocorre, mas nenhuma transmissão paterna acontece (Fig. 71-1, *D*). Se todas as moléculas de DNAmt forem anormais, uma condição conhecida como *homoplasmia*, todas as células da progênie contêm mitocôndrias anormais. Se as moléculas de DNAmt normais e anormais coexistirem, uma condição conhecida como *heteroplasmia*, observa-se uma ampla gama de expressão do fenótipo mutante, que reflete a distribuição aleatória das mitocôndrias para as células da progênie. Como as mitocôndrias carecem de um mecanismo de correção do DNA, o DNAmt acumula mutações em uma frequência mais alta que a do DNA nuclear.

DEFICIÊNCIA AUDITIVA GENÉTICA
DEFICIÊNCIA AUDITIVA NÃO SINDRÔMICA

A perda auditiva genética é comum nos seres humanos. A deficiência auditiva não sindrômica na ausência de outras manifestações fenotípicas corresponde a 70% da perda auditiva hereditária.[15]

71 | PERDA AUDITIVA NEUROSSENSORIAL DE CAUSA GENÉTICA

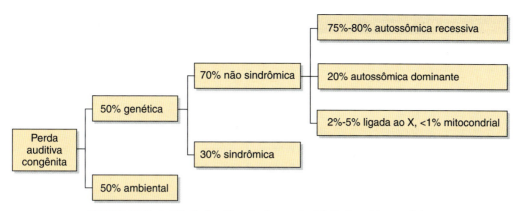

FIGURA 71-3. Incidência das diferentes formas de deficiência auditiva congênita.

Mais da metade da PANS que ocorre nos neonatos é atribuível a traços mendelianos simples herdados (Fig. 71-3). Na maioria dos casos, o padrão de herança é recessivo (75 a 80% dos casos) e, consequentemente, os pais das crianças afetadas geralmente não exibem o fenótipo. A perda auditiva não sindrômica congênita é herdada de um modo autossômico dominante (~20%), ligado ao X (2 a 5%) ou mitocondrial (~1%). A nomenclatura se baseia no prefixo "DFN" para designar Surdez (**DeaFN**ess) não sindrômica. O prefixo *DFN* seguido por um *A* implica herança ligada ao X. O sufixo inteiro denota a ordem de descoberta do lócus gênico. DFNA1 e DFNB1 foram os primeiros lócus gênicos de surdez autossômica dominante e autossômica recessiva a serem identificados. Conforme é descrito nas seções a seguir, um grande progresso tem sido feito no estudo científico da perda auditiva não sindrômica genética (PANS) desde a descoberta do primeiro gene da surdez em 1993. Essas descobertas aumentaram a nossa

TABELA 71-3. Perda Auditiva Não Sindrômica Autossômica Recessiva

Nome do Lócus	Localização	Símbolo do Gene	Fenótipo*
DFNB1A	13q11q12	*GJB2*	PANS Pré-lingual† que permanece estável[17,18]
DFNB1B	13q12.11	*GJB6*	PANS Pré-lingual† e disfunção vestibular em alguns pacientes[166,167]
DFNB2	11q13.5	*MYO7A*	PANS Pré-lingual ou pós-lingual de um tipo não especificado[168,169]
DFNB3	17p11.2	*MYO15A*	PANS Pré-lingual que permanece estável[170,171]
DFNB4	7q22.3	*SLC26A4*	PANS Pré-lingual ou pós-lingual que pode ser estável ou progressiva; também pode estar associada com dilatação do aqueduto vestibular[104,105,172]
DFNB6	3p21.31	*TMIE*	PANS Pré-lingual que permanece estável[173,174]
DFNB7/11	9q21.13	*TMC1*	PANS Pré-lingual que permanece estável[175,176]
DFNB8/10	21q22.3	*TMPRSS3*	PANS Pós-lingual (DFNB8)‡ ou Pré-lingual (DFNB10) que pode ser progressiva ou estável[177,178]
DFNB9	2p23.3	*OTOF*	PANS Pré-lingual que permanece estável[179,180]
DFNB12	10q21,1	*CDH23*	PANS Pré-lingual que permanece estável[39,181]
DFNB15/72/95	19p13.3	*GIPC3*	PANS Pré-lingual que permanece estável[182-184]
DFNB16	15q15.3	*STRC*	PANS Pré-lingual que permanece estável e é mais acentuada nas frequências mais altas[185]
DFNB18	11p15.1	*USH1C*	PANS Pré-lingual que permanece estável[186,187]
DFNB21	11q22-q24	*TECTA*	PANS Pré-lingual isolada, de severa a profunda[41]
DFNB22	16p12.2	*OTOA*	PANS Pré-lingual de moderada a severa[188]
DFNB23	10q21.1	*PCDH15*	PANS Pré-lingual de severa a profunda[47]
DFNB24	11q22.3	*RDX*	PANS Pré-lingual profunda[189]
DFNB25	4q13	*GRXCR1*	PANS Pré-lingual de severa a profunda[190]
DFNB28	22q13.1	*TRIOBP*	PANS Pré-lingual de severa a profunda[191,192]
DFNB29	21q22.3	*CLDN14*	PANS Pré-lingual profunda[193]
DFNB30	10p11.1	*MYO3A*	PANS progressiva que afeta primeiramente as altas frequências e começa na segunda década de vida; severa nas frequências altas e médias, moderada nas baixas frequências por volta dos 50 anos[194]
DFNB31	9q32-q34	*WHRN*	PANS Pré-lingual profunda[195,196]
DFNB35	14q24.3	*ESRRB*	PANS Pré-lingual profunda[197]
DFNB36	1p36.31	*ESPN*	PANS Pré-lingual de tipo não especificado ou desconhecido[198]
DFNB37	6q13	*MYO6*	PANS Pré-lingual de tipo não especificado ou desconhecido[199]

Continua

TABELA 71-3. Perda Auditiva Não Sindrômica Autossômica Recessiva — *continuação*			
DFNB39	7q21.11	*HGF*	PANS Pré-lingual de severa a profunda [200]
DFNB42	3q13.33	*ILDR1*	PANS Pré-lingual, frequência média a alta [201]
DFNB49	5q13.2	*MARVELD2*	PANS Pré-lingual de moderada a profunda [202]
DFNB53	6p21.32	*COL11A2*	PANS Pós-lingual (segunda década), frequência média [203]
DFNB59	7q22.1	*PJVK*	PANS Pré-lingual, neuropatia auditiva de severa a profunda [204]
DFNB61	7q22.1	*SLC26A5*	PANS Pré-lingual de severa a profunda [205]
DFNB63	11q13.4	*LRTOMT/COMT2*	PANS Pré-lingual profunda [206,207]
DFNB66/67	6p21.3	*LHFPL5*	PANS Pré-lingual profunda [208-210]
DFNB74	12q14.3	*MSRB3*	PANS Pré-lingual profunda [211,212]
DFNB77	18q21.1	*LOXHD1*	PANS Pré-lingual progressiva, frequência média a alta [213]
DFNB79	9q34.3	*TPRN*	PANS Pré-lingual de severa a profunda [214,215]
DFNB82	1p13.3	*GPSM2*	PANS Pré-lingual profunda estável [216]
DFNB84	12q21.31	*PTPRQ*	PANS Pré-lingual de severa a profunda [217]
DFNB91	6p25.2	*GJB3/SERPINB6*	PANS Pós-lingual (segunda década) progressiva, de moderada a severa [218,219]

PANS, perda auditiva neurossensorial
*Referências mais importantes citadas.
†A surdez pré-lingual também inclui a surdez congênita.
‡ O início da perda auditiva DFNB8 é pós-lingual (10 a 12 anos), enquanto o início da perda auditiva DFNB10 é pré-lingual (congênita). Essa diferença fenotípica reflete uma diferença genotípica; a mutação causadora de DFNB8 é uma mutação de recomposição. Isso sugere que a recomposição ineficiente está associada com uma menor quantidade de proteína normal, que é suficiente para prevenir a surdez pré-lingual, mas insuficiente para prevenir a eventual deficiência auditiva.
Modificado de Van Camp G, Smith RJ: Hereditary Hearing Loss. Disponível em http://hereditaryhearingloss.org.

compreensão da fisiologia molecular da audição e da surdez e lançaram as bases para os testes genéticos clínicos para a surdez, conforme descrito no tópico Diagnóstico.

Deficiência Auditiva Não Sindrômica Autossômica Recessiva

A deficiência auditiva não sindrômica autossômica recessiva normalmente é pré-lingual e de severa a profunda em todas as frequências.[16] Até hoje, 95 *loci* foram mapeados e 41 genes causadores foram clonados (Tabela 71-3).[11] Os padrões de expressão dos genes relacionados à surdez não sindrômica autossômica recessiva na cóclea são demonstrados na Figura 71-4.

DFNB1. Em 1994, Guilford et al.[17] mapearam o primeiro lócus da surdez não sindrômica autossômica recessiva em 13q12-13 e o denominaram *DFNB1*. Três anos mais tarde, Kelsell et al.[18] identificaram o gene *DFNB1* como um gene de junção comunicante chamado *GJB2*. A proteína codificada, conexina 26, oligomeriza com cinco proteínas conexinas, formando um *conexon*; o acoplamento de dois conexons em células vizinhas resulta em uma *junção comunicante* (Fig. 71-4, *B*). Acredita-se que essas junções comunicantes são condutos através dos quais os íons potássio são reciclados das células ciliadas externas pelas células de suporte e pelo ligamento espiral para a estria vascular.[19] Os íons são bombeados para a endolinfa a fim de perpetuarem a transdução mecanossensorial das células ciliadas.[18] Esse papel é coerente com a expressão do *GJB2* na estria vascular, nas células epiteliais não sensoriais, no ligamento espiral e no limbo espiral da orelha interna.[18]

As mutações no *GJB2* são encontradas em 50% das pessoas com surdez não sindrômica autossômica recessiva congênita profunda em muitas populações do mundo.[20] São descritas mais de 100 mutações diferentes que causam surdez e várias são comuns em grupos étnicos específicos.[21] Por exemplo, a mutação 35delG predomina nas populações de descendência europeia;[22] essa mutação tem uma frequência portadora de 2,5% no meio-oeste dos Estados Unidos.[23] A título de comparação, na população de judeus Ashkenazi, a mutação mais comum é a 167delT; sua frequência portadora é aproximadamente 4%.[24] Nas populações japonesas, a mutação 235del1C é a variante alélica do *GJB2* mais comum a ocasionar surdez.[25]

O fenótipo auditivo DFNB1 é variado, embora a homozigosidade para as mutações de truncagem de proteína geralmente esteja associada com comprometimento da atividade da junção comunicante e surdez de moderada a profunda.[21-26] Com as mutações de sentido trocado, o grau de audição residual pode ser substancialmente maior.[21] Na maioria das vezes, a perda é simétrica entre as orelhas e não evolui no longo prazo. As anomalias do osso temporal não fazem parte do fenótipo DFNB1, que elimina a necessidade de imagens de rotina do osso temporal.

Existe um teste genético para diagnosticar a surdez relacionado ao *GJB2* e esse teste se justifica, pois a contribuição relativa desse gene para a carga de mutação total da surdez genética é alta. A triagem de mutações facilita o aconselhamento genético e a previsão da probabilidade de recorrência. Ela também fornece informações de diagnóstico, pois vários estudos mostraram que os receptores de implante coclear com surdez relacionada ao *GJB2* se saem muito bem.[27]

Deficiência Auditiva Não Sindrômica Autossômica Dominante

Até hoje, foram mapeados 64 *loci* da surdez não sindrômica autossômica dominante e 27 genes causadores foram clonados (Tabela 71-4).[11] Geralmente, o início da surdez é pós-lingual, progressivo e mais brando do que as formas recessivas e vários *loci* têm perfis audiológicos característicos.[28,29] Várias formas comuns de deficiência auditiva dominante têm perfis audiológicos exclusivos ou característicos. Um dos tipos mais comuns de surdez não sindrômica autossômica dominante é a perda auditiva de alta frequência resultante de mutações *KCNQ4* no lócus DFNA2.[30] Os padrões de expressão dos genes relacionados à surdez não sindrômica autossômica dominante na cóclea são demonstrados na Figura 71-4.

DFNA2 (Perda Auditiva de Alta Frequência). A perda auditiva de alta frequência autossômica dominante pode ser a consequência de mutações em uma série de genes que incluem o *KCNQ4* (DFNA2), *DFNA5* (DFNA5), *COCH* (DFNA9) e *POU4F3* (DFNA15). As mutações em muitos desses genes ocasionam surdez autossômica dominante através de um mecanismo de ação dominante

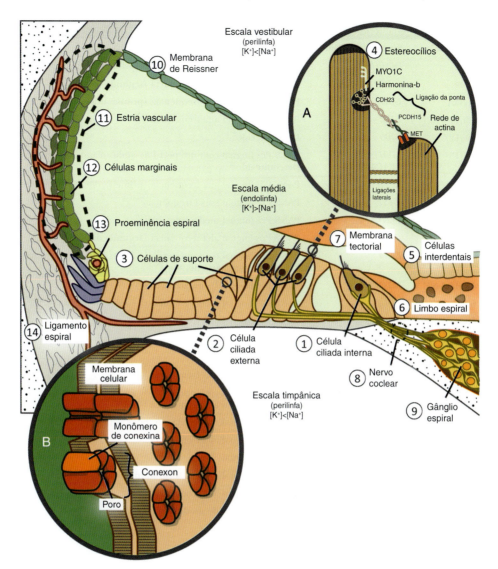

FIGURA 71-4. Esquema do corte transversal do ducto coclear incluindo uma representação ampliada de duas estruturas cocleares importantes (**A** e **B**) e exibindo o padrão de expressão coclear dos genes relacionados à surdez. **A,** O destaque ilustra a ligação da ponta dos estereocílios, o canal de transdução mecânica e a interação entre as proteínas de ancoragem Harmonina-b, MYO1C, CDH23 e PCDH15. **B,** A junção comunicante e seus constituintes. Vista tridimensional de um hexâmero de conéxon composto de seis monômeros de conexina; cada conexina codificada pelo *GJB2* também é conhecida como uma *molécula de conexina 26*, uma das quais está em destaque. As junções comunicantes são compostas de dois conéxons em células adjacentes. Pequenas moléculas conseguem passar pelo poro da junção comunicante, de um citoplasma para outro, sem ter que atravessar duas membranas celulares. **1, Células ciliadas internas:** ACTG1, CDH23, CLDN14, GJA1, GIPC3, ILDR1, KCNQ4, LOXHD1, MYH14, MYO3A, MYO6, MYO7A, MYO15A, PCDH15, POU4F3, PTPRQ, OTOF, RDX, SERPINB6, STRC, TFCP2L3, TJP2, TMC1, TMHS, TRIOBP, USH1C, e WFS1. **2, Células ciliadas externas:** ACTG1, CCDC50, CDH23, CLDN14, GIPC3, GJA1, ILDR1, KCNQ4, LOXHD1, MYH9, MYH14, MYO3A, MYO6, MYO7A, MYO15A, OTOF, PCDH15, POU4F3, PTPRQ, PRES, RDX, STRC, SLC26A5, TFCP2L3, TJP2, TMC1, TMHS, TRIOBP, USH1C, e WFS1. **3, Células de suporte:** CLDN14, ESRRB, GJA1, GJB2, GJB6, MYH14, PCDH15, SLC26A4, TFCP2L3, TMPRSS3 e WFS1. **4, Estereocílios:** CDH23, DFNB18, ESPN, PCDH15, STRC, TMIE e WHRN. **5, Células interdentais:** ATP6B1, GJA1, GJB2, TFCP2L3 e WFS1. **6, Limbo espiral:** COCH, COL9A1, CRYM, ESRRB, GJB2, GJB3 e GJB6. **7, Membrana tectorial:** COL11A2 OTOA, OTOG e TECTA. **8, Nervo coclear:** CCDC50, ESRRB e GJB3. **9, Gânglio espiral:** ESRRB, GIPC3, GJB1, KCNQ4, MPZ, NDP, NDRG1, OTOF, PCDH15, PJVK, PMP22, SBF2, SLC26A4, TMPRSS3 e WFS1. **10, Membrana de Reissner:** ESRRB, MYH9, MYH14, POU3F4A, TFCP2L3 e WFS1. **11, Estria vascular:** ATP6B1, BSND, CCDC50, CLCNKA, CLCNKB, DFNA5, EDN3, ESRRB, GJB2, GJB6, KCNE1, KCNQ1, MITF, MYH14, TFCP2L3 e TMPRSS3. **12, Células marginais:** KCNE1 e KCNQ1. **13, Proeminência espiral:** ESRRB, MYH14, SLC26A4 e WFS1. **14, Ligamento espiral:** COCH, COL9A1, CRYM, ESRRB, GJB2, GJB3, GJB6, MYH9, MYH14, POU3F4 e WFS1. (Modificado de Morton CC, Nance WE: Newborn hearing screening: a silent revolution. *N Engl J Med* 2006;354:2154-64. **A,** Modificado de Muller U: Harmonin mutations cause mechanotransduction defects in cochlear hair cells. *Neuron* 2009;62:375-387. **B,** Modificado de Smith RJH: Sensorineural hearing loss in children. *Lancet* 2005;365:879-890.)

negativo.[30-32] Um exemplo é a surdez no lócus DFNA2, que é ocasionada por mutações dominantes negativas em *KCNQ4*.[30,31] O *KCNQ4* é organizado em 14 exons que codificam uma proteína com seus domínios transmembrana e uma alça P para conferir ao íon K$^+$ seletividade para o poro do canal.[31] Um sensor de tensão no quarto domínio transmembrana induz uma alteração de conformação que leva à abertura do canal. As subunidades de *KCNQ4* são organizadas tipicamente em homotetrâmeros para formar canais funcionais.[31] O alelo G285S foi a primeira mutação DFNA2 identificada, e um modelo de camundongo portando a mutação ortóloga (equivalente à variante do alelo G285S humano) foi gerado.[33] A substituição de uma serina por uma glicina afeta a primeira glicina altamente conservada em uma sequência de assinatura GYG da alça P do poro do canal e elimina a função do canal ao impedir a montagem da subunidade correta. O comprometimento da função do *KCNQ4* na orelha interna afeta a reciclagem de íons K$^+$. Normalmente, a transdução mecanossensorial leva a um aumento no K$^+$ citosólico nas células ciliadas externas

TABELA 71-4. Perda Auditiva Não Sindrômica Autossômica Recessiva

Nome do Lócus	Localização	Símbolo do Gene	Fenótipo*
DFNA1	5q31	DIAPH1	PANS Pós-lingual baixa frequência (primeira década)[220,221]
DFNA2A	1p34	KCNQ4	PANS Pós-lingual alta frequência (segunda década)[30,31]
DFNA2B	1p35.1	GJB3	PANS Pós-lingual alta frequência (primeira década)[222]
DFNA3A[†]	13q11-q12	GJB2	PANS Pré-lingual alta frequência [18,223]
DFNA3B	13q12	GJB6	Desconhecido[224]
DFNA4	19q13	MYH14 / CEACAM16	PANS Pós-lingual com um perfil de áudio plano ou ligeiramente decrescente[225,226] / Desconhecido[227]
DFNA5	7p15	DFNA5	PANS Pós-lingual alta frequência (primeira década)[228,229]
DFNA6/14/38[‡]	4p16.1	WFS1	PANS Pré-lingual baixa frequência[230-232]
DFNA8/12[†]	11q22-24	TECTA	PANS Pré-lingual média frequência[6]
DFNA9	14q12-q13	COCH	PANS Pós-lingual alta frequência (segunda década)[233,234]
DFNA10	6q22-23	EYA4	PANS Pós-lingual com um perfil de áudio plano ou ligeiramente decrescente (terceira ou quarta década)[235,236]
DFNA11	11q12.3-q21	MYO7A	PANS Pós-lingual (primeira década)[169,237]
DFNA13	6p21	COL11A2	PANS Pós-lingual média frequência (segunda década)[238,239]
DFNA15	5q31	POU4F3	PANS Pós-lingual alta frequência [240-244]
DFNA17	22q	MYH9	
DFNA20/26	17q25	ACTG1	
DFNA22	6q13	MYO6	
DFNA25	12q21-24	SLC17A8	PANS Pós-lingual alta frequência [245,246]
DFNA28	8q22	GRHL2	PANS Pós-lingual com um perfil de áudio plano ou ligeiramente decrescente[175,247]
DFNA36	9q13-q21	TMC1	PANS Pós-lingual alta frequência [248]
DFNA39	4q21.3	DSPP	PANS Pós-lingual moderada em todas as frequências[249]
DFNA44	3q28	CCDC50	PANS Pós-lingual alta frequência [245,246]
DFNA48	12q13-q14	MYO1A	PANS Pós-lingual [250,251]
DFNA50	7q32.2	MIRN96	PANS Pós-lingual, branda a profunda, progressiva[252,253]
DFNA51	9q21	TJP2	PANS Pós-lingual alta frequência [254]
DFNA64	12q24.31-32	SMAC/DIABLO	PANS Pós-lingual de moderada a grave[255]

PANS, perda auditiva neurossensorial
*Referências mais importantes citadas.
[†]A maioria dos *loci* autossômicos dominantes ocasiona deficiência auditiva pós-lingual. Algumas exceções são DFNA3, DFNA8 e DFNA12.
[‡]DFNA6/14 é digno de nota porque a perda auditiva afeta primariamente as baixas frequências.
Modificado de Van Camp G, Smith RJ: Hereditary Hearing Loss. Available at http://hereditaryhearingloss.org.

da cóclea, o principal sítio de expressão do *KCNQ4*. Os canais de *KCNQ4* expressos na base dessas células transportam o K⁺ fora da célula, onde o íon é capturado pelas células de suporte e reciclado para a escala média.[30] A consequência da função anormal do *KCNQ4* é a apoptose das células ciliadas externas e a manifestação clínica desse dano é a perda auditiva, que é progressiva e tendenciosa para as altas frequências.[30]

DFNA8/12 e DFNA13 (Perda Auditiva nas Frequências Médias). A identificação das correlações entre fenótipo e genótipo é crucial na determinação da etiologia da PANS autossômica dominante[34] e tem implicações no prognóstico e nos resultados terapêuticos. Algumas correlações são muito robustas, como o perfil audiológico de baixa frequência associado à perda auditiva relacionada ao *WFS1* (DFNA6/14/38),[35] e o perfil audiológico de frequência média (conhecido como "mordida no biscoito") associado à perda auditiva relacionada a *TECTA* (DFNA8/12),[36] enquanto outras correlações, como a perda auditiva de alta frequência, são mais difíceis de definir. A perda auditiva no lócus DFNA8/12 é congênita e não progressiva,[37] além de ser incomum entre as formas dominantes, pois as frequências médias são predominantemente afetadas. O gene causador nesse lócus, a-tectorina (*TECTA*), foi identificado em famílias DFNA8 austríacas[37] e DFNA12 belgas.[36] Nas duas famílias foram identificadas mutações de sentido trocado e, segundo se acredita, têm um efeito dominante negativo que leva ao rompimento da estrutura da membrana tectorial.[36,39]

A a-tectorina é o principal componente não colagenoso da membrana tectória da orelha interna. Um mutante de camundongo gerado com uma mutação de sentido trocado no *TECTA* exibiu limiares neurais elevados, ajuste neural ampliado e menor sensibilidade da ponta da curva do ajuste neural, indicando que a membrana tectória permite o movimento da membrana basilar para induzir as células ciliadas internas em sua melhor frequência.[40] O *TECTA* também está implicado na surdez recessiva no lócus DFNB21.[41,42] A perda auditiva nessas famílias também foi congênita, mas foi de severa a profunda em todas as frequências em vez de restrita às frequências médias.

O DFNA13 é uma forma relacionada de deficiência auditiva dominante, também caracterizada pela perda inicial das frequências médias e pelo rompimento da membrana tectorial. Nesse caso, foram identificadas mutações de sentido trocado no gene *COL11A2* de famílias DFNA13 americanas e holandesas e se previu que afetariam o domínio helicoidal triplo da proteína colágeno.[43,44] Um modelo de camundongo Col11a2⁻/⁻ exibiu perda auditiva de moderada a severa e uma membrana tectorial alargada atribuível às fibrilas de colágeno desorganizadas amplamente espaçadas.[44] Defeitos nos genes que codificam componentes das regiões colagenosas e não colagenosas da membrana tectorial

TABELA 71-5. Perda Auditiva Não Sindrômica Ligada ao X

Nome do Lócus	Localização	Símbolo do Gene	Fenótipo*
DFNX1	Xq22.3	PRPS1	PANS Pré-lingual profunda em todas as frequências[256]
DFNX2	Xq21.1	POU3F4	PANS Pré-lingual variável mista que progride para profunda em todas as frequências[53]
DFNX4	Xp22.12	SMPX	PANS Pré-lingual progressiva, severa em todas as frequências[257]

PANS, perda auditiva neurossensorial
*Referências mais importantes citadas.
Modificado de Van Camp G, Smith RJ: Hereditary Hearing Loss. Available at http://hereditaryhearingloss.org.

podem induzir deficiência auditiva autossômica dominante de frequências médias.

***DFNA6/14/38* (Perda Auditiva de Baixa Frequência).** Mutações no gene 1 da síndrome de Wolfram (*WFS1*) no lócus DFNA6/14/38 são uma causa comum de PANS de baixa frequência. O *WFS1* foi identificado originalmente na doença humana como uma causa da síndrome de Wolfram, um distúrbio neurodegenerativo autossômico recessivo que engloba diabetes melito, atrofia ótica e frequentemente a surdez.[45] Mais tarde, o *WFS1* foi implicado na PANS autossômica dominante no lócus DFNA6/14 em seis famílias com PANS de baixa frequência, lentamente progressiva.[45] Todas essas famílias carregam mutações de sentido trocado situadas em uma região do exon 8 que codifica o domínio C-terminal.[46] Embora se saiba que a proteína contém nove domínios transmembrana putativos, sua função e seu papel na PANS de baixa frequência continuam obscuros. Uma das mutações originais do *WFS1*, V779M, foi identificada em 1 de 336 indivíduos de controle.[47] Essa frequência é comparável à dos portadores heterozigotos da síndrome de Wolfram, estimada em 0,3 a 1%.[48] Como um risco maior de PANS foi relatado para esses portadores,[48] previu-se que o *WFS1* era uma causa comum da PANS de baixa frequência. Esse pressuposto foi apoiado pela descoberta subsequente das mutações do *WFS1* frequentes nas famílias com PANS de baixa frequência a partir de populações diferentes.[49,50]

Deficiência Auditiva Não Sindrômica Ligada ao X

A deficiência auditiva não sindrômica ligada ao X corresponde a menos de 2% da PANS.[51] Foram identificados cinco *loci* e três genes causadores (Tabela 71-5). O reexame da família original utilizada para mapear o DFN1 revelou outras características de cossegregação, incluindo o retardamento mental. Esse tipo de surdez é reconhecido hoje como uma forma de perda auditiva sindrômica ligada ao X.[52] Dos loci DFN restantes, o DFN3 é o mais comum e se deve a mutações em um fator de transcrição chamado *POU3F4*,[53] que se manifesta como fixação congênita do estribo, com achados radiológicos que incluem alargamento do meato acústico interno e dilatação do vestíbulo.[54] A perda auditiva geralmente é mista e a estapedectomia está normalmente acompanhada por um *gusher* perilinfático.[55] A deficiência auditiva associada a outros *loci* é variável.[56,57]

Deficiência Auditiva Não Sindrômica Mitocondrial

A surdez não sindrômica mitocondrial pode ser ocasionada por várias mutações do DNAmt, embora a A1555G do DNAmt tenha sido mais bem caracterizada (Tabela 71-6). Como mencionamos anteriormente, essa mutação também está associada com ototoxicidade aminoglicosídica. Como uma causa de surdez não sindrômica, o fenótipo é similar à ototoxicidade aminoglicosídica, com uma perda leve em alta frequência progressiva.[58] A perda geralmente é de início tardio nos indivíduos que não foram expostos aos aminoglicosídeos.[3]

A presbiacusia, ou perda auditiva relacionada com a idade, também pode ter uma base mitocondrial.[59-62] Como as mutações do DNAmt acumulam em várias vezes a taxa de mutações do DNA nuclear, a função mitocondrial pode ficar prejudicada, resultando em disfunção coclear relacionada à idade.[60] Em apoio a essa hipótese, um aumento na carga de mutação do DNAmt foi mostrado na cóclea envelhecida.[62]

DEFICIÊNCIA AUDITIVA SINDRÔMICA

As formas sindrômicas da PANS hereditária (Tabela 71-7) são menos comuns do que as formas não sindrômicas. A *deficiência auditiva sindrômica* se refere à surdez que cossegrega com outras características para formar uma constelação reconhecível de achados conhecidos como uma *síndrome*. A surdez neurossensorial foi associada com mais de 400 síndromes. Segue uma discussão de algumas das síndromes mais comuns.

DEFICIÊNCIA AUDITIVA SINDRÔMICA AUTOSSÔMICA DOMINANTE

Síndrome Brânquio-Otorrenal

Melnick cunhou o termo *síndrome branquio-otorrenal (BOR)* em 1975 para descrever a cossegregação das anomalias branquiais, óticas e renais em indivíduos surdos.[63] A herança é autossômica dominante,

TABELA 71-6. Perda Auditiva Não Sindrômica Mitocondrial

Símbolo do Gene	Mutação	Fenótipo*
MTRNR1	961 (mutações diferentes)	Induzida/agravada por aminoglicosídeos Frequentemente secundária ao uso de aminoglicosídeos com gravidade variável e penetrância altamente variável[141,258]
MTRNR1	c.1494 C>T	Induzida/agravada por aminoglicosídeos
MTRNR1	c.1555 A>G	Induzida/agravada por aminoglicosídeos
MTTS1	c.7445 A>G	Ceratodermia palmoplantar Perda auditiva de gravidade variável com penetrância altamente variável[259-262]
MTTS1	c.7472 ins C	A disfunção neurológica inclui ataxia, disartria e mioclonia
MTTS1	c.7510 T>C	Nenhum outro sintoma relatado
MTTS1	c.7511 T>C	Nenhum outro sintoma relatado

*Referências mais importantes citadas.

TABELA 71-7. Formas Sindrômicas da Perda Auditiva

Síndrome ou Doença/ Nome do Lócus	Localização	Gene*	Síndrome ou Doença/ Nome do Lócus	Localização	Gene*
Autossômica Dominante			Síndrome de Usher		
Síndrome Branquio-otorrenal			USH1A	14q32	Desconhecido[270,271]
BOR1	8q13.3	*EYA1*[68]	USH1B	11q13.5	*MYO7A*[118]
BOR2	19q13.3	*SIX5*[69]	USH1C	11p15.1	*USH1C*[272-274]
	1q31	Desconhecido[263]	USH1D	10q22.1	*CDH23*[9,275,276]
BOR3	14q21.3-q24.3	*SIX1*[70,264]	USH1E	21q21	Desconhecido[277]
Síndrome de Waardenburg			USH1F	10q21-q22	*PCDH15*[47,278]
WS1	2q35	*PAX3*[88]	USH1G	17q24-q25	*SANS*[279,280]
WS2†	3p14.1-p12.3	*MITF*[89]	USH1H	15q22-q23	Desconhecido[281]
		SNAI2[90]	USH2A	1q41	*USH2A*[119,282]
WS3 (Síndrome de Klein-Waardenburg)	2q35	*PAX3*[91]	USH2B	3p23-p24.2	Desconhecido[283]
WS4†	13q22	*EDNRB*[92]	USH2C	5q14.3-q21.3	*VLGR1*[284,285]
Síndrome de Shah-Waardenburg ou Síndrome de Waardenburg-Doença de Hirschsprung	20q13.2-q13.3	*EDN3*[265]	USH2D	9q32	*WHRN*[286]
			USH3	3q21-q25	*USH3A*[287,288]
				10q24.31	*PDZD7*[289]
	22q13	*SOX10*[93]	Síndrome de Jervell e Lange-Nielsen		
Síndrome de Stickler			JLNS1	11p15.5	*KCNQ1*[108,109]
SS1	12q13.11-q13.2	*COL2A1*[79]	JLNS2	21q22.1-q22.2	*KCNE1*[110]
SS2	1p21	*COL11A1*[80]	Deficiência de Biotinidase	3p25	*BTD*[290]
SS3	6p21.3	*COL11A2*[81]	Doença de Refsum	10pter-p11.2	*PAHX*[291]
	6q13	*COL9A1*[82]		6q22-q24	*PEX7*[122]
	1p34.2	*COL9A2*[66]	Síndrome de Alport	2q36-2q37	*COL4A3/COL4A4*[292]
Neurofibromatose			*Ligada ao X*		
NF2	22q12	*NF2*[267]	Síndrome de Alport	Xq22	*COL4A5*[126]
Síndrome de Treacher Collins			Síndrome de Mohr-Tranebjaerg	Xq22	*TIMM8A*[293]
TCOF1	5q32-q33.1	*TCOF1*[268]	Doença de Norrie	Xp11.3	*NDP*[294,295]
Autossômica Recessiva			*Mitocondrial*		
Síndrome de Pendred			MELAS e MIDD	mtDNA	*MTTL1*[296,297]
PDS	7q21-q34	*SLC26A4/PDS*[98]	MERRF	mtDNA	*MTTK*[298-300]
PDS	5q35.1	*FOXI1*[106]	Síndrome de Kearns-Sayre	mtDNA	Várias deleções[136]
PDS	1q23.2	*KCNJ10*[269]	MIDD	mtDNA	Várias deleções grandes / duplicação[301]

*Referências mais importantes citadas.
† Embora a síndrome de Waardenburg (WS) geralmente seja herdada de modo autossômico dominante, às vezes a WS2 pode ser herdada de maneira autossômica recessiva.
MELAS, encefalopatia mitocondrial, acidose lática e episódios similares ao AVC; MERRF, epilepsia mioclônica com fibras vermelhas esfarrapadas; MIDD, diabetes e surdez herdados maternamente; DNAmt, DNA mitocondrial.

a penetrância é aproximadamente 100% e a prevalência é estimada em 1 a cada 40.000 neonatos.[64] A BOR afeta 2% das crianças surdas profundas.[64] Os achados otológicos podem envolver a orelha externa, média ou interna. As anomalias da orelha externa incluem as depressões pré-auriculares (82%), malformações auriculares (32%), microtia e estreitamento do meato acústico externo;[65,66] as anomalias da orelha média incluem malformação ossicular (fusão, deslocamento, subdesenvolvimento), deiscência do nervo facial, ausência da janela oval e redução no tamanho da fenda da orelha média;[65] e as anomalias da orelha interna incluem hipoplasia coclear e displasia.[67] O aumento dos aquedutos coclear ou vestibular pode ser observado,[66] assim como a hipoplasia do canal semicircular lateral.[67]

A deficiência auditiva é a característica mais comum da síndrome BOR, sendo relatada em quase 90% dos indivíduos afetados.[64] A perda pode ser condutiva (30%) ou neurossensorial (20%), mas na maioria das vezes é mista (50%). Ela é severa em um terço dos indivíduos e progressiva em um quarto deles.[64] As anomalias branquiais ocorrem na forma de fístulas, seios e cistos cervicais laterais; as anomalias renais variam de agenesia a displasia e são encontradas em 25% dos indivíduos.[64] Os achados fenotípicos menos comuns incluem aplasia do ducto lacrimal, palato curto e retrognatia.[64]

Um gene causador é o *EYA1*, o homólogo humano do gene ausente dos olhos da *Drosophila*.[68] O gene contém 16 exons que codificam 559 aminoácidos.[68] As mutações do *EYA1* são encontradas em aproximadamente 25% dos pacientes com fenótipo BOR e, teoricamente, esse fenótipo reflete uma redução na quantidade de proteína EYA1. As mutações em dois outros genes, *SIX1* e *SIX5*, também mostraram recentemente que ocasionam a síndrome BOR.[69,70] Os dois genes agem dentro da rede genética dos genes *EYA* e *PAX* para regular a organogênese.

Neurofibromatose Tipo 2

A neurofibromatose tipo 2 (NF2) é caracterizada pelo desenvolvimento de schwannomas vestibulares bilaterais e outros tumores intracranianos e espinais que incluem os schwannomas, meningiomas, gliomas e ependimomas. Além disso, os pacientes podem ter opacidades lenticulares subcapsulares posteriores. Os critérios de diagnóstico incluem 1) schwannomas vestibulares bilaterais que normalmente se desenvolvem por volta da segunda década de vida ou 2) uma história familiar de NF2 em um parente de primeiro grau, além de um dos seguintes fatores: schwannomas vestibulares unilaterais antes dos 30 anos ou dois meningiomas, gliomas ou schwannomas ou duas opacidades lenticulares subcapsulares posteriores/catarata cortical juvenil. O agente causador é um gene de 17 exons que codifica uma proteína de 595 aminoácidos chamada *Merlin* no cromossomo 22q12.[71] A Merlin é uma supressora tumoral que regula o citoesqueleto de actina.[72,73] Embora o seu mecanismo de ação não seja totalmente compreendido, a análise de microarranjo identificou muitos outros genes que ficam desregulados durante a tumorogênese.

A incidência de NF2 é de 1 por 40.000 a 90.000 integrantes da população.[73] A perda auditiva normalmente é de alta frequência e neurossensorial; vertigem, zumbido e paralisia do nervo facial podem ser achados associados. O diagnóstico se apoia na história clínica e familiar, no exame físico e nos estudos de imagem (imagem por ressonância magnética). O tratamento dos schwannomas vestibulares consiste geralmente em cirurgia, embora a cirurgia Gamma Knife seja considerada em casos especiais.[75] Os implantes auditivos no tronco encefálico têm sido utilizados com sucesso nos pacientes portadores de schwannomas vestibulares, embora seu uso seja limitado se o paciente tiver uma história de tratamento com Gamma Knife.[75,76]

Síndrome de Stickler

Em 1965, Stickler descreveu uma família acompanhada na Clínica Mayo por cinco gerações que segregou características sindrômicas que incluíram miopia, fenda palatina e perda auditiva.[77] A doença, hoje conhecida como *síndrome de Stickler* (SS), tem uma incidência de 1 por 10.000[78] e é ocasionada por mutações nos genes *COL2A1*, *COL11A2* ou *COL11A1* que codificam as proteínas constituintes do colágeno tipo II e tipo XI.[79-82] Com base no conjunto de critérios estabelecidos por Snead e Yates,[83] o diagnóstico da SS exige 1) uma anomalia vítrea congênita e 2) quaisquer três ocorrências das seguintes condições: miopia com início antes dos 6 anos, descolamento de retina regmatogênico ou degeneração paravascular em treliça pigmentada, hipermobilidade articular com pontuação de Beighton anormal, PANS (confirmação audiométrica) ou fissura na linha média. Outras manifestações incluem anomalias craniofaciais como achatamento mesiofacial, hipoplasia mandibular, um nariz curto e arrebitado ou um filtro longo. A micrognatia é comum; se for grave, leva à sequência de Robin com fenda palatina (28 a 65%).[84] A fenda pode ser completa, em forma de U secundária à sequência Robin, mas na maioria das vezes se limita a uma fenda submucosa.[85]

A SS1 é ocasionada por mutações no *COL2A1*.[79] Esse fenótipo inclui os achados oculares clássicos com um humor vítreo "membranoso". A SS2 se deve a mutações de sentido trocado ou de deleção no *COL11A2*[81] e é a única em que não há anomalias oculares, pois o *COL11A2* não é expresso no humor vítreo. A SS3 é ocasionada por mutações nos genes *COL11A2*, *COL9A1* e *COL9A2*.[81,82,266] O humor vítreo nesses pacientes exibe feixes fibrosos irregularmente espessados que podem ser visualizados no exame com lâmpada de fenda.[80,83]

A perda auditiva associada com SS pode ser condutiva, neurossensorial ou mista. Se for condutiva, a perda reflete tipicamente a disfunção da trompa de Eustáquio, que ocorre frequentemente com as fendas palatinas. A incidência de PANS aumenta com a idade. Sua patogênese não é totalmente compreendida, mas os mecanismos possíveis incluem déficits neurossensoriais primários devido a alterações no epitélio pigmentado da orelha interna ou anomalias do colágeno da orelha interna (Fig. 71-4).[84] A tomografia computadorizada não mostrou anomalias estruturais macroscópicas. Os pacientes com SS3 tendem a ter perda auditiva de moderada a severa, enquanto os pacientes com SS1 têm audição normal ou apenas uma deficiência leve; os pacientes com SS2 ficam entre esses dois.[78]

Os achados oculares na SS são a característica mais prevalente e justificam uma discussão especial.[85] Os indivíduos mais afetados são míopes,[83] mas também podem ter degeneração da retina e do vítreo, descolamento de retina, catarata e cegueira.[77] O descolamento de retina que leva à cegueira é a complicação ocular mais grave e afeta aproximadamente 50% dos indivíduos com SS.[84] O descolamento ocorre tipicamente na adolescência ou no início da vida adulta.

Síndrome de Waardenburg

Em 1951, Waardenburg publicou um artigo que definiu uma doença auditiva-pigmentar.[86] Conhecida hoje como *síndrome de Waardenburg* (WS) ela é classificada sob quatro tipos e tem uma incidência total de 1 por 10.000 a 1 por 20.000 integrantes da população.[87] A WS1 é reconhecida por PANS; madeixa branca; alterações pigmentares da íris; e distopia do canto do olho, um deslocamento específico dos cantos internos e pontos lacrimais.[86] Outras características incluem monocelho, raiz nasal larga, hipoplasia das alas nasais, sutura metópica patente e queixo quadrado. A WS1 é ocasionada por mutações no *PAX3*, um fator de transcrição de ligação ao DNA homólogo ao *Pax-3* do camundongo, o gene implicado no mutante de camundongo Splotch.[88] O *PAX3* é expresso nas células da crista neural no início do desenvolvimento e os melanócitos estriais estão ausentes nos indivíduos afetados.[88]

A WS2 se distingue da WS1 pela ausência de distopia dos cantos dos olhos. Aproximadamente 15% dos casos de WS2 são ocasionados por mutações no *MITF*, um fator de transcrição também envolvido no desenvolvimento dos melanócitos.[89] As mutações no *SNAI2*, um fator de transcrição do *zinc finger* expresso nas células migratórias da crista neural, também se mostraram causadores da WS2.[90] A WS3 também se chama *síndrome de Waardenburg* e é caracterizada pela WS1 com a adição de hipoplasia ou contratura dos membros superiores. O *PAX3* é o gene causador.[91] A WS4 também é conhecida como *síndrome Shah-Waardengurb* e envolve a associação da WS com a doença de Hirschsprung. Três genes foram implicados: endotelina 3 (*EDN3*), gene do receptor B da endotelina (*EDNRB*) e *SOX10*.[92,93] Embora a WS tipos 1 a 3 seja herdada como doença dominante, a WS do quarto tipo é autossômica recessiva (Tabela 71-7).

A perda auditiva na WS exibe uma variabilidade considerável entre as famílias e dentro das mesmas. A deficiência auditiva congênita está presente em 36 a 66,7% dos casos de WS1 *versus* 57 a 85% dos casos de WS2.[87] Na maioria das vezes, a perda afeta os indivíduos com mais de uma anomalia de pigmentação e é profunda, bilateral e estável ao longo do tempo. A configuração do audiograma varia e a perda de baixa frequência é mais comum. Nadol e Merchant[94] examinaram a orelha interna de uma mulher de 76 anos de idade com WS1 e encontraram estruturas neurossensoriais intactas somente na espira basal da cóclea. A imagem do osso temporal é tipicamente normal, embora possam ser encontradas a hipoplasia coclear e a malformação dos canais semicirculares.[95] A previsão da probabilidade de risco dos achados associados com WS é difícil devido à variabilidade na expressão da doença.

Síndrome de Treacher Collins

A síndrome de Treacher Collins é uma síndrome autossômica dominante caracterizada por anomalias do desenvolvimento craniofacial. O fenótipo inclui a malformação da maxila e da mandíbula com posicionamento anormal dos cantos, colobomas oculares, atresia coanal e perda auditiva condutiva secundária a fixação ossicular.[96] O gene causador é o *TCOF*, que codifica a proteína treacle.[96]

DEFICIÊNCIA AUDITIVA SINDRÔMICA AUTOSSÔMICA RECESSIVA

Síndrome de Pendred

A forma sindrômica mais comum de PANS hereditária, a síndrome de Pendred (PS), foi descrita por Pendred em 1896.[97] A condição é autossômica recessiva e os indivíduos afetados também têm bócio.[98] A prevalência da PS é estimada em 7,5 a 10 por 100.000 indivíduos, sugerindo que a síndrome pode contribuir para 10% da surdez hereditária.[98] A perda auditiva normalmente é congênita e de severa a profunda, embora a PANS progressiva de branda a moderada seja observada ocasionalmente.[98] O alargamento bilateral do aqueduto vestibular é comum e pode ser acompanhado por hipoplasia coclear. A maioria dos casos de PS resulta de mutações no gene *SLC26A4* que codifica um transportador de ânions conhecido como *pendrina*, que é expresso na orelha interna (Fig. 71-4), na tireoide e no rim.[99] A expressão do *SLC26A4* ocorre por todo o ducto e saco endolinfático, em áreas distintas do utrículo e do sáculo, na região do sulco externo dentro da cóclea em desenvolvimento.[100] Acredita-se que a pendrina esteja envolvida no transporte de cloro e iodeto e não no transporte de sulfato.[101]

Os indivíduos afetados podem desenvolver bócio em sua segunda década de vida, embora geralmente continuem eutireóideos.[99] A disfunção da tireoide pode ser exibida com um teste de descarga de perclorato, no qual são administrados iodeto e perclorato radioativos. As mutações no *SLC26A4* impedem o movimento rápido do iodeto do tirócito para o coloide e o perclorato bloqueia o simportador de Na/I que passa o iodeto da corrente sanguínea para o tirócito. O efeito líquido é que o iodeto no tirócito é levado de volta para a corrente sanguínea nos indivíduos afetados, com uma liberação maior que 10% da radioatividade considerada diagnóstica de PS.[97,102] A sensibilidade desse teste é baixa, o que torna o teste genético o método de diagnóstico preferido.[97] A deficiência auditiva normalmente é pré-lingual, bilateral e profunda, embora possa ser progressiva.[97] Os estudos radiológicos sempre mostram uma anomalia do osso temporal, seja aquedutos vestibulares alargados ou displasia de Mondini.[97,103]

As mutações no *SLC26A4* também ocasionam um tipo de surdez autossômica recessiva não sindrômica chamada *DFNB4*.[104,105] O fato de o fenótipo ser sindrômico ou não sindrômico pode refletir o grau de função residual na proteína anormal. A PS e a DFNB4 podem ser diagnosticadas pela triagem de mutações desse gene. Mais recentemente, foi demonstrado que as mutações no fator de transcrição *FOXI1* ocasionam PS em pacientes heterozigotos para uma mutação no *SLC26A4*.[106]

Síndrome de Jervell e Lange-Nielsen

Em 1957, Jervell e Lange-Nielsen descreveram uma síndrome caracterizada por surdez congênita, intervalo de QT longo e ataques sincopais.[107] A própria síndrome do QT longo pode ser herdada de modo dominante ou recessivo. A doença dominante é denominada *síndrome de Romano-Ward*. Ela é mais comum e não inclui o fenótipo da surdez.[107] A doença recessiva é conhecida como *síndrome de Jervell e Lange-Nielsen* (JLNS).

A JLNS é geneticamente heterogênea e as mutações no *KVLQT1* e *KCNE1* ocasionam esse fenótipo.[108-110] Esses genes codificam subunidades de um canal de potássio expresso no coração e na orelha interna. A deficiência auditiva se deve a mudanças na homeostase endolinfática ocasionadas por mau funcionamento desse canal e é congênita, bilateral e de severa a profunda.[108-110] Embora a prevalência da JLNS entre as crianças com surdez congênita seja apenas 0,21%,[111] é um diagnóstico importante a considerar devido às suas manifestações cardíacas. O intervalo de QT longo pode levar a arritmias ventriculares, episódios de síncope e morte na infância.[111] O tratamento eficaz com bloqueadores β-adrenérgicos reduz a taxa de mortalidade de 71 para 6%.[111]

Síndromes de Usher

As síndromes de Usher são um grupo de doenças genéticas e clinicamente heterogêneas, caracterizadas por PANS, retinite pigmentosa e, frequentemente, disfunção vestibular.[112] Estima-se a incidência em 4,4 por 100.000 nos Estados Unidos e de 3 a 6% dos indivíduos congenitamente surdos são portadores desse diagnóstico.[113] Essa estimativa foi revisada recentemente, aumentando para 1 por 6.000 nos Estados Unidos,[114] onde ocasiona 50% de surdez e cegueira concomitantes.[113]

São reconhecidas três variantes clínicas da síndrome de Usher.[115,116] O *Tipo 1* é diferenciado em termos de fenótipo pela presença de deficiência auditiva congênita de severa a profunda, disfunção vestibular e retinite pigmentosa que se desenvolve na infância; o *Tipo 2* é diferenciado pela deficiência auditiva congênita de moderada a severa, com incerteza relacionada à progressão, nenhuma disfunção vestibular e uma degeneração retiniana que começa na terceira até a quarta década de vida; e o *Tipo 3* é caracterizado por perda auditiva progressiva, disfunção vestibular variável e início variável da retinite pigmentosa. Dentro de cada subtipo encontramos heterogeneidade genética, sendo reconhecidos muitos subtipos, embora as duas formas mais comuns sejam a síndrome de Usher do tipo 1B (USH1B) e a síndrome de Usher do tipo 2 (USH2A), que correspondem a 75 a 80% das síndromes de Usher.[117] A USH1B contribui para 75% dos casos de síndrome de Usher do tipo 1 e é ocasionada por mutações em uma miosina não convencional denominada *MYO7A*.[118] A USH2A é a forma mais comum e o gene causador codifica uma proteína de 1551 aminoácidos chamada *usherina*, uma molécula da matriz extracelular putativa.[119] Muitos outros genes foram implicados nos subtipos de síndrome de Usher, apresentados na Tabela 71-7. Os padrões de expressão coclear dos genes relacionados a síndrome de Usher são exibidos na Figura 71-4.

Deficiência de Biotinidase

A deficiência de biotinidase é secundária a uma ausência da vitamina b hidrossolúvel do complexo B, a biotina. A biotina se liga de forma covalente a quatro carboxilases que são essenciais para gliconeogênese, síntese de ácidos graxos e catabolismo de vários aminoácidos de cadeia ramificada. Se a deficiência de biotinidase não for reconhecida e corrigida pela adição diária de biotina à dieta, os indivíduos afetados desenvolvem características neurológicas como convulsões, hipertonia, atraso no desenvolvimento, ataxia e problemas visuais. Em pelo menos 75% das crianças que se tornam sintomáticas, a PANS se desenvolve e pode ser profunda e persistente, mesmo após o tratamento ter sido iniciado.[120] As características cutâneas também estão presentes e incluem uma erupção cutânea, alopecia e conjuntivite. Com o tratamento, que consiste em reposição da biotina, as manifestações neurológicas e cutâneas se resolvem; no entanto, a perda auditiva e a atrofia ótica normalmente são irreversíveis. Se uma criança for levada ao atendimento médico com ataxia episódica ou progressiva e surdez neurossensorial progressiva, com ou sem sintomas neurológicos ou cutâneos, a deficiência de biotinidase deve ser considerada. Para prevenir o coma metabólico, a dieta e o tratamento devem ser iniciados o mais breve possível.[120,121] Se não forem tratados, 75% dos bebês afetados desenvolvem perda auditiva que pode ser profunda e persistente, apesar da subsequente iniciação do tratamento.[120]

Doença de Refsum

A doença de Refsum é uma PANS pós-lingual, severa, progressiva, associada com retinite pigmentosa, neuropatia periférica, ataxia cerebelar e níveis de proteína elevados no fluido cerebrospinal sem um aumento no número de células.[122] Ela é ocasionada pelo metabolismo deficiente do ácido fitânico, e o diagnóstico é estabelecido pela determinação da concentração sérica de ácido fitânico. Dois genes, *PHYH* e *PEX7*, foram implicados na maioria dos casos de doença de Refsum, embora existam alguns pacientes nos quais não foram encontradas mutações.[122] Apesar de a doença de Refsum ser extremamente rara, é importante que seja considerada na avaliação de uma pessoa surda porque pode ser facilmente tratada com modificação alimentar e plasmaférese.

SÍNDROMES LIGADAS AO X

Síndrome de Alport

A síndrome de Alport é uma doença do colágeno tipo IV que se manifesta por nefrite hematúrica, deficiência auditiva e alterações oculares. O padrão de herança, embora predominantemente ligado ao X (~80%), pode ser autossômico recessivo ou dominante.[123]

A prevalência é estimada em 1 por 5.000 nos Estados Unidos e uma proporção significativa dos pacientes de transplante renal possui a síndrome de Alport.[124] Os critérios de diagnóstico incluem pelo menos três das quatro características a seguir: 1) história familiar positiva, com ou sem insuficiência renal crônica, 2) surdez neurossensorial progressiva para frequências altas, 3) lesão ocular típica (lenticone anterior e/ou manchas maculares) e 4) alterações histológicas da membrana basal glomerular do rim.[125] As mutações no *COL4A5* são a causa da síndrome de Alport ligada ao X.[126] O colágeno tipo IV é o principal componente das membranas basais e é formado pela trimerização de várias combinações de genes do colágeno tipo IV. A deficiência dessa proteína resulta em deficiência completa ou parcial do completo trimerizado 3-4-5 nas membranas basais de rins, cóclea e olhos.[126] Mais de 300 mutações do *COL4A5* causadoras da doença foram identificadas e 9,5 a 18% surgem de novo.[124,127]

O fenótipo da doença é mais pronunciado nos homens, como se poderia esperar nas doenças ligadas ao X. A hematúria macroscópica ou microscópica é a marca registrada da doença e todos os homens acabam tendo doença renal em estádio final, embora a taxa de progressão dependa da mutação subjacente.[128] A doença renal em estádio final se desenvolve antes dos 30 anos nos pacientes com lenticone anterior.[124] A maculopatia e as lesões de córnea também podem ser encontradas com a síndrome de Alport. A leiomiomatose esofágica difusa foi associada com mutações por deleção do *COL4A5* e *COL4A6*.[125,128]

A deficiência auditiva é comum na síndrome de Alport e normalmente é uma perda neurossensorial simétrica de alta frequência que pode ser detectada no final da infância e que pode evoluir e envolver todas as frequências.[128] Acredita-se que a patogênese esteja relacionada com a perda da rede 3-4-5, que é importante para a tensão radial na membrana basilar. Atualmente, o diagnóstico se baseia na confirmação clínica e histopatológica, embora a confirmação genética possa permitir a estratificação e previsão da gravidade do fenótipo da doença.

Síndrome de Mohr-Tranebjaerg

A síndrome de Mohr-Tranebjaerg foi descrita pela primeira vez em uma grande família norueguesa com aparente deficiência auditiva não sindrômica pós-lingual progressiva e classificada como DFN1.[129] No entanto, a reavaliação dessa família revelou outros achados, incluindo deficiência visual, distonia, fraturas e retardamento mental – uma indicação de que essa forma de deficiência auditiva é sindrômica em vez de não sindrômica.[52] O gene dessa síndrome, *TIMM8A*, está envolvido na translocação de proteínas do citosol através do sistema de membranas mitocondriais internas e para a matriz mitocondrial.[130,131]

SÍNDROMES MITOCONDRIAIS

As doenças mitocondriais ocasionam tipicamente um fenótipo nos tecidos com alta demanda energética, como músculo, retina, tronco encefálico, pâncreas e cóclea.[58,60] O processo pelo qual as doenças mitocondriais levam à PANS é debatido e confundido pela demonstração de que os genes modificadores nucleares têm um impacto no resultado.[132] As doenças mitocondriais sindrômicas normalmente são multissistêmicas e a perda auditiva está presente em 70% dos indivíduos afetados.[60] Os exemplos incluem a síndrome MELAS (encefalopatia mitocondrial, acidose lática e episódios similares ao AVC), síndrome MERRF (epilepsia mioclônica com fibras vermelhas esfarrapadas), síndrome de Kearns-Sayre (KSS) e diabetes e surdez herdados maternamente (MIDD; Tabela 71-7).

Na síndrome MELAS, a perda auditiva é neurossensorial, progressiva e bilateral, afetando com maior gravidade as frequências mais altas;[133-135] os achados histopatológicos do osso temporal exibem atrofia grave da estria vascular.[94] A síndrome MERRF é caracterizada por perda auditiva, ataxia, demência, atrofia do nervo ótico e baixa estatura. Ao contrário da MELAS e da MERRF, que são ocasionadas por mutações pontuais no DNAmt, a KSS é ocasionada por várias deleções grandes.[136] Descrita pela primeira vez em 1958, a KSS envolve oftalmoplegia externa progressiva, pigmentação retiniana atípica e bloqueio cardíaco que começa caracteristicamente antes dos 20 anos.[137,138] A PANS está presente em 50% dos pacientes com KSS,[60,134] e os achados histopatológicos do osso temporal exibem degeneração cocleossacular.[136]

A MIDD é outra doença mitocondrial sindrômica que afeta uma porcentagem de pacientes diabéticos estimada em 0,5 a 2,8%.[139] A perda auditiva ocorre mais tarde e é progressiva, bilateral e de alta frequência; sua presença está correlacionada com o nível de heteroplasmia para a mutação A3243G do DNAmt.[60,133,140]

A suscetibilidade à ototoxicidade por aminoglicosídeos também é herdada maternamente. Ela é ocasionada pela mutação A1555G do DNAmt, uma alteração nucleotídica encontrada em 17 a 33% dos indivíduos com perda auditiva induzida por aminoglicosídeos.[140,142] Essa mutação altera o gene do RNAr 12S, alterando sua estrutura para torná-lo mais parecido com o RNAr bacteriano, o alvo natural dos aminoglicosídeos.[141,142] A perda auditiva se desenvolve mesmo quando os aminoglicosídeos são administrados em doses normais e os limiares residuais variam amplamente entre os indivíduos. As perdas auditivas podem ser vistas meses após a exposição aos aminoglicosídeos. As células ciliadas externas na espira basal da cóclea são afetadas primeiro, mas o dano acaba se estendendo e incluindo as células ciliadas externas apicais e as células ciliadas internas.[143] A mesma mutação ocasiona perda auditiva mitocondrial não sindrômica.[3]

GERENCIAMENTO DO PACIENTE
DIAGNÓSTICO

A avaliação de um paciente surdo deve envolver uma equipe de profissionais de saúde que inclui um fonoaudiólogo, geneticista clínico, oftalmologista e otorrinolaringologista, na maioria das vezes com este último coordenando o cuidado geral. Uma história, exame físico e avaliação audiológica bem-feita são fundamentais para avaliar a causa da perda auditiva.[144] Em termos gerais, o objetivo na avaliação dos indivíduos com perda auditiva é determinar se essa perda é ambiental (adquirida) ou genética e, se for genética, determinar se é uma perda auditiva não sindrômica ou sindrômica; essas respostas vão orientar os exames e aconselhamentos posteriores.

O American College of Medical Genetics emitiu diretrizes de avaliação genética para o diagnóstico de perda auditiva congênita.[145] Os detalhes específicos da história familiar que devem ser cobertos incluem uma árvore genealógica com atenção para a consanguinidade e o *status* auditivo dos parentes de primeiro grau. A etnia, os padrões de herança, as características audiométricas e uma investigação sobre as características sindrômicas *versus* não sindrômicas são necessários.[145] Para avaliar a presença de uma perda auditiva sindrômica, devem ser feitas perguntas e o exame físico, relativos a anomalias endócrinas (diabetes, nódulos da tireoide), anomalias pigmentares (madeixa branca, íris heterocrômicas), anomalias visuais (retinite pigmentosa, deslocamento de retina), anomalias craniofaciais (distopia dos cantos dos olhos, atresia aural, fenda palatina, anomalias branquiais), manifestações cardíacas (síncope, arritmias, morte súbita) e anomalias renais.[145,146] A história do paciente e o exame físico também devem incluir uma busca por causas adquiridas da perda auditiva, como infecções intrauterinas, meningite, hipóxia e medicamentos ototóxicos. A infecção intrauterina que causa surdez com maior frequência é a infecção com citomegalovírus, um diagnóstico que pode ser feito definitivamente apenas no período neonatal antes do CMV adquirido no período pós-natal, que pode confundir o diagnóstico de uma infecção congênita.[147]

A avaliação audiológica é uma parte crucial do trabalho de diagnóstico inicial. Nos bebês, o teste comportamental frequentemente é impossível. Os testes eletrofisiológicos, como PEATE e emissões otoacústicas, proporcionam um meio de documentar objetivamente a deficiência auditiva e podem ser utilizados para fornecer informações relativas aos limiares auditivos. Os testes comportamentais podem ser utilizados quando os bebês atingem os 6 meses. Um fonoaudiólogo pediátrico treinado pode medir as perdas auditivas de 20 dB na orelha com melhor audição. A frequência do teste é decidida geralmente caso a caso, embora Tomaski e Grundfast[148] recomendem um cronograma mais rígido nos casos de PANS confirmada em crianças. Eles recomendam o teste a cada 3 meses no primeiro ano de vida, seguido por intervalos de 6 meses durante os anos pré-escolares e uma vez por ano durante a escola.

Para determinar a causa da perda auditiva, as recomendações passadas incluíam uma bateria de testes como os estudos da função da tireoide, urinálise, eletrocardiograma, consulta oftalmológica e imagem do osso temporal. Entretanto, hoje o teste genético deve ser solicitado. Na realidade, após uma história detalhada, exame físico e análise audiométrica, o teste genético deve ser o *próximo* teste solicitado na avaliação de um indivíduo com PANS aparente. Essa abordagem limita os testes desnecessariamente caros e demorados e possibilita os testes focados e direcionados. Casos sindrômicos aparentes podem ser avaliados com testes relevantes para a síndrome no diagnóstico diferencial. Uma exceção notável a isso são os casos de síndrome de Usher, que se manifestam frequentemente como uma imitação não sindrômica antes da progressão da retinopatia. Por essa razão, vários painéis de triagem da PANS incluem os genes que ocasionam a síndrome de Usher.

Teste Genético

Nos Estados Unidos, a PANS congênita ocorre aproximadamente com três vezes mais frequência do que a síndrome de Down, com seis vezes mais frequência do que a espinha bífida e com mais de 50 vezes a frequência da fenilcetonúria, tornando-a o defeito congênito de ocorrência mais frequente.[149] Estima-se que 4.000 bebês nasçam a cada ano com perda auditiva bilateral de severa a profunda[150,151] e que outros 8.000 nasçam com PANS unilateral ou bilateral de leve a moderada.[5] Pelo menos 50% dos casos de perda auditiva congênita têm uma causa genética subjacente; essa é uma razão convincente para fornecer serviços de teste genético para todas as crianças diagnosticadas com perda auditiva congênita. A implementação do programa Early Hearing Detection and Intervention (EHDI) nos Estados Unidos e dos programas similares de triagem auditiva universal em todo o mundo facilitaram o aumento da detecção, o diagnóstico genético e a intervenção nessas crianças.[152] Além disso, os avanços nas tecnologias genéticas levaram a um aumento na disponibilidade de serviços de diagnóstico genético para bebês com perda auditiva.[152]

O teste genético sofreu mudanças rápidas desde a conclusão do Projeto Genoma Humano, que levou 11 anos para sequenciar o genoma inteiro de uma única pessoa – a um custo aproximado de US$ 3 bilhões e com a coordenação de vários centros de sequenciamento grandes. Hoje, a mesma sequência pode ser gerada em 24 horas por vários milhares de dólares devido ao advento das novas tecnologias de sequenciamento genômico chamadas *sequenciamento paralelo em massa* (MPS). Esses avanços são especialmente aplicáveis a um distúrbio genético com heterogeneidade genética extrema, como uma perda auditiva. Como se poderia esperar, também ocorreram grandes vantagens em escala similar no campo dos testes genéticos clínicos: os primeiros testes genéticos para a surdez que se tornaram disponíveis nos anos 1990 se concentravam em detectar uma única mutação; no final dos anos 1990 e início dos anos 2000, o sequenciamento de um único exon ou gene inteiro foi disponibilizado; e nos últimos 5 anos, painéis de triagem multigênica e do exoma inteiro (cada exon do genoma) e o sequenciamento do genoma inteiro estão disponíveis clinicamente.

Conforme descrito acima, sabemos hoje que mais de 60 genes diferentes com mais de mil mutações relatadas causam a PANS. O *status quo* anterior, a busca pela causa genética da surdez em um indivíduo testando uma única mutação causadora ou sequenciando um único gene da perda auditiva, compreensivelmente era um esforço de baixo rendimento. É por essa razão que a adoção das novas tecnologias de sequenciamento genômico tem sido particularmente rápida para a perda auditiva genética, pois a necessidade tem sido grande.

Os leitores interessados podem procurar análises aprofundadas dessas tecnologias genômicas e de seus impactos no teste genético para a perda auditiva.[153]

Vários estudos recentes mostraram a eficácia dos painéis multigênicos abrangentes no diagnóstico da PANS usando várias tecnologias de MPS diferentes.[154-157] Essa pesquisa tem sido traduzida rapidamente em testes de diagnóstico clínico. Em geral, os painéis multigênicos sequenciam mais de 60 genes de PANS conhecidos e frequentemente incluem genes que causam as síndromes de Usher e Pendred. Além da tecnologia utilizada, as diferenças entre esses painéis incluem normalmente o número de genes oferecidos e o tempo de retorno. Uma listagem dos laboratórios clínicos que oferecem esses testes está disponível no Genetic Testing Registry (http://www.ncbi.nih.gov/gtr).

Outro método para sequenciar todos os genes da surdez conhecidos é o *sequenciamento de exoma inteiro*, pelo qual os exons de todos os 20.000 genes, aproximadamente, no genoma humano são sequenciados simultaneamente e a análise se concentra nos genes da surdez conhecidos. Esse método tem sido utilizado com sucesso no diagnóstico da PANS.[158] Esses novos métodos de diagnóstico já melhoraram a taxa de diagnóstico da PANS que só tende a melhorar à medida que os métodos forem refinados.

Os painéis de MPS de exoma inteiro e multigênico são similares quanto ao fato de utilizarem tecnologias parecidas e, em ambos os casos, revelarem muitas mutações causadoras possíveis. Isso torna imperativa a interpretação das variantes para determinar a mutação causadora. No entanto, existem duas diferenças fundamentais entre o teste de painel multigênico e o sequenciamento de genoma inteiro: 1) o custo será mais alto para o sequenciamento do genoma inteiro e os painéis multigênicos são mais baratos, embora essa diferença vá ser eliminada ou reduzida nos próximos anos; e 2) achados genômicos secundários – por exemplo, fatores de risco genético de outras doenças – são mais preocupantes à medida que mais genes do genoma forem sequenciados, suscitando preocupações éticas que são reduzidas ou mitigadas com testes genéticos mais focados, como os painéis multigênicos.

Com base nesses avanços nas tecnologias de teste genético, a abordagem atual para a avaliação de um indivíduo com PANS deve proceder da seguinte forma: história, exame físico e audiometria, seguidos pelo teste genético usando um painel multigênico ou sequenciamento do exoma inteiro. Nos casos de perda auditiva sindrômica aparente, os achados do exame clínico pertinentes e os testes vão guiar a triagem genética, tipicamente por genes únicos, para se chegar a um diagnóstico.

TESTE PRÉ-NATAL

O diagnóstico pré-natal de algumas formas de perda auditiva hereditária é tecnicamente possível pela análise do DNA extraído das células fetais. O material fetal pode ser obtido por amniocentese em 15 a 18 semanas de gestação ou pela amostragem das vilosidades coriônicas em 10 a 12 semanas de gestação. A idade gestacional é expressa em semanas calculadas a partir o primeiro dia do último ciclo menstrual normal ou por medições de ultrassom. O alelo causador da surdez em um membro surdo da família deve ser identificado antes da realização do teste pré-natal.

As requisições de teste pré-natal para condições como a perda auditiva são incomuns. Podem existir diferenças de perspectiva entre os profissionais da área médica e membros das famílias quanto ao uso do teste pré-natal, particularmente se o teste estiver sendo considerado com o propósito de interrupção da gravidez em vez de diagnóstico precoce.

Embora a maioria dos centros considere as decisões sobre o teste pré-natal uma escolha dos pais, a discussão detalhada dessas questões é adequada. O diagnóstico genético pré-implante pode estar disponível para as famílias em que a mutação causadora da surdez foi identificada em um membro surdo.

TRATAMENTO

Quando é feito o diagnóstico, é possível realizar um tratamento direcionado. A consulta e o gerenciamento adequados das condições associadas devem ser considerados. Um diagnóstico de síndrome de Jervell e Lange-Nielsen pode necessitar de tratamento com β-bloqueadores para reduzir a chance de arritmias potencialmente fatais. Se a síndrome de Usher for considerada, o acompanhamento oftalmológico rigoroso é obrigatório. Por outro lado, um diagnóstico genético da surdez relacionada ao *GJB2* não necessita de nenhuma outra avaliação, pois não há comorbidades associadas.

O aconselhamento genético deve ser oferecido para os pacientes e suas famílias por um profissional treinado em genética clínica. A maioria dos otorrinolaringologistas não tem um entendimento adequado das chances de recorrência para fornecer dados exatos.[159] Green et al.[23] estimaram que a chance de recorrência de um casal com audição normal e um filho surdo ter um segundo filho surdo é de 17,5%, muito maior do que as estimativas anteriores de 9,8%. Os fatores que explicam isso incluem uma maior capacidade para identificar as formas sindrômicas da surdez e uma diminuição na surdez congênita.[23] Um conselheiro genético bem treinado também pode interpretar os dados médicos e as possíveis opções de tratamento. As sessões de aconselhamento devem ocorrer antes e depois da realização do teste genético.

O gerenciamento da perda auditiva deve ser direcionado para a promoção da amplificação adequada o mais rápido possível. Os aparelhos auditivos proporcionam benefícios significativos para os indivíduos com perda auditiva de leve a moderada. O implante coclear está se tornando uma opção cada vez mais importante para os indivíduos com surdez severa a profunda.[27] O Joint Committee on Infant Hearing recomenda que o diagnóstico e a reabilitação sejam instituídos aos 6 meses de idade para minimizar os atrasos no desenvolvimento da linguagem comunicativa. Atrelada a essa recomendação, a triagem universal está se transformando em realidade em todos os Estados Unidos. Para a detecção da deficiência auditiva congênita, o governo dos Estados Unidos tem facilitado a criação de programas de EHDI para a triagem auditiva precoce dos neonatos (http://www.infanthearing.org). Os programas de EHDI visam a avaliar a deficiência auditiva nos neonatos imediatamente após o nascimento ou antes da alta hospitalar. Os programas incluem um braço de acompanhamento para confirmar a perda auditiva nos neonatos que não passam na triagem inicial, de modo que a intervenção possa ser iniciada a fim de evitar atraso na aquisição da linguagem.[160]

As diretrizes do programa de EHDI incluem três fases: triagem, avaliação audiológica e intervenção. Na primeira fase, os neonatos são avaliados com emissões otoacústicas e PEATE para detectar perda auditiva bilateral ou unilateral, sensorial ou condutiva, com 30 a 40 dB SPL em média, ou mais, na região de frequência importante para o reconhecimento da fala. Na segunda fase, todos os bebês que não passarem na triagem inicial são avaliados com uma série de testes audiológicos de diagnóstico, de preferência antes dos 3 meses. Na terceira fase, são implementados os serviços de intervenção inicial antes dos 6 meses em todos os bebês com perda auditiva confirmada.[160]

PREVENÇÃO DA DEFICIÊNCIA AUDITIVA

Embora estejam sendo desenvolvidas e testadas metodologias para restabelecer a função auditiva,[161-163] não existe nenhum tratamento clínico disponível. As medidas existentes devem se concentrar na prevenção da perda auditiva para diminuir a frequência tanto da perda adquirida quanto da genética.[1] O aprimoramento dos programas de vacinação nos países em desenvolvimento, a eliminação dos fatores exacerbadores como o ruído e o aconselhamento genético e a educação em saúde focados nas populações com uma alta incidência de consanguinidade são alguns dos métodos que reduziriam a incidência de perda auditiva adquirida e hereditária.

CONSIDERAÇÕES CULTURAIS

Após a discussão sobre o tratamento de um paciente com perda auditiva, faz-se necessária uma menção à cultura dos Deficientes auditivos (escrita com "D" maiúsculo). Os indivíduos que se identificam com a cultura dos Deficientes auditivos se consideram culturalmente Deficientes auditivos e compreensivelmente desejam preservar a sua cultura. Geralmente, os membros da comunidade de Deficientes auditivos olham negativamente para a genética.[164,165] Um estudo realizado por Middleton et al.[165] constatou que 55% dos respondentes surdos em uma conferência sobre a "Nação Surda" achavam que a genética faria mais mal do que bem e 46% acreditavam que o uso da genética pode desvalorizar as pessoas com deficiência auditiva. No entanto, essa resposta pode representar uma tendência simples, pois um estudo realizado por Stern et al.[164] constatou que a maioria dos indivíduos com deficiência auditiva tem uma opinião positiva sobre o campo da genética. Esses estudos realçam um ponto importante – as atitudes a respeito da deficiência auditiva, ou mais especificamente da surdez, dependem da cultura. A comunidade médica precisa compreender e apreciar essa perspectiva e deve tentar oferecer avanços no diagnóstico, aconselhamento e tratamento de modo imparcial.

AGRADECIMENTO

Agradecemos Katy Nash Krahn, MS, CGC, na University of Iowa Hospitals and Clinics Department of Pediatrics, por sua ajuda na preparação das árvores genealógicas das várias formas de deficiência auditiva. Agradecemos também Hiu Tung Wong pela ajuda na preparação das figuras. Esse trabalho foi apoiado em parte pelas doações DC02842 e DC03544 do National Institutes of Health (R.J.H.S.).

Para consultar a lista completa de referências, acesse www.expertconsult.com.

LEITURA SUGERIDA

Abdelhak S, Kalatzis V, Heilig R, et al: A human homologue of the *Drosophila* eyes absent gene underlies branchio-oto-renal (BOR) syndrome and identifies a novel gene family. *Nat Genet* 15:157–164, 1997.

Chang EH, Van Camp G, Smith RJ: The role of connexins in human disease. *Ear Hear* 24:314–323, 2003.

Der Kaloustian VM: Congenital anomalies of ear, nose and throat. In Tewfik TL, Der Kaloustian VM, editors: *Introduction to medical genetics and dysmorphology*, New York, 1997, Oxford University Press.

Duncan RD, Prucka S, Wiatrak BJ, et al: Pediatric otolaryngologists' use of genetic testing. *Arch Otolaryngol Head Neck Surg* 133:231–236, 2007.

Ensink RJ, Huygen PL, Cremers CW: The clinical spectrum of maternally transmitted hearing loss. *Adv Otorhinolaryngol* 61:172–183, 2002.

Everett LA, Glaser B, Beck JC, et al: Pendred syndrome is caused by mutations in a putative sulphate transporter gene (PDS). *Nat Genet* 17:411–422, 1997.

Fischel-Ghodsian N: Genetic factors in aminoglycoside toxicity. *Ann N Y Acad Sci* 884:99–109, 1999.

Green GE, Scott DA, McDonald JM, et al: Performance of cochlear implant recipients with GJB2-related deafness. *Am J Med Genet* 109:167–170, 2002.

Gross O, Netzer KO, Lambrecht R, et al: Meta-analysis of genotype-phenotype correlation in X-linked Alport syndrome: impact on clinical counselling. *Nephrol Dial Transplant* 17:1218–1227, 2002.

Joint Committee on Infant Hearing, American Academy of Audiology, American Academy of Pediatrics, American Speech-Language-Hearing Association, and Directors of Speech and Hearing Programs in State Health and Welfare Agencies: Year 2000 position statement: principles and guidelines for early hearing detection and intervention programs. Joint Committee on Infant Hearing, American Academy of Audiology, American Academy of Pediatrics, American Speech-Language-Hearing Association, and Directors of Speech and Hearing Programs in State Health and Welfare Agencies. *Pediatrics* 106:798–817, 2000.

Jorde L: *Medical genetics*, St Louis, 1995, Mosby-Year Book.

Kelsell DP, Dunlop J, Stevens HP, et al: Connexin 26 mutations in hereditary non-syndromic sensorineural deafness. *Nature* 387:80–83, 1997.

Kubisch C, Schroeder BC, Friedrich T: KCNQ4, a novel potassium channel expressed in sensory outer hair cells, is mutated in dominant deafness. *Cell* 96:437–446, 1999.

Morton CC, Nance WE: Newborn hearing screening: a silent revolution. *N Engl J Med* 354(20):2151–2164, 2006.

Morton NE: Genetic epidemiology of hearing impairment. *Ann N Y Acad Sci* 630:16–31, 1991.

Nowak CB: Genetics and hearing loss: A review of Stickler syndrome. *J Commun Disord* 31:437–453, 1998.

Pennings RJ, Wagenaar M, van Aarem A, et al: Hearing impairment in Usher's syndrome. *Adv Otorhinolaryngol* 61:184–191, 2002.

Read AP, Newton VE: Waardenburg syndrome. *J Med Genet* 34:656–665, 1997.

Shibata SB, Raphael Y: Future approaches for inner ear protection and repair. *J Commun Disord* 43:295–310, 2010.

Smith RJ, Bale JF, Jr, White KR: Sensorineural hearing loss in children. *Lancet* 365:879–890, 2005.

Strachan T, Read AP: *Human molecular genetics*, ed 4, New York, 2011, Garland Science.

Tekin M, Arnos KS, Pandya A: Advances in hereditary deafness. *Lancet* 358:1082–1090, 2001.

Van Camp G, Smith RJ: Hereditary Hearing Loss Homepage. *http://hereditaryhearingloss.org*.

Yang T, Vidarsson H, Rodrigo-Blomqvist S, et al: Transcriptional control of SLC26A4 is involved in Pendred syndrome and nonsyndromic enlargement of vestibular aqueduct (DFNB4). *Am J Hum Genet* 80:1055–1063, 2007.

72
Manifestações Otológicas das Doenças Sistêmicas

Saumil N. Merchant[†] | Joseph B. Nadol Jr

Pontos-chave

- Uma grande variedade de enfermidades sistêmicas pode afetar o osso temporal, como as doenças granulomatosas e infecciosas, as neoplasias, os distúrbios ósseos, as doenças de armazenamento e metabólicas e os distúrbios autoimunes e de imunodeficiência.
- As manifestações otológicas de uma determinada doença sistêmica são determinadas pela localização e pelo grau de envolvimento dentro do osso temporal, além da natureza da doença. Qualquer parte do osso temporal pode ser afetada, e as características clínicas podem incluir perda auditiva condutiva ou neurossensorial, manifestações vestibulares, otalgia e paralisia do nervo facial.
- A doença sistêmica pode simular distúrbios otológicos mais comuns, como a otite média aguda ou crônica, a surdez súbita idiopática e a paralisia de Bell.
- As manifestações otológicas podem constituir uma pequena parte de uma constelação mais ampla de sintomas e sinais ou ser a única característica de apresentação inicial de uma doença sistêmica.
- O diagnóstico pode ser difícil, requerendo um alto nível de suspeita e o uso de testes auxiliares, como os exames laboratoriais, a avaliação radiográfica e a biópsia.
- O tratamento dos sintomas otológicos deve ser individualizado e requer frequentemente o cuidado coordenado entre várias disciplinas.

As doenças sistêmicas que podem envolver a orelha são os processos granulomatosos e infecciosos, os tumores, distúrbios ósseos, as doenças de armazenamento, as doenças vasculares colagenosas e autoimunes e os distúrbios de imunodeficiência (Quadro 72-1). Em algumas dessas doenças, os sintomas clínicos iniciais podem ocorrer no osso temporal e ser confundidos com outras doenças limitadas à orelha.

DOENÇAS GRANULOMATOSAS E INFECCIOSAS

A otite média crônica com otorreia, inflamação e granulação na orelha média e na mastoide é uma das entidades mais comuns tratadas pelos otorrinolaringologistas. Diversas outras entidades nosológicas mais generalizadas, tais como a histiocitose de célula de Langerhans, a tuberculose, a granulomatose de Wegener e as doenças micóticas, podem simular com grande fidelidade os sintomas da otite média supurativa crônica. Enquanto isso, outros, como a doença de Lyme e a sarcoidose, podem simular a neuropatia craniana idiopática.

HISTIOCITOSE DA CÉLULA DE LANGERHANS

A *histiocitose da célula de Langerhans* (HCL), antes denominada *histiocitose X*, refere-se a um grupo de distúrbios caracterizados por uma proliferação de histiócitos benignos no exame citológico. O termo *histiocitose X* foi proposto por Lichtenstein,[1] que considerou o granuloma eosinofílico, a doença de Hand-Schüller-Christian e a doença de Letterer-Siwe distúrbios relacionados devido à semelhança de suas lesões patológicas. No entanto, a gravidade dessas doenças, bem como o prognóstico e o tratamento, difere bastante. Em termos histopatológicos, a lesão primária da HCL é formada por coleções de células de Langerhans patológicas com quantidades variáveis de eosinófilos, macrófagos e linfócitos. As características de diagnóstico das células de Langerhans patológicas são núcleos que parecem profundamente endentados e alongados na microscopia óptica, um citoplasma pálido e abundante, grânulos de Birbeck na microscopia eletrônica, expressão de CD1 na superfície celular e imunocoloração positiva para proteína S100 e para a proteína langerina.[2,3] A etiologia e a patogênese da HCL ainda são desconhecidas, embora pesquisas mais recentes tenham começado a lançar alguma luz sobre este tópico.[2,4,5] O pensamento atual favorece a noção de que a HCL resulta da disfunção imunológica, a qual leva à proliferação sem controle das células de Langerhans patológicas.[5]

O granuloma eosinofílico unifocal, que ocorre em crianças e jovens, mostra uma predominância masculina e aparece como uma lesão osteolítica solitária em fêmures, pelve, escápulas, vértebras, costelas, mandíbula, maxila ou crânio, incluindo o osso temporal. A lesão pode ser assintomática ou pode causar dor, inchaço local ou fratura patológica. Nenhuma manifestação sistêmica foi relatada. O curso clínico costuma ser benigno e o prognóstico é excelente, além de poder ocorrer regressão espontânea. A curetagem local, com ou sem radiação de baixa dosagem (aproximadamente 60 Gy),[6] normalmente é curativa, embora possa ser necessário o uso temporário de tala ou gesso nos ossos que sustentam peso. O exame de acompanhamento com uma radiografia do esqueleto deve ser feito para detectar lesões em outros locais. Tais lesões quase sempre são encontradas dentro de 1 ano.

[†]Falecido.

Quadro 72-1. DOENÇAS SISTÊMICAS QUE AFETAM A ORELHA

Doenças Granulomatosas e Infecciosas
Histiocitose da célula de Langerhans
Tuberculose
Granulomatose de Wegener
Sarcoidose
Sífilis
Doença de Lyme
Doenças micóticas
Doença de inclusão citomegálica

Doenças Neoplásicas
Mieloma múltiplo
Leucemia
Linfoma
Neoplasias metastáticas

Doenças Ósseas
Doença de Paget (osteíte deformante)
Osteogênese imperfeita
Displasia fibrosa
Osteopetroses
Osteíte fibrosa cística

Doenças de Armazenamento e Metabólicas
Mucopolissacaridoses
Gota
Ocronose

Doenças Colagenosas Vasculares e Autoimunes
Esclerose múltipla
Doença de Susac

Distúrbios de Imunodeficiência
Primários ou Congênitos
Distúrbios de imunodeficiência humoral
Distúrbios de imunodeficiência celular
Distúrbios da função fagocitária
Defeitos do sistema de complemento
Adquiridos
Síndrome da imunodeficiência adquirida

Outros
Defeitos determinados geneticamente

---

corticosteroides e medicamentos citotóxicos, como metotrexato, mercaptopurina, vincristina, vimblastina, clorambucila, ciclofosfamida e etoposídeo. A quimioterapia em altas doses e a radioterapia seguidas por transplante de medula óssea ou transplante de células-tronco hematopoiéticas têm sido bem-sucedidas em alguns casos avançados e refratários de HCL.[8]

Manifestações Otológicas

O mastoide é um sítio comum de envolvimento na HCL. Quando pequena, a lesão é assintomática. À medida que se expande, a lesão pode se manifestar de várias maneiras: pela erosão óssea da parede posterior do meato acústico externo; pela erosão cortical das porções mastoidea, zigomática ou escamosa; ou por infecção secundária.[9] A cápsula ótica e o nervo facial são relativamente resistentes. Embora a perda auditiva neurossensorial (PANS), a vertigem e a paralisia do nervo facial possam ocorrer, elas são raras. De modo similar, a extensão além do osso temporal até a fossa jugular e a base do crânio é rara.

A incidência relatada de manifestações otológicas nos pacientes com HCL é de 15 a 61%,[7] podendo ser o primeiro sinal da doença. O sintoma mais comum é a otorreia, seguida por inchaço pós-auricular, perda auditiva e vertigem.[10,11] O sinal mais comum são o tecido de granulação ou os pólipos aurais no meato acústico externo. A doença pode se manifestar com perfuração da membrana timpânica, otite média, otite externa, fístula entre o mastoide e o meato externo ou inchaço pós-auricular indolor. Às vezes, são encontrados sintomas e teste positivo de fístula da orelha interna quando há uma membrana timpânica intacta. A doença mimetiza frequentemente a otite média crônica e a cirurgia do mastoide é feita com frequência antes do diagnóstico.[9]

O diagnóstico de HCL é sugerido por: 1) um distúrbio inflamatório da orelha média e da mastoide que não responde ao tratamento rotineiro com antibióticos; 2) doença auricular bilateral destrutiva; 3) uma taxa de sedimentação de eritrócito (VHS) elevada na ausência de infecção aguda; 4) tecido de granulação exuberante após cirurgia da mastoide com uma cavidade drenando persistentemente; e 5) lesões cutâneas e sistêmicas associadas. As radiografias exibem lesões destrutivas na mastoide e no osso temporal (Figs. 72-1 e 72-2).[9,10,12] O diagnóstico é estabelecido por biópsia; como a superfície do tecido de granulação costuma exibir infecção, necrose e fibrose, o tecido deve ser adquirido das partes

A doença de Hand-Schüller-Christian pode ser mais bem compreendida como uma forma multifocal da HCL. Em geral, ela ocorre nas crianças com menos de 5 anos e caracteriza-se por lesões osteolíticas multifocais com envolvimento extraesquelético limitado que inclui pele, linfonodos e vísceras. Várias lesões são evidentes no diagnóstico ou se desenvolvem em 6 meses após o aparecimento de uma lesão unifocal. As manifestações sistêmicas são febre, anorexia, infecções respiratórias superiores recorrentes, linfadenopatia cervical anterior, otite média e hepatosplenomegalia. A tríade clássica de lesões cranianas osteolíticas, exoftalmia em consequência do envolvimento do osso orbital e diabetes insípido secundário à doença pituitária pode ser observada em 25% dos pacientes.[7] A radiografia torácica pode revelar infiltração pulmonar difusa, particularmente nas áreas central e peri-hilar. A linfadenopatia hilar é rara. O diagnóstico requer a biópsia de uma lesão acessível. Pode ocorrer regressão espontânea, mas a doença geralmente é crônica, podendo ser necessária a quimioterapia de baixa dosagem para controlar manifestações sistêmicas.

A *doença de Letterer-Siwe* é uma forma disseminada de HCL que ocorre nas crianças com menos de 3 anos e manifesta-se com o envolvimento difuso de múltiplos órgãos. As manifestações são febre, erupção seborreica ou eczematosa, lesões orais, linfadenopatia, hepatosplenomegalia, múltiplas lesões ósseas, substituição difusa da medula óssea com discrasias sanguíneas resultantes e infiltração pulmonar com insuficiência respiratória. A doença é invasiva, com um prognóstico ruim e uma alta taxa de mortalidade. O tratamento consiste em combinações variadas de

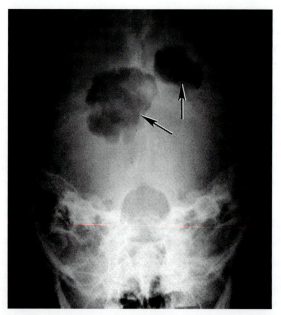

FIGURA 72-1. Múltiplos granulomas eosinofílicos em uma mulher de 32 anos. Duas lesões líticas do crânio exibem bordas chanfradas (*setas*) e margens não escleróticas, típicas dessa doença.

72 | MANIFESTAÇÕES OTOLÓGICAS DAS DOENÇAS SISTÊMICAS 1167

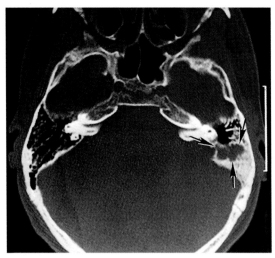

FIGURA 72-2. Lesão lítica irregular no osso mastoide (*setas*) de um menino de 13 anos com granuloma eosinofílico unifocal.

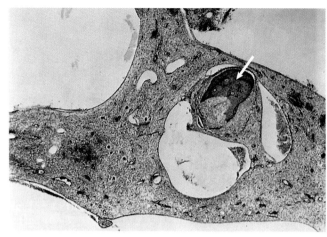

FIGURA 72-4. Uma visão mais ampliada da parte da orelha média exibida na Figura 72-3. O infiltrado consiste em histiócitos, eosinófilos e células multinucleadas. A bigorna (*seta*) foi parcialmente reabsorvida (x45).

mais profundas da lesão.[13] Os achados microscópicos são lâminas de histiócitos com um número variável de eosinófilos, plasmócitos, leucócitos polimorfonucleares e células multinucleadas (Figs. 72-3 a 72-5). As áreas de hemorragia e necrose são comuns. Em geral, um diagnóstico definitivo de HCL é feito com base em estudos de imunohistoquímica e microscopia eletrônica.[2,4]

TUBERCULOSE

A incidência de otite média tuberculosa diminui drasticamente. No início do século XX, 1,3 a 18,6% de todos os casos descritos de otite média crônica foram ocasionados por tuberculose. Enquanto isso, estudos mais recentes relatam taxas de otite média tuberculosa de 0,05 a 0,9%.[14] No entanto, os últimos 20 anos testemunharam um aumento na incidência de tuberculose ocasionada, em parte, pela natureza agressiva da tuberculose nos indivíduos afetados com vírus da imunodeficiência humana (HIV) e pelo surgimento de uma resistência aos medicamentos antituberculose.[15] A *Mycobacterium tuberculosis* é o organismo infeccioso na maioria dos casos; ocasionalmente, micobactérias atípicas (p. ex., *M. avium* e *M. fortuitum*) são as responsáveis.[16]

A tuberculose da orelha média e da mastoide pode ocorrer em consequência da disseminação hematogênica ou linfática ou pela extensão para a fenda da orelha média através da tuba auditiva. A inoculação direta através de uma perfuração da membrana timpânica também é possível. O envolvimento da orelha média na ausência de doença pulmonar ativa é raro, mas pode ocorrer. Durante os primeiros estádios da otite média tuberculosa, a membrana timpânica fica espessada e os marcos otoscópicos são apagados. A perda auditiva condutiva resulta da efusão da orelha média; do espessamento da membrana timpânica e da mucosa da orelha média; e da destruição dos ossículos (Figs. 72-6 e 72-7). Nenhuma dor ou sensibilidade característica são evidentes, mas a linfadenopatia na porção alta da cadeia jugular ocorre precocemente. Podem ocorrer múltiplas perfurações pequenas da membrana timpânica, com drenagem seropurulenta. As perfurações coalescem rapidamente e ocasionam a perda da membrana timpânica. Do mesmo modo, o sítio de uma miringotomia em uma membrana timpânica intacta pode aumentar rapidamente. A mucosa da orelha média parece ser hiperêmica com granulação polipoide. O envolvimento ósseo resulta no sequestro ósseo e na destruição da orelha interna, do nervo facial ou de ambos. A destruição da ponta do mastoide pode resultar em um abscesso de Bezold assintomático e indolor (um abscesso "frio"). Raramente, a tuberculose também pode se manifestar como petrosite tuberculosa primária[17] ou uma PANS ocasionada por labirintite crônica e meningite tuberculosa.[18]

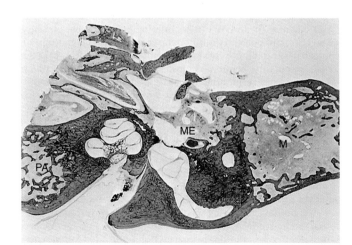

FIGURA 72-3. Tecido de granulação típico da histiocitose, observado nas lesões líticas dentro do processo mastóideo (M), da orelha média (ME) e do ápice petroso (PA) de um menino de 4 anos com doença de Letterer-Siwe do osso temporal (x4).

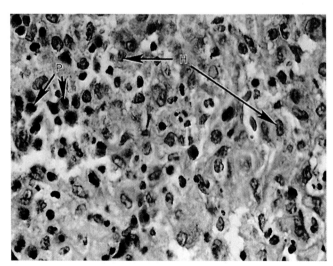

FIGURA 72-5. Granuloma eosinofílico do meato da orelha externa com plasmócitos (P), eosinófilos e histiócitos (H), que exibem núcleos "dobrados", uma morfologia peculiar à histiocitose (x640).

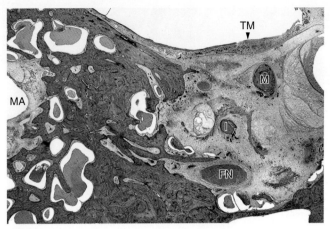

FIGURA 72-6. O tecido de granulação tuberculoso preencheu a orelha média de um homem de 57 anos de idade que morreu de tuberculose miliar (×12,35). FN, nervo facial; I, bigorna; M, martelo; MA, mastoide; TM, membrana timpânica.

O diagnóstico de envolvimento tuberculoso da orelha média normalmente é adiado. Os sinais e sintomas característicos envolvem: 1) múltiplas perfurações da membrana timpânica que coalescem rapidamente e formam perda total da membrana timpânica; 2) linfadenopatia cervical indolor; 3) otite média incontrolável com granulação polipoide; e 4) sequestração óssea. Esses sinais e sintomas devem alertar o médico para esse possível diagnóstico. O envolvimento da cápsula óssea com a resultante perda da função auditiva e vestibular pode ser o primeiro sintoma e indicar um processo que difere da otite média crônica mais comum. O diagnóstico definitivo é feito pelo exame histopatológico do tecido da orelha média ou da mastoide, que revela um processo granulomatoso com células gigantes multinucleadas (células de Langerhans; Figs. 72-6 e 72-7), e pela demonstração histológica dos microrganismos álcool-acidorresistentes da tuberculose. A identificação exata da espécie de micobactéria e do isolamento da resistência medicamentosa por meio de cultura ainda é o padrão-ouro, embora a cultura seja demorada e leve várias semanas. O processo é facilitado pelo uso de vários tipos diferentes de testes de amplificação de ácidos nucleicos que foram aprovados pela U.S. Food and Drug Administration (FDA) para a identificação rápida da *M. tuberculosis*.[15,19]

Múltiplas perfurações da membra timpânica, granulação polipoide exuberante dentro da orelha média e perda precoce da função da orelha interna também são observadas na granulomatose de Wegener (GW). Essas duas doenças são diferenciadas com base nos testes cutâneos para tuberculose, na demonstração histológica dos organismos da tuberculose no tecido de granulação com resistência álcool-ácida, nas culturas da orelha média, na presença de anticorpos citoplasmáticos antineutrofílicos (ANCA) na GW e nas manifestações sistêmicas de cada processo.

O pilar do tratamento da tuberculose da orelha média e da mastoide é o uso sistêmico da quimioterapia antituberculose padrão.[14] A cirurgia da mastoide pode ser necessária para remover o sequestro do osso. A cirurgia reconstrutiva dos ossículos e da membrana timpânica é viável após a infecção ter sido controlada.

GRANULOMATOSE DE WEGENER

A granulomatose de Wegener é um processo inflamatório granulomatoso com vasculite necrotizante. Ela afeta, sobretudo, os tratos respiratórios superior e inferior e os rins, mas pode envolver praticamente qualquer órgão no corpo. A doença ocorre igualmente em homens e mulheres e a idade média de início é 40 anos. Os sintomas que se apresentam normalmente são cefaleia, sinusite, rinorreia, otite média, febre e artralgias.[20,21] Ocorre envolvimento da via respiratória superior e sinusal em 75 a 90% dos casos. As manifestações pulmonares são tosse, dor torácica pleurítica, hemoptise e infiltrados nodulares ou cavitários na radiografia torácica. As manifestações pulmonares ocorrem em 65 a 85% dos casos. Outras manifestações são glomerulonefrite (60 a 75% dos casos); envolvimento ocular na forma de conjuntivite, irite, esclerite ou proptose (15 a 50% dos casos); e achados dermatológicos de ulcerações necróticas, vesículas ou petéquias.

Os achados laboratoriais na GW podem envolver anemia normocítica normocrômica; trombocitose; fator reumatoide positivo; e hiperglobulinemia, sobretudo da IgA. O VHS quase sempre é elevado. A descoberta em 1985 dos anticorpos direcionados contra os constituintes citoplasmáticos dos neutrófilos (anticorpo citoplasmático antineutrofílico [ANCA] e ANCA citoplasmático [c-ANCA]) nos pacientes com GW foi um avanço importante no diagnóstico e na compreensão da GW.[22] Um teste ANCA positivo, especialmente o c-ANCA específico para proteinase 3, é muito útil para estabelecer ou sustentar um diagnóstico de GW. A especificidade do teste c-ANCA positivo na GW é maior do que 95%. A sensibilidade é variável e depende da fase e do tipo de GW. Em mais de 90% dos pacientes com GW sistêmica e ativa, o c-ANCA é positivo. Enquanto isso, na GW limitada (p. ex., orelha ou cabeça e pescoço apenas ou doença inativa), a sensibilidade do c-ANCA é de apenas 65 a 70%. Além disso, o título do anticorpo corresponde à atividade da doença, embora haja conflito de dados a respeito do valor na utilização do título como um guia para a terapia imunossupressora.

O diagnóstico de GW é feito histologicamente pela presença de necrose, inflamação granulomatosa com células gigantes multinucleadas, vasculite e formação de microabscessos (Figs. 72-8 e 72-9). No entanto, pequenas amostras de biópsia, como as obtidas da orelha ou via respiratória superior, podem carecer de todas as várias características de diagnóstico. Nesses casos, um diagnóstico de GW pode ser feito com base em apresentação clínica, teste ANCA e amostras de biópsia repetidas, extraídas do mesmo sítio ou de sítios correlatos.

A etiologia e patogênese da GW são desconhecidas. Foram propostos fatores de risco infecciosos, genéticos e ambientais e suas combinações. A evidência até hoje sugere que a GW é um distúrbio complexo, imunomediado, no qual a lesão tecidual resulta da interação de um evento inflamatório iniciador e uma resposta imune altamente específica.[23] Parte dessa resposta consiste na produção de ANCA, direcionada contra os antígenos presentes dentro dos grânulos primários dos neutrófilos e monócitos. Esses anticorpos produzem dano tecidual, interagindo com neutrófilos e células endoteliais ativadas.

O prognóstico da GW melhorou radicalmente de uma taxa de mortalidade de 82% antes da era da terapia imunossupressora até

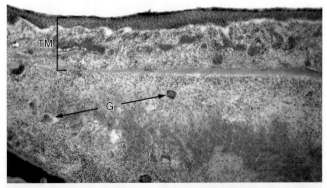

FIGURA 72-7. Uma visualização ampliada da membrana timpânica (TM) exibida na Figura 72-6. A TM está intacta, mas bastante espessada pelo tecido de granulação tuberculoso que contém células gigantes (G) epitelioides, redondas e multinucleadas (×100).

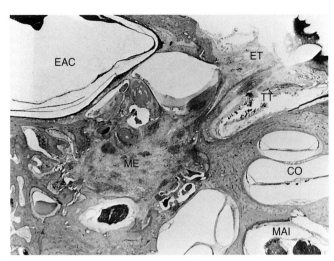

FIGURA 72-8. Granulomatose de Wegener ocasionando bloqueio da tuba auditiva (ET) e infiltração da orelha média (ME) em um homem de 41 anos (10x). CO, cóclea; MAE, meato acústico externo; MAI, meato acústico interno; TT, tensor do tímpano. (Cortesia de Leslie Michaels, MD, Institute of Laryngology and Otology, Londres, Reino Unido.)

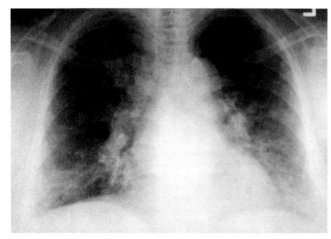

FIGURA 72-10. Adenopatia hilar bilateral e densidades parenquimatosas lineares em uma mulher de 56 anos com sarcoidose pulmonar.

a taxa de remissão atual de mais de 75% com tratamento médico adequado.[24] A indução da remissão é alcançada normalmente com altas doses de corticosteroides, ciclofosfamida ou metotrexato administrados por 3 a 6 meses. A manutenção da remissão é alcançada com doses mais baixas de corticosteroides e alternativas menos tóxicas à ciclofosfamida, como a azatioprina, o metotrexato, o sulfametoxazol-trimetropima ou outras combinações de fármacos. Outros tratamentos que têm sido utilizados são leflunomida, micofenolato de mofetila e inibidores do fator de necrose tumoral: etanercepte e infliximabe.

Manifestações Otológicas

A orelha média e a mastoide são os sítios de envolvimento mais comum dentro do osso temporal dos pacientes com GW,[20,25] doença esta que pode ocasionar a obstrução da tuba auditiva resultando em otite média serosa e perda auditiva condutiva (Fig. 72-8). Alguns pacientes também têm otite média purulenta. Outros podem ter envolvimento granulomatoso franco da orelha média e do mastoide. O processo pode se estender e envolver o nervo facial e a orelha interna, manifestando-se geralmente como PANS de rápida progressão e perda da função vestibular. A doença otológica pode ser a primeira e única característica de apresentação em alguns pacientes com GW.

SARCOIDOSE

A sarcoidose é um distúrbio multissistêmico crônico de etiologia desconhecida, caracterizado pela presença de granulomas não caseados. Na maioria das vezes, ela afeta os pulmões, embora quase todas as partes do corpo possam ser afetadas. A doença exibe uma predominância feminina e é 10 vezes mais comum nos negros do que nos brancos. Geralmente, o início da doença é entre a terceira e quarta décadas de vida. As manifestações comuns são adenopatia hilar bilateral na radiografia torácica, tosse e erupção cutânea granulomatosa. Outras manifestações são iridociclite, ceratoconjuntivite, linfadenopatia periférica, hepatosplenomegalia, insuficiência cardíaca, mialgia e artralgia. O envolvimento neurológico inclui manifestações centrais e periféricas, e os nervos faciais e óticos são os nervos cranianos mais afetados. Podem ser observadas a mononeurite periférica ou a polineurite. Os achados laboratoriais podem ser adenopatia hilar na radiografia torácica (Fig. 72-10), hipercalcemia e nível sérico de enzima conversora de angiotensina elevado. As características histopatológicas da lesão na sarcoide são os granulomas epitelioides não caseados (Fig. 72-11).

A etiologia e a patogênese da sarcoidose são desconhecidas. A lesão pulmonar inicial é uma alveolite caracterizada pelo acúmulo de células T CD4+; depois, há o desenvolvimento dos granulomas não caseosos. O estímulo antigênico que inicia o processo da doença continua indefinido. Várias associações possíveis têm sido investigadas, como micobactérias, certos complexos de HLA

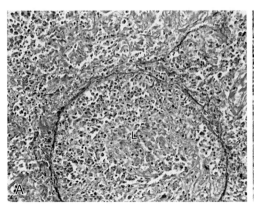
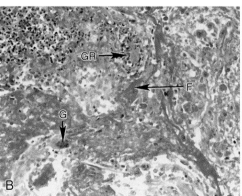

FIGURA 72-9. Granulomatose de Wegener em amostra de biópsia pulmonar. **A,** A arteríola exibe vasculite necrotizante com obliteração do lúmen (L) e infiltração da parede do vaso com leucócitos polimorfonucleares (coloração elástica; x256). **B,** Parede do vaso exibindo depósito de fibrina (F), células gigantes (G) e granuloma (GR) (coloração com hematoxilina e eosina; 256x).

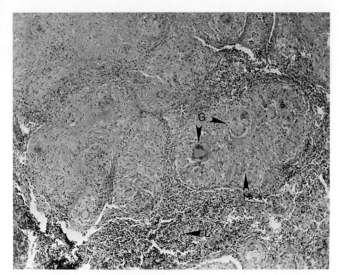

FIGURA 72-11. Sarcoidose em uma amostra de linfonodo. Granulomas não caseados com células gigantes (G), histiócitos (H) e linfócitos (L) (x79).

(antígeno leucocitário humano), anomalias das células T e do receptor de antígeno de célula T e envolvimento de várias citocinas diferentes.[26]

Ocorre resolução espontânea em muitos pacientes. Os corticosteroides são benéficos para os pacientes com sintomas progressivos ou com envolvimento ocular, cardíaco ou do sistema nervoso central (SNC). Para os pacientes que não toleram ou respondem aos corticosteroides, os medicamentos alternativos são metotrexato, ciclofosfamida, azatioprina, clorambucila, ciclosporina, cloroquina, pentoxifilina e antagonistas do fator-α humano de necrose tumoral, como o etanercepte e o infliximabe.[27]

Manifestações Otológicas

As manifestações otológicas da sarcoidose são PANS, disfunção vestibular, paralisia do nervo facial e, ocasionalmente, doença granulomatosa da orelha externa ou média e da mastoide.[28-31] O nervo facial é o nervo craniano mais afetado e normalmente está envolvido como parte do complexo de sintomas da febre úveo-parotídea (síndrome de Heerfordt), caracterizada por parotidite, uveíte, paralisia do nervo facial e pirexia branda. A paralisia do nervo facial pode ter um início súbito, frequentemente é bilateral e pode se resolver espontaneamente. A histopatologia do osso temporal na sarcoidose foi relatada em apenas um caso. Os achados principais foram infiltração linfocítica perivascular e inflamação granulomatosa que envolveu os nervos coclear, vestibular e facial dentro do meato acústico interno.[32]

SÍFILIS

A sífilis congênita e adquirida pode afetar a orelha média nas formas latente tardia e terciária. Na forma latente tardia, a orelha média e a mastoide podem ser afetadas por uma osteíte debilitante com infiltração leucocitária dos ossículos e do osso mastóideo (Figs. 72-12 e 72-13). Uma lesão similar, porém maior, de sífilis terciária, a goma, apresenta arterite obliterante e necrose central. Uma goma do meato acústico ou da orelha média pode resultar em perfuração da membrana timpânica e em uma aparência granulomatosa da mucosa da orelha média. O diagnóstico definitivo de sífilis da orelha média requer um teste sorológico positivo e uma demonstração histológica do *Treponema pallidum*. O envolvimento sifilítico da membrana timpânica e da orelha média mimetiza a tuberculose, e a superinfecção pode resultar em otite média crônica.

Pode ocorrer envolvimento da orelha interna na ausência de mudanças macroscópicas na membrana timpânica ou na orelha média. Acredita-se que o sinal de Hennebert, que é a indução do desvio ocular com pressão positiva ou negativa no meato acústico externo, indica uma fístula verdadeira entre a orelha média e a orelha interna como consequência de osteíte debilitante da cápsula ótica. A causa mais provável são as aderências fibrosas entre a platina do estribo e o labirinto membranoso, como consequência da hidropisia endolinfática.[33] O tratamento combinado de antibióticos e corticosteroides é benéfico para o tratamento da PANS.[34]

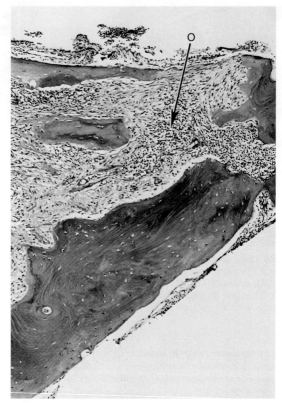

FIGURA 72-12. Corte da bigorna em um paciente com sífilis adquirida. É exibida uma osteíte (O) de célula redonda com envolvimento do periósteo (x120).

DOENÇA DE LYME

A doença de Lyme é um distúrbio inflamatório multissistêmico que afeta, principalmente, a pele, o sistema nervoso, o coração e as articulações. Ela é ocasionada pelo espiroqueta *Borrelia*

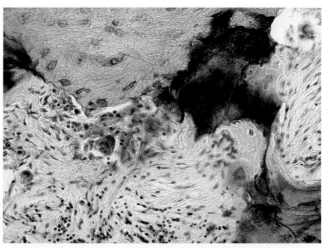

FIGURA 72-13. Área de reabsorção óssea ativa em um paciente de 43 anos com sífilis congênita. O infiltrado inflamatório inclui linfócitos, plasmócitos e células gigantes multinucleadas (x396).

burgdorferi, transmitido para os humanos por certos carrapatos *Ixodes* do complexo *Ixodes ricinus*. Os reservatórios primários conhecidos da doença são os camundongos-de-patas-brancas e o veado-de-cauda-branca. A doença foi reconhecida inicialmente em 1975, devido a uma aglomeração de pacientes com artrite em Lyme, Connecticut (EUA). No entanto, hoje se sabe que a doença de Lyme está presente há várias décadas na Europa, onde é denominada *síndrome de Bannwarth*.

Geralmente, a infecção é adquirida no verão, e os indivíduos de todas as idades e ambos os sexos podem ser afetados. São reconhecidos três estádios clínicos semelhantes aos estádios observados nos casos de sífilis.[35] O primeiro estádio, infecção localizada inicial, começa em 3 a 33 dias após uma picada de carrapato com uma lesão cutânea característica (eritema migratório). Esta lesão ocorre em 60 a 80% dos pacientes e pode ser acompanhada por sintomas constitucionais menores. O segundo estádio, infecção disseminada inicial, ocorre em dias ou semanas após a inoculação e começa com disseminação hematogênica do organismo a partir do sítio de inoculação. Os sintomas, que mimetizam uma doença viral sistêmica, são febre, artralgia migratória, mialgia, cefaleia, meningismo, linfadenopatia generalizada, mal-estar, fadiga e lesões cutâneas anulares secundárias.

Após a disseminação hematogênica, a *B. burgdorferi* parece ser capaz de sequestrar a si mesma em certos nichos e pode provocar inflamação localizada no sistema nervoso, no coração ou em articulações. O envolvimento neurológico manifesta-se por meningite, encefalite, linfocitose do líquor cefalorraquidiano (LCR), neuropatia periférica, mielite ou neuropatia craniana com paralisia do nervo facial, miocardite e pericardite. A doença articular manifesta-se como crises breves de artrite oligoarticular assimétrica, principalmente nas articulações grandes e especialmente no joelho. O terceiro estádio, infecção tardia ou persistente, ocorre mais de 1 ano após o início e pode resultar em artrite crônica, prolongada; encefalomielite crônica; polirradiculopatia periférica axonal crônica; ceratite similar a sífilis; acrodermatite crônica atrófica; e lesões localizadas tipo esclerodermia. Um paciente pode se submeter a um ou a todos os estádios; a infecção pode não ser sintomática até o segundo ou o terceiro estádios. Os tecidos afetados apresentam infiltração por linfócitos e plasmócitos. Podem ocorrer vasculite branda e oclusão vascular hipercelular, mas geralmente não há necrose tecidual. Não foram observados granulomas, gomas, células gigantes multinucleadas e necrose fibrinoide, ao contrário dos achados nos pacientes com sífilis.[36]

Nos últimos anos, o genoma completo do espiroqueta foi sequenciado, e foram desenvolvidos modelos de animais para estudar a patogênese da doença de Lyme usando camundongos e primatas. Os modelos de animais mostraram que as respostas imunoinflamatórias inatas são críticas na patogênese da doença e que os fatores genéticos podem ser importantes na determinação da gravidade de algumas manifestações.

Geralmente, o diagnóstico da doença de Lyme baseia-se no reconhecimento dos aspectos clínicos característicos, em uma história de exposição em uma área onde a doença é endêmica e na detecção de um anticorpo específico para a *B. burgdorferi* pelo ensaio de imunoabsorção enzimática e pela Western *blotting*.[35] O teste de anticorpo deve ser interpretado adequadamente usando-se os critérios do Centers for Disease Control and Prevention, pois podem ocorrer resultados falso-negativos e falso-positivos. Além disso, a *B. burgdorferi* pode provocar infecção assintomática, situação em que os sintomas ocasionados por outra doença podem ser equivocadamente atribuídos à borreliose de Lyme. O espiroqueta é altamente sensível à doxiciclina, mas apenas moderadamente à penicilina. Outros antibióticos eficazes são a amoxicilina, a eritromicina, a cefuroxima e a ceftriaxona. Os esteroides têm sido utilizados na cardite grave e na artrite. Entre os pacientes tratados precocemente no curso da doença, a resposta de anticorpo específico normalmente desaparece em meses, e os pacientes são reinfectados depois. Entre os pacientes com manifestações tardias, como a artrite, os títulos declinam após o tratamento bem-sucedido, mas os indivíduos continuam soropositivos. Embora tenham sido desenvolvidas duas vacinas eficazes, segundo os ensaios clínicos, elas não estão sendo comercializadas atualmente.[37]

Manifestações Otológicas

A paralisia do nervo facial é a manifestação otológica mais comum, com uma incidência relatada de 3 a 11%;[38,39] ela pode ser bilateral em 25% dos casos. Esse tipo de paralisia é visto no segundo estádio da doença e afeta pacientes de todas as idades e de ambos os sexos. O início é agudo, a duração vai de semanas a alguns meses e o retorno da função é espontâneo e frequentemente completo. Pode haver uma história de otalgia precedente, dor facial ipsilateral ou parestesia.[40] Embora possam ser observadas outras características neurológicas de segundo estádio, a paralisia do nervo facial pode ocorrer como única anomalia neurológica.

Os antibióticos e esteroides não parecem influenciar a duração ou o resultado da paralisia facial,[38] mas são recomendados para tratar sintomas recorrentes e prevenir as complicações tardias mais graves. Não há indicação para a cirurgia. A causa precisa e a histopatologia da paralisia do nervo facial não foram elucidadas. A histologia de outros nervos periféricos envolvidos apresenta infiltração perineural e perivascular por linfócitos e plasmócitos. Nas neuropatias crônicas e graves, ocorrem desmielinização e perda de fibras nervosas, similar à degeneração walleriana.[36] Não está claro se as lesões neurais resultam de uma resposta inflamatória ao espiroqueta ou representam um epifenômeno imunomediado.

Uma manifestação otológica bem documentada é uma lesão cutânea incomum denominada *linfocitoma*, na qual ocorrem nódulos intensamente vermelhos e violeta no lóbulo da orelha durante o segundo estádio da doença.[35] A lesão consiste em folículos benignos, porém hiperplásicos, na derme.[36]

Foram descritas manifestações auditivas e vestibulares, como PANS, perda auditiva súbita, vertigem posicional e sintomas tipo Menière.[41-44] São necessários mais dados clínicos e estudos do osso temporal para substanciar essas observações preliminares.

DOENÇAS MICÓTICAS

Os fungos são onipresentes no ambiente e têm baixa virulência intrínseca. A doença clínica invasiva sistêmica reflete algum defeito nas defesas do hospedeiro, como cetoacidose diabética, quimioterapia para malignidade, tratamento com corticosteroides ou síndrome da imunodeficiência adquirida (AIDS). A aspergilose, a mucormicose, a candidíase, a criptococose, a coccidioidomicose e a histoplasmose são micoses sistêmicas que podem ocasionar doença disseminada e envolver o osso temporal. O diagnóstico é feito por biópsia e cultura, e o tratamento consiste em controle da condição predisponente subjacente, desbridamento cirúrgico dos tecidos necróticos e quimioterapia sistêmica, frequentemente com anfotericina B.

Manifestações Otológicas

A orelha média e a mastoide podem estar envolvidas em consequência da infecção ascendente ao longo da tuba auditiva e do tensor do tímpano, que é vista frequentemente na mucormicose (Fig. 72-14), ou por meio da superinfecção da otite média crônica existente.[45] Ocorre a destruição da fenda da orelha média, frequentemente se estendendo para as estruturas circundantes, com trombose ou ruptura da artéria carótida interna.[46] Outras rotas de infecção são a disseminação embólica hematogênica, que pode resultar em múltiplos granulomas por todo o osso temporal, e através do envolvimento criptocócico do SNC, que pode ocasionar a invasão e a degeneração dos troncos nervosos no meato acústico interno.[47]

DOENÇA DE INCLUSÃO CITOMEGÁLICA

A doença de inclusão citomegálica é ocasionada por infecção com citomegalovírus (CMV). O envolvimento coclear pode ser congênito ou reativado a partir de um estado latente, sobretudo em pacientes imunocomprometidos. Na forma congênita, a infecção pode resultar em lesão hepática, lesão cerebral, retardamento mental, cegueira e surdez. A perda auditiva ocasionada pela inclusão citomegálica é variável e pode ser progressiva ou começar repentinamente.[48,49]

A histopatologia do osso temporal na doença de inclusão citomegálica mostra inclusões características dentro das orelhas média e interna, como os elementos neurossensoriais dos sistemas coclear e vestibular (Fig. 72-15).

DOENÇAS NEOPLÁSICAS

Embora as neoplasias do osso temporal sejam discutidas em outra parte do livro (Cap. 91 e e-177[*]), três neoplasias – mieloma múltiplo, leucemia e tumores metastáticos – merecem ser mencionadas aqui, pois as manifestações do osso temporal podem ocorrer com essas doenças.

MIELOMA MÚLTIPLO

O mieloma múltiplo consiste em uma lesão maligna dos plasmócitos derivados de linfócitos B e sua principal característica é a demonstração de uma proteína monoclonal anormal (componente M) no sangue, na urina ou em ambos. Há uma ligeira predominância masculina e a idade média de início é 60 anos. As manifestações clínicas são o resultado de múltiplos tumores plasmocitários e consistem em dor óssea grave, fraturas patológicas, insuficiência da medula óssea, insuficiência renal, hipercalcemia e infecções recorrentes.

Os achados laboratoriais são a demonstração do componente M no soro ou na eletroforese urinária, a anemia normocítica normocrômica, a hipercalcemia e os níveis de ureia sanguínea elevados. Os achados radiográficos típicos são lesões osteolíticas perfuradas, que são particularmente bem visualizadas na radiografia craniana lateral. Os aspirados da medula óssea exibem infiltração de plasmócitos. Durante décadas, o pilar do tratamento tem sido o uso de agentes alquilantes, como melfalano e corticosteroides; com esse regime, a sobrevivência média é de aproximadamente 3 anos. Ocorreram avanços importantes mais recentemente e que alteraram de modo substancial o tratamento dos pacientes com mieloma. Esses avanços envolvem o uso de transplante de células hematopoiéticas; medidas de cuidados de suporte aperfeiçoadas, como o uso de bisfosfonatos e eritropoietina; e agentes novos, como a talidomida, a lenalidomida e o bortezomibe.[50,51]

---

[*] Disponível, em inglês, em www.expertconsult.com.

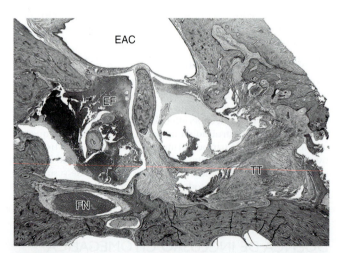

FIGURA 72-14. Mucormicose em um homem de 37 anos com diabetes. As células inflamatórias invadiram e destruíram o músculo tensor do tímpano (TT) e uma efusão hemorrágica (EF) é evidente no mesotímpano (×12,35). EAC, canal auditivo externo; FN, nervo facial.

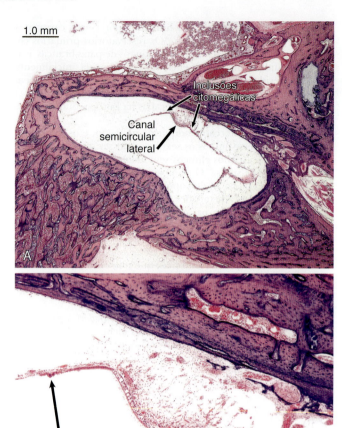

FIGURA 72-15. Citologia do osso temporal de um menino nascido a termo que morreu no primeiro dia após o nascimento em consequência da doença de inclusão citomegálica disseminada e enterocolite necrotizante. Embora o osso temporal direito fosse normal, muitas inclusões citomegálicas eram aparentes dentro do labirinto vestibular no lado esquerdo, aqui no canal semicircular lateral. Nesse caso, nenhuma inclusão foi encontrada dentro da cóclea em qualquer um dos lados.

Ocasionalmente, apenas um tumor plasmocitário (sem plasmacitose medular) pode ser encontrado. Essas lesões ocorrem no osso (plasmacitoma ósseo solitário) ou no tecido mole (plasmacitomas extramedular), incluindo o osso temporal. As duas lesões podem afetar indivíduos mais jovens; estão associadas a um componente M em menos de 30% dos casos e têm um curso indolente, com taxas de sobrevivência de 10 anos ou mais. A radioterapia local (40 Gy) costuma ser o tratamento suficiente. Deve ser feita uma avaliação periódica das globulinas séricas e urinárias e uma radiografia esquelética.

Manifestações Otológicas

O osso temporal está envolvido frequentemente nos casos de mieloma múltiplo. A radiografia pode exibir lesões líticas arredondadas da calota craniana e do osso temporal (Figs. 72-16 e 72-17). No nível microscópico, os espaços medulares do osso petroso são substituídos frequentemente por células de mieloma, e podem ser vistas lesões líticas discretas na cápsula ótica (Fig. 72-18).[52] Em geral, os sintomas referentes ao envolvimento do osso temporal são ofuscados por manifestações da doença difusa. Ocasionalmente, esses sintomas podem ser a característica de apresentação do mieloma[53] ou a única evidência da doença (plasmacitomas do osso

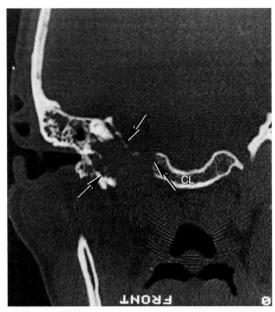

FIGURA 72-16. Tomografia computadorizada coronal exibindo uma grande lesão lítica destrutiva (*setas*) no *clivus* (CL), no osso temporal petroso e na orelha média e área do forame jugular, ocasionada por mieloma múltiplo em um homem de 72 anos. Os sintomas presentes eram paralisia do nervo facial e otorreia.

temporal).[54] Os sintomas são inespecíficos, como perda auditiva, zumbido, vertigem, otalgia e paralisia facial.[55]

LEUCEMIA

Podem ocorrer infiltrados leucêmicos no osso temporal. Eles são comuns na submucosa das áreas pneumatizadas da orelha média e da mastoide, como a membrana timpânica (Fig. 72-19) e a medula óssea do ápice petroso (Fig. 72-20).[56,57] A infecção secundária da orelha média e da mastoide resulta frequentemente de um estado imunocomprometido que resulta da própria doença

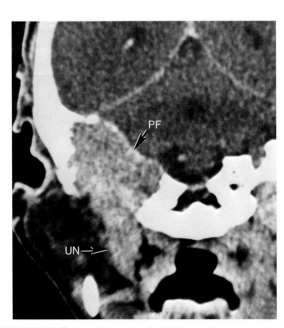

FIGURA 72-17. Tomografia computadorizada coronal com contraste e uma técnica de tecido mole no mesmo paciente da Figura 72-16 exibindo uma massa ligeiramente realçada que destruiu o osso mastoide e estende-se até a fossa posterior (PF) da parte superior do pescoço (UN).

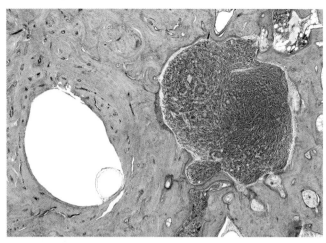

FIGURA 72-18. Uma de várias lesões osteolíticas do osso temporal de uma mulher de 69 anos com mieloma múltiplo. A lesão exibe margens ósseas nítidas e consiste em plasmócitos imaturos (x39,6).

ou da quimioterapia. A hemorragia costuma ocorrer junto com infiltrados e pode surgir na orelha média, mastoide ou orelha interna. As manifestações clínicas são efusão da orelha média, supuração aguda e crônica na orelha média e na mastoide, espessamento da membrana timpânica, perda auditiva condutiva, PANS (incluindo a PANS súbita), vertigem, paralisia facial e lesões cutâneas no pavilhão auricular ou no meato acústico externo.[58,59]

O sarcoma granulocítico, ou cloroma, é um tumor extramedular localizado, composto de células mieloides imaturas. Está relacionado com leucemia mieloide aguda ou crônica, e sua aparência pode preceder, coincidir ou suceder o diagnóstico de leucemia. Essa lesão pode ocorrer no osso temporal.[60-62] As manifestações otológicas podem constituir a apresentação inicial. O tratamento é por meio de radiação local e quimioterapia sistêmica.

LINFOMA

De modo similar aos infiltrados na orelha interna, os linfomas Hodgkin e não Hodgkin podem resultar em perda auditiva por meio de lesões hemorrágicas ou infiltrativas malignas da orelha média e interna (Fig. 72-21).[63]

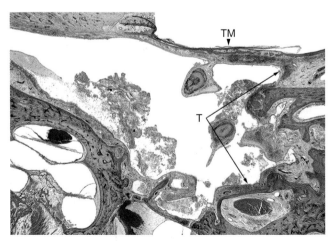

FIGURA 72-19. Leucemia linfocítica aguda em um menino de 9 anos. Dez dias antes de sua morte, o paciente comunicou dor na orelha. O exame otoscópico revelou uma membrana timpânica hiperêmica (TM). A TM e a mucosa da orelha média estão infiltradas por células tumorais (T) e o espaço da orelha média contém um exsudato purulento (x12,35).

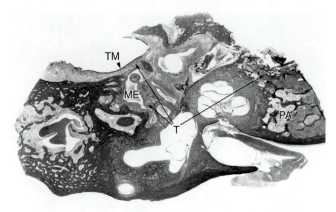

FIGURA 72-20. Leucemia mieloide aguda em um homem de 38 anos. Infiltrados leucêmicos (T) são observados em membrana timpânica (TM), orelha média (ME) e espaços medulares do ápice petroso (PA; x6,7).

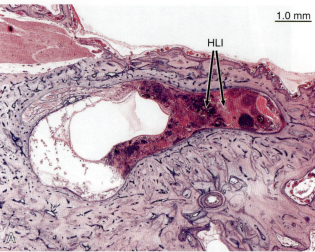

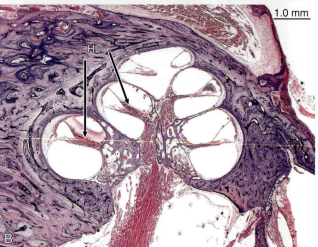

FIGURA 72-21. A, Citologia de um homem de 58 anos que morreu de linfoma folicular não Hodgkin diagnosticado aos 52 anos. Ele foi tratado com radiação e quimioterapia. Aos 58 anos, ele desenvolveu perda auditiva total súbita na orelha esquerda, perda rapidamente progressiva na orelha direita e vertigem. A audiometria demonstrou perda profunda à esquerda e de grave a profunda à direita. A infiltração hemorrágica e linfática (HLI) era evidente nas escalas perilinfáticas das cócleas. **B,** HLI do espaço perilinfático do canal semicircular lateral.

NEOPLASIAS METASTÁTICAS

Os tumores malignos secundários envolvem normalmente o osso temporal através da disseminação hematogênica. Os sítios de origem mais comuns, em ordem decrescente de frequência, são mama, pulmão, próstata e pele.[64] As lesões frequentemente são destrutivas e osteolíticas (Fig. 72-22); no entanto, algumas lesões, como as de próstata ou mama, podem ser osteoblásticas. O ápice petroso e o meato acústico interno parecem ser os sítios prediletos das metástases, embora qualquer parte do osso temporal possa estar envolvida (Fig. 72-23). A cápsula ótica parece ser resistente à invasão neoplásica.[65]

Apesar de as manifestações otológicas raramente serem a primeira evidência de doença maligna, na maioria das vezes são precedidas por outros sintomas sistêmicos. O envolvimento do meato acústico externo, da fenda da orelha média ou da tuba auditiva pode ocasionar perda auditiva condutiva e dor. O envolvimento da cápsula ótica pode produzir PANS, vertigem e paralisia do nervo facial. Na carcinomatose meníngea, a PANS rapidamente progressiva unilateral ou bilateral é um sintoma comum.[66] A PANS unilateral pode mimetizar um tumor do ângulo pontocerebelar e a PANS bilateral, a doença imunomediada da orelha interna. O diagnóstico é feito por citologia do líquor cefalorraquidiano.

DOENÇAS ÓSSEAS

Várias doenças ósseas generalizadas afetam a orelha média e o osso temporal e, às vezes, os sintomas iniciais da doença ocorrem no osso temporal. A doença de Paget, a osteogênese imperfeita e a osteoporose às vezes podem mimetizar as características clínicas da otosclerose.

DOENÇA DE PAGET

A doença óssea de Paget (osteíte deformante) é uma doença crônica e às vezes progressiva, de etiologia desconhecida e caracterizada por alterações osteolíticas e osteoblásticas que afetam principalmente o esqueleto axial. Os fatores genéticos atuam na patogênese da doença de Paget, que pode ser herdada de maneira autossômica dominante com alta penetrância. Quatro *loci* de suscetibilidade foram identificados, um no cromossomo 18, um no cromossomo 6 e dois no cromossomo 5.[67] As mutações no gene *SQSTM1* que codifica a proteína no gene sequestossomo 1 foram encontradas em alguns indivíduos. A infecção viral também parece exercer um papel na etiologia da doença de Paget, com base na microscopia eletrônica e em estudos imuno-histoquímicos.[68,69] É possível que a doença se desenvolva a partir de uma infecção viral lenta nos indivíduos suscetíveis, com uma predisposição genética subjacente.

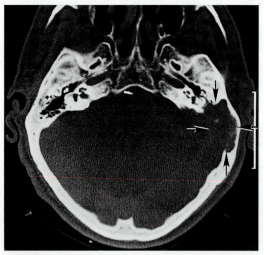

FIGURA 72-22. Tomografia computadorizada axial de uma mulher de 82 anos com adenocarcinoma mamário metastático exibindo uma grande lesão lítica (*setas*) destruindo a mastoide, a porção escamosa, a cápsula ótica e o labirinto.

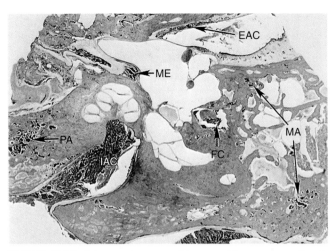

FIGURA 72-23. Adenocarcinoma mamário metastático em uma mulher de 75 anos envolvendo os troncos nervosos no meato acústico interno (MAI), ápice petroso (PA), tecidos subcutâneos do meato acústico externo (MAE), canal facial (FC), orelha média (ME) e mastoide (MA; x4,5).

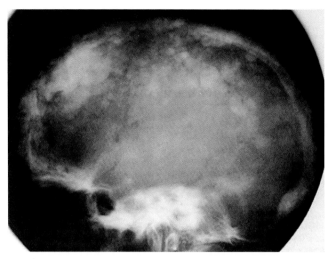

FIGURA 72-24. Radiografia craniana lateral de um paciente com doença de Paget. Os achados são espessamento da lâmina do crânio, várias densidades irregulares e platibasia.

A doença de Paget afeta 3% da população com 40 anos ou mais e 11% da população com 80 anos ou mais.[70] Os homens são mais afetados que as mulheres. Em geral, o início das manifestações clínicas é na sexta década de vida e inclui aumento craniano; cifose progressiva; e deformidades de pelve, fêmur e tíbia. Os achados radiográficos (Figs. 72-24 e 72-25) são lâmina craniana espessada; densidades cranianas desiguais, mal definidas; e má definição das margens corticais da orelha interna e do meato acústico interno, particularmente na fase lítica da doença. Os bisfosfonatos, que inibem a reabsorção do osso, constituem o pilar principal do tratamento médico da doença de Paget sintomática.[71] Outros medicamentos antipagéticos são calcitonina, mitramicina, iprifavona e nitrato de gálio.

Manifestações Otológicas

A manifestações clínicas da doença de Paget são perda auditiva, zumbido e disfunção vestibular branda. O nervo facial é poupado. A perda auditiva ocorre em 5 a 44% dos pacientes[70] e pode ser neurossensorial, mista ou, raramente, apenas condutiva. Na maioria das vezes a perda é mista, com um padrão descendente de condução óssea e limiares de condução aérea relativamente estáveis. As perdas auditivas são progressivas e maiores que as das pessoas saudáveis de mesma idade. As características distintivas da doença de Paget – comparada com a otosclerose, que é o diagnóstico diferencial mais comum – são uma idade de início mais avançada, na sexta década de vida; uma PANS maior, com um padrão descendente; calota craniana dilatada; dilatação e tortuosidade da artéria temporal superficial e de seus ramos anteriores;[70] nível sérico elevado de fosfatase alcalina; e evidência radiográfica de alterações de Paget nos ossos temporais.

Nenhum dos muitos relatórios clínicos e histológicos publicados identificou claramente uma base patológica consistente para essas perdas auditivas,[72] especificamente. A perda auditiva condutiva aparente não é ocasionada por fixação ossicular nem a PANS pela compressão das fibras nervosas cocleares. As tentativas de correção cirúrgica da perda condutiva geralmente não são consideradas justificáveis. Monsell et al.[73,74] relataram uma correlação estatisticamente importante entre a densidade mineral óssea da cápsula coclear (medida *in vivo* por tomografia computadorizada quantitativa) e os limiares de condução aérea de tons puros de alta frequência e o hiato aéreo-osso nos pacientes com doença de Paget craniana. Não está claro se esse achado é apenas um marcador do efeito da doença ou um fenômeno intimamente relacionado com o mecanismo da perda auditiva.

A aparência histopatológica do osso pagético é variável e depende da atividade osteoclástica e osteoblástica relativa. Os achados típicos são a reabsorção osteoclástica do osso contendo medula, com aumento na vascularidade e formação de tecido fibroso. A formação de novo osso ocorre de maneira irregular e produz seu padrão de mosaico típico em consequência das linhas de cimento irregulares e curvas (Fig. 72-26). As alterações do osso pagético ocorrem em três fases: 1) uma fase osteolítica inicial; 2) uma fase mista ou combinada; e 3) uma fase osteoblástica ou "queimada". No osso temporal, uma quarta fase pode ser identificada, que é a remodelação do osso pagético inativo para um osso lamelar de aparência normal.[72] Geralmente, a doença começa no osso periosteal, estendendo-se e envolvendo o osso endocondral e endosteal.

OSTEOGÊNESE IMPERFEITA

A osteogênese imperfeita (OI), também conhecida como *síndrome de van der Hoeve-de Kleyn*, é um distúrbio do tecido conjuntivo determinado geneticamente, caracterizado clinicamente por ossos frágeis que quebram com traumatismo pequeno. Aproximadamente 80 a 90% dos pacientes com OI têm mutações de um dos

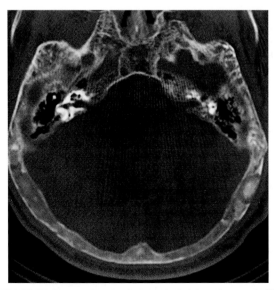

FIGURA 72-25. Tomografia computadorizada axial de um homem de 75 anos com doença de Paget. A expansão difusa da lâmina do crânio e o envolvimento dos dois ossos temporais com desmineralização irregular são aparentes.

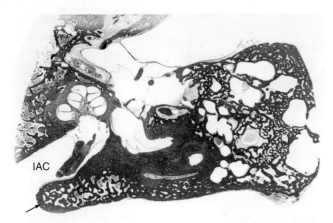

FIGURA 72-26. Envolvimento pagético do osso temporal em um homem de 70 anos. O osso pagético invade a margem posterior (*seta*) do meato acústico interno (MAI). A mastoide é substituída em grande parte por osso pagético (x6,7).

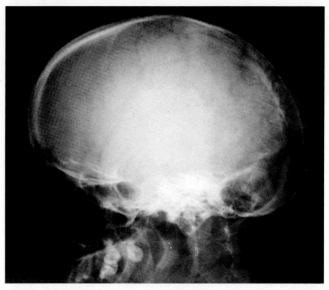

FIGURA 72-27. Radiografia lateral do crânio em um paciente com osteogênese imperfeita. Observa-se o osso vormiano, particularmente na lâmina posterior.

dois genes do colágeno tipo 1, *COL1A1* e *COL1A2*. Centenas e centenas de mutações únicas desses dois genes foram identificadas em indivíduos com OI. Os termos mais antigos de *osteogênese imperfeita congênita* e *osteogênese imperfeita tardia* foram substituídos por um sistema de classificação que define quatro tipos de OI com base em características clínicas, critérios radiológicos e modo de herança.

A *OI tipo 1* tem um modo de herança autossômico dominante. É a forma mais branda e está associada a escleras azuis, fraturas não deformantes e estatura normal. A perda auditiva é comum e ocorre em 30 a 50% dos casos. A *OI tipo 2* é a forma mais grave, na qual ocorrem múltiplas fraturas *in utero* e que resultam frequentemente em natimorto. Esse tipo é adquirido como uma mutação nova e esporádica ou herdado de modo autossômico recessivo. A *OI tipo 3* caracteriza-se por múltiplas fraturas, deformidade óssea progressiva durante a infância e adolescência e escleras azuladas ao nascer, mas brancas mais tarde na vida. A perda auditiva ocorre em aproximadamente 50% dos indivíduos. Os ossos longos podem ser delgados e arqueados, com alargamento abrupto perto das epífises. São comuns cifoescoliose, peito escavado, articulações fracas, anomalias dentárias e ossos vormianos na lâmina do crânio (Figs. 72-27 e 72-28). O modo de herança varia, podendo ser autossômico dominante, autossômico recessivo ou resultante de uma nova mutação. A *OI tipo 4* é uma forma herdada de maneira dominante; é similar à OI tipo 1, exceto em que as escleras são brancas (normais). A perda auditiva é menos comum do que com o tipo 1 e ocorre em 10 a 30% dos casos.[75,76]

O gerenciamento consiste em tratamento de fraturas, cirurgia ortopédica para corrigir deformidades, utilização de dispositivo ortótico, fisioterapia e terapia ocupacional.

O tratamento com bisfosfonatos está sendo cada vez mais utilizado, pois esses medicamentos são inibidores potentes da reabsorção óssea e da remodelação óssea.[77] Outros tratamentos sob investigação são o uso do hormônio do crescimento e do transplante alogênico de medula óssea.

Manifestações Otológicas

A perda auditiva condutiva e a PANS ocorrem nos pacientes com OI. Estima-se que a PANS ocorra em aproximadamente 40% dos pacientes e tenha uma alta correlação com escleras cinzentas ou brancas. A perda auditiva condutiva acompanha frequentemente as escleras azuis, as quais se tornam aparentes por volta dos 20 a 25 anos e depois se tornam suficientemente graves para fazer com que o paciente procure atendimento médico 15 a 20 anos mais tarde.[78] Não foi encontrada nenhuma relação entre a perda auditiva e a frequência ou gravidade das fraturas.[76] Alguns pacientes com OI branda procuram atendimento médico com perda auditiva condutiva similar à encontrada na otosclerose. A idade precoce de início da perda auditiva, os altos valores de conformidade na timpanometria, uma história de fraturas após traumatismo menor na infância que cessaram na puberdade, uma história familiar de OI e as escleras azuis são pistas úteis para o diagnóstico.

A perda condutiva reflete-se em alterações estruturais nos ossículos. Foram relatadas microfraturas do manúbrio,[79] fragilidade do ramo longo do osso da bigorna e fratura ou reabsorção da crura do estribo.[78,80,81] A platina do estribo é descrita caracteristicamente como espessa, macia e granular ou com textura parecida com o giz, sendo normalmente fixa.[82] A reabilitação pode ser feita por amplificação ou cirurgia.[83-85] Uma estapedectomia pode gerar resultados similares aos encontrados na otosclerose, mas o procedimento é extremamente delicado. Fixar a prótese em volta da bigorna pode ocasionar uma fratura patológica, sendo preferível uma prótese com uma fita de platina em vez de um fio de aço inoxidável.[78]

A histopatologia do osso temporal (Figs. 72-29 e 72-30) nos casos de OI tipo 2 exibiu ossificação deficiente da camada endocondral da cápsula ótica, que demonstra maiores quantidades de tecido fibroso com muitos vasos sanguíneos. A camada periosteal costuma ser fina e frágil (Fig. 72-30) e a crura do estribo, fina e incompleta. A otopatologia nos casos de OI tipo 2 é muito similar, se não for idêntica, à encontrada nos casos de otosclerose.[86,87] O osso anormal envolve as camadas periosteal e endoconral da

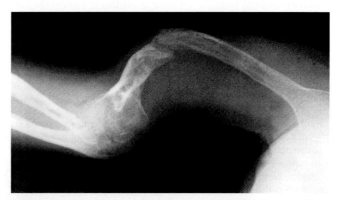

FIGURA 72-28. Radiografia do braço de um paciente com osteogênese imperfeita. A fratura patológica, a desmineralização do úmero e anomalias macroscópicas da articulação do cotovelo são evidentes.

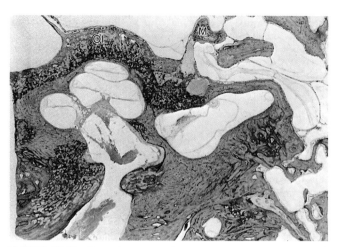

FIGURA 72-29. Osteogênese imperfeita em uma menina de 15 anos. A osteogênese substituiu as camadas endocondral e periosteal da cápsula ótica. O colo do martelo (M) também está envolvido (x8,5).

cápsula ótica (Fig. 72-29) e pode resultar na fixação da platina do estribo.

DISPLASIA FIBROSA

A displasia fibrosa é um distúrbio ósseo benigno, crônico, lentamente progressivo de etiologia desconhecida e caracterizado pela substituição do osso normal por uma quantidade variável de tecido fibroso e ósseo. Ela pode ocorrer como parte da síndrome de Albright – caracterizada por múltiplas lesões ósseas, pigmentação anormal, disfunção endócrina e puberdade precoce nas meninas – ou existir isoladamente na forma monostótica ou poliostótica. A forma monostótica é mais comum e ocorre frequentemente em crânio, costelas, fêmur proximal ou tíbia. Na forma poliostótica, as lesões cranianas são vistas em mais de 50% dos pacientes.

As manifestações clínicas da displasia fibrosa são deformidade óssea, fratura patológica e paralisia de nervos cranianos. A doença começa cedo na vida, geralmente na infância; a forma monostótica pode se tornar quiescente na puberdade. Enquanto isso, a forma poliostótica pode continuar a avançar. Pode ocorrer transformação sarcomatosa com incidência estimada em 0,4%.[88] Os achados laboratoriais são um nível sérico elevado de fosfatase alcalina em 30% dos pacientes com displasia fibrosa poliostótica, geralmente com níveis séricos normais de cálcio e fósforo. Os achados radiográficos típicos são uma área radiolúcida com uma borda bem definida lisa ou irregular e uma aparência de vidro fosco. Também podem ser visualizadas áreas de maior radiodensidade (Figs. 72-31 e 72-32). A histopatologia da displasia fibrosa consiste na substituição do osso esponjoso normal por um estroma fibroso disposto em um padrão espiralado. Uma quantidade variável de espículas de osso esponjoso dispostas de modo irregular provoca as alterações radiográficas em vidro fosco (Fig. 72-33).

Foram realizados progressos na compreensão da base celular e molecular da displasia fibrosa. A lesão é composta de células precursoras osteoblásticas mesenquimatosas imaturas. Uma mutação ativadora ocorre no gene que codifica a subunidade alfa da proteína G estimulatória.[89] Resultam níveis elevados de monofosfato cíclico de adenosina que afetam a transcrição e a expressão de muitos genes a jusante, ocasionando por fim a lesão patológica.[90] O tratamento consiste em bisfosfonatos e cirurgia ortopédica para correção das deformidades e tratamento das fraturas patológicas.[91]

Manifestações Otológicas

Às vezes, o osso temporal pode ser envolvido nos casos de displasia fibrosa, com aproximadamente 100 casos relatados até hoje.[92-94] Entre esses, a forma monostótica ocorreu em 70%, a forma poliostótica em 23% e a síndrome de Albright em 7%. Todas as partes do osso temporal podem estar envolvidas, mas o processo começa geralmente como um inchaço indolor e lentamente progressivo que envolve o mastoide ou o escama. O estreitamento progressivo do meato acústico externo com perda auditiva condutiva é a manifestação mais comum e ocorre em aproximadamente 80% dos casos. Esse estreitamento pode ser confundido com exostose, mas a displasia fibrosa é encontrada durante a segunda ou a terceira décadas de vida; na cirurgia, ela é vascular, com uma consistência macia, esponjosa e arenosa característica. A captura de resíduos de queratina medial ao canal estenótico pode ocasionar um colesteatoma do meato acústico externo. O envolvimento da orelha média e dos ossículos ou a obstrução da tuba auditiva também podem ocasionar perda auditiva condutiva. A erosão do canal de Falópio com paralisia do nervo facial ou a erosão da cápsula ótica com PANS e vertigem são encontradas ocasionalmente. Uma lesão isolada do osso mesotimpânico pode simular um tumor

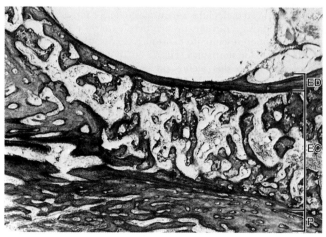

FIGURA 72-30. Osteogênese imperfeita envolvendo a cápsula ótica de um menino recém-nascido. As camadas endocondral (EC) e periosteal (P) foram substituídas por osso finamente trabeculado com um aumento no tecido fibroso e nos espaços vasculares. A camada endosteal (ED) é normal (x60).

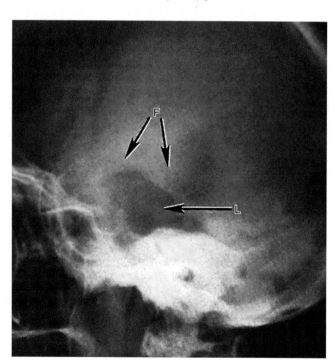

FIGURA 72-31. Radiografia lateral do crânio de um paciente com displasia fibrosa exibindo as fases lítica (L) e fibrosa (F) da doença. As espículas de osso novo são responsáveis pela aparência de vidro fosco da fase fibrosa.

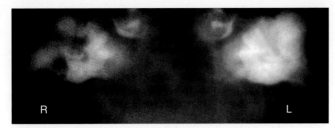

FIGURA 72-32. Radiografia tomográfica coronal de um paciente com displasia fibrosa. A formação de novo osso provoca uma aparência densa do osso temporal esquerdo envolvido.

glômico timpânico que pode se manifestar como uma massa avermelhada atrás de uma membrana timpânica intacta, com zumbido pulsátil e perda auditiva.

O gerenciamento da displasia fibrosa é sintomático. Os procedimentos operatórios devem se limitar à biópsia e a alívios dos déficits funcionais. A estenose do meato acústico externo costuma exigir remoção cirúrgica com canaloplastia e meatoplastia. Ocorre reincidência da estenose em consequência do crescimento recorrente da displasia fibrosa, sendo necessários às vezes muitos procedimentos. Em comparação com a canalopastia simples, uma mastoidectomia pós-auricular com canaloplastia ampla e enxerto de pele produz resultados melhores, com desobstrução a longo prazo do meato. A radioterapia é contraindicada, devido à maior taxa de degeneração maligna.[88] Indica-se o acompanhamento a longo prazo, devido ao potencial de envolvimento do nervo facial e de progressão da perda auditiva condutiva para PANS profunda.[90]

OSTEOPETROSES

As osteopetroses são distúrbios genéticos raros caracterizados por uma densidade óssea muito maior.[95-97] As osteopetroses resultam da função defeituosa dos osteoclastos. Esta leva a uma insuficiência da reabsorção óssea normal, enquanto a formação do osso normal pelos osteoblastos continua com a deposição de um excesso de osteoide mineralizado e cartilagem. Foram definidos quatro tipos de osteopetrose, embora os pacientes com sintomas atípicos sejam muitos. Isso sugere que provavelmente existem outros tipos.

A *osteopetrose maligna* é uma forma autossômica recessiva que se manifesta na infância, é rapidamente progressiva e tem uma alta taxa de mortalidade. Muitos casos devem-se a mutações no gene que codifica a subunidade TCIRG1 da bomba de próton vacuolar dentro dos osteoclastos. A doença caracteriza-se pela invasão da

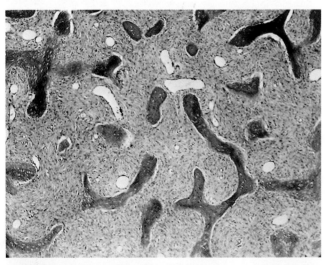

FIGURA 72-33. Displasia fibrosa. As espículas dispostas irregularmente de osso esponjoso em um estroma fibrovascular exibem um padrão espiralado (x64).

medula óssea que leva a anemia, trombocitopenia, hepatoesplenomegalia, maior suscetibilidade à infecção e invasão dos forames neurais, ocasionando degeneração neural. Atrofia ótica, paralisia facial, PANS, hidrocefalia e retardamento mental são comuns, costumando haver morte durante a primeira ou a segunda décadas de vida. O único tratamento eficaz é o transplante de medula óssea. Outro tipo de osteopetrose autossômica recessiva deve-se a uma mutação no gene da anidrase carbônica citoplasmática II. Esse tipo é muito rato (aproximadamente 50 casos foram relatados) e está associado a acidose tubular renal distal.

A *osteopetrose autossômica dominante do tipo 2*, também conhecida como *doença de Albers-Schönberg* e *doença dos ossos de mármore*, é o tipo mais frequente. Ela está associada a expectativa de vida normal e pode ser assintomática. Muitos casos resultaram de mutações no gene *CLCN7* dos canais de cloreto.[95] As manifestações clínicas são maior incidência de fraturas (o osso osteoporótico é frágil, apesar de sua aparência sólida); osteomielite da mandíbula decorrente de infecção dentária; aumento progressivo da cabeça e da mandíbula; baqueteamento dos ossos longos; e neuropatias cranianas, como atrofia ótica progressiva, hiperestesia do trigêmeo, paralisia facial recorrente e PANS. Os pacientes podem ter sindactilia dos dedos das mãos ou dos pés e unhas anormais nos dedos das mãos; essas anomalias podem ajudar o médico a fazer o diagnóstico clínico. A avaliação radiográfica revela um grande aumento na densidade de todos os ossos.

A *osteopetrose autossômica dominante do tipo 1* é um tipo extremamente raro, relatado em apenas três famílias, e parece estar ligada a um lócus no cromossomo 11q12-13.[97] Os pacientes com esse tipo de osteopetrose costumam ser assintomáticos, mas alguns têm dor e perda auditiva. Esse é o único tipo de osteopetrose que não está associado a uma maior taxa de fraturas.

Manifestações Otológicas

A camada endocondral da cápsula ótica e dos ossículos nos ossos temporais de bebês e crianças com a forma recessiva maligna da osteopetrose consiste principalmente em cartilagem calcificada densa.[98] A mastoide não é pneumatizada e o estribo persiste na forma fetal (Figs. 72-34 e 72-35). As orelhas internas parecem normais. A deiscência do segmento timpânico do nervo facial, frequentemente com herniação do nervo no nicho da janela oval, tem sido um achado consistente.[98-100] No entanto, nenhuma compressão nervosa observável é evidente. Essas crianças frequentemente têm episódios recorrentes de otite média aguda, otite média serosa, estenose do meato acústico externo, perda auditiva condutiva ou PANS, além de paralisia do nervo facial unilateral ou bilateral.[101,102]

Na forma adulta mais benigna (osteopetrose autossômica dominante do tipo 2), o osso temporal é nitidamente esclerótico, com obliteração das células aéreas mastóideas e um estreitamento da tuba auditiva e dos meatos acústicos externo e interno. Pode ocorrer o supercrescimento exostótico do osso periosteal que circunda a cavidade timpânica (Fig. 72-36), com ancilose dos ossículos e obliteração dos nichos de janela oval e redonda. Essas mudanças explicam o achado comum de perda auditiva condutiva. A PANS também ocorre, mas as orelhas internas parecem normais. O estreitamento da tuba auditiva predispõe o paciente à otite média serosa.[103] A paralisia aguda recorrente do nervo facial, similar à paralisia de Bell envolvendo um ou ambos os lados, é uma manifestação rara. A tendência é para a fraqueza residual progressiva a cada episódio. Devem ser feitos estudos radiográficos em qualquer criança ou adulto jovem com paralisia recorrente do nervo facial para determinar a possibilidade de osteopetrose. A descompressão total do nervo facial tem sido defendida para atenuar as paralisias recorrentes.[104,105]

OSTEÍTE FIBROSA CÍSTICA

A osteíte fibrosa cística, também conhecida como *doença de von Recklinghausen*, é uma lesão óssea ocasionada pelo excesso de

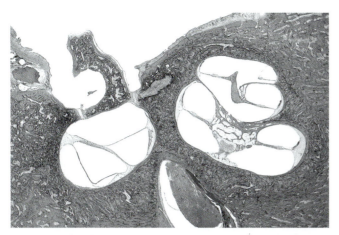

FIGURA 72-34. Osteoporose recessiva do osso temporal de um menino de 15 meses de idade. A camada endocondral da cápsula ótica e do estribo é composta de cartilagem calcificada (x12,3).

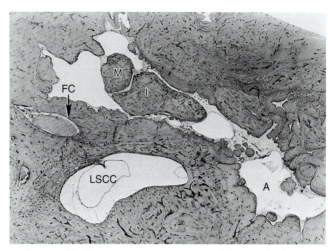

FIGURA 72-36. A osteopetrose em um homem de 30 anos de idade exibe supercrescimento do osso lamelar denso em volta do epitímpano com compressão do martelo (M) e da bigorna (I). O canal do nervo facial (FC) é reduzido (x9). A, antro; LSCC, canal semicircular lateral.

hormônio da paratireoide e caracteriza-se nos casos clássicos por reabsorção óssea osteoclástica, fibrose medular, cistos ósseos, dor óssea e fraturas. Na maioria dos casos, é ocasionada por hiperparatireoidismo primário, geralmente devido a um adenoma. Outras manifestações estão relacionadas com hipercalcemia e hipercalciúria. Embora o osso temporal possa ser afetado nesse distúrbio,[106,107] isso é muito raro na prática. A cápsula ótica é substituída por osso anormal composto de trabéculas de tamanhos e forma variadas dispostas irregularmente e intercaladas com espaços medulares que contêm tecido fibroso. A PANS tem sido atribuída à osteíte fibrosa que envolve o osso temporal.

DOENÇAS DE DEPÓSITO E DOENÇAS METABÓLICAS
MUCOPOLISSACARIDOSES

As mucopolissacaridoses (MPS) são um grupo de doenças ocasionadas por uma deficiência herdada de uma entre várias enzimas lisossômicas que degradam mucopolissacarídeos. Como consequência, os mucopolissacarídeos subclassificados acumulam intracelularmente, originando células grandes com citoplasma vacuolado. Dez deficiências enzimáticas foram identificadas até hoje e são classificadas em sete tipos ou síndromes. Todas são transmitidas como traços autossômicos recessivos, exceto a síndrome de Hunter (MPS 2), que é recessiva ligada ao X. O diagnóstico é basicamente de suporte e sintomático. Entretanto, os mucopolissacarídeos são passíveis de terapia de reposição de enzima e de procedimentos como o transplante de medula óssea ou a transferência genética.[108]

A síndrome de Hurler (MPS 1) é ocasionada por uma deficiência de I-iduronidase que leva ao acúmulo de sulfato de heparan e sulfato de dermatan. As manifestações clínicas são opacificação da córnea, fácies anormais, hepatosplenomegalia, retardamento mental, disostose múltipla, rigidez articular e hérnias. As características radiográficas são um alargamento e encurtamento dos ossos longos; hipoplasia e fraturas das vértebras lombares, ocasionando cifose; e aumento da sela turca. Frequentemente, há a morte durante a primeira década de vida.

A síndrome de Hunter (MPS 2) resulta de uma deficiência de iduronato-2-sulfatase, que leva a um acúmulo de sulfato de heparan e sulfato de dermatan. A síndrome é similar à de Hurler, mas não se observa a opacificação da córnea. A sobrevivência até a idade adulta pode acontecer.

A síndrome de Morquio (MPS 4) é atribuível a uma deficiência de N-acetilgalactosamina-6-sulfatase ou de β-galactosidase, que resulta em excreção urinária excessiva de sulfato de queratano. As

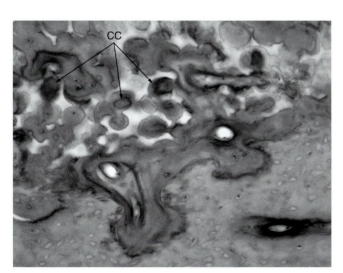

FIGURA 72-35. Ampliação maior do osso temporal exibido na Figura 72-34. A cartilagem calcificada (CC) do osso endocondral aparece como perfis ovoides densamente corados e redondos (x396).

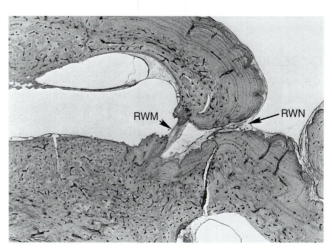

FIGURA 72-37. Obliteração óssea do nicho da janela redonda (RWN) do paciente exibido na Figura 72-36. O fluido é aparente no nicho adjacente à membrana da janela redonda (RWM; x18).

manifestações clínicas são displasia espondiloepifisária. A compressão da medula espinal ocasionada por hipoplasia do processo odontoide e deslocamento cervical é comum e pode ser a causa da morte.

Manifestações Otológicas

A perda auditiva na MPS costuma ser condutiva e neurossensorial. O componente condutivo é atribuível à otite média serosa em consequência da disfunção da tuba auditiva e do espessamento crônico da mucosa na orelha média e no processo mastoide na síndrome de Hurler,[109] e foram descritas grandes células com citoplasma vacuolado na mucosa da orelha média nas síndromes de Hunter[110] e de Hurler.[111] A causa da PANS é desconhecida, mas foi atribuída ao metabolismo anormal dentro dos elementos neurais.[110-113]

GOTA

A gota é uma doença metabólica que resulta da deposição de cristais de urato monossódico dentro dos espaços articulares e das estruturas cutâneas.[114,115] Os cristais estimulam a produção de interleucina 1 e de outras citocinas pelos monócitos e macrófagos, levando à inflamação e ao dano tecidual. Os pacientes com gota invariavelmente têm hiperuricemia (nível sérico de urato > 7 mg/dL). Fatores genéticos influenciam a depuração renal do ácido úrico e podem estar envolvidos na incidência familiar de hiperuricemia e gota.

Estudos mais recentes implicaram os *loci* no cromossomo X e no cromossomo 16 na patogênese da hiperuricemia.[116] Outros fatores de risco da gota são uso de álcool, exposição ao chumbo, uso de diuréticos, hipertensão e insuficiência renal.

As manifestações clínicas de gota são artrite gotosa aguda, agregados de cristais no tecido conjuntivo (tofo), urolitíase por urato e, raramente, nefropatia gotosa. As anomalias laboratoriais envolvem hiperuricemia, leucocitose e VHS elevado. O diagnóstico de gota depende da identificação dos cristais de urato dentro do fluido articular ou dentro do tofo sob luz polarizada. O tratamento da artrite gotosa aguda inclui repouso no leito, agentes anti-inflamatórios não esteroidais e colchicina. Os medicamentos uricosúricos, como a probenecida, são úteis para os pacientes com hiperuricemia em consequência da menor depuração renal do ácido úrico. Os inibidores de xantina oxidase, como o alopurinol, são úteis se a produção excessiva de ácido úrico for a base da hiperuricemia.

Manifestações Otológicas

Podem ocorrer depósitos tofáceos em muitas áreas de cabeça e pescoço.[114] A borda helicoidal da parte externa da orelha (*pinna*) é o sítio de envolvimento clássico. Em geral, esses tofos são assintomáticos e não requerem tratamento.

OCRONOSE

A *ocronose* é uma doença rara ocasionada por uma carência herdada da enzima ácido homogentísico oxidase. A presença de ácido homogentísico na urina é denominada *alcaptonúria*. O resultado desse erro inato do metabolismo consiste na deposição nos tecidos de um pigmento escuro e rico em colágeno. Os pacientes procuram atendimento médico frequentemente com sintomas e sinais durante a terceira década de vida. As manifestações são artropatia ocronótica, pigmentação ocular e cutânea, obstrução do trato geniturinário por cálculos ocronóticos e manifestações cardiovasculares em consequência da ocronose que afeta a valva aórtica. Não existe tratamento eficaz ou cura para a condição e o tratamento baseia-se na terapia sintomática.[117]

Manifestações Otológicas

A ocronose tem manifestações na orelha externa e a cartilagem é o sítio predileto da ocronose para deposição de pigmento.

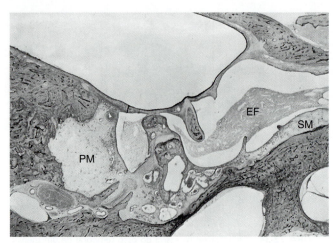

FIGURA 72-38. Síndrome de Hunter em um homem de 24 anos. A orelha média contém uma efusão (EF) em consequência da disfunção da tuba auditiva. A submucosa (SM) é espessada e o mesotímpano posterior (PM) contém tecido mesenquimatoso não reabsorvido (x11).

Máculas azuis ou manchadas de marrom podem aparecer na pina e em outras áreas de cabeça e pescoço, como nariz, mucosa vestibular, tonsilas, faringe, laringe e esôfago.

DOENÇAS VASCULARES COLAGENOSAS E AUTOIMUNES

A orelha pode ser um órgão-alvo em várias doenças sistêmicas (inespecíficas quanto ao órgão) que, segundo se acredita, têm uma natureza autoimune (p. ex., poliarterite nodosa, policondrite recidivante, síndrome de Cogan) ou pode ser o único alvo de um processo imunomediado da orelha interna (específico quanto ao órgão) que ocasiona PANS progressiva com ou sem disfunção vestibular. Essa PANS progressiva foi descrita por McCabe,[118] embora o conceito teórico tenha sido proposto por Lehnhardt em 1958.[119] Os achados histopatológicos no osso temporal nos dois grupos de distúrbios são similares, como a destruição e degeneração dos tecidos da orelha interna; os infiltrados dispersos contendo linfócitos, plasmócitos e macrófagos; a proliferação focal ou difusa de tecido fibroso e osso; e um grau variável de hidropisia endolinfática.[120] As manifestações otológicas dessas doenças foram discutidas em análises publicadas.[121-123]

ESCLEROSE MÚLTIPLA

A esclerose múltipla (EM) é uma doença desmielinizante do cérebro e da medula espinal. A maioria dos pesquisadores acredita que a EM é um distúrbio imunomediado. A incidência de EM é de 2 a 150 por 100.000, com uma predominância feminina. Embora a constelação de sintomas seja vasta, os efeitos principais relacionados com a orelha são a perda auditiva, particularmente a perda da capacidade de reconhecimento, e os sintomas vestibulares. Não está claro se esses sintomas podem ser atribuídos às vias neurais auditivas e vestibulares periféricas ou centrais.[124] Os estudos de Hausler e Levine[125] descrevem potenciais auditivos anormais do tronco encefálico na EM que implicam interferência na capacidade para fazer discriminações de tempo intra-aurais dentro do SNC auditivo.[125]

Ward et al.[126] apresentaram um relato de caso de uma mulher de 48 anos com EM na qual a patologia dos ossos temporais e do SNC estava disponível para estudo. Embora a paciente não tivesse sintomas registrados, trazia uma história de vertigem bem documentada. As estruturas da orelha interna, tanto auditivas quanto vestibulares, eram normais e a sintomatologia vestibular foi atribuída a placas dentro das vias vestibulares no SNC.

SÍNDROME DE SUSAC

A síndrome de Susac é considerada uma microangiopatia que afeta o cérebro, a retina e a cóclea.[127] Os sintomas são encefalopatia, defeitos visuais em consequência da obstrução de um ramo da artéria retiniana e PANS. O padrão de perda auditiva varia consideravelmente e pode ser rápido ou progressivo; uma predominância audiométrica de tons baixos é comum. A imagem por ressonância magnética mostra lesões supratentoriais da substância branca e envolvimento do corpo caloso. O tratamento inclui terapia imunossupressora e, se for indicado, implante coclear.[128]

Os achados do osso temporal em um caso de síndrome de Susac foram publicados recentemente.[129] O paciente nesse relato, uma mulher de 51 anos, tinha PANS bilateral de baixa frequência. Os achados na imagem por ressonância magnética foram coerentes com síndrome de Susac. A histopatologia do osso temporal consistiu em ampla degeneração dentro da porção apical das duas cócleas e incluiu as células ciliadas internas e externas, membranas tectoriais, estria vascular, ligamento espiral e limbo espiral. A oclusão capilar dentro da estria vascular também era evidente e, por outro lado, os neurônios cocleares tinham aparência normal. Não foi encontrada qualquer evidência de hidropisia endolifática e os órgãos vestibulares terminais eram normais.

DISTÚRBIOS DE IMUNODEFICIÊNCIA

As infecções da orelha média e da mastoide podem ocorrer como parte do espectro clínico de distúrbios de imunodeficiência congênitos e adquiridos. Ocasionalmente, as manifestações otológicas podem constituir a característica de apresentação da doença.

DISTÚRBIOS DE IMUNODEFICIÊNCIA PRIMÁRIOS OU CONGÊNITOS

Os distúrbios de imunodeficiência primários ou congênitos constituem um grupo diverso de condições que podem ser subdivididas em quatro amplas categorias. Os *distúrbios de imunodeficiência humoral* são caracterizados pela incapacidade para produzir anticorpos antígeno-específicos. Frequentemente, os pacientes têm infecções recorrentes e crônicas do trato respiratório, devido a bactérias extracelulares de alto grau, como *Haemophilus influenzae*, *Streptococcus pneumoniae* e *S. pyogenes*. O diagnóstico baseia-se na análise dos subtipos de imunoglobulina e na avaliação da produção do anticorpo específico. O gerenciamento é sintomático, com antibióticos adequados e terapia de reposição com globulina sérica humana imune. Cada síndrome dentro do grupo é classificada de acordo com tipo de deficiência de imunoglobulina (Ig), modo de transmissão genética e características clínicas específicas, como agamaglobulinemia infantil ligada ao X (Bruton), agamaglobulinemia autossômica recessiva, agamaglobulinemia adquirida (imunodeficiência variável comum), imunodeficiência ligada ao X com hiper IgM e deficiência seletiva de IgA.

Os *distúrbios de imunodeficiência celular* revelam deficiências parciais ou graves na função dos linfócitos T. Os pacientes com esses distúrbios costumam ter infecções recorrentes, devido a patógenos oportunistas intracelulares de baixo grau, como vírus, fungos, protozoários e algumas bactérias. O diagnóstico baseia-se em testes quantitativos e qualitativos da função da célula T e frequentemente ocorre uma deficiência de produção de anticorpos associada. As síndromes são hipoplasia tímica (síndrome de DiGeorge), síndrome de Wiskott-Aldrich, ataxia-telangiectasia, candidíase mucocutânea crônica, hiperimunoglobulinemia E (síndrome de Job) e imunodeficiência combinada grave.

Os *distúrbios da função fagocitária* são distúrbios primários dos neutrófilos que deixam os pacientes vulneráveis às infecções bacterianas piogênicas ou fúngicas de gravidade e cronicidade variáveis. Esse grupo inclui a neutropenia, que pode ser herdada ou adquirida. Se for grave, pode ocasionar sepse fulminante, defeitos quimiotáticos que resultam em infecções respiratórias piogênicas e distúrbios microbianos, como a doença granulomatosa crônica e a síndrome de Chédiak-Higashi. O tratamento inclui antibióticos, transfusões de neutrófilos e transplante de medula óssea.

Os *defeitos do sistema de complemento* são deficiências de componentes individuais ou das proteínas regulatórias e todos os defeitos de complemento são herdados (geralmente de modo autossômico recessivo). As características clínicas variam conforme o tipo de defeito. Elas são infecções recorrentes com *Neisseria* (deficiência de C5, C6, C7 e C9), infecções estafilocócicas recorrentes (deficiência de inativador do C3b), síndromes lúpicas (deficiência de C1, C4 e C2) e angioedema (deficiência do inibidor de esterase C1). O gerenciamento dessas deficiências é sintomático e de suporte.

Foram feitos progressos importantes na compreensão da base genética e dos mecanismos moleculares dos distúrbios de imunodeficiência.[130,131] Como consequência, a maioria das mais de 100 doenças de imunodeficiência primárias pode ser diagnosticada por técnicas moleculares. Essas abordagens moleculares também resultaram em conhecimentos importantes sobre a fisiopatologia das várias condições, o que permitiu o diagnóstico precoce de muitas dessas condições pela triagem neonatal do sangue do cordão umbilical. As síndromes de imunodeficiência também tiveram papel importante no desenvolvimento da terapia genética humana, que está sendo ativamente pesquisada em muitos centros.

Manifestações Otológicas

A doença otológica foi descrita nas quatro categorias de distúrbios de imunodeficiência. Os defeitos imunes humorais resultam em otite média aguda e serosa, recorrente e persistente. A otite média supurativa crônica e suas complicações concomitantes podem se desenvolver, sendo frequentemente refratária ao tratamento médico e cirúrgico.[132,133] Um subgrupo consiste em crianças com deficiência seletiva de IgG subclasse 2, que se mostraram suscetíveis a episódios recorrentes de otite média.[134] A síndrome de DiGeorge, deficiência de células T em consequência de hipoplasia tímica, pode manifestar graus variados de anomalias das orelhas externa, média e interna com perdas auditivas condutivas, neurossensoriais ou mistas;[135] uma alta incidência de displasia de Mondini também é observada nessas orelhas. Episódios recorrentes de otite média aguda e crônica também foram descritos com defeitos quimiotáticos neutrofílicos,[136] distúrbios microbicidas (doença granulomatosa crônica)[137] e defeitos do sistema de complemento.[138]

SÍNDROME DA IMUNODEFICIÊNCIA ADQUIRIDA

A síndrome da imunodeficiência adquirida (AIDS), reconhecida pela primeira vez em 1981, é ocasionada pelo HIV, um vírus linfotrófico que ataca principalmente os linfócitos T auxiliares e torna o paciente suscetível a muitas infecções oportunistas (Cap. 6).

Manifestações Otológicas

As manifestações otológicas são infrequentes nos pacientes com AIDS, exceto as crianças, nas quais a otite média é comum.[139] Quando ocorre doença otológica, a microbiologia é similar à dos pacientes não aidéticos, com organismos oportunistas incomuns, como protozoários, fungos, vírus e micobactérias.

As manifestações da orelha média e da mastoide são otite média, mastoidite aguda, otite serosa média e miringite bolhosa; a gravidade dessas infecções varia e depende do estado imune do paciente. Também pode ocorrer doença da orelha externa, como a otite externa e o sarcoma de Kaposi. O diagnóstico tecidual por biópsia ou timpanocentese é indicado para identificar o agente causador antes de iniciar a terapia.

O *Pneumocystis jiroveci* é um protozoário oportunista incomum e causa frequente de doença da orelha média e da orelha externa nos pacientes com AIDS. As massas subcutâneas no meato acústico externo ou os pólipos aurais que surgem do canal, da membrana timpânica ou do mesotímpano podem resultar em perda auditiva condutiva, otorreia ou otalgia. As rotas de infecção presumidas são disseminação hematógena a partir de outra fonte (p. ex., pulmonar), infecção ascendente através da tuba auditiva decorrente da colonização faríngea ou transmissão pelo ar do organismo aerossolizado diretamente para o meato acústico externo.[140,141] Uma amostra de biópsia mostra o organismo característico e a infecção responde ao tratamento com sulfametoxazol-trimetoprima. A doença otológica resultante da *P. jiroveci* pode ser o primeiro e único sintoma de apresentação da AIDS.[140-142] Podem ocorrer sintomas da orelha interna, como vertigem, zumbido e PANS, com perda auditiva flutuante e repentina.[143,144] A PANS é atribuída a várias causas como otossífilis, meningite criptocócica, meningite tuberculosa, toxoplasmose do SNC e medicação ototóxica.[142,145] O HIV é neurotrófico e pode ser ele mesmo a causa da PANS; e o nervo facial pode estar envolvido pelo herpes-zóster (síndrome de Ramsay Hunt).

Em um estudo de 49 ossos temporais de 25 pacientes com AIDS, Michaels et al.[146] encontraram otite média de baixo grau em 60% dos casos; otite média grave em 20%; células de inclusão do CMV nas orelhas interna e média em 24%; criptococose labiríntica em 8%; e depósitos de sarcoma de Kaposi no oitavo nervo craniano em 4%. Eles concluíram que a orelha não é menos suscetível às doenças associadas à AIDS do que qualquer outro órgão. Além disso, é particularmente propensa à infecção do CMV. O espectro de manifestações otológicas e seus mecanismos fisiopatológicos na AIDS são mais propensos a aumentar conforme surgirem mais dados clínicos e histopatológicos.

DEFEITOS DETERMINADOS GENETICAMENTE

Muitos distúrbios sindrômicos secundários a defeitos genéticos podem ter manifestações otológicas que consistem em perda auditiva, disfunção vestibular ou ambos. Os exemplos são as síndromes provocadas por mutações em genes individuais (autossômicas ou ligadas ao sexo), mutações em genes mitocondriais ou anomalias cromossômicas. Esses distúrbios estão além do escopo deste capítulo e o leitor é encaminhado ao Capítulo e-147* ou a outras fontes.[147]

Para consultar a lista completa de referências, acesse www.expertconsult.com.

LEITURA SUGERIDA

Agrup C, Luxon LM: Immune-mediated inner-ear disorders in neuro-otology. *Curr Opin Neurol* 19:26–32, 2006.

Cunningham MJ, Curtin HD, Jaffe R, et al: Otologic manifestations of Langerhans' cell histiocytosis. *Arch Otolaryngol Head Neck Surg* 115:807, 1989.

Harris JP, South MA: Immunodeficiency diseases: head and neck manifestations. *Head Neck Surg* 5:114, 1982.

Khetarpal U, Schuknecht HF: In search of pathologic correlates of hearing loss and vertigo in Paget's disease: a clinical and histopathologic study of 26 temporal bones. *Ann Otol Rhinol Laryngol Suppl* 145:1, 1990.

McCabe BF: Autoimmune sensorineural hearing loss. *Ann Otol Rhinol Laryngol* 88:585, 1979.

McCaffrey TV, McDonald TJ, Facer GW, et al: Otologic manifestations of Wegener's granulomatosis. *Otolaryngol Head Neck Surg* 88:586, 1980.

McGill TJI: Mycotic infection of the temporal bone. *Arch Otolaryngol Head Neck Surg* 104:140, 1978.

McKenna MJ, Kristiansen AG, Bartley ML, et al: Association of COL1A1 and otosclerosis: evidence for a shared genetic etiology with mild osteogenesis imperfecta. *Am J Otol* 19:604, 1998.

Megerian CA, Sofferman RA, McKenna MJ, et al: Fibrous dysplasia of the temporal bone: ten new cases demonstrating the spectrum of otologic sequelae. *Am J Otol* 16:408, 1995.

Michaels L, Suocek S, Liang J: The ear in the acquired immunodeficiency syndrome, 1: temporal bone histopathologic study. *Am J Otol* 15:515, 1994.

Monsell EM: The mechanism of hearing loss in Paget's disease of bone. *Laryngoscope* 114:598–606, 2004.

Nadol JB, Jr: Positive "fistula sign" with an intact tympanic membrane. *Arch Otolaryngol Head Neck Surg* 100:273, 1974.

Rinaldo A, Brandwein MS, Devaney KO, et al: AIDS-related otological lesions. *Acta Otolaryngol* 123:672–674, 2003.

Ryan AF, Harris JP, Keithley EM: Immune-mediated hearing loss: basic mechanisms and options for therapy. *Acta Otolaryngol Suppl* 548:38–43, 2002.

Schuknecht HF: *Pathology of the ear*, ed 2, Philadelphia, 1993, Lea & Febiger.

Skolnik PR, Nadol JB, Jr, Baker AS: Tuberculosis of the middle ear: review of the literature with an instructive case report. *Rev Infect Dis* 8:403, 1986.

Zoller M, Wilson WR, Nadol JB, Jr: Treatment of syphilitic hearing loss, combined penicillin and steroid therapy in 29 patients. *Ann Otol Rhinol Laryngol* 88:160, 1979.

---

*Disponível, em inglês, em www.expertconsult.com.

73 Perda Auditiva Neurossensorial em Adultos

H. Alexander Arts

Pontos-chave

- A perda auditiva neurossensorial (PANS) é um dos distúrbios clínicos mais comuns e está associada com uma grande variedade de etiologias.
- Devido a uma ampla gama de doenças genéticas, infecciosas, vasculares, neoplásicas, traumáticas, tóxicas, iatrogênicas, degenerativas, imunológicas e inflamatórias que podem afetar a cóclea, a adoção de uma abordagem sistêmica na avaliação é crucial para a identificação da etiologia. Os testes audiológicos, sorológicos, radiológicos e bioquímicos sanguíneos podem ser utilizados estrategicamente em uma abordagem com custo-benefício para o diagnóstico da PANS.
- A PANS resulta da disfunção das células ciliadas cocleares ou do nervo auditivo. As anomalias psicofísicas que resultam do comprometimento da fisiologia auditiva se combinam para prejudicar a audição eficaz.
- A PANS súbita é uma síndrome clínica com um diagnóstico diferencial extenso. A avaliação e o gerenciamento imediatos da PANS súbita podem oferecer a oportunidade para reverter ou atenuar a perda auditiva usando protocolos terapêuticos desenvolvidos mais recentemente.

A perda auditiva neurossensorial (PANS) é um distúrbio extremamente comum e tem um espectro de efeitos que varia de um grau de deficiência quase indetectável até uma profunda alteração na capacidade para atuar em sociedade. Como o seu início frequentemente é insidioso e como é frequentemente acompanhada por estratégias compensatórias sutis, a perda auditiva costuma ser negligenciada pelos médicos e pacientes. O sistema auditivo é complexo e depende do desempenho de muitos sistemas diferentes para a continuidade de sua função. A função auditiva normal depende da integridade mecânica do mecanismo da orelha média e do ducto coclear, da integridade micromecânica e célula do órgão de Corti, da homeostase do ambiente bioquímico e bioelétrico da orelha interna e da função adequada das vias e núcleos do sistema nervoso central (SNC). Esses fatores dependem das funções vascular, hematológica, metabólica e endócrina normais. Como consequência, a doença de quase qualquer sistema fisiológico humano tem potencial para afetar a função auditiva.

Este capítulo aborda avaliação clínica, diagnóstico diferencial, história natural e patogênese da PANS em adultos e fornece uma análise sistemática do amplo conjunto de etiologias da PANS. Inevitavelmente, ocorre alguma sobreposição com outros capítulos neste texto e, nesses casos, o leitor é encaminhado para outras partes a fim de obter uma discussão mais detalhada.

AVALIAÇÃO CLÍNICA DO PACIENTE COM PERDA AUDITIVA

HISTÓRIA

A avaliação dos pacientes com PANS súbita começa com uma história cuidadosa. O grau de perda pela perspectiva do paciente deve ser avaliado, o que inclui a sua lateralidade (unilateral ou bilateral) e cronicidade (início súbito, rapidamente progressiva, lentamente progressiva, flutuante ou estável). Os pacientes devem ser questionados quanto aos sintomas associados, como zumbido, vertigem, desequilíbrio, otalgia, otorreia ou cefaleia, e as queixas oftalmológicas ou neurológicas devem ser pesquisadas. Uma sensação de plenitude ou pressão aural pode estar presente e ser a única queixa do paciente.

Uma história médica completa deve ser obtida, com atenção especial aos distúrbios cardiovasculares, reumatológicos, endócrinos, neurológicos e renais e a qualquer exposição a medicamentos potencialmente ototóxicos. A história cirúrgica deve ser avaliada, além de obter uma história de traumatismo craniano, trauma penetrante no meato acústico externo e força de compressão aplicada no meato acústico (p. ex., bofetada). A história do paciente no que diz respeito à exposição ao ruído, ocupacional e outros, deve ser abordada especificamente. O tipo de ruído, seu nível estimado, a duração da exposição e o uso de proteção auricular devem ser documentados; os pacientes e médicos costumam subestimar a importância de uma exposição do paciente ao ruído ocupacional e a importância das exposições nos momentos de lazer, como a caça e o uso de ferramentas elétricas. Finalmente, a história familiar relativa à perda auditiva é particularmente importante e frequentemente negligenciada.

EXAME FÍSICO

Frequentemente o exame físico das orelhas dos pacientes com PANS é pouco revelador. O teste do sussurro e o teste do diapasão podem ser utilizados para estimar o grau de perda auditiva e determinar se a perda é predominantemente condutiva ou neurossensorial. Com a exceção desses achados, geralmente nenhuma anormalidade é vista nos pacientes com PANS. O exame otoscópico das orelhas deve excluir a possibilidade de otite média aguda ou crônica (OM). A neoplasia dentro da orelha média raramente pode ser observada. O examinador pode ouvir um zumbido pulsátil com um estetoscópio padrão ou de Toynbee. Outras anomalias dos nervos cranianos e estigmas da doença sistêmica associada ou anomalias hereditárias devem ser procurados especificamente. A porção não otológica do exame físico é mais propensa a revelar achados positivos.

TESTE AUDIOMÉTRICO

Aqui apresentamos apenas uma breve discussão do teste audiométrico. O teste audiométrico convencional é discutido com mais detalhes no Capítulo 61, enquanto o teste eletrofisiológico é tratado no Capítulo 62.

O teste audiométrico serve para verificar e quantificar o grau de perda auditiva. A condução aérea, condução óssea e as mensurações da logoaudiometria e medidas de imitância acústica constituem a bateria mínima de testes nos pacientes com suspeita de PANS. A audiometria tonal por vias óssea e aérea ajuda a determinar o tipo de perda auditiva: condutiva, neurossensorial ou mista. A audiometria da fala verifica os resultados audiométricos tonais puros. O teste de discriminação da fala com avaliação da função de desempenho-intensidade ajuda a definir mais a natureza da PANS (coclear *versus* retrococlear) e fornece informações prognósticas essenciais relativas aos possíveis benefícios da amplificação.

A timpanometria com a pesquisa do reflexo acústico verifica a natureza condutiva ou neurossensorial da perda auditiva e fornece outras pistas quanto à etiologia. A timpanometria pode ser particularmente útil para excluir a possibilidade de um componente condutivo nos pacientes com perdas profundas ou bilaterais na presença de um mascaramento duvidoso. Os testes audiológicos básicos também podem fornecer pistas essenciais para o diagnóstico quanto a PANS ser coclear ou retrococlear. Por *retrococlear*, queremos dizer uma lesão proximal à cóclea, sendo o schwannoma vestibular a lesão retrococlear mais comum. O examinador deve ter um alto grau de suspeição para etiologias retrococleares quando a perda for assimétrica, a discriminação da fala for anormalmente reduzida ou assimétrica, as relações de desempenho-intensidade no teste de discriminação da fala forem anormais ou quando as anomalias no reflexo acústico forem aparentes. Outros achados dos nervos cranianos, zumbido assimétrico ou queixas vestibulares – mesmo que sejam brandas – devem aumentar o nível de suspeição.

A resposta auditiva do tronco encefálico (PEATE) é útil para avaliar a possibilidade de uma etiologia retrococlear e para estabelecer limiares nos pacientes difíceis de testar (crianças pequenas ou pessoas simuladoras). No passado, acreditava-se que o PEATE era um teste altamente sensível à presença de uma lesão retrococlear. Hoje, este teste é bem menos utilizado com essa finalidade devido à menor sensibilidade nos pacientes com schwannomas vestibulares pequenos, tumores facilmente detectados com a alta precisão oferecida pela imagem por ressonância magnética (RM).[1-3] As novas modificações do teste PEATE podem aumentar a sensibilidade desse estudo.[4]

A eletrococleografia difere do PEATE em que o eletrodo de referência é colocado mais perto da cóclea (sobre ou nas proximidades da membrana timpânica ou do promontório). Isso permite a mensuração do microfonismo coclear, o potencial de somação e o potencial de ação do nervo auditivo. A onda I do PEATE corresponde ao potencial de ação da eletrococleografia. Aproximadamente dois terços dos pacientes com doença de Menière clássica têm uma alteração na relação entre potencial de somação/potencial de ação. Acredita-se que esse achado sugere a presença de hidropisia endolinfática.[5,6] A eletrococleografia também pode ser útil nos pacientes em que a onda I do PEATE seja fraca ou ausente, pois a localização do eletrodo de referência aumenta inerentemente a onda I.

As emissões otoacústicas (EOAs) consistem em energia acústica gerada pela cóclea e registrada com um microfone no meato acústico externo. Essas emissões podem ter um início espontâneo ou, na maioria das vezes, podem ser evocadas por um estímulo acústico emitido no meato acústico. Se o estímulo acústico consistir em um som transiente (um clique ou um bipe), a emissão resultante é denominada emissão otoacústica evocada transiente. Se o estímulo consistir em tons puros contínuos de duas frequências diferentes (F1 e F2), a emissão resultante é um tom contínuo de frequência (2F1-F2) e é denominada *emissão otoacústica de produto de distorção*. As EOAs são geradas claramente dentro da cóclea e acredita-se que elas sejam um subproduto do "amplificador coclear", que depende da função das células ciliadas externas. Elas dependem bastante do estado fisiológico da cóclea e, se estiverem presentes, sugerem função coclear normal. As EOAs raramente estão presentes com limiares auditivos maiores que 30 dB de perda auditiva, independentemente da etiologia. Além disso, para que uma EOA esteja presente, o mecanismo da orelha média precisa estar funcionando normalmente, pois o estímulo e a resposta precisam atravessar a orelha média. A presença de uma EOA em uma orelha com PANS sugere uma etiologia retrococlear ou possível pseudo-hipoacusia. Como essas etiologias são extremamente raras nos neonatos, as EOAs também têm sido úteis nos programas de triagem auditiva neonatal.

TESTE VESTIBULAR

O teste vestibular pode ser um auxiliar útil na avaliação da PANS em pacientes especiais. A evidência de hipofunção vestibular periférica ipsilateral em um paciente com PANS progressiva unilateral sugere a presença de uma lesão retrococlear.

EXAME LABORATORIAL

Os exames laboratoriais raramente são úteis na determinação da etiologia da PANS. Na maioria dos pacientes, deve ser feito o teste de absorção de anticorpo treponêmico fluorescente ou o teste de micro-hemaglutinação para o *treponema pallidum*, pois a prevalência da sífilis é relativamente alta, frequentemente assintomática, importante ser tratada e é uma causa potencialmente tratável da PANS. O teste do Veneral Disease Research Laboratory não é útil para esse fim, pois frequentemente é negativo com o gerenciamento inadequado na fase latente da doença ou na neurossífilis. Não parece ser necessário ou economicamente viável obter rotineiramente estudos hematológicos, metabólicos e endócrinos. De modo similar, não parece se justificar uma triagem de rotina para doenças autoimunes. Se essas doenças forem clinicamente importantes, elas são tipicamente aparentes na história e no exame físico. Além disso, não há uma relação clara aparente entre os resultados de quaisquer desses testes e a presença de perda auditiva autoimune.

TESTE RADIOGRÁFICO

A imagem radiográfica se justifica em pacientes especiais com PANS. A RM com realce por gadolínio atualmente é o padrão ouro na avaliação das possíveis perdas auditivas retrococleares. O papel da RM *versus* PEATE é controverso para essa finalidade. No entanto, está claro que a RM com gadolínio é muito mais sensível do que a PEATE para o diagnóstico de lesões pequenas.[1-3] A RM seletiva ponderada em T2 na sequência FSE pode ser quase tão sensível quanto a RM padrão com contraste de gadolínio e é mais barata.[7] A tomografia computadorizada (TC) é útil nos pacientes com suspeita de anomalias labirínticas, como a síndrome do aqueduto vestibular alargado ou a displasia de Mondini. A TC também pode ser útil nos pacientes com suspeita de fístula labiríntica ou fraturas do osso temporal. A TC de alta resolução com imagens reformatadas no plano dos canais semicirculares, ou perpendiculares aos mesmos, é o estudo preferido para mostrar a síndrome da deiscência do canal semicircular.[8]

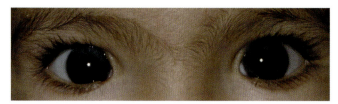

FIGURA 73-1. Achados oculares na síndrome de Waardenburg. Repare na distopia do canto, raiz nasal larga, confluência das sobrancelhas e heterocromia da íris.

ETIOLOGIA DA PERDA AUDITIVA NEUROSSENSORIAL

A PANS é um distúrbio clínico comum associado com muitas etiologias. Devido à ampla gama de doenças genéticas, infecciosas, vasculares, neoplásicas, traumáticas, tóxicas, iatrogênicas, degenerativas e imunológicas e inflamatórias que podem afetar a cóclea, uma abordagem sistemática para a avaliação é crucial para a identificação da etiologia responsável.

DISTÚRBIOS DO DESENVOLVIMENTO E HEREDITÁRIOS

Distúrbios Hereditários que Surgem na Idade Adulta

A discussão das causas hereditárias da perda auditiva neste capítulo se limita às etiologias mais comuns encontradas principalmente na idade adulta. Os fatores hereditários frequentemente desempenham um papel na PANS, e a pesquisa nessa área está se expandindo rapidamente. Para uma categorização completa e análise desses distúrbios, sugerimos ao leitor o excelente trabalho enciclopédico de Toriello et al.[9]

Perda Auditiva Hereditária Não Sindrômica. A maioria da PANS hereditária não está associada com outras anomalias hereditárias. A perda auditiva hereditária sem anomalias associadas é muito mais comum do que geralmente apreciada e frequentemente é negligenciada. É provável que fatores genéticos desempenhem um papel na presbiacusia e na suscetibilidade à perda auditiva induzida por ruído (PAIR).[10-13] Padrões distintos de perda auditiva hereditária transmitidos de modo autossômico dominante, autossômico recessivo e ligados ao X foram bem descritos. A PANS isolada recessiva ou dominante pode ser progressiva ou estável e pode ser congênita, com sintomas presentes no nascimento, manifestando-se na infância ou na idade adulta. Aproximadamente 90% da PANS herdada é recessiva.

Síndrome de Waardenburg. A síndrome de Waardenburg é transmitida de modo autossômico dominante e consiste em uma constelação de achados que incluem 1) distopia do canto dos olhos ou deslocamento lateral dos cantos mediais; 2) raiz nasal larga; 3) confluência das porções mediais das sobrancelhas; 4) heterocromia parcial ou total da íris; 5) uma madeixa branca; e 6) PANS (Fig. 73-1). É observada uma variabilidade extrema na expressão desse distúrbio e a perda auditiva pode variar de profunda a até mesmo nenhuma perda. A perda auditiva pode ser unilateral ou bilateral, podendo estar associada com anomalias vestibulares.

Síndrome de Alport. A síndrome de Alport é caracterizada por nefrite intersticial, PANS e, com muito menos frequência, manifestações oculares.[14] Essa doença é única, pois é mais comum nas mulheres, mas caracteristicamente é muito mais grave nos homens. No passado acreditava-se que era transmitida de modo autossômico dominante. No entanto, hoje está claro que a heterogeneidade genética é significativa. A perda auditiva é progressiva e variável, começando geralmente na segunda década de vida. Por volta dos 20 aos 40 anos, 50 a 75% dos homens desenvolvem insuficiência renal terminal.

Síndrome de Usher. A síndrome de Usher consiste na combinação de retinite pigmentosa e PANS, com ou sem déficit vestibular. Três grupos distintos foram identificados: o *Tipo 1* corresponde a 85% de todos os casos, sendo caracterizado por perda auditiva congênita profunda, ausência de resposta vestibular e desenvolvimento de retinite pigmentosa por volta dos 10 anos. O *Tipo 2* corresponde a 10% dos casos, sendo caracterizado por perda auditiva congênita estável, de moderada a grave, respostas vestibulares normais e surgimento da retinite pigmentosa em pacientes de 17 a 23 anos. O *Tipo 3* é tipificado pela perda auditiva progressiva com surgimento na infância ou final da adolescência e início variável de retinite pigmentosa. Aproximadamente 5% dos pacientes têm a doença do tipo 3. A doença é transmitida de modo autossômico recessivo e estima-se que 1 a cada 100 pessoas seja portadora do traço.

Anomalias da Orelha Interna

Foram descritos muitos padrões de displasia da orelha interna e a maioria estava associada com PANS. Esses padrões displásicos de desenvolvimento podem ser herdados, esporádicos ou o resultado de anomalias cromossômicas. Os termos descritivos utilizados frequentemente nessas displasias incluem *displasia de Scheibe* (displasia cocleossacular que envolve apenas o labirinto membranoso), *displasia de Mondini* (displasia do labirinto ósseo e membranoso) e *deformidade da cavidade comum* (labirinto otocístico sem cóclea ou ausência de órgãos vestibulares). Os padrões das displasias labirínticas formam um espectro com todos os modos de anomalias e padrões de perda auditiva.[15]

Síndrome do Aqueduto Vestibular Alargado. É uma forma única de displasia da orelha interna, pois foi associada com o início tardio da PANS. Um aqueduto vestibular hipertrofiado é visto frequentemente junto com outras displasias da orelha interna, porém mais recentemente foi observado como um achado isolado em muitas orelhas. Esses pacientes podem ter qualquer nível de audição, de normal até uma perda profunda. Frequentemente as duas orelhas são afetadas e as perdas auditivas são assimétricas. A flutuação da audição é comum e normalmente afeta uma orelha de cada vez; isso pode se manifestar como surdez profunda em uma orelha, com flutuação da audição na outra. Muitas vezes é evidente um componente condutivo para a perda auditiva de baixas frequências. Em muitos pacientes que foram acompanhados ao longo do tempo foi observada uma perda progressiva gradual.[15] Descobriu-se que essa síndrome é familiar em alguns casos e que provavelmente ocorre com muito mais frequência do que geralmente se avalia.[16] Ela é observada isoladamente, como parte da malformação de

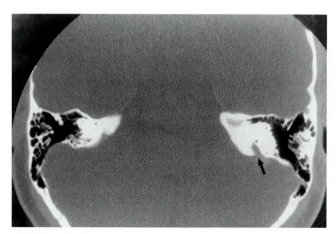

FIGURA 73-2. Tomografia computadorizada do osso temporal mostrando síndrome do aqueduto vestibular alargado. A *seta* indica o aqueduto vestibular alargado.

Mondini e nos pacientes com síndrome brânquio-otorrenal[17] e síndrome de Pendred.[18] Ela é bem demonstrada nas imagens de TC de alta resolução do osso temporal (Fig. 73-2).

DISTÚRBIOS INFECCIOSOS

A doença infecciosa é a causa principal de PANS nas crianças e nem tanto nos adultos. As etiologias infecciosas que ocasionam a PANS primária nos adultos são discutidas.

Labirintite

Um processo infeccioso ou inflamatório dentro do labirinto pode assumir duas formas em termos patológicos: serosa, às vezes denominada *tóxica*, ou supurativa. A *labirintite serosa* é definida como um processo anormal dentro do labirinto ocasionado pela degradação do ambiente tecido-fluido dentro da orelha interna.[19] Pode ser ocasionada por toxinas bacterianas ou contaminação da perilinfa com sangue, produtos de lesão tecidual ou ar na cirurgia. As toxinas bacterianas entram na orelha interna durante o curso da OM aguda ou crônica, presumivelmente através das membranas da janela oval ou redonda. Como a OM supurativa aguda e a crônica são comuns, e como a PANS associada com qualquer uma das condições é rara, essas membranas parecem promover uma excelente barreira para impedir a transmissão das bactérias ou de suas toxinas para a orelha interna. O principal achado anormal nos pacientes com labirintite serosa é a hidropsia endolinfática; a perda auditiva e a disfunção vestibular, associadas a esse estado, podem ser permanentes ou transitórias.

Frequentemente é feito um diagnóstico de labirintite quando os pacientes procuram atendimento médico com início súbito de PANS e vertigem aguda. A etiologia exata nos casos como esse é duvidosa, mas provavelmente é idêntica ou similar à etiologia da PANS súbita. A evidência tende a apoiar a teoria de que ela é ocasionada na maioria das vezes por uma labirintite viral.[20,21]

A *labirintite supurativa* é ocasionada pela invasão bacteriana da orelha interna e se manifesta por meio de uma perda auditiva profunda e vertigem aguda. A rota de invasão pode ser otogênica, a partir da OM aguda ou crônica, ocasionada com mais frequência por uma fístula entre a orelha média e o labirinto. Por outro lado, a rota de invasão pode ser meningogênica, através do aqueduto coclear ou do meato acústico interno. Essa é a etiologia mais comum da surdez associada com meningite.

Otite Média

A PANS raramente é associada com OM aguda e nenhum estudo demonstrou uma relação entre a PANS e a frequência da OM aguda.[22] Os pacientes com OM crônica de longa data frequentemente têm uma perda auditiva mista. Há uma controvérsia antiga quanto ao fato de o componente neurossensorial dessa perda ser uma consequência do próprio processo infeccioso ou de outros fatores, como cirurgia ou uso crônico de antibióticos tópicos ototóxicos. Quando controlada, nenhum aumento das perdas neurossensoriais associadas a cirurgia dos pacientes com OM crônica é evidenciado.[23]

Infecções Virais

A herpes-zóster ótica é uma infecção por vírus varicela-zóster associada com mais frequência com paralisia facial e uma erupção cutânea herpética sobre o pavilhão auricular ou dentro do meato acústico externo. Embora a paralisia facial seja o achado mais frequente, a perda auditiva e a vertigem podem ocorrer isoladamente ou simultaneamente.

Hoje o sarampo é raro no mundo desenvolvido devido à ampla vacinação. No passado, o sarampo era uma causa comum de surdez nas crianças. A perda auditiva geralmente é bilateral e de moderada a profunda, e a função vestibular pode ser afetada do mesmo modo.

Semelhante ao sarampo, a caxumba é rara no mundo desenvolvido devido à ampla vacinação. A caxumba é uma infecção por paramixovírus que ocasiona parotidite. As complicações da caxumba incluem orquite, pancreatite, PANS, prostatite, nefrite, miocardite e meningoencefalite. A PANS resultante da caxumba é única, pois quase sempre é unilateral. O envolvimento bilateral é raro. A surdez unilateral em crianças saudáveis ou a surdez repentina nos adultos pode ser ocasionada por infecção subclínica de caxumba em indivíduos sem imunidade prévia.

A infecção do citomegalovírus (CMV) é considerada por alguns autores uma causa comum de perda auditiva congênita e progressiva nas crianças.[24-27] Também foi proposto que ela é uma causa de PANS súbita em adultos.[28] A perda auditiva associada com síndrome da imunodeficiência adquirida (AIDS) pode representar a reativação de infecções de CMV latentes.[29]

Sífilis

A sífilis congênita ou adquirida foi bem estabelecida como uma causa da PANS. Embora a perda auditiva não esteja associada com sífilis adquirida primária, sua incidência foi estimada em 80% nos pacientes com neurossífilis sintomática, 29% nos pacientes com neurossífilis assintomática, 25% nos pacientes com sífilis latente tardia e 17% nos pacientes com sífilis congênita.[19] O mecanismo da perda auditiva na sífilis é uma meningolabirintite, como se vê na neurossífilis, ou uma osteíte do osso temporal com envolvimento secundário do labirinto, como se vê na sífilis congênita tardia, latente tardia ou terciária.[30]

Patologicamente, uma osteíte reabsortiva é vista no osso temporal e a hidropisia endolinfática é observada dentro do labirinto. Clinicamente, a apresentação da perda auditiva sifilítica é indistinguível da doença de Menière, com perda auditiva flutuante, zumbido, plenitude auricular e vertigem episódica. O *sinal de Hennebert*, um teste positivo para fístula sem doença da orelha média, e o *fenômeno de Tullio*, que é vertigem ou nistagmo mediante a exposição a som de alta intensidade, foram fortemente associados a otossífilis.[19] Geralmente, o tratamento recomendado consiste em um protocolo antibiótico adequado para a neurossífilis com a adição de corticosteroides sistêmicos.[31]

Febre Maculosa das Montanhas Rochosas

A febre maculosa das montanhas rochosas é uma infecção transmitida pelo carrapato, ocasionada pela *Rickettsia rickettsii*. Cefaleia, febre, mialgias e erupção petequial em expansão se seguem à mordida do carrapato em aproximadamente 1 semana. A doença resulta em vasculite sistêmica que leva à encefalite, nefrite e hepatite. A PANS rapidamente progressiva foi associada com a febre maculosa das Montanhas Rochosas e pode ser transitória.[32,33] Postulou-se que a vasculite que envolve o sistema auditivo é a etiologia da perda auditiva. O diagnóstico é feito primariamente pela apresentação clínica e é confirmado pelos títulos sorológicos. O tratamento é com antibióticos de amplo espectro.

Doença de Lyme

A doença de Lyme é uma doença por espiroqueta transmitida por carrapato e ocasionada pela *Borrelia burgdorferi*. Embora a manifestação otorrinolaringológica mais conhecida da doença seja a paralisia facial, algumas evidências sugerem que a doença pode ser uma causa da PANS.[34-37] Embora sua importância verdadeira continue obscura, a doença de Lyme deve ser considerada uma possível etiologia da PANS nas áreas endêmicas.

TOXICIDADE FARMACOLÓGICA

Aminoglicosídeos

Pelo menos 96 agentes farmacológicos diferentes têm possíveis efeitos colaterais ototóxicos.[38,39] Dentre esses, os antibióticos aminoglicosídeos talvez sejam os agentes agressores mais comuns. Esse grupo de antibióticos inclui a estreptomicina, diidroestreptomicina, canamicina, neomicina, amicacina, gentamicina, tobramicina e netilmicina. Os medicamentos ototóxicos muitas vezes são nefrotóxicos e vice-versa (aminoglicosídeos, diuréticos de alça, bromatos de potássio e medicamentos anti-inflamatórios não esteroidais [AINEs]). A síndrome de Alport, descrita anteriormente, é um distúrbio hereditário que afeta os rins e a orelha interna, e os distúrbios de desenvolvimento associados resultam em anomalias renais e da orelha interna. A forte associação entre doenças dos sistemas renal e auditivo não foi bem explicada.

Os aminoglicosídeos visam as células ciliadas e entram nas mesmas através de um processo que depende de energia. O resultado final é a morte da célula ciliada. Sugerimos ao leitor análises excelentes com o que sabemos atualmente sobre o mecanismo de ototoxicidade dos aminoglicosídeos (Cap. 77).[40-42] A via final comum do dano à célula ciliada consiste na geração de espécies reativas de oxigênio. Diferentes aminoglicosídeos têm afinidades por diferentes grupos de células ciliadas, que resultam em diferentes padrões de ototoxicidade com diferentes aminoglicosídeos. A canamicina, tobramicina, amicacina, neomicina e diidroestreptomicina são mais cocleotóxicos do que vestibulotóxicos. Outros, como a estreptomicina e a gentamicina, são mais vestibulotóxicos do que cocleotóxicos. Além disso, o decurso de tempo da toxicidade pode variar.[39] A toxicidade da neomicina geralmente é rápida e profunda, enquanto um efeito retardado significativo foi observado com a estreptomicina, diidroestreptomicina, tobramicina, amicacina e netilmicina administradas sistemicamente e com a gentamicina administrada através da orelha média.[43]

A perda auditiva pode ser unilateral ou assimétrica e pode progredir durante ou após a interrupção do tratamento. Algum grau de reversibilidade da perda auditiva pode ser observado ocasionalmente semanas a meses após o tratamento.[39] Os agentes protetores, incluindo os antioxidantes, são promissores na prevenção ou redução da toxicidade dos aminoglicosídeos. Mais recentemente foi proposto o uso de salicilatos.[44] Um ensaio clínico controlado por placebo realizado na China exibiu um efeito benéfico em decorrência do uso de aspirina durante a administração de aminoglicosídeos.[45]

Foram estabelecidos fatores de risco bem definidos para a ototoxicidade induzida por aminoglicosídeos, incluindo 1) presença de doença renal; 2) maior duração da terapia; 3) níveis séricos mais elevados (ministrados em bolo ou diluídos); 4) idade avançada; e 5) administração concomitante de outros medicamentos ototóxicos, particularmente os diuréticos de alça. Os níveis séricos em bolo e em concentrações séricas diluídas devem ser monitorados rotineiramente quando esses medicamentos são utilizados, sendo necessária uma atenção especial para evitar intervalos de dosagem curtos demais. Com o recente aumento no uso de terapia antibiótica endovenosa (EV) domiciliar prolongada, foi observado um aumento nas complicações ototóxicas, possivelmente uma consequência da pouca atenção aos níveis séricos e aos intervalos de dosagem.

Preparações Ototópicas. As preparações ototópicas que contêm neomicina, gentamicina e tobramicina há muito são utilizadas diretamente na orelha para tratamento de otite externa e OM crônica. A colocação de aminoglicosídeos dentro de uma orelha média saudável resulta frequentemente em ototoxicidade coclear ou vestibular, como demonstram os estudos em animais experimentais e em pacientes humanos. Esse efeito é utilizado hoje para realizar a labirintectomia química com titulação nos pacientes com doença de Menière.[46,47] Esses mesmos medicamentos foram utilizados durante anos em incontáveis orelhas com OM crônica, com pouco ou nenhum efeito clínico importante na audição ou na função vestibular.[48,49] A menor permeabilidade das membranas da janela redonda ou oval inflamada, a diluição dos medicamentos tóxicos por fluidos purulentos e a maior absorção no sistema vascular pela mucosa hiperêmica provavelmente contribuem para a menor toxicidade na presença de OM.

No entanto, está claro que o uso de aminoglicosídeos na orelha média ocasiona toxicidade coclear e vestibular significativa e importante em animais.[50] Com base nessa toxicidade e no atual uso disseminado dos aminoglicosídeos para criar uma labirintectomia química, hoje se considera imprudente utilizar antibióticos tópicos de aminoglicosídeos para tratar a OM. Em 2004, a American Academy of Otolaryngology – Head and Neck Surgery reuniu um grupo consensual que, após uma análise detalhada da literatura, contraindicou o uso dos aminoglicosídeos na forma tópica na orelha média, a menos que não haja alternativa disponível.[51] Outros ingredientes das preparações ototópicas mais antigas também têm potencial ototóxico (p. ex., polimixina B, propilenoglicol, ácido acético e agentes antifúngicos).[52,53] Parece prudente usar apenas agentes especificamente concebidos e aprovados para uso na orelha média para tratar a otite crônica.

Diuréticos de Alça

Os diuréticos de alça, incluindo ácido etacrínico, bumetanida e furosemida, exercem seu efeito diurético bloqueando a reabsorção de sódio e água na porção proximal da alça de Henle. O uso desses medicamentos foi associado com uma PANS reversível e com a potencialização da perda auditiva induzida por aminoglicosídeos. A perda normalmente é bilateral e simétrica, podendo ter um início súbito.[54,55] Esses medicamentos parecem alterar o metabolismo na estria vascular, que resulta na alteração da concentração endolinfática de íons e do potencial endococlear.[56] Os fatores de risco da ototoxicidade induzida por diuréticos de alça incluem insuficiência renal, infusão rápida e administração concomitante de aminoglicosídeos.[57]

Antimaláricos

Há muito tempo se sabe que o quinino está associado com o desenvolvimento de zumbido, PANS e perturbações visuais.[58] O medicamento, derivado da casca da árvore quina, tem uma história interessante como antipirético. Era distribuído por charlatães e em remédios secretos nos séculos XVII e XVIII. A síndrome de zumbido, cefaleia, náusea e perturbação visual é denominada *cinchonismo*. Doses maiores podem ocasionar uma forma mais grave da síndrome, que também inclui manifestações gastrintestinais, do SNC, cardiovasculares e dermatológicas. A quinina é utilizada como adjuvante no tratamento da malária e nas cãibras noturnas das pernas.[59] O efeito ototóxico da quinina parece ser primariamente na audição e normalmente é passageiro. Pode ocorrer perda auditiva permanente com grandes doses ou em pacientes sensíveis. A cloroquina e a hidroxicloroquina são medicamentos antimaláricos utilizados atualmente e são estruturalmente relacionadas com a quinina. Elas também têm sido associadas com ototoxicidade e retinopatia. A ototoxicidade com esses medicamentos parece ser rara e possivelmente reversível.[60,61]

Salicilatos

A aspirina e outros salicilatos estão fortemente associados com zumbido e PANS reversível. A perda auditiva depende da dose e pode ser de moderada a grave. Mediante a descontinuação do medicamento, a audição volta ao normal dentro de 72 horas.[58] O zumbido ocorre de modo consistente em uma dose de 6 a 8 g/dia de aspirina e em doses menores em alguns pacientes.[62,63] As respostas calóricas também podem ser reduzidas pelos salicilatos.[64] O sítio de efeito ototóxico parece estar no nível da mecânica coclear básica, conforme evidenciado por PANS, perda de EOAs, menores potenciais de ação coclear e alteração das "pontas" das curvas de sintonia das fibras do nervo auditivo.[65] Esses efeitos podem ser o resultado da alteração na turgidez e motilidade das células ciliadas externas.[66]

Medicamentos Anti-inflamatórios Não Esteroidais

Os AINEs compartilham muitas das ações terapêuticas e efeitos colaterais dos salicilatos. Embora haja relatos isolados de perda auditiva ocasionada por naproxeno,[67] cetorolac[68] e piroxicam,[69] a ototoxicidade em consequência do uso de AINEs geralmente é rara em comparação com a ototoxicidade dos salicilatos.[58,70] De modo similar aos salicilatos, modelos animais de ototoxicidade por AINE exibem apenas alterações fisiológicas reversíveis sem alterações morfológicas importantes. Dois grandes estudos epidemiológicos mostraram um maior risco de perda auditiva relacionado com o uso de acetaminofeno e ibuprofeno, tanto em homens quanto em mulheres.[71,72] O maior risco parece depender da dose e da duração, sendo maior nas pessoas mais jovens.

Analgésicos e Compostos de Analgésicos/Narcóticos

O primeiro relatório de PANS associada com abuso de analgésicos ocorreu com o propoxifeno em 1978.[73] Subsequentemente, constatou-se no ano 2000 que o abuso de acetaminofeno/hidrocodona está associado com PANS.[74,75] A perda auditiva era de grave a profunda na ampla maioria dos pacientes. Todos os pacientes estavam utilizando grandes quantidades do medicamento, mas a duração e a frequência eram bem variadas. Na maioria dos relatos, a progressão da perda auditiva foi rápida e frequentemente, mas não universalmente, bilateral. Esses pacientes responderam geralmente muito bem ao implante coclear, que sugere uma etiologia coclear da perda auditiva. Desde então, uma série de relatos foi publicada sobre a PANS associada com vários compostos de narcóticos-analgésicos e também com narcóticos ilícitos.[76-81] O mecanismo da PANS nesses pacientes é obscuro, mas provavelmente é multifatorial. Um estudo aponta o acetaminofeno como provável agente ototóxico na perda auditiva associada a acetaminofeno/hidrocodona.[82]

Inibidores de Fosfodiesterase 5

Os inibidores de fosfodiesterase 5 (PDE-5) sildenafil, vardenafil e tadalafil são amplamente utilizados no tratamento da disfunção erétil. Mais recentemente, eles também exibiram alguma utilidade no tratamento da hipertensão pulmonar. Esses medicamentos bloqueiam a ação degradadora da PDE-5 no monofosfato cíclico de guanosina ativado por óxido nítrico nas células musculares lisas da vasculatura do corpo cavernoso. São comuns os efeitos colaterais brandos que incluem rubor, cefaleia, congestão nasal e perturbações visuais. Em 2007, um caso de PANS bilateral súbita e grave foi relatado em um homem após o uso diário de sildenafil durante 15 dias.[83] Após esse relato, uma investigação da Food and Drug Administration dos Estados Unidos descobriu 29 relatos de perda auditiva súbita em pacientes que tomavam inibidores de PDE-5. Maddox et al.[84] analisaram esses casos e acrescentaram outros dois casos. A perda frequentemente era unilateral e parcial, e a recuperação completa foi observada em um terço dos pacientes. Um segundo estudo que analisou bancos de dados do mundo inteiro chegou aproximadamente às mesmas conclusões.[85] Apesar de terem sido postulados mecanismos causadores plausíveis, é impossível saber com certeza se existe uma relação causadora entre o uso de inibidores de PDE-5 e a PANS súbita, levando em conta os dados disponíveis atualmente.

Vancomicina

Acredita-se que a vancomicina é ototóxica, mas os dados disponíveis são difíceis de avaliar.[86] Nos relatos clínicos de ototoxicidade da vancomicina, os pacientes quase sempre também receberam diuréticos de alça ou aminoglicosídeos. A vancomicina foi associada com ototoxicidade quando administrada por via endovenosa, mas não quando administrada por via oral. O comprometimento auditivo foi relatado como transitório ou permanente, sendo extremamente incomum se as concentrações séricas forem menores que 30 mg/mL. Em animais, a ototoxicidade da vancomicina não ocorre, a menos que sejam administrados níveis muito tóxicos.[87] A vancomicina é nefrotóxica e excretada pelos rins; portanto, a insuficiência renal pode prolongar a meia-vida da vancomicina e aumentar a probabilidade de ototoxicidade. A ototoxicidade e a nefrotoxicidade são consideradas menos comuns com as novas formulações mais purificadas de vancomicina.[88] Quando administrada por via oral ou em doses EV adequadas, a ototoxicidade da vancomicina parece ser muito rara, mas a vancomicina pode potencializar outros medicamentos ototóxicos.[89,90] Foi relatado um caso de perda auditiva grave e irreversível associada com administração intratecal da vancomicina.[91]

Eritromicina

Muitos relatos de caso documentam a PANS associada com administração de eritromicina.[92] Em quase todos os relatos, o medicamento foi administrado por via endovenosa e não por via oral. A perda auditiva parece ser incomum e na maioria dos casos o paciente se recupera dentro de 1 a 3 semanas após a interrupção do medicamento. O risco de ototoxicidade da eritromicina parece ser maior nos pacientes com insuficiência renal ou hepática. A ototoxicidade associada com o mais novo antibiótico de macrolídeo, azitromicina, também foi relatada.[93] Dados histológicos limitados sugerem que o sítio da lesão na toxicidade por eritromicina é a estria vascular.[94]

Cisplatina e Carboplatina

A cisplatina (cis-diaminedicloroplatina) é um agente quimioterápico do câncer não específico do ciclo celular que produz PANS limitadora da dose e neuropatia periférica e uma toxicidade renal cumulativa relacionada a dose, toxicidade hematológica e toxicidade gastrintestinal.[95] A incidência de perda auditiva varia nos adultos (25 a 86%) e nas crianças (84 a 100%), sendo que essas crianças parecem ser muito mais suscetíveis à ototoxicidade.[96] A perda auditiva inicialmente é pior nas altas frequências, sendo bilateral e irreversível. Às vezes ela é acompanhada por zumbido ou vertigem. O grau de perda auditiva está relacionado com a dose, mas a variabilidade é considerável. Algumas vezes, pode ocorrer perda auditiva grave após uma única dose.[97] Se a audição de ultra alta frequência for testada, 100% dos pacientes exibem uma perda. Muitos fatores influenciam essa variabilidade, incluindo modo de administração do medicamento, sítio do tumor, idade, função renal, dieta, irradiação craniana, interação com aminoglicosídeos e diuréticos de alça, perda auditiva preexistente, dose cumulativa e dose total por tratamento.[95,98,99]

A carboplatina é um análogo da cisplatina com um espectro similar de atividade antineoplásica. A carboplatina é menos nefrotóxica do que a cisplatina. A mielossupressão é a toxicidade limitadora de dose com a carboplatina. Inicialmente se acreditava que a carboplatina era menos ototóxica do que a cisplatina, embora estudos mais recentes tenham mostrado taxas de ototoxicidade mais elevadas do que se estimava. Em uma série de crianças, o tratamento com altas doses de carboplatina foi associado com uma taxa de ototoxicidade muito alta.[100]

A ototoxicidade da cisplatina e da carboplatina parece ser uma consequência da criação de espécies reativas de oxigênio na orelha interna com danos às células ciliadas. A cisplatina causa maior dano às células ciliadas externas em vez das internas, enquanto a carboplatina parece afetar as células ciliadas internas, preferencialmente.[101]

Mostardas de Nitrogênio

As mostardas de nitrogênio são agentes antineoplásicos que incluem mecloretamina, clorambucila, ciclofosfamida, melfalan e ifosfamida. Desses fármacos, apenas a mecloretamina tem ototoxicidade como um efeito adverso grave e hoje tem utilidade limitada devido ao seu perfil tóxico grave. Estudos em animais e humanos com ototoxicidade de mecloretamina revelaram perda grave das células ciliadas externas.[70] Outros estudos mostraram atrofia no órgão de Corti e perda de células ciliadas internas e externas.[102]

Vincristina e Vimblastina

Os alcaloides da vinca, vincristina e, em menor grau, vimblastina, são notáveis por sua potente neurotoxicidade. A neuropatia periférica é comum e as neuropatias cranianas, ataxia e perda auditiva foram relatadas. Foi demonstrado que a vincristina ocasiona perda de células ciliadas e neurônios auditivos primários nos animais, enquanto a vimblastina resultou na perda apenas de células ciliadas.[95]

Eflornitina

A eflornitina (difluorometilornitina) é um potente inibidor da ornitina descarboxilase e é muito eficaz no tratamento da tripanossomíase. Ela também se provou útil em alguns pacientes com pneumonia por *Pneumocystis carinii*, criptosporidiose, leishmaniose e malária. E, embora tenha exibido potencial como agente antineoplásico, a eflornitina, segundo relatos, ocasiona PANS importante e relacionada à dose.[103]

Deferoxamina

A deferoxamina é um agente quelante de ferro utilizado em alguns pacientes com sobrecarga crônica de ferro ou intoxicação aguda grave por ferro. No entanto, a neurotoxicidade auditiva e visual foi relatada com o seu uso, particularmente com doses maiores em pacientes mais jovens. A PANS é reversível em alguns pacientes quando a dosagem é reduzida.[104]

Medicamentos Hipolipemiantes

Embora a degeneração nervosa ótica e vestibulococlear (degeneração tipo walleriana) tenha sido observada em cães que receberam altas doses de inibidores de redutase 3-hidroxi-3-metilglutaril-coenzima A (HMG-CoA), não foi constatado nenhum efeito clinicamente importante na visão ou audição.

DISTÚRBIOS RENAIS

Muitas causas genéticas da PANS estão associadas a anomalias renais, sendo a síndrome de Alport a mais reconhecida.[9] Os distúrbios renais adquiridos têm uma associação obscura com a PANS. A insuficiência renal crônica, especialmente quando gerenciada com hemodiálise ou transplante renal, foi associada à PANS progressiva, flutuante ou súbita. Oda et al.[105] constataram que 15% de 290 pacientes de hemodiálise e transplante renal desenvolveram PANS. A etiologia da PANS é difícil de determinar precisamente e provavelmente é multifatorial. Além das anomalias eletrolíticas e metabólicas ocasionadas por insuficiência renal e subsequente hemodiálise, esses pacientes recebem doses frequentes de diuréticos de alça, antibióticos de aminoglicosídeos e vancomicina. Devido à farmacodinâmica alterada desses medicamentos ocasionada pela insuficiência renal, seu potencial ototóxico é maior.

TRAUMA

Traumatismo Craniano

Os golpes na cabeça podem ocasionar lesão labiríntica e consequente PANS, seja diretamente, através de fratura do labirinto em consequência de fratura do osso temporal, ou indiretamente, através de concussão labiríntica. O tipo mais comum de fratura do osso temporal, a fratura longitudinal, se estende pelo labirinto. A perda auditiva associada com fraturas longitudinais normalmente é similar à do trauma acústico (i. e., limitada às altas frequências e pior em 4 kHz). Do mesmo modo, o traumatismo craniano isolado, sem fratura do osso temporal, pode resultar em concussão do labirinto, que pode resultar em PANS. As fraturas transversais quase sempre atravessam o labirinto e resultam na perda completa da função auditiva e vestibular. As lesões penetrantes na orelha interna são raras, mas envolvem com mais frequência a subluxação do estribo no vestíbulo, resultando em PANS profunda.

Perda Auditiva e Trauma Acústico Induzido por Ruído

O fato de a exposição excessiva ao ruído poder ocasionar perda auditiva foi reconhecido pela primeira vez no século XVIII. No início do século XX, a perda auditiva induzida por ruído (PAIR) foi denominada "surdez do caldeireiro". Descrições detalhadas da perda auditiva sustentada na indústria aguardariam o desenvolvimento do audiômetro e foram publicadas pela primeira vez nos anos 1930.[106] Hoje, a PAIR é reconhecida como uma das deficiências mais comuns induzidas pela ocupação, e a exposição ao ruído é regulada pela Occupational Health and Safety Administration (OSHA).[107] Ruído pode ser bem definido a grosso modo como "som indesejado" e pode ser subdividido por *intensidade, decurso de tempo* (contínuo, flutuante, intermitente, impacto, impulso) e *conteúdo espectral* (tom puro, banda estreita, banda larga). O *ruído por impacto* é aquele ocasionado pela colisão de dois objetos e é comum na indústria. O *ruído por impulso* é o resultante de uma liberação repentina de energia, como uma explosão ou arma de fogo. A perda auditiva ocasionada pelo ruído é de natureza neurossensorial. Raramente, exposições a impulsos extremamente intensos podem resultar em perfurações da membrana timpânica, que adiciona um componente condutivo à perda auditiva. A maior parte da exposição nociva ao ruído produz uma PANS temporária que se recupera ao longo das próximas 24 a 48 horas. Essa perda reversível se chama *mudança temporária do limiar* (MTL). Se o ruído for de intensidade suficientemente elevada ou se for repetido com frequência suficiente, ocorre uma perda de audição permanente, denominada *mudança permanente do limiar* (MPL). Dois tipos distintos de perda auditiva são ocasionados pela exposição ao ruído excessivo: PAIR e trauma acústico. A PAIR é ocasionada por exposições repetidas ao som intenso demais ou demorado demais. Cada exposição é seguida por uma MTL, que se recupera, mas, no fim das contas, se desenvolve uma MPL. O trauma acústico consiste em uma única exposição a um nível de ruído nocivo que resulta em uma MPL sem uma MTL intercorrente.

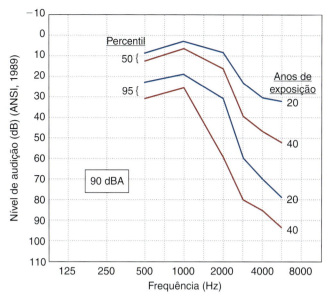

FIGURA 73-3. Limiares auditivos previstos (valores médio e extremo) após 20 e 40 anos de exposição ocupacional ao ruído de 90 dBA. ANSI, American National Standards Institute. (From Dobie RA. *Medical-legal evaluation of hearing loss.* New York: Van Nostrand Reinhold; 1993.)

Quase sempre a PAIR resulta em uma perda auditiva simétrica, bilateral; quase nunca ela resulta em uma perda profunda. No início da PAIR, a perda normalmente se limita ao intervalo de 3, 4 e 6 kHz. A perda maior ocorre frequentemente em 4 kHz. À medida que a perda evolui, as frequências mais baixas passam a ser envolvidas, mas a perda em 3 a 6 kHz é sempre muito pior. A perda progride mais rapidamente durante os primeiros 10 a 15 anos de exposição e a partir daí cresce em um ritmo muito menor. A Figura 73-3 mostra os limites de confiança de 50 e 95% para exposição de 20 e 40 anos a um som de 90 dbA (decibel ponderado em "A" que equivale integramente a 700-9000 Hz). A Figura 73-4 mostra um exemplo de ritmo de progressão da PAIR ao longo do tempo. A International Organization for Standardization estabeleceu padrões para determinar e quantificar a perda auditiva ocupacional e a deficiência auditiva induzida por ruído.[108]

Embora outros padrões também sejam observados, a perda auditiva por trauma acústico é similar à da PAIR (i. e., pior nas

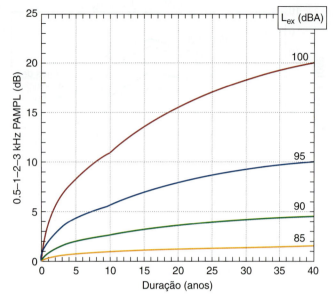

FIGURA 73-4. Média de mudança de limiar permanente induzida por ruído na frequência de fala (PAMPL) em função da duração e do nível de exposição (L_ex) em média ponderada no tempo em escala dBA (TWA). (From Dobie RA. *Medical-legal evaluation of hearing loss*. New York: Van Nostrand Reinhold; 1993.)

frequências altas com um ápice em 4 kHz). Os outros padrões mais comuns incluem perdas planas e descendentes. O trauma acústico frequentemente é unilateral ou assimétrico, constatando-se uma variabilidade considerável na perda auditiva entre pessoas com exposição idêntica. Idade, sexo, raça e doença vascular coexistente foram cuidadosamente estudados e quando adequadamente controlados quanto a outros fatores não demonstraram correlação com a suscetibilidade à PAIR. Uma teoria atraente sugere que os pacientes que são mais suscetíveis à MTL seriam mais suscetíveis a MPL e PAIR, embora isso não tenha demonstrado ser o caso. No momento, não existe uma maneira conhecida para prever a suscetibilidade à PAIR – com três exceções: 1) as perdas auditivas condutivas são claramente protetoras contra a PAIR da mesma maneira que os tampões ou protetores de ouvido seriam; 2) a falta de um reflexo acústico predispõe os pacientes à PAIR (o efeito protetor do reflexo acústico é primariamente ≤2 kHz);[19] e 3) os pacientes com MPL incomumente grande já devem ser considerados mais suscetíveis. A MTL e a MPL são acompanhadas frequentemente por zumbido, o qual após uma exposição ao ruído deve ser considerado um sinal de alerta.

Um clínico pouco pode fazer no gerenciamento da PAIR ou do trauma acústico. O papel principal dos otorrinolaringologistas e fonoaudiólogos é a prevenção e identificação precoce; no entanto, muitas exposições ao ruído nocivas não têm uma origem ocupacional e muitos empregadores não são capazes ou não estão dispostos a promover programas de conservação da audição.

Barotrauma e Fístula Perilinfática

O barotrauma otítico consiste em lesão traumática da membrana timpânica e da orelha média ocasionada por diferenças de pressão entre as orelhas média e externa. A lesão ocorre frequentemente durante o voo ou a submersão e consiste em dor, hiperemia, possível perfuração da membrana timpânica e edema e equimose da mucosa da orelha média. Esses sintomas podem ser seguidos pelo desenvolvimento de um hemotímpano ou efusão transudativa da orelha média, podendo resultar em perda auditiva condutiva. Qualquer anormalidade que resulte em comprometimento da função da trompa de Eustáquio pode predispor ao barotrauma.

Uma fístula perilinfática consiste em uma comunicação patológica entre o espaço perilinfático da orelha interna e da orelha média. As fístulas perilinfáticas podem ser congênitas ou adquiridas, podendo ocorrer na janela redonda ou oval.[109] Podem ocorrer defeitos congênitos no estribo dos pacientes com anomalias labirínticas, como a displasia de Mondini.[110,111] Essas fístulas podem se comunicar com o espaço subaracnóideo e resultam em vazamento do fluido cerebrospinal e possível meningite. Frequentemente essas orelhas têm uma perda auditiva profunda. Esse fenômeno deve ser considerado no diagnóstico diferencial dos pacientes com meningite recorrente.[112-114]

As fístulas perilinfáticas adquiridas podem resultar de barotrauma ou de trauma direto ou indireto no osso temporal, ou podem surgir como uma complicação da estapedectomia. Uma história típica atribuída à fístula perilinfática consiste no desenvolvimento abrupto de PANS e vertigem após um traumatismo craniano, barotrauma ou levantamento de peso ou esforço excessivo. O evento às vezes é associado com um "estalo" audível. Os pacientes podem ter um sinal de Hennebert positivo e nistagmo posicional quando a orelha envolvida é colocada em uma posição pendente.[115] Alguns autores acreditam que as fístulas perilinfáticas se desenvolvem espontaneamente.[116,117]

O diagnóstico é feito pela exploração da orelha média. A visualização do fluido na região da janela oval ou redonda não é evidência definitiva de uma fístula, pois o fluido seroso pode gotejar da mucosa da orelha média ou a lidocaína do anestésico local pode acumular na vizinhança.[118,119] O tratamento consiste em vedação da área em questão com tecido. Devido à falta de um exame de diagnóstico definitivo para a presença de uma fístula, e como até mesmo a exploração cirúrgica não diagnostica confiavelmente ou exclui a possibilidade de uma fístula, há uma controvérsia considerável em relação ao gerenciamento dessa entidade.[109,116,120,121] Nos anos 1980 e início dos anos 1990, acreditava-se que as fístulas perilinfáticas espontâneas eram uma causa comum da perda auditiva e da vertigem inexplicáveis. Muitas correções cirúrgicas das fístulas eram feitas em consequência dessa crença. Desde então ficou claro que as fístulas perilinfáticas espontâneas são raras,[122] mas não há um consenso claro quanto ao diagnóstico ou tratamento.

Finalmente, as fístulas labirínticas podem resultar da erosão por colesteatoma ou podem se desenvolver espontaneamente, como na síndrome da deiscência do canal semicircular superior. Sugerimos ao leitor os Capítulos e-140* e 83 deste livro para obter descrições detalhadas dessas entidades.

Radiação

A cóclea parece ser resistente à lesão por radiação em doses menores que 45 Gy. Em doses maiores que 45 Gy, manifesta-se uma toxicidade clara, dependente da dose, na forma de perda auditiva.[123-125] A radiação também parece ocasionar uma toxicidade dependente da dose no nervo auditivo e no tronco encefálico.[126] O período de latência da exposição à radiação até a perda auditiva clínica pode ser de 12 meses ou mais. Um relatório observa que a PANS de início precoce após a radiação pode se recuperar até certo ponto.[127] A radiação fracionada foi utilizada em grau limitado no passado para tratar schwannomas vestibulares. É difícil determinar se isso teve um efeito na audição desses pacientes devido aos dados limitados disponíveis.[128] Mais recentemente, a experiência com radiação estereotáxica (radiocirurgia) para schwannomas vestibulares tem sido muito mais ampla; essa modalidade parece estar associada com um risco substancial de PANS, pelo menos tão alto quanto o da remoção microcirúrgica.[129]

Há uma escassez relativa na literatura publicada sobre a descrição dos efeitos experimentais da radiação na audição. Em um estudo histológico em chinchilas sacrificadas 2 anos depois da radiação fracionada da cóclea, Bohne et al.[130] mostraram uma perda, dependente da dose, das células ciliadas internas e externas. Estudos preliminares dos efeitos da radioterapia envolvendo a cóclea na audição humana falharam devido à falta de controles, ao acompanhamento inadequado e à natureza retrospectiva dos

---

*Disponível, em inglês, em www.expertconsult.com.

estudos. No entanto, muitos estudos bem concebidos mostraram que a radioterapia envolvendo a cóclea ocasiona PANS em 50% dos pacientes.[123-125, 131-133] A perda auditiva ocorre de acordo com a dose e parece aumentar bastante nas doses acima de 45 Gy. A idade avançada, a perda auditiva preexistente e os agentes quimioterápicos ototóxicos adjuvantes tendem a amplificar os efeitos da radiação. A perda auditiva ocorre com uma latência de 0,5 a 2 anos após o tratamento e provavelmente é progressiva.[127] Esse início postergado, e o fato de que muitos pacientes não sobrevivem para um acompanhamento suficiente, resulta na subestimação da frequência e gravidade dessa complicação. A lesão do nervo auditivo e do tronco encefálico de acordo com a dose também ocorre; no entanto, a frequência na ausência de outras complicações neurológicas é difícil de determinar.[126]

A compreensão dos efeitos da radiação na audição se tornou muito mais importante clinicamente nos últimos tempos devido à popularidade da radioterapia estereotáxica no tratamento dos schwannomas vestibulares e de outras lesões similares. Embora muitos relatos sugiram que o risco de perda auditiva é mínimo, esses estudos são limitados pela 1) concepção retrospectiva, 2) falta de acompanhamento de longo prazo e 3) caracterização audiológica incompleta. Além disso, é difícil comparar os estudos disponíveis devido às diferenças em tamanho do tumor, dose de radiação, campo de radiação, técnica de administração da radiação e acompanhamento. Há uma literatura abundante à disposição sobre os resultados do tratamento após a radioterapia estereotáxica; no entanto, quase toda essa literatura é limitada por uma das desvantagens supracitadas. Estudos mais recentes relatam taxas de preservação da audição, definidas de diferentes maneiras e com diferentes períodos de acompanhamento, entre 36 e 61%.[134-137] O decurso de tempo da perda auditiva após a radioterapia estereotáxica é mal caracterizado; no entanto, dados disponíveis sugeririam que a perda é progressiva e que os resultados iniciais podem não prever os resultados posteriores.

DISTÚRBIOS NEUROLÓGICOS

Esclerose Múltipla

Esclerose múltipla (EM) é uma doença crônica caracterizada patologicamente por múltiplas áreas de desmielinização do SNC, inflamação e cicatriz glial. O curso clínico é variável, de uma doença benigna quase assintomática até um distúrbio incapacitante e rapidamente progressivo. No início do curso do paciente, a doença é caracterizada por remissões e recidivas. Diz-se que a doença resulta na disseminação de lesões neurológicas no tempo (remissões e recidivas) e no espaço (variabilidade de múltiplos déficits). A idade no início normalmente é entre 20 e 30 anos e raramente ocorre antes dos 10 ou após os 60 anos. A EM é mais comum nas mulheres do que nos homens. As diferenças raciais e geográficas na prevalência são impressionantes, com a doença sendo mais comum nos brancos e nos indivíduos que vivem em latitudes mais altas. A causa é desconhecida, mas parece estar relacionada com fatores genéticos, mecanismos autoimunes e infecção viral.

A PANS se desenvolve em 4 a 10% dos pacientes com EM.[138,139] A perda auditiva pode ser progressiva ou súbita, podendo ser bilateral, unilateral, simétrica ou assimétrica.[140-143] Frequentemente a perda é súbita e unilateral, podendo se recuperar após dias ou semanas.[57,144] Em termos audiométricos, a discriminação da fala pode ser normal ou menor, desproporcional ao aumento dos limiares tonais puros. Podem ser observados padrões anormais de reflexos acústicos em alguns pacientes.[141,145,146] As anormalidades da PEATE são vistas frequentemente e são um critério de diagnóstico para a EM. Os padrões de anormalidade variam e incluem o prolongamento da latência da onda I ou das ondas posteriores, ausência ou alterações na morfologia das formas de onda e anormalidades das formas de onda com a maior taxa de apresentação de estímulo.[140,143,145,147-149] A RM frequentemente é anormal na EM e revela tipicamente placas de substância branca periventricular nas imagens ponderadas em T2. As placas podem ser vistas no núcleo coclear ou no colículo inferior em pacientes com PANS.[150-153]

Hipertensão Intracraniana Benigna

A *hipertensão intracraniana benigna*, também conhecida como *pseudotumor cerebral*, provavelmente é mais bem denominada *hipertensão intracraniana idiopática*, pois nem sempre tem natureza benigna. O distúrbio consiste em maior pressão intracraniana sem evidência de lesão de massa, hidrocefalia obstrutiva, infecção intracraniana ou encefalopatia hipertensiva. Está associado com uma longa lista de distúrbios médicos, mas frequentemente se manifesta como um fenômeno isolado. A fisiopatologia subjacente é mal compreendida. Os sintomas mais comuns são cefaleia e visão turva, embora zumbido pulsátil, PANS e vertigem também possam estar presentes. O distúrbio é visto com mais frequência em mulheres obesas.[154,155] O zumbido pulsátil normalmente é objetivo e eliminado pela compressão venosa jugular.[156,157] A PANS caracteristicamente é uma perda de baixa frequência flutuante, unilateral ou bilateral. A vertigem e a plenitude aural também podem estar presentes. A manifestação mais grave do distúrbio é a perda visual progressiva ocasionada pela atrofia ótica. A doença é caracterizada por remissões e recidivas, e o diagnóstico é confirmado pela documentação de papiledema na fundoscopia ou de pressão do fluido cerebrospinal acima de 200 mm H_2O. Também podem ser vistas anomalias na PEATE e na eletrococleografia. O gerenciamento consiste em perda de peso, acetazolamida, furosemida e, às vezes, derivação lombar-peritonial.[157,158]

DISTÚRBIOS VASCULARES E HEMATOLÓGICOS

Enxaqueca

A enxaqueca é um distúrbio comum, frequentemente restrito à cefaleia e às vezes sintomas neurológicos, como uma aura. Vários subtipos de enxaqueca estão associados com diferentes déficits neurológicos. A enxaqueca basilar foi associada com muitos sintomas e sinais auditivos e vestibulares que incluem vertigem episódica, PANS, zumbido, plenitude aural, distorção e recrutamento. Foram estabelecidos critérios de diagnóstico muito complexos e específicos para a enxaqueca basilar.[159] Em uma série de 50 pacientes que satisfizeram os critérios da enxaqueca basilar, 46% tinham PANS bilateral de baixa frequência e outros 34% tinham PANS unilateral de baixa frequência.[160] A perda auditiva flutuava frequentemente e às vezes era grave. A enxaqueca basilar tem sido considerada uma causa ocasional de PANS. Devido à sua semelhança, encontramos muita especulação na literatura quanto a uma associação etiológica entre a enxaqueca basilar e a doença de Menière.

A cefaleia da enxaqueca pode ser tratada com betabloqueadores, bloqueadores do canal de cálcio, acetazolamida, AINEs e agentes antisserotonina. Não existe qualquer estudo sistemático para avaliar o uso desses medicamentos nos pacientes com enxaqueca basilar. Sugerimos ao leitor as excelentes análises de Olsson[160] e Harker[161] e o Capítulo 83 para obter uma discussão mais detalhada.

Oclusão Arterial Vertebrobasilar

Vários epônimos da oclusão Arterial Vertebrobasilar foram aplicados às síndromes do tronco encefálico, mas todos se aplicam às neoplasias, com a exceção da síndrome de Wallenberg (síndrome medular lateral). Os padrões clássicos de infarto do tronco encefálico são vistos com menos frequência do que os quadros clínicos incompletos ou mistos. Para resultar em PANS, a oclusão geralmente tem que envolver a artéria cerebelar anteroinferior (AICA). A oclusão da AICA resulta em infarto isquêmico das regiões do tronco encefálico abastecidas por essa artéria. A oclusão resulta frequentemente de trombose ou embolia e, raramente, de outros distúrbios vasculares ou da oclusão cirúrgica do vaso. A área infartada inclui a ponte inferior e muitos outros achados são similares aos da síndrome de Wallenberg. Além disso, a AICA origina frequentemente a artéria auditiva interna, que é o principal suprimento sanguíneo para o labirinto. Os achados nos pacientes com infarto agudo da AICA incluem vertigem aguda com náusea e vômito associados, paralisia facial, PANS, zumbido, paralisia do olhar ipsilateral, perda ipsilateral de sensação de dor e temperatura na face, perda parcial contralateral da sensação de dor e temperatura no tronco e nas extremidades e síndrome de Horner ipsilateral. A vertigem e a perda auditiva são ocasionadas por lesão isquêmica dos núcleos coclear e vestibular no tronco encefálico e no próprio labirinto.[19] O infarto cerebelar isolado pode resultar em perda auditiva, vertigem, dor ou torpor facial, cefaleia e ataxia.[162]

Distúrbios Reológicos e Discrasias Sanguíneas

A macroglobulinemia de Waldeström é um distúrbio plasmocitário no qual quantidades anormalmente grandes de imunoglobulina M (IgM) são sintetizadas e circulam no plasma. O resultado é a maior viscosidade do sangue e as subsequentes lesões isquêmicas. Foram relatadas perdas auditivas progressivas e súbitas ocasionadas por esse distúrbio e alguns pacientes com PANS responderam ao tratamento com agentes alquilantes ou plasmaférese.[163] A crioglobulinemia resulta da doença do complexo imune na qual os complexos imunes resultantes são solúveis à temperatura ambiente e se precipitam em temperaturas mais baixas. A deposição desses complexos resulta em glomerulonefrite, vasculite e artrite. O distúrbio pode estar associado com PANS progressiva ou súbita.[164]

A anemia falciforme está associada com uma maior incidência de PANS,[165-167] e estima-se que a PANS está presente em 22% dos pacientes com anemia falciforme.[168] A perda auditiva pode ser progressiva ou súbita e pode estar associada com crises falciformes.[169-171] As leucemias e os linfomas também foram associados com PANS ocasionada por infiltrados leucêmicos ou hemorragia dentro da orelha interna ou pela oclusão vascular e resultante isquemia labiríntica.[19]

A circulação extracorpórea foi associada com um risco ligeiramente maior de PANS.[172-174] Na maioria das vezes a perda é súbita, mas um estudo sugere uma maior incidência pós-operatória da perda bilateral de alta frequência.[175] A etiologia parece estar relacionada com um fenômeno embólico ou com a menor perfusão da orelha interna.

As alças vasculares dentro do ângulo pontocerebelar (APC) ou do meato acústico interno foram propostas como uma causa não só de PANS, mas também de zumbido, vertigem e doença de Menière.[176-179] Embora o conceito de compressão vascular dos nervos cranianos ocasionando disfunção neurológica intermitente tenha sido razoavelmente bem aceito na neuralgia do trigêmeo e no espasmo hemifacial, ele obteve muito menos apoio no que diz respeito à disfunção auditiva e vestibular. As alças de vaso entram em contato com esses nervos normalmente durante a cirurgia de APC por outras razões e esses pacientes parecem não sofrer efeitos nocivos em consequência disso. O SNC inteiro está sujeito continuamente a essa pulsação. Até hoje, nada além de relatos informais foi publicado para apoiar essa teoria.

DISTÚRBIOS IMUNES

Distúrbios Autoimunes Sistêmicos

Vários distúrbios autoimunes sistêmicos (não específicos de órgãos) foram associados à PANS.

Síndrome de Cogan. A síndrome de Cogan talvez seja o distúrbio autoimune prototípico que afeta a orelha interna. Ela consiste em crises de ceratite intersticial não sifilítica aguda junto com disfunção auditiva e vestibular. A inflamação ocular pode ser limitada à ceratite intersticial, mas também pode incluir esclerite e/ou uveíte. A síndrome de Cogan pode estar associada com vasculite sistêmica, especialmente dos vasos médios e grandes, com o envolvimento aórtico sendo observado em 10% dos pacientes. A PANS pode ser unilateral ou bilateral e pode estar associada com vertigem grave, náusea, vômito e zumbido. Se tratada precocemente, muitas vezes a PANS responde bem ao tratamento agressivo com esteroides e/ou outras medicações imunossupressoras. Se não for tratada, a perda auditiva costuma evoluir em meses para uma perda profunda. A resposta inflamatória coclear pode levar à obliteração e ossificação do lúmen coclear; portanto, o implante coclear precoce deve ser considerado nos casos que não respondem aos agentes imunossupressores.[180]

Poliarterite Nodosa. A poliarterite nodosa consiste em uma vasculite necrosante das artérias pequenas e médias. Ela pode se manifestar com inúmeros achados que incluem perda de peso, fadiga, anorexia, artrite, neuropatia, hipertensão, insuficiência renal, dor abdominal e PANS. O diagnóstico é feito pela demonstração da vasculite necrosante em uma amostra de biópsia do tecido envolvido. A PANS pode preceder o desenvolvimento dos sintomas sistêmicos ou pode ocorrer mais tarde na doença.

A perda auditiva pode ser unilateral ou bilateral e tem progressão rápida ou lenta. A paralisia facial também pode ser vista. No tratamento são administradas doses agressivas de esteroides e medicamentos imunossupressores.[181,182]

Policondrite Recidivante. A policondrite recidivante consiste na reação inflamatória em muitas cartilagens. Geralmente os pavilhões auriculares são as primeiras cartilagens a serem afetadas, embora a artrite e os achados oculares frequentemente estejam presentes. Muitas vezes o distúrbio é visto junto com outras doenças autoimunes. A perda auditiva associada pode ser condutiva, neurossensorial ou mista. A PANS pode ser súbita ou progressiva e pode estar associada com perturbações vestibulares. O tratamento inclui esteroides, medicamentos imunossupressores ou dapsona.[183,184]

Granulomatose de Wegener. A granulomatose de Wegener é uma síndrome de vasculite granulomatosa necrotizante que envolve principalmente os pulmões, vias aéreas e rins. A perda auditiva frequentemente é condutiva devido ao envolvimento da trompa de Eustáquio ou da orelha média. A PANS pode estar presente se a doença granulomatosa ou infecção secundária se estender para a orelha interna.[185-187]

Outros Distúrbios Autoimunes. Outros distúrbios autoimunes sistêmicos menos associados com a PANS incluem esclerodermia,[188] arterite temporal,[189] lúpus eritematoso sistêmico,[190,191] sarcoidose[192,193] e síndrome de Vogt-Koyanagi-Harada.

Doença Autoimune Primária da Orelha Interna

McCabe[194] descreveu pela primeira vez os pacientes com PANS bilateral que não respondiam aos medicamentos imunossupressores. A perda pode ser súbita ou progressiva e frequentemente envolve as duas orelhas, seja simultaneamente ou alternadamente. A perda auditiva é frequentemente associada a sintomas vestibulares e pode mimetizar fortemente a doença de Menière. Inúmeros testes inespecíficos de autoimunidade humoral podem ser anormais. A característica da doença é a responsividade da perda auditiva aos esteroides ou medicamentos citotóxicos. Em alguns pacientes um curso de tratamento medicamentoso pode produzir uma melhoria duradoura na audição, e em outros a melhoria auditiva depende do uso continuado das medicações.[195]

Nesses pacientes, às vezes é utilizado o metotrexato para reduzir a necessidade de altas doses permanentes de esteroides e seus efeitos colaterais resultantes.[196] Ainda em outros, a PANS evolui apesar do tratamento agressivo.

Os soros de muitos desses pacientes demonstraram conter um anticorpo para uma proteína 68-kD de extratos da orelha interna bovina ou do porquinho-da-índia. A responsividade da PANS ao tratamento com esteroides está correlacionada com a presença desse anticorpo.[197-200] Essa proteína 68-kD é um membro da família de proteínas HSP70 (proteína do choque térmico).[201,202] Uma porcentagem significativa dos pacientes com doença de Menière exibe reatividade semelhante, sugerindo que a autoimunidade pode exercer um papel em ao menos um subconjunto dos pacientes com doença de Menière.[203,204] O Capítulo 72 contém uma discussão completa da doença autoimune da orelha interna.

Síndrome da Imunodeficiência Adquirida

A PANS está entre as muitas manifestações neurológicas da AIDS. A perda auditiva pode ser a consequência de uma complicação infecciosa da AIDS, particularmente a meningite criptocócica ou a sífilis, ou pode ser uma manifestação primária da doença. O vírus da imunodeficiência humana (HIV) deve ser considerado nos pacientes com PANS inexplicável quando há fatores de risco.[205-212]

SÍNDROMES PARANEOPLÁSICAS

As síndromes paraneoplásicas neurológicas consistem em anomalias neurológicas associadas com neoplasias malignas não metastáticas no sistema nervoso. Raramente a anomalia pode envolver o sistema auditivo ou vestibular.[213]

DISTÚRBIOS ÓSSEOS

Otosclerose

A otosclerose ocasiona principalmente uma perda auditiva condutiva, mas frequentemente está associada com uma PANS progressiva, especialmente mais tarde no decorrer da doença. O mecanismo preciso continua obscuro. As imagens de TC da cóclea nesses pacientes costumam revelar uma área radiolúcida imediatamente em volta da cóclea. Histologicamente, o osso otosclerótico envolve frequentemente o endósteo, mas o grau de envolvimento endosteal não está claramente correlacionado com o grau de PANS.[214] É duvidoso que a otosclerose coclear isolada sem envolvimento estapedial (e perda auditiva condutiva) ocorra com frequência clinicamente importante.[215] O tratamento com fluoreto de sódio retarda a progressão da perda auditiva nesses pacientes,[215-218] embora a eficácia desse tratamento continue controversa.[219-222] Os pacientes com otosclerose muito avançada podem ter uma perda auditiva mista bilateral e profunda que pode ser audiometricamente indistinguível de uma PANS profunda. Nesses pacientes, a estapedectomia pode resultar em uma melhoria da audição.[30,223,224]

Doença de Paget

A doença de Paget (osteíte deformante) é um distúrbio ósseo comum, porém mal compreendido. Ela é mais comum nos indivíduos mais velhos, com uma incidência estimada em 1% nos indivíduos de 40 a 49 anos e até 19% nos indivíduos de 80 a 89 anos. Aproximadamente 50% dos pacientes com doença de Paget manifestam perda auditiva. A perda pode ser condutiva, neurossensorial ou mista. A base do estribo raramente é fixa e a reconstrução cirúrgica da cadeia ossicular raramente é benéfica.[225] O tratamento da doença de Paget consiste em calcitonina ou etidronato dissódico. Algumas evidências indicam que o tratamento médico pode estabilizar ou reverter a PANS.[226,227]

NEOPLASIAS

Quando os pacientes são inicialmente avaliados com PANS unilateral ou assimétrica, particularmente quando a apresentação não é típica da doença de Menière, a neoplasia deve ser a principal consideração no diagnóstico. Todos os pacientes com PANS assimétrica ou progressiva devem ser avaliados quanto a uma etiologia neoplásica. As lesões que resultam em PANS frequentemente estão situadas no meato acústico interno ou no APC, mas os tumores situados em qualquer parte da base do crânio ou no osso temporal podem resultar em PANS se o labirinto for invadido. O schwannoma vestibular é a neoplasia mais comum que resulta em PANS (Fig. 73-5). Mais conhecidos como neuromas acústicos, os schwannomas vestibulares originam-se dos nervos vestibulares dentro do APC ou do meato acústico interno. O neuroma acústico é comum e constitui 6% de todas as neoplasias intracranianas.[228] Estima-se que 2.500 novos neuromas acústicos sejam diagnosticados anualmente nos Estados Unidos,[229] e eles correspondem a aproximadamente 80% de todas as neoplasias do APC.[228]

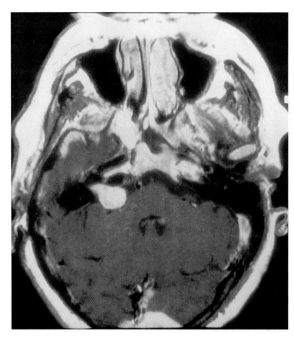

FIGURA 73-5. Imagem por ressonância magnética com contraste de gadolínio exibindo um schwannoma vestibular de tamanho médio.

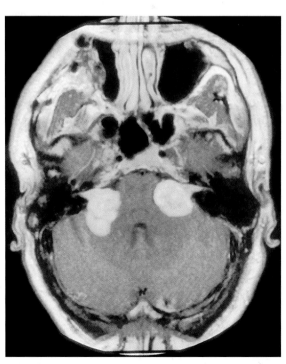

FIGURA 73-6. Imagem por ressonância magnética com contraste de gadolínio exibindo schwannomas vestibulares bilaterais patognomônicos para neurofibromatose tipo 2.

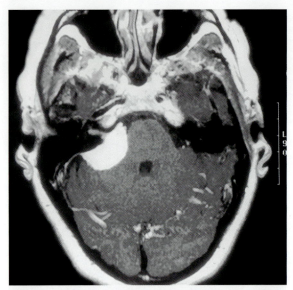

FIGURA 73-7. Imagem por ressonância magnética com contraste de gadolínio exibindo um grande meningioma do ângulo pontocerebelar. Este paciente tinha zumbido e audição normal após a remoção cirúrgica da lesão.

A característica de apresentação mais comum do neuroma acústico é a PANS unilateral progressiva. Qualquer padrão de perda auditiva pode ocorrer, mas na maioria das vezes a perda envolve inicialmente as altas frequências. Frequentemente, a discriminação da fala é reduzida desproporcionalmente aos limiares tonais puros. O neuroma acústico pode se manifestar como uma perda súbita em 10% dos pacientes, embora a maioria das perdas súbitas não seja uma consequência de neuroma acústico.[230] O zumbido unilateral ou assimétrico, com ou sem perda auditiva, também é uma manifestação comum do neuroma acústico. Os pacientes têm sintomas vestibulares brandos ou graves, ou podem não ter sintomas. Os neuromas acústicos bilaterais são patognomônicos para neurofibromatose tipo 2 (Fig. 73-6). Os meningiomas correspondem a aproximadamente 15% das neoplasias do APC, e a manifestação dos meningiomas do APC é muito parecida com a dos neuromas acústicos. Por razões obscuras, os meningiomas geralmente surtem menos efeito na audição, em um determinado tamanho, do que os neuromas acústicos (Fig. 73-7). Os 5% restantes das lesões de APC incluem cistos dermoides (colesteatoma congênito), lipomas, cistos aracnoides, granulomas de colesterol e hemangiomas. As lesões metastáticas, particularmente o adenocarcinoma, também podem ocorrer no meato acústico interno. Os tumores que ocorrem em outras partes da base do crânio e que ocasionam PANS através do envolvimento do labirinto incluem paragangliomas, condrossarcoma, hemangioma, adenoma da orelha média, rabdomiossarcoma, linfoma e leucemia.[19]

DISTÚRBIOS ENDÓCRINOS E METABÓLICOS

Pareceria lógico que a doença aterosclerótica difusa dos grandes e pequenos vasos que resulta do diabetes estivesse associada com uma maior incidência de PANS; no entanto, não é esse o caso. Nenhuma associação significativa foi encontrada entre a presença do diabetes e a PANS quando ajustada para a perda auditiva prevista em consequência da idade.[231]

Embora haja uma associação definida entre PANS e hipotireoidismo congênito, quase nenhuma evidência sugere que o hipotireoidismo adquirido de início na vida adulta possa resultar em PANS.[232-235] De modo similar, relatos sugeriram que há uma associação entre hipoparatireoidismo e hiperlipidemia, embora nenhum estudo convincente tenha mostrado qualquer associação.[236-238]

PSEUDO-HIPOACUSIA

A pseudo-hipoacusia é simplesmente uma perda auditiva dissimulada ou exagerada, sendo comum especialmente nas situações em que há um ganho secundário para os pacientes. A pseudo-hipoacusia deve ser considerada sempre que o padrão de perda não se encaixar no quadro clínico. A discordância entre o limiar de recepção da fala e a média tonal pura é um forte indicador de uma perda dissimulada. Outros estudos audiométricos – como o teste de Stenger, PEATE e EOAs – são úteis para esclarecer tais situações.

DISTÚRBIOS DE ETIOLOGIA DESCONHECIDA

Presbiacusia

A PANS associada com o processo de envelhecimento se chama *presbiacusia*. No sentido estrito, apenas a PANS ocasionada pelo processo de envelhecimento – e não por fatores genéticos, lesão cumulativa por ruído, fatores vasculares e metabólicos etc. – deve ser atribuída à presbiacusia. Devido às limitações dos estudos controlados em uma situação como essa, é difícil, se não for impossível, estabelecer com certeza a existência da presbiacusia. Um termo melhor para essa perda é *perda auditiva relativa à idade*, o que se aplica a qualquer perda associada à idade sem outra etiologia aparente. A perda auditiva relativa à idade é um problema

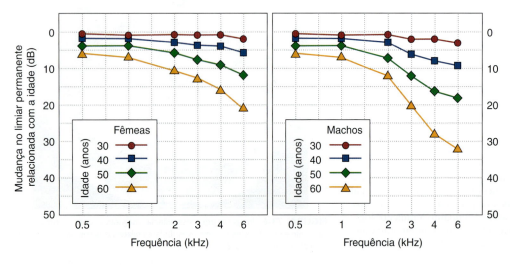

FIGURA 73-8. Audiogramas médios dos pacientes com praticamente nenhuma exposição ao ruído em função de gênero, frequência e idade. (From Dobie RA. *Medical-legal evaluation of hearing loss*. New York: Van Nostrand Reinhold; 1993.)

de saúde pública importante. A real prevalência da perda auditiva relativa à idade depende de sua definição, sendo difícil de determinar. Nos grandes estudos epidemiológicos tem sido difícil excluir a PAIR dos grupos de estudo. Aproximadamente 30% dos indivíduos com mais de 65 anos admitem uma perda auditiva.[107] Como pelo menos 12% da população tem mais de 65 anos, mais de 9 milhões de pessoas nos Estados Unidos provavelmente têm perda auditiva relativa à idade.

A perda auditiva relativa à idade normalmente é pior nas altas frequências e mais grave nos homens.[239] A taxa de perda acelera com o tempo; então, quanto mais velho for o paciente, maior a mudança de limiar pode ser prevista para o futuro. Muitos estudos grandes documentam o grau e a prevalência da perda auditiva relativa à idade. A Figura 73-8 mostra os limiares médios tonais puros de um grupo submetido a uma triagem rigorosa para excluir a exposição ao ruído.

Schuknecht[19] definiu quatro tipos separados de presbiacusia com base nos achados patológicos nos ossos temporais humanos. Na *presbiacusia sensorial* as células ciliadas são progressivamente perdidas, começando na base da cóclea. Os pacientes com esse padrão anormal tendem a ter perdas auditivas de alta frequência com forte inclinação. A *presbiacusia neural* implica perda de fibras nervosas auditivas; esses pacientes tendem a ter menor discriminação da fala, desproporcional aos seus limiares tonais puros. A atrofia da estria vascular foi observada na *presbiacusia estrial* e esses pacientes têm audiogramas relativamente planos. Finalmente, Schuknecht[19] descreveu um quarto tipo de presbiacusia denominado *presbiacusia coclear condutiva* ou *mecânica*. Nenhuma anomalia é observada nessas amostras através da microscopia ótica, e Schuknecht teorizou que uma alteração na rigidez da membrana basilar relacionada à idade resultou na perda auditiva. Esses pacientes têm limiares tonais puros gradualmente descendentes (aproximadamente 25 dB/oitava).[19] Esses padrões não são clinicamente úteis devido a variabilidade da forma audiométrica e gravidade nos indivíduos com perda auditiva relativa à idade, e clinicamente as perdas não se encaixam naturalmente nesses padrões.[240]

Doença de Menière e Hidropisia Endolinfática

A doença de Menière é um distúrbio comum que consiste em PANS flutuante, zumbido, vertigem episódica e plenitude aural. A perda auditiva começa tipicamente como uma perda flutuante de baixa frequência que evolui, gradual ou rapidamente, para uma perda permanente que pode envolver qualquer uma das frequências ou todas elas. O zumbido é descrito na maioria das vezes como um "rugido" com volume e caráter flutuantes. A plenitude aural talvez seja a queixa mais coerente e estável, mas também costuma flutuar. A vertigem da doença de Menière é o aspecto mais debilitante do distúrbio.

A apresentação típica consiste em crises episódicas espontâneas de vertigem grave que duram várias horas. As crises são associadas frequentemente a náusea, vômito e diaforese. Após as crises, os pacientes normalmente ficam fatigados por 24 horas ou mais. As crises de vertigem podem estar associadas com uma mudança concomitante ou precedente na perda auditiva, zumbido ou plenitude aural. Muitos pacientes também têm várias combinações de desequilíbrio ou vertigem provocadas por movimento entre as crises clássicas. São descritos subtipos da doença de Menière apenas com sintomas vestibulares (doença de Menière vestibular) ou sintomas auditivos (doença de Menière coclear).

As características da doença de Menière são variabilidade e imprevisibilidade, o que vale para a perda auditiva associada à doença. A perda auditiva pode variar amplamente ou ser bem estável ao longo de muitos anos. Também pode se manifestar como perda súbita permanente. Embora a maioria dos pacientes progrida ao longo dos anos para uma perda de moderada a grave, muitos não progridem; e a progressão para uma perda profunda é rara. As baixas frequências estão envolvidas mais frequentemente do que as frequências médias ou altas, especialmente nos primeiros estádios da doença, mas a variabilidade é considerável. A doença é bilateral em talvez 30% dos casos.[241-244] Os pacientes que têm doença bilateral desenvolvem a bilateralidade no início do curso da doença. Os pacientes que mantêm a perda auditiva em apenas uma orelha pelos primeiros anos raramente desenvolvem essa perda na orelha contralateral. Esse achado apoia a ideia de que a síndrome que denominamos doença de Menière é, na verdade, a manifestação de várias lesões diferentes.

Embora a terapia vestibular destrutiva (labirintectomia química ou cirúrgica, secção do nervo vestibular) seja eficaz no controle da vertigem episódica associada à doença de Menière, nenhuma terapia até hoje se mostrou eficaz no tratamento da perda auditiva. O tratamento médico mais aceito para a doença de Menière, uma dieta com restrição de sódio e administração de diuréticos, se baseia na hipótese de que a distensão hidrópica do labirinto membranoso pode ser reduzida alterando a distribuição de água no corpo, como no gerenciamento da hipertensão. Esse regime de restrição de sódio e diuréticos foi proposto inicialmente por Furstenberg e desde então ganhou ampla aceitação.[245,246] Apesar dessa ampla aceitação, poucos estudos foram capazes de mostrar definitivamente qualquer efeito terapêutico benéfico em relação à melhoria ou preservação da audição.[247-249]

A criação de uma derivação intralabiríntica (cocleossaculotomia) foi proposta como um mecanismo para controlar a hidropisia e prevenir as rupturas recorrentes da membrana que, segundo se acredita, traumatizam o órgão de Corti. Esse procedimento se mostrou benéfico no controle da vertigem, mas foi associado com uma incidência inaceitavelmente alta de perda auditiva grave.[250,251] A descompressão cirúrgica do saco endolinfático, com ou sem derivação do saco no mastoide ou no espaço subaracnóideo, foi proposta como uma maneira de corrigir a fisiologia do saco presumidamente defeituosa. Embora tenham sido relatados resultados excelentes, estudos randomizados duplo-cego para comparar o saco endolinfático com os procedimentos de derivação do mastoide com mastoidectomia isolada não conseguiram mostrar qualquer diferença significativa na manutenção da audição ou no controle da vertigem.[252-256] A natureza imprevisível, flutuante da doença de Menière, a falta de um teste de diagnóstico objetivo e a alta incidência de resolução espontânea dos sintomas tornam extremamente difícil chegar a conclusões estatísticas válidas quanto à eficácia terapêutica na doença de Menière.

A doença de Menière pode ser considerada hidropisia endolinfática idiopática. Embora seja a causa mais comum de hidropisia endolinfática, muitas outras entidades resultam em apresentações clínicas e achados patológicos similares. A síndrome da hidropisia endolinfática retardada consiste no desenvolvimento inicial de uma PANS profunda em uma orelha seguida pelo desenvolvimento dos sintomas de hidropisia endolinfática anos mais tarde na orelha ipsilateral (hidropisia endolinfática retardada ipsilateral) ou na orelha contralateral (hidropisia endolinfática retardada contralateral).[257] Outros processos patológicos foram associados ao desenvolvimento da hidropisia endolinfática, incluindo sífilis, trauma do osso temporal, labirintite serosa, estapedectomia e doença autoimune.[19] Sugerimos ao leitor o Capítulo 83 para obter uma discussão mais abrangente da doença de Menière.

PERDA AUDITIVA NEUROSSENSORIAL SÚBITA

Um subconjunto de pacientes com PANS desenvolve perda auditiva rapidamente, acordando pela manhã com essa perda ou desenvolvendo uma perda progressiva ao longo de 12 horas ou menos. Frequentemente é uma experiência assustadora para o paciente, que poderia supor que se trata de um distúrbio potencialmente fatal ou que vai levar à surdez bilateral profunda. Caracteristicamente, nenhum dos dois cenários é viável. A etiologia e a avaliação e o gerenciamento adequados dessa síndrome comum têm sido assunto de muito debate ao longo dos anos, ilustrado pelo fato de que mais de 100 etiologias foram propostas para esse distúrbio.[258]

PREVALÊNCIA, HISTÓRIA NATURAL E PROGNÓSTICO

A PANS súbita é uma síndrome e não um diagnóstico. Na maioria das vezes, a síndrome é denominada *surdez súbita* ou *perda auditiva neurossensorial súbita* e tem muitas etiologias possíveis. Na maioria dos pacientes, a causa é idiopática. Entre os pacientes que não revelam qualquer etiologia identificável, vários mecanismos patogênicos diferentes parecem ser os responsáveis. Ao examinar a história natural do distúrbio, deve-se ter em mente que a história natural descrita é mais provavelmente a soma das histórias dos pacientes com anomalias diferentes. Devido a esse fato, e à dificuldade de estudar esse tipo de entidade, seja em ensaios clínicos ou em modelos de animais, ainda há muito que aprender sobre a PANS súbita.

Não existe uma definição universal da PANS súbita e a taxa de progressão da PANS pode varia de segundos a dias. Para a finalidade dessa discussão, a PANS súbita se desenvolve ao longo de 12 horas ou menos. Essa taxa de progressão às vezes pode não ficar clara na história, pois alguns pacientes só notam a sua perda auditiva quando usam um telefone. Em outros pacientes, a sensação de plenitude ou zumbido é a primeira queixa importante. A incidência de PANS súbita é estimada em 5 a 20 por 100.000 pessoas por ano.[259] Em uma prática otológica típica, isso pode corresponder a 2-3% das consultas ambulatoriais. Qualquer grupo etário pode ser afetado, mas o pico de incidência parece ser na sexta década de vida. A distribuição homens/mulheres é essencialmente igual.[260] O envolvimento bilateral é raro e o envolvimento bilateral simultâneo é muito raro.[261]

A apresentação mais comum é um paciente percebendo uma perda auditiva unilateral ao acordar. Outros notam em uma perda auditiva súbita e estável ou uma perda rapidamente progressiva. Às vezes os pacientes notam uma perda auditiva flutuante, mas a maioria dos pacientes tem uma perda estável. A sensação de plenitude aural na orelha afetada é comum e frequentemente é a única queixa. O zumbido está presente na orelha em um grau vaiável e a perda auditiva às vezes é precedida pelo surgimento de zumbido. A vertigem ou o desequilíbrio estão presentes em um grau variável em aproximadamente 40% dos pacientes.[262]

Quatro variáveis parecem afetar o prognóstico da PANS súbita idiopática não tratada: 1) gravidade da perda, 2) forma do audiograma, 3) presença de vertigem e 4) idade. Quanto mais grave a perda, menor o prognóstico de recuperação e as perdas profundas têm um prognóstico excepcionalmente ruim. As perdas crescentes e de frequências médias se recuperam mais frequentemente que as perdas decrescentes e planas. A presença de vertigem, particularmente com uma perda decrescente, é um mau indicador de prognóstico, embora nem todos os estudos concordem com isso. A menor discriminação da fala carrega um prognóstico ruim. Finalmente, a maioria dos estudos mostra que crianças e adultos com mais de 40 anos têm um prognóstico pior do que outros.[259,260,262,263] A maior parte da recuperação ocorre dentro das duas primeiras semanas após o início; como complemento, o prognóstico da recuperação diminui quanto mais a perda persistir. Sem tratamento de qualquer tipo, uma proporção significativa (30 a 65%) dos pacientes apresenta recuperação completa ou parcial.[262,263]

ETIOLOGIA DA PERDA AUDITIVA NEUROSSENSORIAL SÚBITA

O gerenciamento da PANS súbita deve se concentrar em excluir as causas conhecidas da síndrome, especialmente as condições que exigem tratamento. De modo similar às causas de PANS em geral, esses distúrbios podem ser convenientemente divididos (quanto à etiologia) em infecciosos, neoplásicos, traumáticos, ototóxicos, imunológicos, vasculares, evolutivos, psicogênicos e idiopáticos. Apesar de uma busca completa por uma etiologia, a maioria dos casos continua a ser idiopática. Ainda há um debate considerável quanto à patogênese da doença nesses pacientes. As teorias principais incluem infecção viral, oclusão vascular, rompimento de membrana intracoclear e autoimunidade.

Distúrbios Infeciosos

Infecção Viral. Há muito tempo se acredita que a neurite ou cocleíte viral é a causa mais comum de PANS súbita, ainda que grande parte da evidência disso seja circunstancial. A PANS pode complicar clinicamente as infecções evidentes como caxumba, sarampo, herpes-zóster e mononucleose infecciosa e com rubéola congênita e CMV. Dos pacientes que procuram atendimento médico com PANS súbita, 28% relatam uma infecção viral do trato respiratório superior no intervalo de 1 mês antes do início de sua perda auditiva.[260,264] No entanto, com a possível exceção da parotidite por caxumba e das infecções por herpes-zóster, o diagnóstico clínico das infecções virais não é confiável. Azimi et al.[265] relataram que 53% da meningoencefalite por caxumba ocorre sem parotidite. Outras evidências quanto a uma etiologia viral da PANS súbita incluem estudos que documentam maiores títulos virais nesse tipo de paciente,[264] uma patologia coerente com infecção viral[266-269] e estudos de soroconversão viral.[270-273] Esses estudos de soroconversão mostraram uma mistura de vírus que incluiu herpes simples, herpes-zóster, CMV, influenza, parainfluenza, caxumba, sarampo e adenovírus. Os estudos não mostraram uma relação entre os resultados dos títulos e a gravidade da perda auditiva ou frequência de recuperação.

Para alguns vírus, a evidência de uma relação causadora é mais convincente. O vírus da caxumba foi isolado da perilinfa dos pacientes com PANS súbita,[274] e a labirintite experimental da caxumba foi reproduzida em *hamsters* por meio de inoculação do espaço subaracnóideo com o vírus da caxumba.[274,275] A febre de Lassa, uma infecção por arenavírus endêmica na África Oriental, está associada com PANS súbita em aproximadamente dois terços dos pacientes.[276] O decurso de tempo, os resultados do teste audiométrico e os padrões de recuperação na febre de Lassa são muito parecidos com os da PANS súbita idiopática.[277] O sarampo e a rubéola também são causas bem documentadas de labirintite,[268] mas esses casos raramente se manifestam de uma maneira típica da PANS súbita. O herpes-zóster ótico também pode ocasionar PANS súbita, embora seja uma entidade clínica distinta da PANS súbita idiopática. A evidência de que o herpes-zóster pode estar associado à PANS idiopática súbita é limitada aos estudos de soroconversão viral. A perda auditiva súbita associada à mononucleose infecciosa é rara, mas tem sido relatada.[278] Para alguns vírus, fortes evidências sugerem que eles podem ser uma causa esporádica da PANS súbita idiopática. Para a maioria dos outros vírus, constata-se uma associação com a PANS súbita idiopática, mesmo que ainda não haja evidências convincentes de uma relação causal.

Meningite. A meningite é uma etiologia bem reconhecida e comum da PANS adquirida grave a profunda. É possível que casos raros de PANS súbita idiopática possam ser provocados por meningoencefalite subclínica.

Sífilis. Estima-se que a incidência de sífilis nos pacientes com PANS súbita é de 2% ou menos. A perda auditiva sifilítica pode se manifestar em qualquer estádio da doença e pode ser associada a outras manifestações da sífilis, com sintomas vestibulares, ou isoladamente. Ela também pode se manifestar com PANS súbita unilateral ou bilateral. As apresentações mais típicas da perda auditiva sifilítica são discutidas em outras seções deste capítulo. É importante considerar a possibilidade de reativação da sífilis nos pacientes com infecção de HIV.[209,211]

Doença de Lyme. A doença de Lyme é uma etiologia bem estabelecida da paralisia facial aguda e não seria absurdo pressupor que também poderia ser a causa da PANS. No entanto, a perda auditiva não tem sido fortemente associada com a doença de Lyme. A literatura contém várias descrições das associações entre os títulos de Lyme positivos e a PANS aguda ou crônica, mas uma relação causal parece duvidosa. Em um grande estudo, os títulos de Lyme foram encontrados em 21% dos pacientes com PANS súbita e, apesar do tratamento de todos os pacientes soropositivos com antibióticos, nenhuma diferença foi relatada no resultado entre os pacientes com e sem títulos positivos.[279] Relatos de perda auditiva em pacientes com doença de Lyme que apresentaram melhoria na audição após o tratamento com antibióticos são limitados a alguns relatos de caso.[35,2809]

Síndrome da Imunodeficiência Adquirida. Na autópsia, 88% dos pacientes HIV positivos têm evidência de envolvimento do CNS,[281] e aproximadamente 10% dos pacientes com AIDS procuram atendimento médico devido a sintomas neurológicos.[205] Não é de surpreender que a PANS súbita pode estar associada à infecção do HIV; ela não é uma manifestação comum da AIDS, mas tem sido bem documentada na literatura.[206-209, 212, 282] Na presença de infecção do HIV, a PANS súbita pode ocorrer com ou sem a presença de infecção oportunista e pode ocorrer sem evidência clínica de AIDS. A PANS súbita ocasionada pela reativação da sífilis latente pode complicar qualquer estádio da infecção do HIV.[208,209,211] Como foi mencionado anteriormente, alguns casos de PANS súbita associada com AIDS podem resultar em reativação da infecção latente por CMV.

Neoplasias

Neuroma Acústico. É comum que a PANS súbita seja a manifestação inicial de um schwannoma vestibular (neuroma acústico). De acordo com Moffat et al.,[230] 10,2% dos neuromas acústicos se manifestam inicialmente com PANS súbita. A prevalência do neuroma acústico entre os pacientes com PANS súbita é menos clara, embora as estimativas variem de 0,8[261] a 3%.[283,284] Nenhum critério claro sugere que a PANS súbita pode ser uma consequência de neuroma acústico. A presença de zumbido na orelha ipsilateral antes da PANS súbita é sugestiva, mas não está presente na maioria dos casos.[284] Além disso, a perda auditiva nas frequências médias e altas é mais comumente associada ao neuroma acústico do que as perdas em frequências baixas, e as anomalias na eletronistagmografia são comuns com o neuroma acústico.[284]

A responsividade da perda auditiva ao tratamento com esteroides não é um indicador confiável de que a lesão retrococlear pode ser excluída. Foram relatados muitos casos de PANS responsiva a esteroides e PANS com recuperação espontânea que foram ocasionadas por neuroma acústico.[284,285] O clínico deve ter um alto nível de suspeição quanto ao neuroma acústico em qualquer paciente com PANS. A maioria dos investigadores recomenda que a PEATE ou a RM com contraste de gadolínio sejam feitas nos pacientes com PANS súbita,[286] ainda que não tenha sido encontrada qualquer relação entre o tamanho do tumor e a PANS.[284] Devido a esse fato e aos muitos relatos recentes de testes PEATE falso-negativos em pacientes com neuromas acústicos pequenos,[3,287-289] parece justificável avaliar todos os pacientes com PANS súbita usando RM com contraste de gadolínio.

Outras Neoplasias. As neoplasias da APC ou do meato acústico interno que não sejam neuromas acústicos também foram associadas à PANS. Elas incluem o meningioma,[290] colesteatoma, hemangioma,[291] cisto aracnoide e as neoplasias metastáticas. Além disso, as neoplasias da base do crânio que erodem a orelha interna podem se manifestar raramente com PANS.

Trauma e Rupturas de Membrana

Traumatismo Craniano. A perda auditiva neurossensorial de qualquer grau pode ocorrer após traumatismo craniano fechado ou aberto. O mecanismo da lesão em tais pacientes se mostrou variável em termos patológicos: de uma perda branda das células ciliadas externas ou internas ou rupturas da membrana coclear até uma fratura através do labirinto ou hemorragia intralabiríntica.[19] Muitas dessas lesões são patologicamente indistinguíveis das lesões do trauma acústico.[292] Alguns pacientes sofrem um grau variável de recuperação da perda auditiva induzida pelo traumatismo craniano, um processo provavelmente equivalente à mudança temporária de limiar vista com o trauma acústico.

Fístula Perilinfática. As fístulas de janela redonda ou oval podem ocorrer congenitamente, após estapedectomia ou após barotrauma. A PANS é bem descrita após os eventos que ocasionam barotrauma.[293,294] Alguns pesquisadores teorizam que essas fístulas podem ocorrer após levantamento de peso ou esforço na defecação, ou até mesmo espontaneamente. Os pacientes com essas fístulas podem ter PANS súbita ou flutuante e graus variados de sintomas vestibulares. Nenhum teste é confiável para detectar a presença de uma fístula como essa e até mesmo a exploração cirúrgica está sujeita a erro.[295] Exceto nos pacientes após a estapedectomia, não é certo que a fístula perilinfática seja uma causa importante de PANS.

Rupturas da Membrana Intracoclear. As rupturas e fístulas da membrana coclear foram bem documentadas patologicamente nos pacientes com hidropisia endolinfática.[19] Propôs-se que essas rupturas são uma etiologia da PANS.[296] Schuknecht e Donovan[268] não encontraram evidências dessas rupturas em uma série de ossos temporais de pacientes com PANS súbita; no entanto, Gussen[297-299] encontrou evidência para apoiar a teoria da ruptura da membrana em alguns ossos temporais.

Toxicidade Farmacológica

A toxicidade de qualquer um dos medicamentos discutidos na seção anterior sobre causas ototóxicas da PANS pode resultar no início relativamente súbito da perda auditiva. Além desses medicamentos, outros têm sido associados com a PANS súbita. O interferon foi associado com a PANS que tem sido reversível na maioria dos pacientes.[300,301] Os inseticidas malation e metoxiclor foram associados à PANS bilateral.[302]

Distúrbios Imunológicos

A constatação de que muitos pacientes com PANS parecem se beneficiar do tratamento com glicocorticoides e o achado de anticorpos circulantes de reação cruzada em muitos pacientes com PANS súbita e rapidamente progressiva sugerem que ao menos um subconjunto de casos de PANS é ocasionado por autoimunidade da orelha interna.[200] Além disso, muitas doenças autoimunes bem conhecidas foram associadas à PANS, incluindo síndrome de Cogan,[303,304] lúpus eritematoso sistêmico,[190] arterite temporal e poliarterite nodosa.

Distúrbios Vasculares

A perda auditiva súbita pode ocorrer com a oclusão do suprimento sanguíneo coclear. Devido à natureza abrupta do início da PANS e ao fato de que a cóclea depende de um único ramo terminal da circulação cerebral posterior, alguns autores acreditam que a oclusão vascular é uma etiologia hipotética atraente para as perdas auditivas idiopáticas súbitas. Outros aspectos que argumentam contra uma etiologia circulatória incluem a alta incidência de recuperação espontânea, a incidência significativa em pacientes jovens, a falta de uma maior incidência aparente nos diabéticos, o fato de que a perda frequentemente é limitada a somente algumas frequências e o fato de que a maioria dos pacientes não tem vertigem. De modo similar às etiologias virais, alguns casos de PANS são claramente uma consequência de oclusão vascular, mas a maioria dos casos continua a ser idiopática. Estudos do osso temporal não encontraram evidências de oclusão vascular nos casos de PANS idiopática.[19] Séries de pacientes com PANS idiopática foram avaliadas quanto a anomalias hemostáticas, mas nenhuma associação significativa foi encontrada.[305] O papel da oclusão vascular *versus* infecção viral nesses casos idiopáticos tem sido tema de amplo debate ao longo dos anos. Nesse ponto, parece duvidoso que uma proporção significativa dos casos de PANS idiopática súbita tenha uma etiologia vascular.

Foi documentado que a enxaqueca,[160,306,307] a anemia falciforme[166,168-171] e a macroglobulinemia[163,164] estão associadas com PANS súbita. Casos raros de tromboangeíte obliterante (doença de Buerger) foram associados com PANS súbita.[308] Pequenos infartos cerebelares podem mimetizar lesões labirínticas, incluindo o início súbito da perda auditiva.[309] A circulação extracorpórea[173,174] e a cirurgia não cardíaca[172] foram associadas com um maior risco de PANS súbita. A PANS súbita, após a manipulação espinal, foi associada com provável lesão do sistema arterial vertebrobasilar.[310]

Há muito tempo se acredita que os pacientes com diabetes têm uma incidência maior de PANS súbita idiopática do que as pessoas sem diabetes. Essa crença se baseia na incidência maior de neuropatias cranianas agudas e em anomalias vasculares difusas encontradas nos pacientes com diabetes. Estudos histológicos dos ossos temporais humanos de pacientes com diabetes melito não constataram quaisquer alterações anormais.[19,311] Em um estudo detalhado da relação da PANS súbita idiopática com o diabetes, Wilson[28] constatou que os pacientes diabéticos com PANS súbita idiopática eram menos propensos a recuperar a audição nas frequências mais altas. Nenhuma diferença significativa foi relatada nos padrões audiológicos entre os pacientes diabéticos e não diabéticos com PANS súbita idiopática. Uma tentativa de comparar a incidência do diabetes em pacientes portadores de PANS súbita idiopática com uma população de controle foi inconclusiva.

Anomalias do Desenvolvimento

A síndrome do aqueduto vestibular alargado está associada com PANS e ocorre frequentemente de modo incremental, associado a traumatismo craniano menor. Parece plausível que outras anomalias do desenvolvimento ainda indefinidas podem predispor os indivíduos à PANS súbita, seja espontaneamente ou após traumatismo craniano menor.

Distúrbios Idiopáticos

Doença de Menière. Alguns pacientes avaliados com PANS súbita podem acabar desenvolvendo uma história mais sugestiva de hidropisia endolinfática ou até mesmo doença de Menière; provavelmente isso constitui apenas 5% de todos os pacientes com PANS súbita. Em uma análise de 1.270 pacientes com doença de Menière, Hallberg[312] constatou que apenas 4,4% tinham sido constatados inicialmente com PANS súbita. Um subconjunto desses pacientes muito provavelmente tinha uma etiologia autoimune de sua perda auditiva.

Esclerose Múltipla. A EM é um distúrbio desmielinizante do SNC que se manifesta através de lesões neurológicas diferentes separadas pelo espaço e tempo. A PANS súbita é uma manifestação inicial rara da EM.[140,152,313] Entre os pacientes com EM, as anomalias auditivas são comuns.[142,145]

Sarcoidose. As manifestações do SNC são raras (incidência de 1 a 5%), embora, entre os pacientes com neurossarcoidose, 20% tenham achados no oitavo nervo craniano. Esse envolvimento do oitavo nervo craniano pode se manifestar como PANS súbita, apesar de ser raramente um achado isolado.[193]

Distúrbios Psicogênicos

A pseudo-hipoacusia se manifesta frequentemente como uma perda súbita. Na maioria dos pacientes, o fingimento é bem aparente após estudos audiológicos iniciais.

TRATAMENTO

O tratamento da PANS súbita deve se basear em sua etiologia. Se a etiologia for aparente, deve ser feito o tratamento adequado: antibióticos para causas infecciosas, retirada do medicamento agressor para ototoxicidade etc. A maioria dos casos é idiopática e as decisões de tratamento devem ser tomadas com base em diretrizes empíricas. Devido aos poucos conhecimentos sobre a PANS súbita idiopática, o tratamento é envolto em controvérsia. Devido ao dito popular, "Em primeiro lugar, não faça mal", os protocolos de tratamento novos ou não convencionais devem ser bem fundamentados e cuidadosamente aplicados. Parece prudente evitar o uso de protocolos de tratamento possivelmente danosos fora dos ensaios clínicos controlados, já que foram relatadas complicações graves e mortes após o tratamento da PANS súbita.[314]

Os esteroides em doses moderadas se tornaram a opção de tratamento mais aceita para a PANS súbita idiopática. Wilson et al.[263] realizaram um ensaio randomizado duplo cego de esteroides *versus* placebo para PANS súbita idiopática. Seu grupo de medicamento ativo foi tratado com um curso de 10 ou 12 dias de dexametasona ou metilprednisona administrada por via oral em doses decrescentes. Eles constataram que, todos os pacientes (n = 14) com perdas de média frequência (perda a 4 kHz melhor que 8 kHz) tiveram uma recuperação completa independentemente do tratamento. Eles observaram que, entre os pacientes com perdas maiores que 90 dB HL em todas as frequências, não foi relatada qualquer diferença na recuperação entre os grupos tratados com esteroide *versus* placebo. Entre os pacientes restantes (perdas não profundas com audição a 4 kHz melhor que a 8 kHz), foi relatado um aumento significativo na recuperação do grupo tratado com esteroides. Dos pacientes no grupo tratado com esteroides, 78% tiveram recuperação completa ou parcial, comparados a 38% no grupo tratado com placebo.

Em um estudo similar, Moskowitz et al.[315] confirmaram uma taxa de recuperação significativamente maior em um grupo tratado com esteroides em comparação com um grupo de controle não tratado. O tratamento direto com esteroides na orelha interna via instilação na orelha média ou microcateter na janela redonda tem sido cada vez mais utilizado de modo empírico. Esse tratamento tem a vantagem potencial das concentrações de esteroides muito altas dentro da orelha interna sem efeitos colaterais sistêmicos associados. Relatórios informais indicam que esse tratamento pode ser mais eficaz do que os esteroides administrados por via oral e que as complicações locais são raras.[316] Consulte o Capítulo e-155* para obter uma discussão mais completa.

Um regime de gerenciamento alternativo proposto por alguns pesquisadores envolve tentativas para melhorar o fluxo sanguíneo ou a oxigenação na orelha interna. Os vasodilatadores têm sido amplamente utilizados no tratamento da PANS súbita. Qualquer vasodilatador proposto teria que atravessar a barreira sangue-cérebro e surtir um efeito na circulação intracraniana. A infusão EV de histamina, papaverina oral e ácido nicotínico oral tem sido utilizada com mais frequência. Fisch e Nagahara[317,318] mostraram que respirar uma mistura de gases com pressões parciais crescentes de oxigênio e dióxido de carbono (carbogênio) em gatos e humanos resulta em mais tensão de oxigênio na perilinfa.

Outros agentes propostos para melhorar o fluxo sanguíneo coclear incluem dextrana de baixo peso molecular, manitol, pentoxifilina e heparina. Além disso, o agente de contraste radiográfico iodado diatrizoato foi notado por acaso durante um angiograma vertebral para melhorar a audição em pacientes com PANS súbita. Morimitsu et al.[319] mostraram no mesmo relatório que em uma pequena série 54% dos pacientes tratados com diatrizoato tiveram uma recuperação completa, comparados a 19% de um grupo de controle tratado com vasodilatadores. Mais tarde foi demonstrado que os derivados do ácido benzoico tri-iodado, como o diatrizoato, tinham um efeito específico na estria vascular, protegendo o potencial endococlear da depressão induzida pela furosemida.[320]

Estudos clínicos que usaram os agentes previamente mencionados exibiram resultados de ruins a mistos. A definição variável de *recuperação* utilizada por diferentes autores complica a interpretação desses resultados. Nenhum estudo controlado exibiu um efeito benéfico de papaverina, ácido nicotínico ou pentoxifilina. Donaldson[321] não constatou melhorias com o tratamento agressivo usando

---

*Disponível, em inglês, em www.expertconsult.com.

heparina em uma série de pacientes. Em um estudo prospectivo randomizado duplo-cego, Probst et al.[322] não encontraram diferença no resultado entre o placebo e o tratamento com dextrana de baixo peso molecular, pentoxifilina ou ambas. Em um ensaio prospectivo randomizado que comparou o tratamento por infusão de papaverina/dextrana com o carbogênio inalado, a melhoria média na audição no grupo do carbogênio foi maior, embora não tenha sido observada qualquer diferença relevante na recuperação da audição entre os dois grupos após 5 dias de tratamento.[317] Após 1 ano de tratamento, foi relatada uma melhoria estatisticamente significativa na audição no grupo tratado com carbogênio.[323]

Redleaf et al.[324] analisaram sua experiência de 10 anos com diatrizoato e dextrana e observaram que 74% de seus 36 pacientes exibiram melhoria audiométrica com o tratamento. Apenas 36% melhoraram para 50% dos seus níveis de audição pré-mórbidos, que eram muito próximos da recuperação de 32% observada no grupo do placebo do estudo de Wilson.[263] Outro protocolo de tratamento ainda mais empírico é o chamado regime *tiro de espingarda*, que usa a maioria dos agentes propostos na esperança de que um ou mais venha a ser benéfico. Wilkins et al.[325] analisaram seus resultados com um protocolo de dextrana, histamina, diatrizoato, diuréticos, esteroides, vasodilatadores orais e inalação de carbogênio. Embora tenha sido um estudo retrospectivo limitado por problemas metodológicos, esses autores não conseguiram mostrar qualquer diferença na recuperação entre os pacientes que receberam o protocolo "completo" *versus* pacientes que receberam apenas partes do regime total. Seus resultados globais não foram melhores do que os resultados previstos para a recuperação espontânea. Ainda outras ideias de tratamento são direcionadas para outras etiologias presumidas. Como a hidropisia endolinfática é uma doença final comum para muitas lesões da orelha interna e pode ser associada a alguns casos de PANS súbita, alguns autores defenderam o tratamento com uma dieta com restrição de sódio e um diurético.[326] Devido à evidência de uma etiologia viral e, especificamente, evidência de herpes-vírus, o tratamento com medicações antivirais orais foi proposto. Como esses medicamentos raramente têm efeitos colaterais adversos, muitos profissionais rotineiramente tratam os pacientes com perda auditiva súbita usando antivirais além de esteroides. Em um ensaio multicêntrico randomizado, duplo-cego e controlado por placebo, Tucci et al.[327] não encontraram diferença no resultado de recuperação da audição entre os pacientes tratados com esteroides e valaciclovir *versus* pacientes tratados com esteroides e placebo. Alguns autores têm defendido o gerenciamento agressivo com doses muitos grandes de esteroides ou mesmo medicações citotóxicas. Estudos clínicos que apoiam a eficácia de qualquer um desses tratamentos ainda estão por ser publicados.

Acredito que uma abordagem de tratamento razoável para a PANS súbita seja a descrita a seguir. A PANS súbita é considerada uma emergência otológica e os pacientes são avaliados audiometricamente e por um otorrinolaringologista em caráter de urgência. As etiologias conhecidas são excluídas por uma história completa; exame físico; e exames laboratoriais, audiológicos e radiológicos. A RM com contraste de gadolínio do meato acústico interno e do APC é feita em todos os pacientes. Um curso de 10 dias de prednisona, aproximadamente 1 mg/kg/dia, é prescrito, seguido por um desmame gradativo. Se for observada uma recuperação parcial no final dos 10 dias, a dose total é estendida por outros 10 dias e o ciclo é repetido até não ser observada qualquer outra melhoria. O valaciclovir (1.000 mg três vezes ao dia por 10 dias) também é considerado, pois pode ser benéfico e porque os riscos e os efeitos colaterais são mínimos. Uma dieta de 2g de sódio é recomendada com uma combinação diurética de hidroclorotiazida-triantereno. Apesar da possível eficácia do tratamento de carbogênio, ele não é oferecido rotineiramente aos pacientes com PANS súbita; o tratamento requer internação hospitalar, o que o torna caro e inconveniente. As seguradoras de saúde consideram o carbogênio um elemento de investigação, o que resulta em despesa significativa para os pacientes. Devido a esses problemas e à sua natureza controversa, a maioria dos pacientes não aceita o carbogênio, se lhes for oferecido. Ele seria mais seriamente considerado em situações excepcionais, como em um paciente com PANS súbita em uma única orelha com audição ou em um paciente particularmente motivado.

Para consultar a lista completa de referências, acesse www.expertconsult.com.

LEITURA SUGERIDA

Arts HA, Kileny PR, Telian SA: Diagnostic testing for endolymphatic hydrops. *Otolaryngol Clin North Am* 30:987, 1997.
Bakthavachalam S, Driver MS, Cox C, et al: Hearing loss in Wegener's granulomatosis. *Otol Neurotol* 25:833, 2004.
Bretlau P, Thomsen J, Tos M, et al: Placebo effect in surgery for Meniere disease: nine-year follow-up. *Am J Otol* 10:259, 1989.
Byl FM, Jr: Sudden hearing loss: eight years' experience and suggested prognostic table. *Laryngoscope* 94:647, 1984.
Dobie RA: *Medical-legal evaluation of hearing loss*, ed 2, San Diego, 2001, Singular.
Friedland DR, Wackym PA: A critical appraisal of spontaneous perilymphatic fistulas of the inner ear. *Am J Otol* 20:261, 1999.
Grau C, Overgaard J: Postirradiation sensorineural hearing loss: a common but ignored late radiation complication. *Int J Radiat Oncol Biol Phys* 36:515, 1996.
Jackler RK, Luxford WM, House WF: Congenital malformations of the inner ear: a classification based on embryogenesis. *Laryngoscope* 97:2, 1987.
Matz G, Rybak L, Roland PS, et al: Ototoxicity of ototopical antibiotic drops in humans. *Otolaryngol Head Neck Surg* 130:S79, 2004.
Moscicki RA, San Martin JE, Quintero CH, et al: Serum antibody to inner ear proteins in patients with progressive hearing loss: correlation with disease activity and response to corticosteroid treatment. *JAMA* 272:611, 1994.
Musiek FE, Gollegly KM, Kibbe KS, et al: Electrophysiologic and behavioral auditory findings in multiple sclerosis. *Am J Otol* 10:343, 1989.
Paek SH, Chung H-T, Jeong SS, et al: Hearing preservation after gamma knife stereotactic radiosurgery of vestibular schwannoma. *Cancer* 104:580, 2005.
Pan CC, Eisbruch A, Lee JS, et al: Prospective study of inner ear radiation dose and hearing loss in head-and-neck cancer patients. *Int J Radiat Oncol Biol Phys* 61:1393, 2005.
Rybak LP, Ramkumar V: Ototoxicity. *Kidney Int* 72:931, 2007.
Saunders JE, Luxford WM, Devgan KK, et al: Sudden hearing loss in acoustic neuroma patients. *Otolaryngol Head Neck Surg* 113:23, 1995.
Schacht J: Biochemical basis of aminoglycoside ototoxicity. *Otolaryngol Clin North Am* 26:845, 1993.
Schuknecht HF: *Pathology of the ear*, ed 2, Philadelphia, 1993, Lea & Febiger.
Schweitzer VG: Ototoxicity of chemotherapeutic agents. *Otolaryngol Clin North Am* 26:759, 1993.
Sismanis A: Otologic manifestations of benign intracranial hypertension syndrome: diagnosis and management. *Laryngoscope* 97:1, 1987.
Sismanis A, Smoker WR: Pulsatile tinnitus: recent advances in diagnosis. *Laryngoscope* 104:681, 1994.
Toriello HV, Reardon W, Gorlin RJ: *Hereditary hearing loss and its syndromes*, ed 2, Oxford, UK, 2004, Oxford University Press.
Torok N: Old and new in Meniere disease. *Laryngoscope* 87:1870, 1977.
Tucci DL, Farmer JC, Jr, Kitch RD, et al: Treatment of sudden sensorineural hearing loss with systemic steroids and valacyclovir. *Otol Neurotol* 23:301, 2002.
Wilkins SA, Jr, Mattox DE, Lyles A: Evaluation of a "shotgun" regimen for sudden hearing loss. *Otolaryngol Head Neck Surg* 97:474, 1987.
Wilson WR, Byl FM, Laird N: The efficacy of steroids in the treatment of idiopathic sudden hearing loss: a double-blind clinical study. *Arch Otolaryngol* 106:772, 1980.

74 Zumbido e Hiperacusia

Carol A. Bauer

Pontos-chave

- O zumbido é uma condição comum que afeta 30% das pessoas com mais de 55 anos; a incidência em 5 anos é de 5%.
- O zumbido perturbador que atrapalha a vida diária afeta 1 a 5% de seus portadores.
- A privação auditiva que ocorre na perda de audição induz alterações neurais centrais que resultam em zumbido. Os mecanismos responsáveis pelo zumbido envolvem gatilhos periféricos e plasticidade central.
- A terapia sonora é uma forma eficaz de tratamento que beneficia a maioria dos pacientes quando combinada com instrução e tratamentos adjuvantes voltados para os fatores que exacerbam o zumbido.
- O zumbido que pode ser modulado com manipulação somática pode responder à terapia para os distúrbios da articulação temporomandibular e da coluna cervical.
- As medicações são úteis para formas específicas de zumbido.
- As comorbidades associadas de ansiedade e depressão justificam o encaminhamento para avaliação profissional e tratamento, com aconselhamento e terapia comportamental.
- Os clínicos com conhecimento na função auditiva e fisiologia de cabeça e pescoço estão bem equipados para proporcionar um tratamento eficaz à maioria dos pacientes com zumbido, incluindo instrução, reabilitação da perda auditiva, identificação e tratamento dos fatores exacerbadores.

ZUMBIDO

O zumbido é a percepção do som que não surge de uma fonte externa. Embora se estime que 30 milhões de americanos sejam portadores de zumbido crônico, para a maioria deles isso não é um problema que justifique procurar tratamento. O zumbido consiste em uma sensação crônica que praticamente todo mundo preferiria não sentir, mas para a maioria dessas pessoas não é algo incapacitante. O zumbido grave ou perturbador ocorre em 1 a 5% dos indivíduos com essa condição.[1,2] Até pouco tempo, os tratamentos para o zumbido perturbador eram limitados. Avanços importantes na neurociência auditiva levaram o tratamento do zumbido para além da recomendação tradicional de instruir os pacientes a "aprenderem a conviver com ele." Este capítulo revisa as teorias e os mecanismos atuais de zumbido subjetivo idiopático. Ele também descreve a estratégia clínica para avaliar o zumbido e determinar seus subtipos, analisando os métodos de gerenciamento atuais.

O zumbido pode ser classificado como objetivo ou subjetivo. O zumbido objetivo pode ser detectado por um observador usando-se um estetoscópio ou microfone de canal auditivo. Esses sons somatizados refletem a percepção de sons gerados internamente a partir de articulações, músculos, fluxo sanguíneo turbulento ou, raramente, emissões otoacústicas. O zumbido objetivo normalmente tem uma qualidade pulsátil ou rítmica. O Quadro 74-1 apresenta as causas comuns do zumbido objetivo. Como existem excelentes análises dos tratamentos do zumbido objetivo na literatura, essa forma incomum não é abordada em mais detalhes.[3]

Ao contrário do zumbido objetivo, o zumbido subjetivo não é audível para um observador. As estimativas de prevalência do zumbido subjetivo variam de 8 a 30% e dependem da definição de zumbido, gravidade do zumbido, população amostrada e metodologia de avaliação.[1,4,5] Em um grande estudo populacional, com participantes de 55 a 99 anos, que combinou questionários detalhados sobre o zumbido e avaliação audiológica, 30% relataram zumbido. Constatou-se também que a prevalência estava relacionada com o limiar audiométrico, mas não com a idade ou

Quadro 74-1. SUBTIPOS OBJETIVOS DE ZUMBIDO

Pulsátil
Síncronos à frequência cardíaca
Etiologias arteriais
   Fístula ou malformação arteriovenosa
   Paraganglioma (glomo timpânico ou jugular)
   Estenose da artéria carótida
   Outras doenças ateroscleróticas (subclávia, carótida externa)
   Dissecção arterial (carótida, vertebral)
   Artéria estapedial persistente
   Artéria carótida intratimpânica
   Compressão vascular do nervo craniano VIII
   Maior débito cardíaco (gravidez, tireotoxicose)
   Intraóssea (doença de Paget, otosclerose)
Etiologias venosas
   Pseudotumor cerebral
   Sopro venoso
   Anomalias do seio sigmoide e do bulbo jugular
Assíncronos à frequência cardíaca
Mioclonia palatina
Mioclonia do tensor do tímpano ou do músculo estapédio

Não pulsátil
Emissão Otoacústica Espontânea
Trompa de Eustáquio patente

com o sexo.[5] O zumbido levemente incômodo foi relatado em 50% dos participantes e o zumbido extremamente incômodo, em 16% deles. Nondahl et al.[1] relataram uma incidência em 5 anos de zumbido de 5,7% (95% de intervalo de confiança, 4,8 a 6,6), notavelmente sem uma associação a idade ou sexo. Foram relatadas fortes associações entre a doença cardiovascular, o nível de colesterol sérico total e a prevalência e a incidência de zumbido. Curiosamente, esse grande estudo longitudinal relatou que quase 40% dos adultos com zumbido leve no levantamento inicial não tinham zumbido no acompanhamento de 5 anos e apenas 20% relataram progressão para zumbido moderado ou grave. Quarenta e cinco por cento dos participantes com zumbido classificado como "significativo" no nível basal não relataram zumbido no acompanhamento (43%) ou relataram melhora para o zumbido leve (57%). Essa taxa de melhora espontânea no zumbido tem implicações importantes na concepção dos ensaios clínicos para avaliar a eficácia das intervenções no zumbido.

ZUMBIDO SUBJETIVO

O zumbido subjetivo é a forma mais comum de zumbido que afeta os adultos e é o foco deste capítulo. Na maioria das vezes, ele está relacionado com perda auditiva neurossensorial (PANS) decorrente de traumatismo acústico e presbiacusia e raramente é o resultado de perda auditiva condutiva, hidropisia endolinfática e neoplasias do ângulo pontocerebelar. O zumbido subjetivo pode ser dividido em subtipos com base em etiologia, padrão de perda auditiva associada, fatores psicoacústicos, fatores exacerbadores, comorbidades psicológicas e presença de moduladores somáticos. Os esquemas de classificação do subtipo de zumbido podem ser úteis para identificar as formas de zumbido que respondem a programas de tratamento específicos. O Quadro 74-2 apresenta algumas características úteis para dividir o zumbido em subtipos.

Subtipos de Perda Auditiva

Os dois tipos mais comuns de perda auditiva associados a zumbido são a perda auditiva induzida por ruído (PAIR) e a presbiacusia. A PAIR é um problema de saúde importante e crescente. Embora a redução da exposição ao ruído ocupacional tenha sido eficaz nas últimas décadas, um aumento notável tem sido relatado na incidência de PAIR a partir de atividades recreativas e de lazer em crianças e adolescentes e a partir da exposição relacionada com atividade militar em adultos jovens.[6-8] A ocorrência de zumbido agudo transiente é quase universal logo após uma exposição desprotegida a estímulos acústicos danosos, como disparo de arma de fogo e música amplificada. Um levantamento na internet com 9.693 adolescentes revelou que 61% destes sofreram perda auditiva e zumbido temporário após comparecerem a um show.[9] A prevalência do zumbido crônico associado a PAIR é de 50 a 70%.[10]

Quadro 74-2. SUBTIPOS SUBJETIVOS DE ZUMBIDO

Padrão de perda auditiva
    Induzida por ruído
    Presbiacusia
    Unilateral
    Perda auditiva de alta frequência
    Disfunção das células ciliadas externas
Zumbido somático
    Disfunção da articulação temporomandibular
    Disfunção cervical
    Evocado pelo olhar
    Evocado pela pele
    Somatossensorial geral modulado
Zumbido rítmico (typewriter)
Exacerbado pelo sono ou repouso
Musical/complexo
Transtorno afetivo associado
Invasivo (versus habituado)

O zumbido crônico induzido por traumatismo acústico ocorre em uma idade menor que a do zumbido associado a outros tipos de perda auditiva. Consequentemente, o zumbido por traumatismo acústico é vivenciado durante um período maior de tempo de vida do que outras formas de zumbido.

A PANS e o zumbido associado são evitáveis. Além dos métodos proativos evidentes, como usar um protetor de orelha, a intervenção no período periexposição pode se provar útil para evitar o início ou a progressão da PAIR. Além disso, pode limitar a incidência de zumbido. A exposição sonora intensa desencadeia uma redução no fluxo sanguíneo e uma cascata de eventos metabólicos na cóclea, com formação de espécimes reativas de oxigênio e nitrogênio que danificam lipídeos, proteínas e DNA celulares, culminando em mais morte celular.[11] As intervenções que visam a esses mecanismos moleculares da PAIR envolvem tratamento com antioxidantes, como vitamina E, salicilatos e N-acetilcisteína.[12,13] O extrato de gingko biloba contém muitos compostos com efeitos vasotrópicos, neuroprotetores e antioxidantes. Embora ensaios controlados e relatos informais tenham sugerido a eficácia do gingko, resultados de uma metanálise e de ensaios controlados randomizados não sustentam seu uso.[14,15]

A presbiacusia é uma PANS relacionada com a idade. A maioria dos casos de presbiacusia não pode ser única e rigorosamente atribuída ao envelhecimento, mas envolve uma combinação de lesão coclear de outras fontes, como lesão por ruído cumulativo, disfunção metabólica ou vascular e predisposição genética. Por exemplo, os pacientes idosos com diabetes têm limiares tonais puros mais altos, amplitude de emissão otoacústica menor e menos reconhecimento da fala no ruído[16] do que os indivíduos de mesma idade sem diabetes.[17] As interações entre a idade e outros fatores que afetam a cóclea e a via auditiva desafiam a identificação de um único mecanismo para a presbiacusia associada ao zumbido e o desenvolvimento de uma intervenção eficaz.

Zumbido do Subtipo Somático

O zumbido somático é uma forma única de zumbido na qual a sonoridade, a lateralidade ou a tonalidade do zumbido podem ser moduladas pela modulação somática. Essa forma de zumbido foi observada originalmente em um pequeno grupo de pacientes após a remoção cirúrgica de grandes schwannomas vestibulares.[18,19] Após a cirurgia, esses pacientes tinham capacidade para modular seu zumbido crônico por meio de movimentos oculares exagerados, movimento das pernas ou estimulação cutânea das mãos ou da face.[20] O mecanismo de ação presumido dessa forma incomum de zumbido é o brotamento neuronal ou a reinervação aberrante após a deaferentação auditiva. Após essas observações, foi reconhecida uma forma mais geral de modulação somatossensorial do zumbido, na qual esse zumbido pode ser modulado por manobras ou estimulação da região de cabeça e pescoço. Relatou-se que a contração isométrica vigorosa dos músculos de cabeça e pescoço pode modificar a sonoridade e o tom do ruído em 65 a 80% dos pacientes com zumbido idiopático.[21,22] Além disso, o zumbido pode ser induzido por fortes contrações dos músculos em mandíbula, cabeça ou pescoço em 15 a 58% das pessoas sem uma história de zumbido.[22,23]

A associação entre o zumbido e a patologia somática de cabeça e pescoço é ressaltada pela alta incidência de zumbido relatada nos indivíduos com disfunção da articulação temporomandibular (ATM) e limiares audiométricos normais comparados com os controles.[24] Um terço dos pacientes com sintomas de disfunção da ATM relatou modulação do zumbido com o movimento da mandíbula ou com pressão aplicada na ATM.[25] Quando o zumbido ocorre junto com distúrbios de cabeça e pescoço – como disfunção da ATM, dor facial unilateral, otalgia e cefaleia occipital ou temporal –, o sucesso no alívio do zumbido é possível usando-se intervenções que visam à disfunção somática.

Levine et al.[26] analisaram sistematicamente a eficácia dos tratamentos que visam aos sistemas somatossensoriais. Eles definiram a síndrome do zumbido somático como o zumbido que: 1) é percebido na orelha; 2) é ipsilateral ao gatilho somático; e 3) não está associado a qualquer nova queixa auditiva. O zumbido que é fortemente lateralizado em uma orelha quando há audição simétrica, incluindo a perda auditiva simétrica, teoricamente teria um componente etiológico somático pela definição de Levine et al. A análise desses autores apresenta evidências de que o zumbido somático, muitas vezes, responde a acupuntura, estimulação elétrica do couro cabeludo e da orelha, tratamento de pontos-gatilho e tratamento da disfunção da ATM.

Zumbido do Subtipo Rítmico

O zumbido rítmico é definido, como o nome sugere, pela sensação característica de um *staccato*, similar a batida de uma máquina de escrever, pipoca estourando ou mensagem em código Morse. Sua presença é intermitente e crônica e o som costuma ser desencadeado por movimentos ou sons específicos da cabeça. Esse tipo de zumbido pode ser confundido com o zumbido que surge de uma fonte muscular, como o espasmo dos músculos tensor do tímpano ou estribo, ou de mioclonia palatina. O zumbido rítmico é diferente dessas fontes somáticas, conforme ilustrado por um paciente com esse subtipo de zumbido que não conseguiu responder à ressecção do tensor do tímpano e do estribo. No entanto, o paciente foi tratado com sucesso usando carbamazepina.[27] Tal caso ilustra a importância do reconhecimento exato e do diagnóstico do zumbido rítmico. Duas pequenas séries de casos relatam o tratamento bem-sucedido com carbamazepina. Isso sugere que o zumbido rítmico pode ser ocasionado por compressão vascular do nervo auditivo ipsilateral ao zumbido.[28,29]

ESTRATÉGIAS DE TRATAMENTO DO ZUMBIDO

Privação Auditiva e Plasticidade Neural

A estimulação acústica como tratamento do zumbido abrange uma gama de sons e sistemas de emissão. A fundamentação para usar sons externos para tratar o zumbido deriva da hipótese de que a deaferentação (perda auditiva) leva à reorganização patológica da via auditiva. A perda auditiva diminui o fluxo aferente de atividade neural da cóclea até o córtex auditivo. A deaferentação crônica altera a atividade nos troncos encefálico e mesencefálico auditivos, a qual altera a organização tonotópica do córtex auditivo. A atividade espontânea do tronco encefálico pode aumentar e os padrões mesencefálicos podem mudar (p. ex., com sincronização ou rompimento aberrante), devido à infrarregulação compensatória da inibição. A atividade alterada na via auditiva pode ser responsável pela percepção de zumbido. As intervenções com estímulos que restauram o estímulo aferente para níveis mais normais podem agir através da maior inibição. Elas também podem restaurar a organização tonotópica cortical para os níveis normativos e reduzir o zumbido.

A dor no membro fantasma é um fenômeno similar ao zumbido que exemplifica o conceito e o tratamento da plasticidade cortical induzida por deaferentação. A síndrome do membro fantasma é a sensação de um membro distorcido e dolorido após a amputação, uma forma extrema de deaferentação. As coincidências entre zumbido e dor no membro fantasma quanto a início, persistência e idades afetadas são impressionantes. Mais de 90% dos amputados sofrem uma dor vívida no membro fantasma imediatamente após a amputação.[30] As dores fantasmas são mais propensas a ocorrer em adultos que em crianças.[31] Em muitos casos, a sensação fantasma desaparece após dias ou semanas, mas persiste cronicamente por décadas em 30% dos pacientes.[30] É sabido que o cérebro adulto e o imaturo podem sofrer alteração plástica. A plasticidade neural é a capacidade de um neurônio ou uma rede neuronal para mudar sua função, sua organização e sua conectividade por meio de alterações de longo prazo na eficiência sináptica.[32] Os neurônios podem alterar significativamente sua resposta aos estímulos, e o tamanho dos campos de recepção muda como uma consequência de mais ou menos procedimentos de estímulo e treinamento. Além disso, essas mudanças podem ser amplas.[33] Estudos magnetoencefalográficos mostraram que a estimulação de áreas intactas do corpo distantes do sítio de amputação é percebida, com atividade neural central correspondente, no sítio cortical do membro amputado.[34] Mudanças similares de representação cortical auditiva podem ser subjacentes ao zumbido. Os campos magnéticos evocados em regime permanente no córtex auditivo primário foram realçados nos pacientes portadores de zumbido em comparação com os controles e o grau de realce correlacionado com a intensidade e a perturbação percebidas do zumbido.[35] Estudos de imagem funcionais em humanos sugeriram que a representação ampliada das regiões de frequência no córtex auditivo pode indicar o zumbido.[36-38]

Os modelos animais têm sido importantes no estudo da hipótese de deaferentação do zumbido e têm sido empregados para avaliar a terapia sonora para reversão da plasticidade neuronal patológica. Um estudo fundamental realizado por Norena e Eggermont[39] ilustra o efeito do traumatismo por ruído e da estimulação sonora terapêutica nos campos receptivos do córtex auditivo primário e secundário. Gatos expostos a um ruído traumatizante foram avaliados quanto a mudanças na localização e responsividade dos neurônios do córtex auditivo aos estímulos agudos. O ajuste de frequência dos neurônios corticais foi alterado após o traumatismo e isso distorceu a representação global do som e representou as frequências que circundavam o som da exposição. Uma segunda coorte de gatos expostos ao mesmo som traumatizante foi criada logo após, em um ambiente acústico enriquecido durante várias semanas antes de o córtex auditivo ser mapeado. O ambiente enriquecido foi composto espectralmente para compensar as distorções de frequência previstas induzidas pela perda auditiva. Foram observados dois resultados importantes nos gatos criados no ambiente enriquecido: 1) sua perda auditiva foi significativamente reduzida em comparação com os gatos submetidos a uma exposição sonora similar criados em um ambiente sossegado; e 2) nenhuma reorganização plástica do córtex auditivo ficou evidente. A organização tonotópica dos gatos expostos e tratados foi similar à dos gatos de controle não expostos. Esses resultados sugerem que o zumbido pode ser parcialmente o resultado da reorganização anormal do córtex auditivo. Isso mostra que a intervenção acústica terapêutica pode ser eficaz na redução ou na eliminação da organização cortical normal associada ao zumbido e talvez responsável por ele. As implicações no tratamento do zumbido usando terapia sonora são evidentes.

Usando o Som para Diminuir a Sonoridade e o Incômodo do Zumbido

A estimulação acústica é um componente importante no gerenciamento bem-sucedido do zumbido em muitos pacientes. Existe uma gama de estratégias de emissão acústica. A maioria dos pacientes com zumbido pode se beneficiar da estimulação acústica, incluindo aqueles com mudança de limiar mínima no teste audiométrico padrão. Os pacientes com perda auditiva de grave a profunda não tratável com amplificação convencional podem alcançar o alívio do zumbido por outros modos de estimulação da via auditiva, como o implante coclear. A instrução adequada do paciente é fundamental para o tratamento bem-sucedido, e as falhas do tratamento ocorrem porque os pacientes esperam equivocadamente a eliminação completa do zumbido após alguns dias a semanas de tratamento. Os pacientes precisam ser aconselhados sobre o tempo de melhora e devem ser incentivados a ter expectativas realistas a respeito dos benefícios da terapia sonora. A terapia sonora pode diminuir o volume subjetivo do zumbido, o que reduz significativamente a irritação, mas isso talvez demande semanas a meses de aplicação diária.

Estimulação Ambiental. O método mais simples para aumentar o estímulo aferente e para reverter a reorganização central falsamente instituída e o zumbido é o enriquecimento do som do ambiente. O uso de som ambiental suplementar para tratar o zumbido tem sido recomendado há mais de 50 anos.[40] O enriquecimento pode ser feito usando música de fundo, programas de relaxamento em áudio, dispositivos de mesa que geram sons da natureza, cachoeiras ou fontes. Os pacientes são instruídos a usar uma fonte de som de fundo constante para diminuir a atenção a seu zumbido. O enriquecimento do som não é destinado a esconder o zumbido no sentido convencional de eliminar completamente a percepção do zumbido. Ao invés disso, elevando o nível de som ambiente usando um estímulo constante e espectralmente rico, a sensação de zumbido é menos perceptível. Os pacientes exibem preferências claras por determinados sons que melhoram a qualidade do sono com alguma evidência de que as escolhas são induzidas pela emoção e por fatores cognitivos em vez de mascaramento acústico.[41] O uso eficaz da estimulação sonora para gerenciar o zumbido nos pacientes com deficiência auditiva é feito com aparelhos auditivos. Mesmo sem som suplementar, o efeito terapêutico dos aparelhos auditivos para os pacientes de zumbido foi bem documentado.[42-44] Os aparelhos auditivos reduzem a consciência do zumbido por meio da amplificação do som ambiente. Também diminuem a percepção de que o zumbido mascara a audição e impede a comunicação.

Surr et al.[45] analisaram o efeito inicial do uso de aparelhos auditivos no zumbido em 124 pacientes. Aproximadamente a metade dos pacientes relatou que o aparelho auditivo reduziu (26%) ou eliminou (29%) o zumbido. Folmer e Carroll[46] analisaram sua experiência clínica com 50 pacientes portadores de PANS leve a moderada equipados com aparelhos auditivos para o gerenciamento do zumbido. Os pacientes foram reavaliados 6 a 48 meses após a colocação inicial (média de 18 meses) e 70% relataram melhora significativa em seu zumbido. Resultados similares foram obtidos em um estudo maior de 1.440 pacientes equipados com aparelhos auditivos para perda auditiva unilateral ou bilateral.[47] Nesse estudo, os aparelhos auditivos digitais proporcionaram um alívio para o zumbido maior que o dos aparelhos auditivos analógicos. Dos pacientes equipados com aparelhos auditivos digitais para perda auditiva unilateral, 65% relataram uma melhora acima de 50% no zumbido, comparados com 39% que disseram ter um grau similar de melhora após se equiparem com um aparelho analógico. Um efeito terapêutico ainda maior foi obtido com os aparelhos auditivos digitais bilaterais: 85% dos pacientes relataram mais de 50% de melhoria no zumbido em comparação com 30% dos pacientes equipados com aparelhos analógicos bilaterais.

Dispositivos de Audição Pessoal. O gerenciamento do zumbido com estimulação acústica suplementar pode ser executado com o uso de dispositivos de audição pessoal. A miniaturização, o armazenamento de dados e o software digital ampliaram bastante as ferramentas disponíveis que os clínicos e pacientes podem usar para produzir uma biblioteca de sons customizada. Também existem fontes on-line baratas nas quais se pode baixar som digital especificamente desenvolvido para a terapia do zumbido (p. ex., www.vectormediasoftware.com). Os pacientes podem criar e usar uma pequena biblioteca de sons, como a música de seu gosto, sons da natureza e faixas de ruído de composição espectral diferente. São fatores importantes de qualquer regime de terapia sonora amplificada: 1) o uso de amplificadores auriculares abertos; 2) a exposição prolongada aos sons; 3) a composição espectral do som razoavelmente ampla; e 4) os níveis sonoros abaixo dos níveis de zumbido percebidos.

Terapia de Mascaramento Total. A terapia de mascaramento total é o uso do som com características espectrais e volume suficiente para tornar o zumbido inaudível. Essa forma de terapia sonora provavelmente vem sendo utilizada há séculos e deriva da experiência empírica de que certos sons ambientais são eficientes para disfarçar o zumbido. Uma forma de terapia sonora de mascaramento foi proposta pela primeira vez por Vernon e Schleuning.[48]

Os pacientes são equipados com dispositivos auriculares que geram som e estes podem ser ajustados para produzir saídas com espectros de frequência e níveis diferentes. Não existe um esquema codificado para selecionar as características de mascaramento eficazes. O princípio de ajuste geral é determinar o nível mínimo de ruído de banda larga que disfarça o zumbido sem interferir na comunicação. O ajuste é empírico, pois há uma gama de preferências do paciente quanto a tipo e nível do som que disfarça o zumbido e que não é percebido como irritante.[49,50] Um trabalho recente usando tons de alta frequência de amplitude modulada dentro da gama tonal do zumbido foi bem-sucedido em suprimir o zumbido de forma significativa ou completa em uma parcela moderada de pessoas.[51] A continuação dos trabalhos nessa área pode ser frutífera na otimização dos parâmetros de estimulação do som que promovem um alívio eficaz do zumbido. Os benefícios da terapia de mascaramento foram mostrados em um grande estudo prospectivo controlado de zumbido crônico importante em veteranos de guerra dos Estados Unidos.[52] Questionários padronizados e validados da gravidade do zumbido foram utilizados para selecionar e inscrever 123 indivíduos com zumbido clinicamente importante. Os indivíduos foram distribuídos quase aleatoriamente ao grupo de mascaramento total ou ao grupo de terapia de retreinamento do zumbido (TRT). Os indivíduos no grupo de mascaramento total receberam aparelhos auditivos, mascaradores ou instrumentos combinados e todos receberam informações sobre um período de acompanhamento de 18 meses. Os indivíduos no grupo de TRT receberam tratamento padronizado (TRT). Todos os indivíduos foram avaliados quanto à resposta ao tratamento em 6, 12 e 18 meses, e os indivíduos nos dois grupos de tratamento apresentaram melhora em vários indicadores de zumbido ao longo do estudo. Os indivíduos no grupo de mascaramento total que classificaram seu zumbido como um problema "moderado" tiveram nível de efeito entre 0,27 e 0,48 em comparação com níveis de efeito de 0,77 e 1,26 do grupo de TRT em 18 meses. Os níveis de efeito médio nos indivíduos com zumbido classificado como um "problema muito grande" foram 0,64 no grupo de mascaramento total e 1,08 no grupo de TRT. Embora as duas terapias tenham resultado em melhora clinicamente significativa no zumbido com níveis de efeito médio (>0,5) a grande (>0,8), foram obtidos resultados ideais com o tratamento de TRT de longo prazo.

Estimulação Acústica Combinada com Instrução e Aconselhamento. A TRT combina terapia sonora com um programa formalizado de aconselhamento por meio de diretrizes para promover a habituação ao zumbido. A TRT baseia-se no pressuposto de que o incômodo do zumbido deriva da ativação de uma resposta emocional e autônoma ao zumbido.[53] Dentro desse arcabouço teórico, o zumbido surge como uma consequência de dano ou disfunção dentro da via auditiva e é detectado nos níveis subcorticais do cérebro. O evento crítico que leva ao zumbido clinicamente importante não é sua característica sensorial, mas sim a percepção e a avaliação da atividade neural relacionada com o zumbido que ocorre no córtex auditivo e a subsequente interação cortical com sistema límbico, córtex pré-frontal e áreas de associação cortical. De acordo com Jastreboff e Hazell,[53] o zumbido passa a ser clinicamente importante quando foi estabelecida uma resposta afetiva negativa ao zumbido.

Os objetivos da TRT são remover, diminuir ou mudar a percepção do zumbido, promovendo a habituação das reações à sensação de zumbido. A habituação da reação ao zumbido reduziria a perturbação, a ansiedade e o estresse derivados. Uma característica fundamental da TRT envolve o retreinamento comportamental das associações induzidas pela sensação de zumbido. A TRT possui cinco níveis de terapia distintos voltados para grupos de pacientes estratificados. A estratificação baseia-se no incômodo do zumbido, no comprometimento auditivo associado, na presença de exacerbação do zumbido induzida pelo som e na hiperacusia comórbida (ver adiante). Os cinco estratos envolvem pacientes com: 1) zumbido que ocasiona incômodo mínimo (categoria 0); 2) zumbido que ocasiona incômodo (categoria 1); 3) zumbido e perda auditiva angustiante (categoria 2); 4) zumbido angustiante, audição normal e hiperacusia (categoria 3); e 5) zumbido angustiante, audição normal, hiperacusia e exacerbação do zumbido prolongada e induzida por som (categoria 4). O tratamento é específico para cada categoria de paciente e usa aconselhamento por diretrizes, enriquecimento auditivo, aparelhos auditivos e geradores de som.

Ensaios clínicos retrospectivos para avaliar a eficácia da TRT geralmente têm sido positivos, e o consenso é que a TRT reduz a perturbação e o impacto do zumbido em um intervalo de tempo de 12 a 18 meses.[54,55] No entanto, ensaios controlados para comparar a TRT com outros tratamentos padrão, como a terapia comportamental cognitiva ou aconselhamento geral, revelaram melhora comparável na gravidade e no incômodo do zumbido.[56,57]

Protocolo de Dessensibilização Acústica. O Protocolo de Dessensibilização Acústica (Neuromonics, Bethlehem, PA) é um programa privativo de tratamento do zumbido que combina recursos de terapia sonora, dessensibilização sistemática, aconselhamento diretivo e intervenção de suporte para gerenciamento do estresse, perturbação do sono e estratégias de enfrentamento. A dessensibilização sistemática é uma técnica psicológica desenvolvida originalmente para o tratamento de fobias. A exposição controlada gradual e progressiva ao estímulo fóbico dentro do contexto de um estado mental profundamente relaxado resulta em uma dessensibilização gradual da resposta fóbica ao estímulo.[58] Essa técnica foi adaptada ao tratamento do zumbido, visando este como o estímulo que provoca a resposta emocional fóbica ou pelo menos negativa.

Os pacientes ouvem seu zumbido em incrementos graduais, progressivos, dentro de um contexto de fundo com um som terapêutico agradável, relaxante. O som terapêutico necessita ter características fundamentais para o protocolo: 1) ser música modificada espectralmente de acordo com a perda auditiva do paciente; 2) os níveis de sonoridade serem reforçados para as frequências em que a perda auditiva é considerável; e 3) restabelecer a estimulação da via auditiva ao longo de uma ampla gama de frequências. Utiliza-se música não intrusiva e com ritmo lento para maximizar o relaxamento durante o tratamento. A música tem um componente dinâmico que possibilita a percepção intermitente do zumbido alternando com mascaramento do zumbido. Essa exposição gradual à música terapêutica é obtida usando-se um programa de tratamento em estádios. No estádio inicial, a música modificada espectralmente é incorporada ao som de fundo composto de ruído de alta frequência que mascara o zumbido. No segundo estádio, o ruído mascarador é removido e a percepção do zumbido se torna gradual e progressivamente mais audível.

A evidência de melhora na gravidade do zumbido após 6 a 12 meses de tratamento foi demonstrada em vários ensaios pequenos não controlados e em estudos de resultado patrocinados pela Neuromonics.[59-61] Nesse estudo patrocinado, 35 pacientes com zumbido de moderado a grave receberam tratamento de zumbido da Neuromonics e foram testados quanto a mudanças subjetivas (aflição, sensibilização) e objetivas (níveis mínimos de mascaramento, níveis de desconforto sonoro) em quatro pontos no tempo após o tratamento, em 1 ano. Nos 6 primeiros meses de tratamento, 91% dos participantes relataram uma melhora no incômodo do zumbido. Isso refletiu em uma melhora média de 65% no Questionário de Reação ao Zumbido. O "percentual de tempo consciente do zumbido" relatado antes da terapia foi de 90% e diminuiu significativamente para 30% após 12 meses de terapia. Uma avaliação retrospectiva mostrou resultados equivalentes na melhora do zumbido em comparação com um protocolo de habituação ao zumbido usando geradores de som auriculares com o Protocolo de Dessensibilização Acústica da Neuromonics.[62]

Terapia Comportamental Cognitiva para o Zumbido

A terapia comportamental cognitiva (TCC) é uma forma de psicoterapia baseada na identificação e na modificação dos comportamentos desajustados usando técnicas de restruturação cognitiva mediadas por terapeuta. Essa abordagem tem sido aplicada ao zumbido com êxito durante muitos anos e forma a base de outro tipo de terapia de habituação ao zumbido.[63] A TCC para o zumbido baseia-se no conceito de que a resposta normal aos estímulos insignificantes é a habituação, e o incômodo do zumbido resulta de uma não habituação. Jakes et al.[64] resumiram as causas da não habituação e incluíram as respostas emocionais, a orientação para os estímulos, a excitação e a relação sinal-ruído desfavorável. Quando um indivíduo é repetidamente apresentado a um estímulo insignificante ou neutro, as respostas ao estímulo – como orientação, atenção e processamento cognitivo – habituam-se precocemente (ou seja, as respostas param). Quando a mesma pessoa é apresentada repetidamente a estímulos nocivos (p. ex., o choro de um bebê), ocorre sensibilização (ou seja, a resposta ao estímulo se torna mais pronunciada e pode ter um componente emocional). A TCC usa técnicas de tranquilização, treinamento de relaxamento e distração seletiva da atenção para induzir habituação ao zumbido. Pode ser que, desarmando o componente emocional do zumbido, conforme sugerido por alguns autores, com ou sem alterações concomitantes no volume do zumbido, isso seja suficiente para melhorar a perspectiva e a percepção do paciente.[64]

Uma análise da TCC como tratamento do zumbido realizada pela Cochrane Collaboration avaliou ensaios que compreenderam 285 participantes.[65] A medida primária do resultado foi o volume subjetivo do zumbido e as medidas secundárias do resultado foram a melhora nos sintomas de alteração do humor e avaliação da qualidade de vida. Os resultados agrupados para os cinco ensaios que relataram volume subjetivo antes e depois do tratamento não apresentaram diferença significativa entre o tratamento com TCC e um controle de lista de espera ou um tratamento alternativo. Além disso, nenhum efeito significativo do tratamento foi encontrado nas medidas secundárias de resultado da depressão e alteração do humor. Entretanto, observou-se uma melhora significativa na qualidade de vida dos participantes da TCC, conforme a medição de uma redução global na gravidade do zumbido com uma diferença média padronizada de 0,70 (95% de intervalo de confiança, 0,33 a 1,08). Os revisores concluíram que a TCC tem um impacto significativo nos aspectos qualitativos do zumbido e que ela contribuiu positivamente para o gerenciamento do zumbido. Uma metanálise maior de ensaios controlados randomizados da TCC contemplou 15 ensaios, 10 com acompanhamento a longo prazo; esses pesquisadores concluíram que a TCC é eficaz na redução da perturbação e da aflição associadas ao tinido e um maior efeito do tratamento foi observado em resposta à TCC, comparada com os controles em lista de espera e os grupos de controle ativos que receberam apenas instrução.[66]

Contudo, ainda há controvérsias quanto aos benefícios relativos da TCC e da estimulação sonora na promoção da habituação psicológica e fisiológica nos pacientes portadores de zumbido crônico. Hiller e Haerkotter[67] acompanharam 124 pacientes ambulatoriais com zumbido crônico, atribuídos aleatoriamente à TCC isolada ou à TCC combinada com estimulação sonora usando geradores de ruído. O incômodo relacionado com o zumbido e o funcionamento psicossocial foram significativamente melhores em ambos os grupos, sem nenhum outro benefício observado no grupo de estimulação sonora.

Estimulação Magnética Transcraniana

A estimulação magnética transcraniana (EMT) abriu um novo caminho para a investigação dos aspectos causais e associativos da atividade cortical relacionada com o zumbido e pode proporcionar uma terapia eficaz para o zumbido em alguns pacientes. A EMT aplica corrente breve e intensa no couro cabeludo por meio de uma bobina de superfície que induz um campo magnético no cérebro subjacente. O pulso magnético induz uma perturbação focal temporária da atividade neuronal em uma área discreta do córtex. Atualmente, a profundidade de penetração do campo magnético é limitada a menos de 2 cm.[68] Essa "lesão virtual" interrompe de forma breve e reversível a atividade cortical e possibilita que o pesquisador determine se a região cortical de interesse contribui para um comportamento específico ou uma percepção.[69] O efeito de um campo magnético induzido por pulso único tem vida curta, da ordem de milissegundos. A EMT repetitiva por segundos a minutos ocasiona despolarização neuronal dentro do córtex superficial. A EMT repetitiva de baixa frequência (<1 Hz) diminui a excitabilidade cortical,[70] enquanto a EMT repetitiva de alta frequência (5 a 20 Hz) aumenta a excitabilidade cortical.[71] Todos os parâmetros de frequência da EMT repetitiva podem induzir alterações plásticas a longo prazo na função cortical que supostamente duram horas ou dias mais que o período de estimulação.[72] Os primeiros trabalhos foram direcionados para as técnicas de imagem funcional, a fim de localizar as regiões de interesse para aplicação da EMT e examinar o efeito da estimulação cortical nas estruturas distantes. Teoricamente, a EMT aplicada às regiões acessíveis, como o córtex auditivo, modulariam o zumbido através da perturbação direta da atividade cortical patológica ou indiretamente via redes neurais corticofugais relevantes para o zumbido. No entanto, trabalhos de imagem recentes sugerem que, pelo menos nas pessoas com zumbido não incomodativo, a conectividade funcional anormal que liga as áreas auditiva, visual, atentiva e cognitiva do cérebro não é evidente.[73]

A relevância funcional da atividade do córtex temporoparietal para o zumbido foi sugerida pela primeira vez por estudos que examinaram o efeito da EMT repetitiva (rEMT) nas alucinações auditivas. Três pacientes com esquizofrenia e alucinações auditivas persistentes foram estudados em um modelo duplo-cego cruzado usando rEMT de baixa frequência (1 Hz) no córtex temporoparietal esquerdo *versus* falsa estimulação. Os três indivíduos relataram melhora significativa na gravidade das alucinações após o tratamento ativo, em comparação com a falsa estimulação. Dois indivíduos tiveram cessação quase total das alucinações por 2 semanas após o tratamento.[74] A metanálise do efeito da rETM nas alucinações auditivas em pacientes esquizofrênicos sustentou esses resultados iniciais e mostra um efeito positivo importante.[75]

Mennemeier et al.[76] relataram o efeito no zumbido da rETM voltada para o hemisfério temporal esquerdo ou direito, conforme direcionado pela imagem funcional usando tomografia por emissão de pósitrons (PET). O volume do zumbido medido com uma escala analógica visual diminuiu em 43% dos indivíduos, sem uma redução concomitante na classificação da gravidade do zumbido nos questionários padronizados. Nenhuma evidência foi encontrada de que a PET tenha sido eficaz na orientação do tratamento. Também não se obteve nenhuma vantagem de tratamento na estimulação de um hemisfério em detrimento de outro. Outros estudos não conseguiram mostrar qualquer efeito da rETM nas classificações subjetivas do volume ou da gravidade usando parâmetros de estimulação semelhantes nos ensaios cegos.[77,78]

Se a ETM é eficaz na reversão da patologia neurogênica, seu mecanismo de ação continua obscuro. A rETM de alta frequência pode resultar em melhora clínica duradoura nos casos de dor neurogênica crônica. Sugere-se que o efeito terapêutico pode não estar relacionado com uma redução na excitabilidade cortical, mas ocorrer pela reversão das alterações plásticas inadaptadas crônicas.[79] O efeito a longo prazo das diferentes taxas de estimulação da rETM fornecidas para o córtex temporoparietal esquerdo foi avaliado em 39 indivíduos com zumbido crônico (duração de 6 meses a 25 anos).[80] Os indivíduos foram atribuídos aleatoriamente a um de quatro grupos de estimulação – 1, 10 ou 25 Hz ou estimulação falsa – e submeteram-se a cinco sessões ao longo de um período de 2 semanas. Todos os indivíduos nos grupos de rETM ativos relataram melhora significativa ($P < 0,05$) na gravidade do zumbido no questionário Tinnitus Handicap Inventory (THI) em 4 meses após completar o tratamento, em comparação com o grupo de tratamento placebo. A melhora no zumbido ocorreu independentemente da taxa de estimulação da rETM ativa. No entanto, uma proporção maior de indivíduos sofreu uma melhora de 80% ou mais na classificação THI após o tratamento com 10 Hz (29%) e 25 Hz (35%) do que após 1 Hz (6%).

Conforme relatado em outros estudos, encontrou-se uma correlação negativa entre a duração do zumbido e o percentual de melhoria 4 meses após o tratamento.

Estimulação Elétrica

A estimulação elétrica tem sido utilizada para tratar o zumbido desde o advento da bateria de Volta no início do século XIX.[81] Embora a corrente contínua anódica tenha sido utilizada por muitos pesquisadores para suprimir o zumbido, o uso prático é limitado pelo dano tecidual induzido pela estimulação crônica com corrente contínua.[82,83] Métodos não destrutivos de emissão de corrente elétrica exigiram o desenvolvimento de técnicas não invasivas aprimoradas, como a estimulação nervosa elétrica transcutânea (ENET) e os dispositivos implantados cirurgicamente que usam corrente alternada, como os implantes cocleares e os estimuladores corticais.

Estimulação Nervosa Elétrica Transcutânea. Houve tentativas sistemáticas iniciais para diminuir o zumbido usando a ENET com os fones da Theraband (Audimax, Alexandria, Itália), um dispositivo que emite corrente elétrica transdérmica inaudível na eminência mastóidea. Caffier et al.[84] mostraram a supressão completa do zumbido em um de cinco pacientes tratados com ENET. Em um estudo duplo-cego cruzado maior, 20 pacientes foram tratados primeiro usando o dispositivo ativo seguido por um dispositivo placebo no qual o circuito interno foi desativado. Quatro pacientes (20%) relataram redução com o placebo, enquanto dois pacientes (10%) relataram redução do zumbido com o dispositivo ativo. Um dos respondentes foi examinado com ensaios aleatórios de estimulação ativa ou placebo e relatou uma redução média de 70% no zumbido durante a estimulação ativa e uma redução de 16% durante a estimulação placebo.[85] Um estudo duplo-cego cruzado subsequente de 30 pacientes mostrou uma proporção similar de pacientes que responderam à estimulação.[86] Levine et al.[34] analisaram as características dos pacientes portadores de zumbido que responderam à ENET e concluíram que o achado comum em todos os casos é o zumbido com características de modulação somática.

Folmer e Griest[87] estudaram prospectivamente o efeito da ENET em 26 pacientes com zumbido categorizado como modulado somaticamente. Embora o ensaio não tivesse um controle por placebo, obteve-se um efeito impressionante nessa amostra de uma população selecionada, com eliminação do zumbido em 23% e melhora do zumbido em 23%. A análise posterior por tipo de zumbido mostrou que o grupo mais responsivo ao tratamento ENET tinha zumbido rítmico e 88% das pessoas melhoraram ou eliminaram o zumbido.

Implantes Cocleares. A supressão do zumbido como um benefício secundário do implante coclear foi observada nos primeiros dias de desenvolvimento desses implantes.[88] Embora exista uma grande variabilidade nos métodos de avaliação e relato do zumbido, a maioria dos estudos relata um efeito benéfico coerente e clinicamente importante do implante coclear na supressão do zumbido.[74] Uma proporção significativa dos pacientes (38 a 85%) relata diminuição ou supressão completa do zumbido após a inserção de eletrodos intracocleares antes da estimulação inicial.[75] Embora os estudos não tenham sido amplos, não parece haver uma diferença significativa na supressão eficaz do zumbido entre os diferentes fabricantes de dispositivos. Segundo relatos, a estimulação coclear reduz a intensidade percebida do zumbido na orelha contralateral e ipsilateral ao implante.[75] Isso não é contraditório, pois os núcleos cocleares do tronco encefálico têm conexões contralaterais e o aumento bilateral da atividade espontânea no núcleo coclear dorsal foi demonstrado em animais com zumbido induzido por traumatismo acústico unilateral.[89]

A eficácia da estimulação coclear na diminuição do volume de zumbido aumenta ao longo do tempo. O zumbido foi suprimido em 65% dos pacientes na estimulação inicial. No entanto, após um período de 2 meses, a estimulação suprimiu o zumbido em 93% dos pacientes.[90] Essas observações sugerem que o mecanismo responsável pela supressão do zumbido pelos implantes cocleares pode estar relacionado com a reversão das alterações plásticas centrais inadaptadas associadas à privação auditiva. Vários fatores contribuem para a eficácia da supressão do zumbido após o implante coclear. Eles são a etiologia, a duração e o grau da perda auditiva, além da estratégia de estimulação. Ainda há muito que aprender sobre os mecanismos do zumbido dos pacientes com implantes cocleares, porém alguns estudos investigaram sistematicamente o impacto desses fatores.

Tratamentos Farmacológicos do Zumbido

Antigos relatos escritos (2660 a 2160 a.C.) indicam que o tratamento médico do zumbido remonta aos egípcios.[91] Uma orelha "enfeitiçada" ou com zumbido seria infundida com óleo, olíbano, seiva de árvore, ervas e terra. Escritos mesopotâmicos consideravam os aspectos psicológicos do zumbido – possivelmente, isso foi o primeiro reconhecimento de que estresse e fatores emocionais são comorbidades importantes dessa disfunção. Até pouco tempo, a maioria das intervenções farmacológicas para o zumbido era determinada empiricamente. As principais fontes de inovação eram a experiência informal e as observações fortuitas do alívio do zumbido. Ao longo dos últimos 50 anos, o tratamento farmacológico do zumbido tornou-se mais racional. Anestésicos (lidocaína, tocainida, mexiletina), anticonvulsivantes (carbamazepina, gabapentina) e tranquilizantes (diazepam, clonazepam, oxazepam) foram investigados como tratamento do zumbido. Eles têm em comum a propriedade geral de facilitar a inibição neuronal. Os antidepressivos, como a trimipramina, a nortriptilina, a amitriptilina e os inibidores seletivos de recaptação da serotonina (SSRIs), foram testados quanto à sua capacidade para aliviar a alteração de humor comórbida associada ao zumbido. Considerando apenas os ensaios bem controlados, foram obtidos resultados mistos para todos os fármacos testados até hoje.

A hipótese de que o zumbido surge da maior atividade neuronal central após a perda da inibição pode ser utilizada para guiar a intervenção farmacológica e é sustentada pelo trabalho com modelos de animais,[92-94] promovendo uma base racional para muitas intervenções farmacológicas com a lidocaína, a carbamazepina, o alprazolam e a gabapentina. Apesar do aumento nos ensaios medicamentosos voltados para o zumbido, o uso de um agente único para tratar uma grande amostra heterogênea de indivíduos tem sido malsucedido na maioria das vezes. Várias razões, nenhuma mutuamente exclusiva, podem contribuir para esse insucesso. A maioria dos ensaios clínicos do zumbido seleciona e atribui participantes a grupos de tratamento. No entanto, estão surgindo evidências de que o zumbido é um distúrbio heterogêneo com características patológicas variáveis.[34,95,96] O teste de medicamentos com um único mecanismo de ação dificilmente terá sucesso se utilizar grupos amostrais heterogêneos determinados aleatoriamente. Pelo mesmo motivo, os ensaios que usam pequenas doses também podem fracassar. Estudos que selecionam indivíduos com uma etiologia única do zumbido podem ser mais propensos a identificar tratamentos bem-sucedidos. Um estudo que examinou o efeito da gabapentina no zumbido em duas subpopulações de pacientes específicas obteve resultados positivos.[97] O estudo foi concebido para testar a hipótese de que o traumatismo acústico leva a uma perda de inibição na via auditiva mediada pelo ácido -aminobutírico inibidor de neurotransmissor (GABA). A hipótese avançou após um experimento em animais mostrando que a gabapentina, um análogo do GABA, era eficaz na redução do volume do zumbido em ratos.[93] Esse estudo utilizou uma série de dosagens e testou um grupo de pacientes com evidências objetivas e história de exposição traumática ao som e um segundo grupo sem essas evidências. Constatou-se que a gabapentina reduziu significativamente a irritação do zumbido no grupo de traumatismo em uma dose diária de 1.800 a 2.400 mg. Por outro lado, um ensaio clínico subsequente para estudar o efeito de uma única dose em um grupo de pacientes selecionados aleatoriamente não obteve um efeito relevante.[98] O efeito terapêutico provavelmente foi perdido porque se utilizou uma dose única e o grupo de tratamento incluía várias etiologias do zumbido. Os medicamentos com um mecanismo de ação específico tendem a não ser eficazes em todos os indivíduos caracterizados por essa heterogeneidade. Os estudos estratificados com segregação de tipos, etiologias e características auditivas dos zumbidos devem ser mais bem-sucedidos na identificação das terapias medicamentosas eficazes.

Os medicamentos mais utilizados no tratamento do zumbido são os antidepressivos. A tentativa de tratar o zumbido com antidepressivos é sensível por duas razões: primeiro, a associação entre zumbido grave e alterações de humor é bem reconhecida; segundo, o mecanismo de ação farmacológica de muitos antidepressivos envolve receptores e neurotransmissores situados na via auditiva.[99] Embora a deficiência de GABA pareça contribuir para a patologia do zumbido,[97,100-102] o papel de outros sistemas de neurotransmissores em desencadeamento e manutenção do zumbido atualmente é desconhecido. Sabe-se que a serotonina funciona como moduladora dos sistemas sensoriais, da aprendizagem e da memória. Junto à acetilcolina, a serotonina pode afetar o condicionamento comportamental e as alterações plásticas associadas no córtex auditivo. Ambos os neurotransmissores podem ser importantes no incômodo associado ao zumbido.

O tratamento com sertralina, um SSRI, melhorou o volume ($P = 0,014$) e a gravidade ($P = 0,024$) do zumbido em um grupo de pacientes com um transtorno depressivo ou de ansiedade associado.[103] Apesar de sua evidência positiva, não está claro se o tratamento com SSRI melhorou o zumbido direta ou indiretamente através do alívio do transtorno de humor. Um ensaio controlado por placebo do SSRI paroxetina em um grupo de indivíduos sem transtorno de humor ou ansiedade coexistente não produziu melhora em qualquer indicador de zumbido com relação ao placebo.[104]

AVALIAÇÃO CLÍNICA DO ZUMBIDO

O tratamento clínico de um paciente com zumbido deve começar com uma avaliação médica geral seguida por um exame completo de cabeça e pescoço. Os objetivos da avaliação são caracterização descritiva do zumbido (propriedades psicoacústicas, impacto na vida diária, componentes reativos); determinação da etiologia; e identificação dos fatores que exacerbam, atenuam ou desencadeiam o zumbido. No mínimo, os resultados do exame instruem o paciente sobre o zumbido e a instrução do paciente é um componente terapêutico poderoso do processo clínico que não deve ser subestimado. Um exame completo também facilita o desenvolvimento de um plano de tratamento individual direcionado.

O zumbido pode ser descrito em termos de suas propriedades psicoacústicas e em termos das respostas afetivas ou reativas ao zumbido. Os componentes afetivos e reativos envolvem problemas comórbidos de depressão, perturbação do sono, dificuldade de concentração, tristeza, ansiedade e medo. Os componentes reativos do zumbido são altamente individuais e são fatores significativos na deficiência por zumbido. A avaliação atenta dos dois componentes é importante para o clínico avaliar plenamente o impacto do zumbido no indivíduo e formular um plano de tratamento direto.

As características qualitativas do zumbido podem ser avaliadas usando questionários padronizados e indicadores psicossociais. As informações relevantes envolvem a localização (esquerda, direita, na cabeça, fora da cabeça), a constância (episódico, flutuante, constante, pulsátil), o tom, o volume e a qualidade do som (tonal, assobio, zumbido, clique, reverberante). Essas informações podem ser úteis na determinação da etiologia: o zumbido pulsátil pode implicar uma origem vascular, enquanto o zumbido flutuante pode ser ligado a gatilhos específicos como alimentos, doenças, estresse ou traumatismo acústico. O zumbido episódico pode ter relação com limiares auditivos instáveis que derivam de disfunções cocleares, como a hidropisia ou as fístulas perilinfáticas. O zumbido em clique ou batida pode ocorrer com distúrbios mecânicos que afetam o nervo auditivo (alça vascular ou desmielinização). A identificação do zumbido com características específicas como essas é muito útil e pode levar a um curso de terapia direcionada.

Medidas de Resultado Padronizadas

Existem muitos questionários padronizados para medir a gravidade do zumbido e a incapacidade percebida. A avaliação padronizada é útil para registrar os resultados clínicos e relatar os resultados dos ensaios clínicos. As medidas padronizadas também são essenciais para determinar o impacto subjetivo do zumbido. Finalmente, os questionários padronizados são úteis para estratificar os pacientes de acordo com a gravidade e o impacto de seu zumbido, facilitando a identificação de problemas específicos e servindo para triagem do atendimento ao paciente, desde o aconselhamento mínimo até a reabilitação intensiva.

O THI é a ferramenta de autoavaliação mais utilizada.[105] Esse questionário de 25 itens tem boa validade de concepção, forte consistência interna e boa confiabilidade teste/reteste. O THI gera uma pontuação total e três pontuações de subescala; as subescalas abrangem limitações funcionais nos domínios mental (p. ex., dificuldade de concentração), social, ocupacional e físico (p. ex., dificuldade para dormir); respostas emocionais ao zumbido (p. ex., raiva, depressão, ansiedade); e reações catastróficas ao zumbido (p. ex., desespero, perda de controle, incapacidade de lidar). Além de sua boa consistência interna e confiabilidade teste/reteste, o THI tem uma validade altamente convergente com o Tinnitus Handicap Questionnaire de 27 itens e o Tinnitus Questionnaire de 52 itens.[106] O intervalo de confiança de 95% para o THI é de 20 pontos. Isso sugere que uma diferença de pontuação igual a 20 ou mais representa uma alteração estatística ou clinicamente relevante.

Comorbidades do Zumbido

O zumbido grave, debilitante, está frequentemente associado a depressão, ansiedade e outros transtornos de humor.[79,107] A perturbação emocional comórbida não é exclusiva do zumbido e acompanha muitas doenças crônicas.[83,108] É amplamente reconhecido que os transtornos de humor coexistentes dificultam a melhora e interferem no tratamento das condições como a dor crônica e o zumbido. A identificação e o tratamento das condições comórbidas nos pacientes de zumbido são aspectos importantes da avaliação clínica. Em nível ambulatorial, existem várias ferramentas para a triagem dos transtornos de humor, como a Escala de Depressão de Beck e a Escala de Ansiedade de Hamilton. Um auxílio terapêutico importante é ensinar habilidades de enfrentamento por meio da modificação do comportamento e da terapia cognitiva.[84]

Zumbido e Insônia

Frequentemente, os pacientes relatam que o zumbido interfere em sua capacidade para iniciar o sono e a perturbação do sono é uma condição comórbida significativa em adultos e crianças.[85,86] Demonstrou-se uma grande correlação entre o volume relatado e a gravidade do zumbido e o grau de perturbação do sono.[87,109] Pode existir um ciclo de *feedback* positivo no qual o zumbido leva à privação do sono que, por sua vez, exacerba as queixas somáticas, com o zumbido entre elas. A depressão e a ansiedade exacerbadas pela perda de sono podem interagir significativamente com o ciclo de zumbido e a má qualidade do sono, além de agravar tal ciclo. A capacidade de enfrentamento também pode piorar em consequência da privação do sono ou da falta de sono restaurador. A dificuldade para dormir inclui o sono insuficiente, a má qualidade do sono e o sono não reparador. A alteração na arquitetura do sono refletida em uma redução significativa no tempo gasto nos estádios 3, 4 e REM do sono foi demonstrada em indivíduos com zumbido crônico comparados com controles correspondentes.[110] O gerenciamento psicológico e comportamental da perturbação do sono é uma modalidade de tratamento eficaz para a insônia crônica e pode proporcionar benefícios para os pacientes com zumbido e perturbação do sono concomitante.[111]

Os indutores de sono farmacológicos, como a melatonina, podem reduzir a gravidade do zumbido, sobretudo nos pacientes com dificuldades de sono pronunciadas.[91,92] Os geradores sonoros de cabeceira também se mostraram capazes de melhorar bastante a qualidade do sono e diminuir o incômodo do zumbido. Os sons de cabeceira são escolhidos na maioria das vezes em função do seu efeito emocional positivo percebido.[41]

HIPERACUSIA

A hiperacusia caracteriza-se pela intolerância ao ruído, pela irritação causada por sons comuns e pelo desconforto anormal para som supralimiar.[93] É considerada por muitos um fenômeno central, ao partir do recrutamento, do crescimento rápido da intensidade percebida com nível de estímulo crescente observado em associação à perda auditiva coclear e da disfunção celular externa. A hiperacusia ocorre frequentemente junto com o zumbido, mas pode surgir sem zumbido ou qualquer perda auditiva associada. A hiperacusia pode ocorrer após a perda de reflexo estapedial junto à paralisia facial aguda[94] e com condições gerais, como enxaqueca,[95] doença de Lyme[96] e abstinência de benzodiazepínico[97] ou como parte de uma síndrome.[98] Os pacientes com zumbido e hiperacusia frequentemente têm níveis de desconforto relativos à sonoridade que são menores que os dos indivíduos com níveis similares de PANS. Mais uma vez, isso indica que esses fenômenos são muito diferentes do recrutamento.[99]

Andersson et al.[00] avaliaram a prevalência da hiperacusia na população geral em duas pesquisas populacionais em adultos na Suécia. A prevalência da hiperacusia foi de 5,5% (pesquisa pelos correios) e 7,7% (pesquisa pela internet). Os participantes que relataram comprometimento auditivo foram excluídos dos cálculos de prevalência, o que minimizou a inclusão dos pacientes com dano coclear e reduziu a faixa dinâmica na amostra. Outros estudos sobre hiperacusia relatam uma prevalência mais alta na população geral (22%).[101] A prevalência da hiperacusia dentro da população portadora de zumbido é desconhecida, embora as estimativas variem de 40 a 80%, mas nenhum levantamento sistemático foi realizado para obter uma estimativa exata.[102,103] Na população geral e na população de zumbido, as estimativas variadas da prevalência refletem provavelmente a definição operacional de hiperacusia adotada.

Testes objetivos de desconforto sonoro ou intolerância sonora em pacientes com hiperacusia foram adaptados de procedimentos desenvolvidos para avaliar o recrutamento.[104,112] Existem muitas variações da técnica para medir os níveis de desconforto sonoro, mas não se estabeleceu nenhum consenso ou padronização. Além disso, as questões da variabilidade entre os indivíduos e dentro do mesmo indivíduo,[113] a confiabilidade teste/reteste, a dependência do operador e a má validade aparente dos estímulos de teste limitam a utilidade de adaptar as medidas de intolerância sonora aos pacientes com hiperacusia. Pouquíssimos questionários de autoavaliação validados e bem-estabelecidos avaliam especificamente a hiperacusia. Duman e Nouscau-Faure[103] desenvolveram uma escala para avaliar a hiperacusia em pacientes com zumbido, chamada Escala com Múltiplas Atividades para Hiperacusia, que utiliza uma entrevista estruturada para classificar a irritação induzida pela exposição ao som a partir de diferentes atividades físicas e sociais. Eles relataram hiperacusia em 197 de 249 pacientes clínicos (79%) triados com o instrumento e relataram irritação de nível substancial a grave decorrentes da hiperacusia presente em 42% deles. Não foi encontrada qualquer correlação entre a gravidade da hiperacusia, conforme indicado pela Escala de Múltiplas Atividades para Hiperacusia, e a mudança de limiar audiométrico, o que indica que a hiperacusia é um fenômeno diferente do recrutamento da sonoridade. O Questionário de Hiperacusia é um instrumento de 14 itens no qual a hiperacusia é avaliada usando uma escala Likert de quatro alternativas.[115]

O impacto da hipersensibilidade ao som pode variar da evitação geral das situações sociais, como shows e restaurantes, até aversão a sons específicos: aspiradores de pó, tráfego, tilintar de pratos, crianças brincando etc. Em casos extremos, os pacientes com hipersensibilidade grave ficam reclusos na tentativa de controlar a exposição acústica e usam tampões de orelha e aquecedores de orelha por períodos prolongados. Em todos os casos de hipersensibilidade sonora, é importante tratar o componente psicológico do desconforto sonoro e da faixa dinâmica reduzida, além do componente psicológico de medo, ansiedade, isolamento social e má adaptação que acompanham a condição. A influência cognitiva na sensibilidade sonora é ilustrada pela alta correlação da tolerância à sonoridade com a ansiedade.[116] Um levantamento de 62 pacientes suecos com hiperacusia mostrou que quase a metade tinha um transtorno psiquiátrico concomitante com uma predominância de traços de personalidade relacionados com a ansiedade.[117]

A eficácia da terapia sonora para tratar a hiperacusia tem tido resultados ambíguos. Dauman e Bouscau-Faure[103] relataram que a TRT era mais eficaz na melhoria da hiperacusia (63%) que do zumbido (47%) em 32 pacientes avaliados em três momentos após a terapia. Eles relataram que a hiperacusia continua a ser um problema para uma parcela significativa dos pacientes tratados com TRT. Gold et al.[118] relataram um estudo retrospectivo sobre o efeito da TRT em pacientes selecionados com menor tolerância ao som. A hiperacusia foi definida como os níveis médios de desconforto com a sonoridade para a perda auditiva de 1 kHz, 2 kHz, 4 kHz e 8kHz abaixo de 100 dB e relatos de desconforto físico dos pacientes com a exposição ao som. Os limiares auditivos não mudaram entre as medições iniciais e o acompanhamento após 9 meses de tratamento. No entanto, os níveis médios de desconforto com a sonoridade melhoraram em 12,48 dB e a faixa dinâmica foi significativamente aumentada em 11,32 dB, em média. Também se observou uma melhora correspondente no número de atividades devido a problemas de tolerância ao som.

 Para consultar a lista completa de referências, acesse www.expertconsult.com.

LEITURA SUGERIDA

Aydemir G, Tezer MS, Borman P, et al: Treatment of tinnitus with transcutaneous electrical nerve stimulation improves patients' quality of life. *J Laryngol Otol* 120:442–445, 2006.

Bauer CA, Brozoski TJ: Effect of gabapentin on the sensation and impact of tinnitus. *Laryngoscope* 116:675–681, 2006.

Bauer CA, Brozoski TJ, Myers K: Primary afferent dendrite degeneration as a cause of tinnitus. *J Neurosci Res* 85:1489–1498, 2007.

Bauer CA, Brozoski TJ, Myers KS: Acoustic injury and TRPV1 expression in the cochlear spiral ganglion. *Int Tinnitus J* 13:21–28, 2007.

Davis PB, Paki B, Hanley PJ: Neuromonics tinnitus treatment: third clinical trial. *Ear Hear* 28:242–259, 2007.

Folmer RL, Griest SE: Tinnitus and insomnia. *Am J Otolaryngol* 21:287–293, 2000.

Hebert S, Carrier J: Sleep complaints in elderly tinnitus patients: a controlled study. *Ear Hear* 28:649–655, 2007.

Herraiz C, Toledano A, Diges I: Trans-electrical nerve stimulation (TENS) for somatic tinnitus. *Prog Brain Res* 166:389–553, 2007.

Jakes SC, Hallam RS, Rachman S, et al: The effects of reassurance, relaxation training and distraction on chronic tinnitus sufferers. *Behav Res Ther* 24:497–507, 1986.

Kirsch CA, Blanchard EB, Parnes SM: Psychological characteristics of individuals high and low in their ability to cope with tinnitus. *Psychosom Med* 51:209–217, 1989.

Levine RA: Typewriter tinnitus: a carbamazepine-responsive syndrome related to auditory nerve vascular compression. *ORL J Otorhinolaryngol Relat Spec* 68:43–46, 2006.

Lockwood AH, Salvi RJ, Coad ML, et al: The functional neuroanatomy of tinnitus: evidence for limbic system links and neural plasticity. *Neurology* 50:114–120, 1998.

Mardini MK: Ear-clicking "tinnitus" responding to carbamazepine. *N Engl J Med* 317:1542, 1987.

Martinez Devesa P, Waddell A, Perera R, et al: Cognitive behavioural therapy for tinnitus. *Cochrane Database Syst Rev* (1)CD005233, 2007.

Norena AJ, Eggermont JJ: Enriched acoustic environment after noise trauma reduces hearing loss and prevents cortical map reorganization. *J Neurosci* 25:699–705, 2005.

Robinson SK, Viirre ES, Bailey KA, et al: Randomized placebo-controlled trial of a selective serotonin reuptake inhibitor in the treatment of nondepressed tinnitus subjects. *Psychosom Med* 67:981–988, 2005.

Rosenberg SI, Silverstein H, Rowan PT, et al: Effect of melatonin on tinnitus. *Laryngoscope* 108:305–310, 1998.

Rubinstein B, Axelsson A, Carlsson GE: Prevalence of signs and symptoms of craniomandibular disorders in tinnitus patients. *J Craniomandib Disord* 4:186–192, 1990.

Shulman A, Goldstein B: Pharmacotherapy for severe, disabling, subjective, idiopathic tinnitus: 2005-2006. *Int Tinnitus J* 12:161–171, 2006.

Trotter MI, Donaldson I: Hearing aids and tinnitus therapy: a 25 year experience. *J Laryngol Otol* 122:1052–1056, 2008.

Tyler RS, ed. *Tinnitus treatment: clinical protocols*, New York, 2006, Thieme Medical Publishers.

Zoger S, Svedlund J, Holgers KM: The effects of sertraline on severe tinnitus suffering—a randomized, double-blind, placebo-controlled study. *J Clin Psychopharmacol* 26:32–39, 2006.

Perda Auditiva Induzida por Ruído

Brenda L. Lonsbury-Martin | Glen K. Martin

75

Pontos-chave

- A perda auditiva induzida por ruído (PAIR) fica atrás apenas da perda auditiva relativa à idade como causa mais prevalente de perda de audição.
- A PAIR que resulta de exposições relativamente breves ao ruído pode ser reversível, como acontece com a exposição a sons noturna em um local de entretenimento com sol alto.
- A PAIR permanente é ocasionada por um trauma acústico decorrente de uma breve exposição a uma explosão sonora muito intensa ou a uma exposição prolongada a sons altos, como os associados a atividade laboral ruidosa.
- Uma incidência acelerada de perda auditiva em altas frequências em indivíduos mais jovens aponta para a exposição crônica precoce ao ruído, possivelmente através de dispositivos de entretenimento pessoal.
- A PAIR é uma condição complexa influenciada por fatores ambientais e genéticos.
- A PAIR está associada não só com lesão coclear, mas também com danos a montante na via auditiva.
- Estudos de associação genética identificaram fatores genéticos primariamente relacionados ao estresse oxidativo que influenciam a suscetibilidade de um indivíduo à PAIR.
- A pesquisa atual sobre administração de certos antioxidantes ou suplementos alimentares antes ou após a exposição ao ruído se mostra promissora no desenvolvimento, no futuro próximo, de um tratamento farmacológico para a PAIR.
- A PAIR é uma condição evitável, e o otorrinolaringologista desempenha um papel fundamental ao educar os pacientes sobre a proteção de suas orelhas contra os efeitos adversos da superexposição ao ruído.

Uma das causas mais comuns de comprometimento auditivo permanente é a exposição a sons excessivos. Centenas de milhões de indivíduos no mundo inteiro têm perda auditiva induzida por ruído (PAIR), que resulta em uma menor qualidade de vida devido ao isolamento social e ao possível zumbido implacável, além do comprometimento da comunicação com os membros da família, colegas de trabalho e amigos. Somente nos Estados Unidos, aproximadamente 30 milhões de trabalhadores são expostos a ruídos nocivos no trabalho. Os custos são imensos: quase US$250 milhões são gastos por ano em termos de compensação e pagamentos de aposentadoria precoce para PAIR relacionada ao trabalho.[1] Além disso, o auxílio-doença associado à perda auditiva ocupacional ligada ao serviço militar representa um custo ainda maior para sociedade. Em um relatório recente para o ano fiscal de 2009, o Escritório de Contabilidade do Governo dos Estados Unidos relatou ao Congresso Americano que algumas das deficiências mais comuns dos veteranos que recebiam auxílio-doença estavam relacionadas à audição e que os pagamentos anuais dessas condições ultrapassavam US$1,1 bilhão.[2]

Este capítulo apresenta e discute perspectivas recentes sobre os efeitos do ruído excessivo na audição, abordando aspectos científicos e práticos da PAIR. Embora a PAIR tenha sido estudada experimentalmente por mais de um século, somente nas últimas décadas ocorreram algumas inovações em nossa compreensão básica da reação da orelha aos sons danosos, junto com uma melhor compreensão dos fatores ambientais e genéticos que contribuem para a PAIR. Essa progressão estável na base de conhecimento da PAIR promete melhorar significativamente a detecção e o tratamento desse distúrbio nos próximos anos.

MEDIÇÃO DO RUÍDO

O termo ruído é utilizado frequentemente para designar um som indesejável. Nos campos científico e clínico que lidam com a audição, esse termo passou a significar qualquer som excessivamente alto com potencial para prejudicar a audição. Os padrões temporais do ruído ambiental são descritos caracteristicamente como contínuos, flutuantes, intermitentes ou impulsivos.[3] O ruído contínuo, ou ruído em regime estável, permanece relativamente constante, enquanto o ruído flutuante aumenta e diminui de nível ao longo do tempo, e o ruído intermitente é interrompido por períodos de tempo variáveis. O ruído impulsivo, ou ruído de impacto ocasionado por eventos mecânicos explosivos ou metal no metal, tem características de mudança rápida de pressão que consistem em frentes de onda intensas, breves (i. e., milissegundos), seguidas por reverberações muito menores e ecos que ocorrem ao longo de muitos segundos. A quantidade de ruído, normalmente classificada como nível de pressão sonora (SPL, do inglês *sound-pressure level*), é medida convencionalmente por um sonômetro em decibéis (dB) usando uma fórmula de ponderação de frequência chamada escala A. A métrica do nível sonoro em escala dBA basicamente mimetiza a curva de limiar-sensibilidade para a orelha humana, de modo que os componentes de baixa e alta frequência recebem menos ênfase como perigos auditivos. Os medidores sonoros padrão possuem redes eletrônicas concebidas para medir a magnitude do ruído automaticamente em dBA, enquanto, para medir o impulso ou ruído de impacto, é necessário um medidor sonoro mais intrincado com leitura de pico, que é capaz de medir precisamente os sons com tempos de início essencialmente instantâneos.

O dosímetro de ruído pessoal é utilizado tipicamente para medir a exposição ao ruído no local de trabalho. Esse instrumento proporciona uma leitura da dose de ruído ou do percentual de exposição ao qual um único trabalhador se submeteu, tipicamente ao longo de um turno específico. O dosímetro com registro integra uma função de pressão sonora ao longo do tempo e calcula a dose diária (8 horas) em relação ao nível de ruído permitido atual para um ruído contínuo de menos de 90 dBA durante 8 horas. Mais recentemente, os dosímetros de ruído pessoal foram oferecidos para o consumidor comum como um dispositivo portátil, compacto e acessível que pode ser usado para proteger a audição. O instrumento mede e exibe a dose de ruído continuamente por 16 horas e o dosímetro fornece um alerta para o usuário, avisando que ele se aproxima da superexposição e que deve usar um protetor auricular. Um determinado ruído – como o de ferramentas elétricas, shows de música ou eventos esportivos – também pode ser medido por 2 minutos e depois a dose estimada por hora é calculada e exibida para determinar se os níveis de exposição permitidos devem ser ultrapassados. Ao colocar nas mãos dos consumidores informações valiosas sobre a saúde, os dosímetros baratos (<US$100) outorgam aos indivíduos o poder para adotar medidas adequadas a fim de evitar a PAIR.

NATUREZA DA PERDA AUDITIVA

Dependendo do nível de exposição sonora, pode ocorrer dano reversível ou permanente no órgão final auditivo periférico. A perda reversível, normalmente conhecida como mudança temporária de limiar (TTS, do inglês *temporary threshold shift*), resulta de exposições a sons moderadamente intensos, como se poderia encontrar em um evento de música ao vivo ou utilizando ferramentas elétricas barulhentas. Os problemas auditivos associados com a TTS incluem elevação dos limiares, particularmente pior na região de médias frequências que inclui as frequências de 3 a 6 kHz. A condição da TTS é acompanhada frequentemente por muitos outros sintomas comuns de deficiência auditiva que incluem zumbido, recrutamento da sonoridade, sons abafados e diplacusia. Dependendo da duração da exposição, a recuperação da TTS pode ocorrer ao longo de períodos que variam de minutos a horas ou dias.

Após a exposição, se a TTS não se recuperar antes que a orelha seja exposta novamente ao som excessivo, pode ocorrer uma mudança permanente na audição que é classificada como mudança permanente de limiar (PTS, do inglês *permanent threshold shift*). Na PTS, a elevação nos limiares auditivos é irreversível, já que ocorre dano estrutural irreversível nos elementos críticos da cóclea. A relação exata entre os estádios TTS e PTS da perda auditiva ocasionada por exposição ao ruído não é conhecida. Embora pareça lógico pressupor que episódios repetidos de TTS acabariam levando à PTS, evidências experimentais sugerem que os processos básicos que fundamentam o desenvolvimento da PAIR reversível *versus* permanente não estão relacionados. Nordmann et al.[4] usaram uma abordagem de fixação da sobrevida para mostrar que as manifestações histopatológicas do dano por ruído da TTS e PTS na cóclea da chinchila são diferentes. Especificamente, a TTS estava correlacionada com uma deformação dos pilares de sustentação dos corpos celulares nas regiões das frequências com efeito máximo de exposição. A anomalia morfológica consistentemente correlacionada com a PTS foi uma perda focal de células ciliadas e uma degeneração completa da população correspondente de terminações das fibras nervosas. Como a PTS acaba se desenvolvendo a partir de exposições repetidas a estímulos que inicialmente produzem apenas TTS, é provável que essa última condição também esteja associada com mudanças súbitas no sensível sistema de células ciliadas externas (OHC, do inglês *outer hair cell*) que não são detectadas pela microscopia ótica convencional.

Tradicionalmente, a PTS ocasionada por superestimulação acústica foi separada em duas classes distintas. Um tipo, chamado trauma acústico, é ocasionado por uma única e breve exposição a um som muito intenso (p. ex., uma explosão) e resulta em súbita e geralmente dolorosa perda de audição. O outro tipo de perda auditiva é chamado frequentemente perda auditiva induzida por ruído (PAIR) e resulta da exposição crônica a níveis sonoros menos intensos. Sabemos muito mais sobre os processos anatômicos subjacentes aos sintomas e à recuperação do trauma acústico do que a respeito da PAIR. Consequentemente, está bem consolidado que uma única exposição a um som intenso que causa mudanças violentas na pressão do ar pode produzir dano mecânico direto nos delicados tecidos do aparelho auditivo periférico, que inclui componentes da orelha média (membrana timpânica, ossículos) e orelha interna (órgão de Corti). Por outro lado, a exposição regular aos sons menos intensos, porém ainda ruidosos, envolve a destruição insidiosa dos componentes cocleares que acabam levando inevitavelmente a uma elevação nos limiares auditivos, junto com outros sintomas comuns de deficiência auditiva.

O trauma acústico era um evento relativamente raro associado a explosões acidentais no ambiente industrial. No entanto, recrutas militares surpreendidos por bombas caseiras ou explosivos improvisados em beira de estrada nos recentes conflitos armados estão voltando para casa em números epidêmicos com zumbido e perdas auditivas profundas e permanentes.[5] Dentre as comorbidades relacionadas a explosões, temos a lesão cerebral traumática mínima associada com queixas de processamento auditivo central.[6] No geral, o trauma acústico é um problema auditivo crescente, pelo menos nas tropas em combate. Como muitos desses casos pós-posicionamento estratégico das tropas estão sendo tratados no setor privado, os otorrinolaringologistas podem encontrar números crescentes de trauma acústico.

A PAIR irreversível é um estado patológico específico que exibe um conjunto de sintomas reconhecido e achados objetivos.[7] A PAIR inclui 1) uma perda auditiva neurossensorial permanente com danos principalmente às células ciliadas cocleares, principalmente às OHCs; 2) uma história de exposição prolongada a níveis de ruído perigosos (i. e., >85 dBA por 8 horas/dia) suficiente para ocasionar o grau e padrão de perda auditiva descrita pelos achados audiológicos; 3) uma perda gradual de audição durante os primeiros 5 a 10 anos de exposição; 4) perda auditiva que envolve inicialmente as frequências mais altas, de 3 a 8 kHz, antes de incluir as frequências de 2 kHz ou menos; 5) classificação de reconhecimento de voz coerente com a perda audiométrica; e 6) perda auditiva que estabiliza após o termino da exposição ao ruído.

Um paciente com PAIR normalmente se consulta com um médico devido a dificuldades para ouvir e compreender a fala comum, especialmente na presença de ruído de fundo. Muitas variações podem ser encontradas na configuração detalhada do audiograma de uma orelha danificada pelo ruído, dependendo da distribuição temporal e espectral do estímulo de ruído e do estádio da perda auditiva. O padrão da perda auditiva mais associado com os primeiros estádios de PAIR é ilustrado pela Figura 75-1, *A*. A região de comprometimento inicial envolve a faixa sensível a frequências médias, principalmente de 3 a 6 kHz, e a perda auditiva correspondente é descrita classicamente como "entalhe em 4 kHz". Esse padrão de perda auditiva máxima, com pouca ou nenhuma perda abaixo de 2 kHz, ocorre independentemente do ambiente de exposição ao ruído. Os resultados do audiograma na Figura 75-1, *A* também mostram o aspecto neurossensorial da PAIR em que os limiares para os estímulos de condução óssea são essencialmente idênticos aos limiares de condução aérea. O perfil do limiar auditivo induzido por ruído normalmente é simétrico nas duas orelhas, particularmente nos indivíduos que trabalham em ambientes industriais ruidosos em que há som "envolvente".

Frequentemente, outras formas de som nocivo, como o estampido associado ao tiro esportivo, ocasionam um padrão assimétrico de perda auditiva similar ao ilustrado na Figura 75-1, *B*. Nesse caso, a orelha apontada para a origem do ruído (cano da arma)

75 | PERDA AUDITIVA INDUZIDA POR RUÍDO

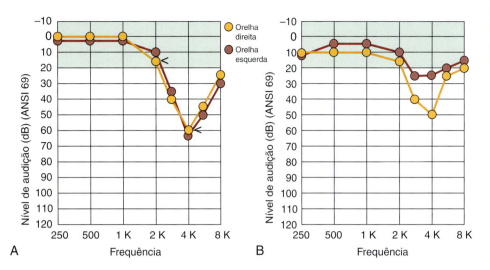

FIGURA 75-1. Padrões audiométricos dos níveis auditivos nos estádios iniciais da deficiência auditiva induzida por ruído. **A,** Padrão simétrico de "entalhe em 4 kHz" para um operário industrial de 44 anos de idade. Os limiares dos estímulos de condução óssea (*pontas de seta*) foram similares aos determinados com os métodos de condução aérea de rotina. **B,** Padrão assimétrico para um atirador amador de 45 anos de idade. Nesse homem canhoto, observamos um comprometimento maior na orelha direita (*círculos amarelos*), em comparação com a esquerda (*círculos vermelhos*), de um efeito protetor do obstáculo proporcionado pela própria cabeça. As pontas de seta, a orelha direita desprotegida. As áreas sombreadas representam limiares de condução aérea para indivíduos de audição normal. ANSI, American National Standards Institute.

– que é a orelha direita do atirador canhoto retratado na Figura 75-2, *B* – teria uma audição entre 15 e 30 dB (ou mais) pior do que a orelha afastada da origem (neste exemplo, a orelha esquerda ou protegida), particularmente nas frequências mais altas devido à ausência do efeito protetor da cabeça.

O desenvolvimento da perda auditiva ocasionada pela exposição habitual aos níveis de ruído moderadamente intensos consiste tipicamente em dois estádios. Inicialmente, as frequências médias a altas exibem a perda auditiva resultante. À medida que aumenta o tempo de exposição ao ruído alto, a perda auditiva fica maior e começa a afetar as frequências adjacentes mais altas e mais baixas. Em um estudo transversal clássico da PAIR ocupacional, Taylor et al.[8] mostraram a perda gradual da sensibilidade auditiva em trabalhadores, ocasionada pela exposição habitual a sons intensos de ferramentas de estampagem utilizadas frequentemente nas fundições. A Figura 75-2 ilustra os efeitos progressivos da exposição ao ruído de banda larga de dois tipos de ferramenta de estampagem, prensas e martelos, na magnitude da perda auditiva à medida que a duração da exposição aumentou. Para os operadores do equipamento de prensa e martelo (Fig. 75-2, *B* e *C*, respectivamente), as mudanças de limiar aproximadas de 10 a 20 dB, observadas tipicamente nas frequências mais altas durante os primeiros 1 a 2 anos de exposição, cresceram para uma perda de 20 dB ou mais, de 3 para 6 kHz, depois de uma exposição de 3 anos. Após uma exposição de 8 anos, uma mudança de limiar de 40 dB ou mais ficou clara.

Comparações detalhadas das curvas de crescimento da PAIR da Figura 75-2, *B* e *C*, revelam que com a exposição continuada a perda auditiva piorou nas frequências mais altas e se espalhou para as frequências mais baixas. Além disso, em tempos médios de exposição, inferiores a 10 anos, os níveis auditivos dos operadores de prensa e martelo que foram expostos a níveis médios de 108 e 99 dB SPL, respectivamente, deterioraram de modo similar. Nas exposições prolongadas de 10 anos ou mais, os resultados de Taylor et al.[8] indicaram que as perdas auditivas resultantes do ruído de impacto induzido pelo martelo foram maiores que as resultantes do ruído mais contínuo da prensa. Finalmente, um aspecto característico da PAIR claramente documentado na Figura 75-2, *B* e *C*, são os níveis auditivos que raramente aumentam além de 70 a 90 dB de perda auditiva em média após mais de 30 anos de exposição contínua ao ruído.

DANO COCLEAR

O sítio primário de dano anatômico está no nível dos receptores mecanossensoriais do órgão final do sistema auditivo. O som alto danifica as células ciliadas internas (IHCs, do inglês *inner hair cells*)

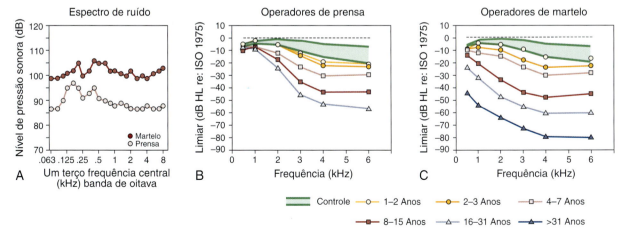

FIGURA 75-2. Desenvolvimento do padrão audiométrico da deficiência auditiva induzida por ruído (NIHL) em função dos anos de exposição a ruídos ocupacionais constantes. **A,** Espectro de ruído produzido por martelo (*círculos vermelhos*) e prensa (*círculos amarelos*), com energia máxima centrada em 0,2 a 1 kHz e 0,125 a 0,5 kHz, respectivamente. As perdas auditivas resultantes são exibidas para os operadores de prensa (**B**) e martelo (**C**). A PAIR ocorreu nas frequências acima da energia de pico no ruído de exposição. Os símbolos geométricos representam indivíduos experimentais de acordo com os anos de exposição ao ruído. As áreas sombreadas indicam os efeitos do envelhecimento nos níveis de audição em indivíduos de controle de mesma idade (i. e., de 23 a 54 anos) que trabalharam em partes não barulhentas das mesmas instalações de estampagem. (Modificado de Taylor W, Lempert B, Pelmear P, Hemstock I, Kershaw J. Noise levels and hearing thresholds in the drop-forging industry. *J Acoust Soc Am* 1984;76:807-819.)

e as OHCs do órgão de Corti. Em particular, as OHCs são mais afetadas nos estádios iniciais. Nos casos que envolvem estimulação acústica muito intensa, os elementos das células de apoio também podem ser afetados diretamente. Dependendo dos atributos físicos do estímulo da exposição – como as características que variam com o tempo ou a intensidade, frequência, conteúdo espectral, duração ou horário –, o ruído pode provocar danos nas células ciliadas que variam da destruição total até os efeitos evidentes apenas na ultraestrutura de regiões subcelulares especializadas (p. ex., fusão ou flexão de cada cílio que compõe o feixe estereociliar). Sempre que os processos degenerativos ou as modificações estruturais na cóclea alcançam um nível significativo, pode ser detectada uma redução associada na capacidade de audição.

Johnsonn e Hawkins[9] estavam entre os primeiros pesquisadores a descreverem os padrões típicos de lesão coclear em humanos com exposição crônica a diferentes tipos de som alto. A microfotografia do tecido coclear na Figura 75-3, *A*, retrata algumas consequências histopatológicas comuns da PAIR para um paciente com uma história longa de exposição ao ruído industrial. Os autores relataram que o paciente de 50 anos havia trabalhado intermitentemente por um período de 5 a 6 anos em uma unidade de estampagem de carrocerias automotivas e que tinha uma longa história de utilização recreativa de armas de fogo. Pode ser observada a nítida transição na extremidade basal (após o desenrolamento para a direita) do órgão de Conti de aparência normal (uma lista escura que corresponde à região das IHCs e OHCs), com sua densa rede de fibras nervosas, para a ausência completa de células ciliadas e suas fibras nervosas correspondentes (a área adjacente muito mais clara). A Figura 75-3, *B* reconstrói graficamente as características histopatológicas dessa cóclea como um citococleograma, retratando o número de células ciliadas restantes na forma de porcentagens, calculadas em média em seções de 1 mm. Um achado típico nos indivíduos expostos ao ruído ocupacional exemplificado nesse caso é o padrão quase simétrico de degeneração observado nas duas orelhas. O destaque no alto à direita do citococleograma exibe o audiograma do paciente obtido aproximadamente 1 ano antes de sua morte, o que mostra a gravidade do dano anatômico em termos funcionais, revelando uma perda auditiva abrupta para frequências de teste abaixo de 2 kHz.

O exame de amostras de osso temporal humano por outros laboratórios[10] produziu uma documentação dos estádios progressivos do dano por ruído, conforme retratado pelos dados epidemiológicos como os da Figura 75-2. Primeiro, na sequência previsível de eventos, uma pequena região de degeneração das células ciliadas e das fibras nervosas aparece bilateralmente em uma região coclear que corresponde ao entalhe em 4 kHz. Tipicamente, essas lesões discretas crescem gradualmente em uma direção basilar (i. e., para a dimensão de alta frequência da cóclea), envolvendo uma porção maior do órgão de Conti. Finalmente, como a exposição ao ruído continua por anos, os elementos sensoriais e neuronais remanescentes na extremidade basal da cóclea são destruídos, resultando em uma perda abrupta de audição das frequências médias a altas, como a retratada pelo audiograma clínico em destaque na Figura 75-3, *B*.

PESQUISAS SOBRE PERDA AUDITIVA INDUZIDA POR RUÍDO

O interesse científico pelos efeitos danosos do som excessivo na audição tem uma longa história, por muitas razões. Primeiro, a estratégia experimental de expor animais ao ruído e examinar suas orelhas em busca de sítios de lesão acústica foi utilizada no passado como a variável independente na instituição de parte do nosso conhecimento básico sobre audição. Particularmente, com o uso de tons intensos como agente de degradação, a informação de frequência que relaciona a distância física ao longo da membrana basilar com a "melhor" frequência da região lesionada proporcionou uma base inicial para compreender a tonotopicidade da cóclea e as projeções centrais dessa informação relacionada à frequência.[11] Além disso, as estratégias de dano por ruído têm sido utilizadas para contribuir com a nossa compreensão da função das IHCs e OHCs ao permitir a distinção das diferenças em suas terminações centrais nos núcleos cocleares ventrais e dorsais.[12]

Embora útil como uma estratégia analítica, o impulso principal por trás do interesse contemporâneo nos efeitos do ruído sobre a audição surge de um desejo de compreender os processos fundamentais por meio dos quais a exposição ao som alto leva à lesão acústica. A recompensa de alcançar uma avaliação dos processos básicos subjacentes à PAIR está na capacidade para prevenir, ou pelo menos prever, a suscetibilidade de um indivíduo à PTS ou, talvez, até mesmo iniciar a regeneração dos componentes celulares críticos danificados ou perdidos, o que acabaria levando à recuperação da audição. A literatura de pesquisa sobre os efeitos do ruído na audição e os elementos anatômicos da orelha é volumosa. Os primeiros experimentos realizados mais de 70 anos atrás eram estudos anatômicos diretos baseados na estratégia de expor vários modelos animais a ruídos intensos, seguida por uma descrição geral da histopatologia resultante no nível celular. Estudos de ruído mais modernos em modelos animais tentaram estabelecer uma relação estrutura/função entre o dano morfológico induzido por ruído e a incapacidade para detectar sinais acústicos.

Nessa ampla literatura, frequentemente é evidente uma grande disparidade nos achados experimentais para relacionar os efeitos

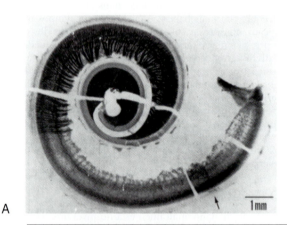

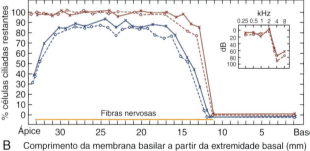

FIGURA 75-3. A, Microfotografia de baixa potência da preparação de uma superfície macia do órgão de Corti a partir da cóclea esquerda de um homem de 50 anos exposto intensamente ao ruído ocupacional exibindo um padrão de degeneração abrupta da região basal. Um pequeno trecho do órgão de Corti (*seta*) permanece perto da extremidade basal. **B,** Citococleogramas modificados das duas orelhas, junto com um audiograma em destaque medido 1 ano antes, mostrando degeneração da fibra nervosa e um padrão nítido de degeneração de células ciliadas representado como a porcentagem restante por milímetro de comprimento da membrana basilar medida a partir da extremidade basal. Repare na simetria relativa da perda de alta frequência abrupta correspondente dos elementos cocleares. As curvas separadas representam as células ciliadas internas (*linhas sólidas*) e as células ciliadas externas (*linhas tracejadas*) com uma média de três fileiras de células ciliadas externas para as orelhas esquerda (X) e direita (O). A linha horizontal amarela ao longo da abscissa indica a presença de fibras nervosas na lâmina espiral óssea. (Modificado de Johnsson LG, Hawkins JE. Degeneration patterns in human ears exposed to noise. *Ann Otol Rhinol Laryngol* 1976;85:725-739.)

das células ciliadas ausentes com a sensibilidade auditiva correspondente. Esses achados contrastantes e a confusão que ocasionaram estão relacionados com muitas variáveis desordenadas, que incluem a análise equivocada do problema (p. ex., durações ou intervalos de recuperação diferentes, frequências de exposição ou larguras de banda diferentes); a falta de compreensão quanto às limitações dos métodos funcionais aplicados, como o potencial auditivo evocado ou os testes de audição psicoacústica, e as técnicas anatômicas; e o uso de animais de idades não relacionadas com histórias desconhecidas, que poderiam incluir animais com exposição anterior a som intenso e/ou medicações ototóxicas. Além disso, esses estudos díspares expuseram animais a um único ruído em níveis muito acima de 100 dB SPL em uma tentativa de mimetizar, dentro de um intervalo de estudo relativamente curto, os padrões de dano que se desenvolvem nos humanos a partir da exposição intermitente a ruídos muito menos intensos ao longo de muitos anos. Consequentemente, embora os primeiros estudos de ruído tenham mostrado que quanto mais tempo um animal ficar exposto a níveis extremos de som maior a lesão coclear resultante, eles contribuíram pouco para o nosso conhecimento pertinente a como a PAIR se desenvolve nos humanos que trabalham por longos períodos em ambientes de trabalho barulhentos.

Por outro lado, a pesquisa realizada nas últimas décadas utilizou protocolos experimentais mais realistas que incorporam estímulos de exposição intermitente, com intensidades e durações concebidas para aproximar os efeitos de uma vida de trabalho exposta ao ruído ocupacional. Além disso, em geral foram desenvolvidos sequencialmente estudos mais recentes dentro de um programa de pesquisa para que uma compreensão completa de um determinado efeito fosse alcançada.

MECANISMOS ANATÔMICOS SUBJACENTES AO DANO POR RUÍDO

Estudos experimentais levaram a uma maior compreensão de algumas características importantes da PAIR. É bem aceito que a origem do entalhe em 4 kHz no audiograma da PAIR está relacionada com a função ressonadora do canal auditivo da orelha externa,[13] em vez de propriedades inatas indetermináveis da cóclea, como o suprimento vascular reduzido para essa região do órgão de Corti.[14] No entanto, a pesquisa de interesse primário sempre tem sido sobre o mecanismo fundamental pelo qual a célula sensorial degenera ou é danificada após a exposição. Muitos mecanismos[15] foram propostos, incluindo lesão mecânica ocasionada pelo movimento grave da membrana basilar, exaustão metabólica das células ativadas, estreitamento vascular induzido por atividade que causa isquemia e envenenamento iônico pela interrupção dos gradientes químicos normais da cóclea devido a minúsculos rompimentos na organização das células sensoriais e de suporte.

Embora os muitos anos de pesquisa experimental ainda não tenham produzido uma compreensão completa dos mecanismos de dano, a evidência morfológica atual e mais convincente apoia uma combinação de teorias mecanoquímicas. Primeiro, no nível ultraestrutural, é provável que as alterações dos estereocílios na forma de radículas encurtadas ou quebradas estejam envolvidas nos processos patológicos iniciais que levam à TTS e, se essas lesões não forem corrigidas, advém a PTS.[16-18] Achados mais recentes mostraram que feixes ciliares são capazes de reconstruir sua estrutura de cima para baixo em um período de 24 a 48 horas, dependendo do seu comprimento.[19,20] Se o dano for tão grave a ponto de sobrecarregar esse mecanismo enquanto a exposição continua, um rompimento mecânico discreto, porém direto, resulta em uma mistura tóxica de endolinfa e perilinfa através de microrrompimentos no arcabouço estrutural do ducto coclear,[21] levando a efeitos secundários que incluem a perda de células ciliadas e suas fibras nervosas correspondentes. Com base em critérios morfológicos, a perda de células ciliadas através da oncose ou apoptose ocorre ocasionalmente nas orelhas danificadas pelo ruído. No entanto, uma terceira via de morte recentemente identificada – associada com a falta de uma membrana plasmática basolateral, resíduos celulares dispostos na forma de uma OHC intacta e um núcleo deficiente em nucleoplasma – é observada com mais frequência nas OHCs danificadas pelo ruído.[22]

NOVOS CONHECIMENTOS A RESPEITO DOS MECANISMOS CELULARES E MOLECULARES DA PERDA AUDITIVA INDUZIDA POR RUÍDO

Há muito se sabe que a PAIR está associada com dano coclear que envolve inicialmente a perda de OHCs sensoriais. Contudo, recentemente foi demonstrado que a superestimulação sonora moderada também pode produzir uma lesão mais proximal que envolve uma perda rápida e reversível das terminações nervosas cocleares nas IHCs, seguida por uma degeneração gradual subsequente das células ganglionares espirais na presença de uma recuperação plena dos limiares cocleares e nenhuma perda permanente de IHCs e OHCs.[23,24] Embora esses novos achados histopatológicos sobre a orelha interna danificada por ruído sejam inovadores, as fronteiras da pesquisa que prometem atualmente fornecer novos conhecimentos sobre a base fundamental da PAIR e eventualmente sobre o desenvolvimento de uma cura para o distúrbio consistem na regeneração e/ou reparação das células ciliadas, protocolos de "treinamento" que visam o sistema coclear eferente para tornar as células ciliadas mais resistentes, o uso de agentes protetores e estratégias antes e depois da exposição ao ruído e a compreensão da base genética da suscetibilidade e resistência aos efeitos adversos da superexposição sonora.

REGENERAÇÃO E REPARAÇÃO DAS CÉLULAS CILIADAS

No final dos anos 1980, vários relatórios originais sobre regeneração celular em espécies de aves estabeleceram que as células ciliadas nos pássaros neonatos e adultos se regeneram após a exposição a níveis sonoros danosos[25,26] ou antibióticos ototóxicos.[27] Além disso, estudos de acompanhamento mostraram que a recuperação da função coclear acompanha o processo de recuperação celular.[28,29] No modelo mais bem estudado de regeneração das células ciliadas, na ave recém-nascida, foi demonstrado que novas células ciliadas surgiram como progênie de uma população de células de suporte não divisíveis que foi induzida a proliferar pela agressão prejudicial.[30]

Geralmente, a perda das células ciliadas induzida por ruído na cóclea dos mamíferos é irreversível. No entanto, achados experimentais de um estudo que utilizou culturas *in vitro* de cócleas de camundongos recém-nascidos mostraram que a superexpressão do homólogo 1 atonal mamífero (Atoh1) – anteriormente conhecido como Math1, um fator de transcrição básico hélice-alça-hélice reconhecidamente necessário para a diferenciação das células ciliadas durante o desenvolvimento – leva a um aumento na produção de células ciliadas extranumerárias.[31] Consequentemente, parece que certas células no órgão de Corti dos mamíferos, pelo menos nos animais jovens, podem ser redirecionadas para um destino celular ciliado pela superexpressão do Atoh1.[32] Além disso, Kawamoto et al.[33] descobriram que novas células ciliadas podem crescer em uma orelha mamífera adulta pela injeção de um adenovírus que carrega o gene Atoh1 diretamente para a endolinfa de cobaias maduras. Ainda mais importante, estudos mais recentes mostraram que o Atoh1 não só induziu a reparação/regeneração de estereocílios e células ciliadas, danificados ou perdidos, na cobaia adulta surda, mas melhorou substancialmente os limiares auditivos.[34] Esses achados de que o Atoh1 pode direcionar a diferenciação celular e induzir a função auditiva nas células não sensoriais maduras apoiam a noção de que a terapia genética de vetor viral baseada na expressão de genes evolutivos cruciais para a restauração celular e funcional no epitélio auditivo danificado pode levar, algum dia, a um novo tratamento para a PAIR.

PROTEÇÃO PELO CONDICIONAMENTO DO SISTEMA EFERENTE COCLEAR

Os resultados de outros experimentos indicam que a cóclea dos mamíferos pode ser capaz de se adaptar ativamente a certos sons de alto nível se submetendo à "experiência da exposição". A noção de que a cóclea pode se tornar resistente, ao longo do tempo, às consequências do som excessivo foi relatada inicialmente pela observação de efeitos "condicionadores" em vários modelos animais.[35,36] O paradigma de condicionamento típico consiste em promover uma experiência de treinamento pré-exposição usando um estímulo moderado que, em um nível mais intenso, se torna o estímulo subsequente de superexposição. Juntos, os achados em modelos animais sugerem que a cóclea dos mamíferos poderia ser capaz, em determinadas condições, de se adaptar dinamicamente ao som excessivo.

Para os seres humanos, as implicações práticas da capacidade para desenvolver uma "resistência" aos sons altos são óbvias. Um estudo de acompanhamento em adolescentes usou um paradigma do tipo TTS para mostrar a relevância do treinamento de resistência para os seres humanos. Nesse experimento,[37] os investigadores forneceram um período de treinamento pré-exposição no qual os indivíduos jovens foram expostos a 6 horas de música pop/rock em aproximadamente 70 dBA. As mudanças de limiar em resposta a uma exposição de 10 minutos a 105 dB SPL, ruído de banda de um terço de oitava centralizado em 1 kHz, foram comparadas com os intervalos pré-treinamento *versus* pós-treinamento. O resultado principal foi que as orelhas "treinadas" exibiram muito menos reduções na TTS em comparação com seus valores basais, mostrando que o efeito condicionador, ou desenvolvimento da "resistência", pode ser demonstrado em seres humanos, pelo menos em condições de exposição TTS breve.

Pesquisas mais recentes sobre o papel protetor do sistema eferente coclear na PAIR têm dependido mais dos benefícios de testes de diagnóstico com emissões otoacústicas evocadas (EOAs)[38] para prever a suscetibilidade potencial do que das consequências da exposição ao ruído. Esse procedimento simples, não invasivo e objetivo se baseia na medição sistemática de uma classe de respostas cocleares (i. e., as EOAs), que são geradas primariamente pelas OHCs.[39] As OHCs não só são extremamente sensíveis aos efeitos iniciais da superestimulação acústica, o que as torna excelentes indicadores de danos ultraestruturais induzidos pelo som, mas também a via comum final do sistema auditivo eferente descendente preferencialmente inerva as OHCs.

Para tirar proveito da capacidade das EOAs para medir a atividade eferente, foram desenvolvidos vários paradigmas experimentais que incluem um paradigma comum[40] que usa a estimulação acústica contralateral para despertar reduções mediais olivococleares induzidas de EOAs evocadas transitórias (EOAETs) da orelha de teste ipsilateral. O outro procedimento[41] se baseia em médias de outro subtipo de emissões evocadas, representadas pelas EOAs por produto de distorção (EOAPDs) na frequência $2f_1$-f_2. Nessa estratégia, os tons primários f_1 e f_2 de longa duração, de aproximadamente 1 segundo, são aplicados binauralmente para despertar uma resposta de adaptação rápida eferente que testa a capacidade dos sistemas cocleares eferentes medial e lateral para suprimir as EOAPDs na orelha de teste.

Experimentos em cobaias documentaram a capacidade da rápida resposta adaptativa de EOAPD para prever a vulnerabilidade à lesão acústica baseada na robustez da atividade eferente.[42] A robustez dos eferentes olivococleares estava inversamente correlacionada com o grau de disfunção coclear após uma subsequente exposição ao ruído em que os animais que exibiram grandes efeitos adaptativos mostraram menos perdas pós-exposição do que os que exibiram pequenas quantidades de adaptação induzida por eferente. Experimentos mais recentes replicaram os primeiros resultados estabelecendo que a relação da força da atividade adaptativa para reduzir as consequências da exposição ao ruído foi ainda maior nos indivíduos acordados do que nos anestesiados.[43] Está claro a partir desses últimos achados que uma modificação desse ensaio poderia ser aplicada facilmente às populações humanas para triar os indivíduos com maior risco em ambientes ruidosos.

Alguns estudos[44] que simplesmente relacionam a presença ou ausência de redução das EOAs induzidas por estimulação acústica contralateral nas orelhas humanas relataram que essa supressão está ausente na maioria dos operários da indústria que têm EOAs normais. Uma implicação dessa observação é que a falta de atividade relacionada ao eferente pode ser uma indicação precoce de dano coclear pela exposição ao ruído. Estudos experimentais como esses acabarão determinando se processos eferentes inerentes podem contribuir e prever a notável variação individual na susceptibilidade à PAIR. O uso de supressão induzida por eferente das EOAs na previsão da susceptibilidade à PAIR, ou no monitoramento dos efeitos do ruído nos programas de conservação da audição, representa uma promissora linha de investigação futura.

PROTEÇÃO FARMACOLÓGICA E ALIMENTAR CONTRA A PERDA AUDITIVA INDUZIDA POR RUÍDO

Há muito se reconhece que a hipóxia é um importante fator patogênico na PAIR. Com base no pressuposto de que o estresse oxidativo desempenha um papel substancial na gênese das lesões cocleares induzidas por ruído que levam à deficiência auditiva permanente, foram desenvolvidas muitas estratégias farmacológicas, principalmente em modelos animais, para melhorar os mecanismos intrínsecos de defesa da cóclea contra essa condição.[45] Kopke et al.[46] postularam várias causas de estresse oxidativo induzido por ruído, todas elas passíveis de tratamentos farmacológicos. Especificamente, esses pesquisadores propuseram que o estresse oxidativo induzido por ruído que leva à lesão coclear está relacionado com 1) função mitocondrial prejudicada em relação a bioenergética e biogênese; 2) excitotoxicidade induzida por glutamato, o principal neurotransmissor excitante nos sistemas auditivos periférico e central; e 3) esgotamento da glutationa (GSH), um antioxidante que protege as células de toxinas como os radicais livres.

Um trabalho experimental relacionado mostrou uma redução na PAIR e perda de células ciliadas em um modelo de chinchila após a aplicação de agentes farmacológicos específicos para esses estados relacionados ao estresse oxidativo. A acetil-L-carnitina, um composto endógeno da membrana mitocondrial que ajuda a manter a bioenergética e biogênese mitocondrial mediante o estresse oxidativo; a carbamationa, que age como um antagonista do glutamato para os receptores cocleares de N-metil-D-aspartato; e o medicamento de repleção de GSH, D-metionina (D-met), melhoraram a audição em animais expostos ao ruído, conforme indexado pelas respostas auditivas do tronco encefálico; além disso, foram observadas reduções na perda de IHC e OHC comparadas com as medidas de contrapartida nos indivíduos de controle tratados com solução salina.[47] Bielefeld et al.[48] mostraram também que o precursor de GSH e N-acetil-L-cisteína protegeu a audição do modelo de chinchila dos efeitos adversos da superexposição ao ruído.

Com base no pressuposto de que um possível mecanismo de PAIR é a geração de radicais livres danosos através da ativação de espécies oxigênio-reativas, como o peróxido de hidrogênio, radicais hidroxila e superóxido, muitos outros estudos testaram a influência dos antioxidantes e compostos relacionados na disfunção coclear induzida por ruído e na morfologia do órgão de Corti. Juntos, todos esses achados suportam a ideia de que combater o estresse oxidativo celular, principalmente com administração profilática de compostos antioxidantes, elimina a lesão coclear induzida por ruído em modelos animais. No entanto, mais recentemente, um ensaio clínico aberto realizado por alguns desses pesquisadores[49] em indivíduos com audição normal, expostos à música ao vivo alta em uma danceteria, não confirmou que a N-acetil-L-cisteína protegeu os seres humanos contra a TTS.

Os resultados positivos da D-met,[50] que parece atuar principalmente como um antioxidante, um agente otoprotetor contra a PAIR em estudos animais, levaram a um promissor estudo de ensaios clínicos. Está em andamento um ensaio clínico prospectivo de fase 3, randomizado, duplo-cego (indivíduo, cuidador, pesquisadores, auditor de resultado) e controlado por placebo, chamado *D-Metionina para reduzir a perda auditiva induzida por ruído* (PAIR) em uma população de estudos de coorte de aprendizes de instrutor de sargentos no centro de treinamento em armamentos do Department of Defense dos Estados Unidos.[51] Desse modo, é provável que esse possível agente otoprotetor venha ao menos a completar o processo de ensaios clínicos da Food and Drug administration (FDA) dos Estados Unidos nos próximos anos. Nesse ritmo de desenvolvimento, logo devem estar disponíveis medicações orais para prevenir a PAIR.

Outra estratégia para desenvolver uma abordagem terapêutica bem-sucedida para o dano coclear induzido por ruído tem sido aplicar antioxidantes a partir de fontes alimentares. Usando vários modelos animais mantidos em uma combinação de nutrientes que produziu níveis maiores nas concentrações plasmáticas de vitaminas C e E e de magnésio, Le Prell et al.[52,53] reduziram efetivamente a PTS e a TTS em camundongos CBA/J e porquinhos da índia, respectivamente. Esses resultados sugerem que os compostos nutracêuticos antioxidantes podem ser eficazes na prevenção da TTS e da PTS. Juntas, o sucesso dessas abordagens assegura basicamente o desenvolvimento no futuro próximo de uma intervenção terapêutica que reduza clinicamente a PAIR.

SUSCETIBILIDADE E FATORES GENÉTICOS

Uma observação antiga na PAIR tem sido que algumas orelhas são danificadas mais facilmente pelo ruído do que outras. Individualmente, têm sido encontradas suscetibilidades variadas ao comprometimento auditivo induzido por ruído em humanos e animais de pesquisa. Devido ao amplo interesse na PAIR e sua prevenção, é importante desenvolver índices válidos e confiáveis para prever a suscetibilidade humana aos diversos níveis de ruído. Presume-se frequentemente que essa variabilidade na suscetibilidade é uma manifestação de fatores biológicos exclusivos de cada indivíduo. Uma imperfeição geneticamente baseada nas características físicas da cóclea (p. ex., rigidez da partição coclear) e na variabilidade na ultraestrutura coclear (p. ex., densidade de células ciliadas) foi proposta como algo que contribui para a suscetibilidade.[54]

Identificar as diferenças entre os vários fatores há muito é o foco da pesquisa. Muitas variáveis potencialmente importantes foram investigadas no passado e que continuam a ser examinadas incluem idade, gênero, raça, dano prévio à cóclea, eficiência do reflexo acústico, tabagismo e a influência de certos estados de doença, como a hipercolesterolemia, hipertrigliceridemia, diabetes ou doença cardiovascular representada por hipertensão. Embora muitos fatores pertinentes tenham sido revelados, a maioria dos dados é inconclusiva. Além disso, embora alguns fatores, como a pigmentação,[55] pareçam ter alguma relação com o potencial de danos do ruído, outros, como a idade, simplesmente produzem efeitos aditivos,[56] embora essa última relação continue a ser controversa.[57] Possivelmente, como McFadden e Wightman[58] sugeriram em sua análise da contribuição do método psicoacústico para compreender os sintomas de distúrbios auditivos clínicos, a abordagem de pesquisa com base ortogonal, que presume uma relação causal entre os fatores, não vai revelar relações significativas. Talvez a revelação das inter-relações entre as inúmeras diferenças individuais pela aplicação de uma bateria de testes multivariados venha a ser mais exitosa na identificação dos fatores básicos que preveem a suscetibilidade à PAIR.

Uma das áreas mais estimulantes na pesquisa experimental atual é destinada a examinar a origem genética das diferenças na suscetibilidade ao dano provocado por ruído usando o modelo de camundongo. Um benefício claro do camundongo como um animal experimental é o conhecimento essencialmente completo que existe sobre o genoma do camundongo. Além disso, os camundongos da mesma linhagem consanguínea são considerados geneticamente idênticos. Consequentemente, a avaliação da variabilidade individual ao dano provocado por ruído nos indivíduos que são homozigotos em todos os *loci* cromossômicos oferece uma oportunidade única para isolar os fatores genéticos responsáveis pela suscetibilidade à PAIR. Por exemplo, sabemos que a linhagem de camundongos C57Bl/6J (C57) mutantes consanguíneos, utilizada frequentemente como modelo de perda auditiva precoce relacionada à idade, é mais suscetível ao dano provocado por ruído do que a linhagem CBA/Caj (CBA), que é utilizada frequentemente como um modelo de audição normal.[59] Outras observações que sustentam a potencialização do dano por ruído

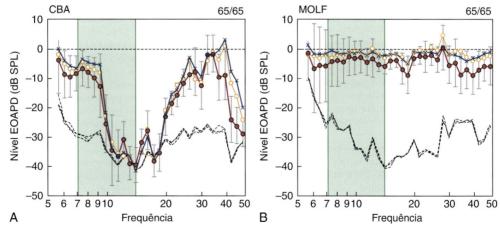

FIGURA 75-4. A e **B**, Gráfico da diferença média do produto de distorção – ou seja, níveis de emissão otoacústica por produto de distorção (EOAPD) menos níveis de EOAPD pós-exposição – para tons primários de 65 dB de pressão sonora (SPL) que comparam os efeitos de uma exposição extrema de 8 horas com uma banda de oitava de 1 kHz de ruído (região sombreada de aproximadamente 7 a 14 kHz) a 105 dB SPL para camundongos CBA com 2 meses de idade. (**A**) comparado com camundongos MOLF de 2 meses (**B**). A linha pontilhada horizontal escura em 0 indica nenhuma mudança entre os níveis de EOAPD basais pré-exposição e as contrapartes pós-exposição medidas em 2 dias (*círculos vermelhos*), 1 semana (*círculos amarelos abertos*) e 2 semanas (x) após a superexposição. Repare na única recuperação menor das EOAPDs para camundongos CBA entre 2 dias e 2 semanas após a exposição, especialmente para frequências abaixo de 30 kHz. Por outro lado, as EOAPDs de camundongos MOLF voltaram essencialmente aos níveis basais. Embora não seja exibido aqui, imediatamente após a exposição as duas linhagens exibiram essencialmente nenhuma EOAPD acima de aproximadamente 10 kHz. As diferenças de ruído de fundo (*linhas tracejadas sem símbolos na porção inferior dos gráficos*) representam EOAPDs pré-exposição subtraídas dos ruídos de fundo pós-exposição para indicar a perda máxima possível de EOAPD. As barras verticais representam ± 1 desvio padrão por 2 dias após a exposição. CBA, n = 10, 19 orelhas; MOLF, n = 8, 15 orelhas.

ocasionado pela gene da perda auditiva relacionada à idade, caderina 23 (Cdh23, antes conhecido por Ahl), estão relacionadas com o achado de que, quando os camundongos C57 (B6) são retrocruzados com uma linhagem de camundongos que exibe envelhecimento normal (p. ex., CAST/Ei), a progênie não exibe perda auditiva relacionada à idade nem suscetibilidade às consequências da exposição ao ruído.[60]

Da mesma forma que as linhagens de camundongos mutantes estão prontamente disponíveis, também existem linhagens com função coclear normal e que são excepcionalmente resistentes à superestimulação acústica, como os camundongos consanguíneos MOLF/Ei (MOLF) do tipo selvagem. A Figura 75-4 compara os efeitos de uma exposição intensa ao ruído (8 horas de ruído de oitava de banda com 105 dB SPL centralizado em 10 kHz) no CBA de controle e nos camundongos MOLF aos 2 meses de idade.[61] Embora os camundongos CBA tenham exibido apenas uma pequena recuperação das EOAPDs para os níveis basais em 2 dias e 1 e 2 semanas pós-exposição, as EOAPDs de MOLF retornaram basicamente aos seus níveis pré-exposição em 1 a 2 semanas após a exposição. Em combinação, os achados nos modelos de PAIR dos camundongos consanguíneos proporcionam a base para aplicar técnicas moleculares adequadas que permitem o mapeamento de um gene de PAIR a *loci* cromossômicos específicos (p. ex., identificar genes expressados diferencialmente usando microarranjos de DNA ou hibridização subtrativa supressiva). A identificação bem-sucedida desse gene e talvez dos seus genes modificadores relacionados teria grandes implicações no desenvolvimento de um indicador diagnóstico da suscetibilidade de uma determinada orelha humana aos efeitos adversos da superexposição ao som.

Estudos de associação genética sobre genes de estresse oxidativo identificaram os primeiros fatores herdáveis que provavelmente influenciam a suscetibilidade de um indivíduo à PAIR. Konings et al.[62] investigaram se as variações na forma de polimorfismos de nucleotídeo único (SNPs) do gene catalase (CAT), um dos genes envolvidos no estresse oxidativo, influenciavam a suscetibilidade ao ruído. Comparando dados audiométricos e amostras de DNA dos 10% mais suscetíveis e 10% mais resistentes dentre os trabalhadores suecos e poloneses expostos a ruídos, foram observadas interações significativas entre os níveis de exposição ao ruído e vários SNPs em ambas as populações. Esses achados indicam que o CAT é possivelmente um gene de suscetibilidade ao ruído. Pesquisas posteriores realizadas pelos mesmos pesquisadores identificaram centenas de mutações comuns no genoma como alelos de suscetibilidade para genes reconhecidamente com papéis funcionais e/ou morfológicos na cóclea. Até hoje, os resultados mais promissores foram obtidos para os genes envolvidos na reciclagem do potássio,[63] proteína 70 do choque térmico,[64] protocaderina 15 e miosina 14.[65] Com a continuação do desenvolvimento dos métodos de genotipagem de alto rendimento e de expansão das bases de dados de SNP, a identificação dos genes de suscetibilidade à PAIR promete levar a testes genéticos que identifiquem os indivíduos em risco e permitir a terapia genética personalizada, se for necessário.

Embora os achados dos estudos mais recentes tenham resultado particularmente no avanço do nosso conhecimento científico sobre o processo de dano provocado pelo som, muitas questões empíricas importantes precisam ser satisfeitas. Essas questões incluem o desenvolvimento de métodos técnicos de baixo custo para controlar o ruído na origem, proteção física dos indivíduos contra a exposição excessiva, identificação dos indivíduos que estão nos estádios iniciais de PAIR, previsão do grau de risco quanto aos ruídos potencialmente nocivos e determinação da suscetibilidade ou não à lesão de determinados indivíduos ou orelhas já danificadas pelo ruído.

Problemas éticos impedem a exposição deliberada de seres humanos a ruídos extremos como um meio de estudar a PAIR em caráter experimental. No entanto, é considerável a complexidade das medições exigidas pelo projeto alternativo de estudo transversal que descreve a audição dos seres humanos com exposição ocupacional. Essas dificuldades incluem diferenças inerentes à população (p. ex., raça, gênero, presença de doença auricular); problemas envolvidos no controle da exposição concomitante ao ruído não ocupacional ou história pregressa de exposição; e problemas técnicos com as próprias técnicas descritivas, que vão da variabilidade nas medidas audiométricas até dificuldades na realização de medições válidas do próprio ambiente ruidoso. Devido às concepções experimentais complicadas exigidas por todos esses controles, poucos estudos clínicos, epidemiológicos ou experimentais perfeitos podem ser encontrados sobre os efeitos do ruído excessivo na audição dos seres humanos.

A importância de realizar estudos de campo longitudinais de comunidades ou determinados segmentos da população – como idosos, crianças e indivíduos cronicamente doentes – que habitualmente se exponham a ruídos ambientais altos produzidos por trânsito ou aeronaves é óbvia para determinar os critérios de saúde eficazes para controlar esses ruídos. Ainda mais notável, uma grande desvantagem em adquirir uma compreensão mais completa da PAIR nos seres humanos é que não foram realizados estudos mais recentes sobre a condição auditiva dos trabalhadores contemporâneos, ao menos não nos países da América do Norte e da Europa. A dependência de dados coletados 30 anos atrás ou mais, como os ilustrados na Figura 75-2,[8] provavelmente resultou na subestimação da quantidade de perda auditiva decorrente do ruído ocupacional, especialmente nos indivíduos com exposições intermitentes ou impulsivas.

DETECÇÃO PRECOCE DA PERDA AUDITIVA INDUZIDA POR RUÍDO

Um aspecto da PAIR que não recebeu uma grande atenção da pesquisa é o desenvolvimento de medidas mais sensíveis capazes de detectar pequenas lesões induzidas acusticamente no órgão de Corti (i. e., os estádios iniciais da PAIR) tal que os indivíduos vulneráveis ao dano de longo prazo ocasionado pela exposição contínua possam ser identificados. Nos últimos anos, têm se acumulado evidências de que o teste audiométrico de rotina dos limiares comportamentais aos tons puros em intervalos de oitavas não satisfaz essa necessidade, pois, no momento em que tal perda é identificada usando métodos que testam a sensibilidade auditiva comportamental, o dano coclear permanente já ocorreu. Muitos testes psicoacústicos de limiar e supralimiar para detectar deteriorações sutis na acuidade auditiva, incluindo as curvas de sintonia psicofísica e as tarefas de discriminação de frequência, não se provaram de utilidade geral ou se provaram metodologicamente complicadas de implementar em um contexto clínico ou profissional devido às limitações associadas aos períodos de avaliação necessariamente curtos.

A técnica de diagnóstico que incorpora as EOAs é ideal para avaliar a normalidade do processamento coclear nas orelhas suspeitas de superestimulação pelo som alto devido à sua reconhecida sensibilidade à classe OHC de células receptoras, que está envolvida principalmente nos estádios iniciais da PAIR. O estado funcional das OHCs nos casos estabelecidos de PAIR foi bem descrito em muitos estudos mais recentes sobre a aplicabilidade prática do teste de EOA evocada na clínica audiológica.[66] Muitos relatórios na literatura mostraram que, nos grupos de humanos expostos ao ruído que foram acompanhados serialmente, as reduções nos níveis de EOA são mais sensíveis do que os limiares audiométricos de tons puros na detecção dos estádios iniciais do dano coclear permanente induzido por ruído.[67-69] Nesses estudos foram medidas as reduções nas magnitudes de emissão, na ausência de quaisquer mudanças nas frequências de limiar audiométrico correspondentes.

A Figura 75-5 ilustra a capacidade dos dois tipos principais de EOAs evocadas – a EOAPD, em sua forma gráfica de PD-grama que retrata o nível de emissão em função da frequência de teste f_2 (inferior à esquerda na Fig. 75-5) e a EOAET despertada por cliques, em sua forma espectral (gráficos à direita na Fig. 75-5) – para descrever a configuração de uma PAIR em desenvolvimento.

75 | PERDA AUDITIVA INDUZIDA POR RUÍDO 1217

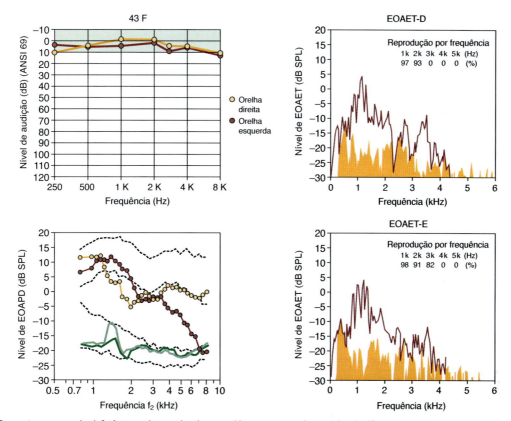

FIGURA 75-5. Detecção precoce de deficiência auditiva induzida por ruído em um atirador amador de 43 anos de idade que se queixou de audição abafada, zumbido e dificuldade para ouvir a fala mediante ruído de fundo. Repare no audiograma normal de tom puro bilateral (*alto à esquerda*). Nos gráficos de produto de distorção (PD) correspondentes, é observada uma maior perda funcional na orelha esquerda (*círculos vermelhos*) em comparação com a orelha direita (*círculos amarelos*), particularmente para frequências acima de 3 kHz, como uma consequência do efeito de obstrução da cabeça nessa mulher destra. Os níveis de emissão para as emissões otoacústicas de produto de distorção (EOAPDs) de $2f_1$-f_2 estão plotados na parte inferior esquerda em resposta aos tons primários com 75 dB de nível de pressão sonora em função do tom primário despertador de f_2. Os gráficos espectrais exibidos à direita são das emissões otoacústicas evocadas transitórias (clique) (EOAETs). A resposta emitida (*área aberta*) para a orelha direita (D) de melhor funcionamento estava mais proeminentemente distribuída acima do ruído de fundo relacionado (*área sombreada*) do que as emissões para a orelha esquerda (E) para frequências acima de 3 kHz. Além disso, os valores com mais reprodutibilidade (repro) da orelha direita (*alto à direita de cada gráfico*) refletiram seus níveis de atividade mais robustos. No gráfico de EOAPD, a variabilidade do nível de emissão (± 1 desvio padrão) nas orelhas de audição normal é representada pelas linhas tracejadas escuras na parte superior. A variabilidade similar do ruído de fundo relacionado é indicada pelo par de linhas tracejadas na parte de baixo do gráfico. ANSI, American National Standards Institute.

A mulher de 43 anos neste exemplo havia participado de tiro com rifle recreativo 3 anos antes do teste de emissões otoacústicas e afirmou que utilizava dispositivos de proteção auricular continuamente durante esse período. Essa atiradora que apoiava o rifle no ombro direito chegou à clínica otológica com queixas de perda auditiva, zumbido, audição abafada e dificuldade para compreender a fala em ruído de fundo. Pelos resultados dos testes, fica claro que a magnitude e a frequência das EOAETs refletiram o padrão de audição normal ilustrado pelo audiograma clínico no alto à esquerda da Figura 75-5. O PD-grama embaixo à esquerda na figura mostra atividade anormal: a orelha direita (círculos amarelos) exibe níveis de resposta abaixo da média e a orelha esquerda (círculos vermelhos) exibe uma redução significativa nas respostas emitidas para frequências acima de 3 kHz. Fiel aos princípios clássicos, a orelha esquerda, que foi mais exposta ao final do cano da arma, ficou desprotegida pelo efeito obstáculo da cabeça. Esse exemplo da capacidade das EOAs evocadas para detectar patologia coclear ocasionada por exposição ao ruído atesta a possível utilidade dos procedimentos de EOA na identificação do sítio primário de patologia associada a queixas auditivas secundárias a uma perda neurossensorial e no monitoramento do desenvolvimento de possíveis problemas auditivos nos programas de preservação da audição.

Outra evidência que apoia a utilidade das EOAs evocadas no exame dos pacientes com dano provocado por ruído é ilustrada nas Figuras 75-6 e 75-7. Na Figura 75-6, os resultados do teste de EOA em um homem de 21 anos de idade que acabou de completar 3 anos de serviço militar na infantaria mostra a precisão das EOAPDs, em particular no rastreamento do padrão assimétrico de perda auditiva para esse atirador canhoto. Além disso, os achados de EOA apresentados na Figura 75-7 mostram a capacidade das emissões evocadas para refletir com exatidão a magnitude e a frequência da perda auditiva mais grave, porém basicamente simétrica, sofrida por um homem de 49 anos que trabalhou por mais de 20 anos em uma fábrica de peixes em conserva.

Os dois exemplos atestam vários outros benefícios do teste de EOA nos pacientes de PAIR, incluindo a adaptação dos aparelhos auditivos e a identificação da perda auditiva não orgânica. Uma vantagem importante do aparelho auditivo digital em relação aos modelos analógicos mais antigos é a sua capacidade para promover a amplificação de frequências específicas com base na configuração da perda auditiva particular de um paciente. O conhecimento do padrão de OHCs sobreviventes em uma orelha prejudicada com base nos testes de EOAs e particularmente no PD-grama pode ajudar o clínico a alcançar uma correspondência ideal entre os padrões de amplificação do aparelho auditivo e a PAIR.

Além disso, particularmente importante para a conservação da audição é a identificação correta dos indivíduos que exibem pseudo-hipoacusia e buscam compensação monetária por uma deficiência auditiva supostamente relacionada ao trabalho. Um exemplo dessa aplicação é ilustrado na Figura 75-8 que mostra um homem de 42 anos encaminhado para a clínica audiológica para avaliação por uma comissão de compensação de trabalhadores locais. Nesse caso, o paciente afirmava ter uma audição deficiente

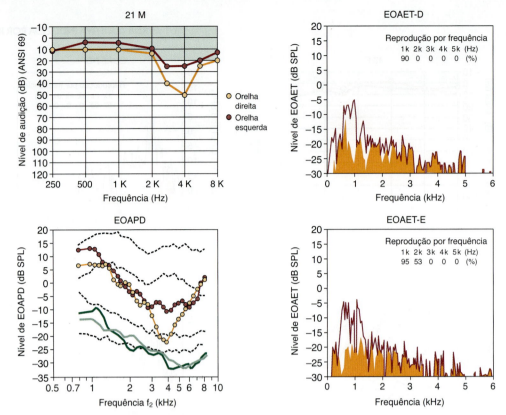

FIGURA 75-6. Estádios iniciais da deficiência auditiva induzida por ruído em um veterano de guerra de 21 anos de idade que acabou de completar uma viagem de serviço de 3 anos de duração. Para esse soldado de infantaria canhoto, a perda auditiva maior é evidente a partir de aproximadamente 3 a 4 kHz na orelha direita (*círculos amarelos*) retratada no audiograma (*no alto à esquerda*). No gráfico de produto de distorção correspondente (*embaixo à esquerda*), são aparentes os níveis anormalmente baixos de atividade das emissões otoacústicas de produto de distorção (EOAPD) para frequências maiores que 1,5 kHz, que eram piores na orelha direita. Os espectros de emissão otoacústica evocada transitória (clique) (EOAET) na direita também exibem respostas emitidas piores a partir de 1 a 2 kHz e menor reprodutibilidade (repro) para a orelha direita (D). Acima de 2 kHz, nenhuma resposta emitida é observada em qualquer uma das orelhas. No gráfico EOAPD, a variabilidade do nível de emissão (±1 desvio padrão) nas orelhas de audição normal é representada pelas linhas tracejadas escuras na parte superior. Uma variabilidade similar do ruído de fundo relacionado é indicada pelo par de linhas tracejadas na parte de baixo do gráfico. ANSI, American National Standards Institute.

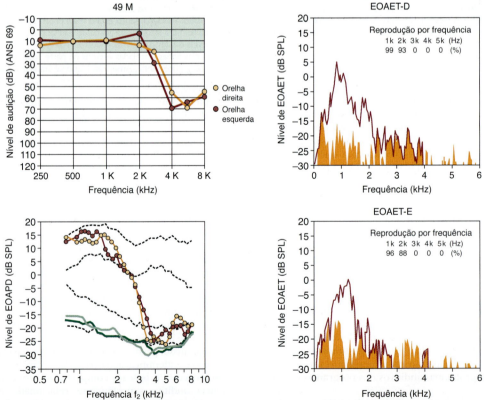

FIGURA 75-7. Estádio mais avançado de deficiência auditiva induzida por ruído em um homem de 49 anos de idade que trabalhou por mais de 20 anos em uma fábrica de peixes em conserva. Os audiogramas no alto à esquerda exibem perda auditiva simétrica para frequências acima de 2 kHz. Os gráficos de emissão otoacústica de produto de distorção (EOAPD) indicam um padrão simétrico de disfunção de maneira similar. Os espectros de emissão otoacústica evocada transitória (EOAET) à direita também mostram uma falta de respostas emitidas para frequências acima de 2 kHz. No gráfico EOAPD, a variabilidade do nível de emissão (±1 desvio padrão) nas orelhas com audição normal é representada pelas linhas tracejadas escuras na parte superior. Uma variabilidade similar do ruído de fundo relacionado é indicada pelo par de linhas tracejadas na parte de baixo do gráfico. ANSI, American National Standards Institute.

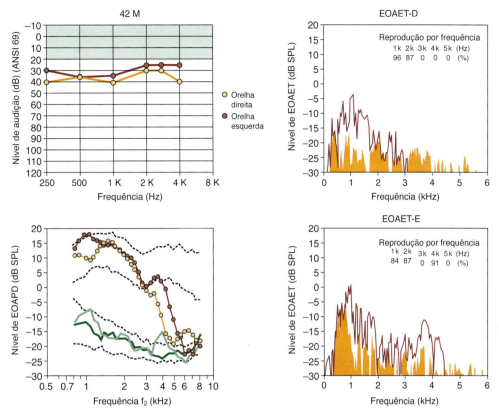

FIGURA 75-8. Um possível caso de pseudo-hipoacusia em um industriário de 42 anos de idade que operava um torno de madeira. Os audiogramas no alto à esquerda mostram uma perda auditiva de até 4 kHz, aproximadamente. Para frequências acima de 4 kHz, o paciente afirmou que os tons do teste eram inaudíveis. Os gráficos de emissões otoacústicas de produto de distorção (EOAPD) mostram uma função de aparência normal até aproximadamente 3 a 4 kHz, quando são evidentes as reduções nos níveis de EOAPD; isso ocorre inicialmente na orelha direita (*círculos amarelos*), que ficou mais exposta ao torno. Os gráficos espectrais da emissão otoacústica evocada transitória (EOAET) à direita também mostram EOAs mais pobres evocadas por clique para a orelha direita. Juntos, os níveis normais das emissões evocadas para frequências abaixo de 3 kHz e um padrão assimétrico de redução nas EOAs sugerem que a exposição ao ruído e o envelhecimento contribuíram para os níveis menores de atividade para frequências acima de 3 kHz. No gráfico de EOAPD, a variabilidade do nível de emissão (± 1 desvio padrão) nas orelhas de audição normal é representada pelas linhas tracejadas escuras na parte superior. Uma variabilidade similar do ruído de fundo relacionado é indicada pelo par de linhas tracejadas na parte de baixo do gráfico. ANSI, American National Standards Institute.

ocasionada pela exposição profissional a ruído intenso a ponto de não conseguir ouvir frequências acima de 4 kHz. De acordo com os achados das EOAs, é provável que o paciente, um operador de prensa de madeira, tivesse uma perda auditiva assimétrica relacionada a ruído pior na orelha mais exposta à ferramenta; nesse caso, a orelha direita. No entanto, com base no tipo de dado de perda auditiva apresentado na Figura 75-1, *A*, para um trabalhador industrial é improvável que os ruídos relacionados à prensa pudessem causar uma surdez tão profunda para frequências acima de 4 kHz. Além disso, os níveis normais de EOAPDs e EOAETs para frequências abaixo de 2 kHz não apoiam a afirmação do paciente de que os níveis de audição audiométrica elevados ao longo das regiões de baixa e média frequência se deviam à superexposição ao ruído. Achados como esses apoiam o uso de testes objetivos de EOAs evocadas na determinação da autenticidade das reivindicações de compensação para problemas auditivos relacionados ao desempenho profissional.

EFEITOS INTERATIVOS

É bem conhecido que o ruído em combinação com certos agentes químicos produz reações mais fortes do que cada estímulo aplicado individualmente. As quatro categorias principais de medicamentos ototóxicos são 1) antibióticos aminoglicosídeos, 2) agentes antitumorais derivados da platina, 3) diuréticos de alça e 4) salicilatos. As duas últimas classes de medicamentos provocam efeitos reversíveis, enquanto os aminoglicosídeos e derivados da platina provocam dano permanente à orelha interna e à audição. Muitos laboratórios estabeleceram em modelos animais que a canamicina, neomicina ou amicacina aplicadas em combinação com diferentes tipos de ruído produzem uma interação de potencialização acentuada.[70,71] Outros estudos dos aspectos temporais dos efeitos interativos indicam que o grau de interação potenciadora é o mesmo, seja o medicamento administrado concomitantemente com a exposição ao ruído ou vários meses mais tarde.[72] Outra evidência dos seres humanos[73] e da pesquisa laboratorial controlada em um modelo com ratos[74] indica que pode ocorrer mais perda quando os indivíduos são tratados com aspirina e expostos concomitantemente ao ruído, embora outros achados infirmam que a combinação do salicilato e do ruído não produz efeitos maiores do que o ruído isoladamente.[75] Finalmente, evidências experimentais em vários modelos de animais mostraram que o agente antineoplásico de metal pesado cis-diaminadicloroplatina, conhecido como cisplatina, aumentou significativamente o volume de perda de células auditivas e sensoriais em decorrência da exposição ao ruído.[76,77]

Nos últimos anos, foram relatados os efeitos interativos do ruído com agentes químicos comuns na indústria e no ambiente. Em uma série de estudos experimentais com modelo usando ratos, Fechter et al.[78] descobriram que a exposição simultânea ao ruído e aos poluentes ambientais monóxido de carbono ou cianeto de hidrogênio produziam mais perda auditiva permanente nas frequências altas do que a soma das perdas produzidas por cada agente administrado isoladamente. Várias outras substâncias químicas presentes no ambiente como produtos comerciais ou intermediários químicos e contaminantes – tal como os solventes orgânicos tolueno e hexano, os poluentes metil mercúrio e acetato de chumbo e os compostos orgânicos cloreto de trimetiltina e estireno, utilizados na manufatura de plásticos e espuma de poliuretano e borracha

– foram identificadas como agentes ototóxicos potentes que podem interagir sinergicamente com o ruído excessivo. A ototoxicidade dos agentes ambientais como metais, solventes e asfixiantes e sua interação com o ruído são problemas que receberam uma grande dose de atenção na literatura.[79] Embora muitos desses tóxicos ambientais tenham sido associados com lesão direta nas estruturas da orelha interna, outros danos anatômicos possíveis à via auditiva central também são muito prováveis.

OUTROS EFEITOS ADVERSOS OCASIONADOS PELO RUÍDO

O dano ao sistema vestibular é um possível problema com o ruído, pois os receptores de equilíbrio estão pareados fisicamente com os receptores auditivos; ou seja, eles compartilham o labirinto membranoso. Além da proximidade anatômica do labirinto vestibular com o sistema de emissão de energia acústica, a grande semelhança na ultraestrutura das células ciliadas cocleares e vestibulares e o suprimento sanguíneo arterial comum dos órgãos terminais da cóclea e vestibulares através da mesma artéria terminal apoiam a possibilidade de dano vestibular associado à PAIR. Teoricamente, a membrana limitadora, a porção membranosa que separa o utrículo e os canais semicirculares do resto do vestíbulo, protege a maioria das células sensoriais vestibulares contra os efeitos adversos da vibração intensa do estribo.

Todavia, alguns estudos com trabalhadores industriais e militares relataram uma alta ocorrência de sintomas e sinais vestibulares e queixas de desequilíbrio.[80] Correlações simples como essa entre a exposição ao ruído e as perturbações vestibulares são altamente controversas devido à típica baixa incidência de sintomas vestibulares clínicos associados à PAIR de desenvolvimento gradual.[81] Um estudo realizado em militares com PAIR de leve a grave usando teste vestibular sofisticado na forma de um sistema computadorizado de cadeira rotatória junto com medidas rotineiras por meio de eletronistagmografia das respostas calóricas exibiu mais correlações diretas entre a perda auditiva e a disfunção vestibular.[82] Combinados, os resultados exibiram uma diminuição simétrica, centralmente compensada, na resposta do órgão terminal vestibular associada com uma perda auditiva simétrica. Um estudo mais recente[83] combinando teste calórico com potenciais miogênicos vestibulares evocados em pacientes com PAIR crônica exibiu ausência ou atraso dos potenciais eletrofisiológicos, indicando que o sistema vestibular, especialmente a via do reflexo sáculo-cólico, foi danificado, além da porção coclear da orelha interna.

Juntos, esses achados implicam um mau funcionamento subclínico bem compensado do sistema vestibular associado à PAIR. Além das implicações médico-legais, há a possibilidade assustadora de que uma vestibulopatia atualmente assintomática produzida pela exposição ao ruído poderia evoluir para uma vertigem incapacitante em determinadas condições ambientais.[84]

Recentemente, tem havido um interesse considerável pela interação da vibração e do ruído, que são cofatores comuns no ambiente de trabalho. Embora a maior parte da pesquisa mostre que a vibração sozinha não afeta a audição, os resultados dos estudos epidemiológicos em humanos e de estudos laboratoriais controlados em modelos animais indicam uma interação sinérgica entre a vibração (vibração de corpo inteiro ou mão-braço) e o ruído concomitantes que resulta em um maior grau de PAIR.[85]

A exposição a sons de infrafrequência ou ultrafrequência fora do alcance da audição humana também tem sido estudada. Os estímulos infrassônicos ou vibratórios são definidos como sons na faixa de 0,1 a 20 Hz e há situações conhecidas em que o infrassom sozinho provocou dano permanente à cóclea humana. No entanto, estudos em chinchilas mostraram que a presença de sons intensos na faixa de frequência audível junto com infrassom simultâneo aumenta o dano coclear.[86]

Por outro lado, relatórios anteriores mostram efeitos prejudiciais das micro-ondas na audição.[87] As propriedades térmicas das ondas sonoras de frequência ultraelevada na faixa de giga-hertz, em vez da energia mecânica, parecem ter produzido esses efeitos experimentais adversos. Em geral, provavelmente é seguro concluir que o filtro da orelha média embutido no sistema auditivo limita as frequências extremas do som que são nocivas para a orelha interna.[88]

Os sistemas de imagem por ressonância magnética (RM) têm ruído acústico associado com suas ações de varredura clínica. Em protocolos específicos que incorporam sequências mais rápidas e ruidosas, foram medidos picos de 120 a 130 dBA, particularmente durante a imagem ecoplanar de alta velocidade.[89] Logo no início, Brummett et al.[90] mostraram que os sons gerados pela RM são suficientemente intensos para ocasionar alguma TTS em um número significativo de pacientes. No entanto, seus resultados também mostraram que os tampões de ouvido ajudaram a atenuar o ruído suficientemente para prevenir a TTS na maioria dos pacientes submetidos à avaliação por RM. O uso de campos de gradiente mais alto que são aplicados em taxas de rotação mais rápidas, utilizadas na RM funcional atual, exige sistemas que protejam mais a audição a fim de minimizar o risco de trauma por ruído.[91]

Outros problemas não auditivos dizem respeito aos efeitos gerais incômodos e cansativos do ruído, que podem levar a distúrbios de saúde inespecíficos devido à interferência nos processos restaurativos associados ao repouso e sono. Em condições de exposição crônica, o ruído é considerado um estressor biológico que pode levar à ativação prolongada do sistema nervoso autônomo e do complexo pituitário-adrenal, resultando em comprometimento geral da saúde.[92] O ruído também foi relacionado a distúrbios que envolvem a motilidade gastrintestinal, como as úlceras pépticas,[93] e, como foi observado anteriormente, a problemas circulatórios, como a hipertensão.[94] Certos tipos de ruído podem ser irritantes e levar a distúrbios emocionais.[95] Finalmente, o ruído pode ter um efeito prejudicial no desempenho, especialmente se houver envolvimento da compreensão da fala.[96] Geralmente, os dados relevantes para os efeitos não auditivos do ruído tendem a ser inconclusivos, pois as variáveis são difíceis de identificar e isolar em um estudo objetivo.

QUESTÕES LEGAIS

Uma questão prática que os legisladores das sociedades industrializadas tiveram que levar em consideração diz respeito à ponderação de dois objetivos conflitantes: como os trabalhadores podem ser protegidos contra os perigos do ambiente de trabalho sem impor um enorme encargo financeiro à sociedade, seja satisfazendo obrigações compensatórias ou prevenindo esses efeitos relacionados ao trabalho através de caras modificações de engenharia no processo industrial?

Ao longo dos anos, as preocupações com a proteção do público e da força de trabalho contra as agressões ambientais como o ruído têm sido escritas em uma combinação de leis e regulamentos governamentais. Ações legislativas e regulatórias federais, estaduais e municipais são continuamente revistas e alteradas. Embora o propósito dessa revisão não seja detalhar esses controles legais, quanto ao seu desenvolvimento histórico ou *status* atual, uma discussão resumida é adequada. Para uma análise lúcida dos estatutos e regulamentos governamentais pertinentes ao controle do ruído, veja a análise de Dobie.[7]

A maior dificuldade encontrada na composição do controle regulatório tem sido definir em termos práticos o que constitui um ruído nocivo. Uma abordagem popular para expressar o perigo de um determinado ruído através de um número simples está incorporada no princípio da igualdade de energia,[97] que pressupõe que o dano permanente à audição está relacionado com a energia sonora total, um produto do nível de ruído em dBA e a duração da exposição. Um princípio desse postulado é que uma quantidade igual de energia do ruído provoca uma quantidade igual de perda auditiva.

Burns e Robinson,[98] que investigaram a perda auditiva de milhares de trabalhadores industriais, concluíram que o princípio da igualdade de energia podia ser aplicado para determinar as doses diárias de exposição, pois a perda auditiva ocasionada pela exposição ao ruído no ambiente de trabalho parecia ser uma função simples da energia do ruído. Atherley e Martin[99] ampliaram o conceito para o ruído de impulso pela aplicação do princípio do nível de som contínuo equivalente (L_{eq}). O L_{eq} é definido como o nível ponderado em A de um som contínuo que produz, em um determinado intervalo, uma exposição com a mesma energia acústica total que um som variável no tempo em um intervalo idêntico.[100] Em outras palavras, se um som contiver duas vezes mais energia que um segundo som, mas durar a metade do tempo, os dois sons seriam caracterizados pelo mesmo nível sonoro equivalente. O conceito de L_{eq} sustenta que essas duas exposições produzem o mesmo dano à orelha.

Embora as noções como o princípio da igualdade de energia tenham se provado úteis na definição prática das variáveis de controle do ruído, sua validade é mais difícil de estabelecer. Com o passar dos anos, as evidências experimentais têm sido conflitantes à medida que tenderam a ser a favor ou contra a regra da igualdade de energia. Geralmente, parece que o princípio não pode ser generalizado indiscriminadamente para os estímulos por toda a faixa de parâmetros de ruído, pois a exposição aos ruídos impulsivos ou intermitentes pode levar a mais ou menos degeneração no órgão de Corti do que se poderia esperar, segundo o princípio da igualdade de energia. No entanto, algum aspecto do conceito de igualdade de energia foi adotado pelos países mais industrializados, incluindo os Estados Unidos, como um meio de medir o possível perigo de uma determinada exposição ao ruído. As regulamentações atuais usam uma taxa de câmbio de 4 dB, junto com uma média de 90 dBA ponderada no tempo, para definir o limite de exposição permissível ao longo de um dia de trabalho de 8 horas. Consequentemente, a exposição a 90 dBA por 8 horas é equivalente em termos de energia sonora a uma exposição de 95 dBA pela metade do tempo. Para elementos mais completos, veja Tabela G-16 em www.osha.gov, que detalha as exposições ao ruído permissíveis desenvolvidas pela U.S. Occupational Safety and Health Administration (OSHA).[101]

Atualmente, os setores que empregam trabalhadores que atuam onde os níveis de ruído estão acima de 85 dBA – exceto os funcionários da agricultura e construção, que trabalham em ambientes difíceis de controlar – implementam um programa de preservação da audição que consiste em vários componentes, conforme as diretrizes da OSHA.[101] Primeiro, a avaliação audiométrica pré-contratação e o monitoramento audiométrico anual são necessários para que o comprometimento coclear induzido por ruído possa ser detectado antes de ficar grave demais. Quando é identificada uma deficiência auditiva, o trabalhador deve ser notificado sobre o distúrbio e aconselhado a respeito do uso de protetores auditivos pessoais. A segunda parte do programa de preservação exige que os trabalhadores em áreas de altos níveis de ruído (≥85 dBA) usem protetores auriculares e participem de um programa de educação sobre ruído que informa o empregado sobre os efeitos nocivos e o uso correto dos protetores pessoais. Uma parte importante da preservação da audição é o encaminhamento otológico, que é essencial quando a audiometria realizada no local de trabalho detectou uma deficiência auditiva substancial.

PAPEL DO OTORRINOLARINGOLOGISTA

Os pacientes com PAIR constituem uma parte notável da população de pacientes de um otorrinolaringologista, particularmente dos que atuam na prática privada. Com o aumento na população com mais de 65 anos, o impacto psicológico, econômico e social da PAIR ainda está crescendo. Os sistemas estereofônicos modernos na forma de reprodutores de música pessoais ou dispositivos de audição pessoal (PLDs, do inglês *personal listening devices*), como os sistemas MP3 e iPod, têm níveis de ruído e durações de escuta suficientes para colocar os consumidores em risco de desenvolver PAIR.[102] Como o número de pessoas jovens sujeitas à exposição social ao ruído triplicou desde o início dos anos 1980,[103] o uso disseminado desses dispositivos entre crianças e adolescentes é uma preocupação crescente. Essa preocupação é suportada pelo achado revelado no banco de dados audiométrico de um levantamento nacional transversal de larga escala, no qual foi detectada uma prevalência crescente de perda auditiva neurossensorial em adultos jovens de 20 a 29 anos.[104] Essa prevalência crescente de perda auditiva nas frequências altas em adultos jovens pode estar relacionada com um aumento no uso de PLDs. No entanto, o resultado de ao menos um estudo experimental relevante que usou pessoas de idades parecidas e que foram sistematicamente expostas à música de um reprodutor de MP3 em seus níveis de audição preferidos não está de acordo com essa explicação.[105] Está claro que, para demonstrar se a exposição aos PLDs na adolescência influencia a perda auditiva na velhice, são necessários estudos de coorte longitudinais e de longo prazo.[103] Em todo caso, os otorrinolaringologistas devem continuar a se envolver de forma destacada com o problema da PAIR e as atividades de *laser* que envolvam exposição a sons intensos demais, particularmente em relação a crianças e adolescentes.

Embora exista uma prevenção conhecida, por motivos fiscais e técnicos é improvável que os níveis gerais de som alto do nosso ambiente sejam reduzidos. Como foi observado anteriormente, embora haja atualmente em andamento ensaios clínicos sobre a segurança e eficácia de certos compostos antioxidantes para prevenir ou reverter a PAIR, até hoje não existe um tratamento comprovado ou uma cura para o dano causado por ruído. Consequentemente, é importante detectar os estádios iniciais da PAIR para prevenir mais lesão aos receptores das células sensoriais cruciais do órgão de Corti. O papel do otorrinolaringologista é primeiro identificar a causa e o grau de uma perda auditiva relatada através de avaliação médica e audiométrica sistemática. Como parte do curso do gerenciamento otológico, o paciente deve ser instruído a respeito dos perigos do ruído e sobre medidas preventivas a fim de preservar a audição remanescente. O médico deve tomar decisões básicas a respeito do curso de ação de reabilitação aural adequado. Finalmente, o otorrinolaringologista deve ser sensível a quaisquer problemas emocionais que o paciente possa ter em aceitar uma deficiência auditiva, o que pode ser tratado com aconselhamento ou providências especiais.

Embora a PAIR não seja tratável medicamente ou cirurgicamente, ela é quase inteiramente evitável. Sua prevenção requer educação, engenharia e controles administrativos, além do uso adequado de protetores auditivos pessoais contra mais perdas.[106] Quando recomendar o uso de protetores auditivos pessoais ou reforçar o cumprimento de medidas de proteção da audição, o médico deve estar a par de que os protetores pessoais mais utilizados na forma de tampões ou capas têm uma eficácia consideravelmente variável e produzem uma atenuação altamente dependente da frequência.[107] Quando vedados corretamente no canal auditivo, os tampões intra-auriculares reduzem o ruído que chega à orelha média em 15 a 30 dB e funcionam melhor na faixa de média a alta frequência (i.e., 2 a 5 kHz). Os protetores auriculares tipo concha são mais eficazes, especialmente para frequências entre 500 Hz e 1 kHz, nas quais o ruído é atenuado em 30 a 40 dB.[108] Nas áreas com níveis de ruído extremamente altos, os tampões intra-auriculares de ouvido não conferem proteção suficiente e os indivíduos devem ser aconselhados a usar os protetores tipo concha junto com os tampões. Além disso, a energia sonora associada aos altos níveis de ruído pode chegar à orelha interna passando pela vibração óssea e pelos tecidos adjacentes à orelha. Os limiares de condução óssea e condução tecidual estabelecem um limite prático para a atenuação possível proporcionada pelos dispositivos de proteção auditiva.

Um ponto final pertinente ao uso de protetores auriculares deixaria os pacientes impressionados. Quando são considerados os dados que relacionam a proteção máxima em dBA à porcentagem de tempo que os dispositivos são utilizados, fica claro que os protetores auditivos devem ser utilizados o tempo todo, pois, se forem removidos mesmo que por alguns minutos, sua capacidade de atenuação cumulativa é acentuadamente reduzida. Remover a proteção auditiva por apenas 15 minutos em um turno de 8 horas pode cortar pela metade a eficácia da proteção. De modo similar, um protetor auditivo mal ajustado não previne a perda auditiva.[1]

Em muitos Estados, há compensação para a PAIR ocupacional e os médicos às vezes são solicitados a servir como testemunhas especializadas quanto à provável causa da perda auditiva de um requerente. Esse testemunho médico-legal exige que o paciente se submeta à avaliação otológica e audiométrica rigorosa para excluir as perdas auditivas ocasionadas por distúrbios auriculares não relacionados, como impactação do cerume, efusão da orelha média, envelhecimento, déficits genéticos, otosclerose e um conjunto de outras doenças auriculares (i. e., doença de Meniére, neuroma acústico). Para permitir que os efeitos reversíveis (i. e., TTS) se recuperem, a maioria dos Estados exige um tempo de recuperação que varia de 14 horas "de silêncio" até 24 semanas longe do ruído ocupacional antes da avaliação audiométrica. Ao excluir doença orgânica, prestando muita atenção à história de exposição ao ruído relacionada ao trabalho e à recreação, e documentando o grau de envolvimento das duas orelhas, pode ser tomada uma decisão informada quanto a qualquer relação causal entre a deficiência observada e o ambiente de trabalho.

Deficiência auditiva é o termo médico utilizado para descrever o nível de audição no qual os indivíduos começam a sofrer dificuldades na vida diária. A deficiência auditiva se manifesta em termos práticos, como uma dificuldade para compreender a fala. No momento em que um indivíduo toma consciência da menor inteligibilidade da fala, provavelmente já ocorreu um dano considerável no órgão de Corti, pois a recepção da fala não é muito alterada até a perda auditiva atingir mais de 40 dB. O volume de perda nas frequências mais importantes para a fala – em 2, 3 e 4 kHz – é utilizado pela OSHA[101] como uma base para calcular os montantes de compensação, pois a PAIR ocorre inicialmente nas frequências de 2 kHz ou mais. A medida do impacto da deficiência auditiva se chama incapacidade auditiva, que sempre se baseia no estado funcional das duas orelhas. Um guia oficial concebido pela American Academy of Otolaryngology – Head and Neck Surgery[109] fornece uma explicação detalhada e uma fórmula para avaliar e calcular a incapacidade da PAIR. Geralmente, os benefícios por invalidez da U.S. Social Security Administration[110] são menos generosos do que os benefícios concedidos aos veteranos de guerra ou programas de compensação do trabalhador comum.

Devido a um ambiente cada vez mais ruidoso e à probabilidade de que muitos indivíduos terão inconscientemente perdas auditivas pela exposição a sons altos em casa, no trabalho, em atividades recreativas e pelo uso indevido de PLDs, os otorrinolaringologistas e outros profissionais de saúde que lidam com problemas auditivos devem instruir o público a respeito da conservação da audição. Essa instrução é necessária, especialmente para crianças e adolescentes, que, como foi observado anteriormente, estão expostos regularmente à música amplificada associada aos reprodutores de música pessoais, danceterias e shows ao vivo. Uma imagem comum que pode ser utilizada para motivar o público e os trabalhadores na indústria a se conscientizarem do dano insidioso da exposição ao ruído é a metáfora da grama que representa as células sensoriais da orelha interna. Tipicamente, as folhas de grama se levantam após se inclinarem quando pisamos nelas. No entanto, se o mesmo trecho for pisoteado dia após dia, a grama acaba morrendo e deixa uma área desmatada; isso é similar ao que acontece com as células ciliadas da orelha quando agredidas continuamente por sons de alta intensidade.

O médico pode ser particularmente eficaz ao ensinar os indivíduos a reconhecerem os sinais de perigo da PAIR potencial, incluindo a necessidade de gritar para ser ouvido e o desenvolvimento de sensação de dor, som abafado e zumbido.[111,112] A influência dos otorrinolaringologistas como especialistas em audição nas áreas de educação e motivação pode ser uma força importante na prevenção da PAIR.

RESUMO

Sabemos mais do que nunca sobre o funcionamento da orelha humana, incluindo como ela responde inicialmente ao som excessivo e como eventualmente não consegue reverter o dano progressivo. Também sabemos o quão mais precisamos aprender sobre os processos básicos da orelha antes de podermos corrigir esses danos. À medida que a nossa compreensão dos mecanismos fundamentais envolvidos no processo de PAIR evolui, parece possível o desenvolvimento de uma intervenção médica para minimizar a lesão permanente. Nesse ínterim, sabemos o que precisa ser feito para prevenir ou verificar o processo de dano. À luz da impraticabilidade econômica do controle de ruído no nível de engenharia ou administração, especialmente na indústria, parece que a educação do público a respeito dos possíveis perigos do som excessivo e o uso benéfico dos dispositivos de proteção serão as principais armas contra a PAIR. Consequentemente, o papel educacional dos otorrinolaringologistas é primordial para a conservação da audição ameaçada pela exposição habitual ao ruído.

AGRADECIMENTOS

Os autores agradecem ao apoio de longo prazo do National Instituts of Health (DC00613, DC03114) e da Veterans Administration (VA/RRD C7107R, C6212L) por seus programas de pesquisa e a Barden B. Stagner por conduzir análises de dados e auxiliar na montagem das ilustrações utilizadas aqui.

Para consultar a lista completa de referências, acesse www.expertconsult.com.

LEITURA SUGERIDA

Bao J, Hungerford M, Luxmore R, et al: Prophylactic and therapeutic functions of drug combinations against noise-induced hearing loss. *Hear Res* 304:33–40, 2013.

Furman AC, Kujawa SG, Liberman MC: Noise-induce cochlear neuropathy is selective for fibers with low spontaneous rates. *J Neurophysiol* 110:577–586, 2013.

Gallun FJ, Diedesch AC, Kubli LR, et al: Performance on tests of central auditory processing by individuals exposed to high-intensity blasts. *J Rehabil Res Dev* 49:1005–1025, 2012.

Gallun FJ, Lewis MS, Folmer RL, et al: Implications of blast exposure for central auditory function: a review. *J Rehabil Res Dev* 49:1059–1074, 2012.

Guthrie OW, Xu H: Noise exposure potentiates the subcellular distribution of nucleotide excision repair proteins within spiral ganglion neurons. *Hear Res* 294:21–30, 2012.

Konings A, Van Laer L, Van Camp G: Genetic studies on noise-induced hearing loss: a review. *Ear Hear* 30:151–159, 2009.

Le Prell CG, Dell S, Hensley B, et al: Digital music exposure reliably induces temporary threshold shift in normal-hearing human subjects. *Ear Hear* 33:e44–e58, 2012.

Maison SF, Usubuchi H, Liberman MC: Efferent feedback minimizes cochlear neuropathy from moderate noise exposure. *J Neurosci* 33:5542–5552, 2013.

National Institutes of Health: It's a Noisy Planet: Protect Their Hearing. Accessed September 3, 2013 at www.noisyplanet.nidcd.nih.gov.

Sliwinska-Kowalska M, Pawelcyzk M: Contribution of genetic factors to noise-induced hearing loss: a human studies review. *Mutat Res* 752:61–65, 2013.

Verbeek JH, Kateman E, Morata TC, et al: Interventions to prevent occupational noise-induced hearing loss. *Cochrane Database Syst Rev* 10:CD006396, 2012.

76 Infecções do Labirinto

John C. Goddard | William H. Slattery III

Pontos-chave

- O citomegalovírus é a causa mais comum de perda auditiva não genética nos Estados Unidos.
- O uso de medicações antivirais no tratamento das crianças com infecção congênita por citomegalovírus pode ajudar a minimizar a deterioração da audição.
- A rubéola congênita continua a ser uma causa importante de perda auditiva neurossensorial (PANS) no mundo inteiro.
- A prevenção da rubéola congênita através da vacina de rotina é o melhor método de evitar a PANS e outras sequelas.
- A identificação e o tratamento precoce das crianças com sífilis congênita muitas vezes ajudam a evitar complicações posteriores associadas com envolvimento labiríntico.
- As infecções como o sarampo e a caxumba continuam a ser causas importantes de perda auditiva na infância nos países sem programas de vacinação de rotina.
- A labirintite supurativa pode se desenvolver como uma sequela da meningite bacteriana ou não bacteriana, bem como de condições infecciosas que afetam a orelha média, o mastoide e o osso temporal.
- A vacinação de rotina contra patógenos bacterianos comuns, o uso disseminado de antibióticos e a identificação precoce da infecção levam à redução no número de casos meningogênicos e otogênicos da labirintite supurativa.
- Os distúrbios idiopáticos, como a PANS súbita, a neurite vestibular e a labirintite, não foram conclusivamente relacionados a um agente etiológico infeccioso.

As infecções do labirinto podem surgir de uma invasão direta por bactérias, fungos, parasitas e vírus, bem como de substâncias tóxicas associadas a um processo infeccioso adjacente. Na era pré-antibióticos, a labirintite supurativa (bacteriana) era uma sequela frequente da otite média piogênica aguda e muitas vezes aumentava a probabilidade de meningite associada e seguida de morte.[1] Nos países desenvolvidos, o uso rotineiro dos antibióticos reduziu significativamente as taxas de complicações relacionadas à otite média, e a labirintite supurativa ocorre apenas raramente.[2] O envolvimento sifilítico (luético) do labirinto tem sido bem documentado histopatologicamente e foi um quadro clínico observado frequentemente durante os anos de 1900.[3] Como as taxas de sífilis caíram significativamente dentro dos Estados Unidos, também caíram os casos de perda auditiva neurossensorial (PANS) induzida por sífilis e os casos de disfunção vestibular.[4] As infecções sarampo, caxumba e rubéola (MMR, do inglês *measles, mumps, rubella*) têm sido uma fonte importante de morbidade e mortalidade no mundo inteiro, com perda auditiva associada em certos casos.[5-7] Entretanto, o desenvolvimento das vacinas para MMR nos anos 1960 levou a um declínio radical na incidência dessas doenças virais, com uma diminuição concomitante no número de casos com perda auditiva.[8] Enquanto os Estados Unidos e outros países desenvolvidos viram um declínio no número global de infecções labirínticas associadas às condições supracitadas, a incidência dessas condições nos países em desenvolvimento continua significativa. Consequentemente, é imperativo que os otorrinolaringologistas se mantenham bem informados a respeito de todas as possíveis causas das infecções labirínticas.

A identificação e o isolamento de um agente causador específico nos casos de suspeita de infecção labiríntica continuam indefinidos (Quadro 76-1). Grande parte da dificuldade na determinação da causa vem da incapacidade para obter amostras de tecido da orelha interna de uma maneira não invasiva que evite a perda de função coclear e/ou vestibular.[9] Embora a amostragem da perilinfa possa ser obtida durante a cirurgia de implante

---

Quadro 76-1. ELEMENTOS NECESSÁRIOS PARA A CONFIRMAÇÃO DE UMA INFECÇÃO DA ORELHA INTERNA

1. Associação clínica do agente infeccioso com uma síndrome coclear ou vestibular específica.
   a. Estudos epidemiológicos do agente infeccioso e da síndrome
   b. Estudos clínicos da síndrome e isolamento do agente infeccioso em outros sítios ou aumento do título sorológico do anticorpo
2. Evidência clara da presença do agente infeccioso dentro do tecido da orelha interna
   a. Isolamento do RNAv ou RNAm do agente infeccioso, excluindo os transcritos associados à latência do RNAm, no tecido da orelha interna
   b. Demonstração histológica no tecido da orelha interna por microscopia eletrônica do agente infeccioso ou pelo achado na microscopia ótica dos corpos de inclusão ou morfologia celular característica mais isolamento do agente infeccioso em outros sítios
3. Em animais experimentais, demonstração de que o agente infeccioso suspeito pode causar sinais auditivos ou vestibulares semelhantes e patologia da orelha interna

Modificado de Davis LE. Neurovirology of deafness, labyrinthitis and Bell's palsy. In Johnson RT, ed: *Neurovirology*. Minneapolis: American Academy of Neurology; 2002.

coclear e do tecido labiríntico coletado durante as cirurgias que sacrificam a orelha interna (i. e., labirintectomia), os pacientes submetidos a esses procedimentos nem sempre têm uma história de infecção labiríntica.[10] Além disso, o intervalo de tempo entre uma suspeita de infecção labiríntica e a intervenção cirúrgica subsequente pode sofrer um atraso significativo, dificultando a análise significativa. Como alternativa, a análise histopatológica pós-morte do osso temporal continua a ser uma ferramenta inestimável para examinar a arquitetura do labirinto, particularmente nos pacientes com histórias clínicas conhecidas. No entanto, o processamento físico e químico das amostras do osso temporal limita a capacidade para usar certas técnicas analíticas, como a reação de polimerase em cadeia (PCR), para identificar agentes virais ou outros agentes infecciosos.[9,11] Espera-se que o aprimoramento permanente das técnicas microbiológicas, virais e genéticas, junto com o desenvolvimento de novas abordagens para obter amostras seguras da orelha interna, venham a permitir no futuro a identificação mais consistente e confiável das fontes de infecções labirínticas.

ANATOMIA E FISIOLOGIA FUNDAMENTAIS

A orelha interna foi apelidada de labirinto devido à complexidade de seu desenho anatômico. Embora esteja além do escopo deste capítulo a revisão da anatomia e fisiologia do labirinto na sua totalidade, uma compreensão básica é pré-requisito para uma discussão das infecções do labirinto. Caracterizado em termos funcionais por seis órgãos sensoriais finais – o órgão de Corti coclear, as três ampolas dos canais semicirculares e as máculas utricular e sacular – o labirinto é caracterizado em termos mais amplos como uma concha externa óssea e um compartimento membranoso interno (Fig. 76-1). A concha do labirinto compreende o osso da cápsula ótica, que define a forma dos canais semicirculares, o vestíbulo e a cóclea e está confinada em uma câmara cheia de perilinfa rica em sódio. O labirinto membranoso é um sistema completamente separado, suspenso dentro dessa câmara cheia de perilinfa, e é composto de endolinfa rica em potássio, os ductos membranosos utricular e sacular conectam seus órgãos terminais respectivos ao ducto endolinfático, que percorre o aqueduto vestibular ósseo e termina como saco endolinfático ao longo da face posterior do osso petroso.

A vasculatura da orelha interna não será examinada aqui, mas sua importância como possível rota de propagação (hematógena) da infecção para a orelha interna deve ser lembrada. Aspectos anatômicos específicos do labirinto proporcionam as rotas restantes para propagação da infecção para a orelha interna; essas rotas incluem o aqueduto coclear, o conduto auditivo interno (CAI) e as janelas oval e redonda. O aqueduto coclear é um canal ósseo que contém tecido similar ao subaracnóideo, conhecido como ducto periótico.[12] Embora se acredite que o ducto coclear não é responsável pela transmissão de altos níveis de pressão do líquor cefalorraquidiano (LCR) para a orelha interna, observados nos *gushers* perilinfáticos, ele pode servir como um caminho para a propagação da infecção de/para a cavidade intracraniana.[13-15] O aqueduto coclear atravessa o osso petroso inferior, do espaço subaracnóideo da fossa posterior até o aspecto basal da cóclea e se abre no aspecto medial da escala timpânica. Alguns estudos histológicos do aqueduto coclear sugerem uma maior desobstrução em crianças, enquanto outros demonstram desobstrução ao longo do

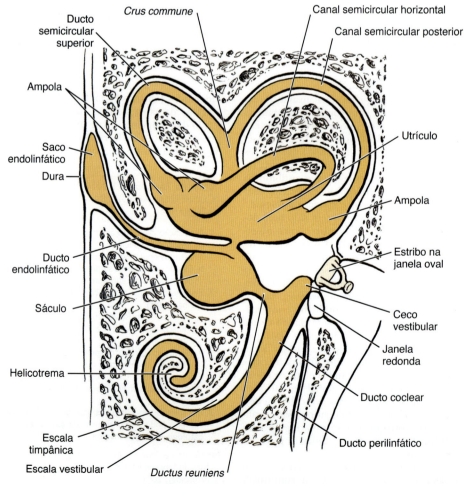

FIGURA 76-1. O labirinto membranoso.

comprimento inteiro do aqueduto em 34% das amostras.[13-15] A área crivosa no fundo do CAI serve como ponto de entrada das fibras nervosas cocleares para o modíolo. Nos casos de deficiência congênita da área crivosa, a pressão do FCS pode ser transmitida mais completamente para a perilinfa.[16] Esse local também pode servir como uma rota para propagação da infecção entre a cavidade intracraniana e a orelha interna. As possíveis rotas anatômicas finais de propagação partem das janelas oval e redonda, que proporcionam a interface mais direta entre a orelha média e o labirinto. Embora a platina do estribo sirva como uma barreira óssea no nível da janela oval, a membrana da janela redonda tem uma espessura de três a quatro camadas celulares e pode oferecer menos resistência à propagação de várias moléculas.[17]

INFECÇÕES LABIRÍNTICAS PERINATAIS

Uma série de infecções pode afetar uma gestante e comprometer a saúde do feto em desenvolvimento ou do recém-nascido. Essas infecções perinatais são tipicamente virais e podem impactar uma série de sistemas de órgãos, incluindo a orelha interna. As infecções virais perinatais mais comuns que afetam o labirinto são o citomegalovírus (CMV) e a rubéola, embora o herpes-vírus simples (VHS) e outros vírus também possam afetar a orelha interna. As infecções perinatais não virais podem afetar o labirinto e incluem a toxoplasmose (parasitária) e a sífilis (bacteriana), dentre outras.

INFECÇÕES LABIRÍNTICAS PERINATAIS VIRAIS

Os vírus foram implicados no desenvolvimento das infecções labirínticas durante décadas. No entanto, conforme mencionado acima, a capacidade para identificar e isolar um organismo causador nos casos de infecção labiríntica continua a ser desafiadora. Embora fortes evidências clínicas apoiem uma relação causal entre muitas infecções virais e o desenvolvimento de sintomas cocleovestibulares, o CMV é a única infecção viral perinatal que afeta o labirinto e que realmente foi isolada na perilinfa ou detectada dentro do tecido da orelha interna.[18-20] Outros vírus congênitos – como a rubéola, o VHS e o vírus da imunodeficiência humana (HIV) – ainda não foram identificados dentro de amostras similares da orelha interna.

CMV Congênito

De acordo com o Centers for Disease Control and Prevention (CDC), o CMV é a infecção viral congênita mais comum e a causa mais comum de perda auditiva não genética nos Estados Unidos.[21] Aproximadamente 1 em 150 crianças nasce com infecção congênita pelo CMV, que se traduz em 30.000 crianças por ano apenas nos Estados Unidos. Os sintomas clínicos e as deficiências permanentes vão ocorrer em até 15 a 20% dos casos de CMV congênito, incluindo o possível desenvolvimento de PANS.[21-23] A natureza da perda auditiva nessas crianças é bem variável, podendo ser tardia, progressiva, bilateral ou até mesmo flutuante.[23] Devido à apresentação possivelmente tardia da perda auditiva relacionada ao CMV, a triagem auditiva do recém-nascido pode ser normal.[23-25]

As infecções de CMV congênitas ocorrem primariamente via transmissão *in utero*, embora possam ocorrer na hora do parto ou no período pós-natal. Enquanto as mães são a fonte de transmissão para sua prole, as mulheres grávidas frequentemente são infectadas através do contato sexual com um parceiro ou esposo ou através do contato com a saliva ou urina de uma criança infectada.[21] A infecção materna por CMV pode ocorrer a qualquer momento antes ou durante a gravidez, sendo tipicamente assintomática, embora possam se desenvolver sintomas parecidos com os da mononucleose.[21] As mulheres infectadas 6 meses ou mais antes de ficarem grávidas são muito menos propensas a ter uma criança com uma infecção por CMV significativa do que as mulheres infectadas durante a gravidez.[21,23] No entanto, a reativação de uma infecção por CMV latente (i. e., infecção por CMV secundária) continua a ser um possível meio de transmissão materno-fetal.

O padrão ouro atual para o diagnóstico de infecção por CMV congênita é o isolamento do vírus em urina, saliva, sangue ou outros fluidos corporais dentro das primeiras 2 a 3 semanas de vida.[21,23] A análise por PCR do DNA do CMV se tornou a técnica preferida para isolamento viral e substituiu os métodos de detecção por meio de cultura viral.[24,25] Embora se tenha demonstrado interesse em usar amostras desidratadas de sangue obtidas rotineiramente para fins de triagem genética no nascimento como um meio de identificar o DNA do CMV, a sensibilidade desse método tem sido ruim em comparação com o teste de PCR na saliva.[10,25-27] A detecção de anticorpos no sangue periférico também não é útil para diagnosticar o CMV congênito. Finalmente, o teste feito mais de 3 semanas após o nascimento não é considerado adequado para um diagnóstico de CMV congênito devido à alta frequência de infecção de CMV assintomático entre os bebês com 3 semanas de vida ou mais.

A maioria das crianças nascidas com CMV congênito é assintomática e 80% nunca desenvolvem quaisquer sintomas ou deficiências importantes.[21] Ocorrendo raramente, a forma mais grave de CMV congênito, chamada doença de inclusão citomegálica (DIC), afeta muitos sistemas de órgãos e está associada com deficiências significantes e permanentes.[21,23] Nos pacientes com fenótipo grave, observa-se em quase 50% dos casos PANS, microcefalia e dificuldades de aprendizagem.[28] Hepatoesplenomegalia, icterícia, erupção em forma de brioche de mirtilos e evidências de tomografia computadorizada (TC) de calcificações intracerebrais também são típicas da DIC.[23] Enquanto as implicações para as pessoas com DIC são bem claras, a preponderância dos recém-nascidos com infecção congênita de CMV é assintomática e tem um curso imprevisível. Estudos longitudinais iniciais que examinaram a porcentagem de casos assintomáticos de CMV congênito com PANS relataram taxas que variaram de 7 a 15%.[29-33] Dentre esses pacientes, a PANS frequentemente foi bilateral e variou de branda a profunda, embora as perdas unilaterais, progressivas de início tardio, também tenham sido observadas.[29-33] Além disso, a triagem dos recém-nascidos foi normal em até 50% dos casos.[30] Estudos mais recentes que examinaram as taxas e características da perda auditiva entre pacientes assintomáticos com infecção congênita de CMV encontraram taxas de PANS de até 23%.[26,34-36] O exame dos níveis de carga viral do sangue periférico sugere que o risco de PANS, na verdade, pode ser mais baixo nos pacientes com cargas virais menores.[37] No entanto, fatores específicos que influenciam o padrão e a gravidade da PANS nos casos assintomáticos de CMV congênito continuam obscuros. Os dados pertinentes às anormalidades vestibulares entre os pacientes com CMV congênito são mais limitados, mas relatos sugerem que os pacientes sintomáticos no nascimento podem desenvolver déficits vestibulares ao longo do tempo.[38]

As evidências clínicas que validam as infecções labirínticas relacionadas ao CMV congênito têm sido reforçadas pela capacidade dos pesquisadores e clínicos para isolarem as partículas virais do CMV do tecido da orelha interna.[18-20, 39-42] Nos anos 1970, Davis et al.[9,42,43] cultivaram CMV da perilinfa na autópsia de um bebê com DIC e identificaram subsequentemente o antígeno do CMV nas células do labirinto membranoso e das inclusões intracelulares dentro da orelha interna (Fig. 76-2). Descrições prévias dos achados histopatológicos do osso temporal observados em bebês durante o CMV congênito sintomático sugerem mudanças significativas dentro do sistema endolinfático inteiro, mas pouco dano histológico aos nervos auditivo e vestibular, junto com os gânglios espirais e vestibulares.[41-45] A hidropisia da cóclea e do sáculo e o colapso da membrana de Reissner também foram observados.[9] Teissier et al.[39] examinaram mais recentemente seis fetos infectados com CMV, com idades variando de 19 a 35 semanas após a concepção. As células citomegálicas com corpúsculos de inclusão foram observadas dentro das células marginais da estria vascular e do epitélio não sensorial do aparelho vestibular.[39] O

1226 PARTE VI | OTOLOGIA, NEUROTOLOGIA E CIRURGIA DA BASE DO CRÂNIO

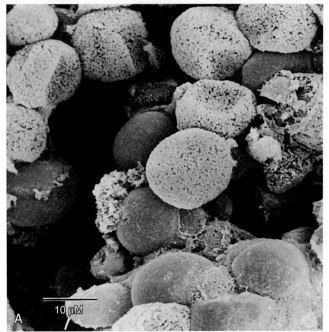

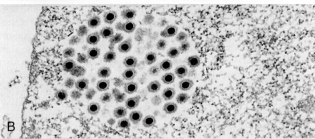

FIGURA 76-2. Infecção por citomegalovírus (CMV) congênito em um bebê de 1 mês de idade. **A,** Microfotografia eletrônica de varredura exibindo grandes células osmofílicas de inclusão do CMV revestindo a parede membranosa do utrículo. **B,** Microfotografia eletrônica de transmissão exibindo partículas do CMV com núcleos densos formando agregados no citoplasma do epitélio ultricular (×34.500). (Extraído de Davis LE, Johnsson L-G, Kornfeld M. Cytomegalovirus labyrinthitis in an infant: morphological, virological, and immunofluorescent studies. J Neuropathol Exp Neurol 1981;40:9.)

amplo envolvimento do canal semicircular e do epitélio otolítico foi observado e a infecção do CMV estava incluída nas células escuras secretoras de endolinfa. Esses dados, combinados com os achados de estudos anteriores, sugerem que o envolvimento do CMV das estruturas endolinfáticas (reguladoras de potássio) pode ser responsável pela PANS observada nesses pacientes.[39-45]

Nos últimos anos, o CMV tem sido detectado pela análise de PCR na perilinfa obtida no momento da colocação do implante coclear em crianças com CMV congênito conhecido e também em indivíduos com PANS de causa desconhecida ou infecção de CMV adquirida documentada.[10,18,40,46] Dado que a cirurgia de implante coclear ocorre frequentemente meses a anos após o nascimento, esses achados demonstram a capacidade do DNA viral do CMV de persistir dentro da orelha interna. Ainda não se sabe se o CMV persistente dentro da orelha interna afeta a audição dos indivíduos com CMV congênito, mas a capacidade para obter amostras da orelha interna e isolar o DNA viral durante a cirurgia de implante coclear tem implicações importantes. Mais especificamente, à medida que o número de implantes cocleares feitos no mundo inteiro aumenta, as futuras análises de PCR nas amostras de perilinfa (ou endolinfa) podem se tornar uma ferramenta importante para compreender uma série de causas da PANS. Os esforços atuais no tratamento do CMV estão concentrados em minimizar a soroconversão das mulheres e em reduzir a carga viral e, assim, minimizar os sintomas clínicos nos indivíduos infectados com CMV.

Vacinas de CMV experimentais que usam DNA, proteína e vetores virais estão em desenvolvimento há vários anos e se mostraram promissoras nos primeiros testes.[47-50] O tratamento das mulheres grávidas com infecção de CMV primária incluiu imunização passiva com γ-globulina do CMV e também tratamento antiviral oral. Estudos mostraram que o tratamento de γ-globulina do CMV das mulheres grávidas com infecção de CMV primária resulta em uma redução significativa no número de bebês sintomáticos infectados com CMV aos 2 anos, enquanto o valaciclovir oral pode alcançar níveis terapêuticos no sangue materno e fetal, tal que as cargas virais fetais são reduzidas.[51,52] No entanto, no ensaio que examinou o aciclovir oral, foi observada uma taxa de sobrevivência de menos de 50% entre os fetos (gravemente) afetados de mães infectadas com CMV.[52] O tratamento dos recém-nascidos com CMV congênito sintomático consistiu principalmente em ganciclovir endovenoso,[23,53] que age inibindo DNA polimerase viral com a resultante inibição da replicação do CMV.[54] Sua administração requer um cateter de demora inserido perifericamente e o próprio medicamento traz um risco significativo de neutropenia. No único ensaio controlado randomizado para examinar os resultados do tratamento com ganciclovir, os bebês com CMV congênito sintomático tratados no primeiro mês de vida não tiveram deterioração auditiva em 6 meses e após 1 ano.[53] Atualmente, a eficácia do ganciclovir tem sido demonstrada apenas nos recém-nascidos sintomáticos com doença do sistema nervoso central (SNC), e ele não é recomendado para os casos assintomáticos ou nos recém-nascidos sintomáticos sem doença grave do SNC.[23] O valganciclovir, um profármaco oral do ganciclovir, tem sido estudado nos últimos anos como uma alternativa para o ganciclovir. Em um estudo randomizado que comparou os tratamentos com ganciclovir e valganciclovir entre neonatos sintomáticos, foram encontrados resultados similares entre os dois regimes de tratamento.[54] Dois estudos recentes também demonstraram melhoria nos níveis de audição com o tratamento de valganciclovir.[55,56] No entanto, um estudo mais robusto, randomizado e controlado por placebo está em andamento e deve esclarecer o papel do valganciclovir nos pacientes com infecção de CMV congênito.[23]

Em termos de gerenciamento da PANS, a variabilidade observada nos resultados auditivos entre os pacientes de CMV congênito requer avaliação auditiva regular, de preferência a cada 3 a 6 meses nos primeiros 3 anos e depois anualmente. A amplificação deve ser instituída logo que a PANS for identificada e o implante coclear deve ser considerado nos casos de PANS grave a profunda.

As crianças com as formas graves de CMV congênito podem sofrer de deficiência mental, apresentando desafios para o implante coclear, que são encontrados durante o tratamento de pacientes com anomalias do desenvolvimento. No entanto, nas crianças com CMV congênito e PANS que se submetem ao implante coclear, os resultados têm sido parecidos com os das crianças portadoras de PANS em consequência de outras etiologias.[57,58]

Síndrome da Rubéola Congênita

A síndrome da rubéola congênita, também conhecida como sarampo alemão, foi descrita inicialmente após a epidemia australiana em 1941.[59] Ocasionada pelo vírus da rubéola, a síndrome da rubéola congênita inclui achados clínicos como microcefalia, defeitos cardíacos, perda auditiva e catarata.[60] Outros achados clínicos foram descritos após a pandemia global de rubéola nos anos 1960, quando 20.000 bebês nos Estados Unidos nasceram com síndrome da rubéola congênita.[61,62] Desde a introdução da vacina da rubéola em 1969, o número de casos nos países desenvolvidos diminuiu dramaticamente; nos Estados Unidos, a rubéola endêmica foi eliminada em 2004.[63] No entanto, a Organização Mundial da Saúde estima que no mundo inteiro mais de 100.000 bebês nascem a cada ano com síndrome da rubéola congênita e até 50% têm deficiência auditiva.[64,65]

Dado o grande número de casos mundiais de síndrome da rubéola congênita, é imperativo que os otorrinolaringologistas considerem essa condição como uma fonte de PANS inexplicável, particularmente entre as crianças. A rubéola é transmitida no útero através de uma rota transplacentária. A infecção de rubéola materna durante o primeiro trimestre, ao contrário do segundo e terceiro trimestres, coloca o feto no risco mais alto de infecção congênita e subsequente perda auditiva. Os bebês infectados com rubéola durante o segundo e terceiro trimestres nascem frequentemente com infecção de rubéola assintomática e parecem saudáveis ao nascer. No entanto, 10 a 20% dessas crianças provavelmente vão desenvolver PANS.[66] A infecção de rubéola congênita que envolve a orelha interna resulta frequentemente em PANS bilateral, que afeta caracteristicamente as frequências médias mais do que as baixas e altas.[59] A deformidade resultante, em forma de "mordida no biscoito", pode dificultar a distinção entre essa e outras etiologias genéticas da PANS. Em uma grande série de crianças com perda auditiva secundária à síndrome da rubéola congênita, 55% tiveram perda auditiva profunda, 30% tiveram perda auditiva grave e 15% tiveram perda auditiva branda a moderada.[61] As crianças com síndrome da rubéola congênita podem ter má discriminação da fala e sofrer perda auditiva progressiva. Curiosamente, os indivíduos que sofrem infecção de rubéola na vida adulta raramente desenvolvem perda auditiva.[67] Estudos que examinaram a função vestibular em crianças com síndrome da rubéola congênita demonstram hipofunção à prova calórica em até 20% dos casos, com uma falta de correlação entre o grau de PANS e a disfunção vestibular.[68,69]

A síndrome da rubéola congênita pode ser diagnosticada por 1) isolamento da rubéola ou detecção do ácido ribonucleico (RNA) específico da rubéola em culturas de urina ou garganta durante as primeiras semanas de vida, 2) identificação dos anticorpos imunoglobulina M (IgM) contra rubéola no soro do neonato e/ou 3) maior título de anticorpo para rubéola em um bebê durante os primeiros meses de vida e que não recebeu vacina para rubéola. A reação em cadeia da polimerase para transcriptase reversa em tempo real (RT-PCR) e as técnicas padrão de RT-PCR são utilizadas para identificar o RNA viral, enquanto os imunoensaios enzimáticos são utilizados frequentemente para identificação dos anticorpos IgM e IgG contra rubéola.[59,62]

As alterações histopatológicas observadas nos ossos temporais dos pacientes com síndrome da rubéola congênita e surdez associada não exibem alterações características; no entanto, essas alterações não são específicas da infecção de rubéola. A anomalia predominante é a degeneração cocleossacular e a atrofia estrial de graus variados, e a membrana de Reissner e a parede dos sáculos podem ceder e até mesmo colapsar; a membrana tectorial frequentemente é anormal e deslocada do órgão de Corti para o limbo.[12,70-72] A estria vascular exibe graus variados de atrofia, enquanto o neuroepitélio vestibular e seus nervos geralmente parecem saudáveis.

O tratamento da síndrome da rubéola congênita atualmente é de suporte, pois não foram criadas medicações antivirais especificamente para o vírus da rubéola. Assim como em outras causas de PANS, a amplificação deve ser iniciada o mais breve possível. Dependendo da saúde geral do indivíduo, o implante coclear deve ser considerado nos casos de perda auditiva grave a profunda.

Herpes-vírus Simples Congênito

A infecção neonatal por VHS é rara e ocorre em 1 a cada 3.000-20.000 nativivos.[73] Considerando que a infecção pode ocorrer no útero, ela é transmitida mais frequentemente no momento do parto vaginal. Consequentemente, a cesariana é utilizada com frequência nos casos de infecções ativas conhecidas de VHS genital. Nos neonatos a infecção de VHS ocorre frequentemente em uma forma disseminada e os pacientes podem exibir encefalite por VHS. A incidência de PANS no VHS congênito é de aproximadamente 10%, embora os dados sejam limitados.[74-76] A triagem do VHS nos casos de PANS neonatal idiopática não é recomendada atualmente devido à raridade das infecções de VHS congênitas assintomáticas.[76]

INFECÇÕES LABIRÍNTICAS PERINATAIS NÃO VIRAIS

Sífilis Congênita

A sífilis congênita é ocasionada pelo espiroqueta *Treponema pallidum* e resulta da transmissão vertical da mãe para o feto no útero, no momento do parto vaginal ou no período pós-natal. O CDC estimou a taxa de sífilis congênita em 8 casos por 100.000 nativivos nos Estados Unidos em 2011, uma queda em relação aos quatro anos anteriores.[77] A sífilis congênita precoce, ou infantil, frequentemente é grave e caracterizada por hepatosplenomegalia, erupção papular, corrimento nasal e pseudoparalisia de uma extremidade.[12,77] Considerando-se que a perda auditiva e os sintomas vestibulares podem ocorrer nesses bebês, esses sintomas podem ser negligenciados devido à gravidade dos demais sintomas. A sífilis congênita tardia também é possível e pode se apresentar no final da infância, na adolescência ou na vida adulta. As lesões típicas da sífilis congênita tardia incluem deformidade em nariz de sela, canelas em sabre, ceratite, dentes de Huchinson, deficiência auditiva e queixas vestibulares.[12,77] A deficiência auditiva foi relatada em até 38% dos casos de sífilis congênita, embora não haja estudos mais recentes.[78-80] Uma grande variabilidade é relatada na apresentação dos indivíduos com sífilis congênita tardia. A perda auditiva pode ser súbita, bilateral e grave nas crianças. Nos adultos, a perda auditiva pode ser progressiva, assimétrica e associada a baixa pontuação de discriminação e os sintomas similares à doença de Menière podem ocorrer com perda auditiva flutuante, zumbido e crises vestibulares.[12]

O CDC tem extensas recomendações em relação à avaliação diagnóstica dos bebês com suspeita de sífilis congênita.[77] Os bebês nascidos de mães com testes treponêmicos reativos (FTA-ABS) devem se submeter a um teste sorológico não treponêmico quantitativo (RPR ou VDRL) e a um exame físico cuidadoso ao nascer. A placenta e o cordão umbilical também devem ser examinados com microscopia de campo escuro, se for possível.[77] Os títulos do teste não treponêmico quantitativo nos neonatos com suspeita de sífilis congênita são importantes, pois os níveis mais de quatro vezes maiores do que o título da mãe sugerem doença mais grave e exigem análise do FCS. O CDC também recomenda avaliação e teste completos de HIV nos casos de sífilis congênita conhecida.[77]

A patologia nos casos de perda auditiva sifilítica congênita precoce é primariamente a de uma "meningoneurolabirintite", conforme descrita por Schuknecht[12] e Goodhill.[81] Isso é caracterizado, como o são todas as lesões sifilíticas iniciais, por uma infiltração leucocitária com endarterite e fibrose, com alterações degenerativas características dos elementos sensoriais e neurais dentro do labirinto.[12] Os espiroquetas foram demonstrados usando um corante prata em amostras de osso temporal pós-morte de pacientes com sífilis.[82] Na sífilis congênita tardia, uma osteíte da cápsula ótica é vista junto com o envolvimento secundário do labirinto membranoso.[83] O resultado final da sífilis congênita tardia no osso temporal é tipicamente a hidropisia endolinfática, que também é vista nas formas terciárias da sífilis adquirida (Fig. 76-3).[12,83]

O CDC recomenda 10 dias de penicilina G cristalina aquosa EV nos neonatos com sífilis congênita.[77] A terapia se destina a interromper a progressão da doença e acredita-se que seja altamente eficaz se for instituída precocemente.[84] No entanto, faltam dados sobre o benefício de longo prazo do tratamento da sífilis congênita quanto aos resultados da audição.[84]

Toxoplasmose Congênita

O *Toxoplasma gondii* é um parasita protozoário que afeta normalmente os indivíduos imunocomprometidos e os neonatos. Ele é transmitido através da ingestão oral de alimentos, como carne

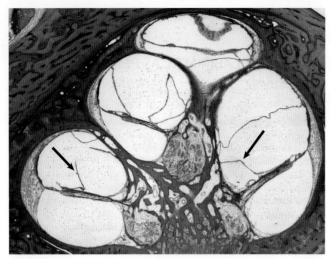

FIGURA 76-3. Hidropisia endolinfática em consequência de sífilis. As setas retratam a posição anormal da membrana de Reissner (coloração com hematoxilina & eosina, ×20). (Cortesia Dr. Fred Linthicum, Eccles Temporal Bone Laboratory, House Research Institute, Los Angeles.)

crua ou malcozida, contendo oocistos parasitários infecciosos. Os gatos domésticos que ingerem possíveis hospedeiros de *T. gondii*, como os roedores e pássaros, terão fezes contaminadas. Consequentemente, as pessoas podem transmitir os cistos para si ou para outras pessoas através do contato manual ou oral após manipular o material da caixa de areia dos gatos. A toxoplasmose congênita é relativamente incomum e ocorre em uma proporção estimada de 1 em 10.000 neonatos.[85] A maioria dos neonatos com toxoplasmose congênita é assintomática, embora seja possível o envolvimento do SNC, visual e de outros sistemas.[86] Em uma análise recente, a prevalência da perda auditiva associada à toxoplasmose nos neonatos infectados foi constatada na faixa de 0 a 26%.[87] A determinação dos anticorpos (IgM e IgG) contra o *T. gondii* no neonato deficiente auditivo deve ser feita nos casos suspeitos para ajudar no diagnóstico. O tratamento consiste em 12 meses de medicação antiparasitária e a evidência sugere uma redução nas taxas de PANS entre os pacientes com alta observância e iniciação precoce do tratamento.[87] Não há na literatura qualquer relato conhecido de histopatologia do osso temporal em pacientes com toxoplasmose congênita.

INFECÇÕES LABIRÍNTICAS ADQUIRIDAS

As infecções labirínticas adquiridas podem ser uma consequência de uma série de patógenos bacterianos, virais ou parasitários. Algumas das causas mais comuns de infecção são discutidas aqui.

Infeções Labirínticas Meningogênicas

Infecções Labirínticas Meningogênicas Bacterianas. A meningite pode resultar de invasão bacteriana, viral, fúngica ou tóxica do espaço subaracnóideo. Somente nos Estados Unidos, 4.100 casos de meningite bacteriana, com quase 500 mortes associadas, ocorrem anualmente.[88] *Streptococcus pneumoniae*, *Neisseria meningitidis* e *Haemophilus influenzae* tipo B (HIB) são as causas mais comuns de meningite nas crianças; enquanto *Escherichia coli*, *Streptococcus* do Grupo B e *Listeria monocytogenes* frequentemente estão implicados nos neonatos. Os adolescentes e adultos normalmente são infectados pela *N. meningitidis* e *S. pneumoniae*.[89] A introdução da vacina de HIB na população pediátrica dos Estados Unidos nos anos 1990 levou a uma redução significativa no número de casos de meningite por HIB.[90]

O reconhecimento correto da ligação entre as infecções labirínticas e a meningite foi feito pela primeira vez no final dos anos 1800.[91] Na era pré-antibióticos, suspeitava-se que a meningite contribuía com 20% dos casos de PANS nas crianças.[91] Desde aquela época, nosso entendimento das infecções labirínticas meningogênicas aumentou bastante através de uma combinação de estudos epidemiológicos e histopatológicos. As taxas de perda auditiva após a meningite podem se aproximar de 35%, com a perda auditiva grave a profunda e a ossificação labiríntica ocorrendo em uma série de casos.[92-97]

A propagação da infecção bacteriana do espaço subaracnóideo para o labirinto ocorre mais provavelmente via aqueduto coclear ou área cribrosa do fundo do CAI.[12,91,92,98-101] No entanto, as rotas vasculares, as deiscências ósseas anormais traumáticas ou congênitas entre o labirinto e o espaço subaracnóideo e o saco endolinfático também podem estar envolvidos na transmissão dessas infecções.[92]

O diagnóstico da labirintite meningogênica se baseia na história clínica e nos dados audiométricos de suporte. Os achados clínicos nos adultos podem incluir letargia, febre, rigidez nucal, fotofobia e cefaleia. Em bebês e crianças pequenas os sintomas iniciais podem ser mais variáveis. O início da perda auditiva e/ou os déficits vestibulares podem não ser imediatamente identificáveis, particularmente nos bebês com meningite. Entretanto, a documentação audiométrica da PANS nos pacientes com uma história recente de meningite é sugestiva de envolvimento labiríntico.

Mais suporte para as causas meningogênicas da PANS é proporcionado nos casos em que a audição normal foi documentada antes do evento meningítico. A ototoxicidade decorrente da terapia antibiótica EV utilizada para tratar a meningite também precisa ser considerada como uma possível etiologia da PANS, especialmente nos locais onde a gentamicina e outros antibióticos aminoglicosídeos são utilizados com frequência. A audiometria padrão de tons puros com o teste de reconhecimento de palavras deve ser realizada logo que houver suspeita de envolvimento labiríntico meningogênico. No entanto, esse teste nem sempre é prático e, como alternativa, pode ser empregado o teste de emissão otoacústica e resposta auditiva do tronco encefálico, que não requer participação voluntária.[90] Considerando que os resultados da resposta auditiva do tronco encefálico podem no início da meningite ser normais, é imperativo o acompanhamento com audiometria comportamental.[102] A imagem por TC do paciente pós-meningítico também pode dar suporte a um diagnóstico de envolvimento labiríntico meningogênico quando for observada a ossificação das estruturas labirínticas. Uma ausência de infecção da orelha média ou do mastoide no momento da meningite clínica também é importante na distinção entre labirintite meningogênica e otogênica. O momento da ocorrência de ossificação labiríntica após a meningite é variável, embora modelos animais sugiram que a ossificação após a meningite por *S. pneumoniae* ocorre em 3 dias a 3 semanas após a inoculação.[103,104] A incidência de ossificação labiríntica após a meningite também é desconhecida, embora estudos de crianças com PANS após a meningite demonstrem algum grau de ossificação em até 70% dos casos.[105,106] Apesar de parecer que a meningite por *S. pneumoniae* esteja associada com uma incidência maior de PANS, não parece haver uma diferença significativa no desenvolvimento da ossificação labiríntica entre a *S. pneumoniae*, *N. meningitidis* e HIB.[107]

Os achados do osso temporal nos casos de labirintite meningogênica foram muito bem documentados.[12,92,98-101] Schuknecht[12] distingue entre a labirintite meningogênica terminal e uma forma mais padrão de labirintite meningogênica. Na labirintite meningogênica terminal, acredita-se que a supuração do labirinto seja um evento terminal em um paciente moribundo e no qual não há sintomas cocleovestibulares. Na labirintite meningogênica não terminal, estudos dos ossos temporais revelam fibrose e ossificação dentro do labirinto, particularmente dentro das partes basais da cóclea.[12,98-101] Na análise mais recente de uma série de amostras de osso temporal com labirintite supurativa secundária à meningite, células inflamatórias foram encontradas frequentemente dentro dos espaços perilinfáticos vestibular e coclear.[92] As estruturas sensoriais e neurais estavam intactas, embora a perda de neurônios ganglionares espirais tenha sido observada em 10 a 15% dos casos.[92]

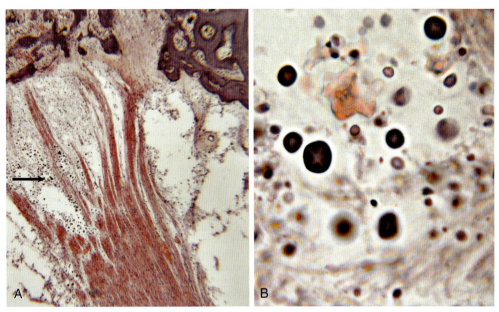

FIGURA 76-4. Envolvimento labiríntico criptocócico. **A**, A seta retrata a infiltração do oitavo nervo por *Cryptococcus* no fundo do canal auditivo interno (coloração com hematoxilina & eosina [H&E], ×100). **B**, vista de alta potência demonstra esporos criptocócicos (coloração com hematoxilina & eosina, x400) (Cortesia Dr. Fred Linthicum, Eccles Temporal Bone Laboratory, House Research Institute, Los Angeles.)

O cumprimento dos programas de vacinação infantil e adulta é um meio importante de prevenção da meningite, particularmente em relação à meningite pneumocócica, meningocócica e por HIB.[89] Quando ocorre meningite bacteriana, o tratamento inicial consiste em terapia antibiótica EV direcionada para a cultura. Os antibióticos de amplo espectro com penetração no FCS são utilizados com frequência no início, com o ajuste do regime após a identificação do organismo causador através da análise do FCS. A iniciação precoce do tratamento é importante na prevenção das sequelas de longo prazo associadas com a meningite, embora o efeito exato do momento do tratamento nas taxas de PANS seja desconhecido.[108] Estudos recentes em animais sugerem que radicais livres podem ser os responsáveis pelo dano coclear e que os antioxidantes podem desempenhar um papel na interrupção da perda auditiva meningogênica, embora faltem estudos clínicos.[109] Um número significativo de estudos examinou o papel dos corticosteroides no tratamento da PANS associada à meningite, particularmente nas crianças. Uma metanálise desses estudos foi feita em 2006 e concluiu que a evidência que suporta o uso dos corticosteroides na prevenção da PANS continua obscura.[110] No entanto, Hartnick et al.[111] constataram que a administração de esteroides no momento do diagnóstico estava associada a uma taxa significativamente menor de labirintite ossificante. Esses achados realçam os possíveis benefícios do uso de esteroides e requerem que mais estudos sejam realizados sobre esse assunto.

A PANS resultante da labirintite meningogênica deve ser tratada com amplificação inicial. Nos casos de surdez grave a profunda, o implante coclear deve ser oferecido. Devido à possibilidade de ossificação labiríntica precoce, devem ser feitas avaliações do implante coclear rapidamente após o diagnóstico. O implante bilateral simultâneo pode ser oferecido para aumentar a chance de sucesso do implante nesses pacientes.[112] A tomografia computadorizada de alta resolução (HRCT) do osso temporal é útil para identificar a ossificação dentro do labirinto. No entanto, a imagem por ressonância magnética (RM) com sequências altamente ponderadas em T2 frequentemente é preferível, pois essa modalidade consegue identificar melhor a fibrose dentro do labirinto, que não é vista na HRCT.[113]

Infecções Labirínticas Meningogênicas Não Bacterianas. Podem ocorrer formas virais, fúngicas, parasitárias e tóxicas da meningite. A meningite viral, muitas vezes chamada meningite asséptica, não tem sido fortemente associada com perda auditiva com base em relatórios iniciais.[93] No entanto, foram relatados casos de várias formas virais de meningite levando ao desenvolvimento de PANS.[114] Os organismos fúngicos são uma causa rara de meningite, embora os pacientes imunocomprometidos corram um risco maior de infecções fúngicas invasivas e contribuam para a maioria desses casos. A meningite criptocócica, causada pelo *Cryptococcus neoformans*, é a causa mais comum de meningite fúngica nos indivíduos imunocomprometidos e foi associada à PANS em até 30% dos pacientes infectados.[115,116] Estudos histopatológicos demonstram envolvimento criptocócico dentro do CAI e na base do modíolo (Fig. 76-4).[116] A meningite parasitária, chamada meningoencefalite amébica primária, é extremamente rara e geralmente fatal. Finalmente, as formas não infecciosas de meningite podem ocorrer em consequência de malignidade, certos medicamentos e traumatismo craniano. Até hoje, há uma falta de dados sobre a incidência de PANS associada com as formas não infecciosas de meningite.

Infecções Labirínticas Otogênicas

A labirintite supurativa pode ocorrer como uma complicação da otite média aguda ou crônica, timpanomastoidite crônica e apicite petrosa.[12,100] A maioria dos casos é de origem bacteriana, embora a invasão fúngica do labirinto possa ocorrer particularmente nos hospedeiros imunocomprometidos. Os patógenos bacterianos comuns incluem *S. pneumoniae*, *H. influenzae* não tipável, *Moraxella catarrhalis*, *Pseudomonas aeruginosa*, *Staphylococcus aureus* e vários organismos aeróbicos e anaeróbicos.[2] Nos casos de infecção bacteriana limitada ao espaço da orelha média, a labirintite supurativa ocorre via propagação bacteriana através das janelas oval e redonda.[12] Na timpanomastoidite crônica e na apicite, a propagação da infecção para o labirinto pode ocorrer via janelas oval e redonda ou via deiscências irregulares no labirinto ósseo.[12] Na era pré-antibióticos as taxas de labirintite supurativa entre os pacientes submetidos à mastoidectomia se aproximava de 5%.[1] No último século, o uso de antibióticos combinado com o diagnóstico e tratamento mais precoces e a melhoria nas técnicas cirúrgicas levaram a taxas de labirintite supurativa próximas de 0,1% em muitos países.[2,117-119]

A labirintite supurativa otogênica é definida por vertigem e PANS no contexto de doença aguda ou crônica da orelha média e/ou do mastoide.[2] A perda auditiva normalmente varia de grave a profunda, além de permanente. As fístulas colesteatomatosas ou iatrogênicas da orelha interna podem predispor os indivíduos com timpanomastoidite crônica e otite média à labirintite supurativa ao proporcionar uma rota direta para a invasão bacteriana. A HRCT do osso temporal pode fornecer evidências de erosão labiríntica, embora a opacificação da orelha média e/ou a mastoidite coalescente possa ser o único achado nesses casos. Os sintomas de meningite podem ocorrer secundariamente, pois a labirintite supurativa de origem otogênica pode continuar a se espalhar para o espaço subaracnóideo via aqueduto coclear ou área crivosa do fundo através do modíolo.[12]

Os achados patológicos do osso temporal de labirintite supurativa iatrogênica são similares aos encontrados na labirintite meningogênica.[12,100,120-122] Os estádios iniciais da labirintite supurativa são caracterizados por infiltração dos espaços perilinfáticos pelos leucócitos polimorfonucleares.[12,100,120-122] A subsequente erosão e necrose do labirinto membranoso pode advir, com a possível propagação para o espaço subaracnóideo (Fig. 76-5). O estádio final da labirintite supurativa é caracterizado por fibrose e subsequente formação de osso novo (labirintite ossificante).[12,100,120-122]

O tratamento da labirintite supurativa otogênica requer frequentemente a intervenção cirúrgica precoce em combinação com antibióticos direcionados para a cultura. A inserção de tubos de miringotomia e timpanostomia pode ser adequada nos casos de otite média aguda sem envolvimento do mastoide ou erosão óssea ou labiríntica óbvia. Nos casos de timpanomastoidite aguda ou crônica, a mastoidectomia é indicada frequentemente para eliminar a infecção e possivelmente remover ou exteriorizar qualquer doença colesteatomatosa.

Infecções Labirínticas Virais

Labirintite por Caxumba. A caxumba é uma doença viral caracterizada por inchaço unilateral ou bilateral da glândula parótida. É ocasionada por um paramixovírus e propagada pelas gotículas respiratórias. Complicações graves são raras, mas incluem encefalite, orquite e PANS. A incidência estimada de PANS em consequência da caxumba é de um em 20.000 casos.[123] A caxumba frequentemente é um diagnóstico clínico, embora a detecção sorológica de anticorpos IgM específicos e o isolamento viral (via esfregaço oral) através da RT-PCR sejam necessários para confirmar o diagnóstico.[123]

A PANS resultante do vírus da caxumba muitas vezes é unilateral e pode variar de PANS branda de altas frequências a PANS profunda.[9,12] O envolvimento vestibular foi relatado no passado, embora a vertigem grave seja considerada incomum.[9,12,124] O vírus da caxumba é um dos dois únicos vírus que foram isolados da orelha interna.[125] As alterações histopatológicas no labirinto nos casos de surdez relacionada à caxumba consistem em atrofia da estria vascular e do órgão de Corti, bem como no colapso da membrana de Reissner.[126] A introdução da vacina da caxumba em 1967 levou a um declínio significativo no número de casos de caxumba dentro dos Estados Unidos e em outros países com programas de vacinação regulares.[123] No entanto, muitos países ainda não têm acesso à vacinação regular, os otorrinolaringologistas devem incluir a surdez por caxumba em seu diagnóstico diferencial durante a avaliação dos indivíduos com PANS. O tratamento da PANS relacionada à caxumba deve incluir a amplificação adequada com dispositivos usados na surdez unilateral e considerar o implante coclear se ocorrer envolvimento bilateral.

Labirintite por Sarampo. O sarampo, também conhecido como rubéola, é uma doença viral caracterizada por febre, tosse, coriza, conjuntivite, erupção descendente e lesões orais conhecidas como manchas de Koplik.[127] O sarampo é um paramixovírus, similar ao vírus da caxumba, e é extremamente contagioso, propagando-se no ar via gotículas respiratórias. No mundo inteiro, ocorrem anualmente aproximadamente 20 milhões de casos de sarampo. No entanto, nos Estados Unidos e em outros países com programas regulares de vacinação, o sarampo endêmico se tornou extremamente raro. As possíveis complicações do sarampo incluem pneumonia, infecção da orelha média e encefalite. A panencefalite esclerosante subaguda é um distúrbio neurológico raro e progressivo que ocorre de meses a anos após a infecção do sarampo e resulta frequentemente em morte.[127]

Antes do desenvolvimento da vacina do sarampo, quase todas as crianças eram afetadas antes de chegar à adolescência. A PANS secundária ao sarampo contribuiu com até 10% dos casos de surdez infantil em estudos selecionados do início do século XX, embora a incidência de PANS no sarampo seja estimada em 0,1%.[128,129] A PANS tipicamente é bilateral e grave, também sendo possível a perda unilateral e mais moderada.[9,12] A função vestibular pode ser prejudicada em alguns indivíduos.

Embora o vírus do sarampo não tenha sido isolado da orelha interna, as alterações histopatológicas no labirinto foram documentadas nos casos de infecção de sarampo conhecida. Foi observada a degeneração grave do órgão de Corti, estria vascular e neurônios ganglionares espirais.[130,131] Os órgãos terminais vestibulares também demonstram atrofia de seus epitélios sensoriais.[130,131] A PANS secundária à infecção do sarampo deve ser tratada com amplificação ou implante coclear se a perda for grave.

Labirintite por Vírus Varicela-zóster (Síndrome de Ramsay-Hunt). O vírus varicela-zóster (VZV) é um membro da família Herpesviridae, sendo responsável pela varicela (conhecida no Brasil como catapora).[123] O VZV também é a causa do herpes-zóster bem como da síndrome de Ramsay-Hunt, herpes-zóster ótico. O herpes-zóster ocorre principalmente nos adultos, sendo caracterizado por surtos vesiculares dolorosos, tipicamente na distribuição dos nevos sensoriais na face e no tórax.[132] É considerado uma reativação do VZV, que fica dormente no corpo após a infecção inicial (varicela).[132] A síndrome de Ramsay-Hunt é similar nesse sentido, exceto em que a reativação do VZV afeta os nervos sensoriais e cranianos motores, causando tipicamente uma paralisia facial periférica que lembra a paralisia de Bell. A incidência da síndrome de Ramsay-Hunt é bem variável, e relatos recentes sugerem um intervalo de 0,3 a 18%.[133]

As características clínicas da síndrome de Ramsay-Hunt incluem dor dentro e no entorno da orelha, erupção vesicular que envolve a pina e o conduto auditivo externo e paralisia facial. PANS, zumbido e sintomas vestibulares não são infrequentes e ocorrem em até 50% dos pacientes, de acordo com relatos recentes.[134-138] Também pode ocorrer o envolvimento de outros nervos cranianos (i. e., nervos cranianos V e IX até XII).[134] A síndrome

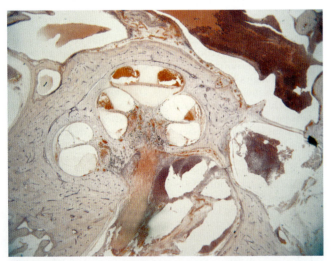

FIGURA 76-5. Labirintite supurativa otogênica. Material purulento observado dentro de cóclea, vestíbulo, orelha média e conduto auditivo interno (coloração com hematoxilina & eosina, ×10). (Cortesia Dr. Fred Linthicum, Eccles Temporal Bone Laboratory, House Research Institute, Los Angeles.)

de Ramsay-Hunt é um diagnóstico tipicamente clínico, embora possa ser confirmada pelo isolamento e cultura do VZV do fluido vesicular ou pela detecção do DNA viral pela análise da PCR.[139-141] A avaliação por RM dos pacientes com síndrome de Ramsay-Hunt e paralisia facial revela frequentemente um realce ao longo das porções intratemporais do nervo facial.[142]

As alterações histopatológicas no labirinto foram observadas nos pacientes com sintomas auditivos e vestibulares associados à síndrome de Ramsay-Hunt. Foram observadas células inflamatórias dentro do nervo auditivo e do modíolo, além da degeneração dos neurônios ganglionares espirais, estria vascular, órgão de Corti e canais semicirculares.[12,143] Curiosamente, vários estudos patológicos não exibiram alterações significativas dentro do gânglio geniculado nesses casos, embora a atrofia e a degeneração dos segmentos labiríntico e timpânico tenham sido observadas.[143,144]

Com base em vários estudos retrospectivos, o tratamento da síndrome de Ramsay-Hunt consistiu primariamente em corticosteroides e medicação antiviral oral.[145-149] Vários ensaios controlados randomizados examinaram o uso dos corticosteroides, e uma análise recente de Cochrane afirmou sua utilidade nos casos de síndrome de Ramsay-Hunt.[150]

No entanto, uma análise similar da terapia antiviral sugere que faltam dados adequados para recomendar o uso de rotina das medicações antivirais na síndrome de Ramsay-Hunt.[151] Em 2006, foi introduzida uma vacina de VZV para adultos para ajudar a reduzir o risco de herpes-zóster nas pessoas com mais de 60 anos de idade. Enquanto foi observada uma redução significativa na quantidade de casos de herpes-zóster entre os que receberam a vacina, o efeito dessa vacina no número de casos de síndrome de Ramsay-Hunt ainda é desconhecido.[152] Nos casos em que ocorre PANS permanente, é preciso considerar a amplificação adequada.

Vírus da Imunodeficiência Humana e Infecções Labirínticas Relacionadas. O HIV é um retrovírus que ataca as células CD4 dentro do sistema imune humano e é responsável pelo desenvolvimento da síndrome da imunodeficiência adquirida (AIDS). Vários estudos examinaram achados otológicos em pacientes com HIV e encontraram taxas de PANS próximas de 30% e queixas de tontura, zumbido e plenitude auricular (N. de T., sensação de "orelha tampada") com uma frequência duas vezes maior nos pacientes com HIV comparados com os controles normais.[156]

O isolamento do HIV do tecido auricular interno não foi obtido, embora partículas similares ao HIV e inclusões citoplasmáticas tenham sido observadas nos órgãos sensoriais cocleares e vestibulares em amostras de osso temporal de pacientes portadores do HIV.[157,158] Outros patógenos virais foram recuperados da perilinfa na autópsia de pacientes com AIDS, mas não foram observadas alterações inflamatórias associadas dentro dos ossos temporais.[159] É possível que a resposta imune limitada nos pacientes com formas de AIDS avançada possa contribuir para a falta de achados histopatológicos nesses casos. Os pacientes com AIDS são suscetíveis a várias infecções oportunistas que incluem *Pneumocystis jiroveci* (antes conhecida como *P. carinii*), Cândida e outros patógenos fúngicos e bacterianos que podem levar a manifestações otológicas.[160] O tratamento do HIV consiste em terapia antirretroviral e profilaxia contra infecções oportunistas, a amplificação e o implante coclear são possíveis opções de tratamento para os pacientes com HIV e PANS.[161]

INFECÇÕES LABIRÍNTICAS SIFILÍTICAS ADQUIRIDAS

Assim como a sífilis congênita, a sífilis adquirida resulta da infecção pelo espiroqueta *Treponema pallidum*. As formas primária, secundária e terciária da sífilis descrevem os diferentes aspectos clínicos dessa doença multissistêmica.[12,77] A sífilis primária é definida por um cancro no sítio de inoculação e carece de sintomatologia na orelha interna, como perda auditiva ou tontura.[12,77] Na sífilis secundária, os pacientes podem ter erupção, febre e linfadenopatia, embora possa ocorrer meningite e envolvimento de outros órgãos. A sífilis terciária se desenvolve muitos anos após a infecção inicial e inclui manifestações como a neurossífilis e o envolvimento cardiovascular.

A perda auditiva e os sintomas vestibulares são comuns nas formas congênita e adquirida da sífilis terciária. Na neurossífilis sintomática, as taxas de perda auditiva se aproximam de 80%.[162] A perda auditiva geralmente tem natureza neurossensorial, embora tenha sido relatado o envolvimento da orelha média.[163] Assim como as formas tardias da sífilis congênita, a PANS é progressiva, com flutuação, assimetria, bilateralidade e crises de vertigem associadas, observadas não raramente.[164]

Os achados no osso temporal da sífilis adquirida tardia são caracterizados por uma osteíte reabsortiva com infiltração de células redondas, destruição do labirinto ósseo e hidropisia endolinfática associada.[12,81] Pode advir a proliferação fibrosa adjacente às áreas de osteíte, e estudos sugerem que o resultante bloqueio do ducto endolinfático pode ser a causa da hidropisia endolinfática observada (Fig. 76-6).[165] O tratamento da otossífilis consiste em penicilina G intramuscular e prednisona, e relatos anteriores sugerem que o tratamento agressivo pode retardar a progressão da PANS e dos sintomas audiovestibulares.[166-168]

INFECÇÕES LABIRÍNTICAS IDIOPÁTICAS

A perda auditiva neurossensorial súbita (SPANS), a neurite vestibular e a labirintite representam um espectro clínico de distúrbios da orelha interna. Enquanto a SPANS pode ter uma causa conhecida em alguns casos (i. e., trauma, ototoxicidade, acidente cerebrovascular), na maioria dos casos ela é idiopática. A SPANS idiopática (ISPANS) foi definida como a perda de 30 dB em três frequências consecutivas em 72 horas ou menos em uma pessoa saudável. No entanto, isso não considera as pontuações de reconhecimento de palavras e, consequentemente, definições alternativas são utilizadas frequentemente na prática clínica. Os sintomas vestibulares não são incomuns, mas geralmente são pouco importantes nos casos de SPANS. A neurite vestibular na maioria das vezes é idiopática e consiste em início repentino de vertigem grave que dura vários dias.[169] Se a PANS acompanhar um episódio similar ao descrito na neurite vestibular, a condição é classificada como labirintite.

Para cada um desses distúrbios, uma série de relatos demonstra evidências contra e a favor de várias etiologias suspeitas, com vários artigos recentes resumindo esses achados.[170,171] De modo similar, os regimes de tratamento para essas condições continuam

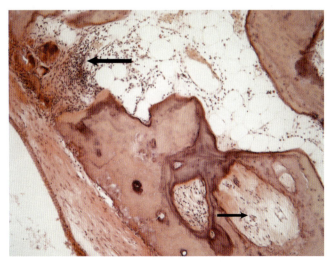

FIGURA 76-6. Osteíte sifilítica. Infiltração do ducto endolinfático (*seta grande*) com células linfocíticas e destruição do osso adjacente (*seta pequena*) (coloração com hematoxilina & eosina, ×100). (Cortesia Dr. Fred Linthicum, Eccles Temporal Bone Laboratory, House Research Institute, Los Angeles.)

controversos, com os corticosteroides ainda sendo o tratamento preferido na maioria dos casos. A falta de evidências conclusivas para um agente etiológico infeccioso (ou qualquer outro) nos casos de SPANS, neurite vestibular e labirintite salienta a necessidade de estudos clínicos, biológicos moleculares e histopatológicos permanentes para nos tornar mais capazes de compreender e gerenciar essas condições importantes.

AGRADECIMENTOS

Agradecemos ao Dr. Larry E. Davis por sua dedicação para compreender os processos labirínticos virais e por sua autoria das edições passadas deste capítulo. Também agradecemos ao Dr. Fred Linthicum por compartilhar seu conhecimento e fornecer imagens histopatológicas de amostras relevantes do osso temporal.

Para consultar a lista completa de referências, acesse www.expertconsult.com.

LEITURA SUGERIDA

Beyea J, Agrawal S, Parnes L: Recent advances in viral inner ear disorders. *Curr Opin Otolaryngol Head Neck Surg* 20:404–408, 2012.

Chandrasekhar SS, Connelly PE, Brahmbhatt SS, et al: Otologic and audiologic evaluation of HIV-infected patients. *Am J Otolaryngol* 21:1, 2000.

Davis LE, Johnsson LG: Viral infections of the inner ear: clinical, virologic, and pathologic studies in humans and animals. *Am J Otolaryngol* 4:347–362, 1983.

De Leenheer EM, Janssens S, Padalko E, et al: Etiological diagnosis in the hearing impaired newborn: proposal of a flow chart. *Int J Pediatr Otorhinolaryngol* 75:27–32, 2011.

Goddard JC, Fayad JN: Vestibular neuritis. *Otolaryngol Clin North Am* 44:361–365, 2011.

Isaacson B, Booth T, Kutz JW, Jr, et al: Labyrinthitis ossificans: how accurate is MRI in predicting cochlear obstruction? *Otolaryngol Head Neck Surg* 140:692–696, 2009.

Kadambari S, Williams EJ, Luck S, et al: Evidence based management guidelines for the detection and treatment of congenital CMV. *Early Hum Dev* 87:723–728, 2011.

Kim J, Chung SM, Moon IS, et al: Correlation between enhanced MRI and surgical findings in herpes zoster oticus. *Acta Otolaryngol* 129:900–905, 2009.

Merchant S, Durand M, Adams J: Sudden deafness: is it viral? *ORL J Otorhinolaryngol Relat Spec* 70(1):52–62, 2008.

Merchant S, Gopen Q: A human temporal bone study of acute bacterial meningogenic labyrinthitis. *Am J Otology* 17:373–385, 1996.

Ruben R: Bacterial meningitic deafness: historical development of epidemiology and cellular pathology. *Acta Otolaryngol* 128:388–392, 2008.

Schuknecht HF: *Infections in pathology of the ear*, ed 2, Malvern, PA, 1993, Lea & Febiger.

Stachler RJ, Chandraskhar SS, Archer SM, et al: Clinical practice guideline: sudden hearing loss. *Otolaryngol Head Neck Surg* 146:S1–S35, 2012.

Teissier N, Delezoide A, Mas A, et al: Inner ear lesions in congenital cytomegalovirus infection of human fetuses. *Acta Neuropathol* 122:\763–764, 2011.

Young NM, Tan TQ: Current techniques in management of postmeningitic deafness in children. *Arch Otolaryngol Head Neck Surg* 136:993–998, 2010..

Ototoxicidade Vestibular e Auditiva

Leonard P. Rybak | Michael J. Brenner

Pontos-chave

- A dosagem dos níveis séricos máximo e mínimo dos aminoglicosídeos fornece diretrizes aproximadas para a eficácia terapêutica, mas não é uma garantia absoluta de prevenção da ototoxicidade, sobretudo da ototoxicidade vestibular.
- Bacteremia, febre, disfunção hepática, presença de outra toxina e disfunção renal foram associadas à maior incidência ou gravidade de ototoxicidade dos aminoglicosídeos.
- Os aminoglicosídeos parecem formar um complexo ototóxico com o ferro.
- A ototoxicidade dos aminoglicosídeos pode ser reduzida pelo pré-tratamento com salicilatos.
- Embora possa ser vista alguma melhora clínica 2 meses após o início dos sintomas, a recuperação da oscilopsia resultante da ototoxicidade por aminoglicosídeos raramente é completa.
- A cisplatina e os antibióticos aminoglicosídeos danificam as células ciliadas externas na base da cóclea. Isso resulta em perda auditiva neurossensorial de alta frequência que mais tarde pode envolver as frequências mais baixas.
- Uma predisposição genética para a perda auditiva induzida por aminoglicosídeos envolve uma mutação do DNA mitocondrial.
- Foram encontradas várias associações farmacogenéticas entre vários genótipos e a suscetibilidade à ototoxicidade por cisplatina.
- A ototoxicidade ocasionada pelos aminoglicosídeos e pela cisplatina parece estar relacionada com a produção de espécies reativas do oxigênio (ERO) que danificam as células ciliadas e resultam na morte celular e em perda auditiva.
- A perda auditiva ocasionada pela cisplatina parece ser altamente variável e relacionada com dose, idade do paciente e vários outros fatores, como exposição ao ruído, exposição a outros medicamentos ototóxicos, irradiação craniana e um estado nutricional empobrecido que inclui albumina sérica baixa e anemia.
- Vários agentes protetores mostram-se promissores contra a ototoxicidade pela cisplatina em estudos com animais e há ensaios clínicos em andamento.
- A ototoxicidade com difluorometilornitina, salicilatos e eritromicina é quase sempre reversível.
- A perda auditiva ocasionada pelo abuso de hidrocodona não responde aos corticosteroides.

O termo *ototoxicidade* refere-se à tendência de um medicamento ou agente químico para causar disfunção da orelha interna que produza sintomas de perda auditiva e/ou tontura. Muitos agentes podem causar ototoxicidade, e os tecidos da orelha interna podem ser danificados temporária ou permanentemente. Este capítulo discute alguns medicamentos comuns que ocasionam perda auditiva ou lesão no aparelho cocleovestibular.

ANTIBIÓTICOS AMINOGLICOSÍDEOS

Os antibióticos aminoglicosídeos são uma classe importante de agentes anti-infecciosos. Eles foram desenvolvidos para combater a tuberculose e outras infecções potencialmente fatais. Os primeiros membros dessa classe de medicamentos foram a estreptomicina e a di-hidroestreptomicina. Os primeiros ensaios clínicos mostraram que esses compostos podiam danificar os rins e a orelha interna; a di-hidroestreptomicina provou-se tóxica demais e foi retirada do mercado. A partir daí, muitos aminoglicosídeos novos foram desenvolvidos. A neomicina foi considerada tóxica demais para uso sistêmico e tem sido relegada à aplicação local. Outros membros desse grupo de medicamentos são a canamicina, a gentamicina, a tobramicina, a amicacina, a netilmicina e a sisomicina. Alguns desses agentes são mais tóxicos para a cóclea ou o aparelho vestibular, embora sua ototoxicidade não seja completamente seletiva. Geralmente, a toxicidade ocorre apenas após dias ou semanas de exposição. A incidência global de toxicidade auditiva por aminoglicosídeos é estimada em aproximadamente 20%, enquanto a vestibulotoxicidade pode ocorrer em cerca de 15%.[1]

Recentemente, o aminoglicosídeo apramicina, que tem sido utilizado principalmente no tratamento antimicrobiano veterinário, demonstrou uma eficácia antimicrobiana relevante, com ototoxicidade mínima.[2] No entanto, um estudo mais recente demonstrou que a canamicina e a apramicina são igualmente ototóxicas: in vitro, na preparação de utrículo de camundongos; e in vivo, em camundongos com administração simultânea de furosemida com canamicina ou apramicina.[3] Isso suscita a questão de a apramicina ser, na realidade, menos ototóxica do que os demais aminoglicosídeos.

Atualmente, os aminoglicosídeos são utilizados como tratamento de primeira linha da sepse neonatal potencialmente fatal[4,5] e estão incluídos no regime de tratamento recomendado pela Organização Mundial da Saúde para tuberculose resistente a múltiplos fármacos.[6] Eles também são úteis para a infecção por *Pseudomonas* em pacientes com fibrose cística e outras infecções Gram-negativas refratárias. Esses fármacos oferecem vantagens importantes quanto aos outros antibióticos, incluindo sua atividade antimicrobiana de amplo espectro, baixas taxas de resistência cruzada e raridade das reações alérgicas.[7] Na realidade, sugeriu-se recentemente que os aminoglicosídeos estão entrando em uma "outra era, com novas indicações e um uso crescente nas infecções resistentes".[8]

FARMACOCINÉTICA

Os aminoglicosídeos são moléculas altamente carregadas e mal absorvidas por via oral. Apenas 3%, aproximadamente, de uma dose administrada por via oral são absorvidos pelo trato gastrintestinal. Os aminoglicosídeos normalmente são utilizados por via parenteral para infecções sistêmicas graves. As concentrações de aminoglicosídeos nos tecidos costumam equivaler a um terço, aproximadamente, da concentração sérica correspondente. A penetração da barreira hematoencefálica geralmente é ruim; então os aminoglicosídeos são injetados por via intratecal para tratar a meningite. Estudos anteriores sugeriram que os aminoglicosídeos não são metabolizados. Entretanto, uma metabólito tóxico pode ser formado na orelha interna.[1] Os aminoglicosídeos são excretados principalmente pelo rim por meio de filtração glomerular, e altas concentrações de medicamento na urina podem ser alcançadas. O comprometimento da função renal diminui a taxa de excreção, e a insuficiência renal é um fator de risco para ototoxicidade. Então, a dosagem dos aminoglicosídeos precisa ser modificada para compensar a excreção renal atrasada.

A medição dos níveis séricos máximo e mínimo dos aminoglicosídeos proporciona diretrizes aproximadas para a eficácia terapêutica, mas isso não é uma garantia absoluta de prevenção da ototoxicidade, sobretudo a vestibular. Foi assinalada uma associação entre os níveis mínimos de aminoglicosídeos e a ototoxicidade.[9] Provavelmente, a ototoxicidade está relacionada com a área sob a curva dos níveis sanguíneos ao longo do tempo, em vez das medições individuais das concentrações máximas e mínimas.[9] Um estudo em animais não mostrou relação entre a ototoxicidade e o nível plasmático do aminoglicosídeo. A dose total, ou área sob a curva, foi um indicador bem melhor da ototoxicidade da amicacina nesse modelo animal.[10]

As diretrizes sugeridas para monitorar os níveis séricos dos aminoglicosídeos são:

1. Nos pacientes com função renal normal, o nível máximo é medido nos dois primeiros dias de tratamento. O nível mínimo é medido em 1 semana e os níveis máximo e mínimo são medidos a cada semana posterior.
2. Nos pacientes com função renal comprometida, porém estável, o nível máximo (pico) é determinado nos dois primeiros dias de tratamento. O mínimo e outro nível máximo são determinados em 1 semana, e os níveis máximo e mínimo são medidos quinzenalmente a partir de então.
3. Quando há função renal comprometida e instável, os níveis máximo e mínimo são obtidos nos dois primeiros dias de tratamento. Os níveis séricos podem ter que ser medidos diariamente, contanto que a função renal seja instável.
4. Após quaisquer alterações na dosagem, os níveis máximo e mínimo são determinados dentro dos próximos 2 dias.[11]

A ototoxicidade por aminoglicosídeos pode ser detectada, mas, devido a uma infecção potencialmente fatal e à falta de tratamentos alternativos adequados usando antibióticos, pode ser necessário continuar o tratamento. A ototoxicidade por antibióticos pode continuar mesmo após o tratamento com aminoglicosídeos ser interrompido.[11]

Estudos em animais e seres humanos mostraram a presença de um metabólito de estreptomicina no soro de pacientes com tuberculose e tratados com estreptomicina. Cinco pacientes do sexo masculino tratados com estreptomicina durante 35 a 90 dias, tomando 1 g/dia, que procuraram atendimento médico apresentando mau funcionamento grave da orelha interna, eram positivos para estreptidina, que pode representar um metabólito ototóxico da estreptomicina.[12]

Muitos hospitais permitem hoje que o médico solicitante requisite uma consulta farmacocinética, o que proporciona uma oportunidade para melhorar a qualidade e a segurança do paciente no uso desses medicamentos. A consulta farmacocinética (farmacologia clínica) pode ser útil em: 1) identificar as interações medicamentosas que agem sinergicamente para aumentar o risco de ototoxicidade (p. ex., combinações de aminoglicosídeo com diurético de alça); 2) assegurar a maior eficácia possível do tratamento e a dosagem adequada; e 3) melhorar a coordenação do tratamento e a continuidade do atendimento em acompanhar os níveis de medicação – uma opção particularmente atraente, dadas as transferências de tarefa mais recentes e a descontinuidade, que são um subproduto das recentes reformas na carga horária de trabalho dos residentes.[13]

HISTOPATOLOGIA

Estudos histopatológicos do osso temporal em animais e seres humanos mostram que as células ciliadas cocleares e vestibulares servem como alvos primários de lesão. No órgão de Corti, as células ciliadas externas do giro basal são danificadas em primeiro lugar. Conforme o tratamento medicamentoso continua, o dano pode se propagar para regiões mais apicais. As células ciliadas internas parecem ser mais resistentes à lesão do que as células ciliadas externas, uma diferença que poderia ser o resultado da maior concentração do antioxidante natural glutationa nas células ciliadas internas e nas células ciliadas externas do giro apical comparadas com a concentração nas células ciliadas externas do giro basal.[14] Além disso, diferentes taxas de depuração do medicamento dentro das regiões basais *versus* apicais do órgão de Corti podem influenciar a exposição cumulativa, embora isso pareça ser mais relevante para a aplicação local de medicamentos (intratimpânica).[15] A destruição progressiva das células ganglionares espirais foi demonstrada em estudos com animais e em relatórios do osso temporal humano.[16,17] Em alguns pacientes, as células ganglionares espirais podem ser danificadas diretamente pelos aminoglicosídeos sem lesionar as células ciliadas externas.[18] A estria vascular pode ficar mais fina em consequência da morte celular marginal.[19] No sistema vestibular, o dano às células ciliadas pode começar no ápice das cristas e nas regiões de estríolas das máculas.[20] A destruição das células ciliadas pode se estender até a periferia do epitélio sensorial vestibular, onde as células ciliadas do tipo I são principalmente afetadas.[21]

Um estudo quantitativo de 17 ossos temporais foi realizado em pacientes com evidência clínica bem documentada de ototoxicidade por aminoglicosídeos, e os resultados foram comparados com controles de idade compatível. A estreptomicina causou uma perda significativa de células ciliadas dos tipos I e II em todos os órgãos vestibulares, com uma perda maior de células ciliadas do tipo I nas cristas, mas não nas máculas. Os efeitos vestibulotóxicos da canamicina pareceram similares aos da estreptomicina, mas a neomicina não ocasionou perda de quaisquer células ciliadas vestibulares; nenhuma perda significativa de células do gânglio de Scarpa foi relatada com qualquer um dos aminoglicosídeos.[22]

MANIFESTAÇÕES CLÍNICAS

A perda auditiva das frequências altas tende a ocorrer primeiro e pode ser detectável antes de se tornar clinicamente perceptível.[23] A continuidade da exposição aos aminoglicosídeos pode resultar em perda auditiva que evolui para frequências mais baixas, incluindo o importante intervalo da fala, e interfere nas habilidades de comunicação. Uma perda auditiva de 20 dB ou mais em duas ou mais frequências adjacentes deve ser registrada para confirmar o diagnóstico de perda auditiva induzida por medicamento após a exclusão de outras causas de perda auditiva.

Pode ocorrer ototoxicidade tardia após o término do tratamento com antibióticos aminoglicosídeos. O início tardio da perda auditiva manifesta-se frequentemente em 1 a 3 semanas após o final do tratamento.[24] Como o dano ototóxico começa tipicamente na base coclear e avança para o ápice, o uso de testes clínicos que possam detectar lesão na região mais basal da cóclea possibilita a detecção precoce. A audiometria de ultra-alta frequência mostrou-se capaz de identificar o dano ototóxico mais cedo do que o teste convencional de limiar de tons puros. Essa identificação precoce proporciona uma oportunidade para alertar os profissionais quanto ao risco iminente de lesão que ocasionaria comprometimento da capacidade de comunicação.[25]

Infelizmente, esse tipo de teste não está disponível universalmente. A perda auditiva pode ocorrer em cerca de 20% dos pacientes tratados com aminoglicosídeos por, no mínimo, 7 dias, e ocorrem distúrbios de equilíbrio em aproximadamente 15% desses pacientes.[26] Os tratamentos prolongados necessários para a tuberculose por até 1 ano podem levar à perda auditiva em todos os pacientes.[27] O início da ototoxicidade vestibular é imprevisível e pode não estar correlacionado com a dose cumulativa de medicação ototóxica.[28] Os pacientes ambulatoriais são assintomáticos até perceberem a presença do desequilíbrio e a ataxia que piora radicalmente com o movimento, com isenção relativa dos sintomas durante os períodos de imobilidade completa. Os pacientes mudam de normais para sintomáticos durante um período facilmente identificável de 1 ou 2 dias. Após este período, os sintomas sempre estão presentes durante o movimento ou a ambulação. A gravidade dos sintomas varia de desequilíbrio e hesitação até incapacidade total para ambular sem ajuda. Os indivíduos gravemente afetados também costumam sofrer de oscilopsia. Embora possa ser observada alguma melhora clínica 2 meses após o início dos sintomas, raramente ela é completa.[29]

O teste vestibular rotacional em alguns pacientes indicou que os resultados foram normais nos pacientes assintomáticos que receberam tratamento com aminoglicosídeos. Quando foram observadas anomalias, como sempre acontecia nos pacientes assintomáticos, as respostas rotacionais de baixa frequência foram afetadas primeiro e com mais gravidade. Quando as respostas para todas as frequências estavam ausentes, a oscilopsia e o desequilíbrio grave geralmente estavam presentes. A melhora na função às vezes podia ser demonstrada pelo teste rotacional. Essa melhora foi sempre maior nas altas frequências. Além disso, a recuperação clínica frequentemente não foi tão grande quanto a melhora sugerida pelos resultados do teste.[29]

Vários fatores de risco foram estudados para determinar se atuam no aumento da probabilidade de ototoxicidade em várias populações de pacientes. A bacteremia, a febre, a disfunção hepática e a disfunção renal foram associadas à ototoxicidade em ensaios clínicos duplo-cegos prospectivos de gentamicina, tobramicina e amicacina.[30] As combinações de outros medicamentos ototóxicos e um aminoglicosídeo podem aumentar o risco e a gravidade da ototoxicidade. O ácido etacrínico, segundo relatos, exacerba a ototoxicidade dos aminoglicosídeos em pacientes com uremia,[31] enquanto a furosemida, também segundo relatos, resultou em perda auditiva neurossensorial grave (PANS) em um paciente que recebeu apenas cinco doses de gentamicina para pneumonia.[32] Um fator de risco extremamente importante é a mutação do RNA mitocondrial, que aumenta radicalmente o risco de ototoxicidade. Essa mutação pode sensibilizar um paciente até mesmo a apenas uma dose de aminoglicosídeo e segue um padrão de herança materna que foi descrito em famílias chinesas, árabe-israelenses, japonesas e norte-americanas.[33] Dezessete por cento dos pacientes com perda auditiva induzida por aminoglicosídeos podem ter essa mutação.[1]

As mutações no RNA ribossômico 12S mitocondrial (RNAr) tornam os pacientes altamente suscetíveis à ototoxicidade por aminoglicosídeos. A primeira mutação descrita foi uma mutação A1555G no gene 12S RNAr. As mutações no RNAr 12S mitocondrial tornam esse RNA mamífero muito similar ao RNAr bacteriano, o alvo principal da atividade antibacteriana dos aminoglicosídeos.[34] Essa mutação foi associada à perda auditiva espontânea e induzida por aminoglicosídeos. Na China, onde essa mutação parece ocorrer em 5 a 6% dos pacientes esporádicos, aproximadamente um terço dos pacientes com ototoxicidade por aminoglicosídeos parece ter mutação A1555G.[34] Por uma razão desconhecida, apenas o sistema auditivo, mas não a parte vestibular da orelha interna, é sensibilizado aos efeitos ototóxicos dos aminoglicosídeos em pacientes com essa mutação.[1]

Os riscos da terapia intratimpânica para doença de Menière e o uso de possíveis agentes otoprotetores para prevenir ou reduzir a ototoxicidade por aminoglicosídeos são discutidos em mais detalhes nos Capítulos 72, e-155* e 83.

MECANISMOS DA OTOTOXICIDADE

Os aminoglicosídeos entram rapidamente na cóclea do camundongo, minutos após a administração sistêmica. Aparentemente, eles atravessam para as células marginais estriais, provenientes da circulação capilar, e entram nas células marginais. A gentamicina marcada com fluorescência pode ser detectada nas células marginais da estria vascular em maior concentração do que nas basais ou intermediárias.[35] Isso possibilita que esses medicamentos acessem a endolinfa e entrem nas células ciliadas a partir de sua superfície apical, onde podem entrar pelos canais de mecanotransdução[36] ou pelos canais não seletivos a cátions, como o canal receptor transitório A1 (TRPA1). Os agonistas do TRPA1 aplicados a explantes de órgão de Corti de camundongos resultaram na recaptação rápida da gentamicina marcada com *Texas Red*. Camundongos nocaute sem o canal TRPA1 não demonstraram recaptação da gentamicina marcada.[37] Foram apresentadas fortes evidências sugerindo que os canais mecanotransdutores funcionais exercem um papel fundamental na recaptação da gentamicina nas células ciliadas. Os bloqueadores do canal mecanotransdutor (curare, quinino e amilorida) reduziram significativamente a recaptação da gentamicina marcada com *Texas Red* em explantes cocleares de camundongos. O bloqueio farmacológico dos canais transdutores mecanoelétricos impediu a perda de células ciliadas em explantes cocleares cultivados expostos à gentamicina por até 96 horas. Esses achados sugerem que a recaptação da gentamicina pelas células ciliadas e a subsequente toxicidade dependem da desobstrução dos canais mecanotransdutores.[38] Entretanto, esse mecanismo não explica a toxicidade dos aminoglicosídeos para outros tipos de células na orelha interna.[7] O aminoglicosídeo reage com os tecidos da orelha interna formando um metabólito ativo ototóxico. O fármaco em sua forma inativa combina-se com o ferro e forma um complexo ototóxico que reage com o oxigênio, produzindo espécies reativas de oxigênio (ROS, do inglês *oxygen reactive species*). Essas ROS podem reagir com vários componentes celulares, principalmente na célula ciliada externa.

A formação da ROS pelos aminoglicosídeos *in vitro* requer ferro e a presença de lipídeos poli-insaturados e doadores de elétrons. A espectrometria de massa com ionização por eletrospray mostrou que a gentamicina liga-se fortemente ao L-R-fosfatidilinositol 4,5-bifosfato (PIP_2), um lipídeo de membrana rico em ácido araquidônico. Estudos que usaram membranas revestidas com

---

*Disponível, em inglês, em www.expertconsult.com.

lipídeos confirmaram que os íons ferro e a gentamicina podem formar complexos ternários entre gentamicina, ferro e fosfolipídeos. A peroxidação do PIP_2 pelos íons ferrosos aumentou significativamente na presença da gentamicina, e o dano oxidativo ao PIP_2 foi acompanhado pela liberação de ácido araquidônico, que também forma um complexo ternário com Fe^{2+}/Fe^{3+}-gentamicina. Esse complexo reage com os peróxidos lipídicos e o oxigênio molecular, levando à peroxidação do ácido araquidônico.[39] Essas ROS podem reagir com vários componentes celulares – como os fosfolipídeos na membrana celular, as proteínas e o DNA –, atrapalhando o funcionamento, principalmente na célula ciliada externa. Esse processo pode desencadear a morte celular programada e resultar na apoptose.[1] A gentamicina produz rapidamente a ROS nas mitocôndrias das células ciliadas externas do giro basal da cóclea. Essas células têm uma alta concentração de mitocôndrias. A gentamicina parece perturbar o metabolismo nessas células e isso pode levar à perda irreversível de células ciliadas.[40]

Dados de estudos experimentais sugerem veementemente que os aminoglicosídeos desencadeiam a apoptose em doses clinicamente relevantes,[41] enquanto as doses mais altas podem desencadear morte celular necrótica.[42] Os efeitos ototóxicos da neomicina[43,44] parecem ser mediados pela c-Jun N-terminal cinase (JNK). A JNK[45] e as proteínas cinases ativadas por mitógenos e reguladas por sinal extracelular (ERK1/ERK2) parecem estar associadas à apoptose induzida pela gentamicina na orelha interna.[46] A gentamicina parece desencadear a apoptose pela ROS e ser mediada pelas Ras/Rho GTPases.[45]

As proteínas inibidoras da apoptose têm papel importante na regulação da apoptose, impedindo a ativação das caspases executoras. Os efeitos de inibidores específicos do inibidor ligado ao X da apoptose (XIAP) na morte da célula ciliada ocasionados pela gentamicina foram examinados no órgão do giro basal do órgão de Corti de ratos com 3 ou 4 dias de nascidos em cultura tecidual expostos à gentamicina. Os inibidores XIAP aumentaram a perda de células ciliadas, induzida por gentamicina, mas um análogo inativo não surtiu efeito. Um inibidor de caspase-3 diminuiu a ativação da caspase-3 e as células ciliadas da gentamicina mais um XIAP, porém os inibidores de caspase-8 e 9 não surtiram efeito. Esses achados indicam que o XIAP age normalmente, diminuindo a ativação de caspase-3 e a perda de células ciliadas durante a ototoxicidade por gentamicina.[47]

A apoptose pode estar relacionada com a enzima proteína cinase C zeta. O tratamento com amicacina em animais induziu a clivagem dessa enzima e a translocação nuclear, o que levou à condensação da cromatina e diminuiu os níveis do fator nuclear k-B (NFkB) no núcleo. Esses efeitos deletérios foram evitados pelo pré-tratamento com AAS, resultando na proteção das células ciliadas e dos neurônios ganglionares espirais.[48]

Um ensaio prospectivo, randomizado e duplo-cego no Xijing Hospital e no Airforce Chengdu Hospital investigou os efeitos otoprotetores putativos do AAS em pacientes recebendo gentamicina parenteral. Os pesquisadores estudaram 195 pacientes na China que receberam 80 a 160 mg de gentamicina endovenosa duas vezes ao dia durante 5 a 7 dias. Desses pacientes, 89 receberam AAS junto com a gentamicina e 106 receberam placebos junto com a gentamicina.

O *dano auditivo*, ou ototoxicidade, foi definido como um desvio da audição basal em pelo menos 15 dB, nas frequências de 6 e 8 kHz. A incidência de perda auditiva no grupo de placebo foi de 13%, enquanto no grupo do AAS ela foi de apenas 3%.[49] Constatou-se que os pacientes urêmicos submetidos à diálise peritoneal ambulatorial contínua tinham uma proteção contra a ototoxicidade, devido aos aminoglicosídeos intraperitoneais e à vancomicina, quando tratados com o antioxidante N-acetilcisteína.[50]

Observou-se proteção contra a ototoxicidade da canamicina relacionada com a concentração, combinada com ácido etacrínico, em cobaias que receberam dexametasona por administração intracoclear com uma minibomba osmótica antes e depois do tratamento ototóxico. Foi constatada uma preservação estatisticamente relevante das contagens de células ciliadas externas e variações do limiar inferior do potencial evocado auditivo do tronco encefálico nas orelhas infundidas com dexametasona. Não foi notado nenhum resgate significativo.[51]

AGENTES ANTINEOPLÁSICOS

CISPLATINA

A cisplatina é um agente antineoplásico potente para tratar vários tumores malignos, como tumores de ovário, testículo, bexiga, pulmão e os carcinomas de cabeça e pescoço. Os efeitos colaterais são náusea e vômito, neurotoxicidade, ototoxicidade e nefrotoxicidade.

Farmacocinética

A farmacocinética da cisplatina segue um padrão de depuração bifásica. Após 1 hora de infusão endovenosa (EV) de 70 mg/m², a meia-vida plasmática nos pacientes foi de 23 minutos e 67 horas; 17% ±2,7% da dose administrada excretaram-se na urina nas primeiras 24 horas, principalmente por filtração glomerular. A cisplatina liga-se intensamente às proteínas séricas e essa forma de ligação é inativa contra as células tumorais. A meia-vida da cisplatina livre no soro é bem mais curta do que a da platina, com meia-vida de 8 minutos e 40 a 45 horas, respectivamente.[52] O fígado converte rapidamente a cisplatina em metabólitos não tóxicos em até 1 hora após a administração. O citosol das células hepáticas parece formar aquedutos de cisplatina com glutationa e cisteína. A cisplatina é captada nas células do córtex e na medula externa do rim, quando começa a nefrotoxicidade.[53]

Comparada com a cisplatina, a oxaliplatina raramente demonstrou ototoxicidade. A diferença na captação coclear pode explicar esses achados. As cobaias criadas com doses EV equimolares de cisplatina ou oxaliplatina tiveram concentrações perilinfáticas mais baixas de oxaliplatina em comparação com a cisplatina. A menor ototoxicidade da oxaliplatina pode estar relacionada com uma captação menor desse derivado da platina pela cóclea, em comparação com a cisplatina.[54]

Foram relatados achados diferentes em ratos injetados com cisplatina (16 mg/m²), oxaliplatina (80 mg/m²) ou carboplatina (450 mg/m²) intraperitonealmente. O acúmulo de medicamentos nos tecidos da orelha interna foi determinado no terceiro dia após a injeção. Curiosamente, a administração de oxaliplatina resultou na maior concentração de platina nos tecidos da orelha interna, seguida pela cisplatina. A injeção de carboplatina produziu a concentração mais baixa dos três derivados da platina. A concentração mais alta de cada medicamento foi constatada na fração nuclear dos tecidos cocleares. Após uma dose única de cisplatina (32 mg/m²), a concentração máxima de platina nos tecidos cocleares foi constatada em 3 a 7 dias após o tratamento. A cinética de eliminação pelos tecidos cocleares foi mais rápida no primeiro mês. Enquanto isso, a eliminação da platina pelos tecidos cocleares foi mais lenta 30 a 90 dias após a administração do fármaco.[55] A discrepância entre os resultados do último estudo e os do estudo feito em cobaias é que este último foi agudo e utilizou doses relativas diferentes de cisplatina e oxaliplatina.

Um estudo recente em cobaias exibiu alguns achados interessantes. Minutos após a administração EV da cisplatina (8 mg/kg), a concentração na perilinfa da escala timpânica era quatro vezes maior no giro basal do que no ápice. Trinta minutos após a injeção, as concentrações eram iguais. Após 60 minutos, as concentrações de cisplatina na perilinfa da escala timpânica e no ultrafiltrado sanguíneo eram iguais. Esses achados de uma alta concentração inicial de cisplatina no giro basal e a eliminação atrasada da cisplatina da perilinfa da escala timpânica relativa ao soro podem explicar a propensão da cisplatina para danificar preferencialmente as células ciliadas externas cocleares na base.[56] Os transportadores de cobre parecem atuar na cinética celular da cisplatina na cóclea.[57-59] As culturas organotípicas do órgão de Corti de ratos demonstraram marcação imune com antibióticos contra o transportador 1 do cobre (CTR1) no citoplasma e na membrana plasmática nas células ciliadas externas. Provavelmente, esse transportador promove o influxo de cisplatina para essas células. A marcação forte do transportador de efluxo de cobre ATP7B foi vista nas células ciliadas externas.[58] A exposição das culturas cocleares ao sulfato de cobre isoladamente ou combinado com cisplatina infrarregulou a expressão do CTR1 e do ATP7A. A bomba ATP7B de efluxo foi suprarregulada, o que poderia proteger as células contra as concentrações excessivas de cobre ou cisplatina pela promoção do efluxo da cisplatina a partir dessas células. O sulfato de cobre protegeu contra a ototoxicidade por cisplatina nessas culturas cocleares e isso foi atribuído à inibição competitiva da captação da cisplatina e/ou maior expulsão da cisplatina pela suprarregulação da bomba de exportação.[58,59]

O transportador catiônico orgânico (OCT2) também pode atuar na ototoxicidade por cisplatina. Esse transportador foi detectado nas células ciliadas internas e externas e na estria vascular, em um estudo,[60] mas não encontrado nas células ciliadas, embora tenha sido expresso nos neurônios ganglionares espirais e na estria vascular, em outro estudo.[57] Apesar de sua relevância para o mecanismo de captação da cisplatina nos tecidos da orelha interna humana poder ser questionada, um estudo provocativo no peixe-zebra sugere que a captação de cisplatina nas células ciliadas que leva à apoptose depende da mecanotransdução funcional. Usando um análogo da cisplatina marcado com fluorescência, os autores demonstraram que a inibição química ou genética da mecanotransdução das células ciliadas bloqueou sua captação. Além disso, eles concluíram que a captação da cisplatina e a subsequente morte celular nas células ciliadas dependem da mecanotransdução ativa na linha lateral do peixe-zebra.[61]

Ototoxicidade Clínica

A perda auditiva ocasionada pela cisplatina parece ser ligeiramente variável e relacionada com dose, idade do paciente e outros fatores como exposição ao ruído,[62] exposição a outros medicamentos ototóxicos, um estado nutricional empobrecido que inclui baixa albumina sérica e anemia[63] e irradiação craniana.[64] As crianças parecem ser mais suscetíveis do que os adultos,[65] e a perda auditiva tende a ser permanente e bilateralmente simétrica. Os sintomas da ototoxidade incluem perda auditiva subjetiva, dor auricular e zumbido.[66] O zumbido foi relatado em 2 a 36% dos pacientes tratados com cisplatina, podendo ser transitório ou permanente.[66] Embora as frequências mais altas sejam afetadas primeiro, a deficiência auditiva pode se estender para a faixa de frequências médias quando forem utilizadas doses acima de 100 mg/m². Quando é utilizado o teste audiométrico de frequência ultra-alta, 100% dos pacientes que recebem cisplatina em alta dose (150 a 250 mg/m²) podem apresentar algum grau de perda auditiva.[63] A ototoxicidade relacionada com a dose é ilustrada por um relatório afirmando que 20% dos pacientes tratados com cisplatina para câncer testicular sofreram ototoxicidade permanente. No entanto, mais de 50% dos pacientes que receberam cisplatina em doses cumulativas acima de 400 mg/m² tiveram perda auditiva permanente.[62]

Os pacientes pediátricos foram estudados quanto à toxicidade por cisplatina com o uso de emissões otoacústicas (EOAs). Foi demonstrada uma boa correlação entre as EOAs evocadas transitórias (EOAETs) e o limiar audiométrico de tons puros nas crianças com função normal da orelha média. Nessa série, 90,5% dos pacientes tiveram uma PANS significativa a 8 kHz. A magnitude da perda auditiva foi associada a pouca idade na primeira dose de cisplatina, um grande número de ciclos de quimioterapia e uma alta dose cumulativa de cisplatina.[67] Parece que as primeiras mudanças nos limiares audiométricos de alta frequência podem prever quais crianças vão necessitar de suporte auditivo. A perda auditiva média em 8 kHz foi o dobro no grupo de crianças com meduloblastoma tratado com cisplatina, em comparação com as crianças que exibiram perda auditiva menos grave nessa frequência.[68]

A incidência e a gravidade da perda auditiva são alegadamente reforçadas pela irradiação craniana.[64] Os pacientes com carcinoma nasofaríngeo parecem ser particularmente suscetíveis à interação da irradiação coclear e da quimioterapia com cisplatina. A dose de radiação necessária que age na cóclea é maior que 48 Gy nesses pacientes.[69] Um estudo mais recente relatou que a radioterapia para tumores cerebrais, como o meduloblastoma, pode ser adaptada para reduzir as doses de radiação para a cóclea, ainda assim emitindo doses completas para o volume de tecido-alvo desejado. Usando a técnica de radioterapia de intensidade modulada para esses tumores, bem menos pacientes tiveram perda auditiva. Somente 13% dos pacientes que receberam o protocolo IMRT com cisplatina tiveram perda auditiva de graus 3 ou 4, comparados com 64% do grupo de radioterapia convencional.[64]

Existe uma controvérsia quanto à perda auditiva evoluir após a cessação da quimioterapia com cisplatina. Foi relatado que, 8 anos após a terapia com cisplatina para câncer testicular, foram medidos níveis elevados de platina urinária e sérica. Todavia, não foi detectada nenhuma toxicidade a longo prazo nesses pacientes.[70] Estudos audiométricos de longo prazo de 26 mulheres tratadas com cisplatina em doses moderadas (50 mg/m² de área de superfície corporal a cada 4 semanas) para câncer ginecológico demonstraram perda auditiva progressiva igual ou maior a 15 dB no acompanhamento de longo prazo (59 a 115 meses após o tratamento) em 14 pacientes (54%). Essas alterações foram consideradas pequenas e se restringiram a três frequências ou menos em um ano. Apenas dois pacientes (8%) revelaram alterações de limiar mais graves. Os autores concluíram que os pacientes adultos que recebem tratamento com cisplatina em dose moderada têm um risco desprezível a longo prazo de incapacidade social decorrente de deficiência auditiva induzida por medicamento.[71]

A ototoxicidade tardia decorrente da cisplatina parece ser bem mais significativa nas crianças. Os pacientes pediátricos tratados com cisplatina em doses cumulativas próximas de 400 mg/m² apresentaram piora da audição com o tempo após o tratamento. Os audiogramas revelaram perda auditiva em 5% dos pacientes antes do fim do tratamento. Após mais de 2 anos de acompanhamento, 44% tiveram perda auditiva significativa.[72] Um estudo mais recente constatou que o tempo médio para a primeira diminuição significativa na audição foi de 135 dias nas crianças. O acompanhamento por mais 6 a 44 meses exibiu uma progressão branda adicional da perda auditiva, de 10 a 15 dB, após a conclusão da terapia.[73] O acompanhamento audiológico a longo prazo foi sugerido em um estudo mais recente de crianças tratadas com cisplatina. Um terço dos pacientes teve piora da perda auditiva após um acompanhamento médio de 3,4 anos (intervalo de 1,5 a 6,6 anos). Questionários revelaram que 70% das crianças estudadas tiveram perda auditiva global e 40% necessitaram de aparelhos auditivos.[74] Estudos da função vestibular em paciente recebendo quimioterapia com cisplatina sugeriram efeitos vestibulotóxicos, especialmente em pacientes com problemas vestibulares preexistentes.[75] Com o teste de autorrotação cefálica para estudar o reflexo vestíbulo-ocular, pacientes recebendo cisplatina passaram por triagem de vestibulotoxicidade. Os ganhos no reflexo vestíbulo-ocular em 3,1, 3,9 e 5,1 Hz foram menores e os atrasos de fase em 3,1 e 3,9 Hz foram maiores.[76]

Como os protocolos de quimiorradiação com cisplatina intra-arterial envolvem proteção com tiossulfato, seria lógico que se observasse menos ototoxicidade com esse regime do que com a cisplatina endovenosa. No entanto, não parece ser o caso. Um estudo prospectivo[77] avaliou 146 pacientes recebendo quimioterapia intra-arterial com altas doses de cisplatina (150 mg/m² em quatro cursos) com terapia de salvamento por tiossulfato de sódio e radioterapia concorrente (70 Gy) para câncer avançado de cabeça e pescoço. Após o tratamento, 23% das orelhas foram recomendadas para uso de aparelhos auditivos. Na análise multivariada, constatou-se que a dose cumulativa de cisplatina e radiação, além da pouca idade, tinha uma relação causal. Além disso, a PANS foi maior durante e após a terapia. Na análise de previsão multivariada, o nível de audição pré-tratamento da orelha envolvida foi constatado como um fator preditivo independente da capacidade auditiva após a terapia.

As variações de limiar máximo ocorreram após a segunda infusão de cisplatina e em 8 kHz. A perda auditiva pareceu alcançar um patamar nos níveis mais altos (75 a 80 dB de perda auditiva) nas frequências maiores que 8 kHz (45 a 60 dB de perda auditiva), em comparação com as frequências menores que 8 kHz. A recuperação foi detectada após a terapia em 27 orelhas que tiveram perdas amplas em 1, 2 e 4 kHz.[78]

Fatores de Risco

Parece existir uma considerável variação individual na suscetibilidade à ototoxicidade por cisplatina, e a gravidade da perda auditiva parece estar relacionada com a dose cumulativa.[69,79] A idade também parece ser um fator de risco importante para a ototoxicidade, e as crianças com menos de 5 anos e os idosos são mais suscetíveis à perda auditiva induzida por cisplatina do que os adultos mais jovens.[80,81] Constatou-se que os meninos têm um risco significativamente maior do que as meninas de desenvolver perda auditiva. Seu risco pode ser até quatro vezes maior do que o dos pacientes do sexo feminino.[79] Nas crianças com tumores sólidos tratados com cisplatina, uma dose maior que 400 mg/m^2 foi associada a um risco maior de ototoxicidade.[82] Outros fatores – como irradiação craniana,[83] cotratamento com outros medicamentos ototóxicos (p. ex., furosemida ou antibióticos aminoglicosídeos),[84] insuficiência renal e perda auditiva preexistente – podem aumentar a probabilidade de ototoxicidade por cisplatina.[62]

Um grupo de 35 crianças com meduloblastoma fez audiogramas seriais antes, durante e após a conclusão do tratamento com cisplatina. Após dois ciclos de cisplatina (150 mg/m^2), a perda auditiva média em 8 kHz foi o dobro da perda nos pacientes que acabaram precisando de aparelhos auditivos. As elevações iniciais dos limiares audiométricos de alta frequência podem ajudar a prever quais pacientes podem sofrer perda auditiva suficiente para exigir aparelhos auditivos.[85]

Um modelo estatístico foi desenvolvido para prever a perda auditiva em pacientes tratados com cisplatina. Um grupo de 31 pacientes que receberam a cisplatina isoladamente ou em combinação para câncer de cabeça e pescoço e outros cânceres foi avaliado retrospectivamente. Esse grupo incluiu 18 pacientes com câncer de cabeça e pescoço. O modelo estatístico incluiu limiares pré-tratamento e pós-tratamento de todas as frequências que foram testadas, de 250 a 16 kHz. Utilizou-se uma equação polinomial quadrática usando três parâmetros no audiograma de cada paciente: esses parâmetros foram a intersecção, a inclinação e um termo quadrático. Esses parâmetros foram utilizados para gerar uma equação de modelo de previsão para determinar a probabilidade de perda auditiva em cada indivíduo. Dos 18 pacientes tratados com radioterapia concomitante, 11 desenvolveram perda auditiva significativa. Por outro lado, apenas 4 de 13 pacientes que não receberam radiação em cabeça e pescoço demonstraram perda auditiva pós-tratamento após receberem cisplatina. Surpreendentemente, a dose cumulativa de cisplatina não diferiu muito entre os pacientes que desenvolveram perda auditiva em comparação com aqueles que mantiveram boa audição após o tratamento.[86]

Predisposição Genética

A predisposição genética à perda auditiva induzida por cisplatina pode estar relacionada com mutações mitocondriais. Cinco de vinte sobreviventes de câncer com ototoxicidade por cisplatina foram agrupados em um raro haplogrupo J mitocondrial europeu, também associado à atrofia óptica hereditária de Leber.[87] Outros fatores genéticos podem tornar os pacientes suscetíveis à ototoxicidade por cisplatina. Os sobreviventes de câncer testicular que receberam quimioterapia de cisplatina apresentaram diferenças nos polimorfismos funcionais da glutationa S-transferase (GST). Ter ambos os alelos do 105Val-GSTP1 aparentemente oferece proteção contra a perda auditiva induzida por cisplatina. O risco de ter um mau resultado auditivo foi mais de quatro vezes maior nos pacientes com 105Ile/105Ile-GSTP1 ou 105Val/105Ile-GSTP1. Os genótipos associados à má audição após a cisplatina podem indicar pacientes com uma quantidade limitada de glutationa para desintoxicação da cisplatina.[88] No entanto, outro estudo em pacientes pediátricos revelou que as crianças com tumores sólidos tratadas com cisplatina que expressaram o genótipo selvagem GSTT1 tiveram uma incidência consideravelmente maior de ototoxicidade.[82]

Outra possível variante genética que poderia influenciar a suscetibilidade à cisplatina é a megalina, um membro da família de lipoproteínas de baixa densidade altamente expressadas nas células tubulares proximais do rim e nas células marginais da orelha interna. As células marginais em animais experimentais demonstraram acúmulo de altos níveis de aductos formados entre a platina e o DNA.[89] Vinte e cinco pacientes que desenvolveram perda auditiva após quimioterapia com cisplatina foram comparados com 25 pacientes que receberam quimioterapia com cisplatina sem perda auditiva e foram testados para polimorfismos de nucleotídeo único não sinônimos (SNPs) da megalina. Foi observada uma frequência mais alta do alelo A do rs2075252 nos pacientes com deficiência auditiva comparada com pacientes com audição normal após o tratamento com cisplatina. Esses achados sugerem que os SNPs no gene da megalina podem afetar a suscetibilidade individual à ototoxicidade por cisplatina.[90] Em um estudo recente de 68 crianças com tumores sólidos tratadas com cisplatina, foi relatado que o alelo C do rs2228171 SNP da megalina estava associado a uma incidência consideravelmente maior de ototoxicidade.[82]

As crianças com meduloblastoma submetidas a tratamento com cisplatina e irradiação cranioespinal foram estudadas quanto a polimorfismos nos genes que codificam as enzimas GST. Os pacientes com um genótipo GSTP1 105AG/GG que receberam altas doses de irradiação cranioespinal demonstraram um risco maior de vir a precisar dos aparelhos auditivos em comparação com as crianças que tinham fenótipo GSTP1 105AA, com uma razão de probabilidade de 4. Quando ajustada de acordo com idade, dose cumulativa de cisplatina e uso de amifostina, a associação persistiu. Os autores concluíram que o alelo GSTP1 105G está associado à perda auditiva permanente nos pacientes pediátricos com meduloblastoma/tumor neuroectodérmico primitivo e interage fortemente com a dose de radiação.[83] Por alguma razão ainda não explicada, os pacientes japoneses podem ser mais suscetíveis à ototoxicidade por cisplatina.[91]

Como a cisplatina causa danos ao DNA, esses danos podem ser corrigidos pelos genes de reparo por excisão de nucleotídeos. Trinta e dois pacientes de osteossarcoma foram submetidos a estudos audiométricos antes e depois de receberem quimioterapia com cisplatina. Quinze dos 32 pacientes sofreram perda auditiva. Foram determinados oito polimorfismos por reparação de nucleotídeo único nos genes 1, 2, 4 e 5 do grupo de complementação cruzada em reparo por excisão e nos grupos complementares XP-C e XP-A do xeroderma pigmentoso. A ototoxicidade foi associada ao rs2228001 SNP do gene XPC.[92]

Um grupo de 106 crianças no Canadá que sofriam de ototoxicidade importante decorrente da cisplatina foram genotipadas. Os autores relataram que as variantes genéticas da tiopurina S-metiltransferase (*TPMT, rs12201199*) e catecol O-metiltransferase (*COMT, rs9332377*) estavam altamente associadas à perda auditiva induzida por cisplatina. Além disso, 192 outras crianças com surdez não relacionada com ototoxicidade por cisplatina foram genotipadas. Nem a *TPMT* nem a *COMT* estavam associadas à perda auditiva nessas crianças.[93] Estimou-se que a administração desse teste genético a todo paciente pediátrico de câncer para o qual a cisplatina é o tratamento de primeira linha poderia evitar uma média de US$71.168 em custos sociais por paciente testado se pudesse ser utilizado um agente quimioterápico alternativo. Isso proporcionaria uma economia de mais de US$2,4 milhões por ano na Colúmbia Britânica (província canadense) e mais de US$19,6 milhões no Canadá, de modo geral.[94] No entanto, esses achados foram contestados. Uma publicação mais recente não verificou qualquer associação entre a ototoxicidade por cisplatina e a perda auditiva em um estudo de 213 crianças com meduloblastoma no St. Jude Children's Research Hospital com as variantes *TPMT* ou *COMT*, e nenhuma variante foi correlacionada com a citotoxicidade por cisplatina nas linhagens celulares linfoblastoides.[95] Por outro lado, a replicação do estudo anterior feita no Canadá foi relatada em uma coorte independente de 155 pacientes pediátricos com tumores de célula germinativa. Ela utilizou um modelo que combinava variantes *TPMP, ABCC3* e *COMT* com variantes clínicas e melhorou significativamente a previsão da perda auditiva relativa ao uso somente do risco clínico. Os autores concluíram que esses dados apoiam a significância da *TPMT, COMT* e *ABCC3* na previsão da perda auditiva relacionada com a quimioterapia com cisplatina nas crianças.[96]

Dois relatos recentes relativos a pacientes chineses com câncer pulmonar de células não pequenas revelaram polimorfismos associados ao maior risco de ototoxicidade da quimioterapia com cisplatina. No primeiro estudo, 204 pacientes receberam quimioterapia à base de cisplatina. Esses pacientes também receberam combinações de outros agentes quimioterápicos combinados com a cisplatina. Cento e quarenta e dois pacientes (50%) sofreram ototoxicidade. Os pesquisadores estudaram o papel dos polimorfismos do *eIF3a* nesses pacientes. Eles constataram que o alelo T do polimorfismo Arg803Lys estava associado à ototoxicidade. O gene *eIFa3* é um gene a montante da via de reparo por excisão de nucleotídeos. Desse modo, ele pode interagir com os grupos de complementação do xeroderma pigmentoso A e C (XPA e XPC) para regular a via de reparo por excisão de nucleotídeos.[97] A significância do papel da mutação de sentido trocado Arg803Lys na ototoxicidade por cisplatina precisa ser investigada em uma população bem maior.

O segundo relatório examinou o papel do genótipo Ctr1 na ototoxicidade por cisplatina em pacientes chineses com câncer de pulmão de células não pequenas. Foram estudados duzentos e quatro pacientes que receberam cisplatina para esse câncer. Os autores selecionaram e detectaram 20 SNPs de *CTR1*. Entre esses, o portador do alelo C do polimorfismo rs1091694 estava associado à ototoxicidade grave induzida por cisplatina.[98] O Ctr1, segundo relatos, estava presente nos tecidos da orelha interna dos camundongos vulneráveis à ototoxicidade por cisplatina.[57] O *CTR1* controla a captação da cisplatina nas células.[99] As mutações nesse transportador poderiam aumentar a captação da cisplatina e levar à maior ototoxicidade. O nocaute da expressão do *CTR1* nas células HEI-OC1 pelo pequeno RNA de interferência (RNAsi) levou à menor captação da cisplatina.[57] Não existem dados relativos a expressão do *CTR2* na cóclea.[100]

Histopatologia

Estudos de histopatologia do osso temporal humano mostraram os efeitos da cisplatina na orelha interna. A cóclea de uma criança de 9 anos com um tumor cerebral que teve perda auditiva após o tratamento com cisplatina mostrou degeneração das células ciliadas externas nos giros inferiores da cóclea, nos gânglios espirais e no nervo coclear. As células ganglionares vestibulares e o nervo vestibular eram normais.[101] Estudos de microscopia eletrônica de varredura dos tecidos da orelha interna de cinco pacientes com ototoxicidade por cisplatina revelaram a fusão dos estereocílios das células ciliadas externas com danos à placa cuticular.[102] Outro estudo de pacientes que receberam cisplatina com ou sem irradiação revelou um número menor de células ciliadas internas e externas e células ganglionares espirais. A estria vascular também estava atrófica.[103]

Estudos Experimentais

Estudos histopatológicos da orelha interna em animais refletem achados relatados em humanos. As células ciliadas externas do giro basal da cóclea são danificadas primeiro, e esse dano estende-se às células mais apicais quando a dosagem é mantida.[66,104] A primeira fileira de células ciliadas externas parece ser a mais vulnerável.[66] O dano evolui para as células ciliadas externas, com dilatação da membrana parietal, amolecimento da placa cuticular, formação de vacúolos e maiores quantidades de corpúsculos lisossômicos na porção apical das células ciliadas. As anomalias dos estereocílios, incluindo a fusão, são visíveis nas células ciliadas internas e externas.[105] Também pode ocorrer dano à estria vascular, especialmente após a exposição a altas doses de cisplatina.[106] Estudos eletrofisiológicos mostram que a ototoxicidade por cisplatina pode se manifestar por uma diminuição no potencial endococlear,[107] pela elevação dos limiares da resposta auditiva do tronco encefálico (ABR)[107-110] e pelas elevações nas emissões otoacústicas evocadas por produto de distorção (OEAPDs).[108,111,112] O protocolo de entrada/saída da OEAPD é mais sensível para detecção inicial do dano às células ciliadas.[108] As elevações nos limiares de OEAPD 4 dias após a infusão da cisplatina em cães não puderam ser atribuídas às diferenças nos níveis de pico na platina plasmática. A variabilidade na suscetibilidade entre cada animal não pode ser explicada pelas variações na concentração plasmática da platina filtrável entre esses animais.[112]

Mecanismos da Ototoxicidade

A ototoxicidade da cisplatina parece ser mediada pela produção de ROS. As moléculas reativas de oxigênio – como o ânion superóxido, o peróxido de hidrogênio e as espécies reativas de nitrogênio, como o óxido nítrico – podem ocasionar danos celulares ao reagir com lipídeos celulares, proteínas e DNA. A orelha interna tem um sistema de defesa antioxidante que consiste no tripeptídeo glutationa e em suas enzimas antioxidantes relacionadas, catalase e superóxido dismutase. A glutationa e as enzimas antioxidantes revelaram redução em associação à ototoxicidade induzida por cisplatina em ratos.[109,110] A cisplatina aumenta a formação de ROS na cóclea pelo uso de espectrometria de ressonância paramagnética eletrônica[113] e corantes fluorescentes.[114] A produção de ânions superóxido dentro das células ciliadas cocleares foi demonstrada *in vitro* ao ser utilizado o teste de redução do nitroazul de tetrazólio.[115] O superóxido dismuta-se em peróxido de hidrogênio, espontaneamente ou por meio da superóxido dismutase. Foi detectada uma maior formação de peróxido de hidrogênio na orelha interna após a exposição à cisplatina.[113]

Uma das enzimas que podem produzir os radicais superóxido é uma isoforma da nicotinamida adenina dinucleotídeo fosfato oxidase, NOX-3, exclusiva da cóclea. A cisplatina mostrou-se capaz de ativar essa enzima, o que leva a um aumento radical na produção de superóxido,[116] não só nas linhas celulares cocleares, mas também na cóclea dos ratos expostos à cisplatina.[117]

O superóxido pode levar à formação de peróxido de hidrogênio, conforme mostramos. Este último pode ser catalisado pelo ferro e formar o radical livre hidroxila muito ativo, que pode reagir com os ácidos graxos poli-insaturados nas membranas e formar o aldeído extremamente tóxico, 4-hidroxinonenal. O superóxido também pode reagir com o óxido nítrico e formar peroxinitrito, que reage com proteínas e forma nitrotirosina. As células ciliadas cocleares de cobaias tratadas com cisplatina demonstram imunorreatividade a 4-hidroxinonenal, mas os neurônios auditivos foram considerados imunopositivos a 4-hidroxinonenal e nitrotirosina.[118]

A administração intratimpânica de RNAsi contra NOX-3 antes da administração sistêmica da cisplatina impediu a suprarregulação da NOX-3 na cóclea dos ratos e protegeu contra os danos às células ciliadas e a perda auditiva.[119] Vale observar que o pré-tratamento com RNAsi contra TRPV1 ou STAT1 também anulou a suprarregulação da NOX-3 e impediu o dano às células ciliadas e a perda auditiva em ratos tratados com cisplatina.[120,121] Esses achados sugeriram uma cascata ligando TRPV1, NOX-3 e STAT1 na geração da ROS e na morte celular na cóclea dos ratos.[121,122]

Como os quelantes de ferro mostraram-se capazes de proteger parcialmente as células ciliadas expostas à cisplatina *in vitro*, propôs-se que um pouco do mecanismo ototóxico da cisplatina inclui uma via dependente do ferro.[115] A reação da ROS com a membrana plasmática leva à formação de produtos da peroxidação lipídica da membrana, como o 4-hidroxinonenal, que são altamente reativos e podem levar ao dano e à morte celular.[123] O alvo principal da ototoxicidade por cisplatina parecem ser as células ciliadas externas, com as células ciliadas no giro basal sendo as mais suscetíveis. Essa maior suscetibilidade pode resultar de depósitos relativamente baixos de glutationa nas células ciliadas externas do giro basal em comparação com as células ciliadas internas e as células ciliadas externas nos giros mais apicais.[7] A ROS e as espécies reativas ao nitrogênio podem atacar os componentes celulares, conforme discutido anteriormente, e o ânion superóxido, reagir com o oxido nítrico e formar o peroxinitrito altamente tóxico, que também possivelmente ataca os componentes celulares.

Um esquema parcial do mecanismo da ototoxicidade por cisplatina foi demonstrado *in vitro*. As moléculas reativas – como o ânion superóxido e o óxido nítrico, entre outras – podem ativar uma proteína celular, a p53. Essa ativação pode acionar enzimas na via de morte celular, as caspases. A caspase-8 foi ativada, convertendo uma proteína celular, BID, da forma inativa para ativa, a BID truncada. A BID ativada age em uma proteína cistólica, BAX, que se transloca para as mitocôndrias. A BAX ativada torna a membrana mitocondrial vazada e a enzima mitocondrial citocromo-*c* vaza para o citoplasma. O citocromo-*c* citosólico interage com outra enzima de morte celular, a caspase-9, que ativa a caspase-3 e a caspase-7, o que resulta na apoptose ou morte das células ciliadas. A aplicação dos inibidores de caspase nos explantes do órgão de Corti antes e durante a exposição à cisplatina *in vitro* impediu a apoptose das células ciliadas.[124,125] Esse achado fornece mais evidências de que a ototoxicidade por cisplatina pode ser mediada pelas vias de morte celular, resultando em morte das células ciliadas e deficiência auditiva permanente. Esses resultados precisam ser confirmados pelo uso de modelos *in vivo* da ototoxicidade por cisplatina. Mais pesquisas podem proporcionar medicamentos clinicamente úteis que possam bloquear partes dessas vias e proteger contra a ototoxicidade por cisplatina.

Um estudo em ratos tratados com cisplatina confirmou que esse derivado da platina induz uma via apoptótica, intrínseca à cóclea. A cisplatina reduziu significativamente os níveis de atividade da caspase-3 e caspase-7; aumentou a expressão ativa da proteína caspase-3 e a atividade da caspase-9; e elevou a expressão da proteína BAX, acompanhada por uma diminuição na expressão da proteína antiapoptótica Bcl-12 na cóclea. Essas alterações foram acompanhadas pela elevação das medições de limiar de ABR.[126]

A morte celular induzida por cisplatina pode ser independente da p53 e das caspases. As células da linhagem celular OC-k3 expostas à cisplatina sugerem que a cascata de proteína cinase ativada por mitógeno pode estar envolvida na indução da morte celular pela cisplatina. As células expostas à cisplatina foram inibidas pela PD98059 e pela suramina. Esses dois inibidores protegeram essas células da citotoxicidade induzida por cisplatina. O sinal ERK1/ERK2 foi ativado por ser efetor principal da morte celular, ocasionando fragmentação celular, reorganização do citoesqueleto de actina e morte celular. A morte celular decorrente da cisplatina ocorreu aparentemente de maneira dependente de p53 e caspase, pois essas linhagens celulares são funcionalmente desprovidas de p53.[127]

As citocinas inflamatórias também podem exercer um papel na ototoxicidade por cisplatina. Essas citocinas, como o fator de necrose tumoral (TNF) e as interleucinas 1b e 6, podem ser suprarreguladas pela ativação do ERK e do NFkB; isso foi demonstrado *in vitro* nas células HEI-OC1. A neutralização dessas citocinas pelos anticorpos e pela inibição farmacológica do ERK reduziu significativamente a morte dessas células expostas à cisplatina. Esses estudos *in vitro* foram confirmados *in vivo* usando ratos tratados com cisplatina. O TNF foi imunolocalizado no ligamento espiral, no limbo espiral e no órgão de Corti. A expressão da proteína NFkB foi muito forte nas células, nas quais se observou a coloração TUNEL-positiva: órgão de Corti, ligamento espiral e estria vascular. Esses achados sugerem que as citocinas pró-inflamatórias, especialmente o TNF-α, têm atuação importante no dano coclear causado pela cisplatina.[128]

Proteção Contra a Ototoxicidade por Cisplatina

Apesar de muitos experimentos bem-sucedidos terem demonstrado proteção em modelos de animais, é importante tentar traduzir esses resultados para os pacientes. Uma série de antioxidantes demonstrou proteção contra a cisplatina em modelos de animais. Esses antioxidantes são: N-acetilcisteína, α-tocoferol, ácido lipoico, tiossulfato de sódio, salicilato, ebselen, D-metionina e amifostina.[7,122,129] Uma preocupação com o uso dos agentes protetores sistêmicos, como os antioxidantes, é a possível interferência no efeito terapêutico da cisplatina. Esse problema pode ser contornado com a administração intratimpânica do agente protetor, contanto que ele se difunda pela membrana da janela redonda e penetre a orelha interna. Os resultados positivos com os regimes otoprotetores na prática clínica podem ajudar a aumentar a eficácia da cisplatina e podem melhorar a qualidade de vida nos sobreviventes da quimioterapia com cisplatina.[130+]

A dexametasona intratimpânica, segundo relatos, protege contra a ototoxicidade por cisplatina em cobaias e camundongos. No estudo das cobaias, a solução salina intratimpânica também pareceu ser protetora.[131] No estudo dos camundongos, a dexametasona proporcionou proteção significativa contra as variações de limiar ABR com cliques (frequências de 8 e 16 kHz), em comparação com a orelha contralateral injetada com solução salina.[132] A viabilidade da administração intratimpânica de agentes protetores nas crianças também pode ser desafiadora.[84]

Um estudo clínico relatou que, ao contrário dos estudos anteriores na literatura, a amifostina (600 mg/m^2) fornecida como um bolo EV imediatamente antes e 3 horas depois da cisplatina e da irradiação cranioespinal nas crianças com meduloblastoma forneceu proteção significativa contra a perda auditiva. Um ano após a iniciação do tratamento, 13 controles (37,1%) comparados com 9 pacientes tratados com amifostina (14,5%) tiveram perda auditiva suficiente para precisar de aparelho auditivo ao menos em uma das orelhas ($P = 0,005$; teste unilateral do qui-quadrado). Nenhuma evidência sugeriu que a amifostina interferiu na eficácia da cisplatina, e os efeitos colaterais do tratamento com amifostina foram brandos e bem tolerados.[133] Infelizmente, uma busca por ensaios controlados randomizados ou ensaios clínicos controlados para avaliar a quimioterapia baseada na platina em combinação com um agente otoprotetor putativo *versus* tratamento de platina com placebo não revelou evidências de proteção significativa contra a quimioterapia com platina em crianças com osteossarcoma e hepatoblastoma pela amifostina. Por isso, os autores não recomendam agentes protetores contra a ototoxicidade por platina em crianças.[134] Nenhum agente farmacológico para impedir ou reverter a deficiência auditiva induzida pela platina foi aprovado pela Food and Drug Administration dos Estados Unidos.[129] Contudo, ensaios controlados randomizados de proteção do tiossulfato de sódio contra a ototoxicidade por cisplatina estão em andamento e esse fármaco foi designado como um medicamento órfão como um otoprotetor.[129] Uma análise consensual recomendou a realização ou a iniciação de ensaios clínicos pediátricos com tiossulfato de sódio, N-acetilcisteína, D-metionina e possivelmente ebselen.[129]

CARBOPLATINA

A carboplatina é um novo componente de platina considerado menos nefrotóxico do que a cisplatina. Dados preliminares sugeriram que a carboplatina era menos ototóxica do que a cisplatina. O efeito colateral tóxico primário delimitador da dose de carboplatina é a supressão da medula óssea, embora isso possa ser contornado pela terapia de salvamento de células-tronco autólogas e com o uso de fatores do crescimento hematopoiéticos. Isso possibilitou a administração de doses mais altas de carboplatina para aumentar sua eficácia antitumoral e seu índice terapêutico. A carboplatina pode ser mais ototóxica do que os estudos iniciais indicaram. A carboplatina em alta dose (2 g/m² total) foi associada à perda auditiva em 9 de 11 crianças (82%), e as perdas auditivas nas frequências de fala foram suficientemente graves para a recomendação de aparelhos auditivos.[135] Essas crianças receberam, cada uma, tratamento prévio com cisplatina e várias delas foram tratadas com antibióticos aminoglicosídeos.

A carboplatina é altamente eficaz no tratamento dos tumores cerebrais malignos quando administrada junto com manitol para abrir a barreira hematoencefálica. No entanto, 15 de 19 pacientes (79%) tiveram perda auditiva de alta frequência quando esse tratamento foi utilizado.[136] Os pacientes com câncer ovariano foram tratados com uma terapia combinada de carboplatina e cisplatina em seis cursos. Um estudo retrospectivo dos dados de tempo de concentração da área sob a curva relativa ao primeiro curso (AUC) foi executado para a carboplatina. Nenhum paciente com um AUC baixo teve ototoxicidade, mas 12% dos pacientes no grupo de AUC alto tiveram perda auditiva e 45% tiveram trombocitopenia.[137]

Quase a metade de um grupo de crianças submetidas ao transplante de células-tronco hematopoiéticas teve deterioração na audição. As crianças com neuroblastoma que receberam "condicionamento" de carboplatina e aquelas com disfunção renal correram maior risco de ototoxicidade associada ao transplante de células-tronco hematopoiéticas;[138] todos os nove pacientes que receberam altas doses de carboplatina para tumores de célula germinativa resistentes à cisplatina desenvolveram uma perda auditiva que se manifestou clinicamente.[139] Um estudo de 30 crianças com neuroblastoma não ressecável relatou apenas um caso brando de perda auditiva em 6 anos de acompanhamento.[140] A ototoxicidade da carboplatina parece variar de acordo com a dose administrada.

A carboplatina parece ser única pelo fato de danificar preferencialmente as células ciliadas internas na chinchila.[141] Os mecanismos de ototoxicidade da carboplatina podem estar relacionados com a produção de ROS e de espécies reativas ao nitrogênio.[142] Essa ideia é sustentada pelo achado de que o pré-tratamento com butationa sulfoximina (BSO) aumenta a ototoxicidade da carboplatina na chinchila. A BSO inibe a síntese da glutationa. Os animais tratados com BSO por infusão intracoclear contínua tiveram perdas significativamente maiores de células ciliadas internas e externas do que os animais tratados apenas com carboplatina. A OEAPD e os potenciais evocados registrados a partir do colículo inferior foram considerados significativamente menores em amplitude nos animais que receberam BSO junto com carboplatina, comparados com animais que receberam apenas carboplatina.[143]

DIFLUOROMETILORNITINA
ESTUDOS CLÍNICOS

Na esperança de que seria eficaz na quimioterapia para doenças hiperproliferativas, incluindo o câncer e certos processos infecciosos, a D,L-α-difluorometilornitina (DFMO) foi desenvolvida como um inibidor irreversível da enzima ornitina descarboxilase. Foi constatado que a DFMO em altas doses causa ototoxicidade potencialmente limitadora do tratamento, mas reversível.[144] A DFMO é um agente antitumoral e um composto quimioprotetor que reduz a incidência e a frequência dos tumores e é útil clinicamente no tratamento de infecções com *Trypanosoma brucei gambiense*, que provoca a doença do sono do Oeste Africano.

Nos estudos de fase I, doses de 12 g/m²/dia durante 28 dias resultaram em trombocitopenia e distúrbios gastrintestinais. Doses maiores (64 g/m²/dia endovenosos durante 25 a 43 dias por infusão contínua) provocaram diarreia e acidose metabólica. Nos estudos de fase II, observou-se a perda auditiva. Um ensaio clínico de DFMO administrado diariamente por via oral durante 6 meses foi realizado em 27 pacientes de câncer pós-cirúrgicos e naqueles com risco maior de desenvolver câncer. A toxicidade limitadora da dose foi definida como uma perda auditiva de tons altos no audiograma.

A perda auditiva foi determinada em sete pacientes, embora não tenha sido estabelecido se a perda auditiva era reversível ou irreversível. A dose total de medicamento que resultou em ototoxicidade foi altamente variável entre os pacientes estudados.[145]

Realizou-se um ensaio clínico em 66 voluntários com câncer de bexiga, próstata ou cólon previamente tratado, sem evidências de doença recorrente ou residual e em indivíduos sadios com maior risco de desenvolvimento de câncer de cólon, que foram testados quanto à possível ototoxicidade da DFMO. Ocorreram variações previsíveis nos limiares auditivos, relacionadas com a dose de DFMO. À medida que a dose do fármaco aumentou, a magnitude e a incidência e variação do limiar auditivo aumentou e o intervalo de tempo do seu início diminui. As variações de limiar foram maiores nas frequências mais baixas do que nas frequências mais altas. Nenhuma associação pode ser feita entre o gênero, a idade ou a função renal dos indivíduos e a perda auditiva. As variações de limiar foram reversíveis com a descontinuação da DFMO.[146]

Um ensaio clínico de DFMO, prospectivo, de fase II, controlado por placebo, em pacientes com uma história prévia de pólipos adenomatosos colônicos foi realizado com administração de baixas doses prolongadas de DFMO para avaliar os efeitos na audição. Voluntários (n = 123) com audição normal em frequências entre 250 e 2.000 Hz foram testados quanto a seus limiares audiométricos basais em 1, 3, 6, 9 e 12 meses após começarem o tratamento com DFMO ou placebo. O exame de acompanhamento foi feito 3 meses após a cessação do tratamento, caso fossem sugeridas alterações audiométricas na medição de 12 meses. Os indivíduos que receberam doses de 0,075 a 0,4 g/m² durante 12 meses tinham poucas evidências de variações nos limiares auditivos de tons puros e nenhuma variação estatisticamente relevante foi relatada nas OEAPD – apenas uma sutil elevação do limiar auditivo, de 2 para 3 dB, nas duas frequências mais baixas (250 e 500 Hz). Os autores concluíram que a administração de baixas doses de DFMO durante 12 meses não produzia perda auditiva, ao contrário de outros estudos que examinaram a ototoxicidade das doses mais altas.[147]

A perda auditiva irreversível foi relatada em um paciente tratado com DFMO como prevenção química para o esôfago de Barrett. Após tomar 0,5 g/m²/dia de DFMO por aproximadamente 13 semanas, a perda auditiva foi de 15 dB em 250, 2.000 e 3.000 Hz na orelha direita e maior que 20 dB em 4.000 a 6.000 Hz na orelha esquerda. Essas variações de limiar persistiram por 7 meses após a descontinuação da DFMO. Este foi o primeiro caso relatado de ototoxicidade irreversível relacionada com a administração de DFMO.[148]

ESTUDOS EM ANIMAIS

Estudos de DFMO em cobaias revelaram que esse fármaco administrado durante 12 semanas resultou na perda de células ciliadas no gancho e no primeiro giro. A perda de células ciliadas internas foi maior do que a de células ciliadas externas. A perda auditiva foi confirmada pela audiometria do tronco encefálico.[149]

A administração intragástrica diária de D,L-DFMO não produziu qualquer disfunção auditiva em ratos que receberam doses de 200 mg/kg/dia a 1,2 g/kg/dia durante 8 semanas. Por outro lado, constatou-se uma ototoxicidade substancial nas cobaias que receberam doses intraperitoneais de D,L-DFMO de 500 mg/kg/dia a 1 g/kg/dia. As células ciliadas internas e externas na cóclea foram danificadas, com perda maior das células ciliadas internas, especialmente no giro basal. Esses achados histológicos corresponderam à perda de sensibilidade potencial de ação composta. A ototoxicidade dos enantiômeros também foi estudada nas cobaias. Constatou-se que 1 g/dia do D-enantiômero de DFMO não produzia qualquer evidência de deficiência auditiva, enquanto 1 g/kg/dia de L-enantiômero de DFMO produziu uma variação de limiar maior que a mesma dose da mistura racêmica.[150]

Estudos em gerbilos com 21 dias de vida foram concebidos para testar a ototoxicidade do DFMO. O teste de ABR evocado por cliques foi executado antes e 3 semanas após a conclusão de um regime de 18 dias de injeções subcutâneas diárias de DFMO a 1 g/kg/dia. A administração de DFMO resultou em elevações do limiar de cliques de 20 para 60 dB, que se recuperou aproximadamente 3 semanas após a cessação do medicamento.[151] Esse estudo foi repetido usando "bipes" tonais em 2, 4, 8, 16 e 32 kHz em gerbilos neonatos para ver se determinadas frequências foram afetadas e examinar os tecidos cocleares após a administração de DFMO. Os regimes posológicos de 750 mg/kg/dia ou 1 g/kg/dia, administrados subcutaneamente, foram utilizados em dois grupos de gerbilos. As variações de limiar auditivo de 21 para 29 dB foram constatadas no grupo de dosagem mais alta. Enquanto isso, as elevações de limiar de 11 para 17 dB foram observadas nos gerbilos que receberam a dose mais baixa. Os limiares mais altos foram exibidos em frequências mais altas, embora várias frequências tenham sido afetadas. Nenhuma anomalia coclear importante foi observada no nível de microscopia óptica, coerente com o fato de que as variações no limiar auditivo eram reversíveis após 3 semanas de recuperação.[151] A ototoxicidade do DFMO pode ser mediada pela alteração da retificação para dentro dos canais Kir4.1, o que leva a uma acentuada redução no potencial endococlear e elevação dos limiares ABR em camundongos.[152]

CONCLUSÕES

Dos estudos em animais relatados até hoje, parece que a DFMO tem ototoxicidade específica da espécie que aparentemente está relacionada com a dose, porém é variável, dependendo do modelo de roedor utilizado. O rato é resistente à ototoxicidade da DFMO, talvez porque a DFMO possa não inibir a síntese de poliamina na cóclea do rato até um nível crítico. O rato pode não ser utilizado como um modelo animal confiável para o estudo da ototoxicidade da DFMO,[150] e a cobaia parece ser bem sensível à ototoxicidade da DFMO. A DFMO, sobretudo o L-enantiômero, provocou variações de limiar auditivo e perda de células ciliadas na região de alta frequência. As células ciliadas internas parecem ser mais sensíveis ao dano pela DFMO do que as células ciliadas externas. O gerbilo neonato aparentemente tem uma sensibilidade intermediária à DFMO. A administração prolongada de DFMO resultou em elevações temporárias dos limiares auditivos, que se recuperaram em 3 semanas após a interrupção do tratamento. Além disso, nenhuma evidência de dano ao tecido coclear foi apurada com a microscopia óptica.[151] Em camundongos, aparentemente o DFMO afetou principalmente a estria vascular ao alterar a retificação para dentro dos canais de potássio (Kir4.1). Essa alteração resultou em uma elevação concomitante dos limiares ABR, embora não tenha sido especificado se este efeito foi temporário ou permanente e nenhuma histologia tenha sido relatada.[152]

Estudos clínicos demonstraram que a administração de DFMO está associada à perda auditiva reversível. Um artigo relatou perda auditiva permanente em um paciente, que persistiu por 7 meses.[99] Portanto, parece adequado advertir os pacientes sobre a potencial ototoxicidade desse agente quimioprotetor antes do seu uso. Estudos futuros do osso temporal humano podem lançar mais luz sobre os efeitos da DFMO nos tecidos cocleares humanos.

DIURÉTICOS DE ALÇA

Os diuréticos de alça são medicamentos sintéticos potentes que exercem efeitos terapêuticos através de sua ação na alça de Henle do rim. Eles inibem a reabsorção de sódio, potássio e íons cloro, bloqueando um carreador de Na/K/2Cl.[153] Através dessa ação no rim, os diuréticos de alça produzem um aumento rápido e considerável no volume de débito urinário. Os diuréticos de alça mais utilizados são a furosemida e a bumetanida, com o ácido etacrínico sendo menos utilizado. Esses medicamentos são empregados para tratar a insuficiência cardíaca congestiva em bebês e adultos, para reduzir a pressão arterial elevada, remover o excesso de fluido dos pulmões nos recém-nascidos com pulmões imaturos e ajudar no controle do edema decorrente de insuficiência hepática ou renal.

O ácido etacrínico pode ser administrado oralmente ou por injeção EV. Constatou-se logo que ele causava perda auditiva após ser introduzido na medicina clínica nos anos 1960. Assim, muitos casos de surdez transitória ou permanente foram relatados.[154] A PANS permanente, profunda, em frequências médias e altas foi relatada em um paciente de transplante renal que foi tratado com ácido etacrínico. Esse paciente foi reabilitado com êxito por meio de aparelhos auditivos binaurais.[155]

A furosemida pode ser administrada oralmente ou por injeção EV, e aproximadamente 65% de uma dose oral são absorvidos após a ingestão.[156] Esse diurético segue um modelo farmacocinético de três compartimentos, com uma meia-vida média de 29,5 minutos para eliminação renal. A meia-vida da furosemida aumenta bastante nos pacientes com insuficiência renal grave, podendo ser de 10 a 20 horas.[105] Também foi constatado que a furosemida é responsável por casos temporários e às vezes permanentes de perda auditiva. A perda auditiva permanente foi relatada em certos adultos[105] e em bebês prematuros de alto risco tratados com furosemida.[157] Certos níveis plasmáticos de furosemida, acima de 50 mg/dL, foram associados à perda auditiva,[158,159] e a PANS pode ser acompanhada por zumbido e vertigem. Relatou-se a incidência de ototoxicidade com furosemida em aproximadamente 6% em uma pequena série de pacientes.[160]

A bumetanida, um diurético de alça de sulfonamidas mais potente, foi considerada causadora de uma incidência bem menor de perda auditiva do que a furosemida.[160,161] Um diurético de alça relacionado, a piretanida, foi considerado tão eficaz quanto a furosemida no tratamento dos pacientes com insuficiência cardíaca congestiva em um estudo de um pequeno grupo de pacientes, entre os quais nenhum teve perda auditiva.[162]

Estudos de ossos temporais em animais e humanos experimentais[163] mostraram que o alvo principal dos diuréticos de alça é a estria vascular, na qual se desenvolve edema extenso junto com perda da função auditiva.[154] O alvo primário na estria vascular parece ser o transportador de Na/2Cl/K (SLC12A2),[164] o qual pode ser similar ou idêntico ao transportador que a furosemida e a bumetanida inibem no rim.[165] Camundongos sem esse transportador são surdos,[166] mas não se sabe se as mutações do SLC12A2 contribuem para a surdez humana.[167] A ação dos diuréticos de alça na estria vascular resulta em uma redução do potencial endococlear com uma elevação do limiar do potencial de ação composta.[168] Ratos imaturos[169] e ratos com albumina baixa[170] são mais suscetíveis aos efeitos ototóxicos da furosemida. Esse achado sugere que a ação ototóxica dos diuréticos de alça depende da fração não ligada do fármaco no soro.[170]

Estudos clínicos sugerem que a ototoxicidade da furosemida pode ser reduzida pela infusão do fármaco em taxas abaixo de 15 mg/min.[159] Estudos na chinchila sugeriram que a ototoxicidade do ácido etacrínico pode ser ocasionada pelo comprometimento do fluxo sanguíneo na parede lateral da cóclea. Nesses experimentos, os vasos sanguíneos para o modíolo, a lâmina espiral e os órgãos terminais vestibulares pareceram normais. No entanto, os vasos que abastecem o ligamento espiral e a estria vascular tinham fluxo deficiente 2 minutos após a injeção de ácido etacrínico e esses vasos aparentemente não tinham eritrócitos 30 minutos após a injeção. O potencial de ação composta, a microfônica coclear e o potencial de somação caíram sem recuperação após as alterações microcirculatórias nos vasos da parede lateral. Além disso, a reperfusão foi retardada nas arteríolas da estria vascular para os outros vasos sanguíneos na parede lateral. A isquemia seguida pela reperfusão gera grandes quantidades de radicais livres de oxigênio que podem ocasionar danos estruturais e funcionais à estria vascular e ao órgão de Corti.[171] Observou-se uma perda de células ciliadas externas no giro basal da cóclea em estudos de ossos temporais de pacientes que sofrem ototoxicidade de ácido etacrínico.[163] A torsemida, um novo diurético de alça, foi considerada causadora de perda auditiva reversível em gatos, em uma dose similar à de furosemida.[172] Até hoje, não se demonstrou evidência de ototoxicidade em seres humanos.[173]

ANALGÉSICOS
HIDROCODONA

A hidrocodona é um analgésico narcótico frequentemente combinado com acetaminofeno e prescrito para alívio da dor aguda e crônica.[174] As reações adversas comuns a esse medicamento analgésico combinado são tontura, náusea, vômito, sonolência e euforia. Os efeitos colaterais mais graves são depressão respiratória e alterações de humor. Como a hidrocodona é um narcótico, o abuso pode levar à dependência psicológica e física. É o analgésico narcótico opioide mais prescrito nos Estados Unidos e um dos medicamentos prescritos mais utilizados de maneira abusiva.[174]

A perda auditiva decorrente do abuso de hidrocodona foi relatada em alguns casos, mas a incidência pode ser muito maior do que se suspeitava. Dois casos de surdez neurossensorial rapidamente progressiva, com preservação relativa do sistema vestibular e varreduras normais na imagem por ressonância magnética, foram relatados em dois pacientes tomando imensas doses dessa combinação. Um paciente tomou 15 comprimidos quatro vezes ao dia e o segundo paciente tomou 35 comprimidos por dia. Nenhum dos pacientes respondeu à terapia de prednisona oral de alta dose. O primeiro paciente recebeu implante coclear, com restauração da audição funcional, mas não foi fornecida nenhuma informação sobre a reabilitação auditiva no segundo paciente, que evoluiu para a PANS bilateral profunda.[175]

O abuso de hidrocodona foi associado à PANS rapidamente progressiva em 12 pacientes da House Ear Clinic. Em quatro pacientes, a apresentação inicial foi unilateral, e dois pacientes também sofreram sintomas vestibulares. O tratamento com altas doses de prednisona não foi bem-sucedido quanto à melhora da audição em nenhum dos pacientes. Sete de oito pacientes submetidos ao implante coclear tiveram um sucesso inicial com esses dispositivos. Foi relatada outra série de cinco pacientes com uma história de ingestão crônica de hidrocodona em doses que variaram de 10 a 300 mg/dia. A duração do uso variou de meses a anos. O audiograma inicial mostrou uma PANS moderada, mas os audiogramas subsequentes exibiram progressão rápida da perda auditiva. A comunicação foi gravemente afetada e não se observou qualquer recuperação espontânea da audição em qualquer paciente que relatou cessação do uso do medicamento. A perda auditiva foi assimétrica em três pacientes, com o zumbido sendo relatado por três pacientes. A única comorbidade significativa nessa série foi a infecção com vírus da hepatite C (HCV). Os cinco pacientes submeteram-se ao implante coclear e tornaram-se usuários bem-sucedidos desses implantes.[175]

Os mecanismos de ototoxicidade da hidrocodona-acetaminofeno são desconhecidos. Os receptores de opioides do tipo μ foram demonstrados nos gânglios espirais e de Scarpa,[176,177] enquanto se demonstraram os receptores d e k nas células ciliadas.[176]

As anomalias genéticas das enzimas metabolizadoras de medicamentos e as comorbidades como a infecção do HCV podem ser fatores no desenvolvimento da ototoxicidade dessa combinação de medicamento. No entanto, é preciso mais pesquisa para confirmar ou refutar essa teoria.[175]

Foram recomendas por Ho et al.[174] as seguintes diretrizes:
1. O clínico deve registrar a PANS rapidamente progressiva bilateral.
2. Não deve haver sintomas vestibulares (embora isso seja contraindicado em uma série anterior).[178]
3. Não deve haver resposta à terapia com esteroides.
4. Não deve haver sintomas ou evidências laboratoriais de infecção intracraniana ou doença autoimune concorrente, com exceção da hepatite autoimune induzida por HCV.
5. O clínico deve registrar o uso diário prolongado de hidrocodona ou oxicodona ou altas doses ao longo de um curto intervalo de tempo que precederam o início da perda auditiva.[174]

METADONA

A metadona é um analgésico narcótico opioide que vem sendo utilizado clinicamente há muitas décadas. A PANS reversível de início súbito foi relatada em quatro pacientes de metadona até hoje. O primeiro paciente foi um homem de 37 anos que ingeriu 15 comprimidos de 5 mg de metadona em uma overdose acidental. Ele ficou confuso, nauseado e surdo. Após o tratamento com naloxona, ele readquiriu a consciência e queixou-se de zumbido e perda auditiva. O audiograma de tons puros exibiu PANS bilateral de 40 a 80 dB na orelha direita e uma perda uniforme de 40 dB na orelha esquerda. Ele recuperou a audição, o que foi confirmado por um audiograma repetido 10 dias mais tarde, cujo resultado foi normal.[179] Dois outros casos de perda auditiva súbita após overdose de metadona foram relatados em 2010 e outro, em 2012. Em cada caso, a perda auditiva foi reversível.[180,181] Confirmou-se a presença da metadona pela triagem toxicológica em três de quatro casos.[179-181]

SALICILATOS

Os salicilatos são derivados do ácido benzoico que têm sido utilizados para tratar dor branda a moderada, como a cefaleia, a dor dentária e a artrite. Esses fármacos têm efeitos anti-inflamatório e analgésico. Os salicilatos são intimamente ligados às proteínas séricas após a absorção oral e somente uma pequena porcentagem da concentração de salicilato no sangue mantém-se não ligada, ou livre.

Em experimentos com animais, relatou-se que, após a administração sistêmica, os salicilatos entram rapidamente na perilinfa. A porcentagem do nível sanguíneo correspondente alcançado na perilinfa pode ser de 25 a 33%[182,183] nas chinchilas[182] e nas cobaias,[184] com a relação entre as concentrações sérica e perilinfática sendo quase linear. Os níveis séricos de 25 a 50 mg/dL foram relatados nas chinchilas que receberam 450 mg/kg de salicilato intraperitoneais. As chinchilas tiveram elevações de limiar de ABR de 30 dB em média, principalmente nas frequências mais altas.[182] As cobaias que receberam a mesma dose tiveram maior atividade espontânea dos neurônios culiculares inferiores, o que pode ser um correlato neural do zumbido.[184] Os efeitos dos salicilatos na cóclea podem ser causados por mudanças no fluxo sanguíneo e por mudanças na rigidez da membrana lateral das células ciliadas externas.[185]

A perda auditiva nos humanos pode estar relacionada com a concentração de salicilatos no sangue. Os pacientes com níveis sanguíneos de 20 a 50 mg/dL podem ter perdas auditivas de 30 dB.[186] As concentrações mais baixas de salicilato podem estar correlacionadas com perda auditiva. Nas concentrações de 11 mg/dL, a perda auditiva foi de 12 dB. Além disso, uma relação linear é aparente entre a perda auditiva e as concentrações de salicilatos livres.[187] O teste do sítio de lesão em pacientes com perda auditiva induzida por salicilato revela uma localização coclear.[188] O zumbido parece aumentar continuamente com o aumento das concentrações plasmáticas de salicilato acima de 40 a 320 mg/dL. Estudos histopatológicos de ossos temporais de animais e humanos de pacientes com perda auditiva registrada após receberem salicilatos não revelam dano significativo às células ciliadas ou lesão da estria vascular.[189] Nenhum dano às células ganglionares espirais ou à bainha de mielina do oitavo nervo craniano foi demonstrado.[190]

Experimentos em ratos sugerem que o salicilato induz o zumbido por meio da ativação dos receptores de N-metil-d-aspartato (NMDA) na cóclea. A aplicação dos antagonistas de NMDA na perilinfa bloqueou o aumento no comportamento hipercinético induzido pelo salicilato, um procedimento comportamental para medir o zumbido.[191] Os salicilatos provavelmente ocasionam uma PANS reversível ao alterarem a função da proteína motora prestina nas células ciliadas externas.[192]

A administração prolongada de salicilatos em ratos ocasionou uma maior expressão reversível da prestina nas células ciliadas externas e OEAPDs reforçadas.[193,194] Essas alterações poderiam ser responsáveis pelo zumbido induzido por salicilato.[194]

Surpreendentemente, esses achados foram acompanhados por reduções na amplitude do potencial de ação composta e na ABR, e esses efeitos podem ser mediados por danos aos neurônios ganglionares espirais.[195] A exposição das culturas de gânglios espirais cocleares ao salicilato resultou na apoptose dos neurônios ganglionares espirais.[196]

Estudos epidemiológicos de homens e mulheres que ingeriram de modo crônico acetaminofeno, AAS ou ibuprofeno demonstraram alguns resultados intrigantes. Os homens que utilizavam regularmente medicamentos anti-inflamatórios não esteroidais (AINEs), acetaminofeno ou AAS duas ou mais vezes por semana tinham maior risco de perda auditiva do que os que não o faziam, e os homens que usavam regularmente o AAS tinham 12% mais chances de sofrer perda auditiva. As diferenças na perda auditiva entre os usuários regulares de analgésicos foram ainda mais radicais quando se levou a idade em consideração. Os homens com menos de 50 anos de idade pareceram mais suscetíveis à perda auditiva relacionada com o uso desses analgésicos. Esses homens mais jovens que usavam frequentemente o AAS tinham 33% mais chances de sofrer perda auditiva. Os que tomavam AINE regularmente tinham 61% mais chances de sofrer perda auditiva e os que usavam acetaminofeno regularmente tinham 99% mais chances de sofrer perda auditiva do que os homens mais jovens da mesma idade não usuários regulares.[197]

Foi publicado um estudo prospectivo recente de uma grande coorte de mulheres que usavam AAS, ibuprofeno ou acetaminofeno. O uso de ibuprofeno e acetaminofeno por 2 dias ou mais por semana foi associado a um maior risco de perda auditiva autorrelatada. O uso de AAS não foi associado à perda auditiva nessa população. O risco relativo de perda auditiva ajustada à idade multivariada entre as mulheres que usavam ibuprofeno aumentou com o maior número de dias de uso por semana. Quanto ao acetaminofeno, o risco relativo de perda auditiva alcançou o pico em 4 a 5 dias por semana de ingestão. Surpreendentemente, não foi observada qualquer relação entre o uso de acetaminofeno 6 ou mais dias por semana. Os autores não conseguiram explicar esse achado e não observaram uma relação entre o uso de outros AINE e a perda auditiva. Comparativamente, menos mulheres relataram o uso desses outros AINEs neste estudo. Então, o tamanho da amostra pode não ter tido poder suficiente para detectar uma associação entre o uso desses outros AINE e a perda auditiva.[198]

QUININA E FÁRMACOS RELACIONADOS

A quinina é um alcaloide utilizado para tratar malária e cãibras nas pernas e também está presente nas bebidas tônicas. A toxicidade da quinina pode se manifestar como uma síndrome chamada *chinchonismo*, cujos sintomas são surdez, vertigem, zumbido, cefaleia, deficiência visual e náusea. Vinte por cento dos pacientes podem se queixar de perda auditiva de alta frequência nos cursos de tratamento prolongados. Uma queda em 4 kHz pode ser evidente e a pontuação de discriminação vocal pode ser menor que 30%, mas a perda auditiva talvez seja reversível.[199] Se a perda auditiva ocorrer dentro das frequências vocais, a perda pode ser permanente.[200] As cobaias tiveram maior perda auditiva com maiores concentrações sanguíneas de quinina.[201] As chinchilas que receberam uma injeção intramuscular de quinina (150 mg/kg) tiveram uma elevação do limiar de ABR reversível de 20 dB. Observaram-se variações similares após a aplicação da quinina à janela redonda.[202] Pode ocorrer zumbido perceptual após a administração da quinina. Um estudo de supressão condicionada em ratos revelou uma indução de zumbido comportamental dose-dependente após o tratamento com quinina. Esses efeitos foram bloqueados pela nimodipina, um bloqueador do canal de cálcio.[203] No entanto, a nimodipina alterou a elevação do limiar do potencial e a ação composta observadas após a quinina.[204]

Inicialmente, a cloroquina é uma aminoquinolina utilizada para tratar malária. Nos anos 1950, ela começou a ser utilizada para tratar artrite reumatoide e, mais tarde, foi usada para tratar outras doenças do tecido conjuntivo. A cloroquina está relacionada quimicamente com a quinina. Ela parece ser ototóxica, mas apenas alguns casos foram relatados. A ototoxicidade pode ser reversível se for detectada precocemente pela audiometria das respostas auditivas evocadas do tronco encefálico, seguida pela interrupção do tratamento com cloroquina e pela administração de esteroides e expansores de plasma.[205,206] Um estudo de 5 anos sobre a prevalência da ototoxicidade no University of Benin Teaching Hospital na cidade de Benin, Nigéria, demonstrou que a quinina e a cloroquina corresponderam a mais de 25% dos casos.[207]

A hidroxicloroquina também é um composto quinolina utilizado para tratar a artrite reumatoide e o lúpus. Raramente, ela causa ototoxicidade, embora tenha sido relatado que ela causou PANS reversível em um adulto com artrite reumatoide após 5 meses de tratamento.[208] A PANS permanente foi relatada em dois adultos com lúpus eritematoso[209] e em uma menina de 7 anos após 2 anos de tratamento para hemossiderose pulmonar idiopática.[210]

ERITROMICINA E ANTIBIÓTICOS MACROLÍDEOS RELACIONADOS

A eritromicina foi introduzida na medicina clínica nos anos 1950. Esse antibiótico foi considerado útil no tratamento de várias infecções, como a pneumonia ocasionada por *Legionella pneumophila*, que resultou em maior uso da eritromicina por via endovenosa. Examinou-se a eritromicina quanto à possível ototoxicidade logo no início, mas apenas o teste vestibular foi realizado. Todavia, concluiu-se que a eritromicina não era ototóxica. Em 1973, relatou-se o primeiro caso de ototoxicidade em pacientes.[211] Muitos casos de PANS bilateral foram relatados após a administração endovenosa ou oral; a maioria desses pacientes consistia em idosos que tinham doença hepática ou renal ou tratados com altas doses de eritromicina para a doença dos legionários.

Os sintomas ototóxicos são zumbido de sopro, perda de audição e vertigem em alguns casos. Alguns pacientes queixavam-se de confusão, medo, perturbações psiquiátricas,[212] alterações visuais, fala arrastada e sensação de ter sido drogado.[213] A maioria do casos de perda de audição e zumbido tem sido transitória, e a recuperação da audição normal ocorre geralmente em 1 a 2 semanas após a descontinuação da eritromicina.[214] Dois casos de ototoxicidade permanente foram relatados: um com zumbido permanente[215] e um com perda de audição permanente.[216] A perda de audição pela eritromicina foi relatada em pacientes de transplante hepático e renal e a incidência de perda auditiva nesses pacientes parece estar relacionada com a dose. A perda auditiva foi observada em 16% dos pacientes que recebiam 2 g diários, mas aumentou para 53% nos pacientes tratados com 4 g diários. A reversão completa da perda auditiva ocorreu após a modificação da terapia.[217] Em uma série separada com três receptores de transplantes, acredita-se ter ocorrido uma interação entre a eritromicina e a ciclosporina que possa ter ocasionado perda auditiva.[218]

O padrão audiométrico nos pacientes com ototoxicidade por eritromicina pode ser um tipo fixo de PANS, embora alguns pacientes manifestem perda de alta frequência. O teste de ABR em dois pacientes com ototoxicidade por eritromicina revelou ausência de ondas I e III durante o tratamento com eritromicina, quando os audiogramas de tons puros registraram PANS. O padrão de ABR e os audiogramas normalizaram-se após a interrupção da eritromicina.[219]

Várias diretrizes foram recomendadas para a prevenção da ototoxicidade por eritromicina: 1) os audiogramas pré-tratamento devem ser obtidos nos pacientes idosos e naqueles com comprometimento da função hepática ou renal; 2) deve-se ter cautela ao combinar a eritromicina com outros medicamentos potencialmente ototóxicos; e 3) se a creatinina sérica for maior que 180 mol/L, a dose diária de eritromicina não deve exceder 1,5 g.[220]

A azitromicina é um antibiótico mais novo relacionado com a eritromicina. Do mesmo modo que a eritromicina, também é ototóxico. Esse efeito colateral foi relatado pela primeira vez em pacientes com síndrome da imunodeficiência adquirida submetidos a tratamento prolongado para infecções disseminadas de *Mycobacterium avium*. Três pacientes queixaram-se de perda auditiva e os audiogramas confirmaram PANS de branda a moderada, que se resolveu em 2 a 4 semanas após a interrupção do tratamento.[221] Outra série de pacientes teve ototoxicidade reversível associada a terapia de azitromicina oral em altas doses (600 mg/dia). Foi necessária uma média de 5 semanas para a audição se recuperar após a cessação do tratamento.[222] Dois outros casos de PANS reversível com azitromicina foram relatados[223] e dois casos de perda auditiva aparentemente permanente também. Uma mulher de 47 anos ficou completamente surda após 8 dias de tratamento com azitromicina,[224] e outra de 39 anos teve zumbido bilateral 24 horas após tomar o medicamento, com perda auditiva subjetiva após o segundo dia, quando parou de tomar a medicação. Um audiograma revelou PANS de alta frequência variando de branda a moderada na orelha esquerda. O zumbido e a perda auditiva ainda estavam presentes 12 meses mais tarde, embora o zumbido fosse menos grave.[225] Cobaias tratadas com azitromicina ou um fármaco correlato, a claritromicina, tiveram uma alteração reversível das OEATs.[226] Os mecanismos de ototoxicidade desses antibióticos macrolídeos são desconhecidos.

DEFEROXAMINA

Em um grupo de 153 crianças com betatalassemia tratadas com transfusões sanguíneas regulares e quelação por sobrecarga de ferro com deferoxamina, 38% tiveram PANS significativa nas altas frequências com recrutamento. Os pacientes mais jovens tiveram uma perda auditiva maior, que aparentemente estava correlacionada com doses médias e de pico de deferoxamina, sendo mais grave nos indivíduos com carga de ferro mais baixa.[227]

Em uma população de 75 pacientes adultos que dependiam de transfusão com talassemia maior e outras doenças hematológicas, tratados com transfusões regulares, 93% (70 de 75) tinham uma história de terapia subcutânea ou EV de longo prazo com deferoxamina. O teste audiométrico revelou perda auditiva atribuída à terapia com deferoxamina em 22 dos 75 pacientes (29%). Dos pacientes com talassemia, 36% (21 de 59) tiveram perda auditiva atribuível à ototoxicidade por deferoxamina. Esses pacientes com ototoxicidade por deferoxamina tiveram PANS de alta frequência. Sete dos 21 pacientes tiveram uma queda em 6 kHz e 1 teve uma queda em 3 kHz. No entanto, poucas dessas perdas auditivas foram consideradas incapacitantes. O monitoramento audiológico foi recomendado para os pacientes submetidos ao tratamento com deferoxamina.[228]

A perda auditiva foi atribuída ao tratamento com deferoxamina em 6 de 30 pacientes com 7 a 25 anos de idade. A maioria desses pacientes com perda auditiva tinha anemia de Cooley, que exigia transfusões sanguíneas regulares e tratamento com deferoxamina em uma dose de 40 a 50 mg/kg subcutâneos durante a noite, por 8 a 10 horas de bombeamento, 4 a 7 dias por semana. A perda auditiva foi neurossensorial, de leve a moderada e envolveu as altas frequências (3 a 12,5 kHz). Apenas um paciente teve perda auditiva em menos de 6 kHz e apenas um relatou zumbido. As OEAETs e as OEAPDs foram normais em 27 e 33% dos pacientes, respectivamente.[229]

Foram relatadas amplas variações na incidência de ototoxicidade, variando de 3,8 a 57%, em pacientes dependentes de transfusão e recebendo deferoxamina.[170] Embora tenha sido relatado que os indivíduos com ototoxicidade por deferoxamina eram mais jovens e tinham recebido doses mais altas de deferoxamina do que os pacientes que não foram afetados,[230] as doses de deferoxamina usadas nos anos 1980 eram mais altas do que as utilizadas mais recentemente.[170] Este último estudo não encontrou associação entre a idade e a ototoxicidade. Vinte e dois pacientes tiveram audiogramas anormais na região de 4 a 8 kHz, com limiares de 30 a 100 dB. Dos 22 pacientes, 18 receberam doses de deferoxamina maiores que a recomendada, de 50 mg/kg subcutâneos. Quando a deferoxamina foi descontinuada, os audiogramas em 7 pacientes reverteram para normal ou quase normal em 2 a 3 semanas, e 9 de 13 pacientes que tiveram perdas auditivas sintomáticas ficaram assintomáticos. Quando se reiniciou o tratamento com doses menores, não foi demonstrada nenhuma ototoxicidade posterior, exceto em dois casos. Recomendou-se que nos pacientes com perda auditiva sintomática o medicamento deveria ser interrompido por 4 semanas e, quando os audiogramas repetidos fossem estáveis ou melhorassem, o tratamento poderia ser reiniciado em 10 a 25 mg/kg por dose. Os autores recomendaram audiogramas em série a cada 6 meses nos pacientes assintomáticos que recebem deferoxamina, e audiogramas mais frequentes foram recomendados nos pacientes jovens com valores séricos normais para ferritina e nos pacientes com perda auditiva exibida nos audiogramas.[231]

Recomendou-se um índice terapêutico para evitar a ototoxicidade por deferoxamina. Esse índice é obtido dividindo-se a dose de deferoxamina (mg/kg) pelo nível sérico de ferritina (ng/mL). Um índice terapêutico de 0,025 foi considerado seguro.[232] Para um paciente com um nível de ferritina acima de 2.000 ng/mL, as doses de deferoxamina abaixo de 50 mg/kg são consideradas seguras.[229] A triagem audiométrica para ototoxicidade deve incluir medições dos limiares de tons puros em 6 kHz, a frequência mais afetada nos pacientes com ototoxicidade por deferoxamina.[229] Um estudo mais recente mostrou que o teste de OEAPD é extremamente mais sensível e superior à audiometria de tons puros.[233]

VANCOMICINA

A vancomicina é um glicopeptídeo utilizado para tratar as infecções resistentes à meticilina ocasionadas por *Staphylococcus aureus*, *S. epidermidis* e outras infecções difíceis de tratar, como a endocardite enterocócica nos pacientes com alergia à penicilina. A vancomicina tem sido considerada ototóxica e é utilizada oralmente para tratar a colite pseudomembranosa ocasionada por *Clostridium difficile*. Devido à má absorção oral, a vancomicina costuma ser administrada por via endovenosa, tendo sido descritos modelos farmacocinéticos multicompartimentos.[234,235] Frequentemente, ela é administrada a cada 12 horas em pacientes com função renal normal, mas um regime de dose única diária foi descrito mais recentemente com eficácia equivalente e perfil de segurança similar.[241]

Conforme mencionado anteriormente, a vancomicina é administrada por via oral para tratar a colite pseudomembranosa. Geralmente, não ocorre qualquer absorção significativa após a dosagem oral.[241] Às vezes, ela é administrada intratecalmente para tratar meningite bacteriana, e a PANS grave foi relatada em um paciente que recebeu vancomicina por essa via.[236]

Os pacientes idosos, mesmo se tiverem função renal normal, têm menos depuração renal da vancomicina.[235] A meia-vida é significativamente maior em bebês prematuros. Portanto, tem sido recomendado o monitoramento atento dos níveis sanguíneos nestas crianças.[237] A vancomicina administrada em mulheres grávidas não causou perda auditiva em seus bebês, que foram testados após o nascimento.[238] Em uma triagem auditiva de larga escala em neonatos, a vancomicina não foi associada à falha no ABR automatizado.[239] A vancomicina administrada em doses quase letais em cobaias não foi considerada ototóxica, mas se constatou a potencialização da ototoxicidade por gentamicina nessas cobaias.[240] Uma análise crítica dos casos previamente relatados pode ser explicada pela exposição concomitante a aminoglicosídeos.[240] A vancomicina parece ter uma baixa probabilidade de ocasionar ototoxicidade permanente, se não for administrada junto com outro agente ototóxico. Embora a incidência de perda auditiva comprovada por audiometria tenha sido de 1 em 31 (3,2%) e 5 em 32 (15,6%) em pacientes que receberam tratamento com vancomicina uma ou duas vezes ao dia, esses achados basearam-se em apenas um audiograma pós-tratamento comparado com o nível basal pré-tratamento. Não se sabe se essas perdas auditivas foram temporárias ou permanentes.[241] Um estudo recente de neonatos mostrou uma taxa de falha da OEA estatisticamente relevante em neonatos tratados com vancomicina.[243]

MONITORAMENTO DA OTOTOXICIDADE NA PERDA AUDITIVA

O monitoramento audiométrico da ototoxicidade depende do risco do regime de tratamento. Para um protocolo de tratamento de baixa dosagem ou curta duração com aminoglicosídeos sem fatores de risco clínicos, o uso de um audiograma pré e pós-tratamento com monitoramento por lista de verificação semanal de autoavaliação pode ser adequado, mas não proporciona um alerta precoce da potencial perda auditiva. Para um curso de tratamento de alto risco e longa duração, com um agente como a amicacina, pode ser aconselhável o teste pré e pós-tratamento com monitoramento interveniente semanal ou quinzenal de audiometria convencional e audiometria de alta frequência. Para aminoglicosídeos, o audiograma final após o tratamento não deve ser feito antes de algumas semanas após a conclusão da terapia, pois podem ocorrer outros efeitos atrasados na audição.[183] Para protocolos de tratamento com cisplatina, pode ser suficiente monitorar no nível basal, logo antes de começar cada ciclo – quando o paciente está menos doente e é capaz de cooperar mais – e após a conclusão da terapia para registrar a perda auditiva e proporcionar diretrizes para a reabilitação. Isso porque o tratamento efetivo pode ser impossível de ser modificado.

À medida que os agentes protetores entram em uso clínico, a audiometria de alta frequência pode ajudar a monitorar a eficácia dos protocolos de proteção.[243] As OEAPDs parecem ser mais sensíveis e superiores à audiometria de tons puros na detecção da perda auditiva inicial ocasionada pela cisplatina[243] e pela deferoxamina.[233]

Para consultar a lista completa de referências, acesse www.expertconsult.com.

LEITURA SUGERIDA

Brock PR, Knight KR, Freyer DR, et al: Platinum-induced ototoxicity in children: a consensus review on mechanisms, predisposition, and protection, including a new International Society of Pediatric Oncology Boston ototoxicity scale. *J Clin Oncol* 30:2408–2417, 2012.

Ding D, Allman BL, Salvi R: Review: ototoxic characteristics of platinum antitumor drugs. *Anat Rec* 295:1851–1867, 2012.

Fischel-Ghodsian N: Genetic factors in aminoglycoside toxicity. *Pharmacogenomics* 6:27–36, 2005.

Ho T, Vrabec JT, Burton AW: Hydrocodone use and sensorineural hearing loss. *Pain Physician* 10:467–472, 2007.

Kushner BH, Budnick A, Kramer K, et al: Ototoxicity from high-dose use of platinum compounds in patients with neuroblastoma. *Cancer* 107:417–422, 2006.

Langer T, am Zehnhoff-Dinnesen A, Radtke S, et al: Understanding platinum-induced ototoxicity. *Trends Pharmacol Sci* 34:458–469, 2013.

Matt T, Ng CL, Sha S, et al: Dissociation of antibacterial activity and aminoglycoside ototoxicity in the 4-monosubstituted 2-deoxystreptamine apramycin. *Proc Natl Acad Sci U S A* 109:10984–10989, 2012.

Mukherjea D, Rybak LP: The pharmacogenomics of cisplatin-induced ototoxicity. *Pharmacogenomics* 12:1039–1050, 2011.

Schacht J, Talaska AE, Rybak LP: Cisplatin and aminoglycoside antibiotics: hearing loss and its prevention. *Anat Rec (Hoboken)* 295:1837–1850, 2012.

Sha SH, Qiu JH, Schacht J: Aspirin to prevent gentamicin-induced hearing loss. *N Engl J Med* 354:1856–1857, 2006.

Sintomas e Síndromes Otológicos

Carol A. Bauer | Herman A. Jenkins

Pontos-chave

- Otalgia na ausência de doença detectável na orelha pode surgir a partir de uma vasta gama de origens e exige um exame completo de cabeça e pescoço para um diagnóstico preciso.
- Nos casos de otorreia crônica, dolorosa e sanguinolenta, deve-se investigar otite externa maligna ou neoplasia do meato acústico externo.
- As características mais informativas na avaliação de perda auditiva são o período da perda, sintomas associados e idade do paciente.
- Os patógenos bacterianos mais comuns que causam a otite externa são *Pseudomonas aeruginosa* e *Staphylococcus aureus*.
- Imagem radiográfica do osso temporal com tomografia computadorizada de alta resolução é essencial na avaliação da otorreia clara e aquosa.
- Um histórico completo com uma descrição minuciosa dos sintomas é necessário para discriminar entre as causas centrais e periféricas de vertigem.

Vários sintomas podem ser tanto sugestivos quanto diagnósticos de doença da orelha. A precisão na avaliação clínica é facilitada pela compreensão da significância das combinações de sintomas e da relativa frequência de doenças otológicas específicas em diferentes populações de pacientes. Este capítulo analisa os sintomas comuns associados a doenças otológicas e os diagnósticos a serem considerados quando se avaliam esses sintomas. Os sintomas mais comuns que indicam um problema otológico são otorreia, otalgia, plenitude aural, perda auditiva, vertigem e zumbido. Os sintomas de perda auditiva, vertigem e zumbido são discutidos em outros capítulos e são dirigidos apenas brevemente aqui.

OTORREIA

Em adultos e crianças, a otorreia pode surgir a partir de numerosas fontes (meato acústico externo, orelha média, mastoide) e pode ter uma variedade de etiologias (Quadro 78-1). As considerações no diagnóstico e os planos de tratamento subsequentes são direcionados pela fonte da otorreia, a idade do paciente, o tipo de otorreia (clara, mucoide, purulenta ou sanguinolenta), a natureza da drenagem (aguda, crônica ou pulsátil) e a presença de outros sintomas tais como otalgia, déficit neurológico ou doença sistêmica associada ou os sintomas de uma doença sistêmica. A avaliação requer aspiração meticulosa de secreções sob microscopia para identificar a origem da drenagem e para diferenciar entre uma infecção primária e uma drenagem purulenta secundária a um processo inflamatório subjacente.

As causas mais comuns de otorreia diferem entre adultos e crianças. Em crianças, a otorreia é causada mais comumente tanto por uma otite média aguda com ruptura da membrana timpânica quanto por uma otite média crônica, na presença de uma perfuração da membrana timpânica. Em adultos, a otorreia resulta mais comumente a partir de qualquer otite externa ou otite média crônica com uma perfuração. O histórico inicial e o exame físico devem ser direcionados para estabelecer o período de tempo do sintoma e a fonte da otorreia (meato acústico, orelha média, mastoide).

Quadro 78-1. FONTES DE OTORREIA

Meato Acústico Externo
Otite externa (fúngica, bacteriana, viral)
Otite externa necrotisante
Dermatite aguda
Queratose obliterante
Colesteatoma de meato
Neoplasia
Infecção regional (parótida)

Membrana Timpânica
Tecido de granulação
Miringite granular
Miringite bolhosa
Bolsa de retração com colesteatoma

Orelha Média
Otite média aguda com perfuração
Otite média crônica com perfuração
Neoplasia

Mastoide
Mastoidite, aguda ou crônica, com perfuração
Doença granulomatosa
Colesteatoma
Neoplasia

Líquor Cefalorraquidiano
Fratura do osso temporal
Defeito do Tégmen
Deformidade da Cóclea
Fissura de Hyrtl

O diagnóstico de otite externa como a fonte de otorreia purulenta é sugerido por um histórico de trauma na orelha ou contaminação do meato por água relacionada a natação. O trauma que resulta em otite externa pode ocorrer a partir do uso de hastes flexíveis com ponta de algodão, irrigadores para a remoção de cerume, curativos dentro do meato acústico ou termômetros digitais de orelha. Um histórico de otalgia e drenagem depois de nadar facilmente leva a um diagnóstico de otite externa. Apesar de tipicamente dolorosa, nenhum sintoma sistêmico adicional é normalmente associado a essa infecção localizada. Os achados típicos no exame físico incluem um meato acústico extremamente friável que está parcialmente ou completamente obstruído por pele edemaciada e associada a consistência macia do tecido pré-auricular.

Em pacientes com dermatite crônica ou eczema do meato acústico, a otorreia purulenta pode se desenvolver secundariamente sem qualquer trauma prévio ou contaminação por água, e infecções bacterianas ou fúngicas podem complicar essa condição crônica da pele. Sintomas de dermatite crônica do meato acústico incluem queixas de ressecamento e prurido nas orelhas. A infecção secundária de dermatite crônica do meato acústico é geralmente indolor. Pontos importantes incluem um histórico de uso recente de pomadas antibióticas tópicas ou soluções que podem causar uma reação alérgica cutânea localizada com prurido no meato, edema e drenagem purulenta. O exame físico deve documentar a presença de hifas fúngicas no meato, detritos de queratina da dermatite crônica ou, raramente, um colesteatoma ou queratoma de meato. Depois de aspirar todo material purulento do meato, a membrana timpânica deve ser examinada à procura de evidência de um corpo estranho retido, tal como um tubo de ventilação (equalização de pressão) com tecido de granulação localizada, como a fonte da otorreia.

Os patógenos bacterianos mais comuns que causam otite externa são *Pseudomonas aeruginosa* e *Staphylococcus aureus*. Menos comumente, outros organismos aeróbicos facultativos e anaeróbicos foram cultivados a partir de orelhas infectadas. Raramente, otite externa resulta de uma infecção local ou regional, que envolve a orelha secundariamente. *Actinomyces israelii* é uma bactéria anaeróbica gram-positiva que pode causar otite externa a partir de uma infecção dental ou parotídea primária. Essa infecção pode se manifestar como uma otite externa refratária com tecido de granulação e otorreia grossa e amarelada no meato acústico externo. O reconhecimento dessa entidade é importante, porque o tratamento envolve desbridamento cirúrgico e terapia com antibióticos prolongada.[1]

Otite externa maligna ou necrotizante é uma forma localmente agressiva e potencialmente progressiva da otite externa. A inflamação e necrose podem se estender além da pele do meato acústico para envolverem a cartilagem e o osso subjacentes. A doença extensa implica em osteomelite local e regional do osso temporal que resulta em dor intensa e profunda na orelha. A otite externa maligna ocorre mais frequentemente em adultos. O diagnóstico deve ser considerado, no entanto, em crianças com saúde debilitada ou doença sistêmica concomitante com início de otorreia aguda-dolorosa. Quinze casos de otite externa maligna que ocorreram em bebês e crianças de 2 meses a 15 anos foram relatados na literatura.[2,3] Os fatores de risco nesses pacientes incluíam saúde debilitada, imunossupressão e diabetes melito. Os achados comuns no exame físico incluem tecido de granulação dentro do meato acústico externo, edema e eritema de pavilhão e região pré-auricular, necrose da membrana timpânica e paralisia do nervo facial. A *P. aeruginosa* é o organismo causador mais comum em crianças e adultos com otite externa maligna.

As infecções fúngicas da orelha (otomicoses) são tipicamente limitadas ao meato acústico externo como uma infecção superficial. Raramente, essas infecções são invasivas e envolvem o osso temporal. As espécies de fungos comuns que infectam o meato acústico externo são *Aspergillus niger* e *Candida albicans*. O primeiro é facilmente reconhecido como tufos de fungos pigmentados em cima de um emaranhado de fios de hifas que se assemelham a uma bola de algodão. A *Candida* também pode colonizar o meato acústico, especialmente em pacientes previamente tratados com gotas otológicas com antibióticos por um período prolongado. Um meato infectado com *Candida* aparece molhado e macerado, cheio de detritos similares a coalhada. Se a infecção fúngica tem um componente bacteriano associado, os elementos fúngicos podem não ser imediatamente evidentes. Raramente, o meato acústico externo e a mastoide estão envolvidos primariamente por coccidioidomicose, que podem assemelhar-se a equizemas ou a uma dermatite alérgica.[4]

A micose secundária do osso temporal é bastante rara e pode surgir a partir de um foco primário de infecção que envolve meninges ou seios paranasais. Os agentes causadores incluem espécies de *Cryptococcus*, *Candida*, *Blastomyces* e *Mucor*. As infecções otogênicas fúngicas invasivas primárias podem ocorrer em hospedeiros imunocomprometidos que são indivíduos soropositivos para o vírus da imunodeficiência humana, nos idosos e nos doentes com diabetes melito. Esses pacientes podem desenvolver doença fúngica invasiva dentro de mastoide e ossos temporais, o que resulta em perda auditiva rapidamente progressiva e paralisia facial. A *Aspergillus fumigatus* e *A. Flavus* são fontes de mastoidite fúngica invasiva associada a grave morbidade e mortalidade.

Uma causa rara de otorreia purulenta que surge a partir do meato aústico externo em crianças é a infecção cística da primeira fenda branquial. Em algumas formas dessa anomalia congênita, uma fístula adjacente ao meato acústico externo provoca edema localizado, ao passo que em outros uma fístula pode estar presente com uma abertura externa dentro do meato acústico externo. A anomalia pode não ser reconhecida até ocorrerem a drenagem e o inchaço do meato acústico. Uma fonte ainda mais rara de otorreia do meato acústico externo secundário em crianças e adultos é uma infecção primária da glândula parótida que se estende para o meato acústico externo através das fissuras de Santorini. Esses canais fibrosos dentro do meato acústico cartilaginoso podem servir como uma rota direta da extensão da doença.

No caso de otalgia intensa associada a otorreia sanguinolenta ou serosa, devem-se imediatamente examinar o meato e a membrana timpânica para a verificação de vesículas. A otite externa bolhosa e miringite resultam em vesículas hemorrágicas no meato externo ósseo e na membrana timpânica. Essas infecções incomuns causam uma extrema dor na orelha desproporcional ao exame físico. A infecção pode ser viral, já que *Mycoplasma pneumoniae* e *Haemophilus influenzae* também foram cultivadas a partir das vesículas. A perda auditiva condutiva secundária a uma efusão associada da orelha média muitas vezes acompanha a infecção localizada. Uma perda mista com um componente neurossensorial significativo foi demonstrada em 30 a 65% dos casos de miringite bolhosa em que a avaliação audiométrica foi realizada. A perda auditiva resolve-se completamente em 60% dos casos.[5,6] Herpes-zóster *oticus* (síndrome de Ramsay Hunt) deve ser considerada se vesículas eritematosas são verificadas no meato acústico externo, pavilhão auricular ou palato mole. Otalgia significativa descrita como uma sensação de queimação está presente nessa infecção, juntamente com a perda de audição, vertigem e paralisia facial.

MEMBRANA TIMPÂNICA, ORELHA MÉDIA E FONTES MASTOIDEAS DE OTORREIA

Se o exame físico mostrar um meato acústico externo com aparência normal, a fonte da otorreia está na membrana timpânica, orelha média ou mastoide. A otite média aguda, otite média crônica e colesteatoma são as fontes mais comuns de drenagem de secreção mucopurulenta da orelha média e da mastoide. Causas menos comuns de otorreia crônica da orelha média e mastoide são neoplasias que se tornam secundariamente infectadas e doenças sistêmicas com manifestações otológicas.

Se um paciente com otorreia crônica sofreu anteriormente cirurgia da mastoide, o exame físico deve ser direcionado para estabelecer se a drenagem é de uma infecção superficial da cavidade mastoidea ou uma doença recorrente ou residual da mastoide. Quando a cavidade mastoidea é inspecionada, qualquer fator anatômico deve ser notado que predispõe a pobre arejamento e higiene, como um pequeno meato, muro alto do facial ou ponta mastoide grande. Nesses casos, a membrana timpânica pode parecer normal e a orelha média pode estar arejada, mas, por causa da falta de higiene, a cavidade mastoidea coleta *debris* e desenvolve uma infecção superficial. A infecção pode ser de natureza fúngica ou bacteriana; exame com limpeza meticulosa sob microscopia estabelece o diagnóstico.

Na maioria dos casos, o desbridamento e tratamento com antifúngico tópico ou gotas otológicas antimicrobianas ou agentes acidificante e secativos, como o ácido bórico e solução de álcool ou solução de vinagre diluído, são suficientes no controle. No entanto, em infecção crônica, o tecido de granulação e o epitélio mucosalizado podem desenvolver-se na cavidade, o que requer um tratamento mais agressivo com cauterização química. O exame minucioso da cavidade mastoidea também revela evidência de células aéreas residuais da mastoide ou *debris* de colesteatoma recorrentes como causa de otorreia recorrente. A cirurgia de revisão da mastoide é geralmente necessária para eliminar essas fontes de infecção.

No caso de otorreia originada da otite média aguda, a drenagem pode conter sangue misturado com muco, ou mucopurulenta, e normalmente é de curta duração. A otorreia com sangramento ou purulenta associada à dor também pode ocorrer imediatamente ou tardiamente após a colocação de tubos de ventilação. Essa otorreia pode ocorrer por causa do tecido de granulação que obstrui o lúmen do tubo, por contaminação da orelha média após banho ou natação, otite média aguda, ou refluxo de secreções nasofaríngeas através do tubo de eustáquio para dentro da orelha média. As otites médias agudas ou crônicas negligenciadas ou inadequadamente tratadas podem progredir para mastoidite coalescente aguda ou otomastoidite crônica bacteriana. Normalmente, otomastoidite aguda se manifesta com otalgia, mastoide de consistência amolecida e drenagem purulenta da orelha média. Pouco frequentemente, a mastoidite pode resultar de obstrução do *aditus ad antrum*; a membrana timpânica e a orelha média parecem normais nessa situação. Na mastoidite aguda, o meato acústico normalmente está edemaciado e friável e se assemelha a otite externa com extensão retroauricular. Em adição ao edema do meato acústico externo, os pacientes com mastoidite aguda podem ter protrusão auricular, inchaço e amolecimento mastoideo, bem como possivelmente sintoma sistêmico de febre. Os sintomas adicionais podem indicar complicações intratemporais ou intracranianas da infecção crônica ou aguda. As complicações intratemporais incluem abscesso subperiosteal (Abcesso Bezold), petrosite (síndrome Gradenigo), paralisia facial e labirintite. As complicações intracranianas incluem abscesso extradural; trombose ou tromboflebite de seio sigmoide, seio transverso ou seio sagital; abcesso subdural; abscesso cerebral; meningite; e hidrocefalia otítica. Um alto índice de suspeita e um exame neurológico minucioso são necessários para detectar possível complicação intratemporal e intracraniana de uma infecção mastóidea.

O colesteatoma adquirido é uma causa comum de otorreia purulenta indolor recorrente em adultos e crianças. A otorreia pode ser escassa ou profusa, dependendo da extensão da doença e se os detritos de queratina estão infectados, e é geralmente associada com uma perda de audição de longa data. Os sintomas vestibulares não estão normalmente presentes, a menos que a destruição óssea pelo colesteatoma seja extensa. A erosão do canal semicircular lateral com formação de uma fístula labiríntica pode ocorrer, e o paciente pode notar um desequilíbrio que pode ser tanto espontâneo quanto induzido por sons altos (fenômeno Tullio) ou pressão positiva aplicada no meato acústico externo. O diagnóstico de colesteatoma como a fonte de otorreia é evidente após limpeza meticulosa do meato acústico e exame com microscopia binocular. Tipicamente, uma bolsa de retração é vista no quadrante posterossuperior da membrana timpânica ou na região da *pars flácida*. A otorreia e os detritos de queratina que emanam da retração anormal são indicativos do colesteatoma adquirido.

A miringite granular é um processo inflamatório raro e idiopático, que envolve a membrana timpânica. A granulação dos tecidos e o epitélio mucosalizado estendem-se ao longo de áreas irregulares da membrana timpânica. Em casos mais extensos, toda a membrana timpânica é espessada, e o tecido de granulação exala um transudato fino que pode tornar-se secundariamente infectado.[7]

DOENÇA SISTÊMICA ASSOCIADA A OTORREIA

Causas não Infecciosas

Doenças granulomatosas do osso temporal são raras e os sintomas podem imitar mastoidite aguda ou crônica. Crianças com histiocitose do osso temporal podem ser trazidas para atendimento médico com sintomas de otorreia dolorosa purulenta ou com sangue. As três formas de histiocitose – granuloma eosinofílico, Doença Letterer-Siwe e doença Hand-Schüller-Christian – podem envolver todo o osso temporal.[8] Além de queixas de dor localizada na orelha, a drenagem supurativa da orelha média e mastoide, o tecido de granulação dentro do meato acústico externo, o inchaço local da região pós-auricular ou pré-auricular e a destruição óssea em imagens radiográficas podem estar evidentes. Déficits auditivos e vestibulares, paralisia facial e déficits de nervos cranianos inferiores também podem estar presentes.[9]

Granulomatose de Wegener é uma doença que consiste de vasculite inflamatória de vias respiratórias superiores e inferiores e rim. Quase um quarto dos pacientes tem doença otológica em algum momento durante a sua doença. Envolvimento otológico pode se manifestar como otite média serosa ou otite média supurativa, com espessamento ou perfuração da membrana timpânica. O tecido de granulação pode estar presente na orelha média e mastoide que faz uma otorreia crônica indolor associada com perda auditiva condutiva neurossensorial, ou mista.[10] Um elevado índice de suspeita facilita diagnóstico e confirmação com a elevação do título de autoanticorpo antineutrofílico citoplasmático.

A síndrome de Churg-Strauss é uma doença autoimune que pode ter manifestações otológicas nas fases tardias da doença. Asma, sinusite recorrente, neuropatia periférica, infiltração eosinofílica, vasculites sistêmicas e eosinofilia periférica são características da doença. Na doença avançada, o envolvimento otológico pode incluir uma otorreia densa, infiltrado granulomatoso eosinofílico da orelha média e mastoide, perda auditiva mista severa a profunda. O reconhecimento dessa entidade é importante, porque a doença é altamente sensível a corticoides sistêmicos.[11]

Causas Infecciosas

Tuberculose aural e mastoidites por micobactérias não tuberculosas são infecções granulomatosas com apresentações que podem mimetizar qualquer otite externa ou otomastoidite crônica em adultos e crianças. A história típica é a de uma infecção indolente do meato externo ou da orelha média com otorreia indolor crônica de natureza aquosa ou serosa. Em casos documentados de tuberculose aural, os pacientes tiveram otalgia aguda com drenagem purulenta quando presente uma superinfecção bacteriana. Tipicamente, os pacientes com tuberculose aural não têm uma história de infecção pulmonar ou de exposição a uma fonte conhecida de tuberculose. O diagnóstico de tuberculose ou otomastoidite por micobactérias atípicas é suspeitado quando a infecção não resolver depois de vários tratamentos com antibióticos. O meato acústico e a orelha média têm tecido de granulação, pólipos e tecido inflamatório, todos os quais podem ser difusamente destrutivos. Além disso, adenopatias cervicais pós-auricular ou ocasionalmente pré-auricular e sintomas sistêmicos de febre e mal-estar podem estar associados. Os achados de exame físico de uma fístula pós-auricular associados a uma adenopatia pré-auricular, um martelo desnudado e múltiplas perfurações da membrana timpânica são referidos como sendo patognomônicos de tuberculose auricular. A paralisia facial associada a tuberculose auricular foi avaliada em 45% dos pacientes.[12-14]

DOENÇA NEOPLÁSICA QUE CAUSA OTORREIA

Os sinais e sintomas presentes de comprometimento neoplásico do osso temporal incluem perda auditiva condutiva e neurossensorial (PANS), otalgia, mastoidite, paralisia do nervo facial e otorreia purulenta ou sanguinolenta. A otorreia purulenta crônica ou sanguinolenta pode surgir a partir de neoplasias em meato acústico, orelha média ou mastoide. Em adultos, as neoplasias mais comuns do meato acústico externo que causam otorreia são carcinoma de células escamosas, carcinoma de células basais e tumores da glândula ceruminosa. Nos estádios iniciais da doença, essas neoplasias podem permanecer assintomáticas e despercebidas, até que se desenvolva uma infecção bacteriana secundária. A doença avançada com a destruição do osso temporal está associada com otalgia crônica intensa. O exame do meato acústico com microscopia binocular após a remoção dos *debris* purulentos pode revelar o tumor como uma lesão erosiva ou fúngica. Essas lesões também podem se manifestar como um tecido de granulação persistente refratário ao tratamento de rotina. A biópsia do tecido de granulação é indicada para descartar um processo neoplásico subjacente. Os tumores glômicos podem ser isolados na orelha média ou na região do forame jugular e geralmente não resultam em otorreia. No entanto, grandes tumores podem preencher o mesotímpano e se estender para o meato acústico, que pode resultar em otorreia purulenta ou sanguinolenta. A obtenção de uma biópsia dos tumores glômicos que se estendem para o meato acústico pode resultar em sangramento abundante e deve ser evitada.

As lesões metastáticas para o osso temporal raramente manifestam otorreia como um sintoma inicial. Os tumores primários de mama, pulmão, rim, próstata e estômago são as fontes mais comuns das lesões metastáticas do osso temporal.[15] Esses tumores metastatizam predominantemente para a medula do ápice petroso através da disseminação hematogênica. O comprometimento metastático das células aéreas mastoideas e da cavidade timpânica pode ocorrer. Linfoma e leucemia podem também infiltrar o ápice petroso, podendo posteriormente envolver células aéreas da mastoide. A infiltração na fenda da orelha média juntamente com as pregas mucosas em direção ao canal de Falópio e meato acústico interno é comum.[16]

A leucemia mielogênica aguda pode comprometer o osso temporal por formações de cloroma, massas vistas como coleções de células leucêmicas verdes discretas dentro da mastoide ou no meato acústico interno. Em crianças, as neoplasias raras que resultam em otorreia incluem histiocitose, rabdomiossarcoma, leucemia e linfoma. O diagnóstico da neoplasia subjacente é muitas vezes adiado porque os sintomas de apresentação podem assemelhar-se a otite média crônica com otorreia purulenta ou sanguinolenta, tecido de granulação e pólipos auriculares.

FONTES INTRACRANIANAS DE OTORREIA

A apresentação única de otorreia clara contínua ou intermitente pode representar líquor cefalorraquidiano (LCR). A otorreia clara pode manifestar-se espontaneamente através de uma perfuração da membrana timpânica ou através de um tubo de ventilação (equalização de pressão). Pode ser causada por uma anomalia congênita subjacente ou uma deiscência idiopática da dura-máter no osso temporal. A otorreia LCR pode ocorrer como um resultado direto de trauma ou como uma complicação de neoplasia, infecção ou cirurgia anterior. Independentemente da etiologia, todos os casos de otorreia clara devem ser investigados por causa do risco de meningite associada a um vazamento persistente de LCR. Se possível, o fluido claro deve ser recolhido e a amostra, analisada para a presença de β_2-transferrina, uma proteína encontrada no LCR e na perilinfa, mas não em sangue, secreções nasais ou efusões inflamatórias.[17] Se o fluido é identificado como LCR, a imunização para *Streptococcus pneumoniae* deve ser considerada para prevenir a meningite, além de perseguir as medidas adequadas dirigidas para impedir a drenagem do LCR. Ocasionalmente, a secreção serosa da mastoidite crônica (ou através de um tubo de ventilação) pode ser profusa e mimetizar um vazamento de LCR.

A imagem radiográfica utilizando tomografia computadorizada de alta resolução é essencial na avaliação diagnóstica dos pacientes com otorreia clara. A aquisição axial e a aquisição coronal devem ser obtidas e avaliadas para a pesquisa de anomalias congênitas labirínticas, erosões dentro das células aéreas da mastoide, deiscência das placas durais das fossas cranianas médias ou posteriores, fraturas do osso temporal.

As anomalias congênitas labirínticas são uma causa rara de otorreia LCR. A anomalia labiríntica mais comum associada ao vazamento espontâneo de LCR é uma malformação de Mondini. O vazamento pode se manifestar como meningite recorrente na infância ou vazamento intermitente de fluido claro a partir de uma perfuração da membrana timpânica ou meringotomia para tubo de ventilação. O vazamento de LCR ocorre através de um defeito na lâmina crivosa do meato acústico interno em associação a um defeito na platina do estribo. Um alto índice de suspeita deve ser mantido quando há uma avaliação de uma criança com histórico de otorreia clara recorrente e PANS. Uma fonte muito mais rara de LCR na orelha média é através de uma via paralabiríntica patente persistentemente, como uma fissura de Hyrtl persistente. Essa fissura óssea estende-se medialmente abaixo do nicho da janela redonda para a fossa posterior e, normalmente, ossifica durante o desenvolvimento.[18] Na ausência de ossificação normal, essa fissura timpanomeningeal pode persistir como uma conexão anormal entre a orelha média e o espaço subaracnoide, o que resulta em uma fístula LCR.

O vazamento de LCR espontâneo também pode acontecer desde a fossa craniana média ou posterior secundária à erosão progressiva e enfraquecimento da dura por granulações aracnoides aberrantes. Esses vazamentos ocorrem normalmente após os cinquenta anos e se manifestam como uma efusão unilateral persistente ou profusa, otorreia clara e otorreia após miringotomia.[19,20] O local de drenagem é frequentemente evidente na tomografia computadorizada como uma área deiscente da superfície do osso temporal tanto posterior quanto superior.

Os vazamentos de LCR do osso temporal também podem ocorrer após mastoidectomia, cirurgia da base do crânio, ou qualquer abordagem cirúrgica para o meato acústico interno ou ângulo pontocerebelar (p. ex., translabirintite, fossa craniana média, fossa posterior do crânio).

Fechamento dural inadequado no momento da cirurgia resulta em vazamento de LCR. Ocasionalmente, o vazamento de LCR ocorre semanas, meses ou anos após a cirurgia do osso temporal em que a dura estava exposta, mas não danificada. Em cavidades mastoideas abertas com dura exposta, infecções subsequentes podem incitar a formação de tecido de granulação com enfraquecimento subsequente da dura subjacente. A dura-máter enfraquecida permite prolapso, tanto do lobo temporal quanto do cerebelo na cavidade mastoidea. Ao longo do tempo, a pressão intracraniana resulta em erosão e exposição do espaço subaracnoide com vazamento de LCR. Quando isso ocorre, exploração cirúrgica e reparo dural direto com enxertos de tecidos e reforço de apoio são necessários.

Em uma orelha conhecida previamente como normal, a otorreia aguda após traumatismo craniano grave quase certamente representa laceração da meninge e vazamento de LCR. O egresso do fluido do meato acústico ocorre mais comumente nos casos de fraturas longitudinais do osso temporal, porque a membrana timpânica muitas vezes é rompida nessas situações. O vazamento de LCR do meato acústico externo ocorre de 21 a 44% das fraturas do osso temporal.[21,22] Uma vez que a drenagem é tipicamente misturada com o sangue, a presença de LCR deve ser sempre suspeitada. Se a otorreia profusa clara segue trauma confinado no meato acústico externo e na membrana timpânica, desarticulação do estribo e uma anomalia congênita do labirinto são sugeridas. Uma exploração cirúrgica imediata e, se for caso, vedação da janela oval são necessárias.

Uma fonte rara de otorreia, clara e indolor, que não é LCR, é a otorreia gustativa do meato acústico externo (síndrome de Frey).[23] A biópsia excisional da pele do meato que mostra pele engrossada com glândula sudomotora hiperplásica é diagnóstica. Uma fístula parótida ao meato externo é outra possibilidade diagnóstica quando os sintomas de otorreia gustativa estão presentes.

OTALGIA

A otalgia mais comumente reflete tanto uma lesão otológica localizada quanto um problema dentro de uma estrutura pré-auricular contígua. O exame físico revela geralmente a fonte da dor, embora seja comum para um paciente se queixar de dor de ouvido e ter nenhuma doença identificável dentro da orelha. A avaliação de pacientes com otalgia é facilitada por uma compreensão completa da inervação da orelha. A valorização da anatomia que subjaz às vias neurais compartilhadas e às causas potenciais de otalgia referida decorrente de um local distante permite a um médico astuto chegar a um diagnóstico ao avaliar um paciente com queixa de dor de ouvido.

O pavilhão auricular, a região periauricular, o meato acústico externo e a orelha média são fornecidos com aferentes sensoriais do trigêmeo, facial, glossofaríngeo e os nervos vagais e do plexo cervical. O ramo aurículo-temporal da divisão mandibular do nervo trigêmeo proporciona sensação ao trago, ao pavilhão anterior, à superfície lateral anterior da membrana timpânica e à parede anterossuperior do meato acústico externo. O nervo vago proporciona sensação para laringe, hipofaringe, traqueia, esôfago e glândula tireoide; o ramo auricular do nervo vago (nervo de Arnold) proporciona sensação à concha, à parede posteroinferior do meato acústico externo, à membrana timpânica e à pele retroauricular. O nervo glossofaríngeo fornece inervação sensitiva para orofaringe, amígdalas e base da língua. O nervo Jacobson é o ramo timpânico do nervo glossofaríngeo que proporciona sensação ao tubo de Eustáquio, às células aéreas da mastoide, à face medial da membrana timpânica e à mucosa da orelha média. As raízes cervicais C2 e C3 proporcionam sensação para a região pós-auricular. O nervo facial inerva a pele da concha lateral e anti-hélice, lóbulo, mastoide, meato acústico externo posterior e porção posterior da membrana timpânica.

OTALGIA PRIMÁRIA

A otalgia primária surge da doença local ou regional. Fontes de otalgia primária incluem miringite aguda, otite média aguda, otite externa, mastoidite, disfunção da trompa de Eustáquio, impactação por cerume, inflamação ou infecção da orelha e trauma na orelha. As causas regionais incluem disfunção da articulação temporomandibular, parotidite e linfadenopatia periauricular a partir de infecções do couro cabeludo ou do pescoço.

OTALGIA REFERIDA

A dor pode ser referida na orelha de fontes distantes da orelha, originárias de outras causas, como a doença periodental ou dental, enxaqueca sinusal, tireoidite, amigdalite, laringite, doença degenerativa da espinha cervical e hérnia de hiato com refluxo gastresofágico. A dor referida para o ouvido pode surgir de qualquer estrutura dentro de cabeça e pescoço que compartilhe uma via neural comum com osso temporal e região periauricular. Na avaliação inicial, o exame da orelha indica se a otalgia é de origem local ou regional. Se o exame da orelha for normal, é útil pedir ao paciente para apontar com o dedo a área de dor máxima.

O nervo trigêmeo tem uma distribuição ampla sensorial em toda a cabeça e pescoço. As infecções e neoplasias dentro da cavidade nasal ou seios paranasais, principalmente o esfenoide ou seios maxilares, podem causar irritação do nervo vidiano que resulta na otalgia reflexa. Os pontos de contato entre as conchas nasais e os esporões septais podem causar um tipo semelhante de dor. A cirurgia nasofaríngea, neoplasias e infecções nessa região são fontes comuns da otalgia reflexa. Em crianças, a erupção da dentição é a causa mais comum dessa dor de ouvido, que é reconhecida como um puxão na orelha em crianças pré-verbais. Da mesma forma, um molar impactado em um adulto pode causar sintomas de dor de ouvido. A má oclusão dentária, como resultado da disfunção da articulação temporomandibular (síndrome de Costen), pode causar a referida dor de ouvido originária de espasmos musculares da mastigação. Um histórico de mastigação excessiva de chiclete, má oclusão e bruxismo podem sugerir o diagnóstico. A neuralgia de Sluder consiste em dor lancinante na face inferior que irradia para órbita, têmpora, testa e pescoço superior; o ramo esfenopaladino do nervo trigêmeo é a fonte dessa dor.

O nervo facial pode estar envolvido na dor de ouvido nos casos que se referem a neuralgia geniculada, paralisia de Bell e herpes-zóster óticos. A dor de ouvido do herpes-zóster óticos pode ocorrer mesmo na ausência de uma erupção vesicular significativa. A otalgia associada com paralisia de Bell frequentemente ocorre antes do início da paralisia facial.

Os nervos glossofaríngeo e vago podem transmitir a dor referida na orelha como um resultado da doença que se origina a partir de qualquer lugar dentro do trato aerodigestivo superior. O nono nervo craniano pode ser estimulado por doenças na faringe, tais como amigdalite, amigdalectomia pós-operatória, abscesso peritonsilar e neoplasias. A amigdalite lingual e corpos estranhos impactados na língua também podem causar otalgia. A síndrome de Eagle consiste em dor de ouvido secundária ao alongamento e irritação do nervo glossofaríngeo originário do alongamento do processo estiloide. A neuralgia do glossofaríngeo é semelhante ao tic doloroso ou neuralgia do trigêmeo; a dor é aguda e lancinante em qualidade e origina-se em base da língua, palato mole ou fossa tonsilar e irradia para a orelha. A fossa de Rosenmüller pode ser a zona de gatilho dessa forma de neuralgia.

Neoplasias em laringe e esôfago têm sido reconhecidas como causas de otalgia reflexa. Ulcerações, corpos estranhos e refluxo também podem ser vistos nessa forma. A inflamação crônica ou subaguda da glândula tireoide pode causar a dor referida na orelha, através da estimulação do nervo vago.

PLENITUDE AURICULAR

Os pacientes frequentemente descrevem a plenitude auricular como um sentimento de orelha abafada, pressão no ouvido ou uma sensação de entupimento. Esse sintoma subjetivo pode ser associado a vários distúrbios da orelha. A plenitude auricular pode ocorrer por causa da obstrução do meato acústico externo por cerume, *debris* ou um corpo estranho. A sensação de plenitude pode também resultar de uma massa de tecido mole, tanto na orelha média quanto originando na membrana timpânica; o colesteatoma e a doença neoplásica podem manifestar-se dessa forma. Se o histórico do paciente estiver associado com dor de ouvido, drenagem ou perda de audição, o exame físico facilmente estabelece o diagnóstico.

Disfunção da trompa de Eustáquio, tanto permeabilidade anormal quanto a obstrução tubária, pode provocar a sensação de plenitude auricular. Quando a trompa de Eustáquio é evidenciada de forma anormal, os pacientes se queixam de autofonia e de ouvir sons da respiração na orelha. Um histórico de perda de peso, uso de esteroides ou a terapia hormonal podem preceder o início dos sintomas. As evidências de uma forma anormal da tuba auditiva patente incluem alívio dos sintomas 1) quando o paciente está em decúbito dorsal ou se curva, 2) durante os períodos de congestionamento nasal e 3) com fungadela. A evidência para uma trompa de Eustáquio cronicamente obstruída inclui a incapacidade de insuflar a orelha com uma manobra de Valsalva, a retração crônica da membrana timpânica e um histórico de congestão nasal e distúrbio alérgico.

A plenitude auricular é parte do complexo de sintomas da doença de Ménière. Quando a plenitude está associada à audição flutuante e intervalos curtos discretos de vertigem, a sua significância é aparente. A plenitude auricular também pode ocorrer como resultado de uma fístula perilinfática. Seltzer e McCabe[24] observaram que 25% dos pacientes com fístula confirmada por timpanotomia exploradora tiveram plenitude auricular.

PERDA DE AUDIÇÃO

Uma queixa de perda auditiva pode refletir uma ampla variedade de anormalidades (Quadro 78-2) e considerações do diagnóstico são diferentes em pacientes pediátricos e adultos. A avaliação deve determinar se a perda é unilateral, bilateral ou flutuante na natureza. É conveniente estabelecer o período da perda auditiva e sintomas associados devem ser documentados. O histórico médico deve investigar tratamentos atuais e passados com medicamentos orais sem prescrição e o uso de fármacos endovenosos. O paciente deve ser investigado para doenças sistêmicas que incluem doenças cardiovasculares, metabólicas, endócrinas, neurológicas, hematológicas, infecciosas e doenças autoimunes. Cirurgia prévia da orelha, cirurgia cardíaca e punção lombar também podem ser relevantes para a queixa atual de perda auditiva.[25] Um histórico familiar de perda auditiva, neoplasias, doença renal e perturbações do equilíbrio deve ser pesquisado. Finalmente, traumatismo craniano corto-contuso prévio, trauma acústico ou barotrauma devem ser observados.

As características mais informativas que facilitam a determinação da etiologia da perda auditiva são período da perda, sintomas associados e idade do paciente. Deve-se determinar no início se a perda é aguda ou gradual, de longa data, flutuante, rapidamente progressiva ou de duração desconhecida. Os sintomas associados de plenitude auricular, dor, otorreia, vertigem, zumbido ou neuropatias cranianas podem auxiliar o diagnóstico. A característica clínica de perda auditiva unilateral ou bilateral é menos reveladora em determinar a etiologia da perda auditiva.

PERDA AUDITIVA AGUDA

A perda unilateral aguda pode resultar de uma variedade de estádios de doenças. A PANS súbita ou aguda pode ser idiopática, iatrogênica, um efeito secundário de medicação ou uma complicação de uma infecção viral ou bacteriana, uma anormalidade do labiríntico, um evento vascular, trauma, neoplasia, uma anormalidade autoimune ou doença neurológica.

Infecções virais como caxumba, roséola, rubéola e infecção por vírus de Epstein-Barr podem comprometer a orelha diretamente causando diferentes graus de perda auditiva transitória ou permanente com ou sem vertigem associada. Essas infecções podem também causar uma labirintite serosa que resulta em PANS por toxinas que afetam a orelha interna. A síndrome de Ramsay Hunt é um exemplo de uma polineuropatia viral que tipicamente contém uma disfunção facial e vestíbulo-coclear. A meningite bacteriana e fúngica pode também estender-se ao labirinto e causar perda auditiva súbita. Outras causas infecciosas de perda auditiva súbita são otite média aguda, labirintite supurativa aguda ou crônica por otite média e sífilis. Na maior parte desses casos, o histórico, o exame físico e a sorologia apropriados estabelecem a etiologia da perda auditiva.

As anormalidades do fluido labiríntico incluem hidropisia e fístula perilinfática. Ambas condições tipicamente causam perda auditiva flutuante, mas a perda súbita permanente também é possível. Um histórico recente de trabalho pesado ou esforço, traumatismo craniano ou barotrauma sugere uma possível fístula perilinfática. Hidropisia geralmente provoca perda auditiva de baixa frequência. A presença de diplacusia e recrutamento no exame com períodos curtos de vertigens recorrentes apoia esse diagnóstico.

A perda auditiva súbita pode ocorrer como resultado de um comprometimento vascular que envolva a cóclea. A trombose ou oclusão embólica das artérias labirínticas e cocleares é uma causa incomum, mas bem reconhecida de perda auditiva. Estados de hiperviscosidade como policitemia vera podem resultar em isquemia coclear. Obstrução de pequenos vasos, como resultado de diabetes melito, aterosclerose e anemia falciforme, também deve ser considerada quando outra causa de perda auditiva não pode ser identificada.

O traumatismo craniano, barotrauma e trauma acústico podem resultar na perda de audição aguda que pode ser transitória ou permanente. O traumatismo craniano direto que resulta em fratura do osso temporal pode tanto causar uma perda auditiva condutiva quanto uma PANS. A perda de audição também pode ocorrer devido a uma concussão da membrana labiríntica sem uma fratura do osso temporal associado; o histórico é geralmente suficiente nesses casos para estabelecer a causa da perda auditiva.

A perda auditiva súbita transitória ou permanente é uma apresentação atípica de uma neoplasia retrococlear no ângulo pontocerebelar. Esse diagnóstico pode ser difícil de se fazer, porque os sintomas associados a partir de um tumor manifestado dessa maneira são raros, em especial no caso de pequenos tumores. Estudo por imagem radiográfica deve ser sempre realizado nos casos de perda auditiva súbita, na ausência de etiologia identificável.

Quadro 78-2. PERDA AUDITIVA EM ADULTOS

Aguda
Perda auditiva neurossensorial idiopática súbita
Infecção (otite média aguda, otite externa, sífilis, doença de Lyme, viral)
Fístula perilinfática
Isquemia das estruturas retrococleares
Esclerose múltipla
Doença autoimune
Traumática
Metabólica (insuficiência renal crônica)
Hematológica (anemia falciforme)

Gradual
Presbiacusia
Perda auditiva induzida por ruído
Familial
Neoplasia retrococlear
Otite média crônica, colesteatoma
Otosclerose
Endócrino (hipotireoidismo, diabetes melito)
Doença de Paget
Metabólica (insuficiência renal crônica, hiperlipoproteinemia)
Mucopolissacaridose

Flutuante
Fístula perilinfática
Doença de Ménière
Esclerose Múltipla
Perda de audição associada à enxaqueca
Infecção (sífilis)
Autoimune (Síndrome de Cogan, lúpus sistêmico, poliarterite nodosa, síndrome de Wegener, artrite temporal, esclerodermia)
Sarcoidose

Rapidamente Progressiva
Doença da orelha interna autoimune
Carcinomatose meníngea
Vasculite secundária a infecção (febre maculosa)
Doença de Lyme
Exposição ototóxica (aminoglicosídeos, diuréticos, quimioterapia)

Ao avaliar um paciente com perda auditiva súbita ou rapidamente progressiva, a presença ou ausência de outro sintoma neurológico deve ser investigada. A perda auditiva que é unilateral, bilateral, súbita, subaguda ou insidiosa pode ser a apresentação inicial de esclerose múltipla.[26,27] A perda auditiva associada à doença oftalmológica deve requerer investigação para a síndrome de Susac. Descrita pela primeira vez em 1979, a síndrome de Susac é caracterizada pela tríade de oclusões arteriais da retina, encefalopatia e microangiopatia coclear. As características otoneurológicas são frequentemente diagnosticadas como esclerose múltipla, o que atrasa o tratamento e controle eficaz dos sintomas com imunossupressão sistêmica.[28] A síndrome Vogt-Koyanagi-Harada é uma doença inflamatória autoimune sistêmica dirigida contra o tecido contendo melanócitos. A perda progressiva visual de uveíte, o descolamento de retina e a inflamação do nervo óptico são acompanhados de vertigem, zumbido e perda de audição. O reconhecimento precoce e tratamento com esteroides são eficazes na reversão dos sintomas.

Em adultos, a perda gradual ou de longa data da audição pode refletir vários distúrbios (Quadro 78-2). A perda gradual da audição bilateral pode refletir presbiacusia, a perda auditiva induzida por ruído ou PANS familiar. O histórico de exposição a fármacos ototóxicos deve também ser investigado. Se o PANS for unilateral, uma lesão retrococlear deve ser investigada como a causa da perda. Se a perda tem um componente condutivo, diagnósticos, tais como otosclerose, otite média crônica com efusão, fixação da cabeça do martelo, timpanosclerose, miringosclerose, perfuração da membrana timpânica, colesteatoma, ou interrupção da cadeia ossicular, devem ser considerados.

Pacientes com tumores do forame jugular são comumente vistos com perda auditiva unilateral. Essa perda pode ser condutiva devido a um efeito de massa do tumor que conecta a membrana timpânica e os ossículos, ou pode ser neurossensorial secundária a erosão da cóclea ou compressão do oitavo nervo craniano dentro do meato acústico interno e no ângulo cerebelar. Embora os sintomas relacionados a esses tumores possam ser sutis, o diagnóstico suspeito deve ser elevado ao avaliar um paciente com uma massa na orelha média ou no meato acústico externo associado a zumbido pulsátil. A disfunção dos nervos cranianos inferiores pode ocorrer em muitas combinações (Tabela 78-1), dependendo de tamanho e localização do tumor.

PERDA AUDITIVA FLUTUANTE

A perda auditiva flutuante pode refletir várias doenças. A maioria das causas comuns é doença de Menière, fístula perilinfática e labirintite luética. Menos comumente, as doenças sistêmicas como esclerose múltipla, tuberculose e sarcoidose causam a perda de audição flutuante. Normalmente a doença de Menière é facilmente reconhecida por causa dos sintomas vestibulares associados. O diagnóstico de uma fístula perilinfática pode ser um desafio, porque os sintomas podem ser bastante variáveis. Um histórico de cirurgia prévia da orelha, trauma na cabeça, barotrauma ou esforço pode aumentar a suspeita de fístula perilinfática. A doença sifilítica da orelha interna também pode ser um diagnóstico evasivo devido à variedade de apresentações possíveis dos sintomas.

Quando a perda auditiva está associada a distúrbio autoimune ou sarcoidose, o paciente tem, tipicamente, outros sintomas sistêmicos relacionados com a doença primária, o que facilita o reconhecimento da natureza da perda de audição.[29] As doenças autoimunes com comprometimento coclear podem mimetizar a doença de Menière no início do curso da doença, antes de ocorrer a PANS permanente e não flutuante.

Uma causa rara de perda auditiva flutuante é um tumor endolinfático. Esses tumores se originam a partir do epitélio do aqueduto vestibular e saco endolinfático. Um alto índice de suspeita é necessário para diagnosticar esses tumores, que se manifestam com sintomas semelhantes à doença de Menière.[30]

PERDA DA AUDIÇÃO RAPIDAMENTE PROGRESSIVA

A perda rapidamente progressiva da audição pode ocorrer como resultado de uma doença autoimune da orelha interna isolada ou uma doença autoimune sistêmica com envolvimento otológico. A perda auditiva pode ser unilateral inicialmente, mas progride ao envolvimento bilateral. Menos comumente, a perda pode flutuar ou se manifestar como PANS súbita. As doenças autoimunes associadas à perda auditiva são a síndrome de Cogan (ceratite intersticial não sifilítica com envolvimento audiovestibular),[31,32] poliarterite nodosa, policondrite recidivante, sarcoidose, colite ulcerativa, lúpus eritematoso sistêmico, doença de Wegener, síndrome de Churg-Strauss e doença de Behçet.

Uma causa rara de perda auditiva rapidamente progressiva ou súbita é a doença neoplásica metastática cerebral ou para o osso temporal de um local primário distante. A perda auditiva é geralmente associada a sintomas adicionais, tais como zumbido, vertigem, desequilíbrio e paralisia do nervo facial. Metástases podem ser simples ou intraparenquimatosas múltiplas ou lesões epidurais que podem envolver o cérebro e a base do crânio através de vários mecanismos: a metástase pode comprometer o osso temporal diretamente através da propagação hematogênica para a medula óssea petrosa, e a semeadura multifocal difusa das leptomeninges (carcinomatose meníngea) também pode ocorrer. As fontes mais comuns de doença metastática que afetam diretamente o osso temporal são de mama, pulmão, rim, estômago, brônquios e neoplasias da próstata. O tipo mais comum de tumor que provoca lesões intraparenquimatosas é o carcinoma do pulmão. De um modo geral, 20% das metástases cerebrais intraparenquimatosas ocorrem no cerebelo e no tronco cerebral. O carcinoma da próstata e o câncer de mama têm uma propensão a metástases para a dura-máter. O linfoma não Hodgkin, o carcinoma da mama e melanoma são os tipos de tumores mais comuns associados à metástase leptomeníngea. Um alto índice de suspeita para a doença metastática deve sempre ser mantido ao avaliar um paciente com um histórico conhecido de câncer que vem a atenção médica com novos déficits dos nervos cranianos.[15,33,34]

PERDA DE AUDIÇÃO PEDIÁTRICA NEUROSSENSORIAL

A perda auditiva pediátrica pode ser categorizada como congênita (presente ao nascimento) ou adquirida (função auditiva estava presente inicialmente com subsequente perda de audição). As perdas auditivas congênitas e adquiridas podem resultar de uma anormalidade no código genético (sindrômica ou não sindrômica, um único gene ou anormalidade cromossômica), ou podem resultar de insultos perinatais infecciosos, tóxicos ou de natureza sistêmica. O Joint Committee on Infant Hearing delineou os fatores de risco identificáveis associados à perda auditiva neonatal. Esses fatores de risco incluem um histórico familiar de PANS hereditária na infância; infecção perinatal com citomegalovírus (CMV), rubéola, sífilis, herpes ou toxoplasmose; evidência de anomalias craniofaciais; nascimento com peso inferior a 1.500 gramas; hiperbilirrubinemia significativa que requer transfusões sanguíneas; tratamento

TABELA 78-1. Deficiência do Nervo Inferior Craniano Associada à Síndrome do Forame Jugular

Síndrome	IX	X	XI	XII
Avellis		✓		
Tapia		✓		✓
Vernet	✓	✓	✓	
Jackson		✓	✓	✓
Collet-Sicard	✓	✓	✓	✓

Quadro 78-3. PERDA AUDITIVA CONGÊNITA E GENÉTICA

Síndromes mais comumente associadas a perda auditiva

Espectro oculoauriculovertebral (microssomia hemifacial, síndrome de Goldenhar)
Síndrome de Stickler (artro-oftalmopatia hereditária)
Citomegalovírus congênito
Síndrome de Usher
Síndrome Brânquio-otorrenal
Síndrome de Pendred
Associação CHARGE (**c**oloboma [dos olhos], **h**earing déficit [deficiência auditiva], **a**tresia coanal, **r**etardo do crescimento, defeitos **g**enitais [somente em homens], defeito no coxim do **e**ndocárdio)
Neurofibromatose tipo 2
Distúrbios mitocondriais
Síndrome de Waardenburg

Distúrbios raros com perda auditiva como uma das principais características

síndromes Otopalato-digital
Displasias esqueléticas (osteogênese imperfeita)
Doenças metabólicas de armazenamento (mucopolissacaridoses, doença Refsum)
Síndrome de Townes
Síndrome de Wildervanck
Deficiência da biotinidase

---

com medicamentos ototóxicos; histórico de meningite bacteriana; histórico de Apgar com pontuação entre 0 e 4 em 1 minuto ou 0 e 6 em 5 minutos; histórico de ventilação mecânica prolongada no período pós-natal; ou quaisquer outros achados no exame físico sugestivos de uma síndrome associada à perda auditiva.

As considerações de diagnóstico para causas não genéticas de perda de audição incluem kernicterus, prematuridade com baixo peso ao nascer, trauma do nascimento, anóxia pós-natal que exigia ventilação mecânica, uso de terapia de oxigenação por membrana extracorpórea e tratamento com medicamentos ototóxicos no período pós-natal. As infecções perinatais podem resultar em perda auditiva congênita e tardia. As crianças pequenas são especialmente vulneráveis a meningite bacteriana, e a incidência de perda auditiva após tal infecção é de 3,5 a 37%.[36] A exposição pré-natal a toxoplasmose, rubéola, CMV, herpes-vírus simples e sífilis pode resultar em PANS de leve a profunda. O Quadro 78-3 lista as 10 síndromes mais comuns associadas à perda auditiva e algumas doenças raras, em que a perda auditiva é uma característica importante.[37]

Aproximadamente 20% dos pacientes com PANS congênita têm evidência radiográfica de uma malformação da orelha interna.[38] As malformações da orelha interna podem ocorrer isoladamente ou podem ser associadas a outras anomalias físicas como parte de uma síndrome. A malformação pode resultar da exposição a agentes químicos ou teratógenos virais durante a embriogênese ou pode ser idiopática na natureza. As anormalidades congênitas da orelha interna constituem um espectro de malformações reconhecidas associado a vários padrões de perda de audição. A aplasia completa da cápsula do labirinto (aplasia de Michel) está associada à surdez profunda. A malformação mais comum é a disgenesia cocleasacular (aplasia de Scheibe), uma malformação limitada à porção membranosa da "pars inferior". A deformidade de Mondini deriva do desenvolvimento interrompido da cápsula labiríntica durante a sétima semana de gestação, o que resulta em uma pequena cóclea com uma partição incompleta e um aqueduto vestibular e vestíbulo anormalmente dilatados.

Os graus variáveis de perda auditiva e disfunção vestibular estão associados dentro do espectro das anormalidades do desenvolvimento labiríntico. Geralmente, quanto mais grave a malformação, maior a perda auditiva associada.

Mais da metade de todos os casos de PANS pré-lingual é resultado de uma anomalia genética. Os padrões de herança autossômicos recessivos são responsáveis por quase três quartos desses casos, e a maioria é não sindrômica. A maioria das formas herdadas de perda de audição é permanente e irreversível. Uma exceção é o PANS associado à deficiência de biotinidase. Isso é um transtorno autossômico recessivo de falha na reciclagem da vitamina biotina e resulta em retardo mental, hipotonia, desordem de apreensão, alopecia e erupções cutâneas. A PANS é agora reconhecida e ocorre em 75% das crianças com deficiência de biotinidase sintomática. O reconhecimento precoce no período neonatal é crucial para iniciar a terapêutica apropriada.[39]

Um terço das formas hereditárias da perda auditiva congênita ocorre como parte de uma síndrome.[40] O reconhecimento dessas formas de perda auditiva hereditária é assistido pela identificação de anormalidades físicas e metabólicas associadas. A presença de anomalias renais sugere a possibilidade de síndrome de Alport, que pode ser herdada como autossômica dominante, autossômica recessiva e padrão X-ligado. A síndrome brânquio-otorrenal deve ser considerada se anomalias estruturais – tais como fístulas pré-auriculares, pavilhão malformado e fenda, cisto ou fístula branquial – estão associadas a condutiva, mista ou PANS. Um exame oftalmológico completo que inclui eletrorretinografia é crucial para identificação precoce de retinite pigmentosa associada a síndrome de Usher.[41] A disfunção metabólica associada pode ser óbvia, como em mucopolissacaridoses herdadas, ou mais sutil, como na síndrome de Pendred. Um histórico familiar de arritmia cardíaca fatal deve sugerir a possibilidade da síndrome de Jervell e Lange-Nielsen. As anormalidades pigmentares como uma íris bicolor, cílios brancos ou a pele malhada estão associadas à síndrome de Waardenburg.

PERDA AUDITIVA PEDIÁTRICA CONDUTIVA

A maioria da perda auditiva condutiva pediátrica é resultado de otite aguda ou média crônica e das sequelas dessas doenças. As causas não infecciosas de perda auditiva condutiva congênita incluem colesteatoma congênito, atresia do meato acústico externo[42] e anormalidades estruturais labirínticas como fixação da cadeia ossicular e ausência congênita da janela oval.[43-45] Uma anormalidade rara de desenvolvimento que resulta em uma perda auditiva condutiva proeminente em crianças é um coristoma da glândula salivar da orelha média. Vinte e seis casos de tecido heterotópico de glândula salivar na orelha média foram documentados na literatura. Os pacientes são vistos em uma idade jovem com uma perda auditiva condutiva persistente e uma massa na orelha média. Muitas vezes, a massa é aderente às porções timpânicas ou descendentes do nervo facial e malformações associadas da cadeia ossicular e da orelha externa também foram encontradas.[46-48]

VERTIGEM

As sensações de vertigem e desequilíbrio em crianças e adultos podem refletir doença dentro do labirinto, uma anormalidade retrococlear que envolve tanto o oitavo nervo craniano quanto estruturas mais centrais, ou os efeitos de uma anormalidade sistêmica, metabólica, cardíaca ou farmacológica. Um histórico completo e bem direcionado discrimina as causas otológicas de vertigem das não otológicas na maioria dos casos. A identificação dos sintomas associados, o curso de tempo de vertigem e desequilíbrio, os fatores de precipitação e alívio e o histórico médico geral devem ser avaliados em pacientes com vertigem.

A descrição dos sintomas pelo paciente ajuda a discriminar entre as causas centrais e periféricas de vertigem. Uma sensação de movimento giratório ou de inclinação resulta normalmente a partir de uma disfunção vestibular aguda, como neuronite viral, labirintite e doença de Menière. As causas não vestibulares de desequilíbrio – tais como disfunção cardiogênica, metabólica, neurogênica ou psicogênica – são muitas vezes descritas como uma sensação mais não específica de atordoamento. Encorajar o

> **Quadro 78-4. PERÍODO DA VERTIGEM**
>
> **Segundos a minutos a horas**
> Fístula perilinfática
> Vertigem posicional paroxística benigna
> Otosclerose
> Vascular
> Deiscência de canal superior
> Enxaqueca
>   Insuficiência vertebrobasilar (artéria cerebelar inferior anterior)
>   Síndrome de Wallenberg
>   Síndromes de hiperviscosidade
>
> **Horas**
> Doença de Menière
> Enxaqueca
> Metabólica
> Iatrogênica
> Sífilis
>
> **Dias**
> Labirintite
> Trauma do osso temporal
> Iatrogênica
> Neuronite viral
> Infarto vertebrobasilar
> Hemorragia cerebelar/tronco-encefálica
> Neurolabirintite autoimune
> Esclerose múltipla

paciente a descrever os sintomas ou as implicações em detalhes sem usar a palavra tonto pode ser útil.

O período dos sintomas do doente é crucial para distinguir entre as causas otológicas e não otológicas de vertigem (Quadro 78-4). A vertigem que está continuamente presente durante semanas sem flutuação não é geralmente o resultado de uma anormalidade vestibular periférica. Uma lesão aguda em orelha interna ou oitavo nervo craniano inicialmente resulta em vertigem grave e prolongada. Enquanto a compensação central progride, a vertigem diminui ao longo de dias a semanas. A vertigem persistente indica um labiríntico descompensado ou uma lesão do oitavo nervo craniano ou uma anormalidade central.

A vertigem em períodos isolados discretos deve ser caracterizada pela frequência e duração dos sintomas. A vertigem que dura menos de 1 minuto pode representar vertigem posicional paroxística benigna. Ocorrências que duram vários minutos podem representar enxaqueca associada a vertigens ou isquemia transitória da circulação vertebrobasilar. A vertigem que é prolongada por horas é típica de doença de Menière ou hidropisia endolinfática e a vertigem que persiste por dias, mas gradualmente retrocede, é vista como neurite vestibular.

A vertigem pode ser espontânea por natureza, como em uma neuronite viral, ou pode ser precipitada por uma atividade ou gatilho, como em uma vertigem benigna posicional paroxística. A identificação de gatilhos como o movimento da cabeça, a posição do corpo, a manipulação do pescoço e manobra de Valsalva ou esforço são fundamentais para o diagnóstico preciso da variedade de causas da vertigem labiríntica. A sensação subjetiva de vertigem e movimento do olho objetivo induzido por sons altos (efeito de Tullio) ou pressão do ouvido com compressão tragal ou otoscopia pneumática (sinal de Hennebert) sugerem possível deiscência de canal superior, mas também podem ser vistas em sífilis congênita, sífilis adquirida com fístula labiríntica, fístula perilinfática espontânea e doença de Menière.

A VERTIGEM LABIRÍNTICA

As doenças que afetam o labirinto e resultam em vertigem podem ser categorizadas como infecciosas, pós-traumáticas, metabólicas, autoimunes, isquêmicas, induzidas por fármacos, hidrópicas ou de características multifatoriais. A causa infecciosa mais comum de vertigem aguda é labirintite viral. A maioria dos pacientes com labirintite viral isolou a disfunção vestibular de início súbito, sem perda de audição associada. Em alguns casos, a identificação do agente agressor é evidente por causa da manifestação sistêmica da doença, como com o sarampo, a papeira, a mononucleose infecciosa, o vírus da infecção do herpes-zóster e infecção por CMV. A infecção bacteriana aguda ou da otite média crônica também pode resultar em uma labirintite tóxica ou serosa com sintomas vestibulares. A infecção mais grave pode resultar na labirintite supurativa, tanto a partir da invasão bacteriana direta na orelha interna da otomastoidite crônica (através de uma fístula labiríntica a partir de um colesteatoma) quanto a partir de uma meningite bacteriana que contamina o espaço perilinfático do labirinto através do aqueduto coclear ou meato acústico interno. As infecções crônicas, como a sífilis e doença de Lyme, podem causar sintomas persistentes ou recorrentes de vertigem e desequilíbrio através da invasão direta da cápsula ótica, formação de fístula ou pelo envolvimento leptomeníngeo.

As causas traumáticas de vertigem incluem fratura do osso temporal, concussão labiríntica e fístula perilinfática. As fraturas transversais do osso temporal estendem-se desde a parte da fossa posterior através da porção petrosa do osso temporal no vestíbulo. A ruptura do labirinto membranoso e a laceração do nervo cocleovestibular nesses casos resultam em surdez profunda e intensa vertigem. A fratura do osso temporal longitudinal sem violação do labirinto e o traumatismo craniano contuso sem fratura do osso temporal associado também podem causar perda auditiva e vertigem devido a uma concussão ao labirinto membranoso.

As causas metabólicas de vertigem devem ser sempre consideradas quando uma etiologia labiríntica ou central está ausente. As anormalidades metabólicas sistêmicas que podem afetar a função vestibular incluem síndromes de hiperviscosidade (hiperlipidemia, policitemia, macroglobulinemia e a anemia falciforme), diabetes melito, hiperlipoproteinemia e hipotireoidismo. As flutuações hormonais que ocorrem nos períodos pré-menstrual e perimenopausa e contraceptivos orais e de terapia de reposição de estrogênio também podem causar sintomas que incluem vertigens otoneurológicas. A disfunção metabólica isolada para o labirinto pode ocorrer devido à otosclerose coclear. Além da PANS, a otosclerose coclear pode causar sintomas vestibulares de desequilíbrio ou vertigem. A microvascularização coclear alterada, a degeneração otosclerótica direta de nervos fibrosos vestibulares e a toxicidade humoral secundária às enzimas proteolíticas no interior da perilinfa têm sido propostas como mecanismos de vertigem associados à otosclerose.

Numerosas desordens vasculares de colágeno têm sido associadas à disfunção vestibular como uma forma de doença autoimune da orelha interna. Os distúrbios comuns desse tipo incluem artrite reumatoide, poliarterite nodosa, arterite temporal, ceratite intersticial não sifilítica, lúpus, sarcoidose, policondrite recidivante, dermatomiosite e esclerodermia.

A isquemia de pequenos vasos labirínticos causa infartos isolados do labirinto vestibular e vertigem. A oclusão de vasos maiores, tais como a artéria cerebelar anteroinferior, ou os seus ramos, provoca a perda auditiva súbita e profunda da função auditiva e vestibular e infarto regional do tronco cerebral.[49]

A ototoxicidade ao aminoglicosídeo é uma causa bem conhecida de disfunção do equilíbrio induzida por fármacos. Os pacientes relatam visão turva, em repouso e com a deambulação, e os sintomas visuais são agravados com o movimento da cabeça. A perda bilateral da sensibilidade vestibular prejudica o reflexo vestíbulo-ocular e resulta em oscilopsia. O grau de toxicidade coclear e vestibular desses fármacos varia de acordo com cada fármaco, a duração do tratamento, concomitante exposição ao ruído e susceptibilidade genética individual.[50]

A hidropisia endolinfática, ou doença de Menière, é definida pelos sintomas bem conhecidos de vertigem, perda auditiva, zumbido e plenitude auricular. Menos comumente, a perda episódica aguda do controle postural – o chamado *drop attack* ou crise otolítica de Tumarkin – é o padrão de apresentação para a doença de Menière. Outras causas, tais como doenças neurológicas e insuficiência vertebrobasilar, também devem ser consideradas. O mecanismo subjacente que causa a homeostase anormal da endolinfa e resulta em distensão e ruptura do labirinto membranoso é desconhecido. As descobertas histopatológicas sugerem que fibrose do saco endolinfático, metabolismo de glicoproteína alterado e infecções virais podem ser mecanismos patogênicos, mas ainda é necessário estudo nessa área.[51]

VERTIGEM RETROCOCLEAR

As causas retrococleares de vertigem podem ser categorizadas como neoplásica, paraneoplásica, vascular (infarto ou isquemia) ou desmielinizante na origem. O diagnóstico baseia-se em um histórico completo e exame físico para documentar outra deficiência neurológica associada ou evidência de malignidade e identificar fatores de risco para distúrbios vasculares.

Os tumores do ângulo pontocerebelar, como neuroma do acústico e meningioma, mais comumente causam uma sensação de desequilíbrio ou instabilidade em vez de vertigem verdadeira. Como esses tumores são de crescimento lento, a compensação central ocorre ao longo do tempo para a perda unilateral da função vestibular. Além disso, essas lesões ocupando espaço na fossa posterior podem causar desequilíbrio e vertigem posicional por causa da compressão cerebelar. Os tumores do tronco cerebral, tais como gliomas e meduloblastoma, comumente manifestam sintomas vestibular e coclear, além de sinais em longo prazo, deficiência no nervo craniano, ataxia e dor de cabeça.

Embora síndromes paraneoplásicas associadas ao carcinoma sejam causas incomuns de vertigem, elas são dignas de menção, porque os sintomas vestibulares podem preceder o diagnóstico de malignidade subjacente.[52] A encefalomielite paraneoplásica é um processo autoimune mais comumente associado ao carcinoma de células pequenas do pulmão. As alterações inflamatórias podem ocorrer ao longo do neuroeixo, com destruição neuronal subsequente e ativação glial. Quando o tronco cerebral está envolvido, a degeneração dos núcleos vestibulares e dos nervos cranianos inferiores é comum. A degeneração cerebelar paraneoplásica tem sido associada ao linfoma e ao carcinoma de ovário, mama e pulmão. A degeneração cerebelar paraneoplásica pode manifestar a vertigem de início súbito ou progressiva e ataxia da extremidade com nistagmo, disartria e diplopia.

A atrofia cerebelar e isquemia difusa de pequenos vasos associadas ao envelhecimento podem causar instabilidade leve, mas raramente causam vertigem verdadeira. A coexistência de deficiências multissensoriais com a diminuição da sensibilidade periférica e propriocepção e pouca acuidade visual exacerbam qualquer hipofunção central ou vestibular e resultam no desequilíbrio.

Os eventos vasculares agudos que afetam o cerebelo e tronco cerebral geralmente produzem sintomas mais pronunciados e graves. A isquemia transiente do sistema vertebrobasilar pode causar o início agudo de vertigem que dura apenas alguns minutos e é resolvida sem sequelas. A oclusão da artéria vertebral ou da artéria cerebelar posteroinferior resulta em infarto da medula dorsolateral (síndrome de Wallenberg). Ataxia cerebelar, vertigem com náuseas e vômitos, síndrome de Horner, paralisia do olhar fixo conjugado e perda contralateral da dor e da sensação de temperatura são os sinais e sintomas associados.

As vertigens episódicas podem ser um componente de uma áurea de enxaqueca. A vertigem pode ocorrer em conjunto ou preceder a enxaqueca. A vertigem também pode ocorrer sem dor de cabeça; isso é conhecido como enxaqueca equivalente. Frequentemente, sensibilidade ao movimento prolongado, tonturas e vertigem posicional recorrente estão associadas ao complexo de sintomas da vertigem migranosa.

As desordens do sistema nervoso central desmielinizantes são causas incomuns de vertigem e desequilíbrio. As causas incomuns de desmielinização incluem a exposição a toxinas (monóxido de carbono, chumbo e metotrexato), distúrbios nutricionais (deficiência de vitamina B12), síndromes pós-virais (sarampo e papovavírus) e degeneração hereditária. A esclerose múltipla é a doença desmielinizante mais comum encontrada por otorrinolaringologistas que avaliam disfunção cocleovestibular. Embora a vertigem seja o sintoma de apresentação em apenas 5% dos pacientes com esclerose múltipla, o desequilíbrio e a instabilidade são comuns na maioria desses pacientes, em alguma fase da sua doença.

Para consultar a lista completa de referências, acesse www.expertconsult.com.

LEITURA SUGERIDA

Aran JM: Current perspectives on inner ear toxicity. *Otolaryngol Head Neck Surg* 112:133, 1995.
Bachor E, Just T, Wright CG, et al: Fixation of the stapes footplate in children: a clinical and temporal bone histopathologic study. *Otol Neurotol* 26:866, 2005.
Berlinger NT, Koutroupas S, Adams G, et al: Patterns of involvement of the temporal bone in metastatic and systemic malignancy. *Laryngoscope* 90:619, 1980.
Brihaye P, Halama AR: Fluctuating hearing loss in sarcoidosis. *Acta Otorhinolaryngol Belg* 47:23, 1993.
Brodie HA, Thompson TC: Management of complications from 820 temporal bone fractures. *Am J Otol* 18:188, 1997.
Butman JA, Kim HJ, Baggenstos M, et al: Mechanisms of morbid hearing loss associated with tumors of the endolymphatic sac in von Hippel-Lindau disease. *JAMA* 298:41, 2007.
Commins DJ, Chen JM: Multiple sclerosis: a consideration in acute cranial nerve palsies. *Am J Otol* 18:590, 1997.
Ferguson BJ, Wilkins RH, Hudson W, et al: Spontaneous CSF otorrhea from tegmen and posterior fossa defects. *Laryngoscope* 96:635, 1986.
Fortnum HM: Hearing impairment after bacterial meningitis: a review. *Arch Dis Child* 67:1128, 1992.
Gacek RR, Gacek MR, Tart R: Adult spontaneous cerebrospinal fluid otorrhea: diagnosis and management. *Am J Otol* 20:770, 1999.
Gorlin RJ, Toriello HV, Cohen MM, editors: *Hereditary hearing loss and its syndromes*, New York, 1995, Oxford University Press.
Gulya AJ: Neurologic paraneoplastic syndromes with neurotologic manifestations. *Laryngoscope* 103:754, 1993.
Hariri MA: Sensorineural hearing loss in bullous myringitis: a prospective study of eighteen patients. *Clin Otolaryngol* 15:351, 1990.
Jackler RK, Luxford WM, House WF: Congenital malformations of the inner ear: a classification based on embryogenesis. *Laryngoscope* 97(Suppl 40):2, 1987.
Lambert PR, Dodson EE: Congenital malformations of the external auditory canal. *Otolaryngol Clin North Am* 29:741, 1996.
McDonald TJ, Vollertsen RS, Younge BR: Cogan's syndrome: audiovestibular involvement and prognosis in 18 patients. *Laryngoscope* 95:650, 1985.
Ndiaye IC, Rassi SJ, Wiener-Vacher SR: Cochleovestibular impairment in pediatric Cogan's syndrome. *Pediatrics* 109:E38, 2002.
Oas JG, Baloh RW: Vertigo and the anterior inferior cerebellar artery syndrome. *Neurology* 42:2274, 1992.
Saw VP, Canty PA, Green CM, et al: Susac syndrome: microangiopathy of the retina, cochlea and brain. *Clin Exp Ophthalmol* 28:373, 2000.
Schaefer GB: Ten syndromes most commonly associated with hearing impairment. *Natl Inst Deafness Commun Disord* 2:1, 1995.
Seltzer S, McCabe BF: Perilymph fistula: the Iowa experience. *Laryngoscope* 94:37, 1986.
Skedros DG, Cass SP, Hirsch BE, et al: Beta-s transferrin assay in clinical management of cerebral spinal fluid and perilymphatic fluid leaks. *J Otolaryngol* 22:341, 1993.
Stoney P, Kwok P, Hawke M: Granular myringitis: a review. *J Otolaryngol* 21:129, 1992.
Wolf B, Spencer R, Gleason T: Hearing loss is a common feature of symptomatic children with profound biotinidase deficiency. *J Pediatr* 140:242, 2002.
Zeifer B, Sabini P, Sonne J: Congenital absence of the oval window: radiologic diagnosis and associated anomalies. *AJNR Am J Neuroradiol* 21:322, 2000.

SEÇÃO 6 ■ ESTÍMULO POR PRÓTESE AUDITIVA, APARELHOS E REABILITAÇÃO AUDITIVA

79 Considerações Clínicas e Cirúrgicas no Implante Coclear

Thomas J. Balkany | Kevin D. Brown

Pontos-chave

- A terapia de diagnóstico, incluindo a terapia verbal auditiva com aparelhos auditivos apropriados, é fundamental antes do implante coclear em crianças com perda auditiva de severa a profunda.
- A ressonância magnética oferece inúmeras vantagens sobre a tomografia computadorizada, que incluem visualização direta do nervo coclear, avaliação da permeabilidade da cóclea e visualização do ângulo pontocerebelar e do tronco cerebral para outras anormalidades.
- Crianças e adultos devem ser imunizados contra *Streptococcus pneumoniae*, de acordo com o Advisory Committee on Immunization Practices; e essa imunização deve ser agendada antes do implante.
- A neuropatia auditiva não é uma contraindicação ao implante coclear.
- O implante em crianças que nasceram surdas é idealmente realizado antes de 12 meses de idade.
- Aplasia de Michel e doença concomitante de alto risco são contraindicações absolutas ao implante coclear.
- Os pacientes que necessitam de cirurgia revisional de implante (reimplante) geralmente se saem tão bem no segundo implante quanto no primeiro.
- Um segundo implante coclear, sequencialmente ou simultaneamente implantado, é melhor do que um único implante no que se refere à localização sonora e ao reconhecimento de fala no ruído.

Os implantes cocleares são uma parte dos cuidados clínicos padrão para a reabilitação de adultos e crianças com deficiência auditiva. A decisão de implantar um paciente é clínica e cirúrgica e se baseia na relação médico-paciente. Questões de indicações e candidatos, seleção do dispositivo e planejamento para a habitação pós-operatória são mais complexas do que em outras cirurgias otológicas, e elas exigem uma equipe de implante coclear dedicada. As decisões sobre a operação e qual orelha e dispositivo selecionar são feitas com base na avaliação da equipe de implante coclear, histórico médico e exame físico detalhado e estudos laboratoriais e de imagem.

As características físicas dos receptores e estimuladores e matrizes de eletrodos variam entre os fabricantes, o que exige técnicas cirúrgicas específicas para cada dispositivo para minimizar complicações.[1] Variações na anatomia e doença coclear são também levadas em conta na determinação do tipo e método de cocleostomias e inserção dos eletrodos. O monitoramento do nervo facial é recomendado em todos os casos como um método adjuvante para evitar o sobreaquecimento ou outros danos no nervo facial enquanto trabalhado dentro do recesso do facial e da orelha média.

Como a tecnologia e a avaliação dos candidatos, a cirurgia de implante coclear tem evoluído ao longo das últimas três décadas. Durante esse período, têm sido desenvolvidas técnicas para reduzir as complicações, para colocar em segurança os implantes em crianças que sejam menores de 12 meses de idade, para inserir eletrodos em cóclea ossificada e displásica e para substituir dispositivos que falharam. O procedimento do implante inclui elementos da cirurgia mastoide e de orelha média além de cocleostomia, inserção do eletrodo e segurança do receptor/estimulador (R/S).

AVALIAÇÃO CLÍNICO-CIRÚRGICA

Essa avaliação inclui todos os aspectos da candidatura ao implante coclear e inclui análise crítica dos testes de audição, motivação do paciente e da família e o estado de desenvolvimento da linguagem. Ela também deve se concentrar na saúde geral do paciente, especialmente no que diz respeito à sua condição de se submeter a anestesia geral. Histórico completo e exame físico são realizados e são seguidos por testes laboratoriais adequados. Os estudos de imagem desempenham um papel particularmente importante nessa avaliação. Quando necessário, consultar um especialista apropriado é indicado (Fig. 79-1).

Consulta com os membros da Cultura Surda pode ser especialmente importante para as famílias com várias gerações de surdez familiar. Muitas crianças mais velhas e muitos adultos não são candidatos ideais para implante coclear, e as famílias podem ficar

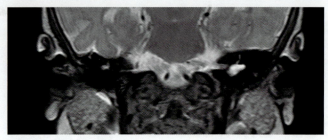

FIGURA 79-1. Displasia coclear, ausência de modíolo e ausência de partição óssea. Essa ressonância magnética coronal de uma criança com surdez congênita demonstra uma cóclea cística sem uma partição óssea; a ausência de uma partição do vestíbulo; e um largo, curto e grosso canal semicircular horizontal.

preocupadas que as equipes de implante coclear decidam pela não recomendação do implante. Os defensores da Cultura Surda podem ser úteis para distinguir a hipérbole causada através da descrição dos melhores resultados mais do que os resultados típicos, os quais gerariam expectativas mais apropriadas. Os consultores surdos devem estar disponíveis a todos os candidatos ao implante coclear e às famílias que procuram a sua avaliação.

Durante o exame físico, é dada especial atenção às orelhas e ao sistema nervoso central. Avaliações laboratoriais extensas tais como estudos de função da tireoide, perfil lipídico e proteção viral são caras e não têm sido úteis, a menos que especificamente indicadas pelo histórico e exame físico.

Testes auditivos com as informações auditivas específicas das duas orelhas em ambas as condições, com e sem o auxílio de aparelhos auditivos de amplificação sonora individual, são criticamente importantes para ter certeza de que os aparelhos auditivos do paciente são apropriados para o tipo e grau da perda auditiva. Em crianças pequenas surdas e pré-linguísticas, pode não ser possível avaliar com precisão a audição durante uma única sessão ou mesmo uma série de sessões dentro de uma cabine de som. Em crianças muito jovens, uma combinação de estratégias audiométricas de diagnóstico pode ser necessária e pode incluir potenciais evocados auditivos de tronco encefálico (PEATE), resposta auditiva de estado estável (RAEE-ASSR) e observação comportamental. O PEATE é limitado em sua capacidade de obter informações específicas de tom (especificidade limitada de frequência). ASSR utiliza um tom contínuo com uma frequência portadora que é de amplitude e frequência moduladas. Semelhantemente a um PEATE, a RAEE é gravada a partir de eletrodos no couro cabeludo, mas as gravações mostram energia primária na frequência portadora de duas bandas laterais separadas do transportador pela frequência de modulação. Estudos recentes demonstraram uma alta correlação entre o grau de perda auditiva medida pelo padrão de audiometria tonal e RAEE em 500, 1.000, 2.000 e 4.000 Hz.[5]

A terapia de diagnóstico pode ser útil no diagnóstico precoce de perda auditiva grave a profunda em crianças pequenas, porque o atraso da mielinização pode causar anomalias temporárias em testes de potenciais evocados, e testes comportamentais são limitados até 6 meses de idade. Na terapia de diagnóstico, uma criança com perda na audição é enquadrada com aparelhos auditivos apropriados, colocados em um programa de terapia auditivo-verbal ou auditivo-oral e acompanhada por um período de meses. Durante esse tempo, é comum ver crianças com debilidade auditiva apresentarem alguns ganhos em relação à função receptiva da linguagem os quais são comparados com o esperado que normalmente ocorre com implantes cocleares. Os pais são uma parte importante da terapêutica e do diagnóstico e devem começar a compreender os fundamentos diários de como lidar com uma criança surda e facilitar a aquisição de linguagem. Às crianças também são ensinadas respostas comportamentais ao som.

Os testes genéticos continuam a evoluir como um complemento importante no diagnóstico de perda auditiva. Estima-se que 1 em cada 1.000 recém-nascidos nasce com severa surdez bilateral para surdez profunda, e aproximadamente metade é relacionada com fatores genéticos. Mais de 46 genes foram identificados que contribuem para perda de audição, mas um gene, GJB2, que codifica a proteína conexina 26 e mapas para a surdez autossômica recessiva lócus do gene, é responsável por uma proporção significativa desses casos. Quando mutações no GJB2 e GJB6 (conexina 30) são rastreadas em conjunto, a causa de 50% das perdas auditivas bilaterais severa a profunda é identificada em determinadas populações. Quatro principais benefícios dos testes genéticos foram identificados.[6] Em primeiro lugar, a identificação de uma causa genética específica impede ainda mais testes dispendiosos. Ela também define a chance de transmissão por compreender a causa genética específica da audição e da sua forma de herança. Os testes também fornecem garantia parental que nada foi feito durante a gravidez para contribuir à perda auditiva, auxiliando no impedimento de culpa desnecessária. Eles também disponibilizam informações de prognóstico em relação ao eventual desenvolvimento de outros problemas clínicos que podem ajudar a prever resultados com a reabilitação auditiva, tais como implante coclear.[7]

Tanto a tomografia computadorizada de alta resolução (TCAR) quanto a imagiologia por ressonância magnética (RM) podem ser utilizadas na avaliação pré-operatória de pacientes com surdez profunda que são candidatos ao implante coclear (Quadro 79-1). Apesar de a RM não ser tão eficaz em visualizar o canal de Falópio ou a estrutura óssea da cápsula ótica, é mais eficaz na identificação da fibrose da cóclea, avaliando a sua permeabilidade; na identificação de presença e calibre do nervo coclear, especialmente sobre a imagem T2 sagital do meato acústico interno; e no fornecimento de informações sobre tronco cerebral e lesões corticais.[8] Um recente estudo comparou as habilidades de TCAR e ressonância magnética para identificar anormalidades de cóclea e modíolo, no que a RM foi superior.[9] Por essas razões, tornou-se posteriormente o meio preferido para avaliação pré-operatória de crianças submetidas a implante coclear em muitas instituições.

TCAR pode auxiliar na avaliação de morfologia da orelha interna, desobstrução da cóclea, posição do nervo facial, localização das grandes veias emissárias da mastoide, tamanho do recesso facial, espessura do osso parietal e altura da jugular. TCAR deve ser realizada quando malformações do meato externo, canais semicirculares ou vestíbulos estão presentes por causa da maior incidência de um nervo facial anômalo.[9] Ambos os testes podem também ser indicados na presença de uma anomalia labiríntica e quando a obstrução coclear for identificada na ressonância magnética (Fig. 79-2).

A RM funcional é uma modalidade potencialmente muito útil que está atualmente em estudo. Essa modalidade pode permitir resolução de qual orelha ativa os centros da fala, possibilitando uma abordagem mais racional para seleção do lado para implantes unilaterais; também pode revelar se o implante deve ser de alguma forma testado. Isso pode ser especialmente útil na criança neurologicamente devastada, como ocorre com a infecção pelo citomegalovírus congênito.[10]

A reabilitação de crianças com implante coclear é criticamente importante para a sua capacidade de aquisição da linguagem oral. Estudos recentes têm mostrado que a utilização da linguagem de sinal tem um efeito negativo sobre a habilitação da língua falada

Quadro 79-1. INFORMAÇÃO DA IMAGEM DA TOMOGRAFIA COMPUTADORIZADA E DA RESSONÂNCIA MAGNÉTICA

Morfologia da orelha interna
Obstrução da cóclea
Posição do canal de falópio
Presença do nervo coclear
Tamanho do recesso facial
Localização de veias emissárias do grande mastoide
Altura do bulbo jugular
Espessura do osso parietal

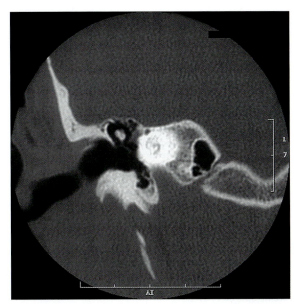

FIGURA 79-2. Tomografia computadorizada coronal de alta resolução demonstra ossificação coclear quase completa e ossificação quase completa do labirinto. Uma pequena parte das voltas superiores pode permanecer patente. Nota-se que a ossificação geralmente começa no giro basal e prossegue apical.

A musicoterapia é uma forma de habilitação que pode ser útil para crianças implantadas. Na maioria dos casos, a percepção de música é mais desafiadora do que a percepção de fala.[13] A música tem uma gama mais ampla de intensidade e altura do que a linguagem falada, e os implantes cocleares são capazes de transmitir batida, ritmo e linguagem, mas são menos capazes de discriminar notas musicais e melodias.[14] O reconhecimento de música com implantes cocleares também é dificultado pela falta de características estruturais, tais como afinação, harmonia e timbre.

SELEÇÃO DA ORELHA

A seleção da orelha a ser operada é um pouco complexa e prescritiva para o paciente individual. Os fatores a serem considerados são discutidos aqui.

CARACTERÍSTICAS FÍSICAS

As características físicas do osso temporal que são usadas para a seleção da orelha incluem a presença da cóclea e do nervo auditivo, o grau de displasia, o grau de ossificação, intervenções cirúrgicas anteriores (p. ex., mastoidectomia aberta), anomalias do nervo facial e otite média crônica.

NÍVEL DE AUDIÇÃO RESIDUAL

Nesse momento, o risco de perder a audição residual durante a inserção do eletrodo é estimado em 50 a 70%, embora técnicas recentes possam reduzir o risco a 20%.[15] Assim, se o benefício da prótese auditiva (AASI) na melhor orelha é significativo, a pior orelha é muitas vezes escolhida. Por outro lado, é amplamente difundido que pacientes com mais audição residual têm melhores resultados do implante coclear. Por essa razão, se um paciente está anacúsico, a orelha que tem mais audição residual pode ser escolhida. A Figura 79-3 apresenta um algoritmo que pode ser útil quando se consideram essas questões.

com implantes cocleares.[11] Anteriormente havia sido defendido que linguagem oral/auricular poderia ser construída sobre uma base de linguagem manual. No entanto, um número crescente de relatórios indica que crianças implantadas que são educadas com comunicação manual ou total podem não atingir seu potencial de comunicação, e muitos ficam estagnados entre as culturas, nem auditivos nem culturalmente surdos.[11,12]

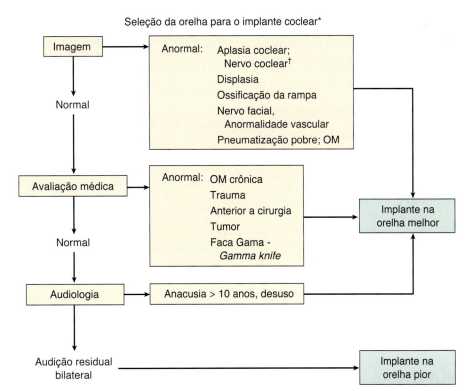

FIGURA 79-3. A seleção da orelha para receber um implante coclear não é uma questão simples e deve ser prescrita especificamente para cada doente individual. As três considerações gerais são de imagem, histórico otológico e nível de audição residual. Considerações individuais, tais como estilo de vida (condutor vs. passageiro), lateralidade (em relação à capacidade de colocar o dispositivo externo) e preferências do paciente, também devem ser consideradas. *Após o candidato conhecer os critérios de implantação e demonstrar expectativas apropriadas e opções de habilitação. †Contraindicação absoluta. OM, otite média.

Se uma orelha teve surdez profunda por mais de 10 a 15 anos, a orelha com uma melhor audição é geralmente selecionada, porque o tempo de surdez é uma das poucas medidas que se correlaciona com o resultado de desempenho. Se o indivíduo pode usar uma prótese auditiva para a consciência de som, preservar a orelha com uma melhor audição pode ajudar com a localização binauricular e com os ruídos competitivos.

VACINAÇÃO DE MENINGITE

Em 2003, um artigo do *New England Journal of Medicine* destacou um aumento da incidência da meningite pneumocócica em crianças com implante coclear em comparação com uma idade-pareada da população geral.[16] Foi avaliado um total de 4.264 crianças, e 26 crianças foram identificadas com meningite estreptocócica, o que representa uma incidência de 0,6% em destinatários de implante coclear. Esse foi um aumento de trinta vezes sobre a amostra coorte de conveniência de sua idade-pareada. Duas das principais limitações do estudo são de que, em primeiro lugar, 11,5% das crianças que recebem um implante têm um histórico prévio de meningite. Essas crianças com histórico anterior de meningite correm um risco aumentado de desenvolvê-la mais uma vez. Além disso, 8,5% das crianças que recebem implantes têm displasia labiríntica, o que as coloca em risco aumentado de meningite. O grau em que um aumento do risco de meningite é devido a um implante coclear, em relação aos fatores de alto risco, tais como meningite anterior ou displasia, vai exigir um controle adequado do grupo de crianças surdas, em vez de crianças normais, como usado neste estudo.

Para testar se esse risco era de natureza teórica ou real, experiências foram realizadas em ratos para determinar se a colocação de um implante coclear aumenta o risco de meningite.[17] Nesse estudo, os ratos que receberam um implante coclear tiveram um aumento do risco significativo de desenvolver meningite bacteriana quando inoculados com *Streptococcus pneumoniae* por qualquer rota (intraperitoneal, orelha média, orelha interna) em comparação com controles cirúrgicos. Em um estudo de acompanhamento posterior, a vacinação com a vacina pneumocócica polissacarídica 23-valente capsular (PPV-23, Pneumovax) preveniu o desenvolvimento da meningite em ratos inoculados por via intraperitoneal e reduziu significativamente a frequência de meningite em ratos inoculados por uma via da orelha média; uma redução não significativa de escala em frequência de meningite foi relatada em ratos inoculados através da orelha interna. Isso sugeriu que PPV-23 pode proteger ratos saudáveis da meningite causada por um sorotipo *S. pneumoniae* de cobertura vacinal.[18]

Duas vacinas estão disponíveis no momento que geram anticorpos para a cápsula de polissacarídeo de *S. pneumoniae*. Essas incluem a vacina PPV-23, uma vacina 23-valente composto de capsular puro antígeno, e uma nova vacina pneumocócica 13-valente conjugada que contém 13 serotipos de pneumococos conjugados com uma variante não tóxica da toxina da difteria (PCV-13, Prevenar 13). O Prevenar 13 substitui PCV-7. Tanto PCV-13 quanto PPV-23 geram uma resposta de anticorpos, apesar de PPV-23 não ser recomendado para as crianças com idade inferior a 2 anos por causa da imaturidade dos sistemas imunes que podem levar a uma resposta potencialmente pobre do antígeno capsular puro.[19] É a recomendação atual dos Centers for Disease Control and Prevention garantir que adultos e crianças que recebem implantes cocleares sejam imunizados de acordo com a idade apropriada de vacinação pneumocócica com PCV-13 e PPV-23 de acordo com o calendário do Advisory Committee on Immunization Practices para pessoas de alto risco (Quadro 79-2).[20,21]

TÉCNICAS CIRÚRGICAS
PREPARAÇÃO E PROTEÇÃO

Sob anestesia geral, o paciente é colocado em decúbito dorsal com a cabeça virada em 45 a 60 graus de distância do cirurgião. Com crianças muito novas, cuidado deve ser tomado para evitar rotação excessiva da cabeça, de modo a evitar subluxação da coluna cervical quando a criança está relaxada sob anestesia geral. O bloqueio neuromuscular por um longo período é evitado para permitir a utilização do monitor de nervo facial. A tricotomia mínima é utilizada para reduzir o impacto psicológico do procedimento. A orelha é preparada numa forma estéril, e um campo cirúrgico aderente impregnado de iodopovidona é usado para retrair o pavilhão auricular anteriormente e selar o meato acústico externo. Usando os moldes de implante adequados fornecidos pelo fabricante, a localização do implante R/S pode estar marcada no osso parietal subjacente transcutâneo utilizando azul de metileno. A injeção endovenosa única de antibióticos profiláticos dentro de 30 minutos da cirurgia é recomendada, embora isso não tenha sido objeto de um processo prospectivo. Esteroides endovenosos são comumente usados por seu efeito na proteção coclear e para reduzir a náusea pós-operatória.

INCISÕES E DESENHO DO RETALHO

As incisões para o implante coclear evoluíram ao longo do tempo (Fig. 79-4), mas os princípios do desenho da incisão permanecem constantes. O retalho resultante deve cobrir o implante em todas as margens com pelo menos 1 cm, e um bom suprimento de sangue deve ser mantido. O acesso a línea temporal, ponta da mastoide e da espinha de Henle é necessário sem retração indevida.

A forma de C original da incisão pós-auricular utilizada com implantes monocanal foi eficaz e teve uma baixa taxa de complicações. No entanto, quando os dispositivos multicanal entraram em utilização, os receptores/estimuladores maiores necessitaram de um retalho maior. Essas incisões em forma de C pós-auriculares maiores foram associadas a uma maior taxa de complicações, principalmente nas extrusões dos dispositivo internos, e foram posteriormente substituídas por uma borda em forma de U invertido com base inferior. Ele foi submetido a mais modificações, como pode ser visto na Figura 79-5, para uma incisão pós-auricular prolongada que se tornou gradualmente reduzida e continua a ser a incisão mais comumente utilizada no momento. Uma incisão endoaural estendida tem também sido usada, mas a experiência inicial com essa incisão demonstrou uma inaceitavelmente alta incidência de lesões na pele do meato acústico externo.

Um "incisão mínima" também tem sido utilizada para o implante coclear. Essa incisão é de cerca de 3 a 4 cm de comprimento

---

Quadro 79-2. RECOMENDAÇÕES DE PRÁTICAS DE IMUNIZAÇÃO DO ADVISORY COMMITTEE ON IMMUNIZATION PRACTICES PARA AQUELES QUE RECEBERAM IMPLANTE COCLEAR

- Crianças < 2 anos com implantes cocleares devem receber PCV-13, como é universalmente recomendado.
- As crianças que receberam previamente PCV-7 devem receber PCV-13 com base no número de doses antes da PCV-7 recebida. Pelo menos uma dose suplementar de PCV-13 deve ser recebida, mesmo com o total de vacinação de PCV-7. As crianças mais velhas (2-5 anos), sem vacinação anterior de PCV-7, devem receber duas doses de PCV-13.
- As crianças > 2 anos que tenham completado a série PCV-13 devem receber PPSV-23 2 ou mais meses após a vacinação final com PCV-13. A revacinação deve ser realizada 5 anos após a dose inicial de PPSV-23.
- Adultos não vacinados contra pneumocócicas devem receber PCV-13 com uma dose de PPSV-23 seguindo as 8 semanas mais tarde. Uma segunda dose PPSV-23 deve ser recebida 5 anos após a dose inicial, se o paciente for > 65 anos.
- Os adultos que tenham recebido pelo menos uma dose de PPSV-23 devem receber uma dose de PCV-13 > 1 ano a partir de sua mais recente dose de PPSV-23.
- Pessoas que pretendem receber um implante coclear devem ser atualizadas em relação à vacinação contra o pneumococo de acordo com a idade apropriada ≥ 2 semanas antes da cirurgia, se possível

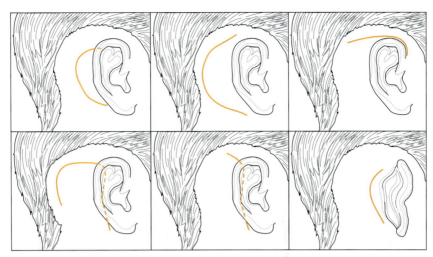

FIGURA 79-4. Incisões do implante coclear. Ao longo das últimas três décadas, um número de incisões tem sido utilizado para o implante coclear. A incisão pequena original em forma de C foi usada para o implante coclear monocanal relativamente pequeno. Quando os implantes cocleares multicanais entraram em amplo uso na década de 1980, a incisão em forma de C foi simplesmente aumentada. Naquela época, a maioria das complicações tinha a ver com quebra do retalho. A grande incisão em forma de C teve que ser estendida superior e inferiormente para permitir o fornecimento de sangue arterial e venoso adequado. Em resposta a problemas de feridas, uma incisão endoaural estendida foi amplamente usada na Europa, e uma incisão inferiormente ou com base em forma de U foi desenvolvida na Austrália. Esta evoluiu gradualmente para uma simples extensão da incisão retroauricular padrão. A incisão mínima é atualmente utilizada em muitos centros para crianças e, em alguns centros, em adultos como nós.

e está situada na linha do cabelo posterior ao sulco retroauricular. As vantagens dessa incisão são que requer o mínimo de tricotomia, cura mais rapidamente e com menos inchaço do que incisões maiores e permite a estimulação inicial em 2 semanas na maioria dos casos. As desvantagens incluem a necessidade de retração de pele adicional, redução da visibilidade e acesso um pouco limitado especialmente quando se perfura um nicho ósseo ou buracos de fixação para o dispositivo.

Antes da incisão, a infiltração intracutânea de 1 a 3 ml de 1: 100.000 de epinefrina pode ser usada para obter uma melhor hemostasia. Da mesma forma, um bisturi cautério monopolar pode ser utilizado tanto para incisão quanto para a elevação do retalho. Deve notar-se, no entanto, que, em casos de implante coclear simultâneo ou sequencial, o cautério monopolar é contraindicado por causa da interação potencial atual com o circuito de R/S. Nesses casos é aconselhável realizar a abordagem de ambos os lados, antes da colocação do implante (implantes simultâneos),[22] ou utilizar um meio não condutor de dissecção para fornecer hemostasia, incluindo cautério bipolar, o bisturi Shaw, e, mais recentemente, a faca de Plasma em casos de implantação sequencial.[23]

O Retalho de Pele

O retalho de pele é elevado, juntamente com o tecido subcutâneo, no plano da fáscia temporal. Ao dividir a fáscia, o retalho pode ser levantado em um plano avascular. Esse plano é mais facilmente identificado na área superior do retalho e é realizado inferiormente.

Como o sistema R/S ficará situado a um ângulo de 30 a 45 graus da vertical (é mais vertical em crianças mais jovens), a pele e o tecido subcutâneo do retalho geralmente não são elevados inferiormente à fixação dos músculos da cinta na crista occipital. Se a dissecção é realizada abaixo desse ponto, grandes ramos de artéria e veia occipital podem ser encontrados, assim causando uma perda de sangue desnecessária e atraso no processo.

Uma vez que o processador de externo deve transmitir através da pele, a eficiência tanto da transmissão de energia quanto das informações é regulada pela espessura do retalho da pele. A estabilidade da bobina de transmissão externa, que é mantida magneticamente no lugar, é igualmente afetada pela espessura da pele. Os dispositivos atuais exigem que o retalho seja menor do que 10 a 12 mm de espessura; contudo, risco significativo é inerente sempre que um retalho da pele deve ser afinado, e recomenda-se que o retalho da pele não seja afinado para menos do que 0,8 cm e que o desbaste para o nível de folículos pilosos seja impedido em todos os casos. Quando os folículos capilares são expostos, os riscos de infecção em torno do R/S e de eventual extrusão são intensificados. Se a pele permanece muito grossa seguinte ao implante, a injeção cuidadosa do tecido subcutâneo que recubra R/S com acetato de triancinolona geralmente resulta em adelgaçamento da pele sobrejacente.

Depois que o retalho de pele/tecido subcutâneo tenha sido elevado, um retalho separado anteriormente com base pericranial é elevado. Este retalho se estende ao longo da linha temporal posteriormente de um ponto um pouco acima do meato acústico externo (MAE) a um ponto que vai cobrir pelo menos a porção

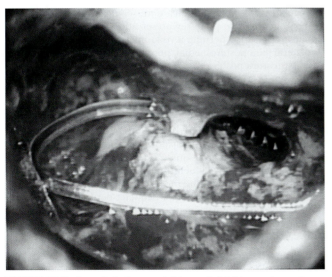

FIGURA 79-5. Ponte Split. A ponte da bigorna é dividida usando uma broca de diamante de 0,5 mm entre o processo curto da bigorna anteriormente e o canal semicircular horizontal. Ao fazer isso, o ligamento incudal posterior é sacrificado. Um eletrodo de implante coclear é mostrado colocado dentro da divisão da ponte; este fixa o eletrodo no lugar, evita a extrusão e direciona o eletrodo para longe do segmento exposto pela broca do canal de Falópio e a membrana timpânica no caso em que ela possa retrair.

anterior do R/S. O retalho pericraniano subcutâneo deve ter de 2 a 3 cm na dimensão cefalocaudal e, pelo menos, 2 cm de comprimento. A incisão pericraniana é então realizada inferiormente a um ponto imediatamente acima da crista occipital e, em seguida, anteroinferiormente à ponta da mastoide, tomando cuidado para ficar acima da correia de fixação dos músculos. Em crianças pequenas, as precauções habituais para evitar o nervo facial na ausência de uma ponta da mastoide são exercidas. Esse retalho é elevado anteriormente e retido com ganchos ou com uma válvula de autorretenção para expor o córtex da mastoide e da área do nicho R/S e de fixação de suturas. É importante realizar a dissecção do tecido mole anteriormente para expor a fina parede óssea do MAE posterior. Em crianças pequenas, é preciso ter cuidado ao colocar o afastador, porque ele pode rasgar a pele do MAE e, assim, contaminar a área cirúrgica.

Protegendo o Receptor/Estimulador

Um ajuste personalizado de encaixe ósseo e furos de fixação podem ser perfurados na forma tradicional dentro do osso parietal de recesso e imobilizar o R/S; isso reduz o seu perfil e protege-o de trauma e também faz com que seja menos perceptível ao paciente além de outras. Perfurar o nicho e perfurações ósseas em crianças pequenas muitas vezes expõe a dura, e os cuidados devem ser tomados para evitar complicações. Vazamento de líquor cefalorraquidiano (LCR), hematoma subdural, hematoma epidural, trombose do seio lateral e infarto cerebral foram relatados.[25a-25e] Além disso, a migração da unidade coclear interna (UI) é uma complicação relativamente comum. Em 1998, Roland et al.[26] relataram 22 casos de migração R/S (Equivalente de UI). Uma década depois, Davids et al.[27] relataram que três das cinco complicações graves em sua grande série foram associadas à migração de R/S. A revisão de 2009 da Food and Drug Administration e o banco de dados da User Facility Device Experience revelaram que 6 das 100 mais recentes complicações relatadas foram por causa da migração do UI. Por essas razões, foi desenvolvida uma técnica cirúrgica que impediu a perfuração de um nicho ósseo ou furos de fixação.

A técnica de bolso periosteal foi descrita em 2009, na sequência a um estudo anatômico de 40 meias-cabeças e um estudo prospectivo controlado de 227 implantes que demonstraram nenhuma migração. Nessa técnica, um bolso no subperiósteo personalizado para o tamanho da UI foi dissecado entre a sutura temporoparietal anterior e a sutura lambdoidea posterior. A abertura do bolso é reforçada com suturas pericranianas. Essa técnica reduz o tempo de colocação do R/S e evidencia a necessidade de uma boa fixação óssea. Várias séries têm agora mostrado nenhuma evidência da migração do R/S usando essa técnica.[24,25]

A borda anterior do R/S deve ser de pelo menos 1 cm atrás da incisão na pele. Além disso, a localização do ímã interno deve ser suficientemente posterior de modo que o paciente não tenha problema usando um processador do nível do pavilhão. Cada fabricante fornece um implante de simulação e guia para ajudar a determinar o local do assento de R/S. Os furos de amarração óssea são perfurados superior e inferiormente ao assento, como mostrado na Figura 79-6. Em crianças jovens, os buracos de fixação ósseas são muitas vezes epidurais e requerem que a dura-máter seja ligeiramente elevada para evitar danos. Mais tarde, o R/S será garantido com uma única sutura não-reabsorvível. O nó deve ser rodado em um buraco de fixação inferior usando duas braçadeiras de mosquito.

MASTOIDECTOMIA

A mastoidectomia completa é executada; no entanto, ao contrário da cirurgia da orelha crônica, o córtex da mastoide não é marsupializado, mas sim é deixado um pouco pendendo superiormente, posteriormente e inferiormente para ajudar a manter e controlar o cabo do eletrodo. Da mesma forma, não é necessário exenterar todos os retrossigmoides ou todas as células da extremidade.

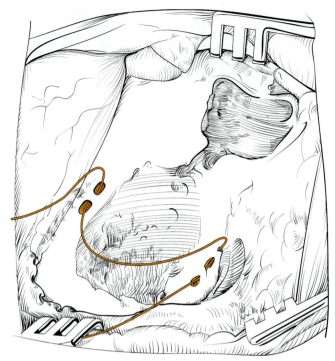

FIGURA 79-6. Suturas no nicho e de amarração ósseas com a cavidade da mastoide. Um nicho ósseo desenhado e personalizado é feito para rebaixar receptor/estimulador implantável, reduzindo assim o seu perfil, proporcionando um grau de proteção a partir do trauma e mobilidade minimizada, o que poderia resultar no endurecimento do trabalho do cabo-eletrodo. Uma broca de diamante de 2 mm é utilizada para criar furos de sutura de ligamento superior e inferiormente, e uma sutura não absorvível de monofilamento 2-0 é utilizada para fixar o dispositivo na sua sede. A calha é perfurada para ligar o nicho à cavidade mastoide.

O recesso facial é amplamente aberto, e toma-se cuidado para preservar uma camada de osso que cubra o nervo facial. Pode ser necessário remover o osso na superfície medial anterior do canal de Falópio, logo abaixo do processo piramidal para fornecer acesso adequado à janela redonda. A parede óssea do MAE deve ser afinada ao máximo, mas nunca deve ser perfurada. O corda do tímpano geralmente pode ser preservado. O desbaste da parede do meato posterior permite a visão microscópica do vetor de anterolateral para posteromedial, porque o nicho da janela redonda é uma estrutura posterior do mesotímpano.

A "ponte bigorna" que separa a fossa incudal do recesso facial pode ser dividida entre o curto processo de bigorna e do canal semicircular horizontal (Fig. 79-5). Embora isso exija apenas alguns segundos com uma broca de diamante a 0,5 mm, permite que o cabo do eletrodo seja passado sob o processo curto para o epitímpano e firmemente alojado em sua posição. Outra vantagem desse procedimento é que o cabo do eletrodo pode ser dirigido para fora a partir da membrana timpânica, devido à retração ou à necessidade do surgimento de miringotomia.[29] No entanto, essa técnica pode adicionar uma pequena perda auditiva condutiva causada pelo amortecimento do contato do processo curto e é melhor evitar em cirurgia de conservação auditiva para pacientes com significativa audição residual.

COCLEOSTOMIA

Posições firmes foram tomadas a respeito da melhor maneira de executar uma cocleostomia. Um grupo de defensores comprometidos acredita que a inserção membrana da janela redonda (MJR) seja superior, por causa de redução do trauma da broca, prevenção de pó de ossos e entrada de sangue no vestíbulo, bem como diminuição da perturbação da perilinfa. Outro grupo igualmente empenhado favorece a cocleostomia óssea, porque ela fornece a aproximação ao eixo da escala timpânica basal e o trauma da broca, a entrada de osso e pó e perturbação da perilinfa podem ser evitados usando uma técnica endosteal protetora.

No entanto, por causa das variações na anatomia da orelha do indivíduo, bem como a configuração do eletrodo, nenhum tipo de cocleostomia é melhor para todos os pacientes. A cocleostomia deve ser adaptada ao paciente e ao eletrodo utilizado em vez de adaptar o paciente para um único método predeterminado. A escolha de eletrodo predetermina as escolhas que estão disponíveis. Eletrodos retos e delicados são ideais para a inserção de janela redonda e também são excelentes quando a anatomia do paciente requer uma cocleostomia óssea. Os exemplos incluem a série Med-El (Durham, NC) e o eletrodo Cochlear Slim Straight (Centennial, CO). Por outro lado, os eletrodos Cochlear Contour Advance e Advanced Bionics 1J (Valencia, CA) não são projetados para a inserção da janela redonda e devem ser colocados via cocleostomia óssea.[29,30] Evidências recentes sugerem aumento do trauma para estruturas intracocleares com inserção de janela redonda de um eletrodo perimodiolar.[31] O lábio anterior da janela redonda inibe a inserção ótima do eletrodo e impede a posição ideal na escala timpânica em muitos casos. Um estudo anatômico dos ossos temporais de 15 cadáveres demonstrou a angulação de o MJR situar-se entre 27 e 65 graus inferior ao plano sagital.[30] Quando o ângulo MJR foi maior do que 45 graus inferiormente, a inserção, mesmo de eletrodos delicados flexíveis, causou impacto com o modíolo. Assim, os eletrodos perimodiolar atuais são quase sempre mais bem inseridos através de uma cocleostomia óssea. Os eletrodos delicados retos são apropriados para inserções MJR em quase 90% dos casos em que a angulação MJR é inferior a 45 graus. O uso de eletrodos perimodiolares para inserções de janela redonda é desencorajado.

A abordagem da janela redonda para a inserção do implante coclear tem suporte em estudos anatômicos adicionais também. O dano reduzido nas estruturas intracocleares foi demonstrado diretamente e/ou sugerido pelo osso temporal de múltiplos estudos em cadáver.[31-34] Além disso, estudos do osso temporal revelaram o potencial de trauma acústico significativo durante a perfuração da cocleostomia, e a orelha interna está exposta a níveis de som de até 130 dB.[35] A abordagem da janela redonda é também tecnicamente menos difícil do que a cocleostomia e utiliza marcos facilmente visíveis em muitos casos.[34] Pacientes que se submetem ao implante de uma abordagem de janela redonda também podem ter vertigem pós-operatória reduzida.[39]

Relatórios de inserção dos eletrodos para vestíbulo, canais semicirculares e células de ar hipotimpânicas com cocleostomia óssea não são raros. É importante identificar a MJR para ter certeza de que a cocleostomia e a inserção de eletrodo procederão devidamente. A MJR é raramente acima do que 1 a 1,5 mm inferior ao tendão estapédio (Fig. 79-7).

Tal como acontece com outros aspectos da cirurgia, o posicionamento e tamanho da cocleostomia variam um pouco, dependendo do implante usado. Em termos gerais, a cocleostomia é perfurada através do promontório apenas anterior e inferior ao MJR. Cuidado deve ser tomado para evitar hemorragias na cocleostomia através da elevação do muco periósteo para longe do local e selecionado usando epinefrina tópica sobre fragmentos de Gelfoam® (Pharmacia &Upjohn Company, Kalamazoo, MI), se necessário. Uma boa hemostasia deve ser obtida antes de abrir a cóclea. Se necessário, grandes fragmentos de Gelfoam® podem ser colocados no epitímpano ou na cavidade mastoide para impedir que o sangue escorra. O pó de osso também deve ser mantido fora da cóclea.

A broca de diamante de 1,5 mm é utilizada para afinar o osso anteroinferior para a MJR. Se necessário, o nicho saliente é removido para identificar positivamente a MJR. Uma broca de 1 mm é utilizada para remover o restante do osso para baixo para o endósteo. Assim que o endósteo é abordado, uma perfuração minuciosa é necessária para evitar a penetração inadvertida. Como um correlato, a exposição do endósteo de escala timpânica deve ser tratada como uma estapedotomia perfurada para fora, porque a penetração na escala expõe o ouvido interno a um trauma acústico significativo de até 130 dB.[35] O endósteo é encontrado ao nível da MJR e é contínuo a ele, sendo usado como um guia para a profundidade da perfuração. Depois disso, a orelha média é cuidadosamente irrigada para remover todo o pó de osso. Isso é imperativo para impedir que o veio rotativo da broca contate o osso de recesso facial que recobre o nervo facial durante a perfuração da cocleostomia. O sobreaquecimento pode ocorrer e pode resultar em fraqueza facial pós-operatória tardia ou imediata.

O tamanho das cocleostomias é determinado pelo fabricante e varia 1 a 1,4 mm. O endósteo pode ser aberto com uma agulha espinal de calibre 25, estilete reto ou faca de catarata Beaver 59-10 (Becton Dickinson, Franklin Lakes, NJ) apenas antes da inserção do eletrodo.

Uma pesquisa recente tem incidido sobre o benefício de se preservar a audição de baixas frequências em pacientes com perda auditiva predominantemente de alta frequência (frequências da fala) por inserção atraumática do eletrodo do implante coclear. A audição de baixas frequências pode ser preservada, porque o eletrodo típico não se estende para o ápex distal da cóclea, a região de frequência de tons baixos. O uso de um eletrodo curto/híbrido tem resultado em uma melhor compreensão da palavra do paciente, particularmente no ruído, bem como a percepção da música melhorada.[36,37] Isso também foi investigado usando a inserção dos eletrodos padrão através da janela redonda, em oposição a realizar a cocleostomia padrão anterior. Em uma série de casos não controlados, a maioria (5/9) das crianças demonstrou ter preservado a audição de baixa frequência após a cirurgia, e 89% (8/9) demonstraram um benefício ao combinar a estimulação elétrica e acústica.[38]

RECEPTOR/ESTIMULADOR

O bolso para o R/S é copiosamente irrigado com solução de bacitracina diluída, e qualquer hemostasia final necessária é feita. Os sistemas de eletrocoagulação monopolar estão desligados e desconectados. O R/S é, então, colocado no seu nicho ósseo/bolso e amarrado com fio de sutura, se um nicho ósseo tinha sido executado, ou o bolso subpericraniano é apertado com sutura.

A INSERÇÃO DE ELETRODOS

A ponta do eletrodo é colocada na cocleostomia usando especialmente instrumentos adaptados ou fórceps de joalheiro. É importante dirigir a curvatura natural do eletrodo afastando da membrana basilar e inseri-lo no eixo principal da escala. O ácido

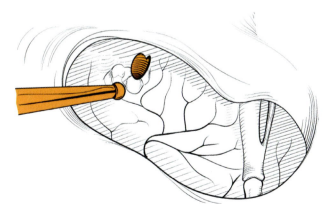

FIGURA 79-7. Recesso do facial e cocleostomia. A representação do artista demonstra a localização da cocleostomia como pode ser visto através do recesso facial. O balanço do nicho da janela redonda foi perfurado e afastado usando uma broca de 2 mm. A broca de 1 ou 1,5 mm é utilizada para criar a cocleostomia inferior e um pouco anterior à membrana da janela redonda.

hialurônico ou 50% de glicerina podem ser usados para manter o sangue para fora da escala durante a inserção do eletrodo e para lubrificar o eletrodo. Os instrumentos especializados prestados pela fabricante podem então ser utilizados para inserir o eletrodo lenta e suavemente.

O cabo do eletrodo pode ser estabilizado através de sua colocação na divisão da ponte, se desejado. Em seguida, 1 a 2 mm de pedaços da fáscia temporal, pericrânio ou músculo são utilizados para embalar 360 graus em torno do eletrodo na cocleostomia. Alternativamente, um pedaço de 3 mm de tecido pode ser interposto e deslizado até a sustentação do eletrodo, separando todos os contatos. Após a inserção quase total, ele é, então, deslizado de volta para a cocleostomia, e o eletrodo é avançado 1 mm mais longe.

Toda a área é copiosamente irrigada, e a incisão é fechada em camadas. Um curativo leve com pressão da mastoide é aplicado durante a noite e é removido depois de uma verificação da incisão pela manhã. Tipicamente, drenos não são utilizados.

CONSIDERAÇÕES ESPECIAIS
CONSIDERAÇÕES PARA CRIANÇAS

A perda auditiva durante o primeiro ano de vida é conhecida por retardar o desenvolvimento da linguagem e por levar a sérias consequências de desenvolvimento. Durante os primeiros anos de vida sensíveis à linguagem, a perda de audição periférica tem sido demonstrada por causar anormalidades do sistema auditivo central em animais experimentais e causar transtornos da percepção auditiva em crianças.[40-43] Os implantes cocleares, por outro lado, têm mostrado um efeito protetor quando a estimulação elétrica é fornecida para o desenvolvimento do sistema auditivo dos animais surdos.[44-46] Essas questões levaram à percepção inicial de que a restrição de implante coclear em crianças maiores de 2 anos pode limitar o potencial de desenvolvimento e os resultados linguísticos. As crianças que receberam implantes com a idade de 2 anos adquirem a linguagem aproximadamente à mesma taxa que as crianças sem implantes.[47] Quando implantadas nessa idade, no entanto, elas podem não ser capazes de ultrapassar a lacuna de idioma original causada por uma falta de entrada auditiva durante os anos pré-implante. Isso levou a um aumento do interesse no implante anterior. Um número de estudos demonstra segurança e benefício do implante em crianças com menos de 12 meses, bem como o benefício para as crianças com relação à comunicação pré-verbal.[48-51] Um estudo que avaliou crianças que receberam seus implantes antes de 12 meses de idade revelou compreensão da linguagem e desenvolvimento expressivo comparável com a de seus colegas com audição normal. Seus níveis de compreensão da linguagem e desenvolvimento expressivo foram significativamente melhores do que os de crianças que receberam implantes entre 12 e 24 meses, apoiando assim o implante anteriormente.[52] Este levou a recomendações para o implante nos candidatos adequados jovens como 6 meses de idade (Quadro 79-3). É difícil realizar a cirurgia muito mais cedo do que isso porque testes de diagnóstico, avaliações clínicas e tempo de se submeter a uma testagem com aparelhos auditivos muitas vezes requerem cerca de 6 meses para serem concluídos.

Como a idade no momento do implante diminuiu, o nível aceitável de audição residual de candidatos ao implante coclear tem aumentado. Assim, embora os implantes cocleares sejam originalmente restritos a crianças que eram quase anacúsicas, a experiência tem mostrado que as crianças com audição mais residual têm o desempenho frequentemente melhor com implantes. Crianças com alguns conjuntos abertos mensuráveis de capacidade de reconhecimento de voz antes do implante têm resultados auditivos que são superiores às crianças com nenhum.[53-57]

Como a cóclea está em tamanho completo no nascimento, não ocorre dificuldade anatômica com a inserção dos eletrodos em lactentes. Contudo, técnicas cirúrgicas deliberadas para fixação de simulação e mastoidectomia e acomodação para o crescimento da cabeça têm sido necessárias para o sucesso do implante. Em crianças muito jovens, é muitas vezes necessário expor pequenas áreas da dura-máter para a colocação de suturas de ancoragem ou nichos do implante. A incisão da pele deve evitar o nervo facial exposto no forame estilomastoideo. A redundância do cabo do eletrodo foi suficiente para evitar a extrusão de implantes colocados em crianças muito jovens.

Não houve relato de complicações específicas associadas a implantes colocados em crianças muito jovens.

Otite Média

O aumento da incidência de otite média em crianças muito jovens já foi considerado uma contraindicação relativa ao implante. No entanto, um número de estudos demonstrou que o implante pode prosseguir após as infecções da orelha média serem controladas medicamente ou com tubos de ventilação. O implante coclear não está associado a nenhum aumento da incidência de otite média nem a complicações como labirintite.[57a,57b] Algumas evidências têm, de fato, sugerido que a mastoidectomia, quando combinada a melhor ventilação da orelha média proporcionada através da realização de um recesso facial, pode diminuir a incidência de inflamação na orelha média.[58]

A otite média deve ser gerida de forma agressiva para evitar atrasos no implante coclear. O tratamento pode requerer antibióticos profiláticos e, para infecções agudas, a inserção de tubos de ventilação e, em alguns casos, a mastoidectomia com obliteração. O último é geralmente realizado como um passo preliminar em direção ao implante em pacientes com otite média crônica. Foi sugerido que os tubos de ventilação sejam colocados antes do implante em crianças com otite média incessante com efusão e que sejam deixados no local até extrusão espontânea.[59]

A recente associação de meningite e implante coclear alterou o pensamento de alguns médicos em relação à gestão da otite média recorrente, otite média ativa com derrame e uma orelha média com uma perfuração. Se uma disfunção da tuba de Eustáquio severa crônica é evidente, petrosectomia subtotal e fechamento da tuba de Eustáquio e do meato acústico são defendidos por alguns autores. Esse procedimento deve ser realizado de 2 a 3 meses antes da implantação do R/S interno.

A NEUROPATIA AUDITIVA

A neuropatia auditiva (NA), ou dissincronismo, está associada à perda auditiva em que as células ciliadas externas funcionam, mas as células ciliadas internas e/ou do nervo coclear são disfuncionais. O diagnóstico é feito quando as emissões otoacústicas ou microfonismo coclear são graváveis e indicam que a função das células ciliadas externas é presente, mas o PEATE está ausente. O processo mínimo para pacientes com suspeita de neuropatia auditiva deve incluir imitanciometria, PEATE, emissões otoacústicas, limiares comportamentais e avaliação de percepção da fala quando possível. Uma ressonância magnética para avaliar a presença do nervo coclear e a utilização seletiva de TCAR para confirmar a presença do canal Rosenthal também é necessária.[60] É fundamental nessa população fornecer um julgamento adequado do aparelho auditivo e terapia verbal auditiva, porque, apesar de um PEATE ausente, algumas crianças terão benefícios adequados ao aparelho auditivo isoladamente. Nossas experiências com

---

Quadro 79-3. CRITÉRIOS DE CANDIDATURA PARA CRIANÇAS

Perda auditiva neurossensorial bilateral de severa a profunda
Benefícios de aparelhos auditivos menores do que os esperados do implante coclear
Autorização médica para se submeter a anestesia geral
Apoio da família, motivação e expectativas apropriadas
Reabilitação e apoio educacional para o desenvolvimento de linguagem auricular, fala e audição

pacientes NA implantados, bem como a de outros autores, têm sido excelentes, tanto adultos quanto crianças.[60-63] Um estudo recente combinou crianças com perda auditiva coclear com crianças com neuropatia auditiva isolada e descobriu que as crianças com diagnóstico de neuropatia auditiva isolada tinham um desempenho tão bom quanto outras crianças que necessitaram de um implante coclear.[64] Assim, o diagnóstico de NA não deve impedir a consideração de uma criança para implante. Infelizmente, muitas crianças foram adiadas em sua inserção de implantes cocleares após o diagnóstico de NA ter sido feito.

MENINGITE E CÓCLEA OSSIFICADA

A surdez provocada por meningite está associada a uma redução nas células do gânglio espiral e muitas vezes a ossificação dos espaços do fluido da cóclea.[41] Como as crianças que são surdas devido à meningite podem recuperar alguma audição que foi inicialmente perdida, o implante imediato não é recomendado. Contudo, ossificação e fibrose da cóclea podem ocorrer dentro de alguns meses após a meningite, e crianças podem ser acompanhadas com séries de ressonâncias realizadas em intervalos de 2 a 3 meses. Se o sinal da perilinfa/endolinfa está perdido, isso indica que fibrose e eventual ossificação podem estar ocorrendo. Em tais casos, a audição não volta, e o implante precoce pode ser indicado. Em alguns casos, o canal semicircular horizontal pode mostrar ossificação anterior à cóclea.

Os pacientes de meningite geralmente requerem níveis de estimulação maiores e mais mudanças adaptativas em seus modos de programação ao longo do tempo, quando comparados a outros pacientes.[65] Essa população também é achada estar em risco aumentado de estimulação do nervo facial, assim como os pacientes otoscleróticos; no entanto, isso pode ser devido às amplitudes de estimulação mais elevadas que são necessárias, e são geralmente controladas pela inativação do eletrodo agressor ou diminuição dos níveis máximos de estimulação. Este pode resultar em desempenho reduzido do implante. No entanto, pacientes com surdez pós-meningite e ossificação coclear podem receber seus implantes através de uma variedade de técnicas[66,67] e podem ser eletricamente estimulados, geralmente com bons resultados.[68] Na década de 1990, cerca de 3 a 9% dos candidatos ao implante coclear pediátrico tinham algum grau de ossificação coclear, mas em cerca de 90% desses pacientes a ossificação foi limitada à área adjacente a MJR.[67] Esta pode ser perfurada para alcançar o lúmen aberto da virada basilar. Quando a ossificação da escala timpânica é mais extensa, a rampa vestibular pode ser patente e pode ser utilizada para a inserção. Em ambos os casos, um padrão de comprimento completo do eletrodo é utilizado, e os resultados são semelhantes aos observados em doentes com nenhuma ossificação.[67,69]

Quando ambas as escalas estão ossificadas além do ascendente da virada a cóclea, um procedimento de perfuração completa ou a utilização de um eletrodo especial podem ser implementados.[70-72] A Med-El fabrica um eletrodo comprimido que tem todos os seus contatos dentro de uma distância de 10 mm para inserção no segmento inferior no túnel do giro basal. Tanto Med-El quanto Coclear produzem uma divisão conjunta de eletrodos, em que alguns contatos são colocados no segmento do túnel inferior e outros estão no segmento superior do giro basal ou no segundo giro da cóclea (Fig. 79-7).

DISPLASIA LABIRÍNTICA

Deformidades da cóclea já foram consideradas uma contraindicação absoluta para o implante coclear. No entanto, nesse momento, a surdez como resultado de displasia coclear é rotineiramente gerenciada com implantes cocleares, e os resultados variam diretamente com o grau de desenvolvimento anormal. A maioria dos casos – incluindo displasia Mondini (partição incompleta), aqueduto vestibular alargado e outras formas menos graves de displasia – está associada a excelentes resultados.[73,74]

A deformidade da cavidade comum, no entanto, tem resultados altamente variáveis que não são geralmente tão bons quanto os observados em crianças com cóclea normal. Aplasia da cóclea (deformidade de Michel) e ausência do nervo coclear são contraindicações absolutas ao implante na orelha afetada.

A ausência do nervo coclear é suspeita em pacientes anacúsicos com diâmetros do meato acústico interno de 1,5 mm ou menos. Quando um meato acústico interno ósseo estenótico for encontrado, a RM de alta resolução sagital com imagens fortemente ponderadas em T2 é indicada para identificar a presença de feixes nervosos. O nervo coclear normal pode ser visto correndo anteriormente para a base do modíolo. Quando a função do nervo facial é normal, um dos feixes de nervos visível é considerado o sétimo nervo craniano. Se a criança tem respostas vestibulares para testes calóricos, outro feixe pode ser considerado o nervo vestibular; no entanto, esse nervo pode ser combinado com o nervo coclear. PEATEs elétricos podem ser realizados para documentar a presença de nervo coclear quando este está em dúvida. Em adultos e crianças que possuem 6 anos de idade e mais velhas, testes simples nos promontórios podem muitas vezes ser realizados no consultório com anestesia tópica para obter a mesma informação.

O vazamento de LCR deve ser esperado em todos os casos de displasia labiríntica. Quando ocorre um jorro, o implante pode prosseguir através do fluido claro ou o cirurgião pode optar por elevar a cabeceira da mesa de 15 graus e aguardar até que não surja mais fluido. Após o eletrodo ser inserido, o músculo e a fáscia são bem embalados dentro da cocleostomia para evitar o vazamento de mais LCR. Um dreno lombar não deve ser usado antes de selar a cocleostomia, porque reduz a carga de pressão da LCR, o que faz com que seja impossível determinar se o selo de tecido é adequado.

PACIENTES COM CICATRIZAÇÃO COMPROMETIDA

Pacientes com capacidades reduzidas para cicatrização de feridas por causa de condições médicas subjacentes ou aqueles que estão imunodeprimidos por medicamentos são considerados como estando em risco aumentado para infecção pós-operatória e de extrusão do dispositivo. No entanto, em uma revisão de pacientes com doenças autoimunes sistêmicas, aqueles que tinham transplante de fígado e rim, aqueles que tinham doses elevadas de radiação recebida no campo cirúrgico, e aqueles que estavam tomando doses relativamente elevadas de medicamentos imunossupressores foram capazes de se submeter à implantação sem complicações significativas.[75]

PACIENTES IDOSOS

Algumas alterações únicas associadas ao envelhecimento devem ser consideradas em pacientes com idade superior a 70 anos. Estas incluem a degeneração de todos os elementos do sistema auditivo, a probabilidade de duração prolongada da surdez, a diminuição da função auditiva central e a capacidade de comunicação, coexistindo problemas médicos e psicossociais.

No entanto, o implante coclear em idosos tem sido bem-sucedido, com resultados comparáveis aos dos adultos mais jovens no geral.[76] Em nossa experiência, os pacientes até 87 anos têm obtido excelentes resultados avaliados por medidas de audiometria e qualidade de vida. No entanto, em pacientes com mais de 80 anos, esses resultados não são tão bons no geral como são em pacientes mais jovens. A atenção perioperatória para os detalhes médicos e cirúrgicos permitiu a inserção segura e um mínimo de problemas no pós-operatório.

Os pacientes idosos podem ter dificuldade de compreensão e recordação das informações necessárias para o funcionamento adequado do seu dispositivo externo. Dificuldades associadas a artrite e habilidades motoras finas podem levar a problemas de troca de baterias ou ajuste dos controles do dispositivo. Adultos mais velhos podem também progredir menos rapidamente com o uso de seu dispositivo se viverem sozinhos e não forem expostos a comunicação verbal em uma base consistente.[76] Aconselhamento extensivo é necessário para atender a todos esses problemas e limitações. A capacidade de manter e utilizar a quantidade relativamente grande de informações técnicas por pacientes idosos deve ser mantida em mente durante o aconselhamento.

É interessante que as evidências recentes têm sugerido uma possível associação de perda auditiva com demência.[77,78] Foi a hipótese de que o isolamento social secundário a perda auditiva pode predispor ao declínio cognitivo. É também possível que maiores recursos cognitivos sejam empacotados para manter a comunicação em detrimento de outros processos cognitivos, tais como trabalhar a memória.[77]

IMPLANTE COCLEAR BILATERAL

A literatura psicoacústica demonstrou uma função auditiva melhorada quando as pessoas com audição normal ouvem com ambas as orelhas e também quando os indivíduos com deficiência auditiva usam aparelhos auditivos bilaterais.[79] Esse achado estende-se a receptores de implante bilateral, que demonstraram claramente ter o reconhecimento do discurso melhorado no ruído quando comparados com as condições unilaterais.[22,80,83] A vantagem binaural é predominantemente do efeito sombra da cabeça, em que fala e ruído são espacialmente separadas de tal modo que uma orelha seja protegida contra o ruído por causa da sombra acústica e, portanto, tenha uma relação de proporção sinal-ruído melhor. O somatório binaural e silenciador tem efeitos variados.[84] Como grande parte do nosso uso social da fala ocorre dentro de um ambiente com ruído de fundo (sala de aula, festa, restaurante movimentado), tal vantagem é de suma importância para os pacientes.

A localização do som é também claramente melhorada em pacientes com implantes bilaterais em comparação com aqueles com implantes unilaterais. A precisão de localização unilateral foi identificada entre 50 e 67 graus, enquanto a precisão bilateral estava determinada a ter entre 24 e 29 graus.[85-87] A localização do som é de fundamental importância para evitar uma situação potencialmente perigosa (ambulância em alta velocidade na rua), mas também permite que os ouvintes concentrem-se na fonte e se posicionem subconscientemente para melhorar a relação sinal-ruído em situações diárias.

Uma declaração recente da William House Cochlear Implant Study Group formalmente defendeu o implante coclear bilateral em crianças e adultos, pois uma revisão da literatura suportava a teoria de que ambos desempenhavam melhor com dois implantes em comparação a um.[88]

IMPLANTE COCLEAR PARA PERDA AUDITIVA UNILATERAL

Atualmente, é bem aceito em casos de preservação de audição de baixa frequência que o córtex auditivo possa processar tanto informações elétricas (implante coclear) quanto informações acústicas simultaneamente. A soma dessa informação foi reprodutivelmente demonstrada melhorar a compreensão de fala em ruído, localização sonora e reconhecimento de melodia.[36,37] É uma extensão natural para, em seguida, expandir o implante coclear para pacientes com perda auditiva profunda unilateral. Os primeiros resultados foram animadores. Os pacientes demonstraram melhor compreensão da fala no ruído, melhor localização do som e aumento da qualidade de audição em escalas de qualidade de audição em comparação com outras tecnologias disponíveis, tais como Baha e roteamento contralateral do sinal de impedimento.[89] Além disso, implantes cocleares suprimiram o zumbido nesses pacientes, medido pelos questionários de comprometimento do zumbido.[89] Embora esses relatórios sejam preliminares, eles são encorajadores sobre o processamento da fala no implante ter agora melhorado ao ponto em que o cérebro pode combinar a informação do implante com a informação acústica normal para beneficiar um paciente com surdez unilateral.

COMPLICAÇÕES

Perfurar o nicho da UI e a sua fixação pode colocar em risco a dura-máter ou os vasos sanguíneos da dura-máter subjacentes. Executar a mastoidectomia e abrir o recesso facial têm os mesmos riscos que estão presentes em outros procedimentos transmastóideos. No entanto, por causa da ausência de doença crônica na maior parte dos casos, os riscos são um pouco reduzidos. No entanto, nas cirurgias em crianças com deformidades congênitas, o risco de o nervo facial seguir um curso aberrante dentro do osso temporal é maior.

O implante coclear também inclui a inserção de um eletrodo muito delicado, e a incidência de eletrodos danificados ou extraviados diminuiu de 1,74 para 1,18% durante a última década. O risco de paralisia facial pós-operatória também diminuiu de 1,74% em 1995 para 0,41%.[90]

A revisão cirúrgica de implante coclear não é uma ocorrência incomum após a cirurgia inicial. As taxas relatadas de revisão de cirurgia variam, mas têm sido relatadas recentemente em adultos em 3,8 a 7%.[91-93] A taxa de revisão de implante em crianças tem tipicamente sido maior, e os relatórios colocam a taxa entre 8 e 12,5%.[91-94] As indicações mais comuns para a cirurgia de revisão em um relatório recente foi a falha mais severa, mau funcionamento do dispositivo que ocorreu em 55% dos casos de cirurgia de revisão.[93] Uma falha leve, diminuição no desempenho auditivo ou sintomas aversivos em um dispositivo que funciona dentro de especificações do fabricante, ocorreu em 23% dos casos.[93] Razões clínicas/cirúrgicas – tais como cicatrização de feridas, infecção, migração de eletrodo e migração de dispositivo – compõem o restante dos casos. Em geral, pacientes tiveram seu desempenho tão bom após reimplante como seu melhor desempenho antes da cirurgia.[96,97]

O reimplante pode também ser necessário quando a tecnologia avança a tal ponto que o dispositivo em uso é ultrapassado (p. ex., a transição de um implante de um único canal para um multicanal). Estudos de repetição e inserção de eletrodo mostram resultados que são, geralmente, iguais ao original, embora, em ambos os casos, a função melhorada ou diminuída tenha sido relatada.[95,96]

Para consultar a lista completa de referências, acesse www.expertconsult.com.

LEITURA SUGERIDA

Arndt S, Aschendorff, A, Laszif R, et al: Comparison of pseudobinaural hearing to real binaural hearing rehabilitation after cochlear implantation in patients with unilateral deafness and tinnitus. *Otol Neurotol* 32:39–47, 2010.

Balkany T, Hodges A, Telischi F, et al: William House Cochlear Implant Study Group: position statement on bilateral cochlear implantation. *Otol Neurotol* 29(2):107–108, 2008.

Balkany TJ, Whitley M, Shapira Y, et al: The temporalis pocket technique for cochlear implantation: an anatomic and clinical study. *Otol Neurotol* 30(7):903–907, 2009.

Brown KD, Connell SS, Balkany TJ, et al: Incidence and indications for revision cochlear implant surgery in adults and children. *Laryngoscope* 119(1):152–157, 2009.

Budenz CL, Telian SA, Arnedt C, et al: Outcomes of cochlear implantation in children with isolated auditory neuropathy versus cochlear hearing loss. *Otol Neurotol* 34(3):477–483, 2013.

Centers for Disease Control and Prevention: Use of 13-valent pneumococcal conjugate vaccine and 23-valent pneumococcal polysaccharide vaccine for adults with immunocompromising conditions: recommendations of Advisory Committee on Immunization Practices (ACIP). *MMWR Morb Mortal Wkly Rep* 61(40):816–819, 2012.

Cullen RD, Fayad JN, Luxford WM, et al: Revision cochlear implant surgery in children. *Otol Neurotol* 29(2):214–220, 2008.

Davids T, Ramsden JD, Gordon KA, et al: Soft tissue complications after small incision pediatric cochlear implantation. *Laryngoscope* 119(5):980–983, 2009.

Guldiken Y, Orhan KS, Yigit O, et al: Subperiosteal temporal pocket versus standard technique in cochlear implantation: a comparative clinical study. *Otol Neurotol* 32(6):987–991, 2011.

Kosaner J, Kilinc A, Deniz M: Developing a music programme for preschool children with cochlear implants. *Cochlear Implants Int* 13(4):237–247, 2012.

Lin FR, Ferrucci L, Metter EJ, et al: Hearing loss and cognition in the Baltimore Longitudinal Study of Aging. *Neuropsychology* 25(6):763–770, 2011.

Lin FR, Metter EJ, O'Brien RJ, et al: Hearing loss and incident dementia. *Arch Neurol* 68(2):214–220, 2011.

Nuorti JP, Whitney CG, Centers for Disease Control and Prevention: Prevention of pneumococcal disease among infants and children: use of 13-valent pneumococcal conjugate vaccine and 23-valent pneumococcal polysaccharide vaccine—recommendations of the Advisory Committee on Immunization Practices (ACIP). *MMWR Recomm Rep* 59(RR-11):1–18, 2010.

Proctor RD, Gawne-Cain ML, Eyles J, et al: MRI during cochlear implant assessment: should we image the whole brain? *Cochlear Implants Int* 14(1):2–6, 2013.

Roland JT, Jr, Coelho DH, Pantelides H, et al: Partial and double-array implantation of the ossified cochlea. *Otol Neurotol* 29(8):1068–1075, 2008.

Shapira Y, Eshraghi AA, Balkany TJ: The perceived angle of the round window affects electrode insertion trauma in round window insertion: an anatomical study. *Acta Otolaryngol* 131(3):284–289, 2011.

Souter MA, Briggs RJ, Wright CG, et al: Round window insertion of precurved perimodiolar electrode arrays: how successful is it? *Otol Neurotol* 32(1):58–63, 2011.

Teagle HF, Roush PA, Woodard JS, et al: Cochlear implantation in children with auditory neuropathy spectrum disorder. *Ear Hear* 31(3):325–335, 2010.

Ting JY, Bergeson TR, Miyamoto RT: Effects of simultaneous speech and sign on infants' attention to spoken language. *Laryngoscope* 122(12):2808–2812, 2012.

Todt I, Basta D, Ernst A: Does the surgical approach in cochlear implantation influence the occurrence of postoperative vertigo? *Otolaryngol Head Neck Surg* 138(1):8–12, 2008.

Weiss JP, Bernal B, Balkany TJ, et al: fMRI evaluation of cochlear implant candidacy in diffuse cortical cytomegalovirus disease. *Laryngoscope* 122(9):2064–2066, 2012.

80 Aparelho Auditivo de Amplificação

Brad A. Stach | Virginia Ramachandran

Pontos-chave

- A tecnologia de aparelhos auditivos avança a um ritmo rápido, o que resulta tanto em expansão de candidatos quanto em aprimoramento em benefício do uso de próteses auditivas.
- Principalmente devido à capacidade de adaptação da tecnologia moderna, as indicações para o uso bem-sucedido do aparelho auditivo se relacionam mais com os desafios das necessidades de comunicação de um paciente do que o grau ou a configuração da perda auditiva.
- O amplificador digital oferece controle variável de frequência, amplitude e domínios de tempo e permite uma considerável flexibilidade para adequar as necessidades individuais da perda auditiva e de comunicação.
- A entrada para o aparelho auditivo é normalmente recebida por microfones com direcionalidade variável que pode mudar em função do ambiente de escuta. Os sinais podem também ser recebidos por diferentes tecnologias com transmissão/recepção sem fios.
- A seleção do aparelho auditivo envolve adequação às necessidades da perda auditiva e comunicação com tecnologia, recursos e estilo.
- A validação do aparelho auditivo é efetuada por mensuração *in situ* de fala e outros sinais a serem emitidos para a membrana timpânica.
- Os resultados das medidas adotadas fornecem informações valiosas sobre satisfação e benefício de uso das próteses auditivas.

O tratamento mais comum para perda auditiva neurossensorial (PANS) é o uso de aparelhos de amplificação sonora individual. Na verdade, apesar de progressos substanciais na implementação da tecnologia implantável, aparelhos auditivos continuam sendo a solução de tratamento mais utilizada e adequada para a esmagadora maioria dos pacientes com perda auditiva. Embora o número de aparelhos auditivos implantados em todo o mundo durante um ano possa ser contado aos milhares, quase 3 milhões de aparelhos auditivos foram dispensados em 2013 somente nos Estados Unidos.[1]

Os aparelhos auditivos modernos incorporam processamento digital de sinal, redução de ruído e retorno, direcionalidade adaptável e conectividade sem fio para ajustar a perda auditiva do paciente. Essas características permitem encaixe preciso em configurações para uma ampla faixa de severidade da perda auditiva, que levam a uma melhoria notável na qualidade do som amplificado e desempenho de escuta.

Este capítulo fornece uma visão geral dos aparelhos auditivos e inclui indicações para o seu uso, tecnologias de amplificação e seleção, montagem e processos de verificação.

INDICAÇÕES PARA O USO DE APARELHOS AUDITIVOS

Assumindo que as opções cirúrgicas e medicamentosas para o tratamento da perda auditiva tenham sido esgotadas, o candidato a aparelho auditivo é baseado na interação do grau e configuração da perda auditiva, a extensão do distúrbio de comunicação que resulta da perda, motivação do paciente para abordar o distúrbio de comunicação e atitude em relação à utilização do aparelho auditivo.[2] Como regra geral, a maioria dos pacientes que procuram aparelhos auditivos pode se beneficiar de seu uso. Mesmo quando o prognóstico para o uso bem-sucedido do aparelho auditivo for reservado, uma solução de amplificação é geralmente disponível se o paciente estiver suficientemente motivado.

CONSIDERAÇÕES DA PERDA AUDITIVA

Algumas das principais considerações no uso bem-sucedido do aparelho auditivo são a natureza, o grau e a configuração da perda auditiva. Embora nenhuma regra estabelecida dite o quanto a perda auditiva seja desprezível ou excessiva para impedir o uso bem-sucedido do aparelho auditivo, algumas regras gerais orientam o prognóstico.

Em um esforço para fornecer uma visão realista das características dos usuários de aparelhos auditivos, avaliamos os dados de uma amostra de 1.200 pacientes com 50 anos ou mais (que representa cerca de 80% da nossa população de pacientes usuários de aparelhos auditivos) que foram protetizados com aparelhos auditivos no Hospital Henry Ford, durante um período de 3 anos; a distribuição de idades é mostrada na Figura 80-1. Do total de pacientes, 90% tinham pelo menos 60 anos, 73% tinham 70 anos ou mais, e 43% tinham 80 anos ou mais. Essas percentagens não são atípicas da população usuária de aparelho auditivo em geral; a prevalência de perda auditiva é progressivamente maior com a idade, como é também do uso dos aparelhos auditivos.

Os aparelhos auditivos são predominantemente adaptados em orelhas com perda auditiva neurossensorial (88%) ou mista (11%). Em nossa amostra, menos de 1% dos aparelhos auditivos foram colocados em orelhas com perda auditiva condutiva pura.

Entre as pessoas com perda auditiva, significativamente um maior número possui perda auditiva de grau leve em oposição à perda severa ou profunda. Entre esse grupo de usuários de aparelhos auditivos, a maioria dos pacientes que optam por usar

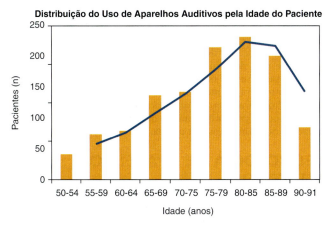

FIGURA 80-1. Distribuição do uso de aparelhos auditivos pela idade do paciente.

aparelhos auditivos tem perda auditiva, que é pelo menos de grau moderado. A distribuição de perda auditiva entre os nossos pacientes que usam aparelhos auditivos é mostrada na Figura 80-2. Assim, a proporção de pacientes que têm perda auditiva e usam aparelhos auditivos cresce substancialmente com o aumento da severidade da perda auditiva. Em outras palavras, a inserção dos dispositivos auditivos dentro do mercado potencial é menor para perda auditiva moderada e consideravelmente maior com o aumento da perda auditiva.

A inclinação da configuração audiométrica é outro fator que influencia o uso de aparelhos auditivos. A maioria dos pacientes tem perda auditiva plana ou descendente, ou seja, a sua sensibilidade auditiva é semelhante ao longo das frequências ou é melhor nas frequências baixas do que nas frequências altas. Para algumas configurações audiométricas, é muito desafiador fornecer amplificação apropriada. Uma configuração difícil é a perda abrupta de alta frequência, em que, por exemplo, a sensibilidade auditiva é normal no entorno de 500 Hz e cai drasticamente em frequências mais altas. Zonas mortas na cóclea podem até ser aparentes, onde a perda de células ciliadas é tão completa que não ocorre transdução.[9] Dependendo da frequência em que a perda começa e há inclinação da perda, esse tipo de perda auditiva pode ser difícil para adaptar com as estratégias de amplificação tradicionais. Um método que pode ser utilizado é a tecnologia de *transposição de frequência* ou *redução de frequência*, em que a informação de alta frequência é reduzida para frequências que são audíveis para o paciente.[10] Alternativamente, o espectro de fala pode ser comprimido em uma menor largura de banda que é audível para a pessoa. O outro extremo é o *audiograma aumentado*, uma configuração audiométrica relativamente incomum em que a perda auditiva ocorre em baixas frequências, não em altas frequências. Na presente amostra, menos de 2% das orelhas apresentaram audiogramas aumentados. Embora esse tipo de perda raramente cause um problema de comunicação suficiente para justificar o uso de aparelhos auditivos, quando isso acontece, certos aspectos da adaptação podem ser problemáticos, especialmente relacionados com a amplificação do ruído de fundo. Alguns pacientes com uma configuração predominantemente aumentada também têm perda auditiva de alta frequência relacionada com o processo de envelhecimento. Nessas situações, até casos de perda leves na região de alta frequência podem ser bastante incômodos e esses pacientes podem se beneficiar de amplificações de ganho leve em altas frequências.

Embora o grau da perda esteja associado ao uso de prótese auditiva, o audiograma oferece apenas uma parte da informação necessária para determinar o modelo. Como exemplo, a maioria dos pacientes com perda auditiva mínima a leve não busca aparelhos auditivos, contudo alguns o fazem. Isso indica que a presença de perda auditiva por si só pode não ser suficiente para obrigar um paciente a utilizar o aparelho auditivo, mas que um grau leve de perda auditiva não contraindica o uso do aparelho auditivo. É importante ressaltar que mesmo pacientes com perdas auditivas mínimas podem usar aparelhos auditivos de menor ganho com sucesso. Como uma regra geral, se a deficiência auditiva é suficiente para causar um problema na comunicação, o paciente é um candidato para aparelhos auditivos.

Alguns pacientes têm perda de audição excessiva para uso de prótese auditiva. A perda severa ou profunda pode limitar a utilidade mesmo de aparelhos auditivos mais potentes. Em muitos casos de perda auditiva profunda, um aparelho auditivo pode fornecer apenas a consciência ambiental ou alguma percepção rudimentar de fala. Muitos pacientes não irão considerar esse benefício como valioso o suficiente para justificar o uso de aparelhos auditivos. Nesses casos, o implante coclear é muitas vezes a estratégia de tratamento mais benéfica.

Outro indicador audiométrico de uso de prótese auditiva é a habilidade de reconhecimento de voz supralimiar. Na grande maioria dos pacientes, o reconhecimento de voz é compatível com o grau de perda auditiva e é simplesmente uma reflexão de audibilidade do discurso falado. Nesses pacientes, a amplificação do som que está ausente pode proporcionar um aumento significativo de reconhecimento de fala. Em outros pacientes, no entanto, o reconhecimento de voz é mais pobre do que o esperado para uma dada perda de audição. Por exemplo, perda auditiva coclear como resultado de hidropisia endolinfática pode causar distorção substancial do som e pode resultar em capacidade de reconhecimento de voz muito pobre. Se for suficientemente fraco, o aparelho auditivo de amplificação contribuirá para a audibilidade, mas pode não ser inteiramente satisfatório.

Distúrbios do processamento auditivo em crianças e em adultos mais velhos podem reduzir o benefício da amplificação do aparelho auditivo convencional. Na verdade, não é incomum para pacientes geriátricos, que eram usuários bem-sucedidos de aparelhos auditivos, experimentar cada vez menos sucesso assim que seu sistema nervoso auditivo central mude com a idade.[11] O problema raramente é grande o bastante para impedir o uso de prótese auditiva, mas esses pacientes podem se beneficiar mais dessa tecnologia de apoio para complementar tal uso.[12] O prognóstico para o benefício de aparelhos auditivos nesses pacientes é reservado.

DISTÚRBIO DE COMUNICAÇÃO E MOTIVAÇÃO

O impacto de uma determinada perda auditiva pode variar consideravelmente entre os pacientes e é um fator importante para o candidato usar um aparelho auditivo. Por exemplo, alguns pacientes com presbiacusia de início lento, mesmo de graus moderados, não perceberão dificuldade com comunicação. Tais pacientes usam, efetivamente, estratégias de comunicação como a leitura labial e a manipulação do ambiente para minimizar o impacto da

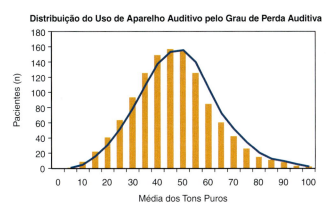

FIGURA 80-2. Distribuição do uso de aparelho auditivo pelo grau de perda auditiva.

perda auditiva. O prognóstico para o uso bem-sucedido do aparelho auditivo se limita pela falta de reconhecimento da perda auditiva pelo paciente. Outros pacientes, que possuem consideravelmente menor perda auditiva, mas maiores exigências de comunicação ou menos sucesso com estratégias de enfrentamento, podem perceber as dificuldades de comunicação e ficar ansiosos para quantificar a perda auditiva com a finalidade de obtenção de aparelhos auditivos.

Um fator chave na previsão de sucesso com aparelhos auditivos é a motivação do paciente. Um paciente que está internamente motivado para ouvir melhor é um excelente candidato para o uso bem-sucedido do aparelho auditivo. A gama de opções de amplificação para tal paciente é substancial. Em contraste, muitas vezes um paciente sem vontade só sucumbe aos pedidos de um cônjuge ou outros membros da família para a busca do aparelho de amplificação sonora individual. Esse tipo de paciente, que busca atendimento audiológico como resultado de fatores externos, vai encontrar qualquer uma de uma série de razões pelas quais o auxílio dos aparelhos de amplificação não seja satisfatório.

A candidatura para usar um aparelho de amplificação sonora individual, então, é bastante simples. Se um paciente tem uma perda auditiva neurossensorial ou outra perda auditiva não tratável que está causando um distúrbio de comunicação, o paciente é um candidato para amplificação. Mesmo quando uma deficiência auditiva é leve, se ela está causando dificuldade com a comunicação e o paciente está motivado para fazer algo sobre isso, ele é um candidato para utilizar aparelhos auditivos de amplificação e é provável que se beneficiará do seu uso.

FATORES OTOLÓGICOS E OUTROS

Outros fatores podem influenciar na candidatura de aparelhos auditivos, embora eles sejam mais propensos a influenciar na seleção de tipo e estilo de dispositivo do que a impedir o uso das próteses auditivas. Por exemplo, apesar de uma perda auditiva progressiva ou flutuante não descartar o uso convencional do aparelho auditivo, o aparelho auditivo selecionado deve ser suficientemente flexível para permitir alterações na programação para acomodar a mudança auditiva do paciente. Como outro exemplo, os pacientes com microtia ou outras anomalias podem ter o meato acústico externo ou o pavilhão auricular que impede acomodar um aparelho auditivo personalizado convencional ou o molde usado com um aparelho auditivo retroauricular (BTE). Mais comumente, o tamanho do meato acústico de um paciente por vezes limita o uso de determinados aparelhos auditivos intra-auriculares (ITE). Outras limitações físicas e médicas podem dificultar o uso convencional do aparelho auditivo: ocasionalmente, um paciente com perda auditiva terá otite externa ou drenagem na orelha que não podem ser controladas clinicamente, e a colocação de uma prótese auditiva na tal orelha pode ser uma fonte constante de problemas; além disso, certos distúrbios raros de dor podem limitar o acesso ao meato acústico.

Limitações físicas e cognitivas podem influenciar na pretensão de aparelhos auditivos. Limitações físicas são principalmente aquelas que dizem respeito a problemas de habilidade secundários a artrite e outras condições que afetam a capacidade do paciente para manipular certos tipos de aparelhos auditivos.[13] Habilidade cognitiva limitada pode ser uma barreira para o uso bem-sucedido do aparelho auditivo quando um paciente tem dificuldade em lembrar como operar o aparelho auditivo e seus componentes. Para aqueles pacientes que não podem operar aparelhos auditivos de forma eficaz e não são candidatos para dispositivos implantáveis, um amplificador de som pessoal pode fornecer algum benefício. Esse tipo de dispositivo requer que o ouvinte com perda auditiva use fones de ouvido e que exija que o interlocutor fale diretamente em um microfone. Embora essa configuração imponha desafios para as configurações típicas de conversação, o dispositivo pode fornecer o benefício de comunicação substancial em situações de escuta pessoa a pessoa.

TECNOLOGIA DE APARELHOS AUDITIVOS
EVOLUÇÃO DA TECNOLOGIA DE APARELHO AUDITIVO

A tecnologia de aparelho auditivo avança a um ritmo rápido. Próteses auditivas modernas usam processamento de sinal digital para reprodução de alta fidelidade do som e possuem direcionalidade adaptativa, controle de retorno, redução de ruído e baixo consumo de bateria. Esses dispositivos são prontamente programáveis e fornecem flexibilidade substancial para ajuste preciso. Aparelhos auditivos modernos também possuem estratégias de amplificação avançadas que reduzem distorções e aumentam o conforto auditivo.[14]

Um passo recente no progresso da tecnologia foi a miniaturização de componentes. Microfones, circuitos amplificadores, alto-falantes e até mesmo as baterias foram reduzidos em tamanho. Isso permitiu que mesmo os circuitos de processamento de sinal mais sofisticados fossem instalados em um estilo de aparelho auditivo completamente intracanal (ITC) e até mesmo aparelhos auditivos ainda menores de encaixe profundo. Também permitiu que mais componentes de tecnologia, tais como receptores sem fio, fossem incorporados a dispositivos de menor porte usados sobre ou dentro da orelha.

A programabilidade dos aparelhos auditivos permite controle flexível das características das próteses auditivas. Embora as características audiométricas da perda de audição ainda ditem o estilo e o circuito do dispositivo escolhido, a relativa ampla gama de encaixe da maioria dos aparelhos auditivos significa que uma variedade de dispositivos pode ser utilizada para um determinado paciente. Uma vez que um dispositivo apropriado é selecionado, o aparelho é programado e ajustado para a perda auditiva do paciente e para as necessidades de escuta. A programabilidade também fornece várias memórias para um único aparelho auditivo, permitindo o potencial para o uso de diferentes parâmetros de resposta para diferentes situações de escuta.

Os aparelhos auditivos evoluíram nas últimas duas décadas do processamento de sinal analógico para o digital. Nos aparelhos auditivos analógicos, os sinais acústicos seguiam um caminho analógico que estava sob controle analógico, em que um sinal acústico era convertido por um microfone em energia elétrica de forma continuamente variável. Nos aparelhos auditivos de processamento de sinal digital, os sinais acústicos são convertidos de analógico para digital e vice-versa, com o controle digital sobre vários parâmetros de amplificação. O processamento de sinal digital eliminou muitas barreiras enfrentadas no projeto de circuitos analógicos que se encaixam em pequenos aparelhos auditivos que funcionam com

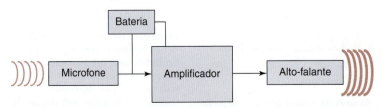

FIGURA 80-3. Representação esquemática dos componentes de um aparelho auditivo.

baterias de baixa potência. Junto com a flexibilidade inerente à programação reforçada, dispositivos modernos oferecem a formação de frequência mais precisa e flexível, algoritmos de compressão mais sofisticados, melhor redução de retorno acústico e algoritmos melhorados de redução de ruído.[9,10] De fato, o grau de sofisticação do processamento de sinal usado em aparelhos auditivos modernos é limitado principalmente pela estrutura conceitual de como o aparelho auditivo de amplificação deve funcionar.

O mais recente avanço tecnológico em aparelhos auditivos é a crescente possibilidade de conectividade sem fio para permitir a comunicação de um aparelho auditivo para outro e de outros dispositivos eletrônicos e fontes de sinal para aparelhos auditivos.[11]

COMPONENTES DO APARELHO AUDITIVO

Uma prótese auditiva é um dispositivo de amplificação que consiste de três componentes básicos: um microfone, um amplificador e um receptor. A fonte de energia para o amplificador é a bateria. A maioria dos aparelhos auditivos também tem alguns controles externos, como um botão de programa, ou controle de volume no aparelho auditivo, ou um controle remoto. Um esquema dos componentes básicos é mostrado na Figura 80-3.

O transdutor de entrada mais comum em um aparelho auditivo é um microfone, que converte a energia acústica em elétrica. Assim que a fonte sonora vibra, ela cria ondas de pressão de expansão e compressão das moléculas de ar. A membrana do microfone vibra em resposta a essas mudanças de pressão e cria um fluxo de energia elétrica que corresponde a amplitude, frequência e fase do sinal acústico.

Um dos transdutores de entrada alternativos mais comuns é a telebobina, ou bobina-t, que permite que o aparelho auditivo receba sinais eletromagnéticos diretamente, ignorando o microfone do aparelho auditivo. A telebobina é frequentemente utilizada no telefone para reduzir o ruído de fundo e para minimizar o potencial de retorno que ocorre quando se coloca um telefone próximo do microfone do aparelho auditivo. Uma telebobina pode ser ativada por um controle manual sobre o aparelho auditivo, por controle remoto ou automaticamente quando o aparelho auditivo sente um campo eletromagnético.[12]

A bobina telefônica também pode ser usada para fornecer a entrada para fontes remotas de microfone. O sinal do microfone remoto é transmitido de alguma forma a um loop de cabo que, em seguida, transmite o sinal eletromagnético à bobina do aparelho auditivo.[12] Esse tipo de tecnologia é usado frequentemente em uma situação de sala de aula para permitir que o sinal emitido a partir do microfone remoto usado por um professor seja diretamente conectado no aparelho auditivo usado por um estudante.[13]

Um aparelho auditivo pode ter outra forma de transdutor sem fios, tal como um receptor de frequência modulada (FM), Bluetooth ou outra conectividade sem fios moderna. Um receptor de FM pode ser construído em um aparelho auditivo ou anexado como um boot de um aparelho auditivo BTE. O receptor FM funciona como um rádio FM, recebendo sinais de um transmissor e orientando-os para o amplificador do aparelho auditivo.[14] Cada vez mais, os aparelhos auditivos modernos estão equipados com outras soluções de conectividade sem fio, de modo que o amplificador do aparelho auditivo possa receber sinais diretamente de fontes de áudio externas, como telefones celulares, computadores, leitores de música, televisores, telefones fixos e sistemas automotivos de navegação. Outra forma de entrada de áudio é um sistema de microfone pessoal usado pela pessoa que discursa, de modo que o sinal de áudio é recebido sem influências degradantes de distância, ruído de fundo e reverberação, o que resulta num sinal substancialmente mais claro. Normalmente, esses dispositivos funcionam com um dispositivo intermediário, em que o sinal é enviado a partir do microfone externo ao intermediário através da tecnologia Bluetooth. O sinal é então convertido pelo intermediário em um sinal de campo próximo, o que transmite o sinal para o aparelho auditivo.

Cada um desses conversores de entrada alternativa é concebido para beneficiar o usuário, fornecendo um sinal diretamente ao aparelho auditivo que não foi degradado pelo impacto da distância, o ruído e a reverberação. Além disso, na maioria dos instrumentos modernos, o sinal é fornecido a ambos aparelhos auditivos, o que, tipicamente, resulta em melhor percepção, como resultado da estimulação das duas orelhas.

A principal função de um aparelho auditivo é de amplificar o som. Isso é conseguido através do amplificador de potência do aparelho auditivo. O amplificador aumenta o ganho do nível do sinal elétrico fornecido pelo transdutor do aparelho auditivo. O amplificador pode diferencialmente aprimorar a frequência e a intensidade sonoras altas ou baixas. Ele também contém algum tipo de dispositivo de limitação de modo que não forneça energia em excesso para a orelha.

O transdutor de saída de um aparelho auditivo é o seu receptor ou alto-falante. O alto-falante recebe um sinal elétrico amplificado e processado a partir do amplificador do aparelho auditivo e o converte de volta em energia acústica. Receptores de prótese auditiva têm uma ampla resposta de frequência plana, a fim de reproduzir com precisão os sinais que estão sendo processados pelo amplificador do aparelho auditivo.

CARACTERÍSTICAS ELETROACÚSTICAS

As características da resposta acústica dos aparelhos auditivos são descritas em termo de ganho de frequência, de entrada e saída e limitação de saída. *Ganho* é a quantidade de energia adicionada ao sinal de entrada; e a quantidade de ganho varia em função da frequência para acomodar as diferentes configurações de perda auditiva. A relação de ganho em função da frequência é a resposta de ganho de frequência de um aparelho auditivo, o que representa o ganho produzido por um aparelho a um nível de intensidade específica de um sinal apresentado em todo o alcance de frequência; portanto, reflete a diferença entre o nível de intensidade da saída do aparelho auditivo e o nível de intensidade de entrada. A maioria dos métodos utilizados para prescrever um aparelho auditivo é baseada no fornecimento de uma quantidade específica de ganho a uma dada frequência, com base no audiograma tonal de um paciente. O valor do ganho também varia em função do nível de intensidade. As características de entrada e saída de um

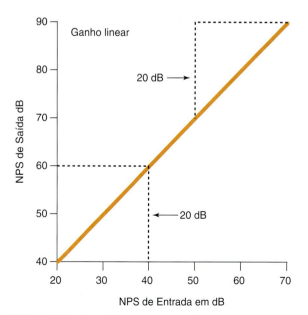

FIGURA 80-4. A relação de entrada para a saída do som em um circuito de aparelho auditivo linear. Ganho permanece constante em 20 dB, independentemente do nível de entrada. NPS, nível de pressão sonora.

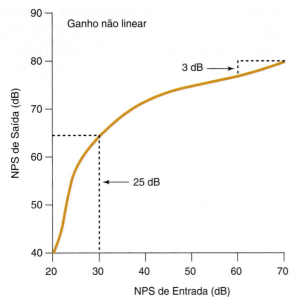

FIGURA 80-5. A relação de entrada para a saída do som em um circuito de aparelho auditivo não linear. A quantidade de ganho muda em função do nível de entrada. NPS, nível de pressão sonora.

aparelho auditivo descrevem essa relação, e a função de entrada e saída pode ser linear ou não linear.

Com amplificação linear, a mesma quantidade de amplificação, ou ganho, é aplicada a um sinal de entrada, independentemente do nível de intensidade do sinal, de modo que os sons de baixa intensidade são amplificados na mesma medida que os sons de alta intensidade. Um exemplo de uma função de entrada e saída linear é mostrado na Figura 80-4. Nesse exemplo, para cada decibel de aumento na entrada há um aumento de decibel correspondente na saída. Amplificação linear é tipicamente apropriada para perda auditiva condutiva e algumas PANS moderadas. Um problema com esse tipo de amplificação é que ele não aborda a não linearidade do crescimento sonoro que ocorre com deficiência auditiva neurossensorial. Muitos pacientes com PANS não ouvem sons de baixa intensidade, mas podem ouvir sons de alta intensidade normalmente. Uma vez que um dispositivo linear amplifica ambos os sons baixos e altos identicamente, se um som de baixa intensidade é alto o suficiente para ser audível, um som de alta intensidade provavelmente será muito alto para o ouvinte.[15]

Na amplificação não linear, a relação entre a entrada e a saída não é proporcional, de tal modo que os sons de baixa intensidade são amplificados em maior extensão do que sons de alta intensidade, por exemplo. Isso é mostrado esquematicamente na Figura 80-5. O efeito geral é fazer sons de baixa intensidade sons audíveis, sons moderados confortáveis e sons de alta intensidade altos, mas não muito altos.

Amplificação não linear é projetada para lidar com dois problemas da PANS: extensão dinâmica reduzida e crescimento de intensidade que é diferente de uma orelha normal. A *extensão dinâmica*, nesse caso, é um termo usado para descrever a diferença de decibel (dB) entre o nível do limiar de sensibilidade auditiva e o nível que causa desconforto em uma pessoa. Em uma pessoa com audição normal, esse intervalo é de 0 dB de perda auditiva (PA) a cerca de 100 dB. Em um paciente com PANS, o alcance é reduzido. Por exemplo, um paciente com uma perda de audição de 50 dB e um nível de desconforto de 100 dB tem uma extensão dinâmica de apenas 50 dB. Um circuito de compressão é usado para aumentar o ganho de baixa intensidade para que eles sejam audíveis, mas limita o ganho de sons de alta intensidade para que eles não sejam desconfortáveis. Figura 80-6 ilustra a diferença entre a saída linear e a compressão de extensão dinâmica no que se refere a um ouvido com PANS e crescimento sonoro não linear.

Uma série de estratégias de amplificação não linear foram desenvolvidas para abordar a questão da extensão dinâmica e variam em sua abordagem e complexidade. Em sua maioria, amplificação não linear é conseguida com um circuito de compressão. *Compressão* é um termo usado para descrever como a amplificação de um sinal é alterada em função da sua intensidade. Técnicas de compressão são utilizadas para limitar a saída máxima de um aparelho auditivo e fornecer amplificação não linear através de uma ampla gama de entradas.[15,16]

Um objetivo importante abordado pela compressão é limitar a saída máxima do aparelho auditivo. É importante que o nível de saída de um aparelho auditivo seja limitado a um máximo, porque os sons de alta intensidade podem ser prejudiciais para a orelha e desconfortáveis para o ouvinte. Compressão limitativa, processo atual de *limitação de saída*, permite que o amplificador torne-se não linear assim que sinais de entrada atinjam um nível pré-determinado, de modo que a quantidade de ganho é diminuída significativamente perto do nível de saída máxima.[15,16]

Outro objetivo abordado por estratégias de amplificação não linear é fazer com que a fala e outros sons ambientais importantes tornem-se tanto audíveis como confortáveis. Isso pode ser realizado de diversas formas. Um método é o de proporcionar compressão sobre uma parte da extensão dinâmica. Compressão parcial de extensão dinâmica normalmente fornece amplificação linear para sinais baixos de entrada e algum nível de compressão quando a entrada atingir um determinado nível. Outras estratégias são concebidas para proporcionar compressão sobre uma parte mais ampla da extensão dinâmica. Compressão ampla da extensão dinâmica tem como base a amplificação reforçada de sons tranquilos e amplificação relativamente reduzida de sons altos e é projetada para comprimir a fala em faixa de extensão dinâmica residual do ouvinte.

Outra forma de amplificação não linear é conhecida como *expansão*. Na expansão, ganho para muitas entradas de baixa

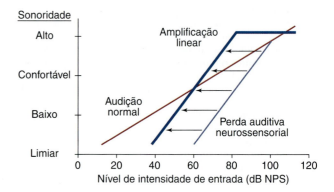

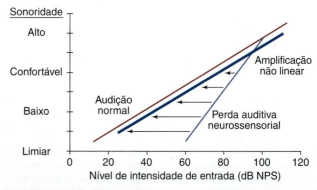

FIGURA 80-6. Representação da diferença entre amplificação linear e não linear em uma orelha com perda auditiva neurossensorial e crescimento sonoro não linear. NPS, nível de pressão sonora. (Stach, B.: *Clinical audiology: an introduction*, San Diego, 1998, Singular Publishing, p. 486.)

intensidade é limitado. O ganho aumenta rapidamente com o aumento da intensidade. Esse tipo de amplificação não linear impede muita amplificação de sons muito suaves, que contribuem principalmente para a percepção do ruído de fundo e que a maioria dos ouvintes considera desagradáveis.

Compressão e expansão podem ser alteradas em várias bandas de frequência. Dessa forma, se a extensão dinâmica de um paciente é reduzida em uma variedade de frequência e é quase normal em outra, a compressão pode ser adaptada para a banda de frequência em que é necessária e a outra banda pode atuar mais como um amplificador linear.[15-17] Além disso, diferentes tipos de amplificação não linear podem ser usados dentro de uma faixa de frequência particular, conforme necessário, de modo que, para uma gama de frequência, dependendo da intensidade do sinal de entrada, a expansão, a compressão da extensão dinâmica e a compressão limitativa de saída podem ser utilizadas para fazer o sinal audível e confortável para o ouvinte.

OUTRAS CARACTERÍSTICAS DOS APARELHOS AUDITIVOS

Os aparelhos auditivos de hoje incluem muitas características que fazem uma contribuição importante para o sucesso na adaptação da prótese auditiva: entre essas estão direcionalidade, redução de ruído, redução de retorno, gestão de programa, adaptabilidade automática, registro de dados e muitas outras.

Durante a audição normal, ondas de pressão sonora atingem a membrana timpânica após o sinal acústico ser modificado pelas características de ressonância do pavilhão auricular, concha e do meato acústico externo. Essas alterações no sinal acústico ajudam grandemente a localização de uma fonte sonora no espaço e contribuem para a capacidade de ouvir na presença de ruído de fundo.[18] Com o uso da prótese, o som é recebido pelo microfone, o que é necessariamente removido do local da membrana timpânica. Como tal, o sinal do microfone não inclui as pistas espaciais fornecidas pela orelha, o que reduz a capacidade de ouvir com ruído de fundo.

A solução mais comumente usada para melhorar a relação sinal-ruído para a percepção da fala é a tecnologia de microfone direcional. O direcionamento é realizado com dois ou mais microfones, que permitem a comparação dos sinais na frente e atrás do dispositivo. A maioria dos aparelhos auditivos pode ser alterada a partir de um omnidirecional para uma definição direcional. Normalmente, microfones omnidirecionais são usados em ambientes silenciosos.[19] Microfones direcionais são de benefício com ruído de fundo, em que a sensibilidade do microfone está focada em uma direção desejada. Em alguns instrumentos, o recurso de direcionamento é ativado manualmente pelo paciente. Na maior parte dos instrumentos, pode ser ativado automaticamente e de forma adaptativa, de modo que a direção é ativada quando o aparelho detecta ruído de fundo e a quantidade de direcionamento muda baseada na extensão do ruído.[20]

Circuitos de redução de ruído estão disponíveis na maioria dos aparelhos auditivos modernos para reduzir ruído de fundo indesejado em um esforço para melhorar o conforto do paciente e o reconhecimento de fala. A sofisticação das estratégias de redução do ruído avançou dramaticamente,[21] e uma descrição detalhada está além do escopo deste capítulo. No entanto, um simples exemplo pode servir para ilustrar a forma como o problema pode ser abordado. A frequência e a intensidade da fala contínua são altamente variáveis e de curta duração, enquanto algum ruído de fundo é relativamente constante na natureza. Um aparelho auditivo digital pode facilmente detectar a diferença na constante de tempo e pode reduzir o ganho do aparelho auditivo na banda de ruído de frequência constante. Estratégias modernas usam algoritmos cada vez mais sofisticados para melhorar o conforto e a audibilidade do ruído.

O retorno acústico ocorre quando o som amplificado que emana a partir de um receptor é dirigido de volta para o microfone do mesmo sistema de amplificação. A separação física do microfone e receptor é a maneira mais eficaz de reduzir retorno. Outro mecanismo de redução de retorno é o circuito de supressão de retorno. Com supressão de retorno, o aparelho auditivo reconhece a ocorrência de retorno baseado em frequência, intensidade e características temporais. Em seguida, reduz a amplificação na gama de frequências a desconsiderar para reduzir o retorno, usa fase de cancelamento do sinal de retorno ou muda a frequência ligeiramente para descorrelacionar a entrada e a saída do dispositivo para eliminar o retorno audível.[22,23]

Todas as situações de escuta são diferentes. Capacidades de programação de aparelhos auditivos permitem diferentes respostas a serem programadas para diferentes situações. Por exemplo, a resposta de um aparelho auditivo pode ser apropriada para um determinado ambiente acústico, tal como uso do telefone, enquanto um tipo diferente de resposta pode ser mais apropriado para escutar em um ambiente ruidoso. A maioria dos aparelhos auditivos modernos tem múltiplas memórias que contêm respostas ou programas acústicos diferentes. Memórias múltiplas têm o potencial para fazer muitas respostas programadas disponíveis no mesmo aparelho auditivo. Esses programas podem ser manualmente acessados através de botão ou outros tipos de interruptores para alterar as configurações, ou eles podem ser alterados automaticamente pelo aparelho auditivo, uma vez que respondem de forma adaptativa ao ambiente acústico.

A tendência recente em aparelhos auditivos é reduzir o controle do usuário da programação em favor do controle adaptativo pelo próprio aparelho auditivo. Em tais casos, o dispositivo adquire amostras continuamente do ambiente acústico e faz alterações com base no que ele mede. Esse tipo de controle automático do aparelho auditivo é benéfico, porque as mudanças podem ser feitas sem que os usuários necessitem monitorar o ambiente. A vontade e a capacidade de usar eficazmente os vários programas e recursos da prótese auditiva variam entre os usuários de aparelhos auditivos. Essas diferenças podem ser tratadas com adaptabilidade, porque os algoritmos dos aparelhos auditivos ditam quando o ambiente acústico exige alterações para a função do aparelho auditivo. Em alguns casos, os pacientes escolhem por manter o controle sobre o aparelho auditivo, mesmo quando características adaptativas estão disponíveis devido a requisitos muito específicos de escuta.

O registro de dados é um recurso disponível na maioria dos aparelhos auditivos digitais modernos. O software do aparelho auditivo é projetado para rastrear e gravar as configurações do

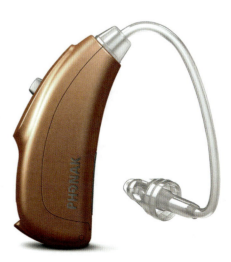

FIGURA 80-7. Um aparelho auditivo retroauricular (Cortesia Sonova Holding AG, Stäfa, Suíça)

usuário e mudar para fornecer estatísticas que caracterizam o uso da prótese auditiva. Informação acumulada comumente inclui tempo de uso das próteses auditivas pelo paciente, uso de programas automáticos ou manualmente controlados do aparelho auditivo e características e classificação dos ambientes acústicos do usuário. O registro de dados é normalmente utilizado para o aconselhamento dos pacientes a respeito do uso do aparelho auditivo. Por exemplo, se o registro de dados indica que um paciente só tem usado o aparelho auditivo por um período limitado de tempo cada dia, o paciente pode ser aconselhado sobre a importância do uso consistente do aparelho auditivo na adaptação da audição. O registro de dados também pode ser usado para solucionar problemas de queixas do paciente. Além disso, com base nas alterações que normalmente são feitas pelo usuário e no exame dos ambientes sonoros típicos do usuário, podem ser feitas alterações na programação dos aparelhos auditivos pelo provedor.[24] Muitos sistemas de registro de dados sugerem mudanças com base nas preferências e experiências do ouvinte. Alguns sistemas de registro de dados permitem que sejam feitas alterações automaticamente para a programação com base nesses fatores e com a entrada pelo usuário, quando as características da prótese auditiva são ideais para um ambiente acústico específico.[25]

ESTILOS DE APARELHOS AUDITIVOS

Instrumentos de prótese auditiva estão disponíveis em vários estilos e com uma gama de funcionalidade. Cada tipo de estilo possui vantagens e desvantagens características que devem ser pesadas em relação às necessidades e preferências do usuário. Os estilos mais comuns de aparelhos auditivos são geralmente divididos em aparelhos auditivos BTE e ITE.

Próteses Auditivas Retroauriculares

Um aparelho auditivo BTE é composto por um microfone e um amplificador e, nesse caso, é usado atrás da orelha. O receptor pode ser localizado atrás da orelha ou no meato acústico externo. O som amplificado é enviado para o meato acústico por meio de um tubo que conduz a um molde personalizado, um acoplador padrão ou um receptor no meato. Controles externos para manipulação do paciente, geralmente um controle de volume e/ou botão de programa, podem ser localizados na parte de trás. A Figura 80-7 mostra um aparelho auditivo BTE.

Um método para a entrega de som para o meato acústico é canalizar o som do ganho através de um tubo que termina em um molde personalizado ou dome não personalizado que se encaixa no pavilhão ou no meato acústico externo. O molde da orelha pode ser feito sob medida numa variedade de estilos, e as características de ressonância do molde e do tubo alteram significativamente as propriedades acústicas de som amplificado. As características de ganho por frequência na saída do aparelho auditivo podem ser modificadas por seleção de molde e tubo e por outras modificações.[26]

Outro método de acoplamento do dispositivo BTE para o meato acústico externo é conhecido como *tecnologia de adaptação aberta* ou *adaptação aberta no meato*. Com esses acessórios, o acoplador no meato acústico é tipicamente não oclusivo e não fecha completamente o meato acústico externo. Normalmente utiliza-se tubo mais fino do que o encontrado com moldes feitos sob medida tradicionais ou um receptor no meato acústico externo e geralmente é um padrão em vez de um acoplador feito por encomenda. Acessórios de adaptação aberta são especialmente úteis para perda auditiva de alta frequência. Som de baixa frequência é livre para passar através do meato acústico de uma maneira desobstruída para permitir a audição natural nas frequências mais baixas.[26]

Outra variação do BTE é a montagem do receptor no canal (RIC). A montagem RIC pode ser uma adaptação aberta ou convencional com BTE de ajuste ocluído. Com um dispositivo de RIC, o tubo que é usado com outros dispositivos BTE é substituído por um fio fino que direciona o amplificador de saída para o receptor.

O estilo dos aparelhos auditivos ao longo da última década mudou dramaticamente desde a introdução de dispositivos de adaptação aberta e RIC. Em 1997, dispositivos BTE representavam 19% dos aparelhos auditivos distribuídos; em 2013, eles representavam 74%.[1]

Aparelhos Auditivos Intra-auriculares

Um aparelho auditivo ITE possui todos os seus componentes contidos em uma caixa feita sob medida que cabe dentro da orelha externa ou do meato acústico externo. Um dispositivo que preenche a orelha externa é conhecido como *aparelho auditivo* em concha ou, mais genericamente, como ITE. Um dispositivo que é menor e se encaixa no meato acústico é conhecido como um *intracanal* (ITC). Outro dispositivo, conhecido como aparelho auditivo *completamente no canal* (CIC), é ainda menor e cabe profundamente no meato. Um estilo mais recente, estilo encaixe profundo de aparelho auditivo, se encaixa inteiramente dentro do meato acústico. Aparelhos auditivos ITE são mostrados na Figura 80-8.

CONSIDERAÇÕES DE ESTILO

A escolha de estilos de aparelhos auditivos é baseada em vários fatores importantes. A primeira consideração é o retorno acústico. Como regra geral, quanto maior for a intensidade da saída, mais provavelmente o som que escapar no meato acústico provocará a ocorrência de retorno. Potencial de retorno acústico é mais baixo em aparelhos auditivos BTE, em que a distância entre o microfone e o alto-falante é maior. O potencial de retorno também é reduzido por meio de selagem fora do meato acústico com um aparelho ou molde bem ajustado.[27] Embora o controle de retorno eletrônico tenha reduzido esse problema até certo ponto,[23] aparelhos auditivos ITE menores são geralmente restritos a perdas auditivas leves.

Oclusão do meato acústico cria problemas em alguns pacientes e pode influenciar na consideração de estilo. Oclusão do meato acústico resulta na redução da aeração do meato acústico externo, que pode levar a problemas associados com otite externa. Além disso, certa quantidade de perda auditiva, conhecida como *perda de inserção*, ocorre com a oclusão do meato acústico enquanto o aparelho está no seu lugar. Isso realmente *cria* perda auditiva para pacientes que têm audição normal de baixa frequência. A oclusão do meato acústico também provoca um fenômeno referido como o *efeito de oclusão*, em que a própria voz de um paciente é entendida como eco e alta.[28]

Uma solução para os problemas de oclusão é a colocação de um respirador, que é simplesmente uma via de passagem para a troca de ar e de som em torno ou através de um aparelho auditivo ou molde. As características acústicas da resposta do aparelho auditivo podem ser manipuladas com o tamanho e tipo de ventilação utilizados.[29] Amplificação de baixa frequência pode ser

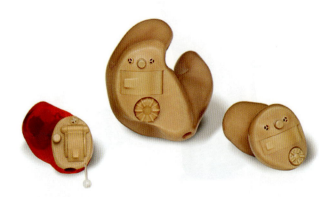

FIGURA 80-8. Aparelho auditivo intra-auricular (Cortesia Sonova Holding AG, Stäfa, Suíça)

eliminada, e o som natural é deixado passar através do aparelho auditivo para pacientes com audição normal em baixa frequência. Geralmente, quanto maior a abertura, mais pronunciado é o efeito. No entanto, um respirador também cria oportunidades para que ocorra o retorno acústico, porque o som que provavelmente escapar a partir do meato acústico se direcionará para dentro do microfone.[26] A utilização de um molde aberto também reduz os problemas associados com oclusão,[30] com os mesmos desafios relacionados com o retorno encontrado na ventilação.

A escolha do estilo do aparelho auditivo tem impacto no posicionamento do microfone. A nossa capacidade de localizar o som se beneficia das influências naturais da orelha e concha. Além disso, o pavilhão e a concha aumentam a audição de alta frequência através do recebimento e da ressonância sonora acima de 2.000 Hz. Assim, quanto mais próximo o microfone estiver da membrana timpânica, mais o aparelho auditivo pode se beneficiar dessas influências naturais.[31] Por outro lado, quanto mais distante do microfone, mais o aparelho auditivo terá que compensar a eliminação dessas influências. Aparelhos auditivos CIC e de ajuste profundo podem ter uma vantagem sobre os outros estilos em termos de localização do microfone.[18,32,34] Colocar o microfone profundamente no meato acústico tem outras vantagens práticas que incluem redução do ruído do vento, facilidade de uso do telefone e audição melhorada com fones de ouvido e estetoscópios.

O estilo da prótese auditiva também afeta a eficácia dos microfones direcionais. A eficácia direcional é maior quando há distância suficiente entre os microfones localizados no aparelho auditivo. Como os dispositivos maiores, como BTEs e ITEs, possuem microfones que estão mais distantes da membrana timpânica, o direcionamento é mais uma necessidade. Felizmente, dispositivos maiores também possuem mais espaço disponível para acomodar o posicionamento ideal do microfone, de modo que maior direcionamento é mais facilmente alcançado.

Uma consideração importante do estilo refere-se à vida útil dos instrumentos. Em instrumentos ITE, todos os componentes eletrônicos são colocados no interior do meato acústico e são submetidos aos efeitos prejudiciais de transpiração e cerume. Como resultado, as taxas de reparo e tempo de inatividade podem ser consideravelmente maiores para esses dispositivos. Em contraste, aparelhos auditivos BTE têm esses componentes alojados fora do meato acústico, o que minimiza tais efeitos.

TECNOLOGIA ASSISTIVA DE AUDIÇÃO

As tecnologias assistivas diferentes dos aparelhos auditivos estão disponíveis para situações específicas de audição e incluem dispositivos auxiliares de audição (DAAs), dispositivos de alerta e sinalização e amplificadores de telefone. Os DAAs incluem amplificadores pessoais, sistemas FM e sistemas de audição de televisão. Esses dispositivos são concebidos para melhorar um sinal acústico sobre o ruído de fundo através da utilização de um microfone remoto que permite que o sinal seja recebido pelo ouvinte sem os efeitos degradantes da distância e reverberação.[14]

Diversos grupos de pacientes se beneficiam do uso de DAAs. Alguns pacientes com perda auditiva severa não recebem melhora suficiente de aparelhos auditivos e acham necessária a suplementação com o uso de DAAs. Outros indivíduos também se beneficiam dos DAAs, como os que possuem alta demanda de comunicação no local de trabalho ou na vida social. Alguns pacientes podem ter limitações de comunicação somente em situações muito específicas em que o uso geral de um aparelho auditivo não está indicado; um exemplo é um paciente que somente percebe a dificuldade ao assistir televisão ou ao participar de uma reunião. DAAs adaptados às necessidades particulares são muitas vezes uma solução mais adequada em tais casos. Alguns pacientes têm um transtorno de processamento auditivo que não é necessariamente acompanhado por uma perda da sensibilidade auditiva. Dificuldades de comunicação para tais pacientes são caracterizadas por dificuldade de entender a fala no ruído de fundo. Para esses pacientes, o uso de um microfone remoto para o reforço da relação sinal-ruído é mais apropriado do que a amplificação de um aparelho auditivo.

Um sistema de FM pessoal é um DAA projetado para minimizar os efeitos do ruído e da distância com um microfone remoto. O sistema consiste de duas partes: um microfone/transmissor e um amplificador/receptor. O microfone/transmissor é usado e está no ou perto do alto-falante, com alguns transmissores tendo um microfone de matriz projetado para direcionalidade. O sinal é transmitido para o receptor por meio de ondas de rádio FM. O amplificador/receptor são usados pelo ouvinte, normalmente integrados ao aparelho auditivo ou acoplado à orelha do ouvinte através de fones de ouvido.[14] Novas formas de acoplamento sem fio do transmissor e do receptor também estão emergindo como uma solução para melhorar a audição espacial.[11]

Outras tecnologias de assistência estão disponíveis para fornecer soluções para situações específicas de audição. Amplificadores de telefone, que estão disponíveis em diversas formas, aumentam a capacidade de ouvir ao telefone para muitos pacientes. Outra tecnologia de apoio normalmente utilizada é a *legenda* de programas de televisão, o que permite ao espectador ver o diálogo falado em forma impressa. Dispositivos de alerta, como despertadores, alarmes de incêndio e campainhas, são projetados para acender uma luz ou vibrar uma cama quando ativados.

PROCESSO DE SELEÇÃO E ADAPTAÇÃO

O processo de seleção de prótese auditiva e montagem geralmente segue um curso de seleção, controle de qualidade, programação, verificação e ajuste. Os aparelhos auditivos são selecionados com base no grau e na configuração da perda auditiva de um indivíduo, nas necessidades de comunicação e em outros fatores que se relacionam com escolha de estilo. Após a seleção do aparelho auditivo, são feitas as impressões do meato acústico para moldes personalizados ou aparelhos auditivos. Uma vez que os aparelhos auditivos são recebidos do fabricante, as próteses são submetidas a controle de qualidade tanto da forma como função eletroacústica. Os aparelhos auditivos são programados com base em resultados audiométricos e necessidades do paciente. A verificação da resposta de frequência é geralmente feita através da medição de sonda-microfone. Um pequeno microfone é colocado perto da membrana timpânica, e as respostas dos aparelhos auditivos para sons da fala ou semelhantes a fala são determinadas para diferentes níveis de entrada. Os aparelhos auditivos são ajustados de modo que as respostas se aproximem das metas prescritas desejadas. A análise eletroacústica é verificada mais adiante com a avaliação formal ou informal de qualidade, intensidade e/ou a percepção de fala. Os aparelhos auditivos podem então ser ajustados novamente se as expectativas de percepção não forem cumpridas.

META DE GANHO

A maneira fundamental para especificar um ponto de partida para determinar a resposta de um aparelho auditivo é prescrever as características do ganho de frequência baseado nas medidas audiométricas.[85] Uma série de regras de prescrição foi desenvolvida; algumas são baseadas somente em limiares auditivos e tentam especificar ganho que vai ampliar a fala média de conversação a um nível confortável de audição ou preferencial. Regras de ganho simples, como a regra de meio ganho, prescrevem o ganho igual a metade da quantidade de perda auditiva; a regra do terceiro ganho prescreve ganho igual a um terço da perda. A maioria das regras prescritivas tem essa abordagem simples como uma base e as frequências individuais são ajustadas com base nos fatores de correção determinados empiricamente. Regras irão variar dependendo da variação da linearidade da estratégia de compressão inerente a uma tecnologia. Outras considerações para determinar os objetivos tidos em conta em alguns procedimentos prescritivos incluem o tipo de

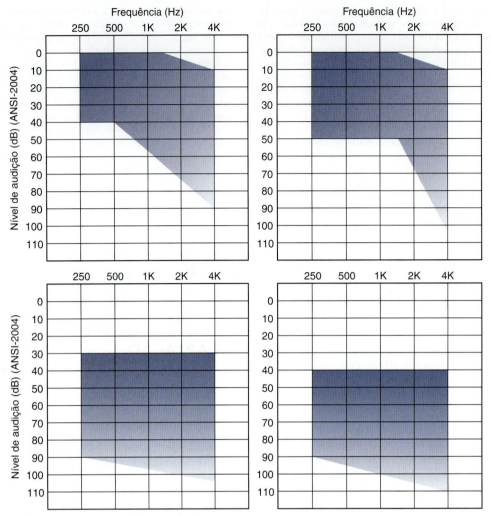

FIGURA 80-9. Um exemplo de uma faixa de adaptação de quatro aparelhos auditivos diferentes, que vão desde um ganho leve até um aparelho auditivo potente. ANSI, American National Standards Institute. (Cortesia Oticon, Smørum, Dinamarca)

perda auditiva, se uma ou ambas as orelhas estão sendo protetizadas, idade do paciente, tempo do início da perda auditiva, método de determinação de limiares (teste comportamental ou potencial evocado de tronco encefálico), sexo, tipo de ambiente de audição (silencioso *vs.* barulhento), experiência com aparelhos auditivos e níveis de intensidade de desconforto dos ouvintes.[36] Os dois procedimentos mais utilizados são as versões mais recentes do National Acoustic Laboratory (NAL), o NAL-NL2,[37] e o método do nível de sensação desejada (DSL), DSL versão 5.0 (DSLv5.0).[38]

SELEÇÃO DO APARELHO AUDITIVO

O processo de seleção do aparelho auditivo envolve, primeiro, avaliação das necessidades de comunicação do paciente e outros fatores do paciente que podem afetar o uso de próteses auditivas. A adequação do paciente para candidatura de aparelhos auditivos é avaliada, e a determinação é feita para obter aparelho de amplificação sonora individual. Isso é seguido por determinação do estilo e características que serão mais adequadas para as necessidades da perda auditiva e de comunicação do paciente.[39]

A faixa de adaptação de um aparelho auditivo é usada para determinar a adequação de um circuito de aparelho auditivo para grau e configuração de perda auditiva do paciente. A faixa de adaptação mostra a curva de resposta geral do amplificador e é usada para determinar a capacidade de um determinado aparelho auditivo em proporcionar o ganho necessário. Essa curva de resposta pode ser manipulada com controles de software que reduzem ou aumentam determinadas faixas de frequências para se obter o ganho necessário para uma sensibilidade auditiva específica. Um exemplo é mostrado na Figura 80-9. Devido à flexibilidade inerente da plataforma de sinal de processamento digital de aparelhos auditivos modernos, um determinado aparelho auditivo pode ser programado para se adaptar a uma grande variedade de graus e configuração de perda auditiva. Em geral, os fatores que diferenciam um aparelho auditivo de outro estão relacionados com características e algoritmos de processamento, em vez do ganho de resposta de frequência do aparelho auditivo.

Considerações sobre a Orelha

Para a maioria dos pacientes, é melhor protetizar ambas as orelhas com próteses auditivas para tirar proveito da audição binaural. O cérebro depende de diferenças no tempo e da intensidade de sinais entre as orelhas para localizar a fonte de um som no ambiente.[40] Processamento binaural do som aumenta a audibilidade da fala vinda de diferentes direções,[41] que por sua vez fornece a capacidade de se concentrar em uma fonte de som desejada[42] enquanto suprime o ruído de fundo. O uso de duas orelhas também melhora a percepção da qualidade do som[43] e aumenta a sensibilidade auditiva.[44] Por isso, pacientes com perda auditiva relativamente simétrica vão se beneficiar mais de dois aparelhos auditivos do que de um aparelho auditivo.[42] Além disso, evidências sugerem que a colocação de prótese auditiva unilateral põe a orelha desprovida do aparelho em desvantagem relativa, que pode ter um efeito negativo de longo prazo sobre a capacidade de percepção de fala nessa orelha.[45,46]

Raramente, não é possível colocar aparelhos auditivos binaurais de forma eficaz. Em tais casos, é geralmente mais adequado colocar um aparelho auditivo na orelha melhor do que na orelha pior,[47,48] porque protetizar a melhor orelha irá fornecer a capacidade de melhor auxílio do que qualquer protetização mononaural. Por exemplo, em alguns casos raros de reconhecimento de fala ruim em uma orelha, a estimulação da orelha pior pode levar a um efeito de interferência binaural, em que a compreensão da fala é diminuída em geral.[47,49]

Se apenas uma orelha tem perda auditiva, e pode ser efetivamente equipada com um aparelho auditivo, uma protetização mononaural é indicada. Se a orelha ruim não puder ser eficazmente protetizada, vários métodos podem ser usados para fornecer um sinal a partir do lado comprometido para a orelha melhor. Essa abordagem é geralmente referida como *roteamento contralateral de sinais* (CROS). No modelo típico de amplificação CROS um microfone/transmissor é usado na orelha lesionada e um receptor é usado na orelha normal, em que o som é emitido por meio de um alto-falante. Quando a audição é também diminuída na melhor orelha, o dispositivo receptor na melhor orelha pode ser integrado ou acoplado a um aparelho auditivo tradicional; isso permite que o sinal apresentado à melhor orelha seja amplificado conforme necessário. Isso é conhecido como *roteamento contralateral bilateral dos sinais* (BiCROS).[50] CROS também pode ser alcançado através de audição de condução óssea. Um método é a utilização de um aparelho auditivo tradicional com ganho muito alto na orelha pior ou surda, para transmitir sinais para a outra orelha através de condução óssea. Esse método é conhecido como um *CROS transcraniano*. Outro método envolve um dispositivo de audição comercial chamado *TransEar*® (Ear Tecnologia, Johnson City, TN), que utiliza um microfone sobre a pior orelha e acopla um dispositivo de condução óssea no meato acústico para incorporá-lo em um molde de encaixe firme.[51] Um terceiro método envolve o acoplamento de um dispositivo de amplificação ao crânio ancorando o dispositivo dentro do osso num procedimento cirúrgico; Baha® da Cochlear (Lane Cove, Austrália), Ponto® da Oticon Medical (Askim, Suécia) e Alpha 2® (Sophono, Boulder, CO) são exemplos de dispositivos que usam esse método. Uma quarta opção envolve a colocação de um receptor no meato acústico da orelha pior com um receptor/estimulador acoplado aos dentes por meio de um retentor. Nesse caso, a energia vibratória alcança a melhor cóclea através dos dentes. O *Soundbite*® da Sonitus Médica (San Mateo, CA) é um exemplo disso.

Ao considerar o uso de aparelhos auditivos CROS, deve-se ter cautela para entender os ambientes sonoros do usuário. Em algumas situações altamente adversas de escuta, a função primária do dispositivo CROS será transmitir ruído para a orelha de melhor audição, causando um desempenho pior, em vez de melhorar. Esse tipo de situação é suscetível de ocorrer em situações de sala de aula, enquanto um microfone remoto/receptor pode ser acoplado a alguns desses dispositivos, cuidado devendo ser tomado para determinar se o paciente não está tendo um desempenho realmente pior com o dispositivo do que sem ele.[52,53]

Outras Considerações

Outros fatores que devem ser considerados no processo de seleção do aparelho auditivo incluem estilo da prótese auditiva, uso de microfones direcionais, problemas de oclusão, supressão de retorno, redução de ruído, número e tamanho dos controles de usuário, telebobina e outras opções sem fio, bem como os custos do dispositivo.[39,54] Muitos desses fatores interagem uns com os outros, porque fabricantes de aparelhos auditivos tendem a agrupar disponibilidade de recursos em determinados níveis de tecnologia.

O processo de seleção geralmente começa com uma discussão de estilo do aparelho auditivo. Em muitos casos, a perda auditiva pode ditar ou pelo menos influenciar essa decisão. A decisão também é influenciada pela preferência do paciente, que muitas vezes é baseada em aparência, questões de conveniência ou experiência passada.

O nível de recurso/tecnologia do aparelho auditivo também deve ser determinado. Agrupamento de características da prótese auditiva varia entre e dentre fabricantes. Claro que os níveis mais elevados de tecnologia aumentam o custo financeiro do dispositivo.

Algumas decisões de seleção do aparelho auditivo são feitas pelo médico, mas outras são feitas pelo paciente. A seleção do nível de recurso/tecnologia adequada envolve a negociação com o paciente sobre as necessidades de comunicação e a relação custo-benefício das várias soluções. A avaliação das necessidades de comunicação desempenha um papel vital na determinação das características de aparelhos auditivos que são mais importantes para um determinado paciente. Depois de todas as decisões tomadas, a seleção será reduzida a um conjunto de opções do dispositivo. Uma decisão será tomada sobre aparelhos auditivos específicos para o paciente, comparando essas opções com as opções de dispositivo disponíveis dos fabricantes de aparelhos auditivos.

ACOMODAÇÃO E VERIFICAÇÃO

O processo geral de acomodação e verificação envolve elaboração de impressões da orelha, medidas de controle de qualidade, programação, dispositivo de verificação de ajuste e verificação da função.

Acomodação

O processo de adaptação começa com a tomada de impressões da orelha externa e do meato acústico externo. Essas impressões são utilizadas pelo fabricante para criar moldes auriculares personalizados ou aparelhos auditivos ITE. A qualidade da impressão dita a qualidade do ajuste físico dos aparelhos auditivos.

A tomada de impressões começa com inspeção otoscópica de orelhas e meatos para garantir que eles são saudáveis e adequados para a introdução do material de impressão. Avaliação do meato acústico é feita para sinais de otite externa e para perfurações ou inflamação das membranas do tímpano. O processo de inspeção inclui também uma avaliação da quantidade de cerume nos meatos para assegurar que eles não estão afetados ou não se tornarão afetados como resultado do processo de tomada de impressão.

Cuidados devem ser tomados para proteger a membrana timpânica e a orelha média de material de impressão. Complicações significativas foram relatadas a partir de material de impressão que entrou no espaço da orelha média ou cavidade mastoídea.[55,56] Para a proteção, um bloco de espuma ou algodão é colocado profundamente no meato acústico como uma barreira entre a membrana timpânica e o material de impressão. Quando impressões da orelha estão sendo feitas para próteses auditivas CIC ou moldes em perda auditiva profunda, são tomadas impressões muito profundas do meato acústico e precauções adicionais podem ser necessárias. Uma vez que os blocos estão no lugar, o material de impressão é misturado e os meatos acústicos são preenchidos. Vários tipos de materiais estão disponíveis para fazer impressões. Aqueles que são à base de silicone tendem a ser mais viscosos do que o em pó e de formas líquidas. Parece provável que a viscosidade adicional deve reduzir o risco de complicações. Após o material ter moldado e as impressões serem removidas, os meatos acústicos são novamente inspecionados para determinar se todo o material de impressão foi removido e se nenhum trauma ocorreu durante o processo. Um novo método para determinar as mensurações do meato acústico com o propósito de criar um molde é a varredura tridimensional digital. A tecnologia varia e, em um sistema, um corante óptico à base de água envolto numa membrana preenche o meato acústico e molda de acordo com a sua forma. O digitalizador óptico captura imagens em todo o comprimento do meato acústico, que são então utilizadas para criar uma imagem tridimensional do meato acústico.

Se os moldes são para ser usados com aparelhos BTE, as decisões são feitas então sobre o estilo de molde, o material a ser utilizado e o estilo e o tamanho do tubo de ventilação. Os materiais de molde auricular variam em suavidade e flexibilidade, e alguns são antialérgicos. As decisões sobre qual o material e estilo a usar baseiam-se em questões relacionadas com conforto e decisões em relação ao retorno acústico.[27] Decisões em relação ao tamanho do furo, tubos e ventilação terão impacto sobre o ganho de frequência do aparelho auditivo.

Análises eletroacústicas dos aparelhos auditivos são feitas antes da programação para garantir que sua produção atenda aos parâmetros de design especificados. Isso é feito com o aparelho auditivo colocado na câmara de ensaio de um analisador de aparelho auditivo em um acoplador 2-CC ligado a um microfone. A câmara tem um alto-falante para fornecer sinais de teste para o aparelho auditivo; o sinal amplificado é enviado para o analisador, que é um sonômetro sofisticado.[57]

Analisadores de aparelhos auditivos medem a saída acústica de um aparelho auditivo de acordo com especificações do padrão do American National Standards Institute's Standard for Characterizing Hearing Aid Performance (ANSI S3.2-2003).[58] Análise eletroacústica padrão de um aparelho auditivo fornece informações sobre ganho do aparelho auditivo, potência máxima e resposta de frequência. Ela também fornece uma medida de ruído do circuito, distorção e consumo de bateria. Os resultados dessa análise são comparados com as especificações do aparelho auditivo fornecidas pelo fabricante para garantir que o aparelho está funcionando como esperado.[57]

A programação do aparelho auditivo é feita via *software* de computador que é próprio de cada fabricante. A resposta básica do aparelho auditivo será derivada do audiograma do paciente com base em um alvo prescrito. Os fabricantes costumam usar alvos próprios que correspondem aos pressupostos que fundamentam a sua estratégia de processamento de sinal. A maioria dos parâmetros de resposta pode ser, em seguida, ajustada como indicado. Algumas decisões são baseadas em características do paciente, tais como a idade ou a experiência com o uso de aparelho auditivo. Por exemplo, novos usuários normalmente preferem, inicialmente, menos ganho do que o que foi prescrito para as suas perdas auditivas, uma vez que eles ajustam a amplificação. Para usuários experientes, configurações de resposta podem variar dependendo do tipo de processamento usado no passado.

É durante essa fase inicial que as decisões preliminares são feitas sobre o gerenciamento de controles de programação. Por exemplo, uma decisão é tomada quando várias memórias são usadas para um determinado paciente e como os programas serão organizados entre as memórias. As decisões também são feitas sobre a ativação de controles manuais, preferências a bobina telefônica, respostas a redução de ruídos e retorno e nível de sensibilidade ou capacidade de resposta para a tecnologia adaptativa. Além disso, resposta de ganho, potência máxima e fórmula prescrita são avaliadas para determinar a adequação ao paciente. Essas decisões são tomadas com base em características específicas dos dispositivos e fatores dos pacientes que incluem idade e habilidades cognitivas, grau e configuração de perda auditiva, experiência do paciente com aparelhos auditivos e necessidades de comunicação.

Após a programação, o ajuste físico do dispositivo é avaliado. Adequação, conforto e segurança do ajuste são determinados, assim como a ausência de retorno e adequação da posição dos microfones. Se o ajuste não é adequado, os aparelhos auditivos ou moldes auriculares podem ser modificados até certo ponto. Avaliação do efeito de oclusão é normalmente feita pela percepção de sua própria voz pelos pacientes, e as alterações são feitas, se necessário. Também é feita determinação da capacidade do paciente para inserir de forma independente e remover os dispositivos e manipular os controles.

Verificação

O processo global de verificação da adequação de aparelhos auditivos inclui medidas objetivas de ganho e resposta de frequência dos aparelhos auditivos no meato acústico, ajuste de parâmetros para atingir as metas de ganho e resposta de frequência e julgamentos subjetivos de pacientes em relação à qualidade de som.

Assim que o som deixa o aparelho auditivo, ele é modificado pelas características de ressonância das características físicas do meato acústico. Os métodos para o ganho prescrito para o aparelho auditivo levam em conta as características físicas médias das orelhas e devem ser ajustados para variações individuais. Os transdutores característicos também podem variar ligeiramente entre os aparelhos auditivos; por conseguinte, a saída do aparelho auditivo no próprio meato acústico deve ser verificada com testes da orelha real. Esse teste avalia se os ganhos alvo são alcançados através da faixa de frequência para uma dada entrada do aparelho auditivo.

Os testes da orelha real mais comumente usados são medidas de sonda-microfone. Medidas de sonda-microfone são feitas utilizando um analisador de espectro que proporciona vários tipos de sinais para um alto-falante localizado perto das orelhas de um paciente. Um tubo pequeno e fino é inserido dentro do meato acústico perto da membrana timpânica. A outra extremidade do tubo é ligada a um microfone sensível que grava som do fundo do meato; isso permite a mensuração das mudanças acústicas que ocorrem por conta da ressonância do pavilhão auricular e do meato acústico externo do paciente.[59-61]

Com o tubo da sonda posicionado, os sons da fala ou parecidos com fala são apresentados pelo alto-falante em um nível de intensidade específico e as mensurações do som são feitas no meato acústico, sem o aparelho auditivo no lugar. Essa medida é chamada de *ganho ou resposta da ressonância natural da orelha externa.* Em seguida, os mesmos sons são apresentados com aparelho auditivo do paciente posicionado e funcionando. Essa medida é chamada de *resposta ou ganho obtido com a prótese posicionada na orelha e ligada.* A diferença entre a resposta com aparelho e a resposta sem aparelho é o *ganho de inserção da orelha real,* que fornece informações sobre a quantidade de som que o aparelho auditivo aumenta quando colocado na orelha. Esse processo é tipicamente realizado por sinais de baixa intensidade, intensidade média e alta intensidade. Se a resposta não coincide com a meta esperada, são feitas alterações de programação para o aparelho auditivo até que seja aproximada a meta.[59-62]

Outra abordagem para mensurações de sonda-microfone é conhecida como mapeamento de voz, em que o sinal apresentado através do alto-falante é de fala com intensidade baixa, média e alta. A resposta do aparelho auditivo é medida perto da membrana timpânica do paciente e são feitos ajustes para aproximar as metas para entrada de voz. A fala ao vivo, por exemplo de um cônjuge, pode também ser usada para examinar a audibilidade de uma voz em particular com a programação do aparelho auditivo. Esse processo resulta na verificação em que o sinal amplificado entregue a membrana timpânica do paciente atinge as metas prescritas para diferentes níveis de entrada. Se as metas estiverem corretas, quando o paciente estiver usando os aparelhos auditivos, os sons de baixa intensidade devem ser audíveis, sons médios devem ser confortáveis e os sons de alta intensidade devem ser altos, mas toleráveis.[63]

Após as medidas de verificação objetiva, a qualidade do som amplificado é avaliada de alguma forma com julgamentos de qualidade subjetivos e/ou procedimentos de inteligibilidade funcionais. Verificação perceptiva é feita de várias maneiras informalmente e formalmente. As estratégias incluem julgamentos de percepção de fala, julgamento de classificação de volume de fala, medição de ganho funcional e medidas de reconhecimento de voz.

ORIENTAÇÃO, ACONSELHAMENTO E ACOMPANHAMENTO

Após a conclusão da adaptação do aparelho auditivo e verificação, o paciente é orientado em relação ao aparelho auditivo e seu uso. Os tópicos abordados incluem tipicamente componentes e funcionamento, uso da bateria e cuidados e manutenção do aparelho auditivo. Um dos aspectos mais críticos da orientação do aparelho auditivo é a discussão de expectativas razoáveis de seu uso e estratégias para se adaptar a diferentes ambientes auditivos.[64] O objetivo da orientação do aparelho auditivo é para o paciente aprender a utilizar eficazmente o seu aparelho auditivo.[65,66]

No fim da sessão de orientação e aconselhamento geralmente é marcada uma visita de acompanhamento para os pacientes. Na consulta de acompanhamento são avaliados os benefícios e a satisfação com o aparelho auditivo e são feitos os ajustes necessários. É frequente nesse acompanhamento que sejam feitas medidas de resultados para garantir que as necessidades de comunicação do paciente estão sendo cumpridas e para ajudar no planejamento de quaisquer serviços de reabilitação adicionais.

MEDIDAS DE RESULTADO

O objetivo do processo de reabilitação auditiva é reduzir o distúrbio de comunicação imposto por uma perda de audição. Nós geralmente definimos o sucesso em atingir essa meta em termos de o paciente compreender melhor a fala com a prótese auditiva e se ela ajuda a reduzir a influência da desvantagem da deficiência auditiva. As medidas de resultados são projetadas para avaliar o impacto do uso de prótese auditiva na comunicação. Escalas de autoavaliação podem ser administradas antes e após a utilização de amplificação para determinar se o aparelho auditivo teve um impacto positivo na redução do distúrbio de comunicação que resulta da perda de audição.[67] Avaliações também podem ser complementadas por cônjuges ou outras pessoas que são afetadas pela perda auditiva.

As percepções dos pacientes sobre a capacidade auditiva e os desafios são medidas com ferramentas de autoavaliação, como a Hearing Handicap Inventory for the Elderly,[68] do Abbreviated Profile of Hearing Aid Benefit,[69] e a Client-Oriented Scale of Improvement.[70] Medidas de qualidade de vida são usadas para determinar como a amplificação com aparelho auditivo impacta no bem-estar geral. Medidas como a Glasgow Hearing Aid Benefit Profile[71] e o International Outcome Inventory-Hearing Aids[72] podem ajudar a medir o impacto do tratamento audiológico na qualidade de vida.

CONSIDERAÇÕES ESPECIAIS BASEADAS NA IDADE DO PACIENTE

LACTENTES E CRIANÇAS

A seleção de aparelho auditivo e ajuste para lactentes e crianças é mais desafiadora do que para os adultos por muitas razões.[73-75] O volume de espaço entre a extremidade do molde e a membrana timpânica, em crianças, é menor devido ao menor tamanho do meato acústico, que resulta em níveis de pressão de som mais elevados entregues a orelha do que em adultos. As crianças também possuem características de ressonância diferentes dos adultos, o que significa que certas frequências são enfatizadas mais do que outras. Além disso, devido ao fato de as crianças estarem em crescimento ao longo do tempo, esses fatores físicos também mudam ao longo do tempo e devem ser regularmente considerados para ajustes do aparelho auditivo.[76]

Outra grande diferença entre a seleção do aparelho auditivo e o ajuste com as crianças é que, muitas vezes, consideravelmente menos informação é conhecida sobre a perda auditiva em uma criança em comparação com um adulto.[75] Isso complica a capacidade de prescrever ganho de um aparelho auditivo quando do ajuste em uma criança. Crianças também são menos capazes de participar do processo de seleção e adaptação ou de fornecer informações úteis sobre a percepção da qualidade do som e função do aparelho auditivo.

Certos fatores importantes devem ser considerados em relação ao uso do aparelho auditivo em crianças.[75] Primeiro porque as crianças ainda estão em processo de aprendizagem de fala e linguagem, e é fundamental fornecer entrada auditiva consistente e sem distorções.[77] O conhecimento da fala e linguagem de adultos pode preencher a falta ou distorção da entrada, enquanto as crianças que estão aprendendo a língua através do sistema auditivo não têm a base linguística para fazê-lo. Segundo, as crianças possuem menor capacidade de controlar seu ambiente de audição do que os adultos para maximizar a audibilidade. Elas também têm menos controle sobre seus aparelhos auditivos, porque a maioria dos controles é desativada para proteger contra a redução inadequada acidental, pela criança, do ganho do aparelho.[76] Terceiro, por causa da perda auditiva flutuante, como a partir de otite média com efusão, em que audição é variável em crianças mais jovens.

Algumas diretrizes gerais aplicam-se para o ajuste de aparelhos auditivos em crianças. As crianças são sempre protetizadas com aparelhos auditivos bilaterais para maximizar a audibilidade, a menos que contraindicado por fatores médicos ou audição assimétrica extrema. Aparelhos auditivos BTE são usados na maioria dos casos, porque a orelha e o meato acústico crescem em tamanho, o que exige que a parte personalizada do aparelho auditivo seja mudada frequentemente enquanto a criança é jovem. Isso é mais apropriadamente realizado refazendo o molde de um BTE, em vez de refazer um aparelho auditivo personalizado inteiro. Um material macio é usado para moldes, e eles estão ligados a ganchos auriculares pediátricos para o ajuste adequado.[76] Aparelhos auditivos BTE também são indicados, pois é necessária flexibilidade na faixa de adaptação do aparelho auditivo. Isso ocorre porque as informações detalhadas sobre a perda auditiva podem não ser completas no momento do ajuste da prótese auditiva por causa da idade do paciente. Se a perda auditiva flutua como resultado de perda auditiva progressiva ou otite média com efusão, o aparelho BTE permitirá uma maior flexibilidade de programação. Outra vantagem de aparelhos auditivos BTE para crianças é a capacidade quase universal de acesso a dispositivos de microfones remotos. O uso de entrada direta de áudio, telebobinas e outras técnicas sem fio é importante para a sala de aula e outros ambientes sonoros para maximizar a capacidade da criança de entender o professor em uma situação de sala de aula barulhenta.[13]

A confecção de impressões da orelha pode ser desafiadora em uma criança pequena. Se uma criança é sedada para fins de teste de audiometria de tronco encefálico ou procedimentos cirúrgicos, como a colocação de tubos de ventilação, esse procedimento pode ser facilmente realizado naquele momento.

Têm sido desenvolvidas metas prescritivas para ganho do aparelho auditivo para crianças. Um exemplo é a abordagem DSLv5.0.[38] Essas metas podem ser verificadas por meio de mensurações da sonda-microfone, que são ainda mais importantes em orelhas pediátricas por causa da variabilidade no tamanho do meato acústico e seu impacto sobre a resposta acústica do aparelho auditivo. Dada a dificuldade de fazer mensurações naturais na orelha de crianças, uma medida diferente, conhecida como a *diferença entre a orelha real e o acoplador de 2 cc*, é frequentemente útil. Nesse caso, são determinadas as características de ressonância da orelha da criança pela realização de uma simples mensuração de sonda de tubo com um aparelho auditivo colocado. Essa mensuração é comparada com as características de ressonância de um acoplador 2-cc. O uso do acoplador para mensuração minimiza o impacto da cooperação do paciente nos procedimentos de verificação.[76,78,79]

Medidas funcionais são mais frequentemente feitas em pacientes pediátricos do que em pacientes adultos para verificar a adequação de saída na prótese auditiva.[80] *Ganho funcional* é a diferença entre o limite com o aparelho auditivo e sem o aparelho auditivo. Outra medida funcional útil é o reconhecimento de voz com os aparelhos auditivos. Metas de discurso podem ser apresentadas na presença de competição de fundo; a tarefa da criança é identificar o estímulo de fala correto, geralmente através de uma tarefa de apontamento de figura. Resultados da prótese podem ser comparados com os resultados sem o aparelho e as expectativas para a habilidade normal de audição sob circunstâncias similares.

PACIENTES IDOSOS

Em alguns pacientes mais velhos, a sensibilidade da perda auditiva é agravada por alterações na função do sistema nervoso auditivo central. As consequências de tais mudanças são tipicamente redução no reconhecimento de fala, mesmo em silêncio, processamento temporal reduzido de informação auditiva e redução da capacidade de ouvir a fala com ruído de fundo como resultado da diminuição da capacidade de utilizar as duas orelhas para ouvir espacialmente. Pacientes com alterações significativas na função do sistema nervoso auditivo não parecem se beneficiar tanto de próteses auditivas como os seus homólogos mais jovens.[81] Na montagem dos aparelhos auditivos para pacientes mais velhos, estratégias concebidas para melhorar a audição em locais com ruído de fundo – tais como o uso de microfones direcionais,[82] processamento de redução de ruído e microfones remotos – são suscetíveis a melhorar o benefício dos pacientes.

Outra consideração importante para colocação de aparelhos auditivos na população mais velha é que dificuldades com a manipulação física do aparelho auditivo e baterias podem ser maiores por causa de artrite e outras condições.[7,83] Como resultado, uma consideração especial pode precisar ser dada ao tamanho do aparelho auditivo e ao uso de dispositivos recarregáveis. A redução da visão pode também ser um problema.[84] Além disso, pacientes com declínio cognitivo podem ter dificuldade em lembrar de como usar eficazmente e/ou manter o seu aparelho auditivo[85] e, em geral, podem ter maior dificuldade em compreender a fala, mesmo quando a fala é tornada audível com os aparelhos auditivos.

PACIENTES COM ZUMBIDO

Pacientes que chegam à atenção médica com ambos, perda auditiva e zumbido, muitas vezes podem se beneficiar simplesmente pela amplificação direcionada para remediar a perda auditiva. Nos casos em que o zumbido é mais problemático, mascarador de zumbido pode proporcionar algum alívio aos pacientes. Mascaradores na orelha podem ser usados sozinhos, ou eles podem ser utilizados em conjunto com aparelhos auditivos de amplificação sonora individual em dispositivos de combinação. Numerosos tratamentos de som e outras terapias foram concebidos para tratar o zumbido, mas está além do escopo deste capítulo lidar em detalhes com isso. No entanto, para os pacientes que experimentam sofrimento significativo pelo zumbido, essas terapias podem proporcionar alívio substancial. Na maioria dos casos, o otorrinolaringologista pode oferecer uma abordagem multifacetada para tratamento do zumbido.

APARELHOS AUDITIVOS: ALGUMAS REGRAS GERAIS

A maioria dos otorrinolaringologistas, diariamente, encontra em suas clínicas pacientes com perda auditiva clinicamente intratável. A maioria necessariamente não tem a oportunidade de ficar a par das mudanças na tecnologia do aparelho auditivo ou abordagens de adaptação. Os pacientes, é claro, vão buscar conselhos sobre a adequação dos dispositivos. Embora os detalhes possam mudar rapidamente, algumas regras gerais têm resistido ao tempo:

1. *Duas orelhas são melhores do que uma.* A grande maioria dos pacientes vai ouvir melhor com amplificação binaural, ficará mais satisfeita com a qualidade do som e com a audição em locais barulhentos e vai encontrar melhor benefício geral. Duas orelhas, dois aparelhos.
2. *Maior é melhor.* Aparelhos auditivos BTE são consideravelmente mais duráveis do que os ITEs, muitas vezes são menos visíveis, são mais fáceis de conseguir encaixar confortavelmente, possuem menos problemas de retorno, podem ter mais recursos, têm maior duração da bateria e são mais fáceis de manipular.
3. *Está tudo relacionado à comunicação, não ao audiograma.* Se um paciente está tendo dificuldade para se comunicar por causa da PANS e está motivado para utilização de aparelhos de amplificação, um aparelho pode ser encontrado.
4. *Se você não experimentou um aparelho auditivo em 2 anos, você ainda não experimentou um aparelho auditivo.* Uma corrida de tecnologia armada está em curso lá fora, e os resultados são dispositivos de maior qualidade, oportunidades de montagem mais flexíveis e melhores resultados de qualidade de vida.

Para consultar a lista completa de referências, acesse www.expertconsult.com.

LEITURA SUGERIDA

Aazh H, Moore BCJ: The value of routine real ear measurement of the gain of digital hearing aids. *J Am Acad Audiol* 18:653, 2007.

Byrne D, Dillon H, Ching T, et al: NAL-NL1 procedure for fitting nonlinear hearing aids: characteristics and comparisons with other procedures. *J Am Acad Audiol* 12:37, 2001.

Cornelisse LE, Seewald RC, Jamieson DG: The input/output [i/o] formula: a theoretical approach to the fitting of personal amplification devices. *J Acoust Soc Am* 97:1854, 1995.

Cox R, Alexander G: The International Outcome Inventory for Hearing Aids (IOI-HA): psychometric properties of the English version. *Int J Audiol* 41:30, 2002.

Dillon H: *Hearing aids*, New York, 2002, Thieme.

Dillon H, James A, Ginis J: The client-oriented scale of improvement (COSI) and its relationship to several other measures of benefit and satisfaction provided by hearing aids. *J Am Acad Audiol* 8:27, 1997.

Flamme GA: Localization, hearing impairment, and hearing aids. *Hear J* 55:10, 2002.

Jerger J, Silman S, Lew HL, et al: Case studies in binaural interference: converging evidence from behavioral and electrophysiologic measures. *J Am Acad Audiol* 4:122, 1993.

Kates JM: *Digital hearing aids*, San Diego, 2008, Plural Publishing.

Kricos PB: Audiologic management of older adults with hearing loss and compromised cognitive/psychoacoustic auditory processing capabilities. *Trends Amplif* 10:1, 2006.

Levitt H: A historical perspective on digital hearing aids: how digital technology has changed modern hearing aids. *Trends Amplif* 11:7, 2007.

Lewis DE: Hearing instrument selection and fitting in children. In Valente M, Hosford-Dunn H, Roeser RJ, editors: *Audiology: treatment*, New York, 2000, Thieme Medical Publishing, p 149.

Lybarger S: A historical overview. In Sandlin RE, editor: *Handbook of hearing aid amplification*, Vol I, Boston, 1988, College-Hill Press, p 1.

Moore BCJ: Dead regions in the cochlea: conceptual foundations, diagnosis, and clinical applications. *Ear Hear* 25:98, 2004.

Moore BCJ: Speech mapping is a valuable tool for fitting and counseling patients. *Hear J* 59:26, 2006.

Mormer E, Palmer C: A systematic program for hearing aid orientation and adjustment. In Sweetow R, editor: *Counseling for hearing aid fittings*, San Diego, 1999, Singular Publishing Group, p 165.

Revit LJ: Real-ear measures. In Valente M, Hosford-Dunn H, Roeser RJ, editors: *Audiology treatment*, New York, 2000, Thieme, p 105.

Ricketts TA, Hornsby BWY, Johnson EE: Adaptive directional benefit in the near field: competing sound angle and level effects. *Semin Hear* 26:59, 2005.

Sammeth CA, Levitt H: Hearing aid selection and fitting in adults: history and evolution. In Valente M, Hosford-Dunn H, Roeser RJ, editors: *Audiology treatment*, New York, 2000, Thieme, p 213.

Silverman CA, Silman S: Apparent auditory deprivation from monaural amplification and recovery with binaural amplification: two case studies. *J Am Acad Audiol* 1:175, 1990.

Stach BA: *Clinical audiology: an introduction*, San Diego, 1998, Singular Publishing Group.

Valente M, Valente M, Potts LG, et al: Earhooks, tubing, earmolds, and shells. In Valente M, Hosford-Dunn H, Roeser RJ, editors: *Audiology treatment*, New York, 2000, Thieme, p 59.

Venema TH: *Compression for clinicians*, San Diego, 1998, Singular Publishing Group.

Wilson C, Stephens D: Reasons for referral and attitudes toward hearing aids: Do they affect outcome? *Clin Otolaryngol Allied Sci* 28:81, 2003.

Wynne MK, Kahn JM, Abel DJ, et al: External and middle ear trauma resulting from ear impressions. *J Am Acad Audiol* 11:351, 2000.

Princípios de Fisiologia Vestibular Aplicada

81

John P. Carey | Charles C. Della Santina

Pontos-chave

- A princípio, o sistema vestibular conduz os reflexos para a manutenção da estabilidade entre a visão e a postura.
- Pela modulação do disparo das fibras nervosas aferentes, que não partem de zero devido a uma excitação nervosa basal, os canais semicirculares codificam a rotação da cabeça e os órgãos otolíticos, a aceleração linear e a inclinação.
- A estimulação do canal semicircular produz movimentos oculares no seu plano.
- Um canal semicircular normalmente é excitado pela rotação da cabeça ao redor do eixo do canal trazendo a cabeça para em direção ao lado ipsilateral.
- Qualquer estímulo que excite as aferências de um canal semicircular será interpretado como rotação excitatória no plano do canal.
- A rotação da cabeça de maneira acelerada na direção excitatória de um canal provoca uma resposta maior do que a mesma rotação na inibitória.
- A resposta aos estímulos dos canais simultaneamente é aproximadamente a soma das respostas a cada estímulo isoladamente.
- O nistagmo como resultado da disfunção dos canais semicirculares tem eixo e direção fixos com relação à cabeça.
- O circuito no tronco encefálico impulsiona o reflexo vestibulococlear de baixa frequência por meio do armazenamento de velocidade e da integração neural. A falha desses mecanismos sugere um processo patológico central.
- O utrículo sente tanto a inclinação quanto a translação da cabeça, mas a perda da função utricular unilateral é interpretada pelo cérebro como inclinação da cabeça em direção ao lado oposto.
- Alterações súbitas na atividade sacular provocam alterações no tônus postural.
- O sistema vestibular normal pode se ajustar rapidamente aos reflexos vestibulares de acordo com o contexto, mas a adaptação unilateral da função vestibular pode ser lenta e é suscetível à descompensação.

Este capítulo apresenta uma abordagem do sistema vestibular que fornece uma base para a compreensão da avaliação e do tratamento dos distúrbios vestibulares descritos nos capítulos subsequentes. O capítulo está organizado em 12 princípios básicos da função do sistema vestibular, revendo as bases fisiológicas de cada um e ilustrando sua importância nos achados clínicos quando adequado. Este conjunto central de princípios de organização pode ajudar os médicos a reconhecer rapidamente o significado dos achados no exame vestibular e localizar precisamente problemas vestibulares periféricos nos órgãos finais afetados. Várias revisões podem ser consultadas para mais explicações sobre a fisiologia vestibular.[1-4]

PRINCÍPIOS

PRINCÍPIO 1: O SISTEMA VESTIBULAR CONDUZ, SOBRETUDO, OS REFLEXOS PARA MANTER A VISÃO E A POSTURA ESTÁVEIS

Bases Anatômicas e Fisiológicas

A principal função do sistema vestibular é detectar os movimentos da cabeça, especialmente os involuntários, e neutralizá-los com movimentos dos olhos reflexivos e ajustes posturais que mantenham estável o mundo visual e evitem que caiamos. O labirinto do ouvido interno detecta a rotação da cabeça e a aceleração linear, enviando tais informações para os neurônios vestibulares secundários nos núcleos vestibulares do tronco encefálico. Os sinais de neurônios vestibulares secundários divergem para outras áreas do sistema nervoso central (SNC) para conduzir reflexos vestibulares. Especificamente, os neurônios que codificam o movimento da cabeça formam sinapses dentro dos núcleos motores oculares para induzir os padrões de contração dos músculos extrínsecos do bulbo do olho e o relaxamento necessário para o *reflexo vestíbulo-ocular* (RVO), que estabiliza o olhar (posição do olho no espaço). Outros neurônios vestibulares secundários fazem sinapse com os neurônios motores espinais cervicais para gerar os *reflexos vestibulocólicos* ou com os neurônios motores espinais inferiores para gerar os *reflexos vestibuloespinais*. Tais reflexos estabilizam a postura e facilitam a marcha. O estímulo sensorial vestibular nos centros autonômicos, em particular as informações sobre a postura com relação à gravidade, é usado para ajustar os reflexos hemodinâmicos e manter a perfusão cerebral. Finalmente, o estímulo vestibular para o cerebelo é essencial para a coordenação e a adaptação de reflexos vestibulares quando ocorrem mudanças, como a lesão a um órgão vestibular final ou a alteração na visão (p. ex., um novo par de óculos).

Os sinais vestibulares também alcançam áreas corticais para mediar a percepção de movimento e orientação. Não obstante, os movimentos comuns da cabeça da vida cotidiana geralmente passam despercebidos, motivo pelo qual a sensação vestibular não está incluída nos "cinco sentidos" vernaculares – visão, olfato, paladar, tato e audição. Além disso, a perda de sensibilidade vestibular provoca sintomas distintos e, com frequência, graves. Tal sofrimento talvez tenha sido mais bem capturado pela primeira vez por J.C., um médico que perdeu seu sentido vestibular por causa de um antibiótico aminoglicosídeo ototóxico: "Fixando minha cabeça entre duas das barras de metal na cabeceira da cama, descobri que poderia minimizar o efeito da pulsação que fazia as letras na página pularem e borrarem... Nestes corredores, tive a sensação peculiar de que eu estava dentro de um tubo flexível, fixado na extremidade mais próxima a mim mas balançando livremente no extremo distante."[5]

Como muitos outros pacientes que perderam a função vestibular, J.C. logo se recuperou e retomou a maioria das atividades habituais sem a sensação angustiante de *oscilopsia*, a percepção de que o mundo está se movimentando sempre que se movimenta a cabeça. Tal recuperação deve-se a uma combinação de adaptação central aos sinais vestibulares anormais e ao uso de informações de outros sistemas sensoriais que fornecem informações sobre o movimento e a postura. Por exemplo, a informação somatossensorial dos sensores proprioceptivos nos membros contribui para o sentido de orientação vertical do corpo.[6] Os proprioceptores no pescoço mediam um *reflexo cérvico-ocular* que pode aumentar o RVO deficiente.[7,8] Da mesma maneira, a informação postural pode ser fornecida por receptores de gravidade nos grandes vasos sanguíneos e vísceras abdominais.[9] Como os movimentos da cabeça também podem ser detectados por seu impacto sobre a imagem de retina, os sistemas oculomotores com base na visão podem suplantar parcialmente um RVO deficiente. Por exemplo, o rastreio é um tipo de movimento do olho reflexivo que ajuda a estabilizar as imagens sobre a retina. Durante a procura regular, o movimento de uma imagem-alvo na retina provoca depois um movimento conjugado dos olhos para manter o objetivo fixado sobre a fóvea. O estímulo para esse reflexo é a diferença entre a velocidade do alvo visual e a velocidade do olho, que é chamada de *velocidade de deslizamento da retina*. Esse erro visual é computado pelo córtex visual primário, transmitido para o córtice temporal médio, parietal e frontal e encaminhado para o tronco encefálico e o cerebelo para gerar os sinais de comando oculomotores. As múltiplas sinapses envolvidas neste reflexo exigem uma longa latência (~100 ms) e o reflexo rompe-se em velocidades (> ~50 graus/seg)[10] e frequências (> ~ 1 Hz) relativamente modestas.[11] O nistagmo optocinético, que provoca a rotação dos olhos em resposta ao fluxo óptico da cena visual, opera em uma faixa de velocidades e frequências semelhantes para regularizar a procura.[12] Tais limitações tornam esses reflexos inadequados para estabilizar a visão durante muitos movimentos comuns da cabeça. Por exemplo, a cabeça lança-se para cima e para baixo com uma frequência de aproximadamente 2 Hz e uma velocidade de cerca de 90 graus/seg durante a caminhada, enquanto durante a corrida a harmonia do movimento da cabeça pode se estender a 15 a 20 Hz. As rotações horizontais voluntárias da cabeça sobre o corpo podem chegar a 800 graus/seg e também podem ter harmonia significativa a 15 a 20 Hz.[13]

As limitações do rastreio e do nistagmo optocinético ilustram o conceito importante de que os sistemas sensório-motores reflexivos têm faixas de operação ótimas. O rastreio regular funciona melhor para baixa frequência e movimentos da cabeça lentos. Os receptores de gravidade autonômicos funcionam melhor para estática e condições de frequência muito baixa. Estes e outros reflexos sobrepõem-se ao sistema vestibular para parte de sua faixa de operação, mas os sistemas não vestibulares colapsam muito durante os movimentos de cabeça rápidos. Portanto, o sistema vestibular é essencial para a estabilização do olhar durante os movimentos da cabeça de *alta frequência, alta velocidade* e *alta aceleração*.

Importância Clínica

A natureza reflexiva do sistema vestibular é fundamental para compreender a fisiopatologia vestibular. O tronco cerebral interpreta os desequilíbrios nos estímulos vestibulares como resultado de processos patológicos da mesma maneira que ele interpreta os desequilíbrios como resultado de estímulos fisiológicos. Portanto, os sinais cardinais de distúrbios vestibulares são os movimentos dos olhos reflexivos e as alterações posturais. Esses sinais reflexivos podem ser amplamente entendidos como respostas do tronco encefálico à rotação *percebida* em torno de um eixo específico ou a inclinação *percebida* ou a translação da cabeça, mesmo que a cabeça ainda esteja parada e reta. Saber o estímulo efetivo para cada órgão final vestibular possibilita a determinação de quais órgãos finais ou combinação de órgãos terminais devem ser estimulados para produzir o débito motor observado. Trabalhando no sentido contrário, os órgãos finais afetados pela patologia podem geralmente ser estabelecidos.

Ao interpretar os movimentos dos olhos reflexivos e as alterações posturais na busca de disfunção vestibular, uma consideração importante é que os reflexos vestibulares podem ser observados apenas em isolamento sob algumas condições. Na realidade, para muitas condições outros sistemas reflexivos podem compensar a perda de reflexos vestibulares, mascarando qualquer déficit. Por exemplo, um paciente com perda bilateral de função vestibular bem compensada de longa data pode surpreendentemente parecer não ter nenhum problema para manter a visão fixa no examinador, conforme o examinador rotaciona a cabeça do paciente lentamente de um lado para outro. Em tais pacientes, o rastreio, o nistagmo optocinético e (em menor grau) o reflexo cérvico-ocular compensam o déficit vestibular. Este é um exemplo de um movimento de cabeça que *pode* ser percebido pelo sistema vestibular mas que não está na faixa de frequências e acelerações sentidas *exclusivamente* pelo sistema vestibular. No entanto, quando o examinador rotaciona repentinamente e rapidamente a cabeça para um dos lados, os olhos não permanecem no alvo. O déficit vestibular, portanto, pode ser desmascarado por movimentos da cabeça muito dinâmicos.

PRINCÍPIO 2: PELA MODULAÇÃO DO DISPARO DAS FIBRAS NERVOSAS AFERENTES, QUE NÃO PARTEM DE ZERO DEVIDO A UMA EXCITAÇÃO NERVOSA BASAL, OS CANAIS SEMICIRCULARES CODIFICAM A ROTAÇÃO DA CABEÇA E OS ÓRGÃOS OTOLÍTICOS, A ACELERAÇÃO LINEAR E A INCLINAÇÃO

Bases Anatômicas e Fisiológicas

Transdução Sensorial. O labirinto da orelha interna abriga um conjunto de sensores inerciais que detectam a aceleração rotatória e linear. Cada labirinto ósseo circunda um labirinto membranoso que consiste em três canais semicirculares dispostos grosseiramente em ângulos retos entre si, além de dois órgãos otolíticos aproximadamente ortogonais, o utrículo e o sáculo (Fig. 81-1). Os canais semicirculares detectam, sobretudo, a aceleração de rotação da cabeça. O utrículo e o sáculo percebem, em especial, a aceleração linear nas direções horizontal e vertical (superior e inferior), respectivamente.

A sensação pelos canais semicirculares é impulsionada por mera física. Quando a cabeça acelera no plano de um canal semicircular, a inércia faz com que a endolinfa no canal fique para trás do movimento no interior do canal membranoso, assim como o

81 | PRINCÍPIOS DE FISIOLOGIA VESTIBULAR APLICADA   **1283**

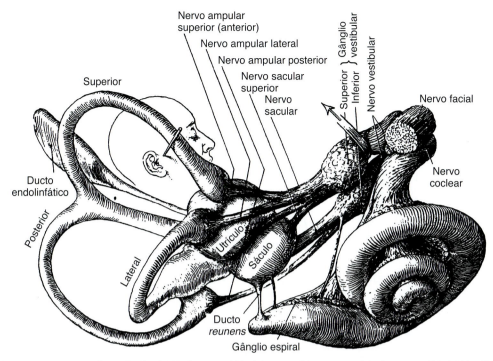

FIGURA 81-1. Os órgãos vestibulares finais. (De Brodel M: *Three unpublished drawings of the anatomy of the human ear*, Philadelphia, 1946, WB Saunders.)

café em uma caneca permanece inicialmente no lugar conforme ela é girada sobre si. Com relação às paredes do canal, a endolinfa efetivamente movimenta-se no sentido oposto da cabeça. No interior da ampola, há um inchaço na extremidade do canal, onde ele se encontra com o utrículo. A pressão exercida pela endolinfa curva a cúpula, uma membrana elástica que se estende por uma secção transversal da ampola (Fig. 81-2).[14] As células ciliadas vestibulares estão agrupadas abaixo da cúpula na superfície da crista

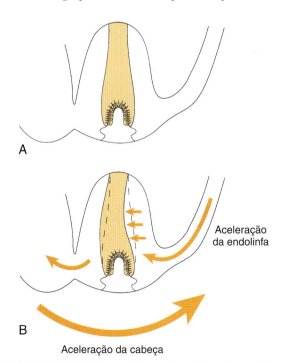

FIGURA 81-2. A, A cúpula estende-se sobre o lúmen da ampola a partir da crista até o labirinto membranoso. **B,** A aceleração da cabeça excede a aceleração da endolinfa. O fluxo relativo da endolinfa no canal é, portanto, o oposto à direção da aceleração da cabeça. Tal fluxo produz uma pressão através da cúpula elástica, que deflete em resposta.

ampular, um neuroepitélio em forma de sela. As células ciliadas são assim chamadas devido aos estereocílios que se projetam de suas superfícies apicais. Esses feixes estereociliares estão acoplados à cúpula de modo que sua deflexão cria uma tensão de cisalhamento entre os estereocílios e as lâminas cuticulares nas partes superiores das células ciliadas.

A deflexão dos estereocílios é o mecanismo comum pelo qual todas as células ciliadas transferem as forças mecânicas (Fig. 81-3). Os estereocílios dentro de um feixe estão ligados entre si por filamentos de proteínas chamados de *ligações de ponta* que vão da lateral de um estereocílio mais alto até a ponta de seu vizinho mais curto no arranjo. Acredita-se que as ligações de ponta atuam como molas de *gating* para canais mecanicamente sensíveis a íons, o que significa que a ponta literalmente traciona as "portas" moleculares dos estereocílios.[15,16] Essas "portas", que são canais de cátions, abrem ou fecham – ou, mais precisamente, elas passam mais ou menos tempo no estado aberto, dependendo da direção em que os estereocílios estão defletidos. Quando defletido na posição aberto ou *on*, que é em direção ao estereocílio mais alto, os cátions – que incluem íons de potássio da endolinfa rica em potássio – entram rapidamente pelas "portas", e o potencial de membrana da célula ciliar torna-se mais positivo (Fig. 81-3, *B* e *C*). Isso, por sua vez, ativa os canais de cálcio sensíveis à voltagem no aspecto basolateral da célula ciliar, e um influxo de cálcio leva a um aumento na liberação de neurotransmissores excitatórios, em especial glutamato, a partir de sinapses nas células ciliadas para os aferentes primários vestibulares (Fig. 81-3, *D*). Todas as células ciliares na crista do canal semicircular estão orientadas ou "polarizadas" na mesma direção. Isso quer dizer que todos os seus feixes estereociliares têm as extremidades apontando na mesma direção. Desse modo, o movimento da endolinfa que é excitatório para uma célula ciliada também será assim para todas as células ciliadas naquela crista (Fig. 81-4).

Os órgãos otolíticos detectam acelerações lineares. Tais órgãos contêm camadas de células ciliadas sobre um epitélio sensorial chamado de *mácula* (Fig. 81-5). Uma membrana gelatinosa situa-se sobre a mácula, e cálculos microscópicos constituídos de carbonato de cálcio, os *otólitos*, são incorporados na superfície dessa membrana otolítica. O *sáculo*, localizado na parede medial do vestíbulo do labirinto no recesso esférico, tem sua mácula orientada

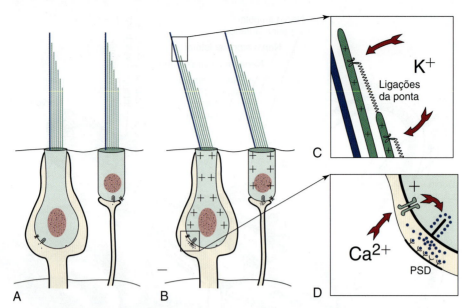

FIGURA 81-3. Transdução secundária por células pilosas vestibulares. **A,** Liberação de linha de base de glutamato excitatório a partir das sinapses das células ciliares nos aferentes vestibulares em repouso. **B,** As células ciliadas são despolarizadas quando os estereocílios são defletidos na direção *on*, em direção ao cinocílio (*verde*). **C,** Isso acontece porque as ligações da ponta alongada abrem mecanicamente os canais catiônicos nas membranas dos estereocílios. O influxo de íons de potássio eleva o potencial da membrana da célula ciliada. **D,** O potencial de membrana aumentado ativa os canais de cálcio sensíveis à voltagem na membrana basolateral da célula. A liberação sináptica de glutamato aumenta e os receptores na densidade pós-sináptica *(PSD)* no aferente elevam seu potencial de membrana, que por sua vez aumenta a taxa de disparo aferente.

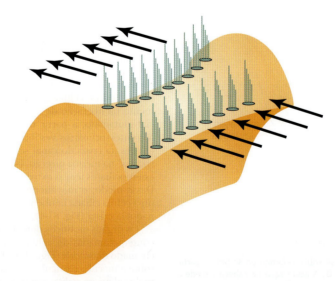

FIGURA 81-4. Polarização morfológica dos feixes estereociliares na crista ampular. A direção *on* de deflexão é sempre em direção ao cinocílio, que está próximo do estereocílio mais alto. As células ciliadas na crista ampular de um determinado canal semicircular têm todos os seus estereocílios polarizados na mesma direção.

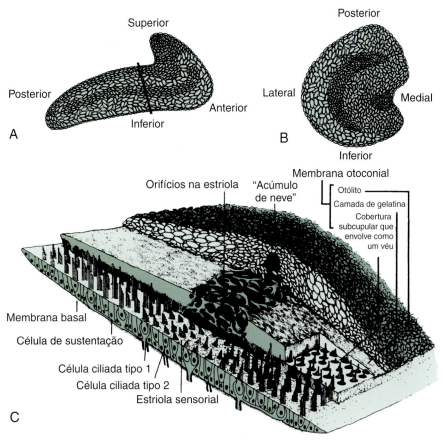

FIGURA 81-5. Arranjo dos otólitos nas duas máculas. **A,** Sáculo. **B,** Utrículo. **C,** Composição da membrana otoconial sacular em uma secção obtida no nível mostrado em **A**. (De Paparella MM, Shumrick DA, editors: *Textbook of otolaryngology*, Philadelphia, 1980, WB Saunders.)

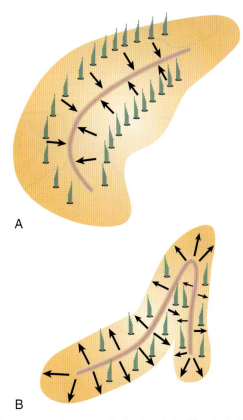

FIGURA 81-6. Polarizações morfológicas dos feixes estereociliares nas máculas do utrículo (**A**) e sáculo (**B**). A direção *on* da deflexão estereociliar é indicada pelas *setas*. No utrículo (**A**), as células ciliadas são excitadas pela deflexão estereociliar em direção à estriola (*zona central de curva*). No sáculo (**B**), as células ciliadas são excitadas pela deflexão estereociliar em direção oposta à estriola.

verticalmente. A gravidade, portanto, puxa tonicamente a massa otolítica sacular inferiormente quando a cabeça está na posição vertical. O *utrículo* está localizado acima do sáculo no recesso elíptico do vestíbulo. Sua mácula é orientada aproximadamente no mesmo plano que o canal semicircular horizontal, embora a extremidade anterior curve-se para cima. Quando a cabeça se inclina para fora da posição vertical, o componente do vetor gravitacional tangente à mácula cria uma força de cisalhamento sobre os estereocílios das células ciliadas utriculares. O processo de transdução celular é idêntico àquele descrito anteriormente para a crista. Todavia, as células ciliadas da mácula, ao contrário daquelas das cristas, não estão todas polarizadas na mesma direção (Fig. 81-6). Em vez disso, elas estão orientadas com relação a uma zona central de curva conhecida como *estriola*. A estriola utricular faz uma forma de C, com o lado aberto apontando para medial. A estriola divide a mácula utricular em dois terços mediais, polarizados para serem excitados pela inclinação para baixo da orelha ipsilateral, e um terço medial, polarizado na direção oposta. As células ciliadas do sáculo apontam em direção oposta à de sua estriola, que se curva e faz um gancho superiormente em sua porção anterior. Cada mácula é essencialmente um acelerômetro linear: a mácula sacular codifica a aceleração aproximadamente dentro de um plano parassagital, ao longo dos eixos naso-occipital e superoinferior, e a mácula utricular codifica a aceleração linear aproximadamente em um plano axial, ao longo dos eixos naso-occipital e interaural. Uma certa aceleração linear pode produzir um padrão complexo de excitação e inibição nas duas máculas (Fig. 81-7) e esse padrão codifica a magnitude e a direção da aceleração linear.[17] Em contraste, cada um dos três canais semicirculares detecta apenas um componente unidimensional da aceleração de rotação.

A modulação da libertação de neurotransmissor a partir de células ciliadas dentro de cada órgão final vestibular modula a frequência do potencial de ação, ou *taxa de disparo*, de fibras nervosas aferentes vestibulares (Fig. 81-8). Os aferentes têm uma taxa de linha de base de disparo, que provavelmente se deve a uma taxa de linha de base de liberação de neurotransmissor a partir de células ciliares vestibulares. As mudanças no disparo nervoso aferente vestibular são encaminhadas para neurônios secundários no tronco encefálico. O disparo de linha de base dá ao sistema a propriedade importante de *sensibilidade bidirecional*: o disparo pode aumentar para movimentos de cabeça excitatórios e pode diminuir para os movimentos de cabeça inibitórios.[18] Assim, a perda de um labirinto não significa perda da capacidade de sentir a metade dos movimentos da cabeça.

Resposta da Cúpula. Pode-se compreender como a rotação de um canal semicircular codifica a rotação da cabeça usando-se um modelo matemático de um *pêndulo torsional*[4] preenchido com fluido. A Figura 81-9 descreve as forças mecânicas que atuam sobre o canal semicircular horizontal esquerdo observado de cima durante a rotação da cabeça no sentido anti-horário até o ângulo $H(t)$

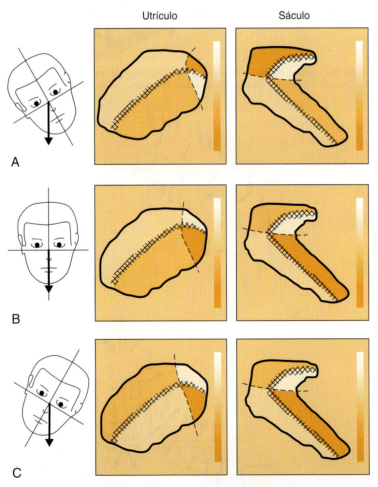

FIGURA 81-7. Padrões estimados de excitação e inibição do utrículo esquerdo e sáculo quando a cabeça está inclinada com a orelha direita 30 graus para baixo (**A**), reta (**B**) e inclinada com a orelha esquerda 30 graus para baixo (**C**). O utrículo é observado a partir de cima, e o sáculo, a partir do lado esquerdo. O ponto médio da escala de cor representa a atividade de linha de base, enquanto os tons laranja mais escuros e mais claros representam a despolarização e a hiperpolarização, respectivamente. (Adaptado de Jaeger R, Takagi A, Haslwanter T: Modeling the relation between head orientations and otolith responses in humans. *Hear Res* 2002; 173:29.)

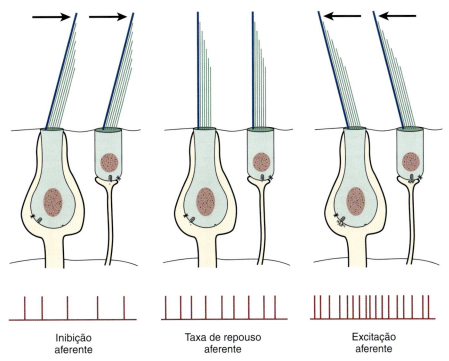

FIGURA 81-8. Um nervo aferente vestibular dispara ativamente em repouso *(centro)* em uma taxa modulada pela transdução sensorial. O aferente é inibido quando os estereocílios das suas células pilosas estão defletidos em *off*, na direção oposta aos cinocílios *(painel à esquerda)*, e excitados quando os estereocílios se defletem na direção *on*, em direção ao cinocílio *(painel à direita)*.

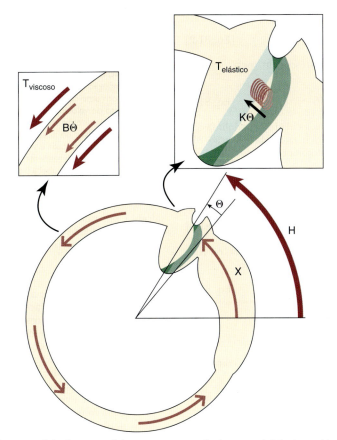

FIGURA 81-9. O modelo de pêndulo torsional das forças mecânicas que atuam na cúpula e na endolinfa do canal horizontal esquerdo durante a aceleração angular da cabeça para a esquerda conforme observado de cima. Conforme a cabeça rotaciona por meio do espaço sobre o ângulo H, a endolinfa dentro do canal também rotaciona através do espaço, mas sobre um ângulo levemente menor, X. A diferença entre os ângulos através dos quais a cabeça e a endolinfa rotacionam no espaço é Θ, que se aproxima da deflexão angular da cúpula. Isso cria um toque elástico proporcional à deflexão: $T_{elástico} = K\Theta$. Um torque viscoso ou de arrastar é produzido pelo fluxo relativo de endolinfa ao longo das paredes do canal. Além disso, é proporcional à velocidade da endolinfa relativa ao canal: $T_{viscoso} = B\dot{\Theta}$. A soma destes torques será igual ao momento de inércia da cúpula e da endolinfa vezes sua aceleração: $K\Theta + B\dot{\Theta} + I\ddot{X} = I\ddot{H} - I\ddot{\Theta}$.

no plano do canal. A rotação da cabeça traz o canal semicircular membranoso junto com ela, enquanto a inércia da endolinfa e da cúpula tende a manter estes elementos estacionários no espaço (como o café em uma caneca conforme ela é girada rapidamente). Não obstante, duas coisas agem para acelerar a endolinfa na mesma direção em que a cabeça está virando, mas através de um ângulo menor $X(t)$: o primeiro é o impulso elástico ou semelhante a mola pela cúpula distendida conforme ela empurra contra a endolinfa (Fig. 81-9). O segundo é um deslocamento da endolinfa que tem consistência viscosa se arrastando aderida a parede do canal membranoso.

Vale lembrar que, para o movimento linear, a segunda lei de Newton afirma que $\sum F = ma$, em que $\sum F$ é a soma de todas as forças aplicadas, m é a massa e a é a aceleração resultante. Para o movimento de rotação, a equação análoga é $\sum T = I\alpha$, em que T é o torque, I é o momento de inércia e α é a aceleração de rotação. Para o canal semicircular em rotação, a equação pode ser escrita da seguinte maneira:

$$\sum T = T_{elástico} + T_{viscoso} = I\ddot{X}(t). \qquad [\text{Eq. 81-1}]$$

A Equação 81-1 diz que a soma dos torques elásticos e viscosos atua sobre o momento de inércia I da endolinfa e cúpula para acelerar a endolinfa por meio do espaço por $\ddot{X}(t)$. (Os pontos sobre as letras são usados para denotar derivados de tempo, de modo que $X(t)$, $\dot{X}(t)$ e $\ddot{X}(t)$ são posição rotacional de endolinfa, velocidade e aceleração, respectivamente).

O torque elástico exercido pela cúpula é proporcional à deflexão da cúpula a partir da sua posição de repouso (Fig. 81-9). Tal deflexão é dada pela diferença entre o quão longe a cabeça se move no espaço e quão longe a endolinfa se movimenta no espaço:

$$\Theta(t) = H(t) - X(t). \qquad [\text{Eq. 81-2}]$$

Assim, o torque elástico é representado pela seguinte equação:

$$T_{elástico} = K\Theta(t). \qquad [\text{Eq. 81-3}]$$

O torque viscoso é proporcional à velocidade da endolinfa com relação às paredes do canal. A diferenciação da Equação 81-2 fornece a seguinte velocidade de endolinfa relativa:

$$\dot{\Theta}(t) = \dot{H}(t) - \dot{X}(t). \qquad [\text{Eq. 81-4}]$$

Portanto,

$$T_{viscoso} = B\dot{\Theta}(t). \qquad [\text{Eq. 81-5}]$$

Finalmente, para se obter a aceleração da endolinfa, ou $\dot{X}(t)$, diferenciamos a Equação 81-2 e a reescrevemos como

$$\ddot{X}(t) = \ddot{H}(t) - \ddot{\Theta}(t) \qquad [\text{Eq. 81-6}]$$

Agora a Equação 81-1 pode ser escrita como

$$K\Theta(t) + B\dot{\Theta}(t) = I\ddot{H}(t) - I\ddot{\Theta}(t). \qquad [\text{Eq. 81-7}]$$

O movimento da cúpula pode agora ser descrito como uma função de aceleração da cabeça:

$$K\Theta(t) + B\dot{\Theta}(t) + I\ddot{\Theta}(t) = I\ddot{H}(t) \qquad [\text{Eq. 81-8}]$$

A solução completa para a Equação 81-8 está no Apêndice, mas perspectivas consideráveis podem ser obtidas sem a solução completa simplesmente inserindo-se valores medidos para as constantes físicas na Equação 81-8 e considerando o comportamento em circunstâncias especiais.

Por exemplo, durante uma rotação de cabeça de baixa aceleração constante (Fig. 81-10, A), a deflexão cupular eventualmente

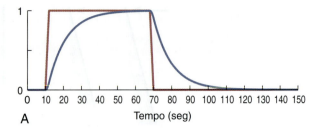

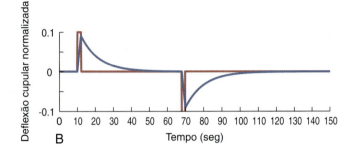

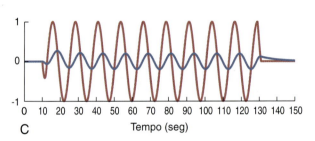

FIGURA 81-10. Padrões de deslocamento cupular em resposta aos movimentos de cabeça rotacionais conforme previsto pelo modelo de pêndulo torsional. **A,** Um passo de aceleração da cabeça constante (*vermelho*) resulta em uma deflexão cupular constante (*azul*) após um aumento exponencial na deflexão com uma constante de tempo de aproximadamente 10 segundos. **B,** Um passo de velocidade constante é produzido por um impulso de aceleração em uma direção seguido por um impulso de desaceleração na direção oposta (os impulsos de aceleração são exibidos em *vermelho*). A cúpula é transitoriamente deslocada e volta à sua posição de repouso com uma constante de tempo de decaimento de aproximadamente 30 segundos. **C,** A *aceleração* sinusoidal da cabeça (*vermelho*) produz uma resposta em fase com a *velocidade* da cabeça.

alcança um valor constante de estado de equilíbrio dinâmico. Como a velocidade e a aceleração cupulares eventualmente caem para zero nestas circunstâncias, a Equação 81-8 reduz-se para

$$K\Theta(t) \approx I\ddot{H}(t) \qquad [\text{Eq. 81-9}]$$

A deflexão cupular (e a taxa de disparo aferente) é aproximadamente proporcional à aceleração da cabeça. O tempo de deslocamento cupular em resposta a uma aceleração constante aproxima apenas um crescimento exponencial, e a constante de tempo com a qual o deslocamento cupular alcança sua deflexão máxima é de aproximadamente 10 segundos, a constante de tempo da cúpula (Apêndice). Quando a aceleração constante para, a cúpula retorna à sua posição zero exponencialmente com a mesma constante de tempo.

A mesma constante de tempo comanda a resposta cupular para pulsos muito breves de aceleração da cabeça. A Figura 81-10 *B* mostra a deflexão cupular prevista para um impulso de aceleração, que traz a cabeça para um platô de velocidade constante até que um impulso de desaceleração para a rotação. Tais "passos de velocidade" são com frequência realizados como parte de testes de cadeira rotatória clínicos. Entretanto, o valor medido da constante de tempo do VOR em tais testes costuma ser bem mais longo do que o que seria previsto por esta resposta cupular calculada por causa do processamento adicional pelo cérebro. Tal questão é abordada posteriormente na discussão do Princípio 9.

Durante as rotações de cabeça senoidais na variação que engloba a maioria dos movimentos naturais da cabeça (~ 0,1 a 15 Hz), a fricção viscosa domina a resposta cupular e a Equação 81-8 reduz-se a

$$B\dot{\Theta}(t) \approx I\ddot{H}(t) \qquad [\text{Eq. 81-10}]$$

Isso implica que

$$\Theta(t) \approx \frac{I}{B}\dot{H}(t), \qquad [\text{Eq. 81-11}]$$

Assim, a deformação cupular é proporcional à *velocidade* da cabeça. Isso é demonstrado na Figura 81-10 C. Convém observar que a resposta prevista da cúpula não está em fase com a onda senoidal que descreve a aceleração da cabeça (*vermelho*). Em vez disso, o movimento da cúpula parece estar no pico de um quarto ciclo antes do movimento da cabeça. Tal avanço de fase de 90 graus no movimento da cúpula pode ser representado por uma onda de cosseno, que é a integral da onda senoidal. A endolinfa e a cúpula funcionam como um integrador mecânico da aceleração da cabeça e dos estímulos vestibulares. A integral da aceleração é a velocidade. Desse modo, o ponto importante aqui é que a cúpula codifica a velocidade da cabeça sobre sua variação de frequência fisiologicamente relevante, mesmo que o estímulo atuante sobre a endolinfa seja a aceleração da cabeça. Por causa disso, e como a velocidade de deslizamento da imagem de retina é um determinante importante da acuidade visual, testes clínicos e experimentais convencionalmente relatam os achados com respeito à velocidade da cabeça.

Resposta da Membrana Otoconial. Uma abordagem semelhante à análise do movimento cupular produz uma equação que relaciona o movimento previsto da membrana otoconial com a aceleração da cabeça.[4] Infelizmente, a membrana otoconial é uma estrutura não homogênea cujas complexidades fazem com que seja difícil estimar os parâmetros físicos no modelo que poderia prever suas respostas sob diferentes condições. A membrana consiste na camada otoconial densa na parte superior, uma camada entrelaçada rígida no meio e uma camada de gel elástico na parte inferior.[19] Na superfície macular, ela é presumivelmente fixa. Não está claro o quão firmemente o deslocamento otoconial está acoplado ao movimento dos estereocílios. Tais incertezas levam a modelos que predizem variavelmente que a membrana otoconial responde à aceleração linear ou velocidade, mas o comportamento real continua sem solução.[17,20]

Codificação pelos Aferentes. Morfologicamente, os aferentes vestibulares de mamíferos podem ser agrupados em fibras em forma de cálice, de botão e dimórficas (Fig. 81-11).[21-23] As fibras em forma de cálice (Fig. 81-11, A e B) formam sinapses de cálice em forma de cálice em uma ou mais células ciliadas do tipo 1

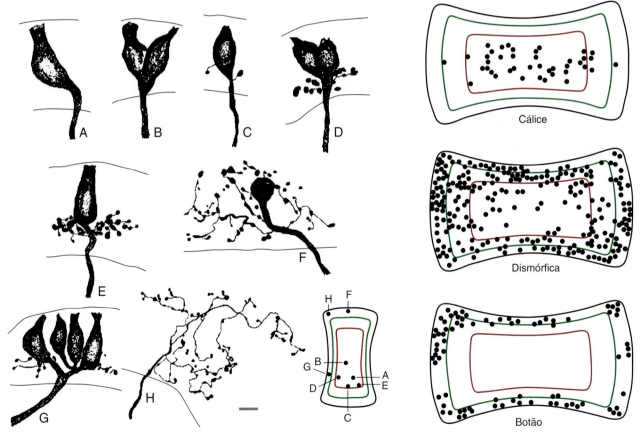

FIGURA 81-11. Morfologia de aferentes vestibulares de mamíferos conforme revelado por rotulação de peroxidase de raiz-forte de unidades individuais em chinchila. **A,** Fibra em forma de cálice que inerva uma única célula ciliada do tipo I. **B,** Fibra em forma de cálice que inerva duas células ciliadas do tipo I. **C** até **G,** Fibras dimórficas inervam duas células ciliadas do tipo I e 2. **H,** Fibra em botão. O incremento nos estímulos aferentes, as localizações destes aferentes estão situadas em um mapa padrão da crista. À *direita*, três mapas padrão da crista divididos em zonas dispostas concentricamente central (*dentro da borda vermelha*), intermediária e periférica (*fora da borda verde*) de áreas iguais. São exibidas as localizações de fibras em forma de cálice, dimórficas e em botão; cada ponto colorido representa uma fibra preenchida com um único corante. As unidades dimórficas constituem até 70% da população, as unidades em botão até 20% e as unidades em cálice até 10%. (De Lysakowski A, Goldberg JM: Morphophysiology of the vestibular sensory periphery. In Highstein SM, Fay RR, Popper AN, editors: *The vestibular system*, New York, 2004, Springer-Verlag, pp 57-152.)

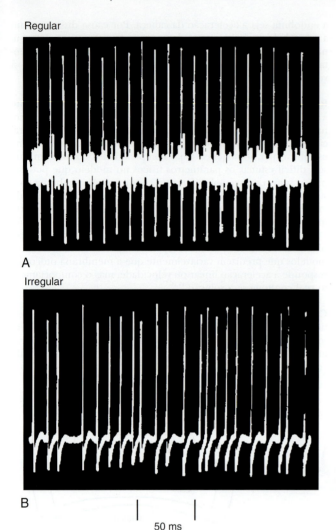

vizinhas. Cada cálice engolfa a membrana basolateral da(s) célula(s) ciliada(s) tipo 1 contida(s). Na outra extremidade do espectro morfológico, uma fibra em botão (Fig. 81-11, *H*) forma de 15 a 100 sinapses semelhantes a botões em múltiplas células ciliadas tipo 2 distribuídas ao longo de 25 a 75 μm. As fibras dismórficas (Fig. 81-11, *C* a *G*) incluem uma a quatro sinapses em forma de cálice com células ciliadas tipo 1 e uma a 50 sinapses do tipo botão com células ciliadas tipo 2. A distribuição espacial das terminações aferentes dentro do neuroepitélio sensorial difere para esses três grupos morfológicos diferentes (Fig. 81-11). Os aferentes em forma de cálice na crista são encontrados exclusivamente na zona central (no topo da crista). Na mácula, eles são encontrados exclusivamente na estriola. As fibras em forma de botão ramificam-se, principalmente, na zona periférica das cristas e nas áreas extraestriolares das máculas. Os aferentes dismórficos inervam todas as regiões dos epitélios sensoriais vestibulares e são o tipo de fibra dominante.[22-24]

Nos mamíferos, as características de resposta fisiológica segregam as fibras aferentes do nervo vestibular em duas classes com base na regularidade no espaçamento de potenciais de ação espontânea[25] (conforme revisto por Goldberg e Fernández[26]). Os *aferentes regulares* (Fig. 81-12, *A*) disparam em 50 a 100 picos por segundo em repouso com muito pouca variação na taxa de repouso para uma determinada fibra.[27,28] Em geral, elas respondem à estimulação vestibular com respostas *tônicas*; ou seja, seu disparo modula sobre a linha de base, aumentando e diminuindo em estreita aproximação com o estímulo que atua sobre as células ciliadas. Para os órgãos otolíticos, o estímulo suposto que age sobre as células ciliadas é a aceleração linear. Os aferentes regulares na mácula disparam em estreita aproximação com a aceleração linear.[29,30] Para os canais semicirculares, a atuação do estímulo efetivo sobre as células ciliadas acaba sendo a *velocidade* rotacional, não a aceleração, conforme explicado anteriormente e no Apêndice. Os aferentes regulares que inervam a crista respondem com variações de taxa de disparo que se aproximam demasiadamente do sinal de velocidade da cabeça. As unidades regulares costumam ter uma sensibilidade relativamente baixa (mudança na taxa de pico para uma alteração no estímulo) à rotação da cabeça, à ativação de vias aferentes e à estimulação galvânica.[27,29,31,32] Os aferentes regulares normalmente têm axônios médios ou finos com ramificações semelhantes a botão somente ou dismórficas nas zonas periféricas das cristas ou máculas otolíticas.[27,33-35]

Em contraste com aferentes vestibulares regulares, os *aferentes irregulares* normalmente são axônios grossos e de médio porte que terminam em outras terminações em forma de cálice ou

FIGURA 81-12. Padrões de descarga regular (**A**) e irregular (**B**) nas sequências de picos registradas a partir de dois aferentes da crista do canal superior no macaco-de-cheiro. (De Goldberg JM, Fernandez C: Physiology of peripheral neurons innervating semicircular canals of the squirrel monkey. I. Resting discharge and response to constant angular accelerations. *J Neurophysiol* 1971;34:635.)

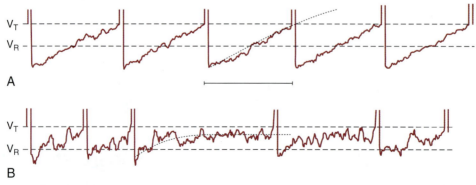

FIGURA 81-13. Modelo estocástico após a hiperpolarização (AHP) de descarga repetitiva nos aferentes vestibulares. Duas unidades de modelo são exibidas com suas trajetórias entre picos médias (*linhas pontilhadas*). **A,** A unidade na parte superior tem uma descarga regular por causa de sua AHP profunda e lenta e potenciais pós-sinápticos excitatórios (EPSP) em miniatura relativamente pequenos. **B,** A unidade inferior é irregular porque sua AHP é rasa e rápida e seus EPSP em miniatura são um pouco maiores do que aqueles em **A**. Vale observar que a descarga regular está associada à trajetória média eventualmente cruzando V_T em intervalos regulares. Para a descarga irregular, a trajetória média não cruza V_T e o potencial de unidade real cruza V_T apenas quando EPSP suficientes são adicionados à trajetória média. Como resultado, o momento dos picos na unidade regular é amplamente determinado pela trajetória média, enquanto o momento para os picos da unidade irregular é amplamente determinado pelo barulho sináptico. V_R, potencial de repouso; V_T, limiar para geração de pico. (Dados de Smith CE, Goldberg JM: A stochastic after hyperpolarization model of repetitive activity in vestibular afferents. *Biol Cybern* 1986;54:41.)

dismórficas nas zonas centrais, ou *estriolares*, zonas de órgãos terminais vestibulares.[27,32-35] Seus intervalos entre picos são bem mais variáveis (Fig. 81-12, *B*). Como uma população, os aferentes irregulares têm maior variedade de taxas espontâneas do que as fibras regulares. As unidades irregulares mostram respostas *fásicas* aos estímulos que atuam sobre o órgão final. Ou seja, a resposta é mais transiente e aproxima-se da taxa de variação do estímulo que atua sobre o órgão final em vez de simplesmente aproximar-se do estímulo em si. Assim, unidades irregulares na crista aproximam-se da *aceleração* rotacional da cabeça, a taxa de variação da velocidade.[27,29,31] As unidades irregulares na mácula aproximam-se do *reflexo linear*, o derivado da aceleração linear.[29,30] As unidades irregulares podem ter sensibilidade muito alta a estímulos vestibulares, com exceção de um grupo único de unidades em forma de cálice de baixa sensibilidade na crista, cuja função ainda é incerta.[25] As sensibilidades à ativação por vias eferentes e à estimulação galvânica também são geralmente maiores para aferentes irregulares.[26,36]

Smith e Goldberg[37] descreveram um modelo de dinâmica de iniciação de pico aferente nervoso vestibular que é responsável por muitas dessas diferenças observadas entre as classes de descarga de aferentes (Fig. 81-13). Após o pico de um potencial de ação, causado por correntes de sódio que entram, as de potássio que saem brevemente hiperpolarizam a membrana aferente vestibular. A condutância de potássio decai conforme o tempo e o potencial de membrana eleva-se outra vez em direção à voltagem limiar para a geração de pico. Os potenciais pós-sinápticos excitatórios (PPSE), como resultado da liberação do neurotransmissor sináptico, sobrepõem-se a essa repolarização. Tal modelo presume que as alterações nesta condutância de potássio entre diferentes aferentes são responsáveis pela sua regularidade de descarga. Nos aferentes com descarga regular, o modelo propõe que uma ampla condutância de potássio decai lentamente, porém inexoravelmente. Desse modo, a repolarização continua de forma determinista, até o potencial de membrana alcançar novamente o limiar de disparo (Fig. 81-13, *A*). O modelo presume que as quantidades de neurotransmissores liberados de células ciliadas causam relativamente pouca variação na trajetória da repolarização. Tal natureza determinista da repolarização significa que a membrana alcança o limiar para outro pico quase ao mesmo tempo que para cada pico. Dessa maneira, os intervalos entre picos são todos semelhantes e a descarga de unidade é regular. Em contrapartida, em aferentes com descargas irregulares, o modelo assume uma condutância de potássio que é alta inicialmente mas que decai rapidamente, de modo que ela não leva o potencial de membrana de volta até o limiar de disparo por si mesmo (Fig. 81-13, *B*). Tais fibras ficam logo abaixo do limiar de voltagem até serem elevadas acima dele pelo potencial advindo dos PPSE. As liberações de neurotransmissores e PPSE são quânticas e aleatórias. Assim, o tempo em que a membrana alcança o potencial de disparo é altamente variável de pico para pico. Por isso, a descarga da unidade é irregular.

Tais características de disparo de diferentes classes de aferentes podem ser ditadas pelas especializações morfológicas e bioquímicas das suas membranas. A variação na regularidade de descarga está mais bem correlacionada com a posição das terminações aferentes no neuroepitélio. Unidades irregulares surgem da zona central da crista ou estriola da mácula e as unidades regulares, da zona periférica da crista ou extraestriolar da mácula. Essas variações podem se dever a variações regionais nos canais iônicos que comandam os intervalos entre picos.[25] Por outro lado, a correspondência entre a regularidade de descarga aferente e o número de células ciliadas com as quais um aferente forma sinapses sugere estímulos de várias sinapses aleatórias, independentes.[38]

Como as fibras aferentes nervosas vestibulares regulares e irregulares têm características distintas em vários aspectos, parece provável que elas mediem funções diferentes.[25] Uma hipótese sustenta que os aferentes regulares e irregulares podem ajudar a compensar as diferentes cargas dinâmicas dos diferentes reflexos vestibulares. Os aferentes regulares transportam sinais aproximadamente alinhados com a velocidade da cabeça, o que se espera da mecânica dos canais semicirculares (Apêndice). As unidades irregulares com altos ganhos têm respostas mais alinhadas com a aceleração da cabeça do que com a velocidade. O RVO para as rotações de cabeça de baixa frequência requer um sinal que se aproxima da velocidade da cabeça, e os aferentes regulares parecem fornecer um estímulo ideal para esse reflexo.[39] Por outro lado, os reflexos vestibuloespinais envolvem diversas cargas mecânicas e podem exigir estímulos do labirinto que reflitam melhor a aceleração da cabeça, uma tarefa para a qual os aferentes irregulares parecem mais adequados.[40] Anatomicamente, os aferentes regulares e irregulares sobrepõem-se extensivamente em suas distribuições para os núcleos vestibulares centrais.[41-43] Entretanto, as evidências fisiológicas sugerem que alguma segregação de estímulos regulares e irregulares ocorre entre as projeções centrais aos centros motores oculares e os centros motores espinais.[44,45] Outra função para os aferentes irregulares pode ser iniciar os reflexos vestibulares com uma latência bem curta para movimentos rápidos de cabeça.[46] Por fim, algumas evidências sugerem que a dinâmica de aferentes irregulares é mais adequada para fornecer o componente modificável do RVO quando o ganho deve ser mudado rapidamente: os exemplos são o maior ganho necessário quando os olhos estão voltados para um alvo próximo,[47,48] a alteração necessária para se adaptar a óculos para ampliar ou "reduzir"[49,50] e a adaptação que deve ocorrer de um lado quando a função é perdida no outro lado.[51,52]

Além de mais de 10.000 aferentes, cada labirinto também recebe inervação eferente de aproximadamente 400 a 600 neurônios que se encontram em um dos lados do tronco encefálico adjacente aos núcleos vestibulares.[53,54] As terminações eferentes altamente vesiculadas fazem sinapse em células ciliadas tipo 2 e nos axônios dos aferentes vestibulares.[55-57] Nos mamíferos, a excitação de eferentes causa um aumento da descarga de base de aferentes vestibulares, especialmente os irregulares.[26] Os eferentes de mamíferos podem ser ativados por velocidades da cabeça elevadas.[58] Em peixes, os eferentes vestibulares podem ser ativados durante a excitação comportamental em que o movimento da cabeça seria antecipado.[36] Tais observações levaram à hipótese de que os eferentes podem servir para elevar as taxas de disparo de aferentes de linha de base, sobretudo dos aferentes irregulares, em antecipação de movimentos rápidos da cabeça, de modo a evitar o silenciamento inibitório.[26,36] Além disso, Cullen e Minor[59] notaram que, em macacos alertas, os aferentes respondiam de forma idêntica a rotações rápidas da cabeça sobre o corpo geradas de maneira ativa e passiva, tornando uma função eferente em tais movimentos breves imprevisíveis. Esses pesquisadores levantaram a hipótese de que os eferentes vestibulares podem atuar para equilibrar o disparo entre os dois labirintos, uma função talvez particularmente importante após algum grau de perda da função unilateral.

PRINCÍPIO 3: A ESTIMULAÇÃO DE UM CANAL SEMICIRCULAR PRODUZ MOVIMENTOS OCULARES NO PLANO DESSE CANAL

Este princípio importante é, com frequência, chamado de *primeira lei de Ewald*. Ewald inseriu uma cânula nos canais membranosos individuais em pombos e observou os efeitos do movimento da endolinfa sobre os movimentos do corpo, da cabeça e dos olhos. Apesar de Ewald poder ter codificado este princípio com base em seu trabalho,[60] é claro que pesquisadores anteriores, como Flourens e Mach,[61] reconheceram que as manipulações de um canal semicircular isolado em animais experimentais produziram movimentos dos olhos ou da cabeça no plano desse canal.

Bases Anatômicas e Fisiológicas

A base anatômica desse princípio começa com a anatomia dos canais semicirculares. A disposição dos canais coloca os sensores de movimento de fluidos nas extremidades de tubos em forma de

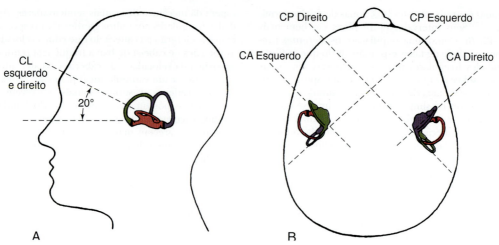

FIGURA 81-14. Orientação dos canais semicirculares. **A,** Quando a cabeça está reta, o canal horizontal (ou canal lateral [CL]) está inclinado aproximadamente 20 graus para cima a partir do plano horizontal em sua extremidade anterior. **B,** Os canais verticais estão orientados em planos de aproximadamente 45 graus do plano médio sagital. O canal anterior direito (CA) e o canal posterior esquerdo (CP) ficam no mesmo plano, o plano anterior direito – posterior esquerdo. Os canais anterior esquerdo e posterior direito ficam no plano anterior esquerdo – posterior direito. (Adaptado de Barber HO, Stockwell CW: *Manual of electronystagmography*, St Louis, 1976, Mosby.)

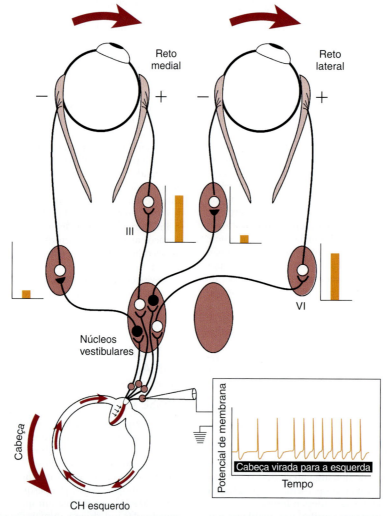

FIGURA 81-15. Conexões neurais na via direta para o reflexo vestíbulo-ocular pela excitação do canal horizontal (CH) esquerdo. Conforme observado, uma rotação da cabeça para a esquerda produz fluxo de endolinfa relativo no CH esquerdo que está no sentido horário e em direção ao utrículo. A deflexão cupular excita as células ciliadas na ampola do CH esquerdo e a taxa de disparo nos aferentes aumenta (*inset*). Os interneurônios excitatórios nos núcleos vestibulares conectam-se com os neurônios motores do músculo reto medial no terceiro núcleo ipsilateral (III) e músculo reto lateral no sexto núcleo contralateral (VI). As taxas de disparo para estes neurônios motores aumentam (*gráficos de pequenas barras*). Os músculos respectivos contraem-se e forçam os olhos no sentido horário, oposto à cabeça, durante as fases lentas de nistagmo. Os interneurônios inibitórios nos núcleos vestibulares conectam-se com os motoneurônios do reto lateral esquerdo e reto medial direito. Suas taxas de disparo diminuem e esses músculos antagonistas relaxam para facilitar o movimento ocular.

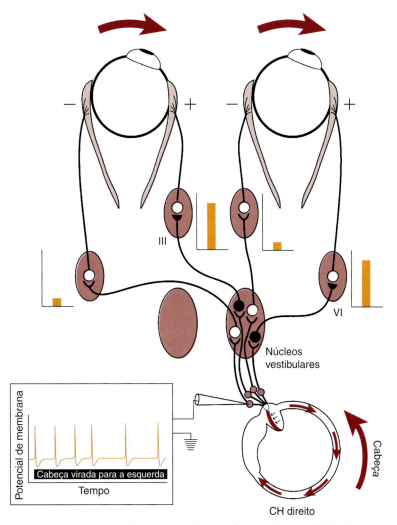

FIGURA 81-16. Conexões neurais complementares na via direta para o reflexo vestíbulo-ocular pela inibição do canal horizontal direito (CH). Conforme observado, uma rotação da cabeça para a esquerda novamente produz um fluxo de endolinfa relativo que está no sentido horário no canal. No entanto, para o CH direito, tal fluxo está em direção contrária ao utrículo. A deflexão cupular inibe as células ciliadas na ampola do CH direito e a taxa de disparo nos aferentes diminui (*inset*). Os interneurônios inibitórios nos núcleos vestibulares revertem tal inibição, enviando mais sinais excitatórios (*gráficos de pequenas barras*) para os motoneurônios do músculo reto medial no terceiro núcleo ipsilateral (III) e do músculo reto lateral no sexto núcleo contralateral (VI). A contração destes músculos é maior. Simultaneamente, os interneurônios excitatórios (*círculos abertos*) nos núcleos vestibulares preservam e conduzem a inibição (*gráficos de pequenas barras*) aos motoneurônios do músculo reto lateral no sexto núcleo esquerdo (VI) e no músculo reto medial no terceiro núcleo direito (III). Os sinais inibitórios relaxam ainda mais esses músculos antagonistas.

roscas relativamente longos, preenchidos com fluido, finos e longos. Cada um dos tubos fica mais ou menos em um plano. O estímulo mais eficaz para movimentar o fluido em tal tubo semicircular planar é a aceleração angular no plano sobre um eixo perpendicular ao plano e através do centro da "rosca".

Os três canais semicirculares do labirinto são aproximadamente ortogonais entre si, de modo que um labirinto pode sentir qualquer rotação no espaço tridimensional. Os canais nos dois labirintos são dispostos em pares complementares, coplanares.[62] Os dois canais horizontais estão mais ou menos no mesmo plano, que é quase horizontal quando a cabeça está na posição vertical. O canal anterior esquerdo é aproximadamente coplanar com o canal posterior direito no plano anterior esquerdo/posterior direito (LARP), que fica cerca de 45 graus fora do plano sagital médio com a extremidade anterior para a esquerda e a extremidade posterior para a direita. O canal anterior direito é aproximadamente coplanar com o canal posterior esquerdo no plano anterior direito/posterior esquerdo (RALP), também cerca de 45 graus fora do plano sagital e ortogonal ao LARP e aos planos horizontais (Fig. 81-14). Esses planos de canais definem o sistema de coordenadas cardinais que garantem a sensibilidade vestibular.

O poder deste princípio vai além da noção de que os planos dos canais simplesmente fornecem um sistema de coordenadas para a *sensibilidade* vestibular. Os planos de canais também fornecem o sistema de coordenadas para o *débito motor* final do RVO (e para o reflexo do pescoço vestibulocólico). A importância desse sistema coordenado de canal fixo, e, portanto, de cabeça fixa, para os movimentos oculares é que ele reduz o trabalho dos nervos necessários para o débito oculomotor para compensar exatamente a movimentação da cabeça.

Como tal sistema de coordenadas é preservado nas conexões centrais do RVO? A Figura 81-15 mostra as conexões a partir do canal horizontal esquerdo que mediam o RVO quando esse canal é excitado. Já vimos como esse movimento excita os aferentes desse canal; o incremento nos estímulos aferentes demonstra tal aumento no disparo a partir da taxa de linha de base. Os neurônios vestibulares secundários nos núcleos vestibulares ipsilaterais (medial e superior) recebem esses sinais aferentes e conectam-se com os núcleos motores oculares que controlam os músculos retos mediais e laterais, que também se situam aproximadamente em um plano horizontal. Os neurônios vestibulares secundários transportam sinais excitatórios para o terceiro núcleo ipsilateral e o

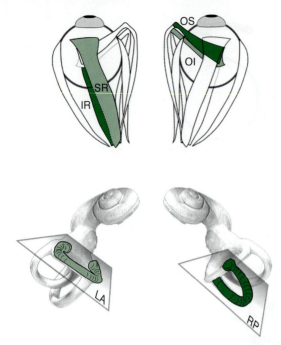

FIGURA 81-17. O plano do canal anterior esquerdo – posterior direito (LARP) alinha-se com as direções de tração dos músculos reto superior (SR) esquerdo e reto inferior (IR) e músculos oblíquo superior (OS) direito e oblíquo inferior (OI). Conforme indicado pelo sombreado, a excitação do canal anterior esquerdo e a inibição do canal posterior direito causam contração dos músculos SR esquerdo e OI direito, além de relaxamento dos antagonistas em cor mais escura. O resultado será um movimento para cima dos olhos no plano LARP. A excitação do canal posterior direito irá produzir o efeito oposto.

sexto núcleo contralateral para excitar o reto medial e o reto lateral contralateral, respectivamente. Tais músculos puxam os olhos em direção à direita conforme a cabeça gira para a esquerda, preenchendo o objetivo de manter os olhos fixos no espaço. Outros neurônios vestibulares secundários levam sinais inibitórios para o terceiro núcleo contralateral e o sexto núcleo ipsilateral para relaxar simultaneamente os músculos antagonistas, o reto medial contralateral e o reto lateral ipsilateral, respectivamente. Tal atividade recíproca é típica dos músculos extraoculares que trabalham em pares de contração e relaxamento.[63]

Assim como os músculos extraoculares trabalham em pares recíprocos, os canais semicirculares coplanares fazem o mesmo. Como o canal horizontal esquerdo, o horizontal direito é estimulado pelo giro da cabeça no plano horizontal (Fig. 81-16). Contudo, como a polaridade dos feixes estereociliares no canal direito horizontal é uma imagem em espelho do arranjo do lado esquerdo, o fluxo de endolinfa com relação à cabeça, ainda no sentido horário quando visto de cima, tem um efeito *inibitório* sobre os aferentes do canal horizontal direito. As conexões dos núcleos vestibulares direitos com os núcleos motores oculares também espelham aquelas do esquerdo. Com os sinais inversos vindo através desse circuito de imagem em espelho do lado direito, os núcleos motores oculares recebem mais estímulos excitatórios para os músculos lateral direito e reto medial esquerdo e recebem mais inibição de seus antagonistas. Assim, a rotação da cabeça produz uma contribuição excitatória para o RVO de um canal e uma contribuição inibidora de seu correspondente coplanar. Com frequência, tal resposta é chamada de arranjo de *empurrar e puxar* dos canais. Graças à taxa de disparo de linha de base diferente de zero de neurônios aferentes vestibulares, ambos os canais em um par coplanar podem codificar a aceleração rotacional naquele plano.

Como os canais horizontais e os retos lateral e medial, os canais semicirculares verticais estão ligados aos pares verticais de músculos do olho, um fato que ajuda a explicar as direções de tração e as inserções dos músculos oblíquos superior e inferior.

A Figura 81-17 demonstra que o plano LARP alinha-se com as direções de tração dos músculos reto superior e inferior esquerdos e os músculos oblíquos superior e inferior direitos. As conexões dos núcleos vestibulares secundários podem ser rastreadas, conforme mostrado nas Figuras 81-15 e 81-16. O resultado importante é indicado pelo contraste codificado na Figura 81-17. A excitação do canal anterior esquerdo (*sombreamento*) e a inibição do canal posterior direito (*sombreamento*) resultam em contração dos músculos que puxam os olhos em direção ascendente no plano LARP e relaxamento dos músculos que os puxam para baixo naquele plano. Da mesma maneira, o plano RALP alinha-se com as direções de tração daqueles músculos verticais dos olhos que os movimentam no plano RALP.

O alinhamento dos planos de canal e planos musculares extraoculares não é exato e a excitação de um único par de canais não apenas produz atividade em um par de músculos extraoculares. Outros músculos devem ser ativados para compensar a rotação da cabeça, mesmo quando é puramente no plano de um canal semicircular. Todavia, tal arranjo entre canais semicirculares e músculos extraoculares é consideravelmente constante em espécies de vertebrados, até mesmo possibilitando a mudança entre espécies de olhos laterais (p. ex., coelhos) e de olhos frontais (p. ex., seres humanos). Como o labirinto vestibular evoluiu antes dos olhos móveis,[64] os músculos extraoculares podem ter evoluído para tracionar nos planos de canal preexistentes. Robinson[65] argumentou que existe uma vantagem evolutiva para manter os

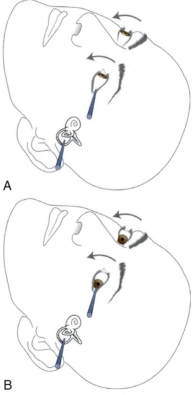

FIGURA 81-18. A excitação do canal posterior (CP) esquerdo pela movimentação de otólitos na vertigem posicional paroxísmica benigna causa movimentos oculares de fase lenta para baixo no plano do CP afetado. Os olhos rotacionam ao redor do eixo paralelo que passa pelo centro do CP afetado. **A,** Quando o olhar está direcionado perpendicularmente ao eixo da rotação do olho, a pupila parece se movimentar para cima e para baixo em uma estrutura de referência fixa no olho. **B,** Quando o olhar está direcionado paralelamente ao eixo da rotação do olho, a pupila parece movimentar-se em modo de torção em uma estrutura de referência fixa no olho. Em qualquer caso, os olhos rotacionam ao redor do mesmo eixo quando considerados em uma estrutura de referência fixa pelo canal.

músculos extraoculares alinhados com os canais semicirculares. Tal arranjo minimiza o processamento do tronco encefálico necessário para ativar o conjunto apropriado de músculos oculares para compensar o movimento da cabeça. Minimizar o número de sinapses envolvidas no reflexo preserva sua latência notavelmente curta, de aproximadamente 7 ms,[66] que por sua vez minimiza o deslizamento da imagem da retina durante os movimentos da cabeça muito rápidos.

Importância Clínica

Por causa da prioridade dos canais na determinação de como os olhos se movem sob estimulação vestibular, convém pensar sobre os movimentos oculares vestibulares em uma *estrutura de referência fixa em canal*. Um bom exemplo do poder dessa abordagem está na investigação da vertigem posicional paroxísmica benigna (VPPB). No modelo atual mais amplamente aceito de VPPB, os cristais otolíticos deslocados a partir da massa otoconial utricular repousam em um dos canais semicirculares, tipicamente o canal semicircular posterior.[67] Quando o paciente se deita e vira a cabeça para o lado afetado, alinhando o canal posterior com a força da gravidade (a manobra de Dix-Hallpike esquerda), os cristais otolíticos caem em direção ao que é agora a "parte inferior" do canal. Conforme os otólitos caem, eles empurram a endolinfa para a frente deles, causando deflexão da cúpula e excitando as células ciliadas na crista do canal posterior. O nistagmo desenvolve-se durante o tempo em que a endolinfa movimenta-se. A primeira lei de Ewald prevê a direção daquele nistagmo: será no plano do canal posterior afetado, independentemente da posição da pupila ou da posição da cabeça.

Tentar aplicar esse princípio à VPPB do canal posterior (CP-VPPB) confunde muitos examinadores novatos. Eles observaram, em vez disso, que o nistagmo parece mudar de direção, dependendo de para onde o paciente vira o olhar. Quando o paciente olha para o lado, em direção à orelha afetada, o examinador vê um movimento, principalmente, de torção dos olhos. Quando o paciente olha para cima em direção ao teto, para longe da orelha afetada, os olhos parecem se movimentar mais verticalmente (Fig. 81-18). Com os olhos em uma posição neutra (olhar reto para a frente), o nistagmo é uma mistura de movimentos verticais e de torção. Como o princípio pode ser válido se o nistagmo muda as direções?

Na realidade, não ocorre nenhuma mudança na direção do nistagmo com relação aos planos do canal; é uma imaginação da estrutura de referência errada. Ao analisar os movimentos dos olhos, estamos acostumados a pensar em um quadro de referência fixo dos olhos no qual – a linha de visão, a linha que se estende para a frente a partir da pupila, determina o que está para cima, para baixo, à esquerda, à direita, no sentido horário e no anti-horário com relação a tal eixo. No entanto, a primeira lei de Ewald exige que se abandone esta visão oculocêntrica dos movimentos oculares e, em vez disso, eles sejam vistos em uma visão centrada no canal. Sob esse ponto de vista, a localização da pupila não importa; o globo continua a rotacionar ao redor do eixo paralelo que passa perpendicularmente através do canal posterior estimulado (Fig. 81-18). A pupila é simplesmente uma característica de superfície que acompanha o trajeto, para onde quer que ela seja dirigida. A primeira lei de Ewald afirma que "os olhos se movimentam no plano do canal estimulado, não importa para onde o olhar seja dirigido". Na verdade, a variação aparente no movimento da pupila com direção do olhar durante nistagmo pode auxiliar o examinador na tentativa de discernir qual canal está afetado na VPPB ou em quaisquer outras causas de disfunção de canal único. Ao pedir a um paciente para olhar paralela e perpendicularmente ao plano do canal em questão durante os períodos de nistagmo, deve-se observar que, quando a pupila está no plano do canal afetado, o nistagmo movimenta a pupila mais obviamente. Isso acontece porque a pupila está na linha do equador do globo em rotação, em que esta irá levá-lo mais longe. Quando o olhar do paciente é dirigido perpendicularmente com relação ao plano do canal afetado, a pupila está no polo do globo em rotação e o movimento do olho é limitado à ciclotorsão em torno do eixo de rotação, que pode ser sutil para se detectar. Encontrar estas duas direções do olhar pode identificar e confirmar o canal (ou, pelo menos, o par de canal coplanar) que causa o nistagmo.

PRINCÍPIO 4: UM CANAL SEMICIRCULAR NORMALMENTE É EXCITADO PELA ROTAÇÃO DA CABEÇA SOBRE O EIXO DAQUELE CANAL QUE TRAZ A FRONTE PARA FRENTE EM DIREÇÃO AO LADO IPSILATERAL

Bases Anatômicas e Fisiológicas

Uma crista do canal semicircular é excitada pela rotação em seu plano em uma direção e é inibida pela rotação em seu plano na direção oposta. Na Figura 81-9, mostra-se que virar a cabeça para o lado esquerdo no plano do canal horizontal produz rotação da endolinfa para a esquerda *com relação ao espaço*. Contudo, tal rotação da endolinfa é menor do que a rotação da cabeça pelo ângulo Θ. Assim, *com relação ao canal*, não há rotação da endolinfa de Θ para a direita, e a cúpula é defletida em direção ao utrículo. O padrão de ativação de aferentes resulta da polarização dos estereocílios das células ciliadas nas cristas. No canal horizontal, as extremidades mais altas dos feixes apontam para o utrículo. O fluxo de endolinfa (com relação à cabeça) em direção à ampola – fluxo ampulípeto (do latim *petere*, "buscar"), excita os canais aferentes horizontais, enquanto o fluxo da endolinfa para longe da ampola, fluxo ampulífugo (do latim *fugere*, "fugir") – inibe estes aferentes. Assim, com relação à cabeça, o fluxo da endolinfa em direção à ampola ocorre quando a cabeça está girando no plano do canal horizontal para o mesmo lado.

Os canais verticais, entretanto, têm o padrão oposto de polarização das células ciliadas. As extremidades mais altas dos feixes apontam para longe do utrículo, de modo que o fluxo para longe da ampola (ampulífugo) excita seus aferentes. Para o canal anterior esquerdo, cuja ampola está em sua extremidade anterior, virar a cabeça para baixo e girá-la para a esquerda no plano do canal anterior esquerdo resulta no fluxo de endolinfa relativo que é ampulífugo. Para o canal posterior esquerdo, cuja ampola está na sua extremidade posterior, virar a cabeça para cima e girá-la para a esquerda no plano do canal posterior esquerdo movimenta sua endolinfa para longe da ampola e excita seus aferentes. As rotações de imagem em espelho pertencem aos canais verticais direitos.

Felizmente, manter o controle de fluxos ampulípetos e ampulífugos é desnecessário. Em vez disso, convém apenas lembrar que cada canal semicircular é excitado pelo componente de rotação da cabeça com relação ao eixo daquele canal (p. ex., o componente de rotação no plano daquele canal), trazendo a testa para frente em direção ao lado *ipsilateral*. Por exemplo, o canal horizontal direito é excitado por virar a cabeça para a direita no plano horizontal. O canal anterior direito é excitado por inclinar o nariz para baixo enquanto gira a cabeça para a direita em um plano de 45 graus para fora do plano sagital médio. O canal posterior direito é excitado por inclinar o nariz para cima, enquanto ele é rodado para a direita em um plano de 45 graus para fora do canal sagital médio. No caso de cada canal semicircular no lado direito, a rotação que excita aquele canal traz a cabeça para frente em direção à direita no plano do canal. No caso dos canais horizontais, o nariz é virado para a direita. No caso dos canais verticais, o topo da cabeça é rotacionado em direção à direita.

Evidentemente, um canal semicircular é inibido pela rotação no plano daquele canal em direção ao lado oposto. Conforme descrito anteriormente, o arranjo dos canais é tal que, quando a rotação da cabeça excita um, ela inibe seu correspondente coplanar. Assim, as rotações explicadas no último parágrafo iriam produzir inibição dos canais horizontal esquerdo, posterior e anterior, respectivamente.

Importância Clínica

Este princípio elimina a necessidade de memorizar as orientações de estereocílios, em especial das ampolas, e se os fluxos ampulípeto ou ampulífugo excitam um canal. Na verdade, é mais fácil deduzir a anatomia básica e a fisiologia a partir desse princípio do que vice-versa. Por exemplo, girar a cabeça para a esquerda e trazer o nariz para cima excita o canal posterior esquerdo de acordo com o Princípio 4. Conforme observado anteriormente, a endolinfa flui com relação ao canal membranoso em uma direção oposta à rotação da cabeça; assim, o canal posterior esquerdo é excitado quando a endolinfa flui para cima e para a direita no canal – ou seja, quando o fluxo é ampulífugo. Os estereocílios desse canal devem estar polarizados com as extremidades altas longe do utrículo. Uma quantidade considerável de anatomia e fisiologia é condensada nesse princípio simples.

PRINCÍPIO 5: QUALQUER ESTÍMULO QUE EXCITE OS AFERENTES DE UM CANAL SEMICIRCULAR SERÁ INTERPRETADO COMO ROTAÇÃO EXCITATÓRIA NO PLANO DAQUELE CANAL

Bases Anatômicas e Fisiológicas

Talvez, como o RVO é fundamental para a sobrevivência de qualquer vertebrado que precisa ver e movimentar-se em seu ambiente, a evolução parece ter "premiado" bastante a manutenção das conexões neurais parcimoniosas e rápidas de sensores de rotação da cabeça para os músculos oculares. Isto possibilita um desempenho ótimo quando o sistema está funcionando normalmente. No entanto, com linhas delicadas de comunicação dos canais para os músculos extraoculares, a natureza efetivamente tornou os olhos escravos do sistema vestibular. Projetado como é para produzir dispendiosa e confiavelmente os movimentos dos olhos necessários para opor-se a um movimento de cabeça detectado, o sistema não pode deixar de produzir aqueles movimentos oculares quando a taxa de disparo de aferente vestibular muda por alguma outra causa. Da mesma maneira, os sistemas que medeiam os reflexos posturais e a percepção da orientação espacial irão responder a alterações patológicas nos *estímulos* vestibulares periféricos da mesma maneira que eles fazem a inclinação ou o movimento de translação. Um ponto importante é que o tronco encefálico (e o paciente) irá interpretar qualquer alteração na taxa de disparo de aferentes vestibulares como indicação de rotação da cabeça, inclinação ou translação que normalmente produziriam essa mesma alteração na taxa de disparo. Os neurônios vestibulares secundários retransmitem a mesma informação errônea para outros centros de controle de reflexos e áreas mais elevadas de sensação consciente. Isso leva a distúrbios autonômicos e posturais, bem como à sensação nociva de vertigem, uma ilusão de automovimento.

A assimetria patológica nos *estímulos* de canais coplanares faz com que os olhos virem-se em uma tentativa de compensar a rotação da cabeça *percebida*. Contudo, dadas as restrições mecânicas impostas pelos músculos extraoculares, os olhos não podem continuar a girar na mesma direção que os canais comandam por muito tempo. Em vez disso, ocorrem movimentos rápidos de reinicialização que levam os olhos de volta para suas posições neutras nas órbitas. O resultado é o *nistagmo*, um movimento rítmico dos olhos, lentamente para a frente e rapidamente para trás. Os movimentos de reinicialização rápidos, semelhantes às sacadas, são *fases rápidas* de nistagmo, e os movimentos mais lentos impulsionados por vestibular são *fases lentas*. Infelizmente, a convenção dita que a direção do nistagmo é descrita de acordo com a direção das fases rápidas, pois estas são mais notáveis. No entanto, um ponto importante é que as fases lentas são os *componentes impulsionados pelo sistema vestibular*. Concentrando-se na direção das fases lentas, é reduzido o número de inversões mentais necessárias para identificar o canal patológico que causa um nistagmo.

Este princípio é válido quase universalmente para alterações breves, imprevisíveis no disparo aferente, mas ele não é necessariamente verdadeiro para alterações estáveis persistentes. Felizmente, o nistagmo causado por desequilíbrios sustentados no tônus vestibular aferente diminui eventualmente conforme o circuito neural do tronco encefálico e o cerebelo adaptam-se ao desequilíbrio, conforme discutido adiante (Princípio 12). Ainda assim, tal explicação do princípio de respostas a breves alterações na atividade labiríntica fornece uma poderosa ferramenta de diagnóstico clínico na localização dos processos de doença para canais individuais.

Importância Clínica

Vertigem Posicional Paroxísmica Benigna do Canal Posterior. No exemplo de vertigem posicional paroxísmica benigna do canal posterior (CP-VPPB) introduzido anteriormente, vimos como os otólitos soltos e a endolinfa fluíam em uma direção ampulífuga quando o canal posterior afetado estava orientado verticalmente na posição de Dix-Hallpike. Conforme afirmado no Princípio 4, esta direção do fluxo de endolinfa excita os aferentes CP. Além disso, de acordo com o Princípio 3, os movimentos dos olhos que resultam da excitação de CP estarão no plano daquele CP. O Princípio 5 prevê a direção das fases lentas do nistagmo neste plano. A excitação dos aferentes de CP será interpretada como uma rotação excitatória da cabeça no plano de CP e o nistagmo gerado será compensatório para a rotação percebida. Para o CP esquerdo, a rotação excitatória consiste em rolar a cabeça para a esquerda enquanto se traz o nariz para cima. Para manter os olhos estáveis

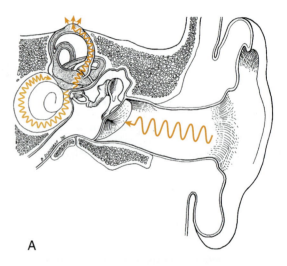

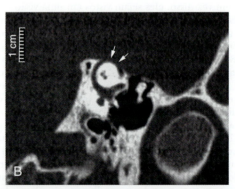

FIGURA 81-19. A, Na síndrome de deiscência do canal superior, as ondas de som podem excitar o canal superior, pois a "terceira janela móvel" criada pela deiscência possibilita que alguma pressão do som seja dissipada ao longo de uma via por meio do canal superior além da via convencional através da cóclea. **B,** A tomografia computadorizada demonstra deiscência (*setas*) do canal superior. (**A,** Cortesia do Dr. B. Dunham.)

no espaço, o RVO gera fases lentas que movimentam os olhos para baixo e os giram no sentido horário (com relação à cabeça do paciente). As fases rápidas são opostas; elas batem para cima e no sentido anti-horário com relação à cabeça do paciente.

Síndrome de Deiscência do Canal Superior. Em outro exemplo de um distúrbio que causa estimulação isolada de apenas um canal semicircular, uma jovem mulher se queixa de que a exposição da orelha esquerda ao som alto "deixa o mundo se mexendo de cima para baixo." Ouvir um som alto na orelha esquerda através de um fone faz com que ela tenha vertigem e nistagmo. Quando ela é orientada para olhar 45 graus para sua esquerda, o clínico observa que as fases lentas do seu nistagmo movimentam suas pupilas para cima e para baixo. Quando ela olha 45 graus para a sua direita, as fases lentas parecem ser movimentos ciclotorsionais das suas pupilas no sentido horário (a partir da perspectiva dela). Conforme ela tenta manter o olhar reto para frente, o nistagmo torna-se uma mistura dos movimentos vertical e de torção. O examinador deve pensar em um sistema coordenado por canal fixo e deve reconhecer que, em cada caso, os olhos giram em torno do mesmo eixo ou no mesmo plano. Nesse caso, os olhos estão se movimentando no plano LARP e na direção antecipada para excitação do canal anterior esquerdo ou inibição do canal posterior direito. Como apenas a orelha esquerda está recebendo o estímulo sonoro, o problema deve estar no canal anterior esquerdo.

Este é um exemplo da *síndrome de deiscência do canal semicircular superior* causando um *fenômeno de Tullio*. Tullio[68] após fenestrar os canais semicirculares de pombos mostrou o que ocorria quando apresentava um estímulo sonoro. Ele observou que isso causou nistagmo do olho e da cabeça no plano do canal semicircular fenestrado, outro exemplo de primeira lei de Ewald. Huizinga[69] propôs que a fenestra criou uma terceira "janela móvel" no labirinto além das janelas oval e redonda. Tal janela abre outra via para a dissipação de pressão sonora no labirinto; esta nova via está ao longo do canal afetado, de modo que a endolinfa movimenta-se através do canal semicircular sob a influência do som ou de outras alterações de pressão aplicadas nas janelas oval ou redonda (Fig. 81-19, *A*). Pelo Princípio 5, o canal superior fenestrado exposto a som alto codifica o fluxo de endolinfa resultante como se ele fosse uma rotação de cabeça no plano do canal afetado e para o lado afetado. A síndrome de deiscência do canal superior foi descoberta apenas recentemente.[70] Foi a observação de nistagmo, tal como descrito aqui, e a linha de raciocínio apresentada pelos Princípios de 1 a 5 que levou os investigadores a suspeitarem que o canal superior era a origem do nistagmo. Isso foi confirmado pela tomografia computadorizada (TC) (Fig. 81-19, *B*).

Nistagmo Durante Teste Calórico. No teste calórico, água quente ou fria é irrigada no canal auditivo externo. A transferência térmica através da mastoide e do tímpano muda a temperatura, e portanto a densidade, da endolinfa na parte lateral do canal semicircular horizontal. Tal endolinfa torna-se mais leve (por aquecimento) ou mais pesada (por resfriamento) do que a endolinfa no resto do labirinto. Quando o indivíduo é colocado em decúbito dorsal (com a cabeça para cima ~ 20 graus), de modo a levar o canal horizontal a um plano vertical, a endolinfa na porção lateral do canal torna-se mais leve por elevações do aquecimento em direção à ampola. Isto equivale ao movimento causado por girar a cabeça ipsilateralmente no plano de cabeça horizontal. Pelo Princípio 4, esta manobra excita o canal. Pelo Princípio 5, os movimentos oculares compensatórios, as fases lentas do nistagmo, estão no plano horizontal e em direção ao lado contralateral. As fases rápidas são direcionadas para o lado ipsilateral. Pelo raciocínio inverso, pela irrigação fria, o canal horizontal é inibido e as fases rápidas são direcionadas para o lado contralateral. (O mnemônico COWS – *cold opposite, warm same* [frio oposto, quente mesmo] – pode ser usado para recordar a direção do batimento do nistagmo.) Uma grande vantagem do teste calórico é que, diferentemente dos testes de rotação, ele tem um estímulo

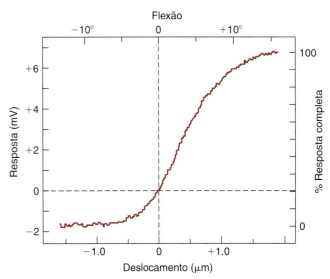

FIGURA 81-20. Assimetria de excitação e inibição no potencial receptor das células ciliadas saculares de rã-touro. A deflexão dos estereocílios na direção *on* produz uma alteração maior no potencial de receptor do que faz uma deflexão comparável na direção *off*. (De Hudspeth AJ, Corey DP: Sensitivity, polarity, and condutance change in the response of vertebrate hair cells to controlled mechanical stimuli. *Proc Natl Acad Sci USA* 1977;74:2407.)

verdadeiramente unilateral. Respostas calóricas diminuídas de um lado com frequência ajudam a localizar um labirinto hipofuncionante. Mais detalhes sobre o teste calórico podem ser encontrados no Capítulo 82.

Infelizmente, o teste calórico tem várias desvantagens. O teste estimula predominantemente o canal semicircular horizontal e pouca informação é fornecida sobre outros canais e órgãos otolíticos finais. A julgar pelo nistagmo que ele produz, um estímulo calórico é aproximadamente equivalente a uma aceleração de 5 a 10 graus por segundo ao quadrado (s^2) para uma rotação horizontal sustentada de cerca de 50 a 100 graus/s. O nistagmo costuma persistir em uma direção por 120 segundos ou mais. A rotação comparável da cabeça seria um meio ciclo de uma onda senoidal com um período de 240 segundos, ou uma frequência de 1/240 segundos ou 0,004 Hz. Este estímulo está bem abaixo da faixa operacional ideal do canal semicircular (Apêndice). Não obstante, o teste calórico continua sendo um dos pilares da avaliação vestibular, pois ele dá informações sobre um labirinto em isolamento, que os testes de rotação de baixa frequência não podem fazer.

PRINCÍPIO 6: A ROTAÇÃO DA CABEÇA EM ALTA ACELERAÇÃO NA DIREÇÃO EXCITATÓRIA DE UM CANAL PROVOCA UMA RESPOSTA MAIOR DO QUE A MESMA ROTAÇÃO NA DIREÇÃO INIBITÓRIA

Bases Anatômicas e Fisiológicas

Ewald fez uma segunda observação importante em suas experiências em que ele movimentou a endolinfa nos canais semicirculares individuais.[60] O movimento da endolinfa na direção *on* para um canal produziu nistagmo maior do que um movimento igual de endolinfa na direção *off*. Tal observação, conhecida como a *segunda lei de Ewald*, indica uma *assimetria de excitação e inibição*. As assimetrias de excitação e inibição ocorrem em vários níveis no sistema vestibular. Em primeiro lugar, nas células ciliadas, existe uma assimetria no processo de transdução.[71] A Figura 81-20 mostra que em células ciliadas vestibulares existe uma resposta de potencial receptor maior para deflexão dos estereocílios na direção *on* do que na direção *off*. Uma segunda assimetria é introduzida pelas

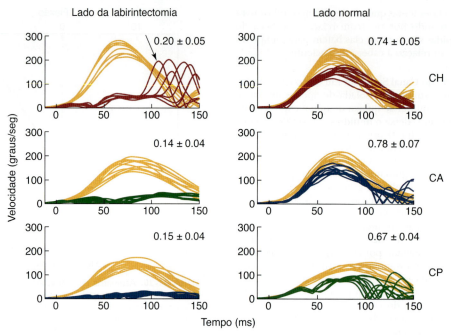

FIGURA 81-21. Resultados do teste de impulso na cabeça dos reflexos vestíbulo-oculares angulares (aRVO) em um indivíduo após labirintectomia unilateral. O examinador rotacionou manualmente a cabeça do indivíduo em um dos planos do canal durante cada teste. O indivíduo foi instruído a manter seu olhar fixo em um alvo visual estacionário pequeno 1,2m diretamente à sua frente. As velocidades do olho e da cabeça foram medidas com molas de pesquisa magnética. Cada painel mostra os dados para 8 a 15 experiências que excitam um canal. Por exemplo, o *painel superior à esquerda* contém dados para as rotações no plano dos canais horizontais (CH) em direção ao lado da labirintectomia. Os traços de velocidade da cabeça são exibidos em *laranja* e os traços de velocidade do olho são exibidos em *vermelho*. Para facilitar a comparação, todas as velocidades são exibidas como valores positivos. O ganho de aRVO foi definido como a proporção de velocidade de pico do olho/velocidade de pico da cabeça durante uma janela de 30ms que levou à velocidade de pico da cabeça. O ganho (média ± DP) para o respectivo canal é fornecido no *canto superior à direita* de cada painel. Convém observar que os impulsos da cabeça que excitaram os canais do lado normal foram acompanhados por movimentos oculares quase compensatórios. Em contraste, os impulsos de cabeça em direção ao lado da labirintectomia geraram RVO mínimos no período até a velocidade de pico da cabeça. Após aproximadamente 90 ms, o sistema visual registrou o deslizamento retiniano e disparou um movimento ocular guiado visualmente para fixar de novo o olhar no alvo (*seta*). CA, canal anterior; CP, canal posterior. (Dados de Carey JP, Minor LB, Peng GC, et al: Changes in the three-dimensional angular vestíbulo-ocular reflex following intratympanic gentamicin for Meniere's disease. *JARO* 2002;3:430.)

aferentes do nervo vestibular. Vale lembrar que os aferentes disparam mesmo quando a cabeça está em repouso e que este disparo é modulado pelas respostas das células ciliadas para a aceleração da cabeça após a endolinfa e a cúpula integrarem o sinal para produzir uma velocidade de cabeça representativa (Princípio 2). Os aferentes vestibulares em mamíferos têm taxas de disparo de linha de base que variam de 50 a 100 picos/s.[25] Embora estas taxas de disparo possam ser levadas para cima para 300 a 400 picos/s, elas podem ser levadas para não menos do que zero. Este *corte inibitório* é a forma mais evidente e grave de assimetria de excitação e inibição no sistema vestibular. Mesmo na variação em que não há nenhum corte inibitório, as respostas para alguns aferentes vestibulares mostram assimetria de excitação e inibição, com a rotação excitatória causando maior alteração em taxa de disparo aferente do nervo vestibular do que uma rotação inibitória igual e oposta. Usando correntes galvânicas para estimular os aferentes vestibulares independentemente das suas células ciliadas, Goldberg et al.[28] mostraram que tal assimetria é mais acentuada para aferentes irregulares.

Essas assimetrias periféricas podem ser principalmente eliminadas nas conexões vestibulares centrais por causa das características recíprocas dos sinais de um lado em comparação com o outro. Na verdade, essa combinação de sensores não lineares atuando reciprocamente em um sistema pré-motor simétrico pode aumentar a variação linear dos reflexos vestibulares quando os dois lados estão funcionando adequadamente.[72] No entanto, as não linearidades no RVO tornam-se pronunciadas quando a função labiríntica é perdida de forma unilateral.

Importância Clínica

Aw et al.[73] demonstraram que movimentos da cabeça rápidos, rotatórios e passivos provocam respostas de RVO consideravelmente assimétricas em seres humanos após labirintectomia unilateral. Esses "impulsos de cabeça" são rotações de cabeça imprevisíveis, de alta aceleração (3.000 a 4.000 graus/s²) por meio de amplitudes de 10 a 20 graus. Quando a cabeça empurra em um dos planos do canal semicircular de modo a excitar o canal no lado intacto, o RVO que resulta é quase compensatório para o movimento da cabeça (Fig. 81-21, *painéis à direita*). Em contraste, quando a cabeça é empurrada em um dos planos do canal semicircular de modo a excitar o canal no lado lesionado, o RVO que resulta é bastante diminuído (Fig. 81-21, *painéis à esquerda*). Embora a rotação da cabeça produza uma contribuição excitatória pelo canal horizontal ipsilateral e uma contribuição inibitória pelo lado contralateral, essas contribuições são bastante assimétricas sob tais condições. Esta contribuição inibidora do canal intacto é insuficiente para direcionar um RVO compensatório quando a cabeça é empurrada em direção ao lado lesionado. Vale observar que a Figura 81-21 mostra que há uma pequena resposta de RVO para o impulso da cabeça para o lado lesionado; esta é a contribuição inibitória do canal intacto. Por outro lado, a contribuição excitatória do canal intacto obtida quando a cabeça empurra para o lado intacto é quase adequada para direcionar um RVO totalmente compensatório por si só. Tal assimetria acentuada pode não ser evidente para as rotações de baixa frequência e baixa velocidade, que não são suficientemente dinâmicas para cortar as respostas no nervo inibido.[74]

O teste de impulso cefálico (HTT) tornou-se uma das ferramentas mais importantes na avaliação clínica da função vestibular. Em sua forma qualitativa "no leito", o examinador simplesmente pede ao indivíduo que olhe para o nariz do examinador enquanto o examinador vira a cabeça do indivíduo rapidamente ao longo da direção excitatória para um canal (Fig. 81-22). Se a função daquele canal for diminuída, o RVO facilmente vai falhar para manter o

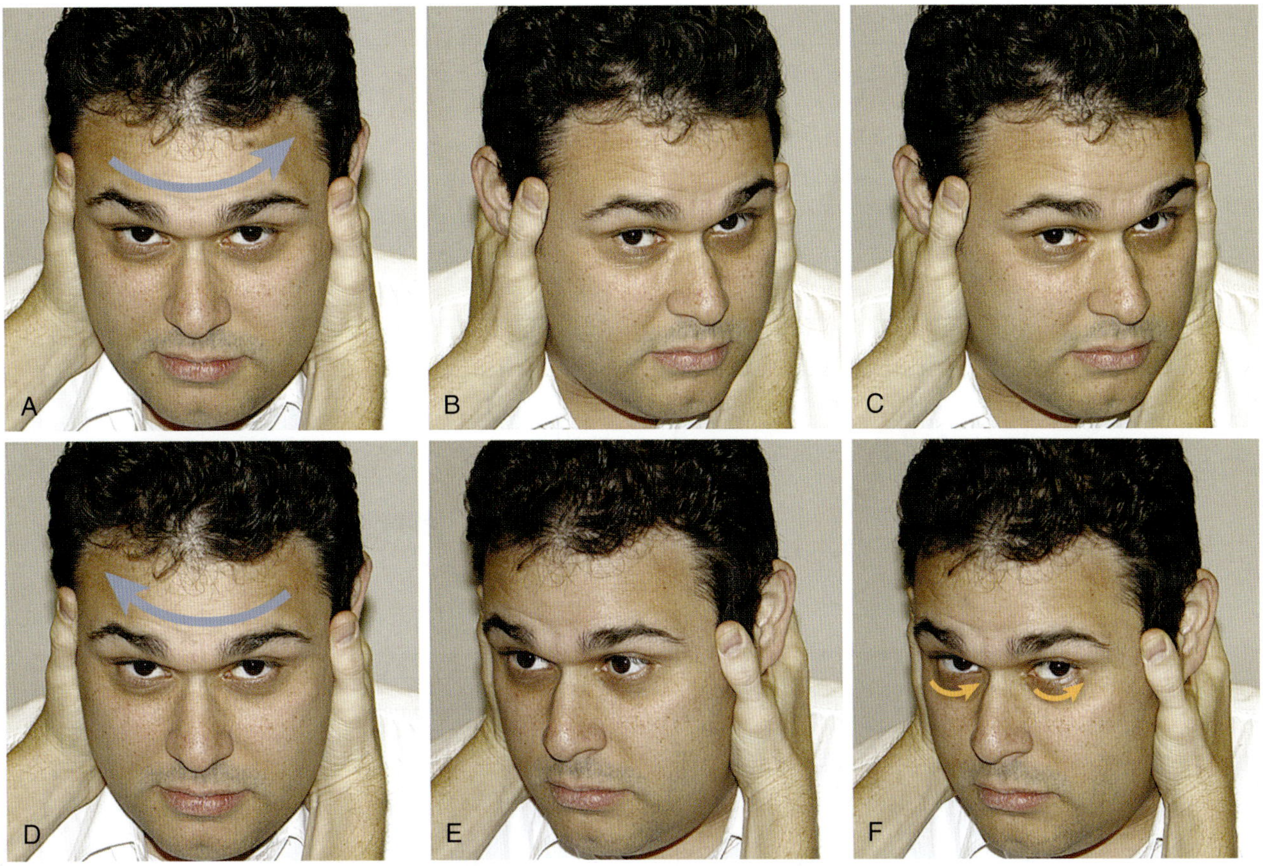

FIGURA 81-22. Na versão clínica do teste de impulso da cabeça, o examinador pede ao indivíduo para fixar o olhar no nariz do examinador. O examinador rapidamente vira a cabeça do indivíduo, mas apenas aproximadamente de 10 a 15 graus. Ângulos de rotação maiores são desnecessários e podem causar lesões no pescoço. A aceleração deve ser ≥ 3.000 graus/seg² e a velocidade de pico, de 150 a 300 graus/seg. Isso significa que a rotação deve ser terminada em 150 ms. De **A** a **C**, é exibido o impulso da cabeça para a esquerda, excitando o canal horizontal esquerdo (CH). Os olhos ficam no nariz do examinador durante toda a manobra, indicando função de CH esquerda normal. De **D** até **F**, é exibido o impulso da cabeça para a direita, excitando o CH direito. Os olhos não ficam no alvo, mas se movimentam com a cabeça durante o impulso da cabeça (**D** e **E**). Uma sacada de refixação traz os olhos de volta para o alvo após a completude do movimento da cabeça (**F**). Este é um sinal de impulso da cabeça "positivo" para o CH direito, que indica hipofunção daquele canal.

olho no alvo e o examinador verá o paciente fazer uma *sacada de refixação* após o movimento da cabeça ser concluído. Se o paciente tiver compensado bem a perda da função, a sacada de refixação pode até ocorrer enquanto a cabeça está completando seu movimento. Desse modo, um pouco de experiência pode ser necessária para observar a sacada enquanto a cabeça ainda está em movimento. Em contraste, quando o empurrão da cabeça é na direção excitatória de um canal intacto (e nervo), o olhar do paciente permanece estável no nariz do examinador durante todo o movimento.

O HTT pode localizar uma hipofunção isolada de canais semicirculares individuais. A Figura 81-23 mostra um exemplo do HTT quantitativo aplicado a todos os canais em um paciente com uma grande deiscência (5 mm) do canal superior direito. O ganho de RVO é reduzido apenas para o canal superior afetado provavelmente porque as grandes deiscências possibilitam que o cérebro e a dura-máter comprimam completamente o canal membranoso, bloqueando o movimento da endolinfa no canal.[75] O aparecimento de tal deiscência grande na TC é mostrado na Figura 81-19, *B*.

PRINCÍPIO 7: A RESPOSTA AO ESTÍMULO DE CANAL SIMULTÂNEO É APROXIMADAMENTE A SOMA DAS RESPOSTAS PARA CADA ESTÍMULO SOZINHO

Este princípio possibilita uma aproximação intuitiva da direção e da magnitude do nistagmo causado por excitação (ou inibição) em qualquer combinação de canais semicirculares.

Bases Anatômicas e Fisiológicas

A partir dos Princípios 3 e 4, deve estar claro que a rotação da cabeça puramente em um dos planos de canal produz movimentos oculares naquele plano de canal. Na realidade, poucos movimentos da cabeça naturais alinham-se apenas com um plano de canal e a maioria das rotações estimula dois ou até mesmo três dos pares de canais. Quanto cada canal é estimulado em tal rotação? O movimento da endolinfa em cada canal (com relação ao canal) irá determinar o grau em que as células ciliadas naquele canal são estimuladas. O movimento da endolinfa em cada canal é proporcional ao componente da velocidade de rotação da cabeça que atua no plano daquele canal. Uma maneira conveniente para visualizar isso é pelo uso de notação vetorial para descrever as rotações.

A rotação de um objeto pode ser representada graficamente com um vetor que tem a direção e a magnitude que descrevem exclusivamente a rotação. O vetor fica ao longo do eixo sobre o qual o objeto está em rotação. A direção do vetor ao longo deste eixo é dada pela regra da mão direita (Fig. 81-24, *A*). Se a mão direita estiver envolvida em torno daquele eixo com as pontas dos dedos apontando na direção de rotação do objeto, o polegar aponta na direção da seta do vetor. O comprimento do vetor descreve a magnitude da rotação (p. ex., graus de deslocamento angular ou graus por segundo de velocidade angular).

Usando a notação de vetor, as rotações que excitam maximamente cada um dos canais semicirculares podem ser descritas conforme mostrado na Figura 81-24, *B* a *D*. O eixo de cada uma

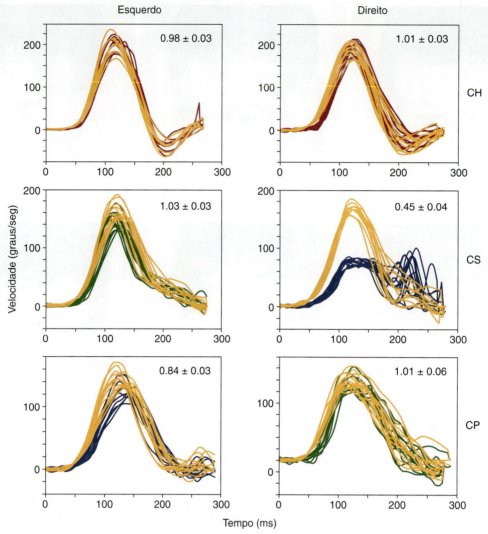

FIGURA 81-23. Resultados do teste de impulso da cabeça do reflexo vestíbulo-ocular angular em um indivíduo com deiscência do canal semicircular (CS) superior direito. Os dados são apresentados no formato descrito na Figura 81-21. Convém observar a perda isolada de função no CS direito. Esta perda de função sensorial rotatória é presumivelmente por causa da oclusão completa do canal membranoso pelo cérebro e da dura-máter herniando no lúmen do canal, conforme mostra a tomografia computadorizada. CH, canal horizontal; CP, canal posterior.

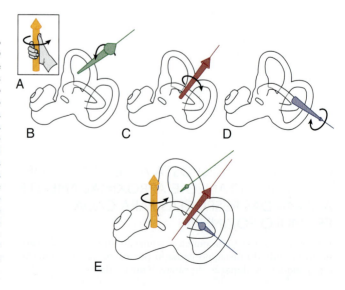

FIGURA 81-24. Representação de vetor da velocidade da cabeça atuando para estimular canais semicirculares individuais. **A,** A regra da mão direita. O vetor que descreve uma rotação é orientado ao longo do eixo da rotação e aponta na direção em que o polegar da mão direita apontaria se os dedos ficassem envolvidos ao redor do eixo e na direção da rotação. A magnitude do vetor representa uma medida da rotação, tanto o deslocamento angular quanto a velocidade. **B,** O eixo de sensibilidade do canal superior (CS) esquerdo fica perpendicularmente ao plano daquele canal. A rotação excitatória da cabeça naquele plano para baixo e em direção à esquerda é ilustrada por um vetor ao longo do eixo de sensibilidade. **C** e **D,** Eixos de sensibilidade do canal horizontal e canal posterior, cada um com um vetor que denota a rotação que o excita ao máximo. **E,** Contribuição de cada canal em resposta a uma rotação da cabeça horizontal reta para a esquerda (*vetor amarelo*). O volume da velocidade da cabeça atua no canal horizontal (CH), conforme mostrado pela projeção (*vermelho*) ao longo de seu eixo de sensibilidade. O CH não é verdadeiramente horizontal nesta condição. Consequentemente, a rotação também atua no CS (*vetor verde*) e no CP (*vetor azul*). O CS recebe um pequeno estímulo excitatório. Convém observar que a projeção sobre o eixo de sensibilidade do CP está em sua direção negativa. Isso significa que o CP é inibido sob tais circunstâncias.

dessas rotações é perpendicular ao plano do canal e é chamado de seu *eixo de sensibilidade*. No caso de uma rotação da cabeça que não está confinada ao longo de um desses eixos, o componente da velocidade da cabeça agindo em cada um dos canais pode ser determinado projetando-se graficamente o vetor da velocidade da cabeça em cada um dos eixos de sensibilidade. Por exemplo, na Figura 81-24, *E*, a rotação da cabeça para a esquerda com a cabeça ereta estimula, principalmente, o canal horizontal esquerdo. O componente de rotação da cabeça que opera no canal horizontal é a projeção sobre o eixo de sensibilidade daquele canal. No entanto, convém observar que as projeções sobre os eixos de sensibilidade dos canais superior e posterior indicam um estímulo excitatório atuando no canal superior ipsilateral e um estímulo inibitório agindo sobre o canal posterior ipsilateral. Matematicamente, a magnitude do estímulo projetado sobre o eixo de sensibilidade do canal é a do vetor de velocidade da cabeça vezes o cosseno do ângulo entre o eixo em torno do qual a cabeça rotaciona e o eixo de sensibilidade do canal.

Como os planos dos canais são aproximadamente ortogonais entre si, os eixos de sensibilidade também são. O padrão de atividade induzido nos nervos ampulares, portanto, decompõe efetivamente uma rotação da cabeça em componentes simultâneos mutuamente independentes ao longo dos eixos de sensibilidade. As ações de pares de músculos extraoculares estão combinadas de maneira semelhante. Os músculos extraoculares estão dispostos em pares que aproximadamente rotacionam os olhos em torno de eixos na órbita que são paralelos aos eixos de sensibilidade dos canais. A ativação simultânea de pares do músculo extraocular em proporções similares àquelas da ativação do canal resultará na rotação do olho em torno de um eixo paralelo àquele sobre o qual

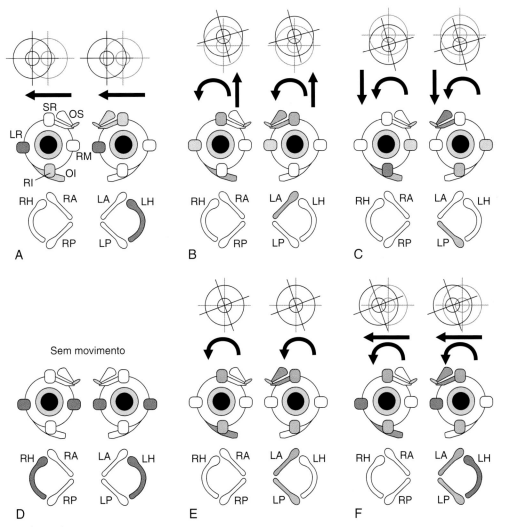

FIGURA 81-25. Fases lentas de nistagmo observadas para a excitação dos canais semicirculares individuais. Na *fileira inferior* de cada painel (**A** a **F**), o *sombreamento* indica os canais excitados. Na *segunda fileira*, um diagrama dos músculos extraoculares descreve quais músculos são ativados (o sombreado mais escuro indica a ativação mais forte). Na *fileira superior*, os movimentos dos olhos de mudança de direção, inclinação e/ou rolamento resultantes são indicados. **A**, A excitação do canal horizontal esquerdo (CL) causa ativação de fases lentas para a direita, principalmente como resultado da forte ativação do músculo reto lateral direito (RL) e do músculo reto medial esquerdo (RM). **B**, A excitação do canal anterior esquerdo (LA) provoca fases lentas ascendentes/sentido horário (do ponto de vista do paciente) por causa da ação combinada do músculo oblíquo inferior (OI) direito e do músculo reto superior (SR), além do músculo oblíquo superior (OS) esquerdo e do SR. **C**, A excitação do canal posterior esquerdo (LP) provoca fases lentas descendentes/sentido horário (do ponto de vista do paciente) como resultado da ação combinada do músculo OI direito e reto e músculo reto inferior (RI) e OS esquerdo e RI. **D**, A estimulação igual dos canais horizontal esquerdo (LH) e horizontal direito (RH) provoca contração antagonista do MR e LR bilateralmente, não produzindo nenhum nistagmo. **E**, A excitação igual combinada dos canais anterior esquerdo (LA) e posterior esquerdo (LP) excita a atividade muscular que é a soma dos efeitos individuais de cada canal; as trações ascendente e descendente cancelam-se, o que resulta em um nistagmo simplesmente no sentido horário. **F**, A excitação igual combinada de todos os três canais esquerdos causa a fase lenta no sentido horário direita, o resultado esperado da atividade de soma para cada canal individual. RA, canal anterior direito; RP, canal posterior direito. (Adaptado de Cohen B, Suzuki J-I, Bender MB: Eye movements from semicircular canal nerve stimulation in the cat. *Ann Otol Rhinol Laryngol* 1964;73:153; dados ajustados para a estrutura de referência da cabeça humana.)

a cabeça rotaciona, mas na direção oposta. Este, naturalmente, é o objetivo do RVO angular (aRVO).

Por causa da sua capacidade de selecionar imediatamente os estímulos que chegam (rotações da cabeça) em canais de informação minimamente redundantes, espacialmente independentes, pode-se pensar no labirinto como um "sensor inteligente" que não apenas mede os estímulos, mas os codifica imediatamente de maneira maximamente eficiente para uso jusante na condução do aRVO. Sob esse aspecto, o labirinto é análogo à cóclea, a qual segrega os sons em compartimentos separados do espectro de frequência, e a retina, que mapeia espacialmente o mundo em um espaço retinotópico.

Assim como as rotações de cabeça raramente estimulam apenas um par de canais semicirculares, a patologia labiríntica também afeta somente um canal. O cérebro percebe a ativação simultânea de vários canais como a rotação da cabeça que produziria o mesmo componente da ativação ao longo do eixo de sensibilidade de cada canal. Tais componentes são linearmente combinados para produzir um movimento ocular que compensa o movimento da cabeça percebido. Ao *observar o eixo do nistagmo*, o examinador pode deduzir qual combinação de canais está sendo excitada ou inibida. Esta *superposição linear* dos sinais do canal para a estimulação simultânea de múltiplos canais foi confirmada em uma elegante série de experimentos por Cohen e Suzuki et al.[76-78] Tais pesquisadores utilizaram vídeo-oculografia dos movimentos dos olhos e registros eletromiográficos (EMG) dos músculos extraoculares em gatos enquanto estimulavam eletricamente nervos ampulares isoladamente e em combinações. Eles observaram que mesmo as combinações altamente não fisiológicas de estímulos de nervos ampulares causaram movimentos dos olhos e atividade de músculo extraocular que poderiam ser previstos como a somatória do vetor de respostas para cada estímulo isoladamente (Fig. 81-25). A estimulação individual dos canais semicirculares esquerdos causou movimentos oculares que foram para a direita (para o canal horizontal esquerdo), para cima e em sentido horário (para o canal anterior esquerdo), ou no sentido descendente e anti-horário (para o canal posterior esquerdo) com relação à cabeça do animal. Em uma estrutura de canal de referência, cada um desses movimentos oculares está no plano do canal estimulado, conforme previsto pela primeira lei de Ewald (Princípio 3). A estimulação simultânea dos canais horizontal esquerdo e anterior causou movimentos oculares que eram para a direita, para cima e no sentido horário. Em uma estrutura de canal de referência, o eixo destes movimentos oculares é uma soma de vetor ponderada das respostas dos canais horizontal e anterior estimulados. A estimulação simultânea dos canais horizontal esquerdo e posterior causou movimentos oculares que foram para a direita, para baixo e no sentido horário – ou seja, em torno de um eixo fornecido pela soma de dois vetores iguais ao longo dos eixos de sensibilidade dos canais horizontal e posterior. A estimulação simultânea dos canais anterior esquerdo e posterior esquerdo causou movimentos dos olhos que foram no sentido horário, como seria esperado pelo cancelamento dos componentes da resposta (para cima e para baixo) do pico quando os vetores ao longo dos eixos de sensibilidade destes dois canais são somados. Por fim, a estimulação simultânea de todos os três canais esquerdos causou movimentos oculares que foram para a direita e no sentido horário, novamente a partir da previsão de uma soma de vetores iguais ao longo de eixos de sensibilidade desses canais.

Implicações Clínicas

Este último experimento, de Cohen e Suzuki,[76] é um modelo do que ocorre quando todos os canais de um lado tornam-se excitados a partir das taxas de disparo da linha de base. A fase lenta do nistagmo observado tem um componente horizontal em direção ao lado contralateral e um componente de torção que movimenta o polo superior do olho para o lado contralateral. O nistagmo bate para o lado ipsilateral horizontalmente e em torção. Este nistagmo não tem nenhum componente vertical. Este *nistagmo irritativo* pode ser visto quando o labirinto está irritado, como no início de um ataque de doença de Ménière, após procedimentos de estapedectomia e no início do curso de labirintite viral.

O mesmo desequilíbrio estático nas taxas de disparo entre os lados ocorre com hipofunção labiríntica unilateral. Cabe considerar o caso de labirintectomia esquerda unilateral, em que todos os três canais desse lado são removidos. A atividade sem oposição do canal lateral direito contribui com um componente de fase lenta para a esquerda. A atividade sem oposição do canal anterior direito contribui com um componente de fase lenta para cima e no sentido anti-horário. Finalmente, a atividade sem oposição do canal posterior direito contribui com um componente de fase lenta para baixo e no sentido anti-horário. Tais componentes combinam-se e os componentes para cima e para baixo cancelam-se entre si de modo que o resultado líquido é um nistagmo de fase lenta para a esquerda e no sentido anti-horário (de batimento para a direita e sentido horário).

A aplicação quantitativa deste princípio produziu informações significativas sobre a fisiopatologia da neurite vestibular. Fetter e Dichgans[79] mediram os movimentos oculares tridimensionais em 16 pacientes com nistagmo espontâneo de 3 a 10 dias após o início da neurite vestibular. Seus eixos de nistagmo espontâneo agruparam-se entre a direção esperada pela hipofunção do canal horizontal e a direção esperada pela hipofunção do canal anterior no lado afetado. A hipofunção do canal posterior não pareceu contribuir para o nistagmo, e os impulsos da cabeça no plano do canal posterior ipsilateral mostraram função preservada. Os pesquisadores propuseram que a neurite vestibular é, portanto, geralmente um distúrbio dos órgãos inervados pelo nervo vestibular superior – ou seja, os canais horizontal e anterior e o utrículo. Em apoio a tal hipótese, está a observação de que os potenciais miogênicos evocados por vestibular (VEMP, um teste da função sacular – Princípio 11) são geralmente preservados nesses pacientes.[80] Além disso, a ocorrência frequente (~ 21%) de CP-VPPB ipsilateral nestes indivíduos faz sentido sob tal hipótese: a função permanece intacta no canal posterior, que pode mediar a VPPB se o dano ao utrículo liberar otólitos naquele canal.[80]

PRINCÍPIO 8: O NISTAGMO COMO RESULTADO DA DISFUNÇÃO DOS CANAIS SEMICIRCULARES TEM EIXO E DIREÇÃO FIXOS COM RELAÇÃO À CABEÇA

Bases Anatômicas e Fisiológicas

O conceito de um eixo fixo do nistagmo para a estimulação de um canal semicircular isolado já foi demonstrado para CP-VPPB no Princípio 3. Nesse caso, os olhos sempre rotacionam em torno do eixo de sensibilidade do canal posterior afetado. Fazer os pacientes direcionarem seu olhar ortogonal ao longo do eixo de sensibilidade do canal posterior mostrou que não houve realmente nenhuma mudança quanto ao nistagmo quando considerado na estrutura de referência de canal fixo (apesar da alteração dramática na estrutura de referência de olho fixo).

Tal princípio estende o conceito para qualquer eixo de rotação que resulte da estimulação ou inibição de qualquer combinação de canais semicirculares. Convém considerar novamente o paciente com hipofunção unilateral aguda de todos os canais semicirculares direitos; há excitação relativa de todos os canais esquerdos. Conforme previamente demonstrado, o nistagmo baterá em direção à esquerda tanto horizontalmente quanto em torções. Desviar o olhar não muda a direção para a esquerda das fases rápidas deste nistagmo; assim, é um nistagmo *fixo pela direção*. Em geral, o nistagmo periférico tem eixo e direção fixos.

Implicações Clínicas

Este princípio ajuda a distinguir o nistagmo de um distúrbio vestibular periférico de um nistagmo como resultado de um distúrbio central. No caso do último, o eixo ou a direção do nistagmo podem mudar, dependendo da direção do olhar.[81] É importante observar que a *magnitude* do nistagmo *não* é fixa, dependendo do olhar. A razão para isso é discutida no próximo princípio.

PRINCÍPIO 9: O CIRCUITO DO TRONCO ENCEFÁLICO IMPULSIONA O DESEMPENHO DO REFLEXO VESTÍBULO-OCULAR DE BAIXA FREQUÊNCIA POR MEIO DO ARMAZENAMENTO DE VELOCIDADE E INTEGRAÇÃO NEURAL; A FALHA DESSES MECANISMOS SUGERE DOENÇA CENTRAL

A descrição do RVO até este item revelou um papel pequeno para o processamento de sinal do tronco encefálico e do cerebelo, além de passar os sinais vestibulares para os núcleos motores oculares apropriados. Essa "via direta" é o clássico arco reflexo de três neurônios. No entanto, o tronco encefálico faz mais do que servir como um canal para os sinais aferentes vestibulares. Uma "via indireta" através dos circuitos do tronco encefálico também deve levar em conta o fraco desempenho dos órgãos terminais vestibulares em baixas frequências e a necessidade de maior integração do sinal de velocidade da cabeça de entrada para gerar os movimentos oculares totalmente compensatórios. O tronco encefálico realiza estas tarefas por meio de processos chamados *armazenamento de velocidade* e *integração de velocidade e posição*. Estes dois processos também levam a vários fenômenos clínicos importantes, como o nistagmo pós-rotatório, o nistagmo após sacudir a cabeça e a lei de Alexander. O último destes é outro dos sinais cardinais que diferenciam as causas periféricas das centrais do nistagmo.

Bases Anatômicas e Fisiológicas

Armazenamento de Velocidade. Para as rotações de cabeça em frequências abaixo de aproximadamente 0,1 Hz, a taxa de disparo aferente do nervo vestibular oferece uma representação precária da velocidade da cabeça (Apêndice). Em resposta a uma rotação de velocidade constante, a cúpula inicialmente deflete e então retorna de volta para sua posição de repouso, com um tempo constante de, aproximadamente, 13 segundos.[82] Assim, seria esperado que o nistagmo em resposta a uma rotação de velocidade constante desaparecesse após aproximadamente 30 segundos (Fig. 81-10, *B*).

Na verdade, a situação ficaria um pouco pior porque as respostas neurais aferentes do canal também tendem a decair para as respostas estáticas ou de baixa frequência. Tal adaptação do disparo aferente é uma propriedade do neurônio em si e pronunciada especialmente para aferentes irregulares. O efeito da adaptação é fazer os aferentes responderem mais transitoriamente a deslocamentos cupulares estáticos e de baixa frequência. Desse modo, alguns aferentes de canal acabam carregando um sinal transiente em resposta a rotações de baixa frequência e velocidade constante. Tal sinal mais intimamente reflete a taxa de variação de velocidade da cabeça de velocidade – ou seja, a aceleração – do que a velocidade em si.

Apesar de essas tendências para os sinais vestibulares periféricos diminuírem prematuramente, as observações experimentais em seres humanos mostraram que a constante de tempo da queda do aRVO para a rotação de velocidade constante é de aproximadamente 20 segundos, mais longa do que seria esperado com base nas características de desempenho do canal apenas.[83] Circuitos neurais no tronco encefálico parecem prolongar os sinais de canal e alongá-los no tempo. A consequência fisiológica importante deste efeito – historicamente chamado de *armazenamento de velocidade* porque ele parece "armazenar" a informação de velocidade da cabeça por algum período de tempo – é que ele possibilita o sistema vestibular funcionar melhor em baixas frequências. Por causa do armazenamento de velocidade, a menor frequência de canto do sistema é estendida para aproximadamente 0,08 Hz. Isso torna possível uma sobreposição suficiente entre o RVO e os sistemas de estabilização de olhar de baixa frequência (procura regular e nistagmo optocinético) para evitar ter uma região de frequência em que nenhum sistema funciona bem.[12]

Robinson[84] propôs que o armazenamento de velocidade seria realizado por um ciclo de *feedback* que opera em um circuito e que inclui os núcleos vestibulares. Os estudos de lesões em macacos sugerem que o armazenamento de velocidade surge a partir de neurônios no núcleo vestibular medial e núcleo vestibular descendente cujos axônios cruzam a linha média.[85]

Integração de Velocidade e Posição. Um segundo problema surge na correspondência dos sinais que saem dos canais semicirculares com aqueles necessários para atuar sobre os músculos do olho. Para todos os movimentos dos olhos, para mover o olho, a contração de um músculo extraocular deve não apenas superar a força de arrastar viscosa (fricção), que é proporcional à velocidade dos olhos, como também deve superar a força restauradora elástica decorrente, sobretudo, do alongamento do músculo extraocular antagonista com o qual ele está emparelhado. Essa força restauradora elástica é significativa, embora até mesmo o músculo antagonista receba um comando inibitório. A força, análoga àquela produzida por uma mola, é proporcional a deslocamento ou posição do olho. As evidências experimentais[86] mostram que os neurônios oculomotores recebem um sinal que inclui os componentes de sinal tanto para a velocidade dos olhos desejada $\dot{E}(t)$ quanto para a posição instantânea do olho $E(t)$:

$$\text{taxa de disparo} = kE(t) + r\dot{E}(t) \quad [\text{Eq. 81-12}]$$

Ao fazer uma sacada horizontal, por exemplo, um comando de velocidade é gerado por um neurônio de explosão excitatório na formação reticular pontina paramediana (FRPP; Fig. 81-26). Este comando é um pulso de atividade neural, enviado ao longo de uma via direta reto para o abducente e os núcleos oculomotores. Sozinho, ele iria fornecer apenas o termo proporcional à velocidade desejada do olho, e o olho deslizaria de volta para sua posição neutra na órbita sem a tração contínua do músculo para superar a força restauradora elástica. A tração contínua pelo termo proporcional a posição do olho é obtida por meio de uma via indireta por meio de neurônios que matematicamente integram o tempo ao pulso (um comando transiente, porém fásico) para produzir um passo (um comando tônico). Assim, o sinal final transportado pelo neurônio oculomotor é um sinal fásico e tônico, conforme a Equação 81-12.

Para o RVO também, os neurônios oculomotores precisam receber ambos os comandos de velocidade do olho e de posição do olho (Fig. 81-27). A velocidade desejada do olho $\dot{E}(t)$ é facilmente obtida. Ela é simplesmente igual e oposta à velocidade da cabeça $\dot{H}(t)$, uma quantidade aproximadamente fornecida pelos sinais dos canais semicirculares. A estimativa da posição do olho $E(t)$ é fornecida pelo *integrador de velocidade e posição* do tronco encefálico, que integra o sinal de velocidade fornecido pelos canais para oferecer uma estimativa da posição. Todos os tipos de movimentos oculares conjugados – o RVO, o nistagmo optocinético, as sacadas e o rastreio – são iniciados como comandos de velocidade que passam diretamente para os neurônios oculomotores e indiretamente por meio deste integrador neural compartilhado.[87] Tal integrador de tronco encefálico, provavelmente, é um circuito de neurônios recorrentemente conectados em que os sinais reverberam e produzem alterações sinápticas, uma forma de memória de curto prazo.[88,89] Para os movimentos oculares horizontais, os neurônios integrantes ficam na região do núcleo prepósito do hipoglosso da ponte.[90,91] Para os movimentos oculares de torção e verticais, eles se situam no núcleo intersticial de Cajal.[92]

Implicações Clínicas

Nistagmo Pré-rotatório e Pós-rotatório. O armazenamento de velocidade é responsável pelo nistagmo prolongado que ocorre após

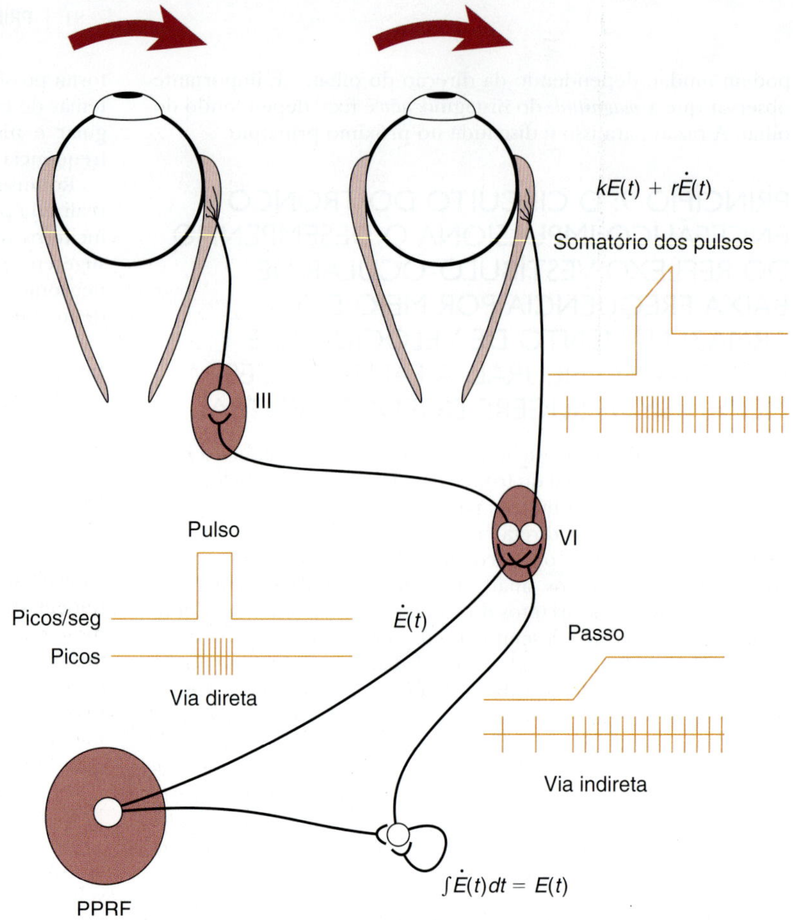

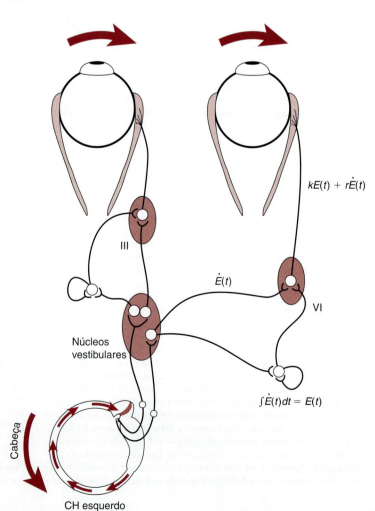

FIGURA 81-26. O comando motor para a sacada origina-se na formação reticular de pontina paramediana (FRPP) como um pulso de disparo neural. Tal atividade é transmitida ao longo de uma via direta para os núcleos motores oculares como um pulso. O pulso também está integrado em um passo da descarga neural e é transmitido para os núcleos motores oculares ao longo de uma via indireta. Assim, o sinal motor final é uma combinação de um somatório desses pulsos, conforme necessário para a dinâmica do movimento dos olhos.

FIGURA 81-27. Os sinais dos canais também passam por vias diretas e indiretas para os núcleos motores oculares. (A via excitatória direta para o reflexo vestíbulo-ocular horizontal é retratada em detalhes na Figura 81-15.) A via indireta pela integração velocidade-posição proporciona o sinal motor ocular final com um componente proporcional à posição do olho. CH, canal horizontal.

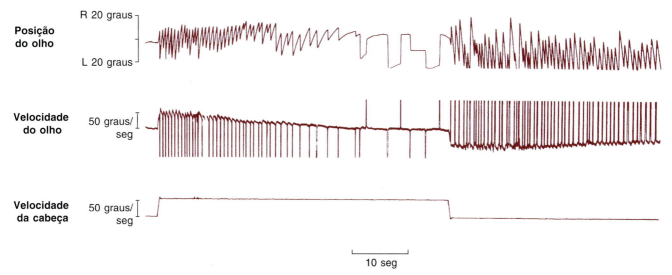

FIGURA 81-28. Nistagmo pré-rotatório e pós-rotatório em um macaco em resposta a um passo de velocidade de cabeça para 50 graus/seg. Enquanto a cadeira continua a rotacionar em 50 graus/seg de velocidade constante, o nistagmo inicial decai mais lentamente do que seria previsto com base na constante de tempo da cúpula. Após a rotação da cadeira parar, o nistagmo aparece novamente, mas na direção oposta. O *pós-nistagmo* também decai mais lentamente do que seria previsto. O prolongamento do nistagmo após a rotação é uma manifestação do armazenamento de velocidade. (Adaptado de Cannon SC, Robinson DA: Loss of the neural integrator of the oculomotor system from brain stem lesions in monkey. *J Neurophysiol* 1987; 57:1383.)

a rotação de velocidade constante sustentada em uma direção (Fig. 81-28). A rotação para um lado gera uma mudança positiva no disparo de aferentes no lado ipsilateral e uma alteração negativa no lado contralateral. Devido à assimetria de excitação e inibição inerente aos sinais de canais semicirculares (Princípio 6), o resultado líquido não é sem alterações na taxa de disparo aferente detectada pelo tronco encefálico. Em vez disso, consiste em uma excitação líquida no lado ipsilateral. O mecanismo de armazenamento de velocidade persevera essa excitação líquida além do tempo que a deflexão da cúpula voltou a zero (Fig. 81-10, *B*). Assim, o tronco encefálico percebe que a cabeça continuou a girar para o mesmo lado e gera um aRVO para aquela rotação percebida. As fases lentas do nistagmo são direcionadas para o lado contralateral e as fases rápidas são direcionadas para o lado ipsilateral. Esse nistagmo decai exponencialmente conforme o mecanismo de armazenamento de velocidade faz descargas com a constante de tempo de aproximadamente 20 segundos.

Nistagmo de Agitação Cefálica. Se a cabeça é girada de um lado para outro no plano horizontal em indivíduos normais, o mecanismo de armazenamento de velocidade é carregado igualmente em ambos os lados. Nenhum nistagmo pós-rotatório ocorre, pois as velocidades armazenadas diminuem na mesma taxa em qualquer um dos lados. Contudo, o nistagmo ocorre após balançar a cabeça em indivíduos com hipofunção vestibular unilateral.[93] No teste clínico de agitação cefálica, o olhar rotaciona passivamente a cabeça do sujeito horizontalmente em 1 a 2 Hz por 10 a 20 ciclos de rotação. Uma vez que a rotação para, os olhos são observados sob as lentes de Frenzel para evitar a supressão visual do nistagmo. Conforme a cabeça é agitada a partir do lado lesionado em direção ao lado intacto, a excitação líquida é armazenada pelo mecanismo de armazenamento de velocidade. Na verdade, a excitação líquida é maior do que em indivíduos normais, pois o sinal não inibitório vem do labirinto lesado. Quando a cabeça está virada e rotacionada para o lado lesionado, nenhum estímulo excitatório é enviado para o tronco encefálico daquele lado e apenas um pequeno estímulo inibitório é sentido a partir do labirinto intacto. Após múltiplos ciclos de rotação de vai e vem, uma assimetria acentuada desenvolve-se no mecanismo de armazenamento de velocidade, um que sinaliza rotação continuada ilusória para o lado intacto. Como resultado, quando a cabeça para a rotação, o nistagmo, conforme esperado, se mantém em rotação contínua em direção ao lado sadio (direção é dada pela fase rápida): as fases lentas vão em direção ao lado lesionado, e as fases rápidas, em direção ao lado sadio. Este padrão pode até ser revertido após alguns segundos, presumivelmente porque os neurônios afetados pelo armazenamento de velocidade adaptam-se à mudança prolongada no disparo a partir de suas taxas de linha de base.

O teste de agitação cefálica fornece outro meio muito útil para localizar a perda labiríntica, que complementa a informação derivada do teste calórico e de HTT. Conforme observado, o teste

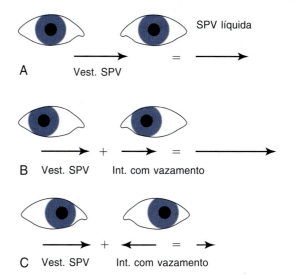

FIGURA 81-29. Lei de Alexander. As interações da velocidade de fase lenta (Vest. SPV) e um integrador com vazamento (Int.) são demonstrados para um caso de hipofunção vestibular aguda esquerda. No olhar neutro (**A**), apenas a fase lenta vestibular manifesta-se. Quando o olhar está na direção da fase rápida (*à direita*, **B**), o integrador com vazamento faz com que os olhos movam-se lentamente para a esquerda. Tal movimento lento adiciona ao sinal de fase lenta vestibular e a velocidade de fase lenta líquida aumenta. Quando o olhar está na direção da fase lenta (*esquerda*, **C**), o integrador com vazamento faz com que os olhos movimentem-se lentamente para a direita. Este movimento lento subtrai do sinal de fase lenta vestibular, e a velocidade de fase lenta líquida diminui.

calórico mede a função de um canal semicircular isolado em uma frequência relativamente baixa; o HTT usa rotações breves e rápidas com teor de frequência na faixa de 3 a 5 Hz. Ao fornecer boas informações sobre a função do labirinto em 1 a 2 Hz, o teste de agitação cefálica pode fornecer informações não disponíveis a partir dos outros dois testes.

Lei de Alexander. O integrador do tronco encefálico também manifesta achados característicos na patologia vestibular. No período agudo após a perda da função labiríntica unilateral, o integrador torna-se disfuncional ou "com vazamento". Em parte, isso pode ser uma estratégia adaptativa do cérebro para minimizar o nistagmo. Conforme já visto, a integração do sinal vestibular aumenta o impulso para os músculos extraoculares que puxam o olho na direção das fases lentas. Desligando o integrador, o cérebro pode diminuir a velocidade de fase lenta do nistagmo. Entretanto, como o integrador é compartilhado por outros sistemas oculomotores, como o sacádico, a capacidade de manter o olho em uma posição excêntrica na órbita é prejudicada quando o integrador está com vazamento. Como resultado, os olhos tendem a derivar novamente para a posição central nas órbitas (Fig. 81-29). Essa deriva centrípeta tem um efeito considerável sobre o nistagmo observado. Quando os olhos direcionam-se para a fase rápida do nistagmo, o desvio que resulta do "vazamento" do integrador aumenta a velocidade de fase lenta por causa do desequilíbrio vestibular. Como resultado, a velocidade de fase lenta do nistagmo aumenta. No entanto, quando os olhos direcionam-se para a fase lenta, o desvio centrípeto como resultado do integrador com vazamento subtrai da velocidade de fase lenta, por causa do desequilíbrio vestibular, e a fase lenta do nistagmo diminui ou pode desaparecer. Tal observação tornou-se conhecida como *lei de Alexander*.[94] Embora ocasionalmente observados em lesões centrais, os tipos periféricos de nistagmo geralmente vão obedecer à lei de Alexander, tornando-a um achado de exame neurotológico importante na distinção de nistagmo de origem central daquele de origem periférica.

Interpretação dos Testes de Cadeira Rotatória. A disfunção do integrador neural e do armazenamento de velocidade pode também ser observada nos resultados dos testes de cadeira rotatória, que podem consistir tanto em passos de rotação de velocidade constante quanto em oscilações harmônicas sinusoidais, tipicamente de 0,01 a 0,6 Hz. As etapas de velocidade podem ser liberadas começando-se repentinamente a rotação da cadeira a partir da velocidade zero até uma velocidade sustentada constante em um sentido (Fig. 81-8, *centro*). Por outro lado, o estímulo equivalente pode ser obtido travando-se a cadeira após uma rotação de velocidade constante prolongada na outra direção. A endolinfa dos canais horizontais e as cúpulas tendem a continuar movendo-se na direção que a cadeira estava movimentando-se. Desse modo, o estímulo é equivalente a um passo de velocidade na direção oposta àquela em que a cadeira estava girando. No caso da perda unilateral da função do labirinto, a magnitude do nistagmo pós-rotatório em resposta a um passo de velocidade esperada para excitar o canal horizontal lesionado pode ser baixa em comparação com aquela para os passos de velocidade esperados para excitar o lado intacto. Todavia, um decréscimo no nistagmo pode não ser detectável em indivíduos com perda unilateral compensada da função labiríntica, pois, conforme explicado no Princípio 6, as frequências relativamente baixas e as acelerações envolvidas no teste de cadeira rotatória não podem suscitar muita assimetria de excitação e inibição. Em vez disso, a única anormalidade pode ser que a constante de tempo do nistagmo pós-rotatório seja encurtada. O prejuízo do mecanismo de armazenamento de velocidade do tronco encefálico secundário à perda da função periférica diminui essa constante de tempo. Para a perda bilateral da função labiríntica, o nistagmo em resposta aos passos é provável de mostrar ganhos diminuídos e constantes de tempo diminuídas.

Quando o teste da cadeira rotatória sinusoidal é realizado em indivíduos com perda unilateral da função do labirinto, o *ganho* de RVO (a relação entre velocidade dos olhos/velocidade da cabeça; Apêndice) pode ser menor, pois a cabeça é girada para o lado lesionado. Mais habitualmente, no entanto, o ganho será baixo bilateralmente ou até mesmo normal, sobretudo quando o indivíduo tiver compensado a perda da função unilateral. Todavia, com frequência a *fase* do RVO permanecerá avançada com relação à velocidade de cabeça em baixas frequências.[95] Mais uma vez, isso reflete as limitações do canal semicircular na produção de uma resposta que codifica a velocidade da cabeça em baixas frequências (Apêndice). Tais limitações, que são amenizadas pelo armazenamento de velocidade e integração neural, manifestam-se quando o armazenamento de velocidade e a integração são interrompidos por uma perda da função vestibular periférica.

PRINCÍPIO 10: O UTRÍCULO SENTE TANTO A INCLINAÇÃO QUANTO A TRANSLAÇÃO DA CABEÇA, MAS A PERDA DA FUNÇÃO UTRICULAR UNILATERAL É INTERPRETADA PELO CÉREBRO COMO UMA CABEÇA INCLINADA EM DIREÇÃO AO LADO OPOSTO

Bases Anatômicas e Fisiológicas

O utrículo detecta as acelerações lineares tangenciais em alguma porção de sua superfície curva. A maior parte do utrículo está aproximadamente no plano do canal horizontal, apesar de sua extremidade anterior curvar para cima a partir deste plano. O disparo de linha de base das fibras aferentes utriculares é, portanto, mais bem modulado por acelerações lineares no plano horizontal – ou seja, acelerações para frente e para trás ou de um lado para outro. As células ciliadas no utrículo são polarizadas de modo que tais deflexões estereociliares em direção à estriola excitam as células ciliadas, e as deflexões em sentido contrário à estriola as inibem. Como as orientações dos feixes estereociliares variam sobre a superfície do utrículo, o padrão de respostas global do órgão a uma determinada aceleração linear pode ser bastante complexo (Fig. 81-7). As acelerações lineares em diferentes direções, provavelmente, ativam conjuntos únicos de atividade nos aferentes do utrículo, com algumas áreas sendo excitadas e outras, inibidas. Tais respostas de conjuntos podem codificar a direção da aceleração da cabeça.[17]

A excitação ou a inibição de *todas* as regiões do utrículo não ocorrem sob condições normais de estimulação vestibular. Dessa forma, prever o que o cérebro perceberá durante condições patológicas que resultam na estimulação de todo o utrículo é menos direto do que era no caso dos canais semicirculares, cujas células ciliadas estão todas polarizadas na mesma direção. No entanto, os estudos em gatos[96] e macacos[97] demonstraram uma predominância de 3:1 de aferentes que surgem do aspecto medial do utrículo, que é sensível às acelerações produzidas pelas inclinações ipsilaterais. Assim, o cérebro interpreta um aumento tônico no disparo a partir do utrículo de um lado como uma aceleração líquida da massa otoconial para o lado ipsilateral. Por outro lado, o cérebro interpreta uma diminuição ou uma perda no disparo a partir do utrículo de um lado como uma aceleração líquida da massa otoconial em direção ao lado contralateral ou lado intacto.

Não obstante, o cérebro ainda deve decidir como interpretar este sinal, que representa uma aceleração líquida da massa otoconial para um lado. Tal aceleração pode ser produzida por uma inclinação ipsilateral ou por um movimento de translação contralateral da cabeça. Existe pouca diferença física entre as forças de cisalhamento que atuam sobre as células ciliadas dos órgãos otolíticos nessas duas circunstâncias, mas a resposta reflexiva esperada do sistema vestibular é muito diferente dependendo da interpretação: se a inclinação for percebida, os reflexos compensatórios adequados seriam desvios de rolamento contrário dos olhos e da cabeça; se a translação for percebida, os reflexos apropriados seriam movimentos oculares horizontais.

Exatamente como o cérebro distingue os sinais utriculares como resultado da inclinação daqueles que resultam da translação, isso continua sendo uma das controvérsias em andamento na fisiologia vestibular. A equivalência de inclinação e translação fornece ao cérebro uma ambiguidade aparentemente insolúvel nos sinais aferentes utriculares. Contudo, o cérebro é de algum modo confiável para corrigir corretamente a fonte do estímulo ambíguo em circunstâncias normais, de modo que uma translação interaural produz movimentos oculares horizontais com pouco ou nenhum movimento de rolamento. Em contraste, quando a mesma aceleração líquida atua nos utrículos durante os movimentos de inclinação da cabeça, os olhos giram ao contrário de modo adequado à inclinação, mas eles não se viram na horizontal, como fariam em uma translação interaural. Uma forma de resolver tais estímulos diferentes pode ser baseada no teor da frequência. As acelerações de baixa frequência ou lineares estáticas que agem sobre os órgãos otolíticos podem ser interpretadas como acelerações gravitacionais que resultam de inclinação, enquanto as acelerações lineares transitórias podem ser interpretadas como translações lineares.[98,99] Uma hipótese alternativa é que o SNC integra as informações provenientes dos canais semicirculares com as informações provenientes dos órgãos otolíticos para distinguir as *inclinações*, que também ativam transitoriamente os canais, a partir de *translações*, as quais ativam apenas os órgãos otolíticos. Em apoio a esta hipótese, os experimentos em macacos-reso, em que os canais semicirculares foram inativados por tamponamento, demonstraram que, na ausência de sinais de canais, a modulação da atividade de otólitos por inclinações de rolamento levou a movimentos oculares que, em vez disso, seriam compensatórios para translações interaurais percebidas.[100] Assim, o cérebro parece precisar de sinais adicionais a partir dos canais para distinguir as inclinações das translações.

Se o cérebro utiliza o teor de frequência com o sinal utricular de entrada ou os sinais concomitantes a partir dos canais, a percepção de uma redução estática nas taxas de disparo de aferentes utriculares sobre um lado deve ser interpretada como uma inclinação para o lado oposto, não como translação em direção ao mesmo lado. Do ponto de vista do teor de frequência, a natureza estática das variações da taxa de disparo imita a mudança estática (baixa frequência) de uma inclinação da cabeça. Do ponto de vista dos sinais dos canais, vale lembrar que a perda unilateral da função do labirinto deixa um excesso relativo de sinais dos canais verticais contralaterais que seria percebido como rolamento da cabeça para o lado intacto. Este seria o sinal de canal concomitante esperado para a inclinação da cabeça para o lado intacto. Assim, a perda da função utricular unilateral é interpretada pelo cérebro como uma inclinação da cabeça para o lado *oposto*.

Importância Clínica

Uma perda isolada da atividade do nervo utricular provoca um conjunto estereotipado de respostas estáticas chamadas de *reação de inclinação ocular*, com: 1) uma inclinação da cabeça para o lado lesionado; 2) um desvio dos olhos desconjugado de tal maneira que a pupila no lado intacto é elevada e a pupila no lado lesionado é deprimida (chamado desvio de inclinação); e 3) um conjugado de rolamento contrário estático dos olhos, girando o polo superior de cada olho para longe do utrículo intacto (Fig. 81-30).[101] Cada um desses sinais pode ser compreendido como a resposta compensatória do cérebro para uma inclinação da cabeça percebida em direção ao utrículo intacto, uma percepção que surge a partir do excesso de informação de inclinação ipsilateral proveniente do utrículo intacto. A reação de inclinação ocular também pode ocorrer a partir de interrupção de vias centrais otolíticas, como na esclerose múltipla.[102,103] A reação de inclinação ocular completa não é frequentemente observada com lesões vestibulares periféricas, pois o tronco encefálico compensa alguns aspectos muito rapidamente. No entanto, o otorrinolaringologista irá ocasionalmente se deparar com queixa pós-operatória de diplopia vertical após a ressecção de um neuroma acústico ou secção do nervo vestibular. Como alternativa, cobrindo os olhos e observando as mudanças verticais opostas que ocorrem para cada olho, o desvio de inclinação rapidamente se torna aparente.

Embora a reação de inclinação ocular completa não possa persistir por muito tempo após uma lesão aguda, o rolamento estático de cada olho para o lado lesionado pode ser detectado por semanas a meses depois.[104,105] Isso pode ser demonstrado com a fotografia cuidadosa de fundo de olho, mas um método mais prático é o teste de percepção de vertical visual subjetiva ou horizontal visual subjetiva. Os indivíduos com perda unilateral recente da função otolítica consistentemente irão deslocar uma linha iluminada em um quarto escuro de modo que ela esteja inclinada para fora da orientação vertical ou horizontal desejada em direção ao lado lesionado. De fato, observou-se uma correlação estreita entre o desvio torcional absoluto dos olhos e o deslocamento angular da linha a partir de vertical ou horizontal.[106] A inclinação na vertical visual subjetiva ou horizontal visual subjetiva normalmente diminui durante os meses após uma perda da função vestibular unilateral, mas para lesões graves, tais como a secção do nervo vestibular, algum desvio persiste permanentemente.[104]

PRINCÍPIO 11: MUDANÇAS BRUSCAS NA ATIVIDADE SACULAR EVOCAM MUDANÇAS NO TÔNUS POSTURAL

Bases Anatômicas e Fisiológicas

O sáculo é quase planar e encontra-se em uma orientação parassagital. As células ciliadas do sáculo, polarizadas de modo que são excitadas por deslocamentos de massa otoconial para longe da estriola, podem sentir as acelerações para frente e para trás (ao longo do eixo naso-occipital) ou para cima e para baixo. A maioria dos aferentes do sáculo tem uma direção preferencial, para cima ou para baixo.[97] Além disso, apenas o sáculo pode sentir as acelerações lineares para cima ou para baixo, enquanto as acelerações naso-occipitais irão ativar alguns aferentes utriculares e saculares. Dessa maneira, o sáculo tem um papel exclusivo para sentir as acelerações no sentido para cima ou para baixo.

Quando a cabeça está na posição vertical no campo gravitacional, a aceleração como resultado da gravidade (9,8 m/s²)

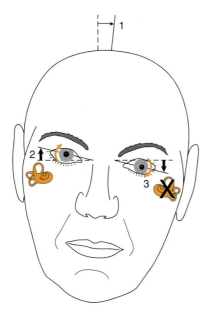

FIGURA 81-30. A reação de inclinação do otólito para a perda de função utricular esquerda consiste em: 1) inclinação da cabeça para a esquerda; 2) elevação do olho direito e depressão do olho esquerdo; e 3) rolamento do polo superior de cada olho para a esquerda do paciente.

constantemente traciona a massa otoconial sacular em direção à terra. Os aferentes na metade inferior do sáculo, cujas células ciliadas são excitadas por esta aceleração para baixo, têm taxas de disparo mais baixas e sensibilidades mais baixas para acelerações lineares do que aqueles aferentes na metade superior do utrículo.[97] Os aferentes na metade superior são excitados pela aceleração relativa para cima da massa otoconial, tal como poderia ocorrer quando a cabeça cai de repente, com uma queda. Assim, a excitação súbita das células ciliadas através da mácula sacular provavelmente seria interpretada pelo cérebro como uma perda súbita do tônus postural, como com a queda. O reflexo compensatório adequado seria aquele que ativa os músculos extensores do tronco e dos membros e relaxa os músculos flexores para restaurar o tônus postural. Por conseguinte, os aferentes saculares projetam-se para as porções laterais dos núcleos vestibulares, que dão origem ao trato vestibuloespinal, em contraste com os aferentes utriculares, que se projetam mais rostralmente para as áreas envolvidas no RVO.[106]

Importância Clínica

A excitação sacular, provavelmente, é a base para o teste de VEMP, com diminuições transitórias na atividade de EMG do músculo flexor evocadas por cliques acústicos altos ou tons aplicados na orelha. Sons bastante altos aplicados na orelha excitam os aferentes saculares.[107,108] Conforme observado, a resposta reflexiva prevista inclui o relaxamento dos músculos flexores. A atividade na EMG média ao longo de múltiplos estímulos acústicos de um músculo flexor tonicamente contraído irá demonstrar um potencial de relaxamento de curta latência bifásico. A atividade na EMG pode ser gravada em muitos músculos flexores diferentes, mas as respostas do esternocleidomastóideo foram mais bem descritas.[109] Como o sáculo media as respostas do VEMP evocadas pelo som no labirinto normal, a falta de respostas do VEMP pode indicar disfunção sacular. Entretanto, a transmissão do estímulo acústico do VEMP é muito sensível a qualquer causa de perda auditiva condutiva (PAC) no ouvido médio e os VEMP não costumam estar presentes quando há PAC. Curiosamente, a preservação das respostas do VEMP em face de PAC implica uma impedância acústica anormalmente baixa do labirinto, tal como ocorre na síndrome de deiscência do canal superior[110] ou com a síndrome do aqueduto vestibular alargado.[111]

Outro exemplo das alterações de tônus postural que podem estar relacionadas com a atividade sacular é o *drop attack*. Também conhecido como *crise otolítica de Tumarkin*, o *drop attack* é uma perda considerável do tônus postural que pode ocorrer na doença de Ménière independentemente dos outros sintomas vestibulares no momento da queda.[112] Não está claro o que causa a perda súbita do tônus postural, mas as deformações súbitas da mácula sacular associadas a alterações hidrópicas do labirinto foram sugeridas.

PRINCÍPIO 12: O SISTEMA VESTIBULAR NORMAL PODE AJUSTAR RAPIDAMENTE OS REFLEXOS VESTIBULARES DE ACORDO COM O CONTEXTO, MAS A ADAPTAÇÃO À PERDA UNILATERAL DA FUNÇÃO VESTIBULAR PODE SER LENTA E SUSCETÍVEL À DESCOMPENSAÇÃO

Bases Anatômicas e Fisiológicas

Tal como salientado neste capítulo, o sistema vestibular é projetado eficientemente para fornecer débitos de reflexo motor estereotípicos que compensam os movimentos da cabeça. No entanto, um débito estereotípico adequado para um contexto pode ser inadequado para outro. Por exemplo, o redirecionamento do olhar é feito girando primeiro os olhos e depois a cabeça em direção a um novo alvo visual. Durante a mudança de olhar, há um período durante o qual ambos os olhos e a cabeça devem se movimentar na mesma direção. O RVO deve realmente estar desligado durante este período. Caso contrário, os olhos ficariam fixos no alvo original. Tal *cancelamento* do RVO é mensurável em neurônios vestibulares secundários, como uma diminuição no ganho de RVO

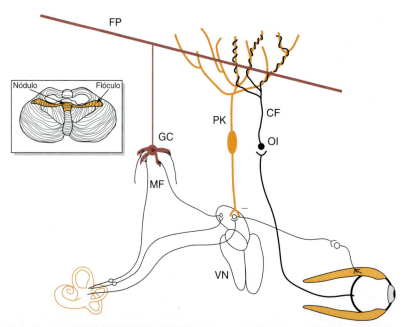

FIGURA 81-31. Circuito do cerebelo envolvido na modificação do reflexo vestíbulo-ocular (RVO). Os estímulos dos aferentes vestibulares primários e neurônios vestibulares secundários (VN) formam estímulos de fibra musgosa (MF) nas células de grânulo cerebelar (GC). As fibras paralelas (FP) se originam destas sinapses fracamente com as células de Purkinje (PK), causando um débito inibitório altamente tônico de picos simples a partir das células de Purkinje em neurônios vestibulares secundários que controlam o RVO. O estímulo da fibra trepadeira (CF) a partir da oliva inferior (OI) traz informações de erro sensório-motor tal como deslizamento retiniano. As fibras trepadeiras fazem sinapses extensas e fortes nas células de Purkinje; a atividade da fibra trepadeira leva a picos complexos nas células de Purkinje, que podem alterar a eficácia das sinapses de fibras paralelas nas células de Purkinje – uma forma de aprendizado.

quando o olhar está sendo redirecionado.[113,114] O mecanismo pelo qual o RVO pode ser cancelado não está claro, mas os neurônios vestibulares secundários podem receber as "cópias de eferência" dos comandos que vão para os músculos do olho. Através de conexões inibidoras, esses sinais oculomotores podem diminuir as respostas dos neurônios vestibulares secundários que participam no arco reflexo do RVO.

Sob outras circunstâncias, o ganho de RVO pode precisar ser aumentado. Por exemplo, quando os olhos estão inclinados para ver um alvo perto do nariz, eles devem girar em um ângulo maior do que aquele para a rotação da cabeça para permanecer no alvo. Na verdade, como a rotação da cabeça traz um olho mais perto do alvo e leva o outro olho para mais distante dele, cada olho vai exigir um ganho de valor de RVO *diferente*. Viirre et al.[115] mostraram que o RVO executa conforme necessário sob estas condições exigentes para estabilizar as imagens na retina e parece fazê-lo dentro de 10 a 20 ms após o início do movimento da cabeça – mais rápido do que poderia ser explicado pelo uso de quaisquer informações de *feedback* visual para corrigir o RVO. Os pesquisadores sugeriram que as interações otolíticas com sinais de canal poderiam fornecer um meio para atualizar constantemente um mapa interno do alvo visual no espaço, o que possibilita ajustes para o ganho de RVO para cada olho.

Outras alterações contextuais nos reflexos vestibulares ocorrem mais lentamente. Por exemplo, o ganho de RVO precisa ser ajustado para as alterações na ampliação visual quando alguém começa a usar óculos. As alterações a longo prazo nos reflexos vestibulares, um tipo de aprendizado motor, dependem bastante do cerebelo, especificamente o lobo floculonodular do cerebelo. A conexão básica do cerebelo no que diz respeito ao arco reflexo do RVO é mostrada na Figura 81-31. O débito do córtex cerebelar vem das células de Purkinje, que têm um efeito inibitório sobre seus neurônios-alvo nos núcleos vestibulares. As células de Purkinje têm dois padrões distintos de ativação: picos simples ocorrem a taxas elevadas e são desencadeados por estímulos de muitas fibras paralelas. Estas fibras paralelas surgem de células granulosas, que por sua vez recebem os estímulos das fibras musgosas. As últimas transmitem vários sinais motores e sensoriais. Os estímulos partem de muitas fibras paralelas, cada uma delas fazendo sinapses fracamente nas células de Purkinje, e conduzem a um elevado débito tônico de picos simples. Em contraste, as fibras trepadeiras da oliva inferior transportam sinais de erro sensório-motor (p. ex., aquelas de deslizamento da retina). Cada fibra trepadeira faz inúmeras sinapses com os dendritos de uma célula de Purkinje, de modo que uma fibra trepadeira tem um forte efeito sobre a célula de Purkinje. Esse efeito gera picos complexos em taxas baixas. No modelo clássico de aprendizagem cerebelar, a ativação repetitiva e sincrônica de estímulos de fibra trepadeira e de fibra paralela provoca uma redução gradual na força das sinapses de fibras paralelas em células de Purkinje – a chamada depressão a longo prazo.[116] No contexto do RVO, o enfraquecimento do estímulo de fibra paralela diminui a inibição tônica das células de Purkinje nos neurônios vestibulares secundários. O ganho de RVO aumentaria conforme necessário para corrigir o sinal de erro conduzido pelas fibras trepadeiras. É provável que a aprendizagem no cerebelo seja muito mais complexa do que isso, com alterações ocorrendo em múltiplas sinapses. Um ponto importante é que os sinais de erro, como o deslizamento da retina, podem ser necessários para conduzir a aprendizagem motora, subjacente a algumas alterações compensatórias no sistema vestibular. Tal fenômeno é a base para muitas intervenções de fisioterapia para a perda da função vestibular unilateral.

Após a perda unilateral da função vestibular (p. ex., labirintectomia), desenvolve-se um desequilíbrio profundo nas taxas de disparo dos núcleos vestibulares, e a maioria dos neurônios de segunda ordem no lado ipsilateral fica "em silêncio".[116-125] O desequilíbrio estático resulta no nistagmo e na reação de inclinação ocular descritos anteriormente. Tal desequilíbrio é corrigido dentro de 1 semana de labirintectomia em cobaias alertas[122] e dentro de 3 semanas no macaco.[126] Algum componente da recuperação da atividade de repouso nos neurônios vestibulares secundários é intrínseco.[127] Por outro lado, as lesões subsequentes em outras partes do SNC, como a medula espinal[128] ou a oliva inferior,[129] podem causar descompensação transitória e recidiva dos sintomas de desequilíbrio estático. Dois pontos importantes surgem a partir dessas observações: em primeiro lugar, uma compensação surpreendente para o desequilíbrio estático vestibular pode ocorrer, mas exigir um período de semanas. Em segundo lugar, essa compensação pode ser interrompida por outras alterações no SNC em momentos posteriores, o que provoca uma recidiva de sintomas como resultado do desequilíbrio vestibular estático. Vale a pena repetir que, apesar da recuperação de desequilíbrio vestibular central estático, as assimetrias nas respostas dinâmicas aos movimentos da cabeça persistem, até algum grau permanentemente, após a perda unilateral da função vestibular. Isso é exemplificado pelo HTT discutido no Princípio 6.

Implicações Clínicas

A compensação vestibular requer um nível estável (embora reduzido) da função vestibular periférica ao longo do tempo. Os mecanismos compensatórios também devem ser apresentados com sinais de erro sensoriais, e sua capacidade de detectar e processar estes sinais não deve ser comprometida. Esses três requisitos têm três consequências clínicas significativas.

A Perda Estática de Função Vestibular Pode Ser Compensada, Mas a Perda Flutuante Não Pode. Existem correlações clínicas importantes com as observações de que o sistema vestibular adapta-se lentamente à perda de função unilateral e que as alterações em outros lugares no SNC, ou outras alterações adicionais na função vestibular, podem causar descompensação. Os estados de doença que causam perda de função vestibular periférica estática, estável, costumam ser bem menos debilitantes do que as perdas que oscilam ao longo de minutos a horas. Quando a perda fixa de função vestibular unilateral é aguda, tal como após labirintectomia ou neurectomia vestibular ou em alguns casos de labirintite viral, os pacientes tipicamente têm vários dias de vertigem e nistagmo. A maioria dos pacientes com a função normal contralateral compensa a perda unilateral notavelmente em bem mais de 1 a 2 semanas.[130] O nistagmo espontâneo resolve-se dentro de alguns dias, embora o nistagmo induzido por agitação da cabeça e olhar lateral em direção ao lado contralesional possa persistir por mais tempo (Princípio 9). Mais uma vez, deve ser enfatizado que as rotações de cabeça rápidas e súbitas para o lado ipsilateral (não funcionante) sempre irão causar falha transitória do RVO se a função periférica ipsilateral não for recuperada (Princípio 6). Dentro de 2 semanas após a perda unilateral aguda da função, a maioria dos pacientes não tem mais vertigem em repouso, e eles conseguem andar, embora possam precisar de auxílio. Até 1 mês depois, a maioria está andando sem auxílio e retorna às atividades diárias normais.

Em contraste com o curso relativamente benigno e previsível após uma perda de função vestibular unilateral, total, permanente, a função flutuante típica na doença de Ménière e VPPB pode causar vertigem intensa e debilitante e nistagmo a cada ataque. Tais distúrbios causam perturbação flutuante da função vestibular periférica de hora em hora ou até mesmo minuto a minuto. O cérebro simplesmente não consegue concluir seu trabalho compensatório nesse tempo, antes de a função periférica retornar ao normal. Os mecanismos compensatórios são efetivamente confrontados com um "alvo em movimento".

Talvez a perda da função vestibular menos sintomática ocorra com o lento crescimento de schwannomas vestibulares. Como os nervos vestibulares são lentamente infiltrados ou comprimidos, o cérebro compensa a perda gradual da função imperceptivelmente, e os pacientes podem não ter sintomas, exceto pela ocasional sensação de falta de equilíbrio ao virar a cabeça rapidamente para o lado do tumor – um equivalente natural ao HTT. Os pacientes com tal perda da função periférica podem ter pouca vertigem pós-operatória, enquanto aqueles com a função preservada até o momento em que um ou ambos os nervos vestibulares são cortados na remoção do tumor com frequência têm vertigem grave, nistagmo e uma reação de inclinação ocular.[130]

A disparidade entre as respostas típicas para perdas estáveis e flutuantes é subjacente ao fundamento lógico que está por trás do uso de terapias ablativas, como a gentamicina intratimpânica, a neurectomia vestibular e a labirintectomia para a doença de Ménière intratável. Após o período inicial de compensação, os pacientes que sofreram anteriormente ataques frequentes de vertigem em geral têm relativamente poucos e toleráveis sintomas vestibulares, desde que a função contralateral esteja intacta e estável (revisado por Blakley[131]).

A diferença entre perdas estáveis e flutuantes também tem a importância diagnóstica. Como os déficits vestibulares estáveis geralmente não causam vertigem continuada, a vertigem recorrente no contexto de uma perda vestibular bem compensada deve ser vista como um sinal de flutuação adicional na função vestibular. Esta flutuação pode se dever a uma reativação de um processo de doença quiescente, tal como a doença de Ménière, ou pode sugerir o aparecimento de um novo problema labiríntico. Um exemplo relativamente comum do último é a ocorrência de CP-VPPB em 15 a 30% dos pacientes que anteriormente tinham neurite vestibular.[132,133] Conforme observado nas implicações clínicas do Princípio 7, a neurite vestibular geralmente envolve o nervo vestibular superior e seus órgãos finais, mas poupa o sáculo e o canal posterior, que são supridos pelo nervo vestibular inferior. Acredita-se que os danos ao labirinto podem causar liberação dos otólitos do utrículo e que estes se instalam no canal posterior e precipitam VPPB. A VPPB do canal posterior típica pode se desenvolver em uma orelha que teve neurite vestibular até mesmo meses após o início da neurite.

Efeito de Medicamentos Supressivos Sobre a Compensação Vestibular. Os pacientes com a síndrome de hipofunção vestibular unilateral aguda costumam receber a prescrição de medicamentos para aliviar seus sintomas de desconforto: benzodiazepínicos (p. ex., diazepam), agentes anticolinérgicos (p. ex., meclizina) e agentes antieméticos (p. ex., prometazina). Embora tais medicamentos sejam de valor inestimável para o alívio agudo desses sintomas angustiantes, eles podem ser contraproducentes para a compensação vestibular se continuados por muito tempo. Vale lembrar que a adaptação central é parcialmente impulsionada pelos sinais de erro (p. ex., o descompasso sensorial ocorrido entre os sinais vestibulares e os sinais visuais quando o RVO falha). Estes emparelhamentos sensoriais ruins causam uma sensação de vertigem em pacientes com hipofunção unilateral de início recente conforme eles começam a se movimentar, uma vez os sintomas estáticos tendo diminuído. Suprimir tal vertigem com o uso continuado de medicamentos pode prolongar ou até mesmo impedir a compensação vestibular. Estudando os efeitos dos medicamentos sobre a compensação vestibular após labirintectomia unilateral em gatos, Peppard[134] notou que os supressores de sintomas vestibulares comumente usados (diazepam, escopolamina e dimenidrinato) poderiam dificultar a taxa e a extensão da compensação. A meclizina, provavelmente, tem efeitos semelhantes. Por outro lado, uma combinação de um estimulante (anfetamina) e um antiemético geral (trimetobenzamida) teve um efeito benéfico no aumento da compensação. Talvez por causa do aumento da atividade física, correspondeu a mais movimentos da cabeça que desafiaram o sistema e levaram à compensação.

Base da Reabilitação Vestibular. Vários regimes de reabilitação foram propostos em torno do princípio de que a compensação vestibular é impulsionada por emparelhamentos sensoriais ruins, especialmente entre os sistemas visual e vestibular. Não apenas estes emparelhamentos ruins direcionam as alterações no ganho dos reflexos vestibulares remanescentes como também eles podem causar alterações compensatórias em outros sistemas motores para substituir as funções vestibulares perdidas. São exemplos disso a pré-programação central do movimento dos olhos e das respostas posturais, a potencialização do reflexo cérvico-ocular e a modificação dos movimentos oculares sacádicos. A substituição sensorial das dicas visuais e somatossensoriais para as pistas vestibulares perdidas pode também contribuir para a compensação geral.[135]

Embora os estudos controlados de reabilitação vestibular sejam difíceis para se executar, tais programas geralmente melhoram a sensação subjetiva de equilíbrio em pacientes com uma perda fixa de função vestibular; eles também com frequência melhoram o desempenho objetivo em testes de equilíbrio e levam os pacientes de volta a muitas de suas atividades da vida diária.[136-138]

APÊNDICE

Os testes vestibulares experimentais e clínicos costumam usar rotações de cabeça senoidais em frequências diferentes como estímulos e indicam os resultados em termos de *ganho* de RVO, *fase* e *constante de tempo*. Estes termos descrevem a *resposta de frequência* do sistema, cujo conceito é familiar a qualquer pessoa que tenha usado um equalizador gráfico em um sistema de som (Fig. 81-32, *A*). Ajustar os controles deslizantes determina quanta atenuação do sinal de entrada é aplicada a cada banda de frequência. A saída resultante pode ser descrita graficamente pelo *diagrama de Bode* (Fig. 81-32, *B*). No exemplo mostrado na Figura 81-32, o equalizador é configurado como um filtro passa-baixa. Ele permite que as baixas frequências passem, mas atenua as altas frequências. O objetivo da análise a seguir é derivar a resposta de frequência – o diagrama de Bode – para o canal semicircular.

A Equação 81-8, que descreve o movimento da cúpula, pode ser escrita como

$$\ddot{\Theta}(t) = \ddot{H}(t) - \frac{B}{I}\dot{\Theta}(t) - \frac{K}{I}\Theta(t) \qquad [\text{Eq. 81-13}]$$

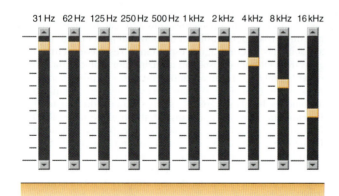
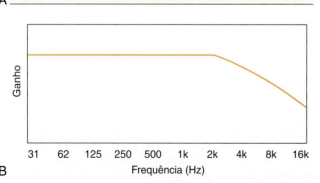

FIGURA 81-32. A, O equalizador gráfico fornece um meio de estabelecer força de sinal (ganho) através das frequências. **B,** A expressão analítica disto é o diagrama de ganho de Bode.

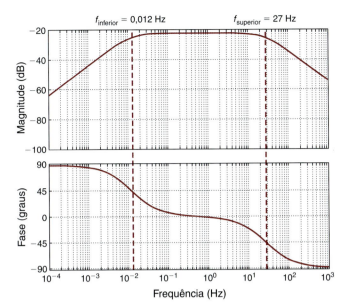

FIGURA 81-33. Gráficos de ganho (*parte superior*) e de fase (*parte inferior*) para a função de transferência do canal semicircular relativa à velocidade da cabeça conforme fornecido na Equação 81-20. Frequências de canto superior e inferior (*f*) são indicadas.

Esta equação diferencial é expressa como uma função do tempo, ou *no domínio do tempo*. Embora possa ser resolvida como uma função do tempo, nosso principal interesse é determinar tal dependência da frequência do sistema. Assim, é útil transformar essa equação no *domínio da frequência*. O matemático francês Pierre-Simon Laplace (1749-1827) desenvolveu um método para transformar equações diferenciais no domínio do tempo para equações algébricas no domínio da frequência. As últimas são muito mais fáceis de se resolver. Uma vez a solução sendo obtida, as tabelas podem ser usadas para procurar o equivalente no domínio do tempo, se for necessário. O diferencial da técnica de Laplace, no entanto, é que ela imediatamente fornece a resposta de frequência do sistema sob a forma de uma *função de transferência* no domínio da frequência. As funções de transferência, que descrevem as características de entrada e saída do sistema através de frequências, são fundamentais para o estudo dos sistemas auditivo e vestibular.

A transformada de Laplace é

$$f(s) = L\{F(t)\} = \int_0^\infty e^{-st} F(t) dt, \text{ onde } s = \sigma + j\omega. \quad \text{[Eq. 81-14]}$$

Essencialmente, a transformada de Laplace converte os sinais que variam no tempo naqueles que variam em frequência usando exponenciais complexos. Isso funciona porque a maioria dos sinais naturais pode ser representada como alguma combinação de funções que tem crescimento exponencial ou queda e oscilações senoidais. As equações da forma $F(t) = Ae^{\sigma t}$ descrevem crescimento exponencial ou queda. Aquelas da forma $F(t) = Ae^{j\omega t}$ descrevem oscilações senoidais. Ou seja, porque:

$$Ae^{j\omega t} = A(\cos\omega t + j\sin\omega t) \quad \text{[Eq. 81-15]}$$

Assim, a expressão exponencial complexa $e^{-(\sigma + j\omega)t}$ engloba a maioria dos sinais.

As duas seguintes características da transformada de Laplace a tornam de uso prático na conversão de tais equações diferenciais para as algébricas. Se $L\{Y(t)\} = y(s)$,

1. $$L\{\dot{Y}(t)\} = sy(s) - Y(0) \quad \text{[Eq. 81-16]}$$

Ou seja, a transformada de Laplace de uma derivada é apenas *s* vezes a transformada de Laplace da função menos o valor da função no tempo zero. O valor no tempo zero com frequência é 0. Dessa maneira, a *diferenciação* no domínio de *tempo* torna-se a *multiplicação* por *s* no domínio da *frequência*.

2. $$L\left\{\int Y(t)dt\right\} = \frac{y(s)}{s} \quad \text{[Eq. 81-17]}$$

Ou seja, a transformada de Laplace de uma integral é apenas a transformada de Laplace da função dividida por *s*. Assim, *a integração no domínio do tempo torna-se a divisão por* s *no domínio da frequência*.

Usando estes aspectos, a Equação 81-13 pode agora ser escrita no domínio da frequência:

$$s^2\Theta(s) = s\dot{H}(s) - s\frac{B}{I}\Theta(s) - \frac{K}{I}\Theta(s) \quad \text{[Eq. 81-18]}$$

ou

$$\frac{\Theta(s)}{\dot{H}(s)} = \frac{s}{s^2 + s\frac{B}{I} + \frac{K}{I}} = \frac{I}{K} \times \frac{s}{\frac{I}{K}s^2 + \frac{B}{K}s + 1} \quad \text{[Eq. 81-19]}$$

Combinando a constante diferente, dá:

$$\frac{\Theta(s)}{\dot{H}(s)} = \frac{\tau_1\tau_2 s}{(\tau_1 s + 1)(\tau_2 s + 1)} \quad \text{[Eq. 81-20]}$$

Em que $\tau_1\tau_2 = I/K$ e $\tau_1 + \tau_2 = B/K$. Os valores para estas constantes de tempo foram estimados em $\tau_1 \approx 0,006$ segundos e $\tau_2 \approx 13$ segundos.[82]

Vale observar que a Equação 81-20 fornece a relação desejada entre o movimento da endolinfa (débito) e a velocidade da cabeça (estímulo). Esta relação de estímulo e débito é a função de transferência do canal semicircular. A resposta mostrada ou de frequência desta função de transferência pode ser obtida pela mesma matemática de engenharia padrão e é apresentada na Figura 81-33. Tal gráfico mostra que o movimento esperado da endolinfa está, na realidade, em fase com a velocidade da cabeça e tem um ganho constante em uma ampla faixa de frequência, de aproximadamente 0,012 a 27 Hz. Assim, ao longo dessa variação de frequências, o *canal semicircular aproximadamente codifica a velocidade da cabeça*.

Embora essa variação englobe os movimentos mais naturais dela, deve ser observado que o canal não é particularmente um bom codificador da velocidade de cabeça para as rotações de frequência muito baixa. Por exemplo, enquanto uma volta lenta a 0,02 Hz é detectada com pouca atenuação (1,4 dB abaixo do ganho de frequência média plano), a mudança de fase é de aproximadamente 32 graus. Tal deficiência no desempenho dos canais em baixas frequências é melhorada pelo mecanismo central de *armazenamento de velocidade* (Princípio 9).

AGRADECIMENTOS

Agradecemos ao Dr. Philip Cremer (Sydney, Austrália) pela inspiração ao explicar a fisiologia vestibular com alguns princípios fundamentais. O Princípio 4 é atribuído diretamente a ele. Agradecemos também ao Dr. Thomas Haslwanter (Linz, Áustria), por seus comentários sobre o manuscrito.

Para consultar a lista completa de referências, acesse www.expertconsult.com.

LEITURA SUGERIDA

Aw ST, Halmagyi GM, Haslwanter T, et al: Three-dimensional vector analysis of the human vestibulo-ocular reflex in response to high acceleration head rotations. II. Responses in subjects with unilateral vestibular loss and selective semicircular canal occlusion. *J Neurophysiol* 76:4021, 1996.

Aw ST, Todd MJ, Aw GE, et al: Benign positional nystagmus: a study of its three-dimensional spatio-temporal characteristics. *Neurology* 64:1897, 2005.

Baloh RW, Halmagyi GM: *Disorders of the vestibular system*, New York, 1996, Oxford University Press.

Baloh RW, Honrubia V: *Clinical neurophysiology of the vestibular system*, New York, 2001, Oxford University Press.

Carey JP, Minor LB, Peng GC, et al: Changes in the three-dimensional angular vestibulo-ocular reflex following intratympanic gentamicin for Meniere's disease. *J Assoc Res Otolaryngol* 3:430, 2002.

Crawford J: Living without a balancing mechanism. *N Engl J Med* 246:458, 1952.

Cremer PD, Minor LB, Carey JP, et al: Eye movements in patients with superior canal dehiscence syndrome align with the abnormal canal. *Neurology* 55:1833, 2000.

De Zeeuw CI, Yeo CH: Time and tide in cerebellar memory formation. *Curr Opin Neurobiol* 15:667, 2005.

Fetter M, Dichgans J: Vestibular neuritis spares the inferior division of the vestibular nerve. *Brain* 119:755, 1996.

Goldberg JM: Afferent diversity and the organization of central vestibular pathways. *Exp Brain Res* 130:277, 2000.

Goldberg JM, Fernández C: Physiology of peripheral neurons innervating semicircular canals of the squirrel monkey I. Resting discharge and response to constant angular accelerations. *J Neurophysiol* 34:635, 1971.

Highstein SM, Fay RR, Popper AN, editors: *The vestibular system*, New York, 2004, Springer.

Highstein SM, Rabbitt RD, Holstein GR, et al: Determinants of spatial and temporal coding by semicircular canal afferents. *J Neurophysiol* 93:2359, 2005.

Leigh RJ, Zee DS: *The neurology of eye movements*, New York, 1999, Oxford University Press.

Murofushi T, Curthoys IS: Physiological and anatomical study of click-sensitive primary vestibular afferents in the guinea pig. *Acta Otolaryngol* 117:66, 1997.

Robinson DA: The use of matrices in analyzing the three-dimensional behavior of the vestibulo-ocular reflex. *Biol Cybern* 46:53, 1982.

Vibert N, Babalian A, Serafin M, et al: Plastic changes underlying vestibular compensation in the guinea-pig in isolated, in vitro whole brain preparations. *Neuroscience* 93:413, 1999.

Welgampola MS: Evoked potential testing in neuro-otology. *Curr Opin Neurol* 21:29, 2008.

Wilson VJ, Melvill Jones G: *Mammalian vestibular physiology*, New York, 1979, Plenum Press.

SEÇÃO 7 ■ DISTÚRBIOS VESTIBULARES

82 Avaliação do Paciente com Vertigem

Timothy E. Hullar | David S. Zee | Lloyd B. Minor

Pontos-chave

- O desequilíbrio pode ser consequência de disfunção do sistema vestibular periférico ou central.
- Uma história clínica detalhada é crítica para determinar a causa do desequilíbrio; a identificação da duração do sintoma e do que o desencadeia é fundamental.
- O exame à beira do leito costuma oferecer pistas para o diagnóstico, mesmo nos pacientes que não apresentam sintomas no momento da visita.
- A avaliação dos movimentos oculares é uma parte central do exame físico.
- Os testes quantitativos precisam ser utilizados de uma maneira prudente para investigar entidades de diagnóstico específicas sugeridas pela história clínica e pelo exame à beira do leito.
- A determinação das opções de tratamento depende de um diagnóstico preciso.
- A adaptação das respostas vestibulares permite exercícios específicos para aliviar os déficits de equilíbrio no longo prazo.

FUNDAMENTAÇÃO

A vertigem é a nona queixa mais comum que leva os pacientes a visitarem seu médico, subindo para o terceiro lugar nas pessoas de 65 a 75 anos e para o primeiro lugar entre os pacientes mais velhos.[1,2] Os sintomas de vertigem podem ser difíceis para o paciente descrever e para o médico categorizar. *Desequilíbrio, instabilidade, vertigem* e *tontura* são termos que os pacientes podem usar para descrever suas sensações. A avaliação dos sinais de equilíbrio das aferências dos nervos vestibulares periféricos, do sistema visual, sistema auditivo e dos receptores somatossensoriais e proprioceptivos ocorre normalmente abaixo do nível de consciência do paciente, o que torna os sintomas particularmente difíceis de descrever.

Este capítulo descreve uma abordagem para avaliação dos pacientes baseada na compreensão da fisiologia vestibular para desenvolver um método organizado para extrair a história e fazer o exame físico de um modo que leve à identificação de anomalias específicas. Primeiramente é apresentada uma breve descrição de alguns dos princípios fisiológicos e funcionais subjacentes aos sintomas e sinais de distúrbios vestibulares (uma descrição abrangente desses tópicos é fornecida no Capítulo 81). Usando uma abordagem baseada nessas considerações, a avaliação clínica – incluindo história, exame físico e testes quantitativos da função vestibular – é descrita em seguida. Finalmente, são analisadas as capacidades adaptativas do sistema vestibular e os princípios de reabilitação vestibular.

FUNDAMENTOS DA FUNÇÃO VESTIBULAR

ANATOMIA E FISIOLOGIA PERIFÉRICA

Os receptores vestibulares estão situados no labirinto e consistem bilateralmente em três canais semicirculares aproximadamente ortogonais e dois órgãos otolíticos. Historicamente, o diagnóstico vestibular tem se baseado na avaliação da função do canal semicircular. Os canais semicirculares estão dispostos em pares aproximadamente paralelos: os dois canais horizontais, os canais superior esquerdo e posterior direito e os canais superior direito e posterior esquerdo. Os canais horizontais às vezes são conhecidos como canais laterais. A geometria ortogonal dos canais semicirculares em cada labirinto permite que movimentos tridimensionais de rotação da cabeça sejam representados como a soma vetorial do movimento em cada plano do canal.

A inércia mantém a endolinfa parada dentro de cada ducto membranoso, enquanto a cabeça e os canais semicirculares se movem no espaço. Isso provoca um diferencial de pressão na cúpula, que obstrui cada ducto membranoso dentro da ampola e faz com que se deforme. A atividade no nervo vestibular é a principal fonte de estímulo sensorial para os núcleos vestibulares, e quase 30.000 aferências se projetam de cada labirinto para o tronco encefálico no homem.[3] A maioria das aferências nervosas vestibulares tem uma taxa de disparo espontânea entre 10 e 100 picos por segundo. Quando a cabeça está parada, as aferências primárias na periferia vestibular direita e esquerda descarregam tonicamente na mesma taxa. A deformação da cúpula durante a aceleração rotacional da cabeça é sinalizada por alterações na taxa de disparo. A direção da deformação da cúpula determina se as aferências disparam mais rápido ou mais devagar, e o arranjo em pares dos canais assegura que um aumento na taxa de disparo em um lado seja acompanhado por uma diminuição no outro lado. Por exemplo, durante a rotação horizontal da cabeça para a esquerda, as aferências no canal semicircular horizontal esquerdo disparam mais rápido e as à direita disparam mais lentamente. Durante as rotações vigorosas da cabeça, muitas aferências e neurônios vestibulares centrais no lado inibido são completamente silenciados.[4,5]

Os movimentos da cabeça podem ser caracterizados por seu conteúdo de frequência. Enquanto caminhamos, por exemplo, a cabeça se move entre 1 e 2 Hz, de acordo com a velocidade da marcha.[6] Voltas acentuadas da cabeça carregam frequentemente conteúdos de frequência de até 15 Hz e os movimentos menos vigorosos da cabeça podem ocorrer em valores mínimos como 0,1 Hz. Ao longo desse intervalo característico, a cúpula se move de acordo com a velocidade de rotação angular. Nas frequências mais baixas, o movimento da cúpula reflete a aceleração da rotação angular. As taxas de disparo de cada fibra aferente podem variar de acordo com a aceleração da cabeça ou com a velocidade, ou podem ficar entre um valor e outro, proporcionando aos neurônios vestibulares centrais um conjunto de sinais relacionados ao movimento da cabeça.[7] Os neurônios nos núcleos vestibulares recebem tipicamente estímulos bilaterais dos canais semicirculares coplanares (projeções diretas das fibras nervosas aferentes no lado ipsilateral e projeções comissurais dos neurônios vestibulares centrais do lado contralateral) com a excitação das aferências periféricas que provocam taxas de disparo dos neurônios no núcleo vestibular ipsilateral.

MOVIMENTOS OCULARES

Os pacientes com vertigem podem apresentar movimentos oculares característicos. Todos os movimentos oculares visam a garantir a maior acuidade visual possível (Fig. 82-1). Os movimentos oculares sacádicos, de perseguição e vergência alteram o olhar (a direção do olho no espaço) de modo que as imagens dos objetos de interesse são trazidas ou mantidas na fóvea, onde a resolução visual é mais alta. O movimento *sacádico* gira o olho para levar a imagem para a fóvea, enquanto o movimento de *perseguição* mantém a imagem na fóvea à medida que ela se move pelo campo

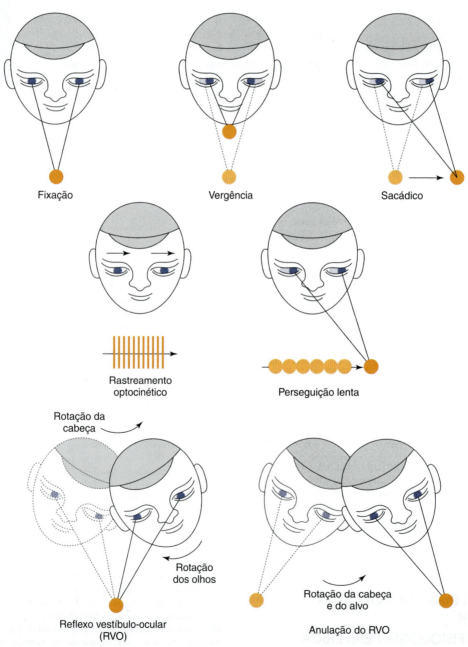

FIGURA 82-1. Diagrama esquemático das classes funcionais dos movimentos oculares. A pesquisa básica em neurofisiologia do controle oculomotor e os estudos clínicos dos distúrbios de movimento ocular foram aprimorados pelo reconhecimento de subsistemas funcionalmente diferentes. São exibidos sete tipos de movimentos oculares.

TABELA 82-1. Classes Funcionais dos Movimentos Oculares Humanos	
Classe do Movimento Ocular	Função Principal
Fixação visual	Mantém a imagem de um objeto estacionário na fóvea
Vestibular	Mantém as imagens do mundo visualizado na retina durante as breves rotações da cabeça
Optocinético	Mantém as imagens do mundo visualizado na retina durante as rotações contínuas da cabeça
Perseguição lenta	Mantém a imagem de um alvo móvel na fóvea
Nistagmo	A repetição de um movimento ocular de reposição compensatória de fase lenta e fase rápida; nas fases rápidas, olhar dirigido para a cena visual que se aproxima
Sacádico	Traz as imagens dos objetos de interesse para a fóvea
Vergência	Move os olhos em sentidos opostos de modo que as imagens de um único objeto são colocadas simultaneamente nas duas fóveas

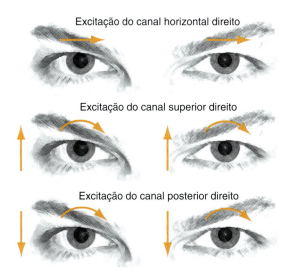

FIGURA 82-2. Relação de cada canal com os movimentos oculares. A ativação de cada canal leva a movimentos oculares estereotípicos. O canal horizontal é ativado pela rotação da cabeça no plano horizontal, enquanto a ativação pura do canal posterior pode ser vista na vertigem posicional benigna; a ativação pura do canal superior é vista na síndrome de deiscência do canal superior. Todas as *setas* representam a direção dos movimentos oculares de fase *lenta*; os movimentos oculares de fase *rápida* estão na direção oposta. (Extraído de Hullar TE, Minor LB: The neurotologic examination. In Jackler RK, Brackmann DE, editors: *Neurotology*, ed 2, St Louis, 2004, Mosby, pp 215-277.)

visual; os movimentos de *vergência* são disjuntivos e fazem com que os olhos se movam em direções opostas para colocar a imagem de um objeto simultaneamente na fóvea durante os movimentos da cabeça ou do objeto (Tabela 82-1).

A acuidade visual é degradada se as imagens deslizarem pela retina, mesmo em baixas velocidades como 2 a 3 graus/segundo.[8] Os movimentos oculares reflexivos agem para prevenir esse efeito girando os olhos para manter um alvo visual estável na retina. Esses movimentos oculares consistem em uma *fase lenta*, que é o movimento que mantém o olho no alvo, e uma *fase rápida*, que age reposicionando o olho após atingir o seu limite de rotação. Os movimentos são descritos tipicamente pelos médicos em termos da direção das fases *rápidas*, embora a direção das fases *lentas* seja, na realidade, fisiologicamente mais relevante. Os movimentos oculares optocinéticos são uma resposta reflexiva ao movimento do campo visual pela retina, como pode acontecer durante as rotações lentas da cabeça. O olho segue naturalmente esse movimento para estabilizar o campo visual. O reflexo vestíbulo-ocular (RVO) é responsável por manter a fixação binocular e estabilizar as imagens foveais binoculares durante os movimentos de cabeça mais curtos. O RVO muitas vezes é quantificado por seu *ganho*, que é simplesmente a razão do movimento ocular para o movimento da cabeça.

Existem dois tipos de RVO: angular e linear.[9] O *RVO angular* é iniciado pela ativação dos canais semicirculares. Os canais são alinhados com as direções de tração dos três pares de músculos extraoculares[10] de modo que a ativação de um único canal semicircular, como na vertigem posicional benigna ou na deiscência de canal, leva ao movimento dos olhos em torno de um eixo alinhado com o eixo do canal semicircular (Fig. 82-2). O *RVO linear* é acionado pelos aferentes otolíticos e pode ser agrupado em duas categorias, de acordo com as respostas de movimento ocular (Fig. 82-3). A *inclinação lateral da cabeça* produz contrarrolamento ocular, um movimento de torção do olho em torno da linha de visada. O desvio torcional do olho não compensa plenamente as inclinações da cabeça, particularmente em um desvio maior da vertical. Por exemplo, a rotação dos olhos é de apenas 6 a 8 graus para inclinações estáticas da cabeça de 60 a 75 graus.[11] Os *movimentos lineares da cabeça* geram um RVO translacional para manter o ponto de fixação binocular. As aferências otolíticas simplesmente sinalizam a aceleração linear e não conseguem distinguir entre

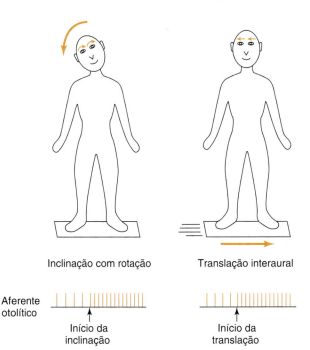

FIGURA 82-3. Os aferentes otolíticos respondem à aceleração linear. Alterações idênticas na atividade aferente otolítica podem resultar de movimentos da cabeça que mudam a orientação da cabeça em relação à gravidade (inclinação com rotação) e do movimento de translação linear (translação interaural). Os movimentos oculares compensatórios evocados por estes dois tipos de movimentos da cabeça são bastante diferentes. (Extraído de Minor LB: Physiological principles of vestibular function on earth and in space. Otolaryngol Head Neck Surg 1998;118:54.)

inclinação e translação. A informação proveniente dos canais semicirculares é responsável por permitir que o cérebro determine a ação que ocorreu, portanto, qual é o movimento ocular compensatório adequado.[12]

MOVIMENTOS DA CABEÇA

Comparados com a tarefa relativamente simples dos seis músculos que movem cada olho, os 20 músculos que movem o pescoço devem lidar com a inércia substancial da cabeça e o efeito dos reflexos de estiramento e da contração muscular simultânea. O problema é ainda mais complicado porque o tronco e as extremidades inferiores estão envolvidos na manutenção da postura e na postura ereta. Dois reflexos são importantes para estabilizar a cabeça. O *reflexo vestibulocólico* controla a ativação dos músculos do pescoço em resposta ao estímulo vestibular,[13] e o *reflexo cervicocólico* controla a ativação dos músculos do pescoço em resposta aos receptores de estiramento.[14] O reflexo cervicocólico consiste em movimentos oculares compensatórios durante a rotação da cabeça no corpo ocasionada pela propriocepção do pescoço. Ele contribui pouco para a estabilidade do olhar nas pessoas saudáveis, embora possa se tornar mais importante se a função labiríntica for perdida.[15,16] Estudos dos movimentos da cabeça em pacientes que perderam a função vestibular indicam que a estabilidade da cabeça pode ser alcançada por meio das propriedades mecânicas da cabeça e dos músculos do pescoço em vez de fatores reflexivos neurais.[17,18]

Combinações de movimentos oculares concomitantes com movimentos de cabeça são utilizadas para adquirir e acompanhar um alvo de interesse e para estabilizar o olhar em resposta a perturbação do corpo. Os movimentos voluntários concomitantes dos olhos com a cabeça podem ser considerados sacádicos ou de perseguição. Durante os pequenos movimentos sacádicos dos olhos concomitantes com a cabeça (<30 graus), o deslocamento do olhar pode ser alcançado pela superposição de um comando sacádico interno e pelo RVO.[18] Durante os grandes movimentos sacádicos dos olhos concomitantes com a cabeça (>~40 graus), o RVO parece ser "desligado" ou "desconectado". Contudo, o sinal vestibular ocasionado pelo movimento da cabeça ainda existe de modo que pode ser obtida uma mudança precisa no olhar.[19] Durante o rastreio lento dos olhos concomitante com a cabeça, mais de um mecanismo pode atuar para substituir o RVO de modo que o olhar acompanha suavemente o alvo móvel. A evidência sugere que um sinal interno de perseguição ocular lenta cancela parcialmente o RVO e que outro mecanismo pode ser a redução na atividade ou a supressão parcial do RVO durante esse acompanhamento dos olhos concomitante com a cabeça.[20,21] Distúrbios que provocam o comprometimento da perseguição lenta do olhar geralmente, mas nem sempre, também provocam déficits de perseguição lenta combinadas de olhos com a cabeça.[22] Os pacientes que perderam a função vestibular, por outro lado, costumam exibir perseguição lenta combinada de olhos com a cabeça superior à perseguição ocular.[21]

POSTURA

O objetivo do controle postural é manter o balanço dentro dos limites da estabilidade em diferentes posições corporais e atividades. Os limites anteroposteriores do balanço são aproximadamente 12,5 graus de inclinação. Os limites laterais da estabilidade dependem da altura do indivíduo relativa ao espaçamento entre os pés. Em uma pessoa com 1,77 m de altura com os pés afastados em 10 cm, o balanço lateral máximo enquanto mantém a estabilidade é de aproximadamente 16 graus.

As respostas posturais às perturbações (movimento da superfície de apoio ou do corpo) são organizadas em padrões discretos em volta dos tornozelos e quadris. Qualquer padrão vai depender da estrutura da superfície de apoio e da posição do centro de gravidade em relação aos limites de estabilidade. A *estratégia de tornozelo* move o corpo em torno das articulações do tornozelo e é eficaz quando o centro de gravidade se move lentamente e dentro dos limites de estabilidade e quando a superfície de apoio é mais comprida que o pé e suficientemente forte para resistir ao torque em volta dos tornozelos. Quando não é possível exercer uma quantidade adequada de torque em volta da articulação do tornozelo, as pessoas saudáveis invocam uma *estratégia de quadril*, que consiste em exercer uma força de cisalhamento horizontal na superfície de apoio pelos movimentos de contra fase da perna e do tronco em volta do quadril. A estratégia do quadril também é eficaz quando o centro de gravidade se move rapidamente ou se aproxima dos limites de estabilidade.

CONTRIBUIÇÕES DO TRONCO ENCEFÁLICO E DO CEREBELO

Seguindo uma aceleração rotacional, a cúpula do canal semicircular volta para a posição neutra com uma constante de tempo – ou seja, o tempo para atingir 63% do caminho até a posição neutra – de aproximadamente 6 segundos; no entanto, a associada diminuição nos movimentos oculares tem duração mais próxima de 15 segundos nos seres humanos normais devido ao efeito de um processo chamado *armazenamento da velocidade* (*velocity storage*).[23] O centro neural responsável por esse processo está situado no tronco encefálico e serve para aumentar a precisão do sinal do canal semicircular que codifica as rotações da cabeça para orientar as respostas vestíbulo-oculares à gravidade.[12] O armazenamento de velocidade é (temporariamente) perdido nos casos de perda vestibular unilateral aguda e permanece reduzido no longo prazo.

O *integrador neural* é outro mecanismo do tronco encefálico vital para os movimentos oculares adequados.[24] Ele produz um comando constante para os músculos extraoculares manterem os olhos excentricamente, em vez de permitir que se movam de volta para a posição de olhar neutro devido às forças de restauração elástica dos tecidos orbitais. O funcionamento adequado do integrador neural também é necessário para que o RVO tenha a relação de fase adequada (sincronização) com a rotação da cabeça. O integrador neural não é capaz de manter o olhar apropriadamente nos casos de desaferentação unilateral aguda.

O cerebelo desempenha um papel importante no controle oculomotor adaptativo imediato e de longo prazo.[25] As lesões do flóculo prejudicam a perseguição lenta e a anulação do RVO, o que normalmente permite que os olhos se movam concomitantemente com as rotações da cabeça para seguir um alvo.[26] As lesões floculares podem ocasionar nistagmo semiespontâneo horizontal, nistagmo vertical para baixo, nistagmo de rebote, aumento ou diminuição de amplitude (ganho) do RVO e desvio pós-sacádico, ou *glissades*.

O vestíbulocerebelo (lobo floculonodular) também é importante para garantir que os olhos girem em um plano paralelo à rotação da cabeça, tal que as imagens possam ser estabilizadas apropriadamente na retina.[27] O *vermis* dorsal e os núcleos fastigiais subjacentes são importantes no controle da amplitude sacádica e na perseguição lenta; as lesões aqui produzem imprecisão sacádica (dismetria) e comprometem a capacidade para fazer ajustes adaptativos de longo prazo na precisão sacádica.[28] Outros sinais oculares "cerebelares", que não podem ser localizados precisamente, incluem os espasmos de onda quadrada, a vergência defeituosa, o nistagmo por divergência e o hiperdesvio alternado (inclinação) no olhar lateral.[29]

ABORDAGEM DO PACIENTE COM VERTIGEM
HISTÓRIA

Em muitos casos, uma causa específica para a vertigem de um paciente pode ser determinada partindo apenas de uma história precisa. A obtenção da história de um paciente com uma queixa relacionada à vertigem precisa começar com a anamnese aberta, permitindo que o paciente descreva os sintomas com orientação

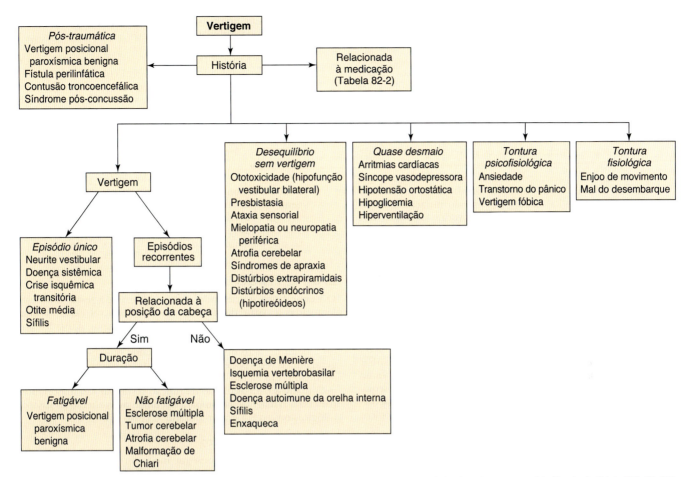

FIGURA 82-4. Algoritmo para o diagnóstico diferencial da vertigem baseado em informações da história do paciente. (Modificado de Baloh RW, Fife TD, Furman JM, Zee DS: The approach to the patient with dizziness. In Mancall EL, editor: *Continuum: lifelong learning in neurology*, Cleveland, 1996, Advanstar Communication, pp 25-36.)

mínima do médico. O processo pode ser facilitado pedindo ao paciente para preencher e devolver um questionário sobre os sintomas antes da primeira consulta.

A partir da história, o médico vai ter uma ideia geral sobre se os sintomas são atribuíveis a um distúrbio vestibular e, se forem, se esse distúrbio é central ou periférico. A Figura 82-4 traz uma descrição das possibilidades de diagnóstico baseadas nos sintomas e sinais.

As questões críticas para determinar o momento de obter a história incluem as seguintes.

- *O paciente tem vertigem?* A vertigem é uma sensação ilusória de movimento e o paciente pode sentir como se o movimento fosse interno ou que os objetos no entorno estão se mexendo ou inclinando. A sensação de movimento pode ser rotatória ou linear, ou pode representar uma mudança na orientação em relação à vertical. Vertigem indica um problema dentro do sistema vestibular, embora a anormalidade possa estar situada perifericamente ou centralmente. *Light-headness*, ao contrário da vertigem, pode indicar pré--síncope. Embora muitas vezes relacionada a fatores neurais, como a síncope vasovagal, ela também pode refletir doença cardíaca, especialmente nos pacientes mais velhos. O desequilíbrio generalizado pode refletir processos mais centrais, incluindo o mal de desembarque ou a enxaqueca. Algumas condições, como a enxaqueca, podem se manifestar com sintomas de desequilíbrio inespecíficos além da vertigem aguda.
- *O que aconteceu da primeira vez que o desequilíbrio ocorreu?* O início dos sintomas com o esforço pode ser indicativo de um distúrbio como a deiscência do canal semicircular ou a fístula perilinfática. O esforço também pode levar à pré-síncope em uma reação vasovagal. Nas mulheres, a associação dos sintomas com os períodos menstruais pode indicar enxaqueca. Uma correlação dos sintomas com a carga de sal deve suscitar suspeita de doença de Menière. O início dos sintomas após traumatismo craniano pode indicar vertigem posicional paroxísmica benigna (VPPB) ou lesão cerebral traumática.
- *Os sintomas são episódicos ou contínuos; se forem episódicos, quanto tempo duram?* A maioria das vestibulopatias provoca sintomas flutuantes, ou episódicos, embora uma sensação constante de desequilíbrio possa estar presente além de elementos mais variáveis do complexo de sintomas. A enxaqueca tende a ser episódica, com cada episódio durando horas até dias. A VPPB é episódica, mas dura pouco tempo, apesar de os pacientes poderem observar que são suscetíveis ao movimento da cabeça durante semanas e depois não suscetíveis a esse movimento em outros momentos. Os sintomas contínuos podem refletir uma condição como mal do desembarque, enxaqueca ou vertigem psicogênica.
- *O que provoca o problema?* O diagnóstico de certas vestibulopatias é fortemente sugerido por eventos ou movimentos que desencadeiam sintomas.
- *Movimento da cabeça.* A VPPB do canal posterior começa classicamente ao rolar na cama ou inclinar a cabeça para trás e na direção da orelha acometida. A VPPB do canal horizontal pode ser provocada ao deitar de costas e depois virar a cabeça para o lado. A hipofunção vestibular pode se manifestar durante as rotações rápidas da cabeça como *oscilopsia*, uma ilusão de movimento nos objetos que reconhecidamente estão parados. Breves períodos (5 a 10 segundos) de

vertigem, espontâneos ou às vezes induzidos por certos movimentos da cabeça, podem ser um sinal de compressão vascular do oitavo nervo craniano.
- *Estilo de vida.* Os pacientes com enxaqueca vestibular podem relatar que certos alimentos – como cafeína, queijos, vinhos e outros gêneros alimentícios – provocam os sintomas. Os sintomas também podem ser induzidos por estresse ou falta de sono.
- *Ambiente.* Mudanças climáticas ou estimulação do movimento, como as dos ventiladores de teto ou videogames, podem trazer problemas para os pacientes portadores de enxaqueca vestibular. As luzes fluorescentes também causam problemas. Nos pacientes com deiscência de canal, os sintomas são despertados por sons altos ou manobras que alterem a pressão da orelha média ou a pressão intracraniana. As mudanças nas estações também provocam sintomas nos pacientes com doença de Menière ou enxaqueca, possivelmente em consequência de alergia.
- *Pressão.* Os pacientes com deiscência do canal semicircular, fístula perilinfática ou alargamento do aqueduto vestibular podem ter problemas com alterações agudas de pressão quando realizarem a manobra de Valsalva, tossirem ou fizerem esforço.
- *Que outros sinais e sintomas estão associados com vertigem?* Uma sensação de plenitude aural e zumbido podem preceder uma crise de vertigem nos pacientes com doença de Menière. Sudorese, dispneia e palpitações costumam acompanhar crises de pânico, mas também podem indicar uma causa cardiogênica da pré-síncope se manifestando como desequilíbrio. A vertigem relacionada à enxaqueca pode ser acompanhada por uma aura ou cefaleia. Outros sinais neurológicos indicam efeito de massa central ou patologia vascular.
- *Existe uma história familiar de desequilíbrio ou cefaleia?* A vertigem relacionada à enxaqueca pode ocorrer nas famílias e o mesmo pode ser verdade para a doença de Menière. A otosclerose, que pode ser acompanhada por desequilíbrio, também tem um componente genético. Algumas condições congênitas, como a síndrome CHARGE (i. e., colobomas, anomalias cardíacas, atresia coanal, atraso no crescimento e desenvolvimento de anomalias genitais ou auriculares), têm um fenótipo vestibular proeminente.
- *Existem distúrbios psicogênicos que possam ser responsáveis pelos sintomas do paciente?* Distúrbios de ansiedade, síndromes de pânico e agorafobia levam à vertigem episódica que mimetiza uma vestibulopatia. Essas condições são frequentes nos pacientes com vertigem. Os pacientes com vertigem psicogênica descrevem frequentemente um desequilíbrio generalizado que dura longos períodos de tempo.
- *Existem problemas médicos subjacentes que possam causar ou exacerbar os sintomas do paciente?* Doença da tireoide, diabetes melito, anemia, doenças autoimunes, infecções como a sífilis ou doença de Lyme, hipoperfusão do cérebro por hipotensão postural e arritmias cardíacas podem levar à tontura ou vertigem. Os pacientes com enxaqueca são mais propensos a sofrerem VPPB do que os pacientes que não têm enxaqueca. Além disso, as medicações são uma causa comum dos sintomas que mimetizam distúrbios vestibulares (Tabela 82-2).

EXAME FÍSICO

O exame físico é orientado a objetivos e visa a testar hipóteses levantadas a partir da história. Cada médico vai elaborar uma abordagem individual, com elementos do exame ajustados aos sintomas específicos relatados pelo paciente. Um exame detalhado à beira do leito que inclua um exame otorrinolaringológico geral muitas vezes pode ser suficiente para o diagnóstico vestibular adequado. Em alguns casos, exames laboratoriais e/ou métodos quantitativos para avaliação da função vestibular são importantes para fazer o diagnóstico ou para documentar as alterações fisiopatológicas ou a recuperação durante o curso clínico.

Exame à Beira do Leito

Nenhum exame clínico consegue medir diretamente a função da periferia vestibular. Em vez disso, é preciso fazer inferências sobre a função vestibular com base no desempenho dos processos a "jusante". Os processos mais importantes e bem estudados são os movimentos oculares e várias medidas específicas dos movimentos oculares são descritas abaixo na ordem de um exame clínico típico.

Nistagmo Espontâneo. Existem muitos tipos de nistagmo (Tabela 82-3). O tipo mais comum visto nos distúrbios vestibulares é o *nistagmo espasmódico*, que consiste em fases lentas que representam sinais vestibulares dos movimentos oculares e fases rápidas que representam ações de reposição que colocam os olhos de volta no centro da órbita, mas não são tão relevantes para fins de diagnóstico. A direção do nistagmo costuma ser denominada quanto à direção das fases rápidas, pois são mais óbvias no exame clínico. A trajetória das fases lentas deve ser verificada quanto às seguintes características de cada fase lenta: 1) um aumento na velocidade, como acontece frequentemente no nistagmo congênito; 2) uma diminuição na velocidade, como acontece nos pacientes com lesões cerebelares; e 3) uma velocidade constante, como é típico dos distúrbios vestibulares.

O nistagmo espontâneo de origem vestibular surge de um desequilíbrio nos níveis tônicos de atividade que medeiam o RVO. O nistagmo espontâneo que resulta da hipofunção vestibular unilateral está presente mesmo quando a cabeça está parada, é reduzido pela fixação visual e é maior ou fica aparente quando a fixação é eliminada durante o uso de lentes de Frenzel. Um nistagmo por torção horizontal é observado caracteristicamente de forma aguda após a perda unilateral da função vestibular. O componente horizontal bate na direção da orelha melhor (intacta) e o componente de torção envolve o batimento dos polos superiores dos olhos na direção da orelha intacta.

As características do nistagmo quando os olhos estão direcionados para longe do centro acrescentam frequentemente outras informações diagnósticas. O paciente é solicitado a manter as

TABELA 82-2. Tipo e Mecanismo da Vertigem Associada a Medicamentos Frequentemente Utilizados

Fármaco	Tipo de Vertigem	Mecanismo
Aminoglicosídeos, cisplatina	Vertigem, desequilíbrio	Danos às células ciliadas vestibulares
Tranquilizantes	Intoxicação	Depressão do SNC
Antiepiléticos	Desequilíbrio	Toxicidade cerebelar
Diuréticos, anti-hipertensivos	Quase síncope	Hipotensão postural, menor fluxo sanguíneo cerebral
Amiodarona	Desequilíbrio, oscilopsia	Desconhecido
Álcool	Intoxicação, desequilíbrio, vertigem posicional	Depressão do SNC, toxicidade cerebelar, mudança na gravidade específica cupular e endolinfática
Metotrexato	Desequilíbrio	Toxicidade do tronco encefálico e cerebelar.

SNC, sistema nervoso central.
Extraído de Baloh RW, Fife TD, Furman JM, Zee DS: The approach to the patient with dizziness. In Mancall EI, editor: *Continuum: lifelong learning in neurology,* Cleveland, 1996, Advanstar Communications, pp 25-36.

TABELA 82-3. Observações Clínicas e Causas do Nistagmo

Observação	Causa e Tratamento
Oscilação senoidal sem fases rápidas ou nistagmo pendular	Esclerose múltipla, intoxicação com tolueno ou infarto do tronco encefálico com hipertrofia olivar inferior (a síndrome de palatomioclonia) Nistagmo pendular adquirido: frequentemente desconjugado, podendo até mesmo ser horizontal em um olho e vertical no outro Pode responder à memantina
Nistagmo puramente torcional	Envolvimento intrínseco do tronco encefálico dentro dos núcleos vestibulares, sugestivo de siringomielia
Nistagmo de batimento descendente	Deformidade de Arnod-Chiari ou lesões degenerativas do cerebelo Tratado com 4-aminopiridina
Nistagmo de batimento ascendente	Lesões na junção pontomedular ou pontomesencefálica ou dentro do quarto ventrículo
Nistagmo espasmódico horizontal que muda de direção a cada 2 minutos, aproximadamente, ou nistagmo alternado periódico	Lesões no nódulo do cerebelo Tratado com baclofen
Nistagmo na tentativa de olhar excêntrico e com fases lentas que exibem um intervalo de tempo em declínio exponencial	Efeito colateral de certas medicações – especialmente dos anticonvulsivantes, hipnóticos e tranquilizantes – e nos pacientes com doença do vestíbulo-cerebelo ou de suas conexões troncoencefálicas no núcleo vestibular medial e no núcleo prepósito do hipoglosso
Fases lentas aceleradas acentuadas pela tentativa de fixação, reduzidas por convergência ou fechamento ativo das pálpebras, associado com um giro da cabeça e às vezes acompanhado pela perseguição lenta "invertida", também conhecida como nistagmo infantil ou congênito	Pode estar relacionado a déficits centrais ou periféricos Pode estar associado a albinismo, doenças retinianas e privação visual precoce Pode responder à neurontina ou memantina
Nistagmo provocado pelo olhar que pode atenuar e realmente mudar de direção ("nistagmo centrípeto"), sendo seguido frequentemente por nistagmo de rebote (as fases lentas são direcionadas para a posição anterior do olhar excêntrico) quando os olhos voltam para a posição primária	Lesões vestibulares periféricas, intoxicação medicamentosa e lesões cerebelares
Fases lentas com formas de onda exponencialmente crescentes	Nistagmo de rebote associado com muitas lesões cerebelares, incluindo a atrofia olivocerebelar
Nistagmo de maior intensidade ou presente apenas no olho abduzido, ou nistagmo dissociado	Ocorre frequentemente em pacientes com oftalmoplegia internuclear (OIN) Mecanismo desconhecido de nistagmo por abdução na OIN
Um olho vai para cima e o outro vai para baixo, nistagmo em gangorra	Lesões do mesencéfalo Pode estar relacionado com um desequilíbrio da atividade nas estruturas que recebem projeções dos órgãos otolíticos labirínticos
Fases lentas direcionadas centralmente e com retração do olho para dentro da órbita, nistagmo de convergência-retração	Lesões do mesencéfalo Pode ser uma falha dos movimentos sacádicos ou de vergência Normalmente coexiste com paralisia do olhar para cima (síndrome de Parinaud)
Desvio enviesado e reação de inclinação ocular (um meio-ciclo de nistagmo em gangorra)	Ocorre com as lesões vestibulares periféricas agudas (órgão otolítico) e com as lesões em medula, ponte e mesencéfalo Frequentemente associado com inclinação da cabeça
Nistagmo que ocorre em um plano diferente do plano da estimulação vestibular, nistagmo pervertido	Distúrbios vestibulares centrais; esclerose múltipla

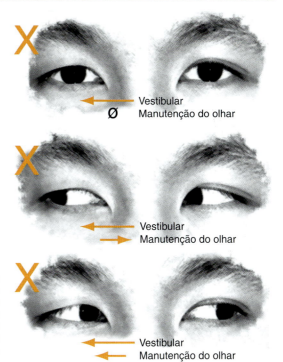

FIGURA 82-5. Lei de Alexander. Com um déficit agudo do labirinto direito, o estímulo vestibular induz os olhos para a direita (componente de fase lenta do nistagmo). Um integrador neural defeituoso, ocasionado pela perda unilateral, tende a trazer os olhos de volta para uma posição neutra. Com os olhos voltados para a lesão, os dois efeitos se anulam; com os olhos direcionados para longe da lesão, eles se reforçam. X representa o lado da perda labiríntica e as setas representam o sinal do movimento ocular fornecido pelo estímulo vestibular. (Extraído de Hullar TE, Minor LB: The neurotologic examination. In Jackler RK, Brackmann DE, editors: Neurotology, ed 2, St. Louis, 2004, Mosby, pp 215-227.)

posições do olhar horizontal excêntrica e depois vertical (~30 graus em relação à orientação central). O nistagmo que surge das lesões periféricas e de algumas lesões centrais é mais intenso (a velocidade de fase lenta é maior) quando os olhos são virados na direção da fase rápida.[30] Esse efeito, conhecido como *Lei de Alexander* (Fig. 82-5), se deve à combinação do nistagmo provocado pelo olhar, ocasionado pela perda inicial do integrador neural após uma lesão periférica, com o nistagmo vestibular provocado pela assimetria estática da própria lesão. Os dois fatores se somam quando se olha para longe da lesão e se anulam quando se olha para ela. O *nistagmo de Bruns*, encontrado nos pacientes com tumores do ângulo pontocerebelar, é uma combinação de nistagmo provocado pelo olhar com fases rápidas de baixa frequência e grande amplitude quando se olha para o lado da lesão e nistagmo espasmódico com fases rápidas de alta frequência e pequena amplitude quando se olha para o outro lado.[31] O componente de sustentação do olhar do nistagmo pode representar uma adaptação ao nistagmo espasmódico ocasionada por desequilíbrio vestibular.[32] O nistagmo horizontal provocado pelo olhar é uma marca registrada das lesões no núcleo vestibular medial e no complexo do núcleo prepósito do hipoglosso. O nistagmo de baixa amplitude provocado pelo olhar frequentemente é o efeito colateral de muitos tipos de medicações – hipnóticos, sedativos e ansiolíticos. Muitos indivíduos saudáveis podem exibir algum nistagmo fisiológico, horizontal e provocado pelo olhar; no entanto, normalmente ele desaparece depois que o alvo voltar a ser visualizado pelos dois olhos (i. e., em ~30 graus de excentricidade).

O efeito da vergência deve ser observado, pois pode se intensificar ou ocasionar uma mudança na direção de algumas formas centrais de nistagmo vestibular ou pode atenuar o nistagmo congênito.

Desalinhamento Vertical do Olhar e Reação de Inclinação Ocular. O *desalinhamento vertical do olhar (skew deviation)* é um desalinhamento vertical dos olhos que não pode ser explicado com base em

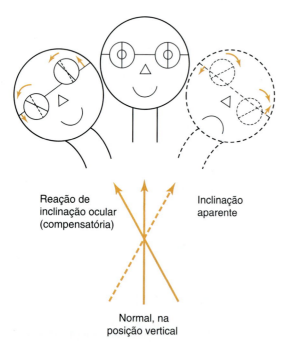

FIGURA 82-6. A reação de inclinação ocular retratada como compensação motora para uma inclinação dos olhos-cabeça aparente induzida por lesão (linha tracejada). A inclinação compensatória da cabeça é em uma direção oposta à inclinação aparente da cabeça (linhas sólidas). Os olhos e a cabeça são ajustados continuamente à orientação que o cérebro calcula como sendo vertical. (Extraído de Brandt T, Dieterich M: Pathological eye-head coordination in roll: tonic ocular tilt reaction in mesencephalic and medullary lesions. *Brain* 1987;110:649.)

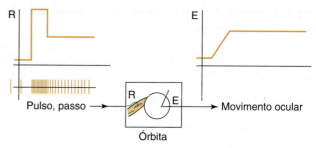

FIGURA 82-7. Controle dos movimentos sacádicos. À *esquerda* está a taxa de descarga *R* dos sinais neurais enviados para os músculos extraoculares para produzir o movimento sacádico. Ela mostra o pulso (comando de velocidade) e passo (comando de posição) codificados neuralmente. À *direita* é exibida a posição do olho *E* na órbita; a abscissa representa o tempo.

uma paralisia muscular ocular (Fig. 82-6). É a marca registrada de um desequilíbrio nos níveis tônicos de atividade ao longo das vias periféricas ou centrais que mediam os reflexos otolíticos-oculares.[33] Os pacientes com desalinhamento vertical do olhar costumam se queixar de diplopia vertical e às vezes de diplopia torcional (uma imagem inclinada em relação à outra). O *teste de cobertura alternada (cover test)* é utilizado para detectar o desalinhamento do olhar. O examinador cobre um olho do paciente com um cartão e depois move a cobertura para o outro olho do paciente enquanto procura um movimento corretivo vertical como um indicador de desalinhamento vertical. Um desalinhamento também pode ser detectado cobrindo um olho com um vidro vermelho (bastão de Maddox) para dissociar as imagens vistas nos dois olhos e perguntar se o paciente vê uma imagem acima da outra, o que indica desalinhamento vertical.

O olho inferior em um desalinhamento do olhar está no lado da lesão, com as lesões do núcleo periférico ou vestibular. As vias otolíticas-oculares se cruzam no nível do núcleo vestibular, então as lesões acima da decussação resultam no olho mais alto ficando no lado da lesão (como acontece com as lesões do fascículo longitudinal medial que provocam oftalmoplegia internuclear). Normalmente a cabeça é inclinada para o lado do olho inferior. Os desalinhamentos do olhar também podem ocorrer com as lesões cerebelares. O efeito da posição do olho na órbita e da inclinação da cabeça para a esquerda e para a direita no desvio também deve ser examinado.

Uma paralisia do quarto nervo craniano provoca um desalinhamento vertical que é maior com o olho afetado baixo e medial (teste de Bielschowsky). Os desalinhamentos do olhar no desequilíbrio otolítico-ocular frequentemente não exibem uma relação clara com as mudanças na posição do olho e da cabeça, embora possam ser menores ou desaparecer quando a pessoa afetada está de costas.[34]

Movimentos Sacádicos. Mudanças rápidas no olhar de um alvo para outro são alcançadas pelos *movimentos sacádicos*. O sinal neural de um movimento sacádico inclui um *pulso* de atividade, que leva o olho para a sua nova posição, e um *passo*, que é um sinal neural constante que mantém o olho em sua nova posição na órbita (Fig. 82-7). Os movimentos sacádicos são examinados pedindo ao paciente para fixar de modo alternado, com a cabeça parada, no nariz do examinador e depois no dedo mantido em locais diferentes aproximadamente 15 graus de distância da posição primária. As medidas dos movimentos sacádicos – como acurácia, velocidade e estabilidade – representam os efeitos do pulso neural, do passo e da correspondência entre pulso e passo.[35] Um erro na amplitude do pulso cria dismetria por excesso ou falta de movimentos sacádicos; isso é característico dos distúrbios da verme dorsal ou dos núcleos fastigiais do cerebelo, embora apareça com lesões em outras partes do sistema nervoso. A *síndrome de Wallenberg* produz um padrão específico de dismetria sacádica: o movimento sacádico ultrapassa o alvo para o lado da lesão; fica aquém do alvo para o lado sadio e, com as tentativas de movimentos sacádicos puramente verticais, exibe um componente horizontal inadequado para o lado da lesão. As lesões do pedículo cerebelar superior produzem exatamente o contrário: os movimentos sacádicos ultrapassam quando direcionados para longe do lado da lesão.[36]

Normalmente, os movimentos sacádicos seguem uma relação relativamente invariante entre a velocidade de pico e a amplitude, chamada *sequência principal*.[37] Uma diminuição na altura do pulso sacádico provoca movimentos sacádicos mais lentos. Os movimentos sacádicos horizontais lentos normalmente implicam doença da ponte, como a atrofia olivopontocerebelar (atrofia espinocerebelar tipo 2). Os movimentos sacádicos verticais lentos normalmente implicam doença que afeta o mesencéfalo, como a paralisia supranuclear progressiva, a doença de Huntington ou a doença de Niemann-Pick. Uma divergência entre o tamanho do pulso e o passo produz um breve desvio pós-sacádico (várias centenas de milissegundos) ou glissades; o desvio pós-sacádico ocorre com doença do flóculo cerebelar. A combinação de movimentos sacádicos lentos, hipométricos e com desvio pós-sacádico também ocorre em pacientes com oftalmoplegia internuclear, paralisias do nervo oculomotor, miastenia grave e miopatias oculares. Os movimentos sacádicos hipermétricos com oscilações macrossacádicas (grandes movimentos sacádicos em volta da posição do alvo) são encontrados tipicamente nos pacientes com lesões nos núcleos cerebelares profundos da linha média.[38] As oscilações sacádicas sem um intervalo intersacádico (movimentos sacádicos sucessivos, de vai e vem) se chamam *flutter ocular* quando são limitadas ao plano horizontal e *opsoclonia* quando são multidirecionais (horizontal, vertical, torcional). Qualquer um dos tipos de oscilação pode ocorrer nos pacientes com vários tipos de encefalite ou processos pós-infecciosos imunomediados, como um efeito paraneoplásico do neuroblastoma ou de outros tumores, ou associado a toxinas. O *flutter* ocular também pode ser desencadeado voluntariamente por algumas pessoas normais.[39]

A latência sacádica normal é de aproximadamente 200 ms, mas essa latência é aumentada por distúrbios de iniciação sacádica, como nos pacientes com uma série de condições que incluem lesões do lobo frontal, apraxia oculomotora congênita ou adquirida, doença de Huntington, paralisia supranuclear progressiva e doença de Alzheimer. Os pacientes com lesões do lobo frontal ou doença de Parkinson também têm dificuldade para alternar o olhar rapidamente entre dois alvos estacionários. Os pacientes com doença de Huntington exibem um defeito característico em iniciar movimentos sacádicos mais voluntários em vez de mais movimentos reflexos. Eles têm uma dificuldade particular no rastreamento preditivo e são incapazes de suprimir os movimentos sacádicos inadequados para o alvo visual.[40]

Os movimentos sacádicos inadequados interrompem a fixação constante.[41] Eles incluem *espasmos em onda quadrada*, que são movimentos sacádicos de pequena amplitude (≤5 graus) que tiram os olhos do alvo e são seguidos por um movimento sacádico corretivo em um intervalo de 200 ms. Os espasmos em onda quadrada podem ocorrer em pessoas idosas saudáveis ou em pacientes com lesões do hemisfério cerebral, mas são especialmente proeminentes nos pacientes com paralisia supranuclear progressiva e doença cerebelar. Os espasmos em onda quadrada podem ser um exagero dos micromovimentos sacádicos que ocorrem nas pessoas saudáveis durante a fixação e podem ser detectados com mais facilidade por oftalmoscopia, quando o paciente é instruído a fixar a vista em um alvo visto com o outro olho. Os macroespasmos em onda quadrada (10 a 40 graus de amplitude com um intervalo intersacádico curto) foram observados em pacientes com esclerose múltipla e atrofia olivopontocerebelar.

Perseguição Lenta. Os movimentos de rastreamento dos olhos utilizados para seguir um objeto se movendo pelo campo de visão, causados pelo movimento do objeto ou pelo movimento do observador, são mediados pelo sistema de perseguição lenta. Esse sistema exige que os estímulos estabilizadores do olhar, como os estímulos vestibulares ou optocinéticos, sejam suprimidos. A perseguição lenta é testada fazendo com que o paciente siga alvos se movendo mais rápido que 20 graus/s. As assimetrias no rastreamento horizontal, conforme refletidas pela presença de movimentos sacádicos mais corretivos em uma direção, são mais úteis na identificação de uma anomalia do que uma diminuição simétrica global na perseguição lenta, a menos que seja profunda.

Os pacientes com lesões que afetam a região têmporo-occipital são incapazes de fazer a perseguição lenta precisa ou movimentos oculares sacádicos precisos.[42] Os pacientes com lesões corticais posteriores exibem um déficit unidirecional (ipsilateral) para perseguição lenta e também exibem um defeito de detecção do movimento no hemicampo contralateral.[42] Lesões experimentais dos núcleos pontinos dorsolaterais também causam um déficit ipsilateral de perseguição lenta.[43] As lesões dos campos oculares frontais prejudicam os movimentos oculares de perseguição,[44] e as lesões dentro do flóculo prejudicam a perseguição lenta, especialmente no rastreamento ipsilateral. O flóculo se projeta para os núcleos vestibulares ipsilaterais e as lesões nessa área, incluindo as associadas com síndrome de Wallemberg, prejudicam principalmente a perseguição lenta contralateral.[45]

Além dos déficits assimétricos de perseguição que podem ocorrer com as lesões focais, uma série de condições pode prejudicar bilateralmente a perseguição lenta. Uma causa comum do comprometimento da perseguição lenta é o efeito das medicações como os anticonvulsivantes e os sedativos. A perseguição lenta é menos eficiente nas pessoas idosas e é comprometida nos pacientes com uma série de condições neurológicas como a doença de Parkinson, a paralisia supranuclear progressiva e a doença de Alzheimer e nas pessoas com esquizofrenia. Nos pacientes com nistagmo congênito, a perseguição lenta pode parecer "invertida", com as fases lentas na direção oposta do movimento do alvo.[46]

Nistagmo Optocinético. O sistema optocinético induz os olhos a acompanharem o entorno visual durante os movimentos de cabeça de baixa frequência (constantes). O nistagmo optocinético (NOC) é uma resposta ao movimento do campo visual inteiro, em vez do movimento de um determinado alvo (para o que é utilizado o sistema de perseguição lenta), e é responsável por efeitos como o acompanhamento visual automático de uma cerca de madeira vista de um carro em movimento. O uso de uma fita optocinética de cabeceira é uma maneira conveniente de despertar o NOC. Como o acompanhamento por perseguição lenta contribui para a geração das respostas optocinéticas, muitas das anomalias que resultam em déficits de perseguição lenta também levam ao comprometimento do NOC.[47]

Anulação do Reflexo Vestíbulo-ocular. A capacidade de um paciente para manter um olhar fixo em um alvo em movimento em conjunto com a cabeça é atribuível à anulação do RVO. O paciente é instruído a fixar o olhar em um objeto, como o dedo do examinador, que se move com a cabeça do paciente. Um déficit de anulação do RVO é interpretado junto com os resultados obtidos da avaliação da amplitude do RVO.

Vergência. Os movimentos oculares de vergência, encontrados nos animais com olhos na frente, como o homem, são respostas disjuntivas (direção oposta) às mudanças no olhar. Eles são necessários, por exemplo, quando um alvo é colocado mais próximo do observador, e o olhar de cada olho converge para manter sua imagem alinhada nas duas retinas. A vergência pode ser gerada voluntariamente ou reflexivamente e é uma das três respostas da "tríade próxima" utilizada para visualizar objetos próximos (os outros dois elementos são a constrição pupilar e a acomodação do cristalino). Os movimentos oculares envolvidos na vergência estão sob o controle de vários grupos de neurônios próximos aos núcleos oculomotores.[48] A vergência insuficiente que causa diplopia na visão de perto pode ser uma consequência do envelhecimento, estresse ou traumatismo craniano.[49] O espasmo de convergência, que pode ser funcional, e a paralisia por divergência têm sido diagnosticados equivocadamente como paralisia bilateral do sexto nervo; a paralisia por divergência também foi descrita com hipertensão[50] e hipotensão[51] intracraniana, com lesões do mesencéfalo[52] e cerebelo, ou associada à medicação.[53]

Coordenação Olhos-Cabeça. A perda labiríntica unilateral pode levar a uma inclinação da cabeça e contrarrolamento dos olhos.[33] Outros distúrbios que provocam instabilidade da cabeça incluem tremores, como os ocasionados pela doença de Parkinson, e posturas anormais provocadas por distonia e torcicolo.[54] Os pacientes com nistagmo congênito às vezes têm um tremor na cabeça. Esses tremores na cabeça geralmente não compensam as oscilações oculares e ambos tendem a ser causados pelo mesmo distúrbio subjacente.[55]

O tremor intermitente da cabeça é uma característica do espasmo nutante, que afeta os bebês e as crianças pequenas. Outras características dessa condição incluem as inclinações e voltas da cabeça e o nistagmo. O nistagmo é caracteristicamente intermitente, de pequena amplitude e alta frequência, e tipicamente assimétrico nos dois olhos.[56] Qualquer criança vista com uma forma monocular de nistagmo requer um exame oftalmológico completo e a consideração de estudos de imagem para excluir um tumor das vias visuais anteriores.

Os distúrbios dos movimentos sacádicos de cabeça e olhos incluem o giro involuntário da cabeça associado com convulsões epiléticas focais e paresia do giro voluntário da cabeça associada a paralisia conjugada do olhar secundária a uma lesão aguda de um hemisfério cerebral.[57] A *apraxia motora ocular*, que é caracterizada pelo comprometimento da capacidade para fazer movimentos oculares voluntários, frequentemente é caracterizada pelos movimentos de lançar a cabeça por meio dos quais o paciente é capaz de desviar o olhar. Esses movimentos da cabeça são mais conspícuos na forma congênita da apraxia oculomotora, que afeta exclusivamente os movimentos oculares horizontais.[58] A apraxia motora ocular adquirida está associada com déficits hemisféricos frontoparietais bilaterais e os movimentos horizontais e verticais da cabeça são afetados.[59] Os distúrbios que causam comprometimento da perseguição lenta geralmente, mas nem sempre, causam déficits comensuráveis do rastreamento lento combinado da cabeça e dos olhos.[29] Os pacientes que também perderam a função vestibular, por outro lado, exibem frequentemente acompanhamento combinado da cabeça e dos olhos superior à busca lenta ocular, pois não ocorre RVO a ser anulado.[21]

Reflexo Vestíbulo-Ocular de Baixa Frequência. É indicativo de um RVO anormal a presença de movimentos sacádicos corretivos *(catch-up)* durante as rotações da cabeça iluminada. Eles podem ser identificados oscilando a cabeça do paciente lentamente para a esquerda e para a direita *(yaw)*, seguido por movimentos para cima e para baixo *(pitch)* e depois posições com a orelha direita para baixo até orelha esquerda para baixo *(roll)* em aproximadamente 0,5 Hz. Como os estímulos visuais têm pouca capacidade para gerar fases lentas torcionais, as respostas às rotações da cabeça em *roll* refletem primariamente a estimulação labiríntica e possivelmente aferência cervical. A ausência de fases rápidas torcionais em uma direção de rotação da cabeça no plano de giro aponta para uma lesão no núcleo intersticial rostral, do fascículo longitudinal medial.[60]

Teste de Nistagmo de *head shaking*. O teste de nistagmo de *head shaking* é um teste de desequilíbrio na função vestibular dinâmica. Com lentes de Frenzel colocadas, o paciente é instruído a sacudir a cabeça vigorosamente por aproximadamente 30 vezes na horizontal. O sacolejar da cabeça é interrompido abruptamente e o examinador procura por qualquer nistagmo. As pessoas saudáveis geralmente não exibem esse tipo de nistagmo ou às vezes apresentam apenas uma ou duas batidas do nistagmo de *head shaking*. No

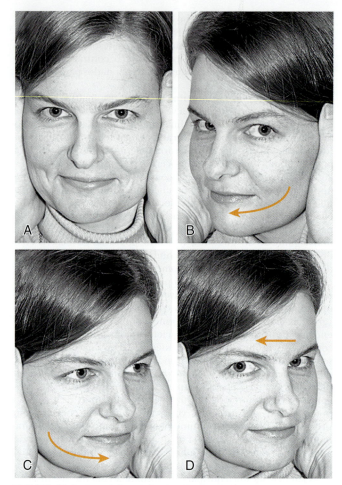

FIGURA 82-8. O sinal de impulso da cabeça em um paciente com hipofunção do canal horizontal unilateral. Começando de uma posição neutra (**A**), um impulso rápido da cabeça para a direita no plano horizontal desencadeia movimentos oculares compensatórios para a esquerda e os olhos do paciente permanecem estáveis no examinador (**B**). Com um movimento similar para a esquerda, um labirinto hipoativo (**C**) resulta em um movimento sacádico de alcance retardado (**D**) para manter o olhar. A *seta* em **D** mostra a direção do movimento sacádico de alcance. (Extraído de Hullar TE, Minor LB: The neurotologic examination. In Jackler RK, Brackmann DE, editors: *Neurotology*, ed 2, St Louis, 2004, Mosby, pp 215-227.)

entanto, com uma perda unilateral da função labiríntica, um nistagmo vigoroso é típico, com fases lentas inicialmente direcionadas para o lado lesionado e depois uma fase reversa com fases lentas direcionadas no sentido oposto.[61] A fase inicial do nistagmo de *head shaking* surge devido à assimetria dos estímulos periféricos durante as rotações de cabeça em alta velocidade, quando mais atividade é gerada durante a rotação na direção do lado intacto do que na direção do lado afetado. Essa assimetria leva a um acúmulo de atividade dentro dos mecanismos de armazenamento central da velocidade durante o sacolejar da cabeça. O nistagmo após o sacolejar da cabeça reflete descarga dessa atividade.

A amplitude e duração da fase inicial do nistagmo de *head shaking* dependem do estado do mecanismo de armazenamento da velocidade. Como o armazenamento da velocidade normalmente é desativado durante o período imediatamente após uma perda vestibular unilateral aguda, a fase primária do nistagmo de *head shaking* pode estar ausente ou atenuada nessas circunstâncias. A *fase de reversão* do nistagmo e sacudir a cabeça reflete adaptação de curto prazo, que provavelmente se origina no nervo vestibular e nas vias centrais e que ainda pode estar presente na perda aguda.[62] Com as lesões periféricas unilaterais, a sacudida vertical da cabeça pode levar a um nistagmo horizontal de baixa amplitude

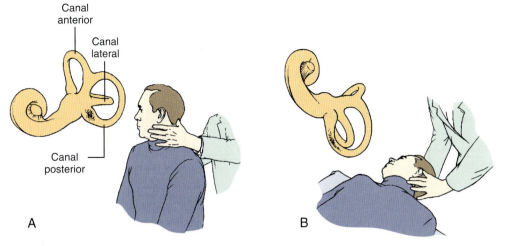

FIGURA 82-9. A manobra de Dix-Hallpike. Abaixar a cabeça do paciente para trás e para o lado permite que os detritos no canal posterior (**A**) caiam para a sua posição mais baixa, o que ativa o canal e provoca movimentos oculares e vertigem (**B**). (Extraído de Hullar TE, Minor LB: Vestibular physiology and disorders of the labyrinth. In Glasscock ME, Gulya AJ, editors: *Surgery of the ear*, ed 5, Toronto, 2003, BC Decker.)

com fases lentas direcionadas para a orelha intacta. As lesões centrais, como as ocasionadas por disfunção cerebelar, também podem levar ao nistagmo de *head shaking*, frequentemente com um nistagmo vertical após a sacudida horizontal da cabeça. Também é provável que o nistagmo de *head shaking* possa resultar de perturbações mecânicas no labirinto (p. ex., detritos aderentes nos canais semicirculares) ou uma anomalia da cúpula.

Vibração. O nistagmo induzido por vibração tem sido utilizado como uma ferramenta de diagnóstico em pacientes com deiscência do canal superior. A aplicação de um vibrador à área suboccipital no lado da deiscência pode induzir um nistagmo vertical-torcional proeminente, coerente com a ativação do canal deiscente.[63] A vibração também se mostrou capaz de induzir nistagmo com fases rápidas na direção do lado intacto em pacientes com perda unilateral em consequência de neuropatia vestibular ou doença de Menière.[64]

Teste do Impulso da Cabeça. A manobra de impulso da cabeça tem capacidade única para examinar cada canal e testar suas respostas aos movimentos de alta aceleração, alta frequência, cuja patologia pode ser significativamente diferente em gênese e efeito da patologia nas perdas de baixa frequência, como as identificadas na prova calórica.[65] A latência do reflexo angular é de aproximadamente 7 ms no homem, garantindo que em condições normais os olhos tenham pouca dificuldade para responder ao movimento da cabeça.[66] São aplicados impulsos horizontais breves de alta aceleração na cabeça, na direção excitatória de cada canal, enquanto o paciente é instruído a olhar atentamente para o nariz do examinador (Fig. 82-8).

Esse movimento é muito mais rápido para ser compensado pelo mecanismo de perseguição lenta, que permite que seja executado na luz. Uma fase lenta de amplitude anormalmente baixa será evocada em resposta ao impulso da cabeça na direção de um labirinto lesionado ou hipoativo. Um movimento ocular rápido corretivo, necessário para levar os olhos de volta para o ponto de fixação pretendido, é visto nesses casos. Um exame completo do labirinto envolve impulsos da cabeça em cada um dos três planos dos canais – horizontal, superior esquerdo/posterior direito e superior direito/posterior esquerdo – nas duas direções de cada plano. A detecção da função reduzida nos canais superiores e posteriores através de observações clínicas no teste do impulso da cabeça pode ser consideravelmente mais difícil do que no teste do impulso horizontal da cabeça.

Acredita-se que as assimetrias em resposta ao teste do impulso da cabeça ocorram porque os neurônios vestibulares têm um intervalo de excitação aproximadamente três vezes maior (elevando a taxa de disparo aferente do valor basal para um máximo de 300 picos/segundo ou mais) do que o de inibição (derrubando a taxa de disparo do valor basal para um mínimo de zero picos/segundo). Quando ambos os lados estão funcionando normalmente, um movimento rápido da cabeça pode silenciar um canal, mas o canal paralelo contralateral vai continuar a disparar mais rápido. Durante uma rotação para um canal fraco, porém, o lado bom é silenciado pelo movimento e o lado fraco fornece informações insuficientes para mover os olhos adequadamente, levando à necessidade do movimento sacádico compensatório.

Teste Posicional. Os nistagmos posicional (sustentado) e de posicionamento (transitório) são observados mais facilmente com o paciente usando lentes de Frenzel. O posicionamento de Dix-Hallpike para identificação da VPPB do canal posterior (CP-VPPB) é realizado em primeiro lugar. O paciente senta-se ereto na maca. Para o teste detectar a presença de CP-VPPB direito, a cabeça é girada 45 graus de modo que o queixo fique contra o ombro direito. O paciente é trazido rapidamente de volta para uma posição com a cabeça pendendo para a direita (Fig. 82-9); essa posição é mantida por pelo menos 30 segundos. O nistagmo característico da VPPB começa geralmente após uma latência de 2 a 10 segundos (embora às vezes mais longa), aumenta de amplitude durante aproximadamente 10 segundos e diminui de velocidade ao longo dos próximos 30 segundos. A CP-VPPB resulta em um nistagmo vertical-torcional, com fases rápidas verticais voltadas para cima e fases rápidas torcionais com o polo superior dos olhos voltados em direção do solo. Devido à orientação das direções de tração do músculo reto vertical e do músculo oblíquo, as características planares do nistagmo relativas à variação da órbita com a direção do olhar: olhando para a orelha pendente, parece mais torcional e olhando para a orelha mais alta, parece mais vertical.

A manobra padrão de Dix-Hallpike pode não despertar nistagmo nos casos de VPPB do canal horizontal. Esse tipo de nistagmo pode ser identificado colocando o paciente de volta na posição de decúbito dorsal e depois virando a cabeça em uma posição com a orelha esquerda ou a orelha direita para baixo. O nistagmo visto com a VPPB do canal horizontal pode durar mais tempo do que o observado na CP-VPPB. Esses pacientes também podem exibir uma pequena quantidade de nistagmo espontâneo quando sentados na posição vertical, variando quando a cabeça é inclinada para frente ou para trás. A VPPB do canal anterior também foi descrita, mas é relativamente rara. Um nistagmo posicional sustentado, normalmente horizontal, de baixa velocidade é um achado comum nos pacientes com lesões vestibulares centrais ou periféricas

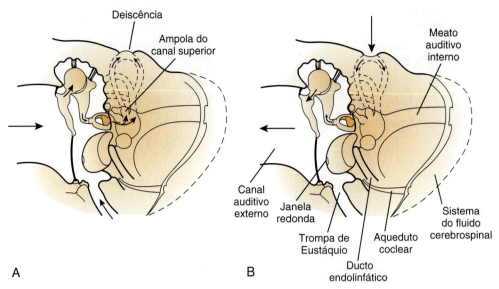

FIGURA 82-10. A, Alterações de pressão induzindo movimentos oculares na síndrome de deiscência do canal semicircular superior. A pressão positiva no canal auditivo externo ocasiona a projeção do canal membranoso para a cavidade craniana e resulta em fluxo ampulofugal (setas). **B,** A pressão negativa no canal auditivo externo provoca projeção do conteúdo craniano para o canal superior e resulta em fluxo ampulopetal (setas).

e também pode estar presente em indivíduos humanos assintomáticos.[67] Uma lesão central é mais provável quando o nistagmo posicional é puramente vertical ou puramente torcional, ou se o paciente exibir um nistagmo posicional horizontal unidirecional sustentado de intensidade suficientemente alta para ser observado sem lentes de Frenzel. O teste posicional também pode exacerbar um nistagmo espontâneo.

Acuidade Visual Dinâmica. A análise quantitativa da acuidade visual dinâmica revelou que as baixas velocidades de deslizamento da retina, de 2 a 3 graus/s, resultam em oscilopsia e consequente perda de acuidade.[8] Os indivíduos com função vestibular normal exibem tipicamente não mais do que um declínio de uma linha na acuidade visual na tabela de Snellen com movimento da cabeça, enquanto os indivíduos com hipofunção vestibular, particularmente hipofunção bilateral, podem exibir um declínio de até cinco linhas na acuidade com o movimento da cabeça.[16] Para testar esse efeito, a capacidade do paciente para ler uma tabela de Snellen com a cabeça parada é comparada com a acuidade durante as oscilações horizontais da cabeça em uma frequência de aproximadamente 2 Hz. Os pacientes com lentes corretivas são instruídos a usar óculos ou lentes de contato durante esse teste. A acuidade visual dinâmica vertical também pode ser testada. A acuidade visual dinâmica também foi medida durante os movimentos rápidos da cabeça e, em algumas situações, pode servir como uma aproximação útil para a medição quantitativa do ganho de RVO angular durante esses movimentos rápidos da cabeça. O teste da acuidade visual dinâmica pode ser aperfeiçoado com o uso de um monitor computadorizado, que impede que os pacientes vejam a tabela de Snellen quando seus movimentos de cabeça caem abaixo de uma velocidade crítica no final de cada oscilação.[68]

Movimentos Oculares Evocados por Som ou por Variações na Pressão da Orelha Média. As variações na pressão da orelha interna podem ser induzidas pela manobra de Valsalva com a glote fechada (aumentando a pressão intracraniana) ou aberta ocluindo o nariz (aumentando a pressão na orelha média através da trompa de Eustáquio). Nos pacientes com síndrome de deiscência do canal superior (SDCS), o nistagmo pode ser evocado por uma ou ambas as manobras. A manobra de Valsalva com a glote fechada aumenta a pressão intracraniana e exerce força diretamente no local da deiscência, ocasionando a deformação da cúpula do canal superior na direção da ampola, em sua direção *off*. Mediante a liberação da pressão, a cúpula é deformada em sua direção *on* preferida, ocasionando nistagmo estimulante (Fig. 82-10).[69] O plano em que os olhos se movem durante esse nistagmo alinha-se tipicamente com o plano do canal superior afetado. As anomalias da junção cervical (p. ex., malformação de Arnold-Chiari), fístulas perilinfáticas e outras anomalias que envolvem os ossículos, a janela oval, os canais semicirculares ou os órgãos otolíticos também podem ocasionar vertigem com a manobra de Valsalva.

O *fenômeno de Túlio* é a ocorrência de sintomas vestibulares e movimentos oculares com exposição ao som. O movimento da membrana timpânica e da cadeia ossicular pode induzir vertigem e nistagmo (*sinal de Hennebert*) nos pacientes com sífilis óptica, fístula perilinfática e deiscência dos canais semicirculares. Cada uma dessas representa um tipo de lesão da "terceira janela móvel".

A SDCS, ocasionada pela falta de cobertura óssea do canal semicircular superior, pode apresentar vertigem provocada por som ou pressão e perda auditiva condutiva.[70,71] Se houver suspeita, essas causas devem ser investigadas movendo a membrana timpânica com compressão tragal ou insuflação através de um espéculo de Siegel. Os tons puros podem ser fornecidos em um intervalo de 250 a 4.000 Hz em intensidade de 100 a 110 dB. O nistagmo característico provocado pela ativação do canal superior é um nistagmo torcional vertical com fases lentas direcionadas para cima no plano vertical e que movem o polo superior do olho para longe da orelha acometida no plano torcional. Os movimentos oculares provocados por estímulos de som ou pressão na SDCS frequentemente são conjugados. Dependendo dos parâmetros de estímulo e do efeito da deiscência em cada paciente, os movimentos oculares provocados podem ser breves e não envolver um nistagmo sustentado.

Hiperventilação. Os pacientes com ansiedade ou distúrbios fóbicos às vezes podem hiperventilar e sofrer sintoma, mas frequentemente não exibem sinais de nistagmo. Os pacientes com lesões desmielinizantes no nervo vestibular, como um neuroma acústico ou compressão por um pequeno vaso sanguíneo, ou com uma distribuição central, como na esclerose múltipla, podem exibir um nistagmo induzido por hiperventilação excitatória em consequência da restauração da função. No caso de uma lesão periférica, a fase lenta é para longe da orelha envolvida. O nistagmo induzido por hiperventilação – frequentemente um nistagmo parético, com a fase lenta na direção da orelha envolvida – raramente é notado nos pacientes com condições patológicas dos órgãos vestibulares finais isoladamente.[73]

Função Vestibuloespinal. O desequilíbrio estático nos reflexos vestibuloespinais é identificado a partir do teste de Romberg, da marcha em *tandem*, do teste de apontar (*past pointing*) e do teste de Unterberger-Fukuda. O *teste de Romberg* é utilizado para avaliar o balanço com os pés juntos e um após o outro com os olhos abertos e fechados. As quedas durante a *marcha* em *tandem* são sugestivas de disfunção do canal horizontal. O teste de apontar os braços para alvos visualizados previamente com os olhos fechados também pode ser um sinal de desequilíbrio vestibuloespinal, sendo provocado mais facilmente fazendo com que o paciente erga repetidamente os braços sobre a cabeça, com os dedos indicadores estendidos, e depois volte para a posição inicial com os olhos fechados na direção dos dedos indicadores do examinador situados no nível da cintura, mas sem realmente tocá-los. No *teste de Unterberger-Fukuda*, o paciente, com os olhos fechados e os braços esticados, simula a subida de degraus no mesmo lugar por pelo menos 30 segundos.[74,75] Um paciente com assimetria labiríntica aguda pode virar para o lado fraco, na direção da fase lenta do nistagmo. Esse teste às vezes é sensibilizado com estimulação calórica.[76] A função vestibuloespinal dinâmica é avaliada observando a estabilidade postural durante os giros rápidos ou em resposta a perturbações externas impostas pelo examinador (i. e., um empurrão delicado para a frente, para trás ou para o lado). Um exame completo 1) da marcha; 2) da resistência, dos reflexos e da sensação nas pernas; e 3) da função cerebelar é essencial para a interpretação da instabilidade postural e do desequilíbrio.

Integração Sensorial. O equilíbrio se baseia em um conjunto de informações vestibulares, visuais e proprioceptivas e também em sua integração central adequada. O Teste Clínico de Integração Sensorial e Equilíbrio é uma série simples de testes de cabeceira concebidos para avaliar esses processos.[77,78] Esse teste simula as condições de teste da posturografia computadorizada dinâmica (detalhada na seção sobre Posturografia mais adiante) com o paciente de pé sobre espuma para perturbar a propriocepção e usando uma grande lanterna de papel sobre a cabeça para simular a condição de referência de balanço da posturografia. Os resultados do teste correspondem aos achados da posturografia dinâmica.[79]

Testes Quantitativos

Os testes quantitativos dos processos fisiológicos sob controle vestibular podem ser úteis para identificar a causa dos sintomas de um paciente, confirmar os achados clínicos, planejar a terapia e monitorar a resposta ao tratamento.

Métodos de Gravação do Movimento Ocular. A medição quantitativa do movimento ocular pode ser útil quando o quadro clínico sugerir hipofunção vestibular unilateral ou bilateral; distúrbios do controle oculomotor, como os déficits da perseguição lenta, dos movimentos sacádicos ou dos movimentos oculares optocinéticos; doença de Menière ou hidropisia endolinfática; VPPB; vestibulopatia recorrente; tontura associada à enxaqueca. A medição quantitativa dos movimentos oculares também pode permitir que o médico monitore a progressão ou recuperação de distúrbios que afetam o controle vestíbulo-ocular.

Os movimentos oculares podem ser quantificados de três maneiras principais. Historicamente, a *eletro-oculografia* (EOG) foi o método mais importante. Ele se baseia no potencial córneo-retiniano, a diferença no potencial de carga elétrica entre a córnea e a retina. O olho age como um dipolo elétrico orientado ao longo de seu eixo; o movimento desse dipolo em relação aos eletrodos de superfície produz um sinal elétrico que corresponde à posição do olho. Os movimentos oculares horizontais podem ser determinados com uma precisão típica de 0,5 graus. No entanto, mesmo em condições de gravação ideais, a sensibilidade da EOG é menor que a da inspeção direta (~0,1 grau). Eletrodos alinhados verticalmente detectam a tensão associada com o movimento dos olhos e das pálpebras, limitando o uso da EOG na avaliação quantitativa dos movimentos oculares *verticais*.[80] Os movimentos oculares de *torção* não podem ser medidos com a EOG. Por essa razão, é importante que o examinador olhe nos olhos do paciente, diretamente ou com lentes de Frenzel, durante o teste de posicionamento para que o nistagmo torcional vertical ocasionado pela CP-VPPB não passe despercebido.

A *técnica de search-coil* se baseia no princípio de que as variações de tensão são induzidas em uma bobina de fio se movendo em um campo magnético oscilante.[81] Um fio minúsculo é embutido em um anel de plástico que é inserido em volta da córnea sem tocá-la. Os movimentos oculares em três dimensões – horizontal, vertical e torcional – podem ser determinados com uma precisão de aproximadamente 0,02 graus (1 minuto de arco) e em velocidades de 1.000 amostras por segundo ou mais. A técnica também pode ser utilizada para medir movimentos combinados dos olhos e da cabeça. A principal desvantagem dos registros por *search-coil* é o nível de especialização necessário, em comparação com outras técnicas, para configurar a aparelhagem e realizar as sessões de gravação. Outras preocupações são o desconforto associado com a bobina exploradora no olho e o risco de abrasão corneana.

A vídeo-oculografia é cada vez mais popular e tem suplantado largamente a EOG em muitos centros. Ela utiliza câmeras infravermelhas para medir os movimentos oculares diretamente. Pode ser utilizada para registrar os movimentos oculares em três dimensões e é não invasiva, requer pouco tempo de configuração e não está associada com desvios de posição observados na EOG que exigem calibrações repetidas.

Nistagmo. Os movimentos oculares são registrados com os olhos fechados e com os olhos abertos visualizando um alvo estacionário. Um nistagmo espontâneo e os efeitos da supressão da fixação nesse nistagmo são determinados. Os efeitos da posição do olho no nistagmo e a presença de nistagmo provocado pelo olhar são avaliados pedindo ao paciente para olhar para a esquerda, direita, cima e baixo, bem parecido com o teste de cabeceira descrito previamente.

Teste dos Movimentos Sacádicos. O paciente é instruído a fixar com movimentos oculares uma série de pontos (ou luzes) exibidos aleatoriamente em excentricidades de 5 a 30 graus, mantendo a cabeça parada. Os movimentos sacádicos começam tipicamente com uma latência de 180 a 200 ms após a apresentação de um alvo, e a velocidade sacádica aumenta linearmente com a amplitude até aproximadamente 20 graus, mas permanece relativamente constante nas amplitudes mais altas (Fig. 82-11). As pessoas saudáveis consistentemente erram o alvo nos movimentos sacádicos em mais de 20 graus.

Perseguição Lenta. O paciente é solicitado a observar um alvo que se move horizontalmente de modo sinusoidal em uma frequência baixa (0,2 a 0,7 Hz) com uma amplitude de posição de 20 graus em cada direção (Fig. 82-12). Os movimentos sacádicos corretivos são observados caracteristicamente quando as respostas da perseguição são menores. A *perseguição sacádica* é caracterizada pela ocorrência desses movimentos sacádicos em um padrão em "degrau de escada". Esses padrões são vistos na doença cerebelar e também podem ocorrer com diminuições no ganho da perseguição que ocorrem com o envelhecimento.

Teste Optocinético. O teste é feito caracteristicamente com o indivíduo circundado por uma cena visual que se move em uma direção a velocidades de 30 a 60 graus/segundo. A resposta de acompanhamento optocinético é um nistagmo no plano do movimento da cena visual. Em geral, as anomalias de fase lenta nos testes optocinéticos equivalem às detectadas no teste de

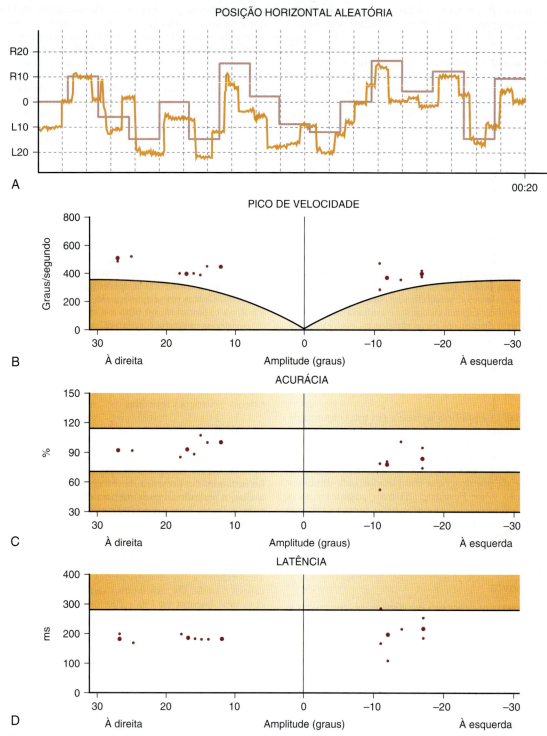

FIGURA 82-11. Movimentos sacádicos. **A,** Traçados oculares. O traçado vermelho é o alvo visual e o traçado amarelo é a posição do olho. **B,** Gráfico da velocidade versus amplitude. **C,** Acurácia. **D**, Latência. A área amarela representa áreas de respostas anormais.

perseguição lenta, enquanto as anomalias de fase rápida estão correlacionadas com as detectadas no teste dos movimentos sacádicos.

O *nistagmo pós-optocinético* (NPO) é a persistência do nistagmo no escuro após a eliminação de um estímulo optocinético. O nistagmo optocinético é gerado pelos circuitos visual central e vestibular, mas o NPO não é confundido por estímulos visuais. Se os reflexos optocinéticos estiverem comprometidos, o NPO não será gerado mesmo se a perseguição lenta for preservada. O NPO é caracterizado por sua velocidade ocular inicial, constante de tempo da diminuição da velocidade ocular, posição ocular cumulativa e simetria.[29] Acredita-se que o armazenamento de velocidade seja o mecanismo neural responsável por manter o nistagmo após um estímulo optocinético. Os reflexos optocinéticos estão ausentes nas pessoas que têm perda vestibular periférica bilateral, mas também podem ser deficientes em alguns indivíduos normais. O NPO diminui com a idade,[82] como acontece com os efeitos do armazenamento de velocidade ocasionados pela estimulação vestibular, sua constante de tempo pode ser reduzida com a repetição.[83] O NPO é modificado nos ambientes de microgravidade e sua duração é

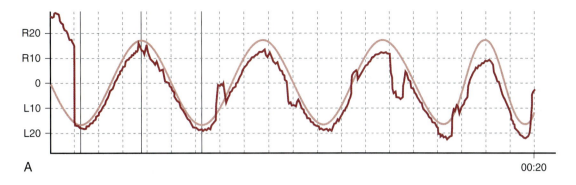

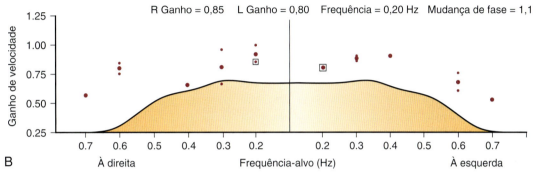

FIGURA 82-12. Perseguição lenta. **A,** Senoide suave, movimento do alvo; traçado irregular, movimentos oculares. **B,** Ganho na resposta a um alvo móvel em várias frequências. A *área sombreada amarela* representa respostas anormalmente baixas. L, esquerda; R, direita.

reduzida inclinando a cabeça, implicando que os órgãos otolíticos são importantes para a sua gênese. As assimetrias no NPO foram relatadas em pacientes com hipofunção vestibular unilateral. As respostas têm uma amplitude maior e mais duradoura para o estímulo e o movimento ocular na direção do lado da lesão.[84]

Teste Calórico. O teste calórico continua a ser o exame laboratorial mais útil para determinar a responsividade do labirinto. Ele permite que um labirinto seja estudado de forma independente do outro. O teste calórico se baseia em estimular (com um estímulo quente) ou inibir (com um estímulo frio) o sistema vestibular

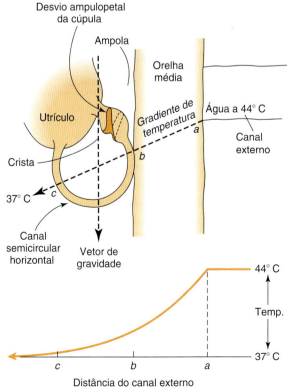

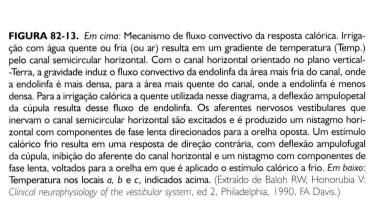

FIGURA 82-13. *Em cima:* Mecanismo de fluxo convectivo da resposta calórica. Irrigação com água quente ou fria (ou ar) resulta em um gradiente de temperatura (Temp.) pelo canal semicircular horizontal. Com o canal horizontal orientado no plano vertical-Terra, a gravidade induz o fluxo convectivo da endolinfa da área mais fria do canal, onde a endolinfa é mais densa, para a área mais quente do canal, onde a endolinfa é menos densa. Para a irrigação calórica a quente utilizada nesse diagrama, a deflexão ampulopetal da cúpula resulta desse fluxo de endolinfa. Os aferentes nervosos vestibulares que inervam o canal semicircular horizontal são excitados e é produzido um nistagmo horizontal com componentes de fase lenta direcionados para a orelha oposta. Um estímulo calórico frio resulta em uma resposta de direção contrária, com deflexão ampulofugal da cúpula, inibição do aferente do canal horizontal e um nistagmo com componentes de fase lenta, voltados para a orelha em que é aplicado o estímulo calórico a frio. *Em baixo:* Temperatura nos locais *a, b* e *c,* indicados acima. (Extraído de Baloh RW, Honorubia V: *Clinical neurophysiology of the vestibular system,* ed 2, Philadelphia, 1990, FA Davis.)

1328 PARTE VI | OTOLOGIA, NEUROTOLOGIA E CIRURGIA DA BASE DO CRÂNIO

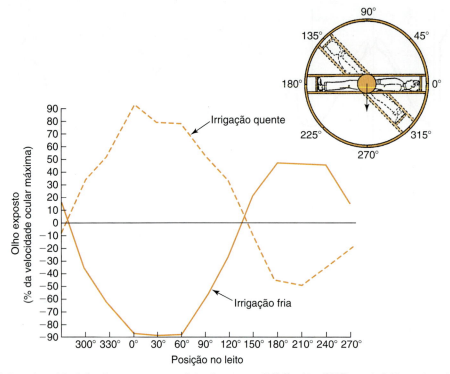

FIGURA 82-14. Velocidade ocular média de fase lenta em resposta a irrigações quentes (44° C) e frias (30°C) com indivíduos orientados em diferentes posições no leito. Quatro observações são evidentes: 1) as respostas calóricas nas posições com o rosto para cima são consistentemente maiores em intensidade do que nas posições com o rosto para baixo; 2) as respostas com o rosto para cima cobrem um segmento maior do arco de 360 graus do que as repostas com o rosto para baixo; 3) as curvas parecem se aproximar de uma função senoidal; e 4) os achados são similares nas irrigações quentes e frias. (Modificado de Coats AD, Smith SY: Body position and the intensity of caloric nystagmus. *Acta Otolaryngol [Stockh]* 1967;63:515.)

mudando alternadamente a temperatura do canal auditivo externo com água ou ar. (No caso de uma perfuração da membrana timpânica, somente o calor do ar pode ser utilizado). O canal horizontal é afetado seletivamente por essas mudanças de temperatura, pois está situado mais próximo do canal auditivo externo e orientado no plano do gradiente de temperatura que é gerado no osso temporal pela irrigação com água.

O teste calórico provoca uma resposta de duas maneiras: A primeira é por um componente convectivo, com o gradiente de temperatura através do canal horizontal resultando em uma diferença de densidade dentro da endolinfa do canal (Fig. 82-13). Quando canal horizontal é orientado perpendicular à Terra, elevando a cabeça 30 graus da posição de decúbito dorsal ou 60 graus para trás a partir da posição ereta, o fluido mais denso afunda para a posição

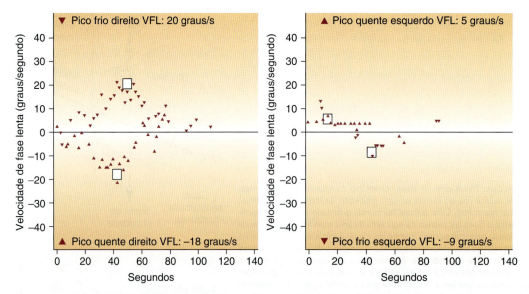

Fraqueza calórica: 46% na orelha esquerda
Preponderância direcional: 4% para a direita

FIGURA 82-15. Respostas calóricas em um paciente com hipofunção labiríntica unilateral. O paciente não teve resposta na orelha esquerda e teve respostas normais na orelha direita. VFL, velocidade de fase lenta.

inferior do canal e o fluido menos denso sobe para a parte superior do canal. Na presença de gravidade, um fluxo de endolinfa ocorre da região mais fria e densa para a região mais quente e menos densa. Esse movimento do fluido dentro do canal (fluxo convectivo) deforma a cúpula e, portanto, leva a uma mudança na taxa de descarga dos nervos vestibulares aferentes. Nas irrigações a quente, a endolinfa flui para a ampola e resulta em um aumento na descarga dos nervos vestibulares aferentes; nas irrigações a frio, ela flui para longe da ampola, resultando em uma diminuição na descarga aferente. Esse efeito depende da posição da cabeça (Fig. 82-14).

O segundo componente não varia com a posição da cabeça e resulta em uma excitação do canal horizontal quando a orelha é aquecida e em uma inibição quando ela é resfriada. Esse componente não convectivo pode ser uma consequência do efeito da temperatura direta nas células ciliadas ou nos nervos aferentes vestibulares[85] ou do deslocamento da cúpula que resulta das variações de pressão no ducto membranoso.[86] A evidência direta da existência de um componente não convectivo veio da demonstração de que um nistagmo calórico pode ser despertado no ambiente de microgravidade do voo espacial orbital em condições de ausência de convecção.[87] O componente convectivo contribui com 75% da resposta calórica na posição de teste convencional.

O teste do nistagmo calórico é realizado com os olhos abertos na escuridão, através de lentes de Frenzel, ou em uma sala pouco iluminada com o paciente olhando para um fundo Ganzfeld ou não padronizado. Tarefas de concentração como a aritmética mental são utilizadas para manter a vigilância. É possível obter uma maior reprodutibilidade do estímulo por meio da visualização direta da posição da fonte de irrigação dentro do canal externo no momento do estímulo.

O teste calórico binaural e bitérmico alternado é o protocolo de teste mais utilizado.[88] Água fria (30° C) e água quente (44° C) são administradas por 60 a 90 segundos em cada orelha em uma ordem estabelecida como quente direita, quente esquerda, fria direita, fria esquerda. Esse estímulo resulta em um efeito de aquecimento no osso temporal que dura por 10 a 20 minutos, embora o nistagmo frequentemente decaia ao longo de um período de tempo muito mais curto (2 a 3 minutos) devido aos efeitos da adaptação.[89] O efeito de aquecimento prolongado de uma única irrigação de temperatura exige que se espere ao menos 10 minutos entre as irrigações sucessivas. As irrigações calóricas bifásicas podem reduzir a náusea do paciente e encurtar a espera entre estímulos para aproximadamente 2 minutos usando irrigação com água a 43,5° C durante 45 segundos, 30,5° C por 65 segundos e 43,5° C por 23 segundos.[90,91] O cerume deve ser removido para obter a visualização clara da membrana timpânica.

Os movimentos oculares são registrados por um período de vários segundos antes da irrigação, durante a irrigação e até o nistagmo terminar. Existem algoritmos informatizados para distinguir os componentes de nistagmo rápidos dos lentos e para determinar a velocidade de cada componente lento. No entanto, é absolutamente crítico que os traçados reais do movimento ocular sejam inspecionados para garantir que a identificação automatizada dos movimentos oculares seja precisa. A não execução dessa etapa é uma causa comum de resultados errôneos.

Um gráfico da velocidade do componente lento é produzido (Fig. 82-15) e o componente lento máximo é determinado com base em três de cinco componentes lentos com velocidade mais alta. Os dados são interpretados em termos da fraqueza unilateral (FU) e preponderância direcional (PD), de acordo com as fórmulas descritas por Jongkees et al.[92] A FU é o valor absoluto da diferença nas velocidades oculares totais (estimulação quente + fria) entre a esquerda e a direita, dividida pelo total geral, tal que FU = [(EF +EQ) − (DF + DQ)]/(EF + EQ + DF + DQ). Ela mede a força relativa da resposta dos canais horizontais esquerdo e direito. A PD é a diferença nas velocidades oculares totais entre as que direcionam as fases lentas dos olhos para a esquerda e as que direcionam essas fases lentas para a direita: [(EF + DQ) − (EQ + DF)]/ (EF + EQ + DF + DQ).

Os valores normativos são estabelecidos por cada laboratório. Uma FU maior que 20% e uma PD maior que 25% geralmente são consideradas relevantes. A FU é um sinal de menor responsividade do canal semicircular horizontal ou do nervo ampular que fornece a sua inervação. A PD se deve frequentemente a um nistagmo espontâneo subjacente. Por exemplo, um nistagmo espontâneo batendo para o lado direito vai levar frequentemente a uma PD para respostas de batimento no lado direito no teste calórico. O nistagmo espontâneo simplesmente é somado ou subtraído de cada resposta à irrigação calórica, dependendo de sua direção. Na ausência do nistagmo espontâneo, a PD também pode ser um sinal central que indica sensibilidades assimétricas dos neurônios vestibulares centrais aos estímulos inibitórios-excitatórios ou assimetrias nos estímulos desses neurônios vestibulares centrais para os neurônios motores extraoculares. Uma resposta quente maior e uma resposta fria menor, como podem ocorrer em uma orelha acometida por doença de Menière, também podem resultar em uma PD.

O nistagmo calórico pode ser suprimido com fixação visual nas pessoas saudáveis. A não supressão da fixação do nistagmo calórico pode ser vista nos distúrbios centrais, como a doença cerebelar.

Teste da Cadeira Giratória. Ao contrário dos testes calóricos, os testes rotacionais analisam as respostas motoras dos dois canais semicirculares juntos. Eles exigem uma cadeira motorizada com torque elevado e software específico para analisar os resultados. O teste da cadeira giratória é útil na avaliação da função vestibular em pacientes com suspeita de hipofunção vestibular bilateral, em pacientes recebendo medicações vestíbulo-tóxicas e em crianças que não podem tolerar o teste calórico. O teste em crianças pode ajudar a determinar se o não cumprimento dos marcos normais de desenvolvimento se baseia em parte na ausência de função vestibular; ele também pode ser utilizado para avaliar a função vestibular após a meningite e para determinar a presença ou ausência de função vestibular em pacientes submetidos à avaliação genética para deficiência auditiva. O teste rotacional não é suscetível a variáveis como o tamanho ou a forma do canal auditivo externo e tipicamente é menos incômodo que o teste calórico.

Para esse teste, a cabeça do paciente é alinhada com o queixo inclinado 30 graus abaixo do nariz, de modo que os canais semicirculares horizontais fiquem no plano de rotação. São realizados aproximadamente 10 ciclos de estímulo senoidal de velocidade da cabeça para cada uma das frequências de teste, tipicamente ao longo de um intervalo de 0,01 a 0,7 Hz, com o paciente no escuro. Assim como no teste calórico, o rastreamento do movimento ocular precisa ser atentamente inspecionado para garantir resultados de qualidade. Os resultados têm a sua média calculada ao longo dos ciclos sucessivos, sendo calculados o ganho, a fase, a assimetria e a influência da velocidade. *Ganho* se refere à amplitude da velocidade ocular máxima de fase lenta dividida pela amplitude da velocidade máxima do estímulo. *Fase* é a variação temporal na velocidade ocular relativa à velocidade da cabeça. Os pacientes com hipofunção vestibular costumam ter menor ganho e maior vantagem de fase nas frequências mais baixas.

Às vezes as assimetrias dependentes da direção podem indicar fraqueza relativa da função em um labirinto, comparado ao outro.[93] No caso de um paciente com ausência de função vestibular à direita, a rotação da cabeça para a esquerda continua a provocar um RVO normal, enquanto a rotações para a direita podem produzir uma resposta mais fraca, particularmente nas velocidades maiores. Esses efeitos tendem a ser provocados pelo mesmo mecanismo que ocasiona assimetrias no teste de impulso da cabeça com perda vestibular. Entretanto, diferente do teste de impulso da cabeça, nos testes da cadeira giratória senoidal padrão os pacientes podem exibir assimetrias mínimas e podem ter ganho e fase normais, se seu cérebro tiver compensado a perda (Fig. 82-16).[94] A diferença se deve provavelmente ao teste de impulso da cabeça ser mais abrupto e de uma frequência mais alta do que o

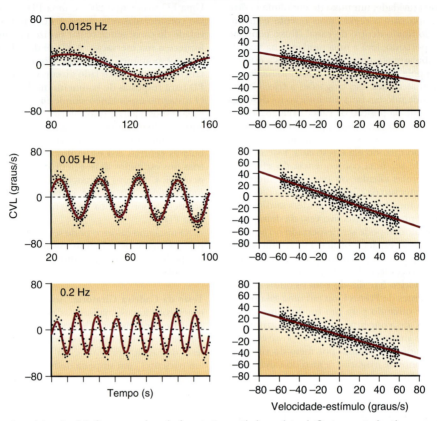

FIGURA 82-16. Respostas da cadeira giratória 3 meses após a deaferentação vestibular unilateral. O eixo vertical exibe resposta ocular. Repare que nas frequências baixas testadas as respostas do paciente (*pontos*) acompanham estreitamente o movimento da cadeira (*linha sólida*), indicando compensação da lesão. Os sinais de impulso da cabeça nesse estágio tendem a continuar patológicos. A curva inferior de velocidade-estímulo exibe um ligeiro viés (i. e., a linha não passa exatamente pela origem). CVL, componente de velocidade lenta. (Extraído de Jenkins HA: Long-term adaptive changes of the vestibulo-ocular reflex in patients following acoustic neuroma surgery. *Laryngoscope* 1985;95:1224.)

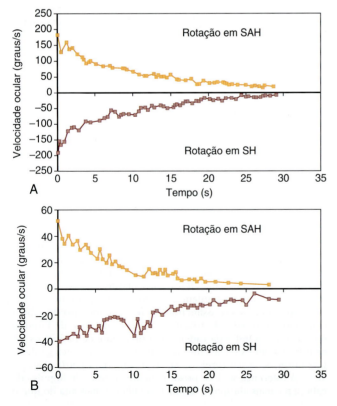

FIGURA 82-17. Velocidade dos componentes horizontais de fase lenta do nistagmo evocado por incrementos de velocidade de 240 graus/s (**A**) e 60 graus/s (**B**). O indivíduo está sentado em uma cadeira giratória com a cabeça posicionada aproximadamente no plano do canal horizontal (queixo inclinado 30 graus para baixo a partir da posição ambiente da cabeça) em **A** e na posição ambiente (30 graus para cima a partir do plano do canal horizontal) em **B**. O teste é realizado no escuro. As rotações da cadeira no sentido anti-horário (SAH) evocam fases lentas para a direita, enquanto a rotação no sentido horário (SH) evoca fases lentas para a esquerda. O ganho é determinado a partir das respostas em **A** dividindo a velocidade da primeira fase lenta na resposta ao estímulo pela velocidade da cabeça. O ganho mede aproximadamente 0,80 nesses dados e é simétrico nos sentidos horário e anti-horário. A constante de tempo é medida como o tempo necessário para a velocidade da fase lenta cair para 37% de seu valor inicial.

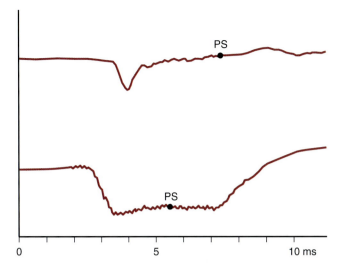

FIGURA 82-18. Eletrococleografia transtimpânica. *Linha superior:* Resposta normal ao estímulo tonal intermitente. *Linha inferior:* Resposta patológica, com a linha de potencial de somatório (PS) deslocada em relação à linha basal.

para colocar os canais horizontais no plano de rotação e com a cabeça inclinada 30 graus para cima.[95] O efeito do estímulo rotacional nos canais semicirculares horizontais varia com o cosseno do ângulo do canal como o plano de rotação. Desse modo, o estímulo provoca apenas 60%, aproximadamente, da ativação máxima com a cabeça em inclinação 30 graus para cima. Os canais semicirculares superiores e posteriores são trazidos mais para o plano de rotação nessas posições inclinadas. Nos casos de hipofunção vestibular unilateral, as assimetrias de ganho ocasionadas pelos efeitos de corte inibitório são mais propensas a serem vistas com os canais horizontais alinhados no plano de rotação.

As anomalias cerebelares produzem alterações específicas nas respostas que podem ser avaliadas com o teste da cadeira giratória. Nas pessoas saudáveis, a inclinação da cabeça para baixo no início do nistagmo pós-rotatório resulta em uma supressão imediata do sistema de armazenamento de velocidade, mas os pacientes com lesões cerebelares da linha média perto da úvula e do nódulo têm constantes de tempo de RVO normais na posição ereta e que não são afetadas pela inclinação pós-rotatória.[96] Os pacientes com outras lesões cerebelares, como as ocasionadas pela malformação de Arnold-Chiari, exibem supressão de inclinação intermediária entre a das pessoas saudáveis e a dos pacientes com lesões cerebelares da linha média. O ganho anormalmente alto no teste giratório também foi observado nos casos de atrofia cerebelar.[97] No entanto, a presença de nistagmo pós-rotatório provocado por esse teste é influenciada pelo nível de função vestibular e pelo status dos mecanismos de armazenamento de velocidade, e o nistagmo pode ser suprimido pela fixação visual. Devido aos muitos processos envolvidos, os resultados do teste se provaram variáveis e difíceis de correlacionar com processos patológicos específicos.

Eletrococleografia. A eletrococleografia (ECoG) pode ser útil no diagnóstico da doença de Menière, embora a interpretação dos achados continue controversa. A cóclea responde à apresentação repetida do som com potenciais auditivos evocados, que podem ser representados como um potencial de ação (PA) e um potencial de somação (PS) (Fig. 82-18). Uma razão entre esses dois potenciais (razão PS/PA) maior que 0,4 e uma duração de PA maior que 3 ms podem ser indicativa de hidropisia endolinfática.[98] Acredita-se que esse efeito se deva às propriedades físicas alteradas da membrana basilar nessa condição. A ECOG pode ser executada com *tone bursts* ou cliques. ECoG transtimpânica pode ser superior à ECoG com colocação de eletrodo no conduto auditivo externo.

teste da cadeira giratória, que pode ser lento demais para silenciar a maioria dos aferentes no lado longe da rotação. Uma indicação posterior de deficiência unilateral da função vestibular é vista como uma influência da velocidade nas respostas às rotações senoidais. O nistagmo espontâneo provoca um viés de velocidade somando a velocidade de fase lenta do nistagmo com a resposta ao estímulo senoidal. Esse viés pode ser visto até mesmo após a resolução do nistagmo. A direção do viés apenas não identifica a orelha acometida, pois tanto as lesões irritativas – como a doença de Menière, labirintite serosa, fístulas labirínticas e neuromas acústicos – quanto as lesões ablativas podem provocar viés, mas em sentidos opostos.

Podem ser empregadas mudanças graduais na velocidade da cabeça em vez de rotações senoidais para identificar a hipofunção vestibular. A cadeira giratória acelera rapidamente para a direita ou para a esquerda e alcança a sua velocidade de pico (tipicamente 60 ou 240 graus/s) em 1 segundo. Um nistagmo horizontal é registrado. O ganho de resposta e as constantes de tempo RVO são medidos (duração necessária para a velocidade ocular de fase lenta diminuir para 37% de seu valor inicial; Fig. 82-17). Um procedimento adicional tem sido utilizado para melhorar a sensibilidade do teste na identificação da hipofunção vestibular unilateral: uma rotação de 240 graus/s é aplicada com a cabeça do paciente alinhada na posição de 30 graus de queixo para baixo,

Vertical Visual Subjetiva. O teste da vertical visual subjetiva (VVS) mede a função otolítica. Os pacientes se sentam em uma área escurecida e focalizam uma linha que manipulam através de um sintonizador (dial) até a perceberem como uma linha vertical. Os

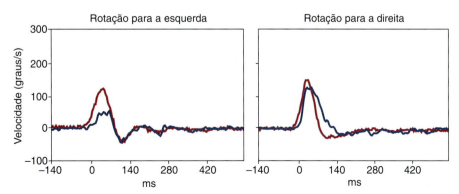

FIGURA 82-19. Teste quantitativo do impulso da cabeça em um paciente com perda de função do canal horizontal esquerdo. *Vermelho,* movimento da cabeça; *azul,* movimento dos olhos. *Esquerda:* Traçados dos movimentos da cabeça e dos olhos durante o giro da cabeça para a esquerda. O traçado do movimento dos olhos não alcança a mesma amplitude do traçado do movimento da cabeça. *Direita:* A cabeça e os olhos se movem juntos quando giram para o lado intacto. (Cortesia da GN Otometrics, Schaumburg, IL).

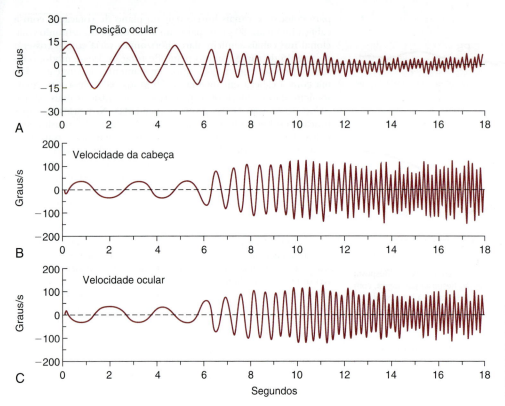

FIGURA 82-20. Posição horizontal dos olhos (**A**), velocidade da cabeça (**B**) e velocidade ocular (**C**) durante o teste do movimento ativo da cabeça com Teste de Autorrotação Cefálica. (Extraído de Fineberg R, O'Leary DP, Davis LL: Use of active head movements for computerized vestibular testing.)

pacientes com lesões utriculares agudas normalmente deixam a linha inclinada em 10 a 15 graus para o lado da lesão. Os déficits na VVS também são encontrados nos pacientes com infartos do tronco encefálico.[100] Esse teste não isola a função dos órgãos otolíticos uns dos outros, nos dois lados; entretanto, a VVS fora de eixo pode fazer essa distinção.[101] Nesse teste, o paciente é girado a uma velocidade constante no escuro. O corpo é ligeiramente deslocado lateralmente de modo que um labirinto fique no eixo de rotação e o outro, ligeiramente fora de eixo. Uma diferença na grandeza entre os dois lados indica assimetria da função otolítica.

Teste Quantitativo do Impulso da Cabeça. O teste quantitativo do impulso da cabeça permite o registro das respostas para posterior análise e detecção dos movimentos oculares de latência curta ou pequenos que podem passar despercebidos nas avaliações feitas à beira do leito.[102] Esses movimentos são muito mais rápidos do que os medidos pelo teste calórico ou giratório, garantindo que o teste do impulso da cabeça funciona como um adendo fundamental para o conjunto de testes disponíveis para avaliar os pacientes. Sistemas de gravação dos movimentos oculares em vídeo de alta velocidade prontos para uso tornaram esse teste viável em qualquer laboratório (Fig. 82-19). O teste quantitativo do impulso da cabeça

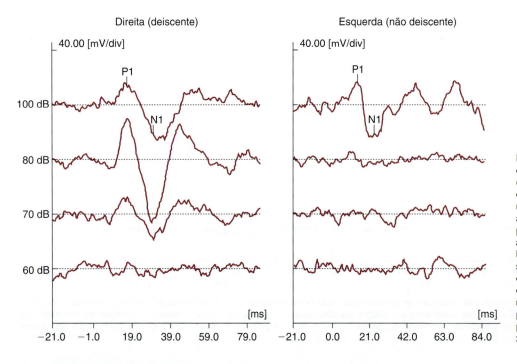

FIGURA 82-21. Potenciais miogênicos vestibulares evocados cervicais (VEMPc) em um paciente com deiscência unilateral do canal semicircular respondendo a cliques. O estímulo foi apresentado no tempo = 0 ms. O potencial evocado atinge o pico em aproximadamente 16 ms e é evidente bilateralmente em 100 dB (*traçado superior*). No lado deiscente (*direita*), o potencial ainda está presente em 70 dB, mas, no lado normal (*esquerda*), não há VEMPc abaixo de 100 dB. N1, primeira deflexão negativa da resposta; div, divisão; P1, primeira deflexão positiva da resposta.

permite a titulação precisa do tratamento intratimpânico com gentamicina para doença de Menière refratária[103,104] e demonstrou que a neurite vestibular preserva preferencialmente o nervo vestibular inferior que inerva o canal semicircular posterior.[105] Esses métodos também demonstraram que o tamponamento do canal superior como é utilizado no tratamento da deiscência do canal superior provoca tipicamente a redução na função do canal tamponado, com preservação da função nos outros canais.[106]

Técnicas de Análise do Movimento Ativo da Cabeça. As técnicas de análise do movimento ativo da cabeça foram desenvolvidas para avaliar o RVO em resposta às rotações da cabeça em frequência mais alta do que as utilizadas habitualmente no teste da cadeira giratória. Essa gama mais ampla de frequências de estímulo é possível porque os indivíduos testados fazem movimentos de cabeça ativamente, usando a musculatura do seu próprio pescoço para girar a cabeça. Nesses casos, a velocidade da cabeça é medida por um transdutor montado diretamente na cabeça. Em um dos sistemas comerciais mais utilizados, o Teste de Autorrotação Cefálica (Western Systems Research, Pasadena, CA), um metrônomo gerado por computador estimula movimentos da cabeça por um período de ensaio de 18 segundos em uma banda de frequência varrida de 2 a 6 Hz (Fig. 82-20). A análise espectral cruzada de banda larga é utilizada para determinar todas as contribuições harmônicas que ocorrem em cada frequência. Os resultados são calculados e relatados como valores de ganho e fase em 12 frequências selecionadas no intervalo de 2 a 6 Hz. O teste é realizado com a sala iluminada, enquanto o paciente fixa a visão em um alvo estacionário que não se move com a cabeça. A gama de frequências testadas ultrapassa aquelas em que a perseguição ativa normalmente é ativa, então as respostas são uma consequência do RVO. Foram obtidos dados normativos para os pacientes de várias idades.[107,108] O RVO vertical pode ser avaliado de modo similar.

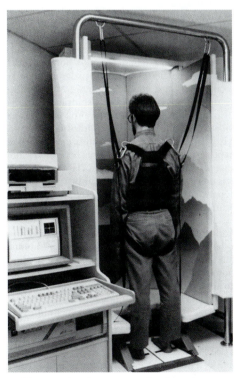

FIGURA 82-22. Aparelho de posturografia. Extensômetros sensíveis à pressão embaixo da plataforma medem o movimento do centro de pressão em condições com e sem *feedback* vestibular ou proprioceptivo. Um cinto de segurança é preso ao paciente, caso ocorra perda de equilíbrio. A superfície da plataforma e o entorno visual podem se mover de modo independente ou síncrono.

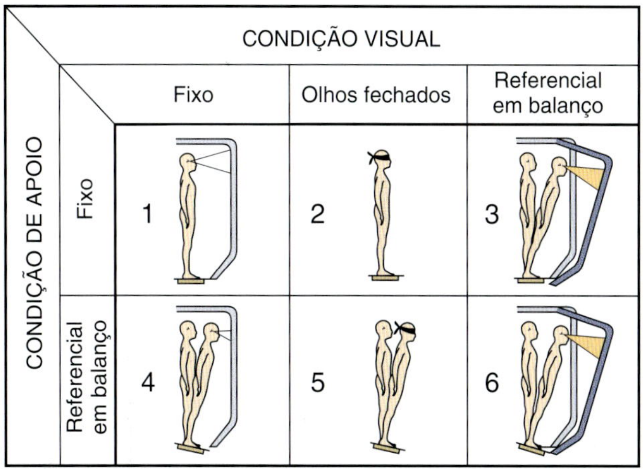

FIGURA 82-23. Protocolo do teste de organização sensorial exibindo as seis condições de testes. (Extraído de Nashner LM: Computerized dynamic posturography. In Jacobson GP, Newman CW, Kartush JM, editors: *Handbook of balance function testing*, St Louis, 1996, Mosby, pp 280-307.)

O teste do movimento ativo da cabeça do RVO tem sido aplicado no monitoramento dos pacientes que recebem medicações vestibulotóxicas, como a cisplatina.[109] As assimetrias nas respostas estão correlacionadas direcionalmente com o lado da lesão nos pacientes com labirintectomia unilateral e com o lado da lesão nos pacientes com neuroma acústico.[108] Observou-se que muitos pacientes com doença de Menière tinham anomalias quando esses procedimentos de teste foram aplicados.[110] A sensibilidade dos testes ativos, como o teste de autorrotação cefálica, pode ser um pouco menor que a sensibilidade dos testes passivos, como o teste de impulso na cabeça, devido à capacidade do paciente para pré-programar os seus movimentos oculares durante os movimentos ativos da cabeça.[111]

Potenciais Miogênicos Vestibulares Evocados. A estimulação do sistema vestibular pode ocasionar mudanças na tensão em vários grupos musculares. A medição desses potenciais miogênicos vestibulares evocados (*VEMP*s) hoje forma a pedra angular do diagnóstico laboratorial dos problemas vestibulares. Indivíduos saudáveis exibem um relaxamento do músculo esternocleidomastoideo ipsilateral em resposta à estimulação auditiva (cliques de rarefação a 100 – 200 ms, nível de pressão sonora de 95 dB ou tons intermitentes).[112] Essas respostas de potencial miogênico vestibular evocado cervical (VEMPc) ocorrem em uma latência curta (12 ms) em relação ao início do estímulo de clique (Fig. 82-21). As respostas de VEMPc são uma consequência da ativação seletiva do nervo aferente vestibular que inerva o sáculo.[113] Elas independem da função coclear e podem ser registradas mesmo nos indivíduos com perda auditiva neurossensorial profunda, contanto que o sistema vestibular esteja preservado. Os pacientes com perda vestibular têm reflexos ausentes.[114] Os pacientes com SDCS têm limiares menores e amplitude maior,[115] enquanto os pacientes com doença de Menière podem ter limiares mais altos para respostas aos VEMPc.[116] O teste também pode ser realizado com estímulos conduzidos pelo osso,[117] o que contorna as perdas condutivas e pode ser mais sensível do que os sons conduzidos pelo ar.[118] Os estímulos de condução óssea podem ser fornecidos até mesmo com o uso de um martelo de reflexos para produzir uma pancada na testa do paciente.[119] Os VEMPs oculares (VEMPo) são respostas da musculatura extraocular à estimulação sonora do aparelho utricular. Elas são registradas por eletrodos colocados verticalmente em volta do olho e normalmente são induzidas usando estímulos de condução óssea; elas podem ser superiores aos VEMPc na detecção da deiscência do canal superior.[120]

Posturografia. A avaliação postural fornece uma medida quantitativa dos estímulos vestibulares, visuais e proprioceptivos

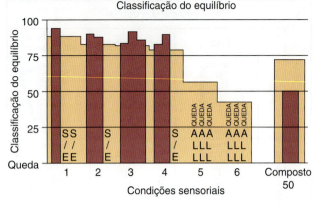

FIGURA 82-24. Padrão de disfunção vestibular (5-6). Distorção das pistas somatossensoriais (condições 5 e 6) e distorção (condição 6) ou eliminação das pistas visuais (condição 5) obrigam o paciente a contar com a informação vestibular para o equilíbrio e a postura. Esse padrão pode ser visto com lesões vestibulares agudas unilaterais ou bilaterais, nos casos de má compensação em resposta a lesões vestibulares periféricas e às vezes com doença do sistema vestibular central. Os pacientes com lesões vestibulares periféricas unilaterais concentradas exibem caracteristicamente um desempenho normal no teste de organização sensorial. Durante as condições de teste reais, a repetição do estímulo pode ser adiada se a apresentação anterior desse estímulo produzir uma resposta normal. O rótulo QUEDA indica ensaios em que o balanço em resposta ao estímulo estava fora dos limites de estabilidade e teria resultado em uma queda, se o paciente não estivesse preso a um cinto de segurança. S/E, sem estímulo.

envolvidos na manutenção da postura ereta em condições estáticas e dinâmicas. O sistema mais utilizado para avaliação postural clínica é a posturografia dinâmica computadorizada (PDC; p. ex., Equitest; Natus, San Carlos, CA). O indivíduo testado fica em pé em uma plataforma móvel controlada por computador, com um entorno visual móvel que pode ser fixo ou movimentado independentemente ou concomitantemente com o balanço postural. A posição do centro de pressão é registrada ao longo do tempo com sensores sensíveis à pressão situados em cada quadrante da plataforma (Fig. 82-22). A bateria de testes PDC padrão inclui a avaliação das respostas posturais automáticas aos movimentos da plataforma, o teste de controle motor (TCM) e a determinação dos efeitos das manipulações das informações visuais e somatossensoriais no equilíbrio em pé, o teste de organização sensorial (TOS).

No TCM, a plataforma administra movimentos lineares anteroposteriores súbitos dos pés ou rotações da plataforma com os dedos dos pés "para cima" e "para baixo" em torno da articulação do tornozelo. Extensômetros para cada pé são utilizados para calcular 1) a simetria de peso ou a distribuição do peso sobre ambos os pés durante o movimento; 2) escalonamento de amplitude, a distribuição da força pelas pernas durante o movimento da plataforma; 3) latência, tempo do início do movimento da plataforma até a resposta discernível e a relação com a amplitude do movimento; e 4) adaptação, a relação entre a amplitude da resposta e a repetição do estímulo.

A posturografia é utilizada com mais frequência para realizar o TOS. Seis condições de teste compreendem a bateria de testes TOS (Fig. 82-23), e a plataforma permanece fixa nas três primeiras condições de teste, o que proporciona ao paciente uma referência estável para a informação somatossensorial. O entorno visual também permanece fixo na condição de teste 1, tornando essa condição ideal para a estabilidade. Os olhos do paciente ficam fechados na condição de teste 2, e o balanço anteroposterior (AP) é controlado pelas informações vestibulares e somatossensoriais. O equilíbrio é controlado principalmente pelas informações somatossensoriais durante essa condição de teste, então os pacientes com função vestibular deficiente exibem tipicamente desequilíbrio mínimo, contanto que a função somatossensorial seja normal.

O entorno visual se move em referência ao balanço AP do corpo na condição de teste 3. O *referencial em balanço* do entorno visual resulta em estímulos visuais distorcidos para os sistemas que controlam o equilíbrio. Manter o equilíbrio requer que o cérebro desconsidere esses estímulos visuais imprecisos e selecione pistas vestibulares e somatossensoriais para o equilíbrio. Assim como na condição 2, os estímulos somatossensoriais são mais importantes para o controle postural nessas situações, então os pacientes com déficits vestibulares, mas com somatossensação normal, tendem a se sair bem.

A plataforma se move para acompanhar o balanço AP do paciente nas condições de teste 4, 5 e 6, que assim fornece estímulos somatossensoriais distorcidos para o cérebro. As pistas proprioceptivas inadequadas precisam ser suprimidas nesses casos, com os estímulos vestibulares e visuais utilizados para manter a estabilidade postural. O entorno visual permanece fixo na condição 4, permitindo que os estímulos visuais e vestibulares sejam utilizados para manter o equilíbrio. Os pacientes com déficits vestibulares tendem a se sair bem nessa condição, contanto que a sua visão esteja intacta. Os olhos do paciente são fechados na condição 5 e a plataforma é referenciada pelo balanço. Somente as pistas vestibulares podem ser utilizadas para manter o equilíbrio nessa condição, e os pacientes com hipofunção vestibular bilateral ou hipofunção vestibular unilateral não compensada balançam excessivamente. A plataforma e o entorno visual são referenciados pelo balanço na condição 6. Agora os estímulos vestibulares precisam ser selecionados dentre as pistas somatossensoriais e visuais imprecisas para manter o equilíbrio nessa situação. As respostas são avaliadas quantitativamente em cada condição e comparadas com normas relativas à idade. As estratégias de equilíbrio (quadril ou tornozelo) também são medidas. Perfis específicos dos achados de TOS são exibidos na Figura 82-24.

Uso da Posturografia

A posturografia pode ser útil em situações clínicas que incluam hipofunção vestibular unilateral ou bilateral, AVC do tronco encefálico, ataxia cerebelar, distúrbios extrapiramidais e schwannomas vestibulares e neoplasias do ângulo pontocerebelar. Nesses casos, a posturografia pode ajudar os programas de reabilitação vestibular, cuja eficácia é maior ao ajustá-los ao perfil de déficits específicos de um paciente.[121] Por exemplo, os pacientes com desequilíbrio após uma perda unilateral da função vestibular podem demonstrar uma preferência por informações somatossensoriais ou visuais para manter o equilíbrio. Os pacientes com dependência somatossensorial recebem exercícios que incluem caminhada em superfícies irregulares para promover o uso de pistas visuais ou vestibulares para o equilíbrio, enquanto os pacientes com dependência visual fazem exercícios que envolvem o fechamento intermitente dos olhos para promover o uso de pistas somatossensoriais e vestibulares.

Foi demonstrado que a organização de um programa de exercícios com base nos dados obtidos da posturografia tem um efeito benéfico no resultado funcional.[122,123] A avaliação da PDC pré e pós-lesão também pode se útil na definição do resultado previsto e do ponto final da reabilitação vestibular de cada paciente.[124]

A posturografia também pode ajudar a determinar a necessidade de drenagem de um alto volume de fluido cerebrospinal (FCS) com punções lombares ou derivação nos pacientes com desequilíbrio ou distúrbios de marcha ocasionados por maior acúmulo de FCS.[125]

Finalmente, a posturografia pode documentar respostas posturais quando houver suspeita de fingimento, exagero da incapacidade de compensação ou distúrbio de conversão. A PDC pode identificar inconsistências entre os sintomas e os parâmetros de desempenho que indicam um déficit funcional, o que pode ajudar a discernir o fingimento ou distúrbio de conversão.[126,127] Esses pacientes podem exibir padrões na PDC que são descritos como *afisiológicos* (p. ex., performance inferior nas condições 1 e 2 de TOS do que nas condições 5 e 6). A identificação desses pacientes pode ser útil para fazer recomendações sobre o status de incapacidade e a necessidade de intervenção psiquiátrica.

Audiograma. Os achados audiométricos podem indicar a causa de desequilíbrio e podem ajudar a orientar a terapia. A perda auditiva neurossensorial pode acompanhar a perda vestibular periférica ocasionada pela doença de Menière ou por vestibulotoxicidade por aminoglicosídeos. Um teste de Stenger pode ajudar a identificar o fingimento. A perda auditiva condutiva pode acompanhar uma terceira janela móvel, como acontece com a deiscência do canal superior ou com um aqueduto vestibular aumentado. O teste do reflexo auditivo ajuda a distinguir essas condições de outras, como a otosclerose, que podem ter sintomas similares relacionados ao equilíbrio, mas diferenças na mobilidade ossicular.

Tomografia Computadorizada de Alta Resolução do Osso Temporal. Os avanços nas técnicas radiológicas permitiram um diagnóstico aprimorado de muitos distúrbios otológicos. A SDCS é caracterizada por vertigem induzida por som ou pressão e/ou perda auditiva condutiva aparente resultante da cobertura incompleta do canal semicircular superior. Nos pacientes afetados, os movimentos oculares no plano do canal semicircular superior frequentemente podem ser induzidos por barulhos altos e por manobras que alterem a pressão da orelha média ou intracraniana. As deiscências são mais bem identificadas nas varreduras de alta resolução (0,5 mm ou mais de espessura da fatia) reformatadas nos planos dos canais semicirculares em vez de em uma vista coronal simples.[128] No entanto, mesmo com a melhor reformatação possível, as varreduras tendem a superestimar a presença de uma deiscência.[129] No entanto, o problema dos falso-positivos radiológicos deve ser considerado cuidadosamente, dado que alguns pacientes com sintomas, mas sem evidências radiográficas convincentes, se beneficiam do tamponamento do canal.[130]

Imagem por Ressonância Magnética. Disartria, diplopia e parestesia podem acompanhar a vertigem observada nos casos de insuficiência vertebrobasilar. Outros sinais neurológicos, incluindo as neuropatias cranianas e a atividade convulsiva, podem indicar um processo intracraniano primário.

Testes Sorológicos. As anomalias sorológicas são raras nos pacientes com sintomas de desequilíbrio, mas em alguns casos podem indicar doença grave. A sífilis, doença de Lyme ou síndrome de Susac podem se manifestar com perda auditiva ou desequilíbrio. A síndrome antifosfolipídica recentemente foi associada à doença da orelha interna e o tratamento pode evitar eventos embólicos significativos.[131] A *síndrome de Cogan* é uma condição inflamatória caracterizada por sintomas visuais e vestibulares graves. Em alguns casos, a vasculite sistêmica potencialmente fatal pode se desenvolver.[132] A degeneração cerebelar paraneoplásica com malignidades mamárias ou ovarianas, linfoma de Hodgkin ou câncer pulmonar de células pequenas pode estar associada com vertigem. A sorologia pode ser utilizada para identificar anticorpos causadores específicos, como os anticorpos anti-Yo e anti-Tr.[133]

CAPACIDADES ADAPTATIVAS DO SISTEMA VESTIBULAR

O clínico deve considerar as alterações adaptativas quando avaliar os resultados do teste vestibular. A perda unilateral da função vestibular cria dois tipos gerais de déficits para os quais é necessária uma correção: *desequilíbrio estático*, relacionado às diferenças nos níveis de atividade tônica dos neurônios nos núcleos vestibulares, e *perturbações dinâmicas*, relacionadas à responsividade ao movimento. Para o RVO, o nistagmo espontâneo com a cabeça parada é exemplo do primeiro tipo de perturbação, enquanto a menor amplitude e assimetria da rotação ocular durante a rotação da cabeça são exemplos da última. Para uma perda unilateral fixa (não flutuante) da função vestibular, a resolução dos sinais estáticos, como o nistagmo espontâneo e a reação de inclinação ocular, ocorrem geralmente em dias, mas os processos dinâmicos voltam aos níveis nasais em várias semanas. Alguns processos podem jamais se recuperar, como a função de armazenamento de velocidade e as respostas aos movimentos de cabeça de alta frequência e alta aceleração na direção do labirinto hipoativo.

Os mecanismos adaptativos são mais propensos a envolver sensibilidades crescentes dos neurônios vestibulares centrais aos sinais que recebem do nervo vestibular intacto ou aos ajustes no nível de modulação nos neurônios que conectam os núcleos vestibulares de um lado a outro. Evidências experimentais indicam que, depois de adquiridas, essas alterações adaptativas e compensatórias exigem exposição sensorial permanente para manutenção das respostas adequadas. Além dos mecanismos centrais para promover a normalização dos processos vestibulares após lesões labirínticas ou centrais, o cérebro pode substituir outras estratégias para gerar respostas envolvidas em detecção e controle do movimento. Essas substituições podem envolver outros estímulos sensoriais para induzir a mesma resposta motora (p. ex., substituição do reflexo cérvico-ocular ou do reflexo optocinético pelo RVO provocado pelo labirinto); outras estratégias podem se basear na previsão ou antecipação do comportamento motor pretendido (p. ex., a ultrapassagem do olhar durante os movimentos combinados dos olhos e da cabeça nas pessoas com defeitos labirínticos pode ser prevenida pela pré-programação de fases lentas compensatórias e pela redução no tamanho dos movimentos sacádicos em antecipação a um movimento da cabeça). Uma consequência dessa capacidade adaptativa é que o distúrbio vestibular reflete os efeitos "puros" de uma lesão somente quando a obtenção da história e o exame do paciente são feitos imediatamente após a alteração na função vestibular.

Para consultar a lista completa de referências, acesse www.expertconsult.com.

LEITURA SUGERIDA

Baloh R, Honrubia V: *Clinical neurophysiology of the vestibular system*, ed 2, Philadelphia, 1990, FA Davis.

Furman JM, Cass SP: *Vestibular disorders: a case study approach*, ed 2, New York, 2003, Oxford University Press.

Goebel JA: *The practical management of the dizzy patient*, ed 2, Philadelphia, 2008, Lippincott Williams & Wilkins.

Highstein S: *The vestibular system*, New York, 2004, Springer.

Leigh R, Zee D: *The neurology of eye movements*, ed 4, New York, 2006, Oxford University Press.

83 Distúrbios Vestibulares Periféricos

Benjamin T. Crane | Lloyd B. Minor

Pontos-chave

- O sistema vestibular periférico detecta o movimento da cabeça, o que forma a base para a estabilização visual, mantém o equilíbrio e percebe o movimento.
- As características específicas da vertigem fornecem conhecimentos definitivos sobre o diagnóstico e a fisiopatologia subjacentes, sendo a primeira etapa para a diferenciação dos distúrbios vestibulares periféricos e centrais.
- A vertigem posicional paroxísmica benigna produz sintomas característicos de episódios breves de vertigem desencadeados por mudanças na posição da cabeça. Muitas vezes, ela pode ser tratada de modo eficaz com técnicas de reposicionamento canalicular, como a manobra de Epley.
- O diagnóstico da neurite vestibular é sugerido por um início repentino de vertigem com sintomas neurovegetativos e sem sinais de AVC ou outra patologia central.
- Os pacientes com doença de Menière sempre têm hidropisia endolinfática na autópsia, embora a hidropisia endolinfática possa ser encontrada nos pacientes que não têm uma história de doença de Menière.
- O diagnóstico da doença de Menière baseia-se em uma história de episódios de vertigem que duram de 20 minutos a 24 horas, perda auditiva neurossensorial flutuante, zumbido e plenitude auricular.
- Muitos pacientes com doença de Menière terão períodos em que deixam de ter sintomas de vertigem. Os tratamentos envolvem dieta com baixo teor de sódio, diuréticos e injeção intratimpânica de dexametasona ou gentamicina. Os casos mais avançados e não responsivos à terapia inicial podem ser tratados com seccionamento do nervo vestibular ou labirintectomia.
- A síndrome da deiscência do canal superior é ocasionada pela ausência de osso sobre o canal superior. Os sintomas são vertigem induzida por som alto ou pressão, perda auditiva condutiva, zumbido pulsátil e autofonia.
- A síndrome de Cogan caracteriza-se por ceratite intersticial, perda auditiva e sintomas vestibulares. O tratamento aceito consiste na administração sistêmica de esteroides.
- A hipofunção vestibular bilateral pode se manifestar com oscilopsia e perturbações da marcha. Os aminoglicosídeos são a causa mais comum.

PRINCÍPIOS BÁSICOS DE FISIOLOGIA VESTIBULAR PERIFÉRICA

Os órgãos vestibulares periféricos são receptores sensoriais responsáveis por detectar o movimento e a posição da cabeça no espaço e converter esse estímulo sensorial para um sinal neural levado para o sistema nervoso central (SNC).

Os receptores vestibulares são organizados para detectar o movimento da cabeça em uma direção ou um plano específico. Três pares de canais semicirculares detectam a rotação. A rotação horizontal da cabeça (*yaw*) produz um estímulo para os *canais semicirculares horizontais*; o movimento da cabeça para a frente e para trás (*pitch*) e os giros de um lado para o outro (*roll*) são detectados pelos canais semicirculares superiores e posteriores, denominados coletivamente *canais semicirculares verticais*. A aceleração linear, como a gravidade, bem como o movimento ao longo de uma trajetória retilínea, é detectada pelos órgãos otolíticos situados no utrículo e no sáculo.

Um fluxo de saída espontâneo de potenciais de ação sempre está presente na porção vestibular do oitavo nervo craniano. Com o movimento da cabeça, tal atividade espontânea é modulada para cima ou para baixo. Por exemplo, girar a cabeça para a direita na posição ereta produz um aumento na atividade do nervo que vem do canal semicircular horizontal direito, enquanto os giros para a esquerda diminuem a atividade abaixo da taxa de repouso do mesmo canal. Esses labirintos pareados, um em cada orelha, comportam-se em vai e vem. O SNC compara o estímulo que vem de cada orelha: quando o estímulo é igual, o sistema está equilibrado e não é sentida qualquer sensação de movimento. Quando os estímulos são assimétricos, o SNC interpreta isso como uma rotação da cabeça e gera movimentos oculares e ajustes posturais compensatórios, todos eles levando à sensação consciente relativa ao movimento percebido da cabeça. O SNC é capaz de se recalibrar para permitir a compensação após uma lesão no receptor periférico. Isso acontece comparando outros estímulos sensoriais, visuais e cinestésicos com o estímulo vestibular e, mediante o reconhecimento da imprecisão deste último, reajustando a resposta central. Como consequência, o ponto de equilíbrio é restabelecido. Em um indivíduo saudável, a compensação do SNC resulta em recuperação clínica quase normal, mesmo se tiver ocorrido perda vestibular unilateral completa. No entanto, a compensação leva tempo: normalmente vários dias.

O desequilíbrio vestibular abrupto criado por uma labirintectomia leva a vertigem grave, náusea e ataxia, que melhoram gradualmente nos dias seguintes. Por outro lado, uma lesão de progressão lenta no sistema vestibular, como a que ocorre com os schwannomas vestibulares, raramente causa vertigem. Embora a função vestibular seja destruída, como isso ocorreu gradualmente a compensação central permanente mascara o desenvolvimento da assimetria entre as orelhas.

Ao contrário da perda vestibular periférica unilateral aguda, a perda vestibular bilateral, exemplificada no paciente que sofreu ototoxicidade, resulta em incapacidade clínica permanente. Como não há estímulo vestibular periférico, o SNC é incapaz de fazer os ajustes necessários aos movimentos da cabeça. Se a perda for simultânea e simétrica, nenhuma vertigem significativa é evidente. O paciente reclama de pior equilíbrio, especialmente no escuro, e os objetos fixos parecem saltar com qualquer movimento da cabeça (*oscilopsia*). Os sintomas devem-se a um sistema vestíbulo-ocular e vestibuloespinal agora ineficiente. É importante reconhecer que, contanto que não haja assimetria no estímulo vestibular, mesmo no caso de ausência completa de qualquer atividade vestibular, não há qualquer sensação de vertigem.

RELEVÂNCIA CLÍNICA

A prevalência da vertigem vestibular é 7,4% ao longo da vida,[1] e a disfunção vestibular ocorre em mais de um terço dos adultos com mais de 40 anos de idade.[2,3] Em 80% dos indivíduos acometidos, a vertigem resulta em consulta médica, interrupção das atividades diárias ou licença médica. Dos pacientes que comparecem à emergência com quedas de causa desconhecida, 80% têm comprometimento vestibular e 40% queixam-se de vertigem.[4] Desse modo, os distúrbios vestibulares periféricos são um problema médico significativo.

O diagnóstico de disfunção vestibular periférica baseia-se em grande parte em seu padrão de apresentação e história. Muitos termos podem ser empregados para descrever sintomas clínicos relacionados com o sistema vestibular. Por isso, é importante definir precisamente o que está sendo sentido. A *vertigem* é a ilusão de movimento, seja da própria pessoa (subjetivo) ou do ambiente (objetivo). Embora este capítulo não aborde o exame neurotológico complexo, uma história de vertigem mínima deve tratar: 1) da duração da crise individual (horas *versus* dias); 2) da frequência de ocorrência (diária *versus* mensal); 3) do efeito dos movimentos da cabeça, se pioram a vertigem, melhoram ou não surtem efeito; 4) das posições específicas que induzem a vertigem (p. ex., rolar para o lado direito); 5) dos sintomas aurais associados, como a perda auditiva e o zumbido; e 6) da doença auricular concomitante (otorreia, cirurgia prévia, traumatismo).

Uma das características mais importantes do padrão de apresentação dos distúrbios vestibulares periféricos é a duração da vertigem. Com base nesse parâmetro, é apresentada uma classificação da doença vestibular periférica.

1. Vertigem com segundos de duração (vertigem posicional paroxísmica benigna)
2. Vertigem com minutos a horas de duração
   a. Doença de Menière
   b. Vertigem associada à enxaqueca (Cap. 84)
   c. Sífilis óptica
   d. Síndrome de Cogan
3. Vertigem que dura de dias até semanas (neurite vestibular)
4. Vertigem de duração variável
   a. Fístula da orelha interna
   b. Concussão labiríntica
   c. Traumatismo por explosão
   d. Barotraumatismo
   e. Vestibulopatia familiar
   f. Síndrome da deiscência do canal semicircular superior
   g. Hipofunção vestibular bilateral
5. Vertigem constante
   a. Sugere uma etiologia central

FUNDAMENTAÇÃO HISTÓRICA

Antes dos anos 1860, acreditava-se que os problemas de tonteira e desequilíbrio eram distúrbios exclusivamente centrais, frequentemente denominados "congestão cerebral" ou considerados em conjunto com a epilepsia. No início dos anos 1820, o nistagmo pós-rotação foi observado em pacientes com deficiência mental após a rotação em gaiolas como um meio de subjugá-los. Jan E. Purkinje levantou a hipótese de que esse efeito tinha uma origem central. Os sintomas de vertigem durante esse período eram tratados frequentemente com lixiviação, purificação e ventosaterapia. Nessa época, surgiram as primeiras dicas de que o equilíbrio pode ter um componente periférico. Pierre Flourens[5] notou que os pombos voariam em círculos na mesma orientação que um canal semicircular submetido à ablação.

A existência de distúrbios vestibulares periféricos foi proposta por Prosper Menière[6] em 1861. Menière foi o diretor de uma grande instituição de surdos-mudos em Paris e, provavelmente, viu pacientes desenvolverem vertigem e surdez logo após um traumatismo na orelha, o que lhe permitiu concluir que os dois sintomas têm uma origem comum na orelha interna.[7] Para apoiar essa conclusão, ele apresentou os resultados da autópsia de uma garotinha que desenvolveu perda auditiva repentina e vertigem aguda. Na autópsia, Menière constatou que o seu cérebro estava normal, mas a orelha interna estava cheia de sangue. Essa paciente, provavelmente, teve leucemia e não hidropisia endolinfática. No entanto, devido a esse achado, costumava-se a acreditar no século XX que a doença de Menière era provocada por hemorragia. Antes de 1940, a *doença de Menière* era um termo genérico empregado para qualquer vertigem periférica, especialmente se envolvesse perda auditiva. A primeira indicação da verdadeira fisiopatologia da doença veio uma década depois do relato inicial de Menière, com a hipótese de Knapp de que a hidropisia da orelha interna era similar ao glaucoma ocular.[8] Os primeiros tratamentos da vertigem periférica concentraram-se na destruição do órgão final. Em 1904, as técnicas de seccionamento do oitavo nervo craniano[9] e da labirintectomia[10,11] foram descritas. O conceito de drenagem da endolinfa foi relatado pela primeira vez por Portmann[12] em 1926. Dandy[13] também propôs o seccionamento seletivo do nervo vestibular via abordagem suboccipital durante os anos 1930 e tratou mais de 600 pacientes. Nesse período inicial, tais procedimentos levavam a um alto risco de surdez e paralisia do nervo facial e um risco importante de mortalidade. Só em 1938, após o exame de amostras extraídas de dois pacientes submetidos a seccionamento de nervo que morreram durante a cirurgia, Hallpike e Cairns[14] conseguiram relatar a dilatação do sistema endolinfático em pacientes com doença de Menière. A hipótese levantada foi de uma perturbação do mecanismo de reabsorção, um achado feito de forma independente também por Yamakawa.[15]

O tratamento da doença de Menière que se concentrava em reverter a hidropisia endolinfática continuou a evoluir até os dias de hoje, com muitas variações sendo propostas na derivação de Portmann, como a descompressão transmastóidea,[16] a drenagem subaracnóidea[17] e a cocleossaculotomia.[18] Todos esses procedimentos tiveram um sucesso parcial no tratamento dos sintomas da vertigem e todos implicam risco de perda auditiva. Um ensaio controlado randomizado sugeriu que esses procedimentos têm uma eficácia similar ao efeito placebo da cirurgia,[19] embora uma análise mais recente desses dados sugira que as derivações endolinfáticas podem ter um pequeno efeito.[20] Entretanto, as derivações aliviam o achado histológico de hidropisia.[21] Apesar da controvérsia, esses procedimentos ainda são realizados e continuam a evoluir. A vertigem posicional paroxísmica benigna (VPPB) é a causa mais comum de vertigem periférica. A VPPB foi descrita por Bárány[22] em 1921 e ele atribuiu o distúrbio à doença otolítica. Após a descrição inicial de Bárány, apareceram relatos contraditórios e confusos dispersos na literatura.[23] O diagnóstico clínico desse distúrbio não foi bem definido até Dix e Hallpike[24] descreverem em 1952 o posicionamento clássico que ocasiona um nistagmo característico. No entanto, assim como Bárány, eles acreditavam que era principalmente uma consequência de doença otolítica. Observou-se que a doença podia ser curada por uma labirintectomia química[25] e um seccionamento do oitavo nervo craniano.[26] Schuknecht notou depósitos granulares na cúpula do canal semicircular posterior em amostras de osso temporal e propôs a teoria da *cupulolitíase* para explicar a fisiopatologia.[27] Essa teoria fornece a base para compreender o distúrbio, embora trabalhos mais recentes tenham mostrado que se deve na maioria das vezes a partículas de flutuação livre no canal semicircular (*canalitíase*) em vez de cupulolitíase. Gacek[28] propôs a transecção apenas do nervo ampular posterior para aliviar a VPPB, confirmando a origem no canal posterior. Entretanto, na maioria dos pacientes, a manobra de reposicionamento canalicular de Epley é o tratamento adequado[29], não sendo necessária a cirurgia.

A etiologia da vertigem periférica, descrita mais recentemente, é a deiscência do canal superior.[30] Esses pacientes exibem frequentemente o *fenômeno de Túlio*, vertigem e nistagmo com ruídos altos, ou um *sinal de Hennebert*, série de movimentos oculares ocasionados por pressão no canal auditivo externo. Essa deiscência age como uma terceira janela para a fossa craniana média, que pode ser tamponada usando uma abordagem da fossa craniana média.[31] Ela também foi descrita por meio de abordagem transmastóidea.[32]

Foi feito um tremendo progresso na compreensão das causas da vertigem periférica e no desenvolvimento dos tratamentos. No entanto, mesmo hoje, a vertigem é um sintoma cuja causa muitas vezes não pode ser atribuída em caráter definitivo a um único processo de doença conhecido. Sem dúvida, ocorrerão mais evoluções em nossa compreensão, que irão modificar os tratamentos clínicos e cirúrgicos dos distúrbios vestibulares periféricos.

VERTIGEM POSICIONAL PAROXÍSTICA BENIGNA

O distúrbio vestibular periférico mais comum, segundo o consenso geral, é a VPPB.[33] A marca registrada da doença são crises curtas (durando segundos) de vertigem, frequentemente grave, sentida após movimentos de cabeça específicos. Os movimentos de cabeça que ocasionam sintomas com mais frequência são rolar na cama e a extensão posterior extrema da cabeça, como pode ocorrer enquanto se troca uma lâmpada ou se olha debaixo de uma pia. Nossa compreensão da doença evoluiu a ponto de terem sido desenvolvidas terapias específicas com base em nossas teorias, que se provaram bem-sucedidas no controle dos sintomas.

O distúrbio foi descrito inicialmente em 1921 por Bárány.[22] Ele reconheceu várias das manifestações básicas da VPPB, que envolvem componentes verticais e torcionais do nistagmo, a breve duração do nistagmo e a fatigabilidade do nistagmo e da vertigem. Bárány, no entanto, não correlacionou o início do nistagmo com a manobra de posicionamento. Ele concluiu erroneamente que uma anormalidade na codificação da posição da cabeça pelos otólitos foi responsável pelos sintomas e sinais que observou. Em 1952, Dix e Hallpike[24] relataram essa entidade em um grande grupo de pacientes. Eles descreveram a manobra de Dix-Hallpike para induzir o padrão clássico de nistagmo e seus sintomas associados. Também reconheceram as características importantes do nistagmo e seus sintomas associados. Também reconheceram as características importantes do nistagmo que ocorre na VPPB, incluindo sua latência, as características direcionais e a breve duração, apesar de manter a posição da cabeça que o provocou, a reversibilidade ao voltar o paciente para uma posição sentada e a fatigabilidade pela repetição do teste. Eles identificaram corretamente a causa labiríntica, mas concluíram incorretamente que a VPPB resulta de um distúrbio otolítico.

Schuknecht[34] analisou os estudos anteriores da VPPB, incluindo a histologia do osso temporal de vários pacientes que sofreram o distúrbio. Ele observou uma ampla destruição utricular nesses pacientes e danos a outras estruturas abastecidas pela artéria vestibular anterior. Essa observação e a não estimulação elétrica do utrículo ou sáculo para produzir padrões discretos de nistagmo em animais de laboratório levaram Schuknecht a concluir que a estimulação anormal dos otólitos não era responsável pelo distúrbio. Ele sugeriu que a crista do canal posterior era a provável fonte de disfunção. De acordo com Schuknecht, a VPPB era provocada por otocônias soltas do utrículo, que em certas posições deslocavam a cúpula do canal posterior. A deposição de otocônias na cúpula do canal posterior, conhecida como *cupulolitíase*, foi proposta mais tarde por Schuknecht como o mecanismo de VPPB.[27] No entanto, esse mecanismo explicava pouco a breve duração do nistagmo e a reversão deste ao retornar para uma posição sentada. A sugestão de que o mecanismo da VPPB poderia resultar da deflexão da cúpula do canal posterior pelo movimento de *debris* no canal posterior foi revisitada por Hall, Ruby e McClure.[35] Eles sugeriram que a forma não fatigável se devia a depósitos fixos na cúpula, enquanto a forma fatigável era atribuída ao movimento do material de flutuação livre dentro do lúmen do canal semicircular posterior. A maioria dos pacientes com VPPB exibe nistagmo, o que é explicado com base no movimento do material no lúmen do canal posterior.

A teoria de Hall, Ruby e McClure é coerente com as cinco características típicas da VPPB do canal posterior: 1) o mecanismo da canalitíase explica a latência do nistagmo em consequência do tempo necessário para o movimento do material dentro do canal posterior ser iniciado pela gravidade; 2) a duração do nistagmo está correlacionada com o período de tempo necessário para o material denso alcançar a parte mais baixa do canal; 3) os componentes vertical (batimento para cima) e torcional (polos superiores dos olhos batendo na direção da orelha inferior) do nistagmo são coerentes com os movimentos oculares evocados pela estimulação do nervo do canal posterior em animais experimentais; 4) a reversão do nistagmo quando o paciente volta para uma posição sentada e ereta se deve ao movimento retrógado do material no lúmen do canal posterior de volta para a ampola, com a resultante deflexão ampulopetal da cúpula; e 5) a fatigabilidade do nistagmo evocado pelo teste posicional de Dix-Hallpike repetido é explicada pela dispersão do material dentro do canal.

INCIDÊNCIA

A VPPB é a causa mais comum de vertigem encontrada pelos otorrinolaringologistas e representa 17 a 40% dos pacientes com doença vestibular periférica.[33,36] Isso a torna duas vezes mais frequente que a doença de Menière. A incidência é difícil de estimar, dado o curso benigno e tipicamente autolimitado da doença. Acredita-se que varie de 10,7 a 17,3 por 100.000 habitantes no Japão[37] e é estimada em 64 por 100.000 habitantes em uma população de estudo de Minnesota.[38]

A idade média de início fica entre a quarta e a quinta décadas de vida, mas a VPPB pode ocorrer na infância.[39] Em um estudo de pacientes pediátricos com VPPB, sugeriu-se uma associação à enxaqueca; isso levou à hipótese de que a isquemia induzida por enxaqueca poderia ser responsável pela liberação de otocônias em alguns desses casos.[40] Em geral, a incidência aumenta com a idade[41] e é duas vezes mais comum nas mulheres.[39]

DIAGNÓSTICO

História

O paciente com VPPB sofre vertigem associada à mudança na posição da cabeça. A ocorrência mais citada desse sintoma é após rolar ou deitar na cama e assumir uma posição de decúbito dorsal. Frequentemente, um lado específico é oferecido pelo paciente: "A tontura vem quando rolo para o meu lado direito, mas não quando rolo para a esquerda." Os pacientes vão sofrer sintomas similares ao se levantarem de uma posição de flexão, olhar para cima para pegar um objeto na prateleira e inclinar suas cabeças para trás durante o barbear, no salão de beleza ou girando rapidamente.

Os sintomas ocorrem repentinamente e duram segundos, raramente passando de um minuto.[39] A impressão subjetiva da crise relatada pelo paciente costuma ser mais longa. Os episódios de vertigem frequentemente são próximos uns dos outros e separados por remissões que duram meses ou mais. O paciente também pode relatar que esses períodos de doença ativa podem estar associados a uma sensação constante de tontura que piora com o movimento da cabeça.[42] Esses problemas crônicos de equilíbrio podem piorar imediatamente após acordar.

A maioria dos casos de VPPB não tem uma etiologia identificável. Em uma grande pesquisa de Baloh et al.,[39] nenhuma causa foi identificada em 48% dos casos. A causa conhecida mais comum foi o traumatismo craniano fechado, seguido por neurite vestibular. Em nossa experiência, quase 15% dos pacientes que sofrem neurite vestibular vão desenvolver mais tarde a VPPB. Outros eventos predisponentes citados são infecções e cirurgias, como a estapetedcomia[39] e o implante coclear.[43] O repouso prolongado no leito e a doença de Menière também são fatores predisponentes.

Achados no Exame

Quando há uma história sugestiva, o diagnóstico da VPPB é feito observando-se os movimentos oculares clássicos junto com a manobra de Dix-Hallpike, executada com o paciente posicionado em uma maca tal que, quando em decúbito dorsal, a cabeça ultrapassa a borda da maca (Fig. 83-1). O paciente é rebaixado com a cabeça apoiada e girada 45 graus para um dos lados. Os olhos são observados atentamente; se não for observado nenhum movimento ocular anormal, o paciente retorna para a posição ereta. A manobra é repetida com a cabeça na direção oposta e finalmente com a cabeça estendida em supino.[44] O padrão da resposta é característico: 1) o nistagmo é uma combinação de batimento vertical e um componente rotatório (torcional) que bate na direção da orelha inferior, e o nistagmo vertical puro não é VPPB;[39] 2) a latência do início do nistagmo, da ordem de segundos, costuma ser evidente; 3) a duração do nistagmo é curta (<1 minuto); 4) os sintomas de vertigem estão invariavelmente associados; 5) o nistagmo desaparece com a repetição do teste, ou seja, é fatigável; e 6) os sintomas recorrem frequentemente com o nistagmo na direção oposta mediante o retorno da cabeça para a posição ereta.[42]

A canalitíase do canal semicircular posterior é a causa mais frequente de VPPB. A VPPB do canal posterior (CP-VPPB) pode ser bilateral, mas é rara.[45] Se a cabeça não for posicionada corretamente durante o teste – ou seja, se a cabeça não for posicionada no plano do canal posterior durante o teste do lado não acometido – *debris* no lado acometido podem ficar contra a cúpula e estimular um nistagmo excitatório do lado não acometido.[46] O canal semicircular lateral foi identificado como a estrutura acometida em aproximadamente 12% dos casos e uma fração significativa desses casos é induzida pela manobra de reposicionamento para CP-VPPB.[47] A VPPB do canal lateral (CL-VPPB) pode ser detectada por uma variação da manobra de Dix-Hallpike. A cabeça do paciente é colocada primeiramente na posição de supino, repousando na maca (não ultrapassando a borda da maca). Depois, a cabeça é girada rapidamente para a direita de modo que a orelha direita do paciente repouse na maca. Os movimentos oculares são monitorados com óculos de Frenzel por 30 segundos. A cabeça do paciente é girada para posição de supino (olhando para cima) e girada rapidamente para a esquerda, de modo que a orelha esquerda repousa na maca. Mais uma vez, os movimentos oculares são monitorados.

O nistagmo com a CL-VPPB é horizontal e pode bater na mesma direção (*geotrópico*) ou na direção contrária (*ageotrópico*) da orelha que está para baixo. Muitas vezes, ele começa com uma latência curta, aumenta de grandeza enquanto é mantida a posição de teste e é menos suscetível à fadiga com o teste repetitivo do que o nistagmo torcional vertical da CP-VPPB. A maior amplitude e a duração do nistagmo horizontal podem refletir a ação dos mecanismos centrais de armazenamento da velocidade (que perseveram os sinais da periferia vestibular, especialmente os que surgem do canal lateral). A cupulolitíase, ocorrendo de modo independente ou combinada com canalitíase, é mais propensa a estar envolvida na etiologia da CL-VPPB do que da CP-VPPB. A *cupulolitíase* pode ser diferenciada da *canalolitíase* pela pouca ou nenhuma latência do início do nistagmo. A cupulolitíase também pode persistir por minutos ou até mesmo pelo tempo que o paciente permanecer na posição provocativa.[48] Se o nistagmo for geotrópico, as partículas tendem a estar no braço longo do canal lateral, relativamente longe da ampola. Se o nistagmo for ageotrópico, as partículas podem estar no braço longo relativamente perto da ampola ou no lado oposto da cúpula, flutuando dentro da endolinfa ou incorporadas à cúpula.

O canal semicircular superior é afetado em apenas 2% dos casos de VPPB.[49] O nistagmo esperado nos casos de VPPB do canal superior seria de batimento para baixo e torcional. Esse tipo de nistagmo pode ser induzido pelo teste posicional de Dix-Hallpike. O canal posterior direito está aproximadamente no mesmo plano do canal superior esquerdo e vice-versa. A colocação da cabeça na posição de Dix-Hallpike direita irá colocar o canal superior esquerdo e o canal posterior direito no plano de gravidade. Um nistagmo resultante de VPPB do canal superior esquerdo deveria, nessa posição, ser de batimento descendente, com um componente torcional direcionado de tal modo ao polo superior de cada olho bater na direção da orelha que está para cima. Repare que

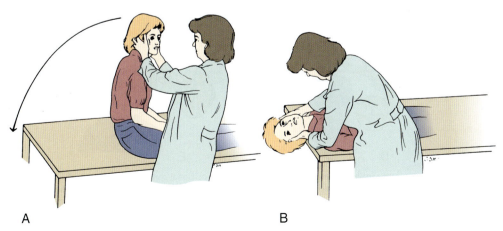

FIGURA 83-1. Manobra de Dix-Hallpike direita para induzir o nistagmo e a vertigem posicional paroxísmica benigna do canal posterior direito. Primeiramente, a cabeça do paciente é virada 45 graus para a direita. O pescoço e os ombros do pacientes são conduzidos à posição de supino, com o pescoço estendido abaixo do nível da maca. Observa-se o paciente quanto ao nistagmo e às queixas de vertigem. (Extraído de Herdman SJ, editor. *Vestibular rehabilitation*, Philadelphia, 1994, FA Davis.)

esse nistagmo é oposto na direção vertical e torcional e resulta de VPPB do canal posterior direito.

Resultados do Teste

O teste de Dix-Hallpike no leito[24] combinado com uma história adequada são os fatores mais importantes na realização do diagnóstico. A eletro-oculografia padrão, bem como os muitos dispositivos de videonistagmografia, não registra os movimentos oculares torcionais associados à VPPB. Os traçados oculares resultantes do uso desses dispositivos-padrão no exame clínico refletem somente os componentes verticais e horizontais dos movimentos oculares associados. A observação desses padrões pode ser facilitada pelo uso de lentes de Frenzel.

TRATAMENTO

Tratamento com Reposicionamento

A terapia de primeira linha para a VPPB é organizada em torno das manobras de reposicionamento que usam a gravidade, nos casos de canalitíase, para mover *debris* canaliculares para fora do canal semicircular acometido e para dentro do vestíbulo. Para a CP-VPPB, a manobra desenvolvida por Epley[29] é particularmente eficaz (Fig. 83-2). A manobra começa com a colocação da cabeça na posição de Dix-Hallpike que provoca vertigem; o canal posterior do lado acometido está no plano vertical da Terra com a cabeça nessa posição. Após o nistagmo inicial desaparecer, a cabeça é girada 180 graus em dois incrementos de 90 graus, parando em cada posição até qualquer nistagmo se resolver e na posição em que a orelha acometida estiver para cima (ou seja, o nariz apontado em um ângulo de 45 graus com o solo nessa posição). Depois, o paciente é colocado em uma posição sentada e ereta. A manobra tende a ser bem-sucedida quando o nistagmo da mesma direção continua a ser induzido em cada uma das novas posições, conforme o resíduo continua a se afastar da cúpula. A manobra é repetida até nenhum nistagmo ser induzido. A manobra de Epley é eficaz para eliminar a VPPB em mais de 80% dos casos.[50] As medicações geralmente não são fornecidas, mas uma baixa dose de meclizina ou benzodiazepínico pode ser administrada 1 hora antes, se o paciente estiver anormalmente ansioso ou for suscetível a náusea e vômito mediante a estimulação vestibular. Muitos pacientes têm conseguido realizar com êxito a manobra de Epley após obterem instruções na internet.[51]

A manobra de Semont[52] também é eficaz para a CP-VPPB,[53] porém mais difícil de realizar e menos eficaz do que a manobra de Epley – mais simples e confortável.[54] O paciente é colocado rapidamente na posição que provoca a vertigem e permanece nessa posição por 4 minutos. Depois, o paciente é devolvido rapidamente para o lado oposto com a orelha para baixo e permanece nessa segunda posição antes de se sentar lentamente.

Nas manobras de Epley e Semont, a gravidade é o estímulo que move as partículas dentro do canal; então, não há necessidade de virar a cabeça no corpo. O movimento em bloco da cabeça e do corpo, o máximo possível, é o padrão de tratamento preferido. Alguns médicos também usam um pequeno vibrador manual sobre o mastoide e afirmam obter resultados ligeiramente melhores, embora os resultados não pareçam ser significativamente diferentes.[50,55] A vibração do mastoide deve ser evitada nos pacientes que sofreram descolamento de retina ou que podem ser suscetíveis a esse deslocamento, devido à alta miopia. Alguns recomendam que o paciente durma com a cabeça elevada por 1 ou 2 dias após a manobra, mas isso não demonstrou um efeito significativo.[56]

Várias observações sustentam a eficácia dessas manobras no tratamento da CP-VPPB: 1) os pacientes sintomáticos há anos podem ser curados; 2) um padrão de VPPB pode se converter para o de outro canal durante e após o tratamento; 3) os pacientes em que o lado errado foi tratado e que receberam instruções pós-tratamento não revelam melhora; e 4) ensaios randomizados demonstraram a eficácia das manobras de tratamento. Como a VPPB costuma se resolver de algumas semanas até um mês, podemos

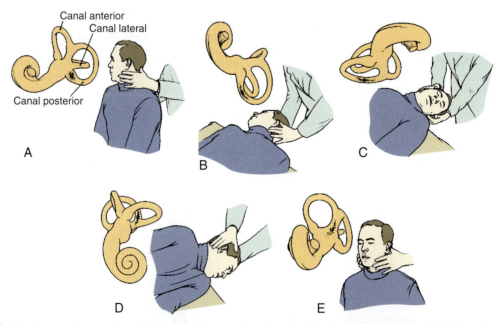

FIGURA 83-2. Manobra de reposicionamento canalicular para tratamento da vertigem posicional paroxísmica benigna (VPPB) afetando o canal posterior. **A,** Um paciente com VPPB do canal posterior direito. A cabeça do paciente é girada para a direita no início da manobra de reposicionamento canalicular. O destaque mostra a localização dos *debris* perto da ampola do canal posterior; o diagrama da cabeça em cada um dos destaques mostra a orientação a partir da qual o labirinto é visualizado. **B,** O paciente é colocado na posição supina com a cabeça estendida abaixo do nível da maca. Os *debris* caem na direção da crura comum conforme a cabeça é movida para trás. **C,** A cabeça é movida aproximadamente 180 graus para a esquerda, mantendo simultaneamente o pescoço estendido com a cabeça abaixo do nível da maca; os *debris* entram na crura comum conforme a cabeça é girada para o lado contralateral. **D,** A cabeça do paciente é girada ainda mais para a esquerda rolando sobre o lado esquerdo até o rosto do paciente ficar virado para baixo; os *debris* começam a entrar no vestíbulo. **E,** O paciente é colocado de volta na posição ereta: os *debris* entram no vestíbulo. (Extraído de Hullar TE, Minor LB. Vestibular physiology and disorders of the labyrinth. In Glasscock ME, Gulya AJ, editors. *Surgery of the ear*, ed 5, Hamilton: 2003.)

observar que a manobra de reposicionamento é melhor que o placebo em um grupo de pacientes não selecionados com VPPB, nos quais há, comumente, a recuperação espontânea. Nos casos mais refratários, porém, o tratamento quase certamente será eficaz. As manobras de tratamento também foram sugeridas para a variante de canal lateral da VPPB. Nos casos que envolvem nistagmo geotrópico, deitar de lado com a orelha acometida para cima durante 12 horas é eficaz na maioria dos casos.[57]

As manobras de tratamento da VPPB do canal superior devem seguir os mesmos princípios. Inicialmente, a cabeça deve ser movida para uma posição independente em que a ampola fique superior, gire 180 graus e seja trazida de volta para a sua posição inicial. Os dados sobre tratamento da VPPB de canal superior não foram relatados, indubitavelmente pela raridade relativa desse tipo de VPPB.[58]

Alguns eventos que podem ocorrer durante as manobras de reposicionamento merecem ser discutidos. A CP-VPPB pode ser convertida para CL-VPPB durante a manobra de Epley, e a CL-VPPB normalmente se resolve em vários dias. Às vezes, a CP-VPPB pode ser convertida para uma VPPB de canal anterior presumida (os sintomas pioram quando a orelha acometida está para cima). Uma obstrução do material canalicular pode ocorrer no pilar membranáceo durante a manobra de Epley, o que resulta em um nistagmo torcional puro sustentado (tanto o canal superior quanto o posterior são excitados simultaneamente; por isso, os componentes verticais opostos se anulam e os componentes torcionais se somam). As restrições posturais após a manobra de Epley (como fazer com que o paciente permaneça ereto por 48 horas após o tratamento) têm sido defendidas por algumas pessoas para diminuir a taxa de recorrência. Uma recente revisão de Cochrane sugere que essas restrições podem ter um benefício significativo, embora seja pequeno.[50] Esse pequeno aumento na eficácia pode vir à custa de uma grande inconveniência para o paciente. Desse modo, essas restrições não são recomendadas universalmente.

Tratamento Cirúrgico

A maioria dos pacientes será curada por manobras de reposicionamento, mas os procedimentos cirúrgicos terapêuticos continuam a ser uma opção para o raro paciente com doença persistente incapacitante, embora eles sejam utilizados raramente.

A neurectomia singular para tratar a VPPB refratária foi proposta por Gacek.[28] Durante as três décadas desde que foi descrito, realizou-se o procedimento pelo menos 342 vezes. Desses procedimentos, 252 foram feitos pelo próprio Gacek.[59] Embora o procedimento seja eficaz, é tecnicamente difícil e o risco de perda auditiva decorrente do procedimento pode ser de até 41%.[60]

A oclusão do canal semicircular posterior foi introduzida como um tratamento da VPPB em 1990.[91] Essa técnica bloqueia o lúmen do canal de modo a ele ficar não responsivo à aceleração angular. Um total de 97 casos foi relatado na literatura. Embora o procedimento tenha sido associado a breve vertigem pós-operatória, 94 dos 97 pacientes ficaram curados de sua VPPB.[62] O procedimento está associado a uma perda auditiva pós-operatória, que normalmente melhora ao longo de várias semanas, e a uma perda permanente da função de equilíbrio.

NEURITE VESTIBULAR

A neurite vestibular apresenta-se caracteristicamente com início súbito de vertigem grave e sintomas neurovegetativos.[64] Tipicamente, a tontura dura dias, com melhoria gradual e definida durante o curso. Pode haver queixas relacionadas com o equilíbrio, sobretudo as ocasionadas por e/ou ligadas aos movimentos rápidos da cabeça, meses após a resolução da doença aguda. A vertigem posicional paroxísmica ocorre subsequentemente em uma pequena porcentagem de pacientes.[65,66] É reconhecido que a neurite vestibular recorre e alguns pacientes descrevem crises similares, normalmente menos intensas, durante anos.[66] A doença bilateral foi descrita e precisa ser considerada no diagnóstico diferencial da perda vestibular bilateral. A neurite vestibular não está associada a mudança subjetiva na audição ou com quaisquer queixas neurológicas focais.[24] Embora historicamente os termos *neurite vestibular* e *labirintite* fossem utilizados intercaladamente, considera-se hoje *neurite vestibular* o termo mais exato para os casos que não envolvem perda auditiva. O termo *vertigem epidêmica* também foi utilizado historicamente e é sinônimo de *neurite vestibular*; o termo reflete a observação de que a vertigem costuma ser precedida por infecção do trato respiratório superior.[66]

Subjetivamente, a audição continua normal. Quando a perda auditiva neurossensorial (PANS) súbita acompanha a vertigem com padrão tipo neurite vestibular, a classificação como PANS súbita deve ser considerada. Quanto a isso, o tratamento apropriado da PANS súbita deve ser instituído e a avaliação inclui a lesão retrococlear (p. ex., neuroma acústico).

Uma redução documentada da resposta calórica ou um teste do impulso cefálico positivo na direção do lado envolvido pode ser utilizado para identificar o lado acometido.[64] O teste de impulso cefálico no plano do canal pode ter a vantagem de localizar a patologia no nervo vestibular inferior ou superior.[67] O envolvimento do nervo vestibular inferior, no entanto, é incomum. Desse modo, o teste do potencial miogênico vestibular evocado (VEMP) raramente é útil.[68] A lateralização também foi relatada usando imagem por ressonância magnética (RM) com contraste de gadolínio.[69]

Estudos patológicos dos ossos temporais de pacientes que parecem ter experimentado essa entidade clínica revelam degeneração do nervo vestibular com preservação da estrutura receptora periférica.[66] Estudos patológicos em seres humanos também demonstraram sinais de inflamação mais crônica no raro indivíduo que manifesta um curso da doença mais crônico/recorrente; uma síndrome pós-infecciosa foi sugerida nesses casos. Vale a opinião de que o nervo vestibular superior é mais envolvido nessa doença do que o nervo inferior, e postula-se que isso pode ser secundário ao canal ósseo mais longo e estreito atravessado pelo nervo superior, que o torna mais suscetível à tumefação compressiva.[70] Também é possível que a neurite isolada do nervo vestibular inferior não seja diagnosticada devido aos resultados normais do teste de impulso cefálico horizontal e do teste calórico.[71]

A causa da degeneração não foi estabelecida; entretanto, a infecção com um dos vírus neurotrópicos, como o herpes-vírus, parece ser a responsável. A infecção com *Borrelia* também foi observada em alguns casos, mas na maioria deles o vírus responsável nunca é identificado.

Historicamente, o tratamento tem sido de suporte e sintomático para a vertigem e os sintomas neurovegetativos relacionados. Recentemente, a metilprednisolona e o valaciclovir foram investigados como possíveis tratamentos em um estudo duplo-cego controlado por placebo.[72] O valaciclovir não demonstrou qualquer efeito, mas os esteroides melhoraram a função calórica nesse estudo e em outro.[73] No entanto, quando os resultados de vários estudos são combinados, parece que o benefício dos esteroides é limitado ao teste calórico, sem nenhum benefício comprovado para a recuperação sintomática.[74] É possível que os esteroides sejam benéficos somente quando iniciados precocemente no curso da doença, fazendo com que alguns os recomendem apenas quando iniciados até 3 dias após o início dos sintomas.[75] Atualmente, apenas uma evidência fraca apoia o uso de esteroides na neurite vestibular. Assim como em todas as perdas vestibulares periféricas agudas, é incentivada a deambulação precoce.

DOENÇA DE MENIÈRE (HIDROPSIA ENDOLINFÁTICA IDIOPÁTICA)

A doença de Menière é um distúrbio da orelha interna associado a sintomas que consistem em crises espontâneas e episódicas de vertigem; a perda auditiva neurossensorial (PANS), que normalmente flutua; zumbido; e frequentemente a uma sensação de plenitude auricular. Apesar desse complexo de sintomas bem conhecidos, a doença de Menière continua sendo controversa. Muitas vezes, ela é difícil de diagnosticar, determinar a patogênese e definir o tratamento ideal. Isso se deve em parte à enorme variabilidade, que é a marca registrada dessa doença. Esta discussão concentra-se no pensamento popular sobre a doença de Menière e aborda algumas dessas controvérsias subjacentes.

HISTÓRIA

Prosper Menière[6] descreveu pela primeira vez o complexo de sintomas da doença epônima em 1861 e propôs que o sítio patológico estivesse no labirinto. Curiosamente, o paciente que ele utilizou em sua descrição inicial provavelmente tinha leucemia e não a doença que hoje carrega o seu nome.[7] Foi Menière, junto com Flourens,[5] que reconheceu que os sintomas de vertigem podiam se originar na orelha interna; entretanto, atribuir isso à hemorragia na orelha interna, que o próprio Menière acreditava ser a fisiopatologia, provou ser um equívoco. Knapp promoveu a hipótese de que a hidropisia era similar ao glaucoma ocular,[8] embora isso não tenha sido demonstrado histologicamente até 1938.[14,15] Antes disso, a *doença de Menière* era um termo genérico utilizado para qualquer vertigem periférica. A compreensão dessa doença avançou consideravelmente desde as suas descrições iniciais, mas a causa da hidropisia subjacente continua indefinida e controversa, apesar dos 70 anos de pesquisa.

INCIDÊNCIA

Existe uma ampla variação na incidência publicada da doença de Menière. Os relatos variam de 10,7 por 100.000 na população japonesa[37,76] a 513 por 100.000 na população do sul da Finlândia.[77] Vários estudos relataram valores intermediários. Parte da variação pode ser explicada pelos critérios de diagnóstico empregados e pelo acesso ao serviço de saúde na população. Dados mais recentes sugerem uma incidência nos Estados Unidos de, aproximadamente, 1 em 500.[78] A doença parece ser mais prevalente entre os brancos[79] e tem uma distribuição aproximadamente igual entre os sexos. A idade de pico de início é na quarta ou na quinta décadas de vida, embora a apresentação da doença possa ocorrer em quase qualquer idade.

A frequência da doença bilateral não está clara e a incidência nos relatos publicados vai de 2 a 78%.[80] A taxa depende da duração do acompanhamento e dos critérios de diagnóstico. Os estudos nas extremidades dessa faixa foram anteriores a 1980, quando não eram utilizados critérios de diagnóstico padronizados. A incidência real provavelmente está no intervalo de 19 a 24%.[79,80] O início da doença bilateral pode ocorrer muitos anos ou décadas após os sintomas unilaterais.[81] Alguns implicaram a doença autoimune[82] e a enxaqueca[83] como fatores relacionados nos casos de doença de Menière bilateral.

A ocorrência familiar da doença de Menière foi relatada em 10 a 20% dos casos.[84] Sugeriu-se um tipo de herança autossômica dominante,[85] embora ele possa variar. A enxaqueca está fortemente associada à doença de Menière nos casos familiares[86] e a sensibilidade ao glúten foi implicada recentemente como uma possível etiologia.[87] A incidência é elevada nos indivíduos com complexos de histocompatibilidade principal específicos. Os antígenos leucocitários humanos B8/DR3 e Cw7 foram associados à doença de Menière.[88,89] A etiologia da doença nesses indivíduos pode ser autoimune,[90] mas nenhum gene foi identificado, apesar da análise de vários possíveis candidatos.[91]

PATOGÊNESE

A doença de Menière caracteriza-se por crises recorrentes de vertigem, PANS e zumbido. Em alguns indivíduos, há uma plenitude auricular variável. As crises agudas são superpostas a uma deterioração neurossensorial gradual da audição na orelha acometida, começando tipicamente em baixas frequências. Com o passar do

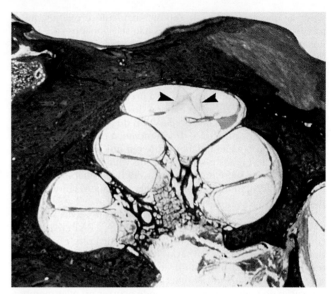

FIGURA 83-3. Microfotografia de um corte transversal da cóclea humana, demonstrando hidropisia endolinfática em um paciente com doença de Menière. Note a distensão da membrana de Reissner na escala timpânica na volta apical da cóclea (*cabeças de seta*). (Cortesia de Dr. J. Rutka e DR. M. Hawke, University of Toronto.)

tempo, ocorre uma redução na responsividade do sistema vestibular periférico acometido.

A base patológica que aparentemente ressalta esses achados é uma distorção do labirinto membranoso. A marca registrada dessa distorção é a hidropisia endolinfática.[14] Isso reflete as mudanças na anatomia do labirinto membranoso como uma consequência do acúmulo excessivo de endolinfa, que ocorre à custa do espaço perilinfático (Fig. 83-3).

O conceito tradicional sustenta que a endolinfa, que é produzida pela estria vascular na cóclea e pelas células negras no labirinto vestibular, circula radialmente e longitudinalmente.[92] No caso da hidropisia, a fisiopatologia subjacente é controversa, mas a absorção inadequada da endolinfa pelo saco endolinfático consiste na teoria prevalente.[93] O ducto endolinfático pode agir como uma válvula para regular a homeostase endolinfática.[94] Os equivalentes histológicos de osso temporal da hidropisia foram produzidos em animais como uma consequência do rompimento do saco endolinfático – o que sustenta a teoria da patogênese supracitada.[95]

Os estudos patológicos do saco endolinfático humano no paciente de hidropisia continuam controversos. Alguns relataram fibrose perissacular[96] e redução do tamanho do ducto endolinfático.[97] No entanto, a causa subjacente desses achados histológicos é incerta. Estudos de imagem de indivíduos com doença de Menière também identificaram anormalidades do sistema de drenagem endolinfática. Esses estudos sugerem hipoplasia do saco e ducto endolinfático, refletida na menor visualização do aqueduto vestibular e na redução da pneumatização periaquedutal na imagem tomográfica computadorizada (TC).[98] Os indivíduos com doença de Menière têm sistemas de drenagem endolinfática significativamente menores e mais curtos, conforme a medição da distância entre o canal semicircular posterior e a fossa posterior na ressonância magnética (RM).[99] Tais variações anatômicas surgem aos 3 anos e podem predispor esses indivíduos ao desenvolvimento posterior da doença de Menière. O contraste do saco endolinfático (Fig. 83-4)[100] e do espaço perilinfático[101] foi demonstrado na RM com contraste de gadolínio. Nos estudos em andamento, identificou-se a hidropisia por meio de RM de maior campo magnético, medido em Tesla, e uso de gadolínio, mas ainda não foi estabelecido um protocolo padrão para isso.[102] Devido à ampla variação anatômica individual, as técnicas de imagem atuais não são diagnósticas nem preditivas da doença de Menière. As imagens têm um

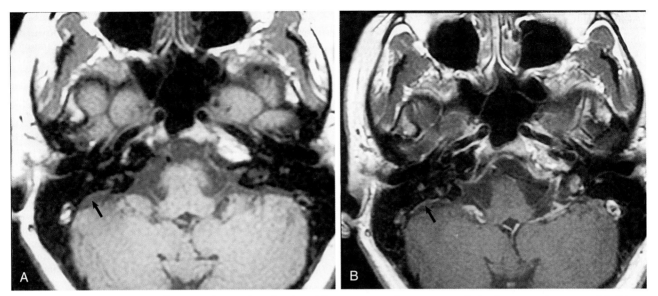

FIGURA 83-4. A, Imagem por ressonância magnética axial ponderada em T1 sem contraste do osso petroso direito demonstrando o saco endolinfático sem realce (*seta*) em um paciente com doença de Menière. **B,** Imagem ponderada em T1 do mesmo paciente usando contraste de gadolínio. Note o realce do saco endolinfático (*seta*). (Cortesia do Dr. D. Fitzgerald).

papel bem estabelecido no diagnóstico da doença de Menière e ajudam a excluir outras possíveis causas de vertigem e perda auditiva unilateral, como o schwannoma vestibular.

A hidropisia endolinfática tem sido observada uniformemente nos ossos temporais de indivíduos com doença de Menière. Entretanto, nem todos os pacientes com hidropisia tinham uma história de doença de Menière.[103,104] A hidropisia também é um achado após labirintite, otite média, traumatismo craniano, caxumba e meningite. A hidropisia assintomática também foi descrita.[105]

Acredita-se que as rupturas no labirinto membranoso do paciente com doença de Menière são relevantes para a fisiopatologia. Além disso, essas rupturas membranosas foram encontradas em quase todas as partes da orelha interna. Cicatrizes fechadas, presumivelmente após a ruptura, também foram identificadas[106,107] e sua presença sustentou uma das mais proeminentes teorias da patogênese da doença. Schuknecht[108] postulou que as rupturas no labirinto membranoso possibilitam o vazamento de endolinfa rica em potássio para a perilinfa, banhando o oitavo nervo craniano e as laterais das células ciliadas. Altas concentrações de potássio extracelular despolarizam as células nervosas e causam sua inativação aguda, resultando em uma diminuição no fluxo de saída neuronal auditivo e vestibular, coerente com perda auditiva e com as características da lesão vestibular aguda vista em uma crise típica. Presume-se que a cicatrização das membranas permita a restituição do meio químico normal, com a terminação da crise e a melhora na função vestibular e auditiva. A deterioração crônica da função da orelha interna é, presumivelmente, o efeito da exposição repetida aos efeitos do potássio. Essa teoria ainda é um tanto controversa; outros sugeriram que essas rupturas ocorrem raramente e não explicam adequadamente os sintomas observados.[109]

ETIOLOGIA DA DOENÇA DE MENIÈRE

A tríade consistindo em perda auditiva, zumbido e vertigem constitui a *síndrome de Menière*. Se a causa for desconhecida, define-se como *doença de Menière*.[110] No entanto, se uma entidade de doença reconhecidamente causadora de hidropisia estiver associada à síndrome, o diagnóstico é de hidropisia endolinfática secundária (ou seja, focos otoscleróticos que causam bloqueio mecânico endolinfático).[111] A obstrução do ducto endolinfático é a base do desenvolvimento da hidropisia em animais experimentais. Isso é feito por qualquer lesão que possa produzir falha da função do ducto, incluindo bloqueio mecânico, fibrose química, inoculação viral, inflamação imunologicamente induzida e isquemia.[112] Entretanto, esses modelos animais não podem ser interpretados para explicar a causa real da doença humana e também não reproduzem completamente a entidade clínica e patológica vivenciadas pelos seres humanos.

Foram sugeridos anticorpos direcionados contra elementos normais da orelha interna. Os pacientes com doença de Menière têm maior incidência de tipos específicos de antígenos leucocitários humanos.[84,113] Entretanto, a maioria dos processos autoimunes, incluindo os que afetam a orelha – como a síndrome de Cogan – tem histopatologia que demonstra infiltração de glóbulos brancos e exibe destruição celular. Se um mecanismo autoimune for o responsável, o curso precisa ser mais indolente ou intermitente e a evidência de doença autoimune, estar ausente no momento da amostragem tecidual. Alguns pacientes com doença de Menière respondem à dessensibilização alérgica, o que sugere ainda mais uma etiologia imune possível em alguns pacientes.[114] A infecção viral também foi um mecanismo sugerido da doença de Menière.[106] A ocorrência observada de hidropisia sintomática muitos anos após a surdez inexplicável, conhecida como hidropisia endolinfática tardia, sugere que a infecção viral subclínica pode causar hidropisia várias décadas depois.[115] Entretanto, nenhum vírus foi identificado de modo conclusivo e a comparação dos pacientes de doença de Menière com controles não demonstrou diferença na resposta ao vírus do herpes simples.[116]

A isquemia do saco endolinfático ou da orelha interna também foi proposta como um mecanismo subjacente da doença de Menière.[117] Tal mecanismo vascular tão comum pode ligar a enxaqueca e a doença de Menière.[86,118,119]

Muitos fatores estão implicados nas causas da doença de Menière. Embora isso reflita em parte nossa continuada falta de compreensão, também é sugerido que a doença de Menière possa ser multifatorial ou representar o ponto final comum de uma série de lesões ou variáveis anatômicas. Conhecemos uma série de processos – incluindo traumatismo, otite média aguda, labirintite, deformidade congênita da orelha interna e processos idiopáticos – que parecem estar associados ao desenvolvimento da hidropisia, mas nem sempre eles estão ao desenvolvimento dos sintomas.[103] É possível que a doença de Menière seja precipitada por uma série de eventos como variações anatômicas e moleculares autoimunes, virais, traumáticas, vasculares/isquêmicas e até mesmo congênitas. Eles podem agir como gatilhos para o desenvolvimento posterior da hidropisia sintomática.

DIAGNÓSTICO

Nenhum teste individualmente realiza o diagnóstico da doença de Menière. Em vez disso, é necessária uma história completa que inclua uma descrição detalhada do padrão de apresentação da doença, apoiada por testes quantitativos. A definição mais recente da doença foi estabelecida pelo Committee on Hearing and Equilibrium da American Academy of Otolaryngology–Head and Neck Surgery (AAO-HNS), resumida no Quadro 83-1.[120]

Apresentação Clínica

A história típica consiste em crises recorrentes de vertigem (96,2%) com zumbido (91,1%) e perda auditiva ipsilateral (87,7%).[121] As crises são precedidas frequentemente por uma sensação de plenitude auricular, zumbido crescente e diminuição na audição. No entanto, o início pode ser repentino, com pouco ou nenhum aviso. As crises agudas duram tipicamente de minutos a horas, na maioria das vezes de 2 a 3 horas.[122] As crises com mais de um dia de duração são incomuns e, quando ocorrem, devem lançar dúvidas quanto ao diagnóstico.

A apresentação clássica nem sempre é detalhada pelo paciente. Isso vale, particularmente, no início da apresentação da doença. Em retrospectiva, a doença parece se manifestar com uma predominância de queixas vestibulares ou auditivas.[123] Na série estudada por Kitahara et al.,[124] 50% dos pacientes procuraram atendimento médico com vertigem e perda auditiva juntos, 19% apenas com vertigem e 26% apenas com surdez. Essas apresentações iniciais variáveis levaram ao uso dos termos *doença de Menière coclear* e *doença de Menière vestibular*; no entanto, esses subtipos não são amplamente utilizados, sendo considerados pelo Committee on Hearing and Equilibrium da AAO-HNS[120] como uma aplicação inadequada do diagnóstico.[124] Além disso, não há qualquer correlação patológica com esses subtipos.[103] Os termos *vestibulopatia recorrente* e *doença de Menière atípica* têm sido utilizados em indivíduos com menos sintomas do que a tríade clássica de perda auditiva, vertigem e plenitude auricular ou zumbido.

O curso clínico da doença de Menière é altamente variável. Frequentemente, os pacientes têm uma série de crises separadas por longos períodos de remissão. Silverstein et al.[125] constataram que a vertigem cessou espontaneamente em 57% dos pacientes em 2 anos e em 71% após 8,3 anos. As crises eram próximas umas das outras e a gravidade dos sintomas variava de inconveniência mínima à incapacitação completa; a AAO-HNS forneceu diretrizes de estabelecimento de estádios para avaliar essas variações (Quadro 83-2).[120,126] Além dos efeitos das manifestações físicas da doença de Menière, como vertigem, desequilíbrio, perda auditiva, zumbido e pressão, a doença também é emocionalmente incapacitante.[127]

História

A vertigem rotatória incapacitante, frequentemente no eixo horizontal, é a queixa mais angustiante do paciente acometido.[110] Como é típico da disfunção vestibular periférica, os sintomas são exacerbados com qualquer movimento da cabeça, frequentemente com náusea, vômito, diarreia e sudorese. Entre as crises, os pacientes podem ficar inteiramente assintomáticos ou ter períodos de desequilíbrio, tontura e queda.

As quedas repentinas inexplicáveis sem perda de consciência ou vertigem associada são descritas ocasionalmente. Tumarkin[128] atribuiu essas quedas à disfunção utriculossacular aguda, conhecida como crise otolítica de Tumarkin ou crises de queda (*drop attacks*). Acredita-se que ocorra uma referência errônea da gravidade vertical em consequência de uma mudança abrupta no estímulo otolítico. Isso, por sua vez, gera um ajuste postural inadequado pela via vestibuloespinal, o que resulta em uma queda súbita.[129,130] As crises são tão repentinas que a lesão pode ocorrer e o paciente relatar a sensação de ser empurrado ou como se o mundo estivesse se mexendo. Elas são breves, com pouca vertigem associada. As crises de queda foram relatadas em 2 a 6% das pessoas com doença de Menière e tendem a ocorrer em grupos e depois remitem espontaneamente.

Lermoyez descreveu uma apresentação clínica incomum na qual o zumbido e a perda auditiva precedem e pioram com o início da vertigem: quando ocorre o episódio vertiginoso, o zumbido e a perda auditiva resolvem-se substancialmente. Estudos do osso temporal de um indivíduo com essas crises revelaram hidropisia e rupturas membranosas isoladas nas voltas basais da cóclea e do sáculo.[131]

As crises agudas da doença de Menière são observadas raramente pelos médicos. O nistagmo horizontal é o achado principal, mas a direção varia durante o curso da crise. Por isso, não é útil para determinar a orelha acometida.

Perda Auditiva e Zumbido

A PANS na doença de Menière é tipicamente flutuante e progressiva. Muitas vezes, ela ocorre coincidentemente com a sensação de plenitude ou pressão na orelha. Um padrão de perda flutuante de baixa frequência e uma perda coincidente e invariável de alta frequência é descrito com um audiograma em picos ou em forma de tenda. Esse pico ocorre classicamente em 2 kHz. Ao longo do tempo, a perda auditiva nivela e fica menos variável.[123] Somente 1 a 2% dos pacientes evoluíram para a surdez profunda. Outras características são diplacusia, uma diferença na percepção do som entre as orelhas (43,6%), e recrutamento (56%).[110]

O zumbido tende a ser não pulsátil e citado variadamente como assobio ou rugido. Pode ser contínuo ou intermitente. Frequentemente o zumbido começa, fica mais alto ou muda de tom

---

Quadro 83-1. CRITÉRIOS PARA O DIAGNÓSTICO DA DOENÇA DE MENIÈRE DA AMERICAN ACADEMY OF OTOLARYNGOLOGY–HEAD AND NECK SURGERY[120]

Sintomas Principais

Vertigem
- Episódios recorrentes e bem definidos de sensação de giro ou rotação
- Duração de 20 minutos a 24 horas
- Nistagmo associado às crises
- Náusea e vômito durante os episódios de vertigem (comum)
- Nenhum sintoma neurológico com a vertigem

Surdez
- Déficits auditivos variáveis
- Perda auditiva neurossensorial
- Perda auditiva progressiva, frequentemente unilateral

Zumbido
- Variável, frequentemente de tom baixo e mais alto durante as crises
- Frequentemente unilateral
- Subjetivo

Diagnóstico da Doença de Menière

Doença de Menière Possível
- Vertigem episódica sem perda auditiva *ou*
- Perda auditiva neurossensorial, flutuante ou fixa, com desequilíbrio, mas sem episódios definidos
- Outras causas excluídas

Doença de Menière Provável
- Um episódio definido de vertigem
- Perda auditiva documentada por audiograma pelo menos uma vez
- Zumbido ou plenitude auricular na orelha suspeita
- Outras causas excluídas

Doença de Menière Definida
- Dois ou mais episódios definidos espontâneos de vertigem, durando pelo menos 20 minutos
- Perda auditiva registrada audiometricamente em ao menos uma ocasião
- Zumbido ou plenitude auricular na orelha suspeita
- Outras causas excluídas

Doença de Menière Certa
- Doença de Menière Definida mais confirmação histopatológica

> **Quadro 83-2** CRITÉRIOS PARA A GRAVIDADE DA DOENÇA DE MENIÈRE DA AMERICAN ACADEMY OF OTOLARYNGOLOGY–HEAD AND NECK SURGERY[120,126]
>
> Em 1996, o Committee on Hearing and Equilibrium reafirmou e esclareceu as diretrizes de 1985, acrescentando diretrizes de estadiamento inicial e relatórios.
>
> **Vertigem**
> a. Qualquer tratamento deve ser avaliado não antes de 24 meses.
> b. Fórmula para obter um valor numérico para a vertigem: razão do número médio de episódios definidos por mês após o tratamento dividido pelos eventos definidos por mês antes do tratamento (média ao longo de um período de 24 meses) × 100 = valor numérico
> c. Escala de valores numéricos
>   0: Classe A: controle completo dos episódios definitivos
>   41 a 80: Classe B: controle limitado dos episódios definitivos
>   81 a 120: Classe C: controle insignificante dos episódios definitivos
>   >120: Classe D
>   Classe E: tratamento secundário iniciado
>
> **Deficiência**
> a. Nenhuma deficiência
> b. Deficiência branda: tontura/instabilidade intermitente ou contínua que impede o trabalho em um ambiente perigoso
> c. Deficiência moderada: tontura/instabilidade intermitente ou contínua que resulta em uma ocupação sedentária
> d. Deficiência grave: sintomas tão graves que impedem a pessoa de trabalhar
>
> **Audição**
> a. A audição é medida por uma média tonal pura de quatro frequências (PTA) de 500 Hz e 1, 2 e 3 kHz
> b. Nível de audição pré-tratamento: pior nível de audição durante 6 meses antes da cirurgia
> c. Nível de audição pós-tratamento: nível de audição mais baixo medido 18 a 24 meses após a instituição do tratamento
> d. Classificação da audição:
>   i. Inalterada = ≤ 10dB PTA de melhora ou piora ou ≤15% de melhora ou piora da discriminação da fala
>   ii. Melhorada = > 10 dB PTA de melhora ou >15% de melhora na discriminação da voz
>   iii. Piorada = >10 dB PTA de piora ou >15% de piora na discriminação da fala
>
> **Nível Inicial de Audição**
> *Média de Quatro Tons (dB)*
> Estádio 1: ≤25
> Estádio 2: 26-40
> Estádio 3: 41-70
> Estádio 4: >70
>
> **Escala de Nível Funcional**
> Com relação ao estado atual de função global, não apenas durante as crises:
> 1. Minha vertigem não afeta minhas atividades.
> 2. Quando estou tonto, preciso parar um pouco, mas passa logo e eu consigo retomar minhas atividades. Continuo a trabalhar, dirigir e me envolver em qualquer atividade sem restrições. Não mudei meus planos ou atividades para acomodar minha vertigem.
> 3. Quando estou tonto, preciso parar um pouco o que estou fazendo, mas passa e consigo retomar minhas atividades. Continuo a trabalhar, dirigir e me envolver na maioria das atividades, mas tive que mudar alguns planos e dar algum desconto para a minha vertigem.
> 4. Consigo trabalhar, dirigir, viajar e cuidar de uma família ou participar da maioria das atividades, mas preciso fazer um grande esforço para isso. Tenho de fazer ajustes permanentes em minhas atividades e poupar energia. Mal consigo fazer isso.
> 5. Não consigo trabalhar, dirigir ou cuidar de uma família. Não consigo fazer a maioria das coisas ativas que costumava fazer. Até mesmo as atividades essenciais devem ser limitadas. Sou um deficiente.
> 6. Sou deficiente há 1 ano ou mais e/ou recebo pensão devido à minha vertigem ou ao meu problema de equilíbrio.

conforme uma crise se aproxima; após a crise, é comum um período de melhora.

Investigações

Videonistagmografia. Registrar os movimentos oculares após a estimulação calórica e rotacional é um método amplamente disponível e confiável para avaliar a função vestibular. Normalmente, o teste calórico consegue localizar a orelha acometida. Encontra-se uma resposta calórica significativa em 48 a 73,5% dos pacientes com doença de Menière.[132] A ausência completa de uma resposta calórica é relatada em 6 a 11% dos pacientes. Na maioria dos casos, a assimétrica calórica é apenas discreta.[133]

Teste do Impulso Cefálico. O impulso na cabeça, popularizado por Halmagyi e Curthoys,[134] é um teste muito sensível à disfunção vestibular unilateral. No entanto, na doença de Menière, a assimetria é sutil e está presente em apenas 29% das pessoas que têm a doença.[135]

Eletrococleografia. O potencial de somação (PS), conforme registrado pela eletrococleografia nos pacientes portadores da doença de Menière, é maior e mais negativo. Acredita-se que reflita a distensão da membrana basilar dentro da rampa timpânica, o que ocasiona um aumento na assimetria normal da vibração da membrana basilar. O valor mais utilizado é a razão das amplitudes do PS e o potencial de ação (PA) do oitavo nervo craniano, a razão PS/PA. Isso se baseia na variabilidade observada na amplitude do PS e considera as variáveis como a técnica de gravação e a colocação de eletrodos. A razão PS/PA tem sido utilizada para reduzir a variabilidade entre os testes, o que resulta em uma resposta mais linear. O PS fica relativamente maior na hidropisia e, assim, a razão PS/PA aumenta.[136] No entanto, não é um teste definitivo, pois as razões são elevadas em 62% dos pacientes com doença de Menière e em 21% dos indivíduos de controle. A dificuldade em obter registros reprodutíveis; a variabilidade das amplitudes de onda observadas com a idade do paciente; a perda auditiva e o estádio da doença; e a disponibilidade de métodos de diagnóstico confiáveis menos invasivos resultaram na eletrococleografia sendo pouco utilizada para esse fim.[137,138]

Agentes Desidratantes. O pressuposto de que um aumento no volume da endolinfa, com seu efeito no comportamento da membrana labiríntica, produz em parte a perda auditiva e o déficit vestibular na doença de Menière levou à administração de agentes desidratantes (p. ex., ureia, glicerol e furosemida). O objetivo é reduzir as anomalias de volume na orelha interna e produzir uma mudança mensurável na resposta. A melhora tem sido medida com audiometria, redução na negatividade do PS (conforme registrado com a eletrococleografia) ou uma alteração no ganho da resposta vestíbulo-ocular ao estímulo rotacional. A sensibilidade e a especificidade relatadas para esse teste variam amplamente. Kluckhohn[139] relatou uma sensibilidade de 60% nos casos de doença de Menière conhecida. Fatores psicológicos também são importantes, o que levou a algum questionamento quanto à utilidade do teste.[137,140]

Potenciais Miogênicos Vestibulares Evocados. Os potenciais miogênicos vestibulares evocados (VEMP) são gerados pela reprodução de cliques altos na orelha, o que movimenta a platina do estribo e estimula o sáculo. Esse é o início de uma via dissináptica que passa pelos núcleos vestibulares e depois para as sinapses que relaxam o músculo esternocleidomastóideo. O sáculo é o segundo sítio mais comum afetado pela hidropisia, fazendo com que o VEMP seja investigado como uma possível ferramenta de diagnóstico. Na orelha normal, a melhor resposta é de 500 Hz, aproximadamente. As orelhas afetadas pela doença de Menière têm limiares de VEMP elevados e com ajuste nivelado,[141] e a diferença da amplitude interaural na resposta foi implicada como uma ferramenta de determinação do estádio da doença de Menière.[142] O achado mais confiável parece ser que o VEMP cervical tem amplitudes menores.[143,144] Embora esses testes mostrem diferenças entre as populações, atualmente eles têm um valor limitado para o diagnóstico, devido à grande variação das respostas individuais.

TRATAMENTO

A terapia destina-se a reduzir os sintomas, e o tratamento curativo ideal deve parar a vertigem, abolir o zumbido e reverter a perda auditiva. Infelizmente, o comprometimento auditivo de longo prazo não parece ser passível de tratamento.[127] Atualmente, quase todo tratamento comprovado é voltado para aliviar a vertigem, que costuma ser o sintoma mais angustiante.

A avaliação dos tratamentos da vertigem nos pacientes de doença de Menière tem sido dificultada pela história natural da doença, que melhora espontaneamente em 60 a 80% dos casos. Além disso, muitos tratamentos têm um efeito placebo significativo.[113,145,146] Isso é ainda mais corroborado pela melhora de 71% nos sintomas dos pacientes que refutaram a cirurgia[125] e nos resultados dos estudos controlados por placebo da cirurgia do saco endolinfático[19,147] e do tratamento médico.[148] A variedade de tratamentos da doença de Menière existe devido à extrema variabilidade clínica e à dificuldade em avaliar de modo eficaz.

Modificação Alimentar e Diuréticos

A restrição de sal e a diurese podem ser o melhor tratamento inicial da doença de Menière.[149,150] O objetivo da restrição de sal e do uso de diuréticos é reduzir o volume de endolinfa pela remoção e/ou menor produção de fluido. Apesar da popularidade desses tratamentos, nem a restrição de sal[151] nem o uso de diuréticos[152,153] tiveram sua eficácia confirmada por estudos duplo-cego controlados por placebo. Os inibidores da anidrase carbônica, como a acetazolamida, foram recomendados com base na localização da anidrase carbônica nas células negras e na estria vascular. No entanto, seu uso não se provou clinicamente mais eficaz do que o uso de outros diuréticos.[154] Apesar da falta de evidências sólidas de sua eficácia, achamos que uma dieta com baixo teor de sal combinada com diurese é um tratamento conveniente e eficaz para a doença de Menière, com um baixo risco de efeitos colaterais.

Vasodilatadores

Acreditando-se que a doença de Menière era o resultado de isquemia estrial, foram utilizados agentes vasodilatadores. A betaistina, uma preparação oral de histamina, é uma dessas medicações que se provou eficaz no tratamento da doença de Menière em estudos controlados por placebo.[155,156] No entanto, esses estudos têm falhas que continuam a suscitar dúvidas sobre a eficácia da betaistina com relação ao placebo.[157] A medicação tornou-se um tratamento popular para a doença de Menière na Europa e está disponível através de farmácias de manipulação nos Estados Unidos, mas frequentemente não é coberta pelos planos de saúde e, portanto, pouco prescrita.

Tratamento Sintomático

Os medicamentos antivertiginosos, antieméticos, sedativos e antidepressivos, além do tratamento psiquiátrico, são considerados benéficos na redução da gravidade da vertigem e dos sintomas neurovegetativos. Eles também melhoram a tolerância dos sintomas da doença de Menière.[159] Embora essa estratégia seja utilizada frequentemente, em nossa experiência os resultados muitas vezes são insatisfatórios para o paciente.

Terapia de Sobrepressão Local

Uma abordagem relativamente recente para diminuir a hidropisia é por pulso de pressão na orelha média. Na década de 1980, relatava-se que a sobrepressão na orelha média diminuía os sintomas da doença de Menière durante as crises de vertigem aguda.[160] O mecanismo de redução da vertigem é obscuro, mas pode facilitar a absorção de endolinfa.[161] Desde 2000, o dispositivo Meniett® (Medtronic, Minneapolis, MN) foi aprovado pela Food and Drug Administration (FDA) dos Estados Unidos. O dispositivo é um gerador de ar comprimido manual que o paciente pode usar para autoadministrar pulsos de pressão terapêuticos. A pressão é fornecida em pulsos complexos de até 20 cm de água durante 5 minutos e o dispositivo requer a colocação de um tubo de ventilação na membrana timpânica antes de iniciar o tratamento. Um ensaio controlado randomizado demonstrou que o dispositivo Meniett® produzia uma redução significativa nos sintomas da vertigem nos três primeiros meses de tratamento, mas depois disso sua eficácia era similar à do dispositivo placebo, que nesses casos era inativo e não fazia pressão.[162] O tratamento de longo prazo com o dispositivo Meniett® revelou resultados similares ao curso natural da doença de Menière.[163]

É preciso observar que a simples colocação de um tubo de ventilação sem tratamento adicional também controlou os sintomas da vertigem em muitos pacientes com doença de Menière.[164,165]

Injeção Intratimpânica. A injeção intratimpânica costuma ser feita com dexametasona ou gentamicina para controlar os sintomas da vertigem. O termo *labirintectomia clínica* é aplicado com frequência ao tratamento com gentamicina intratimpânica, mas pode não ser uma avaliação adequada do efeito da gentamicina no labirinto na terapia titulada. A instalação de aminoglicosídeos dentro da orelha média foi descrita por Schuknecht[166] em 1957 com a injeção de estreptomicina através de um microcateter colocado na membrana timpânica. O controle da vertigem foi alcançado nesses pacientes, mas também ocorreu perda auditiva grave na orelha tratada na maioria dos pacientes. Embora a estreptomicina ainda seja utilizada em algumas clínicas e possa alcançar um controle excelente dos sintomas da vertigem,[167] o risco de perda auditiva profunda levou a maioria a se concentrar na gentamicina e na dexametasona.

A gentamicina tem uma vestibulotoxicidade alta quanto à sua cocleotoxicidade; desse modo, ela pode ser utilizada para controlar os sintomas vestibulares, preservando ao mesmo tempo a audição. A gentamicina pode ser administrada através de um tubo de timpanostomia ou injetada diretamente através da membrana timpânica. Os déficits vestibulares são evidentes no teste de impulso cefálico, mesmo após uma única dose de gentamicina (Fig. 83-5).[168] A concentração de medicação utilizada e a frequência de injeção variaram conforme a série, e o risco de perda auditiva alternou bastante com a série, dependendo da dose e da frequência do tratamento. Lange[169] relatou a eliminação da vertigem em 90% de 92 pacientes, mas a incidência de perda auditiva e o nível de função vestibular não foram especificados. Beck & Schmit[170] procuraram determinar se a ablação completa da função vestibular, conforme medida com a resposta calórica da água gelada, era necessária para o controle da vertigem. Eles constataram que não era e que isso levou à perda auditiva grave a profunda em 58% dos pacientes. Wu e Minor[171] constataram o controle completo da vertigem em 90% dos indivíduos com PANS profunda em apenas 3% dos pacientes. Nedzelski et al.[172] constataram que o controle da vertigem foi alcançado em 83% dos pacientes, com contenção substancial nos indivíduos restantes. Também relataram uma incidência de 10% de perda auditiva profunda na orelha tratada. A tendência atual distancia-se das múltiplas doses de gentamicina e aproxima-se de um regime de injeção única, com doses adicionais apenas se forem necessárias para controlar os sintomas (*terapia de titulação*). O risco de perda auditiva com a gentamicina usando muitos protocolos atuais é similar ao encontrado na história natural da doença de Menière,[149,171,173] e uma metanálise recente constatou que o risco de perda auditiva é clinicamente desprezível.[174] A gentamicina foi considerada superior à dexametasona na contenção da vertigem em um ensaio controlado randomizado.[175] Nos casos em que a gentamicina não é eficaz, provavelmente isso se deve ao fato de a medicação não alcançar a orelha interna.[176]

A injeção intratimpânica de dexametasona é considerada por muitos um procedimento razoável a oferecer quando a vertigem

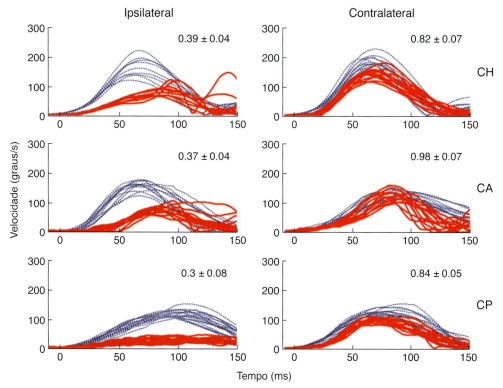

FIGURA 83-5. Resposta aos impulsos cefálicos que excitaram cada um dos seis canais semicirculares em um indivíduo típico medido 49 dias após uma única injeção intratimpânica de gentamicina na orelha direita. O movimento da cabeça está em azul e o movimento dos olhos, em vermelho. CA, canal anterior; CH, canal horizontal; CP, canal posterior. (Adaptado de Carey JP, Minor LB, Peng GC et al. Changes in the three-dimensional angular vestibulo-ocular reflex following intratympanic gentamicin for Meniere's disease. *J Assoc Res Otolaryngol* 2002;3[4]:430-443.)

for refratária, mas com o paciente ainda tendo alguma audição funcional. O mecanismo do efeito dos esteroides nos sintomas da vertigem ainda não está claro, embora alguma evidência sugira que a doença de Menière tem um componente autoimune que os esteroides podem tratar. Vários estudos relataram um efeito benéfico da injeção intratimpânica de dexametasona no controle da vertigem da doença de Menière,[177-180] embora o efeito na perda auditiva e no zumbido seja mínimo. O risco de perda auditiva ou de outra complicação da injeção de esteroide parece ser mínimo. Um pequeno ensaio randomizado revelou a resolução completa dos sintomas da vertigem em 82% dos pacientes que receberam dexametasona *versus* 57% dos pacientes que receberam uma injeção de solução salina.[181] As injeções de dexametasona podem necessitar de repetição a cada 3 meses para manter a ausência dos sintomas de vertigem, embora a frequência de dose ideal seja variável e desconhecida. As concentrações utilizadas variaram de 2 a 24 mg/mL, mas a de 10 mg/mL é a mais comum. Desenvolveram-se formulações de liberação contínua de dexametasona para tratamento da doença de Menière,[182] mas ainda não foi demonstrado se elas serão mais eficazes do que a dexametasona comum.

Cirurgia do Saco Endolinfático

A descompressão cirúrgica da endolinfa na doença de Menière foi descrita pela primeira vez por Portmann[12] em 1926. Durante os 90 anos em que essa técnica tem sido praticada, foram tentadas muitas variações do conceito. Apesar da investigação significativa das técnicas para descomprimir a endolinfa, a etiologia da hidropisia endolinfática como parte da fisiopatologia da doença de Menière ainda é uma área de grande controvérsia e discussão. Várias teorias foram propostas, como a liberação de compressão externa no saco endolinfático e a neovascularização da região perissacular, o que possibilita a difusão passiva da endolinfa e a criação de um gradiente osmótico fora do saco endolinfático.[183] No entanto, a evidência histológica revela que não há a melhora da hidropisia após a colocação da derivação.[21]

Foram descritas muitas variações da cirurgia do saco endolinfático. A descompressão simples; a ampla descompressão incluindo o seio sigmoide;[184] a canulação do ducto endolinfático; a drenagem endolinfática para o espaço subaracnóideo; a drenagem para a mastoide; e a remoção da porção extraóssea do saco[185] foram defendidas. Também foi proposta uma série de próteses, das folhas silásticas simples aos tubos e válvulas unidirecionais concebidas para permitir seletivamente o fluxo na direção mastóidea ou subaracnóidea.

Thomsen et al.[19] realizaram um estudo duplo-cego controlado por placebo e revelaram que uma mastoidectomia isoladamente teve a mesma eficácia em uma derivação endolinfática em um grupo de 30 pacientes – 15 deles selecionados aleatoriamente para cada operação.[19] A eficácia do procedimento continua controversa e outros autores reexaminaram os dados do estudo e afirmaram que um resultado significativo teria sido encontrado se fossem empregados critérios de sucesso[186] ou métodos estatísticos diferentes.[20]

Seccionamento do Nervo

Diversas abordagens do nervo vestibular foram descritas, a primeira delas sendo a retrossigmoide, com a primeira grande série realizada por Walter Dandy nos anos 1930.[13] Os termos *retrossigmoide* e *suboccipital* hoje são utilizados indistintamente. A abordagem da fossa média para o canal auditivo interno e o nervo vestibular superior foi desenvolvida por William House[187] e modificada posteriormente para incluir o seccionamento do nervo vestibular inferior.[188] A abordagem retrolabiríntica também foi descrita.[189]

O seccionamento do nervo vestibular tem uma taxa de controle completo da vertigem de 85 a 95%, aproximadamente, e 80 a 90% dos pacientes mantêm sua audição pré-operatória após o procedimento.[190-192] O procedimento oferece taxas de controle da vertigem bem maiores do que os procedimentos de derivação endolinfática, mas também é mais invasivo e tecnicamente difícil.

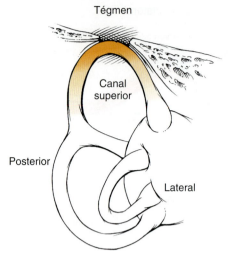

FIGURA 83-6. Concepção artística da deiscência do canal superior.

Foi alegado que o seccionamento do nervo vestibular tem um risco de perda auditiva mais baixo em comparação com a injeção de gentamicina,[191] embora o risco de perda auditiva com gentamicina pareça mais relevante com os protocolos de alta dose.

Labirintectomia

O procedimento mais destrutivo para o tratamento da doença de Menière é a labirintectomia, devido à destruição uniforme da audição e da função vestibular. Os candidatos ideais não têm audição funcional e os tratamentos mais conservadores fracassaram, como a injeção de gentamicina. Apesar dessa morbidade, o procedimento tem uma taxa mais alta de controle da vertigem do que a neurectomia vestibular[193] e, segundo relatos, melhora a qualidade de vida em 98% dos pacientes.[194] Na maioria das vezes, o procedimento é feito pela transmastóidea, mas pode ser feito por meio de uma abordagem transcanal.

SÍNDROME DA DEISCÊNCIA DO CANAL SUPERIOR

A síndrome de deiscência do canal superior (SCDS)[30] é ocasionada pela ausência de osso sobre o canal superior (Fig. 83-6). Essa deiscência óssea cria uma "terceira janela móvel" que possibilita o movimento anormal da endolinfa durante a apresentação de sons altos (fenômeno de Túlio),[195] a compressão tragal, o ato de assoar o nariz ou outras causas de um gradiente de pressão entre a orelha interna e a fossa média. O som alto ou a pressão ocasionam frequentemente nistagmo no mesmo plano do canal superior do lado acometido.[196] O nistagmo é uma combinação de rotação vertical e torcional que se alinha com o canal superior, conforme previsto pela primeira lei de Ewald.[197] Quando o olhar se desloca 45 graus para o lado da deiscência, a pupila se move em uma direção vertical. Durante o olhar a 45 graus na direção contralateral, o olho gira em torno do eixo através da pupila. O fenômeno de Túlio não aparece em todos os casos de SCDS. Além da tontura e do nistagmo, a SCDS pode ser caracterizada por autofonia (sensação de aumento de volume da própria voz do paciente), perda auditiva condutiva que não se deve a patologia da orelha média e/ou zumbido pulsátil.[198] A TC de alta resolução com reconstruções no plano do canal superior e ortogonal ao plano deve ser obtida para confirmar o diagnóstico. A fisiopatologia da SCDS pode ser compreendida em termos da orelha interna. Sob circunstâncias normais, a pressão sonora entra na orelha interna através da platina do estribo na janela oval e, após passar em volta da cóclea, sai pela janela redonda. A presença de uma deiscência no canal superior possibilita que esse canal responda aos estímulos de som e pressão. A direção dos movimentos oculares evocados suporta esse mecanismo. Os sons altos, a pressão positiva no canal auditivo externo e a manobra de Valsalva contra as narinas comprimidas provocam deflexão ampulofugal do canal superior, resultando na excitação dos aferentes que inervam esse canal. Os movimentos oculares evocados podem envolver um nistagmo que tem componentes lentos voltados para cima com movimento torcional do polo superior do olho, para longe da orelha acometida. Por outro lado, a pressão negativa no canal externo, a manobra

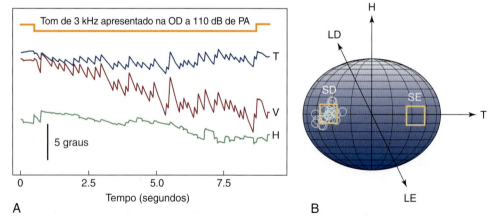

FIGURA 83-7. Respostas oculares ao som na síndrome de deiscência do canal superior (SCDS). Nistagmo induzido por um tom de 3 kHz em uma intensidade de 110 dB de perda auditiva (PA) na orelha direita (OD) de uma mulher de 33 anos com SCDS direita. **A,** Posição ocular torcional (T), vertical (V) e horizontal (H) registrada com a técnica de *search coil* do olho direito. O tempo durante o qual o tom foi apresentado é indicado pelo marcador de estímulo no topo. A direção positiva para a horizontal é esquerda, vertical e para baixo e torcional e no sentido horário (da perspectiva do paciente, então, a rotação do polo superior do olho do paciente é para a direita do paciente). Em resposta ao tom em sua orelha direita, o paciente desenvolveu um nistagmo com fases lentas para cima no sentido anti-horário coerentes com a excitação do canal superior direito. **B,** O eixo da velocidade ocular de fase lenta correspondente aos dados plotados em **A**. A esfera representa a cabeça do paciente vista a partir do lado direito. A direção positiva do eixo horizontal (H) segue para cima a partir do topo da caneca; o eixo torcional (T) fica bem à frente do nariz do paciente e o eixo vertical (obscurecido pela esfera) segue a partir da orelha esquerda do paciente. O eixo anatômico de cada um dos canais semicirculares superior direito (SD), superior esquerdo (SE), lateral direito (LD) e lateral esquerdo (LE) é mostrado. O quadro em volta do eixo de cada canal superior indica a região (±2 desvios-padrão) da orientação média desse eixo. Cada círculo claro representa o eixo de velocidade ocular média para uma fase lenta do nistagmo. (Extraído de LB, Cremer PD, Carey JP et al. Symptoms and signs in superior canal dehiscence syndrome. *Ann N Y Acad Sci* 2001;942:259-273.)

de Valsalva contra uma glote fechada e a compressão venosa jugular provocam deflexão ampulopetal do canal superior, resultando em inibição dos aferentes que inervam esse canal. Os movimentos oculares evocados são tipicamente no plano do canal superior, porém no sentido oposto (para baixo com o movimento torcional do polo superior do olho na direção da orelha acometida; Fig. 83-7).

A gravidade dos sintomas de um paciente e o impacto desses sintomas no estilo de vida são determinantes importantes na discussão da cirurgia das SCDS.[198] Descobre-se incidentalmente na TC que alguns pacientes têm SCDS e não possuem sintomas. Outros pacientes têm apenas autofonia ou perda auditiva condutiva. Uma decisão a respeito do tamponamento cirúrgico do canal superior para aliviar os sintomas deve se basear no impacto desses sintomas no estilo de vida de um paciente e nos riscos da cirurgia.

Houve confirmação de que a deiscência do osso sobrejacente ao canal superior está presente nos pacientes com síndrome por meio de TC de alta resolução dos ossos temporais.[31,199-201] As TC convencionais do osso temporal são feitas com colimação em 1 mm e as imagens são exibidas nos planos axial e coronal. Essas varreduras têm uma especificidade relativamente baixa (alto número de falso-positivos) na identificação da deiscência do canal superior, devido aos efeitos da média volumétrica parcial. A especificidade e o valor preditivo positivo dessas varreduras são melhores quando são feitas TC helicoidais colimadas em 0,5 mm, com reconstrução das imagens no plano do canal superior.[201,202] As TC também são reconstruídas radialmente em volta do canal no plano perpendicular ao canal superior. Por isso, o corte transversal do canal pode ser avaliado (Fig. 83-8). É preciso observar que até mesmo a melhor TC pode estar errada, pois pode haver um osso muito fino, abaixo da resolução do equipamento. Desse modo, o diagnóstico nunca deve se basear apenas na TC.

Estudos de TC mostraram que a espessura do osso sobrejacente ao canal superior intacto em um paciente com deiscência unilateral é significativamente menor do que a dos pacientes sem deiscência do canal superior.[203] Esse achado e as observações de uma análise de 1.000 ossos temporais processados histologicamente e seccionados em um plano paralelo à crista petrosa[204] sugerem uma anomalia subjacente do desenvolvimento ou congênita que leva à síndrome. O início dos sintomas e sinais associados a essa síndrome ocorreu tipicamente durante a idade adulta. Os pacientes em que não se desenvolve uma espessura normal do osso podem desenvolver a síndrome quando a camada óssea anormalmente fina for rompida por traumatismo ou erodida ao longo do tempo em consequência da pressão do lobo temporal sobrejacente.

As respostas ao VEMP têm sido úteis na avaliação da presença de SCDS.[205-208] Nesse teste, os potenciais de relaxamento de curta latência evocados por cliques ou tons intermitentes são registrados pelos eletrodos de eletromiografia superficial colocados na pele sobre o músculo esternocleidomastoideo ipsilateral enquanto esse músculo é contraído tonicamente. Essas respostas surgem dos órgãos terminais vestibulares, mais provavelmente do sáculo.[209,210] O limiar para despertar a resposta VEMP é mais baixo em uma orelha acometida com SCDS do que em uma orelha normal.[205,207]

Alguns pacientes com sintomas e sinais vestibulares indicativos de SCDS também tinham manifestações auditivas do distúrbio. O teste do diapasão de Weber tipicamente lateraliza a orelha acometida e os pacientes também podem ouvir um diapasão colocado no maléolo lateral do pé.[198,211] Os pacientes podem se queixar de sintomas aparentemente bizarros, como ouvir seus movimentos oculares ou seu pulso. Os limiares de condução óssea na audiometria podem estar abaixo de 0 dB do nível de audição normal. Portanto, pode haver um hiato aéreo-ósseo quando os limiares de condução pelo ar forem normais.[212] Essa perda auditiva condutiva pode ser ocasionada por uma terceira janela formada pela deiscência que provoca uma dissipação da energia acústica transmitida pelos mecanismos de condução aérea.[213] Em alguns pacientes, a autofonia ou um som perturbador de sua própria voz podem ser o sintoma principal.[214,215] As manifestações clínicas da SCDS são sinais e sintomas vestibulares em alguns pacientes, anomalias vestibulares e auditivas em outros e achados exclusivamente auditivos em outros.

Os pacientes que sofrem apenas efeitos brandos dos sintomas e sinais associados à SCDS podem não precisar de nenhum tratamento específico. Além disso, convém evitar estímulos que provocam esses efeitos. A colocação de um tubo de timpanostomia pode ser útil em alguns pacientes com sintomas induzidos, principalmente pela pressão. Para os pacientes debilitados pelos sintomas associados à síndrome, a correção cirúrgica da deiscência do canal superior pelo tamponamento do canal superior através da abordagem da fossa craniana média pode ser eficaz no alívio ou na atenuação dos sinais e sintomas vestibulares.[31,216]

SÍNDROME DE COGAN

A síndrome de Cogan foi descrita pela primeira vez em 1945, sendo caracterizada por ceratite intersticial, perda auditiva do tipo Menière e sintomas vestibulares, além dos testes não reativos para sífilis.[217] A síndrome foi dividida posteriormente nas formas típica e atípica com base em achados oculares específicos.[218] A *forma típica* inclui ceratite intersticial, enquanto a *forma atípica* tem achados oculares de esclerite, episclerite, papiledema e descolamento retiniano.[219] Dez por cento dos pacientes com síndrome de Cogan têm a forma atípica. O envolvimento de múltiplos sistemas, como o envolvimento do SNC e a doença vascular inflamatória, é uma característica da doença. Das duas formas, características sistêmicas são mais observadas na síndrome de Cogan atípica. Na forma típica, o coração e os pulmões são os sítios mais frequentes de envolvimento sistêmico, como aortite, pleurite, efusão pericárdica, arterite coronariana e infarto do miocárdio. Na síndrome de Cogan atípica, surgem características sistêmicas de uma vasculite sistêmica (p. ex., poliarterite nodosa, artrite, glomerulonefrite e problemas gastrintestinais).

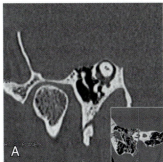 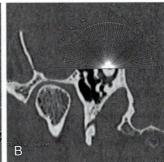 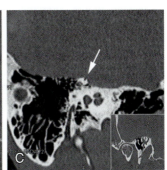

FIGURA 83-8. Tomografia computadorizada (TC) do canal semicircular superior direito demonstrando deiscência. **A**, TC reconstruída no plano do canal superior direito (CS). **B**, O centro do CS é identificado, e são feitas reconstruções ortogonais radiais em intervalos de 3 graus. **C**, As reconstruções radiais são examinadas sequencialmente ao longo do curso do CS, e a deiscência no canal é identificada se o osso não aparentar cobrir totalmente o canal (*seta branca*). As imagens em destaque em **A** e **C** mostram a vista perpendicular.

Ocorrem achados oculares e da orelha interna concomitantemente ou com 6 meses de intervalo uns dos outros. As queixas oculares são fotofobia, visão embaçada, lacrimejamento e dor. Esses sintomas podem ser unilaterais ou bilaterais. Normalmente, o início é súbito e a resolução, gradual, embora as recorrências possam ser sentidas por anos. A patologia ocular inclui infiltração da córnea com linfócitos e plasmócitos, bem como neovascularização corneana.

Os sintomas relacionados com o equilíbrio são similares aos da doença de Menière e consistem em crises súbitas de vertigem verdadeira com ataxia e sintomas neurovegetativos. A progressão para a ausência completa da função vestibular, manifestada por ataxia e oscilopsia, é comum.

A perda auditiva é neurossensorial e bilateral em 44% dos pacientes.[220] A perda auditiva é progressiva, sem melhora espontânea e frequentemente se torna profunda. Nos casos bilaterais, a perda auditiva começa não raro em um lado.

Acredita-se que a síndrome de Cogan tenha uma base autoimune. Essa etiologia suspeita baseia-se nos testes de transformação de linfócitos, inibição da migração para os tecidos da orelha interna, incidência associada de doenças reumatológicas, presença de linfócitos e plasmócitos na orelha e no olho e resposta clínica aos esteroides sistêmicos.

Clinicamente, os pacientes costumam relatar que tiveram uma infecção respiratória superior em 7 a 10 dias do início da síndrome de Cogan.[218] Os altos títulos de imunoglobulina G e M para clamídia são relatados junto com a síndrome de Cogan ativa. Além disso, os títulos de anticorpos são menores com a remissão da doença. Por essa razão, sugeriu-se que uma infecção aguda, talvez com clamídia, promova a sensibilização do sistema imune "à própria pessoa" e leve à doença imunomediada.[218]

Os corticosteroides sistêmicos são o tratamento aceito. Geralmente, uma dose inicial de 1 mg/kg de peso corporal por dia de prednisona é recomendada, seguida por um desmame lento. A probabilidade de melhora na audição deve ser melhor, quanto mais cedo os esteroides forem administrados.[219] Além disso, a ciclofosfamida e o metotrexato têm sido recomendados por alguns autores, caso a vasculite sistêmica esteja presente.

OTOSSÍFILIS

A sífilis é uma doença transmitida sexualmente que pode se propagar e afetar quase qualquer sistema de órgãos. Embora se acredite que ela seja uma condição rara na era moderna, o diagnóstico é difícil de confirmar e muitos casos podem ser diagnosticados equivocadamente como outras condições.[221] Trinta por cento dos pacientes que sofrem de sífilis congênita e 80% dos pacientes de neurossífilis sintomáticos sofrem perda auditiva significativa.[222]

O envolvimento otológico pode ser agrupado em duas categorias: *sífilis recente*, com sintomas que ocorrem em até 2 anos de exposição, e *sífilis tardia*, quando a doença se torna sintomática após 2 anos de exposição. Os sintomas vestibulares são menos frequentes na sífilis recente, que se apresentam na maioria das vezes como uma perda auditiva repentina. A otossífilis tardia tem uma apresentação similar à da doença de Menière, com episódios de vertigem combinados com perda auditiva progressiva e zumbido, frequentemente unilateral.[219,223] A sífilis otológica em estádio terminal, seja adquirida ou congênita, pode ocorrer 50 anos ou mais após a exposição. Os sintomas sistêmicos frequentemente ofuscam os otológicos e envolvem sinais de meningite. No caso de sífilis congênita recente, o envolvimento sistêmico pode ser fatal.

A ceratite intersticial é uma característica de 90% dos pacientes com sífilis otológica de início tardio, seja congênita ou adquirida. A tríade de PANS, ceratite intersticial e incisivos entalhados chama-se *tríade de Hutchinson* e é uma característica exclusiva da sífilis congênita tardia.[222]

O sinal de Hennebert – nistagmo e vertigem produzidos por alteração de pressão na orelha, consequentes da deformação de uma cápsula ótica amolecida, gomatosa – e o fenômeno de Túlio, nistagmo e vertigem ocasionados por ruído alto, são encontrados frequentemente na sífilis, mas não patognomônicos da doença. Também são comuns na SCDS.

O teste do Venereal Disease Research Laboratory e o teste não treponêmico de reagina plasmática rápida são executados facilmente e relativamente baratos, embora a sensibilidade varie de acordo com o estádio da doença. Em vista do fato de que os sintomas otológicos ocorrem na doença em estádio terminal, os testes não treponêmicos detectam a doença em apenas 70% dos pacientes.[224] No entanto, eles são úteis para acompanhar a resposta terapêutica pela mudança no título e na perda de reatividade. Por outro lado, os testes treponêmicos (p. ex., teste de absorção de antígeno treponêmico fluorescente [FTA-ABS] e ensaio de micro-hemaglutinação para anticorpos dirigidos ao *Treponema pallidum* [MHA-TP]), que detectam a presença do organismo, são mais sensíveis. Esses testes detectam 95% ou mais dos pacientes com doença tardia. O teste FTA-ABS ou MHA-TP e suas variações são os testes preferidos para a detecção da sífilis otológica.[224] A punção lombar não é necessariamente justificável, pois é positiva apenas em 5% dos casos de otossífilis.[219]

O tratamento da sífilis otológica varia. Alguns autores acham que nos estádios iniciais da doença o tratamento apenas com antibióticos (ou seja, 2,4 milhões de unidades de penicilina intramuscular [IM]) proporciona uma cura que resulta frequentemente em melhora na audição.[222] Defende-se o uso adicional de um curso de 10 dias de esteroides. Embora não haja consenso quanto ao tratamento medicamentoso exato da doença em estádio terminal, há uma concordância geral de que existe necessidade de tratamento prolongado com antibióticos e esteroides. A dificuldade na erradicação da infecção, apesar do tratamento adequado com antibióticos, é atribuída ao tempo de divisão prolongado do treponema na doença em estádio terminal. Foram sugeridos regimes de antibiótico de duração variável. O protocolo de tratamento da neurossífilis foi utilizado, consistindo em 1,8 milhões de unidades de penicilina IM diárias, com 500 mg de probenicida oral quatro vezes ao dia por 3 semanas. Sugeriu-se que a sífilis ótica e a neurossífilis são comparáveis quanto ao tratamento.[222] A prednisona (40 a 60 mg/dia) é administrada por, no mínimo, 2 semanas antes do desmame. Os esteroides são utilizados em parte para minimizar o possível dano à orelha ocasionado pela resposta inflamatória no tratamento inicial da sífilis. A melhora na audição, sobretudo a discriminação da fala, é observada em 35% a 50% dos casos, junto com a resolução dos sintomas vestibulares.[222]

FÍSTULA PERILINFÁTICA

As fístulas da orelha interna são comunicações anormais entre o labirinto e as estruturas circundantes. Normalmente, o labirinto é coberto por osso denso. As fístulas labirínticas podem ser organizadas em três categorias principais: 1) vazamento de perilinfa da orelha interna para a orelha média; 2) rompimento do labirinto ósseo por doença como o colesteatoma; e 3) deiscência óssea idiopática dos canais semicirculares (ou seja, SCDS e deiscência do canal posterior). Esses distúrbios manifestam-se com sintomas similares de perda auditiva e vertigem episódica, apesar de duas causas diferentes.[225] A deiscência óssea idiopática dos canais semicirculares, como a deiscência do canal superior, cria problemas de transferência de pressão, mas não de mistura de fluidos. Por isso, ela foi discutida em sua própria seção.

A apresentação clínica da fístula da orelha interna pode variar de branda e sem consequências a grave e incapacitante. As PANS variam de uma perda de alta frequência isolada até uma perda de baixa frequência ou plana. Os resultados do teste de discriminação da fala não são característicos. Tanto o limiar de tons puros quanto a discriminação da fala flutuam, sendo observadas também as perdas condutivas brandas isoladas.[226] Em uma série de pacientes que se submeteram à exploração de fístulas, Glassock et al.[227] não conseguiram identificar um perfil audiométrico nos pacientes com fístulas comprovadas com relação aos pacientes sem fístulas.

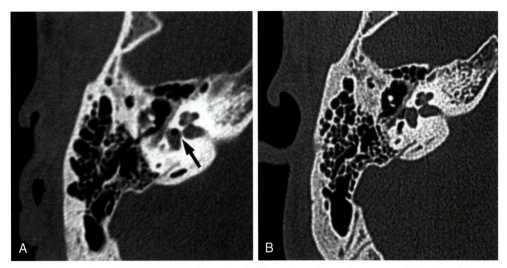

FIGURA 83-9. Tomografia computadorizada axial (TC) de um paciente de 15 anos que desenvolveu pneumolabirinto imediatamente após traumatismo penetrante na orelha esquerda (*seta*) (**A**). Esse paciente procurou atendimento médico com vertigem, perda auditiva mista, náusea e vômito. Os sintomas vestibulares e auditivos resolveram-se com tratamento conservador nos dias após a lesão e nenhum ar foi visualizado na TC 4 dias mais tarde. Em 5 meses desde o evento, a perda auditiva neurossensorial melhorou em 40 dB. As TC subsequentes após a resolução dos sintomas revelaram resolução do ar no labirinto (**B**). Esse caso foi publicado antes por Lao e Niparko.[228]

Os sintomas vestibulares também são variáveis e envolvem vertigem incapacitante episódica, equivalente a uma crise da doença de Menière; vertigem posicional; intolerância ao movimento; ou desequilíbrio ocasional. O desequilíbrio após aumentos na pressão do fluido cerebrospinal, como ao assoar o nariz ou se levantar (sinal de Hennebert), foi observado, assim como a vertigem durante a exposição a ruídos altos (fenômeno de Túlio).

O vazamento definitivo da perilinfa da orelha interna para a orelha média pode ser ocasionado por traumatismo[228] ou ocorrer após a estapedectomia.[229] As fístulas espontâneas são raras, exceto nos casos de malformação de Mondini e outras anomalias congênitas.[230] A TC pode revelar pneumolabirinto (Fig. 83-9).[228] Nos casos definitivos, corrigir o vazamento com um enxerto de tecido pode alcançar o objetivo de preservação da audição e alívio da vertigem, embora até mesmo os casos definitivos se resolvam com conduta conservadora e sem cirurgia.[228] No entanto, muitos casos de vertigem ou perda auditiva foram alegadamente causados por fístulas perilinfáticas que são muito mais ambíguas com achados cirúrgicos equivocados.[231-233]

As áreas de possível fístula podem ser através da *fissula ante fenestram*, ou uma fissura do nicho da janela redonda com a ampola do canal posterior. As fissuras nessas áreas tendem a ser comuns, mas sua significância clínica é obscura.[234] É difícil saber ao certo se as pequenas quantidades de fluido vistas durante a exploração cirúrgica são verdadeiramente de perilinfa. Sugeriu-se um ensaio de β-2-transferrina, uma proteína exclusiva do líquido cefalorraquidiano, mas tem uma baixa sensibilidade para pequenas quantidades de fluido.[235]

A ausência de vazamento observada durante a cirurgia foi interpretada como ausência de fístula, como uma fístula intermitente ou uma fístula presente, porém pequenas demais para ser detectada. Nos casos de exploração negativa, não está claro se há alguma utilidade obliterar as janelas oval e redonda. Os critérios para determinar quando uma exploração da orelha média em busca de fístulas perilinfáticas pode ser útil têm sido difíceis de estabelecer, pois não existe um teste definitivo com o qual se possa fazer o diagnóstico. Além disso, a concordância entre os observadores é baixa.[236]

A aplicação de pressão no canal auditivo externo para ver se os movimentos oculares são evocados (sinal de Hennebert) tem sido empregada. Também tem sido proposta a medição do balanço postural durante a pressão no canal auditivo externo como um teste de fístula.[236] Mesmo se existir uma fístula espontânea, pode ocorrer uma resolução espontânea. Recentemente, muitos pacientes diagnosticados inicialmente com fístulas tinham SCDS.[225]

A doença auricular crônica pode ocasionar uma fístula genuína. A otite média de longa duração pode levar à formação de colesteatoma, que talvez ocasione erosão do osso denso em volta do labirinto. Os pacientes que desenvolvem fístulas geralmente têm uma história de muitos anos de doença auricular crônica que, às vezes, requer várias cirurgias. Em uma análise recente de 375 cirurgias feitas para otite média crônica, as fístulas labirínticas foram identificadas em 29 pacientes e 25 desses casos tinham mastoidectomia radical.[237] A incidência global de fístulas após a mastoidectomia radical foi de 13% e todos esses pacientes sofreram sintomas de vertigem. No entanto, dos 19 testados, apenas 14 tiveram um sinal de Hennebert positivo com pressão positiva. O canal semicircular horizontal foi o sítio mais comum de formação de fístulas (76%), seguido pelas fístulas da janela oval e do promontório. Nesses casos, o fechamento cirúrgico da fístula é recomendado, podendo ser utilizados cartilagem, cimento ósseo e fáscia.

TRAUMATISMO

A vertigem e a ataxia são sequelas comuns do traumatismo craniano, podendo surgir queixas vestibulares decorrentes de traumatismo cervical ou do SNC e de danos vestibulares periféricos. Para continuarmos dentro do escopo deste capítulo, apenas os danos vestibulares periféricos serão considerados. Os mecanismos pelos quais o dano pode ser infligido são concussão, traumatismo penetrante, explosão e barotraumatismo. Podem ocorrer lesões similares após diferentes mecanismos de lesão. Portanto, a concussão labiríntica pode se seguir ao traumatismo contuso e ao barotraumatismo.

TRAUMATISMO NÃO PENETRANTE

Concussão Labiríntica

As lesões do labirinto que não resultam na violação da cápsula ótica ou das membranas limitadoras intralabirínticas são classificadas como *concussão labiríntica*. Acredita-se que os sintomas vestibulares, embora variáveis e mal caracterizados, envolvam vertigem branda, desequilíbrio, confusão visual e sintomas neurovegetativos (p. ex., náusea e vômito). Esses sintomas caracteristicamente têm uma vida curta e recuam gradualmente ao longo de um período de dias a semanas. O exame do paciente com sintomas ativos pode demonstrar nistagmo agudo direcionado para o lado da lesão (ou seja, horas), seguido por nistagmo de batimento contralateral mais característico. Também foram observados desvio e queda na direção do nistagmo na fase lenta. O teste vestibular pode demonstrar uma redução na resposta calórica e revelar anormalidade do ganho de reflexo vestíbulo-ocular e da fase após o teste giratório.[238]

A vertigem posicional paroxísmica benigna também é uma sequela comum do traumatismo craniano.[238] O diagnóstico e o gerenciamento dessa entidade foram discutidos previamente neste capítulo, a perda auditiva e o zumbido também são relatados frequentemente após lesão na cabeça. Quando presente, o padrão mais comum de perda auditiva é similar ao de uma perda auditiva induzida por ruído, com uma perda mais aparente em 4 kHz.[239]

As queixas vestibulares e auditivas normalmente são transitórias e a resolução espontânea pode ocorrer em uma questão de dias a semanas.[238] No entanto, também foi relatado que os sintomas persistem e pioram com o tempo.

TRAUMATISMO POR EXPLOSÃO

As explosões podem produzir ondas de pressão com um nível sonoro maior que 200 dB.[240] A orelha, que existe para capturar e amplificar essa energia, é lesionada frequentemente quando ocorre esse tipo de ruído. O traumatismo por explosão incluiria eventos como um tapa de mão aberta na orelha, bem como explosões reais. Pode ocorrer perfuração da membrana timpânica ou rompimento ossicular, ou ambos; no entanto, o dano à orelha interna é mais provável quando o mecanismo condutivo permanece intacto. A perda auditiva é comum e frequentemente se recupera de forma espontânea, mas pode ser permanente.[241] A vertigem está presente em 15% dos pacientes,[242] e se acredita que os otólitos possam ser especialmente vulneráveis.[243]

TRAUMATISMO PENETRANTE

A vertigem aguda e a PANS "anunciam" o dano à orelha interna. O nistagmo bate na direção da orelha saudável devido à perda aguda no lado acometido. Os sintomas neurovegetativos são característicos e a vertigem vai recuar gradualmente nos próximos dias ou semanas. A perda auditiva, quando presente, pode variar de branda e transitória até profunda e permanente.

BAROTRAUMATISMO

As mudanças de pressão que causam danos à orelha interna são conhecidas como *barotraumatismos*. Historicamente, acreditava-se que era um problema muito raro, mas hoje se acredita que seja uma lesão bastante frequente em mergulhadores. A disfunção da orelha interna pode ser produzida por variação rápida na pressão do ar, como no barotraumatismo atmosférico; por pressão elevada ou assimétrica na orelha média, como no trauma alternobárico; ou por formação de bolhas dentro do labirinto ou seu suprimento sanguíneo, como no caso da doença de descompressão da orelha interna (DDOI) e da doença de contradifusão gasosa isobárica.

A vertigem alternobárica é mais proeminente nos mergulhadores quando voltam à superfície e nos pilotos durante a subida da aeronave. Ambas são condições de redução na pressão ambiente. A vertigem é aliviada pelo equilíbrio das diferenças de pressão da orelha média e do ambiente e repressurização (ou seja, descendo vários metros, no caso dos mergulhadores). Até 26% dos mergulhadores e 10 a 17% dos pilotos admitiram sofrer vertigem alternobárica.[244]

A suscetibilidade à vertigem alternobárica deve ser uma consequência das variações individuais na pressão necessária dentro da orelha média para abrir à força a tuba auditiva. As condições que alteram a permeabilidade da tuba auditiva, como a turgescência mucosa na infecção respiratória superior, são conhecidas por contribuir. Os efeitos do traumatismo alternobárico na orelha interna são temporários. Na maioria dos casos, a vertigem, a perda auditiva e o zumbido são descritos com uma resolução de 10 a 15 minutos. A ocorrência do traumatismo alternobárico pode ser minimizada pelo equilíbrio frequente da pressão da orelha média durante o mergulho e pelo uso de descongestionantes tópicos antes do mergulho, além de se evitar o mergulho durante os períodos de obstrução respiratória superior (p. ex., infecção do trato respiratório superior e sinusite).[245]

O barotraumatismo atmosférico ocasionado por extremos de pressão ou mudanças abruptas na pressão da orelha média é capaz de danificar as estruturas da orelha média e da orelha interna. Tais danos à orelha interna são refletidos pela disfunção auditiva e vestibular. Ao contrário do traumatismo alternobárico, a lesão barotraumática costuma ser de longa duração ou permanente. A perda auditiva e o zumbido são queixas universais, enquanto a vertigem tende a ser menos comum (35%) e raramente é a queixa primária.[246] Quando presente, a vertigem se resolve em algumas semanas, mesmo sem tratamento. A perda auditiva varia de uma PANS branda de baixa frequência até a surdez completa. O tratamento sugerido para o barotraumatismo da orelha interna é similar ao recomendado para a fístula perilinfática: repouso no leito, elevação da cabeça e monitoramento rigoroso da audição e dos sintomas relacionados com o equilíbrio. Geralmente, os sintomas resolvem-se de maneira espontânea em uma questão de horas a dias, caso seja utilizado o tratamento conservador.[247]

A DDOI tornou-se mais comum em consequência do maior uso de um gás misto, oxi-hélio, para mergulho em águas profundas. Embora o dano produzido por esses distúrbios não se restrinja à orelha interna, hoje esse distúrbio representa a lesão por descompressão mais comum sofridas pelos indivíduos que mergulham a profundidades superiores a 100m.[248,249] Em uma série, constatou-se que esses distúrbio contribui com 33% das lesões auriculares relacionadas com o mergulho. Na DDOI, a vertigem quase sempre é o sintoma primário e a perda auditiva, quando presente, costuma ser unilateral e ocorre frequentemente mais tarde, após a vertigem começar a melhorar.[246] Os sintomas otológicos costumam ser as únicas características da doença descompressiva, sobretudo nos casos em que são utilizados gases mistos (p. ex., hélio e oxigênio). Quando a orelha interna é afetada, muitas vezes a disfunção vestibular e auditiva permanece, particularmente se o tratamento demorar a ser instituído. Um estudo afirma que a melhoria significativa é alcançada somente quando se inicia a terapia hiperbárica com oxigênio em 68 minutos.[251] No entanto, há relatos de melhora quando se administra o oxigênio hiperbárico 24 horas após a lesão.[246]

VESTIBULOPATIA FAMILIAR

A rara síndrome de vestibulopatia familiar caracteriza-se por crises súbitas de vertigem, seguidas por desequilíbrio crônico. Foi identificado um modo de herança autossômica dominante. Tipicamente, a vertigem dura minutos, com várias horas de desequilíbrio subsequente. Esses episódios recorrem em intervalos variáveis durante muitos anos e alguns pacientes relatam que seus episódios parecem ser desencadeados por estresse. Gradualmente, os indivíduos observam o início do desequilíbrio crônico e da oscilopsia em consequência da insuficiência vestibular.[252] Os sintomas auditivos, como o zumbido, estão ausentes. Curiosamente, todos os indivíduos também sofrem enxaquecas, embora a cefaleia não tenha sido associada a episódios de vertigem.

O teste quantitativo nesses indivíduos inclui resultados de imagem normais, exceto quanto às respostas vestibulares no teste calórico e aos baixos ganhos com constantes de tempo menores no teste giratório – todos eles coerentes com danos ao sistema vestibular periférico. Em todos os casos, os episódios de vertigem foram encerrados com sucesso administrando acetazolamida. O mecanismo de ação nesse caso é desconhecido; no entanto, em uma doença aparentemente relacionada, vertigem periódica familiar e ataxia, o efeito da acetazolamida presumidamente é o de reduzir a acidez do cérebro.

Mais recentemente, identificou-se outra síndrome familiar associada a enxaqueca, tremor essencial e vertigem.[253] Nesse caso, a vertigem dura minutos até horas. Como no primeiro caso, as cefaleias não estavam associadas a episódios de vertigem. Elas foram desencadeadas por estresse, exercício e falta de sono. O déficit vestibular progressivo e prolongado observado na síndrome de vestibulopatia familiar não foi observado nesta última doença. Assim como na primeira doença, a acetazolamida provou ser eficaz em limitar os episódios de vertigem e enxaqueca. Apesar de o agrupamento da enxaqueca e da vertigem episódica ocorrer em muitas famílias, a busca por um único gene permanece indefinida. É provável que vários genes e possivelmente fatores ambientais sejam os responsáveis.[254]

A própria enxaqueca pode contribuir para o dano permanente aos órgãos terminais vestibulares; a vertigem associada à enxaqueca é discutida nos Capítulos 82 e 84. Entretanto, o distúrbio também pode ter um componente periférico em alguns pacientes. A paresia calórica nos pacientes de enxaqueca ocorre em uma taxa de 15 a 35%,[254,255] e o vasoespasmo e o infarto das artérias pequenas foram sugeridos como possíveis mecanismos.[256]

HIPOFUNÇÃO VESTIBULAR BILATERAL

A perda bilateral da função vestibular leva à oscilopsia com movimentos da cabeça e a perturbações na marcha de gravidade variável, o que está fortemente correlacionado com má qualidade de vida.[257] A hipofunção vestibular bilateral é induzida na maioria das vezes por efeitos vestibulotóxicos das medicações de aminoglicosídeos. Em 1952, um médico publicou uma descrição clássica dos sintomas da hipofunção vestibular que desenvolveu em 2 ½ meses de um curso de injeções intramusculares de estreptomicina para tratar a sepse do joelho direito.[258] Ele desenvolveu oscilopsia e desequilíbrio, que começaram subitamente e pioraram em 2 a 3 dias. A essa altura, teve de estabilizar sua cabeça em barras para ler, pois até mesmo seu pulso induzia movimento suficiente na cabeça para produzir oscilopsia. Seu equilíbrio melhorou conforme ele aprendeu a como usar as informações visuais e somatossensoriais para compensar sua perda da função vestibular.

Estima-se que 3% dos pacientes que recebem gentamicina desenvolvem lesão vestibular.[259] A vestibulotoxicidade normalmente não é detectada até o paciente sair do hospital e não está correlacionada com níveis máximos e mínimos ou com níveis de dosagem.[260,261] Uma predisposição genética para maior sensibilidade à toxicidade por aminoglicosídeos foi identificada e vinculada à mutação de uma proteína ribossômica mitocondrial.[262] Assim, os aminoglicosídeos não são recomendados quando outra alternativa for prática. Se os aminoglicosídeos forem utilizados, devem ser feitos testes de cabeceira da função vestibular que incluam avaliação da acuidade visual dinâmica e o teste do impulso cefálico, diariamente quando for viável, nos pacientes que recebem gentamicina, para que a medicação possa ser descontinuada aos primeiros sinais de vestibulotoxicidade.[263] No entanto, como os sinais clínicos de vestibulopatia ocorrem aproximadamente uma semana após a administração da gentamicina, esse método pode descobrir a vestibulopatia apenas depois da ocorrência de um dano importante.

Outras causas de perda vestibular bilateral são as doenças degenerativas do cerebelo, a meningite, as doenças autoimunes sistêmicas, o traumatismo e a doença de Menière bilateral. Nenhuma causa subjacente foi identificada em aproximadamente 20% dos casos.[264]

Embora a terapia atual para hipofunção vestibular bilateral se concentre na reabilitação vestibular, há potencial para um implante vestibular como um tratamento futuramente.[265,266]

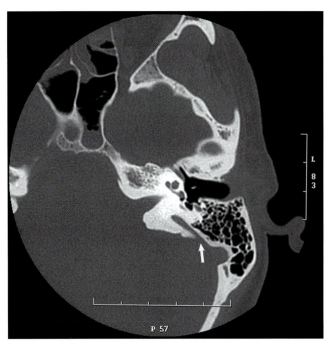

FIGURA 83-10. Tomografia computadorizada axial do paciente com síndrome do aqueduto vestibular alargado. A *seta branca* aponta para o aqueduto vestibular. (Cortesia de Dr. Howard Francis.)

AQUETUDO VESTIBULAR ALARGADO

O aqueduto vestibular é uma abertura na crista posterior do osso petroso que contém o ducto e o saco endolinfático. Provavelmente, o aumento dessas estruturas ocorre devido à dilatação do ducto endolinfático durante a embriogênese.[267] Com frequência, os pacientes procuram atendimento médico com perda auditiva que ocorre no início da infância e costuma progredir com traumatismo craniano menor. O início dos sintomas vestibulares nesses pacientes costuma ser postergado até a idade adulta, com episódios de vertigem que duram de 15 minutos a 3 horas.[268] Também foram descritos sintomas vestibulares em crianças,[269] e os pacientes com a condição correm um risco maior de VPPB.[270] Durante o teste, constata-se que os pacientes têm comprometimento da função do reflexo vestíbulo-ocular e menores limiares de VEMP.[271] O diagnóstico baseia-se em achados na TC do aqueduto vestibular maior que 1,5 mm no ponto médio. Na maioria dos pacientes, isso é similar à largura do canal semicircular horizontal (Fig. 83-10). O genótipo SLC26A4, e não as estruturas radiológicas, está mais correlacionado com os sintomas de perda auditiva do aqueduto vestibular alargado.[272] A experiência no tratamento da vertigem associada a um aqueduto vestibular alargado é limitada, mas se sugere o tratamento sintomático e de suporte.

Para consultar a lista completa de referências, acesse www.expertconsult.com.

LEITURA SUGERIDA

Baloh RW: Charles Skinner Hallpike and the beginnings of neurotology. *Neurology* 54:2138, 2000.
Baloh RW: Prosper Ménière and his disease. *Arch Neurol* 58:1151, 2001.
Baloh RW: Clinical practice: vestibular neuritis. *N Engl J Med* 348:1027, 2003.
Carey JP, Minor LB, Nager GT: Dehiscence or thinning of bone overlying the superior semicircular canal in a temporal bone survey. *Arch Otolaryngol Head Neck Surg* 126:137, 2000.
Cha YH, Kane MJ, Baloh RW: Familial clustering of migraine, episodic vertigo, and Ménière's disease. *Otol Neurotol* 29:93–96, 2008.

Chung JW, Fayad J, Linthicum F, et al: Histopathology after endolymphatic sac surgery for Ménière's syndrome. *Otol Neurotol* 32:660–664, 2011.

Fishman JM, Burgess C, Waddell A: Corticosteroids for the treatment of idiopathic acute vestibular dysfunction (vestibular neuritis). *Cochrane Database Syst Rev* 11:5, 2011.

Garduño-Anaya MA, Couthino De Toledo H, Hinojosa-González R, et al: Dexamethasone inner ear perfusion by intratympanic injection in unilateral Ménière's disease: a two-year prospective, placebo-controlled, double-blind, randomized trial. *Otolaryngol Head Neck Surg* 133:285, 2005.

Glasscock ME: Vestibular nerve section. *Arch Otolaryngol* 97:112, 1973.

Grasland A, Pouchot J, Hachulla E, et al: Typical and atypical Cogan's syndrome: 32 cases and review of the literature. *Rheumatology (Oxford)* 43:1007, 2004.

Halmagyi GM: Diagnosis and management of vertigo. *Clin Med* 5(2):159–165, 2005.

Halmagyi GM, Curthoys IS: A clinical sign of canal paresis. *Arch Neurol* 45:737, 1988.

Hamill TA: Evaluating treatments for Ménière's disease: controversies surrounding placebo control. *J Am Acad Audiol* 17:27, 2006.

House JW, Doherty JK, Fisher LM, et al: Meniere's disease: prevalence of contralateral ear involvement. *Otol Neurotol* 27:355, 2006.

Hunt WT, Zimmerman EF, Hilton MP: Modifications of the Epley (canalith repositioning) manoeuvre for posterior canal benign paroxysmal positional vertigo (BPPV). *Cochrane Database Syst Rev* 18:4, 2012.

Minor LB: Gentamicin-induced bilateral vestibular hypofunction. *JAMA* 279:541, 1998.

Minor LB: Labyrinthine fistulae: pathobiology and management. *Curr Opin Otolaryngol Head Neck Surg* 11:340, 2003.

Minor LB: Clinical manifestations of superior semicircular canal dehiscence. *Laryngoscope* 115:1717, 2005.

Minor LB, Carey JP, Cremer PD, et al: Dehiscence of bone overlying the superior canal as a cause of apparent conductive hearing loss. *Otol Neurotol* 24:270, 2003.

Minor LB, Solomon D, Zinreich JS, et al: Sound- and/or pressure-induced vertigo due to bone dehiscence of the superior semicircular canal. *Arch Otolaryngol Head Neck Surg* 124:249, 1998.

Pierce NE, Antonelli PJ: Endolymphatic hydrops perspectives 2012. *Curr Opin Otolaryngol Head Neck Surg* 20(5):416–419, 2012.

Strupp M, Brandt T: Vestibular neuritis. *Semin Neurol* 29(5):509–519, 2009.

Strupp M, Brandt T: Peripheral vestibular disorders. *Curr Opin Neurol* 26(1):81–89, 2013.

Thomsen J, Bretlau P, Tos M, et al: Placebo effect in surgery for Ménière's disease: a double-blind, placebo-controlled study on endolymphatic sac shunt surgery. *Arch Otolaryngol* 107:271, 1981.

Walker MF: Treatment of vestibular neuritis. *Curr Treat Options Neurol* 11(1):41–45, 2009.

Distúrbios Vestibulares Centrais

Benjamin T. Crane | Scott D.Z. Eggers | David S. Zee

Pontos-chave

- A determinação de uma origem central *versus* periférica requer uma avaliação do sintoma exato e das circunstâncias de apresentação, além dos achados físicos.
- Compreender o papel da enxaqueca como uma causa comum de tontura nos pacientes que procuram um otorrinolaringologista é uma ferramenta clínica valiosa no gerenciamento desse distúrbio altamente prevalente que se manifesta comumente com sintomas vestibulares.
- O diagnóstico da vertigem associada à enxaqueca se baseia criticamente na história e pode ser corroborado pelo monitoramento da resposta longitudinal à manipulação da dieta e ao tratamento médico.
- O tratamento eficaz, definitivo, da vertigem associada à enxaqueca requer que o paciente compreenda a importância da modificação do estilo de vida para promover a observância. O tratamento médico inclui betabloqueadores, antidepressivos tricíclicos, inibidores da recaptação da serotonina e anticonvulsivantes.
- A doença de Menière e a vertigem posicional paroxísmica benigna estão frequentemente associadas com a enxaqueca.
- Os distúrbios vasculares são uma causa comum de vertigem na população idosa.
- Vários tipos de AVCs podem se apresentar com vertigem, embora os primeiros estudos de imagem possam ser normais e os sinais neurológicos visíveis possam estar ausentes. Os testes de cabeceira, como o HINTS (**h**ead **i**mpulse, **n**ystagmus, **t**est of **s**kew), têm altas sensibilidade e especificidade para detecção de uma origem vascular.
- Os pacientes com neoplasias também procuram atendimento médico com vertigem e o schwannoma vestibular é o tumor mais provável de ser encontrado tendo a vertigem como sintoma, embora os tumores no tronco encefálico e no cerebelo também possam provocar vertigem. A triagem de neoplasia deve ser considerada nos pacientes com sintomas progressivos, particularmente quando estão presentes outros sintomas do nervo craniano ou do sistema nervoso central.
- Os distúrbios da junção craniovertebral podem ocasionar sintomas de vertigem e devem ser considerados quando o movimento cervical estiver comprometido ou quando houver suspeita de radiculopatia. O otorrinolaringologista deve estar a par de que esclerose múltipla, hidrocefalia de pressão normal, distúrbios convulsivos focais e síndromes de ataxia cerebelar também podem produzir vertigem.

A vertigem patológica pode ser classificada, com base na etiologia, em várias categorias: vestibular periférica, cardiovascular, neurológica, psiquiátrica e metabólica.[1] Além disso, a vertigem, frequentemente com cinetose, pode ocorrer em pessoas normais quando são expostas a padrões de movimento antinaturais, por exemplo, durante viagens marítimas ou de automóvel. Sobrepostas a todos os tipos de tontura pode haver consequências psicológicas de sintomas extremamente angustiantes e vice-versa; a tontura também pode ser um sintoma de distúrbio psiquiátrico, como síndromes do pânico e de ansiedade, além de depressão. Muitas condições centrais podem causar cada um desses tipos de tontura.

A primeira tarefa de um otorrinolaringologista ao examinar um paciente com tontura é determinar se o sintoma tem origem central ou periférica (Tabela 84-1).[2] Algumas causas centrais da vertigem aguda podem ser potencialmente fatais e exigir intervenção imediata.[3] A diferenciação quase sempre pode ser feita a partir de um exame físico com base no tipo de nistagmo, no resultado

TABELA 84-1. Diferenciação entre Vertigem Central e Periférica

Característica	Origem Central	Origem Periférica
Desequilíbrio	Grave	Brando a moderado
Sintomas neurológicos	Frequentes	Raros
Nistagmo	Muda de direção no olhar lateral Nenhuma mudança com a fixação do olhar	Unidirecional Diminui com a fixação do olhar
Perda auditiva	Rara	Frequente
Náusea	Variável	Grave
Recuperação	Lenta	Rápida

do teste de impulso da cabeça, na gravidade do desequilíbrio e na presença ou não de outros sinais neurológicos.

O nistagmo espontâneo de origem periférica é tipicamente no plano de um dos canais semicirculares e, assim, é puramente horizontal ou horizontal com um componente torcional, não mudando de direção em relação à cabeça quando o olhar muda de direção. O nistagmo espontâneo de origem central também pode ser puramente horizontal, mas frequentemente é puramente vertical ou torcional e muda de direção com as mudanças no olhar.[2]

No teste do impulso da cabeça, o examinador agarra a cabeça do paciente e aplica uma rotação breve em alta aceleração, primeiro em uma direção e depois na outra.[4] O paciente fixa o olhar no nariz do examinador e este observa os movimentos oculares corretivos rápidos (movimentos sacádicos), que são um sinal de menor resposta vestibular (i. e., os olhos se movem com a cabeça em vez de permanecerem fixos no espaço). Se ocorrer um movimento sacádico de correção após a cabeça girar em uma direção, mas não na outra, há uma lesão periférica – que inclui o labirinto e o oitavo nervo craniano em seu curso a partir do tronco encefálico – nesse lado. O movimento sacádico de correção pode ser difícil de perceber no leito, mas os movimentos sacádicos cobertos podem ser descobertos e a sensibilidade pode ser maior variando aleatoriamente a amplitude do impulso da cabeça.[5]

Os pacientes com uma lesão vestibular periférica aguda conseguem ficar de pé, mas podem se virar para o lado de uma lesão. Por outro lado, os pacientes com vertigem de origem central frequentemente são incapazes de ficar de pé sem ajuda. Os sinais neurológicos associados, como disartria, descoordenação, torpor ou fraqueza sugerem uma origem central.

A tontura e a vertigem podem ser ocasionadas por diversas patologias do sistema nervoso central (SNC). Para diferenciar esses distúrbios dos que têm uma origem labiríntica periférica, o otorrinolaringologista deve conhecer os sinais e sintomas associados dos processos do SNC, sua história natural e sua aparência. A avaliação diagnóstica definitiva e o gerenciamento envolvem frequentemente a cooperação com neurologistas ou neurocirurgiões. Uma classificação dos distúrbios do SNC capazes de induzir sintomas vestibulares inclui complicações intracranianas da otite supurativa, distúrbios vasculares, neoplasias, distúrbios da junção craniovertebral, esclerose múltipla, síndromes de ataxia familiar e distúrbios convulsivos focais.

COMPLICAÇÕES INTRACRANIANAS DAS INFECÇÕES OTÍTICAS

Os abscessos epidurais ou subdurais e os abscessos do osso temporal, ápice petroso ou cerebelo podem ocasionar queixas vestibulares. Esses processos geralmente estão associados com outros sinais de infecção, como febre ou sepse, e são raros na era moderna dos antibióticos.

ENXAQUECA VESTIBULAR

A enxaqueca, ou migrânea, é caracterizada por cefaleias recorrentes associadas a náusea e vômito, além de fotossensibilidade, hipersensibilidade ao som e a odores.[6] Embora a enxaqueca seja considerada geralmente um distúrbio de cefaleia, é importante que os otorrinolaringologistas reconheçam que esses pacientes podem procurar atendimento médico com tontura.[7] Os sintomas neurológicos de aura estão presentes em um terço dos pacientes de enxaqueca. A enxaqueca afeta quase 25% das mulheres, 15% dos homens[8,9] e 5% das crianças.[10] No período anterior à puberdade, a quantidade de meninos com enxaqueca supera ligeiramente a das meninas, mas na puberdade a enxaqueca diminui nos meninos e aumenta nas meninas; na idade adulta, estabelece-se uma preponderância feminina de 2:1.[11] A enxaqueca começa tipicamente no início da idade adulta, e os sintomas começam após os 40 anos em apenas 10% das pessoas acometidas.

Quadro 84-1. CRITÉRIOS DE DIAGNÓSTICO DA ENXAQUECA

Enxaqueca sem Aura
A. Pelo menos cinco crises que atendam os itens B a D
B. Cefaleia por 4 a 72 horas quando não tratada
C. Cefaleia com ao menos duas das seguintes características:
   1. Localização unilateral
   2. Qualidade pulsátil
   3. Intensidade moderada ou grave
   4. Agravamento com a atividade física
D. Durante a cefaleia, náusea e vômito ou fotofobia
E. Não atribuída a outros distúrbios

Aura Típica com Cefaleia de Enxaqueca
A. Pelo menos duas crises que atendam os itens B a D
B. Sintomas visuais, sensoriais ou afásicos aurais totalmente reversíveis sem fraqueza motora
C. Presença pelo menos de uma das seguintes características:
   1. Características positivas homônimas ou sintomas sensoriais unilaterais
   2. Pelo menos um sintoma que se desenvolve gradualmente ao longo de mais de 5 minutos
   3. Duração do sintoma de 5 a 60 minutos
D. Cefaleia depois da aura com um intervalo sem dor de pelo menos 60 minutos
E. Não atribuída a outros distúrbios

Extraído de Silberstein SD, Olesen J, Bousser MG, et al: The International Classification of Headache Disorders, 2nd Edtion (ICHD-II)—revision of criteria for 8.2 Medication overuse headache. *Cephalalgia* 25(6):460–465, 2005.

O diagnóstico e a classificação de enxaqueca e outros distúrbios de cefaleia têm sido controversos. O esforço mais recente da Headache Classification Committee da International Headache Society (IHS)[6] estabelece critérios que permitem comparações significativas de grupos de pacientes entre diferentes centros. A IHS classifica os tipos mais comuns de enxaqueca como enxaqueca com e sem aura (Quadro 84-1); outros tipos de enxaqueca foram classificados, mas uma discussão desses tipos está além do escopo deste capítulo, pois o otorrinolaringologista vai encontrá-los apenas raramente.

A *migrânea vestibular* (MV) é atualmente o termo mais aceito, embora a condição também seja conhecida como *vertigem/tontura associada à enxaqueca, vestibulopatia relacionada à enxaqueca* e *vertigem de enxaqueca*. Para o propósito deste capítulo, a condição será chamada *migrânea vestibular*, mesmo quando mencionarmos autores que usam termos diferentes. Os critérios de diagnóstico da MV têm sido historicamente controversos e podem continuar a evoluir. Neuhauser et al.[12] propuseram critérios para a MV definida que ainda são amplamente utilizados. Esses critérios incluem 1) sintomas vestibulares episódicos (vertigem rotacional, outros movimentos próprios ilusórios ou de objetos, vertigem posicional, intolerância ao movimento da cabeça) de gravidade ao menos moderada; 2) enxaqueca de acordo com os critérios da IHS; 3) pelo menos um dos seguintes sintomas de enxaqueca durante ao menos duas crises de vertigem: cefaleia de enxaqueca, fotofobia, fonofobia e auras visuais ou outras auras; e 4) outras causas excluídas por investigações adequadas. A MV *provável* foi definida para os pacientes que não satisfazem critérios definidos, mas que ainda se acredita que tenham MV como mais provável diagnóstico. Isso requer os critérios 1 e 4 da lista, além de, pelo menos, um dos seguintes: 1) enxaqueca de acordo com os critérios da IHS; 2) sintomas de enxaqueca durante a vertigem; 3) precipitadores específicos da vertigem (p. ex., alimentos específicos, irregularidades do sono, alterações hormonais); e 4) resposta a medicamentos antienxaqueca. Os critérios de diagnóstico mais atuais[13] para a MV definida e provável foram propostos como consequência da colaboração entre a Classification Committee da IHS e a Committee for Classification of Vestibular Disorders da Bárány Society (Quadro 84-2).

> **Quadro 84-2.** CRITÉRIOS PARA O DIAGNÓSTICO DA MIGRÂNEA VESTIBULAR
>
> **Enxaqueca Vestibular***
> A. Pelo menos cinco episódios de sintomas vestibulares de intensidade moderada ou grave durante 5 minutos até 72 horas
> B. História atual ou prévia de enxaqueca, de acordo com a International Classification of Headache Disorders (ICHD)
> C. Uma ou mais características de enxaqueca com pelo menos 50% de episódios vestibulares; pode incluir cefaleia de enxaqueca, fotofobia ou fonofobia e aura visual
> D. Não é mais bem explicada explicada por outro diagnóstico vestibular ou da ICHD
>
> **Enxaqueca Vestibular Provável**
> A. Pelo menos cinco episódios de sintomas vestibulares de intensidade moderada ou grave com duração de 5 minutos a 72 horas
> B. Somente um dos critérios B e C acima é atendido (i. e., história de enxaqueca ou características de enxaqueca durante o episódio)
> C. Os sintomas não são mais bem explicados por qualquer outro diagnóstico.
>
> * Os sintomas vestibulares classificados como "moderados" significam que interferem nas atividades diárias, mas não as proíbem. Eles são classificados como "graves" se a atividade diária não puder ser mantida.
> Extraído de Lempert T, Olesen J, Furman J, et al: Vestibular migraine: diagnostic criteria. J Vestib Res 2012;22(4):167-172.

Um acompanhamento de longo prazo realizado recentemente em pacientes com MV constatou que, após um acompanhamento médio de 8,75 anos, o diagnóstico foi confirmado com um valor preditivo positivo de 85%.[14] No entanto, a fisiopatologia da MV ainda é obscura e os critérios de diagnóstico não foram validados com resultados terapêuticos.[15] Embora a prevalência da enxaqueca e da vertigem seja comum na população geral, os dois distúrbios coincidem mais do que seria de esperar apenas pelo acaso, sugerindo uma relação causal.[16]

OUTROS SINTOMAS VESTIBULARES

Tontura Inespecífica

A tontura inespecífica ocorre frequentemente em pacientes com cefaleia tensional ou enxaqueca e não se diferencia por si só entre os dois grupos, embora a tontura seja mais comum nos acometidos por enxaqueca. Essa condição às vezes é conhecida como *tontura subjetiva crônica*.[7]

Vertigem

A vertigem é extremamente comum nos pacientes com enxaqueca e ocorreu em 26,5% do grupo de pacientes de enxaqueca de Kayan e Hood,[17] em comparação com 7,8% dos indivíduos com cefaleia tensional ($P < 0,01$). Outros estudos constataram que a incidência de vertigem nos pacientes de enxaqueca era 42%.[18] A gravidade da vertigem nos pacientes com enxaqueca tende a ser maior do que nas pessoas que sofrem de cefaleias tensionais. A vertigem suficientemente grave para uma pessoa procurar atendimento médico ocorreu em 5% dos pacientes de enxaqueca, mas em menos de 1% do grupo de cefaleia tensional.[17]

A consciência da relação temporal dos episódios de vertigem com as cefaleias de enxaqueca é importante. A vertigem geralmente não se apresenta como uma aura imediatamente antes da cefaleia, como um pródromo. Dos 53 pacientes com vertigem e enxaqueca entrevistados por Kayan e Hood,[17] a vertigem precedeu imediatamente a cefaleia em apenas 15%, enquanto ela ocorreu durante a cefaleia em 47% dos pacientes e durante o intervalo sem cefaleia em 36% dos pacientes. Em uma série de 50 pacientes com enxaqueca basilar, Olsson[19] e Cutrer e Baloh[20] também constataram que a vertigem ocorre com mais frequência durante o intervalo sem cefaleia do que como um pródromo antes da cefaleia.

Cinetose

A relação entre enxaqueca e cinetose está bem estabelecida.[21] Em seu estudo seminal de 9.000 crianças suecas em idade escolar, Bille[22] pareou crianças com enxaqueca mais acentuada com um grupo similar sem enxaqueca. A cinetose grave estava presente em 49% das crianças com enxaqueca e em apenas 10% do grupo de controle. Barabas et al.[23] constataram que 45% das 60 crianças com enxaqueca sofreram pelo menos três episódios de cinetose que culminaram em vômito, comparadas com 5 a 7% de três grupos de controle de tamanho similar consistindo em indivíduos com cefaleias não relacionadas à enxaqueca, distúrbios convulsivos e dificuldades de aprendizagem ou deficiências neurológicas perceptivas. Nos adultos, uma incidência muito maior de cinetose foi observada em pacientes com enxaqueca clássica quando comparadas com pacientes que têm cefaleias tensionais e agrupadas.[18] Na série de Kayan e Hood[17] de 200 pacientes não selecionados com enxaqueca, 51% relataram cinetose em comparação com 10% dos pacientes com cefaleia tensional.

Um subconjunto de pacientes de enxaqueca sofre de cinetose incapacitante. Esses pacientes limitam a um mínimo o seu movimento da cabeça e, consequentemente, limitam suas atividades diárias e frequentemente repousam durante o dia; quando são sintomáticos, eles podem precisar ficar imóveis por até uma hora até os sintomas diminuírem. Se não puderem evitar a estimulação vestibular, uma crise de enxaqueca completa pode ser desencadeada. As respostas calóricas nesses pacientes tendem a ser simétricas e muito rápidas, culminando frequentemente em êmese. Se o tratamento promover uma resposta dramática, os pacientes muitas vezes se surpreendem com o quanto restringiram o seu estilo de vida. Frequentemente, nem o paciente nem o médico suspeitam que a enxaqueca tinha qualquer relação com outros sintomas. Os pacientes só discutem os sintomas vestibulares e ignoram ou descartam quaisquer efeitos do problema subjacentes. O tratamento profilático da enxaqueca costuma produzir uma melhoria radical nos sintomas.

SINTOMAS AUDITIVOS

Dos pacientes estudados por Kayan e Hood,[17] 20% se queixaram de perda auditiva, zumbido ou distorção tonal; um quarto dos 20% tinha vários sintomas auditivos. Em ordem decrescente de frequência, esses sintomas ocorreram durante a cefaleia, durante o intervalo sem cefaleia e imediatamente antes da cefaleia. A relação temporal desses sintomas reflete a relação da vertigem com a cefaleia nessa mesma série.

Perda Auditiva

A associação da perda auditiva com a enxaqueca é de aproximadamente 7%.[17] A perda auditiva é um sintoma mais importante nos pacientes de enxaqueca basilar. No estudo de Olsson,[19] 52% observaram uma alteração na audição como parte da aura que precedia imediatamente a cefaleia de enxaqueca; 50% tiveram uma perda auditiva neurossensorial flutuante em baixas frequências. Um grupo de pacientes de enxaqueca que desenvolveu perda auditiva considerada como uma consequência de vasospasmo também foi relatado.[24]

Zumbido

O zumbido foi experimentado por 15% dos pacientes de enxaqueca e mais de 60% dos pacientes de enxaqueca basilar,[19] mas nenhum experimentou zumbido com cefaleia tensional.[17]

Distorção

Embora a distorção tenha sido observada por apenas 4% dos pacientes nas séries de Kayan e Hood,[17] sua prevalência real pode ser maior. Mais atenção pode ser dedicada a sintomas mais incômodos, e a distorção auditiva pode ser ignorada pelos médicos e pacientes como algo sem importância.

Fonofobia

A aversão a ruídos altos distingue os pacientes de enxaqueca daqueles que sofrem de outros tipos de cefaleias. Apenas 12% dos acometidos por cefaleia tensional sofreram fonofobia, mas 81% dos pacientes com enxaqueca tiveram o sintoma.[17] Olsson[19] detectou fonofobia nos pacientes de enxaqueca basilar a uma taxa de 70% durante a cefaleia e 76% durante os intervalos sem cefaleia. Além disso, ele documentou um nível anormal de desconforto de sonoridade em 78% desses pacientes, enquanto apenas 14% tiveram limiares anormais de recepção da fala.

ENXAQUECA ASSOCIADA COM SINTOMAS NEUROTOLÓGICOS

Enxaqueca Basilar

Bickerstaff[25] descreveu uma forma de enxaqueca atribuída à isquemia na distribuição da artéria basilar. Essa síndrome é conhecida atualmente como *enxaqueca basilar* e substitui os termos *enxaqueca da artéria basilar* e *enxaqueca da fossa posterior*, que aparecem ocasionalmente na literatura mais antiga. Esse subtipo de enxaqueca era similar à enxaqueca clássica porque consistia em uma aura seguida por uma cefaleia grave. No entanto, a maioria dos pacientes eram meninas adolescentes, nas quais as crises de enxaqueca ocorriam frequentemente no período pré-menstrual. Observadores posteriores enfatizaram outros aspectos do quadro clínico, como estupor,[26] perda de consciência,[27] sintomas neurológicos,[28] perda auditiva e vertigem.[29] Acredita-se que esses sintomas se devam ao envolvimento de tronco encefálico, cerebelo, núcleos dos nervos cranianos e córtex do lobo occipital.[30]

Enxaqueca sem Cefaleia

A enxaqueca não deve ser eliminada como uma causa de vertigem só porque as cefaleias não estão presentes. Whitty[31] relatou uma série de pacientes com sintomas sentidos tipicamente durante uma aura de enxaqueca, mas esses pacientes não tiveram cefaleias; algumas vezes eles desenvolveram cefaleias típicas em um momento posterior de suas vidas ou tiveram auras relacionadas apenas intermitentemente com as cefaleias. Outros observadores descreveram pacientes semelhantes usando o termo *equivalente da enxaqueca*[32-34] ou *acompanhamentos de enxaqueca*.[35] Frequentemente há uma história de cinetose, agrupamento pré-menstrual das crises ou cefaleias associadas com algumas das crises. Uma história pessoal ou familiar de enxaqueca também é útil no diagnóstico desses pacientes.

Etiologia. Historicamente, acreditava-se que a cefaleia de enxaqueca resultava da dilatação das artérias intracranianas e durais, ocasionando o estiramento das fibras de dor nas paredes das artérias. No entanto, os fenômenos complexos associados à enxaqueca não podem ser totalmente explicados por uma teoria vascular. Uma depressão alastrante de atividade neural foi implicada,[36-38] embora essa neurofisiologia não explique completamente a doença. Outras teorias apontam para mudanças metabólicas que levam à superprodução de noradrenalina e dopamina.[39]

Uma história familiar positiva de enxaqueca está presente em aproximadamente 40 a 90% dos indivíduos acometidos, em comparação com 5 a 20% dos indivíduos não acometidos. Quando os gêmeos são estudados, a concordância da enxaqueca é de apenas 10 a 34%, dependendo do país, sugerindo que fatores genéticos e ambientais exercem um papel.[40]

A enxaqueca hemiplégica familiar é um tipo raro de enxaqueca que afeta apenas 0,01% da população geral.[41] No entanto, a causa celular subjacente é relativamente bem compreendida. Ao contrário da maioria das enxaquecas, a enxaqueca hemiplégica familiar tem um padrão de herança autossômico dominante claro. Até hoje, foram encontradas mutações em três genes diferentes que determinam a excitabilidade neuronal.

Tratamento. O tratamento da enxaqueca tem se concentrado historicamente nos sintomas da cefaleia. O tratamento da cefaleia de enxaqueca pode ser dividido em duas categorias: sintomático e profilático. Algumas intervenções são úteis para aliviar os sintomas da crise aguda, enquanto outras são concebidas para reduzir a frequência ou a gravidade das crises. O tratamento sintomático inclui analgésicos, antieméticos, medicamentos antivertiginosos, sedativos e vasoconstritores. Em muitos pacientes, analgésicos sem prescrição – como ibuprofeno, aspirina ou acetaminofeno – e repouso são o necessário para aliviar os sintomas da cefaleia. A menor motilidade gástrica ocorre durante e entre as crises de enxaqueca, o que pode diminuir a absorção de medicamentos orais e contribuir para a náusea e o vômito.[42] A metoclopramida promove a motilidade gástrica normal e pode aumentar a absorção da medicação oral.

A nutrição pode desempenhar um papel importante na frequência e gravidade das cefaleias de enxaqueca e na tontura

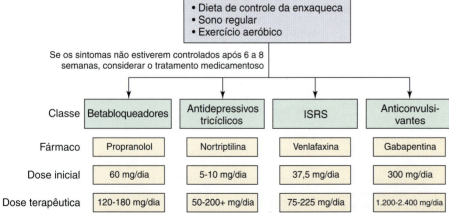

FIGURA 84-1. Fluxograma do tratamento sugerido para a enxaqueca. A modificação do estilo de vida normalmente é uma boa primeira opção, pois não está associada a efeitos colaterais e vai proporcionar uma melhoria sintomática na maioria dos pacientes. O tratamento medicamentoso deve ser considerado se medidas mais conservadoras fracassarem. ISRS, inibidor seletivo da recaptação da serotonina.

associada à enxaqueca,[43,44] e a modificação da dieta pode ser um método eficaz de gerenciar os sintomas. A riboflavina (vitamina B2) se mostrou mais eficaz do que o placebo na redução da frequência da cefaleia de enxaqueca quando administrada em doses de 400 mg diárias.[45] O magnésio em alta dose também foi considerado terapêutico na enxaqueca e os mecanismos sugeridos incluíram inibição da agregação plaquetária, neutralização do vasospasmo, estabilização das membranas celulares e efeitos anti-inflamatórios.[46] Os pacientes que sofrem sintomas de enxaqueca têm níveis mais baixos de magnésio e a infusão desse mineral pode aliviar os sintomas.[47] O magnésio administrado por via oral em doses de 600 mg diárias também se mostrou capaz de diminuir os sintomas da cefaleia;[48] no entanto, a diarreia é um possível efeito colateral nessas doses. O extrato de carrapicho pode ter algum benefício, mas também tem um risco de toxicidade.[49]

A sensibilidade alimentar pode ser um fator desencadeador de enxaqueca em uma quantidade significativa de pacientes com sintomas dessa condição.[46] Embora alguns pacientes tenham observado que consumir determinado alimento certamente vai provocar uma cefaleia, o efeito da dieta é tipicamente mais sutil. Os alimentos que devem ser evitados incluem vinho tinto, queijos envelhecidos, cerveja, chocolate, cafeína e iogurte.[50] O álcool em si não perece ser um gatilho, pois a vodca não provoca crises.[51] A modificação alimentar pode ser considerada como tratamento de primeira linha na profilaxia da enxaqueca, embora poucos dados sólidos estejam disponíveis para apoiar essa afirmação (Fig. 84-1).

Os sintomas de MV muitas vezes não têm uma relação direta com os sintomas da cefaleia e em alguns casos podem ocorrer quase continuamente. O tratamento da MV tendia a espelhar o dos sintomas tradicionais da enxaqueca, e as medicações que aliviam os sintomas da cefaleia também tendem a ser eficazes para sintomas de vertigem.[52] No entanto, como a tontura associada à enxaqueca muitas vezes é mais frequente do que as cefaleias, o tratamento profilático costuma ser necessário, existindo vários tipos desses tratamentos.[53]

O sumatripano, um receptor do agonista 1D da 5-hidroxitriptamina, se tornou o medicamento principal para interromper a cefaleia grave da enxaqueca. Ensaios iniciais indicam que, em 90% dos casos, o medicamento interrompe eficazmente os sintomas da cefaleia de enxaqueca em uma hora a partir do seu início quando utilizados subcutaneamente, e 70 a 85% podem ser interrompidos em 2 horas.[54] Os efeitos colaterais comuns incluem sensações de peso e pressão no tórax, e o vasospasmo da artéria coronária é um efeito colateral mais raro. Embora o sumatripano seja notavelmente eficaz no alívio das cefaleias de enxaqueca iniciais, as cefaleias persistentes são comuns, e o medicamento tem eficácia limitada para sintomas vestibulares concorrentes. O propranolol é o medicamento mais comum para prevenir episódios de enxaqueca. Aproximadamente 50 a 70% dos pacientes com sintomas de cefaleia se beneficiam do tratamento profilático com propranolol, e o tratamento também pode ser benéfico para sintomas de vertigem.[28] A medicação é contraindicada por asma, insuficiência cardíaca congestiva, doença vascular periférica, diabetes e hipotireoidismo. Os principais efeitos colaterais incluem fadiga, letargia e tontura, que ocorrem geralmente quando o paciente se levanta de uma posição sentada ou deitada. Os efeitos colaterais são minimizados pelo aumento lento da dose a partir de um nível inicial baixo, sendo eficazes as doses de 80 a 180 mg/dia. A medicação deve ser mantida por no mínimo 2 a 3 meses no nível mais alto de tolerância, antes de ser considerada um fracasso. A descontinuação deve ser gradual, com a dose reduzida ao longo de vários dias. Uma série de agentes beta-adrenérgicos também tem sido utilizada na profilaxia da enxaqueca. O atenolol, metropolol, nadolol e timolol provavelmente são tão eficazes quanto o propanolol; no entanto, uma série de outros antagonistas beta-adrenérgicos – como o acebutolol, oxprenolol e alprenolol – não parece ser eficaz na profilaxia da enxaqueca. Foi sugerido que o antagonismo beta-adrenérgico puro sem atividade simpatomimética intrínseca é necessário para a eficácia.

Os bloqueadores do canal de cálcio (nifedipina, verapamil) também reduzem a frequência das crises de enxaqueca, mas o efeito provavelmente é apenas modesto.[55] O diltiazem não parece ter qualquer efeito na prevenção da enxaqueca. Os antidepressivos tricíclicos também se mostraram capazes de diminuir a frequência e a gravidade das crises de enxaqueca. A amitriptilina talvez seja o medicamento mais estudado nessa categoria, e vários estudos mostram a sua eficácia.[56] As doses iniciais geralmente são de 10 a 25 mg, administradas ao dormir para evitar os efeitos colaterais da sedação e a atividade anticolinérgica. O ganho de peso é um efeito colateral que limita a aderência dos pacientes em relação à terapia em algumas populações. As doses terapêuticas geralmente são de 50 a 100 mg e alguns pacientes que também sofrem sintomas depressivos necessitam de doses maiores. A nortriptilina é menos sedativa do que a amitriptilina e tem um perfil de dosagem similar ao desse medicamento. O papel dos inibidores seletivos de recaptação da serotonina (ISRSs) no tratamento da enxaqueca continua controverso. Algumas evidências mostram que eles parecem ser menos eficazes do que os antidepressivos tricíclicos[57] para os sintomas de cefaleia. No entanto, nos pacientes com tontura subjetiva crônica como seu sintoma primário, os ISRSs parecem ser eficazes.[58]

Ensaios clínicos mostraram que a gabapentina é eficaz nas dosagens de 1.200 a 2.400 mg/dia,[59] frequentemente dividida em três doses. Vertigem, edema periférico e sonolência são efeitos colaterais comuns. Os derivados do ácido valproico, como o divalproex, são eficazes na prevenção da enxaqueca. No entanto, a necessidade de monitorar os níveis do perfil dos efeitos colaterais dessas medicações – que incluem náusea, fadiga, ganho de peso, teratogenicidade, toxicidade hepática e tremor – tornou o seu uso pouco frequente.

A acetazolamida se mostrou eficaz na prevenção das cefaleias de enxaqueca e da vertigem episódica nas famílias que também exibem tremor essencial.[60] No entanto, não se mostrou eficaz na população maior de cefaleia de enxaqueca,[61] embora possa ser eficaz para melhorar os sintomas vestibulares induzidos pelo movimento nos pacientes de enxaqueca.

DISTÚRBIOS VESTIBULARES ASSOCIADOS À ENXAQUECA

Vertigem Posicional Paroxística Benigna

A vertigem posicional paroxística benigna (VPPB) é a causa mais comum de vertigem periférica (Cap. 83). O distúrbio se deve provavelmente às partículas de flutuação livre no canal semicircular (canalitíase), que se acumulam frequentemente no canal semicircular posterior, pois ele representa um ponto baixo no que diz respeito à gravidade. Os sintomas clássicos incluem episódios breves (< 1 minuto) de vertigem quando a cabeça é inclinada para trás ou quando o paciente rola na cama. Uma ampla discussão do diagnóstico e tratamento desse distúrbio comum está fora do escopo deste capítulo. No entanto, a VPPB é mais comum nos pacientes com enxaqueca.[62] Além disso, a enxaqueca e a cinetose são três vezes mais comuns nos pacientes com VPPB do que na população geral, e 59% dos pacientes têm uma história familiar de enxaqueca.[63]

Doença de Menière

A doença de Menière se apresenta classicamente com perda auditiva unilateral flutuante de baixa frequência; plenitude aural; e tontura que dura vários minutos até horas.[64] No entanto, a presença e a gravidade desses sintomas é variável e pode se sobrepor à enxaqueca.[65] Pacientes de enxaqueca não selecionados têm uma incidência de 7% de perda auditiva e uma incidência de 26% de vertigem.[17] Nos pacientes com doença de Menière, a incidência vitalícia de enxaqueca é 56 *versus* apenas 25% nos controles.[66] A frequente ocorrência simultânea da doença de Menière e da enxaqueca sugere uma ligação fisiopatológica entre as duas síndromes,[67] embora outros tenham sugerido que a ocorrência simultânea pode ser uma consequência apenas do acaso.[68] É provável que nem a doença de Menière nem a enxaqueca sejam um distúrbio homogêneo, mas ambas são ocasionadas por um espectro de influências genéticas e ambientais. A possível ligação entre esses dois distúrbios depende provavelmente, ao menos em parte, de como as populações são definidas.

DISTÚRBIOS VESTIBULARES RELACIONADOS À ENXAQUECA

Vertigem Paroxística Benigna da Infância

Basser[69] descreveu uma entidade clínica nas crianças com menos de 4 anos de idade que ele denominou *vertigem paroxística benigna*. Isso não deve ser confundido com a vertigem *posicional* paroxísmica benigna (VPPB) muito mais comum, que também é chamada *vertigem posicional benigna*. As crianças com esse distúrbio se assustam repentinamente, choram, se agarram aos pais, cambaleiam como se estivessem bêbadas e exibem palidez, diaforese e vômito frequente. Os sintomas pioram com o movimento da cabeça. Os episódios duram menos de 5 minutos, depois a criança parece normal novamente. Os sintomas se apresentam frequentemente aos 2 ou 3 anos de idade e diminuem gradualmente, até se resolverem antes dos 8 anos de idade. Quando o quadro clínico é claro, o tratamento não é necessário. Seis dentre sete desses pacientes acompanhados no longo prazo acabam desenvolvendo enxaqueca clássica.[70]

Torcicolo Paroxístico

Snyder[71] descreveu uma série de 12 bebês que desenvolveram crises recorrentes de inclinação lateral da cabeça antes dos 8 meses de idade. Os episódios duraram de algumas horas a 3 dias e às vezes eram acompanhados de palidez, vômito e agitação. Observadores subsequentes sugeriram uma ocorrência familiar[72] e que os sintomas também podem envolver o tronco e as extremidades.[73] Frequentemente os episódios param espontaneamente aos 5 anos de idade, não sendo necessário nenhum tratamento.

DISTÚRBIOS VASCULARES

As anomalias do fluxo sanguíneo para o sistema vestibular são causas relativamente comuns de sintomas vestibulares e muitas vezes são difíceis de distinguir dos distúrbios dos órgãos terminais. As apresentações clínicas variam por muitas razões. Os déficits funcionais podem se restringir a um ou ambos os órgãos terminais ou suas partes e podem envolver os núcleos vestibulares ou outras regiões periféricas ou centrais. Diversos processos anormais podem resultar na perda permanente ou temporária da função: as perdas permanentes resultam tipicamente da oclusão arterial ou de infarto hemorrágico; os efeitos transitórios podem acompanhar estenose arterial, espasmo vascular, pressão de perfusão inadequada ou fluxo arterial invertido com derivação, como na síndrome do roubo da subclávia. São possíveis muitos complexos de sintomas, mas as entidades clínicas definidas são mais comuns.

O suprimento sanguíneo para orelha interna, tronco encefálico e cerebelo surge do sistema vertebrobasilar. A vertigem pode ocorrer pela oclusão de qualquer um dos três principais ramos circunferenciais das artérias vertebrais ou basilares: a artéria cerebelar posteroinferior, a artéria cerebelar anteroinferior e a artéria cerebelar superior (Fig. 84-2).

Avaliação Inicial

A síndrome vestibular aguda (SVA) é o início súbito – em questão de horas ou até mais rápido – de vertigem, náusea e vômito, instabilidade da marcha, intolerância ao movimento da cabeça e nistagmo. Essa apresentação ocorre com mais frequência com a neurite vestibular, que tem origem periférica. Menos de 1% dos pacientes diagnosticados com vertigem no setor de emergência desenvolveu um evento vascular importante durante os 6 meses subsequentes.[74]

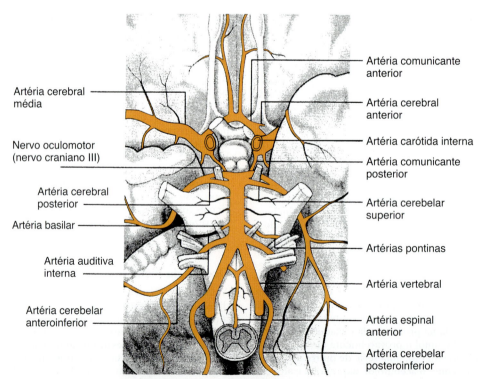

FIGURA 84-2. Vasos sanguíneos que abastecem o cérebro. O tronco encefálico é abastecido por ramos das artérias vertebrais e basilares. Repare que, embora essa figura exiba a artéria auditiva interna surgindo diretamente da artéria basilar, frequentemente ela é uma ramificação da artéria cerebelar anteroinferior. (Extraído de Kandel ER, Schwartz JH, Jessell TM: *Principles of neural science*, New York, 2000, McGraw-Hill, p 1303.)

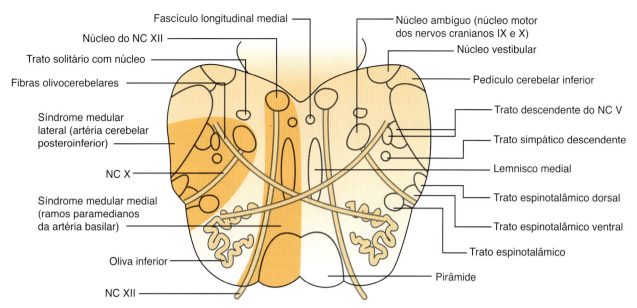

FIGURA 84-3. Corte transversal da medula: estruturas anatômicas rotuladas; sítios comuns de algumas lesões vasculares exibidos à esquerda. NC, nervo craniano. (Extraído de Kandel ER, Schwartz JH, Jessell TM: *Principles of neural science*, New York, 2000, McGraw-Hill, p 1303.)

No entanto, os pacientes que são hospitalizados por causa da vertigem têm um risco três vezes maior de AVC do que a população geral.[75] Embora a maioria dos casos de SVA não seja ocasionada por um evento vascular, é importante diferenciar rapidamente a vertigem de origem vascular da vertigem periférica, como a neurite vestibular. A presença de características neurológicas como ataxia, disartria ou outros sinais neurológicos pode alertar o clínico para uma origem vascular da SVA, mas esses sinais estão ausentes em mais da metade das apresentações de SVA.[76] Estudos de imagem iniciais como a tomografia computadorizada (TC) e a imagem por ressonância magnética (RM) têm uma sensibilidade baixa ao infarto agudo.[77]

O teste HINTS (*head impulse test, nystagmus, test of skew* - impulso da cabeça, nistagmo, teste de distorção) foi proposto recentemente e é mais sensível do que uma RM inicial.[78] Outro estudo constatou que na SVA, se o teste do impulso horizontal na cabeça for normal (i. e., não ocorreu nenhum movimento sacádico de correção), o desvio de inclinação, a perseguição lenta vertical anormal ou o nistagmo central (p. ex., nistagmo puramente vertical ou torcional, nistagmo independente da direção do olhar e nistagmo com mudança de direção) estavam presentes, assim como 100% de sensibilidade e 90% de especificidade para AVC.[79]

Insuficiência Vertebrobasilar

A insuficiência vertebrobasilar é uma causa significativa de vertigem na população idosa.[80,81] A vertigem como consequência da insuficiência vertebrobasilar tem início abrupto, frequentemente durante alguns minutos e associada com náusea e vômito. A apresentação apenas com sintomas de vertigem é extremamente incomum e ocorre em menos de 1% dos pacientes.[82] Geralmente, apresentam-se vários sintomas que incluem cefaleia, diplopia, ataxia, torpor, fraqueza ou disfunção orofaríngea. A ocorrência de episódios repetidos de vertigem sem outros sintomas sugere outro diagnóstico.

A aterosclerose das artérias subclávia, vertebral ou basilar frequentemente é a causa subjacente da insuficiência vertebrobasilar. A distribuição da aterosclerose de grandes artérias difere de acordo com a raça e o gênero.[83] Os homens europeus tendem a ter aterosclerose na origem das artérias vertebrais perto da subclávia. A aterosclerose de grandes artérias intracranianas é mais comum entre negros, orientais e mulheres. A hipertensão aumenta o risco de espessamento lipo-hialinótico desses vasos, o que aumenta o risco de infarto.

Raramente, a oclusão ou estenose da artéria subclávia ou inominada imediatamente proximal à origem da artéria vertebral resulta na *síndrome do roubo da subclávia*. Nos pacientes com essa síndrome, a insuficiência vertebral resulta do desvio de sangue para baixo da artéria vertebral, proveniente do sistema basilar, para abastecer as extremidades superiores. A vertigem e outros sintomas são precipitados pelo exercício das extremidades superiores.

Se um paciente tiver suspeita de ter sofrido um AVC, deve ser solicitada uma TC para excluir a possibilidade de um evento hemorrágico. Se um paciente procurar atendimento médico em até 3 horas após o início dos sintomas, as diretrizes do National Institute of Neurological Disorders and Stroke recomendam a administração de ativador de plasminogênio tecidual na forma endovenosa. No entanto, as recomendações nessa área estão evoluindo rapidamente e os pacientes agudos devem ser tratados por um neurologista familiarizado com AVC.

Na maioria dos pacientes com uma apresentação não aguda, o tratamento consiste em controlar os fatores de risco, como o diabetes, a hipertensão e a hiperlipidemia. Nos pacientes com estenose intracraniana sintomática de 50 a 99%, a aspirina e a varfarina são igualmente eficazes, mas a varfarina traz um risco maior de eventos hemorrágicos;[84] desse modo, a aspirina é o tratamento preferido. A anticoagulação com varfarina deve ser considerada se o paciente tiver sofrido um AVC embólico de origem cardíaca.[80] A aplicação de *stent* na estenose da artéria vertebral foi tentada com resultados mistos. A endarterectomia para doença da artéria vertebral extracraniana também foi feita com sucesso, mas as indicações para tais procedimentos ainda estão evoluindo.

Síndrome Medular Lateral

A zona de infarto que produz a síndrome medular lateral (síndrome de Wallenberg) consiste em uma cunha de medula dorsolateral imediatamente posterior à oliva (Fig. 84-3). A síndrome resulta da oclusão da artéria vertebral ipsilateral e raramente da oclusão da artéria cerebelar posteroinferior.[85] A apresentação clássica inclui déficits sensoriais que afetam o tronco e as extremidades no lado oposto do infarto e déficits sensoriais e motores que afetam a face e os nervos cranianos ipsilaterais ao infarto. Os sintomas característicos incluem vertigem, dor facial ipsilateral, diplopia, disfagia e disfonia. O exame neurológico pode revelar uma síndrome de Horner ipsilateral, dismetria ipsilateral, disritmia, nistagmo espontâneo e perda contralateral da sensação de dor e

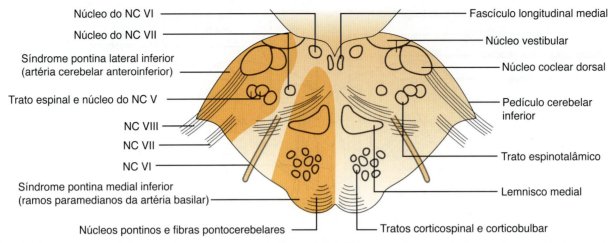

FIGURA 84-4. Corte transversal da ponte inferior: estruturas anatômicas rotuladas; sítios comuns de algumas lesões vasculares exibidos à esquerda (*áreas sombreadas*). NC, nervo craniano. (Extraído de Kandel ER, Schwartz JH, Jessell TM: *Principles of neural science*, New York, 2000, McGraw-Hill, p 1303.).

temperatura. A perda auditiva não é observada, pois a lesão é caudal à zona de entrada do nervo coclear e aos núcleos cocleares.

Alguns pacientes desenvolvem uma perturbação motora acentuada que provoca o desvio de seu corpo e extremidade na direção do sítio da lesão, como se estivessem sendo puxados por uma força invisível.[86] Essa pulsão lateral também afeta o sistema oculomotor e produz movimentos sacádicos extremamente grandes para o lado da lesão e movimentos sacádicos anormalmente pequenos para longe da lesão. A maioria dos pacientes com síndrome de Wallemberg tem déficits neurológicos residuais meses ou até mesmo anos após o infarto agudo.

Síndrome Pontomedular Lateral

A isquemia na distribuição da artéria cerebelar anterior resulta em infarto da região pontomedular dorsolateral e do cerebelo inferolateral.[87] O pedículo cerebelar médio é tipicamente o centro do território afetado (Fig. 84-4). Como a artéria labiríntica se origina da artéria cerebelar anteroinferior em 80% dos pacientes, o infarto do labirinto membranoso é um acompanhamento comum. A vertigem grave, a náusea e o vômito são sintomas iniciais comuns. Outros sintomas incluem perda auditiva ipsilateral, zumbido, paralisia facial e assinergia cerebelar. O nistagmo espontâneo é comum. A perda contralateral de sensação de dor e temperatura pode ser ocasionada pelas fibras espinotalâmicas cruzadas. O início dos sintomas é agudo e seguido por melhoria gradual. A vertigem pode persistir por várias semanas como consequência de danos aos mecanismos de compensação centrais.

Infarto Cerebelar

A oclusão da artéria vertebral, das artérias cerebelares posterior ou anteroinferior ou da artéria cerebelar superior pode resultar em infarto confinado ao cerebelo sem envolvimento do tronco encefálico (Fig. 84-5).[88] Os sintomas iniciais são vertigem grave, vômito e ataxia. A falta de sinais típicos do tronco encefálico pode resultar em um diagnóstico incorreto de distúrbio labiríntico periférico agudo. A chave para o diagnóstico é a presença de sinais cerebelares proeminentes, como ataxia da marcha e nistagmo evocado parético. O diagnóstico pode ser confirmado usando RM, embora possa não ser diagnóstico no contexto agudo.[77] Após um intervalo latente de 24 a 96 horas, alguns pacientes desenvolvem disfunção progressiva do tronco encefálico ocasionada pela compressão de um inchaço no cerebelo. A progressão para quadriplegia, coma e morte pode advir, a menos que seja feita uma descompressão cirúrgica.

Infarto Nodular (Vertigem Posicional Paroxística Central)

A vertigem posicional paroxísmica benigna (VPPB) é uma causa comum de tontura na qual ocorrem breves episódios de vertigem

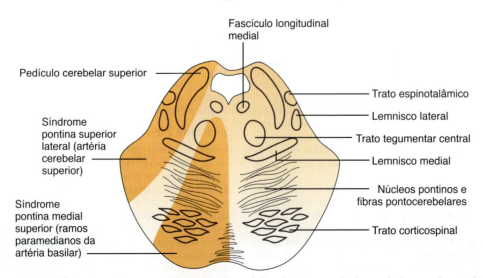

FIGURA 84-5. Corte transversal da ponte superior: estruturas anatômicas rotuladas; sítios comuns de algumas lesões vasculares exibidos à esquerda (*áreas sombreadas*). NC, nervo craniano. (Extraído de Kandel ER, Schwartz JH, Jessell TM: *Principles of neural science*, New York, 2000, McGraw-Hill, p 1303.).

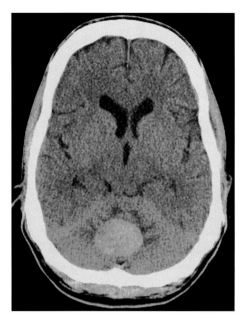

FIGURA 84-6. Tomografia computadorizada sem contraste de um hematoma cerebelar dentro da verme. Presença de edema circundante e apagamento do aspecto superior do quarto ventrículo. A obstrução resultante do fluxo de saída do fluido cerebrospinal pode levar à hidrocefalia. (Cortesia de K.D. Flemming.)

de acordo com a posição da cabeça, mais frequentemente na inclinação da cabeça para trás ou ao rolar na cama para o lado afetado (Cap. 83). Sintomas similares podem ser ocasionados por lesões centrais do quarto ventrículo dorsolateral ou da verme dorsolateral.[89] Essa síndrome é denominada frequentemente *vertigem posicional central* ou *vertigem posicional paroxística central*. As características que sugerem vertigem posicional paroxística central incluem traços incomuns de nistagmo, como latência curta, direção atípica, nenhuma fatigabilidade e nenhuma resposta à manobra de Epley.[90] Isso ocorre classicamente com o infarto isolado,[91-94] embora outras etiologias sejam possíveis. Os sintomas se resolvem espontaneamente em alguns dias.[94]

Hemorragia Cerebelar

A hemorragia intraparenquimatosa espontânea no cerebelo ocasiona sintomas neurológicos que evoluem rapidamente para o coma e a morte.[95,96] Os sintomas iniciais são vertigem grave, vômito e ataxia. Similar ao infarto cerebelar, os sinais do tronco encefálico podem não estar presentes inicialmente, o que pode fazer com que a condição seja confundida com um problema vestibular periférico. No entanto, ao contrário do infarto cerebelar, a hemorragia cerebelar raramente causa SVA. Estudos de imagem modernos, como TC e RM, revolucionaram o diagnóstico dessa condição (Fig. 84-6). A taxa de mortalidade é 20%.[97] O valor e as indicações da intervenção cirúrgica continuam controversos e dependem provavelmente de tamanho e localização do hematoma, bem como dos sintomas do paciente.[95]

Dissecção da Artéria Vertebral

A dissecção da artéria vertebral (DAV) frequentemente é diagnosticada equivocadamente, pois os sintomas presentes muitas vezes são inespecíficos e incluem tontura, dor nucal, cefaleia e náusea ou vômito. Desses sintomas, a tontura é o mais frequente e ocorre em 58% dos pacientes com DAV que procuram atendimento médico,[98] e a ausência de qualquer sintoma não pode excluir a DAV. Na verdade, na maioria dos pacientes de DAV, a dor nucal está ausente.[98] A condição surge quando há laceração na artéria vertebral, permitindo que o sangue entre em um falso lúmen na parede da artéria e separe suas camadas; isso pode levar a estenose ou dilatação do vaso e resulta em um AVC em aproximadamente dois terços dos pacientes. A condição pode ser vista nos pacientes com risco conhecido de sofrer essa condição, como os que passaram por trauma recente ou aqueles com distúrbios conhecidos do tecido conjuntivo, embora em muitos pacientes não tenham sido identificados fatores que contribuam. Desse modo, é comum que a condição seja confundida inicialmente com enxaqueca ou com um distúrbio musculoesquelético. A incidência anual[99] deve ser de aproximadamente 1 em 100.000 e contribui com aproximadamente 2% dos AVCs isquêmicos. No entanto, ela representa uma fração relativamente grande de AVCs nos pacientes abaixo dos 45 anos de idade, e a idade média de início é 46 anos,[98] duas décadas mais jovem que a população geral do AVC.

O diagnóstico da DAV pode ser feito na angiografia por TC ou por angiorressonância magnética (aRM), embora a aparência na imagem frequentemente seja inespecífica.[100] A terapia antiplaquetária e a anticoagulação são consideradas de primeira linha, também sendo possível o tratamento endovascular.[101]

Imagem

Os médicos devem suspeitar de doença cerebrovascular quando avaliarem os pacientes com vertigem espontânea aguda, particularmente se tiverem fatores de risco vasculares. Para os pacientes com SVA, a avaliação inicial no leito deve incluir o teste HINTS,

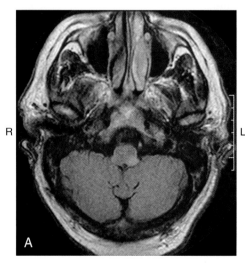 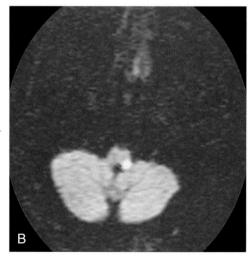

FIGURA 84-7. Imagem por ressonância magnética de um infarto medular lateral. **A,** Imagem de recuperação da inversão atenuada de fluido. **B,** Imagens ponderadas por difusão. Ambas exibem alterações de um infarto agudo que envolve a medula dorsolateral esquerda. (Cortesia de K.D. Flemming.)

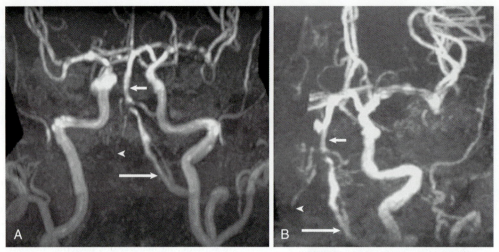

FIGURA 84-8. Angiograma por ressonância magnética. **A,** Vista frontal. **B,** Vista lateral. Estenose grave aparente na junção da artéria vertebral esquerda (*seta longa*) e da artéria basilar (*seta curta*). A artéria vertebral distal direita também está ocluída (*ponta de seta*). (Extraído de Lee H: Sudden bilateral simultaneous deafness with vertigo as a sole manifestation of vertebrobasilar insuffi ciency. *J Neurol Neurosurg Psychiatry* 2003;74:540.)

que, conforme descrevemos anteriormente, é mais sensível do que uma imagem inicial de TC ou RM.[78] Quando há suspeita de um evento vascular, a imagem deve fazer parte da propedêutica. A TC do cérebro sem contraste costuma ser o primeiro estudo de imagem, pois é amplamente disponível e exibe sangue intraparenquimatoso e subaracnóideo. A hemorragia pode simular qualquer uma das síndromes de AVC isquêmico e deve ser excluída com a TC de corte fino do cerebelo, tronco encefálico e quarto ventrículo. A RM e a aRM são superiores à TC para visualizar os vasos vertebrobasilares e suas estruturas abastecidas, pois a TC frequentemente é normal com o infarto cerebelar ou tronco encefálico. Por outro lado, a RM detecta AVCs isquêmicos no tronco encefálico e no cerebelo logo no início e revela edema. A imagem ponderada por difusão com RM consegue detectar infartos até a primeira hora da isquemia (Fig. 84-7). A aRM começou a substituir a angiografia convencional em certas circunstâncias. A DAV e a estenose ou oclusão vertebral ou basilar geralmente podem ser identificadas com aRM dos vasos cervicais realizada com contraste (Fig. 84-8).

NEOPLASIAS

As lesões expansivas podem induzir sintomas vestibulares ao comprimir ou destruir o tecido neural dentro do osso temporal, no ângulo pontocerebelar, ou intra-axialmente dentro do tronco encefálico e do cerebelo. Os sintomas também podem ser produzidos ou aumentados pela compressão vascular.

SCHWANNOMAS VESTIBULARES

Os schwannomas vestibulares podem se manifestar com sintomas de vertigem que podem ser incapacitantes em alguns pacientes,[102] embora estejam presentes em menos de 20% dos pacientes com schwannomas vestibulares.[103] Os sintomas de vertigem são um fator predominante na determinação da qualidade de vida nessa população.[104] Embora a disfunção de equilíbrio também esteja presente frequentemente, o impacto provavelmente é menor.[105] Esses tumores também podem se apresentar com vertigem induzida por hiperventilação na ausência de perda auditiva.[106] O diagnóstico e o tratamento dos neuromas vestibulares são discutidos em profundidade em outra parte deste texto.

NEOPLASIAS DO TRONCO ENCEFÁLICO

Os gliomas do tronco encefálico geralmente crescem de maneira lenta e infiltram os núcleos do tronco encefálico e tratos fibrosos, produzindo sintomas e sinais progressivos. A história típica é o envolvimento progressivo e implacável de um centro do tronco encefálico após o outro, muitas vezes ocasionando a morte com destruição dos centros cardiorrespiratórios vitais da medula. Esses tumores são 5 a 10 vezes mais comuns nas crianças que nos adultos. Os sinais e sintomas vestibulares e cocleares ocorrem em aproximadamente metade dos pacientes, mas o espectro dos achados torna clara a origem troncoencefálica. Na era moderna, os estudos de imagem como TC ou RM são obtidos frequentemente quando aparecem os primeiros sintomas, após o que o diagnóstico é óbvio.

Os tumores que se originam na ponte ou no mesencéfalo provavelmente causam sinais do trato longo, déficits do nervo craniano e ataxia. Embora comuns, os tumores que se originam na medula tendem a causar vertigem recorrente e vômito. A radiação é o tratamento preferido, pois a ressecção cirúrgica dessa área está associada com morbidade significativa.

Os tumores que se originam no quarto ventrículo e comprimem os núcleos vestibulares em seu assoalho também podem produzir sintomas vestibulares. Os meduloblastomas, que ocorrem primariamente em crianças e adolescentes, são tumores altamente celulares de crescimento rápido que se originam na linha média posterior no verme do cerebelo e invadem o quarto ventrículo e os hemisférios cerebelares adjacentes. As cefaleias e o vômito ocorrem precocemente em virtude da hidrocefalia obstrutiva e da maior pressão intracraniana associada. Uma crise de cefaleia, vertigem, vômito e perda visual podem resultar de uma mudança na posição da cabeça, que produz obstrução transitória do fluido cerebrospinal (FCS), a chamada síndrome de Bruns. A vertigem posicional e o nistagmo podem ser o sintoma e o sinal de apresentação.[107,108] Outros tumores do quarto ventrículo que produzem quadros clínicos similares incluem ependimomas, papilomas, teratomas, cistos epidermoides e cisticercose. O diagnóstico de uma massa do quarto ventrículo é feito facilmente com RM e TC, mas frequentemente a natureza exata do tumor não pode ser determinada antes da exploração cirúrgica ou biópsia. A remoção completa do tumor deve ser feita quando possível, e os meduloblastomas são particularmente sensíveis à radioterapia.[109]

NEOPLASIA CEREBELAR

As manifestações clínicas dos tumores da fossa posterior incluem tontura em 81% e vertigem em 44% dos pacientes.[110] A metade dos pacientes com tumores da fossa posterior tem nistagmo espontâneo e um terço não tem respostas calóricas. Outros sintomas comuns dos tumores cerebelares incluem zumbido, perda auditiva, cefaleia, náusea, vômito e ataxia. Os gliomas do cerebelo podem ser relativamente silenciosos até ficarem grandes o bastante para obstruir a circulação do FCS ou comprimir o tronco encefálico.[111] A vertigem posicional às vezes é o sintoma inicial de um tumor cerebelar.[112,113] Quando presente, o nistagmo posicional paroxísmico é atípico, pois pode ser induzido em várias posições diferentes e é não fatigável. Os tumores que podem produzir esses sinais e sintomas incluem os gliomas, teratomas, hemangiomas e hemangioblastomas. Cada um desses tumores tem uma aparência característica na RM e na TC, embora às vezes o tipo exato do tumor não possa ser determinado antes da biópsia cirúrgica.

VERTIGEM CERVICAL

A tontura causada pelos distúrbios do pescoço e da coluna cervical é mal compreendida e relativamente incomum. Sabe-se que as aferências nucais têm um papel na coordenação de olhos, cabeça e orientação espacial corporal. A percepção da rotação da cabeça pode ser induzida por estímulos vestibulares, proprioceptivos ou visuais. A vertigem cervical deve ser, por definição, de natureza proprioceptiva, pois os outros estímulos que causam vertigem não existem no pescoço. Experimentos laboratoriais em seres humanos que eliminam o estímulo visual com a escuridão e o estímulo vestibular mantendo a cabeça parada mostraram que o movimento do tronco pode produzir a sensação de giro na cabeça;[114] no entanto, não foi demonstrado que isso ocorre nas situações mais comuns. Vários estudos forneceram evidências limitadas da existência da vertigem cervical. A anestesia local unilateral das raízes cervicais pode causar ataxia e nistagmo em animais e ataxia sem nistagmo em humanos.[115] Os pacientes com dor nucal cervicobraquial crônica também têm resultados piores nos testes de posturografia.[116] Esses resultados são difíceis de interpretar, pois o trauma que ocasiona a dor nucal também pode causar lesão cerebral e danos aos órgãos otolíticos periféricos. Na prática clínica, é necessário excluir distúrbios neurológicos vestibulares psicossomáticos antes que se possa considerar seriamente um distúrbio da junção craniovertebral. O diagnóstico da vertigem cervical ainda é em grande parte teórico.[117,118]

DISTÚRBIOS DA JUNÇÃO CRANIOVERTEBRAL

Os distúrbios da junção craniovertebral são problemas graves, mal compreendidos e relativamente incomuns. Os pacientes frequentemente são encaminhados a cirurgiões devido a sinais e sintomas do tronco encefálico ou dos nervos cranianos inferiores, como zumbido, vertigem, perda auditiva, disfunção faríngea, rouquidão ou obstrução das vias aéreas. O exame físico pode ser difícil e enganoso, e os achados radiográficos muitas vezes não são suficientes para estabelecer um diagnóstico. A compreensão desses problemas pode facilitar a avaliação e prevenção adequadas do tratamento inadequado, como as explorações da orelha média e a cirurgia do saco endolinfático.

O problema fisiológico comum a esses distúrbios é a compressão física do SNC na medula espinal superior (compressão cervicomedular).[119-121] A área de compressão rostrocaudal é variável e o choque pode ser ventral ou dorsal, ou (raramente) ambos. Um segundo mecanismo, porém incomum, é a insuficiência vesicular da artéria espinal anterior ou vertebral decorrente de angulação, estiramento ou obstrução extrínseca.[122,123]

CLASSIFICAÇÃO

Impressão Basilar

A impressão basilar é uma endentação ascendente ou invaginação do clivo ou do assoalho da fossa posterior[119,124] que provoca a migração da coluna cervical superior cefalicamente para o tronco encefálico à medida que o assoalho do crânio colapsa sob o peso da cabeça. A anatomia normal do forame magno, seu processo odontoide (dente) e a primeira e segunda vértebras cervicais (atlas e eixo, respectivamente) podem ser alterados por doença, trauma ou deformidades congênitas. Quando ocorre um amolecimento da base do crânio, ele literalmente desce para coluna espinal e odontoide. À medida que o odontoide se projeta intracranialmente, ele comprime o aspecto ventral da medula.

Alterações erosivas associadas dos côndilos occipitais e do atlas acentuam a protrusão do odontoide, estreitam o diâmetro e a circunferência do forame magno e do canal espinal e proporcionam mecanismos para a compressão cervicomedular dorsal. O odontoide não só se projeta acima do forame magno, mas também ocupa uma grande parte de sua circunferência.

Distúrbios reconhecidos por causar impressão basilar incluem doença de Paget, artrite reumatoide, osteomalacia, osteogênese imperfeita, cretinismo e raquitismo.[119] O diagnóstico é confirmado quando as radiografias laterais do crânio demonstram que a ponta do odontoide se estende acima da linha de Chamberlain, uma linha da borda posterior do palato duro até o lábio posterior do forame magno,[125] ou se projeta posterior à linha clivo-canal de Wackenhein. O termo *platibasia* tem sido utilizado por alguns autores como sinônimo de *impressão da artéria basilar*. Embora as duas condições coexistam, a platibasia não provoca sintomas.

Assimilação do Atlas

A assimilação do atlas, *também chamada occipitalização do atlas*, é uma união óssea entre a primeira vértebra cervical e o crânio.[126] A quantidade de união varia, mas o movimento entre as duas estruturas não ocorre. Como consequência, o odontoide frequentemente colide com o diâmetro anteroposterior do forame. A fusão do eixo com a terceira vértebra cervical costuma ocorrer. A condição tem uma origem no desenvolvimento e se encontra associada com fenda palatina, anomalias mandibulares, deformidades auriculares, costelas cervicais e anomalias do trato urinário.[127] A síndrome de Klippel-Feil é uma das causas mais comuns de fusão vertebral cervical.

Os sinais e sintomas dessa síndrome são variáveis, ocorrem tipicamente bem tarde e progridem lentamente. Os sintomas podem envolver tronco encefálico, cerebelo, coluna espinal, raízes nervosas cervicais inferiores ou o suprimento vascular para essas estruturas. Embora esses sintomas ocasionem frequentemente a consulta do paciente por um neurologista, os sintomas de vertigem, paresia facial, disfagia, perda auditiva e atrofia da língua podem levar o paciente primeiro a um otorrinolaringologista. Embora o distúrbio possa ser diagnosticado com reconstrução de TC, a chave para o diagnóstico costuma ser a RM, que permite a geração de imagens coronais e sagitais diretas.[128]

Deslocamento Atlantoaxial

Durante a flexão e extensão do pescoço, a fusão congênita do occipício com o atlas aumenta a tensão sobre as estruturas que normalmente restringem o movimento do atlas no eixo, especialmente se outras vértebras cervicais se fundirem. Os ligamentos transversais que normalmente fixam o odontoide contra o aspecto anterior do arco do atlas podem enfraquecer em virtude dessa tensão repetida e a debilidade resultante permite que o odontoide se mova posteriormente para dentro do lúmen do forame magno com a flexão nucal. A flexão ou extensão nucal pode produzir sintomas, dependendo de a compressão neural predominante ser anterior a partir do odontoide ou posterior a partir do arco posterior da C1. Quando o atlas ou a fusão cervical congênita tiverem sido assimilados, o ligamento transverso do odontoide às vezes é hipoplásico, o que torna ainda mais provável a debilidade e o deslocamento atlantoaxial.

A instabilidade atlantoaxial está associada a uma série de processos de doença, congênitos e adquiridos. Ela ocorre em 10 a 30% das pessoas com síndrome de Down e é diagnosticada radiograficamente com um intervalo atlas-dente de 4 a 5 mm.[129,130] A condição também está associada a uma displasia espôndilo-epifisária, síndrome de Hurler e síndrome de Morquio e nos portadores de nanismo acondroplásico.

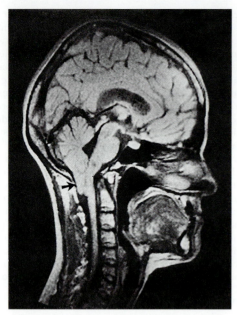

FIGURA 84-9. Imagem por ressonância magnética de um paciente com malformação de Chiari do tipo I exibindo tonsilas cerebelares (seta) abaixo do forame magno.

Uma alta incidência de instabilidade atlantoaxial resulta da destruição pelo tecido inflamatório dos mecanismos normais de estabilização nos pacientes de artrite reumatoide.[131] De modo similar, a debilidade ligamentar pode resultar das condições inflamatórias que afetam os tecidos moles retrofaríngeos ou as estruturas ósseas cervicais, como osteíte, abscesso retrofaríngeo ou linfadenite. A instabilidade atlantoaxial junto com infecção faríngea passou a ser conhecida como *síndrome de Grisel*,[132] embora seja rara nos adultos e esteja associada com dor e disfagia.

A maioria dos pacientes com instabilidade atlantoaxial com origem no desenvolvimento é assintomática e a instabilidade frequentemente não piora com o tempo.[130] Os sintomas se desenvolvem em apenas 1 a 2% dos pacientes de síndrome de Down, que frequentemente procuram atendimento médico entre os 5 e 15 anos, e incluem dor nucal, déficits sensoriais ou dificuldade no controle da bexiga. Os sintomas mais sutis incluem menor tolerância à atividade, alterações na marcha e hiper-reflexia.

Malformação de Chiari

As malformações de Chiari são um grupo de anomalias do desenvolvimento do rombencéfalo e da coluna espinal, caracterizadas por herniação caudal do conteúdo da fossa craniana posterior através do forame magno, entrando na coluna cervical superior. Os pacientes podem procurar atendimento médico com sintomas relacionados ao sistema vestibular, como ataxia, nistagmo ou vertigem.[133] A malformação de Chiari pode ser dividida em duas formas: tipos I e II. A malformação de *Chiari tipo I* é mais comum e mais branda, sendo os sintomas da Chiari tipo I geralmente postergados até os 25 a 35 anos de idade. Os indivíduos acometidos costumam ter sintomas neurológicos sutis que não estão associados a outros defeitos do desenvolvimento. O diagnóstico é feito por TC ou RM reconstruída no plano sagital, que pode demonstrar deformação das tonsilas cerebelares de mais de 5 mm na direção caudal através do forame magno (Fig. 84-9). A malformação de *Chiari tipo II* se manifesta nos primeiros meses devido à hidrocefalia associada e a outras malformações do SNC, como a mielomeningocele.

Os sintomas iniciais clássicos da malformação de Chiari tipo I incluem fraqueza de extremidade superior, perda sensorial e dor. As cefaleias occipitais exacerbadas por tosse, coriza, inclinação ou levantamento também são comuns. A ataxia e o nistagmo são relatados em 24% dos pacientes, mas a vertigem é uma queixa em apenas 8%.[134] Os pacientes também podem ter um perfil de teste vestibular coerente com disfunção periférica, mas continuam assintomáticos.[133] Esses pacientes também podem procurar o otorrinolaringologista com aspiração, dificuldade de deglutição ou rouquidão em consequência do envolvimento dos nervos cranianos inferiores (IX a XII). Embora a cirurgia possa ser feita para esses sintomas, aproximadamente um terço dos pacientes não sofre alterações nos sintomas após a cirurgia.[135]

Esclerose Múltipla

A esclerose múltipla (EM) é um distúrbio desmielinizante inflamatório do SNC de origem idiopática que se manifesta no início da idade adulta. A doença afeta as mulheres com uma frequência duas vezes maior que a dos homens. A chave para o diagnóstico é a presença de sinais disseminados de disfunção do SNC manifestada em um curso alternado de remissão-exacerbação. Muitos sintomas podem ocorrer, dependendo da localização das lesões. A vertigem é o sintoma inicial de EM em apenas 5% dos pacientes,[136] aproximadamente, embora o sintoma possa estar presente em até 60% desses pacientes em algum ponto no curso da doença.[137] Estima-se que a EM contribua para aproximadamente 10% dos sintomas vestibulares agudos ocasionados por lesões centrais.[138] As lesões dentro dos núcleos vestibulares e na zona de entrada do VIII nervo craniano representam os locais mais comuns de atividade desmielinizante que ocasiona vertigem nos pacientes de EM (Fig. 84-10).[138,139] Em quase todos os casos, a doença desmielinizante não se restringe ao oitavo nervo craniano, então os pacientes têm outros sinais neurológicos, como problemas oculomotores; isso facilita a diferenciação entre a EM e a vertigem periférica, como poderia ocorrer com a neurite vestibular. No entanto, a VPPB continua sendo a causa mais comum de vertigem nos pacientes de EM,[140] similar à população geral.

O diagnóstico da EM ainda é clínico, sem nenhum estudo de imagem ou exame laboratorial definitivo.[141] As anomalias no FCS podem ser identificadas em até 90% dos pacientes de EM em algum ponto no curso da doença. Os achados incluem nível elevado

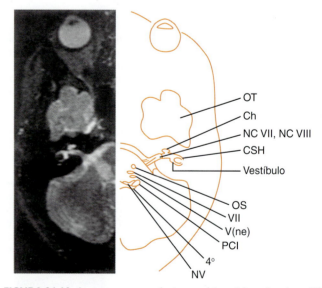

FIGURA 84-10. Imagem por ressonância magnética axial ponderada em T2 exibindo alta intensidade do sinal na região da zona de entrada da raiz do oitavo nervo. Repare que os núcleos vestibulares parecem ter sido poupados. A título de comparação, é exibido um desenho que indica as principais estruturas anatômicas. Ch, cóclea; CSH, canal semicircular horizontal; PCI, pedículo cerebelar inferior; OS, oliva superior; OT, osso temporal; NV, núcleos vestibulares. NC VII ou VIII, nervo craniano VII ou VIII; 4°, quarto ventrículo; VII, núcleo facial do NC VII; V (ne), núcleo espinhal do trato trigeminal. (Extraído de Furman JM, Durrant JD, Hirsch WL: Eighth nerve signs in a case of multiple sclerosis. *Am J Otolaryngol* 1989;10:376-381.)

de γ-globulina, bandas oligoclonais de γ-globulina e proteína básica de mielina aumentada. A RM demonstra lesões da substância branca em mais de 90% dos pacientes, embora às vezes sejam vistas lesões parecidas em pacientes sem EM.[142]

O tratamento da EM é uma área em rápida evolução[143] que está praticamente fora do escopo deste capítulo. Os esteroides têm sido utilizados nas exacerbações agudas e os tratamentos convencionais incluem citocinas imunomoduladoras, como o interferon-β. A terapia de segunda linha inclui mitoxantrona, que funciona intercalando o DNA, e natalizumab, que é um anticorpo contra a integrina. A decisão a respeito do tratamento adequado exige que o profissional pondere a gravidade dos sintomas, os efeitos colaterais e a possível potência do tratamento.

Síndromes de Ataxia Cerebelar

A ataxia recorrente ou progressiva é o déficit neurológico primário em vários distúrbios degenerativos hereditários e esporádicos bem definidos. O nistagmo anormal é comum e pode estar em uma de várias categorias que incluem nistagmo de olhar parético e nistagmo de rebote. A natureza central desse sintoma é quase sempre clara devido a perturbações da marcha, disartria, tremores e bradicinesia e, desse modo, esses pacientes raramente procuram o otorrinolaringologista. O comprometimento da função vestibular geralmente não é sintomático, embora possa ser encontrado nos testes clínicos.

A ataxia de Friedreich, a ataxia hereditária mais comum, é autossômica recessiva e frequentemente ocasionada por uma expansão repetida de GAA no gene frataxina. O início dos sintomas geralmente é antes dos 20 anos de idade, mas pode ser até na sexta década de vida. Classicamente, as características distintivas da ataxia de Friedreich incluem uma neuropatia sensorial axonal com arreflexia, sinal de Babinski, disartria, diabetes e cardiomiopatia, embora o teste genético tenha expandido o intervalo fenotípico. O ganho reduzido de reflexo vestíbulo-ocular é comum e as intrusões sacádicas (espasmos de onda quadrada) são características. Causas mais raras de ataxias recessivas incluem ataxia-telangiectasia, abetalipoproteinemia (síndrome de Bassen-Kornzweig) e doença de Refsum. A ataxia é uma característica de muitos outros distúrbios inatos metabólicos e mitocondriais.

A atrofia espinocerebelar abrange um grupo de distúrbios nos quais a ataxia cerebelar é uma característica proeminente. Foram identificados com base na análise da ligação genética muitos subtipos herdados geneticamente.[144] No entanto, a vertigem raramente é uma característica proeminente.

A atrofia cerebelar é caracterizada pelo início gradual da ataxia sem outros sinais associados que começam na vida adulta. O distúrbio pode ser genético ou esporádico, e o teste vestibular costuma revelar nistagmo de rebote e nistagmo vertical espontâneo.[145]

A ataxia episódica familiar é uma ataxia incomum herdada de modo dominante e caracterizada por vertigem recorrente e ataxia. Frequentemente os episódios de ataxia são desencadeados por estresse, podem durar minutos até horas e começar entre o início da infância e o início da vida adulta. Os sintomas são nitidamente melhorados ou eliminados pela acetazolamida.[146]

A degeneração cerebelar paraneoplásica se apresenta tipicamente como síndrome cerebelar rapidamente progressiva subaguda. O desenvolvimento dos anticorpos anticélula de Purkinje nos pacientes com malignidades não diagnosticadas e assintomáticas pode resultar na síndrome de degeneração cerebelar paraneoplásica que começa tipicamente de forma bastante abrupta e evolui rapidamente em vários meses, com anomalias oculomotoras e vestibulares do tipo cerebelar, disartria e ataxia apendicular grave e ataxia da marcha. O cerebelo não é invadido diretamente, mas o tumor produz efeitos remotos no cerebelo que provavelmente são imunomediados. A degeneração cerebelar paraneoplásica ocorre com mais frequência nas pessoas com carcinoma pulmonar (células pequenas), mamário ou ovariano e nas pessoas com linfoma de Hodgkin. No entanto, os sintomas neurológicos aparecem antes de o câncer ser identificado.[147]

Distúrbios Convulsivos Focais

A vertigem pode fazer parte da aura de uma convulsão focal. Smith[148] estudou um grupo de pacientes com sintomas vestibulares que faziam parte de sua aura. O sintoma vestibular mais comum foi uma sensação de giro, que ocorreu em 55% desses pacientes e foi seguida por uma sensação de translação linear em 30%. No entanto, os episódios de vertigem como manifestações isoladas de um distúrbio convulsivo ocorreram raramente, se é que ocorreram.

Hidrocefalia de Pressão Normal

A hidrocefalia de pressão normal idiopática se apresenta classicamente com a tríade de demência, incontinência urinária e perturbação da marcha ou do equilíbrio; no entanto, esses sintomas representam a extremidade mais grave do espectro clínico, e casos mais sutis podem se manifestar com sintomas apenas brandos da marcha ou do equilíbrio.[149] Os sintomas cognitivos também são comuns, mas podem ser brandos. Normalmente os pacientes se tornam sintomáticos após os 60 anos de idade e o diagnóstico requer um estudo de imagem que demonstre aumento ventricular não obstrutivo desproporcional à atrofia cerebral.

VERTIGEM FISIOLÓGICA

Vertigem fisiológica se refere aos fenômenos que ocorrem em pessoas normais em consequência da estimulação fisiológica do sistema vestibular, visual ou somatossensorial. Tipicamente, uma discordância entre os sinais sensoriais causa desorientação, desequilíbrio e sintomas vegetativos.

CINETOSE

A cinetose é uma forma comum de vertigem fisiológica. Os sintomas principais são tontura, fadiga, palidez, suor frio, salivação e finalmente náusea e vômito. Normalmente é ocasionada por estimulação vestibular prolongada, mas também pode ocorrer com estimulação visual. O termo para o sintoma chave, *náusea*, deriva da palavra grega *naus*, que significa "nau, embarcação". Na realidade, a cinetose pode se desenvolver a bordo de um barco, em um automóvel ou em um avião, no espaço ou em um simulador. A incidência de cinetose varia amplamente, dependendo do estímulo estudado e da experiência prévia, mas pode ser de até 41%.[150] Os sintomas geralmente são piores quando os indivíduos não são capazes de visualizar objetos estacionários, o que cria um conflito visual-vestibular. O alívio pode ser obtido em um barco ficando de pé no convés e se concentrando na linha do horizonte ou em terra firma em vez de sentar em uma cabine confinada. Em um passeio de automóvel, viajar no banco traseiro ou ler durante o passeio piora os sintomas mais do que sentar na frente e focar a visão à distância. A suscetibilidade entre os indivíduos varia consideravelmente. Os pacientes com enxaqueca geralmente são mais propensos à cinetose, e crises de cinetose durante a infância podem ser o primeiro sintoma de enxaqueca.

As medidas físicas podem ajudar a prevenir a cinetose. No longo prazo, a exposição gradual repetida ao movimento causa hábitos protetores, o que pode ser a medida terapêutica mais eficaz. Muitas vezes é útil minimizar os estímulos sensoriais conflitantes por meio da restrição do movimento desnecessário da cabeça, como pressionar a cabeça firmemente contra o descanso de cabeça do carro ou minimizar qualquer incompatibilidade visual-vestibular, como foi descrito anteriormente.

Os medicamentos antienjoo se destinam a modular os neurotransmissores histamínicos, colinérgicos e noradrenérgicos que, segundo se acredita, são importantes nos processos neurais da cinetose. Esses medicamentos funcionam bloqueando a resposta emética, reduzindo o tamanho da incompatibilidade sensorial pela promoção do hábito ou bloqueando estímulos sensoriais conflitantes.

SÍNDROME DO MAL DO DESEMBARQUE

A síndrome do mal do desembarque (sMdD) se refere às sensações inadequadas de movimento após exposição ao movimento. Embora essa síndrome incomum ocorra tipicamente após uma viagem marítima, a sMdD pode ocorrer após uma viagem longa de trem, avião ou automóvel.[151] O sintoma característico é uma sensação de balanço persistente do corpo sem vertigem rotacional. O desequilíbrio vago ou a instabilidade também pode ocorrer. Esses tipos de sintomas são extremamente comuns após o desembarque, mas se revolvem em 6 horas em mais de 90% dos indivíduos.[152] A sMdD é diferenciada da cinetose, pois os pacientes são praticamente isentos de sintomas durante o período de movimento. Enquanto muitos indivíduos normais sofrem sintomas similares de cinetose por até 48 horas após a exposição ao movimento prolongado, a maioria define a sMdD como uma síndrome que persiste por no mínimo 1 mês. Durante os períodos sintomáticos, os pacientes relatam normalmente uma melhoria enquanto estão em movimento dentro de um veículo ou enquanto caminham, que piora novamente quando param de se mover. A sMdD afeta predominantemente as mulheres, com uma idade média de início na quarta década de vida. Os sintomas podem durar meses até anos. Alguns levantaram a hipótese de que a sMdD é ocasionada por uma adaptação multissensorial e um hábito a um ambiente de movimento novo ou anormal. A condição é notoriamente difícil de tratar. Os benzodiazepínicos, como clonazepam, diazepam ou amitriptilina, podem ter efeitos positivos, mas a meclizina e a scopolamina foram ineficazes.[151] Alguns dados recentes demonstraram que a estimulação magnética transcraniana repetitiva pode ser benéfica nessa população de pacientes.[153]

Para consultar a lista completa de referências, acesse www.expertconsult.com.

LEITURA SUGERIDA

Baloh RW: Clinical practice. Vestibular neuritis. *N Engl J Med* 348(11):1027–1032, 2003.

Baloh RW, Foster CA, Yue Q, et al: Familial migraine with vertigo and essential tremor. *Neurology* 46(2):458–460, 1996.

Bikhazi P, Jackson C, Ruckenstein MJ: Efficacy of antimigrainous therapy in the treatment of migraine-associated dizziness. *Am J Otol* 18(3):350–354, 1997.

Buchholz D, Reich SG: *Heal your headache*, New York, 2002, Workman Publishing.

Cha Y: Mal de debarquement. *Semin Neurol* 29(5):520–527, 2009.

Chen CC, Cheng PW, Tseng HM, et al: Posterior cranial fossa tumors in young adults. *Laryngoscope* 116(9):1678–1681, 2006.

Choi KD, Lee H, Kim JS: Vertigo in brainstem and cerebellar strokes. *Curr Opin Neurol* 26(1):90–95, 2013.

Darnell RB, Posner JB: Paraneoplastic syndromes involving the nervous system. *N Engl J Med* 349(16):1543–1554, 2003.

Fenstermacher N, Levin M, Ward T: Pharmacological prevention of migraine. *Br Med J* 342:d583, 2011.

Halmagyi GM, Curthoys IS: A clinical sign of canal paresis. *Arch Neurol* 45(7):737–739, 1988.

Harker LA, Rassekh CH: Episodic vertigo in basilar artery migraine. *Otolaryngol Head Neck Surg* 96:239, 1987.

Harker LA, Rassekh CH: Migraine equivalent as a cause of vertigo. *Laryngoscope* 98:160, 1988.

Hotson JR, Baloh RW: Acute vestibular syndrome. *N Engl J Med* 339(10):680–685, 1998.

Kahmke R, Kaylie D: What are the diagnostic criteria for migraine-associated vertigo? *Laryngoscope* 122(9):1885–1886, 2012.

Kattah JC, Talkad AV, Wang DZ, et al: HINTS to diagnose stroke in acute vestibular syndrome. *Stroke* 40:3504–3510, 2009.

Kentala E, Pyykko I: Vestibular schwannoma mimicking Meniere's disease. *Acta Otolaryngol Suppl* 543:17–19, 2000.

Kim HA, Lee H: Recent advances in central acute vestibular syndrome of a vascular cause. *J Neurol Sci* 321(1-2):17–22, 2012.

Lempert T, Bronstein A: Management of common central vestibular disorders. *Curr Opin Otolaryngol Head Neck Surg* 18(5):436–440, 2010.

Millen SJ, Schnurr CM, Schnurr BB: Vestibular migraine: perspectives of otology versus neurology. *Otol Neurotol* 32:330–337, 2011.

Murdin L, Golding J, Bronstein A: Managing motion sickness. *Br Med J* 343:d7430, 2011.

Neuhauser H, Leopold M, von Brevern M, et al: The interrelations of migraine, vertigo, and migrainous vertigo. *Neurology* 56:436–441, 2001.

Radtke A, Lempert T, Gresty MA, et al: Migraine and Ménière's disease: is there a link? *Neurology* 59(11):1700–1704, 2002.

Thomsen LL, Olesen J: Sporadic hemiplegic migraine. *Cephalalgia* 24:1016–1023, 2004.

Viirre ES, Baloh RW: Migraine as a cause of sudden hearing loss. *Headache* 36:24, 1996.

Reabilitação Vestibular e de Equilíbrio: Fundamentos Básicos do Programa

Jennifer L. Millar | Michael C. Schubert | Neil T. Shepard

Pontos-chave

- A reabilitação vestibular é um recurso valioso para o tratamento dos sintomas de tontura que correspondem a uma afecção vestibular central ou periférica.
- Para o propósito deste capítulo, a *compensação vestibular* é definida como um processo de adaptação do sistema nervoso central em resposta a uma doença vestibular periférica ou central.
- Os exercícios de adaptação vestibular são baseados no princípio de disparo de um sinal de erro visual para o propósito de melhorar a instabilidade do olhar, presumivelmente através dos processos do sistema vestibular central.
- Desafios sensoriais, tais como tarefas de equilíbrio estático e dinâmico, são críticos para a compensação vestibular.
- O estabelecimento de um diagnóstico preciso é essencial para determinar o programa de reabilitação vestibular ajustada adequado.
- A vertigem posicional paroxística benigna é um distúrbio mecânico, e a efetividade das manobras de reposicionamento dos otólitos possui suporte de evidências de metanálise em relação a medicação ou recuperação natural.
- No caso de hipofunção vestibular unilateral, os melhores prognósticos são esperados após 4 a 6 semanas de exercícios de reabilitação vestibular progressiva. No caso de hipofunção vestibular bilateral ou doença vestibular central, a duração da reabilitação é mais longa e pode não ser tão completa.
- O uso crônico de medicamentos supressores vestibulares administrados para a hipofunção vestibular irá provavelmente atrasar a compensação.
- A vertigem e a tontura como resultado de lesões instáveis – como doença de Menière, deiscência do canal superior, fístula perilinfática, formas específicas de enxaqueca vestibular ou lesões centrais tais como esclerose múltipla – podem não se beneficiar com a reabilitação vestibular.
- Todos os pacientes que procuram cuidados médicos para uma avaliação de tontura e/ou desequilíbrio devem ser submetidos a um exame de múltiplos sistemas (i. e., auditivo, vestibular, propioceptivo, de visão, força e amplitude de movimento).
- Os distúrbios de marcha multifocais podem ser adequadamente tratados com reabilitação adaptada para restaurar a função e minimizar o risco de queda.

A função vestibular aberrante existe há séculos e, mesmo assim, tratamentos efetivos não foram formalmente desenvolvidos até as últimas décadas. Na década de 1940, Cooksey e Cawthorne[1] descreveram pela primeira vez exercícios de habituação para o tratamento de tontura pós-operatória relacionada com os sintomas de vestibulopatia. Mais recentemente, um número suficiente de estudos prospectivos controlados foi conduzido demonstrando tanto a eficácia quanto a relação custo-eficácia da reabilitação vestibular.[2] Por conseguinte, esse tratamento tornou-se amplamente disponível e é a técnica de tratamento primário para uma grande proporção de pacientes com queixas de desequilíbrio e tontura. Os provedores de reabilitação vestibular estão encarregados de 1) distinguir os sintomas quanto a estarem relacionados com uma doença vestibular periférica ou doença vestibular central e 2) examinar o paciente para comorbidades que podem afetar sua recuperação (i. e., o exame de múltiplos sistemas para incluir visão, propiocepção, sistema cardiovascular, metabolismo etc). As intervenções de reabilitação vestibular são projetadas em torno de três objetivos principais: 1) avançar o processo de compensação vestibular central (Fig. 85-1) através de exercícios adequados para restaurar a estabilidade do olhar durante a rotação da cabeça, melhorar a estabilidade postural estática e dinâmica, reduzir os sintomas percebidos de movimento da cabeça ou visual e restaurar a mobilidade e a marcha; 2) reduzir o risco de quedas; e 3) eliminar os sintomas da vertigem posicional paroxística benigna (VPPB).

Para concluir essas metas, pode ser utilizada uma variedade de técnicas de exercício. Cada um tem submetas específicas dentro da estrutura geral de um programa de reabilitação vestibular, e

1370 PARTE VI | OTOLOGIA, NEUROTOLOGIA E CIRURGIA DA BASE DO CRÂNIO

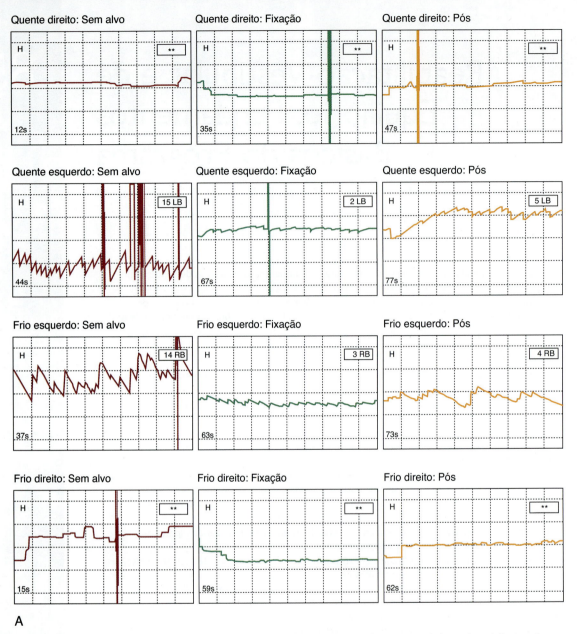

FIGURA 85-1. Resultados do teste de videonistagmografia de um paciente com hipofunção do sistema vestibular unilateral direito não compensada. **A,** Resultados de irrigações de água de alça aberta, alternante bitermal. A *coluna da esquerda* mostra a resposta de nistagmo máxima às irrigações quente direita, quente esquerda, fria esquerda e fria direita. A *coluna central* mostra a supressão do nistagmo com um alvo de fixação e a *coluna da direita* mostra o retorno do nistagmo após ("pós") a supressão.

nem todas as técnicas disponíveis são utilizadas com todos os pacientes. As várias técnicas e as suas metas são as seguintes:
- *Exercícios de adaptação*: melhorar o desempenho funcional do reflexo vestíbulo-ocular (RVO; Fig. 85-1).[2-4]
- *Exercícios de habituação*: reduzir ou eliminar as respostas de ansiedade e os sintomas a um estímulo específico pela exposição repetida a uma situação de conflito sensorial[5,6]
- *Exercícios de substituição sensorial*: permitir o uso de *inputs* sensoriais alternativos ou pré-programação do sistema nervoso central (SNC) e vias eferentes motoras na aquisição do controle para a estabilização do olhar durante os movimentos da cabeça e para o controle postural e da marcha[7-11]
- *Exercícios de equilíbrio*: melhorar o desempenho tanto no controle postural estático como no dinâmico; a prática de Tai Chi, o uso de Wii Fit ou atividades similares que incorporem o movimento da cabeça e do corpo podem ser um adjunto eficaz nesse cenário, especialmente para pacientes com queixas de desequilíbrio contínuo quando estão em pé.
- *Exercícios de marcha*: melhorar a performance tanto no controle postural estático quanto no controle postural dinâmico; conforme o paciente progride no programa, essas atividades da marcha são combinadas com exercícios de habituação e adaptação através do uso de rotações de cabeça durante a caminhada. A progressão adicional pode incluir a incorporação dos desafios ambientais, tais como caminhar em superfícies irregulares, passear ao ar livre ou andar na escuridão, além de desafios cognitivos, tais como tarefas duplas.
- *Condicionamento geral*: realizar mudanças de estilo de vida para aumentar a atividade e a aptidão. Pacientes que vivem com uma condição vestibular ou problemas de equilíbrio podem ter fadiga. Em comparação com os indivíduos normais, as pessoas com distúrbios do equilíbrio gastam mais energia para manter a estabilidade postural dinâmica ao

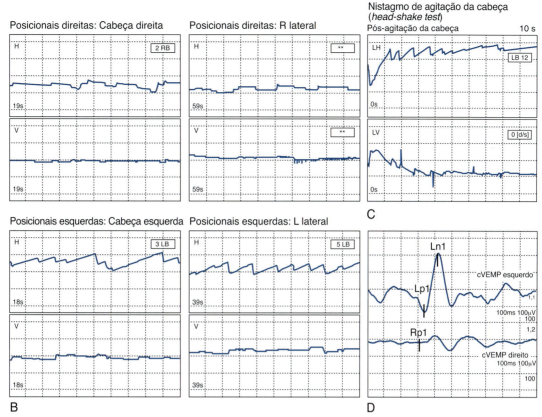

FIGURA 85-1, continuação. B, Resultados do teste de posicionamento. Na *fileira superior*, os registros de movimento ocular horizontal são mostrados no *quadro superior*, e os movimentos oculares verticais são mostrados na *caixa inferior*, a partir das posições da cabeça virada para a direita a partir das posições supina e lateral superior. Na *fileira inferior*, os registros de movimentos oculares são mostrados para as posições da cabeça viradas para a esquerda e lateral esquerda. Nistagmo para esquerda que variou de 3 a 5 graus por segundo de velocidade ocular de componente lento é observado, sem nistagmo significativo nas posições da cabeça direita e lateral direita (não são mostradas três posições adicionais, também com nistagmo de batimento esquerdo). **C,** Resultado de teste de nistagmo após a agitação da cabeça (*head-shake test*). A *caixa superior* mostra nistagmo para esquerda significativo que resultou da agitação da cabeça horizontal. O nistagmo espasmódico menor é observado na *caixa inferior*. **D,** Potencial miogênico evocado vestibular cervical ausente (cVEMP) em um indivíduo com hipofunção vestibular unilateral direita. Observar a forma de onda de grande amplitude para o cVEMP esquerdo relativo ao cVEMP direito. Lp, positivo esquerdo; Ln l, negativo esquerdo; Rp, positivo direito. A amplitude de forma de onda é medida em microvolts (μV) e a duração é medida em milissegundos (ms).

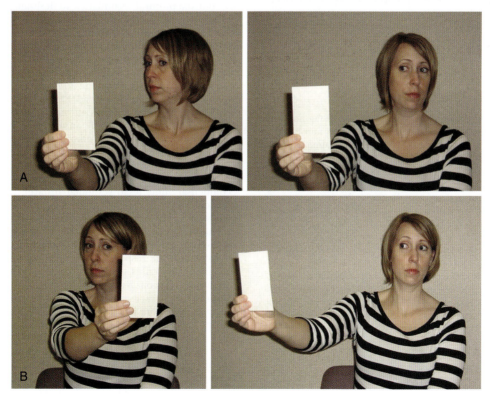

FIGURA 85-2. Exercícios de adaptação dados a uma paciente cujos resultados de videonistagmografia são exibidos na Figura 85-1. **A,** O exercício de adaptação "vezes 1". Na vista vezes 1, o alvo é mantido parado e a paciente focaliza uma letra no cartão e oscila sua cabeça em um pequeno arco no plano horizontal o mais rápido que conseguir enquanto mantém uma imagem visual clara do alvo. **B,** Progressão para um exercício de vista "vezes 2". Na vista vezes 2, a tarefa é a mesma, a manutenção de uma imagem visual clara da letra no cartão; contudo, dessa vez, conforme a cabeça é movimentada para a direita, o alvo é movimentado para a esquerda; isso dobra a quantidade que os olhos têm que se movimentar para o mesmo movimento de cabeça exibido em **A**.

caminhar longas distâncias ou passear na comunidade. O treinamento de resistência é essencial para o tratamento da fadiga em pessoas que vivem com disfunção vestibular.

- *Programa de manutenção*: permitir a atividade de exercício contínuo, sem o rigor de um programa formal, mas ainda assim manter as conquistas alcançadas durante a fase de tratamento ativo; isto é especialmente importante em certos distúrbios do SNC.[12]
- *Manobras de reposicionamento*: restaurar a otoconia erroneamente posicionada do canal semicircular afetado, presumivelmente para o vestíbulo, onde o movimento de otoconia não pode estimular os canais semicirculares.

Esses elementos constituem a base para os programas discutidos neste capítulo. Uma discussão completa em profundidade sobre todos os aspectos de um programa de reabilitação vestibular está disponível em obra definitiva de Herdman sobre esse tópico.[13]

FUNDAMENTO RACIONAL FISIOLÓGICO PARA REABILITAÇÃO VESTIBULAR E DO EQUILÍBRIO

Uma característica única do SNC é a sua capacidade para se adaptar às assimetrias nos *inputs* vestibulares periféricos e, em menor grau, corrigir insultos dentro das vias vestibulares centrais.[14] Esse processo de ajustamento é chamado de *compensação vestibular* e ele ocorre naturalmente após a maioria dos insultos vestibulares desde que a pessoa afetada retome um estilo de vida ativo. Tal plasticidade adaptativa exige mudanças neuronais ativas no cerebelo e nos núcleos do tronco encefálico em resposta aos conflitos sensoriais produzidos pela doença vestibular central ou periférica. Na maioria dos casos, a compensação vestibular e os processos de adaptação central irão aliviar de forma confiável os sintomas vestibulares, desde que a lesão seja estável ou esteja produzindo apenas deterioração progressiva gradual. Os componentes fisiológicos subjacentes desse processo são os fundamentos da reabilitação vestibular. Pelo menos quatro componentes distintos de compensação vestibular são reconhecidos: a *compensação estática*, que ocorre independentemente do movimento, e três processos compensatórios dinâmicos – a *adaptação*, a *habituação* e a *substituição sensorial* –, cada um deles sendo promovido por várias técnicas de exercícios direcionadas para a reabilitação vestibular.

COMPENSAÇÃO ESTÁTICA PARA LESÕES VESTIBULARES PERIFÉRICAS

A vertigem de início agudo é acompanhada por nistagmo e uma variedade de sintomas neurovegetativos, tais como náuseas e vômitos. Esse complexo de sintomas é resultado de uma assimetria persistente de *input* vestibular, com frequência observada após procedimentos cirúrgicos ablativos ou com insultos agudos ao sistema periférico. A fase aguda ou estática da recuperação é mediada pelo reequilíbrio do tônus da atividade de repouso nos núcleos vestibulares. Essas alterações minimizam as discrepâncias entre um lado e outro das taxas de disparo tônico nos neurônios de segunda ordem, que se originam nos núcleos, e ocorrem sem a necessidade do movimento da cabeça ou da visão.[14-18] Tal atividade geralmente proporciona alívio dos sintomas mais intensos de vertigem e vômito dentro de 24 a 72 horas. No entanto, o paciente continua a sentir desequilíbrio considerável porque o sistema não é capaz de responder de forma adequada aos aspectos dinâmicos do *input* vestibular produzidos por movimentos de cabeça normais. Assim, mesmo após a vertigem intensa ter sido controlada, a vertigem provocada pelo movimento contínuo é comum até a compensação dinâmica ser alcançada.

COMPENSAÇÃO DINÂMICA

Para eliminar o desequilíbrio persistente e a vertigem residual provocada por movimento após uma lesão vestibular, o sistema deve prever e produzir respostas precisas para os movimentos da cabeça. A fase de compensação dinâmica parece ser conseguida através da reorganização de tronco encefálico e vias cerebelares, sem modulação de *input* neural para os núcleos vestibulares pelo sistema periférico.[14] Esse processo é muito mais lento do que a compensação estática e normalmente requer a reprogramação dos movimentos oculares e as respostas de controle postural para os movimentos da cabeça. A reprogramação necessária é realizada pela exposição a estímulos sensoriais que desafiam tanto sistemas de estabilização do olhar quanto sistemas de controle postural. Por causa das vias comissurais do tronco encefálico que ligam os núcleos vestibulares, as respostas vestibulares centrais adequadas podem ser produzidas por *inputs* que chegam a partir de um labirinto funcionante. Essa característica do processo de compensação é fundamental para a recuperação após insultos patológicos extensos ou cirurgia vestibular ablativa, tal como labirintectomia ou secção do nervo vestibular. Conforme discutido a seguir, três áreas principais estão ativas no processo de compensação dinâmica: 1) adaptação, 2) habituação e 3) substituição sensorial.

A *adaptação vestibular* é o mecanismo neurológico que permite mudanças de longo prazo na resposta neuronal para estabilização do olhar provocada pelo movimento da cabeça. Os sinais neurais que induzem a adaptação são gerados principalmente por *deslizamento retinal* da imagem visual na retina. Esse fenômeno é gerado por uma resposta de RVO alterada, quando um movimento da cabeça produz uma percepção de movimento num objeto estável no ambiente visual. O sinal de erro resultante pode conduzir a alterações bastante imediatas e de longo prazo no desempenho funcional do RVO.[4] O processo de adaptação produzido por deslizamento retinal parece ser dependente do contexto, de modo que ajustes específicos devem ser feitos para movimentos de diferentes frequência, direções do movimento da cabeça, posição do olho na órbita e distâncias do alvo visual.[3,19] A complexidade do processo de adaptação ajuda a explicar por que os sintomas residuais são quase inevitáveis mesmo em um paciente bastante bem compensado. A estabilidade postural também é melhorada através da redução de influências visuais anormais sobre os mecanismos de controle postural secundários ao deslizamento retinal.

A *habituação vestibular* é a redução a longo prazo de uma resposta a um estímulo nocivo que resulta da exposição repetida a estímulos.[20] Esse fenômeno parece ser dependente do contexto e não generalizar bem de um movimento da cabeça para outro. Tal mecanismo é essencial para uma variedade de condições que podem produzir a sensibilidade ao movimento da cabeça ou movimento nas imediações visuais. Embora a assimetria periférica seja uma causa comum desses sintomas, outras causas comuns são lesões centrais, transtornos de ansiedade e transtornos de enxaqueca.[5] Embora os ajustes produzidos pela habituação sejam feitos muito rapidamente e sejam razoavelmente precisos, o sistema central exige consistência nos *inputs* para usá-los adequadamente para a habituação. Por essa razão, é essencialmente impossível "compensar" uma lesão vestibular instável, tal como na doença de Menière.

Os principais objetivos tanto da adaptação vestibular quanto da habituação são melhorar a estabilidade do olhar e a estabilidade postural em ambas as situações estáticas e dinâmicas. As faixas de frequência de resposta para estabilidade de olhar e postural são muito diferentes. Para se obter a estabilidade do olhar, os mecanismos responsáveis devem funcionar adequadamente numa faixa de posição estática (sem movimento) até movimentos que se correlacionam com os movimentos da cabeça tão rápidos quanto 10 Hz. A estabilidade postural é predominantemente uma tarefa que requer a capacidade de resposta apenas abaixo de 4 Hz.[21,22]

Além da adaptação e da habituação, outro componente crítico da compensação dinâmica envolve a *substituição sensorial*. Esse processo requer a adoção de estratégias alternadas para o controle do olhar e postural para substituir a função sensorial comprometida. Por exemplo, o paciente com perda bilateral da função vestibular periférica torna-se dependente principalmente das informações visuais ou proprioceptivas para manter a estabilidade postural. Embora esses mecanismos possam precisar ser estimulados em um ambiente terapêutico, muitos pacientes terão desenvolvido alguns desses em caso de necessidade antes de virem para a avaliação. Apesar de a substituição sensorial poder ser útil, ela pode ser mal adaptável em alguns contextos ambientais. Por exemplo, um paciente pode ser excessivamente dependente da visão e, portanto, não pode usar *inputs* proprioceptivos e vestibulares residuais para navegar com sucesso na escuridão. Além da substituição comum de informações visuais e proprioceptivas, alguns dos outros mecanismos que podem ser invocados no quadro de perda vestibular incluem 1) ativação do reflexo cérvico-ocular, que não é particularmente ativo em pessoas saudáveis[10] ou para o conteúdo de frequência de movimento da cabeça acima de 0,5 Hz; 2) usar o sistema de rastreamento lento do olhar;[11] e 3) uso de sacadas compensatórias. Pacientes com ambos os déficits vestibulares unilateral e bilateral usam sacadas compensatórias para ajustar para a redução dos movimentos oculares induzidos por RVO após o movimento da cabeça.[23] Com pré-programação central através da exposição a movimentos coordenados de olho e cabeça específicos, esses movimentos oculares podem ser aplicados automaticamente para ajudar a manter a estabilidade do olhar quando o RVO é deficiente.[7,8]

Descobertas de pesquisa sugerem que a compensação vestibular central inicial para uma lesão periférica pode ser reforçada pelo movimento da cabeça, mas é atrasada por inatividade.[24-27] A compensação também é dificultada pela disfunção vestibular central de qualquer causa.[28] Todos os medicamentos que são tipicamente utilizados para os sintomas agudos da vertigem – tais como meclizina, escopolamina e benzodiazepínicos – causam sedação e depressão do SNC. Embora eles possam proporcionar alívio sintomático útil durante os estádios iniciais de uma crise labiríntica aguda, seus efeitos são potencialmente contraproducentes no que diz respeito à compensação vestibular, especialmente com o uso durante longos períodos.[25,29] Além disso, a ansiedade crônica ou outros transtornos psiquiátricos podem atrasar ou interromper o processo de compensação.[30,31]

Embora extremamente confiável, a compensação vestibular parece ser um processo um tanto quanto frágil, dependente de energia. Mesmo depois que ele está aparentemente completo, períodos de recidiva sintomática podem ocorrer por causa da descompensação. Um período de inatividade, fadiga extrema, uma mudança de medicamentos, anestesia geral ou uma doença intercorrente podem desencadear essas recidivas. Uma recidiva dos sintomas vestibulares nesse cenário não implica disfunção labiríntica em curso, progressiva ou nova.

Essas características de compensação vestibular sugerem que evitar movimentos e posições corporais que provocam vertigens, bem como a prática tradicional de prescrição de supressores vestibulares, pode ser inadequado. Como o estímulo para a recuperação parece estar na exposição repetida aos conflitos sensoriais produzidos pelo movimento, os medicamentos do paciente devem ser interrompidos uma vez que os sintomas agudos estejam resolvidos e um programa ativo voltado para a recuperação deve ser incentivado. Para a maioria das pessoas afetadas, a recuperação será rápida e quase completa. Para alguns, os sintomas de disfunção vestibular podem persistir. Embora esses pacientes sejam candidatos para programas de reabilitação vestibular, começar um programa de reabilitação vestibular formal o mais cedo possível para os pacientes cuja apresentação sintomática sugere uma alta probabilidade de benefício por tais programas pode ajudar a evitar a persistência dos sintomas.

AVALIAÇÃO DA COMPENSAÇÃO VESTIBULAR

PAPEL DA HISTÓRIA CLÍNICA

Uma história otoneurológica completa, provavelmente, é o componente único mais importante da avaliação diagnóstica do paciente com um distúrbio do equilíbrio. Os resultados de estudo da função do equilíbrio devem ser interpretados à luz dos sintomas apresentados e da história médica.[32] Em geral, a informação procurada deve incluir o início dos sintomas e as suas características naquele momento; a progressão dos sintomas ao longo do tempo; a natureza e a duração das indisposições típicas; quaisquer fatores predisponentes na história médica, tais como hipertensão, diabetes e estenose espinal; e uso de medicamentos ou outras estratégias de tratamento. As características complicadoras de prejuízos da visão (diplopia), ansiedade, depressão ou dependência excessiva de medicamentos também devem ser abordadas. Algum esforço deve ser ampliado para identificar o grau de incapacidade produzida por queixas vestibulares do paciente com relação a suas atividades profissionais e sociais. A estabilidade e o comprometimento do sistema de apoio psicológico do paciente também devem ser avaliados.

As queixas permanentes após um insulto vestibular periférico indicam que a compensação está incompleta. A história e os sintomas apresentados são usados para determinar se essas sensações contínuas podem ser resultado de um distúrbio de labirinto flutuante ou progressivo. No caso de lesão instável, a compensação precária ocorre porque o SNC não pode reagir a *inputs* periféricos imprevisíveis. Na história, suspeita-se de uma periferia instável se os sintomas forem espontâneos nas apresentações. Nos casos estáveis, os sintomas são muito mais propensos a serem consistentemente provocados por movimentos da cabeça ou dos olhos. Os pacientes com lesões estáveis é que são mais suscetíveis de se beneficiar com a reabilitação vestibular. Os pacientes no grupo com lesões instáveis podem ter a reabilitação vestibular como parte de seu tratamento, mas não é desejável que ela seja o modo primário de tratamento.

PAPEL DOS TESTES VESTIBULARES

O propósito mais tradicional de estudos de função vestibular é a localização do local da lesão que aborda as aferências sensoriais, os elementos de eferências motoras e as vias neurais que podem estar envolvidas na produção dos sintomas relatados. Estudos da função do equilíbrio também podem avaliar a capacidade funcional do paciente para usar sistemas sensoriais de uma forma integrada, como na manutenção da postura antes e depois da oscilação induzida e coordenação dos movimentos da cabeça e dos olhos durante as atividades de olhar. O terceiro objetivo da avaliação é avaliar, de forma limitada, o grau atual de compensação fisiológica e funcional.[33]

Embora uma grande variedade de estudos possa ser usada para avaliar o sistema de equilíbrio no sentido mais amplo, os ensaios utilizados para determinar a extensão e a localização das lesões vestibulares são incapazes de prever o tipo de sintomas vestibulares, a magnitude desses sintomas ou o nível de incapacidade num paciente individual. Quando a utilidade preditiva da bateria de testes vestibulares é revista, não é encontrada nenhuma correlação significativa entre os resultados do teste e o desempenho de atividades de alto nível da vida diária do paciente com tontura crônica. Assim sendo, um terapeuta pode e deve proceder a uma avaliação desses fatores independentemente dos resultados do teste vestibular.

Embora subtestes específicos de videonistagmografia (VNG), cadeira giratória, controle postural e teste potencial miogênico vestibular (VEMP) possam dar indicações do estado de compensação, o valor de tais testes é um pouco limitado. Tipicamente, as informações obtidas a partir desses estudos referem-se mais à fase estática de compensação do que à fase dinâmica. O nistagmo espontâneo clinicamente significativo, o nistagmo posicional e uma preponderância direcional na VNG fornecem provas para a falha da compensação fisiológica no controle dos movimentos oculares. O teste da cadeira giratória estimula os canais semicirculares horizontais e seus *inputs* aferentes por uma ampla faixa de frequências e acelerações. Embora esta seja uma avaliação fisiológica em vez de funcional, ela fornece informações sobre o sistema vestíbulo-ocular que não são obtidas com a VNG. Em geral, embora as anormalidades de latência (avanço de carga) ou amplitude (ganho) dos movimentos oculares produzidas pelo RVO forneçam evidências de disfunção vestibular periférica, as medidas fisiológicas não avaliam o nível de compensação dentro do sistema central.[14] Por outro lado, a assimetria persistente (viés) nas respostas de velocidade do olho de fase lenta produzidas por rotação para a direita *versus* rotação para a esquerda sugere fortemente que a lesão periférica é fisiologicamente não compensada.

A posturografia dinâmica fornece informações sobre o equilíbrio e a função do sistema que não estão disponíveis por meio de outras modalidades de testes vestibulares. A porção de organização sensorial da posturografia dinâmica é essencialmente um teste de capacidades funcionais, em vez de uma avaliação do local da lesão. Ao medir o grau de oscilação postural em diversas condições de teste, esse teste determina se o paciente é capaz de fazer uso adequado dos *inputs* sensoriais dos sistemas visual, vestibular e somatossensorial para a manutenção da postura estável. Ao identificar a dificuldade no uso de um ou mais dos parâmetros de *input*, obtém-se uma estimativa quantitativa da compensação funcional. Não é incomum documentar achados de organização sensorial normal em pacientes que relatam sintomas provocados pelo movimento exclusivamente e não apresentem sinais de nistagmo patológico ou assimetria significativa no teste da cadeira giratória. Por outro lado, alguns pacientes irão demonstrar anomalias significativas do controle postural que refletem a compensação funcional inadequada, mesmo quando as medidas mais fisiológicas (VNG e teste da cadeira giratória) sugerem um processo de compensação fisiológica razoavelmente completo.

A bateria de coordenação do movimento de posturografia dinâmica pode ser utilizada para avaliar as respostas de débito motor automáticas do SNC em resposta a perturbações da postura. As anormalidades detectadas podem ajudar a explicar achados no teste de organização sensorial, especialmente o padrão de disfunção vestibular e somatossensorial. Ela também pode fornecer indicações de neuropatia periférica previamente diagnosticada ou déficits biomecânicos que resultam de condições musculoesqueléticas conhecidas.[34,35] Esse protocolo não fornece qualquer informação sobre o estado de compensação.

Avanços recentes em testes de diagnóstico vestibular estenderam a região de doença identificável para incluir os órgãos otolíticos. O teste VEMP cervical (cVEMP) obteve ampla utilização clínica nos últimos anos.[36] O teste expõe o paciente a uma série de cliques altos (95 dB). Durante a aplicação do som, o músculo esternocleidomastóideo ipsilateral é avaliado para potenciais miogênicos. Em pessoas com função vestibular saudável, um potencial inibitório inicial (que ocorre a uma latência de 13 ms após o clique) é seguido por um potencial excitatório (que ocorre a uma latência de 21 ms após o clique), que se acredita que seja gerado a partir do sáculo.

REABILITAÇÃO VESTIBULAR: CRITÉRIOS PARA SELEÇÃO DE PACIENTES

REABILITAÇÃO VESTIBULAR COMO UMA MODALIDADE DE TRATAMENTO PRIMÁRIO

O uso da reabilitação vestibular no tratamento da VPPB é bem aceito. Com ou sem o uso de óculos infravermelhos para bloquear a fixação, a identificação do canal semicircular acometido com base no seu padrão particular de nistagmo melhora muito a precisão da reabilitação. O uso de programas não personalizados, tais como exercícios de Cawthorne, tem uma longa história no tratamento desse problema.[19,24,37] No entanto, para muitos pacientes, o programa Cawthorne comumente prescrito é muito intensivo e com frequência provoca sintomas vestibulares intensos, algumas vezes acompanhados de náuseas ou vômitos. Isso desestimula o paciente a continuar. Um programa não personalizado preferido para VPPB que pode ser útil é o programa de Brandt-Daroff.[24] Quando essas técnicas são insuficientes para trazer alívio, o

TABELA 85.1. **Padrão de Nistagmo Baseado no Canal Semicircular Afetado**

Canal Semicircular Afetado	Nistagmo
Posterior	Vertical para cima com fases rápidas de torção batendo em direção à orelha envolvida
Superior	Vertical para baixo com fases rápidas de torção batendo em direção à orelha envolvida
Horizontal	Geotrópico ou apogeotrópico

paciente deve ser encaminhado para um terapeuta vestibular para um programa personalizado.[6] A Tabela 85-1 oferece uma breve revisão do nistagmo e do canal semicircular acometido por ductolitíase. Para uma discussão completa de VPPB e manobras de reposicionamento de partículas, veja o Capítulo 83.

O uso de reabilitação vestibular como a recomendação de tratamento primário é apropriado em qualquer condição caracterizada por um déficit estável periférico unilateral ou vestibular central quando o processo de compensação natural do paciente está incompleto. É uma indicação direcionada pelo sintoma que é determinada a partir dos sintomas apresentados pelo paciente. O relatório de sintomas que ocorrem espontaneamente ou as flutuações documentadas na audição ou função vestibular sugerem uma lesão instável. Se a avaliação do paciente não revelar nenhuma evidência de um processo progressivo ou flutuante (instável), é provável que a reabilitação vestibular irá produzir uma resolução satisfatória dos sintomas. Essa intervenção é certamente preferível ao uso prolongado de supressores vestibulares. Na maioria dos pacientes com lesões periféricas estáveis, não existe nenhum papel para o uso de supressores vestibulares a longo prazo; todavia, eles podem ser úteis no início da reabilitação vestibular para reduzir os sintomas a um nível que permita que o paciente execute o programa de exercício prescrito.[38,39]

A indicação final para a utilização de reabilitação vestibular como modalidade de tratamento primário é para distúrbios caracterizados por dificuldades de equilíbrio multifatoriais, tais como aquelas observadas em idosos.[40] Esses pacientes podem se beneficiar muito de exercícios de controle postural e programas de condicionamento individualizados. Frequentemente, o terapeuta irá incorporar sugestões para estratégias de mobilidade segura, modificações no ambiente doméstico e o uso de dispositivos de assistência para a segurança na deambulação conforme necessário.

REABILITAÇÃO VESTIBULAR COMO UMA MODALIDADE ADJUVANTE

Várias situações podem requerer a utilização de intervenções de reabilitação vestibular como uma modalidade de tratamento adjuvante. O uso de reabilitação vestibular de rotina ou seletiva é útil para otimizar o resultado após a cirurgia vestibular – tal como a remoção de schwannoma vestibular, labirintectomia ou secção do nervo vestibular – e após a administração de aminoglicosídeos intratimpânicos para a doença de Menière. Quando um paciente com uma condição vestibular instável é submetido a um procedimento ablativo, uma lesão vestibular unilateral mais profunda, porém estável, é criada. O processo de compensação aguda e crônica deve começar novamente. É possível que muitos dos resultados insatisfatórios após a cirurgia vestibular possam ser atribuídos à compensação pós-operatória incompleta ou retardada. Todos os pacientes devem ser instruídos sobre a importância da compensação central para o sucesso de qualquer procedimento vestibular ablativo. Aqueles indivíduos que estão em risco particular para a recuperação precária por causa das condições complicadas do sistema nervoso central, medicamentos sedativos ou falta de motivação para a recuperação devem ser encorajados a prosseguir num programa personalizado de reabilitação vestibular no início de sua evolução pós-operatória.

A reabilitação vestibular pode desempenhar um papel em outras condições que incluem um componente de queixas de equilíbrio.[5,41] Frequentemente, os pacientes que tiveram lesões na cabeça têm incapacidade significativa por prejuízos vestibulares e de visão. Como a sua condição com frequência inclui o envolvimento vestibular central e cognitivo juntamente com o componente labiríntico periférico, técnicas de reabilitação vestibular são mais bem utilizadas como um complemento a um programa de lesão na cabeça abrangente, multidisciplinar, em vez de como a medida de reabilitação primária. A terapia da visão para o tratamento de diplopia e da insuficiência de convergência após a lesão na cabeça pode incorporar desafios combinados visuais e vestibulares. O uso de reabilitação vestibular pode ser útil em situações de tontura associada à enxaqueca, uma vez que as limitações funcionais que correspondem à vestibulopatia estão presentes e o tratamento adequado para a enxaqueca é fornecido ao mesmo tempo.[5,13]

Pacientes com doença de Menière podem se queixar de vertigem posicional ou outros sintomas vestibulares crônicos entre os seus ataques definitivos. Embora tais pacientes sejam candidatos à reabilitação vestibular, eles precisam reconhecer que o prognóstico para o alívio duradouro dos sintomas crônicos é reduzido se os ataques típicos graves da doença de Menière ocorrem mais do que uma vez ao mês. Se os ataques forem raros, ou se a doença de Menière estiver inativa, o prognóstico é consideravelmente melhorado.

Um grupo final para o qual o uso específico de técnicas de habituação de reabilitação vestibular é um componente do tratamento global é o de pacientes com transtornos de ansiedade e especialmente aqueles que desenvolvem a síndrome de tontura subjetiva crônica, uma resposta condicionada que é altamente comórbida com ansiedade e enxaqueca. Na síndrome, os pacientes desenvolvem sensibilidades a automovimento, movimento visual, complexidade visual e tarefas de enfoque visual. Além de medicação para a condição, a reabilitação vestibular na forma de exercícios de habituação é utilizada para reduzir as sensibilidades desenvolvidas tanto para o movimento da cabeça quanto para os estímulos visuais. Uma discussão completa sobre a questão de tontura subjetiva crônica e o uso de terapia para uma parte do tratamento está além do escopo deste capítulo; o leitor interessado tem a referência de outras publicações.[42]

REABILITAÇÃO VESTIBULAR COMO UM ENSAIO TERAPÊUTICO

Às vezes, o médico pode estar incerto se as queixas do paciente são devidas à doença vestibular estável com compensação inadequada ou a um distúrbio de labirinto instável, tal como fístula perilinfática ou deiscência de canal superior. Nesse cenário, um ensaio de reabilitação vestibular é apropriado se a audição for estável e pode auxiliar no diagnóstico esclarecendo essa importante distinção. A falha em melhorar com a reabilitação vestibular dá mais credibilidade à impressão diagnóstica de que a lesão é instável ou progressiva. Então é aconselhável prosseguir com o tratamento cirúrgico adequado, desde que os sintomas sejam suficientemente graves para justificar o procedimento e se acredite que emanam do órgão final. O curso de tratamento conservador é particularmente apropriado antes de as intervenções cirúrgicas serem consideradas para diagnósticos controversos tais como a fístula perilinfática espontânea.[43]

Algumas vezes é difícil determinar se uma recidiva pós-operatória de sintomas vestibulares representa progressão da doença ou meramente descompensação central.[44] A descompensação pode ser observada como uma sequela tardia após a compensação inicialmente completa para qualquer lesão periférica, incluindo a cirurgia vestibular. Por exemplo, muitos cirurgiões consideram a labirintectomia transmastoidea como sendo um procedimento definitivo para o controle da vertigem de origem periférica. Assim, é justificada uma explicação de por que se relata que ocorrem falhas. As falhas iniciais são mais bem atribuídas ao diagnóstico incorreto, à remoção incompleta do neuroepitélio no momento da cirurgia ou à compensação do SNC inicial inadequada. Foi levantada a hipótese de que as falhas tardias resultam de "neuromas pós-labirintectomia".[45,46] Embora haja pouca razão para se esperar que tais lesões poderiam produzir sintomas, alguns cirurgiões defenderiam realizar uma neurectomia vestibular nesse quadro. Uma explicação alternativa para esses sintomas recorrentes após uma labirintectomia completa seria a descompensação central final, que deveria responder rapidamente à reabilitação vestibular. Em vez de proceder à cirurgia adicional, um ensaio terapêutico de reabilitação vestibular é adequado sempre que permanecer a possibilidade de compensação incompleta ou descompensação.

Candidatos Inadequados

Os pacientes cujos sintomas ocorrem estritamente em episódios discretos espontâneos, tais como aqueles observados com a doença de Menière, são improváveis de se beneficiar da reabilitação vestibular. Se não forem encontrados movimentos ou posições do corpo provocativos para produzir indisposições confiáveis e nenhuma anormalidade do controle postural for observada durante a avaliação, o paciente é mais bem tratado com estratégias alternativas clínicas ou cirúrgicas. Não obstante, tais pacientes devem ser encorajados a permanecer ativos e otimizar sua saúde geral através de atividades físicas realizadas em um nível que é apropriado para sua idade e saúde geral.

Papel dos Estudos de Função de Equilíbrio na Seleção dos Pacientes

A reabilitação vestibular é um programa de tratamento orientado pelo sintoma. As principais características que sugerem o uso da reabilitação vestibular para o tratamento primário ou adjuvante são as reclamações relacionadas com os sintomas provocados por movimento ou disfunção com equilíbrio e marcha. Existe um papel para o uso de estudos de função de equilíbrio para a determinação de quais pacientes seriam candidatos adequados para a reabilitação vestibular? Esses testes desempenham algum papel no monitoramento do resultado do programa?

Dos principais estudos de função de equilíbrio, a *posturografia dinâmica* tem a maior probabilidade de sugerir que a reabilitação vestibular pode ser apropriada e de orientar o tratamento prescrito pelo terapeuta. Alguns pacientes têm uma apresentação de sintoma que não sugere o uso de terapia como uma opção de tratamento, mas o desempenho em posturografia dinâmica mostra déficits claros na manutenção da postura ereta durante condições desafiadoras. Tal paciente seria então um candidato muito apropriado para a reabilitação vestibular para melhorar o equilíbrio e reduzir o potencial de quedas. As avaliações de controle postural dinâmico em pacientes para os quais a reabilitação vestibular deve ser usada podem ajudar no planejamento e no monitoramento do programa de reabilitação vestibular personalizado.[19,34,39]

A VNG e os estudos de cadeira giratória não fornecem informações que auxiliem na decisão de quem é um candidato adequado para a reabilitação vestibular; entretanto, se um paciente for um candidato completamente adequado para a reabilitação vestibular, esses estudos podem ser usados para reforçar o uso de uma forma específica de exercício no programa de terapia. As indicações de déficits no RVO fornecem suporte para o uso de exercícios de adaptação como um meio para melhorar o ganho de RVO e, dessa forma, o desempenho funcional do RVO. Nenhum desses estudos detém qualquer utilidade significativa no que diz respeito ao monitoramento do progresso de um programa de reabilitação vestibular. No entanto, se o paciente não estiver melhorando conforme esperado, repetir as porções da VNG ou o protocolo da cadeira giratória pode ser útil para determinar se a doença do sistema vestibular progrediu de uma forma que afetaria negativamente o progresso do paciente.[47]

PAPEL DAS MEDIDAS DE PROGNÓSTICO DE EQUILÍBRIO OBJETIVO

As medidas de prognóstico de equilíbrio funcional ajudam no processo de tomada de decisão clínica para a intervenção de tratamento adequado. As medidas objetivas comuns incluem o Índice de Marcha Dinâmica (IMD), a Escala de Equilíbrio de Berg (EEB), Timed Up and Go (TUG), Balance Equivalent Systems Test (BEST) e teste de velocidade da marcha. O IMD avalia a estabilidade postural dinâmica e a marcha em pacientes com disfunção vestibular. É um teste de oito itens que desafia exclusivamente o equilíbrio em parte pela incorporação de voltas deliberadas da cabeça e do corpo. Os escores de menos de 19 dos 24 estão correlacionados com as quedas em idosos que vivem na comunidade.[48] O EEB é outra medida de prognóstico de equilíbrio útil que avalia a estabilidade postural estática e dinâmica. O EEB é uma ferramenta útil de 14 itens considerados confiáveis e válidos em diferentes populações de pacientes neurológicos, com dados de valores normativos disponíveis.[49] O teste TUG avalia múltiplas habilidades funcionais que incluem a transição de sentado para em pé, andar 3 metros e mudar de direção. Embora o escore de TUG seja dependente da idade, geralmente escores inferiores a 10 segundos são considerados normais, enquanto escores superiores a 11 segundos indicam um aumento do risco de queda e/ou implicam limitações de mobilidade significativas ou déficits funcionais que podem variar entre diferentes diagnósticos neurológicos.[50] O BEST combina medidas de prognósticos validados comumente utilizados, tais como IMD, EEB e TUG, e inclui desafios de tarefas cognitivas duplas. O BEST é projetado para auxiliar os médicos a identificarem especificamente os sistemas prejudicados que são a base de controle de equilíbrio, o que também pode orientar a intervenção.[51] A velocidade da marcha é outra medida funcional comumente utilizada e foi recentemente correlacionada com a sobrevivência. Um estudo publicado em 2011 no *Journal of the American Medical Association* analisou dados de nove estudos de coorte que usaram dados de 34.485 adultos idosos residentes na comunidade. Vários autores propuseram que velocidades de marcha superiores a 1 m/s sugerem envelhecimento mais saudável, enquanto as velocidades de marcha mais lentas do que 0,6 m/s aumentam a probabilidade de problemas de saúde e função.[52]

PAPEL DAS MEDIDAS DE PROGNÓSTICO DE EQUILÍBRIO SUBJETIVAS

As medidas de prognósticos subjetivas comuns incluem o Dizziness Handicap Inventory (DHI) e a escala Activities Balance-Specific Confidence (ABC). O DHI é uma medida subjetiva de tontura e capacidade funcional em pacientes com distúrbios vestibulares, e sua confiabilidade inter e intraexaminador é boa. As subescalas emocionais, funcionais e físicas estão incluídas em um questionário com 25 itens. Um escore total de 0 indica que não há deficiência, enquanto 100 indica deficiência grave com autopercepção.[53] A escala ABC é uma medida subjetiva de autoconfiança na realização de atividades de marcha sem cair. Uma pontuação de 100% representa total confiança, enquanto escores menores que 85% identificam quedas potenciais. A correlação entre a escala ABC e BEST foi classificada como excelente.[54]

REABILITAÇÃO VESTIBULAR: TÉCNICAS COMUNS

O terapeuta de reabilitação vestibular usa uma variedade de técnicas quando fornece um programa personalizado para as necessidades individuais do paciente (Tabela 85-2). Para uma discussão completa das intervenções diagnósticas e terapêuticas que podem ser adequadamente realizadas pelo terapeuta, o leitor interessado pode consultar outras fontes para leitura adicional.[13,55] Esta seção do capítulo revisa várias categorias gerais de técnicas de exercício usadas em um programa personalizado de reabilitação vestibular.

EXERCÍCIOS DE ADAPTAÇÃO VESTIBULAR

O principal objetivo dos exercícios de adaptação é a melhora no desempenho funcional do RVO e acompanhamento da estabilidade do olhar para aqueles que demonstram um déficit de RVO fisiologicamente e que têm sintomas previsíveis provocados por movimentos da cabeça. A evidência de um déficit de RVO pode incluir uma assimetria de resposta calórica em VNG e/ou uma constante de tempo anormal em testes de cadeira rotatória. O impacto funcional de um déficit de RVO fisiológico é percebido pelo uso de teste de acuidade visual dinâmica, que avalia a capacidade de determinar com precisão um alvo visual enquanto a cabeça estiver em movimento.[13] As atividades envolvem principalmente movimentos coordenados de olho e cabeça chamados exercícios de visualização *RVO vezes 1* e *vezes 2* (Fig. 85-2), descritos em outra parte.[5,13] Usando registros de movimento do olho durante o impulso da cabeça, dados de testes-piloto foram capazes de mostrar um aumento real no ganho de RVO que se correlaciona com melhora funcional conforme refletido na acuidade visual dinâmica em pacientes com hipofunção unilateral. Contudo, o ganho foi mais consistentemente aumentado para impulsos de cabeça ativos (iniciados pelo paciente) do que para impulsos de cabeça passivos (inesperados iniciados pelo examinador).[56] A implicação desse trabalho é que, para apreciar uma mudança real no ganho fisiológico do sistema, a tarefa deve ter relevância direta para o paciente. Esse é o primeiro estudo a mostrar uma mudança mecanicista como resultado de exercícios de adaptação de reabilitação vestibular. É interessante que, até mesmo com o mecanismo subjacente para a adaptação de RVO não sendo ainda bem compreendido, os exercícios prescritos resultam em alterações mensuráveis no desempenho funcional de RVO.[1,13,14]

TABELA 85.2. Técnicas Comuns para Reabilitação Vestibular

Vestibulopatia	Estratégia Reabilitadora
Lesão periférica unilateral não compensada aguda Exemplo: estado pós-operatório imediato ou crise recente	Programa de reabilitação vestibular genérica para começar Programa personalizado se o paciente não fizer progresso satisfatório
Lesão periférica unilateral não compensada estável Exemplo: crise prévia com sintomas contínuos	Exercícios de adaptação e habituação Atividades de controle postural se as anormalidades forem detectadas durante o teste
Lesões periféricas bilaterais	Substituição sensorial com interação visual/vestibular Atividades de controle postural se forem detectadas anormalidades Triagem para outras condições comórbidas que podem agravar os problemas de equilíbrio
Vertigem posicional paroxísmica benigna	Manobras de reposicionamento de partícula Exercícios de habituação se o reposicionamento falhar
Enxaquecas vertiginosas Sintomas provocados por ansiedade Lesão na cabeça	Atividades de substituição sensorial potencialmente benéficas com tontura crônica relacionada com enxaqueca vertiginosa Tratamento adjuvante reabilitador vestibular como parte de abordagem multidisciplinar

EXERCÍCIOS DE HABITUAÇÃO VESTIBULAR

Para a maioria dos pacientes com sintomas provocados por posição, o principal objetivo é extinguir as respostas patológicas residuais após a compensação incompleta ou desordenada.[57] O terapeuta identifica os movimentos típicos que produzem os sintomas mais pronunciados e fornece ao paciente um programa limitado, mas progressivo, de exercícios que reproduzam esses movimentos. Tipicamente, eles são realizados duas a três vezes por dia, com a duração e o número de repetições variando de acordo com a gravidade da náusea ou tontura que produzem. Os pacientes são aconselhados sobre os sintomas serem agravados pelos exercícios no início, mas a melhora gradual ocorre. Os pacientes com frequência são encorajados pela experiência da habituação a curto prazo no final de uma sessão de exercício. Se eles conseguirem perseverar com o seu programa, a maioria irá começar a observar alívio dramático da vertigem posicional dentro de 2 a 6 semanas.

Obviamente, existe uma sobreposição significativa entre eles e as atividades de adaptação. Existem diferenças nos detalhes das técnicas relativas a velocidade, alvo visual, número de movimentos e repetição. O princípio subjacente de exercícios de habituação é aquele de breves exposições repetidas. Essa técnica também pode ser usada para reduzir a sensibilidade aos sintomas provocados por movimento visual, embora ela seja uma tarefa mais difícil.

EXERCÍCIOS DE SUBSTITUIÇÃO

Como o nome indica, os exercícios de substituição ensinam o paciente a usar estratégias alternativas e *inputs* sensoriais para compensar aqueles que são deficientes ou ausentes. Há claramente um limite para o quanto a visão ou a propriocepção podem substituir o sistema vestibular e quanta informação vestibular pode ser substituída por propriocepção. Esses limites são secundários às diferenças na variação de frequência na qual cada um desses *inputs* e os vários débitos motores e perceptivos funcionam.[21,22] Apesar das limitações, essa técnica pode ser bem-sucedida na promoção de alterações no desempenho tanto para estabilidade do olhar quanto para controle postural por meio do mecanismo de pré-programação central.[9,58]

CONTROLE POSTURAL E EXERCÍCIOS DE MARCHA

Quando as anormalidades do controle postural são detectadas na avaliação, elas podem ser especificamente abordadas no programa de exercícios prescritos. Os programas podem ser concebidos para corrigir assimetrias de suporte de peso, mobilidade limitada ao redor do centro de gravidade e problemas de seleção de *input* sensorial. Por exemplo, caso se descubra que o paciente é dependente do *input* somatossensorial, apesar da disponibilidade de pistas visuais precisas, o programa pode envolver exercícios que exigem o equilíbrio em espuma espessa. Isso seria realizado inicialmente com os olhos abertos e, eventualmente, com os olhos fechados.

Embora trabalhar em equilíbrio estático seja uma dimensão de terapia, as atividades de marcha mais complexas ao longo de um curso curto (tal como uma caminhada a pé de 3 a 6 metros) são com frequência prescritas e são combinadas com outros movimentos mais complexos. Esses podem envolver atividades específicas tais como pisar sobre objetos ou incorporar movimentos recíprocos de cabeça. Também pode-se pedir ao paciente para praticar a caminhada em diferentes tipos de superfícies, tais como tapete macio compressível ou um cascalho de estacionamento irregular, ou incorporar tarefas duplas. Essas atividades destinam-se a intensificar a estabilidade nas atividades diárias. Os pacientes com perda bilateral da função vestibular podem ser instruídos a realizar exercícios que ajudam com a substituição sensorial. Desses exercícios, pode estar incluído caminhar em ambientes cada vez mais desafiadores, mal iluminados, para facilitar a substituição somatossensorial e o equilíbrio em superfícies de apoio mais desafiadoras para facilitar a substituição visual.[13]

CONDICIONAMENTO E ATIVIDADES DE MANUTENÇÃO

A maioria dos pacientes com vertigem e distúrbios do equilíbrio adotou um estilo de vida sedentário para evitar a precipitação de seus sintomas. Embora tal resposta seja compreensível, a inatividade contribui para sua deficiência continuada e atrasa a sua recuperação. Assim sendo, todos os pacientes que recebem programas de reabilitação vestibular personalizada também recebem sugestões para um programa geral de exercícios adequado à idade, saúde e interesses. Para a maioria dos pacientes, isso implicaria, pelo menos, um programa de caminhada graduada. Para muitos, um programa mais extenuante é sugerido podendo incluir jogging, uso de esteira, aeróbica ou andar de bicicleta. As atividades que envolvem movimentos coordenados de olho, cabeça e corpo, tais como golfe, boliche, handebol ou esportes com raquete, podem ser apropriadas. A natação é abordada com cautela por causa da desorientação vivida por muitos pacientes com disfunção vestibular na ausência de gravidade relativa do ambiente aquático.

MANUTENÇÃO DOS RESULTADOS INICIAIS

Uma vez que o paciente tenha completado o período inicial do tratamento, o progresso é avaliado e são feitos ajustes no programa. Exercícios que já não produzem mais sintomas são eliminados e substituídos por outros que não foram originalmente incluídos por causa da menor prioridade. Esse processo é continuado até que as melhoras comecem a estabilizar. Quando tal ponto é alcançado, é importante fornecer ao paciente o aconselhamento e um programa de exercícios de manutenção para garantir os benefícios obtidos com o programa de tratamento ativo. O programa de manutenção normalmente inclui a continuação dos exercícios de condicionamento prescritos, além de todas as atividades de controle postural exclusivas necessárias. O paciente é instruído a retomar os exercícios se ocorrer uma recidiva dos sintomas. Para as lesões do SNC que envolvem o cerebelo, há indicações de que o programa ativo precisa ser continuado indefinidamente para manter os benefícios.[12]

O PAPEL DO TERAPEUTA NA EDUCAÇÃO DO PACIENTE

Um papel fundamental do terapeuta no tratamento do paciente com um distúrbio do equilíbrio é educar o paciente sobre os fatores que contribuem para a condição.[12] O paciente com frequência tem informações adquiridas consideravelmente errôneas que devem ser abordadas. Além disso, outro papel do terapeuta é educar o paciente sobre os recursos disponíveis adicionais que podem afetar a recuperação global. Por exemplo, a terapia que incorpora a exposição graduada a padrões visuais complicados pode ser útil para pacientes cuja percepção visual prejudicada contribui para um distúrbio de marcha multifocal geral, tal como no caso de uma lesão cerebral traumática. A função de apoio do terapeuta é particularmente essencial para o tratamento de pacientes com um prognóstico menos favorável. Um paciente que é bem educado sobre a natureza da disfunção vestibular ou de equilíbrio vai entender o fundamento lógico para a reabilitação vestibular. Em alguns casos, o paciente irá reconhecer que a reabilitação vestibular é uma técnica de tratamento, em vez de uma cura, para os déficits subjacentes. Independentemente do prognóstico geral, o paciente deve concordar em comprometer-se a tomar um papel ativo na sua própria reabilitação.

REABILITAÇÃO VESTIBULAR: RESULTADOS ESPERADOS

Um ensaio clínico prospectivo de dois anos que incluiu todos os pacientes submetidos a reabilitação vestibular na University of Michigan sugeriu que a redução dos sintomas pode ser esperada em aproximadamente 85% dos casos. Nesse estudo, 80% dos pacientes também apresentaram escores melhores numa escala de avaliação de deficiência após a terapia.[39] Um ensaio clínico controlado randomizado posterior forneceu evidências de que os programas de reabilitação vestibular personalizados para as necessidades específicas de cada paciente fornecem resultados que são superiores àqueles obtidos com os programas genéricos de terapia.[59] Uma revisão recente da colaboração Cochrane avaliou 21 estudos randomizados de reabilitação vestibular para a disfunção vestibular periférica unilateral. No geral, os resultados suportam fortemente a reabilitação vestibular como uma ferramenta efetiva no tratamento da disfunção vestibular unilateral em relação a medicamentos, placebo ou intervenções factícias ou nenhuma intervenção.[60] Whitney e Rossi[2] também forneceram uma revisão útil de múltiplos estudos publicados sobre a eficácia da reabilitação vestibular. Em sua revisão, eles classificam os trabalhos pela presença ou ausência de grupos de controle e a natureza prospectiva ou retrospectiva dos estudos. No geral, os estudos revisados demonstram evidência significativa que suporta a eficácia da reabilitação vestibular como uma ferramenta importante de tratamento para os pacientes com distúrbios de equilíbrio e vestibulares. Esse resumo também demonstra que a reabilitação vestibular é altamente benéfica após a ablação cirúrgica unilateral da função vestibular. Resultados semelhantes podem ser esperados no tratamento de lesões unilaterais fixas tais como neurite vestibular e labirintite. O tratamento de ductolitíase que provoca VPPB clássica usando a manobra de reposicionamento das partículas é eficaz em mais de 90% dos casos, mas a condição pode recidivar em até 30% dos pacientes. Foi relatado que os exercícios de habituação produzem resultados semelhantes mas não oferecem alívio tão prontamente. Os pacientes com vestibulopatia bilateral tratados com reabilitação vestibular mostram uma melhora significativa em velocidade de locomoção e uso da escada, estabilidade postural e distância atingida em comparação com os indivíduos de controle.

Em geral, os pacientes que têm um prognóstico pior para a melhora com a reabilitação vestibular incluem aqueles com lesões periféricas bilaterais graves, déficits vestibulares combinados central e periférico e síndromes de dor de cabeça após a lesão na cabeça e incapacidade estabelecida de longo prazo. Para aqueles em quem a enxaqueca ou os transtornos de ansiedade são a principal fonte de sintomas, a reabilitação vestibular pode ser efetiva se for utilizada com o tratamento para o processo da doença primária.[5] Embora alguns pacientes idosos possam evoluir mal por causa da disfunção multissensorial, tal como deficiências de percepção de profundidade visual, a experiência geral com essa faixa etária tem sido favorável.

A utilização concomitante de medicamentos supressores vestibulares ou outros agentes de ação central mostrou retardar o curso de tempo de recuperação durante a reabilitação vestibular. Sempre que possível, esses medicamentos devem ser reduzidos para doses mais baixas ou interrompidos completamente. Por outro lado, eles podem ser continuados se forem essenciais para o tratamento de condições médicas que complicam ou para o alívio dos sintomas durante o programa de reabilitação vestibular, pois a sua utilização não parece reduzir significativamente a probabilidade de um prognóstico final satisfatório.

Para consultar a lista completa de referências, acesse www.expertconsult.com.

LEITURA SUGERIDA

Baloh RW, Honrubia V: *Clinical neurophysiology of the vestibular system*, ed 2, Philadelphia, 1989, FA Davis.
Brandt T, Daroff RB: Physical therapy for benign paroxysmal positional vertigo. *Arch Otol Rhinol Laryngol* 106:484, 1980.
Cawthorne T: The physiological basis for head exercises. *J Chart Soc Physiother* 30:106, 1944.
Cooksey FS: Rehabilitation in vestibular injuries. *Proc R Soc Med* 39:273, 1946.
Crane BT, Demer JL: Human gaze stabilization during natural activities: translation, rotation, magnification, and target distance effects. *J Neurophysiol* 78:2129, 1997.
Grossman GE, Leigh RJ: Instability of gaze during locomotion in patients with deficient vestibular function. *Ann Neurol* 27:528, 1990.
Grossman GE, Leigh RJ, Bruce EN, et al: Performance of the human vestibuloocular reflex during locomotion. *J Neurophysiol* 62:264, 1989.
Herdman S, editor: *Vestibular rehabilitation*, ed 3, Philadelphia, 2007, FA Davis.
Herdman S, Tusa R: Assessment and treatment of patients with benign paroxysmal positional vertigo. In Herdman S, editor: *Vestibular rehabilitation*, ed 2, Philadelphia, 2000, FA Davis, p 451.
Hillier SL, Hollohan V: Vestibular rehabilitation for unilateral peripheral vestibular dysfunction. *Cochrane Database Syst Rev* 4:CD005397, 2007.
Horak FB, Nashner LM: Central programming of postural movements: adaptation to altered support surface configurations. *J Neurophysiol* 55:1369, 1986.
Igarashi M, Ishikawa M, Yamane H: Physical exercise and balance compensation after total ablation of vestibular organs. *Prog Brain Res* 76:395, 1988.
McCabe BF, Sekitani T: Further experiments on vestibular compensation. *Laryngoscope* 82:381, 1972.
Peppard SB: Effect of drug therapy on compensation from vestibular injury. *Laryngoscope* 96:878, 1986.
Schubert MC, Migliaccio AA, Clendaniel RA, et al: Mechanism of dynamic visual acuity recovery with vestibular rehabilitation. *Arch Phys Med Rehabil* 89(3):500–507, 2008.
Schwarz DWF: Physiology of the vestibular system. In Cummings C, Fredrickson J, Harker L, et al, editors: *Otolaryngology—head and neck surgery*, Vol 3, St Louis, 1986, Mosby.
Shepard NT, Asher A: Treatment of patients with nonvestibular dizziness and disequilibrium. In Herdman S, editor: *Vestibular rehabilitation*, ed 2, Philadelphia, 2000, FA Davis, p 534.
Shepard NT, Telian SA: Programmatic vestibular rehabilitation. *Otolaryngol Head Neck Surg* 112:173, 1995.
Shepard NT, Telian SA, Smith-Wheelock M, et al: Vestibular and balance rehabilitation therapy. *Ann Otol Rhinol Laryngol* 102:198, 1993.
Shumway-Cook A, Horak FB: Rehabilitation strategies for patients with vestibular deficits. *Neurol Clin* 8:441, 1990.
Smith-Wheelock M, Shepard NT, Telian SA, et al: Balance retraining therapy in the elderly. In Kashima H, Goldstein J, Lucente F, editors: *Clinical geriatric otolaryngology*, Philadelphia, 1992, BC Decker, p 71.
Smith-Wheelock M, Shepard NT, Telian SA: Physical therapy program for vestibular rehabilitation. *Am J Otol* 12:218, 1991.
Suarez H, Arocena M, Suarez A, et al: Changes in postural control parameters after vestibular rehabilitation in patients with central vestibular disorders. *Acta Otolaryngol* 123:143, 2003.
Telian SA, Shepard NT, Smith-Wheelock M, et al: bilateral vestibular paresis: diagnosis and treatment. *Otolaryngol Head Neck Surg* 104:67, 1991.
Whitney SL, Rossi MM: Efficacy of vestibular rehabilitation. *Otolaryngol Clin North Am* 33:659, 2000.
Yardley L: Overview of the psychologic effects of chronic dizziness and balance disorders. *Otolaryngol Clin North Am* 33:603, 2000.
Ylikoski J, Belal A: Human vestibular nerve morphology after labyrinthectomy. *Otolaryngol Head Neck Surg* 99:472, 1988.
Zee DS: Vestibular adaptation. In Herdman S, editor: *Vestibular rehabilitation*, ed 2, Philadelphia, 2000, FA Davis, p 77.

SEÇÃO 8 ■ DISTÚRBIOS DO NERVO FACIAL

86 Testes da Função do Nervo Facial

Rodney C. Diaz | Shannon M. Poti | Robert A. Dobie

Pontos-chave

- O histórico e o exame físico são as ferramentas mais importantes na avaliação da função do nervo facial e no diagnóstico da sua disfunção.
- O sistema de graduação House-Brackmann é o método mais comumente utilizado de categorização e documentação de função do nervo facial a longo prazo após injúria, lesão ou cirurgia.
- Embora tenham sido amplamente suplantados por testes e imagens eletrodiagnósticos, testes topognósticos identificam déficits funcionais específicos em pontos de ramificações anatômicas correspondentes a fim de determinar a localização da lesão ao longo do trajeto do nervo facial.
- Os quatro tipos de exames eletrodiagnósticos são o teste de excitabilidade mínima do nervo, o teste de estimulação máxima, a eletroneuronografia (também chamada de *eletroneurografia*) e a eletromiografia. Cada um possui suas vantagens e desvantagens.
- O exame eletrodiagnóstico do nervo facial pode diferenciar neuropraxia de degeneração nervosa (neurotmese), mas não pode distinguir entre diferentes graus de degeneração nervosa.
- O exame eletrodiagnóstico pode fornecer informação prognóstica relacionada à probabilidade de recuperação completa ou boa *versus* recuperação incompleta ou pobre; os critérios limiares que predizem a má recuperação são utilizados por alguns cirurgiões para seleção de pacientes para exploração cirúrgica e descompressão do nervo facial.
- O monitoramento transoperatório do nervo facial mostrou ser uma ferramenta valiosa na cirurgia do neuroma acústico e de outros tumores do ângulo pontocerebelar, assim como na revisão da parotidectomia para casos de adenoma pleomórfico recorrente. Vários fatores podem afetar a acurácia e performance; portanto, repostas a partir de um dispositivo de monitoramento não devem suplantar o conhecimento e a experiência cirúrgicos na tomada de decisões transoperatórias.
- Formas não convencionais de monitoramento do nervo facial sob desenvolvimento podem fornecer informações adicionais para avaliação da integridade do nervo facial no período transoperatório, além de métodos padrões de monitoramento transoperatório.

Na paralisia facial, assim como na maioria dos problemas médicos, o histórico e o exame físico usualmente fornecem informações mais úteis do que exames laboratoriais. Algumas vezes, entretanto, uma avaliação mais objetiva da função do nervo facial é indicada a fim de detectar uma lesão do nervo facial; medir sua severidade; localizar em um local intracraniano, intratemporal ou extratemporal em particular; avaliar o prognóstico para recuperação; auxiliar nas decisões terapêuticas; ou detectar e evitar a lesão cirúrgica. Testes quantitativos de função do nervo facial são então utilizados.

Testes diagnósticos úteis fornecem informações adicionais, influenciam decisões terapêuticas e melhoram finalmente os resultados clínicos.[1] Este capítulo discute vários testes para avaliação do nervo facial que podem ser úteis, assim como vários que não demonstraram ser, em diversas situações clínicas. O monitoramento transoperatório da atividade elétrica de músculos inervados pelo nervo facial é sem dúvidas o meio clinicamente útil mais bem estabelecido de avaliação da função do nervo facial além do exame físico. Os exames elétricos ambulatoriais da função do nervo facial são benéficos em situações clínicas nas quais reparo cirúrgico ou descompressão estão sendo considerados, como após fraturas do osso temporal ou paralisia de Bell. É importante notar, entretanto, que a maioria dos testes descritos neste capítulo apresenta utilidade clínica comprovada muito limitada.

Exames de imagem do nervo facial também são brevemente discutidos neste capítulo. Embora a ressonância magnética (RM) seja a modalidade de escolha quando houver suspeita de um tumor como causa da paralisia facial, ela não parece ser útil na paralisia de Bell.

EXAME FÍSICO

A fraqueza facial pode ser extremamente sutil, aparente somente a um examinador treinado e talvez ao paciente. Paradoxalmente, a fraqueza facial unilateral discreta é eventualmente mais fácil de ser detectada, pela comparação dos lados afetados e normais conforme o paciente realiza movimentos nominais em vez de totalmente voluntários. Piscar os olhos rapidamente de forma repetitiva também pode desmascarar uma discreta fraqueza facial, manifestada como uma lentidão ou diminuição da frequência de piscar, comparado ao lado normal. Do contrário, quando a paralisia facial é total ou quase total, o diagnóstico é óbvio e aparente tanto com a análise estática quanto dinâmica; tal disfunção pode ser funcionalmente, socialmente e psicologicamente devastadora ao paciente.

Têm sido feitas tentativas para padronizar uma aferição objetiva da função facial utilizando técnicas tão simples como aferições por paquímetros manipulados manualmente e complexos como sistemas computadorizados interativos fotográficos e videográficos digitais.[24]

Enquanto métodos que utilizam paquímetros mostram uma grande variação entre exames, métodos fotográficos digitais parecem ser muito mais confiáveis para identificação de sincinesia facial.[5,6]

O sistema clínico ideal de aferição da função do nervo facial não seria apenas universal e reprodutível, como também apresentaria baixa variação entre diferentes observadores. Este esquema de classificação incluiria análises tanto estáticas quanto dinâmicas do movimento facial e um componente regional para encontrar as diferenças na função entre ramos do nervo facial, devendo ser

TABELA 86-1. Sistema de Graduação House-Brackmann do Nervo Facial

Grau	Descrição	Características
I	Normal	Função facial normal em todas as áreas
II	Disfunção leve	Observável: Fraqueza discreta perceptível à inspeção minuciosa; pode apresentar sincinesia muito discreta Em repouso: Simetria e tônus normais Mobilidade da região frontal: Função moderada a boa Mobilidade dos olhos: Fechamento completo com mínimo esforço Mobilidade da língua: Assimetria discreta
III	Disfunção moderada	Observável: Diferença óbvia, mas não desfigurante entre os dois lados; sincinesia, contratura ou espasmo hemifacial perceptíveis, mas não severos Em repouso: Simetria e tônus normais Mobilidade da região frontal: Movimento discreto a moderado Mobilidade dos olhos: Fechamento completo com esforço Mobilidade da língua: Discretamente fraca com esforço máximo
IV	Disfunção moderadamente severa	Observável: Fraqueza óbvia e/ou assimetria desfigurante Em repouso: Simetria e tônus normais Mobilidade da região frontal: Nenhuma Mobilidade dos olhos: Fechamento incompleto Mobilidade da língua: Assimétrica com esforço máximo
V	Disfunção severa	Observável: Apenas mobilidade dificilmente perceptível Em repouso: Assimetria Mobilidade da região frontal: Nenhuma Mobilidade dos olhos: Fechamento incompleto Mobilidade da língua: Movimento discreto
VI	Paralisia total	Sem movimentos

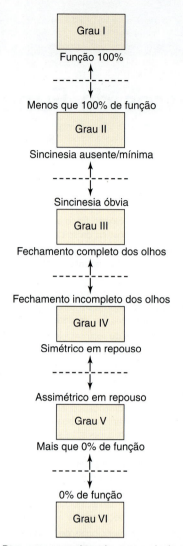

FIGURA 86-1. Diagrama esquemático de uma escala de graduação modificada de House-Brackmann utilizando um critério funcional predominantemente de movimento absoluto, sincinesia, fechamento dos olhos, assimetria em repouso e paralisia absoluta ao atribuir graus inequívocos e não sobrejacentes de paralisia facial.

sensível o suficiente para detectar alterações na função facial com o passar do tempo ou após intervenções terapêuticas. Finalmente, deve ser conveniente e com bom custo-benefício, e deve necessitar de um período de tempo mínimo.[7]

Vários sistemas de aferição clínica da função do nervo facial têm sido desenvolvidos, mas desde a metade da década de 80, o sistema House-Brackmann tem sido o mais amplamente aceito e endossado pela American Academy of Otolaryngology – Head and Neck Surgery (AAO-HNS).[8] No sistema House-Brackmann, o grau I é a função normal, o grau VI é ausência completa da função motora facial, e os graus II a V são intermediários (Tabela 86-1).

O sistema House-Brackmann é menos ambíguo em seus extremos e mais propenso à variação entre testes em suas graduações intermediárias (II a V), onde vários descritores regionais do movimento facial dentro de cada escala podem se sobrepor, o que pode levar à confusão na atribuição do grau apropriado. Em pacientes com função facial diferencial, uma única escala de classificação global pode ser inadequada para descrever a função facial e tende a primariamente refletir o olho.[9] Desta forma, alguns sugerem que cada região individual (região frontal, olho, nariz e lábios) deve ser classificada individualmente para comunicar com maior acurácia a função facial. De forma alternativa, os principais critérios funcionais do sistema House-Brackmann – movimento absoluto, sincinesia, fechamento dos olhos, assimetria em repouso e paralisia absoluta – podem ser utilizados dentro do quadro de House-Brackmann existente para criar categorias, que não sejam ambíguas e não se sobreponham, de progressão do déficit correlacionado a cada grau (Fig. 86-1).

Os examinadores nem sempre concordam entre eles, mesmo quando utilizam o mesmo sistema de graduação formal. Em dois estudos, cada um com mais de 100 pacientes com vários graus de fraqueza facial, os examinadores concordaram unanimemente no sistema de graduação House-Brackmann em 80% dos casos (três examinadores em um estudo) e 33% do tempo (cinco examinadores em outro estudo).[10,11] É claro que a probabilidade de desacordo deve aumentar conforme mais examinadores são utilizados; a probabilidade de quaisquer dois examinadores discordarem é tão baixa quanto 13% (considerando que em todos os casos em que os três examinadores discordam, dois escolhem um grau e o terceiro escolhe outro)[12,12a] e chega até 40% (considerando a dispersão máxima de julgamentos dos examinadores através das categorias de House-Brackmann).[13]

Seria interessante saber quanto desta variação é causada pela variação individual entre testes e repetições dos examinadores (isto é, a tendência de um examinador assinalar diferentes graus a um mesmo paciente após a repetição de um exame) e o quanto é atribuível a diferenças consistentes entre examinadores (p. ex., entre graduadores "rígidos" e "permissivos").

Embora o sistema House-Brackmann tenha sido amplamente aceito, ele possui limitações: a incapacidade em distinguir entre graus mais leves de disfunção; sua natureza subjetiva e assim maior variação entre observadores quando comparado a aferições objetivas da função do nervo facial; e inadequação de graus estratificados de disfunção nos déficits secundários da disfunção do nervo facial que surgem da regeneração aberrante do nervo facial: sincinesia, contratura, espasmo hemifacial, hiperacusia e disgeusia. Todavia, o sistema House-Brackmann parece persistir como a escala mais útil, pois ele coloca maior ênfase sobre o esforço motor máximo, o qual muitos concordam que seja o melhor indicador da função do nervo facial, não dos déficits secundários.[14,15]

Em razão da dificuldade em desenvolver um sistema universal e compreensivo de aferição clínica da função do nervo facial, muitos outros têm proposto novos sistemas. Por exemplo, Burres e Fisch[16] descreveram um método que requer várias aferições de movimento em diferentes partes da face; Croxson et al.[10] demonstraram a correlação esperada entre os sistemas de Burres-Fisch e House-Brackmann em 42 pacientes, mas foi observada uma variação considerável dos escores de Burres-Fisch para os graus III e IV de House-Brackmann. Murty et al.[13] propuseram e testaram o sistema Nottingham de estimativa subjetiva de movimento em cada um dos vários pontos da face. Este método se correlacionou melhor com o sistema House-Brackmann do que com o método Burres-Fisch e foi de mais fácil realização. Sistemas mais novos incluem aqueles desenvolvidos por Ross et al.[17] na Sunnybrook em Ontário, Canadá, e Coulson et al.[18] em Sidney, Austrália, ambos os quais põem ênfase particular no grau de sincinesia no movimento facial. Estes sistemas demonstram grande confiabilidade geral entre testes e correlação com o sistema House-Brackmann, mas a avaliação subjetiva do grau de sincinesia é muito mais variável.[18,19]

Neely et al.[20] demonstram a viabilidade da análise de imagens computadorizadas para aferição da movimentação facial. Outros sistemas de aferição objetiva têm sido propostos por Johnson[21] e Jansen[22] et al. Poumonery et al.[23] demonstraram como um software de imagens digitais pode ser utilizado para medir a assimetria facial, enquanto Hadlock e Urban[14] desenvolveram o Facial Assesment by Computer Evaluation (FACE) para avaliar os movimentos faciais estáticos e dinâmicos mais rapidamente do que com um software de imagens digitais. Estes métodos são promissores, particularmente para pesquisa e para análise de movimentos faciais zonais ou regionais (p. ex. região frontal, lábio inferior).

Uma limitação ocasionalmente negligenciada do sistema de graduação de House-Brackmann (HB) ocorre na avaliação da paralisia facial aguda. A diferenciação entre os graus II, III, IV e V de HB reside parcialmente na presença e severidade de sincinesia, contratura, espasmo hemifacial e assimetria em repouso – todas sequelas de disfunção de nervo facial a longo prazo e, desta forma, todas ausentes em situações de paralisia facial aguda. Esta restrição inerente se estende à maioria dos outros sistemas alternativos de graduação também.

O sistema House-Brackmann aplicado em seu senso mais estrito é bem adequado para avaliação de disfunção crônica do nervo facial, mas não para paralisia facial aguda.[24] Entretanto, este sistema pode ser informalmente repensado para utilização na situação aguda, em termos de graduações de fraqueza facial: *grau I*, normal ou 100% de função; *grau II*, fraqueza discreta ou 75 a 99% de função; *grau III*, fraqueza moderada ou 50 a 75% de função; *grau IV*, fraqueza moderadamente severa ou 25 a 50% de função; *grau V*, fraqueza severa ou 1 a 25% de função; e *grau IV*, paralisia completa ou 0% de função. A desvantagem óbvia desta técnica está na reversão de um método grosseiro, impreciso e desbalanceado de escala de função facial. Porém, embora não seja canônico, permite a utilização continuada de um sistema de graduação em seis escalas para rastrear a função do nervo facial por toda a evolução clínica, desde o início agudo da paralisia até o resultado a longo prazo.

O melhor sistema seria de utilização confiável e fácil e se correlacionaria bem com a autoavaliação do paciente. Kahn et al.[25] desenvolveram um questionário de 15 itens para a autoavaliação do paciente com paralisia facial; os resultados do questionário em 76 pacientes foram relativamente bem correlacionados tanto com o sistema House-Brackmann quanto com o sistema de graduação facial Sunnybrook.[17] O comitê da AAO-HNS sobre distúrbios do nervo facial está em processo de desenvolvimento de um sistema de graduação padronizado para a função do nervo facial, mas este ainda não foi totalmente formalizado.[26] Por ora, o sistema House-Brackmann ainda parece ser a escolha mais razoável e amplamente utilizada.

TESTES TOPOGNÓSTICOS

Os testes topognósticos foram destinados a revelar a localização de uma lesão pela utilização de um princípio simples: lesões abaixo do ponto no qual um ramo em particular deixa o tronco do nervo facial pouparão a função realizada por aquele ramo. Logo, a lesão a ramos terminais do nervo na face não afetará lacrimação, salivação, paladar ou reflexo do músculo estapédio. Por outro lado, a combinação de paralisia facial e diminuição da lacrimação pode teoricamente ser causada somente por uma lesão no segmento do nervo no qual fibras motoras voluntárias e fibras parassimpáticas à glândula lacrimal trafegam juntas (isto é, a partir do ângulo pontocerebelar [APC] até o gânglio geniculado).

Em lesões completas focais, as quais frequentemente são resultado de trauma, os testes topognósticos são usualmente confiáveis, mas desnecessários, pois os exames clínico e de imagem são suficientes para descrever a localização da lesão. Se lesões múltiplas ou extensas do nervo facial ocorrem, os testes topognósticos podem predizer somente a lesão mais proximal e fornecer pouca ou nenhuma informação com relação a lesões distais do nervo facial adicionais.[27] Consequentemente, vários investigadores têm notado resultados paradoxais e enganosos na aplicação de princípios de exames topognósticos na avaliação de pacientes acometidos pela paralisia de Bell. Ao contrário de lesões traumáticas, a paralisia de Bell é tipicamente uma lesão mista e parcial com variados graus de bloqueio de condução e alterações degenerativas dentro de diferentes fibras e fascículos do tronco nervoso; portanto, não se espera que os testes topognósticos forneçam informações precisas sobre o nível da lesão. Atualmente, otologistas usam apenas raramente estes testes.

FUNÇÃO LACRIMAL

O teste de Schirmer possui vantagens, como simplicidade, velocidade e economia: o médico posiciona uma fita dobrada de papel-filtro estéril no sulco conjuntival de cada olho e compara a taxa de produção de lágrimas dos dois lados. Normalmente, a porção do papel-filtro em contato com a conjuntiva atua como um irritante para estimular um aumento do fluxo de lágrimas, as quais são sugadas pela fita do papel-filtro por ação capilar. O comprimento da porção umedecida da fita após um intervalo fixo (geralmente cinco minutos) é aferido e é proporcional ao volume de lágrimas produzido. Um defeito no componente aferente (o nervo trigêmeo ao longo da divisão oftálmica, ou V_1) ou no componente eferente (o nervo facial via nervo petroso superficial maior) deste reflexo pode causar uma redução do fluxo. O reflexo é consensual, ou seja, um estímulo irritante unilateral em qualquer olho causa lacrimejamento em ambos os olhos e um déficit sensitivo unilateral em qualquer olho reduzirá bilateralmente o lacrimejamento. Entretanto, a anestesia corneal unilateral reduz assimetricamente o lacrimejamento, com uma maior redução do lado anestesiado; portanto, quando houver um déficit sensitivo, a realização de anestesia corneal bilateral deve ser considerada, e a estimulação do lacrimejamento por outros estímulos nocivos (p. ex., inalação de amônia) deve ser feita em vez do teste de Schirmer convencional.[12]

O teste de Schirmer usualmente é considerado positivo se o lado afetado demonstrar menos da metade da quantidade de lacrimejamento presente no lado saudável. Isso corresponde bem aos dados normativos de Fisch,[28,29] que observou que 95% dos indivíduos sadios possuíam respostas relativamente simétricas (a menor resposta foi 54% menor que a maior resposta). Fisch também destacou que o lacrimejamento frequentemente está reduzido bilateralmente em casos de paralisia de Bell, talvez em razão do envolvimento subclínico de outros nervos cranianos. Desta forma, tanto a simetria da resposta quanto sua magnitude absoluta são importantes; uma resposta total (soma dos comprimentos de fita umedecida do papel-filtro em ambos os olhos) menor que 25 milímetros é considerada anormal.

Alguns profissionais têm defendido a modificação do teste de Schirmer com um fio de algodão em vez do papel-filtro. Uma ponta de um pedaço de uma fina linha de algodão corada com fluoresceína é inserida na margem lateral superior do saco conjuntival durante 5 a 20 segundos, e o comprimento da porção saturada é então aferido. Os resultados de cada olho são então comparados. Este teste de Schirmer modificado possui a principal vantagem de levar significativamente menos tempo para ser concluído – 5 a 20 segundos, contra 5 minutos do tradicional teste com papel-filtro – e assim mais provavelmente será concluído com sucesso ao testar crianças.[30]

Fisch[28] correlacionou os resultados do teste de Schirmer e do exame de eletroneuronografia (ENoG) (ver adiante sobre Testes Eletrodiagnósticos) em pacientes acometidos pela paralisia de Bell e herpes-zóster ótico e observou que todos os casos com 90% ou mais de degeneração no ENoG apresentaram resultados anormais no teste de Schirmer. Entretanto, o resultado do teste de Schirmer não indicou mais precocemente a degeneração do que o ENoG e estava anormal em vários casos nos quais houve correta predição de uma boa recuperação espontânea pelo ENoG.

May[31] adicionou o teste de Schirmer ao exame de fluxo salivar e teste de estimulação máxima (TEM; ver adiante sobre Testes Eletrodiagnósticos) em uma bateria de testes prognósticos. Uma diminuição de até 25% do normal em qualquer um destes estava associada a 90% de chance de uma má recuperação.

Kawamoto e Ikeda[32] compararam a função sensitiva e secretomotora do nervo petroso maior por meios de eletrogustrometria (EGM; ver adiante sobre Paladar) do palato mole ou o teste de Schirmer em 115 pacientes acometidos por paralisia facial aguda secundária tanto à paralisia de Bell quanto à síndrome de Ramsay Hunt. Dos 115 pacientes testados, 28% possuíam achados anormais no EGM do palato mole (indicado por uma elevação do limiar em mais de seis decibéis), enquanto somente 8% apresentavam função lacrimal anormal. Este achado sugere que a lesão do nervo facial causa efeitos diferentes sobre as fibras nervosas sensitivas e secretórias do nervo petroso maior e que o EGM do palato mole reflete a função do nervo facial melhor do que o teste de Schirmer no diagnóstico topográfico de lesões de nervos faciais periféricos.[33]

REFLEXO DO MÚSCULO ESTAPÉDIO

O nervo que inerva o músculo estapédio é ramificação do tronco facial logo após o segundo joelho no segmento vertical (mastoideo) do nervo. Em pacientes com perda auditiva, o teste do reflexo acústico é utilizado para avaliar o componente aferente (auditivo) do reflexo, mas em casos de paralisia facial o mesmo teste é utilizado para avaliar o componente eferente (facial motor). Um reflexo ausente ou um reflexo menor que a metade da amplitude do lado contralateral é considerado anormal. Um relato de caso recente de um paciente com severa discinesia facial descreveu uma piora do limiar auditivo na orelha afetada após estimulação voluntária do nervo facial com ativação correspondente do músculo estapédio.[34]

O reflexo pode ser obtido por estimulação acústica ipsilateral ou contralateral ou, em casos de severa perda auditiva bilateral, por estimulação tátil ou elétrica. Fisch relatou que, no momento do atendimento, o reflexo do músculo estapédio está ausente em 69% dos casos de paralisia de Bell (em 84% quando a paralisia é completa); o reflexo é recuperado quase ao mesmo tempo que movimentos observados clinicamente.[35] Um estudo mais recente com 30 pacientes acometidos por paralisia periférica do nervo facial sugere que o teste do reflexo do músculo estapédio é útil para predição do prognóstico para recuperação do nervo facial. Neste estudo, pacientes com reflexo acústico positivo após duas semanas de paralisia facial obtiveram recuperação completa da função facial dentro de 12 semanas, e aqueles que recuperaram o reflexo acústico dentro de quatro semanas demonstraram recuperação do nervo facial dentro de 24 semanas. Assim, o reflexo do músculo estapédio pode ser útil para determinação do prognóstico do nervo facial.[36]

PALADAR

Vários estudiosos têm analisado anormalidades do paladar em casos de paralisia de Bell, já que o nervo corda do tímpano possui fibras que controlam o paladar dos dois terços anteriores da língua. A avaliação psicofísica pode ser realizada com estímulos naturais, como discos de papel-filtro impregnados com soluções aquosas de cloreto de sódio (gosto salgado), sacarose (gosto doce), ácido cítrico ou clorídrico (gosto azedo) ou quinino (gosto amargo), ou por estimulação elétrica (EGM) da língua.[87] A última modalidade possui as vantagens da rapidez e facilidade de quantificação.[38,39] O EGM envolve estimulação elétrica bipolar ou monopolar da língua com liberação de corrente na faixa de 4 microampères (6 decibéis) a 4 miliampères (34 decibéis). O EGM leva a uma sensação de paladar em um de dois modos: seja por estimulação direta da corrente elétrica das porções finais livres ao redor das papilas gustativas linguais ou pela criação de um ambiente ácido local pelos íons hidrogênio liberados pelo estímulo.[40] As respostas limiares são denotadas pelo nível de correntes transmitidas por uma sensação subjetiva de um dos quatro gostos cardeais ou por excitação ou dormência. Em indivíduos sadios, os dois lados da língua apresentam limiares semelhantes para a estimulação elétrica e raramente diferem em mais de 25%.[41] Estudos mais antigos demonstraram pouca utilidade do teste do paladar, pois os resultados foram anormais em quase todos os pacientes que estavam na fase aguda da paralisia de Bell; logo, o EGM não poderia ser utilizado para identificar pacientes com um mau prognóstico.[42,43] Um estudo mais recente sugere melhor valor preditivo para o teste: de uma coorte com 50 pacientes com paralisia facial idiopática completa, 18 demonstraram respostas anormais no EGM (definidas como sem resposta ou a uma diferença de limiar maior que 20 decibéis entre os lados), sete não demonstraram resposta no teste de excitabilidade do nervo (TEN), e todos estes estavam no grupo de respostas anormais no EGM. Destes sete, cinco demonstraram recuperação incompleta da função do nervo facial no acompanhamento a longo prazo.[43] A função do paladar parece ser recuperada antes do movimento facial visível em alguns casos; então, se os resultados do EGM forem normais na segunda semana ou depois, a recuperação clínica pode estar iminente.

TESTE DO FLUXO SALIVAR

O teste do fluxo salivar avalia a inervação parassimpática da glândula submandibular através do nervo corda do tímpano. Ele requer cateterização dos ductos submandibulares e comparação das taxas de fluxo estimuladas nos dois lados utilizando um marcador radioativo (pertecnetato de tecnécio), que é secretado na saliva. O teste demanda tempo e é desconfortável para o paciente, especialmente se realizado repetidamente; esta última desvantagem é uma boa razão para não ser amplamente utilizado. A redução do fluxo submandibular implica uma lesão no local ou proximal ao ponto no qual o nervo corda do tímpano deixa o tronco facial principal; isso é variável e pode ocorrer em qualquer local na porção vertical (mastoidea) do nervo. Os testes de fluxo salivar revelam achados anormais em um período inicial da degeneração do nervo, enquanto os testes elétricos na face – como na eletromiografia (EMG) ou TEM – demonstram anormalidades apenas após um mínimo de três dias como resultado do atraso pela propagação da degeneração walleriana a partir da localização intratemporal presumida da lesão até o local da superfície facial do teste.[44] May e Hawkins[45] notaram que o fluxo salivar diminui antes que as alterações limiares no TEN (ver sobre Testes Eletrodiagnósticos abaixo) na paralisia facial idiopática. Eles argumentam que uma taxa de fluxo de 25% ou menos daquela do lado contralateral não afetado é uma indicação cirúrgica.

Ekstrand[46] afirmou que a redução do fluxo salivar (menor que 45% do fluxo no lado saudável após estimulação com ácido cítrico a 6%) está bem correlacionada com resultados piores em casos de paralisia de Bell. A recuperação completa ou incompleta pode ser predita com 89% de acurácia. De maneira semelhante, Taki et al.[47] realizaram cintilografia submandibular em 78 pacientes com paralisia facial aguda e aferiram tanto o pico de densidade (PCD) quanto a razão de lavagem (washout ratio) (WR), comparando os lados normais e afetados, utilizando como parâmetro de normalidade maior que 0.8 em ambos os casos. Uma WR normal dentro de 14 dias após o início da paralisia facial demonstrou um valor preditivo positivo de 94% para recuperação completa do nervo facial, enquanto pacientes com PCD e WR anormais (menor que 0,8) com 14 dias de evolução demonstraram uniformemente recuperação facial incompleta a longo prazo. Os autores afirmam que tais achados na cintilografia submandibular fornecem informações benéficas para estratificação de pacientes que serão submetidos à intervenção cirúrgica. Entretanto, permanece incerto se os dados de tais testes, todos coletados de 10 a 14 dias após o início da paralisia, fornecem qualquer indicação mais precoce ou confiável de prognóstico do que os testes elétricos descritos abaixo.

PH SALIVAR

Saito et al.[48] relataram que um pH salivar submandibular de 6.1 ou menos prediz recuperação incompleta em casos de paralisia de Bell. Presumivelmente, apenas o ducto do lado afetado precisa ser cateterizado, já que, neste estudo, todos os lados-controle apresentavam níveis de pH de 6.4 ou maiores. A acurácia geral de predição foi de 91%. Ristic et al.[49] confirmaram que tanto um pH menor quanto a pressão osmótica das amostras de saliva em 53 pacientes com paralisia facial periférica se correlacionaram à recuperação do nervo facial. Infelizmente, a experiência relatada com pH salivar é muito limitada, e não se sabe se este teste fornece um prognóstico mais precocemente do que outros testes.

EXAMES DE IMAGEM

A ressonância magnética (RM) com contraste endovenoso à base de gadolínio tem revolucionado a detecção de tumores no APC e osso temporal e é atualmente objeto de estudo quando há suspeita de tumor em nervo facial (p. ex., em um caso de fraqueza lentamente progressiva ou crônica).[50] Entretanto, também ocorre realce na maioria dos casos de paralisia de Bell e herpes-zóster ótico, usualmente nas porções perigeniculadas do nervo.[51,52] Fisch e Esslen foram os primeiros a propor que o local de mais provável compressão, e assim de bloqueio de condução, na paralisia de Bell foi a entrada do forame meatal, o que foi confirmado pelo EMG realizado no período transoperatório que documentou o bloqueio de condução neste ponto mais estreito em 94% dos indivíduos que sofreram descompressão.[73,74] Este realce pode persistir por mais de um ano após a recuperação clínica; pode ser distinto de uma neoplasia por sua aparência suave e linear; e não apresenta aparente significado prognóstico, pois o realce pode persistir em pacientes com recuperação clínica completa. Sartoretti-Schefer e Brandle[54] avaliaram seis pacientes com paralisia periférica aguda do nervo facial com repetidas RMs, ENoG e exame clínico. A intensidade da melhora do nervo facial, conforme identificado independentemente por dois neurorradiologistas diferentes em RMs seriadas, não foi de forma nenhuma preditiva da severidade clínica ou eletrofisiológica do processo inflamatório. A melhora prolongada do nervo facial após recuperação pode ser explicada pela quebra da barreira entre o sangue e o nervo periférico como parte de um processo degenerativo e regenerativo após a lesão do nervo.[54]

A tomografia computadorizada é valiosa para o planejamento cirúrgico em colesteatomas e traumas do osso temporal que envolvem paralisia do nervo, mas provavelmente é menos útil do que a RM na investigação da paralisia idiopática atípica.[55]

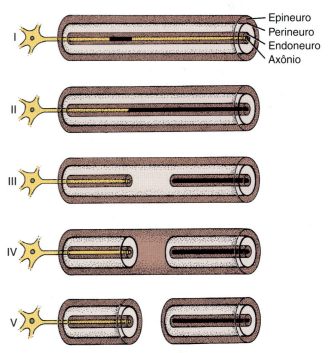

FIGURA 86-2. Classificação histopatológica de Sunderland de lesão nervosa periférica. Os numerais romanos de I a V denotam a classe de Sunderland que corresponde ao grau de lesão demonstrada no diagrama.

A RM demonstra a maior utilidade ao predizer a localização e profundidade dos tumores da glândula parótida, mas historicamente não foi tida como uma boa ferramenta para o diagnóstico de lesões parotídeas malignas. Estudos recentes da RM por difusão têm sugerido o coeficiente de difusão aparente como uma métrica útil para a diferenciação de tumores benignos (principalmente adenomas pleomórficos) de tumores parotídeos malignos.[56] A aparência indistinta do tumor na RM com relação ao parênquima circundante da parótida possui um valor preditivo positivo para malignidade de 0,48, logo, a biópsia por aspiração com agulha fina continua a ser o padrão-ouro para a avaliação pré-operatória de massas parotídeas.[57]

FISIOPATOLOGIA

Sunderland[58,59] forneceu uma classificação simples histopatológica com cinco categorias de lesões em nervos periféricos baseada em um quadro esquemático proposto por Seddon (Fig. 86-2).[60] Alguns estudiosos desde então têm expandido esta classificação a fim de incluir uma sexta categoria que envolve formas mistas de lesão, proposta por MacKinnon et al.[61] Esta classificação da lesão do tronco nervoso é útil para compreensão e interpretação de resultados de testes elétricos.

Classe I: Pressão em um tronco nervoso, contanto que não seja muito severa, causa bloqueio da condução, chamada de *neuropraxia* por Seddon.[60] Não ocorre nenhuma descontinuidade física do axônio, e os elementos do tecido conjuntivo de suporte permanecem intactos. Quando a pressão ou outro insulto (p. ex., infiltração com anestésico local) é removido, o nervo pode se recuperar rapidamente. Durante o bloqueio da condução, nenhum impulso pode cruzar a área da lesão, mas a estimulação elétrica distal à lesão ainda produz um potencial de ação propagado e uma contração muscular visível em todos os momentos após a lesão. Um exemplo de uma lesão classe I de Sunderland é a neuropraxia de um braço ou perna que "estão dormentes".

Classe II: Uma lesão mais severa, causada por lesão ou algum outro insulto (p. ex., inflamação viral), pode causar transtorno axonal sem lesão das estruturas de apoio (a bainha endoneural permanece intacta). A degeneração walleriana ocorre e se propaga distalmente a partir do local da lesão até a placa motora final e proximalmente até o primeiro nódulo de Ranvier adjacente. Em uma lesão de classe II, os elementos do tecido conjuntivo permanecem viáveis, fazendo com que os axônios em regeneração possam retornar precisamente aos seus destinos originais. Consequentemente, o padrão de inervação é idêntico ao original, e a função é desta forma restaurada topograficamente de maneira exata. A remoção do mecanismo original de insulto permite a recuperação completa, mas isso é consideravelmente adiado, pois o axônio deve crescer novamente a partir do local da lesão até a placa motora final em uma velocidade de aproximadamente 1 mm/dia antes do retorno da função. Uma lesão de classe II é uma *axonotmese*.

Classe III: A lesão causa danos ao tecido endoneural, e assim a degeneração walleriana ocorre como na lesão de classe II, mas os axônios em regeneração estão livres para adentrar tubos endoneurais errados ou podem não entrar em nenhum; esta regeneração aberrante pode estar associada à recuperação incompleta manifestada como uma incapacidade em realizar movimentos discretos de regiões faciais individuais sem movimento involuntário de outras partes da face, uma anormalidade chamada de *sincinesia*. As lesões de Sunderland de graus III a V são lesões *neurotmeses*.

Classe IV: Transtorno periférico implica uma lesão ainda mais severa, na qual o potencial para regeneração incompleta e aberrante é maior. A cicatrização intraneural pode prevenir que mais axônios alcancem o músculo, o que resulta não somente em maior sincinesia como também em recuperação motora incompleta.

Classe V: Uma transecção completa de um nervo, incluindo sua bainha epineural, quase que encerra a esperança de regeneração útil, a menos que as pontas sejam reaproximadas ou circunscritas e reparadas.

Classe VI: Insultos ao tronco do nervo facial – seja de origem compressiva, inflamatória ou traumática – podem ter natureza heterogênea com diferentes graus de lesão em diferentes fascículos. Tais lesões mistas que envolvem neuropraxia e um grau variável de degeneração neuronal têm sido sugeridas como uma classe adicional de lesão.

Quando um paciente com um bloqueio de primeiro grau (lesão de classe I) apresenta um bloqueio de condução temporário, mas com preservação da continuidade axonal, os músculos faciais não podem ser movimentados voluntariamente; porém, uma contratura facial pode ser ocasionada por um estímulo elétrico transcutâneo do nervo distal à lesão. A contração pode ser observada visualmente ou a resposta elétrica dos músculos faciais pode ser registrada. Como não ocorre degeneração walleriana (pois o axônio está intacto), esta possibilidade de estimulação elétrica distal ao local da lesão é preservada indefinitivamente em uma lesão de classe I isolada.

Lesões de classe II a VI que envolvem descontinuidade axonal falharão em causar a propagação de potencial de ação e contração muscular caso tenha ocorrido degeneração walleriana. Entretanto, antes da degeneração axonal, o segmento distal é ainda eletricamente estimulável. A degeneração walleriana começa imediatamente após a lesão, mas progride lentamente. A degeneração histopatológica do segmento distal se torna aparente aproximadamente uma semana após o insulto e continua por até dois meses.[62] No caso do nervo facial, este atraso na degeneração resulta em possibilidade de estimulação elétrica contínua do segmento distal por até três a cinco dias após a lesão.[63] Assim, durante estes primeiros dias após um insulto, os testes eletrodiagnósticos de qualquer forma não podem distinguir entre lesões neuropráxicas e neurodegenerativas.

Após a degeneração walleriana, os testes elétricos podem distinguir lesões neuropráxicas com axônios intactos (classe I) de lesões com transtorno axonal e neurodegenerativas (classes II, III, IV e V). Uma importante consideração na utilização de tais testes é sua capacidade limitada de distinguir entre lesões puras associadas a um excelente prognóstico com recuperação espontânea perfeita (classe II) e aquelas associadas a um prognóstico ruim com relação à recuperação útil sem reparo cirúrgico (classe V). Uma distinção deve ser notada entre regeneração axonal e recuperação funcional, pois axônios em regeneração não demonstram preferência por tecido fascicular, crescendo novamente de maneira igual tanto fora do nervo quanto no tecido fascicular do broto neural distal. Além disso, axônios motores em regeneração podem adentrar e seguir tubos endoneurais sensitivos e vice-versa, o que resulta em união cruzada motora-sensitiva.

Também é importante reconhecer que a maioria das lesões de nervo facial não são puras, mas são provavelmente mistas, sendo que algumas fibras sofrem bloqueio de condução e outras sofrem transtornos com variados graus de lesão tecidual. Assim, a maior parte dos insultos ao nervo facial – sejam compressivos, inflamatórios ou traumáticos (exceto para casos de transecção completa) – provavelmente é de classe VI, com um variável limiar de estimulação elétrica comensurada com a proporção de degeneração neural pelo tronco nervoso.

TESTES ELETRODIAGNÓSTICOS

Testes baseados nestes dois princípios, estimulação elétrica e registro de resposta eletromiográfica, são úteis para determinação do prognóstico e algumas vezes para estratificação de pacientes para tratamento cirúrgico ou clínico. Entretanto, eles raramente são úteis para o estabelecimento de um diagnóstico diferencial. Na paralisia de Bell e paralisia traumática do nervo facial, os testes elétricos são mais frequentemente utilizados para identificação de pacientes cujos nervos já começaram a sofrer degeneração, pois estes pacientes podem ser candidatos à descompressão cirúrgica. Neste sentido, a avaliação ambulatorial da paralisia facial com testes elétricos somente precisa ser realizada se o médico estiver preparado para recomendar a descompressão no momento da descoberta do processo de degeneração. Entretanto, o monitoramento transoperatório da função do nervo facial, usualmente por meio do EMG, tem seu uso disseminado em vários tipos de cirurgia intracraniana, intratemporal e agora extratemporal.

TESTE DE EXCITABILIDADE NERVOSA

O teste mais simples e bem conhecido para a degeneração do nervo facial é o teste de excitabilidade nervosa (TEN) introduzido por Laumans e Jonkees.[64] O eletrodo estimulante é posicionado na pele sobre o forame estilomastoideo ou sobre um dos ramos periféricos do nervo, e um eletrodo de retorno é preso ao antebraço. Começando com o lado saudável, pulsos elétricos, tipicamente de 0,3 segundos de duração, são liberados em níveis de corrente continuamente crescentes até que seja notada uma contração facial. A menor corrente a ocasionar uma contração visível no lado saudável é o limiar da excitação. Depois, o processo é repetido no lado paralisado, e a diferença nos limiares entre os dois lados é calculada. A limitação óbvia do teste é que o paciente deve ter um nervo facial normalmente funcional no lado não afetado que atue como controle.

Em um bloqueio de condução simples, classe I de Sunderland (p. ex., após infiltração dos tecidos perineurais com lidocaína proximal ao ponto de estimulação), não existe diferença entre os dois lados. O nervo paralisado é de tão fácil estimulação distal ao local de lesão como o nervo saudável. Após uma lesão mais severa (classes II a V de Sunderland), na qual ocorre degeneração axonal distal, a excitabilidade elétrica é gradativamente perdida durante um período de três a quatro dias; portanto, achados no TEN e em todos os outros testes elétricos que envolvem estimulação distal sempre demoram vários dias depois dos eventos biológicos por si só.[65]

Na maioria dos casos de paralisia de Bell com paralisia completa, ocorre algum grau de degeneração neural que evolui durante uma a duas semanas.[66] Assim, proponentes do TEN recomendam exames frequentes, até mesmo diários ou a cada dois dias, para que a degeneração severa possa ser detectada o mais precocemente possível. Uma diferença de 2 a 3,5 miliampères entre os limiares dos dois lados tem sido proposta como um sinal confiável de degeneração severa e é utilizada como um indicador para descompressão cirúrgica. Com a utilização deste critério, pode haver predição da recuperação (se será incompleta ou completa) com 80% de acurácia.[64] Alguns investigadores insistem em conduzir dois testes consecutivos e demonstrar diferenças maiores que 3,5 mA a fim de reduzir o risco de erro do teste. Lewis et al.[67] relataram limiares em mais de 10.000 casos de TEN em pacientes com paralisia de Bell utilizando o tronco e ramificações para olhos, região frontal e boca.

O TEN é útil somente durante as primeiras duas a três semanas de paralisia completa, antes da ocorrência da degeneração completa. Este teste é desnecessário em casos de paralisia incompleta, nos quais o prognóstico é sempre excelente; nestes casos, o resultado do teste será normal quando o segmento do nervo distal à lesão é estimulado. Se a paralisia se tornar total, o teste pode determinar se existe um bloqueio de condução puro ou se está ocorrendo degeneração, conforme indicado pela perda progressiva de excitabilidade. A paralisia total por mais de um mês está quase que invariavelmente associada à perda total de excitabilidade. Assim que a excitabilidade é perdida e este resultado é confirmado pela repetição do teste, testes de excitabilidade adicionais são inúteis, pois a recuperação clínica evidente sempre começa antes de qualquer retorno aparente da excitabilidade elétrica. Esta disparidade ocorre porque os axônios em regeneração são menores, de tamanho mais irregular e estão em menor número do que antes da ocorrência da lesão. A estimulação elétrica geralmente é ineficaz em ocasionar uma contração sincrônica e, desta forma, observável nos estádios iniciais da regeneração. Conforme estas primeiras fibras se regeneram, elas podem reaver a função elétrica individualmente, enquanto a função em grupo, medida como uma contração clinicamente evidente, ainda não é evidente. Este fenômeno é chamado de *desbloqueio inicial*, ou disparo assincrônico do nervo facial. De maneira semelhante, após paralisia completa, caso a recuperação clínica comece antes de a degeneração ser notada, os testes continuados são desnecessários, já que a recuperação será rápida e completa.

A degeneração parcial e um mau resultado não são sinônimos. Em uma lesão de Sunderland classe II, a recuperação quase completa pode ocorrer sem complicações sérias. Laumans e Jonkees[64] afirmam que mesmo pacientes que demonstram degeneração (diferença de limiar maior que 3,5 mA) possuem uma chance de 38% de recuperação espontânea completa; nos restantes, o desenvolvimento de complicações, como fraqueza permanente (sem paralisia total) e sincinesia, é típico.

O relato de resultados de TEN em termos proporcionais, em vez de diferenças absolutas de limiar, pode ser mais apropriado, por conta das relativamente grandes variações entre indivíduos com as pequenas diferenças entre os dois lados da face. Por exemplo, Mechelse et al.[68] utilizaram como critério para descompressão um aumento de 150% no limiar comparado ao lado saudável.

Psillias et al.[69] realizaram uma revisão retrospectiva de 350 pacientes com paralisia de nervo facial periférica de início súbito, 250 acometidos pela paralisia de Bell e 100 com fratura do osso temporal, para determinar o valor prognóstico a longo prazo do TEN. Para cada paciente, o TEN foi conduzido e repetido por três semanas com achados registrados como normais, diminuídos ou sem resposta. O valor do TEN com 14 dias foi comparado à graduação de House-Brackmann (HB) após um ano. Todos os pacientes que apresentaram um valor normal de TEN com 14 dias apresentaram uma boa recuperação, com um grau HB de I a II após um ano, enquanto aqueles sem resposta no TEN apresentaram falha na recuperação da função do nervo.

TESTE DE ESTIMULAÇÃO MÁXIMA

O teste de estimulação máxima (TEM) é semelhante ao TEN no que envolve a avaliação visual (isto é, subjetiva) de movimentos faciais causados eletricamente. Em vez de aferir o limiar, entretanto, os estímulos máximos (níveis de corrente nos quais é observada a maior amplitude de movimentos faciais) ou estímulos supramáximos (níveis de corrente ainda maiores) são utilizados. O tipo de colocação dos eletrodos e o equipamento para estimulação do nervo são os mesmos utilizados no TEN. No lado não afetado, o estímulo da intensidade da corrente é aumentado sobre o nível limiar gradativamente, com incrementos correspondentes na magnitude subjetiva da contração facial, até que o nível de estimulação máxima seja alcançado. A estimulação sobre este nível é então utilizada para estimular o lado afetado, e o grau de contração facial é avaliado subjetivamente como igual, discretamente diminuído, severamente diminuído ou sem resposta, comparado ao do lado normal. Com a realização do TEM conforme preconizado por May et al.,[70] os ramos periféricos são os locais preferidos de estimulação, e os movimentos no lado paralisado são expressos subjetivamente como uma percentagem (0, 25, 50, 75, 100%) dos movimentos do lado saudável.

May et al.[70] analisaram a função do nervo facial em 15 gatos com graus variados de lesão do nervo facial (incompleta a completa). Seu estudo revelou que os resultados do TEM se tornaram anormais no segundo dia após a lesão, enquanto os resultados do TEN se tornaram anormais do terceiro ao quinto dias em felinos acometidos por lesões incompletas; de maneira semelhante, os resultados do TEM se tornaram anormais no primeiro dia e os resultados do TEN no segundo ou terceiro dia no grupo acometido por lesões completas, o que sugere uma alteração mais precoce do TEM em casos de degeneração do nervo facial. A base teórica do TEM é que a estimulação de todos os axônios intactos faz com que a proporção de fibras que sofreram degeneração possa ser estimada; esta informação deve guiar de forma mais confiável o prognóstico e o tratamento do que aquela obtida pelo TEN. Entretanto, embora existam dados em animais, não estão disponíveis bons dados em humanos para comparar estes ou outros testes prognósticos elétricos no mesmo paciente; portanto, esta afirmação ainda não foi comprovada.

De acordo com May et al.,[71] quando os resultados do TEM permaneceram normais na paralisia de Bell (isto é, iguais ao lado não envolvido), 92% dos pacientes se recuperaram completamente. Entretanto, aqueles indivíduos cujos resultados do TEM estavam severamente reduzidos ou ausentes apresentaram uma recuperação incompleta da função do nervo facial em 86% dos casos.

O TEM é doloroso em alguns pacientes; Molina[72] sugere que a utilização de uma duração de pulso menor que 0,4 segundos (ao contrário de 1 segundo proposto por May et al.[71]) pode eliminar este desconforto, embora correntes maiores sejam necessárias em alguns casos.

ELETRONEURONOGRAFIA

Na ENoG, o nervo facial é estimulado por via transcutânea no forame estilomastoideo, assim como no TEN, mas é utilizado um eletrodo de estimulação bipolar. Respostas à estimulação elétrica máxima dos dois lados são comparadas, assim como no TEM, mas elas são registradas de maneira mais objetiva pela aferição do potencial de ação muscular composto evocado (CMAP) com um segundo par de eletrodos bipolares posicionado tipicamente na fissura nasolabial. Um estímulo supramáximo é frequentemente utilizado, e a amplitude pico a pico é aferida em milivolts (mV). A diferença média na resposta da amplitude entre os dois lados em pacientes saudáveis tem sido fixada em somente 3%.[73] O termo *eletroneuronografia* é de fato um termo errôneo, pois é o CMAP do músculo facial que é de fato aferido e registrado. Alguns autores utilizam o termo *eletromiografia evocada* como sinônimo de *eletroneuronografia*.

Claramente, este método oferece a grande vantagem de um registro objetivo de respostas evocadas eletricamente, e a amplitude da reposta no lado paralisado pode ser expressa como uma percentagem precisa daquela do lado saudável. Por exemplo, se a amplitude da reposta no lado paralisado for de somente 10% daquela do lado normal, estima-se que 90% das fibras tenham sofrido degeneração no lado paralisado. Entretanto, este método apresenta algumas dificuldades práticas que devem ser dominadas antes que resultados confiáveis possam ser esperados.[74,75] Erros em testes e nas repetições na faixa de 20% foram relatados por Raslan et al.,[76] apesar da padronização das posições dos eletrodos e utilização de derivações menores. Isso pode ser superado pela realização de vários testes em uma determinada situação e média dos resultados. A maioria dos autores requer uma assimetria de 30% ou mais (ou alteração com o passar do tempo) para que os resultados sejam considerados anormais.

A utilização da ENoG para o prognóstico da paralisia de Bell tem sido disseminada, embora Gates[77] aponte a ausência de estudos comparativos que mostrem que a ENoG seja superior ao TEN ou TEM. Esslen e Fisch[67,73] demonstraram que, quando 95% do nervo sofreu degeneração e não é mais estimulável, o prognóstico para o retorno da função do nervo facial foi amplamente reduzido, com uma chance de 50% de recuperação desfavorável. Por exemplo, Coker et al.[78] demonstraram boa correlação entre ENoG e TEN (quando as diferenças de limiares no TEN excederam 2 mA, a amplitude da ENoG no lado paralisado foi geralmente menor que 10% do lado normal), mas seu estudo não forneceu dados sobre os resultados clínicos que auxiliassem na escolha de um teste ou outro.

Os dados mais válidos para apoiar a utilização da ENoG deveriam vir de estudos limitados a casos de paralisia completa, pois sabidamente a paralisia incompleta possui um excelente prognóstico. Em 37 casos, May et al.[70] mostraram que as reduções severas de amplitude no ENoG a menos de 10% do lado não afetado estavam altamente correlacionadas à recuperação incompleta, enquanto a degeneração de menos de 25% dentro dos primeiros 10 dias após o início apresentava uma chance de 98% de recuperação satisfatória. De maneira semelhante, Wang[79] testou 22 pacientes e observou uma perda de resposta na ENoG no lado envolvido de 90% ou menos e correlacionou com uma chance de 83% de recuperação completa da função facial. Entretanto, quando a degeneração foi maior do que 90%, a chance de recuperação incompleta foi de 70% de maneira semelhante. Linder et al.[79a] acompanharam 196 pacientes com paralisia periférica do nervo facial aguda prospectivamente por 12 meses e observaram que 94% dos pacientes com ENoG abaixo de 90% obtiveram função do nervo facial normal quase após um ano.

O registro elétrico da resposta do músculo também oferece a possibilidade de aferição da latência, o tempo decorrido entre o estímulo e a resposta. Pouco interesse foi desenvolvido com relação a esta variável; embora velocidades lentas de condução nervosa possam ser esperadas como um indicador precoce de degeneração, os dados disponíveis são conflitantes. Joachims et al.[80] afirmaram que o aumento da latência nas primeiras 72 horas, antes de qualquer alteração observável no limiar ou amplitude de resposta, foi um preditor confiável de um mau resultado clínico. Entretanto, Esslen[73] relatou que, em 145 pacientes, a latência nunca aumentou antes do quinto dia e as alterações de latência nunca precederam alterações na amplitude do potencial evocado; ele concluiu que as aferições de latência não tiveram valor clínico. Danielides[66] e Ruboyianes[81] et al. também sugeriram que o prolongamento da latência estava correlacionado com recuperações incompletas da função, mas não adiciona nenhuma informação àquela fornecida pela amplitude do ENoG ou TEM.

A limitação descrita para o TEN – nomeadamente, sua inaplicabilidade em casos de paralisia parcial após o início da recuperação clínica e após perda da excitabilidade – também se aplica a TEM e ENoG. Na paralisia facial aguda, todos estes testes são úteis somente em buscar o curso inicial de um nervo completamente paralisado, até que a recuperação clínica comece ou que o nervo demonstre perda completa da excitabilidade.

Essslen[73] utilizou a ENoG para estudar a evolução de tempo da paralisia de Bell e observou que a fase aguda raramente excede 10 dias. Diminuições na amplitude da ENoG após o décimo dia estavam associadas a incrementos substanciais da latência e foram atribuídas à dessincronização de fibras sobreviventes em vez de aumento da degeneração. Logo, o tempo decorrido desde o início da paralisia deve ser levado em consideração na interpretação dos resultados da ENoG. Pacientes que alcançam 95% de degeneração (amplitude de resposta igual a 5% daquela do lado saudável) dentro de duas semanas apresentavam uma chance de 50% de uma recuperação ruim, enquanto pacientes que exibiram uma diminuição mais gradativa na amplitude da ENoG apresentaram um prognóstico muito melhor.[82]

A maioria dos proponentes da ENoG a utilizam principalmente para obter um prognóstico precoce na paralisia facial aguda (paralisia de Bell ou pós-traumática) ou para seleção de pacientes para descompressão cirúrgica. Gantz et al.[83] realizaram um estudo controlado prospectivo com diversas instituições utilizando ENoG e EMG como critérios para descompressão cirúrgica. Todos os pacientes que possuíam menos de 90% de degeneração neural dentro de 14 dias de paralisia facial total recuperaram a função facial normal ou quase, 89% com HB grau I e 11% com HB grau II. Aqueles com mais de 90% de degeneração neuronal na ENoG foram submetidos ao teste EMG, e foi oferecido àqueles sem potenciais unidades motoras na EMG voluntária a descompressão cirúrgica através de abordagem pela fossa média. Os pacientes que foram submetidos à cirurgia apresentaram uma melhora estatisticamente significativa na função do nervo facial, sendo 91% com HB grau I ou II quando comparados a 58% do grupo controle.

TABELA 86-2. Critérios dos Testes Eletrodiagnósticos

Teste	Critério a Ser Considerado para Descompressão do Nervo Facial
Teste de Excitabilidade do Nervo (TEN)	Mais de 3.5 mA de diferença de limiar entre os dois lados
Teste de Estimulação Máxima (TEM)	Sem resposta do lado lesado com estimulação máxima
Eletroneuronografia (ENoG)	Mais de 90% de degeneração até 14 dias

Kartush[84] apontou que a ENoG também pode documentar o envolvimento subclínico do nervo facial por tumores, especialmente neuromas acústicos. Pacientes com tumores acústicos que apresentaram evidências de envolvimento do nervo na ENoG, apesar de movimento facial clinicamente normal, foram mais predispostos a apresentar fraqueza pós-cirúrgica. Entretanto, é incerto se a ENoG realmente fornece informação prognóstica quando o tamanho do tumor é conhecido, pois as reduções da amplitude na ENoG estavam altamente correlacionadas ao crescimento do tamanho do tumor, fato que também prediz um resultado pior com relação ao nervo facial. Selesnick[85] afirmou que a ENoG é um preditor estatisticamente significativo da função do nervo facial a longo prazo após a cirurgia do APC, com preservação anatômica do nervo facial, mas com paralisia facial pós-cirúrgica. A ENoG também tem demonstrado alguma taxa de sucesso com relação à detecção pré-cirúrgica da infiltração do nervo facial por tumores malignos parotídeos, mesmo quando não é observada nenhuma paresia ao exame clínico.[86]

Uma recente pesquisa com 86 neuro-otologistas revelou um desacordo contínuo com relação ao papel da descompressão cirúrgica no tratamento da paralisia de Bell. Uma vasta maioria (mais que 90%) dos questionados optaria por obter um teste eletrofisiológico de um paciente que vem para atendimento dentro de 10 dias após o início da paralisia facial; mas quando questionados se eles recomendariam descompressão cirúrgica caso o paciente atendesse aos critérios elétricos – ENoG abaixo de 10% do normal, sem potenciais de ação espontâneos das unidades motoras na EMG dentro de 10 dias – somente 67% ofereceriam a opção da cirurgia. De maneira interessante, 34% dos participantes da pesquisa não realizaram descompressões do nervo facial nos últimos 10 anos, seja porque os pacientes não atenderam aos critérios ou porque o cirurgião não acreditou que a descompressão seria efetiva.[87] A tabela 86-2 resume as três versões dos testes eletrodiagnósticos e fornece critérios de limiares comumente aceitos para consideração de descompressão do nervo facial para paralisia facial completa.

ELETROMIOGRAFIA

A eletromiografia (EMG) é o registro de potenciais musculares espontâneos e voluntários utilizando agulhas introduzidas no músculo. Seu papel na fase inicial da paralisia de Bell é limitado, pois não permite uma estimativa quantitativa da extensão da degeneração do nervo (isto é, a percentagem de fibras degeneradas). Entretanto, a EMG pode ser útil em certas situações. Várias autoridades a favor da descompressão para paralisia de Bell baseiam suas decisões principalmente por TEN ou ENoG, mas também requerem EMG confirmatória;[64,74] se a EMG revela unidades motoras faciais ativas voluntariamente apesar da perda de excitabilidade do tronco do nervo, o prognóstico para uma boa recuperação espontânea é excelente.[39] Esta aplicação da EMG na paralisia de Bell provavelmente é subutilizada, conforme demonstrado em uma recente pesquisa com 86 otologistas, 97% realizam a ENoG, mas somente 17% realizam EMG se a ENoG revelou resposta mínima ou ausente.[87]

Após perda da excitabilidade, testes que necessitam de estimulação elétrica – como TEN e ENoG – não são mais úteis; entretanto, a EMG pode fornecer informação útil com relação ao prognóstico durante esta fase da doença. Após 10 a 14 dias, potenciais de fibrilação podem ser detectados, o que confirma a presença de unidades motoras em degeneração; em 81% dos pacientes com tais achados, a recuperação incompleta é a regra.[88] Mais úteis são os potenciais de reinervação polifásicos que podem ser observados em quatro a seis semanas após o início da paralisia. A presença destes potenciais precede a recuperação detectável clinicamente e prediz um resultado reservado a bom.[73] Grosheva et al.[90,91] notaram que a EMG realizada após 14 dias exibiu maior valor prognóstico para a determinação de melhor ou pior prognóstico, com maior especificidade e valor preditivo positivo do que a ENoG realizada antes dos 14 dias, utilizando um critério de 75% de degeneração para exclusão; entretanto, seu estudo incluiu vários pacientes acometidos por paralisia facial incompleta. Assim, eles sugerem que a EMG é um teste mais acurado para detectar sinais de cicatrização defeituosa do que uma ferramenta única para avaliar clinicamente a função facial, pois os registros frequentemente não são claramente classificáveis como neuropraxia, axonotmese/neurotmese ou lesões mistas (alguma neuropraxia, alguma axonotmese/neurotmese).

Como poucos cirurgiões sugerem a descompressão cirúrgica para casos de paralisia de Bell tardiamente no curso da doença, esta utilização da EMG é incomum. Ela pode ser útil na avaliação da paralisia facial crônica, em conjunto com a biópsia muscular, a fim de determinar o possível sucesso da substituição ou anastomose facial cruzada como um mecanismo de restauração da movimentação facial. A EMG também pode ajudar a avaliar se o reparo do nervo (p. ex., no APC) não foi eficaz. Se não ocorre recuperação clínica e a EMG não revela nenhum potencial de reinervação polifásico após 15 meses (ou no máximo após 18 meses), a anastomose deve ser considerada um insucesso, e outra cirurgia deve ser levada em conta, como a anastomose hipoglosso-facial.

MONITORAMENTO DO NERVO FACIAL

Durante a década de 80, o monitoramento audível pela EMG da função do nervo facial durante cirurgias de neuroma acústico se tornou rotineiro em vários centros, sua aplicação se disseminou a outras cirurgias que envolvem risco ao nervo facial e a outros nervos cranianos.[92] Embora seja possível para o cirurgião ou um auxiliar observar movimentos faciais em resposta à estimulação mecânica ou elétrica do nervo, a simples observação falha em detectar várias pequenas contrações musculares e em qualquer caso demanda vigilância constante. Do contrário, eletrodos nos músculos faciais ou próximos a eles registram potenciais de EMG que podem ser amplificados e se tornar audíveis com um alto-falante. Assim, as orelhas do cirurgião podem monitorar o nervo facial, enquanto mãos e olhos operam. Harner et al.[93] apontaram que esta técnica não é de fato nova, mas só se tornou popular recentemente.

O monitoramento do nervo facial pode ser realizado de várias formas diferentes. Uma abordagem para categorização do tipo de monitoramento utilizado é considerar se é ativo ou passivo.[94] A presença de um cirurgião-auxiliar para monitorar visualmente a face em busca de contrações durante a cirurgia parotídea é tecnicamente uma forma de monitoramento do nervo facial, embora grosseira e altamente variável. A aplicação de agulhas de eletrodos aos músculos faciais e o registro dos CMAPs fazem com que a atividade do nervo facial possa ser monitorada de forma mais padronizada, precisa e sensível. Ambos estes exemplos são formas *passivas* de monitoramento do nervo facial, pelos quais o movimento dos músculos faciais é ativado somente por estimulação mecânica direta, estiramento, calórica ou outra forma não elétrica do nervo facial. Os eletrodos de monitoramento do nervo facial tipicamente são posicionados em uma montagem de dois canais que inclui os músculos orbicular do olho e orbicular da boca, embora arranjos com quatro canais possam também ser utilizados.

Quando a estimulação elétrica do nervo facial é utilizada em conjunto com a aferição de CMAPs faciais, a técnica é chamada de monitoramento do nervo facial *ativo*. A estimulação elétrica é liberada por um eletrodo monopolar ou bipolar (p. ex., semelhante àqueles utilizados para um eletrocautério bipolar), os quais são isolados, com exceção das pontas. Eletrodos monopolares disponíveis comercialmente são flexíveis com pontas rombas, o que os torna convenientes para acesso de áreas limitadas. Além disso, instrumentos eletrificados com hastes isoladas estão disponíveis na forma de dessecadores para otomicroscopia tradicional, como agulhas curvas, lâminas em foice, lâminas circulares, dispositivos e outros elevadores. Sob estimulação bipolar, a corrente é principalmente confinada ao tecido entre as pontas eletrificadas; com ampla separação das pontas, a estimulação é semelhante àquela da utilização de um eletrodo monopolar; mas com as pontas próximas uma da outra, a estimulação bipolar é bastante específica. Ambos os tipos são satisfatórios se o usuário compreender essas diferenças.

A estimulação elétrica ativa um volume circundante de tecido proporcional em tamanho com a intensidade liberada de corrente, e a modulação da intensidade da corrente pode fornecer ao cirurgião uma boa sensibilidade para localização e mapeamento do nervo facial. No início da dissecção, antes que o nervo facial tenha sido identificado visualmente, a estimulação inicial com maiores níveis de corrente permite que o cirurgião estimule o nervo à distância sem a necessidade de contato direto do nervo. Conforme a dissecção segue próxima ao nervo, a diminuição do nível da corrente permite uma determinação mais precisa da localização do nervo. Assim que o nervo facial ou seus concorrentes forem identificados, a estimulação com corrente de baixa intensidade diretamente no nervo fornece confirmação que o nervo foi positivamente identificado.

Quando o cirurgião estimula eletricamente o nervo, um CMAP é registrado a partir dos músculos faciais monitorados (isto é, orbicular do olho e orbicular da boca) e pode ser plotado em um osciloscópio (se um visor estiver sendo utilizado) enquanto o alto-falante emite ruído característico. A estimulação mecânica suave, como o toque do nervo com um instrumento, produzirá um som semelhante. A tensão no nervo pelo estiramento mecânico ou estimulação calórica ou térmica do nervo por irrigação frequentemente ocasionará uma série irregular prolongada de descargas que soam como estouro de pipoca. Prass et al.[95] chamaram estes dois sons característicos de *pulsos* e *trens*, respectivamente. O aprendizado para identificação destes sons é fácil e fornece retorno instantâneo com relação a localização do nervo facial e manipulação cirúrgica concomitante. Pulsos implicam estimulação do nervo quase que instantânea; trens significam estimulação contínua do nervo, o que pode ser potencialmente mais danoso.

Kartush[84] afirmou que a atividade trem transcirúrgica excessiva prediz um resultado ruim; Prell et al.[96] correlacionaram um tempo de atividade em trem total – a soma do tempo de monitoramento on-line, durante o qual os trens foram registrados – maior do que 10 segundos com uma maior probabilidade de deterioração imediata e a longo prazo da função facial. Hone et al.[97] discordam. Por outro lado, se, ao final do procedimento cirúrgico, o nervo pode ser estimulado com sucesso próximo ao tronco encefálico com baixas correntes (0,05 a 0,1 mA), todos investigadores concordam que o prognóstico para a função pós-cirúrgica a longo prazo é excelente.[98-102] Conforme observado em pacientes com paralisia de Bell ou paralisia facial traumática, indivíduos submetidos à ressecção de neuromas acústicos, nos quais a função facial está intacta no período pós-operatório imediato, mas que apresentam uma paralisia tardia subsequentemente, apresentam uma melhor função facial a longo prazo do que aqueles com fraqueza ou paralisia imediata.[85]

Como em qualquer assistência técnica, uma série de imprevistos foram reconhecidos. A incapacidade em obter respostas audíveis do nervo facial pode ser causada por qualquer uma das várias possibilidades de erros: eletrodos desconectados ou curtos, ligação incorreta dos eletrodos, mau funcionamento de um monitor ou estimulante do nervo, anestesia direta inadvertida do nervo facial por infiltração anestésica local no forame estilomastoideo, paralisia muscular farmacológica por agentes de indução utilizados no manejo anestésico ou até mesmo simplesmente um falante mudo assim como várias outras complicações que incluem um nervo não funcional. Anestesiologistas demonstraram que a musculatura facial é menos suscetível à paralisia farmacológica do que a musculatura somática e que um moderado grau de paralisia[103,104] (levando a uma redução de 50% dos potenciais do músculo hipotenar ou até mesmo bloqueio neuromuscular "completo" conforme aferido no dedo polegar)[105] não interfere necessariamente no monitoramento do nervo facial.

A estimulação do nervo trigêmeo ocasionalmente pode causar confusão ou diafonia elétrica; os eletrodos do músculo facial podem captar sinais de EMG a partir do músculo masseter vizinho. De maneira semelhante, a estimulação dos nervos vestibular ou coclear adjacentes pode ativar algumas vezes também o nervo facial, o que leva a uma identificação falso-positiva.

A posição do eletrodo deve sempre ser verificada por movimento voluntário, por estimulação elétrica transcutânea, ou mais comumente simplesmente pelo toque da área muscular a ser monitorada antes da preparação do local cirúrgico. A verificação transcirúrgica mais útil no equipamento de monitoramento é de estimulação por artefato, ou tom modulado, o qual é produzido quando o eletrodo estimulante toca o tecido remoto a partir do nervo facial. O equipamento de monitoramento neurológico padrão pode ser ajustado para produzir um sinal auditivo, como um tom modulado, ou uma frase verbal que confirma o fluxo corrente. Esta notificação auditiva confirma que o estimulante está fornecendo corrente, os eletrodos estão posicionados e o alto-falante está funcionando e será distinguido das atividades de pulso e trem que indicam a estimulação verdadeira do nervo facial e contração do músculo facial.

A ideia de que o monitoramento audível por EMG torna a cirurgia do tumor acústico mais fácil, rápida e provavelmente com maiores taxas de sucesso em termos de preservação do nervo facial tem se tornado amplamente aceita de forma episódica, e vários pesquisadores mostraram que a função pós-cirúrgica do nervo facial é melhor em pacientes que foram monitorados, pelo menos durante cirurgias para ressecção de grandes tumores.[106-108] Esses estudos parecem ter utilizado grupos-controle históricos (isto é, o monitoramento foi adotado em todos os pacientes em um momento em particular, sem monitoramento em paciente operados antes daquele ponto). Esta limitação torna difícil ter certeza de que algumas das melhorias não foram causadas por progressos com o passar do tempo da habilidade dos cirurgiões; de fato, um grupo reconheceu que o grupo monitorado também foi beneficiado por técnicas cirúrgicas em evolução (maior utilização de dissecção perfurante).[109] Esse achado destaca o papel do monitor como instrutor; o cirurgião rapidamente aprende a preferir a dissecção medial para lateral em vez de lateral para medial e perfurante em vez de romba quando o tumor está aderido ao nervo. Embora a maioria dos cirurgiões utilize o monitoramento por EMG, outros têm monitorado as contrações faciais com um sensor de movimentos conectado a um circuito eletrônico que produz um sinal audível ou pela utilização de pequenos sinos suturados à pele da face.[81,110,111]

Um debate em um encontro da American Otological Society produziu um consenso de que o monitoramento elétrico do nervo facial é valioso em situações de cirurgias de tumores acústicos e pode ser útil no redirecionamento do nervo facial em cirurgias da base do crânio.[112,113] Um consenso de uma conferência sobre tumores acústicos patrocinada pelo National Institutes of Health chegou a uma conclusão semelhante, de que os benefícios do monitoramento transcirúrgico do nervo facial na cirurgia de neuromas acústicos haviam sido claramente estabelecidos.[114]

O monitoramento elétrico do nervo facial é agora utilizado pela maioria dos otorrinolaringologistas americanos no momento da realização da parotidectomia, embora tal monitoramento não tenha demonstrado melhorar as taxas de paralisia facial pós-cirúrgica após a cirurgia primária da glândula parótida.[117-119] Um estudo retrospectivo de Meier[118] com 37 pacientes que haviam sido submetidos à parotidectomia com monitoramento transcirúrgico contínuo do nervo facial revelou que anormalidade do monitoramento transcirúrgico por EMG não previu a lesão do nervo facial no período pós-operatório. De maneira semelhante, Grosheva et al.[118a] realizaram um teste prospectivo em dois centros com monitoramento por EMG durante parotidectomia com um total de 100 procedimentos realizados, 50 dos quais com monitoramento contínuo do nervo facial por EMG. Eles observaram que o monitoramento transcirúrgico por EMG não teve efeito significativo sobre os resultados funcionais do nervo facial definitivos ou no período pós-cirúrgico imediato. É importante salientar que o grupo apresentou tempos cirúrgicos significativamente reduzidos durante parotidectomias superficiais, mas não totais, em pacientes submetidos ao monitoramento transcirúrgico do nervo facial. Ainda outro estudo retrospectivo realizado por Makeieff et al.[120] demonstrou uma vantagem nas frequências de paralisia facial pós-cirúrgica quando a monitoramento transcirúrgico contínuo do nervo facial foi utilizado em 14 de 32 pacientes submetidos à parotidectomia total de revisão por adenoma pleomórfico recorrente.

Ao ajustar as probabilidades de paralisia do nervo facial com ou sem monitoramento, este mostrou ter um bom custo-benefício para procedimentos cirúrgicos primários ou de revisão da orelha média e mastoide, com um número maior de anos com boa qualidade de vida e menor custo médio do que quando utilizada uma estratégia sem monitoramento.[121]

TESTES NÃO CONVENCIONAIS DA FUNÇÃO DO NERVO FACIAL

POTENCIAIS EVOCADOS DO REFLEXO ACÚSTICO

Hammerschlag et al.[122] relataram um potencial registrado no couro cabeludo com latência de 12 a 15 milissegundos em resposta à estimulação acústica contralateral ao lado de registro e atribuiu isto à ativação da via motora facial. A resposta persistiu após paralisia durante anestesia, e estes autores propuseram sua utilização para monitoramento transcirúrgico da função do nervo facial. Entretanto, a resposta foi extremamente pequena, muito menor em amplitude do que aquela resposta auditiva do tronco encefálico, o que pode tornar seu registro difícil e lento, necessitando de aferições prolongadas. Esta resposta parece improvavelmente útil, pois o monitoramento audível por EMG fornece retorno essencialmente instantâneo para avaliação transcirúrgica da função do nervo facial.

POTENCIAIS ANTIDRÔMICOS

Se um nervo motor for estimulado eletricamente ou mecanicamente em algum ponto entre seu corpo celular e sua sinapse em uma fibra muscular, potenciais de ação serão propagados em duas direções: um impulso ortodrômico ou anterógrado trafegará distalmente em direção ao músculo, enquanto um impulso antidrômico ou retrógrado trafegará proximalmente em direção ao corpo celular. O impulso ortodrômico cruzará a junção neuromuscular e resultará em uma contração muscular observável e um CMAP registrável. Esta *onda-M* é o mesmo potencial registrado na ENoG. Embora o impulso antidrômico não vá cruzar a sinapse, ele pode ser registrado por eletrodos no nervo proximal (campo próximo) ou à distância (campo distante). Testes eletrodiagnósticos – como TEN, TEM, ENoG e EMG – avaliam o nervo facial extratemporal, e desta forma a lesão do nervo facial pode somente ser constatada após a degeneração walleriana ter se propagado para fora do osso temporal. Potenciais antidrômicos, por outro lado, permitem a análise do nervo facial intratemporal e potencialmente têm o potencial de diagnosticar precocemente a lesão do nervo facial. Foi então sugerido que os potenciais antidrômicos do nervo facial poderiam servir como um método de identificação mais precoce da degeneração do nervo facial em pacientes com paralisia aguda do nervo facial do que os testes eletrodiagnósticos tradicionais.[123]

Tashima et al.[124] registraram respostas elétricas a partir da região do gânglio geniculado em porcos da Índia no momento da estimulação do nervo facial no forame estilomastoideo. Estas respostas antidrômicas em campo próximo foram confiavelmente alteradas por lesões cirúrgicas posicionadas entre os eletrodos de estimulação e registro. Outras modificações para melhora da consistência e confiabilidade na produção de potenciais antidrômicos envolvem a estimulação do ramo bucal do nervo facial através do ducto de Stensen em vez de estimulação percutânea dos ramos do nervo facial.[125] Nakatani et al.[125] demonstraram que a obtenção de potenciais antidrômicos do nervo facial através do ducto de Stensen permitiu uma taxa de detecção maior que 90% com mínimas diferenças entre os testes e suas repetições. Os sinais dos potenciais antidrômicos podem ser isolados do CMAP simultaneamente ocasionados pela mesma estimulação elétrica através da subtração do sinal do eletrodo de referência, na entrada do conduto auditivo externo daquele do ânulo timpânico.

Potenciais antidrômicos de campo distante foram registrados no couro cabeludo após estimulação elétrica próxima ao forame estilomastoideo na tentativa de que isso possibilitasse a criação de um teste não invasivo da integridade das porções intratemporal ou intracraniana do nervo facial. Entretanto, estas respostas são de difícil registro e interpretação. Metson[127] concluiu, com base em estudos com gatos, que o nervo intracraniano foi o principal gerador, mas Kartush et al.[128] observaram em cães que o segmento mastoide foi o principal responsável.

Conforme previamente mencionado, o impulso antidrômico não seguirá mais longe "para cima" do que o neurônio motor do núcleo facial, mas ele pode ser refletido de volta pelo axônio do neurônio em uma direção ortodrômica, alcançando eventualmente o músculo e estimulando um potencial de ação do músculo, a onda-F, que é atrasada com relação à onda-M inicial. Estas ondas-F são incomumente grandes no espasmo hemifacial,[129] o que sugere que a hiperexcitabilidade do núcleo facial possua um papel naquele distúrbio. Ondas-F são facilmente interrompidas por até mesmo graus mais leves de paresia facial.[130] Eles frequentemente são anormais, com maior latência ou diminuição da amplitude, ou estão ausentes em pacientes com tumores acústicos, mesmo quando o exame clínico da função do nervo facial resulta em achados normais.[131] Entretanto, eles não predizem a função pós-cirúrgica quando o tamanho do tumor é levado em consideração.[132]

A estimulação antidrômica de ramos periféricos do nervo facial tem sido introduzida no monitoramento transcirúrgico, com registro contínuo tanto de potenciais de campo próximo a partir do nervo facial próximo ao tronco encefálico[133] quanto de ondas-F da musculatura facial.[131] Wedekind e Klug[131,134] acreditam que o monitoramento por ondas-F fornece informação prognóstica mais precoce e melhor ao cirurgião do que aquela obtida pelo monitoramento contínuo por EMG. Colletti e Fiorino[133] realizaram o monitoramento antidrômico do nervo facial em 22 indivíduos submetidos à abordagem retrossigmoidea para ressecção de neuroma acústico através de estimulação do nervo mandibular marginal. Este monitoramento antidrômico do nervo facial foi capaz de identificar manobras que eram potencialmente danosas ao nervo facial em tempo real. Estes pesquisadores sugeriram que o monitoramento transcirúrgico do nervo facial com EMG não deve ser substituído por potenciais antidrômicos, pois o EMG pode ser tradicionalmente utilizado para identificação do nervo facial por estimulação elétrica. A adição do monitoramento de potenciais antidrômicos supera algumas das limitações do monitoramento por EMG: o monitoramento permanece efetivo mesmo quando bloqueadores neuromusculares são administrados, e o estado fisiopatológico do nervo facial pode ser monitorado em tempo real. Além disso, toda a rota do nervo facial, desde o forame estilomastoideo até a zona de entrada da raiz, pode ser interrogada; desta forma, bloqueios de condução ou lesões no APC podem ser identificados por meio da comparação das latências.[135]

REFLEXO DE PISCAR

O reflexo de piscar é outro método que permite o monitoramento da integridade do nervo facial sem visualização direta transoperatória. A estimulação elétrica ou mecânica do ramo supraorbital do nervo trigêmeo resulta em um reflexo de contração (piscar) do músculo orbicular ocular, o qual é inervado pelo nervo facial. Dois estudos observaram anormalidades do reflexo de piscar registradas por EMG em vários pacientes com tumores acústicos, em muito maior quantidade do que observado por ENoG.[136,137] Embora este achado sugira que o envolvimento subclínico do nervo facial é mais comum do que foi apreciado clinicamente, nenhum dos dois estudos ofereceu evidências de que o teste do reflexo de piscar adicionou qualquer informação prognóstica àquela disponível pelo tamanho do tumor.

ESTIMULAÇÃO MAGNÉTICA

Um campo magnético rapidamente variável ocasionado pelo surgimento de corrente em uma bobina posicionada sobre a pele induzirá atividade elétrica no tecido cerebral subjacente, um processo chamado de estimulação magnética transcraniana (EMT). Este método oferece duas importantes vantagens sobre a estimulação elétrica convencional do nervo facial: 1) o nervo pode ser (teoricamente) estimulado ao máximo sem dor ou desconforto e, 2) se a bobina estiver posicionada na área têmporo-parietal para estimulação transcraniana, o nervo parece ser estimulado na região do gânglio geniculado ou do canal auditivo interno. Esta funcionalidade, quando aliada à estimulação elétrica do nervo facial no forame estilomastoideo, poderia obviamente ser útil para a determinação da localização da lesão, pelo menos nas fases mais precoces da paralisia, antes que a excitabilidade elétrica distal à lesão seja perdida. Tem sido demonstrado que a hipoexcitabilidade do nervo facial na EMT ocorre dentro de poucas horas do início dos sintomas e pode durar vários meses.[139-143]

Quando testado por até quatro dias após o início da paralisia de Bell, pacientes com nervos magneticamente estimuláveis apresentaram um prognóstico melhor do que aqueles cujas respostas tinham sido perdidas.[144] Infelizmente, não ficou claro se este teste adicionou informação prognóstica, uma vez que a severidade da paresia avaliada clinicamente foi levada em consideração. Schriefer et al.[144] não observaram respostas à EMT em avaliações seriadas de acompanhamento de dois pacientes acometidos pela paralisia de Bell mesmo após rápida e completa recuperação clínica (duas e três semanas, respectivamente), o que sugere que esta técnica pode não ser útil para propósitos prognósticos após os primeiros dias. Estudos iniciais sobre EMT sugeriram que um bloqueio de condução isolado do nervo facial no EMT no início do quadro foi um achado sensível e específico para paralisia de Bell, mas isto foi desde então refutado, tanto por Nowak e Topka[145] quanto por Happe e Bunten.[146] Rosler[147] e Duckert[148] et al. observaram que a estimulação magnética não ofereceu informação prognóstica singular em casos de tumores acústicos, uma vez que o tamanho do tumor, o melhor preditor do resultado do nervo facial, foi considerado.

ESTIMULAÇÃO ÓPTICA

Outro método de estimulação do nervo facial sem contato direto com o tecido é por excitação óptica. A excitação óptica livre de contato fornece o importante benefício potencial de estimulação nervosa sem trauma mecânico ou estimulação não seletiva por meio de disseminação da corrente elétrica no tecido, como pode ocorrer com o EMG evocado. Este método permitiria ao cirurgião que localizasse o nervo antes de sua visualização e que o estimulasse sem necessidade de contato direto, reduzindo assim os riscos de lesão ao nervo facial. Infelizmente, os esforços iniciais de estimulação do nervo óptico utilizando um laser de excímeros de comprimento de onda ultravioleta obtiveram sucesso somente em densidades de energia comparáveis ao limiar de fotoablação.[150] Wells et al.[151] demonstraram estimulação óptica efetiva do nervo ciático de sapos e ratos com luz de laser infravermelho com comprimentos de onda curto e médio pulsados, e a lesão tecidual nervosa ocorreu com densidades de energia 2,5 vezes acima do limiar de excitação nervosa. Mais recentemente, Teudt et al.[152] utilizaram a luz do laser pulsado infravermelho de comprimento de onda curto para estimulação efetiva do nervo facial extratemporal sem dano nervoso observado ao exame histológico. A lesão do tecido nervoso ocorreu com uma densidade de energia semelhante àquela relatada por Wells et al.,[151] aproximadamente 1.3 a 3 vezes acima daquela do limiar.

Tais técnicas de excitação óptica poderiam ter uma vantagem óbvia para utilização em localizações nas quais a dissecção mecânica do nervo facial deve ser realizada minimamente, como no APC, onde o nervo ainda não possui uma camada protetora da camada epineural para suporte. Esta aplicação ainda não foi relatada. Uma limitação potencial da estimulação óptica atualmente seria a incapacidade em direcionar facilmente o feixe à superfície inferior do neuroma acústico ou outra lesão em algumas abordagens cirúrgicas. Esta limitação pode ser superada com lentes que direcionem o feixe de excitação óptica na mesma direção do que a projeção cirúrgica indireta, tal qual é atualmente utilizada com lasers de dissecção e endoscópios, mas isso ainda não foi relatado.

ESTIMULAÇÃO ELÉTRICA TRANSCRANIANA INDUZIDA POR POTENCIAIS EVOCADOS MOTORES FACIAIS

Os métodos atuais de monitoramento transcirúrgico do nervo facial permitem a estimulação ativa do nervo no nível do estimulador portátil. Embora esta técnica seja benéfica para identificação e confirmação da integridade do nervo em todos os pontos distais ao ponto de dissecção, ela não pode testar a integridade do nervo proximal à dissecção, o que pode ser de vital conhecimento durante a dissecção de um grande tumor na base do crânio, quando a zona de entrada da raiz do nervo facial não é prontamente identificada. A estimulação antidrômica e o monitoramento das ondas-F do nervo facial podem superar teoricamente este obstáculo. Outro método desenvolvido mais recentemente envolve estimulação elétrica transcraniana da via motora facial cortical e aferição dos potenciais evocados motores faciais (PEM) correspondentes.

Durante a estimulação elétrica transcraniana transcirúrgica, os eletrodos em espiral são posicionados em Cz e C3/C4 sobrejacente ao córtex motor facial contralateral ao lado da lesão a ser removida. A estimulação elétrica destes neurônios corticobulbares faciais é propagada através da decussação piramidal a fim de estimular os neurônios dos núcleos faciais no lado ipsilateral à lesão. A estimulação do neurônio motor inferior é propagada à musculatura facial, onde um potencial de ação muscular é registrado de maneira padronizada; este CMAP derivado da região corticobulbar é o PEM. Assim, a integridade de todo o trato motor facial pode ser testada por esta técnica sem visualização direta do nervo. Os registros do PEM são realizados antes da microdissecção do tumor (basal), em intervalos regulares no período transcirúrgico, e imediatamente após a conclusão da dissecção (final). A relação da amplitude do PEM do final ao basal é calculada para determinar a probabilidade de um trato motor facial intacto ou lesado.[153]

A excitação transcraniana do córtex motor facial é dependente de estimulação de vários pulsos, ao contrário da estimulação do nervo facial, o que aumenta a especificidade da técnica. Mathies et al.[154] demonstraram que não somente a amplitude facial do PEM estava inversamente correlacionada à extensão do tumor no APC, como também a relação entre as amplitudes do PEM ao final da cirurgia e basal revelou uma correlação positiva com a função do nervo facial. Acioly et al.[155] adicionalmente demonstraram que a função do nervo facial esteve significativamente correlacionada à relação da amplitude do PEM facial durante a ressecção do tumor. O PEM pode ser utilizado para testar a integridade do nervo facial sem visualização direta do nervo (isto é, enquanto ainda é mascarado pelo tumor), uma distinta vantagem sobre EMG.

Entretanto, a aplicação da técnica de estimulação elétrica transcraniana é caracterizada por diversas restrições, as quais incluem a necessidade de anestesia não volátil (somente infusões de Propofol e narcóticos são utilizadas para manutenção da anestesia, pois agentes voláteis afetam adversamente o grau de estimulação corticobulbar), utilização de voltagens de alto estímulo (na ordem de 100 a 400), a necessidade subsequente de pausa da dissecção cirúrgica durante a obtenção do PEM e a possibilidade de descarga epilética durante a estimulação cortical.[156]

Todavia, a técnica tem sido utilizada com sucesso por vários grupos.[157-159] As relações entre amplitudes final e basal do PEM maiores do que 50% parecem estar bem correlacionadas à boa função facial pós-cirúrgica imediata (relatada como graus HB I ou II); relações menores do que 50% estão correlacionadas a graus variados de piora da função (relatada como graus HB III até VI). Esta técnica está engatinhando e ainda não se tornou uma ferramenta rotineira na neurocirurgia.

 Para consultar a lista completa de referências, acesse www.expertconsult.com.

LEITURA SUGERIDA

Akagami R, Dong CC, Westerberg BD: Localized transcranial electrical motor evoked potentials for monitoring cranial nerves in cranial base surgery. *Neurosurgery* 57(1 Suppl):78, 2005.

Beck DL, Atkins JS, Jr, Benecke JE, Jr, et al: Intraoperative facial nerve monitoring: prognostic aspects during acoustic tumor removal. *Otolaryngol Head Neck Surg* 104:780, 1991.

Brauer M, Knuettgen D, Quester R, et al: Electromyographic facial nerve monitoring during resection for acoustic neurinoma under moderate to profound levels of peripheral neuromuscular blockade. *Eur J Anaesthesiol* 13:612, 1996.

Brennan J, Moore EJ, Shuler KJ: Prospective analysis of the efficacy of continuous intraoperative nerve monitoring during thyroidectomy, parathyroidectomy, and parotidectomy. *Otolaryngol Head Neck Surg* 124:537, 2001.

Coker NJ, Fordice JO, Moore S: Correlation of the nerve excitability test and electroneurography in acute facial paralysis. *Am J Otol* 13:127, 1992.

Esslen E: *The acute facial palsies: investigations on the localization and pathogenesis of meato-labyrinthine facial palsies*, Berlin, 1976, Springer-Verlag.

Fisch U: Maximal nerve excitability testing vs electroneuronography. *Arch Otolaryngol* 106:352, 1980.

Fisch U: Prognostic value of electrical tests in acute facial paralysis. *Am J Otol* 5:494, 1984.

Harner SG, Daube JR, Beatty CW, et al: Intraoperative monitoring of the facial nerve. *Laryngoscope* 98:209, 1988.

Hone SW, Commins DJ, Rames P, et al: Prognostic factors in intraoperative facial nerve monitoring for acoustic neuroma. *J Otolaryngol* 26:374, 1997.

House JW: Facial nerve grading systems. *Laryngoscope* 93:1056, 1983.

Jessell TM: Reactions of neurons to injury. In Kandel ER, Schwartz JH, Jessell TM, editors: *Principles of neural science*, ed 3, Norwalk, Conn, 1991, Appleton & Lange, pp 1108–1112.

Kartush JM: Electroneurography and intraoperative facial nerve monitoring in contemporary neurotology. *Otolaryngol Head Neck Surg* 101:496, 1989.

Kartush JM: Intra-operative monitoring in acoustic neuroma surgery. *Neurol Res* 20:593, 1998.

Laumans EP, Jonkees LB: On the prognosis of peripheral facial paralysis of endotemporal origin. *Ann Otol Rhinol Laryngol* 72:621, 1963.

May M, Blumenthal F, Klein S: Acute Bell palsy: prognostic value of evoked electromyography, maximal stimulation, and other electrical tests. *Am J Otol* 5:1, 1983.

May M, Hardin WB, Sullivan J, et al: Natural history of Bell's palsy: the salivary flow test and other prognostic indicators. *Laryngoscope* 86:704, 1976.

National Institutes of Health: Acoustic neuroma. *Consens Statement* 9:1, 1991.

Prass RL, Kinney SE, Hardy RW, Jr, et al: Acoustic (loudspeaker) facial EMG monitoring. II. Use of evoked EMG activity during acoustic neuroma resection. *Otolaryngol Head Neck Surg* 97:541, 1987.

Seddon HJ: Three types of nerve injury. *Brain* 66:237, 1943.

Sittel C, Stennert E: Prognostic value of electromyography in acute peripheral facial nerve palsy. *Otol Neurotol* 22:100, 2001.

Sterkers JM, Morrison GA, Sterkers O, et al: Preservation of facial, cochlear, and other nerve functions in acoustic neuroma treatment. *Otolaryngol Head Neck Surg* 110:146, 1994.

Sunderland S: Some anatomical and pathophysiological data relevant to facial nerve injury and repair. In Fisch U, editor: *Facial nerve surgery*, Birmingham, AL, 1977, Aesculapius Publishing.

Wedekind C, Klug N: Facial F wave recording: a novel and effective technique for extra- and intraoperative diagnosis of facial nerve function in acoustic tumor disease. *Otolaryngol Head Neck Surg* 129:114, 2003.

Wilson L, Lin E, Lalwani A: Cost-effectiveness of intraoperative facial nerve monitoring in middle ear or mastoid surgery. *Laryngoscope* 113:1736, 2003.

87 Distúrbios Clínicos do Nervo Facial

Douglas E. Mattox

Pontos-chave

- O termo *paralisia de Bell* deve ser reservado para a paralisia facial idiopática de início abrupto sem nenhuma outra causa identificável.
- A paralisia facial progressiva não é *paralisia de Bell* e deve levar à realização de estudos de imagem para investigar neoplasias como a sua etiologia.
- A etiologia da paralisia de Bell envolve a reativação do herpes-vírus simples.
- O pilar da terapia para paralisia de Bell envolve a utilização de corticosteroides, embora estudos sejam conflitantes com relação à valia da adição de antivirais.
- A síndrome de Ramsay Hunt (herpes-zóster ótico) é causada pelo vírus varicela-zóster.
- A paralisia de Bell é comum durante a gravidez e é tratada da mesma forma como qualquer outra paralisia facial, mas em cooperação com o obstetra da paciente.
- A paralisia facial bilateral sugere a possibilidade de doença metabólica ou infecciosa, incluindo a doença de Lyme.
- Quando a paralisia facial ocorre em situações de otite média crônica (supurativa ou colesteatoma), a primeira linha de tratamento envolve a resolução da doença da orelha; a recuperação subsequente da paralisia facial é a evolução usual nesta situação.

Este capítulo descreve distúrbios clínicos do nervo facial. A maior parte da discussão é dedicada à paralisia idiopática (paralisia de Bell); entretanto, distúrbios do nervo facial associados a outras enfermidades também são apresentados. A utilidade dos testes eletrodiagnósticos e a terapia clínica e cirúrgica da paralisia facial são discutidas.

PARALISIA DE BELL: PARALISIA FACIAL IDIOPÁTICA ESPONTÂNEA

O termo *paralisia de Bell* deve ser reservado para casos de paralisia facial que possuem sinais e sintomas consistentes com a enfermidade e nos quais uma pesquisa diligente para outras causas foi negativa. A paralisia facial pode ter várias etiologias, incluindo neoplasias cutâneas ou metastáticas, neuroma facial, tumor intracraniano, infecção ou distúrbios neurológicos (Fig. 87-1). Esses distúrbios requerem um manejo diferente do que a paralisia de Bell. O ditado "todas aquelas paralisias não são de Bell" não pode ser subestimado.

Embora a literatura mais antiga tenha relegado à paralisia de Bell um diagnóstico de exclusão, May et al.[1] enfatizaram o diagnóstico com base em características clínicas específicas. Taverner[2] destacou os critérios diagnósticos mínimos para a paralisia de Bell: 1) paralisia ou paresia de todos os grupos musculares de um lado da face; 2) início súbito; 3) ausência de sinais de comprometimento do sistema nervoso central (SNC); e 4) ausência de sinais de comprometimento otológico ou do ângulo pontocerebelar. Os diagnósticos diferenciais da paralisia facial estão demonstrados na Tabela 87-1.

INCIDÊNCIA

A incidência estimada atual da paralisia de Bell é de 20 a 30 por 100.000 habitantes; era de 20.2 por 100.000 por ano no Reino Unido entre 1992 e 1996.[3] A incidência é maior em pacientes com mais de 65 anos (59 de 100.000) e menor em crianças com menos de 13 anos (13 em 100.000).[4-6] A relação entre homens e mulheres para paralisia de Bell é aproximadamente igual, exceto por uma dominância em mulheres com menos de 20 anos e uma discreta predominância em homens com mais de 40 anos.[4] Os lados esquerdo e direito da face são igualmente envolvidos. Trinta por cento dos pacientes apresentam paralisia incompleta ao atendimento, e 70% possuem paralisia completa.[7] A paralisia bilateral ocorre em 0,3% dos pacientes, e 9% possuem histórico de paralisia prévia.[4] Um histórico familiar de paralisia de Bell ocorre em 8% dos pacientes.[4]

Etiologia

As causas propostas da paralisia de Bell incluem insuficiência microcirculatória do *vasa nervorum*,[8,9] infecção viral, neuropatia isquêmica e reações autoimunes.[10,11] Destas, a hipótese viral tem sido a mais amplamente aceita,[4,12] embora nenhum vírus tenha sido consistentemente isolado do soro de pacientes acometidos pela paralisia de Bell.[13] Assim, a evidência para a hipótese viral é indireta e se baseia em observações clínicas e alterações em títulos de anticorpos virais. Ademais, embora a causa subjacente possa ser viral, a causa imediata da paralisia por si só é debatida; ela pode ser uma neuropatia viral por si só ou uma neuropatia isquêmica secundária à infecção viral.[14]

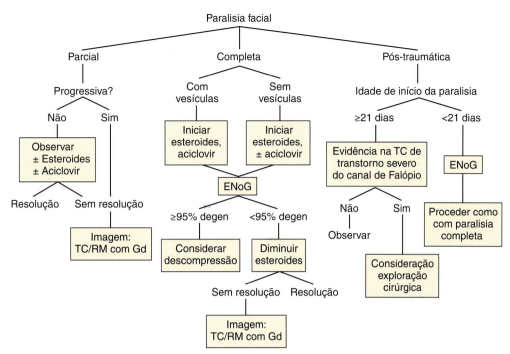

FIGURA 87-1. Algoritmo para tratamento da paralisia facial. TC, tomografia computadorizada; degen, degeneração; ENoG, eletroneuronografia; Gd, ganho com gadolínio; RM, ressonância magnética.

A paralisia facial aguda pode ocorrer como parte de várias doenças virais, incluindo caxumba,[15] rubéola,[16] herpes-vírus simples[17] e vírus Epstein-Barr.[18,19] A paralisia de Bell faz frequentemente parte de uma polineurite de nervos cranianos, da qual a paralisia facial é o achado mais óbvio e suporta a presença de uma causa viral para a paralisia de Bell. Um exame neurológico cuidadoso revelará outras deficiências cranianas em mais da metade dos pacientes com paralisia de Bell.[20,21] Adour[22,23] observou vários nervos cranianos afetados na maioria dos pacientes (Tabela 87-2). Embora tenha sido difícil estabelecer uma ligação direta entre a paralisia de Bell e infecção viral, a melhor evidência atual sugere que a reativação do herpes-vírus simples (HVS) latente seja a causa mais provável. Estudos sorológicos examinaram a soroconversão e prevalência de antígenos a agentes etiológicos suspeitos em pacientes com paralisia de Bell, especialmente HVS e vírus varicela-zóster (VVZ). Os resultados são conflitantes e são dependentes das técnicas utilizadas e das populações estudadas.[24,25] Uma razão para a falha desses estudos é que buscaram sinais de uma infecção aguda precedendo imediatamente o início da paralisia de Bell. Entretanto, considerando que não existe predileção sazonal ou aglomeração epidêmica, é muito mais provável que a paralisia de Bell seja causada pela reativação de um vírus latente em vez da infecção viral comunicável, direta. Morgan et al.[26,27] e Vahlne et al.[28] apoiam a hipótese de que a paralisia de Bell é a reativação do VVZ que pode ser iniciada por várias situações estressantes, como a partir de vírus heterotróficos (vírus com exceção do herpes-vírus) ou estressantes físicos e/ou metabólicos. A melhor evidência para reativação do HVS como mecanismo para a paralisia de Bell

TABELA 87-1. Diagnósticos Diferenciais de Paralisia Facial

Paralisia aguda	Paralisia Crônica ou Progressiva
Polineurite • Paralisia de Bell • Herpes-zóster • Síndrome de Guillain-Barré • Doença autoimune • Doença de Lyme • Infecção por HIV • Doença de Kawasaki Trauma • Fratura do osso temporal • Barotrauma • Trauma ao nascimento Otite média • Bacteriana aguda • Bacteriana crônica • Colesteatoma Sarcoidose Síndrome de Melkersson-Rosenthal Distúrbios neurológicos • Infecção por HIV • Distúrbios cerebrovasculares, centrais ou periféricos	Neoplasias • Tumor parotídeo primário • Tumor metastático Tumores benignos • Schwannoma • Tumor glômico Colesteatoma

Modificado de Adour KK, Hilsinger RL Jr, Callan EJ: Facial paralysis and Bell´s palsy: a protocol for differential diagnosis. *Am J Otol* 1985; Nov(Suppl):68.
HIV, vírus da imunodeficiência humana

TABELA 87-2. Polineuropatia na Paralisia de Bell.

Sintoma	Incidência (%)
Hiperestesia ou disestesia do nervo glossofaríngeo ou trigêmeo	80
Hiperestesia de C2	20
Fraqueza motora vagal	20
Fraqueza motora do trigêmeo	3
Dor facial ou retroauricular	60
Disgeusia	57
Hiperacusia	30
Lacrimejamento diminuído	17

De Adour KK: Current concepts in neurology: diagnosis e management of facial paralysis. *N Engl J Med* 1982; 307:348.

vem de vários estudos do gânglio geniculado e nervo facial. Futura et al.[29] e Takasu et al.[30] demonstraram o DNA do HVS-1 em gânglios do trigêmeo e geniculado de espécimes não selecionados em necrópsias. Burgess et al.[31] relataram um único caso de um paciente que morreu brevemente após o desenvolvimento da paralisia de Bell e no qual foi identificado o DNA do HVS-1 no gânglio geniculado do nervo facial; o tecido controle em arquivo foi negativo para o DNA viral. No estudo mais importante até agora, Murakami et al.[32] pesquisaram no fluido endoneural e músculo pós-auricular de pacientes com paralisia de Bell, síndrome de Ramsay Hunt e grupos-controle. A reação de polimerase em cadeia (PCR) foi utilizada para testar para o DNA do HSV-1 e DNA do VVZ, e os resultados foram confirmados com análise por Southern blot. O DNA do HSV foi detectado em 11 de 14 pacientes com paralisia de Bell, enquanto o DNA do VVZ não foi recuperado de nenhum. Ao contrário, o DNA do VVZ foi recuperado de todos os pacientes com síndrome de Ramsay Hunt, enquanto nenhum apresentou o DNA do HVS-1. Controles não afetados não possuíam o DNA de nenhum dos vírus. Este estudo sugere uma clara distinção entre a paralisia de Bell e síndrome de Ramsay Hunt; entretanto, outros estudos sugerem uma maior sobreposição.

Futura et al.[33] estudaram 142 pacientes com síndrome de Ramsay Hunt clínica e paralisia facial aguda. Treze foram diagnosticados como portadores da síndrome de Ramsay Hunt no primeiro atendimento, e oito apresentaram lesões vesiculares subsequentemente à avaliação inicial. Dos 121 com paralisia facial aguda não vesicular, 35 apresentavam DNA do VVZ na saliva ou possuíam evidências sorológicas de reativação do VVZ. Yamakawa et al.[34] demonstraram o quanto essas técnicas são sensíveis nesses estudos. Utilizando duas técnicas diferentes de reação em cadeia de polimerase, eles observaram taxas altas e divergentes da detecção do DNA do VVZ em pacientes com síndrome de Ramsay Hunt.

Adicionado à confusão sobre a distinção entre a paralisia de Bell e a síndrome de Ramsay Hunt está o crescente reconhecimento do *herpes sine herpete* (HSH, zóster sem vesículas) entre a população acometida pela paralisia de Bell. Lee et al. enfatizaram a distinção clínica entre os dois.[35] O diagnóstico do HSH foi baseado em indivíduos que apresentavam dor muscular profunda (esclerotomal) e/ou dor superficial com dormência (dermatomal) no momento do atendimento. Lee et al. estudaram pacientes diagnosticados com paralisia de Bell, HSH e síndrome de Ramsay Hunt típica e indivíduos controle sadios e avaliaram a presença de imunoglobulina G (IgG) e IgM anti-HSH e anti-VVZ. IgG anti-VVZ e IgG anti-HSH estavam presentes em todos os grupos, incluindo os controles; entretanto, anti-VVZ em níveis quatro vezes maiores do que o normal estavam presentes nos pacientes com zóster e HSH, mas não nos grupos controle e da paralisia de Bell. Suportando ainda mais os diagnósticos clínicos da HSH, esses pacientes foram randomizados com aqueles tratados com apenas prednisona e aqueles tratados com prednisona e medicação antiviral. O último grupo apresentou melhor recuperação do que aqueles tratados apenas com prednisona.[35]

Embora seja provável que a doença subjacente na paralisia de Bell seja uma polineuropatia viral, a questão permanece sobre o motivo de haver tal efeito profundo sobre o nervo facial, enquanto alterações em outros nervos cranianos são relativamente menores e transientes. A principal diferença anatômica entre o nervo facial e outros nervos cranianos está em seu longo canal ósseo. Fisch[36] aferiu o diâmetro do canal de Falópio durante todo o osso temporal e observou que o ponto mais estreito era na junção do meato acústico interno e porção labiríntica, a qual ele denominou de *forame meatal*. Este forame mediu em média 0.68 milímetros de diâmetro, enquanto o restante do canal de Falópio mediu 1.02 a 1.53 milímetros. Fisch fundamentou que o edema no estreito segmento do canal de Falópio poderia causar represamento do fluxo axoplasmático dentro do nervo facial. Este local de lesão na paralisia de Bell foi confirmado por observação clínica[37,38] e por neuronografia transcirúrgica.[39,40] Um local semelhante de lesão foi identificado eletrofisiologicamente no herpes-zóster ótico.[41]

HISTOPATOLOGIA

Fowler[16] relatou achados de necrópsia em um paciente que morreu logo após o desenvolvimento da paralisia de Bell. Todo o nervo intratemporal continha veias e vênulas dilatadas e ingurgitadas. Hemorragia recente foi observada dentro do meato acústico interno que circundava o nervo facial e se estendeu até o gânglio geniculado. Fowler teorizou que a isquemia resultou de microtrombos em vez de vasospasmo.

Reddy et al.[42] examinaram um nervo facial 17 dias após o início da paralisia espontânea. O nervo demonstrou degeneração disseminada por bainhas de mielina e axônios. Dez a 30% das fibras do nervo facial estavam rodeadas por células fagocíticas, e as áreas perivasculares também demonstraram reação inflamatória e hemorragia.

Proctor et al.[43] examinaram um paciente que morreu com paralisia de Bell 13 dias após o início da paralisia. O nervo facial demonstrou infiltração linfocítica e fagocitose da mielina por macrófagos por todo o curso infratemporal do nervo. Inicialmente, o caso foi interpretado como evidência para uma causa viral. Entretanto, quando McKeever et al.[44] reexaminaram o caso, eles enfatizaram que as células inflamatórias foram mais proeminentes onde o nervo facial estava circundado por osso, especialmente na porção do labirinto do canal de Falópio, mas não dentro do meato acústico interno. Eles teorizaram que a histopatológica sugeriu uma lesão do tipo compressiva sem evidências de oclusão vascular.

O'Donoghue e Michaels[45] observaram degeneração das bainhas de mielina e fibras de axônio por todo o trajeto intratemporal do nervo facial. O nervo estava constringido no forame meatal, e uma reação osteoclástica das células gigantes causou reabsorção óssea ao redor do gânglio geniculado. Esses autores interpretaram seus achados como consistentes com uma causa viral, mas, conforme destacado por Jenkins et al.,[38] os achados não excluem edema e constrição do nervo facial como o evento final levando à paralisia.

Podvinec[46] observou infiltrados inflamatórios na porção intratemporal do nervo facial seis meses após o início da paralisia e também observou sinais de degeneração walleriana e regeneração. Ele sugeriu que a persistência de infiltrados por esse longo período poderia ser resultado do comprometimento da circulação dentro do canal de Falópio. Jackson et al.[47] relataram os achados histopatológicos do segmento do labirinto do nervo facial em um paciente um ano após o início da paralisia facial total secundária à infecção por herpes-zóster. Uma porção do nervo dentro do meato acústico interno estava essencialmente saudável; entretanto, no forame meatal, o nervo se tornou um tecido acelular misto fibrótico e necrótico.

Michaels[48] descreveu os achados histopatológicos de uma necrópsia realizada 11 dias após o início da paralisia de Bell. Semelhante a outros autores, ele observou desmielinização, compressão, reabsorção óssea e infiltração linfocítica proximal no segmento labiríntico do nervo facial. Ele advertiu sobre a interpretação exagerada do abaulamento do nervo no meato acústico interno distal, pois isso foi observado tanto nos lados saudável quanto doente.

Outra abordagem à avaliação histológica da paralisia de Bell são espécimes de biópsia obtidos no período transcirúrgico, incluindo biópsias do nervo corda do tímpano e petroso maior. Espécimes de biópsia do nervo corda do tímpano em casos de paralisia de Bell demonstraram degeneração de fibras mielinizadas, mas sem resposta inflamatória.[49,50] Fisch e Felix[14] examinaram amostras de biópsia do nervo petroso maior obtidas durante a descompressão do nervo facial na fossa craniana média. Seus achados incluíram degeneração e desmielinização de grandes axônios e infiltração linfocítica. Eles observaram esses resultados consistentes com degeneração walleriana iniciando proximal ao gânglio geniculado, provavelmente a partir do forame meatal.

Em resumo, a maioria dos estudos histológicos revelam desmielinização difusa do nervo facial por todo seu curso intratemporal, com os achados mais severos no segmento do labirinto e no forame meatal.

ALTERAÇÕES DO SISTEMA NERVOSO CENTRAL

Sintomas auditivos, usualmente na forma de hiperacusia, podem estar presentes em até 30% dos pacientes com paralisia de Bell.[51] A causa para esses sintomas auditivos é desconhecida. McCandless e Schumacher[52] não observaram evidências de uma lesão afetando o nervo coclear em pacientes com paralisia facial. Vários autores atribuíram a hiperacusia à diminuição da atenuação do som secundária à disfunção do músculo estapédio. Entretanto, a maioria dos autores não observou redução dos limiares do reflexo do músculo estapédio contralateral, o que sugere que a ausência da atenuação do estapédio não seja a causa.[53]

Com bases nessas observações, vários autores concluíram que a disfunção auditiva resulta do envolvimento do SNC.[52] Alguns poucos pacientes com paralisia de Bell possuem anormalidades da resposta do tronco encefálico auditivo comparados a pacientes controle com idades semelhantes. Essas anormalidades incluem um aumento na onda I ao intervalo V e uma diferença entre orelhas para a onda V. Essas alterações estão usualmente presentes bilateralmente e desaparecem após a recuperação da paralisia facial.[54] Esses achados sugerem uma anormalidade do tronco encefálico associada à paralisia de Bell que esses autores deduziram que esteja relacionada à reativação do HVS. Esses achados devem ser interpretados com precaução; outros autores não confirmaram tais achados no tronco encefálico auditivo,[53,55] e eles ainda não foram corroborados por potenciais evocados somatossensoriais ou potenciais evocados visuais.

Vários pesquisadores buscaram alterações do SNC na paralisia facial aguda por meio do estudo do líquido cerebrospinal (LCE). Novamente os resultados são contraditórios. O achado de níveis elevados de proteínas à base de mielina[56] e pleocitose[57] no LCE suporta o envolvimento do SNC na paralisia de Bell. Weber et al.[58] observaram contagem celular total, concentração proteica total, permeabilidade hematoencefálica e relações entre imunoglobulinas séricas e do líquor normais na maioria dos pacientes com paralisia de Bell. Somente aproximadamente 10% desses pacientes possuíam alguma característica patológica do LCE, incluindo um discreto aumento na permeabilidade hematoencefálica ou pleocitose. Weber et al.[58] concluíram que seus achados não suportavam a hipótese de que a paralisia de Bell fazia parte de uma polineuropatia craniana.

As alterações no SNC pela paralisia de Bell também foram sugeridas por imagens de ressonância magnética (RM). Jonsson et al.[59] observaram alterações cerebrais ou em tronco encefálico em cinco de 19 pacientes com paralisia de Bell. As áreas de aumento de sinal não se correlacionaram ao núcleo do nervo facial no tronco encefálico ou às vias supranucleares e foram interpretadas como indicativas de doença vascular não relacionada.

ELETROFISIOLOGIA E TESTES

Os vários ramos do nervo facial – incluindo o nervo petroso maior, nervo estapédio, nervo corda do tímpano e os vários ramos musculares – levaram ao desenvolvimento de testes topodiagnósticos para localizar o ponto de uma lesão do nervo facial. O teste de Schirmer avalia a função do nervo petroso maior pela aferição de secreções lacrimais acumuladas em um pedaço de papel-filtro posicionado sob a pálpebra no canto medial.[60] A função do nervo estapédio pode ser avaliada pelo teste do reflexo do músculo estapédio. O nervo corda do tímpano pode ser avaliado com o teste gustativo ou pelo teste do fluxo salivar submandibular descrito por Magielski e Blatt.[61] Infelizmente, a acurácia da localização com testes topodiagnósticos foi frustrante.[40] Isto não é um achado surpreendente em pacientes acometidos pela paralisia de Bell na qual a lesão envolve uma desmielinização difusa por todo o nervo.

Entretanto, testes topodiagnósticos também foram frustrantes em tumores nos quais foi esperada uma definição precisa da localização da lesão.[62]

Testes eletrodiagnósticos nos ramos motores do nervo facial também podem ser utilizados para avaliar a função e predizer o resultado. Todos esses testes apresentam uma deficiência semelhante: a estimulação e o registro são realizados distais à lesão em vez do lado oposto do local da lesão.[63] Portanto, o clínico deve aguardar até que a degeneração do nervo tenha alcançado o local da estimulação; geralmente leva de quatro a cinco dias antes que os testes eletrodiagnósticos se tornem anormais.

Limiar de Excitabilidade do Nervo

A utilização de eletricidade como um teste neurodiagnóstico foi descrita por Duchenne em 1892 e foi adaptada ao nervo facial por Laumans e Jongkees.[64] O estimulador de nervos de Hilger é o método de avaliação do nervo facial mais comumente utilizado por otorrinolaringologistas. A porção extratemporal do nervo é estimulada com uma pequena corrente DC pulsada. A face é observada até que a menor corrente produza uma contração visível. Embora uma diferença de limiar de mais de 3.5 mA entre os dois lados seja considerada sugestiva de degeneração do nervo, Gates[65] observou que, se o teste fosse cuidadosamente realizado, baixos limiares eram obtidos com estimulação percutânea. Os limiares aumentaram lentamente com idade e peso corporal, mas um limiar de excitabilidade do nervo maior que 1.25 mA na divisão superior e 2 mA na divisão inferior foi estatisticamente anormal.

Teste de Estimulação Máxima

Uma modificação do teste de excitabilidade mínima, o teste de estimulação máxima tentou determinar a diferença entre força e quantidade de contração da musculatura facial causada por um estímulo elétrico supramáximo.[66,67] Entretanto, o teste de estimulação máxima é de difícil quantificação e mais sujeito à variação entre diferentes observadores do que o teste de estimulação mínima.[63]

Eletroneurografia

A eletroneurografia, ou eletroneuronografia (ENoG), adiciona registros do potencial de ação do músculo facial com eletrodos de superfície ou agulhas aos testes de estimulação. Esslen[68] introduziu a utilização de eletrodos de superfície bipolares para estimulação e registro das respostas. Os dois eletrodos têm movimentos de forma independente a fim de produzir a máxima amplitude de resposta, a qual é avaliada pela comparação da amplitude pico a pico da resposta máxima obtida para os dois lados da face.

Eletromiografia

A eletromiografia (EMG) afere potenciais de ação muscular gerados por atividade espontânea e voluntária. É diferente de outros testes eletrodiagnósticos, nos quais a atividade é gerada por estimulação ativa do nervo. Os potenciais de desnervação são observados 10 ou mais dias após o início da paralisia; portanto, eles são de valor limitado para determinação do prognóstico precoce da paralisia facial; entretanto, a perda de unidades motoras voluntárias dentro dos primeiros três a quatro dias de paralisia sugere um mau prognóstico.[63] Ao contrário, a retenção da atividade motora voluntária após o sétimo dia sugere que a degeneração completa não ocorrerá. Sittel e Stennert[69] observaram que a detecção de fibrilação espontânea por EMG com agulha apresentou 80% de acurácia para previsão de um mau resultado 10 a 14 dias após o início da paralisia. Infelizmente, esse período é muito tardio para ser útil na definição da decisão cirúrgica.

Velocidade de Condução do Nervo

A velocidade de condução do nervo pode ser aferida entre o forame estilomastoideo e o ramo mandibular do nervo facial. Existe uma forte correlação entre uma diminuição na velocidade de condução do nervo e uma diminuição no potencial de ação muscular composto aferido pela ENoG durante as primeiras duas semanas após o início da paralisia.[70] A velocidade de condução do nervo facial normal varia entre 37 e 58 m/s, e velocidades de condução nessa faixa apresentam uniformemente bons resultados. Velocidades de condução entre 20 e 30 m/s possuem 50% de chance de paresia ou sincinesia residual significativa, e aquelas com menos de 10 m/s apresentam resultados ruins.

Interpretação dos Testes Elétricos

Todos os testes de estimulação elétrica apresentam a mesma deficiência fundamental – ou seja, inferências são realizadas com base em testes do nervo distal ao local da lesão dentro do osso temporal. Portanto, um atraso é inerente entre o início da lesão e o desenvolvimento de degeneração suficiente do segmento distal do nervo para que seja descoberta pelos testes. Somente o monitoramento transcirúrgico, com estimulação proximal à lesão, fornece informação direta sobre o estado do nervo no local da lesão. Novas técnicas experimentais que incluem estimulação antidrômica e estimulação magnética prometem driblar essa limitação.

A recuperação excelente da função facial sempre ocorre quando o declínio no potencial de ação composto (PAC), conforme aferido pela ENoG, não alcança 90%, e metade dos pacientes que alcançam esse nível de degeneração também apresenta resultados excelentes.[71,72] Ryu et al.[73] investigaram fatores prognósticos associados à paralisia de Bell e à síndrome de Ramsay Hunt e realizaram a ENoG quatro dias após o início da paralisia; eles observaram que respostas menores que 10% daquelas do lado contralateral previram uma resposta pior em ambos os grupos, independentemente do tratamento. O problema é como identificar pacientes que não apresentarão boa recuperação, e pelo menos uma resposta parcial se baseia na combinação da ENoG com EMG padrão. Pacientes que mantêm potenciais motores voluntários registráveis apesar de depressão severa do PAC apresentam prognóstico excelente.[72] Isso pode ser explicado por dessincronização severa das unidades motoras, o que causa redução ou ausência do PAC.

ESTIMULAÇÃO ELETROMAGNÉTICA DO NERVO FACIAL

Testes no nervo facial com estimulação eletromagnética também têm sido realizados. Benecke et al.[74] poderiam estimular o nervo com descargas eletromagnéticas corticais (supranucleares), demonstrando que o nervo poderia ser estimulado transsinapticamente. Entretanto, ainda não está claro se a estimulação magnética será um teste preditivo útil, pois existem discrepâncias significativas entre a resposta à estimulação magnética e achados clínicos. Nowak et al.[75] testaram 65 pacientes com paralisia facial com estimulação magnética transcraniana e estimulação elétrica do nervo facial. Uma redução severa na resposta do potencial de ação muscular tanto na paralisia de Bell quanto na infecção por herpes-zóster não se correlacionou com o grau clínico da paralisia. Com base em informações clínicas atuais, a estimulação elétrica parece adicionar pouco ao arsenal diagnóstico na paralisia facial.

IMAGEM DO NERVO FACIAL

A RM com gadolínio tem sido utilizada para estudar o nervo facial periférico em casos de paralisia de Bell. O realce do nervo facial é um achado comum em pessoas saudáveis, tornando a avaliação de achados do nervo facial difícil na RM. As áreas mais consistentes de realce na paralisia de Bell e paralisia herpética são o meatal distal e o segmento labiríntico.[75,77] Entretanto, localização ou grau de realce não se correlacionam à recuperação do movimento facial.[77,78] As técnicas de imagem para paralisia facial podem ser melhoradas conforme evoluem;[79] entretanto, de forma geral, a literatura apoiaria Jun et al.[80] em sua conclusão de que a imagem da RM não é essencial para o diagnóstico de pacientes com paralisia facial.

PROGNÓSTICO E ESTATÍSTICAS

O prognóstico para a maioria dos pacientes com paralisia de Bell é excelente; 80% a 90% se recuperam completamente.[6,51] Peitersen[7] relatou que nenhum paciente de 1.505 acompanhados sem tratamento apresentou paralisia completa permanente, e 17 apresentaram sequelas moderadas a severas (contratura, sincinesia, paralisia). Várias grandes séries de pacientes com paralisia de Bell foram analisadas para identificar fatores prognósticos que possuíram um impacto significativo sobre o resultado final. O mais importante foi se a paralisia era completa ou incompleta. O prognóstico para aqueles que nunca desenvolveram paralisia facial completa é excelente: 95% a 100% se recuperam sem sequelas identificáveis.[6,81]

Os vários relatos disponíveis na literatura são difíceis de comparar, pois utilizam diferentes critérios para inclusão e avaliação do resultado. Stankiewicz[82] coletou os resultados de nove relatos, incluindo as grandes séries de Park e Watkins[83] e Peitersen.[84] Os resultados gerais dessas séries foram de 53% de recuperação completa, 44% de recuperação parcial, e somente 3% sem recuperação. Os resultados na população geral são provavelmente melhores do que nesses estudos, pois os pacientes com recuperação espontânea precoce não buscam tratamento.

Outros fatores associados a um mau resultado incluem hiperacusia; diminuição do lacrimejamento; mais de 60 anos de idade; diabetes melito; hipertensão; e dor auricular, facial anterior ou radicular severa.[4,85] Entretanto, Abraham-Inpijn et al.[86] compararam resultados em 200 pacientes pela utilização de vários fatores prognósticos importantes, que incluíram severidade da paralisia facial, pressão arterial média, idade, diabetes melito clínica ou química e histórico de hipertensão. Somente a severidade da paralisia em sua máxima extensão e a pressão arterial média no momento do atendimento provaram ser estatisticamente significativas. Peitersen[7] notou uma correlação entre as sequelas (sincinesia, contratura) e o intervalo entre a paralisia e o início da recuperação.

TRATAMENTO

O tratamento da paralisia de Bell tem tido uma evolução longa e complexa que ainda não está completa. Métodos atualmente sugeridos incluem observação, corticosteroides, agentes antivirais e descompressão cirúrgica.

A utilização de corticosteroides na paralisia de Bell foi inicialmente proposta por Rothendler.[87] Desde então, os corticosteroides têm se tornado o tratamento mais comum para paralisia de Bell.[88] Vários estudos prospectivos e retrospectivos têm sido realizados sobre a eficácia de corticosteroides na paralisia de Bell. Em uma metanálise, Ramsey et al.[89] encontraram dois estudos com números suficientes de pacientes e rigor para análise, e concluíram que pacientes tratados apresentavam 17% de maior chance de recuperação completa do que indivíduos submetidos a tratamento placebo ou que não foram tratados. Sua análise de um número maior de estudos concluiu que as chances de recuperação com tratamento esteroidal variou entre 49% e 97% contra 23% e 64% para pacientes não tratados. Não se chegou a um consenso com relação à dose ou duração do tratamento esteroidal. Um estudo prospectivo duplo-cego multi-institucional com 829 pacientes realizado por Axelsson et al.[90] sugeriu maiores taxas de recuperação e menor ocorrência de sincinesia se os esteroides forem iniciados dentro de 48 horas após o início da paralisia.

A utilização do tratamento esteroidal em crianças é menos clara. Tanto Unüvar et al.[91] quanto Pavlou et al.[92] não observaram um efeito benéfico de corticosteroides para paralisia de Bell em crianças.

Pacientes acometidos pela paralisia de Bell são comumente tratados com agentes antivirais, além da prednisona,[90] embora mais uma vez não existam provas definitivas sobre a eficácia. Ainda que o entusiasmo inicial tenha rodeado a utilização de uma combinação de esteroides e antivirais,[93,94] estudos mais recentes revelaram resultados negativos. Sullivan et al.[95] conduziram um estudo multi-institucional com quatro grupos: prednisolona, aciclovir, uma combinação desses dois agentes e placebo. Foi observada melhora significativa do resultado em ambos os grupos que continham prednisolona, mas sem benefícios adicionais observados pela terapia antiviral. Um resultado semelhante ocorreu em um estudo no Japão por Kawaguchi et al.[96] Vários outros grandes estudos randomizados chegaram à mesma conclusão. Um relato de 2012 do Guideline Development Subcommittee of the American Academy of Neurology[97] observou que a "adição de agentes antivirais não aumenta a probabilidade de recuperação funcional facial em mais de 7%. Pacientes submetidos à terapia antiviral devem saber que ainda não foi estabelecido benefício pela utilização de antivirais e, se houver, é provável que seja discreto na melhor das hipóteses". Algumas das discrepâncias entre estudos podem resultar da inclusão/exclusão de pacientes com HSH dentre os pacientes acometidos pela paralisia de Bell. Futuros estudos necessitam incluir estudos sorológicos para dissecar os efeitos dos antivirais na subpopulação de pacientes acometidos por paralisia facial.[35]

A terapia cirúrgica é mais controversa, pois, ao contrário da terapia com corticosteroides, pode causar lesão adicional. Já diminuiu o entusiasmo inicial pela descompressão transmastoidea dos segmentos timpânicos e mastóideo do nervo facial,[98] e o procedimento tem sido abandonado, já que estudos randomizados não demonstraram benecífios[1] e porque existem evidências de que a lesão está localizada na porção proximal do segmento labiríntico do nervo facial, a qual é inacessível através do mastoide.[36]

A eficácia da descompressão cirúrgica do forame meatal e do segmento labiríntico do nervo facial em pacientes com mau prognóstico conforme demonstrado pela ENoG é promissora, mas tem sido difícil reunir uma quantidade suficiente de séries para estabelecimento definitivo do seu valor em estudos randomizados. Fisch[36] comparou 14 pacientes cirúrgicos com degeneração de 90% ou mais, demonstrada pela ENoG, dentro de três semanas após o início da paralisia, com 13 pacientes semelhantes que se recusaram a passar por cirurgia. Ele observou uma melhora sutil, mas estatisticamente significativa, na recuperação facial a longo prazo no grupo submetido à cirurgia. Sillman et al.[72] observaram uma transição entre os graus I e II de recuperação em pacientes com mais de 90% de degeneração que foram submetidos à descompressão cirúrgica, contra aqueles tratados somente com corticosteroides. No estudo mais bem controlado da descompressão da fossa média do nervo facial na paralisia de Bell, Gantz et al.[99] avaliaram o resultado quando a ENoG revelou mais de 90% de degeneração e não havia potenciais voluntários em unidades motoras na EMG dentro de duas semanas do início da paralisia. Noventa e um por cento dos pacientes submetidos à cirurgia obtiveram recuperação de grau I a II pela escala de House-Brackmann (HB) contra uma chance de 42% de ocorrência dos mesmos resultados após tratamento apenas com esteroides. Graham e Kartush[100] relataram seis pacientes com paralisia facial recorrente, um dos quais apresentava a síndrome de Melkersson-Rosenthal. Nenhum desses pacientes apresentou paralisia facial recorrente após a descompressão total do sétimo nervo do forame estilomastoideo até o meato acústico interno. Assim, a descompressão cirúrgica permanece no arsenal para o tratamento da paralisia facial, mas o momento da sua utilização e a identificação do paciente apropriado ainda são difíceis.

REABILITAÇÃO DA PARALISIA FACIAL

Toxina Botulínica

A sincinesia persistente pode ser um problema para vários pacientes em recuperação de degeneração severa do nervo facial, independentemente da causa. Chua et al.[101] realizaram um estudo de escalonamento da dose para determinação do melhor tratamento para redução da sincinesia palpebral e observaram que a menor dose, 40 unidades injetadas no músculo orbicular ocular, pode causar a maior redução da sincinesia ao mesmo tempo que se evita a ptose. Borodic et al.[102] observaram resultados semelhantes em um estudo com várias instituições.

Fisioterapia

Um grande número de medidas de reabilitação fisioterápica tem sido aplicado para melhorar a recuperação e função em pacientes com paralisia facial, o que inclui várias formas de eletroestimulação, terapia com mímicas, biofeedback e reeducação neuromuscular. Em duas metanálises recentes, uma não observou evidências sobre os benefícios da fisioterapia[103] e outra observou apoio nível C para a terapia com mímica.[104]

CASOS ESPECIAIS DE PARALISIA FACIAL

SÍNDROME DE RAMSAY HUNT

A síndrome de Ramsay Hunt, paralisia facial por herpes-zóster, difere da paralisia de Bell, pois está associada ao VVZ (conforme demonstrado pelos títulos de anticorpos crescentes contra VVZ) e à presença de vesículas cutâneas em pavilhão auricular, área retroauricular, face ou boca. Comparada à paralisia de Bell, a síndrome de Ramsay Hunt geralmente causa sintomas mais severos e os pacientes apresentam um risco maior de desenvolvimento de degeneração nervosa completa.[105] A síndrome de Ramsay Hunt pode ser subdiagnosticada com base na apresentação inicial. Em aproximadamente 10% dos pacientes, as erupções cutâneas ocorrem logo após a paralisia facial inicial, e vários pacientes apresentam um aumento no nível de anticorpos contra o VVZ sem nunca ter desenvolvido vesículas em membranas mucosas ou cutâneas, a chamada *zoster sine herpete*, conforme previamente discutido.

A varicela, ou catapora, é a manifestação da infecção primária por VVZ (HVS, varicela) em um hospedeiro sem imunidade. A infecção por herpes-zóster é a manifestação do mesmo vírus em um hospedeiro parcialmente imunizado. Dados serológicos e epidemiológicos sugerem fortemente que o VVZ representa a reativação de um vírus latente em vez de uma reinfecção. Após a infecção primária, o vírus provavelmente segue até a raiz dorsal, até os gânglios extramedulares dos nervos cranianos, onde permanece dormente até que seja reativado. A reativação geralmente ocorre durante um período de diminuição da imunidade mediada por células. O VVZ é a segunda causa mais comum de paralisia facial. A incidência do vírus herpes-zóster em pacientes com paralisia facial periférica varia de 4,5% a 9%.[106] Um estudo da Clínica Mayo[107] estimou a incidência anual do vírus herpes-zóster em 130 casos por 100.000. A incidência aumenta dramaticamente em pacientes com mais de 60 anos; 10% dessa população possuía fatores de risco identificáveis para diminuição da imunidade mediada por células, que incluíam carcinomas, traumas, radioterapia ou quimioterapia. A incidência aumentada na população idosa é explicada pela diminuição relacionada à idade da resposta imune celular contra o VVZ.[108]

Comparada à paralisia de Bell, a severidade da paralisia é pior e o prognóstico também no herpes-zóster ótico. Peitersen[109] relatou recuperação completa em somente 22% dos pacientes, e Devriese[110] observou recuperação completa em somente 16%. Assim como na paralisia de Bell, a recuperação é em parte prevista pela severidade da paralisia. A recuperação completa ocorreu em somente 10% dos pacientes após perda completa da função facial e em cerca de 66% após perda incompleta.[106]

O momento do aparecimento da erupção vesicular pode ter significado prognóstico. Na maioria dos casos, erupção e paralisia ocorrem simultaneamente. Em aproximadamente 25% dos casos, a erupção precede a paralisia; esses pacientes apresentam uma maior probabilidade de recuperação.[106] Pacientes acometidos pela síndrome de Ramsay Hunt são mais predispostos do que pacientes com paralisia de Bell a ter sintomas associados de nervos cranianos, que incluem hiperacusia, perda auditiva e dor.[111]

Complicações oftalmológicas severas podem ocorrer com herpes-zóster oftálmico. Essas complicações incluem uveíte, ceratoconjuntivite, neurite óptica e glaucoma e estão quase sempre associadas ao envolvimento da divisão oftálmica do nervo trigêmeo. O herpes-zóster oftálmico pode ser de difícil diferenciação da erupção cutânea localizada associada à HVS. Embora ambas as condições possam causar ceratite, a diferenciação entre elas é extremamente importante, pois corticosteroides tópicos são utilizados para o tratamento da infecção por herpes-zóster, mas são contraindicados no HVS. A consulta oftalmológica para biomicroscopia, colorantes, estudos citológicos e estudos de isolamento viral pode diferenciar essas duas condições.[112] Adour[113] afirmou que, à parte das preocupações sobre envolvimento oftalmológico, o desenvolvimento de vesículas cutâneas antes e após o início da prednisona não contraindica a utilização de corticosteroides.

O tratamento de pacientes com herpes-zóster, incluindo zóster cefálico, também envolve a utilização de corticosteroides sistêmicos.[114] Um benefício específico da terapia corticosteroide é uma redução da neuralgia pós-herpética. A utilidade de corticosteroides em fomentar a recuperação da paralisia facial é controversa; entretanto, a instituição precoce de corticosteroides parece aliviar a dor aguda, reduzir a vertigem e diminuir a incidência de neuralgia pós-herpética.[115,116]

O agente antiviral aciclovir também é recomendado para o tratamento da paralisia por herpes-zóster facial.[117,118] O aciclovir é um análogo de nucleotídeos que interfere com a DNA polimerase do herpes-vírus e inibe a replicação do DNA. O medicamento é preferencialmente absorvido por células infectadas pelo HSV, tornando esse medicamento quase atóxico para células não infectadas. Há agora um consenso de que a paralisia facial associada ao herpes-zóster deveria ser tratada tanto com esteroides quanto com antivirais.[35,73]

PARALISIA FACIAL CONGÊNITA

A incidência da paralisia facial em neonatos foi estimada em 0,23% dos nascidos vivos.[119] O primeiro dilema ao tratar a paralisia facial em um neonato ou criança jovem é a diferenciação entre paralisia congênita verdadeira e trauma ao nascimento. Os diagnósticos diferenciais da paralisia facial congênita são demonstrados no Quadro 87-1. O trauma ao nascimento usualmente causa paralisia facial isolada e outros sinais de lesão que incluem edema facial, equimose ou hemotímpano. Anormalidades de outros nervos cranianos ou anormalidades na audiometria do tronco encefálico (prolongamento de I a III ou do intervalo I a V) sugerem que a paralisia facial é congênita e não traumática.[120]

Dos casos de paralisia facial em neonatos, 78% estão relacionados à trauma ao nascimento. Esses casos estão igualmente divididos entre partos com fórceps e partos vaginais contra partos cesarianas,[121,122] o que sugere que a lesão intrauterina do nervo facial pode ocorrer pela pressão da face do neonato sobre a proeminência sacral durante o parto. A paralisia supranuclear secundária à hemorragia intracraniana também foi relatada.[123]

A forma mais discreta da disfunção facial congênita é a paralisia do lábio inferior unilateral congênita, na qual o defeito está limitado a uma ausência de atividade do músculo depressor do lábio inferior. Está associada a uma lesão do tronco encefálico.[124]

A síndrome de Möbius representa um amplo espectro de achados clínicos e patológicos que variam de paralisia facial unilateral isolada, usualmente associada à paralisia do sexto nervo craniano, à ausência bilateral de função dos nervos facial e abducente. Vários outros nervos cranianos, que incluem glossofaríngeo, vago, hipoglosso e outros nervos motores extraoculares, também podem estar afetados.[125] Quarenta e três por cento das crianças com síndrome de Möbius possuem um histórico de algum evento significativo intrauterino.[126] A maioria dos pacientes com síndrome de Möbius poupa a face inferior comparada à face superior. Verzijl et al.[127] realizaram testes eletrofisiológicos em 11 pacientes com síndrome de Möbius e concluíram que a síndrome não é um distúrbio primário de desenvolvimento da musculatura facial, mas um distúrbio do rombencéfalo que inclui núcleos motores e longos tratos transversos. Evidências da RM sugerem ausência do sétimo par de nervos cranianos no meato acústico interno, implicando que a face inferior receba inervação aberrante de outros nervos, incluindo trigêmeo, glossofaríngeo e hipoglosso.

Várias paralisias de nervos cranianos, incluindo paralisia facial, são observadas em associação à síndrome CHARGE (coloboma, cardiopatia, atresia de coanas, retardo no crescimento, hipoplasia genital e anomalias das orelhas e surdez). Dos casos associados a essa síndrome, 75% possuem pelo menos um nervo craniano envolvido e 58% apresentam envolvimento de dois ou mais nervos cranianos. Os nervos mais frequentemente acometidos são o nervo auditivo em 60%, o nervo facial em 43% e o nervo glossofaríngeo vago em 30%.[128]

PARALISIA FACIAL ESPONTÂNEA EM CRIANÇAS

A paralisia de Bell é incomum em crianças; 8% dos pacientes no estudo de Peitersen[84] e 2% no estudo de Adour et al.[4] tinham menos de 10 anos. Manning e Adour[129] e Prescott[130] observaram uma predominância em mulheres nesse grupo.

O prognóstico para crianças com paralisia de Bell é incerto. Peitersen,[84] Taverner[2] e Prescott[130] relataram uma alta taxa de recuperação espontânea em crianças com paralisia de Bell em parte relacionada à alta frequência de paralisia incompleta. Inamura et al.[131] observaram que 97% de 58 pacientes se recuperaram completamente e concluíram que corticosteroides não apresentaram nenhum impacto sobre a recuperação. Entretanto, Alberti e Biagioni[132] e Manning e Adour[129] relataram que uma porcentagem significativa de crianças não se recuperou de sua paralisia facial. Jenkins et al.[38] e Prescott[130] argumentaram que o prognóstico foi determinado pela quantidade de degeneração do nervo revelada pelos testes eletrofisiológicos e que crianças e adultos com resultados semelhantes em testes elétricos apresentaram resultados similares. O papel de corticosteroides no tratamento da paralisia idiopática em crianças ainda não é tão bem estabelecido como é para adultos.[92]

Quadro 87-1. PARALISIA FACIAL CONGÊNITA VERSUS ADQUIRIDA

Congênita
- Agenesia mononeural
- Paralisia facial congênita
- Paralisia do lábio inferior unilateral congênita
- Paralisia facial com outros déficits
- Síndrome de Möbius (nervos cranianos VI e VII; bilateral)
- Microssomia hemifacial
- Displasia óculo-aurículo-vertebral
- Síndrome de Poland (agenesia do músculo peitoral maior)
- Secundária a teratógenos
- Talidomida
- Rubéola

Adquirida
- Trauma ao nascimento
- Lesão pelo fórceps
- Pressão pelo sacro materno
- Pressão pelo ombro do feto
- Hemorragia intracraniana
- Idiopática
- Paralisia de Bell
- Doença sistêmica ou infecciosa
- Síndrome de Melkersson-Rosenthal
- Poliomielite
- Mononucleose infecciosa
- Varicela
- Otite média aguda
- Meningite

Modificado de Harris JP, Davidson TM, May M, Fria T: Evaluation and treatment of congenital facial paralysis. *Arch Otolaryngol* 1983;109:145.

PARALISIA FACIAL FAMILIAR

Adour et al.[4] relataram que 8% dos pacientes com paralisia de Bell possuíam um histórico familiar positivo, e Willbrand et al.[133] relataram uma incidência de 6%. Além disso, existem relatos esporádicos de famílias com vários membros acometidos, sendo que usualmente cada um sofre vários episódios. Cawthorne e Haynes[134] relataram dois irmãos, um dos quais apresentou cinco episódios de paralisia de Bell e o outro, três. DeSanto e Schubert[135] relataram 10 casos de paralisia de Bell em uma família durante 83 anos; Willbrand et al.[133] relataram uma família com 29 casos de paralisia de Bell durante 40 anos. Samuel[136] relatou um caso de uma criança que sofreu quatro episódios de paralisia de Bell que envolveram ambos os lados da face; o pai da criança apresentou seis episódios de paralisia de Bell unilateral. Amit[137] descreveu uma árvore genealógica na qual somente mulheres – a paciente, a mãe, uma tia por parte materna e sua avó materna – apresentaram paralisia de Bell. Em três das quatro, o início ocorreu durante a puberdade, o que sugere que a influência hormonal pode ter sido importante. Casos esporádicos são insuficientes para determinação conclusiva de influência genética, entretanto, esses casos frequentemente apresentam uma idade precoce de início, são recorrentes e apresentam um excelente prognóstico.

PARALISIA RECORRENTE

Adour et al.[4] observaram que 9,3% dos pacientes com paralisia de Bell possuíam um histórico prévio de paralisia. De forma semelhante, Hallmo et al.[138] relataram que 10,9% dos pacientes possuíam um histórico de paralisia facial prévia, quase que igualmente no lado ipsilateral ou contralateral. Prescott[130] relatou que 20 de 228 crianças (11,4%) com menos de 18 anos com paralisia de Bell possuíam um histórico de paralisia prévia no mesmo lado, e 8 apresentaram paralisia contralateral. O intervalo entre os dois ataques foi usualmente maior que um ano.[139] Talvez o principal registro de paralisia facial recorrente tenha sido em uma mulher que apresentou mais de 50 episódios de paralisia facial inferior unilateral após exposição ao desinfetante clorocresol.[140] A distribuição etária de pacientes com paralisia facial recorrente foi a mesma da população geral com paralisia de Bell[4], exceto para aqueles com paralisias ipsilaterais recorrentes, o que pode estar associado a uma idade mais jovem para o início.[139] Vários relatos notaram uma discreta predominância feminina em casos de paralisia facial recorrente.[139,141] A diabetes melito esteve presente em 39% dos pacientes com paralisia recorrente em um estudo,[4] mas em somente 4% em outro.[138]

Existe ainda controvérsia com relação ao prognóstico em casos de paralisia facial recorrente, pois é incerto se melhora ou piora nos ataques subsequentes. Vários autores afirmaram que o segundo ataque apresentou um prognóstico pior e constitui assim uma indicação mais forte para descompressão cirúrgica.[142] A maioria dos outros autores, entretanto, não observou diferença prognóstica entre os ataques primários e subsequentes de paralisia facial e não encontrou diferenças sobre a ocorrência do segundo ataque no lado ipsilateral ou contralateral.[138]

A recidiva da paralisia facial deve levar a uma investigação cuidadosa do paciente. May et al.[1] encontraram um tumor em oito de 40 pacientes (20%) com uma segunda paralisia do mesmo lado.

PARALISIA FACIAL BILATERAL

A paralisia facial idiopática bilateral é muito menos comum do que a paralisia unilateral e ocorre somente em 0,3% a 2% dos pacientes.[143] A paralisia facial bilateral apresentou uma incidência muito maior de causas sistêmicas do que a paralisia unilateral e deve incitar uma pesquisa diligente por uma causa subjacente.[144] As doenças mais comumente associadas à paralisia facial bilateral são síndrome de Guillain-Barré, paralisia de Bell, neuropatias cranianas idiopáticas múltiplas, encefalite do tronco encefálico, hipertensão intracraniana benigna, sífilis, leucemia, sarcoidose, doença de Lyme e meningite bacteriana.[145,146] A possibilidade de tumor intrapontino ou pré-pontino também deve ser excluída.[146] A maioria dessas condições está associada a outros sinais sistêmicos ou neurológicos que sugerem o diagnóstico apropriado.

A síndrome de Guillain-Barré é uma paralisia motora ascendente progressiva após uma infecção viral que usualmente afeta os membros inferiores. Entretanto, formas raras, como bulbar, mielítica e cerebral de Guillain-Barré, não afetam os membros. Dos nervos cranianos, o nervo facial é o terceiro mais comumente afetado, após os nervos glossofaríngeo e vago.[97] O diagnóstico é baseado no quadro clínico típico e na presença de elevação de proteínas do líquor, mas com contagem celular normal. Outras condições associadas à diplegia facial incluem influenza,[147] mononucleose infecciosa,[148] outros vírus[149] e diabetes.[150] A síndrome de Heerfordt – aumento da glândula parótida, iridociclite e paralisia de nervos cranianos – associada à sarcoidose pode causar paralisia facial bilateral.

Os exames para um paciente com paralisia facial bilateral devem incluir um exame neurológico cuidadoso a fim de detectar neuropatias cranianas, uma punção lombar para estudos citológicos, bioquímica sérica, cultura, um teste para sífilis (Venereal Disease Research Laboratory – VDRL) e uma RM para exclusão de lesões neoplásicas.[151]

A deficiência causada pela paralisia facial bilateral é dramaticamente mais severa do que aquela causada por paralisia unilateral. Cuidados agressivos com os olhos, pela utilização de pomadas, fitas adesivas ou tampões oculares, são usualmente necessários, e essa abordagem interfere significativamente para a função visual. A paralisia bilateral do lábio inferior leva a alteração característica da fala, incompetência oral e sialorreia. Em casos severos, sequelas dentárias podem ocorrer por circulação inadequada de saliva.[152] O impacto psicológico pode ser devastador, pois esses pacientes são incapazes de realizar expressões voluntárias ou emocionais.[153] A recuperação na paralisia de Bell bilateral é semelhante à da paralisia unilateral, embora um lado possa se recuperar antes do outro.[154]

PARALISIA PROGRESSIVA

A paralisia facial lentamente progressiva não é paralisia de Bell. Os diagnósticos diferenciais incluem neuromas primários do nervo facial (Fig. 87-2); metástases de carcinomas de células escamosas e melanomas de face e couro cabeludo; e ocasionalmente

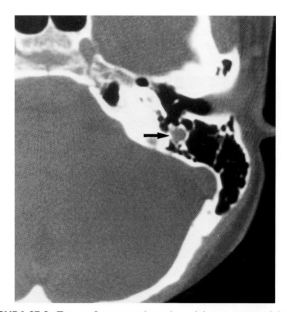

FIGURA 87-2. Tomografia computadorizada axial do osso temporal direito revela um aumento do segmento mastoideo do canal de Falópio (*seta*) em uma criança com paralisia facial progressiva. A lesão era um neuroma do nervo facial.

metástases distantes oriundas de rins, seios, pulmão e próstata.[155] A paralisia facial progressiva também pode ocorrer em decorrência de outras lesões primárias do osso temporal e ângulo pontocerebelar e de aneurismas da artéria carótida.[156] Deve ser excluída a possibilidade de tumores em todos os casos, começando pelo exame físico em busca de neuromas dos ramos periféricos do nervo facial e seguindo com tomografia computadorizada (TC) e RM com gadolínio das porções infratemporais e intracranianas do nervo. Se esses exames apresentarem resultados negativos, os pacientes necessitarão de observação seriada minuciosa e de exames de imagem na tentativa de encontrar uma causa.

PARALISIA FACIAL TRAUMÁTICA

As causas mais comuns de lesão intratemporal do nervo facial são fraturas do osso temporal, lesões penetrantes (arma de fogo) e lesões iatrogênicas. A lesão do nervo facial em fraturas do osso temporal pode resultar de compressão por fragmento ósseo, hematomas intraneurais, aprisionamento por compressão e por perda de continuidade. O segmento distal do segmento labiríntico e gânglio geniculado são as áreas do nervo facial mais suscetíveis à lesão em fraturas longitudinais ou transversas do osso temporal (Fig. 87-3).[157] Essa porção do nervo facial corre risco em particular por conta de seu pequeno tamanho e ausência de tecido fibroso de suporte e pela tração entre o nervo petroso maior e o gânglio geniculado causada por separação temporária das porções anterior e posterior do osso temporal no momento da lesão.[157] Além da lesão direta ao nervo, Grobman et al.[158] apresentaram um caso de compressão severa, desmielinização e edema do nervo facial proximal ao local da lesão, sendo que as alterações mais severas estavam presentes no forame meatal. Os autores afirmaram que as alterações histológicas no nervo facial eram semelhantes àquelas da paralisia de Bell, apesar do fato de que o insulto inicial ao nervo foi diferente. A TC de alta resolução do osso temporal é o modo mais efetivo de identificar possíveis locais de lesão do nervo facial (Fig. 87-4).

O tratamento do nervo facial em fraturas do osso temporal tem sido controverso. Alguns autores recomendam observação e cuidados sintomáticos apenas. Maiman et al.[159] acompanharam 45 pacientes que não foram submetidos à cirurgia e observaram que 29 possuíam lesões suficientemente severas para serem visíveis na politomografia. Dos 45, 44 apresentaram recuperação satisfatória e 65%, recuperação completa. McKennan e Chole[160] relataram recuperação excelente em pacientes com paralisia de início tardio tratados clinicamente.

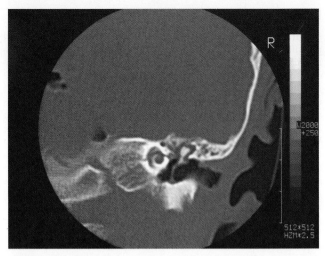

FIGURA 87-4. Tomografia computadorizada coronal do osso temporal revela uma fratura transversa do osso temporal através da cóclea que atravessa o canal de Falópio na porção timpânica do nervo facial.

Ao tomar a decisão sobre descompressão cirúrgica em casos específicos, os pacientes têm sido tradicionalmente divididos entre paralisia de início imediato *versus* início tardio após a lesão; a paralisia de início imediato está associada a lesões severas e piores resultados.[160] Do contrário, Adegbite et al.[161] observaram que o resultado foi previsto pela severidade da paralisia, mas não pela forma de início. Fisch, entretanto, sugeriu a intervenção cirúrgica com base nos resultados de ENoG em vez da forma de início da paralisia. Ele estabeleceu um critério de mais de 90% de degeneração dentro de seis dias do início. O momento da cirurgia, todavia, não tem de ocorrer dentro de seis dias; de fato, alguma vantagem pode ser obtida pelo adiamento da cirurgia em até três semanas após uma paralisia imediata, a fim de permitir a resolução do edema e hematoma, além de tornar o campo cirúrgico mais limpo.[37] Chang e Cass[162] revisaram cuidadosamente a literatura com relação ao manejo cirúrgico *versus* conservador da paralisia facial após fratura do osso temporal e concluíram que o histórico natural, momento apropriado e relato de critérios existem para julgar a eficácia verdadeira da descompressão do nervo facial em lesões não penetrantes do osso temporal.

A paralisia crônica também é um problema do manejo, pois testes elétricos não são válidos. Nesses casos, a menos que a TC revele distúrbio grosseiro do canal de Falópio, é aconselhável esperar 12 meses e explorar o nervo se não houver sinais clínicos ou de EMG de recuperação aparentes.

Lesões penetrantes, como feridas por armas de fogo, são frequentemente acompanhadas por lesões severas que incluem lacerações durais, liquorreia, lesão à cápsula ótica e injúria vascular. A avaliação inclui TC de alta resolução, arteriografia carotídea e testes elétricos do nervo facial. Telischi e Palete[163] enfatizam que as lesões extratemporais do tipo explosivas do nervo facial podem não causar transecção do nervo facial; eles recomendam a terapia conservadora continuada, mesmo se o nervo sofrer severa hemorragia e lesão.

A paralisia facial iatrogênica é uma temida complicação da cirurgia otológica. Ela pode ser agrupada em casos nos quais há preocupação sobre a integridade transcirúrgica do nervo facial e aqueles nos quais a paralisia é um achado. No primeiro grupo, o nervo deve ser identificado positivamente pela utilização de pontos de referência distantes do local presumido da lesão. O nervo é rastreado até o local da lesão, a área local é descomprimida, e as fibras lesadas do nervo são reaproximadas. Se a perda do tecido nervoso for séria, um enxerto facial sobreposto ou interposto pode ser utilizado. Se os pontos de referência não forem discerníveis, a dissecção deve ser concluída antes da ocorrência de mais lesões, e um colega mais experiente deve ser consultado. Pelo aspecto

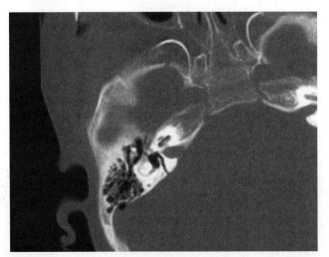

FIGURA 87-3. Tomografia computadorizada axial do osso temporal revela uma fratura transversa do osso temporal através do vestíbulo e gânglio geniculado.

emocional e do ponto de vista médico-legal da lesão iatrogênica, a consulta a um colega mais experiente é frequentemente benéfica a todos os envolvidos. Se a paralisia facial não for prevista, é apropriado que o cirurgião original trate o paciente. Curativos apertados e bandagens devem ser liberados imediatamente, e deve-se dar tempo para que os efeitos dos anestésicos locais se dissipem. Se não houve recuperação da face, a reexploração e a descompressão do nervo devem ser realizadas urgentemente.

A exploração cirúrgica do nervo facial após trauma requer que o cirurgião tenha familiaridade com todo o osso temporal e esteja preparado para exploração pela mastoide, translabiríntica e fossa média, além de reparo do nervo. É necessário precaução para exploração da fossa média de pacientes com trauma do osso temporal. Jones et al.[164] relataram que 14 de 15 pacientes que apresentavam evidências de fratura do osso temporal na TC também tinham sinais de contusão do lobo temporal ipsilateral significativos na RM.

PARALISIA FACIAL ASSOCIADA A OUTRAS CONDIÇÕES

GRAVIDEZ

O possível papel das alterações hormonais e hídricas na patogenia da paralisia de Bell tem sido debatido desde que Bell[165] sugeriu inicialmente uma associação entre paralisia idiopática e gravidez em 1830. A paralisia de Bell ocorre 3,3 vezes mais frequentemente em mulheres grávidas do que em não gestantes da mesma idade[166] e mais comumente ocorre no terceiro trimestre ou logo após o parto.[4,166] A paralisia recorrente após repetidas gestações e paralisias faciais bilaterais durante a gravidez também foram relatadas.[167]

Em uma série com 18 pacientes, Falco e Eriksson[168] relataram que a pré-eclâmpsia foi seis vezes mais comum dentre pacientes com paralisia facial do que na população gestante geral. A paralisia facial em mulheres grávidas não pode ser correlacionada com parto prematuro, baixo peso ao nascimento, anormalidade congênita fetal ou outra anormalidade pré-natal. Estatísticas relacionadas a prognóstico e resultados comparadas às de mulheres não gestantes são incertas; alguns estudos indicam que o prognóstico e o resultado não são diferentes,[169] enquanto outros sugerem que decididamente são piores.[170] Gillman et al.[170] compararam 77 mulheres que desenvolveram paralisia de Bell durante a gravidez ou logo após o parto com mulheres não gestantes e homens da mesma idade. As pacientes gestantes apresentaram um resultado estatisticamente pior do que ambos os grupos de comparação. O tratamento com prednisona é o pilar do manejo em mulheres grávidas com paralisia de Bell, embora uma diferença significativa no resultado não tenha sido observada com ou sem esteroides no estudo realizado por Gillman et al. A prednisona aparentemente ocasiona riscos mínimos ao feto em desenvolvimento, especialmente no terceiro trimestre.[171]

SÍNDROME DE MELKERSSON-ROSENTHAL

A síndrome de Melkersson-Rosenthal é uma tríade de sintomas: edema orofacial recorrente, paralisia facial recorrente e língua plicata (língua com fissura). O edema orofacial é a característica definitiva; língua plicata e paralisia facial periférica ocorrem em metade dos pacientes. A tríade completa está presente somente em um quarto dos pacientes. A condição geralmente começa na segunda década de vida, e as manifestações usualmente ocorrem sequencialmente e raramente aparecem simultaneamente.

O principal critério diagnóstico é o edema facial persistente ou recorrente sem sinal de Godet, que não pode ser explicado por infecção, neoplasia ou distúrbio do tecido conjuntivo. O edema oral usualmente envolve lábios e área bocal, mas gengivas, palato e língua também podem ser afetados. O edema pode se estender até os tecidos supraorbital e infraorbital da face[172] e é usualmente transiente, mas pode recidivar em intervalos regulares. Os lábios edematosos assumem uma aparência acastanhada com fissuras. Após numerosas recidivas, os lábios eventualmente se tornam permanentemente deformados. Eles também podem apresentar fissuras crônicas dolorosas e de lenta cicatrização.[173] A extensão do edema facial varia de envolvimento unilateral do lábio inferior até edema facial total bilateral.[173] O edema crônico causa um problema estético e a natureza recorrente do edema o distingue do edema angioneurótico transiente. Espécimes de biópsia do lábio revelam granulomas de células epitelioides não caseosas cercadas por histiócitos, plasmócitos e linfócitos.[173] Embora a causa da síndrome de Melkersson-Rosenthal seja desconhecida, o edema tecidual é atribuído ao transtorno linfático e vascular por granulomas.[174]

A paralisia facial é o sintoma menos comum da tríade e apresenta um início abrupto que é idêntico àquele da paralisia de Bell.[175] Um histórico de paralisia sequencial bilateral e recidiva da paralisia após recuperação inicial é comum, e a localização da paralisia usualmente corresponde à área de edema facial.[173] O tratamento sintomático da paralisia facial é indicado. Vários tratamentos têm sido tentados e incluem esteroides, metronidazol, dapsona, aciclovir e metotrexate – todos sem uma resposta consistente à terapia.[174] Nenhum teste randomizado com corticosteroides ou cirurgia foi realizado, embora a interrupção da paralisia facial recorrente tenha sido relatada em diversas séries após descompressão do nervo facial.[100]

VÍRUS DA IMUNODEFICIÊNCIA HUMANA

A paralisia facial aguda pode ocorrer em qualquer estádio da infecção pelo vírus da imunodeficiência humana (HIV). A paralisia pode ser resultado direto da infecção, ou pode ocorrer secundariamente ao HIV, tal qual aquela resultante de uma infecção secundária por herpes-zóster. A maioria dos casos de paralisia facial na infecção pelo HIV em estádio inicial lembra a paralisia de Bell por apresentar um início abrupto sem outra causa identificável. Esses pacientes também apresentam risco de acometimento pela forma craniocervical da síndrome de Guillain-Barré.

O HIV é neurotrópico e foi isolado de líquor e tecidos nervosos em todos os estádios da infecção pelo vírus.[176] A paralisia facial aguda na infecção aguda e crônica pelo HIV pode ser indistinguível da paralisia de Bell na ausência do HIV; todavia, causas secundárias observadas na fase tardia do HIV, as quais incluem linfoma e infecções, também devem ser consideradas.[177]

O prognóstico da paralisia idiopática em pacientes com AIDS é semelhante àquele da população geral.[178] O prognóstico da paralisia facial por outras causas em pacientes com AIDS depende da patologia subjacente.

DOENÇA DE LYME

A doença de Lyme (síndrome de Bannwarth na Europa) é causada pela espiroqueta transmitida por carrapatos, *Borrelia burgdorferi*. Os vetores da doença de Lyme envolvem várias espécies de carrapatos do gênero *Ixodes*, e os reservatórios primários da infecção são o camundongo-de-patas-brancas e o cariacu. A doença ocorre em todas as regiões dos Estados Unidos.

Semelhante à sífilis, a doença de Lyme ocorre em vários estádios. Começa com eritema migratório, uma doença semelhante à influenza; linfadenopatia regional e indisposição geral. O eritema migratório é uma lesão cutânea crescente, anular e eritematosa que pode ser múltipla e não está limitada ao local da picada.[179] O segundo estádio começa várias semanas a meses depois, quando ocorrem anormalidades neurológicas, as quais incluem meningite e neuropatias de nervos cranianos e periféricos. Os sintomas iniciais incluem cefaleia, rigidez cervical e dor espinhal. O terceiro estádio ocorre meses a anos após na forma de artrite crônica, déficits neurológicos, meningite recorrente e distúrbios mentais sutis.[180] Complicações neurológicas crônicas ocorrem em 18% dos pacientes não tratados com doença de Lyme.[181]

A paralisia facial é uma manifestação relativamente rara da doença transmitida pelo carrapato e ocorre em somente 0,9 a

4,5% dos pacientes; pode ser unilateral ou bilateral e pode ser a única anormalidade neurológica.[182,183] Halpern e Golightly[184] enfatizaram que a paralisia facial pode preceder evidências sorológicas de infecção e que pode ocorrer na ausência de eritema migratório ou identificação da picada do carrapato. A doença de Lyme é reconhecida como uma causa de paralisia facial de importância crescente, especialmente em crianças. Em áreas endêmicas, a doença de Lyme é responsável por metade dos casos de paralisia facial observados em crianças.[185]

O diagnóstico da doença de Lyme pode ser difícil. Em um estudo, 89% dos pacientes possuíam um histórico de eritema migratório, 5% apresentavam artrite e 3%, sintomas neurológicos precoces.[186] O diagnóstico laboratorial também é desafiador. Ensaios sorológicos para anticorpos são negativos nos estádios iniciais e devem somente ser realizados quando se pode esperar a ocorrência de níveis séricos convalescentes. Casos atípicos sem eritema migratório devem ser avaliados por reações enzimáticas e confirmados por *western blot* de IgM e IgG separadas.[187] A doença de Lyme pode ser tratada com diversos antibióticos orais, como a doxiciclina (100 miligramas duas vezes ao dia) ou amoxicilina (500 miligramas três vezes ao dia) durante 14 a 21 dias.[187,188]

DOENÇA DE KAWASAKI

A doença de Kawasaki, também conhecida como *síndrome mucocutânea ganglionar febril aguda da infância*, é uma doença multissistêmica que ocorre principalmente em neonatos e crianças jovens. Além do envolvimento de membranas mucosas, pele, linfonodos e sistema cardíaco (aneurismas das artérias coronarianas), complicações neurológicas foram relatadas em até 30% dos pacientes.[189,190] Meningite asséptica e irritabilidade são as complicações neurológicas mais comuns; entretanto, a paralisia facial foi relatada por vários autores.[191-193] Foi sugerido que a paralisia facial seja um marcador para maior severidade da doença de Kawasaki.[194]

O tratamento da doença de Kawasaki inclui terapia de suporte, tratamento apropriado da insuficiência cardíaca, se presente, e aspirina em alta dose.

SARCOIDOSE

A sarcoidose é uma doença granulomatosa não caseosa crônica. O envolvimento sistêmico usualmente inclui os pulmões (adenopatia hilar ou periférica), poliartralgias, anergia, disfunção hepática e elevação dos níveis séricos de cálcio. Uma variante da sarcoidose, a síndrome de Heerfordt (febre uveoparotídea), é caracterizada por parotidite não supurativa, uveíte, febre discreta e paralisia dos nervos cranianos, sendo mais comumente afetado o nervo facial. Embora somente 5% dos pacientes com sarcoidose apresentem envolvimento dos nervos cranianos, o nervo facial é o mais comumente afetado.[195] Do contrário, 50% dos pacientes com febre uveoparotídea apresentam paralisia facial, a qual inicia abruptamente dias a meses após o início da parotidite. Acredita-se que a paralisia seja causada pela invasão direta do nervo pelo processo granulomatoso,[196] não pela pressão da glândula parótida edemaciada.[197] A sarcoidose deve ser incluída no diagnóstico diferencial quando a paralisia é bilateral.[143]

Os níveis da enzima conversora de angiotensina estão usualmente elevados na sarcoidose. Após a sarcoidose ser tratada com corticosteroides, espera-se que os níveis da enzima conversora de angiotensina retornem ao normal.[198]

OTITE MÉDIA

A paralisia facial por otite média é rara, mas pode ocorrer em casos agudos ou crônicos. Em uma série, a otite média correspondeu a somente 3,1% dos casos de paralisia facial aguda.[199] Desses 50 casos, somente cinco eram crianças com otite média; o restante dos casos de adultos estava dividido igualmente entre otite média purulenta crônica e colesteatomas. Três casos adicionais ocorreram por otite tuberculosa. A maioria das paralisias era incompleta. Quase todos os pacientes explorados cirurgicamente apresentaram deiscência do canal ósseo do nervo facial, usualmente no segmento timpânico, o que presumivelmente permitiu a disseminação da inflamação da orelha média ao nervo. A paralisia facial associada à otite média aguda, especialmente em neonatos e crianças, deve ser tratada com antibióticos parenterais e uma ampla miringotomia para drenagem. A manipulação cirúrgica do nervo facial na otite média aguda não é recomendada. Adour[117] também recomendou a adição de uma terapia de 10 dias de corticosteroides em conjunto com miringotomia e antibióticos.

A paralisia facial associada à otite média crônica sugere uma alta probabilidade de colesteatoma, e a intervenção cirúrgica é apropriada. O mecanismo da paralisia facial associada ao colesteatoma pode ser compressão ou inflamação. Djeric[200] estudou espécimes de necrópsia de pacientes que apresentavam otite média crônica sem evidências ante-mortem de paralisia facial. Dois dos 20 nervos faciais apresentaram áreas focais de desmielinização, o que sugere que a inflamação adjacente pode ser mais importante do que a pressão. A característica mais importante da paralisia facial por colesteatoma é o início gradativo que o distingue da paralisia de Bell. A remoção do colesteatoma e descompressão do nervo sem abertura do perineuro permite a recuperação da paralisia na maioria dos casos.[201]

BAROTRAUMA

Vários autores descreveram um curioso fenômeno de paralisia facial recorrente após alterações na pressão barométrica. Woodhead[202] relatou um caso de um homem de 50 anos de idade com paralisia facial recorrente e perda ipsilateral do paladar ao subir de 8.000 a 10.000 pés em um carro ou avião. Os sintomas foram revertidos ao descer. Casos semelhantes foram relatados após voos aéreos comerciais[203] e após mergulho.[204,205] Uma breve paralisia facial também foi relatada após assoprar o nariz forçadamente.[206] A paralisia facial barométrica parece estar relacionada a alterações de pressão na orelha média transmitidas diretamente ao nervo facial através de deiscências naturais do canal de Falópio. Os sintomas são aliviados por tubos de equalização de pressão ou outros meios de melhora da função do tubo eustaquiano.[202]

HIPERTENSÃO INTRACRANIANA BENIGNA

Os sintomas mais comuns da hipertensão intracraniana benigna são cefaleia e distúrbios visuais, mas ocasionalmente ela está associada a paralisias de nervos cranianos, o que sugere falsamente uma lesão localizada. O nervo abducente está mais comumente envolvido (10 a 60% dos casos).[207] A paralisia facial unilateral ou ocasionalmente bilateral foi relatada em alguns poucos casos de hipertensão intracraniana benigna.[208] Essas paralisias de nervos cranianos tendem a ser revertidas prontamente após o restabelecimento da pressão intracraniana normal por meios médicos ou por desvio.

DISTÚRBIOS METABÓLICOS

Adour et al.[209] relataram que 17% dos pacientes com mais de 40 anos de idade com paralisia de Bell apresentavam testes alterados de tolerância à glicose, levando-lhes a calcular que uma pessoa com diabetes é 4,5 vezes mais predisposta à ocorrência de paralisia de Bell do que uma pessoa sem diabetes. Entretanto, um estudo recente com casos controlados observou que somente o envelhecimento, não o diabetes, foi um fator de risco para a paralisia facial.[210] Uma paralisia facial reversível também foi relatada após hipovitaminose A.[211]

PARALISIA FACIAL CENTRAL

A paralisia facial central é causada por uma lesão no córtex motor parietal ou nas conexões entre o córtex e o núcleo facial. Lesões nessas áreas são usualmente acompanhadas por outros sintomas neurológicos atribuíveis ao SNC. Uma paralisia supranuclear da face afeta mais severamente a metade inferior da face e poupa a região frontal. Outro importante sinal é que a reação emocional facial permanece intacta mesmo que a mobilidade voluntária esteja severamente afetada.

 Para consultar a lista completa de referências, acesse www.expertconsult.com.

LEITURA SUGERIDA

Fisch U, Felix H: On the pathogenesis of Bell's palsy. *Acta Otolaryngol* 95:532, 1983.

Gronseth GS, Paduga R; American Academy of Neurology: Evidence-based guideline update: steroids and antivirals for Bell palsy. Report of the Guideline Development Subcommittee of the American Academy of Neurology. *Am J Neurol* 79:2209, 2012.

Kawaguchi K, Inamura H, Abe Y, et al: Reactivation of herpes simplex virus type 1 and varicella-zoster and therapeutic effects of combination therapy with prednisolone and valacyclovir in patients with Bell's palsy. *Laryngoscope* 117:147, 2007.

Lee HY, Kim MG, Park DC, et al: Zoster sine herpete causing facial palsy. *Am J Otolaryngol* 33:565, 2012.

Peitersen E: Natural history of Bell's palsy. *Acta Otolaryngol Suppl* 492:122, 1992.

Ryu EW, Lee HY, Lee SY, et al: Clinical manifestations and prognosis of patients with Ramsay Hunt syndrome. *Am J Otolaryngol* 33:313, 2012.

Sittel C, Stennert E: Prognostic value of electromyography in acute peripheral facial palsy. *Otol Neurotol* 22:100, 2001.

Stanek G, Wormser GP, Gray J, et al: Lyme borreliosis. *Lancet* 379:461, 2012.

Teixeira LJ, Valbuza JS, Prado GF: Physical therapy for Bell's palsy (idiopathic facial paralysis). *Cochrane Database Syst Rev* (12):CD006283, 2011.

88 Reabilitação da Paralisia Facial

James M. Ridgway | Prabhat K. Bhama | Jason H. Kim

Pontos-chave

- É primordial para a reabilitação da paralisia do nervo facial a completa compreensão de natureza da lesão, extensão do defeito, viabilidade dos segmentos remanescentes do nervo facial, integridades dos nervos e tecidos doadores em potencial, estado de saúde geral do paciente e desejos pessoais do paciente e expectativas para reabilitação.
- Um histórico e exame físico detalhados devem incluir uma descrição do mecanismo da lesão, momento do início, duração dos sintomas, cirurgia ou radioterapia prévias, sintomatologia ocular, função da fala e deglutição, terapias e reabilitações prévias.
- A divisão da face em terços superior, médio e inferior permite uma caracterização mais precisa dos defeitos dos nervos e das possíveis opções terapêuticas.
- O tratamento da paralisia facial é dependente da causa específica da paralisia. Opções para a reabilitação do nervo facial incluem regeneração espontânea do nervo (observação), neurorrafia do nervo facial, enxerto do nervo facial, transposição muscular, transposições microneurovasculares e procedimentos estáticos.
- A eletromiografia é indispensável para determinação da existência de atrofia por desnervação ou inervação subclínica. A eletromiografia é o teste mais importante para determinação do tipo de procedimento cirúrgico a ser realizado.
- Um estimulador elétrico do nervo pode ser utilizado somente em lesões agudas para identificar segmentos nervosos distais acometidos. A degeneração walleriana com transtorno da condução nervosa ocorre 72 horas após a lesão, e o cirurgião só pode se basear na identificação visual após esse momento.
- A fonte mais desejável para rejuvenescimento da face paralisada é o nervo facial ipsilateral.
- A proteção precoce do olho em situações de paralisia do nervo facial é de maior prioridade. A incapacidade em reconhecer e tratar a disfunção palpebral resultará em complicações oculares devastadoras que são inteiramente evitáveis.
- O reparo livre de tensão do nervo é fundamental para o sucesso da anastomose do nervo. Quando a circunstância cirúrgica não permite tal anastomose entre as porções finais, enxerto em cabo ou interposição do nervo é a abordagem cirúrgica desejada.
- Quando o enxerto ao segmento proximal do nervo facial não é uma opção para reabilitação, a atenção é voltada então ao músculo (masseter ou temporal), procedimento de transferência do nervo (hipoglosso) ou microneurovascularização (músculo e nervo).
- Técnicas estáticas são mais bem utilizadas em pacientes debilitados com limitada sobrevida prognóstica e naqueles para os quais o nervo ou músculo não está disponível para procedimentos dinâmicos.
- Pacientes com recuperação incompleta da paralisia do nervo facial tipicamente apresentam movimentos faciais em massa hipercinéticos e descoordenados, conhecidos como sincinesia. A toxina botulínica aumentou profundamente o tratamento dessa condição e é atualmente a terapia de escolha.

As consequências da paralisia unilateral do nervo facial são devastadoras do ponto de vista físico e emocional para todos os pacientes afetados. Por essas razões, a restauração da simetria facial e mobilidade é uma das habilidades mais recompensadoras do cirurgião reconstrutivo facial. O foco deste capítulo é fornecer uma revisão abrangente das lesões do nervo facial e reabilitação. Muitas das considerações diagnósticas e técnicas cirúrgicas descritas são aplicáveis a paralisias otogênicas (intratemporal), assim como para lesões e enfermidades que afetam as porções parótida e facial do VII nervo craniano (NC).

Uma vez lesado, o nervo facial raramente recupera sua completa função. Dados os desafios ao paciente, as consultas relacionadas à paralisia do nervo facial requerem compreensão e compaixão completa do médico. Uma abordagem realista busca os benefícios com comprometimento, compreensão, satisfação e aceitação da realidade pelo paciente. Uma recente revisão de todos os processos civis estaduais e federais alegando má prática e paralisia do nervo facial demonstra a importância da cuidadosa explicação e documentação, além da importância do bom relacionamento com o paciente e apoio para prevenção de processos judiciais.

AVALIAÇÃO DO PACIENTE

Uma avaliação completa do paciente é crítica para obtenção de excelente reabilitação da paralisia facial. É essencial entender adequadamente a natureza da lesão, o defeito resultante e a viabilidade dos segmentos proximal e distal do nervo facial, para avaliar apropriadamente a viabilidade dos possíveis nervos doadores e da musculatura facial. O cirurgião deve também avaliar minuciosamente o estado geral do paciente e desejos pessoais para reabilitação; a experiência de outros médicos especialistas deve ser consultada quando necessário.

Um detalhamento da avaliação da paralisia facial está apresentado no Quadro 88-1.

AVALIAÇÃO DA DEFORMIDADE

O exame físico inclui avaliação completa de cabeça e pescoço com especial atenção à função dos nervos cranianos e à presença de músculos masseter e temporal funcionais. O grau de função do nervo facial é comumente registrado utilizando o Sistema de Graduação Facial House-Brackmann[2] (Tabela 88-1). Uma série de escalas de graduação do nervo facial foi desenvolvida, mas a escala House-Brackmann foi adotada pelo Facial Nerve Disorders Committee of the American Academy of Otolaryngology–Head and Neck Surgery em 1985, por conta de sua reprodutibilidade e facilidade de utilização.[2] Essa escala é útil para avaliação da função geral, mas é insuficiente para avaliação precisa de defeitos que afetam um ou mais ramos do nervo facial. Ademais, ela não permite aferição precisa da efetividade de tratamentos isolados para uma região da face. Por essas razões, o exame físico deve avaliar a deformidade dos terços superior, médio e inferior da face de forma independente. Essa abordagem permite caracterização mais precisa dos defeitos, ajuda no processo de decisão sobre o melhor processo de reabilitação e fornece avaliação mais precisa dos resultados do tratamento. O tônus facial também é observado, assim como a presença de qualquer reinervação. A avaliação minuciosa dos olhos também é realizada. Acuidade visual, integridade corneana, fechamento palpebral, lacrimejamento, fenômeno de Bell, lagoftalmia, frouxidão da pálpebra inferior, posição do canal lacrimal e posição das sobrancelhas são todos observados. O exame nasal foca a posição alar e do septo nasal, assim como a presença ou ausência de obstrução nasal. A competência oral, além de altura e posicionamento do lábio inferior, é cuidadosamente revisada. Em paralisias de longo prazo – ou seja, paralisia com mais de um ano de duração – a eletromiografia (EMG) dos músculos faciais é realizada antes dos procedimentos de reinervação. Ocasionalmente, a biópsia muscular fornece informação adicional sobre a presença dos músculos viáveis para inervação. Se houver suspeita de fibrose do nervo, a biópsia deste é ocasionalmente indicada.

Outro importante componente do exame é a avaliação do padrão do sorriso do paciente. O sorriso é criado pelos músculos dos lábios, e os padrões de sorriso podem ser classificados em um de três tipos.[3] O *sorriso de Mona Lisa* é o padrão mais comum de sorriso (67%). É dominado pela ação do músculo zigomático maior: Os cantos da boca se movem lateralmente e superiormente, com elevação sutil do lábio superior. O *sorriso canino* (31%) é dominado pela ação do músculo elevador do lábio superior, causando elevação vertical do lábio superior, seguida pela elevação lateral do canto da boca. O sorriso menos comum é o de *dentição completa* (2%), ou "sorriso cheio de dentes", resultado da contração simultânea dos músculos elevadores e depressores dos lábios

TABELA 88-1. Sistema de Graduação House-Brackmann

Grau	Descrição	Características
I	Normal	Função facial normal em todas as áreas
II	Discreto	Observável: Fraqueza discreta perceptível à inspeção minuciosa; pode apresentar sincinesia muito discreta Em repouso: Simetria e tônus normais Mobilidade da região frontal: Função moderada a boa Fechamento palpebral: completo com mínimo esforço Mobilidade da língua: Assimetria discreta
III	Moderado	Observável: Diferença óbvia, mas não desfigurante entre os dois lados; sincinesia, contratura ou espasmo hemifacial perceptíveis, mas não severos Em repouso: Simetria e tônus normais Mobilidade da região frontal: Movimento discreto a moderado Fechamento palpebral: completo com esforço Mobilidade da língua: Discretamente fraca com esforço máximo
IV	Disfunção Moderadamente Severa	Observável: Fraqueza óbvia e/ou assimetria desfigurante Em repouso: Simetria e tônus normais Mobilidade da região frontal: Nenhuma Fechamento palpebral: incompleto Mobilidade da língua: Assimétrica com esforço máximo
V	Severo	Observável: Apenas mobilidade dificilmente perceptível Em repouso: Assimetria Mobilidade da região frontal: Nenhuma Fechamento palpebral: incompleto Mobilidade da língua: Movimento discreto
VI	Total	Sem função facial

De House JW, Brackmann DE. Facial nerve grading system. *Otolaryngol Head Neck Surg* 1985;93:146.

Quadro 88-1. AVALIAÇÃO DA PARALISIA DO NERVO FACIAL

Histórico
Tipo de lesão
Tempo desde a lesão
Idade, saúde geral e expectativa de vida
Radioterapia (prévia ou planejada)
Fatores nutricionais
Relatos cirúrgicos prévios

Exame Físico
Incisões e cicatrizes prévias
Integridade dos nervos trigêmeo, vago e hipoglosso
Movimentação facial (ou seja, paralisia completa ou parcial)
Estado do olho (ou seja, lagoftalmia, ectrópio)
Tônus e estrutura (ou seja, hábito) facial

Exames/Imagem
A eletromiografia é indicada em todos os pacientes que apresentaram paralisia por mais de um ano
A tomografia computadorizada e ressonância magnética de osso temporal e parótida são indicadas se a causa da paralisia estiver em questão

e ângulos da boca. O conhecimento da anatomia dos músculos faciais e do padrão de sorriso exibido pelo paciente é importante para consideração das técnicas de reabilitação, além de realização do enxerto do nervo para recriar uma aparência facial balanceada em repouso e a simulação de um sorriso simétrico. Finalmente, a avaliação de pacientes com lesão do nervo facial deve incluir a aplicação de aferições de resultados relatados pelo paciente.[4] Uma série desses instrumentos validados está disponível para avaliação da qualidade de vida específica da doença, incluindo a escala Facial Clinimetric Evaluation (FaCE) e o questionário de avaliação de sincinesia.[5,6]

CONSIDERAÇÕES NA REABILITAÇÃO DO NERVO FACIAL

Uma série de fatores vem à tona ao projetar um plano de tratamento para um paciente com paralisia facial. Em situações clínicas que necessitam de reanimação facial, a técnica utilizada frequentemente depende da disponibilidade de um nervo facial proximal viável.

A ablação do tumor com sacrifício do nervo facial (isto é, parotidectomia radical) dita a restituição imediata do nervo facial, usualmente com um enxerto em cabo do nervo. Quando é colocada em dúvida a continuidade e viabilidade do nervo, como pode ser observado durante e após a cirurgia do ângulo pontocerebelar, é aconselhável esperar nove a 12 meses antes da realização do procedimento cirúrgico extratemporal do nervo facial. Esses extremos clínicos destacam o conceito que nenhuma modalidade única é apropriada universalmente para o tratamento da disfunção do nervo facial. Procedimentos estáticos geralmente são realizados quando não existem opções viáveis de reinervação, mas estes também podem ser integrados a procedimentos dinâmicos a fim de fornecer restauração imediata da simetria facial.

Uma ordem geral na preferência para procedimentos de reabilitação facial é a seguinte:
1. Regeneração espontânea do nervo facial (observação)
2. Neurorrafia do nervo facial
3. Enxerto em cabo do nervo facial
4. Transposição do nervo
5. Transposição do músculo
6. Transferência microneurovascular
7. Procedimentos estáticos

Tempo desde a Transecção

Uma paralisia crônica, de longa duração, com completa degeneração muscular, leva a vários problemas com relação à eventual cirurgia de reinervação porque os músculos faciais podem passar por atrofia de desnervação. A atrofia severa faz com que os músculos razoavelmente normais sejam incapazes de reinervação e contração. Tal atrofia pode ocorrer após 18 meses de completa desnervação, embora, em algumas situações clínicas, se saiba que os músculos persistem inexplicavelmente durante vários anos sem a ocorrência de tal atrofia.[7] A EMG é o método mais útil para avaliação da atrofia do músculo facial e é um pré-requisito para cirurgia de todos os casos de reanimação se a paralisia durar mais de 12 meses. A presença de potenciais de ação nascentes, polifásicos ou normais em um paciente com paralisia facial indica a ocorrência de reinervação. Se mais de 12 meses se passaram desde a lesão do nervo facial, pode-se assumir que a situação é estável, e uma tentativa de reanimação cirúrgica pode ser justificada. Entretanto, dentro dos primeiros 12 meses, a presença desses potenciais de ação pode representar um processo de reinervação. O monitoramento contínuo buscando alterações do movimento facial durante os próximos meses é importante, e a cirurgia de reanimação deve ser adiada. A fibrilação ou os potenciais de desnervação significam que o eletrodo da EMG está posicionado em um músculo desnervado. Essa é uma situação ótima para enxerto em cabo do nervo ou, quando não houver disponibilidade de nervo facial proximal viável, para a anastomose do nervo hipoglosso e do facial.

Um dos achados mais significativos da EMG é o silêncio elétrico, o qual reflete atrofia por desnervação dos músculos faciais. A implicação cirúrgica é que o enxerto ou a transferência do nervo é inútil e, portanto, contraindicada. Se os músculos faciais estão ausentes ou atrofiados, as transferências musculares são indicadas.

Outro efeito do decorrer do tempo inclui a cicatrização endoneural dentro dos segmentos distais do nervo. Não se sabe ainda se a cicatrização endoneural atua como um impedimento à regeneração do nervo, mas, quando associada à atrofia muscular, ela provavelmente compromete ainda mais o enxerto ou a anastomose do nervo.

Presença de Regeneração Parcial

A regeneração parcial frequentemente é subestimada, mas é extremamente importante para determinação de qual procedimento realizar. Se o nervo facial foi submetido à regeneração suficiente que permita que alguns poucos axônios alcancem os músculos faciais, essa inervação facial pode ser suficiente para preservar os músculos durante vários anos, mesmo que possam estar totalmente paralisados. Nessas circunstâncias clínicas, os resultados com a anastomose entre os nervos hipoglosso e facial, a qual é geralmente preferível em detrimento da transferência muscular, serão ideais.

Estado das Porções Proximal e Distal do Nervo Facial

A melhor fonte para rejuvenescimento da face paralisada é o nervo facial ipsilateral. Além da mínima hiperestesia ou anestesia pela extração de um enxerto do nervo, anastomose ou enxerto ao nervo ipsilateral não apresenta consequências ao doador e facilita o controle natural voluntário e involuntário. Exceções a essa regra geral são aqueles casos nos quais o paciente necessita de alívio imediato por exposição corneana ou sialorreia. Uma transferência tecidual ou técnica de *sling* ou suspensório pode ser preferível em razão de seus efeitos imediatos.

A integridade do nervo facial proximal é crítica para o resultado cirúrgico. Assim como com outros nervos motores, não existem testes elétricos confiáveis para confirmar a viabilidade do nervo proximal quando há descontinuação com sua porção distal. Fatores importantes que afetam a viabilidade do nervo proximal incluem 1) natureza da lesão do nervo, como transecção limpa *versus* esmagamento; 2) localização da lesão, se é proximal ou distal; 3) idade do paciente, pois nervos mais jovens tendem a sofrer regeneração mais rápida e completa; 4) estado nutricional, o que afeta diretamente a regeneração do nervo; e 5) histórico de radiação, o que pode impedir a regeneração neural.

O nervo facial distal ao local da lesão serve como um condutor da regeneração neural para os músculos faciais após neurorrafia, enxerto ou anastomose entre os nervos hipoglosso e facial. Após lesões agudas – ou seja, aquelas que ocorreram dentro das 72 horas prévias –, o estimulador elétrico pode ser utilizado para identificar o nervo distal e a inervação muscular dos ramos distais. Após esse "período de ouro", o cirurgião deve se basear na identificação visual das divisões e dos ramos do nervo distal porque a capacidade de ser estimulado eletricamente geralmente é perdida após aproximadamente 72 horas. Por essa razão, os ramos seccionados do nervo por trauma ou casos de tumor devem ser identificados pela implantação de um pequeno fio colorido ao redor ou adjacente a cada ramo do nervo. Qualquer ponto de referência anatômico ou cirúrgico deve ser precisamente determinado no registro cirúrgico. Se não estiverem disponíveis marcadores de fio, e o chamado período de ouro já tiver transcorrido, a pesquisa cirúrgica cuidadosa com lupa ou microscópio cirúrgico pode revelar cada uma das divisões ou ramos do nervo facial; um mapa topográfico é essencial para guiar a dissecção. Uma revisão por Bernstein e Nelson descreve a variabilidade com as quais esses ramos estão posicionados, e os seguintes pontos de referência são úteis (Fig. 88-2).[8]

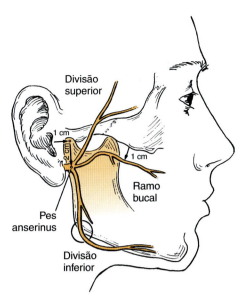

FIGURA 88-1. Mapa topográfico da anatomia do nervo facial distal é útil como um guia para encontrar ramos nervosos não estimuláveis para enxerto. O pes anserinus está localizado 2 centímetros inferior a um ponto 1 centímetro anterior ao tragus. O ramo mandibular marginal cursa do pes anserinus ao ângulo da mandíbula e o ramo bucal paralelo ao arco zigomático, 1 centímetro abaixo da sua borda inferior. A divisão superior vai do pes anserinus em direção à porção lateral da sobrancelha, abaixo de uma linha que é convexa superiormente. (De House JW, Brackmann DE. Facial nerve grading system. *Otolaryngol Head Neck Surg* 1985;93:146.)

- O pes anserinus pode ser encontrado 1,5 centímetros mais profundo de um ponto 1 centímetro anterior e 2 centímetros inferiores à cartilagem tragal.
- A divisão superior vai do pes anserinus ao canto lateral da sobrancelha e é convexa posterossuperiormente (Fig. 88-1). Bernstein e Nelson enfatizaram que esses ramos temporais podem ser múltiplos e alcançar até os vasos temporais superficiais.[8]
- O ramo bucal cursa superiormente e então anteromedialmente e passa 1 centímetro inferior à margem inferior do arco zigomático (Fig. 88-1).
- O ramo marginal da mandíbula passa a partir do pes anserinus diretamente sobre o ângulo da mandíbula e então abaixo da margem inferior da mandíbula por aproximadamente 3 centímetros. Ele então cruza acima da mandíbula no nível dos vasos faciais. Qualquer uma das diversas variações anatômicas pode existir, o que faz com que haja necessidade de criatividade para o enxerto do nervo. Quando o tronco do nervo facial e o pes anserinus estão intactos, um enxerto em cabo (ou enxerto do nervo hipoglosso) deve ser suturado àquela porção do tronco principal do nervo. Entretanto, certas lesões e certos procedimentos cirúrgicos podem sacrificar importantes porções individuais do nervo e podem necessitar de direcionamento seletivo de reinervação a divisões específicas. A ordem de prioridade para reinervação dos ramos do nervo facial são, em ordem de maior prioridade, 1) ramos bucal e zigomático (iguais), 2) mandibular marginal, 3) frontal e 4) cervical (o último pode ser desconsiderado ou excluído).

Como um exemplo de direcionamento seletivo, quando uma cirurgia de remoção de tumor parotídeo resulta em excisão do pes anserinus e dos ramos faciais proximais, um enxerto ramificado do nervo pode ser posicionado para reinervar os ramos zigomático e bucal, excluindo ramos que não são importantes. Fisch[9] aconselha cortar porções dos ramos cervicais a fim de direcionar a inervação a regiões mais importantes da face. Dados que confirmam a eficácia dessa técnica, entretanto, são muito limitados.

Se não forem encontrados ramos dos nervos, e a EMG revelar que músculos faciais desnervados estão presentes, o enxerto do nervo pode ser suturado diretamente aos músculos selecionados para reinervação (neurotização muscular). Nessas situações, os músculos mais importantes são aqueles na região média da face (zigomático maior e menor, elevador do lábio superior) e orbicular do olho. A reinervação não será completa como no enxerto rotineiro do nervo porque os axônios em regeneração devem formar novas conexões com suas antigas placas motoras ou devem criar suas próprias.[10]

Viabilidade dos Músculos Faciais

Quatro tipos de respostas da EMG são observadas:[11]
- *Potenciais de ação voluntários normais* indicam que os axônios motores funcionais possuem conexões com os músculos faciais e estão estimulando unidades motoras dos mesmos.
- *Potenciais polifásicos* são observados durante a reinervação e podem preceder evidências visíveis de reinervação.
- *Potenciais de desnervação ou fibrilação* indicam que existem músculos desnervados outrora normais.
- *Silêncio elétrico*, sem potenciais observados, indica atrofia ou ausência congênita do músculo, considerando que o operador do aparelho tenha posicionado corretamente os eletrodos.

Consequências do Doador

Vários procedimentos cirúrgicos desenvolvidos para reanimação facial tomam elementos ou sinais nervosos de outros sistemas (isto é, sistemas do hipoglosso e trigêmeo). As consequências do sacrifício do nervo doador, conhecidas como *déficits do doador*, são de importância considerável para o planejamento das necessidades gerais e do bem-estar do paciente. Por exemplo, um paciente com lesões prévias do nervo hipoglosso do lado oposto pode vir a ter "paralisia oral" se o nervo hipoglosso remanescente sofresse transecção para utilização em anastomose XII – VII. Obviamente, o cirurgião deve avaliar o nervo doador no período pré-cirúrgico em todos os casos. O nervo hipoglosso deve ser testado com relação à força e à vitalidade antes que sofra transecção e anastomose ao nervo facial distal. De maneira semelhante, o nervo trigêmeo deve estar intacto e funcional quando seus músculos, seja o masseter ou temporal, são considerados para transposição no sistema dos músculos faciais.

O procedimento de reanimação ideal é aquele que objetiva 1) não haver déficits ao doador, 2) restituição imediata do movimento facial, 3) resposta emocional involuntária apropriada, 4) movimentação voluntária normal e 5) assimetria facial. Nenhum procedimento cirúrgico atualmente disponível satisfaz todos esses parâmetros. De fato, mesmo após transecção bacteriologicamente estéril e cirurgicamente precisa, e imediato reparo microcirúrgico do nervo facial, a função neurológica completamente normal não pode ser restaurada. Portanto, o cirurgião deve possuir uma clara compreensão de todas as opções cirúrgicas disponíveis, incluindo possíveis resultados e sequelas.

Estado dos Nervos Doadores

O nervo hipoglosso é a fonte de nervo mais frequentemente utilizada para transferência. Semelhanças fisiológicas e reflexos entre os nervos hipoglosso e facial foram descritos.[12] A integridade do nervo hipoglosso deve ser determinada antes que seja transferido para reinervação. A irradiação de tronco encefálico, lesões da base do crânio e canal do hipoglosso, e procedimentos cirúrgicos na região cervical superior podem afetar a integridade e função desse nervo.

O nervo trigêmeo tem sido utilizado para reanimação facial de várias formas. Os métodos atualmente utilizados envolvem mais frequentemente a transferência dos músculos masseter ou temporal e necessitam que as porções motoras dos nervos trigêmeos permaneçam intactas. A palpação do músculo durante o fechamento mandibular confirma a funcionalidade do músculo.

O procedimento de enxerto cruzado do nervo facial (anastomose facial-facial) era tido como o mais apropriado e criativo procedimento de reanimação facial.[13,14] O procedimento é singular pelo fato de que toma contribuição nervosa apropriada a partir do lado normal contralateral e a direciona ao lado paralisado. Tal procedimento requer um nervo facial completamente intacto (contralateral).

Idade

A capacidade do neurônio proximal em se regenerar diminui com o tempo, como resultado de desnervação e alterações relacionadas à idade. O mecanismo etiológico provavelmente envolve a diminuição da vitalidade regenerativa do pericárdio (corpo celular), embora a cicatrização periférica possa desempenhar um papel. A implicação clínica é que a cirurgia de reanimação facial deve sempre ser realizada o mais cedo possível, considerando que o procedimento cirúrgico não interfira ou lesione a inervação existente ou reinervação existente.[15]

Estado de Saúde

Entre pacientes com diabetes, a regeneração dos nervos lesados é notoriamente ruim. A microangiopatia é um fator adicional que pode afetar o segmento enxertado. Esses fatores não excluem um procedimento de enxerto do nervo em um paciente diabético, mas, quando combinados à radiação, avanço da idade e outros fatores, eles podem fazer com que o cirurgião considere a transferência muscular ou uma cirurgia suspensória em vez de anastomose entre nervos.

Radioterapia Prévia

A radioterapia, um componente necessário do tratamento para certas neoplasias de glândulas salivares, parece ter um efeito deletério sobre a reinervação através de enxertos do nervo facial. McCabe demonstrou reinervação muscular satisfatória pelo enxerto, apesar da radiação em animais.[16] Esses pesquisadores subsequentemente documentaram o retorno da função facial em nove pacientes submetidos à radioterapia após o enxerto. McGuirt e McCabe[16] e Conley e Miehlike[17] publicaram relatos que indicam que enxertos do nervo facial funcionam bem mesmo após irradiação e que os nervos estão entre os tecidos mais resistentes à radiação do corpo humano. Pillsbury e Fisch[18] observaram que a radioterapia reduziu o resultado médio de 75 a 25% de recuperação da função do nervo em uma revisão com 42 pacientes submetidos a enxerto. A radiação provavelmente afeta a neovascularização do enxerto do nervo pela diminuição da vascularização do leito tecidual e lesiona provavelmente os segmentos proximal e distal do nervo. A porção mais sensível à radiação do nervo, o núcleo pontino, deve ser avaliada a fim de determinar se estava presente no campo da radiação.

Paralisia Congênita

Em uma série com 95 neonatos com paralisia neonatal, Smith et al.[11] observaram que 74 dos casos eram secundários à lesão intrauterina ou trauma ao nascimento, enquanto 21 eram tidos como congênitos. Tais neonatos deveriam ser estudados com testes de excitabilidade do nervo e EMG precocemente para averiguar o estado dos nervos e músculos. A maioria dos pacientes com paralisia neonatal relacionada à lesão se recupera rapidamente, enquanto a paralisia associada a outras anomalias congênitas (como a síndrome de Möbius) é permanente. A exploração ou transferência do nervo geralmente é inútil nos últimos casos.

CUIDADO INICIAL DA LESÃO DO NERVO FACIAL

A incapacidade em reconhecer e tratar a disfunção palpebral aguda resultará em complicações oculares devastadoras. A capacidade de prevenir, diagnosticar e tratar as sequelas da pálpebra paralítica antes da ocorrência de complicações importantes é essencial para o tratamento de qualquer paciente com paralisia facial. Um importante ponto é que as consequências da paralisia palpebral estão diretamente relacionadas à educação e ao comprometimento do paciente.

PROTEÇÃO OCULAR: AVALIAÇÃO E TRATAMENTO DA PARALISIA PALPEBRAL

A paralisia do músculo orbicular do olho resulta em exposição e ressecamento da córnea. Pacientes com maior risco de ceratite por exposição podem ser identificados pela aplicação do acrônimo BAD: ausência do fenômeno de *Bell*, *a*nestesia corneana e histórico de olho seco. Uma incapacidade em proteger a córnea é resultado do fechamento ocular incompleto e ectrópio. Com a falha de aposição de globo ocular e conjuntiva bulbar por pálpebra inferior e ponto lacrimal atônicos, a distribuição efetiva do filme lacrimal pela superfície do olho é comprometida. A epífora pode ocorrer pela falha da entrada das lágrimas no ponto lacrimal, secundária a represamento de lágrimas como resultado de ectrópio e perda do mecanismo de bombeamento de lágrimas do músculo orbicular do olho. A resposta à sensação anormal corneana pode ser hipersecreção lacrimal reflexa, o que aumentará ainda mais a epífora.

Qualquer paciente com paralisia facial que demonstre um fenômeno de Bell pobre possui risco de desenvolver a ceratite por exposição. A dor ocular pode ser um prenúncio do início da ceratite. Em pacientes com diminuição da sensibilidade corneana, todavia, a ceratite por exposição pode progredir de forma assintomática para ulceração corneana. Dessa forma, todos os pacientes com diminuição da função do músculo orbicular do olho necessitam de acompanhamento oftalmológico.

O cuidado inicial dos olhos é direcionado para hidratação do olho seco e prevenção da exposição. Na tentativa de aumentar o comprometimento, é importante comunicar ao paciente as possíveis consequências da falha em proteger os olhos. Se a paralisia palpebral for temporária ou parcial, essas medidas locais podem

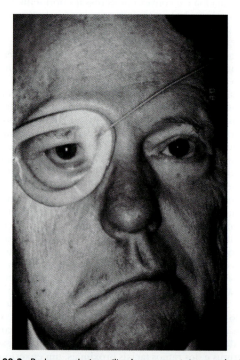

FIGURA 88-2. Redoma oclusiva utilizada por um paciente após cirurgia de neuroma acústico. O dispositivo possui uma superfície de contato com a pele de espuma emborrachada que é firmemente presa à delgada lente Plexiglas®. Em nossa experiência, o comprometimento do paciente é relativamente alto com esse tipo de dispositivo. (De House JW, Brackmann DE. Facial nerve grading system. *Otolaryngol Head Neck Surg* 1985;93:146.)

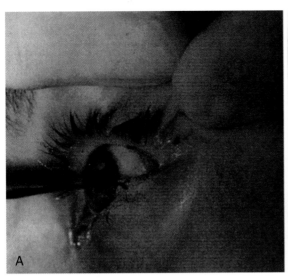 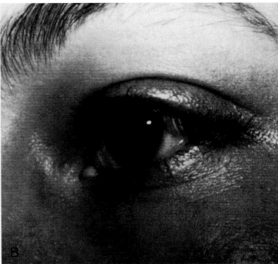

FIGURA 88-3. A, Gancho cutâneo único diminuto é utilizado para eversão da pálpebra inferior para desnudação da "linha cinzenta" (junção mucocutânea). Note que uma linha cinzenta da pálpebra superior foi desnudada. **B,** Tarsorrafia cicatrizada após quatro meses. Melhora do fechamento ocular pode ser obtida pela extensão medial da desnudação e suturas.

ser todas as necessárias para proteção adequada dos olhos. O uso regular de lágrimas artificiais é comumente o método de escolha utilizado para manter o olho úmido. Pomadas também podem ser utilizadas, mas são menos práticas no dia a dia porque tendem a tornar a visão turva.

Lacriserts® (pastilhas oftálmicas de hidroxipropil), lentes de contato e redomas oclusivas comumente são utilizadas, embora a adesão do paciente possa ser problemática (Fig. 88-2).[19] As pálpebras frequentemente são cobertas por adesivos ou fitas, mas, se incorretamente utilizadas, esses métodos podem resultar em lesões corneanas. A fita não deve ser posicionada verticalmente através dos cílios, mas sim deve ser colocada horizontalmente acima dos cílios da pálpebra superior ou deve suportar as porções do canto lateral da pálpebra inferior.[20] Quando um adesivo curativo ocular é utilizado, deve-se ter cuidado em garantir que o olho não pode abrir, pois isso poderia permitir o contato entre o curativo e a córnea.

PROCEDIMENTOS PARA TRATAR PARALISIA DA PÁLPEBRA INFERIOR (ECTRÓPIO)

Tarsorrafia

A tarsorrafia lateral temporária é um método rápido e efetivo para proteção do olho em pacientes com lagoftalmia e exposição corneana discreta. Uma sutura em colchoeiro horizontal ou em "U" com fio 7-0 de algodão ou nylon é posicionada lateralmente para aproximar a linha cinzenta (junção mucocutânea) das pálpebras superior e inferior. As suturas das tarsorrafias permanecerão efetivas por mais tempo se forem posicionadas através de reforços feitos de látex (Robinson).

Para proteção mais duradoura, a tarsorrafia de adesão da pálpebra é preferível. A margem palpebral (linha cinzenta) de cada pálpebra é desnudada 4 a 6 milímetros a partir do canto lateral, e uma técnica de sutura semelhante é utilizada para aproximar as junções desnudadas das pálpebras superior e inferior (Fig. 88-3). Como a tarsorrafia temporária lateral, esse procedimento pode ser revertido se a função retornar. A deformidade estética da tarsorrafia e a disponibilidade de técnicas alternativas melhores a fim de reabilitar as pálpebras reduziram a utilização das tarsorrafias.

Ressecção em Cunha e Cantoplastia para Ectrópio Paralítico

A ressecção em cunha de todas as camadas da pálpebra inferior é um procedimento simples e rápido, mas pode resultar no surgimento de ranhuras da margem palpebral. Uma opção mais efetiva para frouxidão da pálpebra inferior é a cantoplastia lateral, a qual é mais confiável, com um efeito menos notável. Várias técnicas foram descritas para encurtamento e ressuspensão palpebral e têm o mesmo objetivo de eliminação da frouxidão do tendão cantal lateral pelo encurtamento e/ou ressuspensão do tendão posteriormente atrás e acima do tubérculo de Whitnall. O procedimento modificado de Bick consiste de cantotomia lateral e cantólise inferior, seguida por ressecção conservativa do tendão cantal lateral e fixação ao aspecto medial da parede orbital lateral acima e posterior ao tubérculo de Whitnall.

O procedimento de retalho tarsal lateral, conforme descrito por Anderson e Gordy, modifica a técnica previamente descrita pela desnudação da conjuntiva sobre o tendão lateral e separação da lamela posterior e do tendão a partir da lamela anterior.[21] O retalho tarsal isolado é então suspenso à margem orbital lateral. Em casos de ectrópio severo, o ponto lacrimal da pálpebra inferior pode ser evertido e deslocado lateralmente após cantoplastia lateral. Nessas situações, uma cantoplastia medial é utilizada para restaurar a relação fisiológica entre o ponto lacrimal e o globo.[22,23] A pálpebra inferior também pode ser ampliada com a cartilagem auricular para cuidar do suporte inadequado da placa tarsal medial em casos não amenizáveis à suspensão do tendão lateral.[24]

PROCEDIMENTOS PARA TRATAR PARALISIA DA PÁLPEBRA SUPERIOR (LAGOFTALMIA)

Pesos, Molas e Suspensórios para Lagoftalmia

A inserção de peso de ouro é extremamente efetiva e muito popular por conta de sua confiabilidade, mínima deformidade estética e relativamente fácil inserção. O peso do implante utilizado é determinado no período pré-cirúrgico colando um peso à pálpebra superior e avaliando o fechamento palpebral. O menor peso que permita fechamento palpebral confortável e que não cause fadiga do músculo elevador é selecionado.

Sob anestesia local, uma incisão é feita, estendendo-se igualmente entre os terços medial e médio da incisura supratarsal, e a pele é elevada até a margem superior do tarso. Uma bolsa é formada imediatamente superficial ao tarso para acomodar as dimensões do peso. O peso é posicionado fazendo com que sua margem inferior esteja paralela e logo acima da linha dos cílios. É importante criar uma bolsa diretamente na placa tarsal, e deve-se ter cuidado para preservar uma delgada bainha tecidual na margem palpebral a fim de prevenir a extrusão inferior do implante, o qual é mantido com fios de nylons claros superior e inferior à placa tarsal; o complexo orbicular-elevador é reaproximado, e a pele é fechada.[19]

Pesos de ouro apresentam algumas desvantagens. Uma incidência muito baixa de extrusão foi documentada após sua utilização, mesmo quando são inseridos de maneira apropriada. Além disso, os pesos dependem da gravidade e, portanto, não protegem efetivamente a córnea quando o paciente está em posição supina, fazendo com que seja necessária a utilização de uma pomada noturna. Se o peso for posicionado muito acima, pode resultar em abertura paradoxal ocular quando o paciente estiver em posição supina. Finalmente, o peso de ouro pode ocasionalmente ser notado por um observador casual como uma protuberância na pálpebra.

Molas palpebrais e suspensórios de silicone (Silastic®, Dow Corning, Midland, MI), conforme descrito por Morel-Fatio e Arion, respectivamente, também foram utilizados em casos de lagoftalmia.[25,26] Os suspensórios Silastic são utilizados menos frequentemente e são complicados por ectrópio lateral.[27] Ambos os tipos de implantes compartilham a desvantagem da extrusão e são mais difíceis de posicionar do que os pesos palpebrais. Atualmente, os implantes articulados de titânio estão sendo utilizados com maior frequência e com excelentes resultados. Esses implantes podem ser camuflados para obtenção de melhor resultado estético porque se conformam ao formato palpebral. Ademais, os implantes de titânio mostraram resultar em menor astigmatismo corneano ou efeitos de alterações da córnea no globo por si só do que aqueles típicos com pesos de ouro.[28]

ENXERTO DO NERVO FACIAL

A utilização de enxertos em cabo ou por interposição do nervo é frequentemente a abordagem desejada para reinervação do músculo facial. A situação mais comum para esse procedimento provavelmente é combinada à parotidectomia radical com sacrifício do nervo facial. As utilizações clínicas dos enxertos por interposição incluem 1) parotidectomia radical com sacrifício do nervo, 2) ressecção do osso temporal, 3) avulsões traumáticas, 4) ressecção de tumor no ângulo pontocerebelar e 5) qualquer outra situação clínica na qual o nervo proximal viável possa ser suturado e os elementos distais do nervo facial possam ser identificados. O reparo livre de tensão é um elemento crítico para o sucesso da anastomose do nervo. Quando a aposição livre de tensão não pode ser obtida utilizando as porções finais existentes do nervo, os enxertos em cabo são então utilizados.

O enxerto do nervo facial para causas agudas, como neoplasia parotídea, requer que o cirurgião identifique costumeiramente divisões ou ramos do tronco do nervo facial distal para anastomose distal. A restituição do nervo deve ser realizada nesse momento, a menos que circunstâncias extenuantes, tais como complicações anestésicas ou emergências transcirúrgicas, descartem a realização imediata do enxerto.[29] Se o enxerto não for realizado no momento do sacrifício do nervo, deve ser concluído dentro de 72 horas depois disso, fazendo com que o estimulador do nervo facial possa ser utilizado para identificação dos ramos distais. Por outro lado, os nervos podem ser identificados posteriormente. Quando o enxerto não for realizado, o ramo distal se torna não estimulável e assim se torna muito mais difícil localizá-lo e identificá-lo.

PLANEJAMENTO CIRÚRGICO

Ao planejar o procedimento cirúrgico, a localização proximal da transecção do nervo é frequentemente encontrada na porção intraparotídea proximal ao pes anserinus. Essa localização pode ocasionar dificuldades técnicas, pois o broto proximal pode não estar adequado para suturar com facilidade técnica. Em outras situações, o nervo pode sofrer transecção no forame estilomastóideo. Nessas circunstâncias, uma mastoidectomia deve ser realizada. Distal à porção mastoide, a bainha do nervo se funde com o periósteo do forame estilomastóideo e o osso temporal, o que torna difícil a dissecção dessa porção para o enxerto. Essa região difícil existe aproximadamente um centímetro acima a um centímetro abaixo do forame estilomastóideo. A utilização da porção mastóidea do nervo facial pode necessitar do uso do nervo sural ou do nervo cutâneo antebraquial medial, em vez do nervo auricular magno para um enxerto em cabo.

Distalmente, o profissional pode se deparar com várias situações que necessitam de alguma criatividade para afetar a reanimação. Quando a anastomose distal está localizada no pes anserinus ou proximal a ele, uma simples sutura entre nervos será suficiente. Mais frequentemente, entretanto, após a ressecção por conta de neoplasia parotídea, vários ramos ou divisões podem necessitar de anastomose. Em tais casos, deve ser dada prioridade aos ramos zigomático e bucal, algumas vezes com a exclusão de outros ramos do nervo facial menos importantes. Frequentemente, um enxerto com duas ramificações pode ser preparado a partir do nervo auricular magno ou nervo sural. Essa situação favorece a sutura de um ramo do enxerto do nervo ao ramo bucal e o outro ramo do enxerto ao ramo zigomático ou divisão superior. Essa técnica direcionará a inervação ao importante músculo orbicular do olho e aos músculos do complexo do sorriso bucal (Fig. 88-4).

Escolhendo um Nervo Doador

Quatro dos nervos mais comumente utilizados são nervo auricular magno, nervo sural, plexo cervical e nervo cutâneo antebraquial medial. Cada um possui vantagens distintas e limitações, e o cirurgião que fará a reconstrução deve ter familiaridade com cada um deles.

No momento da extração do nervo auricular magno, as considerações sobre o tumor obrigam que o nervo ipsilateral não seja utilizado. Consequentemente, a região cervical oposta deve ser preparada e coberta para extração do nervo contralateral em casos de neoplasias parotídeas. O nervo é facilmente identificado: ele surge a partir da superfície posterior do músculo esternocleidomastóideo no ponto de Erb e trafega obliquamente ao longo desse músculo em direção à orelha; os pontos de referência cirúrgicos são bem definidos com uma linha desenhada a partir da ponta mastoide até o ângulo da mandíbula, que é então dividido em dois por uma linha perpendicular que cruza o músculo esternocleidomastóideo da região inferoposterior até anteroposterior, passando pela glândula parótida. Uma pequena incisão horizontal em uma dobra cutânea da região cervical superior é realizada ao longo do caminho do nervo, o qual é identificado nos tecidos subcutâneos e é acompanhado superiormente até a glândula parótida que disseca cada um dos três ramos e inferiormente até a margem posterior do músculo esternocleidomastóideo. O nervo auricular magno possui várias vantagens: seu tamanho e padrão fascicular são semelhantes àqueles do nervo facial, é facilmente extraído em sua anatomia familiar e possui um padrão de ramificação distal favorável para enxerto do nervo facial. Infelizmente, o nervo é limitado a um máximo de 10 centímetros para enxerto.

Em pacientes que foram submetidos à dissecção cervical ou parotidectomia e nos quais o nervo auricular magno não é uma opção viável para enxerto, o plexo cervical é o próximo nervo doador ideal. O plexo cervical pode ser extraído de maneira semelhante ao nervo auricular magno, mas requer uma incisão cervical maior. O plexo do nervo pode estar localizado logo atrás e abaixo do músculo esternocleidomastóideo.

O nervo sural também é comumente utilizado como enxerto para o nervo facial. Ao contrário do nervo auricular magno, o nervo sural é o maior nervo doador disponível, com até 70 centímetros de enxerto disponível quando todos os ramos são dissecados até a fossa poplítea. O nervo doador está localizado distante da ressecção cirúrgica, o que permite que uma segunda equipe extraia simultaneamente o tecido nervoso. A morbidade do local do doador é baixa. Entretanto, precaução deve ser exercida ao lidar com pacientes diabéticos ou com doença vascular periférica, pois pode ocorrer necrose por pressão isquêmica em uma área de déficit sensorial ao longo do aspecto lateral do pé. O nervo sural

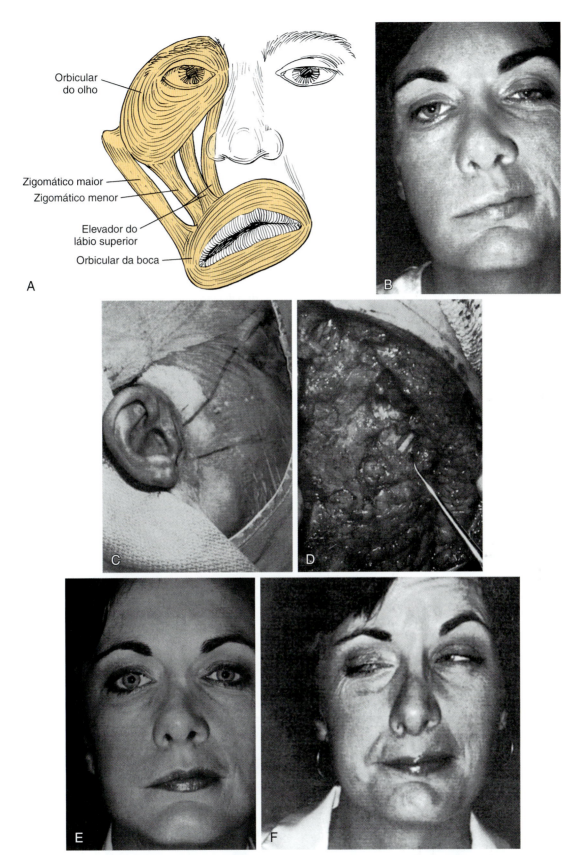

FIGURA 88-4. Músculos faciais. **A,** Os músculos mais importantes para reanimação: o elevador do lábio superior é provavelmente o músculo mais significativo, em conjunto com o músculo zigomático menor, para elevação do lábio superior. O músculo zigomático maior também é crítico, assim como o elevador da comissura oral. **B** a **F,** Exemplo de enxerto nervoso tardio em um paciente no qual uma neoplasia parotídea foi removida sem reconstrução imediata por conta de considerações anestésicas transcirúrgicas. **B,** O paciente foi encaminhado para enxerto nervoso após nove meses de evolução. Note o alongamento do complexo bucal-sorriso de músculos (zigomáticos maior e menor, elevador do lábio superior) e paralisia do músculo orbicular do olho. **C,** Marcações pré-cirúrgicas de superfície dos ramos dos nervos. Um estimulador do nervo não pode ser utilizado para localizar os ramos distais após nove meses de evolução. As marcações são correspondentes à divisão superior e ramo bucal, baseadas em pontos de referência descritos na Figura 88-1 e relato cirúrgico prévio. **D,** Divisão superior é encontrada; está pronta para a transecção e anastomose ao enxerto sural (a partir do segmento médio do nervo mastoide). **E,** Resultado um ano após a cirurgia é típico para um enxerto nervoso tardio. A função do músculo orbicular do olho e do ramo bucal melhora, mas os músculos não são normalmente ou completamente reinervados. **F,** Movimentação voluntária nos ramos zigomático e bucal após sincinesia. Este resultado também é típico para a maioria dos enxertos nervosos no qual o ramo temporal (até o músculo occipito-frontal) não demonstra reinervação. Note o corte de cabelo realizado para camuflar a paralisia do músculo occipito-frontal.

possui diâmetro maior do que o nervo auricular magno ou nervo facial e apresenta tecido conjuntivo mais proeminente do que o nervo auricular magno ou nervo cutâneo antebraquial medial.

O nervo sural é formado pela junção do nervo cutâneo sural medial e o ramo comunicante fibular do nervo cutâneo sural lateral entre as duas cabeças do músculo gastrocnêmio. O nervo jaz imediatamente profundo e atrás da veia safena parva, e vários ramos nervosos surgem próximos ao maléolo lateral. Um torniquete pneumático deve ser aplicado à coxa, e uma incisão transversa é realizada imediatamente atrás do maléolo lateral. Incisões horizontais escalonadas ao longo do trajeto do nervo fornecem apropriada exposição durante o procedimento de extração. O nervo deve ser extraído imediatamente antes do enxerto e deve ser colocado em solução fisiológica após desbridamento de pequenos pedaços de gordura ou de outro tecido mole que possa interferir com a revascularização do enxerto. A todo o momento deve-se ter cuidado para evitar estirar o nervo.

O nervo cutâneo antebraquial medial tem sido descrito na literatura ortopédica para reparos de nervos periféricos e é utilizado *in situ* com retalhos microvasculares do antebraço para inervação sensorial em cirurgias de cabeça e pescoço para reconstrução em casos de câncer. Esse nervo possui diversas propriedades que justificam a consideração para utilização na reconstrução do nervo facial: tem uma anatomia consistente e trafega na fissura bicipital adjacente à veia basílica,[30] o diâmetro e o padrão de ramificação do nervo são semelhantes àqueles do nervo facial, e a morbidade do local doador é mínima após extração do nervo.[30]

Todos os nervos doadores acima mencionados são nervos sensoriais utilizados para levar à regeneração do nervo motor. Isso é importante porque a extração de um nervo motor para enxerto certamente causaria algum grau de morbidade à área ou ao músculo do doador. Embora uma diferença teórica possa existir entre a utilização de um nervo sensorial *versus* um nervo motor, maiores investigações são necessárias para determinar se isso tem qualquer implicação biológica.

Técnica Cirúrgica

Para a técnica cirúrgica da neurorrafia, suturas isoladas utilizando fios de nylon monofilamentar 9-0 ou 10-0 são preferíveis. Um par de pinças de joalheiro reta e curva e uma porta agulha Castroviejo são instrumentos satisfatórios para a realização da anastomose. Ambas as porções finais do enxerto nervoso e os brotos proximal e distal devem sofrer transecção cuidadosa com uma lâmina nova estéril. Para a anastomose do tronco do nervo, quatro suturas epineurais simples usualmente coaptarão as pontas do nervo de maneira eficaz. Entretanto, discrepâncias óbvias do tamanho ou outras falhas epineurais devem ser corrigidas com suturas adicionais. A agulha deve passar através do epineuro somente para evitar lesão ao conteúdo nervoso fascicular. O enxerto do nervo deve ficar no leito mais saudável possível do tecido de suporte, com aproximadamente 8 a 10 milímetros de comprimento extra para cada anastomose. Assim, o enxerto deve repousar em uma configuração ligeiramente de "S frouxo" (Fig. 88-4), o que parece minimizar a tensão durante a cicatrização. Os sistemas de drenagem por sucção devem ser posicionados fora de qualquer porção do enxerto do nervo.

Quando uma divisão é excisada ou lesada e outras porções do nervo permanecem intactas, pode ser desejável realizar o enxerto a partir de um fascículo dentro do pes anserinus até um ramo distal. Para obter tal feito, a dissecção fascicular é realizada em paralelo e ao longo do plano de fascículos nervosos com a pinça de joalheiro curva em direção ao pes anserinus (Fig. 88-5). O ramo bucal distal frequentemente possui vários pequenos filamentos, então pode ser necessário selecionar o maior desses para a anastomose distal.

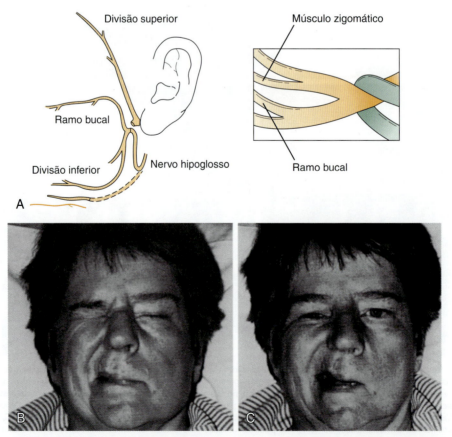

FIGURA 88-5. A, Anastomose hipoglosso-facial demonstrando reinervação seletiva da divisão inferior, deixando a inervação da divisão superior intacta. *Inserção* revela dissecção fascicular antes da anastomose (ver **D** e **E**). **B** e **C**, Fotografias pré-cirúrgicas do paciente com paralisia segmentar crônica da divisão inferior do nervo facial. O ramo zigomático ao músculo orbicular do olho revela preservação da inervação.

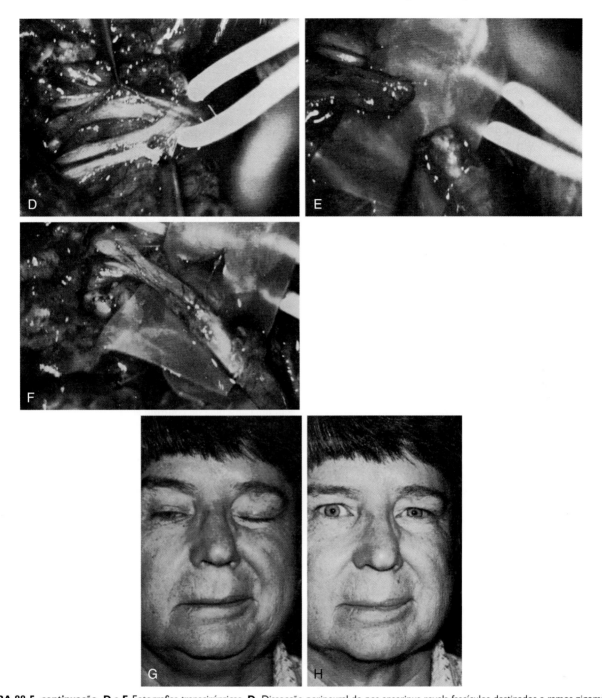

FIGURA 88-5, continuação. D a **F,** Fotografias transcirúrgicas. **D,** Dissecção perineural do pes anserinus revela fascículos destinados a ramos zigomático e bucal (ver **A**). **E,** Ramo bucal e divisão inferior após transecção. A alça neurocirúrgica protege a divisão superior intacta sob uma peça de fundo de silicone polimérico (Silastic®). O nervo hipoglosso (*no canto inferior direito*) está pronto para anastomose. **F,** Anastomose concluída do nervo hipoglosso ao ramo bucal e divisão inferior do nervo facial. A divisão superior está intacta e em continuidade com o nervo facial proximal. **G** e **H,** Reinervação marcante de toda a face após um ano da cirurgia. **G,** O paciente utiliza inervação do hipoglosso aos músculos do ramo bucal para melhora do fechamento ocular. **H,** Movimento ascendente da comissura oral mediado pelo nervo hipoglosso, sem fechamento ocular associado ou sincinético.

A aproximação das porções finais do nervo utilizando uma cola acrílica foi descrita (Histacryl®, ou ciano-butil-acrilato), e subsequentes pesquisadores revelaram que a anastomose neural com adesivo tecidual leva a resultados semelhantes à sutura do nervo.[31] Essa técnica é mais útil nas considerações cirúrgicas confinadas do osso temporal do que na anastomose facial distal.[32] Outros descreveram a utilização de túbulos nervosos biodegradáveis.

Após ressecção do osso temporal, o nervo pode ser direcionado a partir das porções timpânicas ou do labirinto diretamente à face através de uma janela óssea próxima à raiz posterior do arco zigomático. Isso encurtará o comprimento necessário do enxerto do nervo. Todavia, ao utilizar essa técnica, é importante garantir a proteção ao enxerto do nervo contra traumas na junção temporomandibular, caso a articulação seja preservada. Conley e Baker relataram excelentes resultados utilizando técnicas semelhantes.[33,34]

Millesi[35] introduziu o reparo interfascicular do nervo, considerando que a exata aproximação microcirúrgica dos fascículos do nervo ou grupos fasciculares pode minimizar a sincinesia ou movimento em massa. É bem sabido que esse tipo de reparo é preferível em lesões de nervos nas extremidades; entretanto, tais reparos não foram aceitos universalmente para utilização no nervo facial. Várias razões subsidiam essa aceitação limitada. As porções timpânica e, em muitos casos, mastoide do nervo possuem apenas um ou dois fascículos, e a topografia intraneural é questionável. Poucas, se houver, fibras sensoriais estão presentes na porção extratemporal do nervo facial; então, o reparo fascicular entre fibras sensoriais não possui valor.

Em conjunto com May e Miehlke, Crumley relatou (independentemente) que discretos fascículos orientados espacialmente estão presentes no nervo próximo aoestilomastóideo.[36-38] Outros autores, notavelmente Sir Sidney Sunderland e Tomander et al., relataram dados conflitantes que demonstram que várias porções da face estão representadas de forma randômica no nervo proximal.[39,40] No momento, provavelmente é melhor realizar o reparo fascicular quando a lesão justifica obviamente a técnica (isto é, claras lacerações no pes anserinus e ramos do enxerto do nervo que necessitam de dissecção fascicular no pes anserinus). Pesquisas básicas ainda têm a revelar a topografia nervosa exata das porções mais proximais do nervo.

ENXERTO CRUZADO DO NERVO NA FACE (CROSS-FACE)

Visão Geral

O método criativo e fisiológico do enxerto cruzado do nervo fornece a possibilidade para controle do nervo facial dos músculos faciais previamente paralisados. É o único procedimento com a capacidade teórica de controle divisional específico dos grupos musculares faciais (isto é, o ramo bucal controlando a distribuição do ramo bucal, o ramo zigomático inervando o orbicular do olho). Originalmente descrito por Scaramella[13] e Smith[14] em relatos independentes em 1971, a técnica não provou ser tão vantajosa como se pensou inicialmente. Anderl[41] subsequentemente descreveu seus próprios resultados como bons em nove de 23 pacientes, enquanto Samii[42] relatou que somente um de 10 pacientes apresentou bons movimentos como resultado dessa técnica. Uma atualização realizada por Ferreira[43] indicou que os pacientes operados dentro de seis meses após o início da paralisia se saíram melhor do que aqueles operados depois deste período. Em alguns desses indivíduos, entretanto, a reinervação espontânea parcial pode ter ocorrido, pois aparentemente apresentaram lesões sem paralisia total, e não se permitiu que o tradicional período de espera de um ano fosse transcorrido.

Técnica Cirúrgica

A técnica cirúrgica do enxerto cruzado começa com transecção de vários fascículos, usualmente do ramo bucal, no lado paralisado por meio de incisão na prega nasolabial. De um a três enxertos do nervo sural são aproximados a esses ramos contralaterais normais. Os enxertos do nervo são então passados através de túneis subcutâneos, usualmente no lábio superior. Enxertos cruzados para a região ocular frequentemente passam acima da sobrancelha.

Conforme descrito pela maioria dos autores, o primeiro estádio cirúrgico é realizado durante os seis primeiros meses de paralisia. A cirurgia, claramente, não é aconselhada a menos que a paralisia seja de conhecida permanência. Um sinal de Tinel pode ser obtido após vários meses de incorporação neural, pois fibras sensoriais acompanham as fibras motoras através do enxerto cruzado. A anastomose com os ramos do nervo facial paralisado é realizada pela maioria dos cirurgiões durante um segundo estádio, seis a doze meses após o primeiro. Nesse momento, o enxerto cruzado é explorado e suturado aos ramos apropriados do lado paralisado. A abordagem é feita através de uma incisão parotidectomia-ritidectomia e geralmente é realizada dentro da porção parotídea do lado paralisado.

A técnica cruzada sofre com a falta de população suficiente de axônios e vitalidade excitatória neural. É de valor irrisório quando utilizada como terapia solo, mas, quando combinada à transferência microvascular do músculo (ver abaixo), ela pode prover inervação compatível. Conley[44] e Conley e Baker[45] discutiram as deficiências de situação não comprovada do enxerto cruzado e é atualmente utilizado somente em conjunto com as transferências de músculos livres. A reinervação dos músculos faciais paralisados ainda não provou ser suficiente para justificar a utilização desse procedimento sem a transferência muscular.

TRANSPOSIÇÃO DO NERVO

A reinervação pela conexão de um nervo facial proximal intacto ao nervo facial ipsilateral distal geralmente é o método preferido para reabilitação da paralisia facial. Somente quando um broto proximal do nervo facial não estiver viável ou disponível, outras estratégias devem ser pensadas, como transferência muscular ou do nervo.

TRANSFERÊNCIA DO NERVO HIPOGLOSSO

Dos vários nervos disponíveis para anastomose com o nervo facial, o nervo hipoglosso é preferido porque existe uma relação anatômica e funcional entre esses dois nervos; ambos surgem a partir de uma coleção semelhante de neurônios no tronco encefálico, e eles também compartilham respostas reflexas semelhantes após estimulação do nervo trigêmeo.[12] Além disso, o nervo hipoglosso está em proximidade anatômica e é prontamente disponível durante outras cirurgias do nervo facial. A transecção do nervo hipoglosso resulta em menor incapacidade do doador do que aquela típica aos sacrifícios dos nervos acessório, frênico ou outros regionais que têm sido utilizados para reanimação facial. A crítica mais comum sobre a transferência do nervo hipoglosso é que resulta em uma ausência de controle emocional voluntário. Embora isso seja verdade, a anastomose do nervo facial ipsilateral frequentemente está associada a obstáculos semelhantes; movimentos de massa e espasmos impedem qualquer movimento voluntário de fechamento ocular, sorriso ou outros movimentos emocionais. Em nossa prática, nós utilizamos a transferência do nervo hipoglosso para reanimação da divisão superior ou inferior seletivamente pela realização de dissecção fascicular no pes anserinus, a fim de identificar os fascículos específicos que necessitavam de inervação (Fig. 88-5).

May et al.[46] tentaram diminuir a morbidade relacionada à atrofia da língua pela realização de transecção parcial do nervo hipoglosso com uso de um enxerto ponte a partir do nervo que foi submetido à transecção parcial até o nervo facial distal. A diminuição da efetividade da transecção parcial com um enxerto ponte foi relatada por alguns pesquisadores.[47]

A anastomose terminolateral "pura" do nervo facial ou um enxerto ponte para o nervo hipoglosso doador tem sido redescoberta[48] e foi relatada em uma pequena série de pacientes.[49] Pesquisadores realizaram a anastomose do nervo facial, seja mobilizado a partir do mastoide ou ligado por enxerto por transposição em direção ao nervo hipoglosso intacto, sem remoção do epineuro ou perineuro. Tal técnica se baseia na presumida germinação de axônios pelo epineuro intacto do nervo hipoglosso. Algumas evidências indicam que ocorre crescimento axonal lateral após anastomose terminolateral do nervo, e estudos em camundongos demonstram penetração axonal do endoneuro, perineuro e epineuro.[50-52] Ainda deve ser observado se essa técnica será aplicável em humanos com diminuição da capacidade regenerativa do nervo, além de perineuro e epineuro muito mais espessos do que em camundongos. Pode ser mais efetivo remover uma janela epineural e realizar a anastomose sem transtorno às fibras nervosas, induzindo ainda um novo crescimento axonal a fim de promover tônus e funcionalidade. Novos estudos em humanos e animais serão necessários para determinar utilidade e papel da neurorrafia terminolateral para reabilitação facial.

Técnica Cirúrgica

Uma incisão modificada de ritidectomia ou parotidectomia com uma extensão realizada inferiormente em direção ao osso hioide

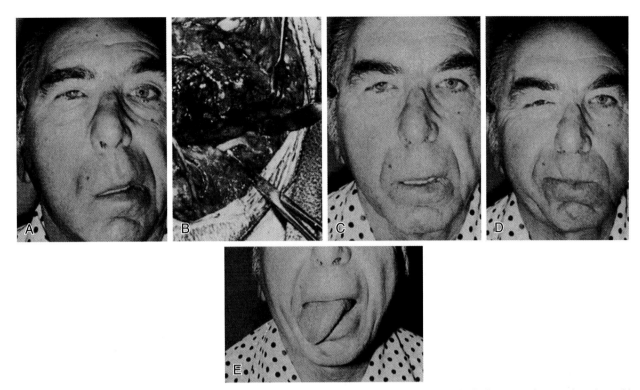

FIGURA 88-6. A, Paciente com paralisia facial após excisão de neuroma acústico. Tarsorrafia lateral realizada. **B,** Exposição do nervo hipoglosso. Note a saída do ramo da asa cervical (*canto inferior* direito). Este pode sofrer transecção e sutura ao nervo hipoglosso distal, embora a preservação da inervação da língua usualmente seja apenas discreta com essa técnica. **C,** Repouso. Note a elevação da comissura e reconstituição da dobra nasolabial. **D,** Movimento instigado pela força da ponta da língua contra o aspecto lingual da mandíbula na região do dente canino. Essa manobra usualmente resulta em movimento facial mais forte após anastomose dos nervos cranianos XII e VII. **E,** Desvio lingual típico após o procedimento.

usualmente é utilizada para transferência do nervo hipoglosso. A glândula parótida é dissecada adiante a partir do músculo esternocleidomastóideo, e o nervo facial é identificado em sua região do tronco no pes anserinus. O ventre posterior do músculo digástrico é então identificado, e o nervo hipoglosso é liberado por dissecção imediatamente medial ao tendão do músculo. A alça do hipoglosso deve ser identificada e dissecada para que, se desejado, possa ser suturada ao broto distal do hipoglosso para reinervação da alça muscular. O nervo hipoglosso deve sofrer transecção o mais distalmente possível para prover comprimento extra para a anastomose. Após as porções finais do nervo serem preparadas cuidadosamente sob alta potência utilizando uma lâmina, quatro a oito suturas epineurais com fio de nylon monofilamentar 10-0 completam a anastomose.

O procedimento para o enxerto ponte entre os nervos hipoglosso e facial é semelhante àquele da transferência pura entre esses mesmos nervos. Um enxerto do nervo auricular magno é extraído para utilização como enxerto ponte, e o nervo facial sofre transecção no tronco principal. O nervo hipoglosso é incisado de forma biselada para expor aproximadamente 30% das fibras nervosas. O enxerto em ponte é fixado à margem proximal do nervo hipoglosso e à porção distal do nervo facial submetido à transecção. Se o nervo facial for mobilizado proximalmente a partir do mastoide, ele pode sofrer anastomose direta ao nervo hipoglosso submetido à transecção parcial a fim de evitar a implantação de um enxerto em ponte.

Resultados

Na maior série até hoje, a qual envolveu 137 pacientes, aproximadamente 95% recuperaram tônus satisfatório em repouso e parte do movimento facial em massa.[53] Desses pacientes, 15% demonstraram hipertonia e movimentos excessivos no terço médio da face; entretanto, nenhum dos pacientes precisou que o nervo transferido fosse operado novamente. Foi observado que esse movimento excessivo diminuiu gradativamente durante 10 a 20 anos. Todavia, Dressler e Schonle[54] e Borodic et al.[55] obtiveram sucesso no tratamento da hipercinesia facial com injeção seletiva de toxina botulínica. Setenta e oito por cento dos pacientes apresentaram atrofia de língua moderada a severa, enquanto 22% tiveram atrofia mínima. Essa ampla variabilidade com relação à resposta da língua à transecção do nervo hipoglosso foi confirmada em outros estudos (Fig. 88-6).[56] A utilização do enxerto em ponte interposta com preservação parcial do nervo hipoglosso manteve a função da língua na maioria dos pacientes e proporcionou função satisfatória. Em um estudo com 20 pacientes, tônus e simetria faciais bons foram observados em uma avaliação de acompanhamento em todos os pacientes, e 13 apresentaram "excelente" restauração dos movimentos faciais; o desenvolvimento de déficits do décimo segundo nervo foi notado em somente três pacientes.[46]

OUTRAS TRANSFERÊNCIAS DE NERVOS

O nervo acessório ou espinal foi utilizado antes do nervo hipoglosso em técnicas de transposição do nervo. Drobnik[12] realizou a primeira anastomose dos nervos cranianos XI e VII em 1879. O nervo frênico foi utilizado de maneira semelhante, mas essa técnica causa paralisia do diafragma e induz movimentos inspiratórios involuntários indesejáveis nos músculos faciais.[57] A técnica é agora obsoleta.

A técnica do pedículo neuromuscular descrita por Tucker[58] transfere um ramo do nervo alça do hipoglosso e um pequeno bloco muscular diretamente aos músculos faciais paralisados; ele afirma que esse procedimento possui valor somente para os músculos perioral, depressor do ângulo da boca e zigomático. O procedimento é descrito como a transferência de placas motoras inervadas aos músculos faciais desnervados sem o usual período de espera observado com enxertos e transferências de nervos. A técnica permite limitada força de reanimação por conta do pequeno número de axônios presentes no nervo doador. Além disso, ainda não é completa a confirmação eletrofisiológica ao som de que a técnica ocasiona reinervação, apesar de um relato por Anonsen et al. sobre este assunto.[59] Até que dados fisiológicos sejam apresentados e a confirmação por outros cirurgiões seja obtida, o procedimento é possível, mas permanece sem comprovação.

FATORES NEUROTRÓPICOS

Com vários fatores de crescimento que sabidamente promovem sobrevivência neuronal, a aplicação e o fornecimento desses fatores constituem uma terapia atrativa para lesão do nervo e reparo cirúrgico. Os efeitos tróficos do fator de crescimento do nervo, fator neurotrófico derivado da glia, fator neurotrófico derivado e fatores de crescimento da insulina I e II estão sob investigação atualmente.[60] Em experimentos vigentes com camundongos, células-tronco embrionárias são utilizadas para fornecer os fatores de suporte trófico aos neurônios motores do hospedeiro em reposição à junção neuromuscular.[61] Os achados preliminares fornecem um modelo para restauração da unidade motora e uma possível intervenção terapêutica no tratamento da paralisia. Entretanto, os estudos são limitados aos modelos animais com camundongos e necessitam de investigações básicas e clínicas adicionais.

TRANSFERÊNCIA DE MÚSCULOS
TRANSFERÊNCIA DO MÚSCULO MASSETER

Embora as técnicas de transferência dos músculos masseter e temporal sejam efetivas, geralmente devem ser utilizadas somente se o enxerto em cabo do nervo ipsilateral não for possível. Para a maioria dos pacientes com placas motoras dos músculos faciais viáveis, uma transferência de nervo, como a anastomose entre os nervos hipoglosso e facial, também é preferível em detrimento da transposição do músculo. Entretanto, quando o nervo facial proximal e o nervo hipoglosso estão indisponíveis, ou quando os músculos faciais estiverem cirurgicamente ausentes ou atrofiados, novos músculos contráteis devem ser implantados na face. Um grande grupo de pacientes que se enquadra nessa categoria é formado por aqueles cuja paralisia completa durou dois anos ou mais. Esses pacientes usualmente são caracterizados por atrofia severa por desnervação conforme documentado pela EMG. Nessas situações, a transferência muscular é a técnica preferida de reanimação.

Desde de que o músculo masseter foi inicialmente utilizado para reanimação facial em 1908, várias modificações foram descritas.[62] Vários autores, notavelmente Conley e Baker,[33] preferem o músculo masseter para reabilitação da região inferior e média da face. O procedimento de transferência do masseter geralmente é realizado para reabilitação da comissura oral paralisada flácida e o complexo muscular responsável pelo sorriso. A origem superior do masseter a partir do arco zigomático permite tração predominantemente na direção posterossuperior da face média inferior. A transferência do músculo pode ser obtida externamente através de uma incisão de ritidectomia-parotidectomia ou pode ser feita intraoral utilizando uma incisão da mucosa no sulco gengival, lateral ao ramo ascendente da mandíbula (Fig. 88-7). O suprimento sanguíneo do masseter é medial e profundo, e a inervação passa através da incisura sigmoide entre os processos condilar e coronoide da mandíbula, para alcançar a superfície profunda superior do músculo. O suprimento nervoso então se ramifica e cursa distalmente e inferiormente para terminar próximo aos ligamentos periosteais no aspecto lateral do ângulo e corpo da mandíbula. De forma geral, a abordagem externa é preferível, à medida que a abordagem intraoral está associada a um acesso de tal forma limitado, pior mobilização muscular e menor controle vascular.

Uma incisão generosa de parotidectomia é realizada para se estender na direção inferior abaixo do processo mastoide. A glândula parótida e a fáscia do masseter são expostas, e a margem posterior do músculo é liberada do ramo ascendente da mandíbula e da margem inferior da mandíbula. O suprimento nervoso cursa ao longo da superfície profunda aproximadamente no meio entre as margens anterior e posterior do músculo (Fig. 88-7). É aconselhável preservar a camada fascial profunda ao dissecar o músculo da mandíbula; a mobilização dos ligamentos periosteais ao longo da margem inferior proporcionará fixação para suturas de ancoragem e fornecerá maior comprimento do músculo transposto.

A dissecação é então realizada adiante até a dobra nasolabial no plano subcutâneo utilizando tesouras de Metzenbaum ou de ritidectomia. As incisões externas são realizadas na dobra nasolabial ou mediais a ela, na comissura oral lateral e na junção cutânea do vermelhão do lábio inferior. Cada uma dessas incisões é conectada ao túnel da bochecha para permitir a transferência do músculo masseter; o músculo pode ser dividido em três tiras para ligação nesses locais ou toda a porção final periosteal do músculo pode ser utilizada para suturar os remanescentes do músculo orbicular do olho, desde o lábio superior lateral até a comissura e abaixo. Essas tiras musculares são suturadas à derme e ao músculo orbicular do olho utilizando suturas de nylon claras com fio 3-0. Os melhores resultados dependem da hipercorreção grosseira com hiperelevação da comissura oral, preservação do suprimento do nervo massetérico, estabilização segura da sutura do músculo transposto, bandagem de suporte para manter a hipercorreção da comissura oral e alimentações nasogástricas a fim de minimizar o movimento massetérico.

Os resultados do procedimento massetérico são bastante gratificantes e usualmente levam a um alto grau de simetria facial. Entretanto, o arco de rotação do masseter não permitirá a reabilitação ao redor da órbita. Por essa razão, a transferência do músculo temporal pode ser combinada à transferência do masseter ou a reanimação da região orbital pode ser abordada separadamente com procedimentos, tais como cantoplastia e peso de ouro.

TRANSFERÊNCIA DE MÚSCULO TEMPORAL

Embora seja usualmente dado crédito a Gillies[63] pela introdução do procedimento temporal, Rubin[64,65] merece muito crédito por refinar os objetivos do procedimento e a técnica cirúrgica nos Estados Unidos. Assim como a transferência do músculo masseter, o procedimento de transferência do temporal requer um nervo V_3 ipsilateral intacto. O suprimento nervoso ao temporal cursa sobre a superfície profunda do músculo, e o suprimento sanguíneo vem dos vasos temporais profundos a partir da artéria carótida externa. Assim, após parotidectomia total, dissecção cervical extensa ou dissecção da fossa infratemporal, o suprimento neurovascular pode ser tênue na melhor das hipóteses. A origem superior do músculo temporal tem forma de leque e surge do periósteo de toda a fossa temporal. O ventre muscular converge em uma porção tendínea curta profunda ao arco zigomático e se insere no processo coronoide. O músculo é mais bem exposto por meio de uma incisão que passa sobre a orelha, discretamente na direção posterior, e então em um arco anteromedial; isso irá expor toda a porção superior do músculo (Fig. 88-8). Um plano de dissecção aponeurótica conveniente existe lateral à fáscia temporal.

Na técnica de Rubin, o músculo é dissecado a partir do periósteo e é ligado às tiras fasciais, as quais são viradas para baixo na direção inferior para alcançar a comissura oral e a área palpebral. Se essas tiras fasciais forem omitidas, o comprimento do músculo transposto será insuficiente para alcançar a comissura oral lateral. Mais recentemente, Rubin[66] refinou sua técnica de transferência temporal pela inclusão de uma tira de músculo masseter suturada a comissura oral e lábio inferior. A tração massetérica resultante melhora os resultados fornecendo mais vetores posteriores e laterais à comissura oral.

Nós preferimos utilizar a técnica descrita por Baker e Conley, que descrevem a manutenção da integridade do músculo superior e sua fáscia sobrejacente.[53] Esta é dissecada e é virada para baixo

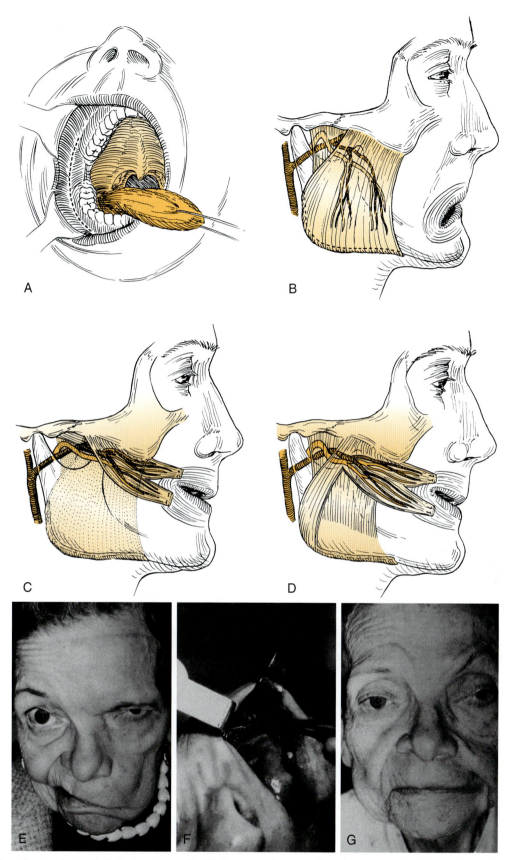

FIGURA 88-7. Procedimento de transferência do masseter. **A** a **D,** Demonstração esquemática dos principais princípios cirúrgicos. **A,** Acesso intraoral ao masseter. O procedimento é mais difícil quando realizado dessa maneira; uma abordagem externa é preferível. **B,** Incisões corretas no músculo e periósteo. O periósteo deve ser incorporado na porção inferior do retalho muscular para deixar o tecido fixo para sutura à região do lábio. **C** e **D,** Todo o músculo, em vez de apenas os elementos anteriores, é transposto para que o suprimento do nervo massetérico seja transferido intacto com o ventre muscular. **E** a **G,** Utilização da transferência intraoral do masseter para correção da paralisia facial periférica esquerda completa em uma mulher idosa. **E,** Note a severa ptose da sobrancelha, tarsorrafia medial e redundância severa da bochecha e dos tecidos paranasal e lateral dos lábios no lado esquerdo. **F,** Fotografia transcirúrgica revela transferência intraoral do masseter. Uma pinça de Kelly grande é utilizada para pinçar a porção inferior do masseter, a qual será passada através dos tecidos da bochecha até uma incisão da dobra nasolabial (ver **A** até **D**). **G,** Fotografia tirada após procedimento de elevação da sobrancelha (tarsorrafia foi mantida por segurança do olho). A transferência do masseter obteve sucesso na elevação do canto da boca e dobra nasolabial. O paciente recusou uma excisão adicional da dobra nasolabial para melhora estética.

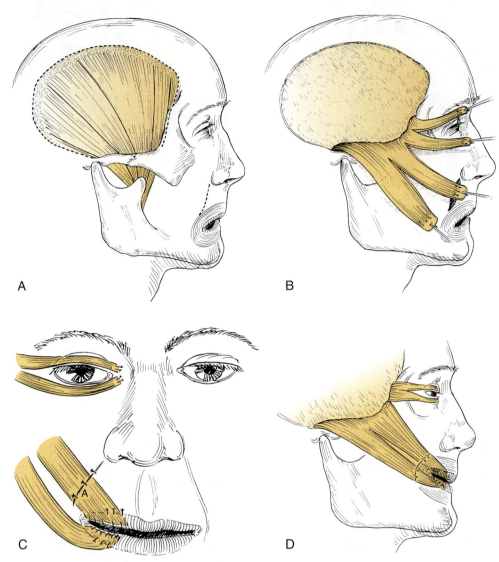

FIGURA 88-8. Transposição do músculo temporal. **A,** *Linha tracejada* ilustra a incisão no pericrânio periférico à borda do músculo. Isso resulta em um periósteo forte para manter as suturas na posição transposta. O suprimento nervoso no lado profundo do músculo não é mostrado. **B,** Músculo temporal dividido em quatro tiras. Note o pericrânio no final das tiras suturadas ao músculo para reforçar o local da sutura. A fáscia temporal superficial ao músculo pode ser utilizada da mesma forma. **C,** Tiras transpostas suturadas aos músculos periorais. Criatividade e obrigatoriedade são cruciais durante essa parte do procedimento, e a hipercorreção é essencial. Suturas (**A**) devem ser posicionadas na subderme abaixo da incisão ou na porção submucosa da ferida, profundo ao músculo orbicular da boca. **D,** Procedimento concluído. Amplo túnel sobre o arco zigomático impede uma saliência indesejável do músculo que poderia ter ocorrido. A tração do músculo superior é ligeiramente preferível à tração posterolateral do músculo masseter (Fig. 88-7).

para ser suturada à comissura oral. Um túnel com pelo menos 2 a 3,8 cm de largura deve ser feito sobre o arco zigomático, a fim de permitir que o músculo seja virado na direção inferior e eliminar uma protuberância de má aparência. O ligamento à tira deve ser feito medial à dobra nasolabial, para que a crista natural seja reproduzida pela tração do músculo. Assim como no procedimento massetérico, uma hipercorreção marcante é necessária durante o período transcirúrgico. Um bloco de silicone macio ou um retalho fascial temporoparietal podem ser utilizados para preencher a cavidade temporal. Uma modificação dessa técnica por Sherris[66] é realizada pela extensão da transferência até a região média dos lábios superior e inferior, a fim de reduzir o estiramento e adelgaçamento dos lábios com o passar do tempo.

Várias modificações da transferência temporal foram relatadas em tentativas de evitar dobras do músculo temporal sobre o arco zigomático. Labbé e Huault descrevem a mobilização inferior parcial do músculo temporal a partir do crânio pela elevação dos ligamentos posteriores e superiores do músculo.[67] Os ligamentos coronoides do músculo são separados, e o músculo é mobilizado inferiormente em direção ao lábio superior. A inserção coronoide do músculo deslocado inferiormente é fixada à musculatura perioral.

Embora a técnica da cantoplastia com peso de ouro seja frequentemente preferida, o músculo temporal pode ser utilizado para reabilitação orbital. O terço anterior do músculo temporal é virado lateralmente em direção às pálpebras (Fig. 88-8). A dissecção do túnel subcutâneo entre o músculo orbicular do olho paralisado e a pele palpebral permite a passagem das tiras fasciais medialmente através de ambas as pálpebras até o canto medial, onde são suturadas. Assim como em qualquer procedimento reconstrutivo, ajustes e revisões de suturas devem ser verificados cuidadosamente na mesa cirúrgica para garantir o contorno palpebral apropriado.

Com as transferências do masseter e temporal, a ativação do músculo facial se origina a partir do nervo trigêmeo. Os pacientes precisam aprender – por meio de fitas de vídeo, biofeedback ou métodos semelhantes – a maneira apropriada de contrair os músculos pela mastigação ou mordedura. Alguns pacientes mais jovens podem aprender de fato a incorporar esses movimentos em suas próprias expressões faciais (p. ex., sorrisos, caretas).

Entretanto, deve ser dito aos pacientes no período pré-cirúrgico que os procedimentos de transferência do músculo não permitirão qualquer reanimação emocional ou involuntária. Quando realizadas pelas melhores mãos, essas técnicas proporcionam simetria e tônus em repouso, com alguns momentos aprendidos e induzidos durante tentativas de mastigação.

TRANSFERÊNCIA MICRONEUROVASCULAR DE MÚSCULO

A transferência microneurovascular de músculo para reanimação do sorriso foi introduzida na década de 1970 e foi combinada ao enxerto cruzado do nervo para restauração de alguns movimentos faciais.[68] O entusiasmo com relação à transferência do músculo livre foi estimulado pela possibilidade de utilizar músculos que poderiam proporcionar contrações segmentares isoladas ou independentes, como a elevação superior da comissura oral, pois os movimentos faciais são altamente complexos e inter-relacionados. Em pacientes com ausência de musculatura facial, como aqueles com paralisia congênita observada na síndrome de Möbius, a transferência microneurovascular do músculo possui grande potencial.

Uma série de músculos e seus respectivos suprimentos nervosos têm sido utilizados para transferências microneurovasculares. Os músculos mais populares incluem os retalhos dos músculos grácil, latíssimo do dorso e peitoral menor.[69] O broto proximal do nervo facial ipsilateral pode ser utilizado em casos selecionados, mas tipicamente não é possível. Em vez disso, a reinervação pode ser obtida em dois estádios; um enxerto cruzado preliminar é realizado aproximadamente um ano antes da transferência do músculo, e a incorporação neural dentro do enxerto do nervo é monitorada pelo registro da progressão do sinal de Tinel pelo trajeto do enxerto. Quando a inervação ocorre, geralmente nove meses após o enxerto cruzado, a transferência microneurovascular do músculo é então realizada. Essa técnica possui diversas vantagens, que incluem a produção de um sorriso emotivo e a prevenção da morbidade associada à dissecção do nervo massetérico ipsilateral. Contudo, o método em dois estádios é menos confiável quando comparado aos procedimentos de um estádio. Uma provável contribuição para a menor taxa de sucesso em procedimentos com dois estádios é a necessidade de dois locais de coaptação neural.

Procedimentos de único estádio que utilizam pedículos neurovasculares longos conectados diretamente ao nervo facial contralateral têm sido descritos.[70-73] Um estudo de comparação observou resultados favoráveis após reconstrução de um estádio comparada à reconstrução de dois estádios mais tradicional, mas o estudo foi limitado por sua amostragem e avaliação subjetiva dos resultados.[73] A preservação muscular utilizando estimuladores intramusculares implantáveis está sob investigação e pode proporcionar a preservação dos músculos faciais enquanto ocorre a reinervação.[74] Essa técnica também demonstra potencial no tratamento de lesões do nervo periférico, e estudos exploratórios sobre o nervo facial foram iniciados.

Quando a contribuição do nervo facial não estiver disponível, nervos alternativos podem ser utilizados e incluem ramo massetérico do V_3, alça do hipoglosso ou nervo hipoglosso.[69,75] A inervação do retalho utilizando o ramo massetérico ipsilateral de V_3 pode resultar em maiores taxas de sucesso quando comparada ao enxerto cruzado e em um estudo foi demonstrado que resulta em maior excursão após sorriso quando comparada a retalhos inervados por meio de enxerto cruzado.[4] O nervo doador pode ser identificado consistentemente dentro do músculo masseter, aproximadamente 7 a 11 milímetros anterior ao tubérculo articular.[76] Procedimentos teciduais compostos de aloenxertos têm gerado considerável interesse durante os últimos 10 anos. Devauchelle[77] e Dubernard[78] et al. detalharam as melhores funcionais preliminares do primeiro transplante facial parcial humano: o retorno da percepção de toque leve, calor e frio e o fechamento da boca. As etapas funcionais foram alcançadas 10 meses após o procedimento; um sorriso normal foi observado depois de 18 meses. Assim como em todos os transplantes teciduais, entretanto, a imunossupressão é um adjunto essencial e leva a consequências. Após o transplante, o paciente sofreu dois episódios de rejeição aguda, duas complicações infecciosas (infecção por herpes vírus tipo 1 e molusco contagioso), insuficiência renal, microangiopatia trombótica moderada e anemia hemolítica. Esses achados preliminares revelam uma nova dimensão da cirurgia reconstrutiva e também realçam os benefícios inerentes de tecidos nativos na reconstrução facial.

Avanços significativos em técnicas microvasculares e reabilitação facial microneurovascular em um estádio melhoraram de forma considerável o resultado funcional para pacientes apropriadamente selecionados. Essas técnicas são complexas e requerem experiência, tanto em técnicas microvasculares quanto em reconstrução facial. De forma geral, pacientes com ausência de fibras nervosas faciais distais ou musculatura facial intacta que estão motivados a obter funções dinâmicas são candidatos em potencial para esses procedimentos. É importante para o clínico compreender que a avaliação de resultados após a transferência do músculo grácil é desafiadora, e a melhora da excursão não necessariamente implica em melhora da qualidade de vida ou satisfação do paciente. Todavia, até que mais aferições mais confiáveis do resultado relatado pelo paciente se tornem disponíveis para avaliação da função facial, análises anatômicas terão de ser suficientes.

PROCEDIMENTOS ESTÁTICOS

Embora as técnicas de reinervação e suspensão dinâmica (transferências musculares) geralmente proporcionem os melhores resultados funcionais, uma série de procedimentos estáticos ainda constitui uma opção apropriada para pacientes selecionados. A utilização de técnicas estáticas é indicada em pessoas debilitadas com mau prognóstico com relação à sobrevida e naqueles nos quais o nervo ou músculo não esteja disponível para procedimentos dinâmicos. O benefício primário dos procedimentos estáticos é a restauração imediata da simetria na região média da face. Além disso, pacientes com colapso externo de válvula nasal frequentemente se beneficiam imediatamente da suspensão estática da asa nasal. O sucesso depende do domínio de várias técnicas e aplicação seletiva utilizando julgamento com bom senso. A suspensão estática se baseia em elevação e posicionamento dos tecidos moles da comissura oral ou asa nasal (ou ambos), mais comumente pela ligação de materiais de enxerto, os quais são descolados e fixados à fáscia temporal profunda. Vários importantes benefícios surgem da utilização da suspensão estática. Em primeiro lugar, a simetria facial em repouso pode ser obtida imediatamente. Em segundo lugar, o excelente controle de problemas associados à ptose da comissura oral (isto é, sialorreia, desarticulação com escape de ar, dificuldade com mastigação) é alcançado. Finalmente, a obstrução nasal causada pelo colapso do tecido mole alar pode ser dramaticamente aliviada pela ressuspensão e fixação do complexo alar nasal.

Vários materiais têm sido utilizados para a suspensão estática. O mais comum tem sido fáscia lata[75] e derme humana acelular (Allorderm®).[79,80] No passado, o politetrafluoretileno expandido (isto é, Gore-Tex®) foi utilizado mais frequentemente.[81] A preparação da derme acelular e o politetrafluoretileno têm a vantagem de evitar a morbidade do local doador, mas a utilização de materiais estranhos ao organismo leva a um pequeno risco de infecção, o que é de maior preocupação em pacientes submetidos à radioterapia. A utilização da fáscia lata requer uma incisão por todo o aspecto lateral da perna e pode resultar em discreta deformidade estética, embora seja tipicamente bem tolerada nos pacientes. A extração por si só é relativamente rápida, e os pacientes são capazes de deambular imediatamente após a cirurgia.

SUSPENSÃO FACIAL ESTÁTICA

O implante suspensório pode ser posicionado através de uma incisão pré-auricular ou temporal. Em pacientes com dobra nasolabial contralateral bem desenvolvida, uma incisão nasolabial pode ser utilizada. Incisões adicionais são feitas na borda do vermelhão dos lábios superior e inferior, adjacentes à comissura. Um plano de dissecção subcutânea é criado para conectar a região temporal à comissura oral. Em pacientes selecionados com colapso alar nasal e obstrução nasal por ptose de tecidos moles, a dissecção é estendida a fim de incluir a região média da face, imediatamente adjacente à asa nasal. Uma única faixa de material de enxerto é adequada para o procedimento. Esta é cortada até o tamanho apropriado e pode ser dividida próxima ao final para incluir tiras para ligação aos lábios superior e inferior. De forma alternativa, tiras separadas de tecido com aproximadamente 1 centímetro de largura podem ser utilizadas para permitir maior manipulação individualizada da região média da face. Suturas permanentes são posicionadas para fixar o implante ao modíolo e à derme profunda. Suturas reabsorvíveis são posicionadas na derme profunda para fixação do material do enxerto logo medialmente à dobra nasolabial proposta, e fixação semelhante é realizada para uma tira até a asa nasal, se desejado. O suspensório (*sling*) é então descolado e fixado com sutura permanente à camada profunda da fáscia temporal ou ao periósteo do osso ou arco zigomático. Se for utilizada a fáscia lata ou derme humana acelular, a hipercorreção do sorriso é alcançada antes da fixação. Há interesse atualmente na suspensão de materiais de implante ao longo da dobra nasolabial com sutura de ancoragem à fáscia temporal profunda.[82] De maneira semelhante, a mimetização da prega contralateral é obtida através de suturas de tensão ao longo de vários pontos.

PROCEDIMENTOS ADJUVANTES

Uma série de procedimentos adjuvantes está disponível para a "sintonia fina" dos resultados em pacientes submetidos a procedimentos de reabilitação facial. A otimização do cuidado aos pacientes com paralisia facial requer uma completa gama de técnicas no arsenal cirúrgico. Embora as técnicas de reinervação e medidas para proteção dos olhos tenham preferência, várias opções permitem a sintonia fina dos resultados para o paciente com paralisia facial. Estes podem ser amplamente subdivididos em procedimentos para reabilitar os terços superior, médio ou inferior da face. Finalmente, a sincinesia pode ser uma preocupação importante, e as opções terapêuticas para esse distúrbio também estão disponíveis, como a quimiodesnervação e transferência do tecido grácil livre.[83]

PROCEDIMENTOS PARA O TERÇO SUPERIOR DA FACE

A paralisia do terço superior da face leva a significativas deformidades funcionais e estéticas. A ptose da sobrancelha pode causar déficits do campo visual superior assim como significativa assimetria facial. Essa assimetria pode ser acentuada ainda mais após procedimentos que visem à correção da região inferior da face. Técnicas de elevação da sobrancelha para o tratamento da ptose paralítica são as mesmas dos procedimentos estéticos, sendo que a única diferença técnica é o exercício da contenção a fim de evitar maior comprometimento do fechamento palpebral. As técnicas direta, da região frontal média, endoscópica e indireta de elevação da sobrancelha são todas efetivas. Quando não exagerada, uma elevação das sobrancelhas em conjunto com peso palpebral e/ou estreitamento da pálpebra inferior geralmente leva a resultados estéticos e funcionais satisfatórios. A ptose da sobrancelha associada ao envelhecimento normal pode ser acentuada de forma descomunal por uma elevação unilateral e, em pacientes idosos, melhores resultados são observados quando são realizadas elevações bilaterais das sobrancelhas.[84]

Vários pacientes com paralisia facial, particularmente os idosos, expressarão interesse em procedimentos adjuvantes adicionais na região periocular. Em pacientes com excesso de pele palpebral redundante, a blefaroplastia pode diminuir os defeitos do campo visual superior enquanto corrige esteticamente a ptose da sobrancelha e excesso de pregas teciduais. É necessária precaução extrema ao realizar a blefaroplastia em conjunto com procedimentos de elevação da sobrancelha, e o risco de maior transtorno ao fechamento ocular obriga a realização de uma abordagem conservadora. Uma manobra que auxilia a avaliar a quantidade de pele a ser removida de forma segura consiste em segurar manualmente a sobrancelha paralisada na posição normal com observação do distúrbio de fechamento palpebral. De forma semelhante, também é útil apertar ao mesmo tempo a pele palpebral em excesso a ser removida, enquanto mantém a sobrancelha na direção superior e observa seu efeito sobre o fechamento dos olhos.

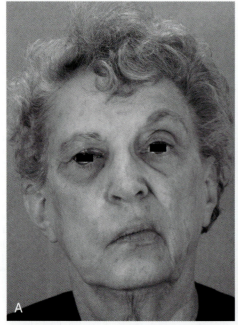 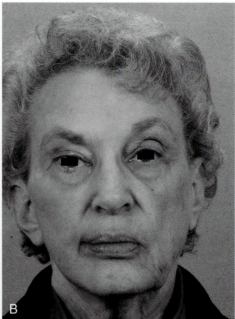

FIGURA 88-9. Resultado após técnicas de reabilitação estáticas em um paciente com paralisia facial direita: fotografias pré-cirúrgicas (**A**) e pós-cirúrgicas (**B**). A paciente foi submetida a elevação direta da sobrancelha, cantopexia transorbital lateral, reparo de suspensão facial alodérmico e implante de peso de ouro.

PROCEDIMENTOS PARA O TERÇO MÉDIO DA FACE

O terço médio da face é mais comumente reabilitado pela utilização de técnicas de reinervação, suspensão dinâmica ou estática. Uma série de procedimentos adicionais está disponível para sintonia fina dos resultados obtidos com esses procedimentos, e a seleção das técnicas apropriadas é determinada pelo defeito e pelos desejos do paciente.

A obstrução nasal após paralisia facial pode ocorrer por conta do colapso da parede alar pela ptose do tecido mole adjacente e perda do tônus intrínseco do músculo dilatador do nariz. Conforme descrito, uma suspensão estática desenvolvida apropriadamente pode aliviar este problema. O enxerto *batten* alar ou estaca alar também podem proporcionar alívio.

Frouxidão e flacidez do tecido mole da região média da face, características do envelhecimento, estão anormalmente pronunciadas na face paralisada. Em pacientes idosos com frouxidão cutânea significativa, a realização de elevação facial melhora os resultados de outros tratamentos para deformidade da região média da face. Procedimentos de elevação da face podem ser realizados concomitantemente com outros procedimentos, sejam dinâmicos ou estáticos, e alguns pacientes se beneficiarão e preferirão uma elevação facial bilateral (Fig. 88-9).

Assim como o paciente em envelhecimento, o paciente com paralisia facial adquire sulcos palpebral-malar e nasojugal, os quais levam a uma aparência escavada dessas áreas. A gordura da pálpebra inferior pode ficar protuberante, e a gordura ocular suborbicular (GOSO) e o complexo da face média descem e formam um sinal de "convexidade dupla" na vista lateral. No paciente jovem, a GOSO tipicamente jaz sobre o aro orbital inferior entre o músculo orbicular do olho. A elevação da região média da face reposiciona GOSO e tecido mole associado superior à sua posição preexistente. A elevação tem se tornado uma técnica popular na cirurgia de rejuvenescimento facial e também demonstrou utilidade no tratamento da paralisia facial. A elevação da face média pode ser realizada por meio de incisão transconjuntival com uma cantotomia lateral e cantólise inferior. O periósteo é incisado próximo ao aro orbital e é descolado até a maxila inferior, onde é liberado; também é importante liberar a ligação ao músculo masseter, e deve-se ter cuidado para evitar lesão ao nervo infraorbital. O periósteo e tecido mole sobrejacente são então descolados e fixados superiormente à fáscia temporal profunda.

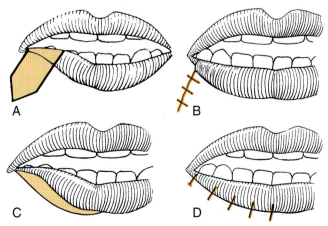

FIGURA 88-10. Excisão em cunha do lábio e queiloplastia. **A,** Esboço das incisões para excisão em cunha do lábio. A excisão limita o lábio inferior e remove parte do músculo desnervado. **B,** Aparência após ressecção do lábio. Note a assimetria intencional da borda do vermelhão durante o fechamento para eversão do lábio inferior. **C,** Esboço das incisões para queiloplastia. **D,** Aparência da queiloplastia após ressecção. Note rebaixamento e rotação externa do lábio inferior. (Modificado de Glenn MG, Goode RL. Surgical treatment of the "marginal mandibular lip" deformity. *Otolaryngol Head Neck Surg* 1987;97:464-465.)

PROCEDIMENTOS PARA O TERÇO INFERIOR DA FACE

Os déficits funcionais com paralisia da região inferior da face são dominados por manifestações de incompetência oral. Sialorreia, escape de ar pela fala e dificuldade de mastigação podem estar presentes. A assimetria também ocasiona uma deformidade estética significativa, que ocorre devido à falta de sorriso (perda de função do zigomático) e ausência da função do músculo depressor do ângulo da boca (nervo mandibular marginal). Esses defeitos podem ser piorados pela realização de procedimentos estáticos no terço médio da face, o que pode ocasionar uma lacuna preocupante na região da comissura pela elevação do lábio superior.

A reinervação, transferência de tecidos livres, suspensão dinâmica e até mesmo a suspensão estática em algum grau auxiliam no reposicionamento da comissura oral para recriar um sorriso mais simétrico. A assimetria da função do depressor, o chamado "lábio mandibular marginal", é mais problemática e de difícil melhora. Os procedimentos mais comumente utilizados são a ressecção em cunha e transposição do ventre posterior do músculo digástrico. A ressecção em cunha, com ou sem técnica de queiloplastia suplementar para melhora da simetria e competência oral, foi descrita por Glenn e Goode.[85] Uma excisão de 2 a 2,5 centímetros de espessura completa é realizada 7 a 10 milímetros lateral à comissura (Fig. 88-10).

A técnica dinâmica mais comum para disfunção do depressor é a transposição digástrica, primeiramente descrita por Conley et al.[86] O tendão digástrico é identificado utilizando uma abordagem submandibular. É liberado do osso hioide, sofre transecção próxima ao processo mastoide, transposto superiormente, e ligado ao orbicular da boca através de uma nova incisão na margem do vermelhão. Deve-se ter cuidado para preservar o nervo milo-hióideo que inerva o ventre anterior do músculo digástrico. Entretanto, o ventre anterior do músculo digástrico pode não estar disponível após cirurgia de extirpação neoplásica.[87]

TRATAMENTO DA SINCINESIA

Pacientes com recuperação incompleta da paralisia facial tipicamente são acometidos por fraqueza e hipercinesia, ou sincinesia, a qual ocorre em vários pacientes após paralisia facial de qualquer causa. Os movimentos de massa não coordenados podem começar dentro de semanas após a paralisia conforme ocorre a regeneração. Embora a descrição clássica da sincinesia coloque o mecanismo etiológico como regeneração axonal aberrante, é agora sabido que os locais da patologia são múltiplos. O fatiamento sináptico também ocorre no núcleo facial do tronco encefálico, e a transmissão efática (não sináptica) entre axônios contribui para a sincinesia. Esforços futuros para prevenção ou tratamento da sincinesia necessitarão abordar cada uma dessas áreas. A sincinesia varia em severidade de um tique discreto dificilmente notável até movimentos faciais de massa dolorosos e debilitantes.

A avaliação cuidadosa de cada região da face é realizada. É essencial identificar os sintomas mais problemáticos do paciente e então determinar quais sintomas resultam da diminuição da função e quais são decorrentes da sincinesia. O plano terapêutico pode ser então individualizado para atender às necessidades do paciente. Tradicionalmente, a neurólise tem sido um pilar importante no tratamento da sincinesia, mas tem sido largamente abandonada conforme técnicas mais seguras e conservativas, porém efetivas, têm evoluído. Tais técnicas incluem a quimiodesnervação com injeções de toxina botulínica A e miectomias seletivas que incluam os músculos afetados.

Toxina Botulínica A

A toxina botulínica A é o veneno mais potente conhecido à raça humana e mesmo assim tem sido utilizado efetivamente por mais de duas décadas para o tratamento de uma série de distúrbios hiperfuncionais, incluindo torcicolos,[55] blefarospasmo,[88] disfonia espasmódica,[89] estrabismo,[90] hiperhidrose,[91] pregas cutâneas hiperdinâmicas,[92] mioclonia do palato,[93] espasmo hemifacial[94] e sincinesia facial.[95,96] A toxina botulínica causa paralisia pelo bloqueio da liberação pré-sináptica de acetilcolina na junção neuromuscular. Isso tipicamente resulta em paralisia do músculo tratado por aproximadamente três a seis meses. A fraqueza sistêmica pode ocorrer com doses maiores do que 200 Unidades Internacionais, e a dose letal é de aproximadamente 40 Unidades Internacionais/quilograma.[97]

A toxina botulínica melhorou de forma marcante o tratamento de pacientes com distúrbios dos movimentos faciais. É agora um agente de primeira linha para o tratamento da sincinesia facial. Na maioria das pessoas, o tratamento cirúrgico não é necessário ou desejado. A sincinesia após lesão do nervo facial pode ocorrer em qualquer região da face, e a toxina botulínica pode ser utilizada para desnervar grupos musculares específicos. A localização das injeções almeja os músculos que estejam causando a sincinesia. Tipicamente, 1 a 5 Unidades Internacionais são injetadas por local. Os tratamentos iniciais utilizam doses conservativas, as quais podem ser ajustadas subsequentemente. Geralmente, não é necessária anestesia, mas muitos pacientes preferem o pré-tratamento da área com gelo ou anestesia tópica. Os efeitos da medicação são inicialmente observados vários dias após a injeção, sendo que o efeito máximo é observado com 5 a 7 dias. Uma dose adicional da toxina pode ser injetada após esse período se o efeito inicial for insuficiente.

Os efeitos adversos relacionados à difusão da toxina nos músculos circundantes podem ocorrer. Um exemplo é o desenvolvimento de ptose após injeção periocular. Esse problema é incomum e ocorre em menos de 5% dos casos. Pode ser tratado com colírios de apraclonidina 0,5% administrados ao olho afetado três a quatro vezes por dia até resolução da ptose.[98] A apraclonidina causa contração do músculo de Müller para elevar a pálpebra superior. Outras complicações decorrentes do tratamento com a toxina botulínica na face incluem diplopia, piora do fechamento palpebral, ectrópio da pálpebra inferior, ptose da sobrancelha e sialorreia.

Em alguns pacientes, a efetividade da toxina botulínica diminui com o passar do tempo. Essa diminuição do efeito pode ser resultado do ressurgimento das placas motoras ou desenvolvimento de anticorpos neutralizantes e não pode ser superada pelo aumento das doses da toxina.[99] Pacientes que não apresentam melhora após o tratamento com toxina botulínica ou que demonstrem a ocorrência de resistência, ou aqueles que desejam uma solução mais permanente, podem ser candidatos à miectomia seletiva.

Miectomia Seletiva

O desenvolvimento da toxina botulínica significativamente expandiu as opções disponíveis para o tratamento de um paciente com sincinesia pelo cirurgião. Alguns pacientes, entretanto, preferirão algo mais permanente ou podem exibir resultados insatisfatórios com a injeção da toxina botulínica. Esses pacientes podem ser candidatos à miectomia seletiva.

A neurólise foi durante muitos anos o procedimento de escolha para esses pacientes. Embora Fisch[100] tenha relatado excelentes resultados, outros não obtiveram o mesmo sucesso.[101] Ectrópio paralítico, lagoftalmia, paresia labial, incompetência oral, expressão facial reduzida e outras complicações decorrentes da neurólise foram relatadas.[102,103] A miectomia tem sido oferecida como um procedimento mais seguro e específico para a resolução permanente da sincinesia após paralisia facial.[101] A miectomia apresenta resultados mais previsíveis porque os músculos removidos não crescem novamente, um fenômeno que pode ser observado após neurólise. Em pacientes que não desejam mais o tratamento com a toxina botulínica, ou aqueles nos quais a toxina botulínica foi ineficaz, a miectomia pode ser realizada. Miectomias seletivas podem ser feitas em músculos faciais acometidos por sincinesia.

RESUMO

Uma série de técnicas está disponível para reabilitação do nervo facial após paralisia. O cirurgião deve conhecer as vantagens e desvantagens das várias técnicas, a fim de aplicá-las apropriadamente em cada situação clínica. O conhecimento minucioso da fisiopatologia neuromuscular também é importante na compreensão de como o tempo afeta os procedimentos reabilitativos disponíveis. Quando informado corretamente sobre as limitações desses procedimentos cirúrgicos, a maioria dos pacientes pode ser reabilitada, e muitos dos seus sintomas podem ser aliviados.

Para consultar a lista completa de referências, acesse www.expertconsult.com.

LEITURA SUGERIDA

Barrs DM: Facial nerve trauma: optimal timing for repair. *Laryngoscope* 101:835, 1991.
Bernstein L, Nelson RH: Surgical anatomy of the extraparotid distribution of the facial nerve. *Arch Otolaryngol* 110:177, 1984.
Borodic GE, Pearce LB, Cheney M, et al: Botulinum A toxin for treatment of aberrant facial nerve regeneration. *Plast Reconstr Surg* 91:1042, 1993.
Clark JM, Shockley W: Management of reanimation of the paralyzed face. In Papel I, Larrabee W, Holt G, et al, editors: *Facial plastic and reconstructive surgery*, ed 2, New York, 2002, Thieme Medical Publishers, p 660.
Conley J, Baker DC: Myths and misconceptions in the rehabilitation of facial paralysis. *Plast Reconstr Surg* 71:538, 1983.
Conley J, Baker DC: The surgical treatment of extratemporal facial paralysis: an overview. *Head Neck Surg* 1:12, 1978.
Fisch U: Extracranial surgery for facial hyperkinesis. In May M, editor: *The facial nerve*, New York, 1986, Thieme Medical Publishers, p 535.
Fisch U, editor: *Facial nerve surgery*, Birmingham, AL, 1977, Aesculapius Publishing.
Fisher E, Frodel JL: Facial suspension with acellular human dermal allograft. *Arch Facial Plast Surg* 1:195, 1999.
Freeman MS, Thomas JR, Spector JG, et al: Surgical therapy of the eyelids in patients with facial paralysis. *Laryngoscope* 100:1086, 1990.
Hadlock T, Lindsay R, Cheney M: Gracilis. In Urken M, Cheney M, Blackwell K, et al, editors: *Regional and free flaps for head and neck reconstruction*, Baltimore, 2012, Lippincott, Williams & Wilkins.
House JW, Brackmann DE: Facial nerve grading system. *Otolaryngol Head Neck Surg* 93:146, 1985.
Jelks GW, Smith B, Bosniak S: The evaluation and management of the eye in facial palsy. *Clin Plast Surg* 6:397, 1979.
Kumar PA, Hassan KM: Cross-face nerve graft with free-muscle transfer for reanimation of the paralyzed face: a comparative study of the single-stage and two-stage procedures. *Plast Reconstr Surg* 109:451, 2002.
Levine R: Eyelid reanimation surgery. In May M, editor: *The facial nerve*, New York, 1986, Thieme Medical Publishers.
May M, Sobol SM, Mester SJ: Hypoglossal-facial nerve interpositional-jump graft for facial reanimation without tongue atrophy. *Otolaryngol Head Neck Surg* 104:818, 1991.
Miehlke A, Stennert E, Chilla R: New aspects in facial nerve surgery. *Clin Plast Surg* 6:451, 1979.
Patel BCK, Anderson RL, May M: Selective myectomy. In May M, Schaitkin BM, editors: *The facial nerve*, ed 2, New York, 2001, Thieme Medical Publishers, p 467.
Rubin LR: Reanimation of total unilateral facial paralysis by the contiguous facial muscle technique. In Rubin LR, editor: *The paralyzed face*, St Louis, 1991, Mosby, pp 156–177.
Rubin LR, Lee GW, Simpson RI: Reanimation of the long-standing partial facial paralysis. *Plast Reconstr Surg* 77:41, 1986.
Shindo M: Facial reanimation with microneurovascular free flaps. *Facial Plast Surg* 16:357, 2000.
Smith JD, Crumley RL, Harker LA: Facial paralysis in the newborn. *Otolaryngol Head Neck Surg* 89:1021, 1981.
Wesley RE, Jackson CG: Facial palsy. In Hornblass A, editor: *Oculoplastic, orbital and reconstructive surgery, Vol I: Eyelids*, Baltimore, 1988, Williams & Wilkins.

SEÇÃO 9 ■ BASE DO CRÂNIO

89 Anatomia Cirúrgica da Base Lateral do Crânio

Oswaldo Laércio M. Cruz | Helder Tedeschi | Albert L. Rhoton Jr

Pontos-chave

- O osso temporal se articula com outros cinco ossos do crânio e forma muitas suturas e forames, através dos quais passam estruturas neurais e vasculares importantes.
- Juntamente com a asa maior do esfenoide e uma porção do osso parietal, o osso temporal forma o limite lateral da fossa craniana média.
- O osso petroso é um elemento chave da anatomia óssea das fossas média e posterior do crânio.
- Medialmente e posteriormente ao forame oval, a artéria meníngea média entra na fossa craniana média através do forame espinhoso, e o nervo petroso superficial maior está localizado medialmente à artéria meníngea média.
- Da parte superior para a inferior, o nervo petroso superficial maior, o músculo tensor do tímpano e a tuba auditiva prosseguem em um plano anteroposterior similar.
- O nervo petroso maior, o gânglio geniculado e o segmento labiríntico do VII nervo craniano formam um ângulo obtuso de aproximadamente 120 graus. A cóclea está incorporada no osso compreendido no interior desse ângulo.
- O ângulo pontocerebelar é atravessado pelos segmentos intracranianos do V nervo craniano (superiormente) até o IX nervo craniano (inferiormente) e pelos segmentos pré-meatal, meatal e pós-meatal da artéria cerebelar anteroinferior.
- O limite medial do meato auditivo interno é ocupado por seus quatro principais componentes neurais: 1) o nervo facial (superior e anterior), 2) o nervo vestibular superior (superior e posterior), 3) o nervo coclear (anterior e inferior) e 4) o nervo vestibular inferior (posterior e inferior).
- O forame jugular está localizado na região petro-occipital e contém vários componentes neurais e vasculares vitais.
- A fossa infratemporal se comunica com a órbita através da fissura orbital inferior; a fossa craniana média faz isso através do forame espinhoso, e a fossa pterigopalatina faz isso através da fissura pterigomaxilar.

A base lateral do crânio apresenta uma anatomia complexa e conceitualmente desafiadora. O osso temporal ocupa uma posição central e estratégica no apoio às estruturas do sistema nervoso central e se articula com outros cinco ossos do crânio para formar muitas suturas e forames, através do qual passam estruturas neurais e vasculares críticas. A familiaridade com essa anatomia complexa é obrigatória, tanto para a compreensão dos processos patológicos que surgem no osso temporal e nas fossas cranianas média e posterior quanto para a execução segura dos procedimentos da base do crânio.

Este capítulo está dividido em quatro seções que cobrem a anatomia óssea da base lateral do crânio, a anatomia da fossa craniana média, a anatomia da fossa posterior do crânio e a anatomia da fossa infratemporal.

ANATOMIA ÓSSEA DA BASE LATERAL DO CRÂNIO

O osso temporal ocupa uma posição central na base lateral do crânio e é o marco anatômico mais importante na anatomia dessa região.[1,2]

Na vista lateral, a parte escamosa apresenta uma forma que lembra uma asa aberta de um pássaro (Fig. 89-1). As suas porções média e caudal contribuem para o arco zigomático e formam a parede superior do meato auditivo externo. Sua articulação com o osso timpânico no meato auditivo externo anterossuperior forma a sutura timpanoescamosa. A porção do osso zigomático contribui para o teto da cavidade glenoide, e a parte anterior do osso timpânico forma a sua parede posterior.

Juntamente com a asa maior do esfenoide e uma porção do osso parietal, o osso temporal forma o limite lateral da fossa craniana média (Figs. 89-2 e 89-3). Esse limite medial do osso escamoso forma a sutura petroescamosa, que se junta à parte caudal da porção escamosa e à parte superolateral da porção petrosa. Anteriormente, na articulação do esfenoide com o osso escamoso, está o forame espinhoso, através do qual passa a artéria meníngea média no crânio. O sulco dessa artéria é facilmente identificado na face medial da porção escamosa (Figs. 89-2 e 89-3).

O osso timpânico se encontra logo abaixo da porção escamosa e anteriormente à mastoide e forma as suturas timpanoescamosa e timpanomastóidea com elas (Fig. 89-1). É comum que uma aresta dessas linhas de sutura, especialmente a sutura

1424 PARTE VI | OTOLOGIA, NEUROTOLOGIA E CIRURGIA DA BASE DO CRÂNIO

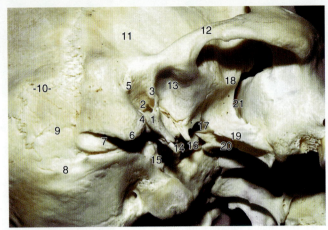

FIGURA 89-1. Crânio, vista lateroinferior (*lado direito*): 1, osso timpânico; 2, meato auditivo externo; 3, sutura timpanoescamosa; 4, sutura timpanomastóidea; 5, espinha suprameatal; 6, ponta da mastoide; 7, sulco digástrico; 8, osso occipital; 9, sutura occipitomastóidea; 10, sutura parietomastóidea; 11, porção escamosa do osso temporal; 12, zigoma; 13, cavidade glenoide; 14, processo estiloide; 15, forame jugular; 16, canal carotídeo; 17, forame esfenopalatino; 18, asa maior do osso esfenoide; 19, processo pterigoide lateral; 20, processo pterigoide medial; 21, fossa pterigomaxilar. (Cortesia de Oswaldo Laércio M. Cruz, Helder Tedeschi, e Albert Rhoton.)

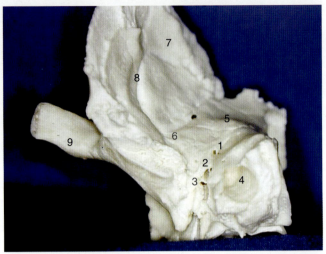

FIGURA 89-3. Vista anterior do osso temporal (*lado direito*): 1, hiato facial; 2, semicanal do músculo tensor do tímpano; 3, porção óssea da tuba auditiva; 4, canal da artéria carótida (final da parte horizontal); 5, eminência arqueada; 6, sutura petroescamosa; 7, porção escamosa do osso temporal; 8, sulco da artéria meníngea média; 9, zigoma. (Cortesia de Oswaldo Laércio M. Cruz, Helder Tedeschi, e Albert Rhoton.)

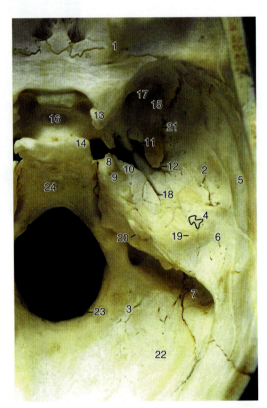

FIGURA 89-2. Vista superoanterior das fossas anterior, média e posterior com a projeção da porção petrosa do osso temporal: 1, fossa anterior; 2, fossa média; 3, fossa posterior; 4, projeção osso petroso (*seta*); 5, porção escamosa do osso temporal; 6, tegumento mastóideo; 7, impressão do seio sigmoide; 8, ápice petroso; 9, depressão trigeminal (cavo de Meckel); 10, região do forame lacerado; 11, forame oval; 12, forame espinhoso; 13, processo clinoide anterior; 14, processo clinoide posterior; 15, asa maior do esfenoide; 16, osso esfenoide e sela túrcica; 17, forame redondo; 18, impressão do nervo petroso maior; 19, eminência arqueada; 20, região do meato auditivo interno; 21, sutura petroesfenoidal; 22, osso occipital; 23, forame magno; 24, clivo. (Cortesia de Oswaldo Laércio M. Cruz, Helder Tedeschi, e Albert Rhoton.)

timpanoescamosa, se projeta como um processo espinal que se estende de 1 a 3 cm para dentro do lúmen do meato auditivo externo.[1,3,4]

O osso timpânico forma as paredes anterior e inferior e uma porção da parede posterior do meato auditivo externo e é o principal responsável pelo tamanho e pela forma do meato auditivo externo. Como mencionado, ele também compõe a parede posterior da cavidade glenoide (Fig. 89-1).

Na extensão medial do meato auditivo externo, o osso timpânico termina no sulco timpânico ou sulco anular, no qual a membrana timpânica se insere (Fig. 89-4 e 89-5; Fig. 89-1). Em sua superfície inferior, o osso timpânico se articula com o osso petroso para formar a sutura petrotimpânica; ele também contribui para

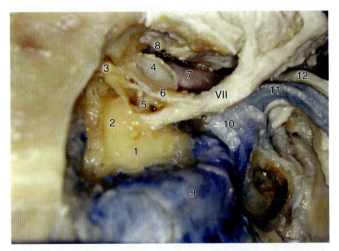

FIGURA 89-4. Vista lateral de osso temporal direito após a ressecção do osso timpânico, da mastoide e da exposição da artéria carótida e forame jugular: 1, canal semicircular posterior; 2, canal semicircular lateral; 3, articulação incudomaleolar; 4, membrana timpânica; 5, recesso facial com vista de nicho da janela redonda, eminência piramidal, tendão do estribo e articulação incudo-estapediana; 6, nervo corda do tímpano; 7, artéria carótida (porção ascendente); 8, abertura da tuba auditiva; 9, seio sigmoide; 10, bulbo jugular; 11, veia jugular (parte cervical superior); 12, X e XI nervos cranianos, emergindo do compartimento neural do forame jugular; VII, nervo facial (sétimo nervo craniano). (Cortesia de Oswaldo Laércio M. Cruz, Helder Tedeschi, e Albert Rhoton.)

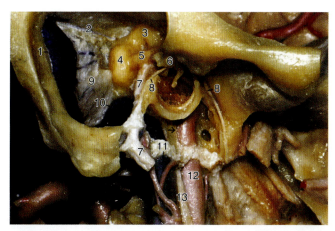

FIGURA 89-5. Vista lateral de osso temporal direito com mastoidectomia e ressecção do osso timpânico, membrana timpânica e processo glenoide: 1, seio sigmoide; 2, seio petroso superior; 3, canal semicircular superior; 4, canal semicircular posterior; 5, canal semicircular lateral; 6, cadeia ossicular; 7, nervo facial; 8, nervo corda do tímpano; 9, Triângulo de Trautmann-dura da fossa posterior; 10, bulbo do forame jugular; 11, veia jugular; 12, artéria carótida interna: porção ascendente e volta ou joelho anterior (*seta*); 13, IX nervo craniano. (Cortesia de Oswaldo Laércio M. Cruz, Helder Tedeschi, e Albert Rhoton.)

a formação do canal da artéria carótida interna (porção ascendente; Figs. 89-4 e 89-5). Além disso, na sua face inferior e lateral ao canal carotídeo, o osso timpânico forma o processo estiloide (Fig. 89-1). Ligeiramente posterior e medial a esse processo está o forame estilomastóideo, através do qual o sétimo nervo craniano emerge (Fig. 89-5).

A parede óssea anterior do meato auditivo externo delimita a articulação têmporo-mandibular e é de espessura variável. A parede inferior óssea é espessa e está relacionada com a margem anterior do bulbo jugular posteriormente e com o canal carotídeo anteriormente (Fig. 89-6; Figs. 89-1, 89-4 e 89-5). A parede posterior separa o meato auditivo externo das células da mastoide e da porção descendente do nervo facial (Fig. 89-6).[3,5]

A mastoide é um processo ósseo pneumatizado situado na parte mais posterior e inferior do osso temporal, que pode ser considerada como uma extensão do escamoso e uma projeção lateral da parte petrosa (Figs. 89-1 e 89-2). Ela tem uma forma triangular, com o vértice dirigido inferiormente e a base dirigida superiormente.

O processo mastóideo forma a sutura timpanomastóidea conforme ele se une à porção posterior do osso timpânico. Acima e lateralmente à sutura timpanomastóidea está a espinha suprameatal, uma elevação óssea de tamanho variável que ancora a parte não óssea do meato auditivo externo e da orelha. Imediatamente posterior a essa espinha e inferiormente à linha temporal está uma região ligeiramente deprimida chamada de *placa cribriforme*, uma região multiperfurada que serve como um ponto de referência para o acesso cirúrgico ao antro mastóideo (Fig. 89-1).

Posteriormente, a porção mastoide tem uma relação com o osso parietal superiormente e com o osso occipital inferiormente para formar as suturas parietomastóidea e occipitomastóidea. Essas duas suturas se juntam à sutura occipitoparietal em um ponto chamado de *astério*, um importante marco cirúrgico para as craniotomias de acesso à fossa posterior.

Medialmente à ponta da mastoide, o ventre posterior do músculo digástrico na sua inserção forma uma depressão óssea ou sulco que corre da parte anterior até a posterior. Na sua terminação anterior, esse sulco é um marco para a parte descendente do nervo facial e o forame estilomastóideo (Figs. 89-1 e 89-6).

Visto de cima e de dentro do crânio, o osso petroso é um elemento chave na anatomia óssea das fossas média e posterior. Ele tem a configuração de uma pirâmide de três lados (Fig. 89-2). A base da pirâmide constitui sua superfície lateral e se articula com as porções escamosa, timpânica e mastóidea do osso temporal (Fig. 89-7; Fig. 89-2). Dois lados da pirâmide são claramente reconhecidos como projeções mediais: uma superior, que forma a maior parte do assoalho da fossa média craniana, e outra medial, que recobre a fossa posterior do crânio para formar a maior parte de sua parede lateral. O terceiro lado, inferior, se articula com o osso occipital (Figs. 89-2 e 89-7). O limite medial anterior da pirâmide, o ápice petroso, atinge a asa maior do esfenoide lateralmente, o corpo do esfenoide medial e superiormente, a porção do clivo do osso occipital medial e inferiormente (Fig. 89-2 e 89-7). As suturas petroclivais se encontram em ambos os lados da linha média dentro da circunferência do forame magno.

A superfície superior da porção petrosa constitui a maior parte do assoalho da fossa média e apresenta marcos anatômicos importantes para a cirurgia otoneurológica (Figs. 89-8 e 89-9; Figs. 89-2 e 89-3). Na porção medial mais anterior (vértice), está localizado o forame lácero, através do qual passa a extremidade da parte

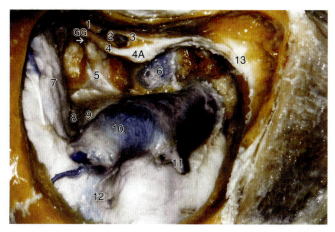

FIGURA 89-6. Vista lateral de um osso temporal direito com ampla mastoidectomia, ressecção dos canais semicirculares e exposição do meato auditivo interno: 1, bigorna; 2, estribo; 3, nervo corda do tímpano; 4, porção timpânica do nervo facial contínuo com o segmento da mastoide (4A); 5, dura da parede posterior do meato auditivo interno; 6, forame jugular; 7, dura da fossa média; 8, seio petroso superior; 9, triângulo de Trautmann (fossa posterior); 10, seio sigmoide; 11, veia emissária; 12, seio transverso; 13, sulco digástrico; GG, gânglio geniculado no final do segmento labiríntico do nervo facial (*seta*). (Cortesia de Oswaldo Laércio M. Cruz, Helder Tedeschi, e Albert Rhoton.)

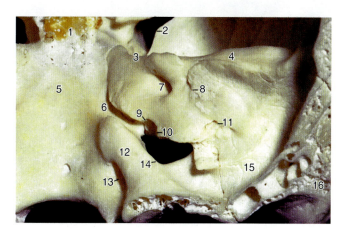

FIGURA 89-7. Vista posterior do osso petroso (*lado direito*): 1, sela; 2, fissura orbital superior; 3, impressão trigeminal; 4, sulco do seio petroso superior; 5, clivo; 6, sulco petro-occipital; 7, meato auditivo interno; 8, fossa subarqueada; 9, aqueduto coclear; 10, processo jugular; 11, aqueduto vestibular; 12, tubérculo jugular; 13, canal do nervo hipoglosso; 14, forame jugular; 15, impressão do seio sigmoide; 16, osso mastoide. (Cortesia Oswaldo Laércio M. Cruz, Helder Tedeschi, e Albert Rhoton.)

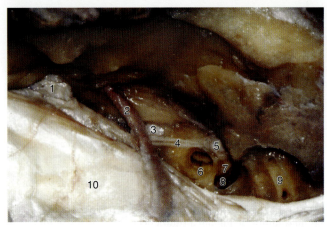

FIGURA 89-8. Vista cirúrgica do lado direito da fossa craniana média. A dura-máter é separada do osso temporal, e o osso da parte horizontal da artéria carótida, a cóclea, o meato auditivo interno e o canal semicircular superior são removidos. 1, VI entrando no forame oval; 2, artéria meníngea média vinda do forame espinhoso; 3, porção horizontal da artéria carótida interna; 4, nervo petroso superficial maior; 5, gânglio geniculado; 6, cóclea; 7, nervo facial na porção medial do meato auditivo interno; 8, nervo vestibular superior; 9, canal semicircular superior; 10, dura da fossa média. (Cortesia de Oswaldo Laércio M. Cruz, Helder Tedeschi, e Albert Rhoton.)

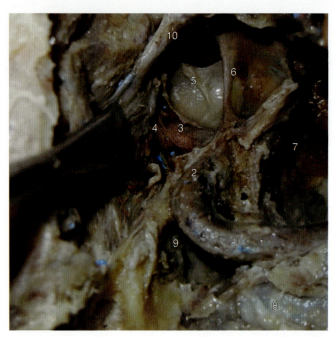

FIGURA 89-10. Vista lateral da fossa infratemporal estendida anteriormente após a ressecção da artéria meníngea média e do nervo craniano V3, seguindo a trajetória da artéria carótida para o seio cavernoso. 1, porção vertical da artéria carótida; 2, porção horizontal da artéria carótida; 3, trajeto da artéria carótida no seio cavernoso; 4, plexo simpático e sua relação com a porção cavernosa da artéria carótida cavernosa; 5, seio esfenoidal; 6, canal do nervo vidiano; 7, rinofaringe; 8, veia jugular; 9, região infracoclear e o limite medial da curva anterior da artéria carótida (joelho); 10, nervo craniano V2.

horizontal da artéria carótida no seu caminho para o seio cavernoso (Fig. 89-10; Fig. 89-4). Medialmente ao forame lácero, há uma depressão no limite do osso (impressão trigeminal), onde as fibras do quinto nervo craniano (NC V) passam em seu caminho para o cavo de Meckel e gânglio de Gasser. Lateral e ligeiramente anterior ao gânglio e ao cavo, na junção com a asa maior do esfenoide, se localiza o forame oval, através do qual a terceira divisão do nervo trigêmeo (NC V 3) sai do crânio para a fossa infratemporal (Fig. 89-11; Figs 89-2, 89-8 e 89-9).

O forame espinhoso é lateral e posterior ao forame oval e transmite a artéria meníngea média. O hiato facial está localizado de 10 a 15 mm medialmente ao forame espinhoso, é um sulco ósseo que recebe as fibras do nervo petroso maior que vêm do gânglio geniculado (Figs. 89-2 e 89-3). Posterior e medialmente ao hiato facial está a eminência arqueada, que corresponde à projeção mais superior do canal semicircular superior. Geralmente, ela está elevada acima do osso circundante, enquanto a mastoide e o tégmen timpânico estão posicionados lateralmente a ela (Figs. 89-2 e 89-3). As estruturas neurais e vasculares dessa região são revistas na próxima seção, "Anatomia da Fossa Craniana Média".

A superfície medial ou cerebelar do osso petroso forma a parede anterolateral da fossa posterior (Figs. 89-2 e 89-7). Onde a borda superior da face medial encontra a margem medial da superfície superior, um sulco ósseo acomoda o seio petroso superior em seu curso entre o seio cavernoso e a zona de transição entre o seio transverso e o seio sigmoide. A margem inferior da face medial contém outro sulco na junção petro-occipital para o seio petroso inferior que liga o seio cavernoso e o forame jugular.

A estrutura proeminente da superfície medial da porção petrosa é o poro acústico interno (*porus acousticus*), que representa o limite medial do meato auditivo interno (Fig. 89-7). O meato termina lateralmente na parede medial do vestíbulo e da superfície inferior do modíolo e giro basal da cóclea (Fig. 89-12; Figs. 89-6 e 89-7). A crista óssea horizontal localizada no limite lateral divide o meato em dois compartimentos, superior e inferior. O compartimento superior também é dividido em porções anterior e posterior por uma pequena crista óssea vertical, comumente conhecida como *barra de Bill* em honra de William House, o primeiro a chamar a atenção para a sua presença e importância cirúrgica. Esses cumes ósseos dividem o fundo do meato auditivo interno (MAI) em quatro quadrantes, e cada um carrega seu próprio nervo craniano: um quadrante anterossuperior que carrega o nervo facial, um quadrante anteroinferior que carrega o nervo coclear e os quadrantes posterossuperior e posteroinferior que são ocupados pelos nervos vestibular superior e inferior, respectivamente (Fig. 89-12, A e B).[6]

Posteriormente ao limite superior do poro do MAI e inferiormente à eminência arqueada está localizada a fossa subarqueada, que contém um canal para a artéria e veias subarqueadas (Fig. 89-13; Fig. 89-7). Posterior e caudalmente à fossa subarqueada está localizada uma pequena fissura óssea ou depressão que indica a

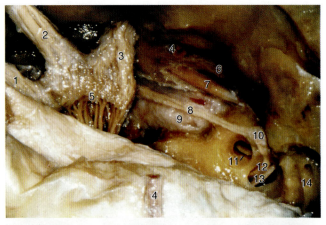

FIGURA 89-9. Anatomia cirúrgica da fossa média após a dissecção do gânglio de Gasser, a secção da artéria meníngea média e a identificação da tuba auditiva e do músculo tensor do tímpano. 1, V1: ramo oftálmico do nervo trigêmeo; 2, V2: ramo maxilar do nervo trigêmeo; 3, V3: ramo mandibular do nervo trigêmeo; 4, artéria meníngea média; 5, gânglio de Gasser; 6, tuba auditiva; 7, músculo tensor do tímpano; 8, nervo petroso superficial maior; 9, artéria carótida interna; 10, gânglio geniculado; 11, cóclea; 12, nervo facial; 13, nervo vestibular superior; 14, canal semicircular superior. (Cortesia de Oswaldo Laércio M. Cruz, Helder Tedeschi, e Albert Rhoton.)

89 | ANATOMIA CIRÚRGICA DA BASE LATERAL DO CRÂNIO 1427

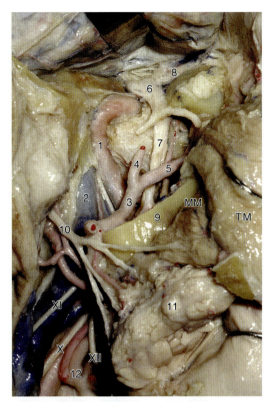

FIGURA 89-11. Vista lateral da região infratemporal após a ressecção da porção superior do ramo ascendente da mandíbula. A glândula parótida e o nervo facial foram deslocados inferiormente, assim como os músculos masseter e temporal. O músculo pterigóideo lateral foi removido para permitir a visualização do nervo mandibular (V3). 1, artéria carótida interna; 2, veia jugular; 3, artéria carótida externa; 4, artéria meníngea média; 5, artéria maxilar interna entrando na fossa pterigomaxilar; 6, gânglio de Gasser; 7, V3 (nervo mandibular); 8, V2 (nervo maxilar); 9, mandíbula (ramo ascendente); 10, nervo facial, tronco principal e divisões na glândula parótida; 11, glândula parótida; 12, borda inferior da artéria carótida externa; MM, músculo masseter; MT, músculo temporal. Os algarismos romanos denotam os nervos cranianos. (Cortesia Oswaldo Laércio M. Cruz, Helder Tedeschi, e Albert Rhoton.)

os plexos venosos e nervosos simpáticos. Aqui, a artéria carótida segue um curso cefálico ao longo da parede anterior da cavidade timpânica paralela à parte anterior do osso timpânico e da cavidade glenoide (Figs. 89-4 e 89-5). Logo medialmente ao óstio timpânico da tuba auditiva e imediatamente anterior à cóclea, o canal carotídeo se curva horizontalmente para formar o "joelho" da carótida e segue um curso horizontal na fossa média em direção ao ápice petroso, forame lácero e seio cavernoso (Figs. 89-4, 89-5 e 89-9 a 89-11).

Do ponto de vista anterior, duas pequenas aberturas são visíveis lateralmente ao canal carotídeo. A abertura superior é o canal para o músculo tensor do tímpano, e a abertura inferior é a porção óssea da tuba auditiva (Fig. 89-3).

Quando visto de uma perspectiva lateral inferior, o forame jugular se encontra posterior e medialmente ao processo estiloide e posterior e lateralmente ao canal carotídeo, formado pela borda medial inferior do osso petroso e do osso occipital (Fig. 89-1).

ANATOMIA DA FOSSA CRANIANA MÉDIA

Esta seção descreve a anatomia relevante para uma abordagem cirúrgica da fossa média. Após a craniotomia pela porção escamosa do osso temporal, a dura-máter do lobo temporal é elevada para expor o assoalho da fossa média (Fig. 89-8).

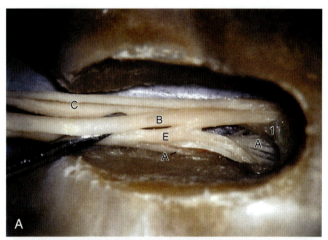

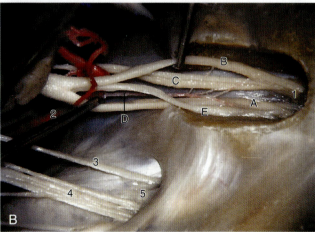

FIGURA 89-12. A, Vista posterior em grande aumento dos nervos no meato auditivo interno (lado direito). **B**, Vista posterior em grande aumento do osso petroso e o meato acústico interno com dissecção do nervo. 1, crista transversal; 2, artéria cerebelar anteroinferior; 3, IX nervo craniano (nervo glossofaríngeo); 4, X nervo craniano (nervo vago); 5, septo dural; A, nervo coclear; B, nervo vestibular superior; C, nervo facial e nervo intermédio (de Wrisberg); D, artéria auditiva interna; E, nervo vestibular inferior. (Cortesia de Oswaldo Laércio M. Cruz, Helder Tedeschi, e Albert Rhoton.)

abertura do aqueduto vestibular e a posição do saco endolinfático na fossa posterior (Fig. 89-7).

A superfície inferior se articula com o osso occipital, para formar a sutura petro-occipital, que está em continuidade próxima com a sutura occipitomastóidea e o sulco do seio sigmoide. Nessa região se encontra o forame jugular em forma de borboleta com a sua margem lateral formada pelo osso petroso e os seus limites mediais formados pelo osso occipital (Fig. 89-7). Imediatamente anterior ao forame jugular está o sulco petro-occipital (sutura petroclival), que contém o seio petroso inferior. O seio petroso inferior entra no forame jugular em seu compartimento anterior.

Os nervos cranianos IX, X e XI também saem da cavidade craniana através do compartimento anterior do forame jugular e estão completamente separados dos componentes venosos por um septo de dura-máter e um tecido vascular fibroso, como descrito posteriormente, na seção "Anatomia da Fossa Craniana Posterior" (Figs. 89-14 e 89-15; Figs 89-4, 89-5 e 89-13). A fossa do bulbo jugular se encontra superiormente ao compartimento posterior e varia muito em tamanho (Fig. 89-4, 89-5 e 89-14). A abertura em forma de funil do canalículo coclear, ou aqueduto coclear, é a borda superior do compartimento anterior (Fig. 89-7). Logo abaixo do compartimento anterior está localizada a abertura do canal do hipoglosso, através do qual o XII NC deixa o crânio (Fig. 89-7).

Lateral e anteriormente ao compartimento anterior do forame jugular está localizada a porção ascendente do canal da artéria carótida na junção da porção petrosa com o osso timpânico (Figs. 89-1, 89-4 e 89-5). Dentro dele estão a artéria carótida interna e

1428 PARTE VI | OTOLOGIA, NEUROTOLOGIA E CIRURGIA DA BASE DO CRÂNIO

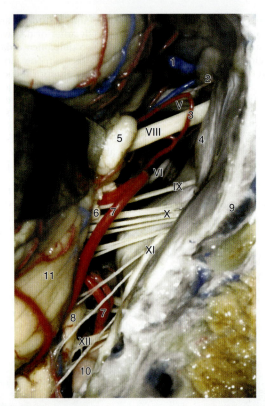

FIGURA 89-13. Relações da fossa posterior e da superfície medial do osso temporal: vista posterior em uma abordagem retrossigmóidea (*lado direito*). 1, veia petrosa superior; 2, artéria subarqueada; 3, artéria cerebelar anteroinferior (ACAI); 4, artéria auditiva interna; 5, flóculos cerebelares; 6, plexo coroide; 7, artéria cerebelar posteroinferior (ACPI); 8, oliva cerebelar; 9, seio sigmoide; 10, artéria vertebral; 11, hemisfério cerebelar. Os algarismos romanos denotam os nervos cranianos: V, nervo trigêmeo; VI, nervo abducente; VIII, nervo vestibulococlear; IX, nervo glossofaríngeo; X, nervo vago; XI, nervo acessório; XII, nervo hipoglosso. (Cortesia de Oswaldo Laércio M. Cruz, Helder Tedeschi, e Albert Rhoton.)

O gânglio de Gasser está localizado na face anterior do ápice petroso (Fig. 89-9). O ramo oftálmico do quinto nervo craniano (nervo trigêmeo), V1, passa anteriormente através da fissura orbital superior. O ramo maxilar, V2, passa através do forame redondo e o ramo mandibular, V3, passa através do forame oval. Medial e posteriormente ao forame oval, a artéria meníngea média entra na fossa craniana média através do forame espinhoso (Figs. 89-2, 89-8 e 89-9). O nervo petroso superficial maior está localizado medialmente à artéria meníngea média. É o principal marco cirúrgico para os procedimentos da fossa craniana média, devido à sua localização constante e sua íntima relação com as estruturas vizinhas (Figs. 89-2, 89-8 e 89-9).[2]

Lateralmente ao nervo petroso maior, o semicanal para o músculo tensor do tímpano se encontra medialmente à artéria meníngea média (Figs. 89-3 e 89-9). A porção óssea da tuba auditiva é paralela ao curso do músculo tensor do tímpano lateralmente. Assim, da parte superior para a inferior, o nervo petroso superficial maior, o músculo tensor do tímpano e a tuba auditiva prosseguem em um plano anteroposterior semelhante (Figs. 89-3 e 89-9).

A parte horizontal da artéria carótida segue um curso inferior e medial ao nervo petroso maior e inferior ao gânglio de Gasser no seu caminho para o forame lácero e o seio cavernoso (Figs. 89-8 e 89-9).

A terminação posterior do nervo petroso maior é o gânglio geniculado, que é geralmente coberto por uma lâmina fina de osso; no entanto, esse osso está ausente em 16% dos casos. Medial e posteriormente ao gânglio geniculado está localizado o segmento labiríntico do nervo facial, que emerge do MAI. Depois que a parede superior do meato auditivo interno é removida, o nervo facial pode ser visto na parte anterossuperior do canal, e o nervo vestibular superior é visível na porção superoposterior (Fig. 89-9). O nervo petroso maior, o gânglio geniculado e o segmento labiríntico do VII nervo craniano formam um ângulo obtuso de aproximadamente 120 graus; a cóclea é incorporada no osso compreendido no interior desse ângulo (Figs. 89-8 e 89-9).

O tégmen do tímpano e o tégmen mastóideo são laterais ao gânglio geniculado. Se eles forem parcialmente removidos, o epitímpano, o segmento timpânico do nervo facial, enquanto a articulação incudomaleolar são vistos anteriormente, enquanto o antro da mastoide e os três canais semicirculares são vistos posteriormente. O sulco para o seio petroso superior no cume medial superior da porção petrosa marca o limite medial da abordagem da fossa média. A abertura do seio petroso superior permite o acesso à fossa posterior do crânio.

ANATOMIA DA FOSSA CRANIANA POSTERIOR

O ângulo pontocerebelar é a região anatômica mais relevante na anatomia da fossa posterior relacionada com o osso temporal. Os segmentos intracranianos dos VII e VIII nervos cranianos e muitas outras estruturas neurais e vasculares cruciais o atravessam, como é mostrado nas figuras 89-16 e 89-17 (Fig. 89-13). A margem medial da porção petrosa do osso temporal também contém o MAI, o forame jugular e recebe muitas dessas estruturas neurais e vasculares, de modo que a familiaridade com suas inter-relações é essencial.

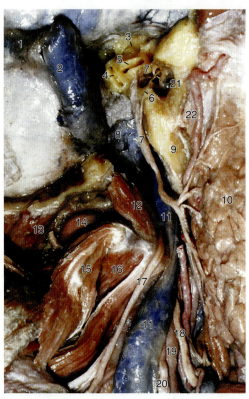

FIGURA 89-14. Vista lateral da base lateral do crânio e da região do forame jugular. Foram realizadas craniotomias da fossa posterior e da fossa média, juntamente com uma extensa ressecção da mastoide e a exposição do nervo facial. 1, seio transverso; 2, seio sigmoide; 3, canal semicircular superior; 4, canal semicircular posterior; 5, canal semicircular lateral; 6, nervo corda do tímpano; 7, VII nervo craniano (nervo facial); 8, forame jugular; 9, osso timpânico; 10, glândula parótida; 11, veia jugular; 12, músculo reto lateral da cabeça; 13, músculo reto maior da cabeça; 14, artéria vertebral; 15, músculo oblíquo superior; 16, músculo oblíquo inferior; 17, XI nervo craniano (nervo acessório); 18, XII nervo craniano (nervo hipoglosso); 19, artéria carótida interna; 20, X nervo craniano (nervo vago); 21, membrana timpânica; 22, artéria temporal. (Cortesia de Oswaldo Laércio M. Cruz, Helder Tedeschi, e Albert Rhoton.)

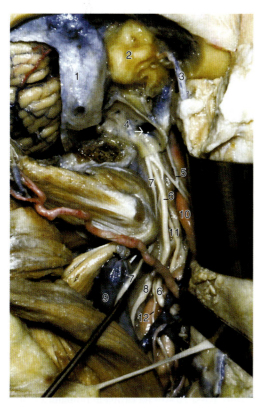

FIGURA 89-15. Vista lateral da base posterior do crânio e da região do forame jugular. A dura-máter da fossa posterior foi aberta, o que permite uma excelente vista da posição do seio sigmoide. A porção lateral do forame jugular (porção sigmóidea) foi removida após a ligadura da veia jugular e a secção da parede lateral do seio sigmoide. 1, seio sigmoide; 2, canais semicirculares; 3, nervo facial, deslocado anteriormente; 4, parede medial do forame jugular com uma abertura para o seio petroso inferior (seta); 5, IX nervo craniano; 6, XII nervo craniano; 7, XI nervo craniano; 8, X nervo craniano; 9, veia jugular (com ligadura); 10, artéria carótida interna; 11, nervo laríngeo superior; 12, ramo cervical do XII nervo craniano. (Cortesia de Oswaldo Laércio M. Cruz, Helder Tedeschi, e Albert Rhoton.)

ÂNGULO PONTOCEREBELAR

O ângulo pontocerebelar é delimitado da seguinte forma:[2,6]
- Anteriormente pelo VI nervo craniano e pela margem lateral do *clivus*
- Lateralmente pela superfície medial da porção petrosa
- Medialmente pelo pedículo cerebelar médio, a ponte e a superfície ventral do cerebelo
- Superiormente pelo V nervo craniano
- Inferiormente pelos IX, X e XI nervos cranianos
- Posteriormente pelos flóculos cerebelares

Contidos nesse espaço estão os nervos cranianos VII e VIII; os segmentos pré-meatal, meatal e pós-meatal da artéria cerebelar anteroinferior; e o poro do MAI. Quando os nervos cranianos VII e VIII deixam o tronco cerebral no sulco bulbopontino, o VII NC se encontra a 1 a 2 mm anteriormente ao VIII NC. Ambos os nervos seguem um curso lateral e ascendente para entrar no MAI (Fig. 89-13, 89-16 e 89-17). Desde sua origem até o limite mais lateral do MAI, o VII NC ocupa uma posição mais anterior e superior em relação ao VIII NC (Fig. 89-12).

MEATO AUDITIVO INTERNO

O meato auditivo interno desenvolve um caminho lateral e posterior em relação à superfície medial do osso temporal. Seu comprimento é de 1,2 a 1,4 cm do poro até o fundo, onde entra no orelha interno (Figs. 89-6, 89-7, 89-9 e 89-12).[6]

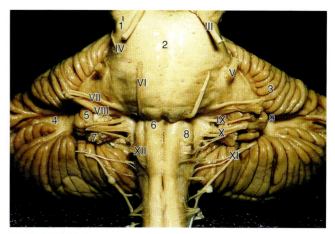

FIGURA 89-16. Vista anterior (rostral) do tronco cerebral e dos hemisférios do cerebelo: 1, sulco pontomesencefálico; 2, ponte; 3, lóbulo cerebelar quadrangular; 4, fissura horizontal cerebelar; 5, flóculos cerebelares; 6, sulco bulbopontino; 7, plexo coroide do IV ventrículo; 8, oliva cerebelar; 9, flóculo cerebelar. Os algarismos romanos denotam os nervos cranianos. (Cortesia de Oswaldo Laércio M. Cruz, Helder Tedeschi, e Albert Rhoton.)

A parte lateral do canal interno é dividida em compartimentos superior e inferior pela crista falciforme ou transversa (Fig. 89-12, *A* e *B*). O compartimento superior é dividido em porções anterior e posterior pela crista vertical (*barra de Bill*). Esses quatro quadrantes são ocupados pelos quatro principais componentes neurais do conteúdo do MAI: o nervo facial (superior e anterior), o nervo vestibular superior (superior e posterior), o nervo coclear (anterior e inferior) e o nervo vestibular inferior (posterior e inferior).

O compartimento inferior não tem uma divisão óssea para os nervos coclear e vestibular inferior, mas o nervo coclear deixa o MAI através de uma placa óssea multiperfurada para entrar no modíolo da cóclea (Fig. 89-12, *A*). Posteroinferiormente, uma pequena região multiperfurada reflete o surgimento das fibras do nervo vestibular inferior a partir da mácula sacular, e a uma curta distância está localizado o forame singular que transmite o nervo

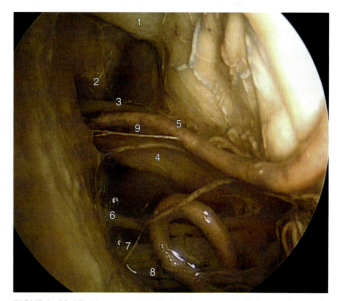

FIGURA 89-17. Vista anterior do ângulo pontocerebelar e da parede medial do osso petroso em uma abordagem transclival endoscópica (*lado direito*). 1, V nervo craniano (trigêmeo); 2, poro do meato auditivo interno; 3, VII nervo craniano (nervo facial); 4, VIII nervo craniano (nervo vestibulococlear); 5, artéria cerebelar inferior; 6, IX nervo craniano; 7, X nervo craniano; 8, XI nervo craniano; 9, artéria auditiva interna. (Cortesia de Oswaldo Laércio M. Cruz, Helder Tedeschi, e Albert Rhoton.)

ampular posterior (nervo singular) a partir da ampola do canal semicircular posterior.

FORAME JUGULAR

O forame jugular está localizado na região petro-occipital e contém várias estruturas neurais e vasculares vitais (Figs. 89-1, 89-4 a 89-7, 89-13 a 89-15 e 89-17). As estruturas vasculares incluem o seio sigmoide, os seios petrosos superior e inferior, o bulbo jugular e os ramos meníngeos das artérias occipital e faríngea ascendente. Os componentes neurais incluem os nervos cranianos IX (nervo glossofaríngeo), X (nervo vago) e XI (nervo espinal acessório) e seus respectivos gânglios. O forame jugular também recebe a abertura do aqueduto coclear e está localizado em estreita proximidade com o canal do hipoglosso e o XII nervo craniano (Figs. 89-7, 89-13, 89-15 e 89-17).

Tradicionalmente, o forame jugular foi dividido em duas partes: a *pars venosa* posterior e maior e a *pars nervosa* anterior e menor. Mais recentemente, foi proposta uma divisão anatômica em três compartimentos:[7]
- *Compartimento sigmoide*: posterior, recebe o seio sigmoide
- *Compartimento petroso*: anterior, recebe o seio petroso inferior
- *Compartimento intrajugular neural*: localizado entre os outros dois, recebe os componentes neurais e arteriais

O IX nervo craniano penetra uma abertura dural no compartimento neural e prossegue anterior e inferiormente perto da abertura do aqueduto coclear. Dentro do forame jugular, o IX NC forma dois gânglios. O gânglio inferior dá origem ao ramo auricular (nervo de Jacobson), que sobe através do promontório para formar um plexo sensorial e o nervo petroso superficial menor.

Os nervos cranianos X e XI penetram o compartimento neural inferior ao IX NC e são separados por um septo dural. O X NC também forma um gânglio à medida que sai da cavidade craniana; o ramo auricular do nervo vago (nervo de Arnold) surge a partir dele. O nervo de Arnold corre superiormente emergindo na fissura timpanomastóidea e fornece uma inervação sensitiva para a parede posterior do meato auditivo externo. O X NC deixa o forame jugular e desce verticalmente posterior à artéria carótida e anteriormente à veia jugular, em paralelo e em estreita relação com o segmento cervical do XII NC imediatamente após ter saído da cavidade craniana (Figs. 89-4, 89-5, 89-14 e 89-15).

ANATOMIA DO FOSSA INFRATEMPORAL

A fossa infratemporal é um espaço delimitado da seguinte forma (Figs. 89-1 e 89-11):
- Anteriormente pela superfície posterior da maxila e pela fissura orbital inferior
- Posteriormente pela mastoide e pela porção timpânica do osso temporal
- Superiormente pela superfície inferior da asa maior do esfenoide e pela porção escamosa do osso temporal
- Medialmente pelo processo pterigoide do esfenoide, porção lateral do clivo, primeira vértebra cervical e a superfície inferior da porção petrosa do osso temporal
- Lateralmente pelo arco zigomático e ramo ascendente da mandíbula
- Inferiormente pelo limite superior do ventre posterior do músculo digástrico e do ângulo da mandíbula

A fossa infratemporal se comunica com a órbita através da fissura orbital inferior, com a fossa craniana média através do forame espinhoso e com a fossa pterigopalatina através da fissura pterigomaxilar (Fig. 89-1 e 89-17). Os músculos pterigóideos lateral e medial se encontram dentro da fossa infratemporal. O músculo pterigóideo lateral é dividido em partes superior e inferior. A porção superior surge a partir do teto da fossa infratemporal, e a parte inferior surge a partir da face lateral do processo pterigoide lateral. Ambas as porções se inserem na articulação têmporo-mandibular. O músculo pterigóideo medial se origina na porção medial do processo pterigóideo lateral e se insere na face medial do ângulo da mandíbula e do seu ramo ascendente.

A fossa infratemporal também contém a divisão mandibular do nervo trigêmeo (V3) e seus ramos (Fig. 89-11), que fornecem inervação motora aos músculos temporal, masseter e pterigóideos medial e lateral e também fornece inervação sensitiva através dos nervos aurículo-temporal, alveolar, lingual e bucais.

A artéria maxilar deixa a artéria carótida externa posterior ao ramo ascendente da mandíbula e entra na fossa infratemporal lateral ao músculo pterigóideo lateral. Ela segue uma trajetória anterior à fissura pterigomaxilar e à fossa pterigopalatina (Fig. 89-11) e se divide no interior da fossa infratemporal. Seus principais ramos são a artéria meníngea média, a artéria alveolar inferior, a artéria temporal profunda, os ramos para os músculos pterigoides, a artéria auricular e a artéria timpânica anterior.

Anteriormente à artéria meníngea média e ao NC V3, seguindo o plano do assoalho da fossa média e a porção horizontal da artéria carotídea interna, a fossa infratemporal dá acesso ao seio cavernoso, ao esfenoide e à rinofaringe (Fig. 89-10).

O nervo corda do tímpano se origina no segmento mastoide do nervo facial (VII NC) no meio da porção descendente, segue um curso anterior e superior ao quadrante superoposterior do mesotímpano, passa através da cavidade timpânica e atinge o canalículo da corda do tímpano na fissura petrotimpânica. Em seguida, passa para a frente e desce vertical e medialmente ao músculo pterigóideo lateral para se juntar ao nervo lingual (Figs. 89-4, 89-5 e 89-6).

A drenagem venosa da fossa infratemporal ocorre por meio do plexo venoso pterigoide, que drena posteriormente para a veia maxilar e anteriormente para a veia facial. O plexo também se anastomosa com o seio cavernoso, as veias oftálmicas e o plexo venoso faríngeo. Uma infecção dentro da fossa infratemporal, portanto, acarreta o risco de disseminação por extensão hematogênica, principalmente por envolver o conteúdo da órbita e do seio cavernoso.

Para consultar a lista completa de referências, acesse www.expertconsult.com.

LEITURA SUGERIDA

Costa SS, Cruz OLM: Exploratory tympanotomy: operative techniques in otolaryngology. *Head Neck Surg* 7:20–26, 1996.

Cruz OLM, Tedeschi H, Tzu WH, et al: Anatomia macroscópica do osso temporal. Section 1. In Cruz OLM, Costa SS, editors: *Otologia Clínica e Cirúrgica*, Rio de Janeiro, 2000, Editora Revinter, pp 2–33.

Duckert LG: Anatomy of the skull base, temporal bone, external ear, and middle ear. In Cummings CW, Frederickson JM, Harker LA, et al, editors: *Otolaryngology—head and neck surgery*, Vol 4, ed 3, St Louis, 1988, Mosby–Year Book, pp 2537–2547.

Katsuta T, Rhoton AL, Jr, Matsushima T: The jugular foramen: microsurgical anatomy and operative approaches. *Neurosurgery* 41:149–202, 1997.

Pait TG, Harris FS, Paullus WS, et al: Microsurgical anatomy and dissection of the temporal bone. *Surg Neurol* 8:363–391, 1977.

Rhoton AL, Jr, Tedeschi H: Microsurgical anatomy of acoustic neuroma. *Otolaryngol Clin North Am* 25:257–294, 1992.

Tedeschi H, et al: Anatomia microcirúrgica das fossas posterior e média relacionadas com o osso temporal. Section 3. In Cruz OLM, Costa SS, editors: *Otologia Clínica e Cirúrgica*, Rio de Janeiro, 2000, Editora Revinter, pp 7–33.

Cirurgia Transnasal da Base Anterior do Crânio Assistida por Endoscopia

90

Aldo Cassol Stamm | Shirley S.N. Pignatari | Leonardo Balsalobre

Pontos-chave

- O tratamento eficaz e seguro de lesões que envolvem a base anterior do crânio e do cérebro depende de vários fatores, que incluem um histórico clínico cuidadoso, avaliação pré-operatória e exames de imagem, familiaridade com a anatomia e fisiologia cerebrovascular regional e técnica cirúrgica refinada.
- Os avanços tecnológicos – tais como câmeras de vídeo de alta resolução, endoscópios cirúrgicos avançados, coagulação bipolar ergonômica, peças manuais prolongadas com brocas, agentes hemostáticos e sistema de navegação por imagem – têm facilitado as abordagens da base anterior do crânio e do cérebro. Essas melhorias otimizam a exposição cirúrgica e reduzem o risco de complicações, evitando uma grande retração do cérebro e danos aos nervos.
- A utilização de uma abordagem multidisciplinar aumentou a sobrevivência e diminuiu as taxas de complicações da cirurgia na base do crânio, e esse tipo de cirurgia é contraindicado sem esse conjunto. A equipe multidisciplinar deve incluir neurocirurgiões, otorrinolaringologistas, anestesiologistas, patologistas, endocrinologistas, intensivistas e equipe de enfermagem familiarizados com o atendimento de pacientes em risco de sequelas neurológicas significativas.
- O desenvolvimento de novas técnicas de reconstrução para fechar os defeitos durais foi auxiliado pelo uso de retalhos do septo nasal e permitiu a realização de ressecções mais extensas com taxas de complicações reduzidas. No entanto, a infecção, a fístula liquórica e a dificuldade em controlar o sangramento intradural ainda apresentam um desafio, e uma discussão franca com os pacientes sobre o risco desses problemas é essencial para ceder um consentimento informado.

A última década trouxe tecnologias e ideias que revolucionaram a nossa estratégia de tratamento dos pacientes com lesões que envolvem a base do crânio, a órbita e o nervo óptico. Nosso trabalho se desenvolveu a partir de abordagens microscópicas da base do crânio anterior que visavam a evitar a retração do nervo e do cérebro e foram desenvolvidas ao longo de duas rotas básicas da linha média anterior, as rotas transoral e transnasal.[1-3] O escopo da cirurgia que se realiza através dessas abordagens foi expandido assim como o arsenal para conseguir a reconstrução pós-ressecção. O tratamento eficaz e seguro de lesões que envolvem a base do crânio ainda apresenta desafios significativos, no entanto, porque, embora tenhamos melhorado a reconstrução pós-ressecção, o escopo ampliado da cirurgia adicionou riscos aos procedimentos.

ANATOMIA CIRÚRGICA
FOSSA CRANIANA ANTERIOR

A fossa craniana anterior é composta pela parte orbital do osso frontal anteriormente, a lâmina cribriforme do osso etmoide centralmente e a asa menor e o corpo do osso esfenoide posteriormente (Fig. 90-1, *A*). A lâmina cribriforme se situa na depressão da linha média entre os tetos orbitais e separa a fossa craniana anterior da cavidade nasal. Ela tem 15 a 20 pequenos forames que transmitem os nervos olfatórios da mucosa nasal superior ao bulbo olfativo. A crista galli se projeta para cima na porção anterior mediana da lâmina cribriforme e serve como local de fixação da foice cerebral. Entre a crista galli e a crista frontal, o forame cego na sutura frontoetmoidal transmite uma veia emissária para o seio sagital superior. Os ramos etmoidais anterior e posterior da artéria oftálmica saem da órbita, passando através dos forames etmoidais para entrar no crânio nas bordas anterolateral e posterolateral da lâmina cribriforme, respectivamente (Fig. 90-1, *B*). Posteriormente, a lâmina cribriforme se articula com o corpo do esfenoide, que é o local da direção anterior para posterior, do plano esfenoidal, do limbo esfenoidal, do sulco quiasmático, do tubérculo da sela, da fossa hipofisária e do dorso da sela. O plano esfenoidal forma o teto do seio etmoidal posterior e a parte anterior do seio esfenoidal e faz fronteira com os canais ópticos posterolateralmente.[4]

CAVIDADE NASAL

A cavidade nasal tem a base mais larga do que o teto e é delimitada superiormente pela fossa craniana anterior, lateralmente pelas órbitas e o seio maxilar, inferiormente pelo palato duro. Essa cavidade é dividida sagitalmente pelo septo nasal, que é formado anterior e superiormente pela placa perpendicular do etmoide, posterior e inferiormente pelo vômer, anteroinferiormente pela cartilagem do septo (Fig. 90-2). A cavidade nasal se

1432 PARTE VI | OTOLOGIA, NEUROTOLOGIA E CIRURGIA DA BASE DO CRÂNIO

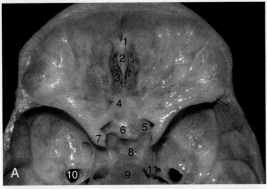

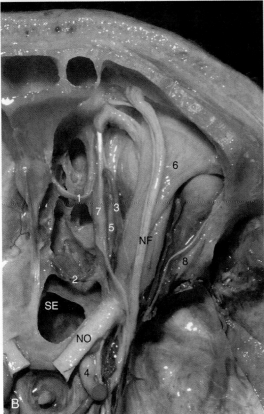

FIGURA 90-1. A, Vista cranial da base do crânio: 1, forame cego; 2, crista galli; 3, lâmina cribriforme; 4, plano esfenoidal; 5, canal óptico; 6, sulco quiasmático; 7, processo clinoide anterior; 8, fossa hipofisária; 9, dorso da sela; 10, forame oval; 11, forame lácero. **B,** Visão cranial da base do crânio após a remoção do assoalho da fossa craniana anterior: 1, artéria etmoidal anterior; 2, artéria etmoidal posterior; 3, artéria oftálmica; 4, artéria carótida interna; 5, músculo reto medial; 6, músculo reto superior; 7, músculo oblíquo superior; 8, músculo reto lateral. NF, nervo frontal; NO, nervo óptico; SE, seio esfenoidal.

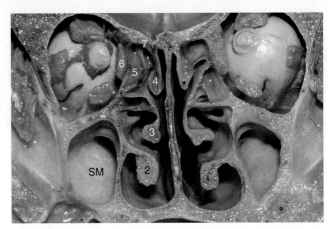

FIGURA 90-2. Visão posterior de um corte coronal da cavidade nasal e dos seios paranasais: 1, septo nasal; 2, concha nasal inferior; 3, concha média; 4, concha superior; 5, seio etmoidal; 6, músculo reto medial; 7, fóvea etmoidal. SM, seio maxilar.

e *inferior,* respectivamente. Os recessos esfenoetmoidais estão localizados acima e atrás da concha superior e na frente da parte superior da face anterior do corpo do esfenoide. É neles que se localizam os óstios esfenoidais que formam a comunicação entre a cavidade nasal e o seio esfenoidal (Fig. 90-4). A metade superior da parede lateral do nariz corresponde à parede medial da órbita. De anterior para posterior, ela é composta pelo processo frontal da maxila, o osso lacrimal e a placa orbital do osso etmoide (lâmina papirácea), cada uma separada da seguinte por uma sutura vertical. Os ossos lacrimais e etmoidais extremamente finos contêm as células aéreas etmoidais que separam a cavidade nasal da órbita. O sulco e o canal nasolacrimal – locais do saco lacrimal e ducto nasolacrimal, respectivamente – passam para baixo na frente da extremidade anterior da concha média e se abrem para o meato nasal inferior. A sutura frontoetmoidal está localizada ao nível do teto da cavidade nasal e da lâmina cribriforme.

Os forames etmoidais anterior e posterior transmitem as artérias e os nervos etmoidais anterior e posterior e estão localizados na sutura frontal etmoidal ou um pouco acima. Essas artérias e nervos saem do forame etmoidal e entram na fossa craniana anterior na borda lateral da lâmina cribriforme. A artéria etmoidal anterior é um ramo terminal da artéria oftálmica e supre a mucosa das células etmoidais anteriores e a dura-máter que cobre a lâmina cribriforme e o plano esfenoidal. A artéria etmoidal posterior normalmente é menor do que a artéria etmoidal anterior e está ausente em quase 30% da população.[5] Ela supre a mucosa das

abre anteriormente na face através da abertura nasal anterior piriforme e é contínua posteriormente com a nasofaringe nas aberturas nasais posteriores.

Cada abertura nasal posterior mede, aproximadamente, 25 mm na vertical e 13 mm transversalmente e é limitada acima pela face anterior do corpo do esfenoide que contém o seio esfenoidal, abaixo pela margem posterior do palato duro (lâmina horizontal do osso palatino), medialmente pelo septo nasal (vômer), lateralmente pela placa pterigóidea medial do esfenoide.

A parede lateral do nariz geralmente tem três projeções medialmente direcionadas: os cornetos nasais superior, médio e inferior, ou *conchas nasais* (Fig. 90-3). As passagens das vias aéreas abaixo das conchas são chamadas de meatos nasais *superior, médio*

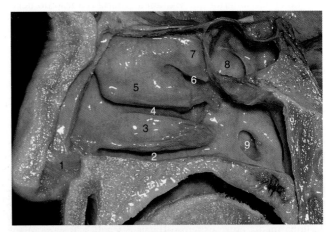

FIGURA 90-3. Parede lateral nasal, lado direito: 1, narina; 2, meato inferior; 3, concha inferior; 4, meato médio; 5, concha média; 6, meato superior; 7, concha superior; 8, seio esfenoidal; 9, óstio faríngeo da tuba auditiva.

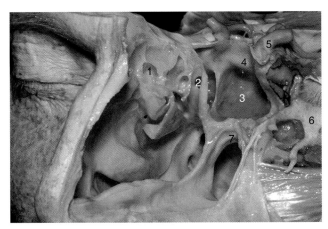

FIGURA 90-4. Visão oblíqua da parede lateral do nariz direito e da região do seio esfenoidal após remoção de septo nasal e parede anterior do seio esfenoidal: 1, seio etmoidal; 2, óstio esfenoidal; 3, seio esfenoidal; 4, parede anterior da sela; 5, artéria carótida interna; 6, nervo trigêmeo; 7, arco superior da coana.

células etmoidais posteriores e a dura-máter do plano esfenoidal. A distância da crista lacrimal anterior do processo frontal da maxila para o forame etmoidal anterior é de 22 a 24 mm; a distância entre os forames etmoidais anterior e posterior é de 12 a 15 mm, e a distância entre os forames etmoidais posteriores e o canal óptico é geralmente de 3 a 7 mm. Nos procedimentos transfaciais da linha média, essas artérias etmoidais podem ser rompidas no plano subperiorbital ao longo da parede orbital medial. Cuidados devem ser tomados para evitar danos ao nervo óptico, o qual, às vezes, está localizado imediatamente atrás do forame etmoidal posterior (Fig. 90-1, B).

A metade inferior da parede lateral do nariz compreende parte da parede medial do seio maxilar. Ela é formada anteriormente pela maxila e posteriormente pela lâmina perpendicular do osso palatino. A base da concha média adere à parede lateral do nariz, perto da junção da órbita e do seio maxilar. Assim, a parede medial do seio maxilar é composta da parede lateral dos meatos nasais médio e inferior e da concha inferior. O seio maxilar se comunica com o meato nasal médio através de uma abertura localizada na parede medial, logo abaixo do teto do seio.[4]

A fossa pterigopalatina está localizada entre a parede posterior do seio maxilar anteriormente e o processo pterigoide do osso esfenoide posteriormente. A fossa pterigopalatina contém o gânglio pterigopalatino, que recebe o nervo do canal pterigóideo (nervo vidiano) o nervo maxilar, assim que ele deixa o forame redondo, a artéria maxilar (um dos dois ramos terminais da artéria carótida externa) e os dois ramos terminais da artéria maxilar, a artéria nasal lateral posterior e a artéria septal. Ambos os ramos terminais entram na cavidade nasal através do forame esfenopalatino pouco acima da face caudal da extremidade óssea (não a extremidade do tecido mole) da concha média. A artéria septal corre para posterior em direção ao rostro esfenoidal e se divide em um número de vasos que se estendem até o septo e as paredes nasais superiores. Na parede lateral da cavidade nasal, a artéria nasal lateral posterior se divide e nutre as conchas e os meatos (Fig. 90-5).[6]

SEIOS PARANASAIS

Os seios paranasais são o frontal, o etmoidal, o esfenoidal e o maxilar. O seio frontal é constituído por duas grandes células separadas por um septo intersinusal. As relações anatômicas do seio são principalmente com o teto da órbita, as células de *agger nasi* e a fossa craniana anterior. Ele drena através do recesso frontal para o meato médio. O seio etmoidal é composto por dois grupos de células aéreas: as células aéreas anteriores, que drenam para o meato médio, e o grupo posterior, que drena para o meato superior.

As células etmoidais posteriores podem se tornar pneumatizadas muito lateralmente e em certo grau superiores ao seio esfenoidal, caso no qual elas são chamadas de *células esfenoetmoidais* (células de Onodi). A artéria carótida interna e o nervo óptico podem se projetar para essas células, onde eles podem ser danificados durante um procedimento cirúrgico. O seio etmoidal está em íntima relação com a parede orbital medial e o assoalho da base anterior do crânio.

O seio esfenoidal varia em tamanho e forma e é assimetricamente dividido em duas partes por um septo irregular. Quando o seio esfenoidal está bem desenvolvido, a sua parede lateral fina é a parede medial do seio cavernoso. A porção intracavernosa da artéria carótida interna (ACI) é a estrutura mais medial dentro do seio cavernoso e, em seios esfenoidais bem desenvolvidos, produzem uma elevação óssea serpiginosa na parede lateral do seio chamada de *proeminência carótida*. A proeminência carótida é dividida em segmentos pré-selar, infrasselar e retrosselar.[11] O segmento pré-selar corresponde ao segmento vertical anterior e à curva anterior da porção intracavernosa da ACI. O segmento infrasselar corresponde à porção horizontal curta da carótida e o segmento retrosselar reflete a curva posterior e o segmento vertical posterior (Fig. 90-6).

O canal óptico muitas vezes é parcialmente cercado pelo seio esfenoidal e cria uma protuberância óssea na porção anterossuperior da sua parede lateral. A depressão óssea entre o canal óptico e o segmento pré-selar da proeminência carótida é chamada de *recesso carótico-óptico*; ele se estende a uma distância variável no suporte óptico. A parede lateral óssea do seio esfenoidal sobre a ACI e o nervo óptico geralmente é muito fina e pode estar ausente em algumas áreas. Embora Lang[7] tenha observado que o canal do nervo óptico estava deiscente em 6% dos casos, Seibert[8] constatou que 57% de nervos ópticos se abaularam para o seio esfenoidal, e 1% não tinha canal ósseo. Seibert[8] também observou que a parte horizontal da artéria carótida intracavernosa se estendeu de forma significativa no seio esfenoidal em 67% dos casos e que a sua cobertura óssea estava deiscente em 6%. Nessa série, o nervo maxilar era proeminente no seio esfenoidal em 48% dos espécimes e estava deiscente em 5%, e o nervo pterigoide (nervo vidiano) era proeminente 18% das vezes.

Logo abaixo do tubérculo selar, onde as ACIs esquerda e direita estão mais próximas entre si, a distância média é de 13,9 mm (variação, 10 a 17 mm). Na parede anterior da sela, as artérias carótidas são separadas por cerca de 20 mm (variação de 13 para 26,5 mm), e, no nível do *clivus*, a distância entre elas é de 17,4 mm (intervalo de 10,5 para 26,5 mm).[9]

O seio maxilar tem paredes finas que faceiam a cavidade nasal inferior medialmente, a órbita superiormente, a fossa infratemporal

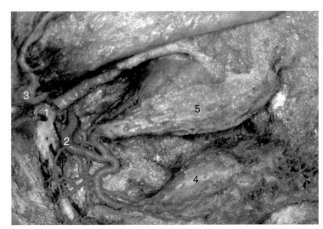

FIGURA 90-5. Parede lateral do nariz demonstrando os ramos terminais da artéria maxilar: 1, Forame esfenopalatino; 2, artéria nasal lateral posterior; 3, artéria septal; 4, concha inferior; 5, concha média. (Cortesia do Professor João Navarro.)

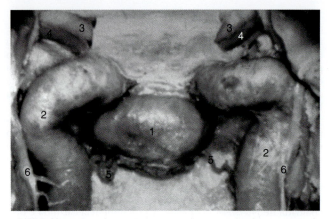

FIGURA 90-6. Visão frontal da base do crânio central após a remoção das paredes do seio esfenoidal e da dura: 1, glândula hipófise; 2, artéria carótida interna; 3, nervos ópticos; 4, artérias oftálmicas; 5, artéria hipofisária inferior; 6, nervos simpáticos. (Cortesia dos Drs. I. Inoue e A. Rhoton.)

posterolateralmente, a fossa pterigopalatina posteromedialmente e os tecidos moles da bochecha anterolateralmente. O seio maxilar fornece uma avenida transantral para estender a abordagem cirúrgica da linha média para exposições laterais mais amplas do seio cavernoso e da fossa infratemporal.[4]

NASOFARINGE

A nasofaringe está situada atrás das aberturas nasais posteriores, onde o septo e a concha inferior terminam. Ela é parcialmente separada da orofaringe abaixo pelo palato mole. O teto da nasofaringe é formado pelo mucoperiósteo do *clivus* superior. A parede posterior da nasofaringe é formada em camadas sucessivas por mucosa, músculo constritor faríngeo superior, fáscia pré-vertebral e músculo longo da cabeça. Ela confina os *clivi* médio e inferior, o aspecto anterior do forame magno e o arco anterior do atlas (Fig. 90-3). O tubérculo faríngeo é uma pequena elevação óssea localizada na linha média na junção dos *clivi* médio e inferior, aproximadamente 1 cm acima do forame magno, e serve como local de fixação da rafe faríngea ao músculo constritor faríngeo superior. Os músculos longos da cabeça estão ligados ao *clivus* lateralmente ao tubérculo da faringe em ambos os lados.

A trompa de Eustáquio, também chamada de *tuba faringotimpânica* ou *auditiva*, se abre para a parede lateral da nasofaringe imediatamente posteriormente ao processo pterigóideo medial. A fosseta de Rosenmüller (recesso faríngeo) está localizada na junção das paredes laterais e posterior da nasofaringe e se projeta lateralmente logo atrás do orifício da tuba auditiva. No interior posterolateral da fosseta de Rosenmüller, apenas uma fina camada de tecido fibroconjuntivo separa a mucosa da ACI cervical. O segmento horizontal da ACI na porção petrosa do osso temporal está localizado imediatamente medial e posterior à tuba auditiva.[4]

CLIVUS

O *clivus* separa a nasofaringe da fossa posterior do crânio. É composto da porção posterior do corpo do osso esfenoide (basisfenoide) e da parte basilar do osso occipital (basioccipital) e está subdividido em terços superior, médio e inferior. O terço superior do *clivus* está ao nível do seio esfenoidal e é formado pelo osso basiesfenoide, incluindo dorso da sela. O *clivus* médio corresponde à parte rostral do basioccipital e está localizado acima de uma linha que liga as extremidades caudais das fissuras petroclivais. O terço inferior do *clivus* é formado pela parte caudal do basioccipital. A superfície intracraniana dos dois terços superiores do *clivus* faceia a ponte e é côncava de um lado ao outro.

A superfície extracraniana do *clivus* dá origem ao tubérculo da faringe na junção dos *clivi* médio e inferior. O *clivus* superior está voltado para o teto da nasofaringe, que se estende para baixo na linha média ao nível do tubérculo da faringe (Fig. 90-7).

Os *clivi* superior e médio são separados da porção petrosa do osso temporal de cada lado pela fissura petroclival. O plexo venoso basilar está situado entre as duas camadas de dura-máter do *clivus* superior e está relacionado com o dorso da sela e a parede posterior do seio esfenoidal. Ele se forma interligando os canais venosos entre os seios petrosos inferiores lateralmente, os seios cavernosos superiormente e o seio marginal e o plexo venoso epidural inferiormente. O seio basilar é o maior canal de comunicação entre os seios cavernosos emparelhados.

REGIÃO RETROCLIVAL

Quando todo o osso das paredes posterior e lateral do seio esfenoidal é retirado, somente o periósteo cobre a anatomia subjacente (Fig. 90-8). A membrana tectorial protege a dura clival nos *clivi* médio e inferior. Quando a camada externa da dura-máter é aberta, o plexo venoso basilar e o VI nervo craniano (o nervo abducente) podem ser vistos de cada lado. A distância média entre os dois abducentes no surgimento dural é de 19,8 mm.[10]

Ao abrir a camada interna da dura clival, a visão através do endoscópio de zero grau revela as artérias vertebrais, a artéria basilar e seus ramos (artérias cerebelares superiores, artérias cerebelares anteroinferiores), as artérias cerebrais posteriores, o tronco cerebral, os corpos mamilares e a via intradural dos nervos cranianos III, IV, V e VI. Logo acima da hipófise, a haste hipofisária, os nervos ópticos e o quiasma óptico podem ser vistos. Com a introdução de um endoscópio de 30 ou 45 graus, também é possível visualizar o ângulo pontocerebelar, os nervos cranianos VII e VIII, os nervos cranianos inferiores e ambos os seios cavernosos. (Fig. 90-9).

AVALIAÇÃO PRÉ-OPERATÓRIA

O sucesso de qualquer procedimento na base do crânio depende de vários fatores, que incluem um histórico clínico completo, uma cuidadosa avaliação pré-operatória, um plano cirúrgico bem desenvolvido e boa relação médico–paciente, que inclui uma discussão franca sobre o diagnóstico, o planejamento cirúrgico, possíveis complicações e os papéis, tanto do médico quanto paciente, no plano de cuidados pós-operatórios previstos.

O exame físico inclui a avaliação endoscópica da cavidade nasal realizada com o paciente em uma posição semi-sentada. A cavidade nasal é preparada com uma solução anestésica tópica que contém vasoconstrictor. O exame é realizado com endoscópios rígidos de 4 mm de 0, 30 e 70 graus. Em crianças, o endoscópio flexível de 3,2 mm é preferível, e, ocasionalmente, um endoscópio reto de 2,7 mm é utilizado.

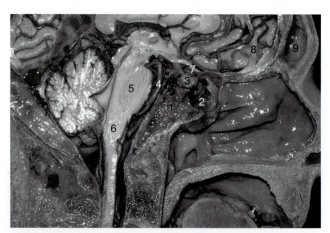

FIGURA 90-7. Corte da linha sagital média do crânio: 1, *clivus*; 2, seio esfenoidal; 3, hipófise; 4, artéria basilar; 5, ponte; 6, medula; 7, nervo óptico; 8, lobo frontal; 9, seio frontal.

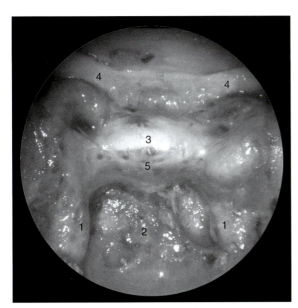

FIGURA 90-8. Visão endoscópica da parede posterior do seio esfenoidal: 1, proeminência das artérias carótidas internas; 2, *clivus*; 3, parede anterior da sela; 4, nervos ópticos; 5, seio intercavernoso.

Estudos adequados de imagens radiográficas sempre incluem tomografia computadorizada (TC) diagnóstica e são essenciais para a avaliação de todas as lesões da base do crânio. A TC permite a avaliação da informação anatômica crítica importante durante a cirurgia, o que inclui a presença e a extensão de erosões na base do crânio; a integridade da parede orbital medial; a posição dos vasos da base anterior do crânio; a integridade e o grau de aeração dos seios paranasais (particularmente o seio esfenoidal); a presença e a localização dos septos intersinusais; a posição das ACIs, dos nervos ópticos e dos seios cavernosos; as relações entre os seios etmoidais e as órbitas e os nervos ópticos; a relação entre o teto dos seios etmoidais e a lâmina cribriforme; e a presença de células de Onodi. Ao avaliar o seio frontal, é importante verificar a presença do septo intersinusal e a relação entre o seio frontal e as células etmoidais supraorbitais, a distância entre as paredes da cavidade anterior e posterior e quaisquer

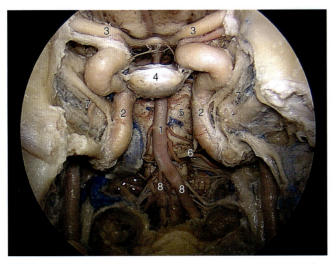

FIGURA 90-9. Visão endoscópica das fossas posterior e anterior após a remoção da parede posterior de seio esfenoidal, sela, plano esfenoidal e *clivus*: 1, artéria basilar; 2, artérias carótidas internas; 3, quiasma e nervos ópticos; 4, hipofisária e haste hipofisária; 5, tronco cerebral; 6, nervo craniano VI; 7, seio cavernoso e seu conteúdo (nervos cranianos III, IV, V e VI); e 8, artérias vertebrais. (Cortesia de T. Scopel.)

erosões ósseas da órbita, parede anterior ou parede posterior (fossa craniana anterior).

Se o sistema de navegação por imagem for utilizado, TC helicoidal multicorte é obrigatória e deve ser realizada o mais próximo possível do dia da cirurgia. As imagens são armazenadas em um disco compacto e são utilizadas no momento da cirurgia para proporcionar uma reconstrução tridimensional da região da base do crânio do paciente.

A angiografia por TC é uma tecnologia robusta que permite a visualização simultânea de estruturas ósseas e vasculares. As estruturas venosas e arteriais podem ser visualizadas separadamente nas fases venosa e arterial ou vistas em conjunto. A angiotomografia é especialmente útil na avaliação da carótida interna e dos sistemas vertebrobasilares. As estruturas venosas de interesse particular incluem o seio cavernoso, a face inferior dos seios intercavernosos superiores e o plexo venoso basilar. Essa tecnologia nos permite planejar mais eficientemente os procedimentos cirúrgicos (Fig. 90-10).[11]

A ressonância magnética (RM) é importante para demonstrar a morfologia dos tecidos moles e a presença de líquido, mas não é útil na avaliação da arquitetura óssea. Ela ajuda a diferenciar entre tecidos neoplásicos ou inflamatórios e secreções retidas e ajuda a esclarecer o diagnóstico de malformações da base do crânio quando há suspeita de meningoencefalocele, meningocele ou glioma nasal. A ressonância magnética também é valiosa para demonstrar a erosão da parede esfenoidal lateral.

A angiografia por ressonância magnética avalia a estrutura das artérias de médio e grande porte e deve ser considerada em pacientes com erosão das paredes esfenoidais lateral e posterior para visualizar a relação da lesão com a artéria basilar e as ACIs.

Embora a angiografia convencional não seja realizada rotineiramente, pode fornecer informações essenciais em algumas situações específicas. Se houver suspeita de envolvimento, invasão ou deslocamento da ACI pela lesão, o cirurgião deve ter conhecimento pré-operatório preciso da posição da ACI e sua relação com a lesão, especialmente quando a abordagem transnasal-transesfenoidal é escolhida (acessando a base do crânio através das paredes posterior e lateral do seio esfenoidal). A angiografia também é útil para verificar a integridade funcional do círculo de Willis, a extensão de qualquer estreitamento ou oclusão da artéria carótida e para a diferenciação do tumor e de um aneurisma.

TÉCNICA OPERATÓRIA

O paciente é preparado do modo habitual para a cirurgia transnasal assistida por endoscopia. O paciente se encontra em decúbito dorsal na mesa de operação com o dorso elevado 30 graus e o pescoço levemente estendido com a cabeça voltada para o cirurgião. A fixação de cabeça é usada quando o sistema de orientação de navegação é necessário.

A cirurgia transnasal da base do crânio assistida por endoscopia é realizada com o paciente sob anestesia geral hipotensora controlada (Fig. 90-11). As esponjas cirúrgicas compressivas de Rayon (cotonoides) que contém epinefrina em uma concentração de 1:2.000 são colocadas na cavidade nasal, especialmente sobre as áreas de acesso cirúrgico. Esses cotonoides são deixados no lugar durante cerca de 10 minutos antes de o procedimento cirúrgico ser iniciado. Se o acesso cirúrgico for através do septo nasal, o septo é infiltrado com lidocaína e adrenalina 1:100.000. Quando a cirurgia inclui as fossas pterigopalatina e zigomática ou o esfenoide, a região do forame esfenopalatino é infiltrada com aproximadamente 2,0 mL de uma solução na mesma concentração com uma agulha espinal angulada, de calibre 25, após a primeira aspiração. Se necessário, cotonoides embebidos em epinefrina são usados para a hemostasia durante a cirurgia. Se houver suspeita de fístula liquórica, a fluoresceína intratecal pode ser introduzida no início do procedimento cirúrgico, para facilitar a sua localização precisa.[12] Se o uso do sistema de navegação por imagem for escolhido, a armação da cabeça é configurada para a calibração.

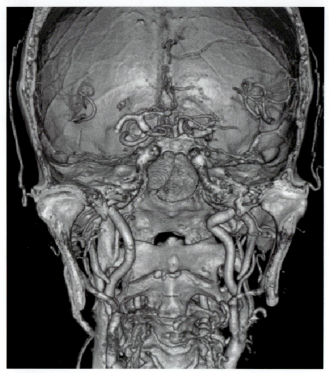

FIGURA 90-10. Projeção coronal, angiotomografia computadorizada da cabeça e do pescoço, mostrando os principais vasos da região de base do crânio. Observe o curso das artérias carótidas internas e sua divisão.

INSTRUMENTAÇÃO

A maioria dos procedimentos cirúrgicos da base do crânio assistida por endoscopia é realizada com o endoscópio anexado a uma endocâmera e um sistema de monitoramento de vídeo. Endoscópios angulados de 0, 45 e 70 graus podem ser usados. Em conjunto com a Karl Storz Endoscopy America (Culver City, CA), estamos desenvolvendo um telescópio de 5 mm de grande ângulo e zero grau para esses procedimentos com o objetivo de aumentar o campo de visão e a iluminação.

Embora a instrumentação cirúrgica convencional também possa ser utilizada, a maior parte dos instrumentos cirúrgicos microendoscópicos para esses casos é ligeiramente mais longa e fina, mas tão ou até mais fortes que os instrumentos tradicionais. A maioria tem uma articulação localizada na borda, que permite a visualização adequada do campo operatório (conjunto de instrumentos para a base de crânio de Stamm; Medtronic, Jacksonville, FL). As peças manuais extralongas para a broca cirúrgica são essenciais e são usadas quase que exclusivamente com pontas diamantadas de vários tamanhos. As cânulas de aspiração devem ter uma borda arredondada para evitar traumas desnecessários e sangramento da mucosa. Recomendamos uma pinça Kerrison para remover placas ósseas delicadas finas tais como aquelas das células aéreas etmoidais perto da parede medial da órbita e do canal ósseo do nervo óptico.

Um eletrocauterizador monopolar e um bipolar podem ser utilizados para controlar o sangramento intraoperatório. O sangramento que se origina de ramos das artérias etmoidais anterior e posterior, bem como as hemorragias intradurais, é controlado de forma mais segura pela coagulação bipolar. O sangramento do plexo venoso basilar é mais controlado por agentes hemostáticos como Surgicel, Spongostan e outros agentes semelhantes. Quando o sangramento se origina de canais ósseos, a obliteração do canal com brocas diamantadas ou o uso de cera para osso podem controlar a hemorragia.

A instrumentação potencializada foi desenvolvida inicialmente para cortar os tecidos moles e representa um grande avanço na cirurgia transnasal assistida por endoscopia. Estes instrumentos – debridadores microcirúrgicos ou "microdebridadores" – têm múltiplas funções que incluem sucção, corte e irrigação. Atualmente, os instrumentos mais recentes com lâminas curvas e brocas são capazes de remover osso tal como as células etmoidais, para perfurar o seio frontal e para remover cirurgicamente alguns tumores. Os debridadores microcirúrgicos mais recentes também produzem um corte mais preciso do tecido doente, evitando assim a descamação da mucosa, e possuem irrigação contínua, o que melhora a visualização e diminui a perda de sangue.

Os sistemas de navegação por imagem da nova geração são precisos e têm sido muito úteis em alguns casos de cirurgia da base do crânio. Esses sistemas de navegação tridimensionais fornecem informações importantes sobre a localização das estruturas anatômicas no campo operatório e criam um mapa anatômico individual gerado a partir de um estudo TC helicoidal pré-operatório. A vantagem desse sistema reside na diminuição das possibilidades de complicações cirúrgicas porque delineia a localização anatômica exata de um instrumento. Com base na nossa experiência em cirurgia de base de crânio com esses sistemas de navegação por imagem (Evolution Computerized Image-guided Tracking System, Medtronic), acreditamos que eles são muito seguros e precisos e que podem ser particularmente úteis para as cirurgias em pacientes que têm variações anatômicas incomuns ou de alto risco, aqueles que têm doenças que envolvem o recesso do seio frontal ou o seio esfenoidal que colocam a artéria carótida interna e os nervos ópticos em risco, ou aqueles que têm doença recorrente ou extensa.[13] O sistema de navegação atualmente em uso na nossa prática permite a visualização de imagens de tomografia ou ressonância magnética, ou ambas, simultaneamente. Isso melhora enormemente a capacidade do cirurgião de identificar a extensão extradural e intradural das várias lesões.

ABORDAGENS CIRÚRGICAS TRANSNASAIS PARA A BASE DO

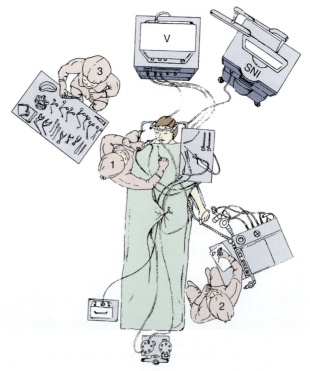

FIGURA 90-11. Configuração da equipe cirúrgica na sala de cirurgia: 1, cirurgião; 2, anestesista; 3, enfermeira. SNI, sistema de navegação por imagem; V, sistema de vídeo

CRÂNIO

Várias abordagens transnasais da base do crânio foram descritas. A escolha da técnica transnasal apropriada para cada paciente depende da natureza, localização e extensão da lesão. Atualmente utilizam-se as seguintes abordagens cirúrgicas transnasais estendidas:
- Transesfenoidal: transelar e parasselar, transclival e petroso apical
- Transcribriforme
- Transtubérculo-transplano
- Transmaxilar/transpterigóidea/infratemporal
- Junção craniocervical

As abordagens transesfenoidais (transelar e parasselar, transclival e petroso apical) requerem uma esfenoidectomia anterior, que pode ser feita de várias maneiras como descrito resumidamente a seguir: acesso transnasal direto, acesso transeptal, acesso transnasal transeptal e acesso transetmoidal. Independentemente da abordagem expandida escolhida, o primeiro passo do procedimento cirúrgico é a criação de um grande retalho do septo que se origina e se baseia no pedículo vascular do forame esfenopalatino. A extensão dessa aba é determinada pela abordagem escolhida.[14]

ABORDAGEM TRANSESFENOIDAL

A grande maioria das operações endoscópicas transnasais da base do crânio envolve diretamente o seio esfenoidal, que é o ponto focal para várias das abordagens cirúrgicas. Embora a lesão operatória possa envolver a sela ou a região selar, a região clival ou o ápice petroso, a natureza específica e a localização da lesão irão determinar a técnica de acesso ao seio esfenoidal. As opções incluem as abordagens transnasal direta, transeptal (incisão anterior, incisão posterior), transeptal-transnasal (em ambas as narinas) e transnasal mais transetmoidal (remoção da concha média). A abordagem transnasal direta é utilizada para a remoção de lesões que envolvem o teto da cavidade nasal, sem envolvimento do seio etmoidal, lesões da nasofaringe e algumas lesões que envolvem o esfenoide. A técnica cirúrgica é usada principalmente para remoção de lesões que envolvem o seio esfenoidal e a sela, como adenomas hipofisários.[15] A abordagem transetmoidal é útil para a doença localizada no seio etmoidal, no teto do seio etmoidal, nas órbitas ou lesões que envolvem tanto o seio etmoidal quanto o esfenoidal.

Acesso Transnasal Direto

Com acesso transnasal direto, o procedimento é realizado através de uma narina. Se a cavidade nasal for muito estreita, e a passagem do endoscópio e dos instrumentos operatórios for limitada por causa de um desvio de septo, uma septoplastia é feita primeiro. Após a identificação das conchas superior e média, a região posterior do septo nasal e do arco coanal, o óstio do seio esfenoidal é sondado com o palpador de exploração. Se tecido doente (p. ex., pólipos) obstrui o acesso ao recesso esfenoidal, o debridador microcirúrgico pode ser útil. Para melhorar o acesso, a concha superior é identificada e removida com uma pinça cortante. Quando o acesso cirúrgico é muito estreito, a porção posterior da concha média também pode ser removida por meio de microtesouras.

A abertura inicial do seio esfenoidal é feita com um perfurador micro-Kerrison, começando no óstio. A esfenoidotomia é ampliada inferiormente, com cuidado para evitar danos à artéria septal, que atravessa a parede anterior do seio esfenoidal nessa região (Fig. 90-12), ou cauterizando-a previamente. Se ambos os seios esfenoidais vão ser expostos cirurgicamente, o mucoperiósteo da parede anterior e do rostro esfenoidal são deslocados lateralmente. A parede anterior, o rostro e todos os septos intersinusais são removidos por pinças cortantes ou brocas diamantadas para dar ampla exposição ao seio (Fig. 90-13).

Acesso Transeptal

A técnica cirúrgica foi concebida para fornecer acesso à linha média da região da cavidade esfenoidal através do septo nasal para evitar danos às estruturas da cavidade nasal e evitar a parede lateral do seio esfenoidal, a artéria carótida e o nervo óptico próximos. Essa abordagem tem sido particularmente útil para obter acesso a *clivus*, sela e regiões parasselares porque são estruturas da linha média.

O cirurgião realiza primeiro uma infiltração submucopericondrial e submucoperiosteal com lidocaína (2%) e epinefrina (1:100.000), que produz uma dissecção hidráulica que facilita a elevação cirúrgica. Uma incisão de hemitransfixação vertical é feita na borda caudal da cartilagem do septo nasal, e as abas septais são elevadas como na execução de uma septoplastia. A desarticulação da junção osteocartilaginosa (cartilagem do septo, placa etmoide e vômer) é realizada com o elevador de sucção, com preservação da parte superior da junção osteocartilaginosa para evitar a sobrecarga nasal dorsal pós-operatória. A fixação posterior do septo à lâmina perpendicular do etmoide é fraturada. A parte posterior do osso do septo, que obstrui o acesso ao rostro do esfenoide, é removida com uma pinça Jansen-Middleton. O mucoperiósteo da parede anterior do seio esfenoidal é elevado até que os óstios dos seios em ambos os lados sejam visualizados. A parede anterior é então aberta com uma pinça Kerrison e é ampliada com a broca de 5 mm de diamante (Figs. 90-14 e 90-15). A esfenoidotomia é feita em tamanho suficiente para permitir a fácil introdução simultânea de um endoscópio de 4 mm e de um instrumento cirúrgico.

Acesso Transeptal-Transnasal

Descrita por Stamm et al.[16] em 2008, essa abordagem permite o trabalho por dois cirurgiões e quatro mãos, sem causar perfuração do septo nasal, o que resulta em menos danos à mucosa nasal, em comparação com a técnica bilateral transnasal direta. O septo é infiltrado com lidocaína a 1% com epinefrina em uma diluição de 1:100.000. As conchas são comprimidas e fraturadas lateralmente na base. Uma incisão de hemitransfixação do septo nasal é realizada de forma unilateral, e uma dissecção subpericondreal/perióstea é realizada para atingir a parede anterior do seio esfenoidal (abordagem transeptal). É feita uma incisão vertical da cartilagem a 1 cm do posterior do limite anterior, e uma dissecção subpericondrial/contralateral do periósteo também é realizada. É feita uma incisão na cartilagem a 1 cm do limite anterior e 1 cm do limite superior do septo, o que preserva o suporte em forma de L da cartilagem. O septo ósseo também é removido, deixando a porção inferior como um marco da linha média. Desse modo, a

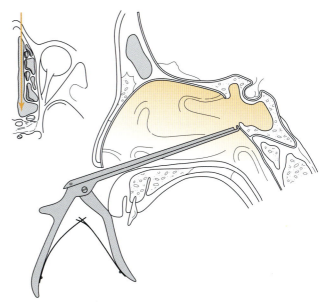

FIGURA 90-12. Abertura da parede anterior do seio esfenoidal por meio de pinça Kerrison através de uma abordagem transnasal direta (*seta* no detalhe).

1438 PARTE VI | OTOLOGIA, NEUROTOLOGIA E CIRURGIA DA BASE DO CRÂNIO

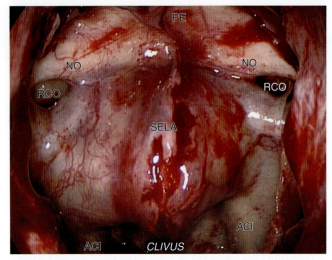

FIGURA 90-13. Visão endoscópica da parede posterior do seio esfenoidal após a ressecção do septo intersinusal esfenoidal. ACI, artéria carótida interna; RCO, recesso carótico-óptico; NO, nervo óptico; PE, plano esfenoidal.

septoplastia endoscópica convencional está concluída. Subsequentemente, um retalho mucopericondrial/mucoperiosteal com base na artéria esfenopalatina é elevado no lado oposto (via transnasal) da incisão de hemitransfixação. A mucosa do septo é cortada ao longo da margem do defeito septal superiormente, ao longo da linha que liga a face inferior do óstio esfenoidal, inferiormente, 0,5 cm acima do nível do assoalho nasal, ou lateralmente ao nível do meato inferior quando um retalho maior é necessário. Como resultado, a mucosa a 1 cm da face mais anterior e 1 cm da face mais superior do septo nasal é preservada, o que abrange o suporte em forma de L da cartilagem residual. Esse corte em forma de L do septo e da mucosa resulta na preservação da função olfativa e evita uma deformidade de nariz em sela. A aba é girada caudalmente e armazenada na nasofaringe ou no seio maxilar até que a fase de remoção da cirurgia esteja completa (Figs. 90-16 e 90-17, *A*).

Em seguida, o rostro do esfenoide é exposto e retirado usando uma broca de corte ou uma pinça Kerrison. Essa ampla esfenoidotomia permite uma boa visualização da impressão óssea das estruturas na parede posterior do seio esfenoidal, como quiasma óptico, ACIs, sela e *clivus* (Fig. 90-13).

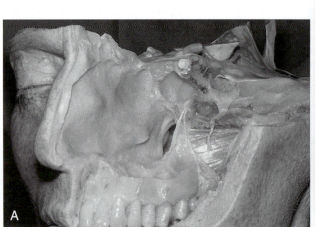
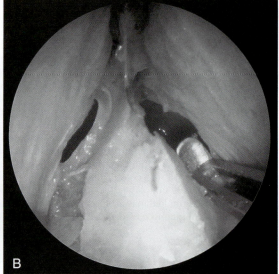

FIGURA 90-14. A, Visão oblíqua anatômica do septo nasal e sua relação com o seio esfenoidal. **B,** Visão endoscópica do rostro esfenoidal sendo removido por pinça Kerrison.

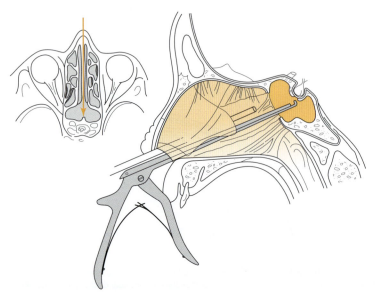

FIGURA 90-15. Desenho esquemático da abordagem transeptal (*seta* no detalhe) do seio esfenoidal e da região selar.

Acesso Transetmoidal

O acesso cirúrgico transetmoidal geralmente é indicado quando as lesões se estendem até ou envolvem os seios etmoidal e esfenoidal. As mais comuns dessas lesões são o hemangiopericitoma, o papiloma invertido, o schwannoma, a meningoencefalocele, a meningocele e os tumores malignos. As fístulas liquóricas também afetam comumente essa área.[17]

Primeiro, uma etmoidectomia é realizada começando com a ressecção do processo uncinado seguida de ressecção da bula etmoidal e das células etmoidais restantes. Durante a ressecção das células etmoidais posteriores, o cirurgião deve correlacionar a observação direta e a avaliação intraoperatória da tomografia computadorizada para determinar se uma célula de Onodi está presente e, em caso afirmativo, reconhecer sua relação com o canal do nervo óptico e da ACI.[18,19]

Em seguida, a artéria etmoidal posterior é identificada anteriormente à parede anterior do seio esfenoidal, que forma um ângulo de aproximadamente 90 graus com o teto do etmoide. A abertura inicial do seio esfenoidal é feita com uma cureta delicada ou com um aspirador atraumático medialmente e inferiormente. A esfenoidotomia é então aumentada com uma pinça Kerrison, incorporando o óstio natural dentro da abertura (Fig. 90-18). A Figura 90-19 mostra uma fratura dos canais do nervo óptico. A remoção da concha média pode ser necessária quando a lesão está localizada no teto do seio etmoidal ou na lâmina cribriforme, como ocorre em alguns casos de papiloma invertido, osteoma ou schwannoma. Quando a concha média é removida, o seu mucoperiósteo pode ser usado como enxerto livre para reparar os defeitos da dura-máter que foram criados pela lesão ou pela sua remoção.

ABORDAGENS TRANSELAR E PARASSELAR

Após a abertura do seio esfenoidal, o passo seguinte consiste na abertura da sela túrcica. A parede anterior do seio esfenoidal deve ser amplamente exposta para facilitar a identificação das principais estruturas anatômicas dessa região, tais como a proeminência dos canais da ACI, os canais do nervo óptico, o *clivus*, o plano esfenoidal e também o assoalho da sela (Fig. 90-13). Qualquer septo intersinusal e intrassinusal é removido por meio de uma pinça forte de corte. O mucoperiósteo do seio esfenoidal que cobre o assoalho da sela é deslocado lateralmente e preservado para uso na reconstrução. O próximo passo consiste em ressecção ampla do osso selar, expondo a dura-máter de uma ACI até ACI oposta e do plano esfenoidal ao *clivus*. Isso geralmente é realizado com uma broca diamantada e uma pinça Kerrison. Em seguida, uma incisão dural quadrangular é feita com muito cuidado, em uma tentativa de visualizar a localização precisa do seio cavernoso e dos seios intercavernosos superior e inferior e de ambas as ACIs através da dura-máter exposta (Fig. 90-17, *B*).

Essas estruturas representam os limites anatômicos da abertura dural. A dura-máter é removida, junto com os seus fragmentos

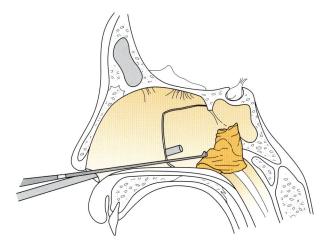

FIGURA 90-16. Retalho de mucosa do septo nasal. O instrumento cirúrgico entra através de uma narina e o endoscópio entra através do septo; a mucosa do septo contralateral está intacta e preservada.

ligados de tumor, e é enviada para exame histopatológico. A ressecção do tumor começa lateralmente com um endoscópio angulado de 45 graus e um tubo de sucção curvo, primeiro identificando o ângulo entre a aracnoide e a ACI. A aracnoide é o limite da dissecção superior e posterior, classicamente conhecida como *diafragma selar*. Quando se consegue a remoção completa, a aracnoide frequentemente desce para preencher o espaço ocupado pelo tumor. Isso pode obstruir parcialmente o campo de visão cirúrgico e é um fator da remoção incompleta do tumor. Na cirurgia do adenoma pituitário, a dissecção é mais importante do que a utilização da cureta. O sangramento ocasional é cuidadosamente controlado pela aplicação de solução salina aquecida, Surgicel e outras medidas, conforme apropriado.

Se não houver fístula, o mucoperiósteo do seio esfenoidal é reposicionado e o retalho nasosseptal pode ser recolocado na sua posição original. Na presença de fístula liquórica de baixo débito, o defeito é selado com o retalho nasosseptal. Em defeitos grandes com elevado fluxo liquórico, usamos uma reconstrução multicamadas com gordura, fáscia lata e retalho – conhecida como técnica do triplo F (do inglês *fat, fascia and flap*) – para cobrir a região da sela. O Spongostan em pó e o Gelfoam seguido por gaze embebida com antibióticos são recomendados para manter a reconstrução. Finalmente, um tampão nasal insuflado (*Rapid Rhino*) é colocado durante 3 dias.

ABORDAGEM TRANSCLIVAL

Abordagem do *Clivus* e Seio Cavernoso

A abordagem transesfenoidal-transclival é usada para lesões que envolvem as regiões clival ou retroclival. Originalmente, na década

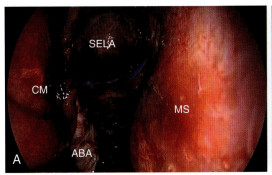 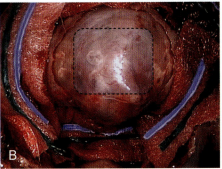

FIGURA 90-17. A, Visão endoscópica da abordagem transeptal/transnasal. A mucosa do septo (MS) esquerdo é mantida intacta, e o retalho nasosseptal é retirado no lado direito e está localizado na nasofaringe. CM, concha média. **B**, Representação esquemática da incisão dural quadrangular.

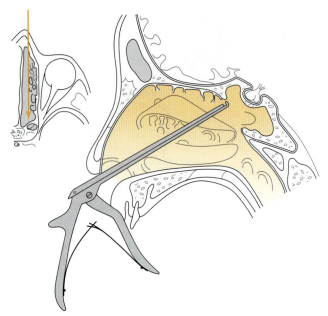

FIGURA 90-18. Abordagem transetmoidal (seta no detalhe) do seio esfenoidal.

de 1960, foram propostas abordagens anteriores para junção craniovertebral e *clivus* para o tratamento de neoplasias e aneurismas vertebrobasilares.[20-23] Os procedimentos anteriores incluem o transeptal, transesfenoidal,[24,25] transmaxilar,[26,27] transpalatal e transoral-transpalatal,[28,29] transmandibular,[30] transmaxilar-transnasal[31] e abordagens de translocação facial.[32]

Apesar do fato de que as abordagens anteriores oferecem uma abordagem anatômica mais direta das estruturas além do *clivus*, os riscos de fístula liquórica e infecção limitam a maioria das abordagens anteriormente mencionadas para as lesões extradurais, especialmente as abordagens que atravessam um campo operatório não estéril.[10] A principal vantagem das abordagens transfaciais da linha média é o acesso cirúrgico anterior direto através dos grandes espaços da cavidade nasal, nasofaringe, cavidade oral e dos seios paranasais. No entanto, essas rotas da linha média são restringidas por estruturas neurovasculares críticas, tais como a ACI, o nervo óptico, o seio cavernoso, os nervos cranianos e os conteúdos orbitais.[4]

A técnica cirúrgica transnasal assistida por endoscopia começa com o acesso transeptal-transnasal descrito anteriormente. A ampla abertura da parede anterior do seio esfenoidal é obtida com uma pinça Kerrison. O assoalho da sela, as duas protuberâncias carótidas, o aspecto medial dos canais ópticos e o *clivus* superior são visualizados. A mucosa sinusal que reveste a área clival é rebatida com cuidado para expor o osso clival. A remoção de osso é feita inicialmente com um sistema de perfuração que utiliza uma broca diamantada e é continuada cuidadosamente com uma pinça Kerrison se necessário (Fig. 90-20). Os limites da remoção óssea clival são o assoalho da sela superiormente; o forame magno inferiormente; e os canais ósseos dos nervos cranianos VI, as ACIs e os côndilos occipitais lateralmente. Para obter uma exposição intradural, em primeiro lugar é feita uma incisão na camada externa da dura, e o plexo venoso basilar e os nervos cranianos VI são encontrados. O sangramento no plexo não pode ser cauterizado com segurança, mas geralmente pode ser controlado com pequenos pedaços de Surgicel ou Spongostan em pó. As lesões grandes muitas vezes invadem e destroem a maior parte do plexo, mas, se a lesão não é grande, ou se o plexo não estiver completamente comprimido, uma hemorragia venosa profusa e intensa pode ocorrer. São necessários vedação correta, tempo, paciência e experiência para controlar tal sangramento.

A abertura da camada interna da dura-máter, ao nível dos *clivi* médio e superior, deve ser feita com muito cuidado para evitar uma lesão da artéria basilar subjacente. Uma vez que a dura-máter é aberta, o sangramento menor é parado com coagulação bipolar, e é finalmente possível introduzir o endoscópio com cuidado para o espaço intradural e identificar os principais vasos da fossa posterior (artéria e ramos basilares, artéria cerebelar inferior anterior, artérias vertebrais, artérias cerebelares superiores e artérias cerebrais posteriores); o curso intradural dos nervos cranianos III, IV, V e VI; o tronco cerebral; e os corpos mamilares. O ângulo pontocerebelar, nervos cranianos VII ao XII, e as regiões retrosselares são mais bem visualizados pelo uso de endoscópios com ângulos de 30, 45 ou 70 graus (Fig. 90-21).

A reparação dural na região do *clivus* é difícil. Se o defeito for grande, este é ocluído com gordura primeiro e, em seguida, coberto com um enxerto de fáscia lata. O enxerto é coberto por um grande retalho nasosseptal, tal como descrito anteriormente. Antibióticos de largo espectro são administrados durante 10 a 14 dias.

As principais vantagens da abordagem transesfenoidal-transclival são a prevenção da retração cerebral e a diminuição da incidência de lesões nos nervos cranianos inferiores. Além disso, a abordagem é direta, sem incisões externas, relativamente rápida, e preserva melhor as estruturas anatômicas. Apesar de os endoscópios não permitirem uma perspectiva tridimensional, eles fornecem uma visão mais próxima do campo operatório de diferentes ângulos. No entanto, essa técnica requer que se trabalhe em um

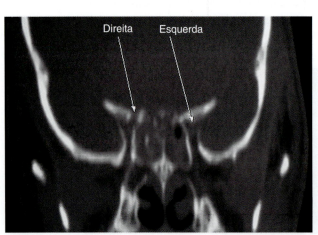

FIGURA 90-19. Tomografia computadorizada coronal mostrando uma fratura bilateral dos canais do nervo óptico.

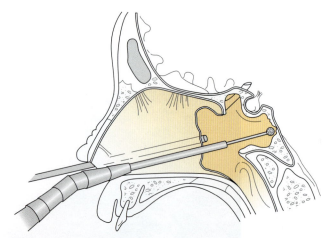

FIGURA 90-20. Desenho esquemático mostrando uma abordagem transeptal modificada para a parede do seio esfenoidal posterior (*clivus*). Uma broca cirúrgica com uma longa peça manual e uma broca diamantada são usadas para remover o osso do *clivus* superior

campo operatório estreito limitado por estruturas neurovasculares críticas, tais como a ACI, os nervos ópticos, os seios cavernoso e basilar e a hipófise. Os riscos de grandes sangramentos intradurais, fístula liquórica e meningite não devem ser menosprezados. A Figura 90-22 ilustra essa abordagem em um paciente com um cordoma do *clivus*.

Acesso ao Ápice Petroso

Esse tipo de acesso cirúrgico pode ser útil para fins de biópsia e drenagem. Ele pode ser particularmente útil em casos selecionados de granuloma de colesterol do ápice petroso porque a excisão completa é desnecessária. Embora a drenagem cirúrgica normalmente seja realizada através do osso temporal, a abordagem endoscópica transesfenoidal pode ser indicada quando a lesão está confinada contra a parede posterior e lateral do seio esfenoidal. Nesses casos, a utilização de um sistema de navegação por imagem pode ser muito útil, especialmente para identificar precisamente a ACI, o nervo óptico e a lesão.

A região clival é completamente exposta, e ambos os canais caróticos são identificados. Quando a anatomia está claramente evidente, esses canais são facilmente reconhecidos. Se os canais são difíceis de identificar, o uso de brocas diamantadas com sucção-irrigação pode ajudar a identificar o segmento vertical, particularmente na junção das porções cavernosa e petrosa da ACI. Para manter o caminho de drenagem do granuloma de colesterol para o seio esfenoidal, um *stent* de silicone pode ser usado ou um pequeno retalho nasosseptal pode ser formado no interior da cavidade para cobrir as extremidades (Fig. 90-23).

O acesso transmaxilar-transpterigoideo também permite que se aproxime do ápice petroso, expondo completamente as fossas pterigopalatina e infratemporal. Primeiro, o canal do nervo vidiano, o forame redondo, a fissura orbital superior e o V_2 são dissecados ao longo de toda sua extensão extradural. A identificação precoce do canal vidiano é muito importante porque isso pode ser um excelente guia para a identificação do canal da ACI entre suas porções petrosa e paraclival.[34] Após a exposição do recesso lateral do seio esfenoidal e da porção lateral do seio cavernoso, uma broca diamantada é utilizada lateralmente e inferiormente para expor o ápice petroso. A parte petrosa da ACI deve ser identificada após dissecção e ressecção cuidadosas de seu canal ósseo. Ao mobilizar a artéria lateralmente, uma exposição completa do ápice petroso pode ser realizada.

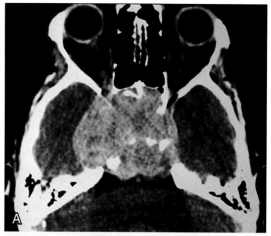

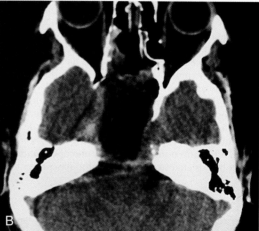

FIGURA 90-22. Imagens de tomografia computadorizada axial pré-operatória (**A**) e pós-operatória (**B**) da região operada em um paciente com cordoma do *clivus*. Foi usada uma combinação de abordagem cirúrgica transnasal-transesfenoidal-transclival assistida por endoscopia.

ABORDAGEM TRANSCRIBRIFORME

A abordagem transcribriforme é indicada para remover lesões que envolvem o sulco olfativo, a hipófise ou a crista galli; ela pode ser realizada uni ou bilateralmente. Dentre as lesões mais comuns tratadas usando a abordagem cirúrgica transcribriforme estão as fístulas liquóricas, as meningoencefaloceles, a encefalocele, os meningiomas, os estesioneuroblastomas e as doenças malignas.

Acesso Transcribriforme Unilateral

A abordagem transcribriforme unilateral é projetada para remover a área cribriforme e preservar a crista galli, com ou sem ressecção da dura-máter. O procedimento começa com uma ampla antrostomia média. A concha média é removida no nível da base do crânio, e a esfenoetmoidectomia completa é executada, o que inclui a remoção da parede medial da órbita para expor a periórbita. Em seguida, o recesso frontal e o seio frontal estão expostos. As artérias etmoidais anterior e posterior são então identificadas, coaguladas e seccionadas. O osso do teto do seio etmoidal é removido para expor completamente a dura-máter. A dissecção medial é realizada através da remoção das porções posterior e superior do septo nasal ipsilateral. O pericôndrio e o periósteo do lado contralateral são preservados para serem usados na reconstrução.

Especialmente nos casos de malignidade nos quais a lesão apresenta extensão intradural, a dura-máter é então removida. A reconstrução do defeito dural é conseguida com uma ou duas camadas de fáscia lata, abrangidas pela aba do septo contralateral. Essa abordagem transnasal unilateral assistida por endoscopia

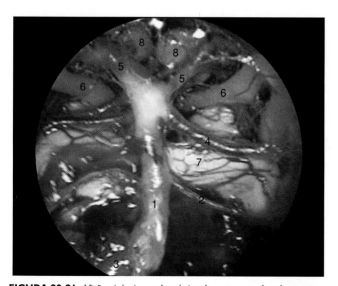

FIGURA 90-21. Visão cirúrgica endoscópica durante uma abordagem transeptal transclival: 1, artéria e ramos basilares; 2, artéria cerebelar anteroinferior; 3, artéria vertebral; 4, artéria cerebelar superior; 5, artérias cerebrais posteriores; 6, curso intradural do nervo craniano III; 7, tronco cerebral; 8, corpos mamilares.

preserva a área olfativa de um lado, o que representa uma grande vantagem sobre a abordagem craniofacial clássica (Fig. 90-24).

Acesso Transcribriforme Bilateral

Nos casos com envolvimento bilateral, a extensão intradural da lesão é muito comum. O procedimento é realizado da mesma maneira em ambos os lados, tal como descrito acima. Em tais casos, no entanto, é necessário fazer uma grande abertura do seio frontal através de um acesso cirúrgico Draf III. Dependendo da extensão da lesão, e especialmente em tumores malignos, a parte superior do septo nasal também é removida. Os limites da dissecção são a parede medial da órbita lateralmente; os seios frontais anteriormente; e os seios esfenoidais posteriormente. As artérias etmoidais anterior e posterior de ambos os lados são identificadas e coaguladas com eletrocautério bipolar.

Em seguida, a remoção completa do osso da base do crânio nessa região é realizada com um sistema de brocamento e sucção-irrigação. A dura-máter, dentro dos limites acima mencionados, é então removida. A abertura da dura-máter é iniciada com um bisturi cirúrgico com uma lâmina nº 11 após a cauterização bipolar e é completada com microtesouras em ambos os lados da foice, que é coagulada; o seio sagital é tamponado com Surgicel, se necessário. A foice é seccionada e separada da crista galli. Quando a lesão tem uma extensão subpial, a dissecção deve ser realizada com muito cuidado, com atenção especial dirigida a um possível sangramento de ramos da artéria cerebral anterior, tal como a artéria frontopolar. O defeito dural pode ser grande, o que exige a reconstrução meticulosa utilizando duas camadas de fáscia lata, uma intraduralmente e outra entre a dura e o osso. O retalho nasosseptal, incluindo o mucoperiósteo/mucopericôndrio, é utilizado para cobrir os enxertos. Se esse retalho não estiver disponível porque os tecidos estão envolvidos por uma lesão maligna, um retalho lateral do nariz pode ser usado.

ABORDAGEM TRANSTUBÉRCULO-TRANSPLANO

Nós usamos a abordagem transtubérculo-transplano para remoção de lesões que envolvem o plano esfenoidal e o tubérculo da sela, mais tipicamente meningiomas. Também é útil para remover lesões que comprometam a região da cisterna suprasselar e lesões pré e pós quiasma óptico, tal como os microadenomas da hipófise, os craniofaringiomas, cisto da bolsa de Rathke e até mesmo gliomas do nervo óptico.

O primeiro passo no procedimento é o desenvolvimento de um retalho mucopericondrial nasosseptal no forame esfenopalatino para ser utilizado na reconstrução ao final do procedimento. O acesso cirúrgico é feito pela abordagem transnasal/transeptal (binarinas) descrita anteriormente.

Todos os ossos na região do plano esfenoidal são expostos usando uma broca de alta velocidade com irrigação, continuando até que o osso esteja tão fino quanto uma casca de ovo. A camada final é removida cuidadosamente com uma pinça Kerrison.

Deve-se ter um cuidado especial para não danificar os nervos ópticos devido ao calor excessivo gerado pelo uso da broca e utilizar períodos mais curtos de perfuração e irrigação abundante. O osso semelhante à casca de ovo sobre as ACIs na região parasselar também é removido com uma pinça Kerrison.

Depois que a dura-máter for completamente exposta da região selar da porção anterior do plano e lateralmente da lâmina papirácea, o seio intercavernoso superior é cauterizado usando um sistema bipolar e seccionado. As artérias etmoidais

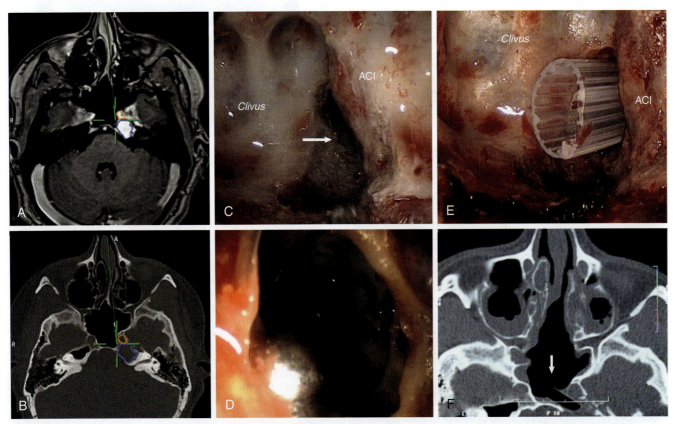

FIGURA 90-23. **A** e **B**, Navegação intraoperatória (ressonância magnética e tomografia computadorizada [TC]) da abordagem transesfenoidal para o granuloma de colesterol do ápice petroso à esquerda. **C**, Visão com endoscópio de zero grau do granuloma (seta) após a perfuração do osso entre a artéria carótida interna esquerda (ACI) e o clivus. **D**, A visão de 70 graus na cavidade do granuloma de colesterol e do relevo ósseo do ápice petroso. **E**, Stent de silicone dentro da cavidade. **F**, O pós-operatório mostra a drenagem (seta).

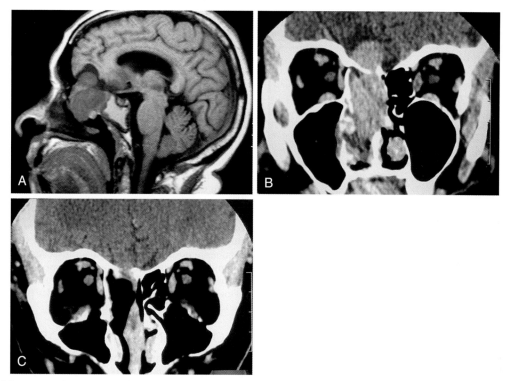

FIGURA 90-24. Schwannoma da região etmoidal, com extensão intradural, em uma mulher de 68 anos de idade. **A**, Vista sagital, por ressonância magnética. **B**, Reconstrução coronal, por tomografia computadorizada (TC), mostrando a extensão da lesão. **C**, Aparência da TC no pós-operatório, reconstrução coronal após abordagem transcribriforme unilateral.

posteriores são coaguladas e seccionadas. Em seguida, a dura-máter é aberta com cuidado para evitar qualquer dano aos vasos conectados.

A dissecção intradural é crítica, e é imperativo identificar as ACIs na região paraclinóidea, as artérias cerebrais anteriores (A1 e A2), a artéria comunicante anterior e a artéria recorrente de Heubner. O nervo óptico e o quiasma devem ser identificados mais superiormente além da haste hipofisária. A dissecção no plano aracnoide é altamente recomendada sempre que possível, assim como a prevenção da coagulação e tração excessivas, para reduzir a possibilidade de trauma cirúrgico mínimo às estruturas neurovasculares (Figs. 90-25 e 90-26).

A reconstrução é iniciada com um fechamento multicamadas (o triplo F) com gordura coberta por enxerto de fáscia lata na região selar e planar e subsequente retalho nasosseptal. O Spongostan em pó é usado para manter o retalho no lugar durante o processo de cura inicial, com ou sem gaze embebida com pomada antibiótica. Os drenos lombares não são colocados rotineiramente. Esses devem ser fixados com tampão nasal insuflado (*Rapid Rhino*), para permanecer por 2 a 3 dias.

ABORDAGEM TRANSMAXILAR-TRANSPTERIGOIDEO-INFRATEMPORAL

A via transmaxilar é excelente para a remoção de lesões que envolvem a parte medial do seio maxilar e para lesões maiores nas fossas pterigopalatina, zigomática ou infratemporal como os angiofibromas. Essa abordagem também pode ser estendida para obter uma exposição ao seio cavernoso.

O procedimento começa com uma etmoidectomia anterior e continua com uma ampla antrostomia média para permitir a exposição máxima da parede posterior do seio maxilar. Às vezes é necessário remover a concha inferior, removendo inteiramente a parede medial do seio maxilar para obter a exposição adequada das porções posterior e posterolateral da parede do seio. Durante a remoção da concha inferior, devem ser tomados cuidados especiais para evitar danos aos ramos terminais da artéria maxilar no forame esfenopalatino e na segunda divisão do nervo trigêmeo.

A quantidade de osso da parede posterior a ser removida depende da localização e da extensão da lesão, tal como determinado por estudos de imagem pré-operatórios ou informações do sistema de navegação por imagem no momento da cirurgia. A parede posterior do seio maxilar pode ser aberta através do alargamento do forame esfenopalatino com uma pinça Kerrison para exposição do periósteo das fossas pterigopalatina, zigomática e infratemporal. É importante tentar preservar a integridade do periósteo e evitar a saída de gordura para o campo operatório. Se a gordura se projetar para dentro do seio, ela é reduzida por eletrocoagulação bipolar, que também é usada para controlar qualquer hemorragia. Essa técnica é particularmente útil na remoção de angiofibroma, quando a identificação precoce dos vasos de alimentação é essencial. A Figura 90-27 ilustra a remoção de um angiofibroma usando essa técnica.

As abordagens transpterigóidea e infratemporal são extensões do acesso transmaxilar. Na abordagem transpterigóidea, as extensões laterais do seio esfenoidal (recesso pterigoide) e as lesões que envolvem a fossa pterigopalatina e a fossa zigomática podem ser acessadas. Às vezes, isso pode exigir a remoção dos processos pterigóideos medial e lateral para acessar as regiões laterais e pterigóidea do osso esfenoide. Uma ampla esfenoidotomia é executada no início ou durante a operação cirúrgica. Esse acesso permite o tratamento de lesões que envolvem o seio cavernoso e são laterais à ACI paraclival. O acesso infratemporal adiciona uma maxilectomia medial endoscópica, o que inclui a seção do ducto nasolacrimal (uma dacriocistorrinostomia é necessária posteriormente). Nesse acesso cirúrgico, a parede posterior é removida e, por vezes, a parede lateral do seio maxilar, particularmente em situações de expansão lateral da lesão.

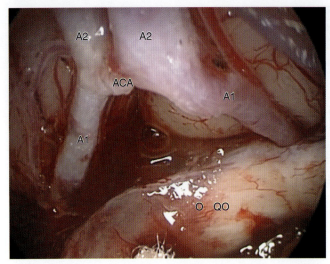

FIGURA 90-25. Visão endoscópica intraoperatória da fossa craniana anterior, após uma abordagem transtubérculo/transplano. A1 e A2, primeira e segunda porção da artéria cerebral anterior; ACA, artéria comunicante anterior; QO, quiasma óptico.

ABORDAGEM DA JUNÇÃO CRANIOCERVICAL

A indicação mais comum para o acesso ao odontoide na junção craniocervical é uma lesão compressiva extradural, a invaginação basilar, que pode ser secundária a artrite reumatoide, exostose, osteotoma ou outros distúrbios (Fig. 90-28). Os meningiomas do forame magno, os cordomas do *clivus* com extensão inferior e as metástases, especialmente no processo odontoide, também podem ser abordados dessa maneira.

O procedimento consiste de uma sequência que compreende 1) exposição geral, 2) exposição óssea, 3) remoção da lesão e 4) reconstrução. O procedimento cirúrgico geralmente é realizado através de ambas as narinas (técnica a quatro mãos) para permitir a utilização de vários instrumentos cirúrgicos, tais como tubos de sucção, brocas e dispositivos de sistema de navegação. O sistema de perfuração tem de ser fino, delicado e longo o suficiente para permitir a sua passagem através do nariz, mas sem interferir com a visão endoscópica. O sistema de navegação por imagem é muito útil nesses casos.

Uma exposição panclival cria uma única cavidade, que se estende a partir do seio esfenoidal até o nível da fosseta de Rosenmüller. Para expor o odontoide e o forame magno, é necessária a remoção adicional de tecido mole. A mucosa da nasofaringe é cauterizada com um eletrocauterizador monopolar e, em seguida, é removida a partir da junção esfenoclival ao nível do palato mole. Os músculos longos da cabeça e os músculos longos do colo são expostos e parcialmente removidos para expor o anel de C1. Cuidados devem ser tomados para ficar medialmente à tuba auditiva, especialmente durante o uso de bisturi elétrico, porque a ACI parafaríngea é diretamente posterolateral à tuba auditiva. Após a conclusão do procedimento, os tecidos de nasofaringe não precisam de reaproximação. As passagens nasais são limpas do sangue, e *splints* septais *Silastic* (Dow Corning, Midland, MI) são inseridas para minimizar o risco de formação de sinéquias pós-operatórias.

ABORDAGENS COMBINADAS

Infelizmente, muitas lesões não respeitam os limites anatômicos para os quais as abordagens anteriormente descritas são ideais. Em muitos casos, é necessário combinar algumas das abordagens anteriores – a abordagem transnasal direta com a transetmoidal ou a transmaxilar com a transetmoidal.

RECONSTRUÇÃO

É preferível fazer a reconstrução "triplo F" – *fat, fascia, flap* – com enxertos de gordura usados para preencher o espaço morto e para

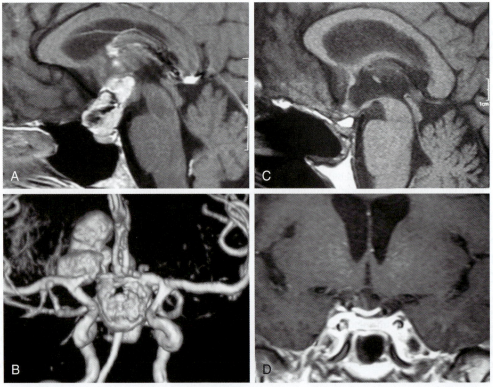

FIGURA 90-26. A, Ressonância magnética (RM) sagital de um craniofaringioma em uma mulher de 63 anos de idade, com extensão suprasselar e intraventricular. **B**, Angiorressonância tridimensional mostrando a relação entre o tumor e os vasos. **C** e **D**, RM (sagital e coronal) no pós-operatório após a remoção macroscópica total através de uma abordagem transtubercular/transplanar.

formar um suporte para um enxerto embutido de fáscia lata e, finalmente, cobrindo com o retalho nasosseptal. O Spongostan em pó e a Gelfoam são depositados diretamente sobre o retalho e são seguidos por um curativo de gaze sustentado por um tampão insuflado *Rapid Rhino*.

CUIDADOS PÓS-OPERATÓRIOS

O objetivo do tratamento cirúrgico é o de assegurar a remoção completa da doença e o melhor resultado funcional possível. Um resultado pós-operatório satisfatório depende tanto da técnica operatória adequada quanto dos cuidados pós-operatórios meticulosos.

São administrados antibióticos de amplo espectro durante a operação e no pós-operatório por 10 dias ou até que o tamponamento nasal seja removido. O cuidado pós-operatório adequado do local da cirurgia requer uma instrumentação apropriada, que inclui endoscópios de 4 mm com ângulos de 0, 45 e 70 graus; aspiradores atraumáticos retos e curvos; e micropinças retas e curvas.

Para cirurgias endoscópicas estendidas cerebrais ou da base do crânio, o tampão da cavidade nasal pode permanecer no lugar por 7 a 10 dias, dependendo do tipo de procedimento e do grau de reconstrução da dura-máter. A cavidade operatória é cuidadosamente aspirada e quaisquer fragmentos ósseos residuais são removidos. O paciente é instruído a realizar irrigações nasais frequentes com solução salina 0,9% ou 3%. A vasoconstrição nasal com oximetazolina é realizada pelo paciente no pós-operatório até o 5º dia. Se o procedimento inclui a reparação de um defeito dural, o paciente é instruído a se abster de atividade física moderada ou intensa, esforço, assoar o nariz e espirros por aproximadamente 30 dias. Para prevenir a constipação, uma dieta leve rica em fibras e laxantes é recomendada.

O paciente retorna para consultas pós-operatórias a cada 2 semanas. Em cada visita, a cavidade nasal operada é limpa de suas crostas, tecido de granulação, coágulos e secreções. Os exames de imagem são realizados quando a cavidade está bem cicatrizada; o tempo varia de acordo com a evolução clínica.

COMPLICAÇÕES

Cada procedimento cirúrgico da base do crânio tem o potencial de causar complicações. Por exemplo, uma pesquisa nos Estados Unidos realizada em 1997 tratou de complicações da cirurgia transesfenoidal para lesões da hipófise e relatou lesão da artéria carótida em 1,1% dos casos, lesões do sistema nervoso central em 1,3%, perda de visão em 1,8%, fístula de FCE em 3,9% e meningite em 1,5%. A taxa de mortalidade estimada foi de 0,9%. Esses dados foram obtidos a partir de vários centros que utilizaram diferentes abordagens transnasais para um único local cirúrgico, mas ilustram que complicações graves ocorrem.[33] Na experiência de Kassan et al.,[34] a incidência de complicações neurovasculares em 700 pacientes que se submeteram a uma abordagem endoscópica endonasal ampliada foi de aproximadamente 1%.

A prevenção das complicações da cirurgia transnasal da base do crânio assistida por endoscopia começa com uma avaliação pré-operatória adequada do paciente que inclui o histórico do uso de medicamentos e as operações anteriores. Os exames de TC de alta resolução em projeções coronais, axiais e com reconstrução sagital, a RM e, às vezes, a angiografia são essenciais para planejar

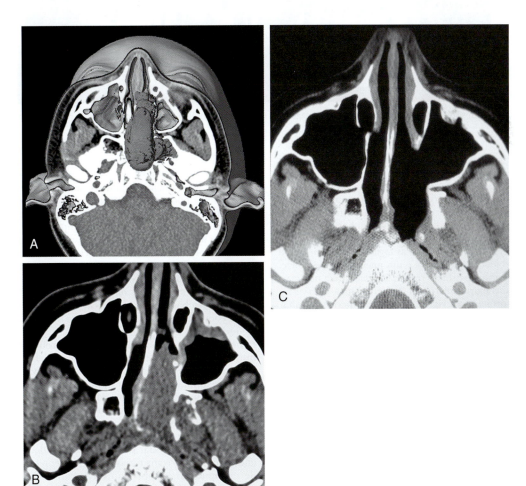

FIGURA 90-27. Angiofibroma em um menino de 13 anos de idade. **A**, Reconstrução da tomografia computadorizada (TC) tridimensional axial. **B**, TC axial no pré-operatório. **C**, TC axial no pós-operatório.

1446 PARTE VI | OTOLOGIA, NEUROTOLOGIA E CIRURGIA DA BASE DO CRÂNIO

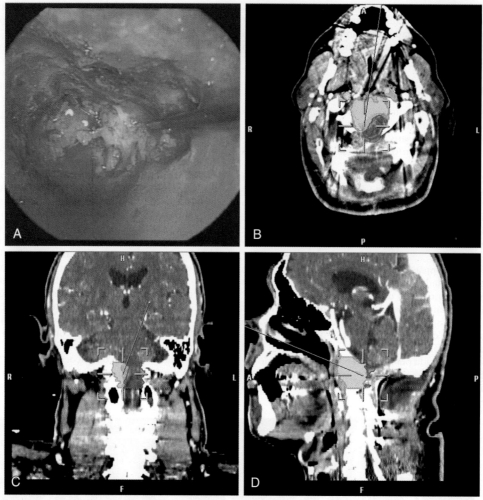

FIGURA 90-28. Um sistema cirúrgico de navegação por imagem foi usado para identificar um osteoma localizado na junção craniocervical.

o procedimento e para executá-lo de forma segura com a menor possibilidade de complicações.[35]

As complicações podem ser classificadas pela gravidade como menores ou maiores e pelo tempo de aparecimento como imediatas ou tardias. As *complicações menores* estão associadas com pouca morbidade e não comprometem a vida do paciente, embora possam ser irritantes e problemáticas. A maioria se resolve com o tempo e o tratamento é conservador. No entanto, as *complicações maiores* são a causa de uma morbidade significativa e um maior risco de morte. A maioria das complicações orbitais resulta de lesão direta no nervo óptico, nos músculos extraoculares ou de hemorragia arterial ou venosa dentro da órbita óssea rígida. Essas lesões podem resultar em diplopia, hematoma, proptose e diminuição da acuidade visual ou cegueira que pode ser temporária ou permanente. A cegueira secundária ao hematoma orbital pode ser reversível e requer uma rápida evacuação do hematoma para aliviar o aumento da pressão que compromete o fornecimento de sangue à retina ou ao nervo óptico. Os danos diretos ou indiretos ao nervo óptico geralmente ocorrem na parede do seio esfenoidal superolateral ou nas células etmoidais posteriores. Outra causa de distúrbio visual está relacionada à manipulação vascular (artéria hipofisária superior), particularmente durante uma abordagem transplanar.

As complicações intracranianas podem resultar de uma lesão direta em cérebro, nervos cranianos, meninges, vasos sanguíneos ou seios venosos. Os déficits resultantes refletem a perda de função das estruturas danificadas no caso do cérebro e dos nervos cranianos, ou os efeitos da perda do suprimento vascular para áreas críticas (acidente vascular cerebral), ou os efeitos de massa do hematoma resultante. Além disso, a fístula liquórica pode causar sintomas diretamente, bem como predispor o paciente para o desenvolvimento de meningite, e o ar que entra no cérebro (pneumoencéfalo) pode causar sintomas por efeito de massa.

O sangramento é um risco em qualquer procedimento cirúrgico, mas raramente muitos vasos importantes são suscetíveis a lesões. As abordagens transnasais descritas anteriormente tornam visíveis e colocam em risco as artérias etmoidais anteriores e posteriores; as artérias esfenopalatina, maxilar e seus ramos; as artérias carótida interna, cerebral anterior, basilar e vertebrais e seus ramos; e os seios venosos da base do crânio: o seio cavernoso, o plexo venoso basilar e seio intercavernoso anterior.[36]

As complicações imediatas ocorrem durante a cirurgia. A mais frequente dessas são a fístula liquórica, o sangramento intraoperatório, o hematoma orbitário, a lesão cerebral e as complicações intrasselares, que podem incluir lesões do diafragma da sela, membrana aracnoide, haste hipofisária, estruturas vasculares intra-aracnoides e hipotálamo, nervo óptico e quiasma e os vasos que os cercam. As lesões dos nervos cranianos III e VI são incomuns exceto em abordagens transesfenoidais-transclivais.

As complicações tardias incluem a perda progressiva de visão ou olfato, meningite, hemorragias, sinéquias e infecção. O cirurgião também deve estar ciente da possibilidade de complicações endocrinológicas transitórias ou permanentes que podem resultar de manipulação, compressão ou tração da haste hipofisária. O cirurgião deve ser capaz de diagnosticar a insuficiência hipofisária anterior aguda e ser capaz de gerir a condição ou ter consultores adequados disponíveis que possam fazer isso.

RESUMO

Melhorias na tecnologia tornaram possível estender os procedimentos cirúrgicos endoscópicos bem além dos seios para todas as três fossas craniais, para a órbita e fossas pterigopalatina, zigomática e infratemporal. A visualização é superior, a morbidade é menor e as complicações da cirurgia cerebral ou da base de crânio assistida por endoscopia, particularmente lesões neurológicas e vasculares cerebrais, fístula liquórica e infecção são as mesmas que após os procedimentos abertos.

Apesar de todos os avanços tecnológicos e cirúrgicos, o reparo do defeito dural extensivo continua a ser um desafio considerável. Mesmo com os avanços técnicos incríveis, o sucesso da cirurgia depende mais de outros fatores: o cirurgião deve ter um perfeito conhecimento da anatomia envolvida, juntamente com um treinamento e experiência cirúrgica endoscópica extensa e boas habilidades cirúrgicas e de julgamento, e um colega de neurocirurgia altamente qualificado. Só então a cirurgia transnasal da base do crânio assistida por endoscopia pode alcançar seu potencial pleno.

 Para consultar a lista completa de referências, acesse www.expertconsult.com.

LEITURA SUGERIDA

Bouche J, Guiot G, Rougerie J, et al: [The trans-sphenoidal route in the surgical approach to chordoma of the clivus.] *Ann Otolaryngol Chir Cervicofac* 83:817, 1966.

Ciric I, Ragin A, Baumgartner C, et al: Complications of transsphenoidal surgery: results of a national survey, review of the literature, and personal experience. *Neurosurgery* 40:225, 1997.

Drake CG: The surgical treatment of vertebral-basilar aneurysms. *Clin Neurosurg* 16:114, 1969.

Ducasse A, DeLattre JF, Segal A, et al: Anatomical basis of the surgical approaches to the medial wall of the orbit. *Anat Clin* 7:15, 1985.

Fujii K, Chambers SM, Rhoton AL, Jr: Neurovascular relationship of the sphenoid sinus. A microsurgical study. *J Neurosurg* 50:31, 1979.

Haddad G, Bassagasteguy L, Carrau RL, et al: A novel reconstructive technique following endoscopic expanded endonasal approaches: vascular pedicle nasoseptal flap. *Laryngoscope* 116:1, 2006.

Harsh GR 4th, Joseph MP, Swearingen B, et al: Anterior midline approaches to the central skull base. *Clin Neurosurg* 43:15, 1996.

Hitotsumatsu T, Matsushima T, Rhoton AL: Surgical anatomy of the midface and the midline skull base. *Oper Tech Neurosurg* 2:160, 1999.

Janecka IP, Nuss DW, Sen CN: Facial translocation approach to the cranial base. *Acta Neurochir Suppl (Wien)* 53:193, 1991.

Kassan AB, Snydermann CH, Carrau RL, et al: *The expanded endonasal approach to the ventral skull base: sagittal plane*, Tuttlingen, Germany, 2007, Endo-Press.

Kennedy DW, Keogh B, Senior B, et al: Endoscopic approach to tumors of the anterior skull base and orbit. *Oper Tech Otolaryngol Head Neck Surg* 7:257, 1996.

Lang J: *Clinical anatomy of the nose, nasal cavity and paranasal sinus*, New York, 1989, Thieme Medical Publishers.

Navarro JC: Surgical anatomy of the nose, paranasal sinuses, and pterygopalatine fossa. In Stamm AC, Draf W, editors: *Micro-endoscopic surgery of the paranasal sinuses and the skull base*, Heidelberg, 2000, Springer.

Puxeddu R, Lui MWM, Chandrasekar K, et al: Endoscopic-assisted transcolumellar approach to the clivus: an anatomical study. *Laryngoscope* 112:1072, 2002.

Rabadan A, Conesa H: Transmaxillary-transnasal approach to the anterior clivus: a microsurgical anatomical model. *Neurosurgery* 30:473, 1992.

Sandor GK, Charles DA, Lawson VG, et al: Trans oral approach to the nasopharynx and clivus using the Le Fort I osteotomy with midpalatal split. *Int J Oral Maxillofac Surg* 19:352, 1990.

Sano K, Jinbo M, Saito I: Vertebro-basilar aneurysms, with special reference to the transpharyngeal approach to basilar artery aneurysm. *No To Shinkei* 18:1197, 1996.

Sasaki CT, Lowlicht RA, Astrachan DI, et al: Le Fort I osteotomy approach to the skull base. *Laryngoscope* 100:1073, 1990.

Sethi DS, Pillay PK: Endoscopic management of lesions of the sella turcica. *J Laryngol Otol* 109:956, 1995.

Stamm AC: Transnasal endoscopic-assisted skull base surgery. *Ann Otol Rhinol Laryngol* 115(Suppl 196):45, 2006.

Stamm AC: Micro-endoscopic surgery of the paranasal sinuses. In Stamm AC, Draf W, editors: *Micro-endoscopic surgery of the paranasal sinuses and the skull base*, Heidelberg, 2000, Springer.

Stamm AC, Pignatari SNP: Transnasal endoscopic surgical approaches to the posterior fossa. In Anand VK, Schwartz TH, editors: *Practical endoscopic skull base surgery*, San Diego, 2007, Plural Publishing.

Stamm AC, Pignatari SSN, Vellutini E: Transnasal endoscopic surgical approaches to the clivus. *Otolaryngol Clin North Am* 39:639, 2006.

Stamm AC, Pignatari SSN, Vellutini E, et al: A novel approach allowing binostril work to the sphenoid sinus. *Otolaryngol Head Neck Surg* 138:531, 2008.

Yasargil MG: *Anterior approaches to the clivus: microsurgery applied to neurosurgery*, Stuttgart, 1969, Georg Thieme Verlag.

91 Neoplasias do Osso Temporal e Cirurgia da Base Lateral do Crânio

Michael Marsh | Herman A. Jenkins

Pontos-chave

- Os pacientes com envolvimento da artéria carótida interna pelo tumor, irregularidade do contorno na angiografia ou ressecção antecipada da artéria carótida interna devem ser submetidos ao teste de oclusão pré-operatória temporária com balão (OTB), com acompanhamento neurológico com ou sem avaliação quantitativa do fluxo sanguíneo cerebral. Quando o OTB pré-operatório revela déficit neurológico ou o fluxo sanguíneo cerebral é inferior a 30 mL/100 g/min, a ressecção definitiva não é uma opção, a menos que um desvio extracraniano-intracraniano possa ser realizado de antemão. A decisão a respeito da revascularização contra a oclusão permanente com balão é tomada de preferência no pré-operatório.
- O procedimento mínimo para o tratamento do carcinoma do meato acústico externo normalmente é uma ressecção lateral do osso temporal. Se a terapia de radiação for antecipada no pós-operatório, a cavidade deve ser obliterada, tendo em conta o elevado risco de osteorradionecrose em cavidades abertas irradiadas.
- Os carcinomas do meato acústico externo que se estendem ao mesotímpano são perfeitamente tratados com uma ressecção lateral do osso temporal com petrosectomia ou ressecção do osso temporal subtotal e radioterapia pós-operatória.
- As malignidades de alto grau do osso temporal com extensão para fora do osso petroso até o ápice petroso, com amplo envolvimento da dura-máter, com envolvimento franco do parênquima, com envolvimento do gânglio de Gasser ou com invasão ao longo da base do crânio pressagiam um mau resultado em quase todos os casos. A paliação deve ser fortemente considerada com uma quimiorradioterapia concomitante.
- Os aneurismas das artérias carótidas internas na porção cervical superior e petrosa podem ser tratados pelo implante de *stent* endovascular, um balão de aprisionamento ou uma ressecção cirúrgica com ou sem revascularização ou desvio extracraniano-intracraniano como indicado por angiografia e pelas conclusões da avaliação do OTB.
- Os tumores glômicos timpânicos, cujas fronteiras são claramente vistas através da membrana timpânica, podem ser removidos transtimpanicamente; caso contrário, uma abordagem estendida do recesso facial é indicada.
- Os tumores glômicos jugulares são mais bem removidos através de uma abordagem de Fisch tipo A infratemporal. O estadiamento pode ser necessário com uma extensão intracraniana significativa. A embolização pré-operatória pode diminuir consideravelmente a perda de sangue intraoperatória.
- A radioterapia para um tumor glômico jugular pode ser indicada para as recorrências ou lesões irremovíveis ou na presença de uma contraindicação médica para a cirurgia.
- Os schwannomas do forame jugular, que são principalmente intracranianos, são mais facilmente abordados suboccipitalmente. Os schwannomas do forame jugular que são tumores intraforaminais e combinados são removidos da forma mais segura, utilizando uma abordagem da fossa infratemporal (Fisch tipo A) com ou sem transposição do nervo facial.
- O histórico clássico de schwannomas do nervo facial é de uma paralisia facial lentamente progressiva ao longo de meses a anos, não dias ou semanas, embora possa ocorrer um início súbito de paralisia, paresia flutuante e tique facial. Recomenda-se esperar que a função facial se deteriore até o grau IV de House-Brackmann antes da ressecção cirúrgica, porque esse pode ser o melhor resultado esperado com a ressecção do nervo facial e a reanastomose.
- A drenagem de granulomas de colesterol pode ser realizada através das vias perilabirínticas ou por via transesfenoidal usando técnicas endoscópicas guiadas por imagem.
- O tratamento cirúrgico de um colesteatoma congênito que envolve o ápice petroso exige a remoção completa da matriz do colesteatoma ou a exteriorização permanente.
- Os cordomas do *clivus* podem ser removidos usando técnicas pós-auricular (Fisch tipo B) ou pré-auricular de ressecção lateral do osso temporal. As abordagens transnasais assistidas por endoscopia também podem resultar em erradicação completa, com uma morbidade muito reduzida em comparação com as técnicas anteriores de translocação facial ou lateral da base do crânio.

As abordagens laterais da base do crânio exigem numerosas manipulações das estruturas intervenientes para ter acesso às várias regiões do crânio e em torno das fossas posterior e craniana média. Os avanços na avaliação pré-operatória, nas técnicas cirúrgicas e nos cuidados perioperatórios têm permitido a remoção de tumores anteriormente considerados como irressecáveis. Concomitantemente, as taxas de morbidade e mortalidade associadas a esses procedimentos têm diminuído significativamente. Uma equipe coesa, especializada na base do crânio, proporciona ao paciente a melhor avaliação pré-operatória, o melhor planejamento e a melhor execução cirúrgica possível. A equipe requer a perícia de um otorrinolaringologista ou neurotologista trabalhando com o neurocirurgião, o neurorradiologista, o radiologista intervencionista e anestesista. O cirurgião reconstrutivo pode desempenhar um papel importante, especialmente se forem necessários retalhos livres. Este capítulo analisa a anatomia pertinente, várias abordagens para a base lateral do crânio e as entidades patológicas selecionadas.

As lesões benignas e malignas (Quadro 91-1) que envolvem a orelha média e o osso temporal estão localizadas em uma das áreas mais inacessíveis do corpo. Embora uma variedade de tipos histológicos de tumor seja encontrada nessas áreas, ela é rara, e a experiência clínica no seu diagnóstico e tratamento não é facilmente adquirida. As abordagens cirúrgicas para a base do crânio são difíceis, e os riscos de déficit neurológico são significativos. As principais artérias e veias que suprem o cérebro, as estruturas intracranianas e todos os nervos cranianos saem através do osso temporal ou são contíguas a ele. A técnica cirúrgica moderna salienta fortemente a minimização da perda neurológica ou cosmética no tratamento de lesões benignas e malignas do osso temporal. Através dos anos, as abordagens colaborativas com o osso temporal foram desenvolvidas para o tratamento de lesões benignas e estão sendo expandidas para abranger também lesões malignas. No entanto, um conhecimento considerável da anatomia do osso temporal e a experiência laboratorial adequada da perfuração do osso temporal são essenciais na adaptação dessas abordagens para cada paciente. Muitos tipos histológicos são encontrados, porém raramente, e são responsáveis pelos relatos de casos isolados na literatura. A divisão dos tumores em categorias benigna e maligna, em combinação com o conhecimento da biologia do tumor em particular e o planejamento pré-operatório meticuloso, facilita muito a seleção da abordagem cirúrgica adequada e um bom resultado.

ANATOMIA DA BASE DO CRÂNIO

Uma visão geral da anatomia da base do crânio é encontrada nos Capítulos 57 e 89. Com as abordagens laterais da base do crânio, as estruturas anatômicas são abordadas a partir de um ponto de vista diferente do apresentado em textos anatômicos clássicos em termos de curso de dissecção, já que tais abordagens são projetadas para aumentar a exposição, preservando as estruturas neurovasculares. O limite superior da fossa infratemporal, como descrito por Grant,[1] consiste na asa maior do esfenoide e na fossa temporal que contém o músculo temporal. O limite medial é a placa pterigoide lateral, e o limite lateral é o ramo mandibular e o côndilo. A parede posterior do seio maxilar marca o limite anterior e posterior e inferiormente, a fossa infratemporal se abre para o espaço parafaríngeo, onde as bandas fasciais e os ligamentos subdividem os espaços fechados.[2-4]

Quadro 91-1. NEOPLASIAS DO OSSO TEMPORAL

Tumores Benignos Primários
Paraganglioma
Neurofibroma/schwannoma
Meningioma
Adenoma
  Adenoma ceruminoso
  Cilindroma écrino
  Adenoma pleomórfico
Neoplasias Mesenquimais
Condroma
Condroblastoma
Fibroma condromixoide
Hemangioma
Lipoma
Mixoma
Tumores Fibro-ósseos
  Fibroma ossificante
  Displasia Fibrosa
Granuloma de Células Gigantes
Cistos Ósseos Aneurismáticos
Osteoblastoma
Osteoma/Exostose
Cisto Ósseo Unicameral
Teratoma
Tecido disontogenético
Coristoma
Papiloma Invertido
Glioma
Tumores Metastáticos
Próstata
Mamário
Gastrintestinal
Células Renais
Pulmonar
Mieloma Múltiplo
Linfoma
Leucemia (Cloroma)

Tumores Malignos Primários
Carcinomas Epidérmicos
Carcinoma de Células Escamosas
Carcinoma Verrucoso
Carcinoma Basocelular
Melanoma
Adenocarcinomas
Adenocarcinoma Ceruminoso (baixo e alto grau)
Adenocarcinoma Adenoide Cístico
Adenocarcinoma Mucoepidermoide
Adenocarcinoma de Células Sebáceas
Cistadenocarcinoma papilar
Neoplasias Mesenquimais
Rabdomiossarcoma
Fibrossarcoma
Condrossarcoma
Osteossarcoma
Lipossarcoma
Dermatofibrossarcoma protuberante
Fibro-histiocitoma
Angiossarcoma
Osteoclastoma
Cordoma
Plasmocitoma
Invasão Tumoral Contígua
Estruturas Neuronais
  Meningioma
  Glioma
  Neurofibroma/schwannoma
Papiloma do Plexo Coroide
Neoplasia da Glândula Parótida
Carcinoma da Pele Periauricular
Tumores Hipofisários
Craniofaringioma
Cordoma
Tumores do Couro Cabeludo
Carcinoma da Nasofaringe

O nervo facial sai do forame estilomastóideo para entrar na glândula parótida e, em seguida, surge a partir da glândula distalmente envolto na fáscia do sistema aponeurótico muscular superficial.[5] A fossa mandibular pode limitar a exposição superior em abordagens laterais.

Como canais de baixa pressão e sem válvulas, o sistema venoso na base do crânio é fundamental nas abordagens laterais. A tórcula de Herófilo é a confluência do seio transverso (seio lateral), do seio longitudinal superior, do seio reto e do seio occipital. Bisaria[6] descobriu que essa confluência dos seios estava ausente em 24,5% de 110 dissecções de cadáveres. A ligação do seio transverso pode conduzir ao edema cerebral maciço se a tórcula de Herófilo estiver ausente.[7] A veia de Labbé, ou veia anastomótica inferior, conecta a veia cerebral média superficial com o seio transverso e drena os lobos parietal inferior e temporal posterior superficial. Isso ocorre no lado direito 66% das vezes e à esquerda 77% das vezes.[8] Quando presente, ela deságua no seio transverso logo proximal ao seio sigmoide. A interrupção da veia de Labbé pode levar ao edema do lobo temporal e ao infarto, a menos que uma boa drenagem colateral esteja presente.[7,8] O seio petroso superior corre ao longo da borda posterossuperior do osso petroso do seio cavernoso até a junção dos seios transversos e sigmoide e recebe afluentes da cavidade timpânica e das veias cerebrais inferiores e cerebelares.[9] O bulbo jugular tem em média 15 mm de largura e, geralmente, é separado da cavidade do tímpano por osso, mas tem sido relatado como sendo deiscente em 6% dos ossos temporais de cadáveres.[10] O seio petroso inferior corre entre o bulbo jugular e seio cavernoso na fissura petro-occipital e recebe afluentes do meato acústico interno (MAI), da ponte, do bulbo e do cerebelo inferior.[9] O seio petroso inferior, ocasionalmente a veia do aqueduto coclear, e o seio occipital drenam para o bulbo jugular. Os nervos cranianos IX, X e XI passam através da porção medial anterior do forame jugular e podem ser comprimidos durante as manobras para obter hemostasia do seio petroso inferior.[11]

A artéria carótida interna (ACI) sobe profundamente aos músculos digástrico e estiloide para entrar no sifão carotídeo medial ao processo estiloide e ascende através dos segmentos verticais e horizontais. No segmento vertical perto do joelho, a artéria está logo atrás do orifício da tuba auditiva, posteromedialmente à fossa glenoide. O orifício da tuba auditiva óssea é separado da carótida interna por 1,5 mm de osso, em média, e pode ter uma deiscência.[12,13] A porção média do segmento arterial vertical é anteromedial à espira basal da cóclea. A distância até a cóclea mede aproximadamente 1,34 mm.[14] O comprimento médio do segmento vertical é de aproximadamente 10 mm (faixa de 5 a 15 mm).[12,15] O segmento horizontal viaja obliquamente em uma direção lateral ou medial a partir do joelho até a entrada intracraniana desse vaso na face superior do forame lacerado. Seu comprimento médio é de 20 mm (variação, 14,5 a 26 mm).[12,15] A anatomia linfática relevante inclui os vasos linfáticos pré-auriculares e parotídeos que drenam a orelha externa, com as faces mais mediais do meato acústico externo (MAE) que drenam para gânglios jugular e retroauricular profundos. A mucosa da orelha média e o mastoide drenam para os canais que circundam a tuba auditiva, que então drena para os gânglios jugular superior e retrofaríngeo.[16]

AVALIAÇÃO DE LESÕES DA BASE DO CRÂNIO

O diagnóstico preciso e a avaliação da extensão dos tumores do espaço da orelha média e do osso temporal exigem uma análise física adequada e avaliações audiológica, vestibular e radiológica. Os tumores do espaço da orelha média frequentemente podem ser vistos no exame físico. A combinação da frequência de determinadas lesões e suas apresentações clássicas muitas vezes sugere o tipo de tumor. Os tumores da base lateral do crânio muitas vezes se manifestam com déficits de nervos cranianos, que incluem perda de audição, zumbido pulsátil e disfunção da tuba auditiva. Devem ser realizados um histórico e um exame físico completos com atenção especial para os nervos cranianos. A audiometria é útil no planeamento cirúrgico, particularmente quando a remoção do labirinto será necessária. A avaliação radiográfica fornece informações sobre a localização, as extensões, as relações estruturais circundantes e prováveis achados histológicos.[17-25]

TOMOGRAFIA COMPUTADORIZADA E RESSONÂNCIA MAGNÉTICA

A tomografia computadorizada (TC) e a ressonância magnética (RM) pré-operatórias são indispensáveis para a cirurgia moderna da base do crânio (Cap. 63). Hirsch e Curtin[26] observaram que a RM e a TC são "complementares e não competitivas na avaliação inicial de lesões da base do crânio". A TC moderna apresenta um detalhamento ósseo requintado e informações muito importantes dos tecidos moles. A força da TC reside no delineamento do efeito do tumor no osso da base do crânio. A discriminação dos tecidos moles ainda é limitada por causa da estreita faixa de elétron-densidades nos tecidos moles de interesse. Uma discriminação maior do tecido mole está disponível com a TC se contraste iodado for administrado por via endovenosa. O advento da ressonância magnética com a sua excelente sensibilidade dos tecidos moles resultou em um menor número de indicações do uso de técnicas de contraste iodado na TC. Embora a RM seja capaz de avaliar as alterações na estrutura óssea, ela o faz apenas indiretamente porque o osso cortical tem poucos prótons de água móveis e, portanto, quase nenhum sinal intrínseco. Por essa razão, a RM é inferior à TC na avaliação das alterações ósseas sutis. Essas características são achados importantes nos tumores do osso temporal. A discriminação fina dos tecidos moles na ressonância magnética é melhorada pela infusão endovenosa (EV) do meio de contraste gadolínio para RM. Outra vantagem da RM é a sua capacidade de exibir vários planos de imagem sem reposicionar o paciente, o que torna mais fácil obter imagens oblíquas coronal, sagital e até mesmo fora do eixo. Por essas razões, a RM é superior à TC cerebral na definição dos efeitos cerebrais ou meningiais de lesões do osso temporal. Por causa dos efeitos magnéticos potencialmente perigosos, a RM não pode ser usada em pacientes com certos marcapassos cardíacos ou válvulas, clips ferromagnéticos para aneurisma cerebral, alguns filtros da veia cava e corpos estranhos intraoculares ferromagnéticos.

A avaliação usual de um potencial tumor do osso temporal começa com a TC do osso temporal sem contraste. Esse estudo mostra imediatamente lesões grandes e, geralmente, sugere a presença de lesões menores. Embora os resultados da TC do osso temporal possam ser negativos, a RM de acompanhamento pode ser indicada se os achados clínicos sugerirem fortemente um tumor. Como a TC, a RM é voltada para a região de interesse em vez de apenas fornecer imagens de fatias espessas de toda a cabeça. A RM do osso temporal quase sempre é realizada com e sem gadolínio. Muitos médicos optam por ignorar a TC se eles acreditam que a doença seja retrococlear. A TC pode então ser adicionada após o estudo de ressonância magnética, se for necessário um detalhamento preciso do osso.

Tanto a TC quanto a RM são técnicas computadorizadas de imagem. Por essa razão, qualquer uma delas pode ser reformatada no visor digital desejado. Um tipo popular de exibição reformatada é uma imagem tridimensional, o que pode ajudar o cirurgião, tornando mais fácil o entendimento da extensão da lesão, mas esse tipo de imagem quase nunca fornece informações diagnósticas que não estavam disponíveis nos cortes axial ou coronal padrão. Além disso, as imagens tridimensionais são fortemente pós-processadas, e informações significativas da imagem podem ser perdidas nesse tipo de processamento. Atualmente, as imagens tridimensionais são utilizadas quase que exclusivamente como imagens suplementares, de acordo com a preferência do médico.

AVALIAÇÃO PRÉ-OPERATÓRIA DA ARTÉRIA CARÓTIDA

Na ressecção de tumores da base do crânio, a gestão adequada da ACI continua sendo fundamental (Fig. 91-1). A morbidade associada à oclusão da artéria carótida é bem conhecida. A primeira ligadura carotídea documentada, realizada em 1585 por Paré para uma lesão de espada, resultou em acidente vascular cerebral.[27] Uma revisão da literatura revela que o sacrifício abrupto involuntário desse vaso resultou em infartos cerebrais em 26% (65 de 254) com uma taxa de letalidade de 46% (30 de 65).[28] A oclusão gradual, tal como aquela realizada com uma pinça de Silverstone, não parece alterar a morbidade. Berenstein et al.[29] notaram que não ocorre uma redução significativa do fluxo sanguíneo ou da pressão até que uma área de corte transversal menor do que 2 mm^2 seja atingida, independentemente do diâmetro do vaso. As complicações tardias da ligadura da ACI cervical podem ocorrer depois de várias horas, como resultado da estase com trombose distal e fenômenos embólicos.

ARTERIOGRAFIA DOS QUATRO VASOS

Todos os pacientes considerados para uma cirurgia de base lateral do crânio extensa devem ser submetidos a uma angiografia carotídea dos quatro vasos com uma fase venosa (Caps. 63 e e-136*). A

---
* Disponível, em inglês, em www.expertconsult.com.

angiografia é apenas qualitativa, mas pode fornecer informações críticas (Fig. 91-2).

De acordo com Fisch et al.,[30] a evidência angiográfica de irregularidade no contorno da ACI ou estenose ao nível da lesão deve sugerir a consideração de uma oclusão eletiva com balão da carótida ipsilateral no pré-operatório. A oclusão da carótida intraoperatória está associada a uma maior taxa de sequelas neurológicas permanentes.

A fase venosa fornece informações críticas sobre a drenagem venosa colateral, devendo ser exigida a ligação do seio transverso ou da veia de Labbé.

AVALIAÇÃO DO FLUXO SANGUÍNEO CEREBRAL

É essencial ter alguma compreensão do fluxo sanguíneo cerebral (FSC) para a gestão da artéria carótida. O FSC normal se aproxima de 50 ml/100 g por minuto.[31] Nos seres humanos acordados, o FSC inferior a 20 ml/100 g por minuto produz uma falha na função cerebral e resulta em hemiparesia, pelo menos temporária, ou hemiplegia.[32] Nesse ponto, a eletroencefalografia (EEG) geralmente revela mudanças que refletem a falha de transmissão sináptica.[31] Com a diminuição do FSC abaixo de 15 mL/100 g por minuto, a atividade elétrica é perdida.[33] Jones et al.[34] observaram que a isquemia de longa duração em macacos com FSC local menor que 17 a 18 ml/100 g por minuto resultou em infarto. O

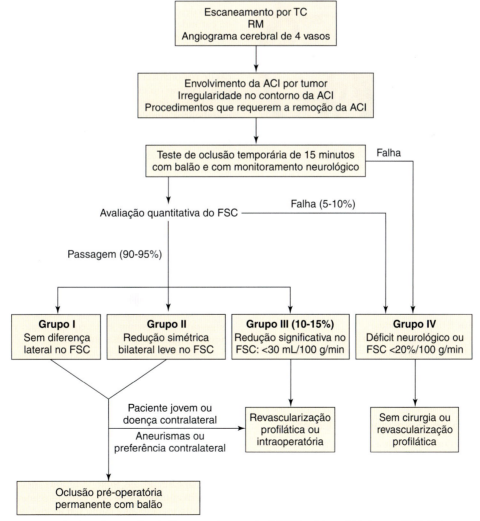

FIGURA 91-1. Algoritmo para avaliação pré-operatória de fluxo sanguíneo cerebral (FSC)/artéria carótida interna (ACI). TC, tomografia computadorizada; RM, ressonância magnética.

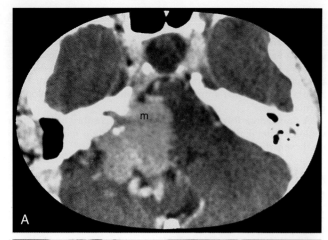

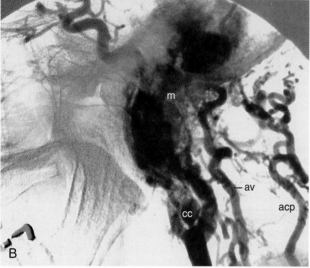

FIGURA 91-2. Dois paragangliomas do lado direito em uma mulher de 61 anos de idade. **A**, Corte axial, tomografia computadorizada após a administração de contraste endovenoso. Uma massa (m) densa, com aumento de contraste patológico e com vasos dilatados tortuosos, é demonstrada. Esta lesão ascendeu do glomo jugular para a cisterna do ângulo pontocerebelar. Ela cobre o meato acústico interno. **B**, Angiograma da artéria inominada, visto da subtração lateral, centrado na junção craniocervical. A natureza descontroladamente hipervascular do paraganglioma é demonstrado. O tumor está parasitando a artéria vertebral (av) e está subindo nas artérias cervicais profundas (acp). Esses vasos estão dilatados e se tornam tortuosos devido ao fluxo aumentado exigido deles. Além do grande paraganglioma do glomo jugular (m), o paciente tem um pequeno paraganglioma do corpo carotídeo (cc).

curso de tempo da lesão neuronal irreversível em vários níveis de FSC em seres humanos é desconhecido.

A avaliação funcional do FSC é necessária quando 1) a ressecção em bloco de um tumor maligno exige a ressecção da ACI; 2) o envolvimento da ACI pelo tumor é visto na ressonância magnética ou na tomografia computadorizada; e 3) as irregularidades angiográficas no contorno ou estenose ao nível do tumor são evidentes.

Avaliação Qualitativa do Fluxo Sanguíneo Cerebral

Vários métodos têm sido propostos para avaliar a circulação colateral funcional no círculo de Willis. O mais simples é o teste de Matas, no qual a artéria carótida ipsilateral é comprimida de encontro a um processo transverso vertebral enquanto o examinador observa a deterioração da função neurológica.[35] A arteriografia da carótida com compressão cruzada vai dar uma sensação qualitativa do FSC ipsilateral.[36] As pressões intraoperatórias diretas do coto da carótida podem estimar a circulação colateral. Uma contra-pressão de 50 mmHg foi considerada como indicativo de FSC adequado, mas as pressões de coto[37] demonstraram ser pouco confiáveis.[38,39] A pletismografia ocular e o velocitometria por Doppler transcraniano da artéria cerebral média[40] têm limitações teóricas semelhantes. Em uma série de pacientes submetidos à cirurgia da carótida, a EEG intraoperatória não revelou nenhuma alteração em 18% a 56% das pessoas com níveis de FSC menores que 20 a 24 ml/100 g por minuto, dependendo do anestésico utilizado.[41] A EEG, portanto, pode ser muito insensível para a detecção de anormalidades do FSC em pacientes que sofrem de oclusões prolongadas da ACI.

Todas as avaliações geralmente aceitas do FSC envolvem a técnica radiológica intervencionista do teste da oclusão com balão (OTB). A avaliação do FSC vai ser qualitativa ou quantitativa com o OTB com monitoramento neurológico. Fisch usa o OTB qualitativo como o único método para avaliar o FSC colateral, com o neurorradiologista fazendo um julgamento experiente e qualitativo em relação a quais pacientes devem ser submetidos à oclusão permanente.[30] A circulação colateral pode ser realçada durante o OTB com hipotensão induzida farmacologicamente ou administração de acetazolamida. Outras técnicas qualitativas para a avaliação do FSC, tais como tomografia computadorizada com emissão de fóton único e magnetoencefalografia, tentam "quantificar" o FSC.[42-45]

Avaliação Quantitativa do Fluxo Sanguíneo Cerebral

O objetivo da avaliação quantitativa do FSC é identificar o subconjunto de 10% a 25% dos pacientes que "passam" no teste OTB (como descrito a seguir sob o título "algoritmos de gerenciamento da carótida"), mas que ainda estão sob risco moderado a elevado de dano neurológico irreversível no caso de oclusão da ACI. Os métodos quantitativos de avaliação do FSC durante o OTB incluem: 1) a tomografia por emissão de pósitrons (PET), 2) técnicas de ressonância magnética, 3) TC de perfusão cerebral e 4) TC com xenônio ou estudos nucleares com xenônio 133.

A PET apresenta a vantagem de medir o FSC e os parâmetros metabólicos simultaneamente.[46] A PET $H_2^{15}O$ é o padrão ouro atual para imagens *in vivo* do FSC; no entanto, o isótopo ^{15}O tem uma meia-vida de 2 minutos, o que requer um cíclotron no local.[47] Pode ser realizado um protocolo rápido de PET antes e durante o OTB com PET.[48] Dos testes mencionados, o PET fornece o conhecimento mais preciso sobre a hemodinâmica cerebral, embora potencialmente requeira uma infraestrutura cara, não esteja amplamente disponível e seja demorado.

Novos avanços mostram que a ressonância magnética funcional (RMf) tem o potencial de suplantar estudos de fluxo de xenônio.[49-53] Tais estudos de ressonância magnética têm sido utilizados para avaliar o FSC no pré-operatório e no pós-operatório de procedimentos de desvio extracraniano-intracraniano.[54] A vantagem potencial da RMf reside no fato de que ela requer apenas atualizações de software para os *scanners* de ressonância magnética atuais. As desvantagens incluem a necessidade de transporte para longe do leito vascular e de equipamento especial que tolere o campo magnético de alta potência.

A TC de perfusão cerebral com ou sem desafio de acetazolamida pode ser realizada rapidamente em qualquer aparelho de tomografia computadorizada padrão helicoidal (espiral) com mapas de perfusão gerados pelo software.[55,56] Mais estudos são necessários para validar a TC de perfusão como uma técnica quantitativa comparável ao TC com xenônio.

A cintilação com xenônio 133 mostra uma excelente correlação com as avaliações quantitativas de FSC de uma região definida com um contador de cintilação sobre o couro cabeludo[41] e também pode ser utilizada intraoperatoriamente.

O mapeamento do fluxo sanguíneo pela TC com xenônio é a medida quantitativa mais bem estudada clinicamente do FSC.[28,42,57-60] O xenônio inalado atua como um agente de contraste, cuja absorção e difusão a partir de tecido cerebral é proporcional ao fluxo sanguíneo. A distribuição do FSC é estimada com o software de computador especializado antes e depois do OTB da ACI durante tomografias seriadas e a partir do qual um mapa do fluxo sanguíneo é calculado. Um algoritmo para a gestão da artéria carótida foi proposto com base no mapeamento do fluxo sanguíneo por TC com xenônio pré-operatório com oclusão carotídea temporária com balão (Fig. 91-1). O grupo 3 de pacientes (Fig. 91-1), apesar de "passar" no teste OTB, tem valores de FSC entre 20 e 30 mL/100 g por minuto e é considerado como estando em descompensação hemodinâmica, sem déficit neurológico, mas é inteiramente dependente da pressão arterial sistêmica.[5] Como é bem reconhecido, as flutuações da pressão arterial intraoperatórias e pós-operatórias após a oclusão da ACI podem empurrar esses pacientes do precipício. Estima-se que 90% do grupo 3 de pacientes terão um grande acidente vascular cerebral após oclusão permanente da ACI.[61]

ALGORITMOS DE GERENCIAMENTO DA CARÓTIDA

A decisão a respeito da gestão da ACI é melhor tomada no pré-operatório. A oclusão intraoperatória da carótida é geralmente realizada para controlar a hemorragia maciça em condições subótimas, o que resulta em uma taxa de complicações neurológicas superior. A oclusão intraoperatória com balão ou a colocação de desvio intra-arterial pode ser necessária se a carótida for lacerada e o controle for difícil.[62-64]

Após a avaliação funcional pré-operatória da ACI, seja qualitativa ou quantitativa, as decisões sobre a gestão da carótida são dependentes de: 1) resultados da avaliação funcional, 2) idade do paciente e 3) tumor contralateral na base do crânio ou doença vascular.

A reconstrução com enxerto de veia, em vez do sacrifício da artéria, pode ser considerada independentemente do resultado do OTB, especialmente em pacientes jovens e quando o envolvimento contralateral é uma possibilidade, para restaurar a circulação fisiológica e reduzir o risco de aneurismas intracranianos tardios.[33,42] A justificativa para a preservação de uma ACI envolta por tumor benigno, quando isso é possível, ou de uma revascularização, quando a preservação não é possível, é válida.[65]

As opiniões sobre os algoritmos para a gestão da ACI com base em avaliações funcionais diferem ainda mais, assim como a opinião é diferente em relação ao que constitui uma avaliação adequada em primeiro lugar. Os resultados do teste OTB temporário podem ser classificados como "passou" ou "falhou". *Passar* no teste significa que não há déficit neurológico e que o FSC é maior do que 30 mL/100 g por minuto (se a avaliação quantitativa foi realizada). *Falhar* no teste significa que há déficit neurológico evidente ou que o FSC é inferior a 30 mL/100 g por minuto (se a avaliação quantitativa foi realizada), ou ambos.

Para os pacientes com resultados de OTB na categoria de "falha", a ressecção definitiva pode não ser possível; alternativamente, o desvio extracraniano-intracraniano que antecede o procedimento de ressecção deve ser considerado.[42,66-68]

Pacientes que "passam" são ainda subclassificados dependendo se o teste qualitativo ou quantitativo for realizado. Usando o OTB qualitativo, Fisch[30] recomenda a oclusão permanente da ACI no pré-operatório se o neurorradiologista confirmar a circulação cruzada adequada e sem deterioração neurológica ocorrida durante o teste. Em uma série relatada por Zane et al., apenas 5% (2 de 46 pacientes, um pré-operatório e um pós-operatório) tiveram sequelas neurológicas permanentes após a oclusão quando se utilizou esse algoritmo.[30] Se o teste quantitativo foi realizado, a oclusão transarterial permanente com balão pode ser considerada para os candidatos operatórios nos grupos 1 e 2 (FSC> 30 mL/100 g por minuto; Fig. 91-1) para as mesmas indicações que ocasionaram o teste funcional do FSC. Se a decisão para a oclusão da ACI for tomada no pré-operatório, a oclusão permanente com balão deve ser realizada de 1 a 4 semanas antes da ressecção para diminuir as sequelas tromboembólicas. A colocação próximo ao nível da bifurcação da carótida e distalmente pouco antes da artéria oftálmica minimiza as sequelas tromboembólicas tardias.[69] As sequelas a longo prazo da oclusão da carótida são desconhecidas, embora o mapeamento do fluxo sanguíneo com a TC com xenônio após o OTB se correlacione bem com a evolução neurológica de médio prazo.[28] A reconstrução direta da veia com enxerto é indicada para permitir a ressecção completa do tumor (Fig. 91-1) em pacientes designados para o grupo 3 por avaliação quantitativa do FSC (FSC <30 ml/100 g por minuto), aqueles com lesões bilaterais e pacientes jovens com tumores benignos, de acordo com Sen e Sekhar.[66] Revascularização intraoperatória está associada com aumento do tempo operatório, oclusão do enxerto, necessidade de transfusão e potencial para ruptura pós-operatória.[30] O risco de oclusão do enxerto é especialmente elevado entre os pacientes com enxertos longos.

Desconsiderando a preferência do cirurgião pela revascularização ou pela oclusão permanente com balão, a decisão é tomada de preferência em circunstâncias controladas no pré-operatório.

ABORDAGENS CIRÚRGICAS

Embora o comportamento biológico dos tumores que envolvem a base do crânio possa variar, certos princípios gerais devem ser seguidos na sua remoção. É essencial, se possível, determinar no pré-operatório se a lesão é benigna ou maligna. As lesões benignas pequenas no espaço da orelha média, cujas fronteiras são claramente visíveis através da membrana timpânica, podem ser removidas através do MAE. Ao remover o tumor, o cirurgião deve diferenciá-la claramente de uma anomalia vascular porque os danos na porção intratemporal da ACI são perigosos e podem exigir uma ligadura da artéria para o controle do sangramento. Os tumores benignos limitados ao mesotímpano, cujas fronteiras não são visíveis através da membrana timpânica, podem ser abordados através de um acesso combinado transcanal com o recesso facial ou através de uma abordagem estendida do recesso facial. Ocasionalmente, o recesso facial é estreito, o que exige a remoção da totalidade ou de parte da parede posterior óssea do MAE; as abordagens cirúrgicas básicas para o mastoide e o mesotímpano são descritas nos Capítulos 57 e 68. As malignidades são mais bem removidas em bloco, ao passo que as lesões benignas podem ser extirpadas aos poucos, embora, dependendo da biologia, a ressecção exija a realização de uma bainha de tecido normal. As abordagens cirúrgicas para lesões mais profundas dentro do osso temporal devem ser escolhidas para proporcionar uma exposição adequada para a excisão completa ou para permitir o acesso fácil a uma cavidade exteriorizada, para preservar a audição residual útil se possível, para preservar o nervo facial e outras funções dos nervos cranianos quando possível, para evitar danos ao tronco cerebral e à ACI, e evitar o fechamento do ferimento, sem vazamento de líquido cefalorraquidiano (LCR).

A abordagem operatória e a técnica intraoperatória devem maximizar a exposição segura e minimizar a morbidade. Os cirurgiões devem ser bem experientes em todos os métodos de exposição das várias regiões da base do crânio. A exposição circunferencial das margens do tumor para tumores benignos e a técnica em bloco para as lesões malignas, a minimização da perda de sangue pela embolização pré-operatória seletiva e a ligadura seletiva intraoperatória de vasos, o controle proximal e distal da ACI ao redor do tumor e a preservação dos nervos cranianos facilitados pelo monitoramento intraoperatório por meio da eletromiografia (EMG; Capítulo e-178[*]) sempre que necessários são essenciais para um bom resultado.

RESSECÇÃO EM LUVA DO MEATO ACÚSTICO EXTERNO

Uma ressecção em luva do MAE remove a porção cartilaginosa e parte ou toda a pele da parede do canal ósseo circunferencialmente sem a remoção do osso. Os enxertos de pele de espessura

---

[*] Disponível, em inglês, em www.expertconsult.com.

parcial são usados no pavilhão auricular e no MAE. Alguns cirurgiões incluem a membrana timpânica, como uma margem medial para a ressecção em luva, embora esse tipo de procedimento seja geralmente reservado para malignidades localizadas na porção cartilaginosa do meato. As malignidades localizadas ou que envolvem a porção óssea requerem pelo menos uma ressecção óssea temporal lateral (OTL).

RESSECÇÃO ÓSSEA TEMPORAL LATERAL (PARCIAL)

Uma ressecção OTL[70-73] remove em bloco todas as porções ósseas e cartilaginosas do MAE e da membrana timpânica, usando a abordagem estendida do recesso facial (Fig. 91-3). Esse procedimento é indicado para pacientes com neoplasias malignas localizadas no canal ósseo sem invasão de mesotímpano medial. A parotidectomia, a dissecção cervical e a condilectomia mandibular são realizadas como procedimentos cirúrgicos adjuvantes se indicado pelos achados intraoperatórios ou radiológicos pré-operatórios. O monitoramento do nervo facial intraoperatório é útil nesse procedimento.

Incisões

Um cilindro de tecido mole é projetado para incluir o trago e a concha do pavilhão auricular. A incisão é feita verticalmente para baixo, posterior e superior ao osso temporal, e o MAE é fechado com sutura. Uma incisão retroauricular é construída a aproximadamente um dedo de distância atrás do sulco retroauricular (Fig. 91-4, A), que pode ser estendida inferiormente para um vinco do pescoço para uma parotidectomia, caso seja necessário. Os retratores são então colocados.

A dissecção modificada do pescoço, a parotidectomia total e a mandibulectomia parcial podem ser realizadas se for indicado por estudos radiológicos perioperatórios ou achados intraoperatórios.

Mastoidectomia e Abordagem do Recesso Facial

Uma mastoidectomia completa é executada. A dissecção do mastoide superior é levada até a raiz do zigomático, e deve-se ter cuidado para não penetrar a parte óssea do MAE ou a membrana. A dissecção epitimpânica em uma direção anterior deve se

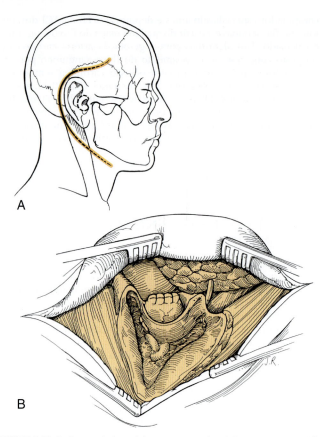

FIGURA 91-4. Ressecção lateral do osso temporal: incisão e exposição inicial. **A**, As incisões incluem um núcleo central do meato acústico externo, que é fechado com suturas. A incisão é estendida conforme necessário para a dissecção cervical ou para rotação de retalho do músculo temporal. Note que o trago pode ser preservado para uma melhor cosmese. **B**, O fechamento do meato, a mastoidectomia e a dissecção epitimpânica foram concluídos.

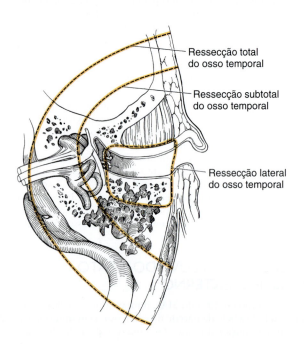

FIGURA 91-3. Margens de ressecção para as ressecções lateral do osso temporal, subtotal do osso temporal e total do osso temporal.

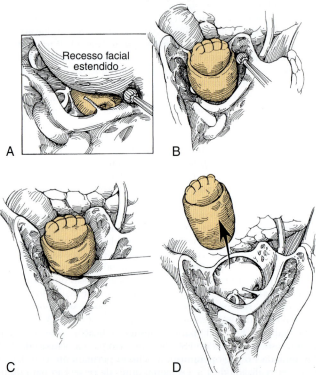

FIGURA 91-5. Ressecção lateral do osso temporal: liberação do espécime. **A**, Dissecção estendida do recesso facial. **B**, Dissecção hipotimpânica. **C**, Espécime fraturado com osteótomo. **D**, Espécime separado do tecido mole.

estender na articulação temporomandibular, como representado na Figura 91-4, *B*. Uma abordagem estendida do recesso facial é então realizada por "cavitação em forma de casca de ovo" do segmento vertical do nervo facial do segundo joelho até o forame estilomastóideo (Fig. 91-5, *A*). A articulação incudoestapediana é separada, e o pilar de osso entre a abordagem do recesso facial e a fossa da bigorna também é removido. O tendão tensor do tímpano é cortado com uma tesoura de *Bellucci*. A dissecção hipotimpânica é realizada pela extensão da abordagem do recesso facial através do nervo corda do tímpano. A perfuração com uma broca de diamante ou de corte é continuada ao longo da face inferior do hipotímpano medialmente ao anel e lateralmente ao bulbo jugular e ao canal carotídeo até que o tecido mole seja alcançado, com o cuidado de não lesar o nervo facial intraparotídeo (Fig. 91-5, *B*).

Remoção do Espécime

A continuidade entre a dissecção hipotimpânica e a dissecação epitimpânica anterior é estabelecida pela perfuração ao longo do mesotímpano anterior para a articulação temporomandibular ou pela fratura com um osteótomo curvo (Fig. 91-5, *C*). A cauterização ou dissecção afiada é usada para separar a parede anterior do canal ósseo do tecido mole da articulação temporomandibular e do lobo superficial da parótida. O espécime é então enviado em bloco para exame histopatológico (Fig. 91-5, *D*).

Fechamento

Se os procedimentos auxiliares, tais como a parotidectomia ou a ressecção mandibular, não forem executados e se não houver previsão de radioterapia pós-operatória, a criação de uma grande cavidade mastoide é aceitável. O orifício da tuba auditiva deve ser obliterado com fáscia temporal assim como na mastoidectomia radical. O mesotímpano e a crista facial podem ser cobertos com enxerto de fáscia temporal para facilitar a cicatrização. Além disso, a cartilagem do pavilhão auricular pode precisar ser removida para criar uma grande meatoplastia; um enxerto de pele com espessura parcial é então suturado nas margens do pavilhão auricular e da pele da face anterior ou pele tragal e recobre a cavidade mastóidea e os tecidos moles da cavidade anterior. O enxerto de pele, em seguida, pode ser fixado no lugar com suturas absorvíveis ao longo das áreas de tecidos moles. O uso de um enxerto irá minimizar a estenose meatal pós-operatória.[74] A gelatina absorvível pode então ser colocada no aspecto medial da cavidade mastóidea, seguida de tamponamento com tiras de gaze.

Se houver previsão de irradiação pós-operatória, a cavidade mastoide deve ser obliterada para evitar a osteorradionecrose.[75] Isso pode ser realizado com a utilização de gordura abdominal e a rotação de um enxerto temporal para cobrir o defeito. Como alternativa, uma aba de músculo esternocleidomastóideo com base superior sobre a artéria occipital pode ser rotacionada por incisão do músculo esternocleidomastóideo na clavícula. Um enxerto de pele é então suturado nas margens do pavilhão auricular e é fixado no músculo subjacente.

RESSECÇÃO ÓSSEA TEMPORAL SUBTOTAL E RESSECÇÃO ÓSSEA TEMPORAL TOTAL

Uma ressecção óssea temporal subtotal (OTS)[72,76-86] permite, essencialmente, a ressecção em bloco das superfícies mediais do mesotímpano e deixa as células aéreas do ápice petroso e partes do labirinto ósseo (Fig. 91-3). Esse tipo de ressecção está indicado para pacientes com doenças malignas que envolvam a orelha média.

A ressecção óssea temporal total (OTT) envolve uma ressecção em bloco do osso temporal e inclui o ápice petroso e o seio sigmoide (Fig. 91-3). A ACI petrosa pode ser incluída nessa ressecção. A ressecção OTT é um benefício adicional questionável se um tumor de alto grau envolver o ápice petroso ou a ACI ou se estender para fora do osso petroso intraduralmente ou para o seio

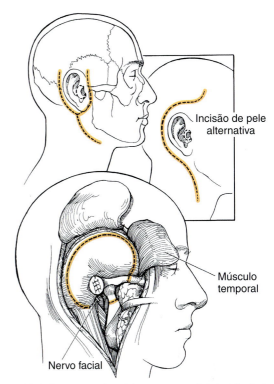

FIGURA 91-6. Ressecção subtotal do osso temporal. As incisões incluem um núcleo central do meato acústico externo, que é fechado com suturas. Observe que o trago pode ser preservado para uma melhor cosmese. A craniotomia temporal para a ressecção subtotal do osso temporal é menor do que para uma ressecção completa do osso temporal. A glândula parótida com o tronco principal do nervo facial foi elevada a partir do músculo masseter.

cavernoso. A ressecção total pode ser indicada para tumores de baixo grau de malignidade.[85]

Incisão

Uma grande incisão retroauricular em forma de C ou uma incisão em forma de Y pode ser projetada com a remoção de uma ilha central (Fig. 91-6). Como alternativa, uma incisão pré-auricular pode ser utilizada para casos com envolvimento do MAE. Ao realizar a incisão, cuidados devem ser tomados para preservar o grande nervo auricular, porque esse nervo pode ser usado para enxerto de interposição do nervo facial. Além disso, também cuidado deve ser tomado ao elevar a aba para fora do zigoma de modo a não ferir o ramo frontal periférico do nervo facial.

Manejo do Nervo Facial

Com o envolvimento da parótida ou o comprometimento do nervo facial, os ramos distais ou troncos principais do nervo facial podem ser identificados e seccionados e marcados para um futuro enxerto de interposição. Se tal envolvimento não estiver presente, o nervo facial é identificado no forame estilomastóideo e seccionado. A parótida é cuidadosamente dissecada para fora do masseter. O manejo do nervo facial proximal é considerado posteriormente.

Dissecção Cervical, Controle Vascular Proximal

Se a imagem pré-operatória indicar linfadenopatia, uma dissecção cervical supraomo-hióidea modificada pode ser realizada. Independentemente do envolvimento dos gânglios linfáticos, o controle vascular proximal da artéria carótida e da veia jugular interna pode ser obtido, e as alças vasculares são colocadas em torno desses vasos. O nervo craniano inferior, a ACI e a veia jugular interna podem ser seguidos superiormente. O músculo esternocleidomastóideo é separado da ponta da mastoide, assim como o músculo digástrico.

Dissecção da Fossa Infratemporal

A ligação do masseter ao zigoma é individual, e uma osteotomia mandibular é realizada a partir da fossa mandibular até o ângulo da mandíbula. O côndilo mandibular é separado da fossa mandibular, destacando a musculatura pterigoide lateral e medial com o cuidado para não ferir a artéria maxilar interna. Caso a artéria maxilar interna seja danificada, uma hemorragia significativa em resposta ao dano indicaria um bom fluxo sanguíneo a partir do plexo pterigoide, o que pressagia um músculo temporal viável útil para a reconstrução. O músculo temporal é elevado para fora do crânio de forma subperióstea e refletido inferiormente, ainda ligado ao processo coronoide. A dissecção da fossa infratemporal superior deve permitir a identificação do forame espinhoso e do forame oval.

Craniotomia Temporal

Uma craniotomia temporal é realizada para permitir a exposição da superfície superior do osso petroso, e uma craniotomia maior é realizada para uma ressecção OTT. A dura-máter é elevada para fora do osso petroso, prosseguindo do sentido posterior para o anterior.

Ressecção Óssea Temporal Subtotal

A porção petrosa vertical da ACI é identificada (Fig. 91-7). Essa ressecção é realizada por perfuração com brocas de diamante através da fossa mandibular e através do orifício da tuba auditiva. A mobilização da carótida é apenas distal ao primeiro joelho. O orifício distal da tuba auditiva deve ser suturado ou fechado com tecido autólogo.

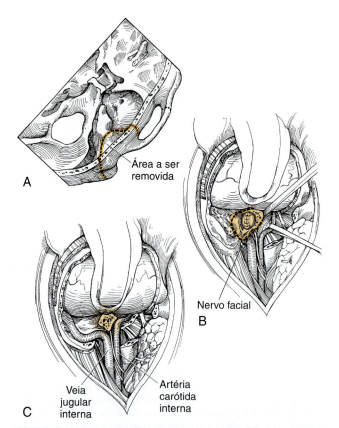

FIGURA 91-7. Ressecção subtotal do osso temporal. **A,** Vista panorâmica da ressecção proposta. Observe que o nervo facial pode ser exposto para um corte limpo no segmento labiríntico. **B,** Osteótomo na primeira curvatura (joelho) do canal carotídeo dirigida para o fundo do meato acústico interno. **C,** O espécime removido mostra o ápice petroso e a cápsula ótica restantes.

Delimitação do Seio Sigmoide e do Bulbo Jugular

Pode-se presumir que, se uma ressecção OTT foi selecionada, o sistema de ar mastóideo não está envolvido em pacientes com carcinoma. A mastoidectomia é realizada para remover o córtex do mastoide com brocas cortantes. O seio sigmoide e o bulbo jugular são cuidadosamente delineados com pontas diamantadas, e o bulbo jugular é cuidadosamente dissecado do osso temporal, com o reconhecimento de que as veias petrosas inferiores o penetram inferomedialmente. O seio sigmoide pode exigir uma ligadura com tamponamento extradural para o controle vascular posterior do procedimento.

Gestão do Nervo Facial Proximal

Embora uma osteotomia possa ser realizada nesse momento, com a secção do nervo facial proximal durante uma dissecção muitas vezes sangrenta, ela provavelmente iria causar mais danos por estiramento do nervo facial. Se o enxerto do nervo facial for desejado, é melhor evitar mais lesão por estiramento. O nervo facial pode ser delineado a partir do segmento labiríntico até a ACI como na descompressão de rotina do nervo da fossa média ou pode ser identificado por uma abordagem translabiríntica (Fig. 91-7, *A*). No entanto, o corte impecável do nervo facial facilita a interposição do enxerto e o retorno da função do nervo facial posteriormente.

Osteotomia

Um sulco pode ser perfurado ao longo do assoalho da fossa média conectando a área da fossa glenoide, a ACI lateral e a mastoide posterossuperior. O osteótomo é inserido no canal carotídeo imediatamente distal ao primeiro joelho e aponta para a ACI (Fig. 91-7, *B*). O espécime de osso temporal é trazido para fora (Fig. 91-7, *C*), o que, muitas vezes, resulta em sangramento do seio petroso inferior, que requer um tamponamento intraluminal do seio petroso inferior com celulose oxidada ou o controle do bulbo jugular e do seio sigmoide.

Ressecção Óssea Temporal Total

A ACI é dissecada até o forame lácero (Fig. 91-8); o vaso pode ter sido permanentemente ocluído perioperatoriamente em conformidade com o plano cirúrgico. A veia jugular interna é ligada e cortada, e uma craniotomia suboccipital é realizada, se estendendo sobre o seio transverso e a fossa posterior lateral. A dura é dividida ao longo do cerebelo, e o seio transverso é ligado entre a veia de Labbé e o seio petroso superior. O tentório é dividido a partir do seio lateral ao longo do seio petroso superior à borda inferior do V₃ com continuação da incisão dural ao longo do assoalho da fossa craniana média lateralmente. Os nervos cranianos VII e VIII e a artéria labiríntica estão divididos na ACI; os nervos cranianos IX, X e XI estão divididos intraduralmente. A incisão dural inferior ao longo do *clivus* se estende desde a caverna de Meckel caudal ao nervo craniano mais baixo até a borda dural pós-sigmoide. O osteótomo é inserido imediatamente posterior ao forame oval e é dirigido ligeiramente para trás para evitar que entre no forame lacerado; isso irá liberar a amostra de osso temporal, com a eventual necessidade de osteotomia pouco acima do bulbo jugular para separar a sincondrose petro-occipital.[86,87] Como alternativa, um sulco é perfurado sob visão direta através da fossa posterior para se conectar a um sulco perfurado externamente à ACI petrosa.[85]

Reconstrução

O nervo facial e outros nervos cranianos podem ser enxertados em cabos e os defeitos durais são fechados conforme necessário com fáscia ou pericrânio. O músculo temporal pode ser girado e suturado ao redor dos tecidos moles; como alternativa, abas regionais ou livres são usadas. A craniotomia do osso e a craniotomia do zigoma são protegidas com arame ou miniplacas, e um dreno de sucção fechado é colocado antes do fechamento da pele.

91 | NEOPLASIAS DO OSSO TEMPORAL E CIRURGIA DA BASE LATERAL DO CRÂNIO

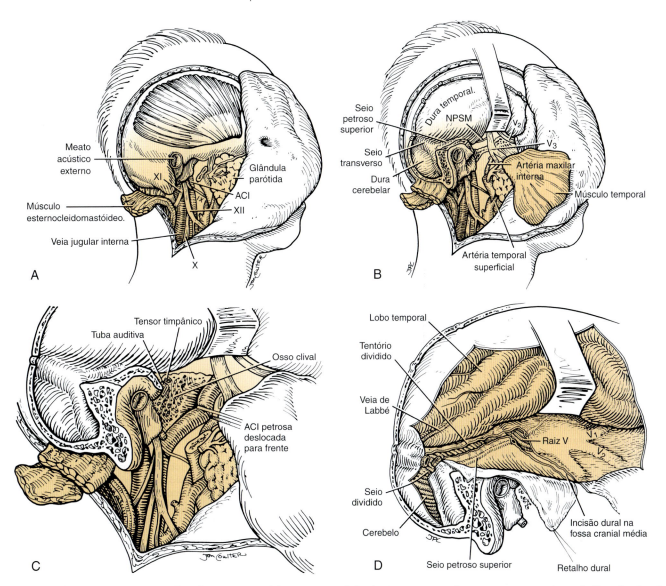

FIGURA 91-8. Representação esquemática da ressecção total do osso temporal. Os algarismos romanos denotam os nervos cranianos. **A**, O retalho de pele frontotemporal-retroauricular-cervical está voltado para a frente. O meato acústico externo foi seccionado, e o nervo facial foi seccionado logo depois do forame estilomastoideo. A articulação temporomandibular foi aberta e o ramo mandibular foi removido. Os nervos cranianos do IX até o XII e a jugular e a carótida são expostos no pescoço. **B**, A craniotomia temporal e suboccipital foi estendida sobre o seio transverso e a fossa posterior lateral. Uma osteotomia zigomática e uma mastoidectomia parcial foram realizadas. O assoalho ósseo da fossa média foi parcialmente removido para expor a segunda (V2) e a terceira (V3) divisão do V nervo craniano e o nervo petroso superficial maior (NPSM). A artéria meníngea média foi seccionada. **C**, Continuação da ressecção do assoalho ósseo da fossa média; a tuba auditiva e o músculo tensor do tímpano foram seccionados. Os segmentos ascendentes e transversal da artéria carótida interna (ACI) petrosa foram "expostos", e a ACI foi mobilizada anteriormente. **D**, As porções temporal e retrossigmoide da dura-máter foram abertas, e o seio lateral foi ligado na sua junção com o sigmoide; o tentório foi aberto ao longo da borda inferior do nervo mandibular, do gânglio trigeminal e do teto com a interrupção do seio petroso superior. Se o seio petroso superior não estiver envolvido, a sua drenagem para o seio transverso pode ser preservada, alterando-se as linhas de incisão durais. A dura-máter foi cortada sobre o cerebelo, o seio transverso foi ligado e seccionado, e um retalho dural foi trazido para baixo sobre o lobo temporal. O tentório foi separado da transecção do seio transverso ao lado e atrás do cume pétreo e anteromedialmente através do seio. Esse corte tem sido ligado a uma incisão na dura no assoalho da fossa cranial média anterior à base petrosa. O contorno do gânglio trigeminal e as raízes podem ser vistos através da dura-máter da fossa média.

ABORDAGENS DA FOSSA INFRATEMPORAL

A resolução de vários problemas da base do crânio através de uma abordagem lateral ultrapassa o osso temporal e a fossa infratemporal. As abordagens retroauriculares da fossa infratemporal, como descrito por Fisch,[63,88-90] e as abordagens pré-auriculares[91-94] oferecem acesso ao bulbo jugular, à ACI, ao ápice petroso, ao *clivus*, à fossa pterigomaxilar e à nasofaringe. Os defensores dessas abordagens têm escrito extensivamente sobre elas, e as técnicas descritas aqui foram adaptadas a partir de seus trabalhos. Manobras anatômicas podem ser adicionadas, conforme necessário, para facilitar a exposição do tumor e sua remoção.[95,96] Alternativamente, especialmente para as lesões paramedianas que envolvem *clivus*, área parasselar, fossa pterigomaxilar, nasofaringe e, ocasionalmente, a fossa infratemporal, as abordagens endonasais endoscópicas devem ser consideradas (Cap. 90).[97]

Abordagens Retroauriculares para a Fossa Infratemporal

Fisch[63] tem sido o principal inovador das abordagens retroauriculares para a fossa infratemporal e deve ser creditado por seu trabalho. Ele dividiu essas técnicas em três abordagens básicas: *tipo A* – a dissecção envolve uma mastoidectomia radical, a transposição

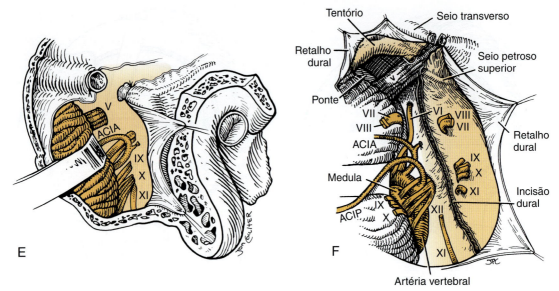

FIGURA 91-8, Cont. E, Com o cerebelo retraído medialmente, os nervos cranianos V e do VII até o XI podem ser vistos. A artéria labiríntica (auditiva interna) foi seccionada na sua origem a partir da artéria cerebelar inferior anterior (ACIA). **F**, Os nervos cranianos do VII até o XI foram seccionados, e a dura-máter subjacente foi incisionada como a borda posterior da ressecção em bloco do osso petroso. O espécime do osso petroso é então desconectado de quaisquer anexos remanescentes e é removido. ACIP, artéria cerebelar inferior posterior. (De LN, Pomeranz S, Janecka IP, et al: Temporal bone neoplasms: a report on 20 surgically treated cases. *J Neurosurg* 1992;76:578-587.)

anterior do nervo facial, a exploração da fossa infratemporal posterior e a dissecção cervical que fornece acesso ao bulbo jugular, à carótida petrosa vertical e à fossa infratemporal posterior; *tipo B* – a dissecção explora o ápice petroso, o *clivus* e a fossa infratemporal superior; *tipo C* – a dissecção permite a exposição da nasofaringe, do espaço peritubário, do *clivus* rostral, da área parasselar, da fossa pterigopalatina e da fossa infratemporal anterossuperior.

Incisões e Retalhos de Pele. A incisão planejada deve permitir novas extensões sem desvascularização do retalho elevado da pele (Fig. 91-9, *A*). Deve ser permitida a exposição cervical com um tamanho variável e uma extensão anterior para a dissecção em direção ao *clivus* e à área parasselar. A manutenção da borda inferior da incisão em uma localização posterior sobre a ponta da mastoide permite a extensão na área cervical para a dissecção ao mesmo tempo que protege o nervo marginal mandibular. Da mesma forma, a extensão da incisão anterossuperiormente na área frontal permite a elevação sobre o osso zigomático até a borda orbital.

O retalho deve ser elevado superficialmente aos músculos temporal e pós-auricular, deixando um retalho periosteal com base no MAE (Fig. 91-9, *B*). O meato é seccionado com o cuidado de proteger os ramos do nervo facial anterior ao meato.

O plano de dissecção em uma direção anterior está no tecido subcuticular sobre as áreas temporal, parótida e cervical. Na abordagem do tipo A, os ramos terciários do nervo facial são identificados e protegidos, enquanto, nas abordagens do tipo B e tipo C, o ramo frontal é exposto e protegido perto da borda orbital lateral.

Fechamento do Meato Acústico Externo. O MAE é fechado em um fundo cego impermeável à água. A pele do meato cartilaginoso é dissecada abrindo um túnel sob ela até aproximadamente o nível do pavilhão auricular com uma tesoura de tenotomia. A pele do meato cartilaginoso, em seguida, é evertida e suturada com suturas absorvíveis e é reforçada medialmente com o retalho periosteal elevado do córtex da mastoide (Fig. 91-9, *C* a *F*).[98]

Remoção da Pele da Parede do Meato Acústico Externo e da Membrana Timpânica. A pele da porção óssea da parede do MAE é elevada circunferencialmente para baixo do anel timpânico. Com um microscópio cirúrgico, o anel timpânico é elevado, a articulação incudoestapedial é separada, o tendão do tensor do tímpano é cortado e o colo do martelo é cortado para permitir a remoção total da pele da parede do meato, da membrana timpânica e do manúbrio aderido (Fig. 91-10).

Dissecção Cervical. A dissecção cervical é feita, quando necessário, para expor as margens inferiores do tumor. Essa parte do

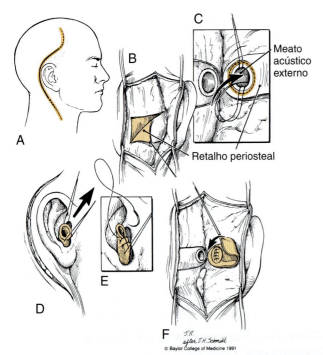

FIGURA 91-9. A, Incisão de pele para dissecção de Fisch tipo A da fossa infratemporal. **B**, Elevação do retalho periósteo baseada anteriormente. **C** a **E**, A pele do meato cartilaginoso é elevada e revertida; fechamento do saco cego de meato externo. **F**, O fechamento do saco cego reforçado com retalho do periósteo.

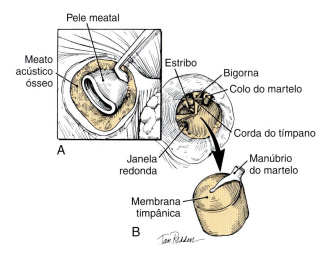

FIGURA 91-10. **A**, A pele do meato acústico externo ósseo é elevada para o anel (observe que a pele lateral já foi removida). **B**, Remoção da pele do meato, da membrana timpânica e do manúbrio anexado.

procedimento não é necessária na maioria das abordagens dos tipos B e C, a não ser para ganhar o controle cervical das estruturas vasculares, se necessário. O nervo auricular magno deve ser seccionado tão distalmente quanto possível na parótida para uso potencial como um enxerto de interposição, se necessário. As principais estruturas são identificadas, incluindo as artérias carótidas comum, externa e interna; a veia jugular interna; e os nervos cranianos IX ao XII (Fig. 91-11). A divisão do ventre posterior do músculo digástrico perto da mastoide facilita a identificação dessas estruturas até sua entrada na base do crânio. A ligadura da artéria occipital e da artéria faríngea ascendente é indicada quando é comprovado que esses vasos são o suprimento vascular do tumor na arteriografia. A transecção do nervo glossofaríngeo muitas vezes é necessária para seguir a artéria carótida para a base do crânio. Alças vasculares são colocadas ao redor da ACI e veia jugular para identificação e controle rápido em caso de hemorragia (Fig. 91-11).

Dissecção do Nervo Facial Extratemporal. O nervo facial extratemporal pode estar localizado profundamente ao ponto médio de uma linha entre o ponto da cartilagem tragal e a ponta da mastoide. Após a liberação do tecido da parótida do músculo esternocleidomastóideo, a cartilagem tragal é dissecada medialmente, identificando o nervo facial logo abaixo do ponto da cartilagem tragal. O nervo facial é dissecado até os ramos terciários por uma incisão que recobre a glândula parótida e o libera dos tecidos da parótida subjacentes. Essa exposição é necessária para a transposição anterior na abordagem do tipo A (Fig. 91-11). Nas abordagens dos tipos B e C, a transposição do nervo facial não é necessária; apenas o ramo frontal é seguido distalmente, para permitir a sua preservação quando o osso zigomático é seccionado. A glândula parótida é dissecada totalmente da fáscia massetérica para reduzir a tração sobre o nervo facial quando a mandíbula está retraída.

Mastoidectomia Radical. A mastoidectomia radical remove os tratos de células pneumatizadas laterais e adjacentes à cápsula ótica (Fig. 91-12, *A*). Exenteração de todos os tratos é importante para evitar complicações a longo prazo após a obliteração da cavidade.[98] A supraestrutura do estribo é removida para evitar trauma na orelha interna, e o nervo facial é esqueletizado em preparação para a transposição. A tuba auditiva é obliterada com cera óssea impregnada com pó de osso e um plugue muscular. A remoção do MAE, da membrana timpânica, dos ossículos e das células pneumatizadas do osso temporal lateral até à cápsula ótica constituem a mastoidectomia radical.

Abordagem Tipo A

Transposição do Nervo Facial. O nervo facial deve ser esqueletizado e liberado do seu canal ósseo 180 graus circunferencialmente a partir do gânglio geniculado distal ao forame estilomastóideo. O canal semicircular horizontal está em risco de lesão no segundo joelho, e o osso deve ser removido apenas do lado timpânico do nervo facial. As células pneumatizadas da ponta da mastoide são exenteradas lateralmente à crista digástrica; a concha cortical é removida com um alicate rongeur após a incisão do músculo digástrico anexado. No forame estilomastóideo, o nervo facial é densamente aderente ao tecido fibroso circundante, e esses tecidos são elevados como uma unidade para evitar a desvascularização e a lesão por estiramento do nervo. Um novo canal ósseo

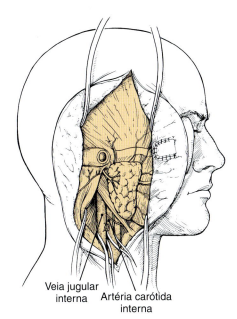

FIGURA 91-11. Dissecção preparatória com elevação de retalho e controle vascular proximal.

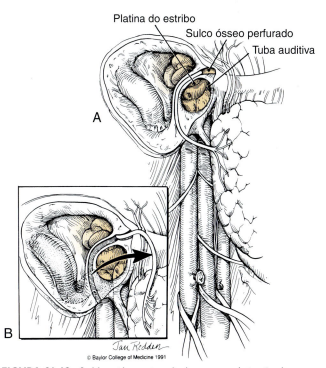

FIGURA 91-12. **A**, Mastoidectomia radical com esqueletização do nervo facial. **B**, Transposição anterior do nervo facial.

é perfurado na parede anterior do epitímpano para receber o nervo. O nervo facial é elevado cuidadosamente do gânglio geniculado até o "*pes anserinus*" e é transposto para o novo canal e fixado dentro do tecido mole da parótida (Fig. 91-12, *B*).

A manipulação meticulosa do nervo facial diminui o risco de disfunção do nervo facial permanente após a transposição. O uso do microscópio cirúrgico e da broca de diamante e a irrigação constante minimizam o trauma direto. O epineuro é mantido intacto. O nervo estapédio; o tecido mole do forame estilomastóideo, incluindo o periósteo e o nervo facial envolvido; e todos os anexos mediais ao nervo devem ser fortemente dissecados para evitar a lesão por estiramento.

O monitoramento do nervo facial intraoperatório com EMG é de grande benefício durante a transposição para evitar lesões (Cap. e-178*).[82] O retorno imediato das respostas do nervo fica disponível para o cirurgião durante as manipulações manuais, o que ajuda a prevenir um trauma direto e uma lesão por estiramento, sendo esta última o motivo mais comum para a disfunção pós-operatória. Com o monitoramento do retorno, o cirurgião pode remover o osso ao longo do nervo facial de forma mais agressiva.

Oclusão do Seio Sigmoide. O osso é removido sobre a dura-máter da fossa posterior, anterior e posterior ao seio sigmoide, para permitir a sua ligação. A veia emissária da mastoide é deixada intacta, e a ligadura é realizada abaixo dela, se possível. Os vasos durais são coagulados; a dura-máter é elevada com ganchos durais e incisionada na frente e atrás do seio sigmoide, uma agulha para aneurisma de ponta romba é usada para passar uma sutura com fio 2-0 de seda dupla (Fig. 91-13, *A* até *C*). Um pequeno vazamento de líquor pode ocorrer e é facilmente controlado com um plugue muscular suturado. Outros métodos de interrupção do seio sigmoide que envolvem um tamponamento absorvível intraluminal (Fig. 91-13, *D*) são usados por Jackson[99] e Holliday[100] et al..

Exposição do Bulbo Jugular e da Artéria Carótida Interna. Uma fita é passada medialmente ao processo estiloide para proteger a ACI, enquanto o processo é fraturado e removido com os músculos ligados. A glândula parótida é dissecada do osso timpânico e um

---
* Disponível, em inglês, em www.expertconsult.com.

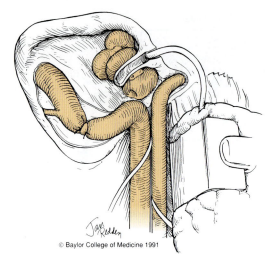

FIGURA 91-14. Exposição de Fisch tipo A da fossa infratemporal e controle vascular completados pela remoção do osso ao longo da artéria carótida e do bulbo jugular.

afastador autorretrátil de laminectomia modificado (D-7200; Karl Storz, Tuttlingen, Alemanha) é colocado atrás do ramo da mandíbula para efetuar a subluxação anterior. A atividade EMG do nervo facial é monitorada para evitar a lesão por estiramento ou a compressão de ramos na glândula parótida. A exposição da fossa infratemporal posterior agora permite o isolamento do segmento intrapetroso vertical da ACI. Com a remoção do osso sobre a artéria carótida e por baixo da cápsula ótica, a fossa jugular é exposta durante a remoção do tumor (Figs. 91-14 e 91-15).

Remoção do Tumor. Após a exposição e o controle distal da ACI serem realizados, o tumor pode ser cuidadosamente removido.[101,102] A veia jugular é ligada para evitar embolia tumoral e de ar. A dissecção começa pela libertação da ACI e a rotação do tumor posteriormente (Fig. 91-15, *C*). A parede lateral do seio sigmoide é removida juntamente com o tumor intraluminal (Fig. 91-15, *D*). A

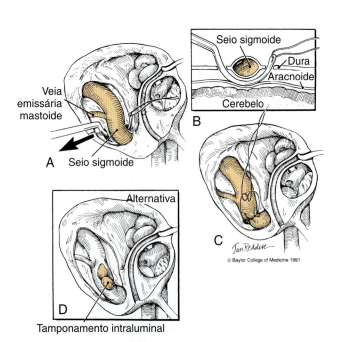

FIGURA 91-13. **A** a **C**, Ligadura do seio sigmoide abaixo da veia emissária mastoide. **D**, Método alternativo de oclusão do seio sigmoide com tamponamento absorvível intraluminal.

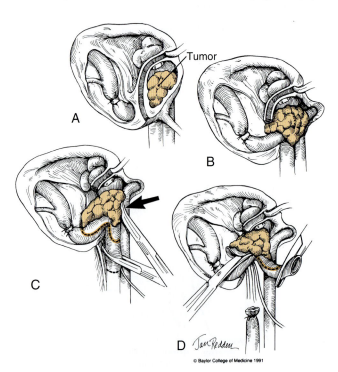

FIGURA 91-15. **A** a **D**, Remoção de paraganglioma do bulbo jugular utilizando uma abordagem de Fisch tipo A da fossa infratemporal.

91 | NEOPLASIAS DO OSSO TEMPORAL E CIRURGIA DA BASE LATERAL DO CRÂNIO   1461

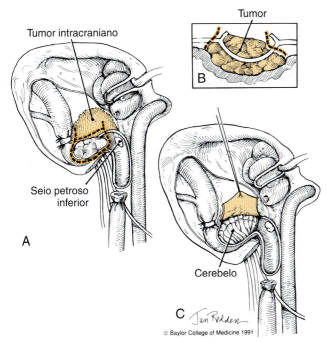

FIGURA 91-16. A e **B**, Extensão intracraniana do paraganglioma para a fossa posterior. **C**, Paraganglioma intracraniano removido.

parede medial forma a barreira para o líquor cefalorraquidiano (LCR). A margem inferior do tumor é elevada, e o tumor extracraniano é removido (Fig. 91-15, *D*). Se o tumor se estender intracranialmente, é amputado acentuadamente nesse ponto. Um sangramento abundante pode ocorrer a partir das entradas do seio petroso inferior no bulbo jugular. O controle é obtido por tamponamento cirúrgico.

Após a hemostase ser obtida, a dura-máter da fossa posterior é aberta, e a porção intracraniana do tumor é removida (Fig. 91-16) com a mesma definição para os tumores intracranianos menores do que 2 cm. Os tumores maiores podem ser testados e removidos posteriormente.[103,104] Devem ser tomados cuidados para preservar o suprimento de sangue para o tronco cerebral.

Fechamento da Ferida. A dura geralmente é deixada com um defeito muito grande para o fechamento primário. A fáscia lata proporciona o melhor material para a reconstrução, embora a dura liofilizada possa ser usada para selar o defeito. A gordura abdominal é utilizada para obliterar o espaço morto do osso temporal, e o músculo temporal é rotacionado inferiormente para o reforço da ferida (Fig. 91-17). A pele é fechada como de rotina, e um curativo compressivo volumoso é aplicado por um período mínimo de 5 dias para prevenir o vazamento de líquor.

Abordagem do Tipo B. A abordagem do tipo B é diferente da abordagem do tipo A no que diz respeito ao nervo facial, em que a transposição do nervo geralmente não é necessária. Os passos até a transposição são idênticos àqueles para a abordagem tipo A. A retração do músculo temporal, ainda ligado ao processo coronoide e ao zigomático, permite que o afastador exponha a fossa infratemporal superior (Fig. 91-18, *A* até *C*). O monitoramento da atividade EMG do nervo facial durante o deslocamento mandibular ajuda a prevenir a lesão por estiramento. Os limites da exposição cirúrgica na abordagem do tipo B são definidos pelo assoalho da fossa craniana média, pelo côndilo mandibular e pelo músculo temporal retraído (Fig. 91-18, *D*).

O afinamento do osso sob a dura da fossa craniana média melhora a exposição. A artéria meníngea média e o ramo V_3 do nervo trigêmeo exigem cauterização bipolar e transecção, respectivamente, o que expõe assim os 4 cm superiores da fossa infratemporal. A artéria carótida pode ser descoberta a partir do seu segmento vertical até o seu limite anterior no forame lácero após a separação dos tecidos moles em torno da tuba auditiva (Fig. 91-19, *A*). O gânglio geniculado do nervo facial e a cóclea podem estar propensos a lesões se não forem devidamente reconhecidos.

As lesões no ápice petroso, tais como o colesteatoma ou os condrossarcomas de baixo grau, podem ser removidas nesse momento com retração anterolateral cuidadosa da ACI. A artéria

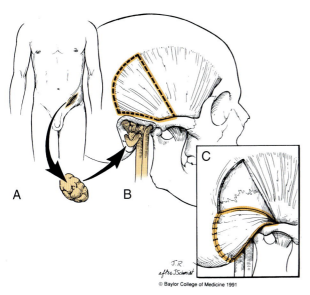

FIGURA 91-17. A a **C**, Obliteração do defeito da ferida com gordura abdominal e músculo temporal rotacionado.

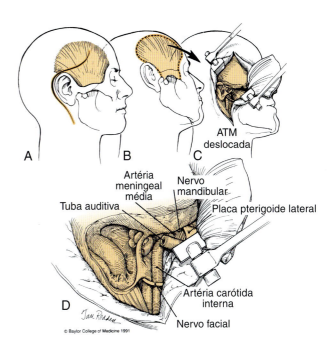

FIGURA 91-18. Abordagem de Fisch tipo B ou C, incorporando as etapas da abordagem tipo A, conforme mostrado nas figuras de 91-9 a 91-12, *A*. (Observe, no entanto, que o nervo facial intratemporal não é esqueletizado). **A** até **C**, A dissecção também inclui o corte transversal do osso zigomático, a elevação do músculo temporal e do periósteo da base do crânio e o deslocamento do afastador de autorretenção da mandíbula inferiormente. **D**, O osso é removido para identificar a artéria meníngea média e V_3 (seccionado aqui). ATM, articulação temporomandibular.

1462 PARTE VI | OTOLOGIA, NEUROTOLOGIA E CIRURGIA DA BASE DO CRÂNIO

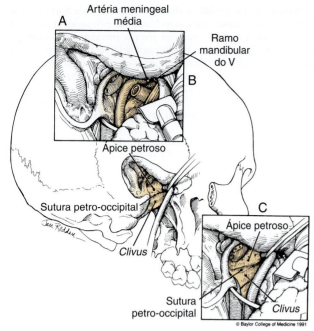

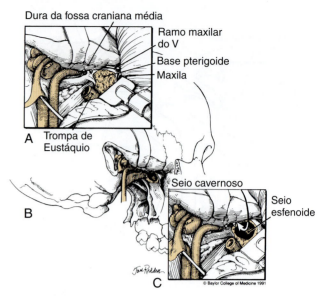

FIGURA 91-21. Abordagem de Fisch tipo C. **A**, Base pterigoide dissecada com exposição de V_2. **B** e **C**, O seio esfenoidal é penetrado.

FIGURA 91-19. A, Remoção da tuba auditiva permite o acesso à artéria carótida interna até o forame lácero. **B** e **C**, Elevação da artéria carótida proporciona um acesso adicional ao ápice petroso e ao *clivus*.

pode ser elevada do forame lácero até o canal carótico para permitir uma transposição temporária do vaso (Fig. 91-20, *B*). Essa manobra pode facilmente resultar em hemorragia e deve ser realizada com cuidado. As lesões benignas extensas que envolvem ápice petroso e área perilabiríntica podem exigir uma abordagem transótica combinada com a transposição do nervo facial posterior, que é realizada pelo corte do nervo petroso superficial maior e pela liberação do nervo facial do poro acústico até o forame estilomastóideo (Fig. 91-20).[105,106] Além disso, a fossa média pode ser facilmente acessada através de uma craniotomia temporal

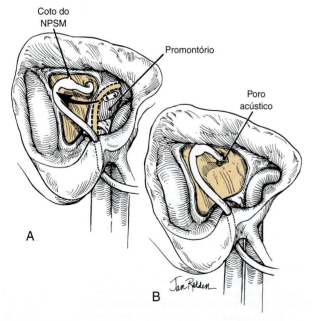

FIGURA 91-20. Abordagem transcoclear ao ápice petroso. **A**, Translocação posterior do nervo facial. **B**, Petrosectomia total com a remoção da cápsula ótica. NPSM, nervo petroso superficial maior.

(Cap. e-174*). A exposição do *clivus* pode ser obtida pela incisão cortante dos anexos fibrosos na fissura petro-occipital. Os tumores do *clivus*, como os cordomas, até a área parasselar podem ser removidos através da abordagem do tipo B (Fig. 91-19, *C*). A remoção do côndilo mandibular pode dar uma melhor exposição ao *clivus* inferior e às vértebras cervicais superiores. Com a extensão inferior do tumor, o nervo facial pode ser transposto como na abordagem do tipo A. Os tumores localizados superior ou medialmente à porção horizontal da ACI podem exigir ainda mais a mobilização das carótidas petrosas vertical e cervical ou a adição de uma craniotomia da fossa craniana média. Pode haver a necessidade de remoção dos seios petrosos superior e inferior nessas dissecções estendidas.

Abordagem do Tipo C. A abordagem do tipo C é uma extensão anterior da abordagem do tipo B. A abordagem tipo C da fossa infratemporal permite o acesso posterolateral ao *clivus* rostral, ao seio cavernoso, ao seio esfenoidal, ao espaço peritubário, à fossa pterigopalatina e à nasofaringe e às áreas expostas pela abordagem do tipo B. Essencialmente, abordagem tipo C da fossa infratemporal fornece um acesso anterior do forame lácero até o aspecto posterior do seio maxilar e a nasofaringe.

A base do processo pterigoide é removida para aproximar os seios esfenoidal e cavernoso (Fig. 91-21). A remoção da base pterigóidea descobre V_2 no forame redondo e na fissura orbital inferior. A remoção do osso da base pterigóidea permite uma melhor visualização do seio esfenoidal; com o seio exposto, o piso da sela túrcica pode ser visualizado. O seio cavernoso é exposto por desbaste do osso do assoalho da fossa craniana média anterior ao coto V_2. A dura-máter da fossa craniana média pode ser retraída para dar uma visão inferolateral do seio cavernoso.

Para entrar na cavidade nasofaríngea, os processos pterigoides lateral e medial são removidos, enquanto a fáscia bucofaríngea e a mucosa da nasofaringe são incisionadas. A separação dos músculos pterigoides da mandíbula permite a remoção em bloco da parede lateral da nasofaringe, do espaço peritubário e dos conteúdos infratemporais superiores quando necessários para a extirpação do tumor (Fig. 91-22).

Os tumores que envolvem o espaço pterigopalatino requerem a ressecção do processo pterigoide e uma parte da asa maior do esfenoide com sacrifício do ramo maxilar do nervo trigêmeo. Uma

---

*Disponível, em inglês, em www.expertconsult.com.

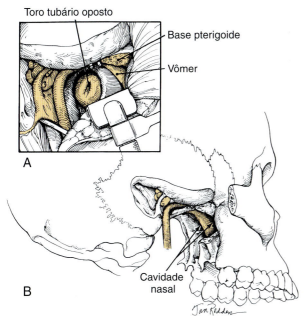

FIGURA 91-22. Abordagem de Fisch do tipo C para a exposição da nasofaringe. **A** e **B**, Remoção do processo pterigóideo e da parede lateral da nasofaringe para expor o toro tubário oposto.

porção da parede posterior da maxila pode ser removida para acesso posterior.

Abordagem Infratemporal Pré-auricular

As abordagens pré-auriculares para a base do crânio descritas por vários investigadores, incluindo Sen e Sekhar et al.,[92-94,107] podem expor o segmento cervical superior (sem transposição do nervo facial) e o segmento intrapetroso da ACI. Essas dissecções infratemporais expõem virtualmente as mesmas áreas, como nas abordagens de Fisch tipo B e tipo C, embora a partir de um vetor de exposição puramente lateral. A abordagem pré-auricular permite o acesso ao ápice petroso, ao *clivus* e à fossa infratemporal superior e pode ser estendida para incluir a nasofaringe, a área parasselar, a fossa pterigopalatina e a fossa infratemporal anterior. A craniotomia fronto-temporal pode ser incluída para a extensão intracraniana.[108] O osso petroso pode ser penetrado para acesso à ACI, mas o MAE não é removido e a cavidade timpânica não é obliterada; portanto, a função da orelha média é preservada, embora a tuba auditiva possa ser sacrificada, o que resulta em otite média serosa permanente. Embora a ressecção do côndilo mandibular na abordagem pré-auricular facilite a exposição da ACI, tal ressecção geralmente não é necessária nas abordagens pós-auriculares porque o vetor posterior de orientação melhora o acesso.

A incisão pré-auricular pode ser estendida para as áreas cervicais frontoparietal e superior para expandir a exposição para a fossa infratemporal anterior (Fig. 91-23, *A*). A identificação e o controle das estruturas vasculares no pescoço são semelhantes àqueles das abordagens pós-auriculares. A dissecção cervical superior é dificultada pelo nervo facial já que ele sai do forame estilomastóideo para entrar na glândula parótida. A retração da mandíbula anteroinferiormente permite a exposição do segmento cervical superior da ACI (Fig. 91-23, *B*). O monitoramento EMG constante durante a aplicação dos afastadores reduz grandemente o risco de lesão do nervo facial. A retração dos músculos temporal e zigomático como descrito anteriormente para as abordagens de Fisch tipo B e tipo C permite a dissecção da fossa infratemporal anterior (Fig. 91-23, *C*).

O tempo adicional necessário para a realização de uma petrosectomia subtotal seguida de obliteração é uma desvantagem da abordagem de Fisch. A perda auditiva condutiva é inevitável, embora a transposição do nervo facial necessária na abordagem tipo

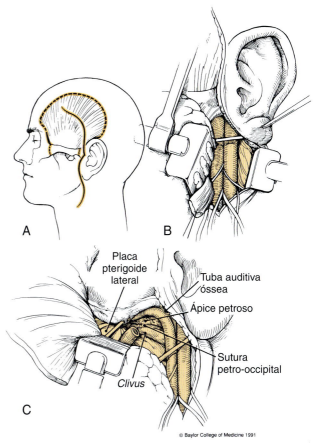

FIGURA 91-23. Abordagem pré-auricular da base lateral do crânio. **A**, Incisões para a abordagem da fossa infratemporal. **B**, Exposição dos principais vasos para a base do crânio. **C**, Exposição da fossa infratemporal.

A proporcione um melhor acesso à fossa jugular e à ACI na base do crânio. A principal desvantagem da abordagem pré-auricular é a incapacidade de remover lesões que se estendem para dentro da fossa posterior ou do osso temporal.

PROBLEMAS SELECIONADOS
RABDOMIOSSARCOMA

Rabdomiossarcoma é a doença maligna mais comum da orelha média e da mastoide na infância. A recente melhoria espetacular das taxas de sobrevida por 5 anos, em pacientes com essa doença, tem sido alcançada devido aos vários refinamentos contínuos da terapia combinada: o estadiamento mais preciso da doença parameníngea, os ajustes de agentes quimioterapêuticos e dos esquemas de dosagem e os avanços nas técnicas de radioterapia.[101,109,110] Embora a remoção total do tumor seja a meta cirúrgica quando possível, o tratamento cirúrgico é um conceito importante nessa doença. A remoção macroscópica total com a preservação da dura, da cápsula ótica e de estruturas neurológicas e vasculares é realizada, seguida por quimioterapia pós-operatória e radioterapia.

CARCINOMAS DO MEATO ACÚSTICO EXTERNO E DO OSSO TEMPORAL

Os carcinomas e os tumores benignos do MAE e do osso temporal são incomuns. O carcinoma espinocelular é de longe o tumor maligno mais comum do MAE, seguido do carcinoma basocelular e do carcinoma adenoide cístico.[35,111-126] Os carcinomas do MAE geralmente ocorrem em pessoas de 40 a 60 anos, com alguns relatos de carcinomas que se originam de glândulas ceruminosas um pouco mais cedo.

Anatomia Pertinente

O terço externo da parte cartilaginosa do MAE contém todas as glândulas ceruminosas, que são glândulas sebáceas e glândulas sudoríparas modificadas. A cartilagem do meato cartilaginoso possui forma de J, estando ausente posteriormente. Anteriormente, a cartilagem tem pequenas deiscências conhecidas como *fissuras de Santorini*. A junção dos canais cartilaginoso e ósseo também permite a propagação radial[127] e, assim, o canal cartilaginoso facilita a extensão radial do tumor. Os dois terços mediais ou ósseos do MAE, em sua maior parte, são desprovidos de tecido glandular. O epitélio não tem tecido subcuticular subjacente e está intimamente aderido ao periósteo. O osso proporciona resistência à propagação radial, de modo que a propagação longitudinal em direção à membrana timpânica é um fenômeno precoce. A propagação radial através do forame de Huschke, um defeito de desenvolvimento no anel timpânico, pode permitir a extensão anterior na articulação mandibular temporal e na parótida. Acredita-se que a membrana timpânica atue como uma barreira para a propagação longitudinal, embora McCabe[128] tenha alertado que a extensão microscópica em torno do anel no mesotímpano pode ocorrer mesmo quando a membrana timpânica está intacta ou macroscopicamente não envolvida. A entrada do tumor no espaço da orelha média permite uma infinidade de caminhos de menor resistência através de extensões das células pneumatizadas e da tuba auditiva.[129]

Sintomas e Sinais

O carcinoma do MAE e do osso temporal, muitas vezes, se disfarça de otite externa crônica ou otite crônica. A frequência dessas queixas em pacientes da clínica "de rotina" levou a um atraso médio de 6 meses no diagnóstico. A persistência da otite externa, apesar de uma gestão adequada por medidas de tratamento de rotina, deve aumentar a suspeita de carcinoma e de processos inflamatórios como distúrbios etiológicos potenciais, que deverão conduzir à biópsia. A dor persistente que é excessivamente grave para a anormalidade ou uma mudança no padrão de dor com uma orelha cronicamente dolorosa deve precipitar uma investigação mais aprofundada. Alguns carcinomas adenoides císticos foram precedidos por dor de ouvido por vários meses antes de qualquer anormalidade ser descoberta; por conseguinte, os exames seriados são importantes.

O carcinoma espinocelular pode aparecer como uma lesão de "carnosa" ou polipoide no MAE. O carcinoma adenoide cístico é geralmente coberto por epitélio e pode aparecer como uma pequena espinha acompanhada por queixas de dor significativa. O carcinoma basocelular pode apresentar ulceração serpiginosa com ausência das bordas normalmente peroladas por causa de características do epitélio fino e aderente do meato. A perda auditiva geralmente é condutiva e resulta da obstrução do meato. A perda auditiva coclear e a vertigem indicam o envolvimento labiríntico e uma lesão avançada agressiva. Uma massa na parótida, a paresia de nervos cranianos e a linfadenopatia cervical também são sinais tardios que anunciam um prognóstico grave. É importante avaliar a nasofaringe para se assegurar de que o tumor não se originou dessa área. Os carcinomas do MAE devem estimular uma avaliação cuidadosa da glândula parótida, pois o tumor pode ter se originado a partir da glândula parótida.

Estadiamento

O planejamento do tratamento depende criticamente da avaliação pré-operatória. A TC com cortes finos do osso temporal com protocolos para tecidos moles e ossos com contraste EV irá delinear a extensão medial da doença e fornecer evidências da erosão óssea e de alguns detalhes dos tecidos moles (Fig. 91-24).[130] Com lesões extensas ou evidência de erosões ósseas pela TC ou extensão para o tecido mole, a RM do osso temporal, da glândula parótida e do pescoço superior, com realce pelo gadolínio, fornecerá mais detalhes dos tecidos moles em torno do meato e do envolvimento intracraniano. A angiografia dos quatro vasos carotídeos e a avaliação funcional do FSC podem ser úteis se ressecções extensas forem indicadas. Um tratamento adequado para a doença metastática também deve ser realizado.

Um sistema para o estadiamento do carcinoma do MAE foi descrito por investigadores da Universidade de Pittsburgh. Arriaga e Janecka[127] propuseram um sistema de estadiamento do tumor primário-linfonodos regionais-metástases (TNM) com base em exame clínico, exames de imagem pré-operatórios e achados intraoperatórios. Esse estadiamento foi posteriormente modificado para estadiar tumores com paralisia facial até T4 (Quadro 91-2).[131] Um estudo de metanálise de 348 pacientes confirmou a paralisia

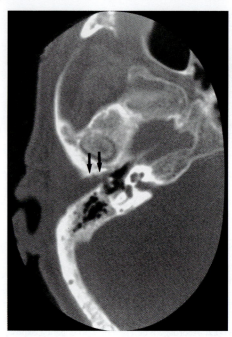

FIGURA 91-24. Carcinoma de células escamosas do meato acústico externo direito em uma mulher de 73 anos de idade: Corte axial, tomografia computadorizada (TC) com janela óssea. Apenas uma varredura por TC com janela óssea focalizada revelaria a erosão óssea sutil (*setas*) associada a este carcinoma.

Quadro 91-2. SISTEMA MODIFICADO DE ESTADIAMENTO TUMOR-LINFONODO-METÁSTASE DA UNIVERSIDADE DE PITTSBURGH PROPOSTO PARA NEOPLASIAS DO MEATO ACÚSTICO EXTERNO

Estádio T

- T_1: Tumor limitado ao meato acústico externo, sem erosão óssea ou evidência de extensão para o tecido mole
- T_2: Tumor com erosão limitada do meato acústico externo ósseo (espessura incompleta) ou achado radiográfico consistente com envolvimento limitado (<0,5 cm) do tecido mole
- T_3: O tumor corrói o meato acústico externo ósseo (espessura total), com envolvimento limitado (<0,5 cm) de tecidos moles, ou o tumor envolve a orelha média ou a mastoide
- T_4: O tumor corrói a cóclea, o ápice petroso, a parede medial da orelha média, o canal carotídeo, o forame jugular ou a dura ou mostra um extenso (> 0,5 cm) envolvimento de partes moles ou evidência de paralisia facial

Estádio Linfonodal

O envolvimento dos gânglios linfáticos é um resultado que indica mau prognóstico e automaticamente coloca o paciente em um estádio avançado (ou seja, doença em estádio III [T_1, N_1] ou estádio IV [T_2, T_3 e T_4 N_1]).

Estádio Metastático

As metástases à distância indicam um prognóstico desfavorável e imediatamente colocam o paciente na categoria de estádio IV.

facial como um prenúncio de mau prognóstico.[132] Deve-se notar que os exames de imagem podem subclassificar a extensão para o tecido mole vista no intraoperatório. Outros investigadores têm apoiado a utilidade clínica desse sistema de estadiamento.[133]

Tratamento

No tratamento desses carcinomas, o clínico deve atender à advertência de Jesse et al.:[134] "Um fator torna dolorosamente óbvio que o primeiro tratamento é o único que tem uma chance de curar o paciente, enquanto o tratamento posterior é simplesmente paliativo". Os clínicos do *MD Anderson Cancer Center* concluíram que "a cirurgia otológica desempenha um papel importante na gestão de cânceres que envolvem o meato acústico, o osso temporal ou a base lateral do crânio".[135] Por essas razões, o tratamento inicial por qualquer modalidade escolhida deve ser radical o suficiente para eliminar o câncer; se a intervenção cirúrgica for a escolhida, deve-se procurar um cirurgião otológico experiente nessa habilidade. O consenso no que diz respeito à gestão dos carcinomas do MAE e do osso temporal não é facilmente encontrado na literatura, principalmente devido à raridade dessas lesões. A maioria das séries tem um ou dois casos por ano e se estendem ao longo de duas ou mais décadas. Algumas das séries maiores representam a evolução da filosofia de gestão, o que torna difícil a análise crítica. Os autores muitas vezes agrupam todas as neoplasias malignas do MAE e todos os carcinomas cutâneos periauriculares, independente da histologia, do envolvimento da orelha média ou de outros sinais de doença avançada. As neoplasias cutâneas periauriculares avançadas com envolvimento do osso temporal podem ser classificadas e tratadas como carcinomas primários do osso temporal.[136]

A ressecção em bloco ou ressecção cirúrgica macroscópica completa de tumores malignos do MAE é considerada por quase todos os investigadores como a terapia primária para todas as fases de tumor com um papel coadjuvante da radioterapia. A radioterapia adjuvante após a ressecção cirúrgica em bloco deve ser considerada para todos os carcinomas classificados como T2 e maior. A maioria das recorrências é local. As margens positivas, apesar de radioterapia pós-operatória, têm um resultado fatal quase uniforme.[137] Nos parece que procedimentos cirúrgicos auxiliares, tais como a parotidectomia e a dissecção modificada, são rotineiramente indicados, a menos que haja evidência clínica ou radiológica de envolvimento da parótida ou cervical. As lesões avançadas que envolvem a orelha média e as estruturas mediais ou com grande envolvimento do tecido da dura-máter ou de tecido mole podem ser tratadas com terapia combinada ou paliativa, dependendo dos fatores clínicos. A quimiorradioterapia concomitante sem ressecção em bloco tem sido recomendada para todos os carcinomas do MAE,[138] mas essa é uma opinião minoritária no momento.

Um algoritmo para a gestão dos carcinomas de alto grau do MAE e do osso temporal é apresentado na Figura 91-25.

As ressecções "locais" podem ser apropriadas em circunstâncias raras, mas em geral elas estão sendo condensadas. Os tumores T1 localizados no meato cartilaginoso podem ser adequadamente tratados com uma ressecção em luva do MAE com amostragem de cortes congelados das margens mediais. Tais casos são raros. A ressecção (OTL) ou a remoção em bloco do meato e da membrana timpânica é a operação mínima para pacientes com carcinoma da porção óssea do meato (tumores T1 e T2) e com carcinomas que confinam a junção condro-óssea. Moore et al.[139] argumentaram que uma técnica de mastoidectomia *cavidade aberta* com perfuração anterior do meato (ou seja, não em bloco) possui a mesma eficácia de uma ressecção OTL em bloco. Spector[140] sugere que todos os pacientes devem receber radioterapia pós-operatória após as ressecções em bloco. Outros acreditam que a radioterapia pós-operatória não deve ser usada a menos que características clínicas ou patológicas agressivas sejam observadas, tais como a extensão para o tecido mole, a linfadenopatia metastática ou

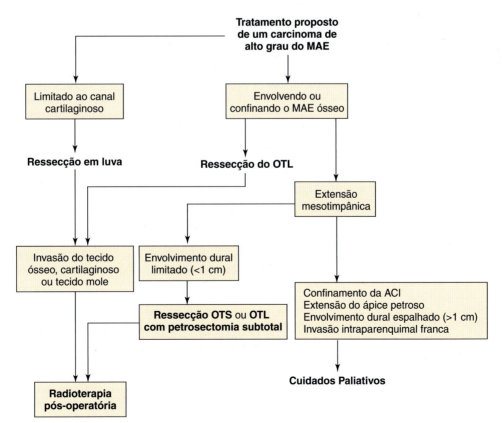

FIGURA 91-25. Algoritmo para gestão de lesão maligna de alto grau do meato acústico externo (MAE) e do osso temporal. ACI, artéria carótida interna; OTL, osso temporal lateral; OTS, osso temporal subtotal.

qualquer invasão óssea ou cartilaginosa no exame patológico. Lassig et al.[141] têm defendido recentemente a radioterapia adjuvante após a ressecção OTL para todos os tumores classificados como T2 ou superior, o que é consistente com a Figura 91-25. Se a radioterapia pós-operatória for provável, a cavidade mastoide deve ser obliterada no momento da operação para evitar a osteorradionecrose.[75]

Essas operações produzem espécimes cirúrgicos complexos, e cabe ao cirurgião orientar o patologista e solicitar informações sobre a invasão óssea ou de partes moles para obter o máximo benefício para o paciente. As técnicas de laboratório do osso temporal têm sido defendidas;[142] no entanto, essas técnicas podem não fornecer informações clinicamente pertinentes em tempo hábil.

A extensão para o mesotímpano, doença T3 a T4, dá origem a várias outras opções terapêuticas que vão desde a quimiorradioterapia concomitante até várias ressecções do osso temporal seguidas de radioterapia adjuvante. A quimiorradioterapia concomitante com 70 Gy e TPF (docetaxel, cisplatina e 5-fluorouracil) foi recentemente defendida para todos os carcinomas do osso temporal em um pequeno estudo piloto, no qual a sobrevivência específica da doença de 5 anos foi observada em 6 de 9 pacientes com tumores T4.[138] Na opinião do autor, a quimiorradioterapia concomitante deve ser considerada para carcinomas T4, quando uma ressecção extensa seria excessivamente deformante ou inútil. Nem todos os carcinomas T4 do MAE são criados iguais, já que o envolvimento focal do nervo facial e o envolvimento não significativo dos tecidos moles podem ser tratados cirurgicamente com radioterapia adjuvante. Na experiência do autor, a gestão primária de carcinomas do osso temporal com radioterapia muitas vezes leva à otorreia crônica e à osteíte. No entanto, para os tumores T4 selecionados, a quimiorradioterapia concomitante deve ser considerada. As alternativas aceitáveis para as ressecções ósseas temporais subtotais (OTS) são a ressecção OTL mais petrosectomia subtotal[98] (exenteração de todas as extensões das células aéreas perilabirínticas, tais como as extensões supralabiríntica, retrofacial, infralabiríntica e pericarotídea) ou OTL mais petrosectomia total (tratos das células pneumatizadas perilabirínticas e exenteração da cápsula ótica) com procedimentos cirúrgicos auxiliares, tais como parotidectomia, condilectomia mandibular e dissecção cervical supraomo-hióidea como indicado, seguidos de radioterapia pós-operatória. Nenhuma evidência clara sugere que a ressecção OTS é superior à ressecção OTL com petrosectomia subtotal ou total para pacientes T3 e T4 selecionados, embora alguns autores argumentem que a ressecção OTS é superior, ao passo que outras provas não confirmam a superioridade da ressecção OTS.[86,87,143] A morbidade associada com as ressecções OTS resulta de acidente vascular cerebral, meningite e sacrifício do nervo vestibulococlear e do nervo facial, com uma taxa de mortalidade perioperatória de 5%. Embora seja incerto se a radioterapia pós-operatória proporciona um benefício adicional após a ressecção OTS ou OTL com petrosectomia para os carcinomas T3 a T4,[86,87,141] recomenda-se a radioterapia pós-operatória para todos os carcinomas do osso temporal classificados como T2 a T4. Geralmente, acredita-se que as lesões T4 com extensão transdural sejam inoperáveis. No entanto, Moffat et al.[144] trataram com sucesso tumores T4 moderadamente diferenciados ou totalmente diferenciados com um envolvimento limitado do lobo temporal. Um estudo realizado por Ducic et al.,[145] corroborado pelo International Study of Cranial Facial Surgery,[146] envolveu carcinomas de alto grau da fossa craniana anterior e tratou de questões de envolvimento dural e intraparenquimatoso. Se o envolvimento da dura-máter for limitado (≤ 1 cm), e o envolvimento intraparenquimatoso franco não estiver aparente no intraoperatório, a sobrevivência livre da doença ou o controle locorregional não mostra nenhuma diferença estatística no que diz respeito ao envolvimento da dura-máter, mas um declínio dramático na sobrevida está associado com a invasão do parênquima. A RM pré-operatória pode mostrar o envolvimento dural ou do parênquima quando nada for encontrado no momento da cirurgia, possivelmente devido a edema ou inflamação. No entanto, se um envolvimento intraparenquimatoso evidente for observado no corte congelado, o procedimento é abandonado, porque, como observado por Ganly et al., "a margem de ressecção ainda pode ser conseguida quando tanto o osso quanto a dura-máter estão envolvidos, mas é menos provável quando o parênquima cerebral está envolvido".[146] A ressecção óssea temporal total (OTT) também resulta em maior morbidade por causa do sacrifício adicional dos nervos cranianos IX, X e XI. A ressecção OTT estende uma ressecção OTS para uma ressecção em bloco para incluir adicionalmente o ápice petroso e o sistema de células pneumatizadas da mastoide inteira. As lesões malignas de alto grau do osso temporal com extensão para fora do osso petroso ou para o ápice petroso, com amplo envolvimento da dura-máter, com envolvimento franco do parênquima, com envolvimento do gânglio de Gasser ou com invasão ao longo da base do crânio pressagiam um mau resultado em quase todos os casos. No entanto, os carcinomas que se estendem até o ápice petroso sem o envolvimento da ACI foram tratados com sucesso com uma ressecção OTT.[147] Cuidados paliativos devem ser cuidadosamente e fortemente considerados. Os pacientes com neoplasias de baixo a médio grau ou tumores benignos extensos, T3 ou T4, podem se beneficiar da ressecção OTT.[148]

ANEURISMAS DA ARTÉRIA CARÓTIDA CERVICAL SUPERIOR E DA ARTÉRIA CARÓTIDA PETROSA INTERNA

As lesões primárias dos segmentos cervical superior e petroso da ACI são decididamente raras. Elas incluem as lesões com uma evolução aberrante congênita,[149,150] os aneurismas, as dissecções espontâneas e traumáticas e as lacerações. Os tipos de aneurisma incluem os pseudoaneurismas (aneurismas traumáticos); os aneurismas congênitos, infecciosos (micóticos), ateroscleróticos e luéticos; e a displasia fibromuscular. Apesar de os aneurismas da artéria carótida cervical superior estarem associados a uma alta incidência de ataques isquêmicos e derrames, os relatos de ruptura são incomuns.[151-156] Os aneurismas da ACI petrosa estão associados a um alto risco de disfunção do nervo craniano e de otorragia.[157] Em face do histórico natural, a observação é indesejável na maioria dos pacientes com aneurismas da ACI, a menos que outras exigências médicas tenham precedência. A oclusão da carótida cervical leva a um alto risco de complicações vasculares cerebrais.

O OTB auxilia na tomada de decisões do tratamento (Fig. 91-1).[158] O FSC superior a 30 mL/100 g por minuto carrega um baixo risco para infarto pós-oclusão, permitindo assim o aprisionamento cirúrgico ou endovascular ou a oclusão. O encarceramento ou oclusão cirúrgica permanente com balão, que consiste em ligadura cervical proximal ou oclusão, e o clampeamento da ACI supraclinóidea ou a oclusão proximal da oclusão da artéria oftálmica evitam fenômenos tromboembólicos tardios. A alteração neurológica observada no OTB ou um FSC inferior a 30 mL/100 g por minuto exigem alguma forma de revascularização se a ACI estiver prestes a ser aprisionada ou ocluída. O aprisionamento transarterial com balão destacável e a oclusão da ACI cervical precedida pela circulação arterial extracraniana-intracraniana têm sido utilizados.[29,159]

A preservação da patência da ACI é desejável. Um *stent* endovascular foi realizado em um pseudoaneurisma da carótida petroso, para preservar a patência do vaso e ocluir o pseudoaneurisma com espirais destacáveis,[160] bem como para os aneurismas extracranianos e dissecções da artéria.[161,162] Quando a intervenção cirúrgica é viável ou necessária, a reconstituição da ACI com reanastomose direta ou enxerto de interposição da veia safena é preferível. Uma abordagem pré-auricular, como descrita por vários investigadores,[91,152,153,155,163] pode ser usada para expor os aneurismas da artéria carótida cervical superior, embora essas abordagens sejam prejudicadas por nervo facial, mandíbula, processo estiloide e osso timpânico. A mandibulotomia lateral pode

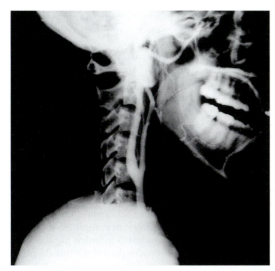

FIGURA 91-26. Angiograma pré-operatório de um aneurisma da carótida cervical interna superior na base do crânio.

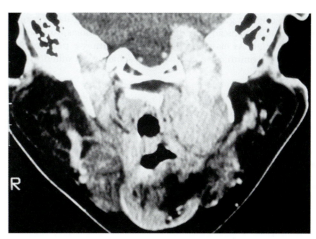

FIGURA 91-28. Tomografia computadorizada coronal revelando um Schwannoma do forame jugular com uma pequena extensão intracraniana removida por meio de uma abordagem de Fisch tipo A da fossa infratemporal.

dar acesso às lesões cervicais superiores.[164] Para a extensão do aneurisma até a base do crânio ou da ACI petrosa vertical, a abordagem pós-auricular (Fisch tipo A ou B) dá um controle vascular máximo com boa exposição distal do vaso (Fig. 91-26 e 91-27).[103,165] Outra opção é fazer uma tunelização de um enxerto de safena da artéria carótida externa para a ACI petrosa horizontal através de um sulco retroauricular.[163] Os aneurismas envolvendo o segmento petroso horizontal podem ser abordados através de uma abordagem de Fisch do tipo B ou pré-auricular, como descrito por Sekhar et al.[93] A exposição e o controle distal do segmento petroso horizontal inadequado podem levar à lesão descontrolada nesses aneurismas. Algumas formas de encarceramento com ou sem circulação extracraniana-intracraniana devem ser consideradas em pacientes com lesões de difícil acesso.

TUMORES DO FORAME JUGULAR

Os tumores do forame jugular incluem, principalmente, os glomus jugulares (paraganglioma) e os schwannomas dos nervos cranianos IX, X e XI. A abordagem de Fisch do tipo A com transposição do nervo facial e a abordagem de Farrior[166] com a mobilização limitada do segmento vertical do nervo facial permitem a exposição adequada da área do bulbo jugular. Donald e Chole[78] defendem uma técnica transcervical-transmastóidea para ganhar acesso à fossa jugular, sem transposição do nervo facial. Esse procedimento, embora seja tecnicamente viável, proporciona menor exposição e controle vascular mais limitado, mas tem a vantagem da ausência de morbidade do nervo facial. O uso dessa técnica é mais desejável quando células pneumatizadas retrofaciais extensas estão presentes.

SCHWANNOMAS DO FORAME JUGULAR

Os schwannomas que se originam dos nervos cranianos IX, X e XI no forame jugular são decididamente incomuns com somente pouco mais de 100 casos relatados na literatura mundial.[167] Os tumores podem ser intracranianos, intraforaminais, cervicais ou uma combinação destes.[168] Para a remoção dos tumores intracranianos, a abordagem suboccipital é claramente o caminho mais direto e eficaz. Os tumores intraforaminais e os combinados são removidos da forma mais segura através das abordagens da fossa infratemporal descritas por Fisch. Esses tumores se originam anatomicamente da *pars nervosa* do forame jugular e estão situados anteromedialmente ao bulbo jugular e à veia jugular interna e posteriormente às ACIs cervical superior e petrosa. A transposição do nervo facial, como na abordagem de Fisch tipo A,[156] é útil para o controle dessas estruturas vasculares e para a exposição do tumor (Fig. 91-28).[170] A abordagem limitada de Farrior também pode ter um papel em tumores pequenos. Pellet[171] considerou o uso de uma via transcoclear estendida, em que uma dissecção de Fisch tipo A é realizada, seguida de sacrifício do labirinto para ganhar acesso a grandes tumores que se estendem para o ângulo pontocerebelar. Oghalai et al.[172] descreveram uma "craniotomia transjugular", em que o nervo facial não é mobilizado, mas deixado em uma ponte de osso entre uma abordagem estendida do recesso facial e uma craniotomia pré-sigmoide. Os pesquisadores usaram essa técnica para remoção de um tumor glômico jugular intracraniano.

PARAGANGLIOMAS DO OSSO TEMPORAL

O tumor glômico do osso temporal é a neoplasia mais frequentemente encontrada após o neuroma do acústico. Os tumores glômicos são divididos em duas grandes categorias com base em seu

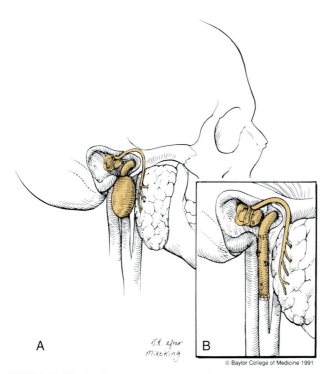

FIGURA 91-27. A e **B**, Reparação com veia safena do aneurisma mostrado na Figura 91-26 com uma abordagem de Fisch tipo A da fossa infratemporal.

local de origem: glômico timpânico e glômico jugular. Vários sistemas de classificação têm descrito paragangliomas do osso temporal.[63,99,173,174] As classificações são semelhantes e permitem aos médicos se comunicar e comparar os achados e resultados.

Sintomas

Alford e Guilford[173] descreveram minuciosamente os sinais, os sintomas e a classificação dos tumores glômicos do osso temporal. O tumor glômico timpânico se manifesta mais frequentemente com zumbido pulsátil de início insidioso e uma perda auditiva condutiva, embora também possa ser um achado no exame físico de rotina.[175,176] O tumor glômico jugular se origina dentro da cúpula do bulbo jugular e comumente aparece tardiamente, depois de um crescimento considerável e da destruição óssea. Ele pode causar disfunção dos nervos cranianos que passam através do bulbo jugular (nervos cranianos IX a XII), paresia do nervo facial causada pela extensão do tumor na mastoide ou perda auditiva neurossensorial causada pela erosão óssea do labirinto. Ocasionalmente, um tumor glômico timpânico ou um tumor glômico jugular podem corroer a membrana timpânica e aparecer como uma massa hemorrágica no MAE.

Avaliação Diagnóstica

O diagnóstico preciso e a avaliação da extensão de um tumor glômico do osso temporal requerem um exame físico adequado e uma avaliação radiológica.[177] O exame físico raramente faz distinção entre os dois tipos de tumores glômicos; apenas se todas as fronteiras do tumor estiverem visíveis através da membrana timpânica pode-se assumir como sendo um tumor glômico timpânico.

Se todas as fronteiras não estiverem visíveis por trás da membrana timpânica, o tumor pode ser um tumor glômico timpânico grande ou um tumor glômico jugular muito maior que se estende a partir do bulbo jugular para o hipotímpano. Se as anomalias dos nervos cranianos estiverem associadas com uma lesão, é mais provável que seja um tumor glômico jugular.

Embora o exame físico ajude a deduzir a extensão de um paraganglioma, a avaliação radiológica é necessária para definir com precisão a lesão. A TC e a RM geralmente são utilizadas para essa avaliação (Fig. 91-29; Fig. 91-2). Por motivos discutidos anteriormente, os tumores glômicos jugulares exigem uma angiografia de quatro vasos. Os paragangliomas são neoplasias vasculares; consequentemente, a arteriografia é necessária se a embolização pré-operatória das lesões for desejada. Tal embolização ocorre por meio de cateteres intra-arteriais especializados e pode levar a uma redução acentuada na vascularização dessas massas, o que reduz a perda de sangue intraoperatória e as complicações relacionadas com a hemorragia. O paraganglioma glômico jugular, o mais comum desses tumores, causa erosão pouco seletiva da porção *pars vasculosa* do forame jugular e muitas vezes também destrói o septo ósseo entre a ACI e a veia jugular interna; esse septo ósseo é uma estrutura distinta cuja ausência é facilmente vista. As lesões confundíveis incluem os schwannomas do nervo craniano IX, X ou XI porque essas lesões também destroem o forame jugular (Fig. 91-30). Tais lesões, no entanto, geralmente destroem a parte mais medial da *pars vasculosa* ou, se elas se originam de nervo craniano IX, a *pars nervosa*.

Às vezes, o paraganglioma se manifesta apenas depois de se tornar grande e erodir quase totalmente o forame jugular. A

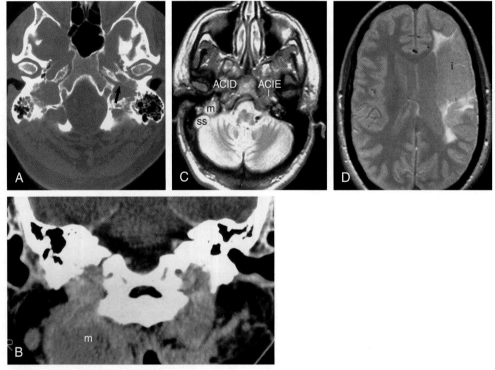

FIGURA 91-29. Paragangliomas familiares em uma mulher de 53 anos. Os tumores incluíam paragangliomas bilaterais glômicos jugulares, um paraganglioma glômico vagal do lado direito e paragangliomas do corpo carotídeo bilaterais. **A**, Corte axial, tomografia computadorizada (TC), com janela óssea. Este estudo por TC é realizado com um pequeno campo de visão e uma janela óssea para aumentar a resolução das bordas do osso. Os paragangliomas bilaterais glômicos jugulares estão destruindo osso da *pars vasculosa* lateralmente. No lado esquerdo, a lesão está destruindo o septo entre a artéria carótida interna e a veia jugular interna – resultados comuns em um paraganglioma glômico jugular (*seta*). **B**, Corte coronal, TC com contraste endovenoso. Tanto os paragangliomas glômicos quanto os paragangliomas jugulares se estendem para o pescoço. No entanto, uma outra massa grande pode ser vista à direita, um paraganglioma glômico vagal (m). **C**, Corte axial, ressonância magnética ponderada em T2 (RM). A lesão com alta intensidade de sinal, um paraganglioma glômico jugular (m), obstruiu o seio sigmoide, que mostra um sinal de alta intensidade (ss). A artéria carótida interna esquerda (ACIE) mostra o sinal de alta intensidade patológico. Este vaso foi ocluído por um grande paraganglioma no pescoço (*não mostrado*). Comparar a intensidade do sinal deste vaso com a aparência escura do fluxo da artéria carótida interna direita (ACID). Embora a RM não possa fornecer a resolução óssea fina da TC (**B**), ela fornece mais informações sobre a permeabilidade vascular. **D**, A oclusão da ACIE resultou em um infarto (i) na distribuição da artéria cerebral média.

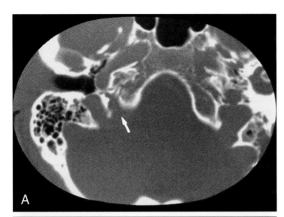

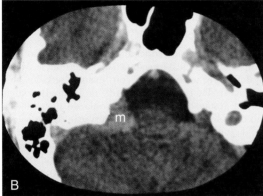

FIGURA 91-30. Schwannoma glossofaríngeo direito em uma mulher de 50 anos de idade **A**, Corte axial, tomografia computadorizada, janela óssea. A neoplasia se expandiu focalmente e destruiu a parte da *pars nervosa* do forame jugular (*seta*), um achado útil neste tipo de schwannoma. **B**, Corte axial, tomografia computadorizada, algoritmo cerebral. Esta neoplasia do paciente é grande e subiu depois do aqueduto coclear em direção ao meato acústico interno. Se apenas este nível fosse observado, a massa (m) poderia simular um schwannoma vestibular.

continua sendo um grande problema na remoção dos tumores glômicos. A eficácia da embolização pré-operatória dos tumores glômicos na redução da perda de sangue intraoperatória está em debate.[99] Alguns estudos sugerem uma forte redução do sangramento intraoperatório e do tempo operatório após a embolização.[52,69,178,179] Antes da recceção, a ligação intraoperatória dos vasos de nutrição – como as artérias faríngea ascendente, estilomastóidea, caroticotimpânica, maxilar interna e timpânica superior – pode diminuir o sangramento, embora o fornecimento de sangue auxiliar de várias outras fontes possa atenuar esse resultado.[52] A remoção do tumor aos poucos, como na cirurgia do neuroma do acústico, é impraticável para a gestão desses tumores vasculares e muitas vezes vai resultar em hemorragia que obscurece os marcos anatômicos.

A falta de disfunção de nervos cranianos não é um indicador confiável da integridade intraoperatória dos nervos em pacientes com esses tumores.[180] Os nervos cranianos VII e do IX ao XII podem estar envolvidos na base do crânio. No envolvimento superficial, a remoção segmentar do epineuro envolvido pode limpar o tumor. A invasão neural requer uma neurectomia segmentar. Os paragangliomas frequentemente invadem o periósteo do canal carótico, mas raramente envolvem a adventícia.[62] Uma boa avaliação angiográfica pré-operatória é uma necessidade absoluta. Um plano subperiosteal de dissecção é desenvolvido no intraoperatório. Se a adventícia estiver envolvida, a manipulação cirúrgica pode conduzir a uma grande laceração da artéria carótida. A oclusão transarterial permanente com balão da ACI, no pré-operatório, deve ser considerada naqueles tumores que se infiltram na parede do segmento petroso horizontal da artéria, nos que se estendem intracranialmente e recebem suprimento sanguíneo significativo da artéria e pelos motivos indicados na Figura 91-1. Se a situação da ACI não for avaliada no pré-operatório, várias opções são possíveis. As lacerações podem ser suturadas diretamente. Um enxerto de interposição da veia safena pode ser realizado com ou sem colocação de desvio.[50] A ACI pode ser transarterialmente ocluída com um cateter balão intraoperatório com ou sem confirmação angiográfica, dependendo da urgência da situação.[62,63,179]

diferenciação simples pela localização da erosão óssea não é possível em tais casos. A RM é útil na definição dessas lesões, mas os resultados devem ser interpretados com cuidado. O fluxo complexo característico do sangue venoso resulta na presença de muitos artefatos de sinal na veia jugular e sobre ela. Embora os profissionais experientes tenham se acostumado a esses artefatos, erros ainda podem ser cometidos e é necessária uma atenção cuidadosa a RM pré-contraste e RM pós-contraste acentuada ou RMf para que os artefatos de sinal do fluxo não sejam interpretados como lesões vasculares. Os peptídeos vasoativos são produzidos por 1 a 3% desses tumores; portanto, os pacientes devem ser analisados com testes quantitativos para o ácido vanilmandélico urinário e o ácido hidroxindolacético.

Abordagem Cirúrgica

Somente os tumores glômicos timpânicos pequenos, cujas fronteiras são claramente visíveis através da membrana timpânica, podem ser removidos através do MAE. Em tumores glômicos timpânicos radiologicamente comprovados, cujas fronteiras não são totalmente visíveis através da membrana timpânica, a abordagem estendida do recesso facial é recomendada.[176] Ocasionalmente, o recesso facial é estreito, o que exige a remoção da totalidade ou de parte do MAE ósseo posterior.

Os tumores glômicos jugulares são mais bem abordados pela via de Fisch do tipo A. Alternativamente, Oghalai et al.[172] defendem uma "craniotomia transjugular", que não envolve a transposição do nervo facial e sua morbidade esperada. O estadiamento pode ser necessário com esses grandes tumores com vasta extensão intracraniana (Fig. 91-31). O sangramento intraoperatório

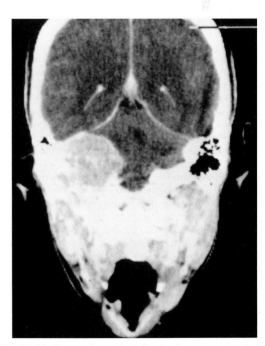

FIGURA 91-31. Paraganglioma do bulbo jugular com extensão intracraniana. O tumor foi removido em um estádio utilizando uma abordagem de Fisch tipo A da fossa infratemporal.

Radioterapia

Embora a radioterapia não seja a modalidade de escolha para o tratamento de tumores glômicos cirurgicamente ressecáveis do osso temporal, foram relatadas diminuições nos tumores após a radioterapia.[181-183] Os tumores glômicos não mostraram respostas uniformes e a cura do tumor por radioterapia é pouco frequente. A radioterapia é útil para a gestão de recorrências e para lesões irressecáveis.

SCHWANNOMAS DO NERVO FACIAL

Os schwannomas podem envolver o nervo facial ao longo do seu curso intracraniano, intratemporal ou extratemporal. Altmann[184] apresentou a primeira descrição detalhada de um Schwannoma do nervo facial e acreditava que seus sintomas eram suficientemente patognomônicos para o Schwannoma do nervo facial ser diagnosticado clinicamente. Esses casos relatados geralmente foram diagnosticados tardiamente; os pacientes vieram para atendimento médico com uma longa paralisia do nervo facial e obstrução do MAE pelo tumor. Mais recentemente, com o aumento da consciência dessa entidade clínica e dos melhores métodos de diagnóstico otoneurológicos, o diagnóstico precoce é possível.

Avaliação Diagnóstica

A fraqueza facial foi o sintoma mais comum em um certo número de séries.[185,186] O histórico clássico é de uma paralisia facial lentamente progressiva ao longo de meses a anos, não dias ou semanas, embora possa ocorrer um início súbito de paralisia, paresia flutuante e tique facial.[187] A perda de audição é a segunda manifestação mais comum de apresentação.[188] A perda auditiva condutiva pode ocorrer com comprometimento da orelha média causada pela expansão e pela pressão do tumor ou interrupção da cadeia ossicular. Em tais casos, uma massa polipoide branco-acinzentada pode ser vista atrás da membrana timpânica posterossuperior. A perda auditiva neurossensorial pode ocorrer como resultado da erosão no labirinto ou da compressão tumoral do nervo coclear.

Um Schwannoma do nervo facial intratemporal geralmente se estende ao longo do curso do nervo facial por uma distância maior do que a prevista a partir dos achados clínicos ou radiológicos. O Schwannoma visualizado na orelha média pode se estender intracranialmente para o MAI e o ângulo pontocerebelar ou extratemporalmente na glândula parótida. A avaliação radiológica pré-operatória trata dessa potencial extensão, mas o cirurgião deve estar preparado para um envolvimento mais extenso do nervo do que o sugerido por testes clínicos ou radiológicos. O teste topográfico da função do nervo facial que inclui o lacrimejamento, o reflexo acústico, o paladar e a salivação pode ser útil, mas não é definitivo na avaliação da extensão do neuroma do nervo facial. A avaliação definitiva das alterações do canal facial é feita com a TC axial e coronal do osso temporal, que permite que todo o caminho ósseo do nervo facial seja traçado com certeza. Na estrutura normal, raramente é observada muita variação nesse caminho de um lado para o outro. Por isso, é simples de comparar o lado direito e o esquerdo para determinar as anormalidades. A anormalidade mais comum observada em pacientes com schwannomas faciais é o simples alargamento do canal de Falópio por uma massa de tecido mole. Essas lesões costumam seguir o caminho exato do nervo facial. Um grande confundidor do schwanoma facial é o hemangioma do nervo facial, uma lesão incomum que provavelmente se origina do plexo arteriovenoso em torno do gânglio geniculado, do MAI ou do segmento vertical do nervo facial, perto da saída da corda do tímpano.[189] As características de diagnóstico por imagem diferenciais incluem uma maior atenuação da TC baseada na calcificação na comparação entre um hemangioma e um schwannoma. A RM é superior à TC para determinar a massa de tecido mole ao longo do nervo facial, especialmente quando o material de contraste para RM é utilizado. Esse material fornece uma sensibilidade tal que o plexo arteriovenoso ao longo da porção de Falópio do nervo facial é visualizado. Esse plexo normalmente pode se realçar de forma irregular e torna possível para os profissionais inexperientes identificar a anormalidade. Além disso, as lesões inflamatórias do nervo facial também resultam em aumento de contraste. Consequentemente, a acentuação do nervo facial na RM não deve ser considerada como indicativo de neoplasia, a menos que uma massa de tecido mole esteja presente. Os achados clínicos, na TC ou na RM, devem ser correlacionados antes do diagnóstico de uma neoplasia do nervo facial. Se essa correlação não for definida, a avaliação por imagem no acompanhamento posterior, após ter passado um período clinicamente apropriado de tempo, deve resolver o problema.

Em alguns pacientes com paralisia facial, a evidência radiológica do tumor está ausente. A exploração cirúrgica de todas as paralisias faciais progressivas que ocorrem durante um período prolongado de tempo ou das paralisias faciais que não mostram nenhum retorno de tom ou função após 6 a 12 meses tem sido recomendada e, ocasionalmente, os schwannomas faciais são descobertos.

Tratamento e Abordagem Cirúrgica

O tempo de intervenção requer uma ampla discussão com o paciente, especialmente se a função facial estiver intacta. McMonagle et al.[190] defendem a observação com exames seriados até que a função facial se deteriore até o grau IV de House-Brackmann. Os objetivos da gestão cirúrgica do neuroma do nervo facial são a remoção completa do tumor com preservação da audição e a restauração da função do nervo facial.[191,192] Mais comumente, as abordagens transmastoides e da fossa craniana média são adequadas para a exposição de neuromas dos segmentos intralabirínticos do nervo facial. Em pacientes sem audição útil, uma exposição translabiríntica do nervo facial pode ser indicada. A remoção cirúrgica e o enxerto em cabo do nervo facial com controle histológico de cortes congelados são indicados na maioria dos pacientes. O enxerto de nervo normalmente é colocado no canal de Falópio e suas extremidades são aproximadas e estabilizadas com bandagem. A aproximação do enxerto em cabo do coto do nervo facial no MAI é difícil. Quando o segmento de nervo envolvido é limitado a menos do que 1 cm, uma transposição do nervo facial e uma anastomose primária, às vezes, podem ser realizadas. Se a anastomose primária ou enxertia em cabo falhar, uma anastomose hipoglossofacial pode ser necessária (Caps. 88 e e-172* X e X).

---

* Disponível, em inglês, em www.expertconsult.com.

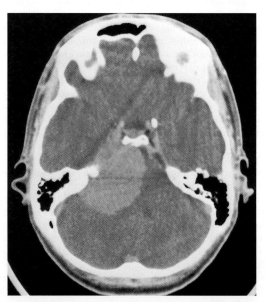

FIGURA 91-32. Tomografia computadorizada de um grande meningioma da fossa posterior com o envolvimento do ápice petroso. O tumor foi removido através de uma craniotomia retrossigmoide com petrosectomia com a transposição do nervo facial posterior.

LESÕES DO ÁPICE PETROSO

Os tumores primários do ápice petroso, tanto as neoplasias benignas quanto os tumores de baixo grau – tais como colesteatoma, schwannoma, condroma, meningioma, cordoma e sarcomas de baixo grau – são removidos totalmente para evitar a recorrência.[193-195] As abordagens da fossa infratemporal para o ápice petroso (i. e., abordagem de Fisch tipo B ou talvez tipo A) fornecem melhor exposição e controle da ACI e podem ser combinadas com as fossas média, retrossigmoide, transcoclear ou vias translabirínticas cranianas, conforme necessário (Fig. 91-32). Nos pacientes com audição útil, a ACI petrosa pode ser temporariamente transposta para ter acesso ao ápice petroso com grande risco de hemorragia. A combinação da via transcoclear ou translabiríntica com a translocação posterior do nervo facial oferece um melhor acesso ao ápice petroso (Figs. 91-20 e 91-32). A ressecção OTT também é uma opção para as lesões com baixo grau de malignidades.

As lesões císticas benignas, como granulomas de colesterol ou encefaloceles, geralmente não são removidas. A drenagem dos granulomas de colesterol pode ser realizada através de vias perilabirínticas[196] (Caps. 66 e e-140*) ou por via transesfenoidal, se a lesão confinar ao seio esfenoidal, usando a imagem orientada por endoscopia.[97,197-199] As cefaloceles sintomáticas do ápice petroso podem ser tanto marsupializadas intracranialmente usando uma abordagem da fossa posterior quanto obliteradas através de uma abordagem da fossa craniana média.[200]

COLESTEATOMA CONGÊNITO

Os coleastomas congênitos do osso temporal podem ser divididos em quatro grupos anatômicos: 1) orelha média, 2) área perigeniculada, 3) ápice petroso e 4) ângulo pontocerebelar. Esses colesteatomas se originam de restos epiteliais e devem ser diferenciados dos colesteatomas adquiridos e dos colesteatomas congênitos do meato acústico externo associados com atresia congênita do MAE.

Avaliação Diagnóstica

A apresentação clínica de um colesteatoma congênito varia de acordo com sua localização. Os colesteatomas da orelha média foram originalmente descritos por House,[201] e as séries clínicas foram revistas por House e Sheehy[61] e Curtis.[202] A perda auditiva condutiva e uma massa esbranquiçada com abaulamento por trás da membrana timpânica intacta são achados comuns em pacientes com colesteatomas congênitos da orelha média.[203] A metade dos pacientes procura a assistência médica com otite média recorrente, e as lesões podem fistulizar através da membrana timpânica. As lesões também podem ser descobertas por acaso, no momento de um exame físico ou miringotomia de rotina em crianças. Os colesteatomas perigeniculados e do ápice petroso geralmente se tornam aparentes com paralisia insidiosa ou rapidamente progressiva do nervo facial.[204,205] A perda auditiva neurossensorial da erosão labiríntica ou do MAI é comum, mas uma perda auditiva condutiva pode também resultar da extensão do colesteatoma na orelha média ou do bloqueio da tuba auditiva. Espasmos faciais podem ocorrer na presença de colesteatomas congênitos e com neuromas do nervo facial. A disfunção vestibular pode acrescentar o complexo de sintomas. Na ocasião, o colesteatoma pode corroer a fossa média ou posterior e se expandir acentuadamente antes de produzir sintomas. A preservação da audição tem sido relatada, apesar de extensa destruição do labirinto.[45,76] A avaliação radiológica do osso temporal é essencial na avaliação de um colesteatoma congênito (Fig. 91-33). Apenas as maiores lesões irão aparecer em radiografias simples. A TC de alta resolução focada no osso temporal é ideal para essa avaliação, porque qualquer alteração na estrutura óssea normal pode ser vista. Às vezes, assimetria normal na pneumatização, processos inflamatórios ou efusões passivas e deposição de medula óssea no ápice petroso podem causar dificuldades de diagnóstico. Essas dificuldades geralmente são

---

*Disponível, em inglês, em www.expertconsult.com.

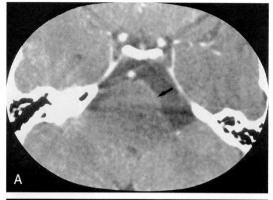

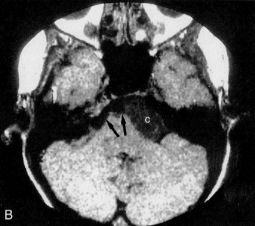

FIGURA 91-33. Cisto epidermoide congênito da cisterna pontocerebelar esquerda em um homem de 36 anos. **A**, Corte axial, tomografia computadorizada (TC). O deslocamento da ponte para a direita é mostrado (seta). Esse deslocamento parece ser causado por material de atenuação do fluido cerebrospinal (LCR). Portanto, este poderia ser um cisto aracnoide. **B**, Corte axial, ressonância magnética ponderada em T1, sem contraste. A lesão cística (c) é agora claramente vista como tendo um sinal de intensidade mais elevada do que o LCR no ângulo da cisterna cerebelar direita (setas). Esta intensidade de sinal ligeiramente mais elevada nas imagens ponderadas em T1 é útil na separação do cisto epidermoide do cisto aracnoide. Esta hiperintensidade relativa é causada por lipídeos, principalmente colesterina. O lipídeo não é visto na TC como baixa atenuação, porque a queratina de maior atenuação está misturada com a colesterina. A soma desses dois componentes equilibra a atenuação do LCR.

resolvidas pela correlação clínica; se os resultados são problemáticos, a RM proporcionará uma definição adicional porque os colesteatomas congênitos quase sempre terão uma intensidade de sinal ligeiramente mais elevada do que a do fluido espinal nas imagens ponderadas em T1, com uma intensidade de sinal moderadamente alta nas imagens ponderadas em T2. Por outro lado, a gordura da medula óssea terá uma alta intensidade de sinal nas imagens ponderadas em T1 e, em seguida, vai continuar a diminuir drasticamente nas imagens ponderadas em T2. As efusões típicas terão uma baixa intensidade de sinal nas sequências ponderadas em T1, com alta intensidade de sinal nas sequências ponderadas em T2. Os granulomas de colesterol gigantes podem ser difíceis de separar dos colesteatomas congênitos do ápice petroso (Fig. 91-34); apesar de os granulomas de colesterol gigantes, mas não os colesteatomas congênitos, terem uma tendência a mostrar um realce capsular.

Abordagem Cirúrgica

O tratamento cirúrgico de um colesteatoma congênito requer a remoção completa da matriz do colesteatoma ou a exteriorização permanente. O colesteatoma da orelha média isolada pode ser removido transtimpanicamente. No momento da cirurgia, é

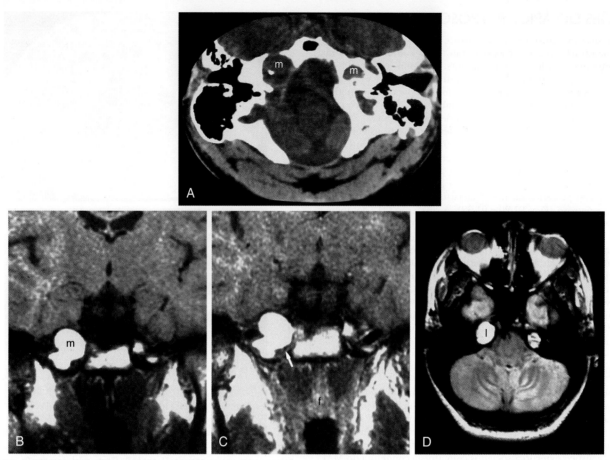

FIGURA 91-34. Cistos de colesterol em uma mulher de 21 anos. **A**, Corte axial, tomografia computadorizada (TC) com contraste endovenoso. Massas expansíveis, com uma leve atenuação baixa (m), são vistas em ambos os ápices petrosos. **B**, Corte coronal, sequência ponderada em T1 na ressonância magnética sem contraste (RM). A alta intensidade de sinal é evidente dentro de ambos os ápices petrosos, mas é mais pronunciada na massa maior do lado direito (m). **C**, Corte coronal, sequência ponderada em T1 na RM após a administração de material de contraste gadolínio endovenoso. As bordas da lesão mostram realce (seta). A porção com maior intensidade de sinal não muda. Repare no aumento da intensidade de sinal na mucosa da faringe (f). Esse é um achado normal após a administração de gadolínio. **D**, Corte axial, RM ponderada em T2. A lesão (l) do lado direito mostra uma intensidade de sinal extremamente elevada. A lesão do lado esquerdo é semelhante, mas o aumento da intensidade é menos acentuado. Pequenas manchas de intensidade de sinal mais baixo refletem a ligeira falta de homogeneidade neste sinal. A combinação da aparência da TC com intensidade de sinal extremamente alta em T1 e T2 é distintiva para um cisto de colesterol. A ligeira falta de homogeneidade nas lesões é decorrente de fragmentos de ossos, calcificação e pequenas hemorragias de diferentes idades.

essencial visualizar claramente a extensão completa do colesteatoma na orelha média, particularmente no aspecto medial da membrana timpânica. As técnicas reconstrutivas de rotina da orelha média podem ser utilizadas se os ossículos estiverem erodidos ou removidos ou se a membrana timpânica for sacrificada. A remoção dos colesteatomas congênitos da área perigeniculada ou do ápice petroso pode ser realizada pelas abordagens transmastóidea, da fossa craniana média,[206] ou transesfenoidal[207] ou por uma combinação desses procedimentos.[96] Frequentemente, um colesteatoma deve ser dissecado a partir do nervo facial e, ocasionalmente, a porção intralabiríntica do nervo deve ser mobilizada para permitir a remoção completa de um colesteatoma perigeniculado. Essa manobra pode exigir a secção do nervo petroso superficial maior e a transposição do nervo facial posterior no gânglio geniculado. O colesteatoma também pode se insinuar entre a dura e o assoalho da fossa média e pode se estender por uma distância considerável ao longo desse plano. Os colesteatomas do ápice petroso podem agir de forma semelhante e podem corroer o labirinto ósseo ou o MAI. Somente através de uma dissecção cuidadosa e muitas vezes enfadonha é possível evitar danos a essas estruturas. O colesteatoma do ápice petroso pode ser exteriorizado para a cavidade mastoide ou para o seio esfenoidal, embora a limpeza frequente de *debris* da cavidade do colesteatoma seja necessária para evitar espessamentos e uma infecção posterior.[208]

ENCEFALOCELE E EXTRAVAZAMENTOS DE LÍQUOR CEFALORRAQUIDIANO

As encefaloceles pós-cirúrgicas e pós-infecciosas que herniam através do tégmen timpânico e do tégmen mastóideo são complicações bem conhecidas na otologia.[209-211] A herniação do osso temporal para a cavidade mastoide é um resultado da perda do suporte ósseo e dural. A gestão subsequente deve lidar com extravazamento de LCR, herniação do cérebro para a cavidade mastoide e de pele e matriz do colesteatoma na orelha média e mastoide. A encefalocele congênita espontânea associada a otorreia ou rinorreia por LCR é menos frequentemente reconhecida.[212-217]

Avaliação Diagnóstica

O aparecimento de encefaloceles pós-cirúrgicas pode ocorrer no início ou no final do curso pós-operatório. As ocorrências iniciais geralmente estão associadas com a maceração do cérebro exposto e o extravazamento de LCR. As ocorrências tardias estão associadas com um zumbido pulsátil e/ou prolapso progressivo do cérebro coberto de pele para dentro da cavidade mastoide. A encefalocele congênita espontânea pode se manifestar como otite média serosa, rinorreia por LCR ou otorreia por LCR através de uma perfuração da membrana timpânica ou um tubo de ventilação. Ocasionalmente, o prolapso cerebral pode estar presente como uma massa por trás da membrana timpânica. Como pequenos defeitos ósseos, frequentemente múltiplos, podem estar envolvidos, uma TC cuidadosamente focada nos planos axial e coronal é necessária para encontrar essas fenestrações. Se necessário, o espaço subaracnoide pode ser identificado com material de contraste mielográfico e o fluxo real do fluido espinal identificado pelo contraste através das fenestrações pode ser observado. Ocasionalmente, as encefaloceles também podem ser descobertas como uma surpresa intraoperatória.

Abordagem Cirúrgica

As encefaloceles do osso temporal e os extravazamentos de LCR podem ser tratados cirurgicamente, seja transmastoide ou através da fossa craniana média intraduralmente ou extraduralmente. Embora o reparo transmastóideo do defeito seja frequentemente bem-sucedido, a reparação através da fossa craniana média permite uma maior visualização. As técnicas para a reparação do defeito do tégmen através da abordagem mastóidea incluíram a colocação intracraniana de material de reconstrução (ou seja, fáscia, cartilagem ou próteses) da mastoide combinado com obliteração da mastoide com retalhos ou tecidos livres.[210,214,215,217,218] Uma técnica fáscia-osso-fáscia (depositadas) que incorpora o uso de uma cavidade radical modificada, com a consulta da neurocirurgia, seguida de drenagem lombar pós-operatória, tem sido usada com sucesso em diversas ocasiões por um de nós (MM). Uma abordagem da fossa craniana média para o reparo proporciona uma maior visualização e pode ser extradural ou intradural.[219,220] Uma variedade de técnicas de fechamento tem sido utilizada e inclui a reparação primária dural e a utilização de fáscia–osso–fáscia, osso, cartilagem ou suportes sintéticos. Os defeitos ósseos e processuais em encefaloceles espontâneas são rotineiramente pequenos e múltiplos.[221] Muitas vezes existe uma encefalocele no epitímpano anterior, cuja visualização pode ser inadequada e o tratamento cirúrgico através da abordagem transmastóidea é difícil sem a ruptura ossicular. Embora a exposição transmastóidea defina o defeito, o reparo pode ser mais bem realizado através da fossa craniana média. Os defeitos ósseos geralmente são pequenos e não necessitam de reparação; os defeitos da dura-máter podem ser selados por uma ampla cobertura da fossa craniana média com fáscia temporal e osso ou cartilagem, se necessário.

ABORDAGENS PARA O *CLIVUS*

A ablação do tumor clival, tanto no planejamento quanto na execução, é talvez o mais difícil dos procedimentos cirúrgicos da base do crânio. As estruturas neurovasculares vizinhas do tronco cerebral e ambas as ACIs estão em risco durante a cirurgia. House e Hitselberger[106] relataram o uso de uma rota transcoclear para a ponta petrosa e o *clivus* médio que sacrificava a função coclear ipsilateral e vestibular. Essa abordagem pode ser útil na remoção de tumores que não são neoplasias intrínsecas (primárias) do próprio osso clival, tais como o colesteatoma e o meningioma, porque apenas o *clivus* médio dorsal é exposto. A abordagem de Fisch do tipo B é útil para a remoção de tumores que acometem o *clivus* médio com extensão para o ápice petroso.[63] A extensão medial e superior do tumor para o segmento horizontal da ACI no ápice petroso requer a transposição temporária da artéria. A adição de uma dissecção subdural da fossa craniana média pode contornar esse problema.

Uma dissecção transcoclear adicionada a uma abordagem de Fisch do tipo B também pode melhorar o acesso ao *clivus*. O tumor do clinoide posterior (retrosselar) não é acessível por essa via, mas uma abordagem intradural da fossa craniana média pode ser benéfica.[222] Com as abordagens pré-auriculares,[94,108] as limitações são semelhantes às das técnicas já discutidas, mas a via transcoclear não pode ser utilizada para uma nova exposição, em combinação com a abordagem pré-auricular. Inúmeras abordagens anteriores para o *clivus* também têm sido descritas (Caps. 89 e e-174*).[127,223-227] As abordagens transnasais assistidas por endoscopia também podem resultar em ablação completa com morbidade muito reduzida em comparação com as técnicas anteriores de translocação facial ou da base lateral do crânio (Caps. 90 e e-174*).[228] Hanna et al.[229] começaram a explorar a cirurgia robótica endoscópica da base craniana anterior e central.

LESÕES QUE ENVOLVEM O SEIO CAVERNOSO

O seio cavernoso é um pequeno plexo de veias envoltas por folhetos de dura em ambos os lados da sela túrcica.[230] No seio cavernoso se localizam a ACI, os nervos simpáticos e os nervos cranianos III,

---
* Disponível, em inglês, em www.expertconsult.com.

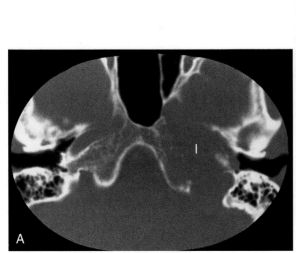
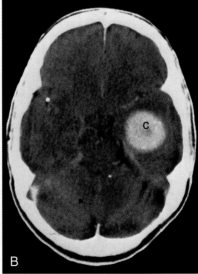

FIGURA 91-35. Cordoma massivo do ápice petroso à esquerda em um homem de 57 anos. **A**, Corte axial, Tomografia computadorizada (TC), janela óssea. Alterações destrutivas fora da linha média são características dessa lesão (l). Enquanto a maioria dos cordomas está na linha média, alguns podem ser encontrados bem distantes lateralmente. **B**, Corte axial, TC cerebral com contraste endovenoso. O cordoma (c) era tão grande que se estendeu para dentro do lobo temporal esquerdo.

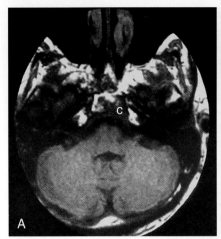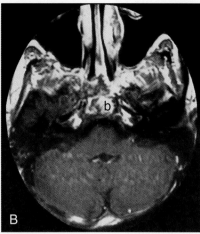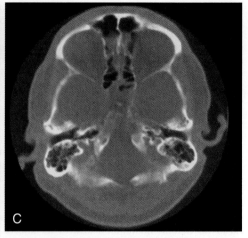

FIGURA 91-36. Cordoma do *clivus* em um homem de 59 anos de idade. **A**, Vista axial, ressonância magnética (RM) ponderada em T1. Alterações permeativas sutis podem ser vistas se estendendo para a medula óssea clival. O cordoma (c) é a área mais escura (intensidade de sinal inferior) que invade a área mais clara (alta intensidade de sinal) de gordura da medula óssea normal. **B**, Corte axial, ressonância magnética ponderada em T1, após a administração de material de contraste gadolínio endovenoso. A área de baixa intensidade de sinal na verificação anterior demonstra nitidamente um aumento da intensidade (b). No entanto, é difícil avaliar o grau da destruição óssea com a RM. **C**, Tomografia computadorizada (TC) padrão, janelas ósseas. Mesmo nesta tomografia computadorizada não focada, as alterações destrutivas brutas associadas a este cordoma clival são visíveis. A RM é menos sensível do que a TC na demonstração da destruição óssea.

IV, VI, V_1 e, às vezes, V_2. Os tumores primários do seio cavernoso geralmente incluem os meningiomas ou os schwannomas,[91] mas essa região geralmente é invadida secundariamente. As operações que envolvem o seio cavernoso são repletas de potenciais complicações que incluem sangramento, déficits dos nervos cranianos e lesão da carótida. A terapia paliativa tal como a irradiação convencional ou as técnicas *Gamma Knife* pode ser justificada para pacientes com lesões nessa localização.

CORDOMA

Os cordomas cranianos se originam do *clivus* e destroem progressivamente a base do crânio[212,214,216] (Fig. 91-35 e 91-36). Eles podem se estender ventralmente para nasofaringe, nariz ou seios e podem causar obstrução. Dor de cabeça, perda de visão e déficits dos nervos cranianos com envolvimento dos nervos abducente, trigêmeo, facial e acústico são queixas comuns apresentadas. Devido à inacessibilidade do local do tumor, a exposição cirúrgica e a remoção do tumor podem ser difíceis. A citorredução cirúrgica do tumor, seguida por doses elevadas de radioterapia, era o tratamento de escolha no passado e pode proporcionar bons resultados paliativos. Mais recentemente, no entanto, os cirurgiões da base do crânio têm se tornado mais agressivos e têm adaptado as abordagens cirúrgicas para lesões individuais de modo a assegurar a remoção completa. Devido ao difícil acesso, o controle cirúrgico do cordoma é um desafio único para o cirurgião da base do crânio e leva a abordagens cirúrgicas criativas (Caps. 90 e e-174*). As abordagens endoscópicas, em vez das abordagens da base lateral do crânio, estão sendo pioneiras para a ressecção desses tumores difíceis e têm se mostrado muito promissoras (Cap. 90).[97,220]

TUMORES DO ESPAÇO PARAFARÍNGEO

Os tumores que acometem a fossa infratemporal ou o espaço parafaríngeo na base do crânio e que se estendem para o osso temporal ou para a fossa craniana média requerem técnicas de base lateral do crânio. Para os tumores confinados no espaço parafaríngeo, uma abordagem cervical, frequentemente com transecção mandibular, pode ser indicada. Procedimentos radicais em bloco para lesões malignas podem exigir a remoção do ramo e do côndilo mandibular.[231,232] A labiomandibulotomia[233,234] ou mandibulotomia extraoral dará um melhor acesso ao tumor dentro da fossa infratemporal média ou superior. A reflexão dos músculos temporal e zigomático fornece um melhor acesso à fossa infratemporal superior, e a retração ou ressecção do côndilo mandibular pode obter mais exposição. Uma abordagem da fossa craniana média pode ser adicionada para uma extensão superior (Fig. 91-37).

ABORDAGENS PARA A NASOFARINGE

Em pacientes com grandes tumores benignos da nasofaringe (p. ex., angiofibromas juvenis), uma abordagem lateral pode ser indicada. Essas abordagens podem ser combinadas com qualquer uma das abordagens anteriores, conforme a situação o justifique. As abordagens laterais de Fisch do tipo C (Fig. 91-22) e de Sekhar para a nasofaringe fornecem exposições semelhantes e qualquer abordagem pode ser estendida para incluir a remoção do tumor do seio esfenoidal ou da área do seio pericavernoso. As abordagens

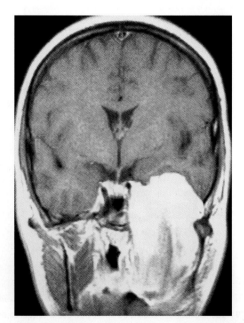

FIGURA 91-37. Schwannoma intracraniano-extracraniano trigeminal: Vista coronal, ressonância magnética. Excisão através de uma abordagem pré-auricular com transecção extraoral da mandíbula e craniotomia temporal.

---

*Disponível, em inglês, em www.expertconsult.com.

endoscópicas transmaxilares também podem fornecer uma exposição adequada, minimizando a morbidade operatória (Cap. 90).[97]

A excisão de lesões malignas da nasofaringe é repleta de controvérsia. Wang[235] mostrou que os pacientes com carcinoma de células escamosas recorrente da nasofaringe classificado como T1 a T3 podem ter taxas de sobrevivência melhoradas se as lesões forem removidas. As abordagens de Fisch do tipo C e de Sekhar permitem a remoção em bloco da parede lateral da nasofaringe com a musculatura pterigoide e tubária em casos de pós-irradiação de tumor persistente ou recorrente.

COMPLICAÇÕES

COMPLICAÇÕES INTRAOPERATÓRIAS

As complicações intraoperatórias resultam principalmente da falta de controle vascular ou coagulopatia. A gestão da perda de sangue inesperada de uma laceração da ACI é facilitada pelo controle proximal e distal, antes da reparação. A falta de exposição pode resultar na necessidade de ligadura e oclusão intraoperatória com balão de emergência, quando a hemorragia ocorre. O sangramento do seio cavernoso pode ser enorme, e um êmbolo de ar pode ocorrer, embora o sangramento possa ser interrompido com a aplicação de fitas hemostáticas de celulose oxidada (Surgicel) no paciente. O espasmo da carótida pode exigir a interrupção do procedimento.[99]

A coagulopatia pode ocorrer como resultado das transfusões maciças de eritrócitos por causa de hipocalcemia induzida por citrato, depleção de proteínas da cascata de coagulação, hipotermia, trombocitopenia, coagulopatia intravascular disseminada ou sangue incompatível. Quando a transfusão maciça é necessária, devem ser dadas 2 unidades de plasma e plaquetas frescos congelados para cada 10 unidades de eritrócitos.[236] Os tumores glômicos vasoativos ou feocromocitomas concomitantes podem levar à hipertensão inesperada no intraoperatório. Por essa razão, os pacientes com tumores glômicos devem ser avaliados no pré-operatório com testes para o ácido vanilmandélico na urina e o ácido hidroxindolacético para descartar os tumores vasoativos.

COMPLICAÇÕES PÓS-OPERATÓRIAS

O extravasamento de LCR é uma das complicações pós-operatórias mais comuns da cirurgia da fossa infratemporal quando o espaço dural deve ser penetrado. O risco de meningite é aumentado com uma alta morbidade concomitante, e o tempo de internação é maior. Os déficits pós-operatórios dos nervos cranianos levam à aspiração e ao subsequente aumento da pressão do LCR pela tosse, o que acrescenta uma outra variável adversa na equação da gestão. A maioria dos acúmulos de LCR abaixo dos retalhos pode ser manejada com curativos compressivos, elevação da cabeça e aspirações repetidas. Um dreno subaracnoide lombar controla melhor o extravasamento de LCR através da ferida ou a otorrinorreia persistente.

Em pacientes com tumores grandes e extensão intracraniana, o espaço subaracnoide deve ser penetrado para a exposição do tumor e sua remoção. Jackson et al.[99] fixaram uma fáscia autógena às margens ósseas ou durais existentes para os defeitos durais pequenos e médios com rotações do músculo temporal para reforço. A obliteração com gordura não é utilizada. Para defeitos maiores, Gulya et al.[237] usaram um *shunt* de ventrículo cardíaco infantil do tamanho do leito da ferida até o coto jugular e até o átrio direito para permitir a drenagem contínua. Os drenos subaracnoides lombares combinados com gazes de pressão, geralmente, são suficientes para controlar o extravasamento dos grandes defeitos durais.

Déficits de Nervos Cranianos

A natureza invasiva dos tumores glômicos, especialmente aqueles que se estendem até a fossa posterior, levou historicamente a taxas de paralisia pós-operatória bastante elevadas. Além do monitoramento eletrofisiológico intraoperatório,[82] a identificação proximal dos nervos cranianos IX, X, XI e XII na fossa posterior e a identificação distal na base do crânio devem melhorar a preservação desses nervos.[104] Infelizmente, esses nervos cranianos muitas vezes são envolvidos pelo tumor que se estende transduralmente na fossa posterior em direção às zonas de entrada de raiz, o que torna a sua preservação extremamente difícil.

A maioria dos déficits dos nervos cranianos pré-operatórios persiste no pós-operatório se resultar de invasão tumoral em vez de compressão. A criação de novos déficits cranianos, embora necessária para a remoção completa do tumor, pode resultar numa fase de reabilitação prolongada e reduzir substancialmente a qualidade de vida. A idade e o estado cardiopulmonar do paciente devem ser cuidadosamente ponderados em relação à patologia tumoral, à extensão da doença e ao curso natural da doença. As respostas a outras formas de terapia, como a radioterapia ou a quimioterapia, devem ser consideradas antes de uma extensa cirurgia de base do crânio ser tentada. Em geral, os pacientes mais jovens saudáveis toleram novos déficits cranianos melhor do que os pacientes mais velhos. Os pacientes com débito cardíaco marginal estão em alto risco de infarto do miocárdio ou insuficiência cardíaca congestiva quando submetidos a cirurgia e recuperação prolongada; aqueles com função pulmonar comprometida têm pouca tolerância para os problemas criados pela deficiência do nervo craniano inferior (isto é, aspiração e tosse diminuída).

O nervo oculomotor pode, potencialmente, ser ferido na cirurgia do seio cavernoso ou do ápice orbital. A neurapraxia ou a axoniotmese geralmente levam a uma boa recuperação funcional em 2 a 8 meses, respectivamente. A recuperação funcional após a transecção com reanastomose foi reportada,[238] e a perda do nervo troclear é relatada por sua associação com uma deficiência funcional mínima; foi relatada uma boa recuperação com a reanastomose.[185] O nervo abducente tem o curso intracraniano mais longo e é mais propenso a lesões, especialmente em cirurgias para os tumores do *clivus*, ápice petroso ou seio cavernoso. Um bom retorno funcional deve ser esperado com uma lesão por estiramento porque este é um nervo puramente motor.[238]

A prevenção da paralisia do nervo facial já foi mencionada. Se a transecção for necessária e o local for opcional, é melhor que a secção do nervo seja feita nos ramos terciários para limitar a sincinesia. Em ordem de preferência reconstrutiva para o nervo facial, as opções incluem reanastomose direta, enxerto de interposição e cruzamento dos nervos XII ao VII. O cuidado ocular com prevenção da ceratite de exposição, especialmente se o ramo V_2 for sacrificado, é de suma importância no pós-operatório se o nervo facial foi ferido. A tarsorrafia lateral oferece a melhor proteção para o olho para um déficit combinado que envolve os nervos cranianos V e VII.

As abordagens de Fisch para a fossa infratemporal, por definição, preservam a função cocleovestibular; no entanto, a subluxação inadvertida do estribo ou a invasão tumoral da cápsula ótica podem levar à perda auditiva neurossensorial. A exposição da carótida interna cervical superior comumente implica a perda do nervo glossofaríngeo. As sequelas de sua perda não são frequentes, exceto quando essa perda é combinada com outros defeitos dos nervos cranianos mais baixos que envolvem nervos cranianos X e XII. A reanastomose intraoperatória de um nervo vago não é indicada por causa da associação com o movimento paradoxal das cordas vocais. As lesões vagais elevadas podem levar a um período de reabilitação prolongada. Não só a qualidade da voz e a função do esfíncter de proteção são violadas, como a deglutição também é prejudicada pela ruptura do plexo faríngeo; quando combinado com as perdas dos nervos cranianos IX e XII, a sua perda pode ser debilitante. A aspiração persistente leva à pneumonia, e a traqueostomia é indicada se a paresia da combinação de nervos for esperada. A medialização das cordas vocais com politetrafluoretileno endoscópico (Teflon) ou uma injeção de gel cirúrgico (Gelfoam) podem ser consideradas para proteger as vias aéreas. A deglutição de bário modificada pode ajudar na decisão sobre a necessidade de uma gastrostomia de alimentação temporária quando a aspiração persiste.

A lesão do nervo espinal acessório geralmente é bem tolerada em procedimentos da base do crânio, porque raízes ventrais C2 e C3 fornecem alguma inervação motora para o músculo trapézio. O músculo supraescapular também tem um papel na estabilização da cintura escapular. No entanto, reanastomose ou enxerto de interposição devem ser realizados, se possível. A terapia física e a instrução de exercício muitas vezes são úteis na prevenção de disfunção persistente do ombro.

O nervo hipoglosso muitas vezes está envolvido com tumores do *clivus* ou do forame jugular. Como o uso do nervo hipoglosso é uma opção de reativação importante na lesão do nervo facial, sua preservação é ainda mais importante. A perda do nervo hipoglosso unilateral geralmente é bem tolerada, a menos que combinada com a paralisia dos nervos cranianos IX e X. A reconstrução de um nervo hipoglosso seccionado pode levar a uma boa recuperação funcional.[238]

Complicações Vasculares Cerebrais

A extensa manipulação da ACI exigida pelas técnicas da base lateral do crânio, compreensivelmente, pode levar a um acidente vascular cerebral. Os estudos de avaliação angiográfica pré-operatórios e a circulação colateral são obrigatórios. As técnicas anestésicas, tais como aumento da pressão arterial, hipervolemia, vasodilatação farmacológica, inibidores do canal de cálcio, hemodiluição, hiperosmolaridade e anticoagulação (quando a carótida está ocluída), teoricamente, reduzem o risco.[239]

O edema cerebral ou o acidente vascular cerebral venoso são uma preocupação, especialmente se a conexão na tórcula de Herófilo estiver ausente ou se a veia de Labbé for interrompida.[7,8] A ligadura do seio sigmoide é potencialmente mais perigosa do que a ligadura extracraniana da veia jugular, pois a drenagem colateral através dos seios petrosos superior e inferior pode não estar presente. Presumivelmente, o sistema venoso vertebral compensa o fluxo de saída da fossa posterior, e o edema cerebral de oclusão venosa é incomum. Atualmente, estão disponíveis bons exames pré-operatórios para prever esse risco; portanto, as veias anastomóticas, como o seio petroso superior, o seio petroso inferior e a veia emissária da mastoide, não devem ser indiscriminadamente sacrificadas.

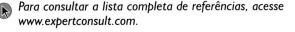

Para consultar a lista completa de referências, acesse www.expertconsult.com.

LEITURA SUGERIDA

Anand V: *Practical endoscopic skull base surgery*, Hong Kong, 2007, Plural Publishing.
Arriaga M, Curtin HD, Takahashi H, et al: The role of preoperative CT scans in staging external auditory meatus carcinoma: radiologic-pathologic correlation study. *Otolaryngol Head Neck Surg* 105:6–11, 1991.
Brackmann DE, Teufert KB: Chondrosarcoma of the skull base: long-term follow-up. *Otol Neurotol* 27:981–991, 2006.
Brackmann DE, Toh EH: Surgical management of petrous apex cholesterol granulomas. *Otol Neurotol* 23:529–533, 2002.
Coker NJ, Jenkins HA, Fisch U: Obliteration of the middle ear and mastoid cleft in subtotal petrosectomy: indications, technique, and results. *Ann Otol Rhinol Laryngol* 95(1 Pt 1):5–11, 1986.
DiNardo LJ, Pippin GW, Sismanis A: Image-guided endoscopic transsphenoidal drainage of select petrous apex cholesterol granulomas. *Otol Neurotol* 24:939–941, 2003.
Field M, Jungreis CA, Chengelis N, et al: Symptomatic cavernous sinus aneurysms: management and outcome after carotid occlusion and selective cerebral revascularization. *AJNR Am J Neuroradiol* 24:1200–1207, 2003.
Fisch U, Mattox D: *Microsurgery of the skull base*, New York, 1988, Thieme Medical Publishers.
Guthikonda M, Guyot LL, Diaz FG: Future of extracranial-intracranial bypass. *Neurol Res* 24(Suppl 1):S80–S83, 2002.
Hanna EY, Holsinger C, DeMonte F, et al: Robotic endoscopic surgery of the skull base: a novel surgical approach. *Arch Otolaryngol Head Neck Surg* 133:1209–1214, 2007.
Hoeffner EG, Case I, Jain R, et al: Cerebral perfusion CT: technique and clinical applications. *Radiology* 231:632–644, 2004.
House WF, De la Cruz A, Hitselberger WE: Surgery of the skull base: transcochlear approach to the petrous apex and clivus. *Otolaryngology* 86:ORL-770–ORL-779, 1978.
Isaacson B, Kutz JW, Roland PS: Lesions of the petrous apex: diagnosis and management. *Otolaryngol Clin North Am* 40(viii):479–519, 2007.
Jenkins HA, Canalis RF: Transpalatal approach to the skull base. In McCabe BF, Kirchner JA, Sasaki CT, et al, editor: *Surgery of the skull base*, Philadelphia, 1984, Lippincott, p 254.
Jenkins HA, Fisch U: Glomus tumors of the temporal region. Technique of surgical resection. *Arch Otolaryngol* 107:209–214, 1981.
Jenkins HA, Franklin DJ: Infratemporal approaches to the skull base. In Jackson CG, editor: *Surgery of skull base tumors*, New York, 1991, Churchill Livingstone, p 291.
Leonetti JP, Anderson DE, Marzo SJ, et al: The preauricular subtemporal approach for transcranial petrous apex tumors. *Otol Neurotol* 29:380–383, 2008.
Leonetti JP, Smith PG, Kletzker GR, et al: Invasion patterns of advanced temporal bone malignancies. *Am J Otol* 17:438–442, 1996.
Moore MG, Deschler DG, McKenna MJ, et al: Management outcomes following lateral temporal bone resection for ear and temporal bone malignancies. *Otolaryngol Head Neck Surg* 137:893–898, 2007.
Mura J, Rojas-Zalazar D, de Oliveira E: Revascularization for complex skull base tumors. *Skull Base* 15:63–70, 2005.
Nadol JB, Jr, Schuknecht HF: Obliteration of the mastoid in the treatment of tumors of the temporal bone. *Ann Otol Rhinol Laryngol* 93(1 Pt 1):6–12, 1984.
Neely JG, Forrester M: Anatomic considerations of the medial cuts in the subtotal temporal bone resection. *Otolaryngol Head Neck Surg* 90:641–645, 1982.
Oghalai JS, Leung MK, Jackler RK, et al: Transjugular craniotomy for the management of jugular foramen tumors with intracranial extension. *Otol Neurotol* 25:570–579, 2004.
Sekhar L: The exposure, preservation, and reconstruction of cerebral arteries and veins during the resection of cranial base tumors. In Sekhar L, Schramm VL, editors: *Tumors of the cranial base*, Mount Kisco, NY, 1987, Futura Publishing.
Sekhar LN, Schramm VL, Jr, Jones NF: Subtemporal-preauricular infratemporal fossa approach to large lateral and posterior cranial base neoplasms. *J Neurosurg* 67:488–499, 1987.

PARTE VII

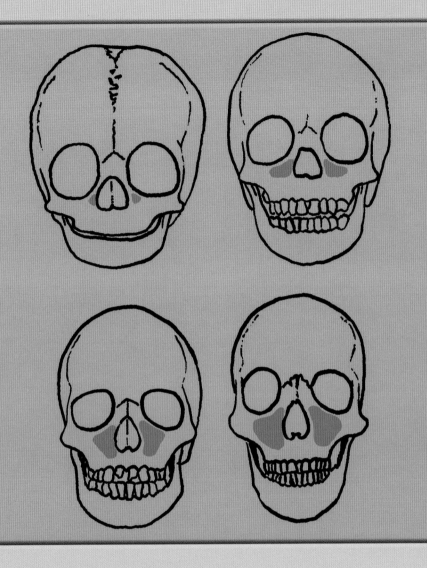

Otorrinolaringologia Pediátrica

SEÇÃO 1 ■ GERAL

Anatomia do Desenvolvimento

92

Eunice Y. Chen | Kathleen C.Y. Sie

Pontos-chave

- A anatomia da cabeça e do pescoço é dividida em camadas fasciais e triângulos ou níveis, que servem como unidades organizacionais para manipular o volume de detalhes anatômicos no pescoço.
- O conhecimento das relações entre as fáscias do pescoço é importante, não apenas por causa das relações anatômicas dos limites, mas também das formas dos planos fasciais que fornecem vias de acessos cirúrgicos ou caminhos para hemorragia e infecção.
- Aproximadamente entre a quarta e quinta semanas de gestação, a área correspondente futuramente à face e ao pescoço do embrião consiste em cinco ou seis pares de massas de tecido semelhantes a dedos chamadas de *arcos branquiais*.
- As superfícies externas dos arcos, assim como as fendas, são revestidas por ectoderme; a parte interna dos arcos branquiais contém mesoderme e células da crista neural. As bolsas faríngeas se exteriorizam pela região do intestino anterior e são compostas de endoderme.
- Anomalias da segunda fenda branquial são as mais comuns. O curso da fístula se inicia na abertura externa da região médio-inferior do pescoço na borda anterior do músculo esternocleidomastóideo, e se direciona superiormente entre as artérias carótidas interna e externa, passa acima dos nervos cranianos IX e XII, e termina no leito da tonsila palatina.
- Anomalias da terceira fenda branquial passam pela borda medial do músculo esternocleidomastóideo, lateral à artéria carótida comum, medial e posterior à artéria carótida interna, superiormente ao XII nervo craniano, acima do nervo craniano IX e pela membrana tíreo-hióidea dentro do seio piriforme.
- As proeminências pares maxilar e mandibular do primeiro arco branquial junto com a proeminência frontonasal ímpar crescem e se juntam para formar estruturas da face entre a quarta e a décima semanas de desenvolvimento embrionário.
- O primeiro ao quarto arcos branquiais contribuem para o desenvolvimento da língua, com os dois terços anteriores da língua formados da saliência lingual lateral e da saliência lingual medial ou tubérculo ímpar do primeiro arco branquial; o terço posterior da língua desenvolve-se da cópula ou eminência hipobranquial, que surge do segundo, terceiro e quarto arcos branquiais.
- A cirurgia de Sistrunk com a remoção da porção média do osso hioide com o ducto tireoglosso (dentro da base da língua até o forame cego) e remoção do cisto é recomendada para minimizar o risco de recorrência de um cisto de ducto tireoglosso.

Os cirurgiões usam inúmeros sistemas de nomenclatura para organizar a anatomia da cabeça e do pescoço na tentativa de conduzir abordagens cirúrgicas e antecipar variações da anatomia normal. Na maioria dos livros didáticos, a anatomia da cabeça e do pescoço é dividida em camadas fasciais e triângulos ou níveis. O uso de camadas e níveis é uma abordagem organizacional para manipular o volume de detalhes anatômicos no pescoço dividindo em unidades funcionais razoáveis. Por exemplo, quando um abscesso retrofaríngeo é diagnosticado, cirurgiões podem antecipar a propagação da infecção pelo espaço retrofaríngeo para o mediastino ou para as camadas adjacentes da fáscia cervical profunda, e quando é feita uma incisão ao longo do triângulo posterior ou nível V, os cirurgiões podem prever as estruturas que vão encontrar em ordem precisa. De igual maneira, o conhecimento do desenvolvimento embriológico normal da face e do pescoço é importante para diagnosticar anomalias ou massas da cabeça e do pescoço e definir abordagens cirúrgicas para enfrentá-las. Este capítulo começa com uma breve descrição das camadas cervicais e dos níveis anatômicos cervicais. O capítulo continua com a discussão da embriologia da face, o que inclui o palato e a língua, o pescoço, o aparelho branquial ou faríngeo e a contribuição da anatomia do desenvolvimento a várias anormalidades e condições patológicas da cabeça e do pescoço.

CAMADAS FASCIAIS DO PESCOÇO

A compreensão da relação das fáscias do pescoço é importante, não somente pelos limites mas também pelas formas dos planos que fornecem vias de acesso cirúrgico ou caminhos para hemorragia e infecção.[1] Por esse motivo, é necessária uma breve discussão sobre os planos fasciais antes de se prosseguir com a anatomia dos triângulos ou níveis do pescoço.

Uma das primeiras lições em anatomia é que existem dois tipos de fáscia no corpo, superficial e profunda. Na região da parede abdominal, a *fáscia superficial* consiste em duas camadas — uma camada gordurosa (Camper) e uma camada mais profunda, membranosa (Scarpa).[2] A *fáscia profunda* da parede abdominal não é subdividida, mas é uma camada que simplesmente envolve os músculos abdominais. No pescoço, a camada superficial da fáscia cervical é uma camada única de fáscia que está por baixo da pele e contém o músculo platisma e vasos e nervos cutâneos. Normalmente é fina, exceto em pessoas obesas, nas quais é espessada pelo tecido adiposo. Sua principal significância cirúrgica é a formação de um coxim fascial que protege estruturas subjacentes quando uma incisão cutânea é realizada. Em pessoas excepcionalmente magras, no entanto, a escassez dessa camada pode não proteger estruturas subjacentes, como o nervo acessório, de modo que o cirurgião deve estar atento quando operar tais pacientes.

A fáscia cervical profunda é dividida em três camadas, mais bem ilustrada quando o pescoço é visto em secção transversal (Fig. 92-1). São as camadas superficial (de revestimento), média (pré-traqueal ou visceral) e profunda (pré-vertebral) da fáscia cervical profunda. A *camada superficial* da fáscia profunda está logo abaixo do músculo platisma e reveste ou envolve completamente todas as estruturas superficiais do pescoço. Por essas razões, a camada superficial é também conhecida como *camada de revestimento* da fáscia profunda. Na região dos músculos esternocleidomastóideo e trapézio, ela se divide e envolve os músculos individualmente. A camada superficial da fáscia cervical profunda também reveste os músculos infra-hióideos, as glândulas parótidas e submandibulares. A *camada média* da fáscia cervical profunda inclui as estruturas viscerais do pescoço: a traqueia, o esôfago e a glândula tireoide. Assim, os sinônimos para a camada média são *fáscia pré-traqueal* ou *visceral*. A *camada profunda* da fáscia cervical profunda envolve a musculatura profunda do pescoço e vértebras cervicais (Fig. 92-1). Essa camada também é conhecida por seu termo descritivo, a *fáscia pré-vertebral*. Os músculos envolvidos pela fáscia pré-vertebral incluem músculos cervicais profundos: o elevador da escápula; escalenos anterior, médio e posterior; e longos do pescoço e da cabeça, que se encontram na face anterior das vértebras cervicais. Além disso, no interior da fáscia pré-vertebral estão o nervo frênico e o plexo braquial, localizados próximos aos músculos escalenos anterior e médio, e a cadeia simpática que se encontra anteriormente ao músculo longo do pescoço. A camada superficial da fáscia profunda, junto com as camadas média e profunda, envolve a artéria carótida, a veia jugular e o nervo vago, formando a bainha carótica.

Um meio eficaz de visualizar as relações espaciais dessas camadas de fáscia é examinando a secção transversal do pescoço (Fig. 92-1). Essa visualização não é apenas informativa na definição das três camadas da fáscia profunda mas também é útil para relacioná-las aos triângulos do pescoço (p. ex., submandibular, posterior). Embora o termo *triângulo* remeta a uma forma plana, os triângulos cervicais são estruturas tridimensionais que podem ser visualizadas como espaços piramidais não apenas com três lados mas também um teto (em cima) e um assoalho (embaixo). Os triângulos, em sua maioria, são espaços tridimensionais delimitados por ossos e músculos com distintas camadas fasciais que formam o teto e o assoalho do espaço. Em termos gerais, cada triângulo contém vasos sanguíneos, nervos, vasos linfáticos e linfonodos. Utilizando as camadas fasciais e os triângulos, a anatomia do pescoço pode ser organizada e simplificada; por exemplo, se você posicionar um dedo sobre o meio do triângulo posterior ou nível V, entre os músculos trapézio e esternocleidomastóideo (ECM), você pode observar que o teto (parede lateral) do triângulo é formado pela camada superficial da fáscia profunda. A palpação profunda do triângulo põe a ponta do dedo em contato com a fáscia pré-vertebral que forma o assoalho do triângulo posterior. Se a camada superficial da fáscia profunda for incisada e você introduzir um dedo dentro do espaço para explorar anteriormente entre os músculos esternocleidomastóideo e pré-vertebrais, poderá encontrar a bainha carótica. Essa é uma abordagem cirúrgica do espaço retrofaríngeo e dos vasos carotídeos.

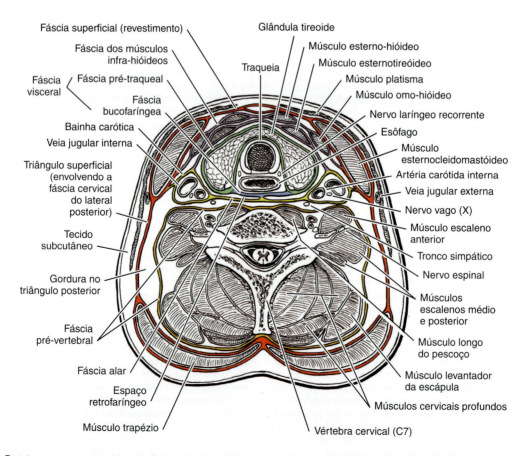

FIGURA 92-1. Divisões e estruturas contidas pela fáscia cervical profunda visualizadas por uma secção transversa na altura do nervo craniano VII. (Modificado de http://www.projectlumi.org/blog/wp-content/uploads/2012/04/Picture1.jpg.)

TRIÂNGULOS E NÍVEIS DO PESCOÇO

A nomenclatura do tecido linfático cervical, historicamente, é incompatível com os termos descritivos como *profundo, superficial, anterior* e *lateral*. Como o foco da cirurgia oncológica mudou de extirpação radical para preservação funcional, tornou-se mais importante padronizar o sistema de classificação para os linfonodos cervicais. A American Academy of Otolaryngology – Head and Neck Surgery, juntamente à American Society of Head and Neck Surgery, desenvolveram um sistema de classificação padronizado para o sistema linfático cervical baseado em níveis de I a VI do pescoço (Fig. 92-2).[3]

Linfonodos de níveis I a VI podem também ser divididos em subzonas (Fig. 92-2). O nível I inclui linfonodos dos triângulos submentoniano (Ia) e submandibular (Ib). Os níveis II a IV incluem linfonodos jugulares no tecido fibroadiposo localizado entre a borda lateral do músculo esterno-hióideo e a borda posterior do ECM. O nível II engloba os linfonodos jugulares superiores e estende-se da base do crânio superiormente até a bifurcação da carótida ou do osso hioide inferiormente. O nervo acessório divide o nível II em compartimentos anterior (IIa) e posterior (IIb). O nível III inclui os linfonodos jugulares médios em torno do terço médio da veia jugular e estende-se desde a bifurcação carotídea superiormente até o músculo omo-hióideo ou incisura cricotireóidea inferiormente. O nível IV inclui os linfonodos jugulares inferiores que cercam a veia jugular desde o músculo omo-hióideo até a clavícula. O nível V é o grupo de triângulos posteriores, que englobam linfonodos localizados entre a borda posterior do ECM e a borda anterior do músculo trapézio. O nível V inclui os gânglios que cercam a metade inferior do nervo acessório (Va) e a artéria cervical transversa (Vb, ou linfonodos supraclaviculares). O nível VI inclui o compartimento anterior que envolve as estruturas viscerais do pescoço desde o osso hioide superiormente até a incisura jugular do osso esterno inferiormente. O limite de cada lado no nível VI é a borda medial da bainha carótica. Esse espaço cruza a linha média e inclui os linfonodos peritireóideos, paratraqueais e pré-cricóideos, além dos linfonodos que acompanham o nervo laríngeo recorrente.

DESENVOLVIMENTO DA CABEÇA E DO PESCOÇO

O desenvolvimento de várias estruturas da cabeça e do pescoço está intimamente relacionado com o aparelho branquial ou faríngeo. Essas são estruturas embrionárias transitórias que passam por remodelação substancial de modo que sua forma embrionária inicial não é reconhecida no momento em que uma criança nasce.

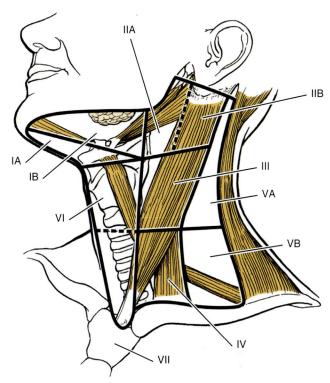

FIGURA 92-2. Níveis linfonodais e limites do pescoço. (Modificado de http://www.aboutcancer.com/Lymph_node_levels_of_neck_0509.jpg.)

Os derivados dessas estruturas, no entanto, são importantes para a morfologia adulta; consequentemente, aberrações no desenvolvimento do aparelho branquial podem produzir malformações significantes.

EMBRIOLOGIA DOS ARCOS BRANQUIAIS

Aproximadamente entre a quarta e a quinta semanas de gestação, a área correspondente futuramente à face e ao pescoço do embrião consiste em cinco ou seis pares de massas de tecido semelhantes a dedos chamadas de *arcos branquiais* (Fig. 92-3). Proeminentes na face lateral, essas massas são alinhadas transversalmente ao plano do pescoço e são separadas externamente por entalhes, denominados *fendas branquiais*. A superfície externa dos arcos, assim como das fendas, é revestida por ectoderme, enquanto a superfície interna dos arcos branquiais contém

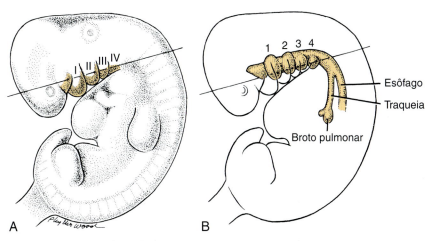

FIGURA 92-3. A, Arcos branquiais. **B**, Bolsas faríngeas.

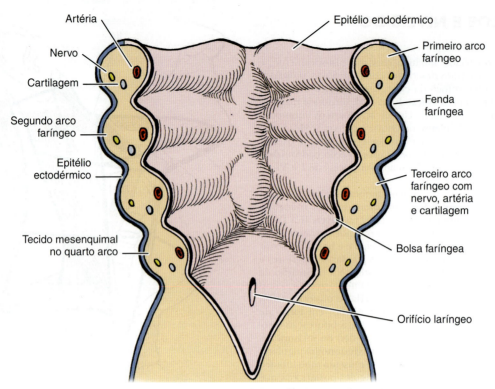

FIGURA 92-4. Relação entre arcos, fendas e bolsas branquiais no assoalho da boca. (De Robbins KT, et al: Standardizing neck dissection terminology: official report of the academy's committee for head and neck surgery and oncology. *Arch Otolaryngol Head and Neck Surg* 1991;117:601.)

mesoderme e células da crista neural. Apenas a primeira fenda branquial contribui para uma estrutura definitiva do embrião: o conduto auditivo externo e a camada externa da membrana timpânica. A segunda, a terceira e a quartas fendas remanescentes fundem-se com a crista epicárdica na parte inferior do pescoço.[4]

As bolsas faríngeas são abaulamentos da região do intestino anterior (Fig. 92-4) e são compostas por endoderme. Os derivados dos arcos, fendas e bolsas são distintos, pois são derivados de diferentes camadas germinativas embrionárias: mesoderme, ectoderme e endoderme, respectivamente. Para generalizar, pode-se afirmar que, no adulto, os derivados dos arcos branquiais serão estruturas compostas de músculos, ossos ou derivados mesodérmicos semelhantes, e os derivados do endoderma das bolsas faríngeas serão glandulares ou associados ao sistema digestivo.

Derivados dos Arcos Branquiais

Na fase inicial de desenvolvimento do arco branquial, a mesoderme do arco forma uma barra de cartilagem, que se remodela em osso, cartilagem ou outros elementos de tecido conjuntivo no adulto. Do mesmo modo, a musculatura da face e do pescoço do adulto se desenvolve da mesoderme dos arcos branquiais. Cada arco também tem associado um nervo craniano e uma artéria. Dada a proximidade dos arcos branquiais em desenvolvimento do tronco cerebral, cada arco branquial recebe inervação motora ou sensitiva de um nervo craniano adjacente. Uma comparação paralela a esse padrão ocorre no tronco, em que um músculo é derivado de um miótomo de um somito e recebe a inervação do nervo espinal segmentar adjacente. Em ambos os casos, independentemente de onde a célula muscular primária migra, ela mantém sua inervação primária embrionária. Após cada arco receber sua inervação de um nervo craniano, o padrão adulto é estabelecido, independentemente de sua futura migração para a parte de trás da cabeça ou para a base do pescoço. O desenvolvimento de cada arco branquial é considerado separadamente.

Primeiro Arco Branquial. O nervo trigêmeo supre inervação motora para todos os músculos derivados do primeiro arco branquial. Além disso, inervação sensitiva é fornecida não somente na região da mandíbula pelo terceiro ramo do nervo trigêmeo, mas também na região do processo maxilar do primeiro arco e do processo frontonasal pelo segundo ramo maxilar e primeiro ramo oftálmico, respectivamente, do nervo trigêmeo. A artéria do primeiro arco branquial é a artéria maxilar interna.

No caso do esqueleto derivado do primeiro arco, a parte proximal da cartilagem de Meckel é remodelada e contribui para a formação dos ramos da mandíbula (Fig. 92-5). A parte distal da cartilagem involui, e o corpo da mandíbula é formado do crescimento ósseo intramembranoso. Outras estruturas compostas pela parte proximal da cartilagem de Meckel são o ligamento esfenomandibular, ligamento malear anterior, martelo (exceto o

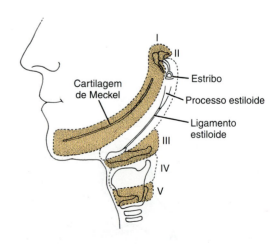

FIGURA 92-5. Esqueleto derivado dos arcos branquiais.

manúbrio, que é formado do segundo arco) e a bigorna (exceto pelo processo longo, que é formado do segundo arco). O processo maxilar é derivado da porção dorsal do primeiro arco e contribui para o desenvolvimento da pré-maxila, maxila, zigoma e parte do osso temporal.

Os músculos formados por elementos da mesoderme do primeiro arco branquial incluem os músculos da mastigação: os músculos temporal, masseter e pterigóideos medial e lateral. Além disso, os músculos tensor do tímpano, tensor do véu palatino, ventre anterior do digástrico e milo-hióideo também são derivados da mesoderme do primeiro arco.

Segundo Arco Branquial. O nervo facial, o nervo do segundo arco branquial, supre a inervação motora de todos os músculos derivados dessa mesoderme, ou seja, os músculos da expressão facial. À exceção de um pequeno ramo sensitivo do nervo craniano VII, que supre a parte externa do conduto auditivo externo, não há distribuição sensitiva do nervo craniano VII para a ectoderme. O vaso derivado do segundo arco branquial é a artéria estapediana, que apenas persiste raramente.

A cartilagem de Reichert do segundo arco branquial forma estruturas ósseas proximais e distais. Sua porção central involui, deixando uma faixa fibrosa — o ligamento estilo-hioide. Na parte proximal, forma o processo estiloide, o manúbrio do martelo, o processo longo da bigorna e a supraestrutura do estribo (Fig. 92-5). A platina do estribo é em grande parte derivada da cápsula ótica.[5,6] Na parte distal (anteroinferiormente), a cartilagem do segundo arco forma a parte superior do corpo e o corno menor do osso hioide. No adulto, o caminho embrionário da cartilagem do segundo arco pode ser traçado desde o processo estilo-hioide até o ligamento estilo-hioide, terminando no corno menor do osso hioide (Fig. 92-5).

No segundo arco branquial, a mesoderme forma todos os músculos da expressão facial desde o couro cabeludo (frontal) até o músculo platisma no pescoço, e inclui o orbicular do olho, orbicular da boca e bucinadores. Além dos músculos da expressão facial, a mesoderme do segundo arco dá origem aos músculos ventre posterior do digástrico, estilo-hioide, auricular e estapediano.

Terceiro Arco Branquial. O nervo craniano IX (glossofaríngeo) supre o único músculo originado do terceiro arco — o estilofaríngeo, um pequeno músculo formado da mesoderme que auxilia na elevação da faringe durante a deglutição. No entanto, como será observado na próxima seção deste capítulo, o nervo glossofaríngeo também fornece inervação sensitiva a partes da faringe associada a essa região. A artéria carótida comum e a artéria carótida interna proximal são derivadas do terceiro arco branquial, e os elementos da cartilagem derivada do terceiro arco formam as porções restantes do osso hioide (p. ex., o corpo inferior e o corno maior; Fig. 92-5).

Quarto e Sexto Arcos Branquiais. O nervo vago e a parte craniana do nervo acessório suprem os músculos derivados do quarto (ramo laríngeo superior do vago) e do sexto (ramo laríngeo recorrente do vago) arcos branquiais; as estruturas do quinto arco são reabsorvidas. Originário do núcleo ambíguo da medula, os processos axonais desses nervos descem no nervo vago após deixarem o crânio pelo forame jugular. Especificamente, os músculos constritores da faringe são supridos pelo ramo faríngeo do vago, e a porção transicional da faringe e esôfago é suprida pelo ramo laríngeo recorrente do nervo vago. O nervo laríngeo superior fornece inervação sensitiva para laringe pelo seu ramo interno e inervação motora ao músculo cricotireóideo pelo ramo externo. O nervo laríngeo recorrente supre os músculos intrínsecos da laringe. O arco da aorta entre as artérias carótida comum e subclávia e a artéria subclávia direita proximal são derivadas do quarto arco branquial. O sexto arco origina o ducto arterioso à esquerda e a artéria pulmonar direita proximal à direita.

O quarto e o sexto arcos branquiais abrangem os elementos cartilaginosos, que contribuem para a formação das cartilagens laríngeas tireóidea e cuneiformes do quarto arco, e das cartilagens cricoide, aritenoides e corniculadas do sexto arco (Fig. 92-5).

A mesoderme do quarto ao sexto arcos branquiais formam os músculos que compõem a faringe e laringe. Os músculos faríngeos incluem os músculos elevador do véu palatino e constritores faríngeos. Além disso, os elementos da mesoderme desses arcos branquiais formam o músculo estriado que compõe a metade superior do esôfago. A parte inferior do esôfago é geralmente composta de musculatura lisa derivada da mesoderme esplâncnica do intestino anterior primitivo. Os músculos laríngeos são formados também por elementos da mesoderme do quarto, do quinto e do sexto arcos branquiais. Estes incluem os músculos *extrínsecos* da laringe — o tireoepiglótico, ariepiglótico e cricotireóideo — e os músculos *intrínsecos* associados ao movimento das cartilagens aritenoides e das pregas vocais falsas e verdadeiras, os músculos cricoaritenóideo posterior, cricoaritenóideo lateral, aritenóideo transverso e aritenóideo oblíquo.

EMBRIOLOGIA DAS BOLSAS FARÍNGEAS

As bolsas faríngeas são abaulamentos laterais ao intestino anterior ou à região da faringe primitiva (Fig. 92-3). Na parede lateral extrema de cada bolsa faríngea, o revestimento endodérmico entra em contato com o epitélio da ectoderme de sua fenda branquial correspondente (Figs. 92-6 e 92-4). Assim, as fendas branquiais são nomeadas em relação à bolsa faríngea a qual estão justapostas. O revestimento de epitélio endodérmico da bolsa faríngea contribui para a formação de elementos específicos da faringe do adulto (Fig. 92-6). Uma ilustração animada dos derivados das bolsas faríngeas está disponível *on-line* no site de animações sobre embriologia humana da Indiana University.[7]

Primeira Bolsa Faríngea

A primeira bolsa faríngea torna-se alongada e é incorporada ao osso temporal formando o recesso tubotimpânico, que, por fim, transforma-se na orelha média e na tuba auditiva (Fig. 92-6). A porção mais lateral da bolsa, junto com a lâmina de fechamento da primeira fenda branquial, compõe a camada interna da membrana timpânica. Com base nessa relação, fica claro que o conduto auditivo externo é formado do remodelamento da primeira fenda branquial.

Segunda Bolsa Faríngea

A camada endodérmica da segunda bolsa faríngea forma o revestimento epitelial da fossa tonsilar e das tonsilas palatinas, enquanto os elementos do mesênquima subjacente contribuem para a incorporação do tecido linfoide próprio da tonsila (Fig. 92-6).

Terceira Bolsa Faríngea

A região da terceira bolsa faríngea é subdividida em porções superior e inferior. A *porção superior* forma células que, por fim, diferenciam-se em par de glândulas paratireoides inferiores; a *porção inferior* da terceira bolsa, forma o tecido tímico, que, por fim, migra para o pescoço e mediastino retroesternal para formar o timo (Fig. 92-6). Migração aberrante da terceira bolsa faríngea pode resultar em paratireoides inferiores e tecido tímico ectópico.

Quarta a Sexta Bolsas Faríngeas

A endoderme da quarta bolsa forma as glândulas paratireoides superiores nos polos superiores da glândula tireoide. A área adjacente é variavelmente denominada *quinta bolsa, sexta bolsa* ou *corpo ultimobranquial* (Fig. 92-6). Subsequentemente, o corpo ultimobranquial é infiltrado por células que migram da região da crista neural, as quais são, por fim, incorporadas à glândula tireoide e tornam-se as células parafoliculares (células C), que são responsáveis pela secreção de calcitonina.[8,9]

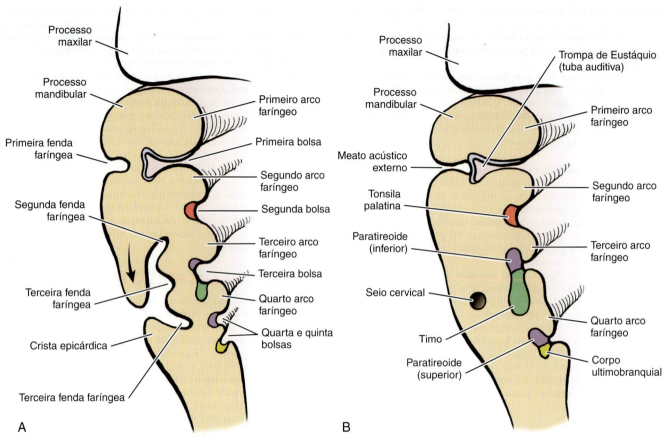

FIGURA 92-6. A, Derivados das bolsas faríngeas e formação do seio cervical. **B**, Maturação das bolsas faríngeas.

SÍNDROMES CRANIOFACIAIS RELACIONADAS COM AS ESTRUTURAS DOS ARCOS BRANQUIAIS

A síndrome de Treacher Collins ou disostose mandibulofacial está relacionada com anormalidades do primeiro arco branquial e é caracterizada por coloboma de pálpebra, fissura palpebral inclinada para baixo, hipoplasia malar, micrognatia e malformações da orelha externa e ossículos.[10] A síndrome de Goldenhar (displasia óculo-aurículo-vertebral), além das anomalias oculares e vertebrais, inclui anormalidades do primeiro e do segundo arcos branquiais com hipoplasia facial unilateral, micrognatia, microtia, atresia do conduto auditivo externo, malformação dos ossículos e hipoplasia do nervo facial. A microssomia craniofacial ou hemifacial está relacionada com a lesão vascular na região da artéria estapediana (artéria do segundo arco) que resulta em microtia, atresia aural e hipoplasia mandibular.[11] Outras síndromes relacionadas com a dismorfogênese do primeiro e do segundo arcos branquiais incluem a síndrome brânquio-otorrenal, caracterizada por cistos da fenda branquial, fendas pré-auriculares, pavilhão auditivo anormal, ossículos malformados e perda auditiva, assim como displasia renal, e sequência de Pierre Robin com micrognatia, glossoptose e fenda palatina. A sequência de DiGeorge ou a síndrome da terceira e da quarta bolsas faríngeas é caracterizada por hipoplasia ou ausência do timo e/ou de glândulas paratireoides, por defeitos cardiovasculares, problemas imunológicos e hipocalcemia.

ANOMALIAS DO APARELHO BRANQUIAL

A primeira fenda branquial torna-se parte do conduto auditivo externo, porém as fendas branquiais restantes são remodeladas e normalmente não formam derivados identificáveis no adulto. No entanto, a complicada morfodinâmica da região dos arcos branquiais parece predispor essa área a anomalias que variam desde cistos menores até grandes malformações orofaciais. A terminologia clínica para as várias anormalidades branquiais é confusa. Parte da confusão resulta do espectro clínico dessas anomalias; ou seja, elas podem se apresentar como um cisto, seio ou fístula. Um *cisto* não tem comunicação com a superfície corpórea; um *seio* comunica-se com uma única superfície corpórea, a pele ou a faringe; e uma *fístula* comunica-se com duas superfícies corpóreas. Uma dilatação cística do trato pode estar associada a um seio ou uma fístula. Os termos *fenda branquial* e *bolsa branquial* são frequentemente usados indistintamente, embora se refiram a estruturas diferentes. Com frequência, o termo *sulco* é usado em vez de *bolsa* ou *fenda*. Remanescentes isolados de arco branquial podem estar presentes como marcas cartilaginosas subcutâneas ao longo da borda anterior do músculo ECM.

ANORMALIDADES DA PRIMEIRA FENDA BRANQUIAL

O desenvolvimento aberrante da primeira fenda branquial pode levar à formação de um cisto ou seio cervical na região da orelha. Work[12] e Aronsohn et al.[13] enfatizam a diferença da embriogênese de cistos pré-auriculares e cistos da primeira fenda branquial. Cistos ou seios pré-auriculares ocorrem anteriormente ao conduto auditivo externo, normalmente acima do trágus. Na essência, são inclusões císticas relacionadas com a fusão incompleta da ectoderme das protuberâncias de His do primeiro e do segundo arcos branquiais durante a formação da orelha.[14]

Em contraste, anormalidades verdadeiras da primeira fenda branquial incluem estenose de conduto auditivo externo ou duplicação da parte membranosa do conduto auditivo externo.

Anomalias da primeira fenda branquial são raras e podem se apresentar clinicamente como cistos, seios ou fístulas. Work[12] classificou essas anomalias em: *tipo I*, que representa duplicação da ectoderme do conduto auditivo externo; *tipo II*, que é a duplicação que envolve ambos os elementos ectodérmicos e mesodérmicos do canal, incluindo a porção cartilaginosa do canal. Como massas císticas ou fístulas, ambos podem envolver a glândula parótida e o nervo craniano VII (particularmente o tipo II), passar inferiormente à orelha ou superiormente no pescoço e podem apresentar lesão inflamatória recorrente no conduto auditivo externo ou região periauricular. Se um cisto ou um seio da primeira fenda branquial é infectado, é recomendado tratamento com antibiótico e aguardar resolução do processo inflamatório agudo para a excisão por meio de incisão de parotidectomia para otimizar a identificação e preservação do nervo facial.

ANORMALIDADES DA SEGUNDA FENDA BRANQUIAL

Durante o fechamento do seio cervical que se localiza entre o segundo arco branquial e a crista epicárdica, a ectoderme pode ficar presa e resultar em inclusão cística com ou sem um seio ou fístula (Fig. 92-6). Essas são as anomalias mais comuns da fenda branquial. Cistos da segunda fenda branquial situam-se na lateral do pescoço anteriormente ao músculo ECM. As formas fistulosas dessas anomalias são cirurgicamente desafiadoras, pois podem se estender da superfície do pescoço próximo à clavícula até o leito das tonsilas palatinas superiormente. O curso da fístula se inicia com a abertura externa na área médio-inferior do pescoço na borda anterior do músculo ECM, penetra no músculo platisma, avança superiormente entre as artérias carótidas interna e externa, passa sobre os nervos cranianos IX e XII, e abaixo do ligamento estilo-hióide, para terminar no leito das tonsilas palatinas. O trajeto dessa fístula é facilmente explicado com base embriológica.

ANORMALIDADES DA TERCEIRA E DA QUARTA FENDAS E BOLSAS BRANQUIAIS

Anomalias da terceira fenda branquial também vão da borda medial do músculo ECM, lateral à artéria carótida comum, medial e posterior à artéria carótida interna, sobre o nervo craniano XII, abaixo do nervo craniano IX e pela membrana tíreo-hióidea no seio piriforme. Cistos timofaríngeos representam remanescentes da terceira bolsa faríngea. É discutível se fístulas do ápice piriforme são remanescentes do ducto timofaríngeo ou anomalias da quarta bolsa faríngea ou branquial. Essas fístulas apresentam-se clinicamente como tireoidite supurativa recorrente e geralmente estão localizadas do lado esquerdo.[15-17] Essas lesões podem estar associadas ao tecido paratireóideo, tímico ou tireóideo. Fístulas da quarta fenda branquial teoricamente se iniciam medialmente ao músculo ECM, passam inferiormente em torno da artéria subclávia à direita ou em torno do arco da aorta à esquerda, lateralmente ao nervo craniano XII, inferiormente ao nervo laríngeo superior, e em seguida, termina no ápice do seio piriforme ou esôfago cervical.

DESENVOLVIMENTO DA FACE, DO PALATO E DO LÁBIO

As proeminências pares maxilar e mandibular do primeiro arco branquial, junto com a proeminência frontonasal ímpar, crescem e se juntam para formar as estruturas da face de quarta à décima semanas de desenvolvimento embrionário (Fig. 92-7). Primeiramente, na quinta semana, o placódio nasal desenvolve-se como um espessamento ectodérmico na porção inferolateral do processo frontonasal. As proeminências mandibulares migram medialmente para se fundir e formar a mandíbula, o lábio inferior e a face inferior. Na sexta semana de desenvolvimento, cada placódio nasal desenvolve uma fenda central e se divide em processos nasais lateral e medial, que futuramente formarão a narina. Na sétima semana, os processos nasais pares e as proeminências maxilares pares migram medialmente. As proeminências nasais mediais fundem-se entre si e as proeminências maxilares formam o filtro labial e o lábio superior, o ápice e septo nasal e o segmento intermaxilar (eventual palato primário). As proeminências nasais laterais fundem-se com as proeminências maxilares para formar a asa nasal lateral e o sulco nasolacrimal. As proeminências maxilares dão origem aos processos palatinos laterais que contribuem para formar o osso maxilar e o palato secundário. Na décima semana de gestação, as características da face neonatal estarão todas desenvolvidas (Fig. 92-7).

O desenvolvimento do palato se inicia por volta da sexta semana, quando as prateleiras palatinas da proeminência maxilar migram medialmente em direção à língua em desenvolvimento, e os processos nasais mediais fundem-se para formar o palato primário. Da sétima à oitava semana, enquanto a língua desce, as prateleiras palatinas começam a migrar medialmente para se fundir entre si posteriormente, com o palato primário anteriormente e com o septo nasal superiormente, para formar o palato completo (Fig. 92-8). O forame incisivo marca o limite entre os palatos primário e secundário.

A fusão anormal dos processos nasais mediais pode resultar em fenda labial mediana. Quando a proeminência maxilar de um lado não funde adequadamente com o segmento intermaxilar do processo nasal medial fundido, resulta em uma fenda labial unilateral. Se for em ambos os lados, ocorrerá uma fenda labial bilateral. Quando a proeminência maxilar não se funde adequadamente com o processo nasal lateral, uma fenda facial oblíqua se desenvolve. Fendas palatinas podem ocorrer anteriormente se não houver a fusão dos palatos primário e secundário, e posteriormente se os processos palatinos laterais que formam o palato secundário não se fundirem.

DESENVOLVIMENTO DA LÍNGUA

O primeiro ao quarto arcos branquiais contribuem para o desenvolvimento da língua (Fig. 92-9). Na quarta semana de gestação, as saliências linguais lateral e medial ou o tubérculo ímpar do primeiro arco branquial formam os dois terços anteriores da língua. A inervação sensitiva é fornecida pelo nervo lingual do ramo mandibular do nervo trigêmeo, e a gustação vem do nervo corda do tímpano, um ramo do nervo facial. O terço posterior da língua desenvolve-se da cópula ou eminência hipobranquial, que se originam do segundo, terceiro e quarto arcos branquiais. As inervações sensitiva e gustativa são fornecidas principalmente pelo nervo glossofaríngeo do terceiro arco, embora a língua posterior (valécula) e a epiglote sejam inervadas pelo nervo laríngeo superior, ramo do nervo vago do quarto arco. A junção entre a língua anterior e posterior tem formato de "V" e é denominada *sulco terminal*. A musculatura intrínseca da língua diferencia-se da migração de mioblastos dos somitos occipitais e é inervada pelo nervo hipoglosso, exceto pelo músculo palatoglosso, que é inervado pelo plexo faríngeo no nervo vago (Fig. 92-10).

DESENVOLVIMENTO DA GLÂNDULA TIREOIDE

A tireoide desenvolve-se como uma pequena massa na língua, que invagina em torno da quinta semana de desenvolvimento embrionário. Esse ponto de origem e invaginação é denominado *forame cego*. A glândula tireoide migra inferiormente ao longo do pescoço em desenvolvimento e está intimamente associada ao osso hioide. Por volta da sétima semana, a glândula tireoide alcança seu destino final no pescoço logo abaixo da cartilagem cricoide e anterior à traqueia. A glândula tireoide é funcional entre a décima e a décima segunda semana de desenvolvimento. A migração anormal da glândula tireoide pode resultar em tecido tireoidiano ectópico.

1486 PARTE VII | OTORRINOLARINGOLOGIA PEDIÁTRICA

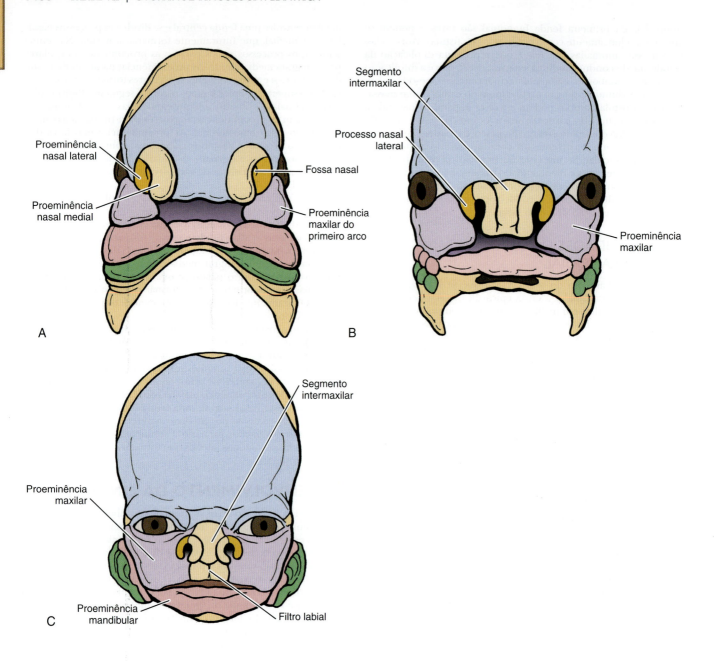

FIGURA 92-7. Anatomia do desenvolvimento da face. (Modificado de Stoffer J: Development of the Head and Neck. Disponível em www.indiana.edu/~anat550/hnanim/face/JAS_facetween.html.)

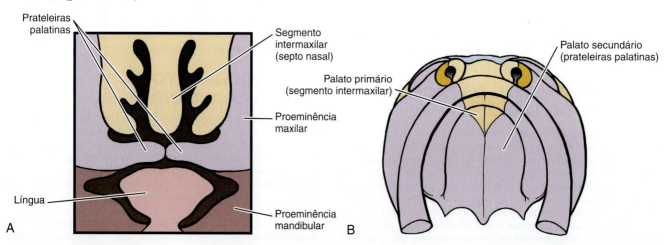

FIGURA 92-8. Desenvolvimento do palato. (Modificado de Stoffer J: Development of the Head and Neck. Disponível em http://www.indiana.edu/~anat550/hnanim/face/face.html.)

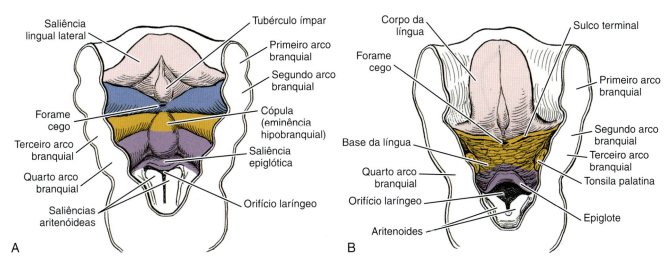

FIGURA 92-9. Desenvolvimento da língua. **A**, Na quarta e na quinta semanas, o primeiro arco forma o tubérculo ímpar medial e as saliências linguais laterais. O segundo, o terceiro e o quarto arcos formam a cópula ou eminência hipobranquial. **B**, O primeiro arco forma a língua anterior, enquanto o terceiro arco contribui para a língua posterior. O quarto arco forma a base da língua e a epiglote. (Modificado de Sadler TW: *Langman's medical embriology*, ed 12, Philadelphia, 2011, Lippincott Williams & Wilkins.)

O trajeto de migração da glândula tireoide, denominado *ducto tireoglosso*, normalmente colapsa e atrofia. Se não ocorrer a atrofia do ducto, pode resultar em cisto de ducto tireoglosso.

O cisto do ducto tireoglosso deriva da persistência do ducto tireoglosso embrionário em qualquer local entre o forame cego e a glândula tireoide (Fig. 92-11). Mais comumente, o cisto do ducto tireoglosso se localiza logo acima da lâmina tireoide e abaixo do osso hioide. Em razão da ligação com a base da língua, os remanescentes do ducto tireoglosso irão mover-se superiormente no pescoço quando a língua é protruída; o remanescente do ducto tireoglosso pode conter tecido tireoideano ectópico, e, ocasionalmente, o cisto contém todo o tecido tireoideano funcional. Dado o potencial para hipotireoidismo permanente após excisão cirúrgica, muitos autores defendem a avaliação pré-operatória da tireoide de rotina.[18,19] A ultrassonografia do pescoço fornece informações com relação à consistência da lesão cística e pode também ser usada para avaliar a presença de tecido tireoidiano em sua posição normal abaixo no pescoço. A ultrassonografia é facilmente tolerada por crianças, mas não oferece informações funcionais; o rastreio da tireoide com radionuclídeo fornece informações funcionais sobre o tecido tireoidiano. É importante observar que a possibilidade de malignidade, geralmente proveniente do tecido tireoidiano, pode estar presente no interior das lesões. O cisto do ducto tireoglosso muitas vezes apresenta-se como uma massa na linha média do pescoço que pode infectar com infecções do trato respiratório superior que podem causar rápido edema, eritema e drenagem. A excisão cirúrgica é o tratamento de escolha. Dado o fato de os remanescentes do ducto tireoglosso serem intimamente associados à parte central do osso hioide, a remoção da porção central do hioide junto com o ducto tireoglosso (dentro da base

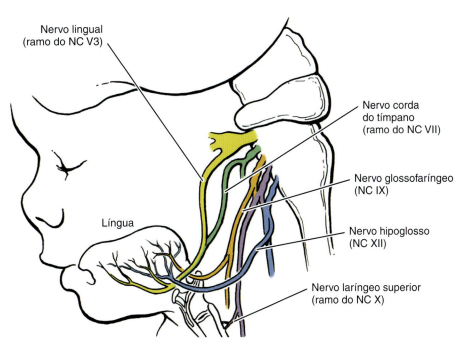

FIGURA 92-10. Inervação sensitiva e gustativa da língua. NC, Nervo craniano. (Modificado de Stoffer J: Development of the Head and Neck. Disponível em http://www.indiana.edu/~anat550/hnanim/tongue/tongue.html.)

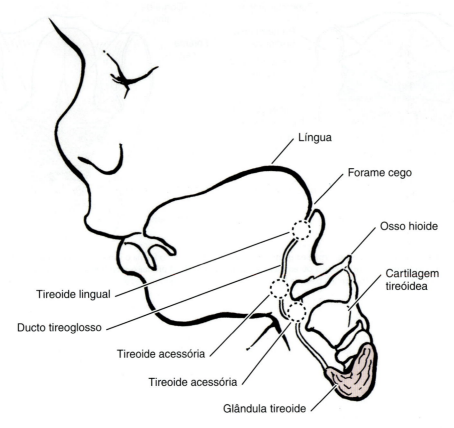

FIGURA 92-11. Migração do tecido tireoidiano. (Modificado de Sadler TW: *Langman's medical embryology*, ed 12, Philadelphia, 2011, Lippincott Williams & Wilkins.)

da língua para o forame cego) e o cisto — um procedimento primeiramente descrito por Sistrunk[20] — é recomendada para minimizar o risco de recorrência.

RESUMO

O otorrinolaringologista e o cirurgião de cabeça e pescoço devem estar familiarizados com a anatomia do desenvolvimento da cabeça e do pescoço, na medida em que o conhecimento prático da anatomia e da embriologia da cabeça e do pescoço é fundamental para diagnosticar e tratar os pacientes efetivamente.

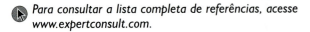
Para consultar a lista completa de referências, acesse www.expertconsult.com.

LEITURA SUGERIDA

James A, Stewart C, Warrick P, et al: Branchial sinus of the piriform fossa: reappraisal of third and fourth branchial anomalies. *Laryngoscope* 117:1920, 2007.
Jones KL, et al: *Smith's recognizable patterns of human malformation*, ed 7, Philadelphia, 2013, Elsevier.
Robbins KT, Medina HE, Wolfe GT, et al: Standardizing neck dissection terminology. Official report of the Academy's Committee for Head and Neck Surgery and Oncology. *Arch Otolaryngol Head Neck Surg* 117:601, 1991.
Rosenfeld RM, Biller HF: Fourth branchial pouch sinus: diagnosis and treatment. *Otolaryngol Head Neck Surg* 105:44, 1991.
Sadler TW: *Langman's medical embryology*, ed 12, Philadelphia, 2011, Lippincott, Williams & Wilkins.
Sistrunk WE: The surgical treatment of cysts of the thyroglossal tract. *Ann Surg* 71:121, 1920.
Stoffer J: Development of the Head and Neck. Available at www.indiana.edu/~anat550/hnanim. 2013.

Avaliação e Conduta na Apneia Obstrutiva do Sono Pediátrica

93

Nira A. Goldstein

Pontos-chave

- Distúrbios respiratórios do sono são uma importante causa de morbidade em crianças e podem levar a déficit de crescimento, anormalidades neurocognitivas e comportamentais, disfunção cardiovascular e raramente morte.
- A avaliação inclui história completa e exame físico. A polissonografia é recomendada antes da adenoamigdalectomia em crianças selecionadas com condições pré-mórbidas, e em crianças saudáveis nas quais a necessidade da cirurgia é incerta ou em crianças que apresentam discordância entre o tamanho das amígdalas e a gravidade dos sintomas relatados.
- A adenoamigdalectomia é o tratamento de primeira linha para a apneia obstrutiva do sono (SAOS) em crianças saudáveis e, muitas vezes, para pacientes complexos se as amígdalas e a adenoide são aumentadas.
- Crianças com SAOS apresentam risco de complicações respiratórias pós-operatórias, e crianças com fatores de risco devem passar a noite no hospital após a cirurgia.
- A taxa de cura da SAOS pós-adenoamigdalectomia varia entre os estudos, mas, em geral, é em torno de 60%.
- Outros tratamentos incluem corticoide tópico nasal para casos mais leves, pressão positiva contínua de via aérea nasal ou pressão positiva em dois níveis em vias aéreas, aparelhos ortodônticos, perda de peso e traqueostomia. Os tratamentos cirúrgicos emergentes incluem tonsilectomia lingual, supraglotoplastia, uvulopalatofaringoplastia, avanço do genioglosso, distração mandibular e cirurgia bariátrica. Os dados referentes aos resultados de muitos desses procedimentos em crianças são limitados.

Os distúrbios respiratórios do sono (DRSs) em crianças são observados como uma continuidade da gravidade da obstrução parcial das vias aéreas superiores, que produz o ronco ao aumentar a resistência das vias aéreas superiores para episódios contínuos de completa obstrução das vias aéreas superiores ou de apneia obstrutiva do sono (SAOS). Embora a prevalência de ronco primário em crianças seja de 8%, a prevalência de SAOS é de 1% a 4%.[1] Os DRSs são uma importante causa de morbidade em crianças e podem levar a déficit de crescimento, anormalidades neurocognitivas e comportamentais, disfunção cardiovascular e mais raramente morte. Reconhecimento e tratamento precoce são importantes para impedir ou tratar essas complicações.

PERSPECTIVA HISTÓRICA

A primeira descrição de SAOS pediátrica era a de um menino obeso, de rosto vermelho e hipersonolento chamado Joe, encontrado em um romance de Charles Dickens, *As aventuras do senhor Pickwick*. Na literatura médica, William Osler apresentou uma descrição extremamente acurada de SAOS pediátrica em seu livro-texto em 1982: "À noite, o sono da criança é muito perturbado; a respiração é alta e forte, e algumas vezes apresenta pausas prolongadas, seguidas de inspirações profundas e ruidosas." Osler também criou o termo *pickwickian* para descrever pacientes obesos mórbidos, hipersonolentos. Em 1956, Spector e Bautista associaram dificuldade respiratória pediátrica a amigdalite e adenoidite. Em 1965, Noonan e Menashe descreveram o *cor pulmonale* reversível em crianças com hipertrofia adenoamigdaliana. Guilleminault et al.[2] descreveram pela primeira vez as características clínicas da SAOS pediátrica em 1976. Nos últimos 25 anos do século XX, a literatura publicada aumentou significativamente e expandiu nosso conhecimento em relação ao potencial de morbidades e ao tratamento dos DRS. Estudos dos anos de 1990 também demostraram que ronco primário na ausência da clássica apneia do sono poderia também estar associado a anormalidades neurocognitivas.[3]

DEFINIÇÕES

Classicamente, a SAOS da infância é definida como uma obstrução parcial ou completa das vias aéreas superiores durante o sono, geralmente associada a interrupção do sono, hipoxemia, hipercapnia ou sintomas diurnos (Fig. 93-1, *D* e *E*).[4] O diagnóstico de SAOS se baseia em critérios limites na polissonografia (PSG) como índice de apneia (IA) ou grau de dessaturação de oxigênio. Crianças que roncam, mas não preenchem os limiares dos critérios para

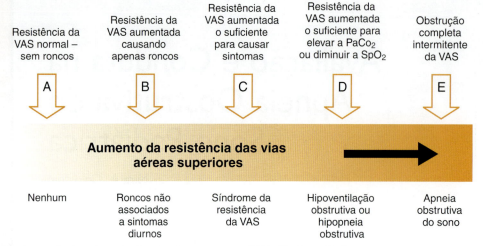

FIGURA 93-1. Espectro de resistência e obstrução das vias aéreas superiores (VAS). (De Carroll JL. Obstructive sleep-disordered breathing in children: new controversies, new directions. *Clin Chest Med* 2003;24:261-282.)

a SAOS, são consideradas portadoras de ronco primário (Fig. 93-1, *B*), uma condição que se acredita ser clinicamente insignificante. Recentemente, a síndrome da resistência das vias aéreas superiores (SRVAS) foi identificada em crianças com elevada resistência das vias aéreas superiores caracterizada por roncos, trabalho respiratório e respiração paradoxal sem a clássica apneia ou hipopneia (Fig. 93-1, *C*). Essas crianças apresentam características clínicas semelhantes a crianças com SAOS clássica e melhoram após o tratamento.

ETIOLOGIA E PATOGÊNESE

A SAOS pediátrica é causada por estreitamento fixo e/ou dinâmico das vias aéreas que pode ocorrer em locais variados. Mais comumente, amígdalas e adenoide aumentadas são as causas de estreitamento nasofaríngeo e orofaríngeo. Os tecidos do anel de Waldeyer — amígdalas, adenoide e tonsila lingual — progressivamente hipertrofiam entre 2 e 8 anos e são maiores em relação às vias aéreas entre 3 e 6 anos de idade. Anormalidades craniofaciais como micrognatia ou hipoplasia maxilar podem também estreitar as vias aéreas superiores, e anormalidades das vias aéreas inferiores como laringomalacia podem impactar na patência das vias aéreas. O movimento rápido de ar pelas vias aéreas estreitadas de qualquer uma dessas doenças induz a colapso das vias aéreas e obstrução. A hipotonia muscular e a descoordenação faríngea encontradas em crianças com doenças neuromusculares e paralisia cerebral produzem estreitamento dinâmico das vias aéreas.

Dados os múltiplos fatores predisponentes para DRS pediátrico, nenhum fator isolado é responsável por todos os casos (Fig. 93-2).[4] Amígdalas e adenoide aumentadas isoladamente não causam DRS. Vários estudos não conseguiram encontrar a relação entre o tamanho das amígdalas e da adenoide e o desenvolvimento de SAOS. Crianças com SAOS podem não apresentar obstrução quando acordadas, o que reforça a necessidade de avaliar o colapso dinâmico das vias aéreas durante o sono. A atividade de eletromiografia (EMG) dos músculos das vias aéreas superiores está aumentada em crianças acordadas com DRS em comparação a crianças normais, e há um aumento na atividade EMG durante o sono em crianças com DRS.[5] O fenótipo obstrutivo depende da capacidade de os músculos das vias aéreas superiores compensarem o estreitamento das vias aéreas.[6] A visão atual é que crianças com SAOS apresentam anormalidade subjacente do controle motor ou do tônus das vias aéreas superiores que, quando combinada com amígdalas e adenoide aumentadas, resulta em obstrução dinâmica das vias aéreas durante o sono.

O mecanismo por trás do desenvolvimento de déficits neurocognitivos e comportamentais encontrados em DRS são desconhecidos. Mecanismos propostos incluem interrupção do sono, fragmentação do sono, hipóxia intermitente, hipercapnia episódica, alterações na neuroquímica cerebral, inflamação cerebral, alterações hormonais, alterações no fluxo sanguíneo cerebral ou alteração na pressão de perfusão cerebral. Modelos roedores com SAOS mostraram que estresse oxidativo e processo inflamatório levam a perda de células neuronais na região do cérebro que subjaz o aprendizado, o comportamento, a função executiva e a memória.[7] Outras consequências dos DRSs pediátricos incluem disfunção cardíaca, desregulação da pressão arterial e retardo de crescimento, e são provavelmente causadas por mecanismos semelhantes. A hipoxemia ou a fragmentação do sono pode afetar a neuroquímica do cérebro e a secreção de hormônio de crescimento; o aumento do trabalho respiratório, diminuindo as calorias disponíveis para o desenvolvimento, pode, por esse motivo, levar

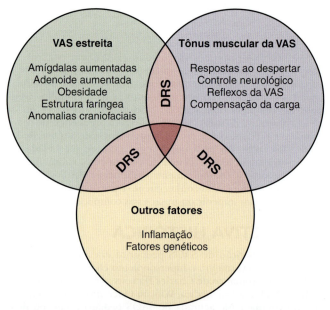

FIGURA 93-2. Fisiopatologia de distúrbios respiratórios do sono da infância (DRSs). VAS, vias aéreas superiores. (De Carroll JL. Obstructive sleep-disordered breathing in children: new controversies, new directions. *Clin Chest Med* 2003;24:261-282.)

a déficit de crescimento; as grandes oscilações na pressão intratorácica podem afetar a pós-carga cardíaca diretamente; e o aumento de mediadores inflamatórios circulantes, disfunção endotelial e aumento da resistência à insulina — particularmente em crianças obesas — podem contribuir para a morbidade cardiovascular.[8] A etiologia da enurese não está clara, mas pode ser secundária ao aumento da produção de urina como resultado da SAOS ou secreção anormal de hormônio antidiurético (ADH), ou pode ser meramente reflexo do aumento de despertares.

Evidências crescentes sugerem predisposição familiar para o desenvolvimento de SAOS, pois pesquisas genético-epidemiológicas de famílias de pacientes índices com SAOS demonstraram uma prevalência maior de DRS em membros da família quando comparados com a população em geral.[9] Genes associados a obesidade, estrutura craniofacial e desenvolvimento muscular dos tecidos moles das vias aéreas superiores estão provavelmente envolvidos no desenvolvimento de SAOS, porém mais estudos são necessários para identificar os *loci* específicos. Polimorfismos gene-específicos podem explicar a variabilidade de morbidades associadas aos DRSs. O alelo 4 da apolipoproteína E epsilon é mais comum em crianças não obesas com SAOS comparado aos controles, particularmente em crianças com disfunção neurocognitiva.[10]

EPIDEMIOLOGIA

A prevalência de roncos foi estimada por estudos transversais de base comunitária com base em relatos dos pais, indicando a presença de roncos e a dificuldade para respirar durante o sono. Uma metanálise de estudos publicados mostrou que a prevalência de roncos é de 7,45% (intervalo de confiança de 95%, 5,75-9,61).[1] A prevalência estimada de DRS de acordo com relatos dos pais e teste diagnóstico adicional é de 0,1% a 13%, mas a maioria dos estudos sugere a prevalência de 1% a 4%. O pico de incidência de SAOS pediátrica é entre 2 e 6 anos de idade, quando as amígdalas e a adenoide são maiores em relação ao tamanho das vias aéreas. Um segundo pico ocorre durante a adolescência com o desenvolvimento dos hábitos do organismo adulto e da estrutura craniofacial. Meninos são mais afetados em taxas de 50% a 100% a mais que as meninas. Crianças negras têm risco aumentado (3,5 vezes) de desenvolver SAOS e têm maior risco para morbidades associadas a SAOS.[9] A maioria dos estudos demonstrou que sobrepeso/obesidade é um fator de risco independente para DRS.[1] Alguns dados sugerem que o peso pode ter mais influência em crianças mais velhas, mas a hipertrofia adenoamigdaliana é considerada o principal fator de risco em crianças mais novas. Prematuridade e asma também são fatores de risco para DRS, porém estudos relataram resultados conflitantes em relação a efeitos de rinite alérgica, exposição a tabagismo passivo e baixo poder socioeconômico.[9,11,12,13]

CARACTERÍSTICAS CLÍNICAS

SINTOMAS NOTURNOS

O ronco é o sintoma mais comum dos DRSs, e a SAOS é extremamente rara em crianças que não roncam (Quadro 93-1). Outros sintomas noturnos incluem pausas apneicas, bufos, suspiros, sono agitado, despertares frequentes, hiperextensão do pescoço, posições de dormir incomuns (sentado, apoiado em travesseiros, em posição fetal), sudorese, enurese e outras parassonias. Um ronco de ressuscitação muitas vezes se segue aos episódios de apneia, e ocasionalmente, estridor. Crianças podem apresentar movimento paradoxal com retrações intercostais, porém raramente é observada cianose. Em crianças, a SAOS ocorre principalmente no sono REM; portanto, os sintomas podem estar ausentes em uma parcela significativa da noite.

SINTOMAS DIURNOS

A hipertrofia dos tecidos do anel de Waldeyer podem levar a sintomas obstrutivos diurnos que incluem respiração oral, hiponasa-

Quadro 93-1. CARACTERÍSTICAS CLÍNICAS DOS DISTÚRBIOS RESPIRATÓRIOS DO SONO EM CRIANÇAS

Sintomas Noturnos
Roncos
Pausas apneicas
Suspiros
Sono não restaurador
Despertares frequentes
Extensão cervical
Posições de dormir incomuns
Diaforese
Movimentos paradoxais da caixa torácica
Enurese
Parassonias

Sintomas Diurnos
Respiração oral
Hiponasalidade
Rinorreia crônica
Obstrução nasal
Disfagia
Dificuldades comportamentais e neurocognitivas
Baixo rendimento escolar
Sonolência diurna

Geral
Déficit de crescimento
Hipertensão pulmonar/*cor pulmonale*/disfunção ventricular
Hipertensão arterial sistêmica

lidade, rinorreia crônica, obstrução nasal e disfagia (Quadro 93-1). A história de qualquer um desses sintomas deve direcionar à investigação de sintomas noturnos incluindo roncos e possivelmente apneia. Durante um episódio de infecção respiratória superior aguda, o aumento do tecido linfoide do anel de Waldeyer pode resultar em roncos e dificuldade respiratória noturna; esses sintomas podem ser temporários e geralmente desaparecem assim que a infecção é resolvida, porém podem ser um sinal de início de obstrução crônica das vias aéreas superiores.

Ocorre déficit de crescimento em aproximadamente 10% das crianças e 42% a 56% dos lactentes com SAOS. Vários estudos documentaram melhora do crescimento em crianças com déficit de crescimento e SAOS pós-adenoamigdalectomia.[14]

Estudos recentes observaram a presença de hipertensão arterial sistêmica em 10% a 25% de crianças com SAOS grave. Marcus et al.[15] relataram que 41 crianças com SAOS apresentavam pressão arterial diastólica significativamente maior que 26 crianças com ronco primário apenas, embora nenhuma diferença considerável tenha sido encontrada na pressão arterial sistólica entre os dois grupos. O índice de massa corporal foi um preditor significativo de pressão arterial elevada. Amin et al.[16] encontraram elevações relevantes no aumento da pressão arterial, carga da pressão arterial e pressão arterial ambulatorial em 24 horas em crianças com DRS (IAH > 5) comparado com controles, independentemente do índice de massa corporal. Embora os dados sejam heterogêneos, várias metanálises mostraram maior risco de hipertensão em crianças com DRS mais graves.[17] Hipertrofia ventricular, fração de ejeção reduzida, anormalidades de movimento da parede, disfunção ventricular, *cor pulmonale* (Fig. 93-3) e pressão arterial pulmonar média aumentada foram demonstradas em crianças com DRS.[18-20] Estudos também demonstraram uma correlação entre disfunção cardíaca e gravidade da SAOS. A maioria das morbidades cardiovasculares melhorou após a adenoamigdalectomia.[20] Enquanto a sonolência diurna é extremamente comum em adultos com SAOS, é um sintoma relativamente infrequente em crianças e ocorre em torno de 13% a 20%. Dificuldades neurocognitivas e comportamentais foram encontradas em 8,5% a 63% das crianças com DRS. Problemas comportamentais incluem problemas de atenção, hiperatividade, agressão, dificuldade emocional,

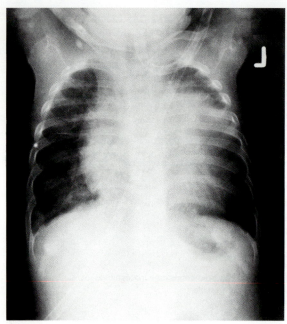

FIGURA 93-3. Radiografia de tórax de uma criança com *cor pulmonale* secundário à apneia obstrutiva do sono.

irritabilidade, queixas somáticas e dificuldades com os pares. As habilidades neurocognitivas afetadas incluem memória, lembrança, vigilância e atenção, flexibilidade mental e tarefas espaçovisuais.[21] Crianças com ronco primário, porém com índices do estudo do sono normais, também demonstraram pontuações mais baixas nas medidas de comportamento e cognição utilizando uma bateria de testes neurocomportamentais em comparação com crianças do grupo controle, embora a pontuação média para ambos os grupos ainda esteja na faixa normal.[3] Estudos que utilizam avaliações comportamentais e neurocognitivas padronizadas documentaram melhora significativa na pontuação de testes após a adenoamigdalectomia em crianças com DRS, o que sugere que déficits neurocognitivos são potencialmente reversíveis.[21,22]

Foi também encontrado baixo rendimento escolar em vários estudos com crianças com DRS. Gozal[23] avaliou 297 crianças do primeiro ano no percentil 10 de sua classe por oximetria de pulso noturna e mensuração transcutânea de CO_2. Cinquenta e quatro crianças demonstraram anormalidades de troca gasosa associada ao sono, e 24 dessas crianças realizaram adenoamigdalectomia. A nota média das crianças que passaram por cirurgia aumentou significativamente durante o ano acadêmico, comparada com as das crianças cujos pais optaram pela não realização da cirurgia. Nenhuma melhora acadêmica foi relatada em crianças com ronco primário e crianças sem DRS. Esses achados também sugerem que dificuldades neurocognitivas encontradas em crianças com DRS são reversíveis com o tratamento. Para avaliar o impacto do DRS na infância a longo prazo, Gozal e Pope[24] realizaram questionários aos pais das crianças da sétima e oitava séries cujos rendimentos escolares estivessem entre os 25% primeiros da classe ou entre os 25% últimos da classe e que foram pareados por idade, gênero, raça, escolaridade e rua de residência. Roncos na infância precoce foram significativamente mais comuns no grupo de baixo rendimento que no grupo de alto rendimento, porém não houve diferença significativa em relação à presença de ronco atual. A história de adenoamigdalectomia foi significativamente mais frequente em crianças com baixo rendimento que nas com alto rendimento. Esses achados sugerem que danos neurocognitivos dos DRSs pediátricos podem não ser completamente reversíveis, principalmente se ocorrerem durante um período crítico do desenvolvimento cerebral.

CONDIÇÕES PREDISPONENTES

OBESIDADE

Embora a obesidade seja um fator de risco para DRS pediátrico, a maioria das crianças com DRS não é obesa (Quadro 93-2). Contudo, a prevalência de DRS em crianças obesas é de 25% a 40%. A obesidade predispõe crianças a DRS por diminuir a área transversal das vias aéreas superiores pela deposição de tecido adiposo adjacente a faringe e também dada a compressão de depósitos de gordura subcutânea no pescoço. Sintomas individuais e anormalidades na PSG não estão relacionados com o grau de obesidade. Soultan et al.[25] relataram que 10 a 17 crianças que eram obesas ou obesas mórbidas com SAOS apresentaram ganho de peso substancial após a adenoamigdalectomia. Portanto, o tratamento dos DRSs não ajuda na redução do peso de crianças obesas e pode exacerbar a obesidade. Dieta, exercícios e terapia comportamental são necessários em adição ao tratamento cirúrgico. A SAOS afeta adversamente vários componentes associados à síndrome metabólica, incluindo o grupo de resistência à insulina, dislipidemia, hipertensão e obesidade, que são fatores de risco conhecidos para doença cardiovascular em adultos.[8]

SÍNDROME DE DOWN

Os fatores anatômicos e fisiológicos que predispõem crianças com síndrome de Down a SAOS incluem hipoplasia facial e maxilar, macroglossia, nasofaringe estreita, palato encurtado, hipotonia generalizada e tendência à obesidade. Shott et al.[26] encontraram a incidência de 57% de SAOS em um estudo longitudinal de cinco anos que incluiu 56 crianças com síndrome de Down. Entre as crianças com estudos do sono anormais, 77% dos pais não relataram terem observado problemas no sono. Como muitas das manifestações dos DRS — incluindo sonolência diurna, problemas de comportamento, atraso do desenvolvimento e hipertensão pulmonar — também são comuns em crianças com síndrome de Down, muitas vezes há atraso no diagnóstico.

Embora a adenoamigdalectomia seja normalmente o tratamento de primeira linha para o DRS em crianças com síndrome de Down, anormalidades significativas persistentes na PSG foram relatadas em até 80% das crianças.[27] Outras terapias podem incluir

---

Quadro 93-2. CONDIÇÕES PREDISPONENTES DE DISTÚRBIOS RESPIRATÓRIOS DO SONO

Obesidade
Síndrome de Down
Síndromes craniofaciais
- Craniossinostose (síndrome de Apert, síndrome de Crouzon, síndrome de Pfeiffer e síndrome de Saethre-Chotzen)
- Sequência de Pierre Robin
- Síndrome de Stickler
- Síndrome CHARGE
- Disostose mandibulofacial (síndrome de Treacher Collins)
- Microssomia craniofacial (microssomia hemifacial, síndrome de Goldenhar, síndromes do primeiro e do segundo arcos branquiais)
- Síndrome de Hallerman-Streiff

Mucopolissacaridoses
Acondroplasia
Doença neuromuscular
Paralisia cerebral
Síndrome de Beckwith-Weideman
Síndrome de Klippel-Feil
Síndrome de Prader-Willi
Malformação de Arnold-Chiari
Doença falciforme
Pacientes pós-faringoplastia

Modificado de Richardson MA. Sleep apneia in children: history and physical exam. In Richardson MA, Friedman NR, eds: *Clinician's guide to pediatric sleep disorders.* New York: Informa Healthcare USA; 2007:65

pressão positiva contínua na via aérea nasal (CPAP), uvulopalatofaringoplastia (UPFP), redução cirúrgica da língua, avanço genioglosso, tonsilectomia lingual,[28] ablação por radiofrequência (ARF) da base da língua,[29] supraglotoplastia[28] ou traqueostomia. Embora sejam poucos os resultados de estudos disponíveis, Wooten e Shott[29] relataram uma taxa de sucesso de 58% após avanço genioglosso e ARF da base da língua.

SÍNDROMES CRANIOFACIAIS

A prevalência estimada de DRS em crianças com síndromes craniofaciais é em torno de 40% a 50%. Entre as anormalidades que predispõem essas crianças a SAOS, incluem-se hipoplasia facial e maxilar, resistência nasal aumentada, macroglossia, anormalidades do palato mole, hipotonia, controle neural anormal das vias aéreas e defeitos estruturais. A SAOS foi diagnosticada em crianças com a sequência de Pierre Robin, a síndrome de Treacher Collins, a síndrome de Apert, a síndrome de Pfeiffer, a síndrome de Larsen, a síndrome de Crouzon, a síndrome de Stickler, a síndrome de Goldenhar, a síndrome velocardiofacial e a síndrome do X frágil. Lactentes com sequência de Pierre Robin (micrognatia, glossoptose e fenda palatina) podem apresentar obstrução grave das vias aéreas superiores. A PSG é importante para o diagnóstico de DRS em crianças com anormalidades craniofaciais e para avaliar a resposta à terapia, o que inclui adenoamigdalectomia, UPFP, avanço médio-facial, distração osteogênica da mandíbula, CPAP nasal e traqueostomia.

ACONDROPLASIA

A acondroplasia é uma síndrome autossômica dominante e é a apresentação mais comum de nanismo, que resulta de mutações no gene do receptor 3 do fator de crescimento fibroblástico (*FGFR-3*). Hipoplasia facial, displasia do osso occipital, estenose do forame magno com compressão da medula espinal cervical e restrição da caixa torácica predispõem essas crianças à SAOS. O tratamento cirúrgico pode envolver adenoamigdalectomia, *shunt* ventriculoperitoneal e descompressão do forame magno. A PSG e as avaliações neurológica e respiratória são importantes no exame desses pacientes.

DOENÇAS DE DEPÓSITO DE MUCOPOLISSACÁRIDES

As mucopolissacaridoses são desordens genéticas nas quais a deficiência da enzima leva à degradação defectiva dos glicosaminoglicanos lisossomais com acúmulo de mucopolissacárides nas partes moles do corpo, incluindo o trato respiratório. O tipo de mucopolissacaridose é determinado pela deficiência particular de cada enzima. Exemplos são a síndrome de Hurler e Scheie (deficiência de α-L-iduronidase), a síndrome de Hunter (deficiência de iduronato sulfatase) e a síndrome de Sly (deficiência de β-glucuronidase). Em adição à hipertrofia das amígdalas, da adenoide, da língua e da mucosa da orofaringe, depósitos na árvore traqueobrônquica muitas vezes levam à doença pulmonar crônica. Essas crianças muitas muitas desenvolvem escoliose, problemas espinais e hepatoesplenomegalia. A SAOS pode ser grave e resultar em morte. Entre as opções de tratamento, incluem-se adenoamigdalectomia, CPAP nasal e traqueostomia. Esses pacientes necessitam de abordagens muito complexas das vias aéreas e até mesmo a traqueostomia pode não garantir o controle das vias aéreas.

DOENÇA NEUROMUSCULAR E PARALISIA CEREBRAL

Crianças com doença neuromuscular são um grupo heterogêneo e incluem as com neuropatias, miopatias congênitas, distrofias musculares, miotonias e miastenia *gravis*. Essas crianças têm uma perda de função da musculatura respiratória e uma queda no controle respiratório central que levam à apneia obstrutiva e central. Os sintomas de DRS podem ser subestimados, pois podem ser difíceis de serem distinguidos da doença de base. As opções de tratamento são adenoamigdalectomia, UPFP, traqueostomia ou CPAP. Crianças com paralisia cerebral têm pouco controle neuromuscular, secreção orofaríngea aumentada, convulsões e doença do refluxo gastroesofágico (DRGE), as quais podem predispor ao DRS. Hipertrofia adenoamigdaliana e tônus faríngeo diminuído contribuem para o colapso das vias aéreas superiores. Entre as opções de tratamento, citam-se adenoamigdalectomia, UPFP, avanço hioide lingual, suspensão da base da língua, avanço mandibular, redução da língua, CPAP e traqueostomia.

MISCELÂNEA

Crianças com malformações de Arnold-Chiari apresentam apneia central e obstrutiva como resultado da compressão do tronco encefálico. O tratamento envolve descompressão da malformação. Crianças com doença falciforme apresentam risco de desenvolver DRS, o qual pode ser um fator predisponente para a ocorrência de eventos cerebrovasculares. A adenoamigdalectomia apresentou sucesso na resolução dos sintomas e na melhora na hiperventilação alveolar. Crianças com a síndrome de Prader-Willi, com ausência da expressão da região q11-q13 do cromossomo 15, de origem paterna, derivada da síndrome de Prader-Willi/síndrome de Angelman, apresentam hipotonia infantil grave, dificuldades de se alimentar, atraso no desenvolvimento, anormalidades craniofaciais e obesidade, tudo o que contribui para o desenvolvimento de DRS. Essas crianças apresentam apneia obstrutiva e central, provavelmente por disfunção hipotalâmica. Crianças em tratamento com hormônio do crescimento demonstraram apresentar risco elevado de DRS, então o rastreio com PSG é recomendado no início da terapia e na piora do ronco.[30] A adenoamigdalectomia é efetiva em crianças com DRSs leves e moderados, porém menos de 50% das crianças com SAOS grave são curadas. Causas iatrogênicas de DRS são possíveis, mais comumente após a realização do retalho cirúrgico para o tratamento da disfunção velofaríngea.

EXAME FÍSICO

A condição geral da criança deve ser avaliada com mensuração do peso, altura e pressão arterial. A estrutura craniofacial deve ser avaliada em relação a hipoplasia facial, retrognatia, micrognatia e fácies de respirador oral (boca aberta, face alongada, hipoplasia mandibular). A presença de respiração oral, estertor e hiponasalidade também deve ser avaliada. Deve-se investigar a presença de anormalidades estruturais nasais e avaliar a orofaringe com relação ao tamanho das amígdalas, ao tamanho da língua, à posição do palato, dentição e também à presença de anormalidades estruturais. O pescoço deve ser examinado quanto à presença de qualquer massa cervical, e a adenoide deve ser avaliada por nasofibroscopia flexível ou por um pequeno telelaringoscópio rígido. Se a suspeita é de anormalidade laríngea, a laringoscopia flexível também pode ser realizada. O tórax também deve ser analisado em relação à presença de *pectus excavatum*, e função neurológica e desenvolvimento também devem ser verificados.

EXAMES COMPLEMENTARES

Uma radiografia de cavum pode ser realizada para avaliação do tamanho da adenoide. O estudo cefalométrico e a fluoroscopia das vias aéreas superiores podem ser úteis em crianças com anormalidades craniofaciais, porém não são rotineiramente utilizados em crianças saudáveis. A ressonância magnética (RM) pode ser utilizada para a reconstrução tridimensional dos tecidos moles e das estruturas esqueléticas das vias aéreas superiores, assim como para a avaliação de colapso dinâmico, porém é mais utilizada para pacientes que não se beneficiaram da adenoamigdalectomia (veja a seção Outras Modalidades Cirúrgicas, mais adiante). Um eletrocardiograma, um ecocardiograma e uma radiografia de tórax podem ser realizados em crianças com SAOS grave ou em crianças com sinais de insuficiência cardíaca congestiva para avaliar hipertensão pulmonar e hipertrofia ou disfunção ventricular.

A gravação da respiração da criança durante o sono em casa apresentou uma sensibilidade de 71% a 88% e uma especificidade de 52% a 72% em predizer um resultado positivo na PSG em crianças saudáveis.[31] Um vídeo gravado em casa mostrou ter sensibilidade de 94% e uma especificidade de 68% em predizer uma PSG positiva.[32] Embora não específicas o suficiente para distinguir crianças com estudos do sono positivos e negativos, essas gravações são úteis no contexto clínico, sendo convenientes como um método barato de confirmar a descrição dos pais sobre as dificuldades respiratórias noturnas da criança.

A oximetria de pulso não é útil como uma ferramenta de rastreio dada a sua baixa sensibilidade, mas pode ser útil se positiva em uma criança que ronca e que apresenta alto índice de suspeição de SAOS. A PSG diurna também apresenta baixa sensibilidade e somente é útil se positiva. A dificuldade do estudo diurno é que crianças com idade superior a 4 anos raramente cochilam, e o sono REM pode ser perdido em um estudo diurno. Do ponto de vista ambulatorial, a PSG sem acompanhamento pode ser realizada na casa da criança, porém a aferição de CO_2 expirado, a eletroencefalografia e a resistência das vias aéreas superiores não são registradas. Poucos dados são disponibilizados na PSG feita sem acompanhamento em crianças em ambiente residencial, e atualmente essas PSGs não são recomendadas, a menos que um laboratório de PSG não esteja disponível.[33] Mais recentemente, técnicas menos invasivas incluem a faringometria acústica, que avalia a área transversal das vias aéreas superiores, o tempo de trânsito de pulso, o intervalo entre a onda R do eletrocardiograma e o pulso de fotopletismografia no dedo. O tempo de trânsito de pulso encontra-se reduzido em pacientes com SAOS dado o aumento transitório da pressão arterial associado ao despertar respiratório do sono.[34] Essas técnicas são promissoras em crianças com DRS, porém sua utilidade aguarda mais estudos. Biomarcadores incluindo proteínas séricas e urinárias podem ser úteis para identificar crianças com risco de DRS e suas complicações neurocomportamentais e cardiovasculares; porém, nesse momento, não têm a sensibilidade e a especificidade necessárias para o diagnóstico.[35]

POLISSONOGRAFIA

A polissonografia (PSG) é composta por eletroencefalografia, eletro-oculografia e eletromiografia (EMG) para estadiamento do sono, registro de movimentos torácicos/abdominais por medidores de tensão, impedância da parede torácica ou pletismografia respiratória por indutância, eletrocardiografia (ECG), oximetria de pulso, medida de fluxo de ar nasal/oral e CO_2 expirado ou transcutâneo. A SRVAS é mais bem detectada pelo monitoramento da pressão esofágica, porém não é rotina na maioria dos centros. Idealmente, estudos pediátricos do sono devem ser realizados em laboratórios pediátricos do sono com uma equipe técnica treinada para trabalhar com crianças.

A *apneia obstrutiva*, ou a cessação do fluxo aéreo com manutenção do esforço respiratório, é definida com uma duração de, pelo menos, 10 segundos em adultos (Fig. 93-4, *A*). Como as crianças apresentam frequência respiratória maior que a dos adultos, a duração de uma apneia obstrutiva em uma criança é duas vezes o intervalo respiratório típico. Uma hipopneia obstrutiva (Fig. 93-4, *B*) é a cessação parcial do fluxo aéreo com manutenção do esforço respiratório, muito embora não haja uma definição uniforme de hipopneia em crianças entre os laboratórios do sono. A *apneia central* é a cessação de fluxo aéreo como resultado da falta de esforço respiratório. Os dados observados no estudo do sono são normalmente reportados como índice de *apneia-hipopneia* (IAH),

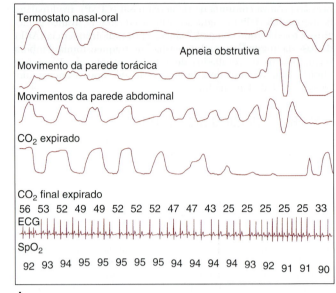

A

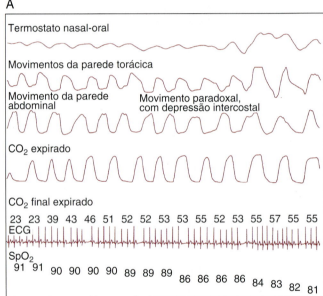

B

FIGURA 93-4. Registros típicos de polissonografia. **A,** Apneia obstrutiva. **B,** Hipoventilação obstrutiva. Evidência de movimento paradoxal com retração intercostal é vista em ambos os traçados. Em **A,** traçados de termostato nasal-oral e CO_2 expirado, achados durante episódio de apneia obstrutiva, durante esforço respiratório contínuo. Observe a queda da saturação arterial de oxigênio, especificamente saturação periférica de oxigênio (SpO_2) aferida por oximetria de pulso, que ocorre um pouco depois de aproximadamente 10 segundos de evento. Em **B,** obstrução parcial contínua das vias aéreas resulta em elevado CO_2 final expirado e queda de SpO_2. ECG, eletrocardiograma.

Quadro 93-3. VALORES ANORMAIS DE POLISSONOGRAFIA PEDIÁTRICA

Índice de apneia (IA) obstrutiva > 1/hora
Índice de apneia-hipopneia (IAH) > 1/hora
   IAH 1 a 4 = leve
   IAH 5 a 10 = moderada
   IAH maior que 10 = grave
Pico de CO_2 final expirado maior que 53 mmHg
CO_2 final expirado maior que 50 mmHg para mais do que 10% do total de tempo de sono
Saturação mínima de oxi-hemoglobina abaixo de 92%

definido como o número de apneias mais hipopneias por hora de sono, ou o *índice de perturbação respiratória* (IPR), definido como o total de todos os eventos respiratórios, incluindo despertares respiratórios por hora de sono.

Os critérios polissonográficos comumente utilizados para diagnóstico de SAOS na criança estão apresentados no Quadro 93-3. Marcus et al.[15] realizaram um estudo do sono em 50 crianças normais e encontraram uma média de índice de apneia de 0,1 ± 0,5 evento por hora; uma saturação mínima de O_2 foi 96 ± 2%, e a média da dessaturação máxima foi 4 ± 2%, o que leva à conclusão de que apneias mais frequentes que uma vez por hora são anormais. A hipoventilação obstrutiva é identificada quando a pressão de CO_2 expirado é igual ou maior que 50 mmHg para mais de 8% a 10% do total do tempo de sono. A pressão esofágica enquanto acordado é normalmente entre – 10 e – 5 cm de água, e a SRVAS é diagnosticada na PSG por um padrão respiratório repetitivo com a pressão esofágica cada vez mais negativa e que culmina em um despertar. Na ausência de monitoramento da pressão esofágica, alguns centros pediátricos, baseados na experiência, consideram o estudo sugestivo de SRVAS se limiares de despertares noturnos (< 1 por hora), índice de despertares (< 10 por hora) ou eficiência do sono (> 80%) forem excedidos.

Limitações da Polissonografia

Embora seja utilizada para detectar e semiquantificar a presença de obstrução das vias aéreas superiores relacionada com o sono, com as anormalidades da troca gasosa e com as interrupções do sono, a PSG nunca foi validada como uma ferramenta para predizer o risco de resultados adversos ou resposta ao tratamento.[6] Mesmo na ausência das clássicas apneia e hipopneia do sono na PSG, os sintomas de DRS foram associados a anormalidades neurocognitivas e comportamentais. Há também algumas vezes uma dicotomia entre as medidas da PSG e a gravidade dos sintomas, porque crianças que são muito sintomáticas podem apresentar achados normais na PSG, e, ao contrário, crianças roncadoras assintomáticas podem apresentar distúrbio respiratório grave na PSG.[36] A falta de padronização em aquisições do sono entre os centros também é aparente, junto com uma falta de consenso do que constitui um estudo anormal.[37]

É controverso se uma criança saudável necessitaria de uma PSG antes da adenoamigdalectomia. Nos Estados Unidos, 90% das crianças são tratadas para DRS baseado na avaliação clínica sem PSG pré-operatória.[38] Inúmeros trabalhos demonstraram que o diagnóstico clínico de DRS pediátrico baseado na história e no exame físico isolados é pouco fiel em predizer uma PSG positiva. Em sete estudos, a acurácia da avaliação clínica foi variável e oscilou entre 30% e 81%. Cinco desses estudos foram criticados por utilizar critérios adultos para a interpretação dos estudos do sono, o que agora é reconhecidamente inapropriado para crianças. Além disso, nenhum dos estudos considerou o diagnóstico de SRVAS nas avaliações. Portanto, é provável que o número de crianças com DRS significativo tenha sido subestimado nesses estudos, do mesmo modo que foi em relação à importância da avaliação clínica. Em outro trabalho, a acurácia da avaliação clínica variou de 53% a 88%, uma vez que os critérios utilizados para uma PSG positiva tornaram-se menos rigorosos e incluíram a mensuração dos despertares relacionados com a respiração, que, quando elevados, foram considerados sugestivos de SRVAS.[39] A escala de distúrbios da respiração relacionados com sono com 22 itens do questionário do sono pediátrico é uma pesquisa respondida pelos pais. Ela prediz os resultados da PSG, sendo útil para os propósitos de pesquisa, porém demonstrou apenas 78% de sensibilidade e 72% de especificidade em predizer uma PSG positiva (IA > 1) em crianças com suspeita de obstrução noturna das vias aéreas superiores. Contudo, a pesquisa foi capaz de predizer morbidade neurocomportamental e sua resposta à cirurgia tão bem ou melhor que a PSG.[40,41] O Clinical Assessment Score 15 (CAS-15) é uma pontuação de 15 itens baseada em história e exame físico que também foi validado em oposição à PSG.[42] O CAS-15 apresentou 77,3% de sensibilidade e 60,7% de especificidade em predizer PSG positiva (IAH > 2) em uma amostra clínica referenciada.

Com base em estudos publicados, e porque apenas 20% a 30% das crianças que roncam têm PSG positiva, as Clinical Practice Guidelines do American Thoracic Society Consensus Committee de 1996 e as Clinical Practice Guidelines da American Academy of Pediatrics (AAP) de 2012 recomendaram que a PSG seja realizada antes da adenoamigdalectomia para diferenciar o ronco primário da SAOS.[43,44] Em contraste, as Clinical Practice Guidelines da American Academy of Otolaringology-Head and Neck Surgery (AAO-HNS) recomenda a PSG antes da amigdalectomia somente para crianças selecionadas com doenças pré-mórbidas, que incluem obesidade, síndrome de Down, anormalidades craniofaciais, distúrbios neuromusculares, doença falciforme ou mucopolissacaridoses, e para crianças saudáveis para as quais a necessidade de cirurgia é incerta e para aquelas que apresentam discordância entre o tamanho das amígdalas e a gravidade do DRS relatado.[33] A PSG também é necessária para crianças que se mantêm sintomáticas após a adenoamigdalectomia e como pré-requisito para o tratamento com CPAP nasal ou pressão positiva em dois níveis nas vias aéreas (BiPAP) em crianças com alto risco ou falha cirúrgica.

HISTÓRIA NATURAL

Pouco se sabe sobre a história natural dos DRSs não tratados. Como as crianças com SAOS e DRS clinicamente significativos são rotineiramente tratadas, poucos estudos avaliaram o efeito a longo prazo ou a possível resolução dos DRSs. Em um estudo com crianças obesas com PSG positiva (IAH ≥ 5), 4 de 16 crianças não tratadas (25%) foram espontaneamente curadas do DRS baseado em seguimento com PSG (IAH < 1), tendo sido observado uma média de redução de IAH de 6,5 eventos por hora.[45] Apesar disso, o CAS-15 médio e os escores de avaliação comportamental (o Child Behavior Checklist) permaneceram significativamente elevados nesse grupo comparado com as crianças que realizaram cirurgia. Estudos futuros são necessários para determinar se há indicação para a simples observação em crianças com anormalidades leves na PSG. Dois estudos avaliaram crianças com ronco primário não tratado e verificaram que apenas 8% a 10% evoluíram para SAOS leve em 1 a 3 anos de seguimento.[46] Embora a SAOS da infância possa predispor indivíduos à SAOS do adulto em razão de fatores anatômicos e familiares, nenhuma evidência atual sugere que adultos com SAOS apresentassem DRS na infância.

TRATAMENTO CLÍNICO

Corticoides tópicos nasais foram avaliados para determinar sua capacidade de melhorar o fluxo nasal e melhorar os DRS. Brouillette et al.[47] realizaram um estudo randomizado, triplo cego, controlado de 6 semanas de propionato de fluticasona nasal em 25 crianças com DRS.[16] Foi observado redução significativa no IAH misto/obstrutivo nos pacientes do estudo de 10,7 ± 2,6 para 5,8 ± 2,2 em comparação com o grupo placebo, embora nenhuma alteração significativa no escore de sintomas e diminuição no tamanho da adenoide e das amígdalas tenha sido observada entre os grupos. Embora o estudo demonstre uma moderada redução no IA, um índice de 5,8 ainda é considerado anormal, e os pacientes continuam apresentando episódios de dessaturação. Além disso, pacientes com SAOS grave, amígdalas de grau IV, alterações craniofaciais e lactentes foram excluídos. O estudo também não abordou a duração da terapia, por isso não está claro se o corticoide tópico nasal poderia ser utilizado continuamente para uma resposta contínua. Kheirndish-Gozal e Gozal[48] realizaram um estudo transversal semelhante duplo cego e randomizado de 6 semanas de budesonida intranasal em crianças com DRSs leves, apresentando IAH entre 2 e 7. Melhorias significativas em ambos os índices da PSG e a redução do tamanho da adenoide foram observadas após o tratamento, assim como a normalização dos valores da PSG em 54,1%. Eles também encontraram melhorias sustentadas por 8 semanas após descontinuar a terapia e encontraram diferenças entre crianças com e sem rinite alérgica. Goldbart et al.[49] realizaram um estudo controlado duplo cego de 12 semanas de tratamento com antagonista dos receptores de leucotrienos montelucaste em crianças não obesas com DRSs não graves (IAH < 10). Embora os autores tenham relatado mais de 50% de queda nos IAHs em 65,2% dos pacientes tratados e a melhora significativa no tamanho da adenoide, o número de crianças com índices de PSG normal após tratamento não foi relatado.

Al-Ghamdi et al.[50] realizaram um estudo piloto aberto de 5 dias de prednisona oral em 9 crianças com SAOS. Não houve melhora na sintomatologia, ou nos índices do estudo do sono ou no tamanho das amígdalas e adenoide. Dois estudos avaliaram antibióticos orais. Sclafani et al.[51] realizaram um estudo controlado prospectivo, randomizado e duplo cego de 30 dias de amoxacilina/clavulanato de potássio em 168 crianças com sintomas obstrutivos. Estudos do sono não foram realizados. O tratamento com antibiótico reduziu significativamente a necessidade de adenoamigdalectomia em 1 mês de seguimento em comparação com placebo (37,5% vs. 62,7%). Em 24 meses, a maioria das crianças em ambos os grupos foi submetida à adenoamigdalectomia (83,3% do grupo de estudo vs. 98,0% do grupo placebo). Don et al.[52] realizaram um estudo controlado, randomizado, duplo cego de 30 dias de azitromicina em 22 crianças com SAOS documentado por PSG. Nenhuma diferença significativa foi relatada nos índices do estudo do sono, no tamanho das amígdalas ou nos sintomas do grupo da azitromicina comparado com o grupo placebo. O uso do inibidor de bomba de prótons omeprazol três vezes por semana foi avaliado em um estudo comparativo de 21 crianças com SAOS (IAH > 1) e sintomas de doença do refluxo gastroesofágico.[53] Uma melhora significativa foi observada no IAH após 4 a 8 semanas de terapia, porém a normalização dos índices do estudo do sono somente ocorreu em crianças com SAOS leve. Esses estudos preliminares sugerem que os tratamentos citados não estão indicados para crianças com SAOS grave. Corticoide tópico nasal, antagonistas de receptores de leucotrienos e terapia antirrefluxo podem ter um papel no tratamento de DRSs leves, embora permaneçam algumas questões em relação à duração da terapia.

A CPAP nasal e a BiPAP são utilizadas em crianças com fatores predisponentes para a SAOS, tais como anomalias craniofaciais, fraqueza neuromuscular ou obesidade, em quem a adenoamigdalectomia é inefetiva ou não indicada, e para crianças com SAOS idiopática após a adenoamigdalectomia. Estudos relataram 86% a 100% de eficácia na normalização de índices da PSG com taxas de adesão a longo prazo de 60% a 80%. Oxigênio suplementar foi utilizado como medida temporária para melhorar a oxigenação em crianças com SAOS, embora o CO_2 expirado também deva ser monitorado, pois pode ocorrer hipoventilação alveolar. Contudo, a oxigenioterapia suplementar não é recomendada como modalidade de tratamento única para a SAOS. A perda de peso é importante em crianças obesas para melhorar DRS e reduzir o risco de comorbidades adicionais relacionadas com a obesidade.

Crianças com atresia maxilar associada ao estreitamento da via aérea nasal podem se beneficiar da expansão rápida da maxila. Um aparelho ortodôntico é fixado para ancorar os dentes e é rapidamente expandido ao longo de 3 a 4 semanas, seguidas por um período de estabilização de 6 a 12 meses. Dois estudos demonstraram melhora nos índices da PSG com tratamento ortodôntico apenas.[54,55] Guilleminault et al.[56] randomizaram crianças com atresia maxilar e hipertrofia adenoamigdaliana em tratamentos com expansão maxilar rápida ou adenoamigdalectomia. Exceto por uma criança que respondeu ao tratamento ortodôntico isoladamente, todas as crianças necessitaram de ambos os tratamentos para melhora. Uma expansão rápida da maxila também deve ser considerada para crianças que apresentam sintomas persistentes após a adenoamigdalectomia, e o avanço mandibular com aparelhos orais também pode ser utilizado para o tratamento de retrusão mandibular em crianças mais velhas que já apresentam dentição secundária.[57]

TRATAMENTO CIRÚRGICO
Amigdalectomia e Adenoidectomia

A primeira linha de tratamento para a SAOS ou o DRS significativos em crianças saudáveis é a adenoamigdalectomia. Também pode ser a primeira linha de tratamento para pacientes complexos, quando as amígdalas e a adenoide são aumentadas. Estudos publicados para avaliar os resultados da adenoamigdalectomia para o tratamento de DRS são na maioria limitados a estudos não controlados e não randomizados e série de casos com avaliação retrospectiva. A maioria dos estudos relata que a adenoamigdalectomia melhora significativamente os índices respiratórios; contudo, as "taxas de cura" publicadas de SAOS variam amplamente, de 25% a 100%. Uma metanálise recente de Friedman et al.[58] avaliou 23 estudos abrangendo 1.079 pacientes e relatou que a taxa de cura no geral foi de 66,3%, quando "cura" é definida por cada protocolo de estudo como um índice de apneia-hipopneia (IAH) abaixo de 1 a 5. Entre os estudos que definiram "cura" como um IAH menor que 1, a taxa de cura no geral foi de 59,8%. A melhora média no IAH após a adenoamigdalectomia foi de 12,4 eventos por hora. Em uma revisão retrospectiva multicêntrica realizada por Bhatacharjee et al. incluindo 578 crianças,[59] apenas 27,2% apresentaram um IAH pós-operatório menor que 1. Idade superior a 7 anos, obesidade, SAOS grave e asma foram preditores de DRS residual. Múltiplos estudos comparativos documentaram melhoras no comportamento e na qualidade de vida após a adenoamigdalectomia, mas estudos controlados randomizados são ainda necessários.[21,22]

A dor pós-operatória associada a adenoamigdalectomia, como também o baixo risco de hemorragia pós-operatória, levou ao desenvolvimento de inúmeras técnicas cirúrgicas diferentes. A adenoidectomia pode ser realizada utilizando curetas, eletrocautério ou microdebridador. A técnica clássica de amigdalectomia é denominada dissecção a frio, na qual a amígdala é apreendida, o pilar amigdaliano anterior é incisado e a cápsula é dissecada dos constritores faríngeos, com dissecção brusca e precisa. A hemostasia é realizada por sutura ou eletrocautério. O eletrocautério monopolar tornou-se a técnica mais popular de dissecção amigdaliana nas últimas duas ou três décadas, pois fornece melhor hemostasia durante dissecção. Pode estar associada ao aumento da dor pós-operatória e períodos mais longos de recuperação.

Novas técnicas incluem cautério bipolar, excisão plasmática (coblation), Harmonic Scalpel e amigdalectomia intracapsular (PITA). O cautério bipolar possibilita uma coagulação precisa com menor lesão de tecido e pode ser realizado usando uma pequena pinça baioneta bipolar com o microscópio da sala cirúrgica ou uma tesoura eletrocirúrgica bipolar. A técnica de coblation utiliza corrente conduzida por meio de fluido salino normal ou gel. A energia de radiofrequência induz a solução salina a criar um campo de prótons ativos que quebram as ligações moleculares entre os tecidos; esse instrumento é utilizado para remover tecido amigdaliano em bloco evitando a cápsula subjacente. A lesão térmica e a dor pós-operatória são potencialmente reduzidas dada a baixa temperatura produzida. O Harmonic Scalpel usa a vibração ultrassônica para transferir energia mecânica suficiente para quebrar ligações de hidrogênio. Suas lâminas de titânio vibratórias cortam com a frequência de 55,5 kHz e produzem dano térmico e tecidual mínimo. Dados sobre a utilização de coblation para reduzir a dor pós-operatória são mistos; alguns estudos demonstram significativa redução em escores de dor comparados com a amigdalectomia a frio e a amigdalectomia com eletrocautério, enquanto outros não demonstraram uma vantagem clara. Uma revisão Cochrane de nove estudos que compararam a amigdalectomia por coblation com outras técnicas não encontraram diferença significativa na dor ou na velocidade de recuperação.[60] Resultados semelhantes conflitantes também foram relatados para o Harmonic Scalpel.[61,62]

A PITA utilizando o microdebridador possibilita a remoção do volume da amígdala com preservação da cápsula amigdaliana para atuar como um "curativo biológico" sobre os músculos constritores da faringe. Dada a diminuição da lesão térmica na musculatura da fossa amigdaliana, a dor pós-operatória e a hemorragia são potencialmente reduzidas; contudo, existe um potencial de novo crescimento e infecção do tecido amigdaliano remanescente. Ambos os estudos, tanto retrospectivo quanto prospectivo, compararam a PITA *versus* a amigdalectomia com eletrocautério monopolar e revelaram significativa diminuição da dor pós-operatória, redução do uso de analgésicos e retorno mais rápido à dieta normal no grupo em que se realizou a PITA. Dois grandes estudos retrospectivos que envolveram 4.776 e 2.943 pacientes encontraram significativa redução de sangramento em pós-operatório tardio e readmissão por desidratação em pacientes que foram submetidos à PITA.[63,64] Dois estudos menores também documentaram melhora em parâmetros da PSG, pelo menos, a curto prazo.[65,66] Em um estudo retrospectivo de 559 pacientes, 6% demonstraram novo crescimento amigdaliano e 0,1% necessitou de amigdalectomia completa, porém o seguimento médio foi de 6 meses.[67] Embora a técnica pareça ser promissora, mais dados são necessários em relação a sua efetividade e seu potencial de DRS secundário pela recorrência do crescimento amigdaliano.

Crianças com SAOS apresentam risco pós-operatório para complicações respiratórias. Embora o risco de complicações respiratórias pós-operatórias na população pediátrica em geral possa variar de zero a 1,3%, taxas de 16% a 27% foram relatadas em crianças com SAOS.[68] Fatores de risco são idade inferior a 3 anos, hipertensão pulmonar ou outras anormalidades cardíacas, síndromes craniofaciais, déficit de crescimento, hipotonia, obstrução aguda das vias aéreas, obesidade mórbida e índices graves em estudos do sono. Embora a definição de SAOS "grave" possa variar, as diretrizes de prática clínica publicadas pela AAO-HNS recomendam a internação de crianças com IAH de 10 ou mais ou um nadir de saturação de oxigênio menor que 80%, ou ambos,[33] enquanto as diretrizes da AAP utilizam um corte de IAH de 24 ou mais e um nadir de saturação de oxigênio menor que 80%, ou pico de CO_2 expirado de 60 mmHg ou mais.[44] Essas crianças de alto risco necessitam de monitorização invasiva do seu estado cardiorrespiratório após a adenoamigdalectomia, e a analgesia com opioides deve ser evitada. Na ocorrência de comprometimento respiratório, elas podem necessitar de oxigenioterapia, esteroidais, via aérea nasofaríngea, CPAP ou BiPAP, ou intubação endotraqueal. O edema pulmonar pós-operatório é uma complicação rara que pode ocorrer após o alívio da obstrução crônica das vias aéreas superiores. O tratamento inclui oxigenioterapia, possível suporte mecânico respiratório com pressão expiratória final positiva, restrição de fluidos intravenosos, diuréticos e possivelmente corticoides.

Após a amigdalectomia, as crianças apresentam dor na garganta que dura em torno de 1 a 2 semanas, otalgia referida do local cirúrgico faríngeo e halitose. Náuseas e vômitos podem ocorrer em razão dos agentes anestésicos, da deglutição de secreção sanguinolenta e de reações adversas a analgésicos opioides. Após a adenoidectomia, algumas crianças desenvolvem dor cervical, especialmente com extensão e rigidez do pescoço secundário a inflamação pré-vertebral. Se a dor cervical persistir após 2 semanas, deve-se suspeitar de subluxação de C1-C2. Em relação à alimentação, é recomendada dieta leve por 10 a 14 dias com retorno gradual às atividades normais.

O acetaminofeno deve ser utilizado livremente, e o acetaminofeno com codeína não se mostrou superior ao acetaminofeno isoladamente. A falta de eficácia da codeína é decorrente da variação genética presente na atividade da enzima CYP2D6 do citocromo P450 que metaboliza codeína em metabólitos ativos da morfina. A presença de um polimorfismo torna a codeína inefetiva, enquanto a presença de um polimorfismo diferente resulta em metabolização ultrarrápida da codeína, o que possibilita o acúmulo rápido de concentrações perigosas de morfina. Em fevereiro de 2013, a FDA publicou um alerta de que a codeína não deve ser prescrita em crianças para alívio da dor após a adenoamigdalectomia após revisão de dez mortes e três *overdoses* em crianças que receberam codeína, oito após a adenoamigdalectomia entre 1969 e 2012.[69] A utilização de fármacos anti-inflamatórios não esteroidais é controversa em razão de suas reações adversas na função plaquetária e da preocupação em relação ao sangramento pós-operatório. Uma revisão Cochrane de 13 estudos controlados randomizados que englobaram 1.000 crianças não encontrou risco aumentado de sangramento comparado com placebo e outros analgésicos.[70] Embora fármacos anti-inflamatórios não esteroidais sejam geralmente seguros, o cetorolaco deve ser evitado, porque taxas de hemorragia para pacientes com o cetorolaco estão entre 4,4% e 18%. A injeção de anestesia local intraoperatória é utilizada para redução da dor, porém nenhuma evidência clara mostra que é efetiva.

Geralmente, os antibióticos pós-operatórios são prescritos por causa de seu efeito benéfico presumido no sangramento, dor, febre e halitose. Contudo, estudos publicados que incluem uma revisão Cochrane não demonstraram impacto algum nas taxas de hemorragia secundária, dor, uso de analgésicos e atividade. O único desfecho significativo é a redução da febre.[71] As diretrizes do AAO-HNS não recomendam o uso rotineiro de antibióticos no pós-operatório.[72] A administração pré-operatória de corticoides mostrou reduzir vômitos e dor nas primeiras 24 horas; atualmente, uma única dose intraoperatória de dexametasona intravenosa é recomendada.[72] Ao contrário de um estudo anterior que demonstrou aumento do risco de hemorragia pós-amigdalectomia com corticoides intraoperatórios,[73] um estudo controlado, multi-institucional, prospectivo, randomizado e duplo cego não mostrou nenhum aumento do risco de sangramento.[74]

A desidratação é a complicação da adenoamigdalectomia que pode exigir reinternação para a hidratação intravenosa e o controle da dor. A reidratação deve ser realizada com soluções isotônicas em volumes adequados. A hiponatremia é relatada com uma complicação potencialmente fatal após amigdalectomia e é causada por administração inapropriada de soluções hipotônicas em crianças com depleção intravascular. No paciente cirúrgico, a água livre é retida por causa do aumento na secreção de ADH em resposta à diminuição de volume sanguíneo circulante. A administração de soluções hipotônicas mantém os níveis de ADH elevados acarretando retenção de água livre com resultante diminuição do sódio sérico e da osmolaridade sérica.

A hemorragia pós-operatória é a complicação grave mais comum da amigdalectomia e ocorre em 0,1% a 3% dos pacientes.[75] O sangramento primário se dá nas primeiras 24 horas e se considera que esse esteja relacionado com a técnica cirúrgica, e o sangramento tardio ocorre nos primeiros 10 dias — mais comumente no sexto ou no sétimo dia — e é atribuído à loja amigdaliana. Em geral, estudos demonstram altas taxas de sangramento secundário pós-amigdalectomia quando as técnicas denominadas a quente (eletrocautério, *coblation*, Harmonic Scalpel) são comparadas com a amigdalectomia a frio com sutura de vasos sanguíneos para a hemostasia. Revisões Cochrane e outras revisões sistemáticas não confirmaram esses achados, e nenhuma diferença significativa foi demonstrada entre as técnicas.[76] Como discutido, grandes estudos retrospectivos encontraram baixas taxas pós-amigdalectomia com PITA, porém estudos prospectivos confirmatórios são necessários.

O sangramento pode parar espontaneamente, porém crianças com sangramento significativo devem ser internadas e observadas. Devem ser realizadas tentativas de controle do sangramento na sala de emergência, porém muitas crianças necessitam de controle na sala cirúrgica. Um coágulo na fossa amigdaliana indica sangramento recente e deve ser removido para determinar se houve parada do sangramento. Um sangramento recorrente pode indicar lesão de um grande vaso com formação de pseudoaneurisma. A angiografia e a embolização seletiva podem ser necessárias para o diagnóstico e tratamento dessa rara complicação.

O coagulograma pré-operatório não é realizado de rotina antes da adenoamigdalectomia, pois tem valor preditivo limitado e não tem boa relação custo-benefício. No entanto, crianças com história de sangramento anormal ou crianças com história familiar de distúrbios de sangramento ou coagulação merecem uma avaliação pré-operatória. Crianças com doença falciforme apresentam risco elevado para complicações pós-adenoamigdalectomia, e protocolos foram desenvolvidos incluindo hidratação agressiva e transfusão pré-operatória para reduzir a porcentagem de hemoglobina S para menos de 30% a 40%. Crianças com doença de von Willebrand de tipo I são controladas com sucesso com a administração pré-operatória de acetato de desmopressina. Crianças com doença falciforme, coagulopatias e hemofilia devem ser tratadas em conjunto com um hematologista pediátrico.

Outras Modalidades Cirúrgicas

Modalidades cirúrgicas além da adenoamigdalectomia são consideradas para as crianças com comorbidades e para as que não se beneficiam da adenoamigdalectomia. A PSG é mandatória nesse grupo de crianças para confirmar o diagnóstico e documentar a gravidade do DRS. O local da obstrução pode ser determinado pelo exame físico e inclui nasofribrolaringoscopia flexível, porém o exame com o paciente acordado não leva em consideração o colapso das vias aéreas que ocorre durante o sono. A endoscopia do sono pode ser realizada na sala cirúrgica sob anestesia geral para avaliar o colapso dinâmico na posição supina durante o sono, embora achados falso-positivos possam ocorrer por causa do relaxamento muscular provocado pela anestesia.[77,78] A cine-RM, realizada sob sedação leve, fornece um exame em alta resolução da dinâmica das vias aéreas e é particularmente útil para identificar múltiplos locais de obstrução.[79] Embora o uso de endoscopia do sono esteja se tornando mais difundido, o uso da cine-RM é restrito a poucos centros especializados. Causas de obstrução persistente incluem recorrência do crescimento da adenoide, hipertrofia de concha inferior, tonsila lingual hipertrofiada, macroglossia, glossoptose, laringomalacia oculta e colapso da parede lateral da faringe.[79,80]

Crianças com SAOS residual após a adenoamigdalectomia frequentemente obstruem em múltiplos níveis. Embora vários locais sejam muitas vezes abordados em uma cirurgia no adulto, a cirurgia na criança deve ser realizada por etapas, dado o alto risco de cicatrizes e de estenose de orofaringe. Além disso, a melhora nas dimensões em um nível das vias aéreas muitas vezes melhora a dinâmica das vias aéreas em outros níveis.[81] A UPFP pode ser considerada em crianças ou adolescentes com obstrução palatal persistente após adenoamigdalectomia. Kerschner et al.[82] realizaram adenoamigdalectomia e UPFP em 15 crianças com comprometimento neurológico, e 87% apresentaram melhora inicial, embora, no seguimento, 23% tenham necessitado de outra intervenção. Preocupações sobre crescimento da face têm limitado a realização de septoplastia em pré-adolescentes, mas essa pode ser considerada em crianças mais velhas com obstrução nasal persistente. Cheng et al.[83] obtiveram resultados superiores realizando adenoamigdalectomia e turbinoplastia inferior com microdebridador em 23 crianças com DRS e rinite alérgica, em comparação a 28 crianças tratadas somente com adenoamigdalectomia. A média de melhora no IAH foi de 15,6 para 0,8 no grupo da turbinoplastia e de 15,0 para 3,5 no grupo sem turbinoplastia. Rinometria acústica média e OSA-18 também foram significativamente melhores no grupo da turbinoplastia comparado com o grupo sem turbinoplastia.

Lin e Koltai[84] realizaram *coblation* de amígdala lingual assistido por endoscopia em 26 crianças (14 com comorbidades que incluíam a síndrome de Down, a síndrome de Asperger, a síndrome de Beckwith-Wiedemann e a síndrome velocardiofacial) com SAOS persistente após a adenoamigdalectomia. Houve uma redução significativa no índice de estresse respiratório (IER) médio de 14,7 no período pré-operatório para 8,1 no pós-operatório. Wooten e Shott[29] realizaram avanço genioglosso combinado com ARF da base da língua em 31 crianças (19 com síndrome de Down) com colapso retroglossal e da base da língua e SAOS residual pós-adenoamigdalectomia. O avanço genioglosso foi realizado colocando-se um parafuso de titânio com uma sutura pré-ligada de polietileno no tubérculo geniano por meio de uma incisão submentoniana. A sutura foi, em seguida, passada pela base da língua de modo triangular e amarrada à sutura oposta próximo ao tubérculo geniano. A melhora média do IAH foi de 14,1 para 6,4 eventos por hora, e a taxa de sucesso geral foi de 61%. Hatzell et al.[85] combinaram adenoamigdalectomia, UPFP e suspensão da base da língua utilizando o sistema Repose em sete pacientes com paralisia cerebral. Outros sete pacientes realizaram adenoamigdalectomia e UPFP sem suspensão da base da língua. Melhoras significativas foram observadas nos IAHs em ambos os grupos, de 27,2 para 10,7 no grupo da suspensão da base da língua e de 6,8 para 1,8 no grupo sem suspensão da base da língua. Clark et al.[86] realizaram glossectomia posterior mediana para tratamento de glossoptose/macroglossia em 22 pacientes com taxa de sucesso de 59%. O avanço genioglosso tradicional foi realizado em adultos — no qual uma secção retangular da mandíbula inferior que contém a inserção do músculo genioglosso é avançada, rodada e mantida no lugar com um parafuso de titânio, avançando, assim, a língua para a frente — podendo ser considerado em crianças mais velhas, uma vez que os dentes permanentes já estejam estabelecidos.

Digoy et al.[87] realizaram supraglotoplastia com *laser* de dióxido de carbono para tratamento de laringomalácia em 43 crianças com SAOS com idade superior a 12 meses com SAOS residual pós-adenoamigdalectomia. Nove crianças apresentavam uma síndrome conhecida, duas delas tinham uma suspeita sindrômica e cinco tinham paralisia cerebral; foi relatada uma diminuição do IAH para 92% dos pacientes. Chan et al.[28] realizaram a tonsilectomia lingual, a supraglotoplastia, ou ambas, em 84 crianças com SAOS residual pós-adenoamigdalectomia. Embora tenha se observado melhora significativa nos IAHs em todos os grupos, crianças com comorbidades apresentaram IAHs significativamente mais elevados após a supraglotoplastia que crianças sem comorbidades, e crianças com sobrepeso tiveram IAHs após a amigdalectomia lingual significativamente mais elevados que crianças com peso normal.

A distração osteogênica da mandíbula tem sido cada vez mais utilizada em crianças com micrognatia e obstrução grave das vias aéreas superiores para eliminar a necessidade de traqueostomia e gastrostomia ou para ajudar na decanulação. O êxito é maior em pacientes não sindrômicos e em crianças sem comprometimento neurológico.[88] Na maior série já publicada, 7 de 8 (88%) lactentes evitaram a traqueostomia e 5 de 6 (83%) crianças mais velhas com micrognatia foram curadas da SAOS, mas apenas 2 de 12 (17%) crianças que sofreram traqueostomias com síndromes congênitas complexas foram decanuladas com sucesso.[89] O avanço da face é o tratamento de escolha em crianças com craniossinostose presente na síndrome de Apert, na síndrome de Crouzon, na síndrome de Pfeiffer, na síndrome de Muenke e na síndrome de Saethre-Chotzen. A SAOS é encontrada em 50% a 70% de pacientes com craniossinostose sindrômica.[90] Essas crianças podem também apresentar elevada pressão intracraniana, exorbitismo grave, má oclusão de classe III e problemas estéticos. Crianças com pressão intracraniana elevada são tratadas por expansão da abóbada craniana posterior por volta dos 9 meses de idade. Distração de face Le Fort III ou distração em monobloco (expansão simultânea da abóbada craniana anterior com a face) são geralmente realizadas por volta dos 7 a 9 anos de idade, mas podem ser realizadas mais cedo nos casos de obstrução de via aérea.[91] Bannik et al.[92] relataram sucesso no tratamento da SAOS em 6 de 11 pacientes, porém 5 necessitaram de tratamento a longo prazo com CPAP ou traqueostomia; Nout et al.[93] relataram que 4 de 10 pacientes necessitaram de tratamento a longo prazo com CPAP ou traqueostomia.

A cirurgia bariátrica é cada vez mais realizada em adolescentes para tratamento de obesidade mórbida.[94] Como a perda de peso em crianças é muitas vezes difícil de alcançar, a cirurgia bariátrica pode ser útil na melhora da SAOS e para reverter a síndrome metabólica em adolescentes obesos. A traqueostomia é considerada curativa em crianças com SAOS refratária e deve ser levada em conta quando a CPAP não for bem tolerada, se o IER for maior que 60 e se a dessaturação de oxigênio for menor que 70%.

 Para consultar a lista completa de referências, acesse www.expertconsult.com.

LEITURA SUGERIDA

Baugh RF, Archer SM, Mitchell RB, et al: Clinical practice guideline: tonsillectomy in children. *Otolaryngol Head Neck Surg* 144(1 Suppl):S1–S30, 2011.

Bhattacharjee R, Kheirandish-Gozal L, Spruyt K, et al: Adenotonsillectomy outcomes in treatment of obstructive sleep apnea in children: a multicenter retrospective study. *Am J Respir Crit Care Med* 182:676–683, 2010.

Bhattacharjee R, Kim J, Kheirandish-Gozal L, et al: Obesity and obstructive sleep apnea syndrome in children: a tale of inflammatory cascades. *Pediatr Pulmonol* 46:313–323, 2011.

Carroll JL: Obstructive sleep-disordered breathing in children: new controversies, new directions. *Clin Chest Med* 24:261–282, 2003.

Durr ML, Meyer AK, Kezirian EJ, et al: Drug-induced sleep endoscopy in persistent pediatric sleep-disordered breathing after adenotonsillectomy. *Arch Otolaryngol Head Neck Surg* 138:638–643, 2012.

Friedman M, Wilson M, Lin HC, et al: Updated systematic review of tonsillectomy and adenoidectomy for treatment of pediatric obstructive sleep apnea/hypopnea syndrome. *Otolaryngol Head Neck Surg* 140:800–808, 2009.

Gallagher TQ, Hill C, Ojha S, et al: Perioperative dexamethasone administration and risk of bleeding following tonsillectomy in children: a randomized controlled trial. *JAMA* 308:1221–1226, 2012.

Gallagher TQ, Wilcox L, McGuire E, et al: Analyzing factors associated with major complications after adenotonsillectomy in 4776 patients: comparing three tonsillectomy techniques. *Otolaryngol Head Neck Surg* 142:886–892, 2010.

Garetz SL: Behavior, cognition, and quality of life after adenotonsillectomy for pediatric sleep-disordered breathing: summary of the literature. *Otolaryngol Head Neck Surg* 138:S19–S26, 2008.

Goldstein NA, Stefanov DG, Graw-Panzer KD, et al: Validation of a clinical assessment score for pediatric sleep-disordered breathing. *Laryngoscope* 122:2096–2104, 2012.

Gozal D: Sleep-disordered breathing and school performance in children. *Pediatrics* 102:616–620, 1998.

Gozal D, Kheirandish-Gozal L: New approaches to the diagnosis of sleep-disordered breathing in children. *Sleep Med* 11:708–713, 2010.

Hopper RA: New trends in cranio-orbital and midface distraction for craniofacial dysostosis. *Curr Opin Otolaryngol Head Neck Surg* 20:298–303, 2012.

Jambhekar S, Carroll JL: Diagnosis of pediatric obstructive sleep disordered breathing: beyond the gold standard. *Expert Rev Resp Med* 2:791–809, 2008.

Kheirandish-Gozal L, Gozal D: The multiple challenges of obstructive sleep apnea in children: diagnosis. *Curr Opin Pediatr* 20:650–653, 2008.

Lumeng JC, Chervin RD: Epidemiology of pediatric obstructive sleep apnea. *Proc Am Thorac Soc* 5:242–252, 2008.

Mitchell RB, Kelly J: Behavior, neurocognition and quality-of-life in children with sleep-disordered breathing. *Int J Pediatr Otorhinolaryngol* 70:395–406, 2006.

Pirelli P, Saponara M, Guilleminault C: Rapid maxillary expansion in children with obstructive sleep apnea syndrome. *Sleep* 27:761–766, 2004.

Roland PS, Rosenfeld RM, Brooks LJ, et al: Clinical practice guideline: polysomnography for sleep-disordered breathing prior to tonsillectomy in children. *Otolaryngol Head Neck Surg* 145(Suppl 1):S1–S15, 2011.

Scott AR, Tibesar RJ, Sidman JD: Pierre Robin sequence: evaluation, management, indications for surgery, and pitfalls. *Otolaryngol Clin North Am* 45:695–710, 2012.

Shott SR: Evaluation and management of pediatric obstructive sleep apnea beyond tonsillectomy and adenoidectomy. *Curr Opin Otolaryngol Head Neck Surg* 19:449–454, 2011.

Shott SR, Amin R, Chini B, et al: Obstructive sleep apnea: should all children with Down syndrome be tested? *Arch Otolaryngol Head Neck Surg* 132:432–436, 2006.

Teo DT, Mitchell RB: Systematic review of effects of adenotonsillectomy on cardiovascular parameters in children with obstructive sleep apnea. *Otolaryngol Head Neck Surg* 148:21–28, 2013.

Weatherly RA, Ruzicka DL, Marriott DJ, et al: Polysomnography in children scheduled for adenotonsillectomy. *Otolaryngol Head Neck Surg* 131:727–731, 2004.

Wooten CT, Shott SR: Evolving therapies to treat retroglossal and base-of-tongue obstruction in pediatric obstructive sleep apnea. *Arch Otolaryngol Head Neck Surg* 136:983–987, 2010.

SEÇÃO 2 ■ CRANIOFACIAL

94 Fendas Labial e Palatina

Tom D. Wang | Henry A. Milczuk

Pontos-chave

- Fendas labial e palatina constituem o defeito congênito mais comum da cabeça.
- A etiologia da fenda é multifatorial. A prevalência varia entre grupos étnicos e famílias. Síndromes são comuns, especialmente entre pacientes com fenda palatina.
- As decisões cirúrgicas devem ser baseadas na análise cuidadosa dos defeitos. Os objetivos são restaurar a função, como fechamento labial, vias aéreas nasais, fala normal, função da tuba auditiva e oclusão dentária útil, além de otimizar a simetria de lábio, nariz e face.
- Inúmeros tratamentos clínicos e cirúrgicos foram desenvolvidos para a abordagem das fendas labial e palatina, e as estratégias de conduta para os pacientes com essa deformidade podem variar entre grupos de diferentes instituições.
- Pacientes com fenda labial e/ou palatina são mais bem conduzidos por meio de uma abordagem multidisciplinar. Um plano de assistência clínica e cirúrgica coordenado proporciona ótimos resultados a longo prazo, porque as necessidades clínicas e cirúrgicas do paciente mudam ao longo do tempo.

Fendas labial e palatina estão entre as deformidades congênitas mais frequentes. Pacientes com essas deformidades podem, muitas vezes, ter problemas associados que incluem doença otológica; distúrbios de fala e linguagem, tais como atraso na aquisição de linguagem; distúrbios articulatórios e incompetência ou insuficiência velofaríngeas; deformidades dentárias que incluem má oclusão e dentes ausentes, malformados ou supranumerários; deficiência do crescimento facial; e problemas psicossociais. Algumas crianças apresentam síndromes genéticas ou anormalidades cromossômicas associadas.

Este capítulo discute alguns desses problemas. Estratégias de tratamento para as crianças com fenda labial e/ou palatina também são discutidas, enfatizando a necessidade de uma abordagem multidisciplinar coordenada.

CLASSIFICAÇÃO DAS FENDAS LABIAL E PALATINA

Uma variedade de sistemas de classificação foi proposta para as fendas labial e palatina, porém poucos obtiveram grande aceitação. O desenvolvimento embriológico do lábio e do palato serve como base para inúmeros sistemas de classificação da fenda. Alguns termos úteis e conceitos para essas classificações são descritos nesta seção.

O forame incisivo divide o palato em palato primário e palato secundário. O *palato secundário* desenvolve-se após o completo desenvolvimento do palato primário e estende-se do forame incisivo anteriormente até a úvula posteriormente. O *palato primário*, que tem o forame incisivo como borda posterior, consiste em pré-maxila, lábio, ponta nasal e columela.[1]

A fenda labial é classificada como unilateral ou bilateral, e sua extensão pode ser diferenciada em completa ou incompleta. Uma *fenda completa* envolve a espessura vertical completa do lábio superior e, muitas vezes, está associada a uma fenda alveolar, porque o lábio e o palato primário compartilham da mesma origem embrionária (Fig. 94-1). Uma fenda labial incompleta envolve apenas uma parte da espessura vertical do lábio, com um segmento variável de continuidade ao longo da região da fenda. O seguimento variável de continuidade pode apresentar-se como uma simples diástase muscular com pele intacta sobrejacente ou como uma grande fenda com apenas uma fina camada de pele que cobre a região da fenda (Fig. 94-2). A *faixa de Simonart* é uma ponte ou trave de tecido labial de tamanho variável que conecta o espaço da fenda. A faixa de Simonart geralmente consiste somente em pele, embora alguns estudos histológicos mostrem algumas fibras musculares dentro da faixa.[2] Fendas unilaterais labiais devem incluir a designação quanto ao lado envolvido.

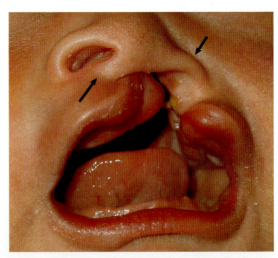

FIGURA 94-1. Paciente com fendas labial e palatina completas unilaterais à esquerda. A *seta maior* marca a junção do septo nasal com o lado não fendido do palato. O septo caudal e a cartilagem lateral inferior esquerda (*seta menor*) incorrem em deformidade significativa que deve ser corrigida no mesmo tempo do reparo da fenda labial.

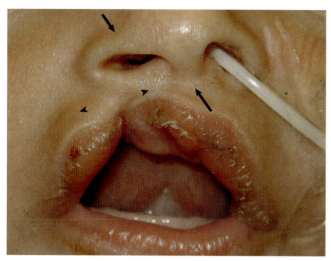

FIGURA 94-2. As *pontas de seta* indicam a banda de Simonart que conecta os dois lados em um paciente com fenda labial incompleta à direita. Embora não tão grave, observe a deformidade associada da columela (*seta maior*) e da asa nasal direita (*seta menor*) devido à atividade assimétrica do músculo orbicular oral intraútero. A deformidade cartilaginosa subjacente precisa ser corrigida.

A fenda palatina também é descrita como sendo unilateral ou bilateral, e sua extensão pode ser diferenciada em completa ou incompleta. Além disso, fendas palatinas são classificadas de acordo com sua localização relativa ao forame incisivo. Fendas do

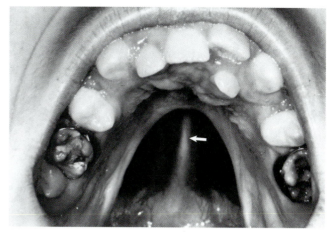

FIGURA 94-4. Paciente com fenda palatina completa bilateral. A *seta* indica o septo nasal, que não é conectado a nenhuma prateleira palatina.

palato primário ocorrem anteriormente ao forame incisivo, e fendas do palato secundário envolvem o segmento posterior ao forame incisivo. Os padrões de fendas são altamente variáveis; em uma dada região embriológica, como o palato primário, algumas estruturas podem ser completamente fendidas, enquanto outras apresentam fenda incompleta. Uma *fenda unilateral* do palato secundário é definida como aquela em que o processo palatino da maxila de um dos lados está fundido com o septo nasal (Fig. 94-3). Uma *fenda completa bilateral* do palato secundário não tem ponto de fusão entre a maxila e o septo nasal (Fig. 94-4). Uma fenda completa do palato inteiro envolve tanto o palato primário quanto o secundário e inclui um ou ambos os lados da pré-maxila/arco alveolar, frequentemente abrangendo uma fenda labial. Uma fenda palatina isolada geralmente envolve apenas o palato secundário e tem vários níveis de gravidade. A fenda incompleta menos grave é a fenda palatina submucosa (FPSM), na qual a musculatura palatina subjacente é deficiente e inapropriadamente orientada. Características associadas incluem úvula bífida; uma zona pelúcida, uma região mediana azulada a partir do surgimento de uma camada mucosa com musculatura deficiente; e um entalhe no palato duro posterior (Fig. 94-5).[3] Contudo, o diagnóstico de FPSM não necessita de todos os três elementos.

EMBRIOLOGIA

Para apreciação completa da variedade de deformidades anatômicas que podem ser encontradas no paciente com fenda labial e/ou

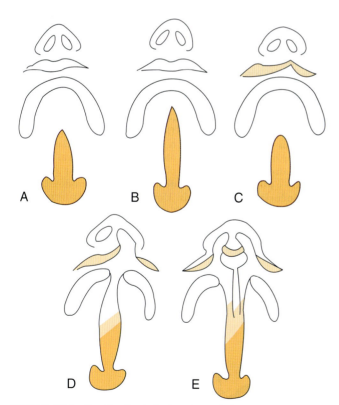

FIGURA 94-3. Classificação da fenda palatina. A divisão entre palato primário (pró-lábio, pré-maxila e septo anterior) e palato secundário é o forame incisivo. **A,** Fenda incompleta do palato secundário. **B,** Fenda completa do palato secundário (estendendo-se até o forame incisivo). **C,** Fenda incompleta dos palatos primário e secundário. **D,** Fenda unilateral completa dos palatos primário e secundário. **E,** Fenda completa bilateral dos palatos primário e secundário (após Kernahan e Stark, 1958). (De McCarthy JG, Cutting CB, Hogan VM. Introduction to facial clefts. In Mathes SJ, editor: *Plastic Surgery*. Philadelphia, 1990, WB Saunders, p. 2243.)

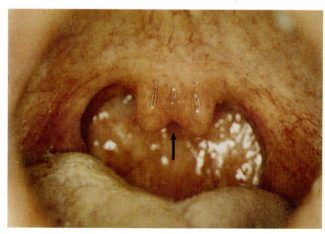

FIGURA 94-5. Fenda palatina submucosa com úvula bífida. A *seta* indica os músculos elevadores mal orientados. A palpação deve revelar uma diástase muscular na linha média e ausência da espinha nasal posterior.

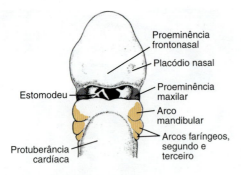

FIGURA 94-6. Visão frontal de um embrião de 4,5 semanas. Observe a localização das proeminências mandibular e maxilar. Os placódios nasais são visíveis em cada lado. (De Sadler TW, editor: *Langman's medical embryology*, ed 6. Baltimore, 1990, William & Wilkins, p. 315.)

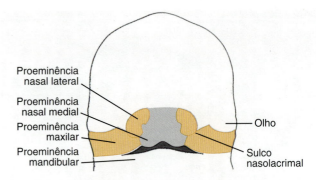

FIGURA 94-8. Em um embrião de 7 semanas, as proeminências maxilares fundiram-se com as proeminências nasais mediais. (De Sadler TW, editor: *Langman's medical embryology*, ed 6. Baltimore, 1990, William & Wilkins, p 316.)

palatina, a compreensão do desenvolvimento embriológico normal do lábio, palato e nariz é essencial. No fim da quarta semana embriológica, proeminências faciais derivadas da crista neural surgem do primeiro par de arcos faríngeos. As proeminências maxilares são encontradas lateralmente (Fig. 94-6). A proeminência frontonasal, formada por proliferação do mesênquima ventral do cérebro anterior, compõe a borda superior do estomodeu. Em ambos os lados da proeminência frontonasal, estão localizados espessamentos de superfície ectoderma que formam os placódios nasais.[1]

Durante a quinta semana de desenvolvimento embriológico, os placódios nasais invaginam para formar as fossas nasais. Esse processo de invaginação cria uma crista de tecido em torno da fossa, denominada *proeminência nasal lateral*, lateralmente, e *proeminência nasal medial*, medialmente (Fig. 94-7).

Após a sexta e sétima semanas de desenvolvimento embriológico, as proeminências maxilares pares crescem medialmente em direção às proeminências nasais mediais pares (Fig. 94-8). Ao longo do tempo, ocorre fusão das proeminências nasais mediais pares e proeminências maxilares pares, formando, assim, o lábio superior. As proeminências nasais mediais fundem-se para formar o filtro labial, o lábio superior medial, a ponta nasal e a columela. As proeminências maxilares dão origem às porções laterais do lábio superior; as proeminências nasais laterais originam o nariz e não estão envolvidas na formação do lábio superior (Fig. 94-9).[1,3]

O nariz é constituído por cinco proeminências faciais: a proeminência frontonasal forma a ponte nasal, as proeminências nasais mediais fundidas compõem a ponta e a columela e as proeminências nasais laterais dão origem às asas (Tabela 94-1).

A palatogênese inicia-se ao final da quinta semana, e a fusão completa ocorre pela 12ª semana de desenvolvimento. Como as proeminências maxilares crescem e deslocam as proeminências

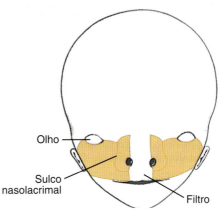

FIGURA 94-9. Em um embrião de 10 semanas, as proeminências maxilares formam o lábio lateral, e as proeminências nasais mediais compõem o filtro. (De Sadler TW, editor: *Langman's medical embryology*, ed 6. Baltimore, 1990, William & Wilkins, p 316.)

nasais mediais medialmente, as proeminências nasais mediais fundem-se não apenas na superfície, mas também em níveis mais profundos (Fig. 94-10). Assim, o segmento intermaxilar ou palato primário – incluindo o arco alveolar maxilar central que abriga os quatro dentes incisivos e o palato duro anterior ao forame incisivo – é formado pela fusão de níveis mais profundos das duas proeminências nasais mediais. Uma vez que o palato primário está completamente desenvolvido, o palato secundário inicia seu desenvolvimento.[1,3]

O palato secundário forma a maior parte do palato. É composto pelas prateleiras palatinas, que são duas protuberâncias

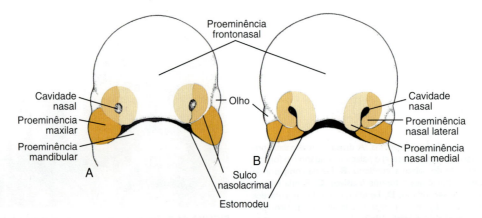

FIGURA 94-7. Aspecto frontal da face. **A,** Embrião de 5 semanas. **B,** Embrião de 6 semanas. As proeminências nasais são gradualmente separadas da proeminência maxilar por sulcos profundos. (De Sadler TW, editor: *Langman's medical embryology*, ed 6. Baltimore, 1990, William & Wilkins, p. 315.)

TABELA 94-1. Estruturas que Contribuem para Formação da Face	
Proeminência	Estrutura Formada
Frontonasal*	Testa, ponte do nariz, proeminências nasais mediais e laterais
Maxilar	Bochechas, porção lateral do lábio superior
Nasal medial	Filtro do lábio superior, dorso e ponta do nariz
Nasal lateral	Asa do nariz
Mandibular	Lábio inferior

De Sadler TW, editor: *Langman's medical embryology*, ed 6. Baltimore, 1990, William & Wilkins, p. 315.
*A proeminência frontonasal representa uma estrutura ímpar, enquanto as outras proeminências são pares.

da proeminência maxilar. Na sexta semana de desenvolvimento embrionário, as prateleiras palatinas são dirigidas obliquamente para baixo em ambos os lados da língua (Fig. 94-11). Na sétima semana, as prateleiras palatinas migram inferomedialmente para repousar acima da língua. É nessa posição horizontal que as prateleiras palatinas se fundem na linha média para formar o palato secundário (Fig. 94-12). As prateleiras palatinas fundem-se com o palato primário previamente formado, e o septo nasal funde-se com os palatos primário e secundário recém-formados. A fusão palatina ocorre de anterior para posterior, iniciando-se no forame palatino na oitava semana de gestação e terminando na 12ª semana com fusão da úvula (Fig. 94-13). O grau da fenda observado clinicamente é uma consequência do ponto no desenvolvimento fetal em que o processo de fusão foi interrompido.

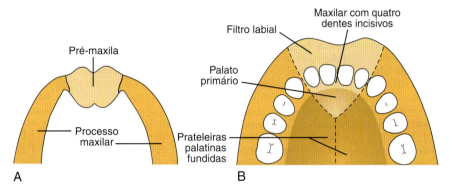

FIGURA 94-10. A, Figura esquemática do pró-lábio e da pré-maxila ("segmento intermaxilar") e processos maxilares. **B,** O pró-lábio e a pré-maxila dão origem ao filtro do lábio superior; à parte média do osso maxilar e seus quatro dentes incisivos; e ao palato primário triangular. (De Sadler TW, editor: *Langman's medical embryology*, ed 6. Baltimore, 1990, William & Wilkins, p. 317.)

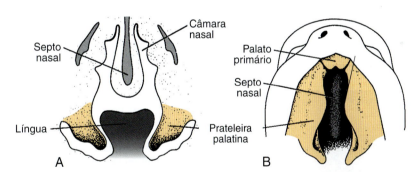

FIGURA 94-11. A, Secção frontal através da cabeça de um embrião de 6 semanas. As prateleiras palatinas estão locadas na posição vertical de cada lado da língua. **B,** Visão ventral das prateleiras palatinas após remoção da mandíbula inferior e da língua. Observe as fendas entre o palato primário triangular e as prateleiras palatinas, que ainda estão na posição vertical. (De Sadler TW, editor: *Langman's medical embryology*, ed 6. Baltimore, 1990, William & Wilkins, p. 317.)

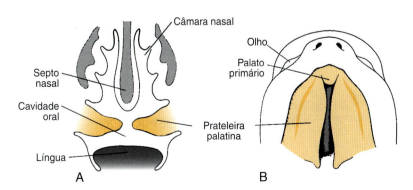

FIGURA 94-12. A, Secção frontal através da cabeça de um embrião de 7 semanas. A língua moveu-se para baixo, e as prateleiras palatinas atingiram uma posição horizontal. **B,** Visão ventral das prateleiras palatinas após remoção da mandíbula inferior e da língua. As prateleiras estão em uma posição horizontal. Observe o septo nasal. (De Sadler TW, editor: *Langman's medical embryology*, ed 6. Baltimore, 1990, William & Wilkins, p. 318.)

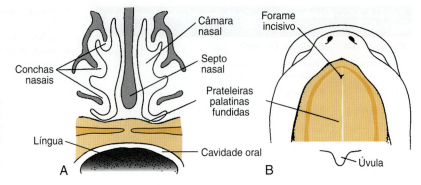

FIGURA 94-13. A, Secção frontal através da cabeça de um embrião de 10 semanas. As duas prateleiras palatinas fundiram-se uma com a outra e com o septo nasal. **B,** Visão ventral do palato. O forame incisivo forma o ponto de referência medial entre os palatos primário e secundário. (De Sadler TW, editor: *Langman's medical embryology*, ed 6. Baltimore, 1990, William & Wilkins, p. 318.)

DIAGNÓSTICO

DIAGNÓSTICO PRÉ-NATAL

A ultrassonografia de rotina no pré-natal tornou-se a prática-padrão na maioria das comunidades, e avanços nas imagens permitem o diagnóstico anteparto de fenda labial e/ou palatina (Fig. 94-14).[4,5] O diagnóstico pré-natal de fenda labial é mais confiável do que o de fenda palatina.[6] A acurácia diagnóstica é maior se a ultrassonografia bidimensional for combinada com ultrassonografia tridimensional.[7] O diagnóstico pode ser realizado com 18 semanas, embora a acurácia aumente com a idade do feto.[8] Estima-se que 12% desses fetos apresentarão outra anormalidade.[5] Os pais frequentemente desejarão informações adicionais e, muitas vezes, serão encaminhados a grupos de fendas para aconselhamento. A maioria das famílias considera o aconselhamento pré-natal útil para o planejamento assistencial da criança com uma fenda orofacial.[9]

GENÉTICA MOLECULAR DAS FENDAS OROFACIAIS

Tanto fatores genéticos quanto ambientais contribuem para fenda labial e/ou palatina. Gêmeos monozigóticos apresentam concordância em 40% a 60% na presença de fendas. A ausência de concordância em 100% dos gêmeos monozigóticos sugere que a genética sozinha não determina fendas orofaciais. A embriologia e genética sugerem que fendas do palato primário, aquelas que envolvem o lábio com ou sem o palato remanescente (FLP), desenvolvem-se a partir de um mecanismo diferente daquelas que envolvem apenas o palato secundário (FP).[10] Atualmente, acredita-se que aproximadamente 70% dos pacientes com FLP não sejam sindrômicos, da mesma forma em relação a 50% dos pacientes com FP. Fendas sindrômicas podem ser resultado de um distúrbio único do gene com herança autossômica-dominante, autossômica-recessiva ou ligada ao X. Mais de 500 síndromes têm fendas faciais como possíveis associações.[11,12] A síndrome mais comumente associada à fenda labial é a síndrome van der Woude. Covas em lábio inferior e FLP são as características desta síndrome, embora FLP e FP isoladamente possam ser observadas na mesma família, com 10% de ausência de covas de lábio inferior. Estudos genéticos indicam que mutações no gene do fator regulador de interferon (*IRF6*) sejam responsáveis por esse distúrbio autossômico-dominante.[13]

Inúmeras abordagens genéticas foram utilizadas para pesquisa de genes candidatos que possam causar FLP isolada (não sindrômica). A maioria dos estudos de fendas isoladas enfocou a FLP, mais do que na fenda palatina isolada, em sua maior parte devido ao grande número de pacientes com FLP e à heterogeneidade do grupo com fenda palatina isolada.[11] Estudos de associação do genoma indicam que mutações no *IRF6* podem ser responsáveis por fenda labial não sindrômica.[14] Variantes do *IRF6* demonstraram ter um papel na FLP em outras populações.[15,16] Inúmeros outros genes foram identificados, podendo ser importantes para o desenvolvimento do lábio e palato. Eles incluem *VAX1*, fortemente expresso no desenvolvimento craniofacial,[17] *MSX1* e *BMP4*, e *TGF-a* e *TGF-β3*.[11,18,19] Mutações no gene, atrasos na expressão no produto dos genes ou exposição a um fator ambiental que afeta o gene ou seu produto podem resultar em uma fenda.

Vários teratógenos foram implicados no desenvolvimento da fenda. Eles incluem álcool,[20] tabaco,[21] fenitoína[22] e ácido retinoico.[23] Metanálises não relataram idade materna com um fator.[24] Suplementos multivitamínicos demonstraram reduzir o risco de FLP e, possivelmente, de FP isolada.[25] Em relação à suplementação pré-conceitual com ácido fólico isoladamente, seu papel como redutor da formação de fenda ainda é controverso.[26,27] Potentes mecanismos de interação genética, ambiental e bioquímica foram sugeridos e revisados.[28] Contudo, estudos de teratógenos humanos devem ser interpretados com cautela em virtude do seu potencial para variáveis de confusão e viés de memória.

EPIDEMIOLOGIA

Acredita-se que fenda labial e deformidades do palato sejam as anomalias congênitas mais comuns da cabeça e do pescoço. Fenda labial com ou sem fenda palatina deve ser distinguida de fenda palatina isolada em razão dos diferentes fatores embriológicos, etiológicos e epidemiológicos.[29] A fenda labial ocorre em 1 a cada 1.000 nascidos vivos nos Estados Unidos, enquanto a fenda palatina acomete 1 a cada 2.000 nascidos vivos. A fenda labial ocorre

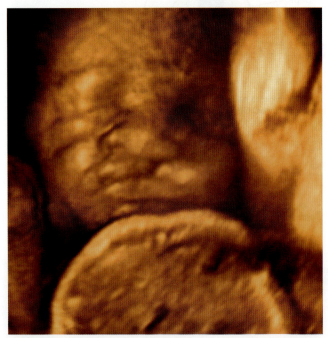

FIGURA 94-14. Imagem ultrassonográfica tridimensional da superfície de um feto de 24 semanas com fenda labial unilateral isolada. (Cortesia de Roya Sohaey, MD, Portland, OR.)

com elevada incidência entre nativos americanos (3,6 em 1.000 nascimentos), asiáticos (2,1 em 1.000) e brancos (1 em 1.000), apresentando menor incidência entre negros (0,41 em 1.000).[12] Em contrapartida, a incidência de fenda palatina corresponde a 0,5 em 1.000 nascidos vivos e não difere entre grupos étnicos. A fenda labial ocorre mais comumente em meninos do que em meninas; a fenda palatina, por sua vez, manifesta-se mais frequentemente em meninas do que em meninos. Acredita-se que a fusão das prateleiras palatinas 1 semana mais tarde em meninas do que em meninos seja a responsável pela maior frequência de fenda palatina em meninas.[1]

Taxas de risco de recorrência de fenda labial com ou sem fenda palatina ou de fenda palatina isolada foram determinadas e podem ser úteis no aconselhamento dos pais sobre o risco de fenda em gestações futuras.[29] Dois pais não afetados com uma criança afetada com fenda apresentam 4,4% de chance de ter outra criança com fenda labial e/ou palatina e 2,5% de chance de ter uma criança com fenda palatina isolada. Um dos pais afetados com uma fenda tem 3,2% de chance de ter uma criança com fenda labial e/ou palatina e 6,8% de chance de ter uma criança com fenda palatina isolada. A presença da fenda em um dos pais e em um irmão é associada a 15,8% de chance de a próxima criança apresentar fenda labial e/ou palatina e 14,9% de chance de a próxima criança manifestar uma fenda palatina.[29]

EQUIPE MULTIDISCIPLINAR

O atendimento integral da criança com fenda palatina é mais bem realizado por uma equipe de profissionais da saúde treinados na assistência dos vários distúrbios que acompanham e se desenvolvem em consequência à fenda labial e/ou palatina.[32-34] Essa abordagem reconhece que nenhuma disciplina sozinha possui toda a *expertise* necessária para a conduta adequada acerca dos muitos problemas desses pacientes. Essa equipe de profissionais também direciona as necessidades do paciente e da família. A padronização dessas equipes foi recomendada pela American Cleft Palate-Craniofacial Association.[35] Especialidades que muitas vezes compõem uma equipe de assistência a pacientes com fendas estão listadas no Quadro 94-1. Os membros da equipe devem reunir-se para discutir sobre as abordagens assistenciais ao paciente pelo menos seis vezes ao ano. A continuidade do aprendizado na assistência de pacientes com fendas deve ser uma parte integral dos membros dessa equipe.

A assistência em equipe inicia-se quando um recém-nascido é identificado como sendo portador de fenda. Dentro do contexto da abordagem de uma equipe de cuidados da fenda, a equipe de enfermagem ou pediatria monitora a alimentação, o crescimento e o desenvolvimento da criança. É fornecido aconselhamento aos pais, informação genética quando necessário e instruções verbais e escritas em relação ao plano de cuidados. A maioria das equipes desenvolve protocolos para o tratamento de crianças com fenda

Quadro 94-1. ESPECIALIDADES MEMBROS DE UMA EQUIPE DE CUIDADOS DAS FENDAS

- Cirurgião de reconstrução
- Otorrinolaringologista
- Cirurgião plástico
- Cirurgião bucomaxilofacial
- Ortodontista
- Dentista pediátrico
- Pediatra geral ou do desenvolvimento
- Geneticista
- Fonoaudiólogo
- Enfermeiros
- Assistente social
- Psicólogo

Modificado de American Cleft Palate-Craniofacial Association. Disponível em www.acpa-cppf.org/team_care/standards//#standard I/.

TABELA 94-2. Exemplo de Protocolo de Cuidados com Pacientes com Fendas Labial e Palatina

Idade	Intervenções
Pré-natal	Encaminhar à equipe de fenda palatina (Quadro 94-1) Diagnóstico clínico Aconselhamento genético Abordar problemas psicossociais
Neonatal (0-1 mês)	Mesmas acima Fornecer instruções de alimentação Monitoramento do crescimento Triagem auditiva Iniciar tratamento pré-cirúrgico, se indicado
1-4 meses	Monitoramento de alimentação e crescimento Reparo da fenda labial Monitoramento de orelhas e audição
5-15 meses	Monitoramento de alimentação, crescimento e desenvolvimento Reparo da fenda palatina Monitoramento de orelhas e audição; considerar tubos de ventilação Instruções de higiene oral
16-24 meses	Avaliar desenvolvimento da fala e linguagem Monitoramento de orelhas e audição; colocação de tubos de ventilação, se indicados Monitoramento do desenvolvimento
2-5 anos	Monitoramento do desenvolvimento da fala e linguagem; tratamento da insuficiência velofaríngea Monitoramento de orelhas e audição; colocação de tubos de ventilação, se indicados Avaliar desenvolvimento e necessidades psicossociais Considerar revisão do lábio/nariz antes da escola
6-11 anos	Monitoramento da fala e linguagem; tratamento da insuficiência velofaríngea Avaliação ortodôntica e tratamento Enxerto ósseo alveolar Monitoramento das necessidades escolares e psicossociais
12-21 anos	Monitoramento das necessidades escolares e psicossociais Ortodontia e odontologia restauradora Aconselhamento genético Rinoplastia (se necessário) Cirurgia ortognática (se necessário)

labial e/ou palatina; esses algoritmos para assistência são baseados na experiência dos membros da equipe e prescrevem cuidados antecipados para as necessidades já previstas da criança. Um exemplo de protocolo de conduta pode ser encontrado na Tabela 94-2. O otorrinolaringologista encarrega-se do controle das vias aéreas, cuidado otológico e avaliação da insuficiência velofaríngea e também pode atuar como cirurgião de reconstrução facial.

CUIDADOS DE ENFERMAGEM

Problemas especiais encontrados no cuidado de pacientes com uma fenda incluem início da alimentação, vias aéreas pós-operatórias e controle da alimentação, além de questões de assistência à família, centradas nas consideráveis necessidades clínicas e cirúrgicas. Para os pais, as enfermeiras muitas vezes tornam-se uma fonte adicional e mais segura de informações em relação aos planos de tratamento. Os pais podem sentir-se mais confortáveis em revelar à equipe de enfermagem as preocupações e frustrações relacionadas com seu filho, e a participação de enfermeiras

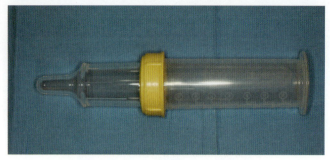

FIGURA 94-15. Alimentador Haberman.

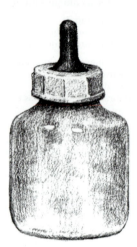

FIGURA 94-16. Alimentador Mead-Johnson.

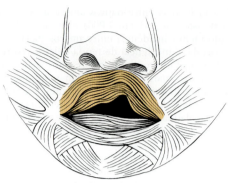

FIGURA 94-18. Anormalidade muscular em uma fenda labial incompleta (microforma) que envolve menos do que dois terços do lábio. Fibras musculares inferiores inserem-se no tecido das margens da fenda; fibras musculares superiores nos segmentos medial e lateral conectam-se através da parte superior da fenda incompleta, formando um esfíncter oral parcial.

dedicadas e capacitadas é valiosa dentro de uma equipe de assistência a pacientes com fenda.

Recém-nascidos com fenda palatina são limitados em sua habilidade de sugar. A cavidade comum entre o nariz e a boca permite o escape de ar enquanto a criança tenta sugar. A fenda labial isolada geralmente não causa problemas na alimentação. Para tanto, uma série de estratégias foi desenvolvida e diferentes alimentadores criados para alimentar a criança com fenda palatina. Em geral, a amamentação é inefetiva. Alternativamente, a expressão de leite materno (ordenha) pode ser oferecida utilizando um dos alimentadores especializados. Os três alimentadores mais utilizados em fenda palatina são recipientes Mead-Johnson, Haberman e Pigeon (Figs. 94-15 a 94-17). Cada um permite a oferta do alimento controlada pelos pais (leite materno ordenhado ou fórmula). Pais e cuidadores precisam ser ensinados a utilizar adequadamente o alimentador e devem ser observados durante a primeira alimentação para assegurar o uso apropriado do alimentador.[36,37] Tentativa e erro podem ser necessários para descobrir qual a melhor técnica e o melhor alimentador para a criança em questão. Crianças com fenda palatina geralmente deglutem muito mais ar durante alimentação. Eructações frequentes muitas vezes são necessárias, o que deve ser explicado aos pais. Deve-se prestar atenção ao crescimento da criança; seguimento do ganho de peso e comprimento utilizando tabelas de crescimento padronizadas é muito útil para assegurar que a criança esteja nas curvas adequadas.

Enfermeiras podem ajudar as famílias a encontrar a melhor posição e técnica para alimentação após a cirurgia. Feridas orais e faciais afetam a colocação do alimentador. Muitas vezes, o mesmo alimentador pode ser utilizado como antes da cirurgia, embora a técnica de alimentação possa necessitar ser modificada em decorrência da dor e deglutição. Cuidados com a ferida também podem ser ensinados pela equipe de enfermagem. Feridas recentes no lábio devem ser mantidas limpas com água e sabão, além de umedecidas com pomadas. Muitas vezes, apoios de cotovelo acolchoados que impedem a flexão do cotovelo, mas permitem outros movimentos do braço e da mão são colocados após a cirurgia. Crianças são desencorajadas a colocar dedos ou outras coisas na boca, pois podem potencialmente romper a linha de sutura. Restrições também podem ser utilizadas após palatoplastia; restrições são deixadas até que as feridas intraorais tenham se epitelizado. O monitoramento de perto pela equipe de enfermagem facilitará o retorno às atividades normais após a cirurgia.

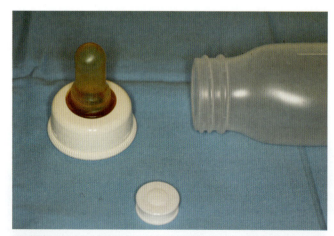

FIGURA 94-17. Alimentador Pigeon. Diferentes recipientes podem ser utilizados com o alimentador Pigeon.

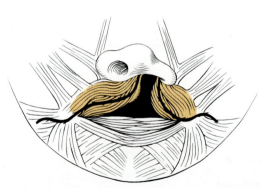

FIGURA 94-19. Direção e inserção anormais das fibras musculares dos segmentos medial e lateral da fenda na margem da fenda, a área da asa nasal (lateralmente) e a base da columela (medialmente). A *linha preta* indica o suprimento arterial.

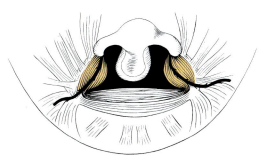

FIGURA 94-20. Anatomia anormal muscular de uma fenda completa bilateral. Ambos os segmentos laterais musculares inserem-se na asa nasal com o pró-lábio completamente desprovido de tecido muscular. O suprimento arterial está indicado pela *linha preta*.

ANATOMIA
ANATOMIA DA FENDA LABIAL

O lábio superior normal é dividido em componentes brancos e vermelhos. O *lábio vermelho* é uma membrana mucosa, enquanto o *lábio branco* é uma estrutura cutânea. A junção mucocutânea na borda do vermelhão entre os lábios vermelho e branco é um importante limite anatômico que deve ser reconstruído meticulosamente no reparo da fenda labial para um resultado com aparência natural. Não fazer isso chamará atenção para a irregularidade na borda do vermelhão e criará um resultado cosmético ruim.[3,38]

Em pessoas não afetadas, o músculo orbicular da boca compõe um esfíncter completo em torno da cavidade oral e fornece o substrato para forma e função adequadas dos lábios e da boca. Todos os pacientes com fenda labial têm deficiências e irregularidades musculares de níveis variados que levam a aparência e função anormais do lábio e da boca (Figs. 94-18 e 94-19). Visando à correção adequada da fenda labial, é essencial não apenas criar a simetria do lábio superficialmente, no nível da pele, mas também reconstruir o músculo orbicular completo para obter resultados cosméticos e funcionais a longo prazo. Além disso, cobertura mucosa completa deve ser restabelecida para assegurar a cicatrização adequada e prevenir contratura distorcida da ferida. As fibras musculares na fenda labial correm na direção inferior para superior ao longo da margem da fenda. Elas se inserem na columela medialmente e ao longo da asa nasal lateralmente. Essas fibras devem ser desconectadas da sua inserção e reorientadas em uma direção horizontal para conectar a fenda e criar uma fita muscular completa em torno da circunferência completa da cavidade oral.[3,38]

Fendas bilaterais também possuem orientação anormal das fibras musculares que correm ao longo das bordas da parte lateral da fenda (Fig. 94-20). Tipicamente, o seguimento pró-labial não contém nenhuma musculatura útil, mas é preenchido com tecido conjuntivo. Além das irregularidades musculares e cutâneas, pacientes com fenda bilateral têm protrusão pré-maxilar e alveolar em relação ao septo nasal. A deformidade óssea pré-maxilar pode empurrar o lábio tão anterior e superiormente em direção à ponta nasal em que a columela é gravemente afetada, com diminuição da força e do comprimento, podendo até obliterar completamente (Fig. 94-21). Muitas vezes, o comprimento até a crura medial é inadequado e, consequentemente, a pele columelar é inadequada; um dos maiores desafios no reparo da fenda bilateral é a reconstrução columelar.[3,38]

As características anatômicas da deformidade nasal em casos de fenda labial unilateral incluem irregularidades da ponta, columela, narina, base alar, septo e esqueleto nasal (Fig. 94-22).[39] A ponta nasal é defletida em direção ao lado não fendido que apresenta a crura medial relativamente curta, com a crura lateral mais longa no lado fendido. Além disso, a crura lateral da cartilagem lateral inferior é caudalmente deslocada no lado fendido. A columela é mais curta que o normal no lado fendido; ela repousa no lado não fendido devido à ação sem oposição do músculo orbicular da boca intacto. A narina no lado da fenda é orientada horizontalmente mais do que na orientação vertical normal. Semelhantemente, o septo nasal é defletido para o lado não fendido. A base alar no lado da fenda é deslocada lateral, inferior e posteriormente. Finalmente, há uma deficiência do osso maxilar do lado da fenda e o assoalho nasal é, muitas vezes, ausente.

A deformidade nasal da fenda labial bilateral difere da deformidade unilateral em vários aspectos além da lateralidade. O grau de deformidade nasal está relacionado com a gravidade da fenda labial e se a fenda labial é completa ou incompleta. Também é afetado pelo grau de protrusão pré-maxilar. Deformidades nasais da fenda labial bilateral são simétricas, o que torna o reparo do nariz mais simples de certa forma, no que diz respeito a conseguir a simetria da ponta. O aspecto desafiador da deformidade nasal nos casos de fenda labial bilateral é a falta de tecido columelar adequado consequente a deficiência do comprimento das cartilagens laterais inferiores e deficiência da pele que recobre essas cartilagens encurtadas. A ponta normalmente é larga e achatada, e as asas são deslocadas lateralmente como resultado da orientação horizontal das narinas.[39]

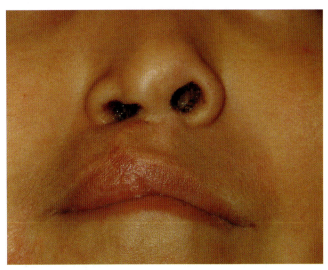

FIGURA 94-22. Deformidade nasal típica associada à fenda labial unilateral após reparo.

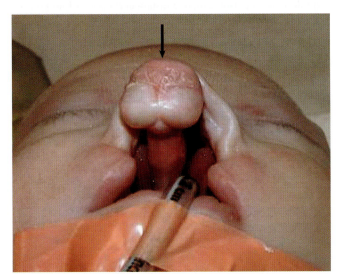

FIGURA 94-21. Um paciente com fenda labial e palatina completa bilateral. A seta mostra a pré-maxila protrusa.

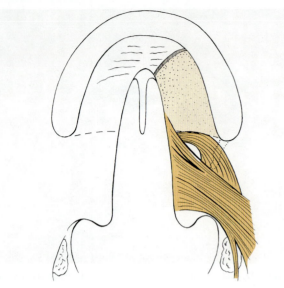

FIGURA 94-23. Inserção muscular anormal na margem posterior do palato duro em um paciente com fenda palatina. Os músculos são direcionados ao longo das margens da fenda, em vez de através do palato mole, como ocorre normalmente.

FENDA PALATINA

Vários graus de deformidade envolvendo todas as camadas de tecido são observados na fenda palatina. Na presença de fenda do palato mole, as deficiências das camadas mucosa e muscular também são características.

Cinco pares musculares contribuem para o palato mole. Normalmente, o músculo elevador do véu palatino (LVP) tem uma orientação transversal e ocupa a porção média do palato mole, criando, então, uma faixa muscular para o véu.[40] Essa faixa muscular é o principal componente estrutural no fechamento da nasofaringe durante a fala e a deglutição. Outros músculos que contribuem para o esfíncter velofaríngeo incluem palatofaríngeo, constritor superior e músculo uvular. O músculo uvular cursa abaixo do músculo nasofaríngeo e estende-se do tensor da aponeurose até a base da úvula.[41] Durante a fala, a contração do músculo uvular aumenta a massa da linha média da borda posterior do palato mole. A deficiência do músculo uvular, como visto na fenda palatina submucosa, pode levar a insuficiência velofaríngea e distúrbios da fala (Cap. 9). O músculo tensor do véu palatino (TVP) vai da sua origem na base do crânio e tuba auditiva, envolve o hâmulo, insere-se na borda posterior do palato duro e forma a aponeurose na linha média anterior do palato mole.[42] Suas funções abrangem dilatação da tuba auditiva e suporte para o palato mole durante a sua contração.

Em pacientes com fenda palatina, os músculos do palato mole podem ser hipoplásicos,[43] além de apresentarem direção errônea e inserções anormais no palato duro posterior (Fig. 94-23). A mucosa que envolve esses músculos é deficiente, exceto no caso de fenda palatina submucosa. Se a fenda envolver o palato duro, uma deficiência óssea de linha média de grau variado se estenderá em direção ao forame incisivo. O vômer normalmente não é acometido na fenda palatina isolada, mas pode ou não ser acometido se uma fenda labial estiver presente. Inserções musculares anormais, combinadas com ausência ou hipoplasia de tecido, levam a uma disfunção palatina. A palatoplastia visa restaurar a função por meio da reorientação da musculatura e reconstrução da continuidade dos tecidos.

REPARO DA FENDA LABIAL E RINOPLASTIA

O momento do reparo da fenda labial varia entre cirurgiões. Alguns sugerem que a correção labial deve ser realizada em até 48 horas após o nascimento da criança para prevenir uma internação separada da mãe e permitir aos pais deixarem o hospital com um recém-nascido aparentando ser saudável. Outros preferem adiar a cirurgia a fim de permitir maior viabilidade de tecido para o reparo, período maior para a conexão pais-criança e mais tempo para que os pais compreendam e aceitem melhor a deformidade congênita da criança. Comumente uma "regra dos dez" é aplicada, o que sugere que a cirurgia deve acontecer quando o recém-nascido tiver pelo menos 10 semanas de vida, estiver pesando 10 libras (4,5 kg) e com concentração de hemoglobina maior que 10 g/dL. A correção de fenda labial é tipicamente realizada durante o segundo para o terceiro mês de vida da criança, visando obter as vantagens descritas.

CORREÇÃO DEFINITIVA UNILATERAL DO LÁBIO

Provavelmente, a técnica mais comum para correção de fenda labial é a de Millard, embora outros métodos tenham sido descritos. O fechamento com avanço rotacional de Millard para fenda labial unilateral resulta em rotação para baixo e lateral do segmento medial da fenda labial combinada com o avanço medial do segmento lateral da fenda para o defeito. Todas as fendas labiais têm uma discrepância entre a altura vertical do arco de cupido até a base columelar nos lados labiais com e sem fenda (altura da crista filtral). O formato e o comprimento do retalho de rotação e o grau necessário do corte posterior dependerão da diferença na altura vertical entre os dois lados. O avanço de tecido do segmento lateral da fenda medialmente não apenas fecha o defeito tecidual para conectar o espaço, mas também serve para manter a rotação do retalho na posição; assim, também mantém a quantidade de altura vertical adquirida com a rotação do retalho e o corte posterior.[3,43]

O procedimento inicia-se pela marcação da pele (Fig. 94-24) realizada com uma agulha de calibre 30 e azul de metileno. Deve-se tomar extremo cuidado com a medida e locação dos marcadores de pele, porque servirá como base para o reparo cirúrgico e fornecerá marcos anatômicos estáveis em um campo cirúrgico mutante.[45] A primeira marcação, nomeada 1 na Figura 94-24, é um ponto colocado na junção mucocutânea no ponto exato mais baixo do arco de cupido, o que marca o ponto central do lábio superior. Um segundo ponto, denominado 2 na figura, é marcado na ponta do arco de cupido no lado não fissurado do lábio superior. A distância entre os pontos 1 e 2 é medida e, normalmente, está entre 2 a 4 mm; isso é utilizado para estabelecer a locação do ponto 3, que representa a altura do arco de cupido do lado fendido do lábio superior. Então, a distância do ponto 1 ao ponto 2 é igual à distância do ponto 1 ao ponto 3. O ponto 4 marca a base alar do lado não fendido, e o ponto 5 marca a base columelar do lado não fendido. O ponto 5 representa a extensão mais superior da porção vertical do retalho rotacional. O ponto x, o ponto de

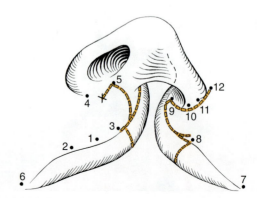

FIGURA 94-24. Técnica do avanço rotacional: pontos de referência e incisões.

corte posterior, é colocado a uma distância variável do ponto 5, sendo determinado pela estimativa da quantidade de tecido necessária para criar uma crista filtral simétrica e compensar a discrepância na altura vertical do lábio e da crista filtral. O ponto x não deve ultrapassar a crista filtral do lado não fendido, mas deve estar medial a ela, de modo que o corte posterior do retalho rotacional esteja paralelo e medial à crista filtral normal do lado não fendido. Isso ajuda a manter uma crista filtral sem cicatriz do lado não fendido e melhora o resultado estético final do reparo.

O ponto 6 marca a comissura oral do lado não fendido, e o ponto 7 delimita a comissura oral do lado fendido. O ponto 8 marca a ponta do arco do cupido do lado fendido. Ele é locado a uma distância da comissura do lado fendido (distância entre os pontos 7 e 8) igual ao ponto locado na ponta do arco de cupido do lado não fendido em relação à comissura do lado não fendido (distância entre os pontos 2 a 6). O ponto 9 é o ponto mais medial do retalho de avanço e é locado a uma distância do ponto 8 que é equivalente à distância entre o ponto 3 e o ponto 5 + x. Assim, a crista filtral é formada pela união da borda da fenda do lado do retalho de avanço (linhas 8 e 9) e pelas bordas de corte do retalho de rotação do lado não fendido (linhas 3 e x). O ponto 10 é a base alar do lado fendido, o ponto 11 é colocado ao longo do sulco alar-facial e o ponto 12 é locado no ponto mais lateral estimado do retalho de avanço.

Técnica Cirúrgica: Retalho de Rotação

A incisão de rotação inicia-se no ponto 3 e estende-se em direção ao ponto 5, seguindo uma curva suave (Fig. 94-25). Na base columelar, a incisão do retalho de rotação segue uma curva suave e abraça a base da columela, passando através do ponto 5. Essa curva ao longo da base da columela adiciona comprimento, objetivando uma altura vertical simétrica. A discrepância final na altura vertical é compensada com um corte posterior no ponto x utilizando uma incisão com lâmina número 11. A extensão do corte posterior adiciona 2 a 3 mm na altura, que será utilizada para criar a crista filtral simétrica. O corte posterior é feito a um ângulo de 90° em relação à incisão curva na base columelar, para ser paralelo, em vez de atravessar a crista filtral não envolvida. As incisões de rotação são realizadas através de toda a espessura do músculo orbicular e mucosa oral para permitir uma liberação completa da parte medial da fenda. A ferida ao longo das bordas da incisão do retalho de rotação é contínua por 1 a 2 mm nas superfícies cutânea e mucosa para permitir a eversão das bordas da ferida durante o fechamento da pele.

Após completar a incisão do retalho de rotação, um retalho em "c" se mantém, o qual corresponde a um segmento de pele que passa entre a incisão da borda do retalho de rotação e a borda da fenda. Esse retalho pode ser utilizado para adicionar comprimento de tecido na columela, que tipicamente se apresenta deficiente.

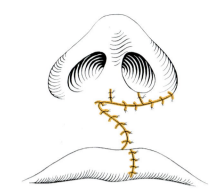

FIGURA 94-26. Técnica do avanço rotacional: sutura final.

Técnica Cirúrgica: Retalho de Avanço

O retalho de avanço inicia-se com uma incisão do ponto 8 ao ponto 9 (segmento 8-9) para criar a borda lateral da nova crista filtral, que será suturada à borda do retalho de rotação previamente criado (Fig. 94-25). Então, o comprimento do segmento 8-9 é igual ao comprimento do segmento 3-x. A liberação do retalho de avanço é, então, realizada continuando a incisão horizontalmente ao longo da base alar. Da mesma forma, a liberação da mucosa do sulco gengivolabial é realizada com dissecção delicada para permitir melhor mobilidade. Todas as incisões são levadas para baixo da face da maxila; é realizada dissecção romba ao longo da face da maxila com tesoura para permitir liberdade de movimento ao segmento do lábio lateral com mínimo de tensão no fechamento. Regularizar as superfícies cutânea e mucosa permitirá a eversão no fechamento da ferida.[3,31,45]

Fechamento: Retalho de Avanço de Rotação

Uma vez que os retalhos de avanço e de rotação estão prontos, a aproximação deles é realizada com ajuda de ganchos de pele, seguidos por sutura dos retalhos um ao outro para a completa reconstrução do lábio (Fig. 94-26). Para todos os pontos dos músculos profundos e pontos da mucosa oral, é utilizada sutura com Vicryl® 4-0; para o fechamento da pele, fio de absorção rápida 6-0. O primeiro ponto-chave liga o músculo na ponta do retalho de avanço ao músculo do retalho de rotação na incisão posterior no ponto x. A próxima etapa liga as camadas musculares dos retalhos de avanço e de rotação no nível da borda do vermelhão, sendo essencial alinhar esses pontos precisamente para dar uma aparência natural à borda do vermelhão. Pontos adicionais com Vicryl® 4-0 são utilizados para reforçar a camada muscular de fechamento ao longo do comprimento da crista filtral. A mucosa é fechada por sutura simples com Vicryl® 4-0. O fechamento da pele é realizado com pontos simples de fio de absorção rápida 6-0. A pele na borda do vermelhão é fechada com muita precisão para fornecer um ótimo resultado cosmético.[3,45]

RINOPLASTIA PRIMÁRIA

A fenda labial está sempre associada a anormalidades nasais, e a extensão destas está relacionada com a gravidade da fenda labial. Deformidades nasais associadas a fendas labiais incompletas são menos graves que aquelas relacionadas com fendas labiais completas. O objetivo da rinoplastia primária inclui fechamento do assoalho nasal, reposicionamento das cartilagens laterais inferiores e reposicionamento da base alar. Esses objetivos podem ser obtidos por meio das mesmas incisões utilizadas para o reparo da fenda labial, de modo que nenhuma incisão adicional seja necessária se o reparo da deformidade nasal for realizado no mesmo tempo do reparo da fenda labial.[39,46] Uma vez que as incisões labiais são realizadas, o músculo e o tecido conjuntivo anexos à asa nasal são separados da maxila. Subsequentemente, por meio das mesmas incisões, as cartilagens nasais inferiores são liberadas da

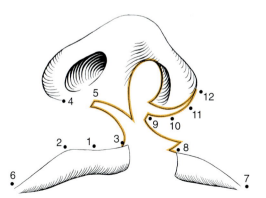

FIGURA 94-25. Técnica do avanço rotacional: retalhos incisados e descolados.

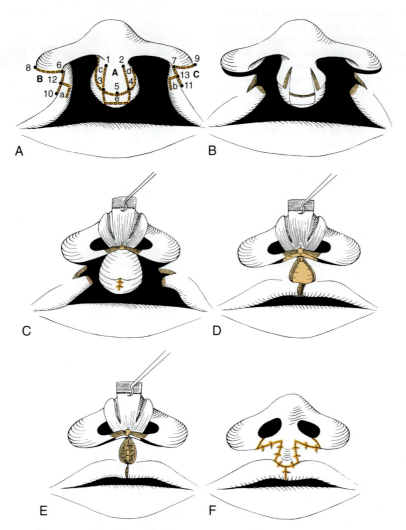

FIGURA 94-27. A, Reparo da fenda labial bilateral: pontos de referência e incisões. Pró-lábio fornece o retalho filtral; A retalho bifurcado, c e d, retalho de reforço, e. O lábio lateral fornece retalhos B e C e retalhos do vermelhão da linha média a e b. **B,** Reparo da fenda labial bilateral: retalhos incisados e descolados. **C,** Pontas das asas nasais desepitelizadas e suturadas medialmente na base do pró-lábio. Excesso de mucosa pró-labial fornece a linha medial do sulco labial. **D,** Pontas dos retalhos suturadas medialmente abaixo do pró-lábio. **E,** Reparo da fenda labial bilateral: músculo orbicular oral e aproximação mucosa. **F,** Locação dos retalhos bifurcados na abertura nasal e sutura final. O retalho pode ser utilizado para reforçar o tubérculo por trás.

pele nasal subjacente ao longo de toda a ponta nasal. A sutura da crura lateral ao septo ou ao *domus* ipsilateral ajuda a reposicionar a crura e a base alar medialmente, aumenta a projeção da ponta e cria melhor simetria entre os dois lados. Embora uma rinoplastia secundária seja, muitas vezes, ainda necessária, o paciente já tem maior aceitação social nos anos escolares quando a rinoplastia primária é realizada.

FENDA LABIAL BILATERAL

A diferença primária entre as fendas unilaterais e bilaterais está na posição e nas características da pré-maxila e do pró-lábio. Os segmentos laterais da fenda labial bilateral são semelhantes àqueles da unilateral; a diferença está no segmento medial da fenda, a pré-maxila. Em deformidades bilaterais, a pré-maxila está parcial ou completamente desconectada de ambas as maxilas. A pré-maxila e o pró-lábio protruem anterior e superiormente e, em geral, não estão relacionados com a maxila. A columela é frequentemente mais curta do que normal. Além disso, ela pode não ser evidente em uma avaliação superficial, embora as cruras mediais das cartilagens nasais inferiores estejam presentes. O tecido conjuntivo pró-labial, embora relativamente escasso, deve ser utilizado para formar toda a altura vertical do lábio. O vermelhão pró-labial é utilizado para revestimento intraoral; o vermelhão central é criado com retalhos musculares do vermelhão originados dos segmentos laterais do lábio, e o topo do vermelhão provém dos segmentos laterais dos lábios. A utilização de aparelhos ortodônticos pré-operatórios pode ser útil para rodar o segmento da pré-maxila posteriormente e para rodar o segmento lateral da maxila medialmente a fim de aumentar o tecido conjuntivo disponível para o fechamento e reduzir a tensão no reparo.[47] O reparo de nossa preferência para fendas bilaterais é a abordagem em tempo único descrita por Millard,[48] na qual o orbicular é avançado através da fenda, e as linhas de fechamento vertical ao longo da pele ficam nas cristas filtrais recém-criadas (Fig. 94-27, A a F).

REPARO DA FENDA PALATINA

Todas as técnicas de palatoplastias compartilham os mesmos objetivos: separação entre as cavidades nasal e oral, criação de uma valva velofaríngea competente tanto para deglutir quanto para falar, preservação do crescimento facial e desenvolvimento de oclusão funcional.

Melhores resultados na fala são observados quando o palato mole é reparado precocemente. Dorf e Curtin[49] demonstraram uma ocorrência de 10% de erros articulatórios quando a palatoplastia era completada até 1 ano de idade e uma incidência de 86% de erros articulatórios quando o reparo era concluído após 1 ano. Resultados semelhantes foram encontrados comparando palatoplastias precoce e tardia em fenda palatina isolada. Haapanen e Rantala[50] compararam três grupos de crianças em que foi realizada palatoplastia na idade média de 12,9, 18,5 e 22,1 meses. Significativamente menos crianças nos grupos que realizaram reparo antes dos 18 meses desenvolveram fala hipernasal ou erros articulatórios ou necessitaram de uma segunda cirurgia para corrigir a fala. A maioria dos cirurgiões e fonoaudiólogos acredita que o palato mole deve ser reparado antes de 1 ano de idade para minimizar os distúrbios da fala.

Cirurgias de palato durante a infância podem causar efeitos adversos no crescimento facial. Casos de estudos de adultos com fendas não reparadas demonstraram desenvolvimento facial normal.[51,52] Estudos animais sugerem que a ruptura do mucoperiósteo do palato duro inibe o crescimento maxilar.[53] Para preservar o potencial de crescimento, alguns centros preferem abordagens estagiadas que propõem reparo precoce do palato mole, obturação do palato duro e fechamento cirúrgico tardio do palato duro.[54,55] No entanto, outros não encontraram diferença significativa no desenvolvimento maxilar entre pacientes que realizaram palatoplastia em abordagem única e aqueles submetidos a reparo em duas abordagens.[56,57] Outros fatores a serem considerados são o tipo e a gravidade da fenda. Parece que as deficiências inerentes do crescimento estão associadas a diferentes tipos de fenda.[58] Deficiências teciduais mais graves ao nascimento em fenda labial e/ou palatina unilateral predizem maior retardo de crescimento após o reparo da fenda.[59] Em decorrência da controvérsia sobre tempo e estágio do reparo da fenda palatina que permanece por várias décadas, estudos clínicos prospectivos multicêntricos serão necessários para solucionar muitos desses problemas.

TÉCNICAS DE PALATOPLASTIA

A preparação para a palatoplastia necessita de análise da anatomia anormal. O conhecimento de diferentes técnicas de reparo de palato permite uma abordagem cirúrgica individualizada. A técnica cirúrgica básica inclui veloplastia primária (palatoplastia de Schweckendiek), palatoplastia com retalho de pedículo duplo (von Langenbeck), palatoplastia em V-Y, palatoplastia com dois retalhos sem pedículo e palatoplastia dupla zetaplastia oposta (Furlow). Embora a utilização do epônimo dê o crédito ao descritor original de uma técnica de palatoplastia, é importante para o cirurgião documentar os detalhes da técnica utilizada porque, ao longo do tempo, ocorrem muitos avanços e modificações em cada procedimento. Todas as técnicas necessitam de fechamento em camadas com a mínima tensão e reconstrução da faixa muscular elevadora.

Palatoplastia com Dois Retalhos

A palatoplastia com dois retalhos é uma técnica comumente utilizada para reparo de fenda palatina e envolve incisões que se estendem à porção alveolar da fenda ou ao forame incisivo (Fig. 94-28). A cavidade nasal pode ser reconstruída por retalhos descolados do vômer, de modo a criar quatro retalhos utilizados para reconstrução (não demonstrados). Os retalhos de vômer são rodados lateralmente para unir-se à mucosa na borda medial do assoalho nasal. Os retalhos de mucoperiósteo são, então, rodados medialmente para fechar a fenda. A fenda alveolar não é fechada utilizando esse método, nem o alongamento do palato, a menos que uma dupla zetaplastia oposta (descrita a seguir) seja utilizada para reconstruir o palato mole.

Palatoplastia de Furlow: Dupla Zetaplastia Oposta

A palatoplastia dupla zetaplastia oposta foi inicialmente descrita por Furlow[60] em 1986. Essa técnica alonga o palato mole e reconstrói a faixa muscular. É muitas vezes utilizada para reparar fendas palatinas primária e secundária completas. Os dois retalhos que contém músculos são rodados posteriormente, e os dois retalhos apenas de mucosa são transpostos anteriormente. A palatoplastia de Furlow é mais difícil de realizar, especialmente em fendas grandes. Pode ser combinada com um fechamento com pedículo único do palato duro[61] e também é comumente utilizada para corrigir insuficiência velofaríngea em pacientes com fenda palatina submucosa.[62] Resultados na fala são melhores comparados aos pacientes que realizaram outra técnica de palatoplastia.[63,64]

TÉCNICA CIRÚRGICA

Princípios Básicos

O paciente não deve ter nenhum problema clínico em atividade que não otite média. A história familiar de sangramento justifica uma avaliação para coagulopatia. O planejamento para a manutenção das vias aéreas, especialmente em pacientes com sequência de Pierre Robin, deve ser discutido com anestesista. Um tubo endotraqueal reforçado deve ser utilizado para minimizar dobramentos e problemas de ventilação enquanto o abridor de boca é locado. A maioria dos cirurgiões prefere o abridor de boca Dingman para exposição da cavidade oral e faringe; esse abridor de boca pode exercer pressão significativa na língua.[65] Se o abridor

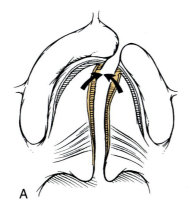
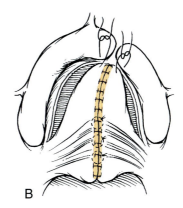

FIGURA 94-28. Palatoplastia com dois retalhos. **A,** Incisão utilizada para criar retalhos palatinos não pediculados. *Setas* demonstram a rotação dos retalhos bilaterais. **B,** A faixa elevadora é reconstruída, e o fechamento é concluído. Em muitos casos, o mucoperiósteo do palato duro pode ser reaproximado à borda medial das incisões gengivais. Acredita-se que a exposição do osso palatino iniba o crescimento maxilar.

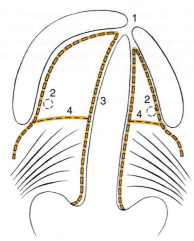

FIGURA 94-29. Palatoplastia com dois retalhos: Pontos de referência são 1, fenda alveolar; 2, feixe neurovascular no forame palatino maior; 3, vômer; 4, borda posterior do palato duro. Incisões estão indicadas pelas *linhas pontilhadas*.

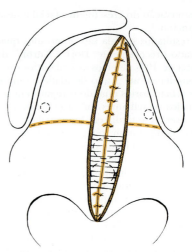

FIGURA 94-31. Palatoplastia com dois retalhos: mucosa nasal e mucoperiósteo fechados e elevador reconstruído.

de boca for suspenso por uma mesa Mayo, a pressão exercida pode exceder a pressão de perfusão arterial na língua. Edema lingual no pós-operatório leva a risco de obstrução das vias aéreas e intubação prolongada. Para minimizar o risco, o desprendimento periódico do abridor de boca é recomendado aproximadamente a cada 30 a 45 minutos durante a palatoplastia, atentando para coordenar com os períodos de transição naturais da cirurgia. A administração pós-operatória de corticosteroides (fosfato de sódio de dexametasona 0,25 mg/kg) diminui o edema das vias aéreas[66] e pode reduzir o tempo de hospitalização[67] após a palatoplastia primária. O uso de antibióticos no perioperatório também pode reduzir o risco de infecção. A injeção de anestésico tópico que contenha epinefrina na incisão e em locais de dissecção planejados e, se possível, dentro do forame palatino maior ajuda a reduzir a perda sanguínea intraoperatória.

Palatoplastia com Dois Retalhos

Uma vez que a anestesia geral tenha sido realizada e o paciente esteja em posição supina, as margens da fenda na junção do epitélio nasal para o epitélio oral são identificadas. As margens são incisadas delicadamente com um bisturi, separando a mucosa. Incisões de desprendimento lateral são realizadas medialmente ao alvéolo e abaixo do osso, devendo-se tomar cuidado para evitar lesão das raízes dentárias e do pedículo neurovascular no forame palatino maior. Essa incisão lateral é realizada posteriormente até à área retromolar e através da mucosa somente nesse ponto (Fig. 94-29).

A dissecção começa com a separação do músculo do palato mole da mucosa nasal. Pelo menos 3 mm de mucosa são descolados delicadamente. Para realizar uma veloplastia intervelar, o músculo deve ser solto da maior parte da sua conexão com a mucosa nasal lateralmente. Essa dissecção é tecnicamente difícil porque os músculos aderem firmemente à mucosa nasal. De modo semelhante, a mucosa oral é descolada dos músculos do palato mole.

A seguir, o mucoperiósteo do palato duro é descolado com um descolador de periósteo. Anteriormente, essa dissecção é fácil, mas deve-se tomar cuidado posteriormente próximo ao forame palatino maior. Uma vez que o feixe neuromuscular é identificado, as fibras aderidas ao redor são cuidadosamente dissecadas do osso. Essa manobra fornecerá deslocamento medial adicional do retalho e minimizará a tensão durante o reparo. Do lado da fenda, a borda medial do retalho de mucoperiósteo é liberada da mucosa nasal. Do lado não fendido, o mucoperiósteo é descolado do vômer. A continuidade entre o mucoperiósteo do vômer e a mucosa nasal do palato mole desse lado é mantida. Os músculos do palato

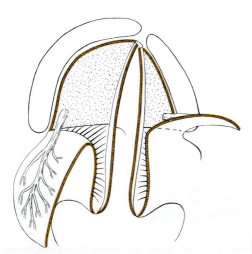

FIGURA 94-30. Palatoplastia com dois retalhos: retalhos incisados e descolados.

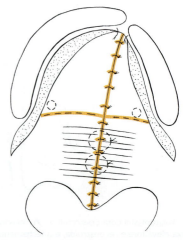

FIGURA 94-32. Palatoplastia com dois retalhos: camada oral fechada.

mole são então liberados da sua inserção anormal na borda posterior do palato duro (Fig. 94-30).

A rotação dos retalhos medialmente com fórceps testa a mobilidade dos retalhos. Se for necessária mobilidade adicional, várias outras manobras podem ser utilizadas. Uma incisão posterior na borda posterior do vômer permitirá fechamento mais fácil da cavidade nasal. Uma extensão da incisão de alívio posteriormente, combinada com dissecção romba entre o processo pterigoide e o músculo constritor superior (espaço de Ernst), mobilizará a região anterior do palato mole. Fendas grandes podem necessitar de fratura medial do hâmulo, diminuindo a tensão no TVP, embora a preocupação sobre potenciais efeitos adversos na função da tuba auditiva possa aumentar.[41]

O reparo do palato é feito em três camadas utilizando sutura absorvível. A superfície nasal é fechada com sutura 4-0 ou 5-0. A tensão normalmente é maior na junção entre o palato duro e palato mole. Em pacientes com fendas grandes, o fechamento primário da superfície nasal nessa junção pode não ser possível. Clarck et al.[68] relataram utilização de enxertos dérmicos acelulares (Life-Cell, Branchburg, NJ) locados entre as superfícies nasal e oral a fim de fornecer uma superfície biológica para fechamento por segunda intenção. Várias suturas ocultas locadas utilizando a técnica horizontal do colchoeiro destinam-se a reparar os músculos do palato mole e reconstruir a faixa elevadora (Fig. 94-31). A superfície oral é fechada primeiramente ao longo da borda da fenda. Suturas de colchoeiro ajudam a everter a borda do mucoperiósteo, e suturas simples são utilizadas para fechar a mucosa oral. Lateralmente, o fechamento é completo por reaproximação do mucoperiósteo aos alvéolos mediais; devem ser utilizadas somente suturas que não aumentem a tensão ao longo da borda da fenda (Fig. 94-32). Se osso ou tecido forem expostos – por exemplo, na área pontilhada demonstrada na Figura 94-32, normalmente a região do hâmulo e palato duro posterior – colágeno microfibrilar (Avitene; Bard; Salt Lake City, UT) é locado dentro das feridas abertas para otimizar a hemostasia.

Palatoplastia de Furlow: Dupla Zetaplastia Oposta

A palatoplastia dupla zetaplastia oposta (palatoplastia de Furlow) é utilizada especificamente para reparar o palato mole e reconstruir a faixa muscular elevadora. Se o paciente tem uma fenda que envolve o palato duro, o fechamento do palato duro é o mesmo utilizado na palatoplastia com dois retalhos. É recomendada a dissecção completa do palato mole antes que a incisão e o descolamento dos retalhos sejam realizados no palato duro. Mantendo os tecidos do palato duro intactos, é fornecida a tensão para permitir dissecção mais fácil do palato mole necessária para a

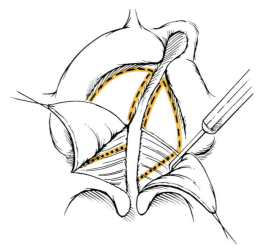

FIGURA 94-34. Retalho de mucosa oral completamente descolado. Músculos do palato mole são vistos à direita e somente a submucosa da nasofaringe é exposta à esquerda. As *linhas pontilhadas* apontam onde as incisões são planejadas para os próximos dois retalhos no palato mole. *Linhas pontilhadas* no palato duro indicam onde as incisões serão feitas.

palatoplastia de Furlow. O descolamento dos músculos da mucosa nasal é tecnicamente difícil, sendo mais fácil se os instrumentos forem segurados utilizando posição e movimentos de *forehand grip*. Para um cirurgião destro, isso significa dissecar os músculos do lado esquerdo do palato mole. O cirurgião ambidestro, por sua vez, determina o tipo de retalho criado a partir de qualquer ponto do palato mole. Um cirurgião canhoto deve realizar a dupla zetaplastia oposta em uma imagem em espelho do que será descrito a seguir.

As incisões são realizadas delicadamente ao longo da margem esquerda da fenda que separa as mucosas nasal e oral. (Se a palatoplastia dupla zetaplastia oposta está sendo realizada para reparar uma fenda palatina submucosa, a incisão mediana deve seguir apenas através da mucosa oral e deixar a mucosa nasal intacta até posteriormente.) Uma segunda incisão é realizada do ápice da fenda ou 3 mm posteriormente à junção dos palatos duro e mole até posteriormente ao hâmulo. Essa incisão é paralela à margem posterior do palato duro. É importante deixar pelo menos 2 mm de mucosa posterior à margem óssea. Deve-se tomar cuidado para não rasgar ou cortar através da superfície nasal. A dissecção procede da parede faríngea lateral até superiormente à fossa tonsilar

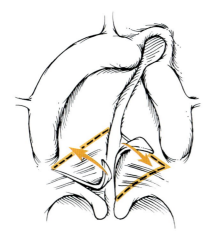

FIGURA 94-33. Palatoplastia dupla zetaplastia oposta (Furlow) para uma fenda palatina completa unilateral à esquerda. Incisões iniciais e descolamento dos primeiros dois retalhos estão indicados pelas *setas*. O retalho esquerdo consiste em mucosa oral e músculos do palato mole. O retalho direito consiste em mucosa oral e submucosa. (A ilustração é para um cirurgião destro.)

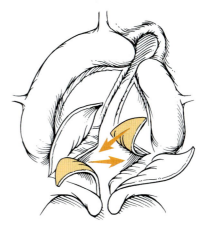

FIGURA 94-35. O retalho de mucosa da nasofaringe da esquerda é transposto anteriormente. O retalho contendo músculos do palato mole e mucosa nasofaríngea da direita é transposto posteriormente.

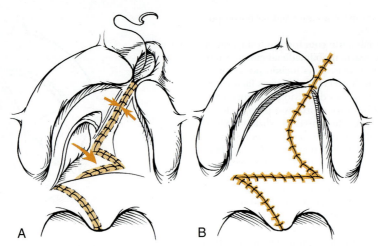

FIGURA 94-36. A, Fechamento da superfície oral do palato mole. O retalho músculo-mucoso da direita foi transposto, e a mucosa oral é rodada anteriormente (*seta única*). O fechamento nasal na palatoplastia dupla zetaplastia oposta (Furlow) em uma fenda palatina completa unilateral à esquerda é também demonstrado (*setas opostas*). Mucosa nasal liberada ao longo da borda da fenda. Retalhos mucoperiostiais, descolados bilateralmente e pediculados do forame palatino maior (não demonstrado). **B,** O fechamento da mucosa oral de ambos os palatos duro e mole foi concluído. O fechamento da incisão medial ao alvéolo é realizado, se possível, sem aumento substancial da tensão.

abaixo do hâmulo. O músculo LVP é liberado da borda posterior do palato duro utilizando eletrocautério (Fig. 94-33).

Um retalho anterior de mucosa oral é, então, criado no palato mole à direita. Incisões são realizadas ao longo da margem da fenda e da base da úvula até posteriormente ao hâmulo. A mucosa e submucosa, uma camada gordurosa que contém vários vasos de suprimento inominados, são descoladas delicadamente da camada muscular. Esse plano de dissecção é indistinto. Mantendo a tensão entre a mucosa e o músculo, fibras musculares finas são identificadas na borda inferior do feixe muscular. O retalho de mucosa oral é descolado até a borda posterior do palato duro e sobre o hâmulo (Fig. 94-34).

O músculo do palato mole à direita é liberado da borda posterior do palato duro. Deve-se tomar cuidado para manter pelo menos 3 mm de mucosa nasal na borda posterior do palato duro. Se essa incisão for muito próxima à borda óssea, a sutura para o fechamento torna-se muito difícil, uma vez que o retalho de mucosa deixado é transposto. O quarto retalho é criado a partir da mucosa nasal restante. Tesouras são utilizadas para incisar da base da úvula até abaixo do hâmulo (Fig. 94-35). Se o reparo do palato duro for necessário, os retalhos mucoperiosteais são realizados após a criação dos quatro retalhos do palato mole.

Esses quatro retalhos são transpostos de modo que somente os retalhos de mucosa sejam rodados anteriormente e os retalhos contendo músculo sejam rodados posteriormente. A sutura é feita com fio absorvível 4-0 ou 5-0. A utilização de agulha pequena com um alto grau de curvatura (agulha P-2; Ethicon, Somerville, NJ) muitas vezes é necessária para o fechamento ao longo da incisão da borda posterior do palato duro. A camada nasal é fechada antes da camada oral (Fig. 94-36). É útil suturar primeiro o ápice do retalho dentro do espaço destinado, alongando o retalho. Qualquer discrepância de comprimento entre as incisões pode ser observada durante o fechamento. A seguir, a úvula deve ser reconstruída. A contração do retalho de músculo e mucosa oral pode restringir seu avanço durante o fechamento oral. Ocasionalmente, um curto avanço V-Y pode ser feito no canto anterior direito para facilitar o fechamento da superfície oral de forma impermeável.

COMPLICAÇÕES

Durante a palatoplastia, a hemostasia deve ser assegurada com pressão e eletrocautério. Em geral, menos de 50 mL de sangue são perdidos, se epinefrina for utilizada durante as injeções iniciais e for mantida hemostasia cuidadosa. Sangramento pós-operatório é raro, a menos que haja deiscência da ferida. Após remoção do abridor de boca e antes da extubação, é necessário observar os sinais de edema no assoalho da boca e da língua. Isquemia lingual prolongada pode resultar em edema com risco potencial para obstrução das vias aéreas. Liberações periódicas do abridor de boca durante a cirurgia podem ajudar a prevenir a isquemia lingual.[65] Antes da extubação, uma sutura de seda pesada é habitualmente colocada ao redor da ponta da língua. Esse "ponto na língua" pode ser utilizado no lugar das vias aéreas orais para auxiliar na manutenção pós-operatória das vias aéreas. Essa sutura muitas vezes é removida uma vez que a criança esteja completamente acordada na unidade de recuperação anestésica, mas pode ser mantida até as vias aéreas estarem seguras.

Historicamente, altas taxas de formação de fístula oronasal foram relatadas após palatoplastia. Quando apenas fístulas que ocorrem nas áreas após reparo primário (p. ex., não intencional) são consideradas, a frequência de fístula oronasal é de 8,7% a 23%.[69-71] A gravidade e o tipo da fenda foram os principais fatores de risco identificados. As taxas de recorrência após o reparo da fístula variam de 25% a 33%. Os sítios de fistulização tipicamente são o palato duro anterior e a junção do palato duro com o palato mole.

A complicação mais comum após palatoplastia é a insuficiência velofaríngea. A técnica cirúrgica pode ser um fator, com menores taxas relatadas para dupla zetaplastia oposta do que para outros métodos tradicionais.[72] Esse tópico será amplamente discutido no Capítulo 9.

CONSIDERAÇÕES ESPECIAIS EM PACIENTES COM FENDA PALATINA

SEQUÊNCIA DE ROBIN

Dr. Pierre Robin[73] foi o primeiro a descrever a tríade de micrognatia, glossoptose e fenda palatina na literatura francesa em 1923, que foi subsequentemente relatada na literatura inglesa em 1934.[74] Na ausência de outras anormalidades congênitas, a tríade é considerada uma *sequência* porque micrognatia é a causa primária de glossoptose e fenda palatina. Contudo, a sequência de Pierre Robin muitas vezes é encontrada em associação com outras anormalidades.[75,76] Nesses casos, a denominação *sequência sindrômica de Robin* é utilizada. Anormalidades associadas são encontradas em 52% a 83% dos pacientes com sequência de Pierre Robin. A síndrome mais comumente associada à sequência de Pierre Robin é a síndrome de Stickler, observada em 14% a 34% dos casos, manifestando-se mais comumente com perda auditiva neurossensorial e miopia. Recomenda-se que todas as crianças que apresentem essas características sugestivas de sequência de Pierre Robin realizem investigação auditiva e visual precoce. Na sequência de Pierre Robin não sindrômica, não está claro se o crescimento compensatório ocorre nos primeiros anos de vida. Alguns pesquisados sugerem que o crescimento mandibular pode ser estimulado pela atividade da língua e pelo desenvolvimento motor oral.[77,78] Contudo, outro trabalho mostrou que o crescimento da mandíbula em paciente com sequência de Pierre Robin não é significativamente diferente de indivíduos-controle.[79-81]

A glossoptose é um importante fator que contribui para obstrução das vias aéreas superiores comumente observada na sequência de Pierre Robin. Retrodeslocamento da língua na orofaringe e suporte inadequado do músculo genioglosso são consequências de deficiências anatômicas específicas da mandíbula nesses pacientes: corpo pequeno e ramos curtos. Pressão negativa na faringe durante inspiração e deglutição, em combinação com limitações anatômicas e fisiológicas impostas pela micrognatia, frequentemente resulta em vias aéreas instáveis e disfagia.[82-84] A gravidade da obstrução pode ser observada pela avaliação clínica, oximetria de pulso ou polissonografia.[85]

Várias estratégias foram preconizadas para tratamento da obstrução das vias aéreas em pacientes com sequência de Pierre Robin.[82,83] Estas incluem posição prona, o que permite à língua cair da parede posterior da faringe.[82] Se essa estratégia for inefetiva em manter a patência das vias aéreas, uma via aérea nasofaríngea pode ajudar.[86] A manutenção da via aérea nasofaríngea pode ser um desafio, pois o tubo precisa ser aspirado e trocado periodicamente. A alimentação oral nesse cenário é dificultada em razão do refluxo frequente do alimento através do tubo, e a alimentação por sonda pode ser necessária nesses casos.[87] Outros centros realizarão glossopexia ou adesão lábio-lingual em crianças nas quais o posicionamento não consegue manter a patência das vias aéreas.[88-90]

Altas taxas de sucesso são relatadas quando os pacientes são selecionados com base na evidência nasofaringoscópica de colapso anteroposterior pela língua, provocando oclusão das vias aéreas.[88] Complicações da glossopexia incluem deiscência, que foi relatada ocorrer, com frequência, em até 56% dos pacientes.[91]

A traqueostomia tem sido tradicionalmente utilizada nos pacientes com sequência de Pierre Robin que também apresentam obstrução grave das vias aéreas ou lesão sincrônica das vias aéreas e em crianças nas quais a manutenção das vias aéreas por outros métodos não foi bem-sucedida.[82,83,92,93] A traqueostomia estabelece uma via aérea distal à obstrução faríngea e tem mínimo impacto no mecanismo de deglutição orofaríngea. Outra vantagem da traqueostomia é que pode ser utilizada durante procedimentos cirúrgicos subsequentes como palatoplastia. A garantia de vias aéreas seguras durante a palatoplastia é importante porque intercorrências nas vias aéreas que ocorrem imediatamente após a palatoplastia são mais prováveis de ocorrer em crianças com sequência de Pierre Robin.[94] Quase todos os pacientes com sequência de Pierre Robin isolada que realizam traqueostomia para alívio da obstrução das vias aéreas podem ser decanulados após palatoplastia.[93] No entanto, o manuseio da traqueostomia é passível de dificuldade, com riscos de sérias complicações.

A distração mandibular osteogênica é outro método utilizado para tratar as vias aéreas inadequadas em crianças com sequência de Pierre Robin. Descrito primariamente em crianças em 1992,[95] o procedimento é defendido agora como o tratamento primário para aliviar obstrução das vias aéreas superiores nesses pacientes.[96,97] Osteotomias mandibulares bilaterais são realizadas, e um dispositivo de distração é locado em ambos os lados da osteotomia. Ao longo das próximas semanas, a distração e a consolidação subsequente entre os sítios da osteotomia agem para regenerar o osso da mandíbula, aumentando, assim, o corpo ou o ramo ascendente. Este, por sua vez, avança a língua para longe da faringe posterior. Em uma série, todos os pacientes foram extubados ou decanulados com sucesso utilizando essa técnica.[97] Os critérios de seleção para distração mandibular *versus* outra estratégia de manutenção das vias aéreas não estão estabelecidos.

SÍNDROME DA MICRODELEÇÃO 22Q11.2: SÍNDROME VELOCARDIOFACIAL

A síndrome de deleção mais frequente em humanos envolve cerca de 30 kb no cromossomo 22q11.2. Síndrome de deleção 22q11 (SD 22q11) tem uma prevalência de cerca de 1 a cada 3.000 nascimentos.[98,99] É a síndrome mais comumente associada à fenda palatina isolada[100] e tem sido cada vez mais reconhecida em pacientes com fenda palatina e naqueles que apresentam insuficiência velofaríngea.[99,101] Amplas séries de pacientes com SD 22q11 relataram que 5% apresentam úvula bífida, 9% a 11% têm fenda palatina, 16% apresentam fenda palatina submucosa e 32% apresentam insuficiência velofaríngea.[102-104] A avaliação do palato pode revelar fenda palatina submucosa evidente, submucosa ou oculta. O fenótipo da SD 22q11 sobrepõe-se a síndrome velocardiofacial, síndrome de diGeorge e síndrome da anomalia facial conotruncal.[105,106] Mais de 100 anormalidades anatômicas e funcionais foram descritas em pacientes com SD 22q11.[30,104] Provas de hibridização fluorescente *in situ* ou hibridização genômica comparativa estão disponíveis para identificar pacientes com essa deleção. A prevalência de pacientes com diagnóstico fenotípico de SD 22q11 que são positivos para a deleção é de 68% a 81%.[105,108]

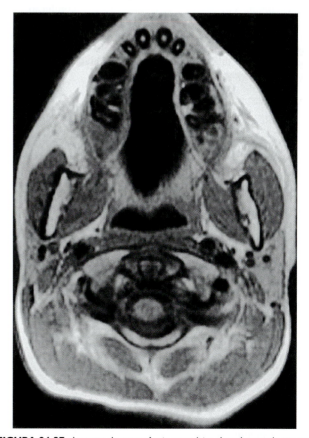

FIGURA 94-37. Imagem de ressonância magnética do palato mole em um paciente com síndrome de deleção 22q11 (síndrome velocardiofacial). Observe a intensidade do sinal aumentada desta imagem em T1, a qual sugere aumento da composição gordurosa dentro do palato mole comparado aos músculos faciais e faríngeos ao redor.

Embora sua transmissão seja autossômica dominante, a maioria dos pacientes apresenta uma deleção nova.[32,110] Diretrizes que enfatizam a natureza multidisciplinar para cuidar de pacientes com SD 22q11 estão disponíveis.[106]

As manifestações de cabeça e pescoço da SD 22q11 são inúmeras. Dismorfismo facial pode ser sutil, e vários achados são descritos, incluindo face alongada (fácies adenoideana), face encurtada com hipoplasia malar, base nasal larga, orelhas com implantação baixa, borda helicoidal engrossada, micrognatia mandibular e microcefalia.[111-113] Disfagia é comum e pode estar presente durante a infância.[114] Ela pode ser independente da fenda palatina ou do envolvimento cardíaco, persistindo, em alguns casos, além da infância. Hipotonia faríngea e fase oral da deglutição ruim contribuem para disfagia. Doença da orelha média é comum, com relatos de 22% a 88% dos pacientes acometidos.[111,112] Perda auditiva condutiva e otite média supurativa crônica podem ocorrer. Esses pacientes podem necessitar de repetidas timpanotomias para locação de tubo de ventilação. A adenoidectomia não deve ser realizada em pacientes com SD 22q11 sem uma análise cuidadosa, pois uma elevada incidência de insuficiência velofaríngea pós-operatória foi descrita.[101]

Alta frequência de fendas e outros fatores observados em pacientes com SD 22q11 contribuem para disfunção da tuba auditiva. Um basiesfenoide anormalmente achatado foi descrito em pacientes com SD 22q11,[115] assim como a displasia do músculo palatino (Fig. 94-37). Artérias carótidas medianizadas são encontradas em alguns pacientes com SD 22q11 e aumentam o risco de lesão durante a cirurgia faríngea.[116] Aconselha-se realizar exame de imagem da faringe utilizando angiorressonância magnética,[117] embora a resolução espontânea seja descrita.[118] É recomendado procurar por pulsação ao longo da parede faríngea posterior durante a nasoendoscopia nesses pacientes. A insuficiência velofaríngea é comum em SD 22q11, e avaliação e a condução deste problema serão descritas no Capítulo 9. Pacientes com insuficiência velofaríngea podem compensar o problema realizando paradas glóticas; dessa maneira, nódulos nas cordas vocais podem ser encontrados. Membrana laríngea anterior também pode ser observada nesses pacientes.[104]

Fenda Palatina Submucosa

Úvula bífida, uma incisura no palato duro posterior como resultado de ausência de espinha vomeriana posterior e zona translúcida na linha média do palato mole constituem os achados clássicos de FPSM (Fig. 94-5). Grandes estudos populacionais sugerem uma prevalência de FPSM de 1 em 1.250.[119] Uma FPSM oculta, não evidente na oroscopia, ocorre quando somente a úvula muscular é deiscente.[120] O diagnóstico de FPSM oculta é realizado durante a nasoendoscopia para avaliação de insuficiência velofaríngea (Cap. 9).[121]

A disfunção velofaríngea observada em pacientes com FPSM pode envolver vários fatores. Inserção anormal do LVP na margem posterior do palato duro e diástese do músculo uvular podem resultar em incapacidade da margem posterior do palato mole de tocar completamente a parede faríngea. Análise histológica de amostras cirúrgicas de pacientes com FPSM revelou fibrose aumentada, especialmente nos fascículos musculares, e também desorganização fascicular e miócitos hipoplásicos.[43] No entanto, diferenças na morfologia craniofacial não são aparentes entre crianças portadoras de FPSM, tanto nas sintomáticas quanto nas assintomáticas,.[122] Estudos longitudinais indicam que mais de 50% dos pacientes com FPSM desenvolverão distúrbios da fala e terão necessidade de tratamento cirúrgico.[123,124] Como esses estudos são conduzidos em clínicas terciárias de referência para fendas, então a frequência real de pacientes sintomáticos com FPSM pode ser menor.

A fenda palatina submucosa aparece mais frequentemente em associação com outras anormalidades craniofaciais. A fenda palatina submucosa oculta é a anormalidade palatina mais comumente associada à SD 22q11, sendo observada em 67% a 69% dos pacientes afetados.[111,112] O palato mole deve ser gentilmente avaliado e palpado antes da realização da adenoidectomia devido à alta prevalência de FPSM em pacientes com fenda labial apenas. A relação entre FPSM e otite média não está clara. Crianças com úvula bífida podem apresentar taxas mais altas de otite média recorrente e/ou a necessidade de timpanotomia para locação de tubo de ventilação no primeiro ano de vida, mas essa diferença se resolve até os 3 anos de idade[125] De modo semelhante, nenhuma diferença na efusão foi observada entre pacientes cirúrgicos com e sem úvula bífida.[126] Não se sabe ainda se apenas úvula bífida seria um marcador para outras deficiências na FPSM. A descoberta de FPSM no lactente ou na infância precoce necessita de seguimento na adolescência. Como muitas crianças permanecem assintomáticas, a correção cirúrgica da deformidade do palato está indicada apenas quando os problemas clínicos forem refratários à terapia não cirúrgica.

DOENÇA DA ORELHA

É reconhecido há algum tempo que crianças com fenda palatina apresentam alta frequência de doença da orelha média em comparação à população sem fenda. Paradise et al.[127] foram os primeiros a relatar que todas as crianças com fenda palatina examinadas por otoscópio pneumático e otomicroscopia apresentaram efusão. Muntz[128] reportou que 96% das crianças com fenda palatina necessitaram de timpanotomia para locação de tubo de ventilação e aproximadamente 50% delas precisaram de repetidas timpanotomias para locação de tubo de ventilação. Complicações nesse grupo incluem perfuração crônica da membrana timpânica em 13%, otite média crônica supurativa em 6% e colesteatoma em 1%. Dominguez e Harker[129] revelaram a importância do seguimento de rotina por um otorrinolaringologista para minimizar as complicações das doenças da orelha. As taxas de formação de colesteatoma foram reduzidas de 9% para 3% quando uma abordagem coordenada por uma equipe para o cuidado de pacientes com fenda labial e/ou palatina foi instituída.

Otite média com efusão desenvolve-se nos primeiros meses de vida em uma criança com fenda palatina. Em um estudo prospectivo, Dhillon[130] encontrou efusão em orelha média através da aspiração em 97% das orelhas aos 4 meses de idade. Este estudo também demonstrou que a função da tuba auditiva não melhorou 2 anos após a palatoplastia em 80% dos pacientes. Outros estudos prospectivos descreveram má função da tuba auditiva e otite média como problemas que persistem durante os primeiros anos após a palatoplastia.[131,132] Deve ser observado que, em cada um desses estudos, a palatoplastia "tradicional" foi realizada; os efeitos potenciais que o tipo de palatoplastia exerce nos resultados otológicos são desconhecidos.

A frequência de otite média diminui com o avanço da idade da criança com fenda palatina. Smith et al.[133] utilizaram audiometria e timpanometria para determinar que o tempo de recuperação média da função da tuba auditiva foi de 6 anos após a palatoplastia. Entre as crianças seguidas por pelo menos 6 anos, 70% das orelhas apresentavam função normal da tuba auditiva. Mais de 90% das orelhas que recuperaram a função da tuba foram capazes de manter a normalidade. Resultados de timpanoplastia foram semelhantes para pacientes com fenda palatina, incluindo FPSM e crianças sem fenda, levando em consideração *gap* aéreo-ósseo pós-operatório, sobrevida do enxerto e necessidade de tubo de ventilação pós-operatório.[134]

Anormalidades das cartilagens e dos músculos que envolvem a tuba auditiva são responsáveis pela alta prevalência de otite média associada à fenda palatina. Anormalidades cartilagíneas paratubais foram descritas e podem contribuir para a disfunção tubária em pacientes com fenda palatina. Hipoplasia da cartilagem lateral em relação à cartilagem medial foi observada em crianças com fenda palatina.[135,136] Como a curvatura do lúmen da tuba auditiva é determinada pelo formato das cartilagens ao redor, também foram observadas anormalidades quando comparadas a indivíduos sem fenda. Dados de cefalometria sugerem que a largura e a angulação da base do crânio com relação à tuba auditiva são diferentes em pacientes com fenda palatina.[137] Inserções anormais dos músculos TVP e LVP nas cartilagens e na base de crânio podem causar efeitos adversos na sua função em relação à tuba auditiva. Matsune et al.[138] estudaram ossos temporais de pacientes com fenda palatina e compararam aos de indivíduos sem fenda. Em 40% dos indivíduos com fenda palatina, faltava a inserção do músculo TVP na cartilagem lateral paratubal, enquanto todos os indivíduos normais apresentavam essa inserção. Além disso, nos indivíduos com fenda palatina, o comprimento do músculo TVP inserido na cartilagem era reduzido. Análises detalhadas da anatomia dos músculos TVP e LVP em cadáveres frescos de adultos normais sugerem que o TVP abre a tuba auditiva diretamente pela tração na cartilagem lateral.[42] O LVP pode abrir a tuba auditiva pelo deslocamento da cartilagem medial. Alguns estudos identificaram as fibras musculares que se inserem na cartilagem lateral como um músculo distinto, o dilatador da tuba.[139,140] Ainda não está claro até que ponto a anatomia alterada dos músculos paratubais afeta diretamente a disfunção da tuba auditiva, uma vez que o músculo LVP é mais gravemente afetado na fenda palatina.

A inserção de tubos de ventilação é o tratamento-padrão para otite média em pacientes com fenda palatina. Há controvérsias quanto ao momento de locação do tubo de ventilação. Otite média com efusão é conhecida por diminuir os limiares auditivos. A diminuição da audição em uma idade muito jovem pode afetar a fala futura e o desenvolvimento da linguagem, especialmente nesse grupo de pacientes de alto risco. No entanto, foram relatadas altas taxas de otorreia em orelhas com tubos de ventilação colocados antes da palatoplastia; complacência excessiva da tuba auditiva antes da palatoplastia foi sugerida como etiologia de base.[141] Otorreia crônica foi resolvida apenas após palatoplastia em quatro crianças submetidas à colocação de tubo de ventilação precoce.[142]

Nenhum estudo a longo prazo foi conduzido para determinar se a colocação precoce de tubo de ventilação e a correção da perda auditiva afetam os resultados da fala em pacientes nascidos com fenda palatina. A triagem auditiva neonatal pode fornecer uma indicação precoce da função auditiva e auxiliar em decisões de tratamento, como quando os tubos de ventilação devem ser colocados.

Para consultar a lista completa de referências, acesse www.expertconsult.com.

LEITURA SUGERIDA

Butts SC, Tatum SA, 3rd, Mortelliti AJ, et al: Velo-cardio-facial syndrome: the pediatric otolaryngologist's perspective. *Curr Opin Otolaryngol Head Neck Surg* 13:371, 2005.

Huang MH, Lee ST, Rajendran K: Anatomic basis of cleft palate and velopharyngeal surgery: implications from a fresh cadaveric study. *Plast Reconstr Surg* 101:613, 1998.

Jones KL, editor: *Smith's recognizable patterns of human malformation*, ed 6, Philadelphia, 2005, WB Saunders.

Mathes SJ: Pediatric plastic surgery. In Mathes SJ, Hentz VR, editors: *Plastic surgery*, ed 2, Philadelphia, 2006, Saunders.

McCarthy JG, Cutting CB, Hogan VM: Introduction to facial clefts. In Mathes SJ, editor: *Plastic surgery*, Philadelphia, 1990, WB Saunders.

Millard DR: *Cleft craft: the evolution of its surgery*, Boston, 1980, Little, Brown.

Muntz HR: An overview of middle ear disease in cleft palate children. *Facial Plast Surg* 9:177, 1993.

Myer CM, 3rd, Reed JM, Cotton RT, et al: Airway management in Pierre Robin sequence. *Otolaryngol Head Neck Surg* 118:630, 1998.

Head and neck embryology. In Sadler TW, editor. *Langman's medical embryology*, ed 6, Baltimore, 1990, Williams & Wilkins, pp 315.

Sykes JM, Senders CW, eds: Surgery of cleft lip and palate deformities. *Facial Plast Surg Clin North Am* 4:1–11, 1996.

Zucchero TM, Cooper ME, Maher BS, et al: Interferon regulatory factor 6 (IRF6) gene variants and the risk of isolated cleft lip or palate. *N Engl J Med* 351:769, 2004.

95 Disfunção Velofaríngea

Harlan Muntz | Marshall E. Smith | Cara Sauder | Jeremy D. Meier

> *Pontos-chave*
>
> - A inadequação velofaríngea refere-se a qualquer tipo de disfunção e pode ser categorizada em insuficiência* (alteração estrutural e anatômica), incompetência (alteração fisiológica) ou aprendizagem errônea (articulação da palavra).
> - A disfunção velofaríngea (DVF) "fonema-específica" ou "som-específica" envolve produção anormal de um ou mais fonemas com aumento do fluxo nasal (hipernasalidade) enquanto outros fonemas são normais. Os fonemas mais comumente envolvidos na DVF fonema-específica incluem /s/, /sh/, /z/ e raramente /f/.
> - A DVF é mais bem conduzida por uma equipe que inclui cirurgião, fonoaudiólogo e dentista ou ortodontista, se necessário.
> - Erros compensatórios de articulação podem resultar de DVF, porém exercícios motores orais não são apropriados a menos que a DVF seja acompanhada por fraqueza motora oral, o que é infrequente.
> - A palatoplastia de Furlow reorienta os músculos elevadores do véu palatino enquanto espessa e alonga o palato.
> - Todos os procedimentos cirúrgicos que melhoram a DVF podem levar à obstrução das vias aéreas, causando apneia obstrutiva.
> - Uma abordagem "transdisciplinar" com otorrinolaringologista, fonoaudiólogo e outros membros da equipe consiste no tratamento ideal da DVF.

Apenas três fonemas na língua portuguesa envolvem escape aéreo nasal para produção normal: /n/, /m/ e /ng/. Todos os outros sons são produzidos com fluxo aéreo oral. A velofaringe é um dos vários articuladores, como são mandíbula, língua, lábios, faringe e laringe, que trabalham juntos para produzir os vários sons da fala. O papel normal da velofaringe varia de acordo com o comprimento vogal, o tipo de consoante, a proximidade entre sons nasais e orais, o comprimento da pronúncia, a velocidade da fala e o comprimento da língua. Para vogais, a posição velar é mais alta naquelas com alta constrição faríngea, como /i/ e /u/, do que nas que têm baixa constrição faríngea, como /a/. O orifício velar geralmente é fechado para vogais, exceto quando a vogal está próxima a uma consoante nasal. O esfíncter velofaríngeo muda entre os estados relativamente aberto e fechado, dependendo do balanço das consoantes orais *versus* nasais ocorrendo no estímulo da fala. O movimento velar pode variar amplamente em velocidade e deslocamento com base nas tarefas do discurso particular, em especial a velocidade da fala.

Se a velofaringe não estiver funcionando corretamente ou se um defeito no palato permitir ao som oral ressonar através do nariz, a fala pode ser percebida como anormal. A incompetência do mecanismo velofaríngeo leva a elevada hipernasalidade, turbulência nasal e/ou emissão nasal. Inversamente, obstrução nasal resulta em ressonância hiponasal. A inteligibilidade da fala é determinada primariamente pela articulação; contudo, ressonância da fala anormal distorce a produção da fala, prejudica a qualidade global da fala e pode afetar adversamente a inteligibilidade.

ANATOMIA FUNCIONAL

O esfíncter velofaríngeo é fechado pela ação de vários músculos (Tabela 95-1) que movem o véu em uma direção posterossuperior. Movimentos mediais das paredes laterais da faringe e, ocasionalmente, movimento anterior da parede posterior também podem contribuir.

A elevação e o movimento posterior do véu são atribuídos ao elevador do véu palatino (LVP), a principal massa muscular do véu.[1] Variações no ângulo de inserção na base do crânio podem alterar a elevação.[2] Os músculos palatoglosso e palatofaríngeo tracionam o palato para baixo, opondo o LVP. A ação do músculo palatofaríngeo tende a estender o véu lateralmente, desse modo, aumentando a área velar e alterando o formato do contato.[2] O músculo palatofaríngeo também pode afetar subitamente o comprimento velar, em particular quando o véu está na posição elevada.[3] Os músculos uvulares adicionam volume ao lado dorsal do véu.

A mobilidade das paredes laterais varia de pessoa para pessoa e depende do contexto da fala. O maior movimento é atribuído à ação seletiva das fibras mais superiores do músculo constritor superior e normalmente ocorre abaixo da eminência do elevador no nível do comprimento total do véu e palato duro.[4] O palatofaríngeo é intimamente relacionado com as fibras laterais do constritor superior e pode também contribuir para o movimento da parede lateral.[5]

---

*Nota da Revisão Científica: A insuficiência velofaríngea é causada por alterações anatômicas do esfíncter velofaríngeo que impossibilitam sua oclusão completa durante a emissão dos fonemas orais, resultando em escape de ar nasal e voz com ressonância nasal aumentada.

TABELA 95-1. Músculos da Velofaringe				
Músculo	Origem	Inserção	Função	Inervação
Tensor do véu palatino	Porção vertical surge da fossa escafoide, na base da placa pterigoide interna, da espinha do esfenoide e do lado externo da porção cartilagínea da tuba auditiva	Termina em um tendão que fica em torno do processo hamular	Tensiona o palato mole; abre a tuba auditiva durante a deglutição	Ramo mandibular do nervo trigêmeo
Elevador do véu palatino	Surge da superfície abaixo do ápice da porção petrosa do osso temporal e da superfície interna da porção cartilagínea da tuba auditiva; ocupa 40% do comprimento intermediário do palato mole*	Fibras espalham-se no palato mole, onde se misturam com os do lado oposto	Atua como uma faixa quando contraído para puxar o véu em uma direção posterossuperior;[4] maior elevação do véu;[13] posiciona o véu[+]	Plexo faríngeo derivado dos nervos glossofaríngeo e vago e nervo facial;[++] o curso do nervo facial é através do nervo petroso maior[§]
Músculo uvular	Aponeurose palatina em uma área circunscrita posterior ao palato duro[ǁ]	Insere-se na úvula	Adiciona volume à superfície dorsal do palato mole	Plexo faríngeo; plexo faríngeo derivado dos nervos glossofaríngeo e vago e nervo facial[++]
Palatoglosso	Tem uma inserção em forma de leque na superfície anterior do palato mole[¶]	Cursa através do tecido conjuntivo frouxo dentro do pilar amigdaliano anterior e tem uma terminação afilada ao lado da língua[¶]	Eleva a língua para cima e para trás a fim de contrair os pilares e, provavelmente, abaixar o véu;[**] posiciona o véu[+]	Plexo faríngeo composto por ramos dos nervos cranianos glossofaríngeo e vago e do tronco simpático
Palatofaríngeo	Surge do palato mole	Insere-se com o estilofaríngeo na borda posterior da cartilagem tireóidea	Aduz os pilares posteriores, constringe o istmo faríngeo, estreita o orifício velofaríngeo, levanta a laringe e abaixa a faringe;[+++] posiciona o véu[+]	Plexo faríngeo
Constritor superior	Surge do terço inferior da margem posterior da placa pterigoide interna e seu processo hamular	Insere-se na rafe mediana	Movimento medial da parte lateral das paredes faríngeas;[4] altos níveis de atividade estão relacionados com risadas;[13] pode atuar para delimitar o véu posteriormente;[13] puxa a parede posterior e o ângulo posterolateral	Plexo faríngeo derivado dos nervos glossofaríngeo e vago e o nervo facial[++]

*Dados de Boorman JG, Sommerlad BC: Levator palati and palatal dimples: their anatomy, relationship and clinical significance. *Br J Plast Surg* 1985;38:326.
[+]Dados de Finkelstein Y, Shapiro-Feinberg M, Talmi YP, et al: Axial configuration of the velopharyngeal valve and its valving mechanism. *Cleft Palate Craniofac J* 1995;32:299.
[++]Dados de Nishio J, Matsuya T, Machida J, Miyazaki T: The motor nerve supply of the velopharyngeal muscles. *Cleft Palate J* 1976;13:20.
[§]Dados de Ibuki K, Matsuya T, Nishio J, et al: The course of facial nerve innervation for the levator veli palatini muscle. *Cleft Palate Craniofac J* 1978;15:209.
[ǁ]Dados de Azzam NA, Kuehn DP: The morphology of musculus uvulae. *Cleft Palate J* 1977;14:78.
[¶]Dados de Kuehn DP, Azzam NA: Anatomical characteristics of palatoglossus and the anterior faucial pillar. *Cleft Palate Craniofac J* 1978;15:349.
**Dados de McWilliams BJ, Morris HL, Shelton RL: *Cleft palate speech*, Philadelphia, 1990, Mosby.
[+++]Dados de Meek MF, Coert JH, Hofer SO, et al: Short-term and long-term results of speech improvement after surgery for velopharyngeal insufficiency with pharyngeal flaps in patients younger and older than 6 years old: 10-year experience. *Ann Plast Surg* 2003;50:13.

A *prega de Passavant* é uma característica da parede posterior observada em algumas pessoas durante a fala ou deglutição. Essa característica é associada ao movimento da parede lateral e pensa-se ser composta de fibras mais superiores dos músculos constritor superior e palatofaríngeo.[6] A prega de Passavant pode auxiliar no fechamento velofaríngeo em até um terço dos pacientes na qual é observada.[7,8] Também contribui para a atividade muscular que não auxilia no fechamento, quando esta ocorre abaixo do nível do orifício velofaríngeo.

ABORDAGEM PARA DIAGNÓSTICO E TRATAMENTO DA DISFUNÇÃO VELOFARÍNGEA

A compreensão das causas de DVF é essencial para avaliação acurada e diagnóstico. A avaliação inclui um estudo preciso do grau e natureza da função velofaríngea, além do seu impacto da produção da fala. Opções de tratamento incluem fonoterapia, intervenção cirúrgica e/ou reabilitação protética.

CAUSAS DE DISFUNÇÃO VELOFARÍNGEA

Disfunção velofaríngea engloba todas as desordens de causas variadas envolvendo o mecanismo de esfíncter velofaríngeo. Perceptivelmente, a DVF é considerada uma disfonia porque afeta a qualidade do som ou ressonância da voz. De fato, 16% de 427 crianças avaliadas por problemas na voz apresentavam disfunção velofaríngea mais do que disfunção laríngea.[9] Infelizmente, a terminologia da DVF é inconsistente na literatura médica. Neste capítulo, utilizamos definições resumidas por D'Antonio e Crockett.[10]

Inadequação velofaríngea e DVF são termos gerais divididos em três categorias etiológicas: insuficiência, incompetência e aprendizagem errônea. *Insuficiência* velofaríngea engloba defeitos estruturais, ou seja, alterações anatômicas do esfíncter velofaríngeo, que resultam na insuficiência do tecido em realizar seu fechamento (como a fenda palatina). *Incompetência* descreve prejuízo do controle motor secundário à disfunção neurológica, como paresia ou paralisia. Incompetência velofaríngea pode resultar de cirurgia de base de crânio, tumores envolvendo o forame jugular e nervo vago ou dano ao sistema nervoso central (SNC) por acidente vascular encefálico (AVE). *Aprendizagem errônea* resulta de fatores que são independentes de defeitos estruturais ou patologia neuromotora.

Fenda palatina é a condição anatômica congênita mais comum encontrada para a alteração da função velofaríngea. DVF também pode resultar de fenda palatina submucosa, que é identificada por uma úvula bífida, zona pelúcida do palato mole e entalhe palável no palato duro posterior. Palato curto congênito, desproporção palato-faríngea, fenda palatina submucosa oculta (ausência de músculo uvular) e músculos elevadores longitudinalmente orientados também podem causar insuficiência velofaríngea. Amígdalas hipertróficas podem ocasionalmente interferir no fechamento do orifício velofaríngeo. Causas de incompetência velofaríngea incluem distrofias musculares, miastenia grave, lesão cerebral traumática, síndrome de Down e síndrome velocardiofacial (deleção 22q11). Com o aumento da complexidade do problema, muitas dessas doenças podem manifestar incompetência ou insuficiência, ou ambos.

Inadequação velofaríngea foi relatada ocorrer após 1 em 1.500 adenoidectomias.[11,12] Uma adenoide aumentada pode compensar um palato curto ou pouco móvel, e adenoidectomia pode criar ou desmascarar uma DVF nessas condições. Desse modo, é importante identificar a presença de desordens que aumentam o risco de DVF pós-operatória antes de se considerar adenoidectomia.

AVALIAÇÃO

ANÁLISE PERCEPTUAL DA FALA

A maioria dos otorrinolaringologistas encontrará crianças com DVF na sua prática. Ao coletar a história de uma criança que foi encaminhada por problemas na voz ou na fala, o clínico deve ouvir atentamente os pais ou o cuidador que estão mais familiarizados com a fala da criança. A criança pode, muitas vezes, ser tímida e não gostar de falar voluntariamente. Usando jogos ou fazendo perguntas diretamente, pode-se estimular a criança a começar a falar espontaneamente. Essa avaliação perceptual permitirá ao clínico observar o nível de linguagem, articulação, ressonância nasal e presença ou ausência de emissão aérea nasal enquanto a criança está falando. Caretas ou mímicas faciais durante a fala não nasal consistem em uma ação compensatória utilizada por pacientes para diminuir a emissão aérea nasal pelo estreitamento das narinas externas, podendo ser indicativo de DVF.[13] Maior atenção à DVF deve ser considerada mesmo em crianças que foram encaminhadas por outras queixas.

A avaliação inicial da DVF pode ser fácil e rapidamente executada no consultório com um paciente razoavelmente cooperativo. Os testes de oclusão nasal e embaçamento do espelho podem ser realizados enquanto a criança produz vários fonemas ou repete frases selecionadas para provocar os sintomas. As consoantes nasalizadas /m/, /n/ e /ng/ serão alteradas quando o fluxo aéreo nasal estiver diminuído. Sinais de ressonância hiponasal incluem alterações do /m/ soando como /b/, /n/ soando como /d/ e /ng/ como um difícil /g/ dentro do contexto da fala. Se a via aérea nasal estiver obstruída, sussurrar o fonema /m/ não mudará se o nariz estiver fechado ou não e o examinador não sentirá as vibrações nasais. Normalmente, um espelho abaixo do nariz deve embaçar com a vocalização das consoantes nasais (Fig. 95-1). Se a ressonância for a mesma com ou sem oclusão do nariz durante a produção de consoantes nasais, então obstrução nasal ou nasofaríngea está presente. Ressonância hiponasal resulta na mesma qualidade de fala que uma congestão de um resfriado comum. Adenoide aumentada ou cornetos nasais congestos são outras causas de ressonância hiponasal. A repetição de palavras ou sentenças que são carregadas com consoantes nasais auxiliará na documentação dessa anormalidade (Tabela 95-2). A velofaringe continua sendo ativa durante a produção de palavras e frases com sons de consoantes nasais, mas se mantém entre o estado relaxado e fechado.

Hipernasalidade ou aumento da ressonância nasal será observado com produção de fonemas não nasais. O repertório fonológico precoce normalmente inclui os fonemas plosivo bilabial /p, b/ e língua-alveolar /t, d/. Utilizar palavras e sentenças carregadas com sons orais permite ao ouvinte avaliar a ressonância da fala (normal ou hipernasal). Fechar o nariz enquanto a criança repete os sons /p, b, t, d, s/ ou /sh/ durante repetições silábicas ou dentro de palavras e sentenças resultará em alterações notáveis na ressonância se houver hipernasalidade. A utilização de um espelho abaixo do nariz durante a sustentação dos sons /s/ e /sh/, bem como durante os testes de fala oral somente, ajudará na detecção

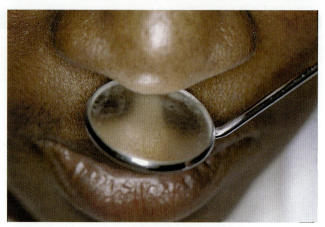

FIGURA 95-1. Técnica do espelho; observe o embaçamento com o escape aéreo nasal.

TABELA 95-2. Exemplos de Tarefas para Avaliar

Consoantes Nasais	
Ma ma	Mamãe
Na na	Navio
Mamãe fez limonada	Amanhã
Consoantes não Nasais	
Pa ta ca	Papai pegou a pipa
Pipa	Tomei chá na chuva "sh" sustentado
Papai	Kiki gosta de chá
Sino	Fui tomar coca-cola na discoteca
Faca	O sapo saiu cedo "s" sustentado

de escape de ar nasal (Fig. 95-1). Embaçamento do espelho normalmente só é observado na produção de fonemas nasais e vogais nasalizadas. Aumentar a complexidade das tarefas (p. ex., sons para palavras para frases para sentenças) pode revelar deterioração da competência velofaríngea. O grau de abertura é determinado pelo ambiente fonético. Algumas crianças têm mais dificuldade se fonemas nasais e não nasais estiverem misturados, como contar de 60 a 70 e alternando repetições de sílabas de /m/ e /p/. A repetição de tarefas durante um período de minutos pode desmascarar fadiga velofaríngea, como observado na miastenia grave. O comprimento ou elevação velar é mais pronunciado durante as vogais "altas" /i/ e /u/[14] e o sibilante /s/,[15] e mesmo pacientes com boa função velofaríngea podem ter dificuldades na produção destes sons.

O profissional também pode encontrar DVF "fonema-específica" ou aprendizado errôneo. Nessa entidade, um ou mais fonemas são produzidos anormalmente com emissão aérea nasal, enquanto o restante da fala é normal.[16] DVF fonema ou som específica ocorre mais comumente com a produção dos fonemas /s/, /sh/, /z/ e raramente /f/. Uma substituição fricativa nasal é característica. Como esses são sons predominantes na língua portuguesa, o paciente muitas vezes acredita que é globalmente hipernasal. É importante avaliar a presença de escape de ar na produção de outros sons não nasais, a fim de identificar se a velofaringe é funcional. A terapia articular apropriada é normalmente suficiente para correção de DVF fonema-específica, e a cirurgia é raramente necessária.

O diagnóstico de hipernasalidade pode ser confundido com disfonia concomitante ou hiponasalidade. Rouquidão pode distorcer a produção da fala suficientemente para negligenciar DVF leve. Mais de 40% das crianças com DVF também apresentam disfonia.[17] A utilização do teste do espelho ajuda a separar DVF de doenças laríngeas.

Crianças com DVF também podem apresentar obstrução da via aérea nasal ou nasofaríngea que afeta as consoantes nasais. Pacientes com ressonância hiponasal e hipernasal misturadas manifestam hiponasalidade e escape aéreo nasal na produção de fonemas não nasais.

A presença de insuficiência velofaríngea tem impacto significativo na qualidade de vida da criança e da família, particularmente nos aspectos emocional e comunicativo. Os pais parecem ser pesquisadores na determinação do impacto da fala alterada na qualidade de vida da criança.[18]

Quando se suspeita de DVF no exame clínico, estão indicados mais testes. Inúmeras técnicas são utilizadas para avaliação. Medidas indiretas para avaliação de DVF incluem medidas de nasometria e aerodinâmica. Estudos de imagem do mecanismo velofaríngeo incluem cefalometria lateral, videofluoroscopia da fala e nasofaringoscopia da fala. A avaliação de articulação específica relacionada com ressonância é um importante componente na avaliação desses pacientes.

NASOMETRIA

A nasometria (Fig. 95-2) é uma avaliação objetiva padronizada que mede a relação da intensidade do som entre o nariz e a boca. É tipicamente realizada com vocalização de frases e passagens-padrão. Valores padronizados existem para tarefas específicas. O cálculo do número de desvios-padrão de valores normais para cada conjunto de fonemas proporciona uma medida de gravidade do padrão de nasalância. A nasometria é útil na avaliação inicial para documentar o grau de disfunção e estimar o progresso durante a terapia da fala ou seguimento de outra intervenção.[19] Uma discrepância pode existir entre pontuações nasais e o grau de percepção da hipernasalidade.[20]

AVALIAÇÃO AERODINÂMICA

A função velofaríngea durante a fala pode também ser avaliada pela mensuração da pressão e do fluxo aérea.[21-23] O nariz é coberto

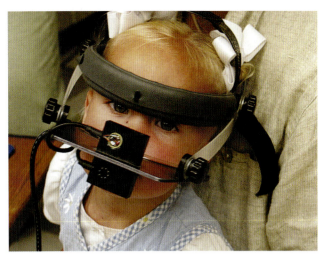

FIGURA 95-2. Aparelho nasométrico utilizando Kay Elemetrics® (Pentax Medical, Montvale, NJ) posicionado.

com uma pequena máscara para permitir mensuração acurada do fluxo aéreo nasal. Uma sonda é locada na boca para mensurar a pressão oral. Na criança com função velofaríngea normal, nenhum fluxo aéreo nasal será detectado durante a produção de fonemas não nasais e a pressão oral e o fluxo aéreo oral serão suficientes para produzir ressonância e articulação da fala normal. Uma vantagem da técnica de pressão e fluxo é a capacidade de determinar o momento do escape de ar.[15] A técnica de pressão e fluxo também é utilizada para calcular a área transversa da via aérea nasofaríngea das medidas de pressão e fluxo.

ESTUDOS POR IMAGEM

Um estudo por imagem do mecanismo velofaríngeo pode ser indicado quando a fonoterapia não está progredindo, se a avaliação da fala revelar hipernasalidade significativa, se uma dúvida diagnóstica estiver presente e/ou cirurgia for considerada. Estudos de radiografia cefalométrica lateral não são mais comumente utilizados, porque são limitados pela vista do plano sagital e não fornecem informações do movimento dinâmico do mecanismo velofaríngeo. Métodos atuais de imagem da função velofaríngea incluem videofluoroscopia da fala e endoscopia nasal da fala. Nos dias atuais, a endoscopia substituiu amplamente a videofluoroscopia na maioria das clínicas. A maior parte das crianças acima de 3 anos de idade será capaz de cooperar com a avaliação. A fim de obter informação adequada da fala, a criança deve ser capaz de produzir fonemas adequadamente articulados. A acurácia da articulação tem efeito direto no fechamento.[24] Fechamento velofaríngeo na deglutição não fornece informações em relação à fala.[6] Então, a avaliação pode ser ser adiada em crianças com atraso significativo do desenvolvimento ou desordens articulares graves até realizarem fonoterapia.

VIDEOFLUOROSCOPIA DA FALA

A avaliação videofluoroscópica é uma ferramenta-padrão na avaliação do mecanismo da fala.[25] Geralmente, um fonoaudiólogo realiza esse exame com um radiologista no departamento de imagem do hospital, como é feito para estudos modificados de deglutição do bário. Uma pequena quantidade de bário é introduzida através do nariz para revestir a velofaringe e melhorar a visualização. Enquanto sob fluoroscopia, a criança repete ou lê um conjunto de tarefas fonema-específicas da fala. Como o esfíncter velofaríngeo funciona em vários planos de movimento, análise acurada necessita de pelo menos dois e preferencialmente três cortes. O corte lateral demonstra o comprimento, espessura e movimento palatal anteroposterior e superior, como também os movimentos da parede faríngea posterior (prega de Passavant). O corte anteroposterior avalia o movimento da parede lateral. O corte facial (p. ex., corte axial ou submentovértice) está centrado ao longo do plano do orifício velofaríngeo e demonstra movimento das paredes laterais, do véu e da parede posterior.

As limitações da videofluoroscopia incluem a necessidade de cooperação do paciente e exposição à radiação, que pode limitar o comprimento da amostra da fala que pode ser obtida. A equipe examinadora deve incluir um radiologista e um fonoaudiólogo com experiência na análise dessas imagens. A videofluoroscopia é útil para definir padrões de fechamento e avaliação do nível da prega de Passavant e sua participação no fechamento. Mesmo assim, essa avaliação pode ainda deixar passar pequenas fístulas e padrões de fechamento intermitente. Além disso, é difícil avaliar alterações pós-operatórias. Por esses motivos, a maioria das equipes utiliza a endoscopia como ferramenta de avaliação-padrão.[26,27]

ENDOSCOPIA DA FALA

A endoscopia da fala é cada vez mais considerada a ferramenta de avaliação padrão,[26-28] e muitos otorrinolaringologistas e alguns fonoaudiólogos são experientes no seu uso. Idealmente, o teste é realizado na presença de fisioterapeuta e fonoaudiólogo. Alternativamente, o exame pode ser gravado para revisão posterior. Após anestesia tópica do nariz, um nasofaringoscópio flexível é introduzido na velofaringe.

A câmera deve ser posicionada mais alta na nasofaringe para reduzir as distorções paralaxe e olho de peixe. Isso é mais bem realizado passando-se o endoscópio flexível na região do meato médio mais do que no assoalho da fossa nasal. Como na videofluoroscopia da fala, o paciente repete uma série de palavras, frases e sentenças enquanto imagens endoscópicas estão sendo gravadas. É importante utilizar microfone e gravar a voz, bem como o vídeo das imagens. A endoscopia permite avaliação da anatomia estática como o septo nasal, orifício da tuba auditiva e adenoide. A estrutura do músculo uvular deve ser avaliada para eliminar fenda submucosa oculta (Fig. 95-3).

O examinador observa o movimento velar e da parede lateral e procura por contribuições da prega de Passavant durante as tarefas da fala. Fechamento incompleto pode ser documentado observando-se o orifício não fechado ou borbulha de muco na velofaringe. A contribuição da adenoide para o fechamento, as irregularidades da adenoide ou parede posterior e a interferência das amígdalas também podem ser observadas. A videofluoroscopia da fala não impõe restrições na duração da amostra da fala, além da capacidade da criança em cooperar. Tanto a estrutura quanto a função são especificamente avaliadas.

A Figura 95-4 retrata os quatro padrões de fechamento velofaríngeo primário que podem ser observados na endoscopia ou videofluoroscopia da fala.[29] Esses padrões diferem em termos de orientação da lacuna residual resultante do fechamento incompleto da velofaringe.

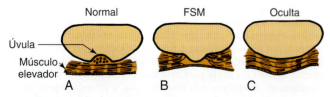

FIGURA 95-3. Orientação muscular do músculo uvular e dos músculos elevadores em uma velofaringe normal (*A*), fenda submucosa (*B*) e fenda submucosa oculta (*C*). *FSM*, Fenda submucosa. Observe a ausência do músculo uvular ocorrendo na fenda submucosa oculta.

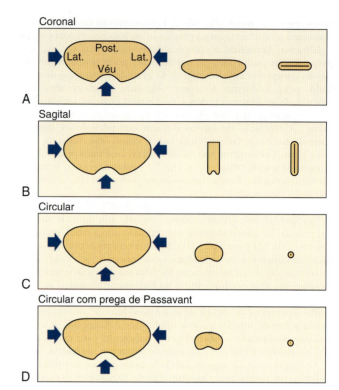

FIGURA 95-4. Padrões de fechamento da velofaringe, nomeados pelo formato do espaço residual no fechamento. **A,** Coronal. **B,** Sagital. **C,** Circular. **D,** Circular com prega de Passavant. Lat., Lateral; Post., posterior.

O padrão de fechamento *coronal* é observado em 55% da população e resulta em uma lacuna orientada coronalmente. O palato (véu) move-se posteriormente com mínima contribuição das paredes laterais e posterior. O padrão de fechamento *sagital* (observado em 10% a 15% da população) deixa uma lacuna orientada no plano sagital, porque a maior contribuição para o fechamento é das paredes laterais. O padrão de fechamento *circular* envolve significativo movimento do véu e das paredes laterais, deixando uma lacuna circular central (observada em 10% a 20% da população). O padrão *circular com prega de Passavant* resulta do movimento do véu e das paredes laterais com presença adicional da prega de Passavant (observada em 15% a 20% da população). É importante reconhecer que a prega de Passavant pode estar presente sem contribuir para o fechamento.

A identificação do padrão de fechamento pode auxiliar na prescrição de intervenção cirúrgica ou protética; saber a localização da "lacuna" permite ao clínico decidir como melhor obstruí-la.[30-32]

RESSONÂNCIA MAGNÉTICA

Recentemente, a ressonância magnética da velofaringe tem sido investigada como uma ferramenta de avaliação para DVF.[33,34] Este método de imagem não invasivo evita radiação ionizante e pode ser útil em crianças não cooperativas. Imagens de ressonância magnética permitem delineamento dos planos de tecido mole em múltiplos cortes. Infelizmente, o custo e inabilidade de correlacionar a função velofaríngea dinâmica com o sinal auditivo (amostra da fala) tem aplicações limitadas nessa modalidade de estudo.

TRATAMENTO

O tratamento da DVF geralmente envolve fonoterapia, utilização de próteses e/ou tratamento cirúrgico do defeito da velofaringe.

Recomendações para cada criança geralmente são feitas por uma equipe que inclui cirurgião, fonoaudiólogo e dentista ou ortodontista, se necessário.

FONOTERAPIA

A fonoterapia está indicada em crianças com DVF leve que melhoraram com apropriada estimulação; DVF que é fonema-específica, intermitente ou ocorrendo apenas com fadiga; e DVF acompanhada por articulação inapropriada ou disfunção motora oral. Além disso, a fonoterapia pode ser necessária para corrigir erros da articulação compensatórios que persistem após correção cirúrgica da DVF. Em muitas instâncias, a criança responderá à terapia "apropriada" em uma breve avaliação. Caso a melhora da articulação e até mesmo da função velofaríngea se manifeste com aplicação de técnicas relevantes para seus problemas, fonoterapia agressiva a longo prazo pode ser mais bem justificada. A fonoterapia é focada principalmente na articulação, e a ressonância é efetiva principalmente para crianças com "quase, mas nem sempre" capacidade de realizar fechamento velofaríngeo.

Embora não seja desapropriado considerar um ensaio com tempo limitado, existem algumas crianças nas quais o tratamento definitivo não deve ser adiado pela fonoterapia, que não tem chance de resolver o problema. Em particular, a fonoterapia não terá sucesso em solucionar a DVF devido a defeitos estruturais. Estes incluem crianças com DVF e regurgitação nasal secundária a uma óbvia anormalidade do palato, como fenda parcial de palato mole ou fenda submucosa. De maneira semelhante, crianças com articulação intacta e apropriada podem ser candidatas à cirurgia imediata caso nenhum fechamento velofaríngeo se manifeste na endoscopia nasal com articulação apropriada dos fonemas. Para pacientes que são candidatos à fonoterapia, o momento de início e o tipo de fonoterapia recomendado dependerão de fatores como idade, etiologia, gravidade da DVF, cognição, audição, inventário fonético, vocabulário expresso e capacidade da criança e da família em participar da terapia programada. Então, avaliação cuidadosa por um fonoaudiólogo experiente em DVF e um otorrinolaringologista deve ser realizada a fim de propor recomendações apropriadas.

Articulações compensatórias ou mal adaptativas são comuns em crianças com DVF[35,36] e podem incluir padrões de apoio, fricativa faríngea, paradas glóticas e sibilantes debilitadas. Mesmo após resultados cirúrgicos excelentes com resolução da DVF, articulação debilitada pode persistir e afetar adversamente a inteligibilidade, necessitando de fonoterapia.[37] Na verdade, erros de articulação podem ter maior impacto na inteligibilidade da fala do que a ressonância hipernasal em si. Articulações mal adaptativas podem tornar-se hábitos e difícil de reverter, particularmente em crianças mais velhas. Após reparo de déficit estrutural como uma fenda palatina, intervenção precoce é recomendada se a criança for incapaz de produzir consoantes oclusivas orais 6 a 8 semanas após a cirurgia.[38] Emissões fonema-específicas aéreas nasais audíveis podem necessitar de tratamento com fonoterapia, mesmo em crianças sem DVF. Avaliação completa é necessária para distinguir hipernasalidade fonema-específica de DVF global.

Terapia de Articulação

Dados de eficácia em relação a técnicas específicas de fonoterapia direcionadas para danos à articulação e ressonância em crianças com DVF são amplamente escassos. Os objetivos primários da terapia de articulação são corrigir o local e a maneira da articulação e adicionar fonemas ao repertório de fala da criança. Os objetivos são selecionados com base na idade apropriada e para maximizar o impacto na inteligibilidade, função e estimulação. Avaliação cuidadosa da dentição para assegurar que os erros de articulação não são resultado direto de um problema estrutural também é necessária antes do início da terapia. A abordagem da terapia da articulação é semelhante, independentemente da presença ou ausência de DVF. No entanto, profissionais da saúde podem ter menos experiência no tratamento de substituições glotais e nasais, que não são típicas desordens da articulação.

Um exemplo geralmente reconhecido de abordagem utilizada para eliminar paradas glóticas envolve repetir uma produção de paradas vogais, primeiro com um sussuro e depois gradualmente aumentando o componente vocal.[39] Emissões nasais aéreas audíveis fonema-específicas são também consideradas erros de articulação. Emissão aérea nasal geralmente ocorre durante a produção de fricativas, africadas e sibilantes. Os profissionais frequentemente fazem os pacientes formarem esses sons aumentando o fluxo aéreo durante produções de /t/ ou uso de outras paradas sem voz com o mesmo local de articulação enquanto o som almejado estabiliza a correta produção. A produção oral com narinas ocluídas de fonemas (\p\ t\ k\), sílabas, palavras e sentenças também pode ser efetiva. Treinamento e retorno auditivo, tátil e visual com relação ao posicionamento e modo de articulação, bem como os componentes vocais também demonstraram melhora na articulação de crianças com DVF.[40] Embora algumas das técnicas de biorretroalimentação relatadas na literatura não sejam clinicamente relevantes, elas fornecem análise racional para o uso de retroalimentação auditiva, visual e tátil durante produções de fonemas corretas e incorretas. Em nota, erros compensatórios de articulação que são resultado de DVF somente não frequentemente ocorrem com fraqueza motora oral. Portanto, exercícios motores orais, como de assoprar e sugar, não são apropriados a menos que haja evidência de fraqueza motora oral além da DVF.

Terapia de Ressonância

Não está claro se é possível aumentar a força ou o controle dos músculos necessários para o fechamento velofaríngeo por meios de intervenção comportamental. A fonoterapia geralmente é considerada apropriada apenas quando a DVF é leve ou inconsistentemente presente ou se a criança afetada aparente ficar fatigada durante o dia. Investigações prévias de exercícios para aumentar a força muscular necessária ao fechamento velofaríngeo geraram maus resultados. Exercícios de sugar, gaguejar, deglutir e assoprar e estimulação elétrica não demonstraram impacto direto ou melhoraram o fechamento velofaríngeo durante as tarefas de fala.[41-43] Tentativas de utilizar fonoterapia para obter melhora ou fechamento velofaríngeo mais consistente em crianças com hipernasalidade leve ou fechamento intermitente depende fortemente do retorno auditivo. Presume-se que a capacidade de ouvir a diferença entre produções nasais e não nasais é um importante aspecto do treinamento de produções. Microfones, acelerômetros e tubos para auxiliar na percepção do fluxo de ar através do nariz muitas vezes são utilizados. Terapias de ressonância e oclusão nasal com imitação subsequente da ressonância sem as narinas ocluídas também são comumente utilizadas para ajudar na consciência auditiva e melhora da ressonância. Muitos centros de fenda palatina e craniofaciais emprega o retorno visual utilizando o nasômetro que mensura a energia acústica nasal e oral. Algumas evidências sugerem sua inutilidade em reduzir a nasalidade com retorno visual,[15] porém relatos a longo prazo não têm sido documentados em mesmo grau.

Outras formas de biorretroalimentação, incluindo See-Scape,® estetoscópio nasal e endoscópico,[44,45] foram utilizadas com algum grau de sucesso. Técnicas de terapia podem incluir consciência motora-oral, pressão positiva contínua em vias aéreas (CPAP) e métodos de biorretroalimentação. CPAP nasal é utilizada durante tarefas de fala e exercícios de resistência realizados para fortalecer os músculos velofaríngeo, os quais podem ser feitos em casa. Crianças com um fechamento inconsistente ou aquelas em que a avaliação demonstra DVF mínima podem se beneficiar de CPAP nasal. Embora os resultados publicados sejam variáveis, ela pode ser útil em algumas crianças que não melhoram significativamente com terapias tradicionais.[46]

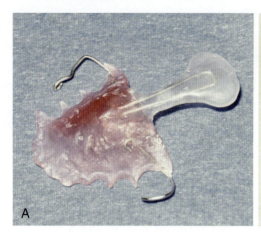 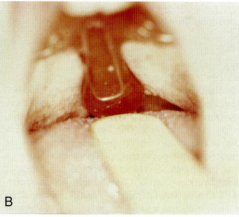

FIGURA 95-5. Um elevador palatino é demonstrado fora da boca (**A**) e em posição (**B**).

Estratégias Compensatórias

Crianças que realizaram reparo cirúrgico de DVF, mas continuam demonstrando hipernasalidade, muitas vezes são encaminhadas à fonoterapia para determinar se alterações na produção da fala podem melhorá-la dentro dos limites socialmente aceitáveis. Estratégias incluem maior suporte ventilatório ou sonoridade para aumentar o comprimento da sentença, maior abertura da mandíbula e modificação do *pitch* vocal ou da soprosidade da qualidade da voz. Classificações auditivas dessas mudanças alcançaram resultados variáveis, e muitos não foram realizados de forma sistemática.[47] Portanto, essas técnicas terapêuticas geralmente são recomendadas em um ensaio experimental.

TRATAMENTO PROTÉTICO

O tratamento protético foi utilizado por muitos anos e mostrou-se efetivo.[48] Uma prótese customizada elevadora de palato é criada para empurrar o palato para cima e para trás, buscando tocar a parede posterior da faringe (Fig. 95-5). Essa manobra permitirá a resolução da DVF se o palato tiver comprimento adequado. Alternativamente, um pedaço de acrílico redondo (prótese bulbar de fala) pode ser utilizado como obturador sendo colocado na velofaringe. Com o movimento, as paredes da velofaringe alcançarão o fechamento quando entram em contato com o obturador (Fig. 95-6). Movimentos velar e da parede lateral melhorados mostraram permitir o "desmame" do obturador (terapia de redução do bulbo).[49] Contudo, outros estudos com a prótese elevadora não confirmam essa possibilidade.[50]

Como as próteses podem ser removidas à noite, elas são úteis em pacientes com distúrbios das vias aéreas que têm risco de apneia obstrutiva do sono com procedimentos cirúrgicos padrão. A intervenção protética oferece uma solução temporária em casos de AVE ou traumatismo do SNC,[51] quando há a possibilidade de recuperação.

O tratamento protético necessita de um ortodontista experiente para fabricação, adequação e manutenção do aparelho. Os grampos da prótese circulam e abraçam os dentes maxilares, sendo requerida dentição maxilar adequada. Dois dentes permanentes são necessários, e a prótese não pode ser utilizada durante o tratamento ortodôntico ativo. Pode não ser possível manter a prótese no local em crianças que estão em fase de troca da dentição decídua pela permanente. Semelhantemente, em crianças realizando expansão rápida da maxila em preparação para enxerto ósseo, a retenção da prótese é quase impossível. A criança deve ser cooperativa com o tratamento dentário. Finalmente, a prótese necessita de manutenção durante o uso, incluindo remoção, limpeza e reparo. Globalmente, a inconveniência e as desvantagens das próteses limitam seu uso difundido em crianças mais novas; adolescentes e adultos podem ser os candidatos mais favoráveis para essa abordagem. Não obstante, ela pode ser bem tolerada em crianças com dentição permanente para conexão da prótese.

INTERVENÇÃO CIRÚRGICA

Em geral, opções cirúrgicas são preferíveis para tratamento a longo prazo em crianças. Pacientes com causas estruturais de DVF ou aquelas com DVF persistente após fonoterapia devem ser consideradas para intervenção cirúrgica. Opções incluem veloplastia intravelar, dupla zetaplastia oposta de Furlow, faringoplastia esfincteriana, retalho faríngeo baseado superiormente, aumento da parede posterior faríngea e procedimentos de prolongação do palato como V-a-Y. Veloplastia intravelar e zetaplastia oposta de Furlow tentam melhorar a função reorientando a faixa elevadora. A faringoplastia (esfincteriana) estreita a velofaringe e recruta tecido da parede lateral para obturar as paredes posterior e laterais. O retalho faríngeo utiliza tecidos da parede posterior para obturar a porção média da velofaringe. O aumento da parede faríngea posterior fornece volume à região da prega de Passavant para ajudar no fechamento velofaríngeo.

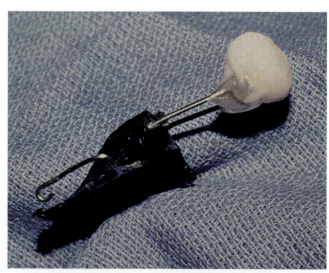

FIGURA 95-6. Um bulbo palatino obturador.

Reposicionamento do Elevador e Veloplastia Intravelar

Um elevador deficiente ou não funcional pode ser observado após palatoplastia primária ou em pacientes com fenda palatina submucosa. O músculo elevador do véu palatino pode ser orientado longitudinalmente de tal forma que se insere na borda posterior do palato duro em vez de se misturar com fibras musculares do lado oposto dentro do palato mole. A veloplastia intravelar pode ser realizada no momento do reparo primário do palato ou como uma cirurgia secundária. Isso implica a restauração dos músculos elevadores para uma orientação transversal, dissecando-os das suas inserções posteriores do palato duro e das mucosas oral e nasal. Embora o conceito de melhorar o movimento velar atingindo uma orientação mais anatômica dos músculos seja sólida, os resultados não são sempre satisfatórios.[52] No entanto, a veloplastia intravelar é utilizada com sucesso no "re-reparo" do palato se a DVF persistir após palatoplastia primária que não inclui reposicionamento do elevador.[53]

Após indução de anestesia geral e da fixação do tubo endotraqueal, um abridor de boca é locado para segurar o tubo endotraqueal contra a língua enquanto o retira do caminho. O feixe palatino neurovascular maior é bloqueado com pequena quantidade de anestésico local com epinefrina. O palato ficará esbranquiçado, demonstrando um bom bloqueio local. O palato mole é, então, adicionalmente infiltrado para melhor hemostasia.

Os retalhos do palato duro são elevados até o feixe neurovascular, com cuidado para evitar lesionar o suprimento vascular. A incisão lateral permite dissecção em torno do hâmulo, que auxilia na liberação da mucosa oral o bastante para permitir o fechamento.

Como o músculo é dissecado da borda posterior do palato duro, deve-se tomar cuidado para evitar lesionar a mucosa nasal mais fina. O músculo é, então, liberado das mucosas oral e nasal. A dissecção é mais bem realizada até o hâmulo, seguindo o elevador em direção à base do crânio. Existem debates em relação à vantagem de fraturar o hâmulo para aumentar a mobilidade do feixe muscular.

O palato é, então, fechado em três camadas. A mucosa nasal é fechada com sutura simples e em U de anterior para posterior, utilizando fio absorvível como fio cromado. A reaproximação uvular, embora não seja essencial, é ideal. Como o feixe muscular muitas vezes é atenuado, é mais bem fechado com sutura em U através da linha média e pode ser fixado nessa posição anatômica. A mucosa oral também é fechada.

Palatoplastia Dupla Zetaplastia Oposta

A dupla zetaplastia oposta, originalmente descrita por Furlow (Cap. 8), é cada vez mais popular.[41,54-57] Este método reorienta o elevador enquanto também espessa e alonga o palato. A dupla zetaplastia oposta de Furlow também pode ser utilizada para fechamento primário de fenda palatina, reparo de fenda palatina submucosa ou como um procedimento secundário se o elevador estiver orientado longitudinalmente. A zetaplastia é uma técnica mais bem conhecida por alongar uma cicatriz. A reorientação dos retalhos também adiciona volume ao palato posterior para ajudar no contato da parede faríngea posterior.

A dupla zetaplastia oposta de Furlow é realizada com o paciente sob anestesia geral, utilizando um abridor de boca. Após infiltração para hemostasia, como descrito previamente na discussão sobre a veloplastia intravelar, os quatro retalhos são desenhados. Os dois retalhos miomucosos são sempre baseados posteriormente, e os dois retalhos mucosos são baseados anteriormente. Um cirurgião destro pode ter facilidade em elevar o retalho miomucoso no lado esquerdo do paciente, mas não é necessário.

Se o palato estiver intacto, ele é dividido na linha média. Uma incisão é realizada no hemipalato esquerdo, logo posterior à borda do palato duro, deixando uma pequena margem para facilitar o fechamento. Essa incisão é realizada através da camada muscular até a camada submucosa da mucosa nasal. Deve-se ter cuidado para não lesionar a fina mucosa nasal. A dissecção é, então, realizada posteriormente à margem livre do palato.

A mucosa oral é elevada da camada muscular no hemipalato direito para criar um retalho mucoso fixado anteriormente. A incisão é realizada logo anterior à margem livre do hemipalato direito.

O retalho miomucoso direito é, então, criado mediante incisão do músculo e mucosa nasal da borda posterior do palato duro direito de medial para lateral. Um volume de tecido é deixado no palato duro para facilitar o fechamento.

O retalho de mucosa nasal é criado no hemipalato esquerdo. Uma incisão é realizada abaixo do retalho miomucoso esquerdo próximo à borda posterior do palato mole em direção à tuba auditiva para criar um retalho fixado anteriormente no palato duro.

Esses quatro retalhos são, então, reposicionados para permitir o fechamento. O fechamento procede-se primeiramente com o reparo linear da sutura nasal, seguido pelo fechamento com sutura linear oral. O retalho de mucosa nasal esquerdo é rodado através da linha média para a margem direita do palato duro. Suturas evertidas são presas com o nó em direção ao nariz. O retalho miomucoso direito é, então, rodado para esquerda para se inserir no hemipalato esquerdo. Essa manobra traz a faixa muscular através da linha média. A tensão não é na linha média, mas lateral, reduzindo o risco de formação de fístula. O retalho rodado é posicionado de modo que a incisão da linha média é agora suturada na borda posterior do palato mole. A linha de incisão que estava no palato duro é agora suturada na borda livre do retalho de mucosa nasal.

O retalho de mucosa oral do hemipalato direito é agora rodado para a esquerda, passando a linha média. O retalho de mucosa oral direito é suturado à incisão no palato duro posterior. O retalho miomucoso esquerdo é, então, rodado para a direita através da linha média. A borda, uma vez medial, será suturada à borda posterior do palato mole. Os retalhos musculares sobrepõem-se uns aos outros, o que espessa o palato mole. A incisão lateral será fechada na margem livre do retalho de mucosa oral. A úvula é reaproximada.

Retalho Faríngeo

Durante anos, o retalho faríngeo foi a principal técnica para o tratamento cirúrgico da DVF quando realizado como procedimento secundário em pacientes com fenda palatina. Muitos cirurgiões obtêm sucesso excelente com essa cirurgia.[30,58-62] O retalho faríngeo pode ser fixado inferior ou superiormente, porém este último é mais comumente utilizado.[63] O retalho faríngeo traz tecido da parede posterior para o centro da velofaringe, deixando um orifício lateral em ambos os lados. O tamanho dos orifícios laterais pode ser controlado com cateteres de tamanho apropriado para reduzir problemas das vias aéreas.[61] Devido ao preenchimento da linha média, o retalho faríngeo é ideal para padrão de fechamento velofaríngeo sagital ou circular com bom movimento da parede lateral. Isso pode ser alterado como um procedimento secundário para melhorar os resultados.[64,65] Movimento da parede lateral é necessário para o fechamento, mas algumas evidências sugerem que irá melhorar após o procedimento.[60]

Após indução de anestesia geral e intubação endotraqueal, o abridor de boca Dingman é introduzido. A infiltração palatal é realizada como descrito anteriormente. A infiltração da parede faríngea posterior também é realizada.

O retalho é realizado com base em resultados previamente obtidos por endoscopia ou videofluoroscopia. A largura e o comprimento serão a chave. Deve-se tomar cuidado para evitar a elevação do retalho muito distante na hipofaringe, buscando impedir cicatrização e disfagia pós-operatória.

Incisões laterais são realizadas até o nível da fáscia pré-vertebral. O retalho é indeterminado. A divisão na parte inferior pode ser adiada até o palato estar aberto. É importante reconhecer que o retalho irá contrair uma vez que a incisão inferior é realizada. O comprimento adequado é importante, mas existe pouca vantagem em criar um retalho excepcionalmente longo.

Esse procedimento pode ser feito mediante uma técnica de separação palatal, com a mucosa nasal utilizada para cobrir a superfície cruenta do retalho. Alternativamente, o retalho pode ser introduzido em um palato bivalve. A largura do retalho pode variar em virtude das características da cicatriz.

Se a técnica bivalve ou boca de peixe for escolhida, o palato é retraído para expor a superfície nasal. Uma incisão é realizada logo anterior à margem livre do lado nasal. A mucosa oral é, então, dissecada da camada muscular através desta incisão, criando uma bolsa. A largura da bolsa é baseada na avaliação pré-operatória da largura necessária.

O retalho fixado superiormente é, então, liberado da sua conexão inferior. O retalho é inserido na bolsa, de modo que sua superfície cruenta fica em contato com a superfície cruenta da bolsa. Suturas são feitas na superfície oral do palato através da bolsa. Estas são, então, locadas da superfície cruenta do retalho através da mucosa em torno de 1 cm da ponta. A sutura é realizada posteriormente através da mucosa do retalho e através da bolsa para fora da superfície da mucosa oral. Enquanto essas suturas são realizadas, o retalho é puxado para dentro da bolsa, superfície cruenta com superfície cruenta e mucosa com mucosa. O controle do orifício lateral é útil. A mucosa pode também ser removida da extremidade distal do retalho faríngeo, de modo que a sutura pode ser locada na extremidade distal do retalho. O retalho desnudo é inserido dentro da bolsa. Essa técnica pode produzir resultados inconsistentes quando comparada a outras.[31]

Se o cirurgião preferir, uma abordagem de separação palatal pode ser utilizada. O palato é dividido na linha média. As secções do hemipalato são retraídas lateralmente. Incisões posteriores são realizadas na mucosa nasal na margem posterior do palato duro para elevar um retalho de mucosa nasal fixado lateralmente no palato mole. O retalho faríngeo é suturado na linha média, na junção entre o palato mole e o palato duro e lateralmente na borda mucosa da incisão posterior. O controle do orifício lateral é mantido pela colocação de cateteres. O tamanho do orifício é determinado por quão afastado lateralmente o retalho é suturado na incisão posterior. Os retalhos de mucosa nasal fixados lateralmente são, então, suturados sobre o retalho faríngeo para reduzir a contratura cicatricial e o estreitamento do retalho. A incisão da mucosa nasal é fechada na linha média. As bordas da incisão da camada muscular são reaproximadas. A mucosa oral é, então, fechada.

Uma variação da técnica para inserção de retalho faríngeo envolve a criação de uma incisão transversa através do palato mole. O retalho é passado através da musculatura do palato mole e suturado na mucosa da cavidade oral do palato mole,[66,67] que permite locação segura do retalho alto na nasofaringe.

O defeito da parede posterior pode ser parcialmente fechado para auxiliar na cicatrização pós-operatória, mas também pode ser deixado aberto para cicatrizar por segunda intenção. O fechamento excessivo estreita a faringe, o que pode levar a obstrução das vias aéreas e subsequente apneia obstrutiva do sono. Muitos cirurgiões preocupam-se com o risco real de obstrução das vias aéreas e apneia obstrutiva do sono com o retalho faríngeo. Um estudo recente avaliando complicações das vias aéreas, incluindo apneia obstrutiva do sono em 222 pacientes com retalho faríngeo consecutivo, sugeriu que os retalhos faríngeos podem ser uma opção de tratamento segura e efetiva para pacientes com DVF.[68]

Faringoplastia

A faringoplastia esfincteriana é comumente utilizada para tratamento da DVF[6,69-73] porque padrões de fechamento coronal e circular compreendem uma elevada porcentagem dos casos de DVF. Além disso, observa-se que a faringoplastia esfincteriana tem menor risco de obstrução pós-operatória das vias aéreas. Retalhos miomucosos bilaterais são elevados da parede faríngea lateral para serem inseridos em uma incisão na parede nasofaríngea posterior no nível do maior fechamento, a fim de ocluir as porções posterior e lateral da velofaringe. O movimento do palato para o retalho realiza o fechamento.[72,73] A faringoplastia esfincteriana é idealmente adequada para fechamento coronal, mas também é útil para fechamento circular se o palato tiver movimentação razoável. O termo *esfíncter* refere-se ao movimento ativo do retalho miomucoso, que é ocasionalmente, mas nem sempre, observado.[72,73] A movimentação do palato também parece melhorar após esse procedimento.[73] A largura, o comprimento e o grau de sobreposição dos retalhos miomucosos determinam a "tensão". Alterações nesses três fatores podem compensar para algum grau de limitação do movimento do palato observada no pós-operatório.

A preparação para a faringoplastia esfincteriana é semelhante às descritas previamente para cirurgias de palato. Como nenhuma incisão é realizada no palato, infiltração hemostática é feita apenas nas paredes faríngeas laterais e na nasofaringe posterior.

O palato é retraído com um retrator de úvula ou com cateteres de nelaton. Endoscopia ou videofluoroscopia da fala pré-operatórias permitem estimar a quantidade de fechamento necessária e o nível de movimento palatal máximo. A largura dos retalhos miomucosos laterais pode ser alterada, e a posição da incisão para inserção na nasofaringe decidida, como necessário. Ajustabilidade é uma vantagem desse procedimento. A faringoplastia esfincteriana unilateral pode ser realizada quando necessário.

Uma incisão posterior é feita no nível da excursão palatal máxima, que fornecerá o melhor grau de fechamento durante a fala. A incisão é realizada bilateralmente até a borda posterior do retalho lateral delineado. Não é realizada através da fáscia profunda.

Os retalhos laterais são retalhos miomucosos fixados superiormente que podem incluir o músculo palatofaríngeo (pilar amigdaliano posterior), mas podem ser confeccionados diretamente dos constritores.

Muitas variações estão disponíveis na locação dos retalhos. É necessário rodar os retalhos na velofaringe e suturá-los na incisão horizontal. A borda posterior do retalho esquerdo pode ser suturada à borda superior da incisão horizontal na nasofaringe. O retalho direito é rodado de modo que a borda anterior seja suturada à borda inferior da incisão horizontal. Os dois retalhos são, então, suturados juntos na borda livre restante.

O grau de sobreposição determinará a tensão do esfíncter, o grau de fechamento e o potencial para obstrução das vias aéreas. Se um movimento vigoroso do palato for observado no pré-operatório, um retalho estreito deve ser elevado e menos sobreposição será necessária. Se pouco movimento palatal no pré-operatório for possível, um retalho mais largo é realizado e a sobreposição deve ser máxima.

A faixa palatofaríngea foi recentemente descrita. Nesse procedimento, retalhos miomucosos bilaterais utilizando os músculos palatofaríngeo e constritor superior são passados através da separação palatal e suturados juntos a uma superfície cruenta na face oral do palato mole.[74] Essa técnica era recomendada para pacientes com pouco movimento palatal. Os riscos de obstrução das vias aéreas foram descritos serem limitados, mas estudos de seguimento não foram realizados.

No período pós-operatório, o monitoramento para obstrução das vias aéreas é recomendado após todos esses procedimentos.[59,75-77] A observação mais de perto do paciente em pós-operatório imediato para obstrução aguda faz-se necessária. A obstrução crônica pode manifestar-se com apneia obstrutiva do sono. O uso de CPAP pode ser útil para ganhar tempo enquanto o edema se resolve e a cicatriz matura. Algumas crianças podem "superar" a obstrução quando as dimensões da faringe aumentam com o tempo.

Aumento da Parede Posterior

Na criança que possui um "espaço" na linha média posterior tão pequeno que causa DVF, o aumento da parede faríngea posterior pode ser uma opção razoável. Embora muitos materiais tenham sido utilizados, incluindo ácido hialurônico,[78] gordura,[79,80] teflon,[81] proplast,[82] cartilagem[83] e hidroxiapatita de cálcio,[84] alguns atingiram apenas sucesso limitado a longo prazo. Um estudo recente realizado em animais observou a duração de matriz dérmica acelular micronizada injetável em uma área submucosa. Mesmo após apenas 30 dias, pouca quantidade do material injetado permaneceu.[85] Gray et al. relataram melhora duradoura utilizando um retalho faríngeo posterior "enrugado" para aumento autólogo da parede posterior.[86] Nesse procedimento, um retalho faríngeo fixado superiormente é enrugado ou dobrado em si mesmo e suturado para fazer uma crista na nasofaringe posterior. O sucesso pode ser variável; contudo, a durabilidade do fechamento não foi observada em um estudo semelhante utilizando essa técnica.[87]

O procedimento de aumento autólogo da parede posterior utiliza um retalho faríngeo fixado superiormente. Incisões laterais são realizadas, e o retalho é elevado ao longo do plano da fáscia profunda. O retalho é dobrado em si mesmo. A extremidade distal do retalho é fixada na base do retalho elevado na fáscia profunda para criar um efeito de massa ao longo da parede velofaríngea posterior. Endoscopia ou videofluoroscopia da fala pré-operatórias são úteis para determinar o nível correto de posicionamento do retalho. Como na cirurgia do retalho faríngeo, o defeito na parede posterior pode ser parcialmente fechado ou deixado aberto para cicatrizar por segunda intenção.

Escolha da Intervenção Cirúrgica

Embora fundamentar a escolha da intervenção cirúrgica no espaço observado pela videofluoroscopia e endoscopia da fala pareça uma abordagem razoável, pontos de vista alternativos têm surgido. Em uma série, nenhuma diferença foi observada entre retalhos faríngeos fixados superior ou inferiormente.[88] Um estudo prospectivo multicêntrico randomizou os pacientes que iriam realizar faringoplastia esfincteriana ou uma cirurgia com retalho faríngeo e sugeriu que não há diferença nos resultados.[69] De fato, em centros que utilizam cirurgias com retalhos faríngeos como primeira opção no tratamento de crianças com DVF, excelentes resultados são obtidos ainda que o padrão de fechamento mais comum seja coronal.[58] Um protocolo sugere que a decisão inicial deve ser baseada na orientação dos elevadores. A zetaplastia de Furlow deve ser realizada se houver suspeita de eles não estarem locados horizontalmente. A faringoplastia esfincteriana está indicada (1) se a DVF persistir após o procedimento de Furlow, (2) em crianças sem fendas que presumivelmente apresentam orientação normal dos músculos elevadores ou (3) em crianças nas quais o reparo da fenda inclui reposicionamento do elevador.[89] Em alguns pacientes com um grande espaço velofaríngeo e pouco movimento das paredes laterais, o chamado defeito do buraco negro, uma combinação de palatoplastia de Furlow e faringoplastia esfincteriana, pode ser útil.[90]

Felizmente, a maior parte das séries relatadas demonstra muito bons resultados na maioria esmagadora dos pacientes. Com essa finalidade, cirurgiões devem considerar focar em uma técnica que otimize a competência e continue a desenvolver as habilidades para essa técnica. No entanto, o valor de adquirir especialização deve ser equilibrado com a necessidade de adequar o tratamento ao paciente e evitar a abordagem do "mesmo para todos".[91] É importante informar ao paciente e à família que, embora a cirurgia possa corrigir a DVF, a fonoterapia pode ainda ser necessária para corrigir erros de articulação, especialmente aqueles que são mal adaptativos.

CONCLUSÃO

O diagnóstico, avaliação e conduta da DVF envolvem uma variedade de ferramentas e opções. É útil para o otorrinolaringologista, fonoaudiólogo e outros membros da equipe empregar uma abordagem "transdisciplinar", em que cada um está completamente informado sobre os cuidados prestados por cada disciplina para crianças com esses problemas.[36] Identificar a necessidade da fonoterapia e o momento para inclusão do tratamento cirúrgico, se necessário, exige uma compreensão do mecanismo velofaríngeo e sua relação com o desenvolvimento fonológico e articular, bem como a conscientização sobre as várias opções cirúrgicas e protéticas e suas consequências a curto e a longo prazo para a criança.

Para consultar a lista completa de referências, acesse www.expertconsult.com.

LEITURA SUGERIDA

Barr L, Thibeault SL, Muntz H, et al: Quality of life in children with velopharyngeal insufficiency. *Arch Otolaryngol Head Neck Surg* 133:224, 2007.

Croft CB, Shprintzen RJ, Rakoff SJ: Patterns of velopharyngeal valving in normal and cleft palate subjects: a multi-view videofluoroscopic and nasendoscopic study. *Laryngoscope* 91:265, 1981.

Dalston RM, Warren DW, Dalston ET: Use of nasometry as a diagnosis tool for identifying patients with velopharyngeal impairment. *Cleft Palate Craniofac J* 28:446, 1991.

D'Antonio LL, Eichenberg BJ, Zimmerman GJ, et al: Radiographic and aerodynamic measures of velopharyngeal anatomy and function following Furlow Z-plasty. *Plast Reconstr Surg* 106:539, 2000.

D'Antonio LL, Muntz HR, Province MA, et al: Laryngeal/voice findings in patients with velopharyngeal dysfunction. *Laryngoscope* 98:432, 1988.

Dejonckere PH, van Wijngaarden HA: Retropharyngeal autologous fat transplantation for congenital short palate: a nasometric assessment of functional results. *Ann Otol Rhinol Laryngol* 110:168, 2001.

Furlow LT, Jr, Block AJ, Williams WN: Obstructive sleep apnea following treatment of velopharyngeal incompetence by Teflon injection. *Cleft Palate J* 23:153, 1986.

Furlow LT, Jr, Williams WN, Eisenbach CR, 2nd, et al: A long term study on treating velopharyngeal insufficiency by Teflon injection. *Cleft Palate J* 19:47, 1982.

Gosain AK: Management of the black hole in velopharyngeal incompetence: combined use of a Furlow palatoplasty and sphincter pharyngoplasty. *Plast Reconstr Surg* 119:1538, 2007.

Hallen L, Dahlqvist A: Cross-linked hyaluronan for augmentation of the posterior pharyngeal wall: an experimental study in rats. *Scand J Plast Reconstr Surg Hand Surg* 36:197, 2002.

Hardin-Jones MA, Chapman KL, Scherer NJ: Early intervention in children with cleft palate. *ASHA Leader* 32:8, 2006.

Kummer AW, editor: *Cleft palate and craniofacial anomalies: the effects on speech and resonance*, San Diego, 2001, Singular Publishing.

Levine PA, Goode RL: The lateral port control pharyngeal flap: a versatile approach to velopharyngeal insufficiency. *Otolaryngol Head Neck Surg* 90:310, 1982.

Liao YF, Chuang ML, Chen PK, et al: Incidence and severity of obstructive sleep apnea following pharyngeal flap surgery in patients with cleft palate. *Cleft Palate Craniofac J* 39:312, 2002.

Matsuya T, Miyazaki T, Yamaoka M: Fiberscopic examination of the velopharyngeal closure in normal individuals. *Cleft Palate J* 11:286, 1974.

Pamplona M, Ysunza A, Guerrero M, et al: Surgical correction of velopharyngeal insufficiency with and without compensatory articulation. *Int J Pediatr Otorhinolaryngol* 34:53, 1996.

Peat BG, Albery EH, Jones K, et al: Tailoring velopharyngeal surgery: the influence of etiology and type of operation. *Plast Reconstr Surg* 93:948, 1994.

Perkins JA, Lewis CW, Gruss JS, et al: Furlow palatoplasty for management of velopharyngeal insufficiency: a prospective study of 148 consecutive patients. *Plast Reconstr Surg* 116:72, 2005.

Peterson-Falzone SJ, Graham MS: Phoneme-specific nasal emission in children with and without physical anomalies of the velopharyngeal mechanism. *J Speech Hear Disord* 55:132, 1990.

Pigott RW: An analysis of the strengths and weaknesses of endoscopic and radiological investigations of velopharyngeal incompetence based on a 20 year experience of simultaneous recording. *Br J Plast Surg* 55:32, 2002.

Powers G, Starr C: The effects of muscle exercises on velopharyngeal gap and nasality. *Cleft Palate J* 11:28, 1974.

Ruda JM, Krakovitz P, Rose AS: A review of the evaluation and management of velopharyngeal insufficiency in children. *Otolaryngol Clin North Am* 45:653, 2012.

Saman M, Tatum SA, III: Recent advances in surgical pharyngeal modification procedures for the treatment of velopharyngeal insufficiency in patients with cleft palate. *Arch Facial Plast Surg* 14:85, 2012.

Shprintzen RJ, Lencione RM, McCall GN, et al: A three dimensional cinefluoroscopic analysis of velopharyngeal closure during speech and nonspeech activities in normals. *Cleft Palate J* 11:412, 1974.

Sie KC, Chen EY: Management of velopharyngeal insufficiency: development of a protocol and modifications of sphincter pharyngoplasty. *Facial Plast Surg* 23:128, 2007.

Sie KC, Tampakopoulou DA, de Serres LM, et al: Sphincter pharyngoplasty: speech outcome and complications. *Laryngoscope* 108:1211, 1998.

Sie KC, Tampakopoulou DA, Sorom J, et al: Results with Furlow palatoplasty in management of velopharyngeal insufficiency. *Plast Reconstr Surg* 108:17, 2001.

Sommerlad BC, Mehendale FV, Birch MJ, et al: Palate re-repair revisited. *Cleft Palate Craniofac J* 39:295, 2002.

Stringer DA, Witzel MA: Comparison of multi-view videofluoroscopy and nasopharyngoscopy in the assessment of velopharyngeal insufficiency. *Cleft Palate J* 26:88, 1989.

Ward PH, Stoudt R, Jr, Goldman R: Improvement of velopharyngeal insufficiency by Teflon injection. *Trans Am Acad Ophthalmol Otolaryngol* 71:923, 1967.

Witt PD, O'Daniel TG, Marsh JL, et al: Surgical management of velopharyngeal dysfunction: outcome analysis of autogenous posterior pharyngeal wall augmentation. *Plast Reconstr Surg* 99:1287, 1997.

Witt PD, Rozelle AA, Marsh JL, et al: Do palatal lift prostheses stimulate velopharyngeal neuromuscular activity? *Cleft Palate Craniofac J* 32:469, 1995.

Witzel MA, Rich RH, Margar-Bacal F, et al: Velopharyngeal insufficiency after adenoidectomy: an 8-year review. *Int J Pediatr Otorhinolaryngol* 11:15, 1986.

Ysunza A, Palmplona C, Toledo E: Change in velopharyngeal valving after speech therapy in cleft palate patients. A videonasopharyngoscopic and multi-view videofluoroscopic study. *Int J Pediatr Otorhinolaryngol* 24:45, 1992.

Malformações Congênitas do Nariz e da Nasofaringe

Ravindhra G. Elluru

Pontos-chave

- A maioria das lesões congênitas nasais ocorre secundariamente aos erros de desenvolvimento em uma das três zonas embrionárias: o neuroporo anterior, o terço médio central da face ou a membrana nasobucal.
- Encefaloceles, gliomas e cisto dermoides compartilham uma origem embrionária comum e frequentemente se manifestam como massas nasais na linha média. Essas lesões necessitam de tratamento cirúrgico.
- Imagens pré-operatórias adequadas com tomografia computadorizada (TC) e/ou ressonância magnética (RM) e dissecção intraoperatória cuidadosa são necessárias para determinar se um cisto dermoide apresenta extensão intracraniana. As lesões com extensão intracraniana são tratadas idealmente por uma abordagem combinada envolvendo otorrinolaringologia e neurocirurgia.
- O lábio leporino resulta normalmente em narina retraída, achatada e uma ponta nasal larga. Outros distúrbios nasais congênitos do terço médio da face central são menos comuns.
- A estenose congênita da abertura piriforme nasal está associada a holoprosencefalia e um grande dente incisivo (megaincisivo) posicionado, na maioria dos casos, centralmente na maxila. Anormalidades pituitárias também são comuns.
- Cerca de 30% das crianças nascem com obstrução do ducto nasolacrimal, mas a maioria não necessita de intervenção cirúrgica. Os cistos do ducto nasolacrimal podem causar obstrução nasal e dificuldades na alimentação, exigindo marsupialização.
- A atresia coanal é uma causa relativamente comum de obstrução nasal congênita e apresenta-se com maior frequência de forma unilateral.
- A atresia coanal pode ser óssea ou uma combinação óssea e membranosa. As abordagens transnasais são as técnicas mais populares. As técnicas poupadoras de mucosa estão associadas a melhores resultados.

As malformações congênitas do nariz e dos seios paranasais são manifestações raras de desenvolvimento desordenado, com condições variando de deformidades estéticas sutis a dificuldades na alimentação, e até mesmo obstrução aguda das vias aéreas superiores com risco de vida nos recém-nascidos. As lesões congênitas do nariz e dos seios paranasais resultam de erros de desenvolvimento em regiões anatômicas específicas, incluindo: 1) o neuroporo anterior; 2) o terço médio da face; e 3) a membrana nasobucal. As malformações mesodérmicas e germinativas também podem afetar o nariz e os seios paranasais, mas não são exclusivas para esses locais.

ERROS DE DESENVOLVIMENTO DO NEUROPORO ANTERIOR

O neuroporo anterior persiste na posição medial aos recessos ópticos na terceira semana de vida e, em torno dele, a base do crânio desenvolve-se com os ossos frontais, etmoidais e nasais. Atrás dos ossos nasais, mas na frente das cartilagens nasais e septais, encontra-se um espaço potencial, o espaço pré-nasal. O forame cego forma um defeito na base anterior do crânio no ápice do espaço pré-nasal, onde a placa cribriforme finalmente se condensa. Essa estrutura é fechada pela sua fusão com o fontículo frontal, uma fontanela entre o aspecto inferior dos ossos frontais e os ossos nasais em desenvolvimento. Durante a terceira até a oitava semana de desenvolvimento, uma projeção de dura (ou dura-máter) estende-se através do forame cego, atravessa o espaço pré-nasal e posiciona a ectoderma na extremidade dos ossos nasais (o rinencéfalo futuro). Como o forame se fecha, o divertículo dural separa-se da ectoderma e retrai-se no crânio. Posicionada de forma definitiva, a ectoderma pode ser conduzida no sentido posterossuperior em direção ao forame cego, dando origem a um seio, fístula ou cisto dermoide. O fechamento defeituoso ou prematuro do forame pode permitir a persistência de tecido neural na cavidade nasal, como tecido glial heterotópico isolado (glioma) ou com uma comunicação patente com o sistema nervoso central (SNC) (meningocele ou encefalocele) (Fig. 96-1). Esse último processo pode ocorrer em uma posição paramediana, como uma encefalocele nasoetmoidal, ou de forma mais lateral através de um defeito da parede orbital medial, como uma encefalocele naso-orbital. A herniação das encefaloceles basais ocorre na região posterior à placa cribriforme. Erros semelhantes podem ocorrer acima dos ossos nasais em desenvolvimento, no fontículo frontal. O

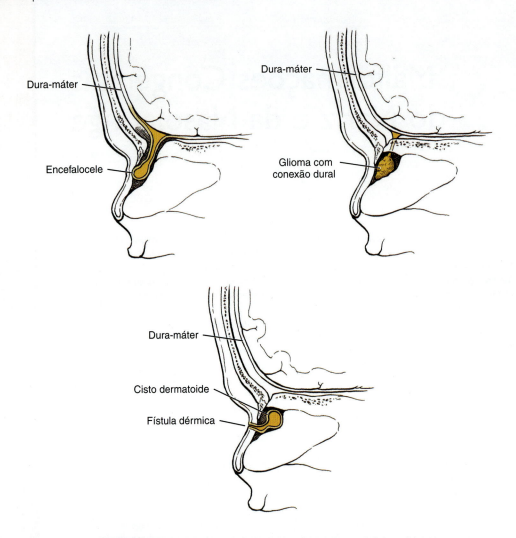

FIGURA 96-1. Visão esquemática das massas nasais comuns da linha média.

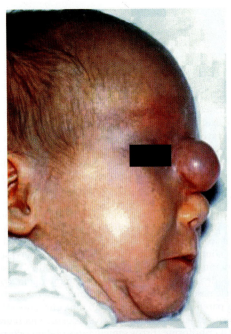

FIGURA 96-2. Encefalocele sincipital. Uma massa compressível azulada e macia protruindo a partir da região glabelar.

conteúdo intracraniano pode ser herniado através do fontículo frontal patente até a oitava semana. Se o fontículo também fechar de forma anormal, uma via extranasal pode persistir, levando a meningoceles nasofrontais, encefaloceles ou gliomas (Fig. 96-2).[1]

ENCEFALOCELES

A *encefalocele* é uma herniação extracraniana do conteúdo craniano através de um defeito no crânio. Quando a encefalocele inclui apenas meninges, esse processo é denominado *meningocele*; se esse quadro clínico abranger tecido cerebral e meninges, é chamado de *menigoencefalocele*. As estimativas da incidência dessas lesões variam consideravelmente, de 1 em 3.000 para 1 em 30.000 nascidos vivos na América do Norte e Europa. A incidência nas populações asiáticas é mais elevada, com taxa relatada de 1 em 6.000 nascidos vivos. As encefaloceles não apresentam tendências familiares ou predileção por gênero. Aproximadamente 40% dos pacientes afetados têm outras anomalias associadas.[2-4]

As encefaloceles estão divididas entre os tipos occipital, sincipital e basal (Tabelas 96-1 e 96-2). As encefaloceles *occipitais* não são discutidas neste capítulo, considerando que elas ocorrem fora do nariz. As encefaloceles *sincipitais* são responsáveis por 25% de todas as encefaloceles e classificadas posteriormente de acordo com suas localizações. As encefaloceles nasofrontais manifestam-se como massas glabelares causando telecanto e deslocamento inferior dos ossos nasais. As lesões nasoetmoidais apresentam-se como

TABELA 96-1. Encefaloceles Sincipitais

Tipo	Evolução	Características Clínicas
Nasofrontal	Através de defeito ósseo entre as órbitas oculares, e adiante entre os ossos nasais e frontais em direção à área de superfície para os ossos nasais	Massa glabelar Telecanto Deslocamento inferior dos ossos nasais
Nasoetmoidal	Através do forame cego profundo para os ossos nasais, girando superficialmente na extremidade cefálica da cartilagem lateral superior para expandir-se de forma superficial para a cartilagem lateral superior	Massa no dorso nasal Deslocamento superior dos ossos nasais Deslocamento inferior das cartilagens alares
Naso-orbital	Através do forame cego profundo para os ossos nasais e frontais através de um defeito lateral na parede orbital medial	Massa orbital Proptose Alterações visuais

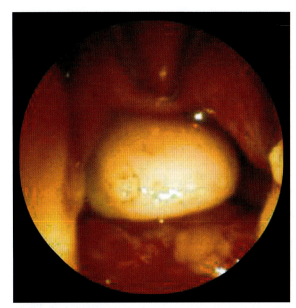

FIGURA 96-3. Encefalocele basal observada na nasofaringe com um telescópio angulado de 120 graus.

massas nasais dorsais levando ao deslocamento superior dos ossos nasais e ao deslocamento inferior das cartilagens alares. As lesões naso-orbitais manifestam-se como massas orbitais induzindo proptose e alterações visuais.[1] A evolução anatômica de cada uma dessas apresentações de encefalocele sincipital é apresentada na Tabela 96-1. As encefaloceles *basais* são menos comuns, surgindo entre a placa cribriforme e a fissura orbital superior ou a fissura clinoide posterior. Esses processos ocorrem como massas intranasais (Fig. 96-3) e podem não produzir sinais ou sintomas até um período tardio na infância, quando ocorre a obstrução nasal e da drenagem. As encefaloceles sincipitais e basais aparecem como lesões compressivas azuladas e pulsáteis que transiluminam. Geralmente essas lesões se expandem com o choro, esforço ou compressão das veias jugulares.

Na análise histopatológica, as encefaloceles sincipitais e basais apresentam um componente glial, com astrócitos circundados por colágeno, glândulas submucosas e, algumas vezes, cartilagem do septo nasal ou calcificação. Embora possa haver dificuldade na diferenciação entre gliomas e encefaloceles, a presença de tecido ependimal leva ao diagnóstico de uma encefalocele.[5]

A tomografia computadorizada de alta resolução ou a ressonância magnética (RM) evidenciam as encefaloceles e, além disso, ajudam a excluir anomalias associadas, como agenesia do corpo caloso e hidrocefalia.[5] A TC delineia o defeito ósseo cartilaginoso, enquanto a RM fornece as informações complementares referentes

TABELA 96-2. Encefaloceles Basais

Tipo	Evolução	Características Clínicas
Transetmoidal	Através da placa cribriforme no meato superior medial à concha média	Tipo mais comum Obstrução nasal Hipertelorismo Abóbada nasal ampla Massa nasal unilateral
Esfenoetmoidal	Passa através de um defeito ósseo entre as células etmoidais posteriores e o esfenoide	Obstrução nasal Hipertelorismo Abóbada nasal ampla Massa nasal unilateral
Transesfenoidal	Através de um canal craniofaríngeo patente na nasofaringe	Massa nasofaríngea Obstrução nasal Associada à fenda palatina
Esfeno-orbitária	Através da fissura orbitária superior e fora da fissura orbitária inferior na fossa esfenopalatina	Exoftalmia (ou proptose ocular) unilateral Alterações visuais Diplopia

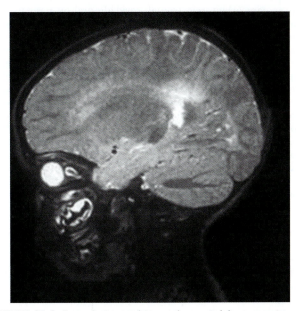

FIGURA 96-4. Ressonância magnética no plano sagital de uma meningoencefalocele basal protruindo na nasofaringe.

às características teciduais da massa circunscrita (Fig. 96-4). A RM diferencia também as meningoceles das meningoencefaloceles. As reconstruções sagitais e o realce do contraste são especialmente vantajosos para identificar uma conexão intracraniana.

Após a realização do diagnóstico, o tratamento da encefalocele é cirúrgico. A maioria dos cirurgiões recomenda a intervenção cirúrgica nos primeiros meses de vida[2] para minimizar o risco de meningite e deformidade estética, considerando que a conexão intracraniana é mais fácil de ser identificada nos pacientes mais novos e, desse modo, a reparação completa do defeito dural é mais fácil de ser obtida.[2] Os antibióticos profiláticos não são indicados para os pacientes que aguardam a cirurgia, pois esses medicamentos não reduzem o risco de meningite. Pequenas lesões com defeitos menores na base craniana podem ser tratadas endoscopicamente. As lesões maiores exigem uma abordagem combinada com uma craniotomia para ressecar a dura defeituosa e o tecido cerebral com a remoção endoscópica simultânea do tumor nasal residual. Posteriormente, o defeito da base craniana pode ser reconstruído usando um retalho pericraniano ou enxerto ósseo de espessura parcial da calota craniana.[5] As complicações pós-operatórias mais comumente detectadas são a fístula liquórica (FL), meningite e hidrocefalia. A função neurológica não costuma ser comprometida. Taxas de recorrência de 4% a 10% têm sido relatadas.[6]

GLIOMAS

Os gliomas consistem em tecido glial heterotópico que não apresenta uma comunicação patente persistente de líquor cefalorraquidiano (LCR) para o espaço subaracnoide; no entanto, 5% a 20% dos gliomas mantêm uma ligação fibrosa (Fig. 96-1). Os gliomas nasais são raros e não demonstram hereditariedade familiar. Esses processos ocorrem mais comumente em indivíduos do sexo masculino (em uma razão de 3:2). Essas massas benignas manifestam-se como lesões extranasais (60%), intranasais (30%) ou combinadas (10%).[7] Os gliomas *extranasais* são massas macias, firmes, não compressíveis que ocorrem mais comumente na glabela, embora possam surgir na região ao lado do nariz ou na linha de junção nasomaxilar.[2] Os gliomas *intranasais* são massas claras polipoides que podem projetar-se a partir da narina. A cavidade nasal no lado envolvido pode estar obstruída. Os gliomas intranasais surgem com maior frequência a partir da parede lateral do nariz próximos à concha nasal média e, eventualmente, a partir do septo nasal.[7] Os gliomas nasais raramente estendem-se para órbita, seio frontal, cavidade oral ou nasofaringe. Considerando que esses processos não apresentam uma conexão patente com o SNC ou com o LCR, os gliomas não se alteram em tamanho com o choro ou esforço e não apresentam transiluminação. Na histopatologia, os gliomas demonstram um tecido displásico, neuroglial e fibrovascular, compatível com heterotopias gliais nasais, heterotopias cerebrais nasais ou tumores neuroectodérmicos nasais congênitos. O tecido ependimal não é detectado nos gliomas, um aspecto que permite sua diferenciação com as encefaloceles.

A avaliação diagnóstica deve incluir TC para analisar a anatomia óssea da base craniana, um estudo por RM para delinear com exatidão a imagem das ligações dos tecidos moles ao SNC e uma endoscopia nasal para avaliar o local, a origem e a extensão da massa nasal. Da mesma forma que ocorre para as encefaloceles, as reconstruções sagitais e o realce do contraste são procedimentos coadjuvantes úteis para a obtenção de melhores imagens.

O tratamento adequado dos gliomas exige a extirpação cirúrgica por meio de uma abordagem multidisciplinar envolvendo a otolaringologia e a neurocirurgia. O atraso no procedimento cirúrgico pode levar a uma infecção ou deformidade dos ossos nasais ou do septo. Com o objetivo de manter a estética, o acesso cirúrgico deve fornecer a exposição da lesão e permitir a possibilidade de exploração da base craniana. Para a ressecção dos gliomas extranasais, as opções incluem a rinotomia lateral, a rinoplastia externa, as abordagens subcraniana transglabelar, bicoronal e da linha média nasal.[8] Exceto no caso de grandes lesões glabelares, a abordagem da rinoplastia externa oferece a exposição cirúrgica adequada, minimizando o uso de incisões faciais.[5] Quando existe a presença de uma haste fibrosa que se estende de forma profunda para os ossos nasais em direção à base craniana, uma osteotomia nasal é recomendada para melhorar a exposição. O seguimento dessa haste fibrosa na sua totalidade é essencial para avaliar a possível extensão intracraniana. Os avanços em instrumentação cirúrgica, orientação por imagens e técnicas cirúrgicas têm permitido que a maioria dos gliomas intranasais possa ser removida endoscopicamente.[9,10] As taxas de recorrência relatadas estão entre 4% e 10%.[11]

CISTOS DERMOIDES NASAIS

Os cistos dermoides nasais são cistos de inclusão frontonasal ou processos relacionados com erros embrionários localizados no neuroporo anterior. As massas congênitas da linha média do nariz ocorrem em 1 de 3.000 a 1 em 40.000 nascidos vivos, de modo que os cistos dermoides são, sem dúvida, os mais comuns.[12] Os cistos dermoides nasais representam uma taxa de 1% a 3% de todos os cistos dermoides e aproximadamente 10% a 12% dos cistos dermoides de cabeça e pescoço. A maioria dos cistos dermoides ocorre esporadicamente, com uma ligeira predominância do sexo masculino,[13,14] embora associações familiares tenham sido relatadas. Os cistos dermoides nasais são lesões geralmente isoladas, porém 5% a 41% apresentam anomalias associadas, incluindo atresia aural, deformidades do pavilhão auricular, retardo mental, hidrocefalia, anomalias de arcos branquiais, lábio leporino e fenda palatina, hipertelorismo e microssomia hemifacial.[13]

Os cistos dermoides nasais normalmente se manifestam como uma depressão ou massa na linha média. Em aproximadamente 50% dos casos, uma ondulação está presente no local ou próxima da narina, juntamente a uma ponte nasal alargada; entretanto, o espectro verdadeiro da doença inclui cistos, seios ou fístulas que podem ocorrer em qualquer lugar ao longo da linha embrionária, a partir da ponta nasal em direção ao crânio. As lesões tumorais são firmes, lobuladas e não compressíveis e podem estar associadas

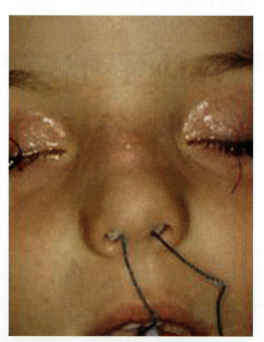

FIGURA 96-5. Cisto dermoide nasal manifestando-se como um inchaço nasal na linha mediana associado a uma abertura da cavidade nessa região.

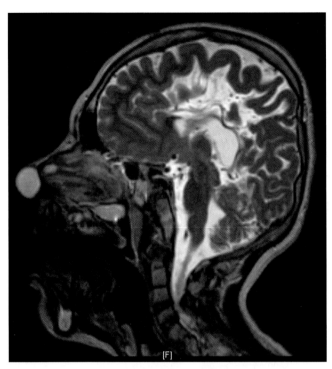

FIGURA 96-6. Ressonância magnética no plano sagital de um cisto dermoide nasal, evidenciado como uma região de hiperintensidade de sinal no septo nasal anterior, como uma lesão hiperintensa.

a uma pequena abertura (Fig. 96-5) por onde ocorre drenagem caseosa intermitente ou purulenta infecciosa. Embora um pelo saliente seja observado em apenas uma minoria de pacientes, essa evidência é um sinal patognomônico de cisto dermoide nasal. Uma lesão intrasseptal poderá causar obstrução nasal. A incidência de casos com extensão craniana varia de 4% a 45%.[13] Meningite recorrente por microrganismos específicos da flora cutânea pode indicar um trajeto intracraniano. Os cistos dermoides nasais não aumentam de volume com o choro ou esforço e não transiluminam.

Ao contrário dos teratomas, que contêm todas as três camadas germinativas embrionárias, os cistos dermoides congênitos possuem apenas elementos embrionários ectodérmicos e mesodérmicos, tais como folículos pilosos, glândulas sebáceas e glândulas sudoríparas. A presença desses elementos na parede do cisto diferencia os cistos dermoides dos cistos epidermoides simples. Os detritos de queratina são outra característica predominante no exame histológico, e os cistos dermoides também não apresentam as características gliais das encefaloceles e dos gliomas.

A TC e a RM fornecem informações complementares na avaliação radiológica dos cistos dermoides nasais. Os exames por TC de corte fino com contraste intravenoso são recomendados para diferenciar entre o cisto dermoide e a mucosa nasal circundante, bem como para definir a anatomia óssea do nariz e da base anterior do crânio (Fig. 96-6). Achados exclusivos relacionados com os cistos dermoides intracranianos incluem crista *galli* bífida (Fig. 96-7) e forame cego alargado; a extensão intracraniana pode ser excluída pela presença de crista *galli* e forame cego normais.[15] A imagem por RM de corte fino realçada por contraste, multiplanar, é útil para retratar a anatomia dos tecidos moles da parte anterior da base craniana e para diferenciar um cisto dermoide (que não se destaca) a partir do realce de lesões, tais como hemangiomas e teratomas. A alta intensidade de sinal nas imagens ponderadas em T1 é uma indicação de um cisto dermoide intracraniano, considerando que a crista *galli* neonatal não contém gordura de medula.

Como ocorre com outras lesões congênitas do neuroporo anterior, o tratamento dos cistos dermoides nasais é cirúrgico. Aspiração, incisão e drenagem, curetagem e excisão total estão associadas a altas taxas de recorrência e geralmente não são recomendadas. É imprescindível avaliar o grau de extensão intracraniana, e os pacientes com suspeita clínica para esse processo devem ser preparados para uma abordagem combinada intra e extracraniana com a colaboração de um neurocirurgião. O acesso extracraniano deve preencher quatro critérios: 1) excelente acesso para a linha média; 2) acesso para a base do crânio; 3) exposição adequada para a reconstrução do dorso nasal; e 4) uma cicatriz aceitável.[16] Diversas abordagens extracranianas diferentes têm sido descritas. A rinoplastia com incisão externa é a abordagem mais usada, uma vez que esse procedimento geralmente proporciona melhor resultado estético e permite o acesso à base do crânio e do dorso nasal. No entanto, a rinoplastia externa oferece apenas acesso limitado às lesões da região glabelar e, desse modo, a rinotomia lateral e as incisões verticais na linha média são as alternativas preferidas.[13] As lesões glabelares que apresentam uma abertura de drenagem cutânea exigem uma incisão elíptica para excisar este óstio, apesar da possibilidade de causar uma cicatriz mais larga. Uma abordagem subcraniana transglabelar, uma incisão paracantal ou uma abordagem bicoronal podem ser usadas para as lesões glabelares que não possuem trajeto fistuloso. Para lesões que se estendem à cavidade craniana, a craniotomia frontal é realizada por uma equipe multidisciplinar. Uma grande craniotomia frontal geralmente é realizada por meio de incisão coronal com uma abordagem combinada intra e extracraniana; no entanto, craniotomias através de pequenas aberturas anteriores têm sido descritas.[17] Alguns autores sugerem que o trajeto de comunicação pode ser tratado adequadamente com uma sutura/ligadura, sem a necessidade de craniotomia, se a análise do exame por congelação for negativa para estruturas e anexos epidérmicos.[13,15,18] No entanto, outros[19] indicam que os elementos epidérmicos podem estar espalhados ao longo desse trato, de modo que uma única biópsia no local é inadequada para descartar a necessidade do acesso intracraniano. A taxa de recorrência global após a excisão adequada é baixa; no entanto, realizar um seguimento a longo prazo é essencial para diagnosticar uma recorrência tardia ocasional.

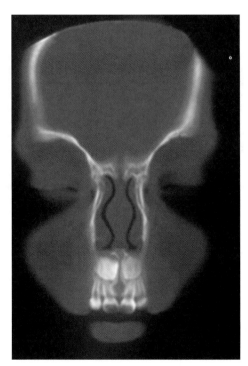

FIGURA 96-7. Tomografia computadorizada coronal mostrando uma crista *galli* bífida e alargamento do forame cego.

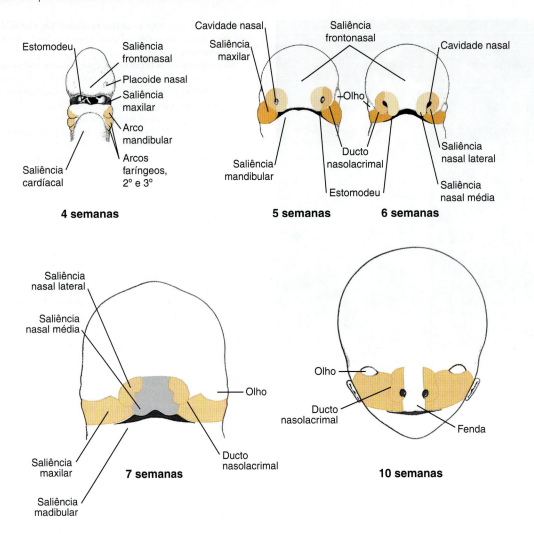

FIGURA 96-8. Embrião em 4, 5, 6, 7 e 10 semanas evidenciando o desenvolvimento das estruturas nasais. (De Sadler TW. Head and neck embryology. Em Sadler TW, ed. *Langman's medical embryology*, ed 4. Baltimore: Williams & Wilkins; 1990:315.)

ERROS DE DESENVOLVIMENTO DO TERÇO MÉDIO DA FACE

A projeção das cavidades nasais em direção às coanas, a fusão das lâminas palatinas e o crescimento do septo nasal e do palato mole coincidem com o desenvolvimento da parede lateral do nariz e dos seios nasais primitivos. Para que o crescimento normal do nariz e dos seios paranasais possa ocorrer, todas essas rápidas mudanças devem acontecer com total precisão.[1]

O desenvolvimento nasal normal ocorre entre 4 e 12 semanas de vida. Durante esse período, as células da crista neural migram da sua origem nas pregas neurais dorsais ao redor do olho, para formar as duas primeiras saliências faciais derivadas do arco branquial circundando o estomodeu (ou boca primitiva) (invaginação anterior do ectoderma formador da cavidade bucal). O estomodeu é ladeado pela saliência frontonasal na parte superior, lateralmente pelos processos maxilares, e na parte inferior pelos processos mandibulares. Dois pequenos espessamentos na saliência frontonasal denominados placódios nasais começam a se desenvolver, formando as cavidades nasais. Na quinta semana, o prosseguimento da invaginação produz rebordos de tecidos ao redor da cavidade que são designados como saliências nasais e mediais. O desenvolvimento do ducto nasolacrimal começa como um espessamento do ectoderma que se fixa no mesoderma das cavidades nasais entre a saliência nasal lateral e o processo maxilar. Esse ectoderma afixado é posicionado, canalizando-se no sentido superior para inferior no período pós-natal. As saliências mediais e laterais finalizam a interação com o desenvolvimento do processo maxilar, produzindo a fenda mediana do lábio superior (filtro) e do lábio medial (a partir da fusão das saliências nasais mediais) e o lábio superior lateral (a partir das saliências maxilares). As saliências nasais laterais originam as asas nasais (Fig. 96-8).

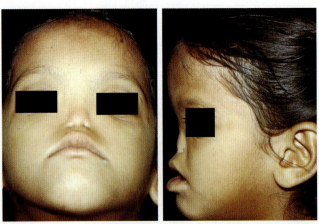

FIGURA 96-9. Arrinia congênita.

AGENESIA COMPLETA DO NARIZ (ARRINIA)

Arrinia, ou ausência congênita do nariz (Fig. 96-9), é uma malformação extremamente rara que faz parte do espectro da holoprosencefalia. A arrinia pode resultar de: 1) migração anormal de células da crista neural; 2) falha de fusão dos processos nasais laterais e mediais; 3) crescimento excessivo e fusão prematura dos processos nasais mediais; e 4) ausência de reabsorção dos tampões epiteliais nasais (Fig. 96-9).[20] Com base em aproximadamente 30 casos relatados, a arrinia geralmente é esporádica na hereditariedade e pode ocorrer como um defeito isolado ou em associação com outras anormalidades cerebrais e faciais.[21] A arrinia pode estar associada a anomalias cromossômicas, tais como trissomia 10, trissomia 13 e trissomia 21, inversão do cromossomo 9 e translocação dos cromossomos 3 e 12.[3,21,22]

As características da arrinia abrangem ausência do nariz externo e das vias aéreas nasais, hipoplasia da maxila, um pequeno palato ogival e hipertelorismo. As crianças afetadas apresentam desconforto respiratório e cianose associados à alimentação. As crianças mais velhas podem engolir alimentos entre as respirações. A fala é caracteristicamente hipernasal, e os pacientes demonstram evidências de hiposmia. O exame físico revela uma ausência do nariz externo, septo nasal e seios paranasais. Anomalias associadas do olho de características raras incluem anoftalmia e hipoplasia das órbitas.

O tratamento precoce da arrinia é direcionado para a nutrição. Um alimentador de fenda palatina ou uma sonda de gastrostomia são procedimentos necessários. Uma prótese nasal pode ser usada até a criança atingir idade suficiente para ser submetida ao reparo cirúrgico definitivo. A distração osteogênica vertical do terço médio da face tem sido usada para aumentar a altura do terço médio facial e maximizar ossos e tecidos moles para a reconstrução posterior.[23] O restabelecimento da passagem nasal exige a remoção dos dentes incisivos, produzindo uma via aérea através da maxila e liberando o palato ogival. A passagem nasal a seguir é revestida com enxertos de pele de espessura parcial apoiadas por *stents* (endoprótese) de longa duração. A reestenose é comum, sendo necessários repetidos procedimentos de dilatação. A reconstrução do nariz externo é um procedimento cirúrgico realizado em várias etapas, exigindo o uso de expansores teciduais, enxertos ósseos, de cartilagens ou protéticos e retalhos de pele locais ou regionais. A dacriocistorrinostomia é necessária para evitar conjuntivites recorrentes atribuídas à ausência dos canais lacrimais.[24]

POLIRRINIA E NARINAS SUPRANUMERÁRIAS

A polirrinia (nariz duplo) é considerada um resultado do desenvolvimento incompleto do processo frontonasal, que subsequentemente permite a separação das porções laterais do nariz ainda em desenvolvimento.[1,25,26] Os processos nasais mediais e o septo continuam a se desenvolver e, desse modo, são duplicados, formando um "nariz duplo".[1,2,11,27] A polirrinia e as narinas supranumerárias (narinas acessórias) são anomalias extremamente raras com apenas quatro casos relatados de cada anomalia.[25] Essas deformidades podem ocorrer de forma isolada ou em associação com o pseudo-hipertelorismo. Pacientes com polirrinia geralmente apresentam defeitos nasais anteriores (duplicação do septo, passagens nasais duplicadas) e posteriores (atresia coanal). A primeira etapa cirúrgica é a correção da atresia coanal. A deformidade nasal é corrigida posteriormente pela remoção das porções mediais de cada passagem nasal e anastomose das porções laterais na linha mediana.[2] O resultado é um nariz achatado e largo com uma depressão na linha mediana, que pode ser corrigida em uma etapa posterior pela fratura medial dos ossos nasais e técnicas complementares de rinoplastia.

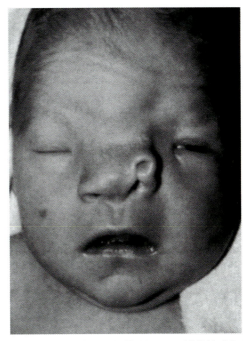

FIGURA 96-10. Probóscide lateral. (De Hengerer AS, Wein RO. Congenital abnormalities of the nose and paranasal sinuses. Em Bluestone CD, Stool SE, Alper CM, et al, eds. *Pediatric otolaryngology*, ed 4. Philadelphia: Saunders; 2001:988.)

As narinas supranumerárias têm a aparência externa de um pequeno orifício nasal acessório com áreas redundantes de tecidos moles. O orifício pode ser lateral, medial ou superior ao nariz. Se houver uma fístula verdadeira, pode ocorrer drenagem por esse orifício. O tratamento consiste na excisão das narinas supranumerárias e no fechamento simples do defeito ou com retalhos cutâneos locais.[25]

PROBÓSCIDE LATERAL

A probóscide lateral é um distúrbio raro que se manifesta como uma estrutura tubular lateral de pele ligada ao canto interno da órbita ocular e aplasia heminasal no lado afetado (Fig. 96-10). A probóscide lateral é considerada como secundária à fusão do processo maxilar no lado afetado, com o desenvolvimento contralateral do processo nasal. A proliferação mesodérmica nos processos maxilares e frontonasais adjacentes às cavidades nasais em formação leva à fusão, seguida pela desagregação epidérmica, deixando o processo nasal lateral isolado como um tubo se projetando da região frontonasal e ausência do ducto nasolacrimal.[1] Aproximadamente 30 casos foram relatados na literatura recente. A probóscide lateral está associada a outras anormalidades do SNC e lesões oculares congênitas, tais como microftalmia, coloboma e cistos aracnoides. O diagnóstico é realizado por meio de exame físico, endoscopia nasal e TC. Dependendo da extensão da deformidade, o tratamento definitivo deve ser postergado até que o crescimento facial esteja completo. Um dispositivo protético pode ser usado. A reconstrução envolve o uso de enxertos ósseos e de cartilagens e pele circundante, podendo incluir a pele da estrutura tubular anômala. A reestenose é comum e, com frequência, são necessários repetidos procedimentos de dilatação com colocação de *stents*.[2]

FENDAS CRANIOFACIAIS

Os erros de fusão na linha mediana e paramediana produzem fendas no terço médio da face, que podem ser isoladas no terço médio ou associadas a fendas cefálicas (síndrome de Roberts) ou holoprosencefalia. As fendas craniofaciais são extremamente raras, caracterizadas por hipertelorismo ocular, base nasal ampla, ausência de formação da ponta nasal, crânio anterior bífido oculto, fenda mediana do nariz, lábio e palato, fenda orbital unilateral ou entalhe da asa nasal.[1,28] DeMyer[29] observou uma associação entre hipertelorismo, anomalias cefálicas e deficiência mental.

A classificação de Tessier das fendas cranianas[27] é a mais amplamente usada, baseando-se em eixos específicos (0 a 14) ao longo da face e do crânio. As fendas da linha mediana são representadas na classificação de Tessier pelos números 0 e 14. As fendas apresentam-se no sentido vertical através da linha média da face. O número 0 de Tessier passa através da maxila e do nariz, enquanto o número 14 de Tessier apresenta-se entre o nariz e o osso frontal. Os números 1, 2, 12 e 13 de Tessier são as fendas paramedianas, que são muito semelhantes às fendas da linha média, porém estão mais distantes da linha mediana da face. Os números 1 e 2 de Tessier passam através da maxila e do nariz, e o número 2 está mais distante da linha mediana (mais lateral) do que o número 1. O número 12 de Tessier é uma extensão do número 2, posicionado entre o nariz e o osso frontal, enquanto o número 13 de Tessier é uma extensão do número 1, apresentando-se também entre o nariz e a fronte. Os números 12 e 13 passam entre a linha média e a órbita ocular. Os números 3, 4, 5, 9, 10 e 11 são fendas que envolvem a órbita ocular. Os números 3, 4, e 5 de Tessier estão posicionados através da maxila e do teto orbital. Os números 9, 10 e 11 de Tessier estão posicionados entre o lado superior da órbita ocular e a fronte, ou entre o lado superior da órbita ocular e a têmpora. Como as outras fendas, o número 11 de Tessier é uma extensão do número 3, o número 10 é uma extensão do número 4, e o número 9 é uma extensão do número 5. As fendas laterais (Tessier 6, 7, e 8) são fendas que estão posicionadas no sentido horizontal na face. O número 6 de Tessier vai da órbita ao osso zigomático. O número 7 de Tessier está posicionado na linha entre o canto da boca e a orelha. As fendas laterais podem ocorrer a partir do canto da boca em direção à orelha, o que dá a impressão de que a boca é maior, ou que começa na orelha e se direciona para boca. O número 8 de Tessier vai do canto externo do olho em direção à orelha. A combinação dos números 6-7-8 da classificação de Tessier é observada na síndrome de Treacher Collins.

Existe uma grande variação na gravidade das fendas nasais da linha média. Essa deformidade, conhecida também como nariz bífido e displasia internasal, pode variar desde uma cicatriz mediana simples na extremidade cefálica do dorso nasal a um nariz completamente dividido formando metades separadas com paredes nasais mediais independentes. Associações díspares têm sido relatadas na literatura. O lábio leporino mediano é uma anomalia frequentemente associada.[30] A via aérea geralmente é adequada apesar da aparência estética. Antes da reconstrução cirúrgica, é importante descartar um possível cisto dermoide ou encefalocele na área do septo nasal. A reconstrução cirúrgica exige colaboração de uma equipe multidisciplinar, e os resultados do tratamento dependem amplamente da gravidade da disrafia na linha média.

As fendas nasais laterais são anomalias raras que envolvem defeitos da parede nasal lateral ou da asa nasal. Podem variar desde linhas semelhantes a cicatrizes na asa nasal até defeitos triangulares estendendo-se no canto interno e afetando o sistema nasolacrimal. Do mesmo modo que ocorre com as fendas nasais medianas, as fendas nasais laterais necessitam de reconstrução cirúrgica por meio de uma abordagem multidisciplinar.

DEFORMIDADE NASAL ASSOCIADA AO LÁBIO LEPORINO

A falha das saliências nasais mediais no processo de fusão com o aspecto medial do processo maxilar produz um lábio leporino, que é uma das anomalias congênitas mais comuns de cabeça e pescoço. O lábio leporino completo estende-se no assoalho do nariz, enquanto uma fenda incompleta estende-se apenas parcialmente através do lábio superior. A ocorrência do lábio leporino é mais frequente no sexo masculino. De modo geral, a incidência de lábio leporino e fenda palatina, isoladamente ou em combinação, é de 1 em 1.000 a 1 em 4.000 nascidos vivos. Metade desses casos apresenta lábio leporino e fenda palatina, enquanto 20% envolvem apenas o lábio leporino. A distribuição de lábio leporino em relação aos lados esquerdo, direito e bilateral é de aproximadamente 6:3:1.

Todas as fendas completas e muitas fendas incompletas do lábio envolvem o nariz. Os defeitos mais graves são aqueles associados a uma fenda bilateral completa, que resulta em uma ponta nasal achatada e uma columela reduzida, bem como em hipoplasia maxilar bilateral e algum grau de prognatismo. Nas crianças com lábio leporino unilateral, as deformidades nasais são menos graves. A asa nasal do lado da fenda apresenta uma base mais lateral, dando uma aparência de uma narina retraída e achatada. O septo caudal também está deslocado para o lado da fenda. A maxila no lado da fenda apresenta-se hipoplásica, e a ponta nasal tem uma aparência bífida.

As opções de tratamento para as deformidades nasais associadas ao lábio leporino incluem a rinoplastia primária e secundária, que pode envolver técnicas internas e/ou externas. Muitos

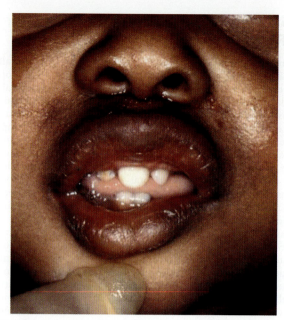

FIGURA 96-11. Incisivo maxilar central (megaincisivo) associado à estenose congênita da abertura nasal piriforme.

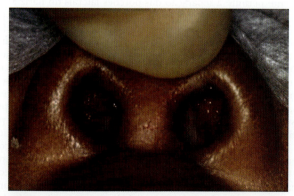

FIGURA 96-12. Estenose congênita da abertura nasal piriforme, conforme observado na rinoscopia anterior.

96 | MALFORMAÇÕES CONGÊNITAS DO NARIZ E DA NASOFARINGE

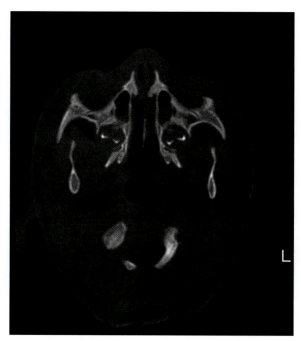

FIGURA 96-13. Tomografia computadorizada axial mostra uma estenose da abertura nasal piriforme secundária ao crescimento excessivo do processo nasal da maxila, causando redução na largura da abertura piriforme.

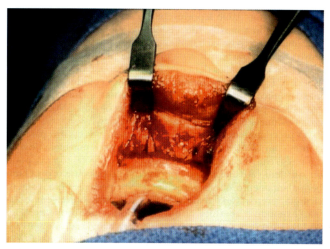

FIGURA 96-14. Abordagem sublabial para a abertura piriforme. Uma incisão do sulco gengivolabial é realizada, e um retalho mucoperiósteo é descolado para expor a abertura piriforme.

cirurgiões remodelam o envoltório cutâneo de tecidos moles sobre as cartilagens laterais inferiores no momento do reparo inicial do lábio leporino no primeiro ano de vida da criança. A aparência achatada da narina pode ser corrigida pelo ancoramento do envoltório cutâneo de tecidos moles de forma mais medial na cartilagem lateral inferior, agregando também mais definição para a subunidade da ponta nasal. Posteriormente, um retalho deslizante condrocutâneo com base lateral é utilizado para a reposição da base alar e, com frequência, esse procedimento pode ser combinado com a colocação de um *strut* columelar ou de enxerto "em escudo" para projetar a columela reduzida. O procedimento cirúrgico realizado nas idades de 4 a 6 anos tem por objetivo melhorar a estética. O próximo estágio é realizado nas idades de 8 a 12 anos, após a correção ortodôntica, com o objetivo de fornecer uma estrutura esquelética ideal. A rinoplastia definitiva é realizada aproximadamente entre 16 a 18 anos de idade, quando o crescimento esquelético se encontra completado.[31]

ESTENOSE CONGÊNITA DA ABERTURA PIRIFORME

A estenose congênita da abertura piriforme (ECAP) é uma anomalia rara que resulta do desenvolvimento deficiente do palato primário e crescimento ósseo excessivo do processo nasal da maxila.[32] A deficiência de desenvolvimento do dente incisivo é considerada determinante da placa triangular, da porção inferior estreita da cavidade nasal e do grande dente incisivo central associado, observado em 60% dos casos (Fig. 96-11).[33]

A ECAP manifesta-se geralmente nos primeiros meses de vida. A abertura piriforme é a parte mais estreita da cavidade nasal e pequenas alterações na área de secção transversal afetam de forma significativa o fluxo de ar, aumentando a resistência da via aérea nasal. Os recém-nascidos podem ser diagnosticados incorretamente com atresia coanal em razão dos sintomas semelhantes e da dificuldade com a passagem de um cateter nasofaríngeo. Em bebês e crianças mais velhas, os sintomas de obstrução nasal podem ser desencadeados por uma infecção do trato respiratório superior, que compromete ainda mais uma via aérea já estreita.

O diagnóstico de ECAP é realizado pelo exame físico e confirmado por TC, demonstrando que a largura da abertura piriforme, a área de secção transversal da cavidade nasal e a largura das coanas estão todas reduzidas. Por outro lado, a altura da cavidade nasal e a área de secção transversal da coana não estão alteradas (Figs. 96-12 e 96-13). A mensuração mais útil é a largura da abertura piriforme, definida como a distância entre os aspectos mediais da maxila no nível do meato inferior, obtida nas imagens no plano axial na TC.[34] Em um estudo de série de casos, em nenhuma das imagens do grupo de ECAP, essa distância foi superior a 8 mm, ao passo que no grupo-controle sempre excedeu 11 mm.

A ECAP pode ocorrer de forma isolada ou em associação com um dente incisivo central (megaincisivo) e o espectro de holoprosencefalia de lesões congênitas da linha mediana.[35] A holoprosencefalia é uma falha de clivagem do prosencéfalo embrionário; no plano sagital dos hemisférios cerebrais, transversalmente do diencéfalo, e no sentido horizontal dos bulbos olfatórios e oculares. O espectro de anomalias faciais associadas inclui: 1) ciclopia (único olho e órbita única com arrinia e probóscide); 2) etmocefalia (hipertelorismo extremo, órbitas separadas e arrinia); 3) cebocefalia (hipertelorismo e nariz semelhante à probóscide sem lábio leporino); 4) lábio leporino mediano (hipertelorismo orbital e nariz achatado); e 5) pré-maxila com sulco nasolabial rudimentar

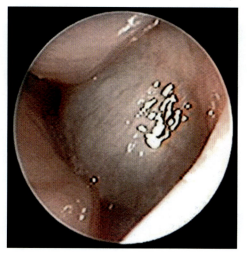

FIGURA 96-15. Cisto do ducto nasolacrimal esquerdo no meato inferior, conforme observado na rinoscopia anterior.

1538 PARTE VII | OTORRINOLARINGOLOGIA PEDIÁTRICA

(hipertelorismo, lábio leporino bilateral e um processo mediano representando a maxila/filtro labial rudimentares). Hipertelorismo, uma ponte nasal achatada e dente incisivo central (megaincisivo) são as características da disgenesia pré-maxilar. Distúrbios pituitários e anomalias dentárias e faciais são também parte desse espectro. É prudente submeter os pacientes com incisivo central maxilar único a uma investigação suplementar, incluindo imagens específicas para a avaliação de malformações do SNC, análises cromossômicas e testes das funções pituitárias.[36]

O procedimento cirúrgico nem sempre é necessário para pacientes com ECAP. O tratamento não cirúrgico, por meio de sondas nasais e medicamentos vasoconstritores em gotas tópicas, pode ser suficiente até que com o crescimento do paciente ocorra também alargamento da via aérea nasal. Nos pacientes que exigem cirurgia, a reparação é realizada através de uma abordagem sublabial, expondo a abertura piriforme lateral e inferiormente (Fig. 96-14). Uma broca otológica é usada para alargar as margens ósseas laterais e inferiores. Recomenda-se que um *stent* nasal seja mantido por 1 a 4 semanas.[37,38]

CISTOS NASOLACRIMAIS

Os cistos do ducto nasolacrimal (dracocistoceles) são anomalias raras do meato inferior que pode levar a obstrução nasal, desconforto respiratório e epífora. Embora aproximadamente 30% de todos os recém-nascidos apresentem obstrução distal do ducto nasolacrimal ao nascimento, a formação de cistos sintomáticos raramente ocorre nessas crianças. O ducto inicia a canalização em sua extremidade lacrimal e avança no sentido inferior. A falha do trato ectodérmico nasolacrimal em sua canalização no período pós-natal pode resultar na formação de um cisto do ducto nasolacrimal em um paciente considerado saudável sob outros aspectos. Além de produzir sintomas de obstrução nasal, o cisto do ducto nasolacrimal pode aumentar a suscetibilidade do recém-nascido às dificuldades relacionadas com aspiração e alimentação. Bebês com dracocistoceles bilaterais apresentam sintomas mais graves. Na maioria das vezes a obstrução resolve-se espontaneamente aos 9 meses de idade.

O diagnóstico dos cistos do ducto nasolacrimal é realizado pela rinoscopia anterior ou endoscopia nasal, que mostra uma lesão cística no meato inferior (Fig. 96-15). As imagens na TC de um ducto lacrimal dilatado, um cisto intranasal e dilatação cística do saco lacrimal são úteis para confirmar o diagnóstico.[39]

O procedimento cirúrgico é indicado para crianças que apresentam problemas de alimentação, infecção ou obstrução respiratória. O cisto é marsupializado endoscopicamente no meato inferior, e a abertura da lesão é realizada com uma cureta ou

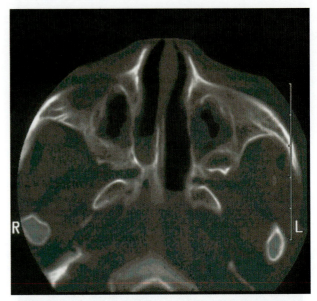

FIGURA 96-17. Tomografia computadorizada axial de atresia coanal unilateral, com uma placa atrésica mista óssea e tecido mole associado.

microdebridador. A consulta com um oftalmologista é necessária para considerar uma investigação do ducto nasolacrimal, com ou sem a inserção de *stents*.

ERROS DE DESENVOLVIMENTO DA MEMBRANA NASOBUCAL

Durante a terceira e quarta semanas de desenvolvimento, os placódios nasais ectodérmicos paramedianos aparecem como dois pequenos espessamentos no processo frontonasal que começam a se aprofundar, formando as cavidades nasais. Como essas

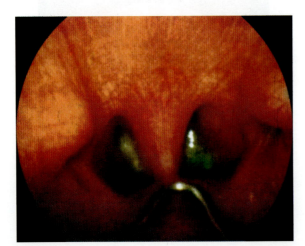

FIGURA 96-16. Uma visão da atresia coanal bilateral com um nasofaringoscópio de 120 graus.

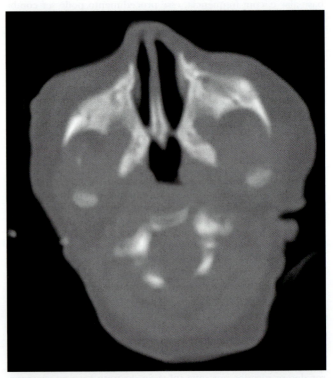

FIGURA 96-18. Tomografia computadorizada axial mostrando atresia coanal bilateral com tecido mole.

cavidades se desenvolvem nas bolsas do nariz e nos seios paranasais, as bolsas nasais posicionam-se acima da cavidade oral ou bucal. A membrana nasobucal separa os espaços nasal e oral/bucal. A atresia coanal é considerada como decorrente da falha da ruptura da membrana nasobucal na quinta e sexta semanas de desenvolvimento. Uma teoria alternativa sugere que a atresia coanal resulta da migração anormal de células de crista neural, fundamentada pela elevada incidência de atresia coanal em pacientes com disostose mandibulofacial (síndrome de Treacher Collins), com um distúrbio de migração anormal da crista neural.

ATRESIA COANAL

A atresia coanal é a ausência de comunicação entre a cavidade nasal posterior e a nasofaringe.[1] A incidência varia de 1 em 5.000 a 1 em 8.000 nascidos vivos.[40] Até dois terços dos casos são unilaterais, com a atresia ocorrendo mais comumente no lado direito.[1] Cinquenta por cento de todos os pacientes com atresia coanal e até 75% daqueles com doença bilateral apresentam outras anomalias congênitas associadas.[2] Essas anomalias incluem a síndrome CHARGE (coloboma ocular, defeitos cardíacos, atresia das coanas nasais, retardo do crescimento e/ou desenvolvimento, distúrbios geniturinários e anormalidades da orelha); polidactilia; deformidades nasais, auriculares e palatinas; síndrome de Crouzon; hipoplasia da órbita e do terço médio da face; fenda palatina; e hipertelorismo.[41,42] As características anatômicas que caracterizam a atresia coanal incluem: 1) uma cavidade nasal estreita; 2) obstrução óssea lateral pelas placas pterigoides; 3) obstrução medial causada pelo espessamento do vômer; e 4) obstrução membranosa.[43-45] Em um estudo,[43] a incidência de atresia óssea pura foi detectada em 29% dos casos, ao passo que a atresia osteomembranosa mista foi evidenciada em 71% dos casos. Nenhum paciente apresentou o quadro clínico de atresia puramente membranosa.

O diagnóstico de atresia coanal pode ser feito clinicamente pela falha na passagem de um cateter 6F através do nariz à nasofaringe (uma distância de aproximadamente 32 mm). A endoscopia (Fig. 96-16) e a TC devem ser realizadas para confirmar o diagnóstico. A TC também é útil para revelar a natureza e a espessura da atresia.[46] A aspiração e vasoconstrição antes do exame podem melhorar a resolução (Figs. 96-17 e 96-18). A TC também possibilita a diferenciação entre atresia completa e estenose. A estenose coanal é definida como uma coana ainda patente com estreitamento, medindo menos de 6 mm de diâmetro.[47]

O quadro clínico da atresia coanal unilateral difere da doença bilateral. Os pacientes com atresia unilateral apresentam obstrução nasal e rinorreia. Na rinoscopia anterior, a cavidade nasal ocluída geralmente está preenchida por secreções espessas e persistentes. A atresia coanal bilateral costuma manifestar-se no período neonatal com aumento do esforço respiratório, fechamento apertado da boca e retrações torácicas, seguidos de cianose. O ciclo é interrompido pelo choro. Pacientes com estenose coanal bilateral mais tardiamente apresentam respiração bucal, sinusite recorrente, rinorreia crônica, otite média, insuficiência de crescimento e defeitos de fala.

O tratamento da atresia unilateral pode ser postergado durante vários meses, permitindo o crescimento do nariz, que melhora as condições para a cirurgia e reduz o risco de complicações pós-operatórias e reestenose. A atresia bilateral exige uma intervenção inicial para estabelecer uma via aérea orofaríngea ou orotraqueal e alimentação gástrica antes da cirurgia definitiva. O momento oportuno para a cirurgia definitiva é variável, e pode ser preferível esperar vários meses até que ocorra o crescimento facial adequado (semelhante ao momento adequado para a reparação do lábio leporino). Nos pacientes com indicações complementares para traqueostomia, uma via aérea cirúrgica é obtida e a reparação definitiva da atresia com frequência é postergada. Atualmente, a cirurgia transnasal é preferida em vez das abordagens transpalatinas (Fig. 96-19), em razão dos avanços na instrumentação endoscópica e do menor risco de anormalidades dentárias e de crescimento facial.

A reparação é iniciada com o uso de uma sonda uretral ou instrumento de aspiração para perfurar a placa atrésica na sua parte mais fina. Um endoscópio transnasal de 0 grau ou um nasofaringoscópio de 120 graus é usado para visualização (Fig. 96-14). A seguir, uma pinça (ou fórceps) retrógrada, um debridador microcirúrgico, um *laser* e uma broca são utilizados, quando necessário, para remover o tecido mole coanal e osso. A cauda da concha média é uma referência anatômica útil. As manobras cirúrgicas restritas inferiormente a essa estrutura reduzem o risco de lesão intracraniana.[48] O uso de *stents* e/ou inibidores de fibroblastos (mitomicina C), bem como a importância de preservar retalhos de mucosa permanecem controversos. Independentemente das técnicas usadas, a maioria dos estudos[49,50] relata taxas de recorrência significativas, embora a redução do traumatismo da mucosa pareça diminuir o risco de reestenose. As taxas de recorrência mais baixas são evidenciadas nas crianças mais velhas (com suposta atresia unilateral) e em pacientes com atresia coanal não sindrômica.

OUTRAS MALFORMAÇÕES MESODÉRMICAS E GERMINATIVAS

As lesões de origem mesodérmica (p. ex., hemangiomas e lipoblastomas) podem ocorrer na cabeça e no pescoço, embora raramente se manifestem no nariz. Da mesma forma, a nasofaringe é um local

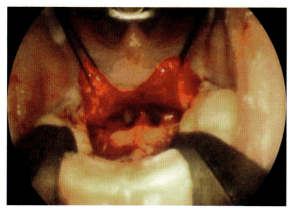

FIGURA 96-19. Acesso transpalatal para correção da atresia coanal. Um retalho pediculado mucoperiosteal do palato duro, com base na artéria palatina maior, é descolado para expor a coana.

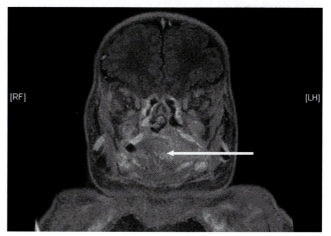

FIGURA 96-20. Teratoma nasofaríngeo visto em imagem de RM, apresentando intensidade heterogênea de sinais característica (seta).

incomum para as malformações germinativas, tais como os teratomas, que são considerados remanescentes focais de estruturas embrionárias normais que interrompem ou falham na migração ao longo de vias bem definidas para seu destino normal.[51]

HEMANGIOMAS INTRANASAIS

Os hemangiomas infantis que expressam a isoforma 1 dos transportadores de glicose (GLUT1) são conhecidos por apresentarem uma predileção pelos planos de fusão embrionária na região central da face,[52] e lesões profundas podem envolver ou distorcer o revestimento nasal. Em contrapartida, os hemangiomas capilares lobulares e os hemangiomas cavernosos não são infantis e não expressam a GLUT1. Os hemangiomas intranasais desse tipo podem envolver o septo, as conchas nasais média e inferior e a parede lateral do nariz,[53] manifestando-se frequentemente com epistaxe e obstrução nasal. No exame clínico, as lesões hemagiomatosas são friáveis, sésseis ou pediculadas, com coloração vermelho-púrpura. A imagem por RM apresenta sinal hiperintenso nas sequências em T2 e realce com gadolínio nas sequências em T1. A TC pode evidenciar a remodelação óssea associada. Enquanto os hemangiomas infantis verdadeiros são passíveis de tratamentos cirúrgico e não cirúrgico, os hemangiomas capilares lobulares e cavernosos são tratados por ampla excisão local da lesão usando abordagens endoscópicas ou abertas (dissecção do terço médio da face, rinoplastia aberta, rinotomia lateral).[53,54] A angioembolização pré-operatoria tem sido descrita para lesões maiores. O prognóstico é excelente com excisão completa.

TERATOMAS NASOFARÍNGEOS

Os teratomas são os tumores de células germinativas mais comuns da infância e quase sempre são benignos. Essas lesões incluem tecidos de cada uma das três camadas germinativas embrionárias (ectoderma, endoderma e mesoderma) e geralmente contêm tecidos estranhos ao sítio anatômico de origem. Os teratomas que se manifestam na infância e na fase precoce da infância geralmente são extragonadais, enquanto os teratomas que acometem as crianças mais velhas costumam ocorrer no ovário ou nos testículos.[55] Os teratomas de cabeça e pescoço representam menos de 5% de todos os teratomas. Trata-se de neoplasias raras que ocorrem em cerca de 1 em 20.000 a 1 em 40.000 nascidos vivos e podem ser localizados no cérebro, na órbita, orofaringe, nasofaringe e região cervical.

Clinicamente, os teratomas nasofaríngeos podem ser sésseis ou pediculados e, com frequência, apresentam-se protruindo através da boca, algumas vezes associados a anencefalia, hemicrânia e fissuras palatinas. O recém-nascido geralmente apresenta desconforto respiratório agudo grave, exigindo intubação endotraqueal ou traqueostomia. Em pacientes com lesões menores, a dificuldade de alimentar pode ser o único sintoma presente.[56]

Os teratomas nasofaríngeos congênitos podem apresentar-se no útero com polidrâmnio devido ao comprometimento da deglutição e aos níveis elevados de alfafetoproteína materna. A ultrassonografia pré-natal pode detectar lesões maiores, o que possibilita o planejamento para um procedimento EXIT (tratamento intraparto extraútero) a fim de proteger as vias aéreas da criança antes da separação da circulação sanguínea materno-fetal. Para as lesões que se manifestam no período pós-natal, a aspiração por agulha fina pode estabelecer o diagnóstico.[56] A imagem revela lesões com áreas císticas e sólidas de densidade de gordura na TC e na RM (Fig. 96-20). Áreas de formação óssea e dentária podem estar presentes. A maioria dos teratomas nasofaríngeos é bem encapsulada e não demonstra conexões intracranianas.

O tratamento de teratomas nasofaríngeos é cirúrgico, e a abordagem depende do tamanho da lesão. As lesões podem ser excisadas por meio de uma abordagem transoral, que pode exigir a separação do palato mole ou de ressecção palatina. A via nasal endoscópica pode evitar a necessidade de divisão ou ressecção palatina.[51] As abordagens externas por rinotomia lateral ou transcervical também são usadas. Se houver a presença de um componente intracraniano, é necessário utilizar uma abordagem craniofacial. Em geral, os resultados são bons e os níveis de alfafetoproteína são monitorados periodicamente para detectar indícios de recorrência.

Para consultar a lista completa de referências, acesse www.expertconsult.com.

LEITURA SUGERIDA

April MM, Ward RF, Garelick JM: Diagnosis, management, and follow-up of congenital head and neck teratomas. *Laryngoscope* 108:1398, 1998.

Belden CJ, Mancuso AA, Schmalfuss IM: CT features of congenital nasal piriform aperture stenosis: initial experience. *Radiology* 213:495, 1999.

Brown OE, Myer CM, 3rd, Manning SC: Congenital nasal pyriform aperture stenosis. *Laryngoscope* 99:86, 1989.

Brown OE, Pownell P, Manning SC: Choanal atresia: a new anatomic classification and clinical management applications. *Laryngoscope* 106:97, 1996.

Derkay CS, Grundfast KM: Airway compromise from nasal obstruction in neonates and infants. *Int J Pediatr Otorhinolaryngol* 19:241, 1990.

Feledy JA, Goodman CM, Taylor T, et al: Vertical facial distraction in the treatment of arhinia. *Plast Reconstr Surg* 113:2061, 2004.

Manning SC, Bloom DC, Perkins JA, et al: Diagnostic and surgical challenges in the pediatric skull base. *Otolaryngol Clin North Am* 38:773, 2005.

Rahbar R, Resto VA, Robson CD, et al: Nasal glioma and encephalocele: diagnosis and management. *Laryngoscope* 113:2069, 2003.

Rahbar R, Shah P, Mulliken JB, et al: The presentation and management of nasal dermoid: a 30-year experience. *Arch Otolaryngol Head Neck Surg* 129:464, 2003.

Tessier P: Anatomical classification of facial, cranio-facial and latero-facial clefts. *J Maxillofac Surg* 4:69, 1976.

Van Den Abbeele T, Elmaleh M, Herman P, et al: Transnasal endoscopic repair of congenital defects of the skull base in children. *Arch Otolaryngol Head Neck Surg* 125:580, 1999.

SEÇÃO 3 ■ PERDA AUDITIVA E OTOLOGIA PEDIÁTRICA

97 Detecção e Diagnóstico Precoces da Perda Auditiva na Infância

Jaynee A. Handelsman | Lori A. Van Riper | Marci M. Lesperance

Pontos-chave

- As causas mais comuns de perda auditiva congênita em crianças sem fatores de risco aparentes são infecção assintomática por citomegalovírus (CMV) e perda auditiva genética recessiva.
- Programas de triagem auditiva em fase única que usam apenas emissões otoacústicas evocadas não conseguem identificar crianças com neuropatia auditiva.
- A vigilância da audição, da fala e do *status* da linguagem é essencial para todas as crianças, independentemente se passaram na triagem auditiva neonatal universal ou foram encaminhadas posteriormente para investigação.
- É essencial reconhecer que nem todas as perdas auditivas condutivas são temporárias ou relacionadas com a efusão da orelha média. Alguns casos de perda auditiva condutiva exigem uma intervenção precoce.
- O seguimento da triagem auditiva neonatal universal deve envolver uma equipe de profissionais com experiência em avaliação e tratamento de perda auditiva em crianças.
- Para otimizar o sucesso, os programas de detecção e intervenção precoces devem incluir uma infraestrutura que permita medidas de vigilância do desfecho a longo prazo.
- Decisões na conduta em crianças com neuropatia auditiva devem levar em conta as respostas aos testes auditivos comportamentais, bem como avaliações da linguagem e seu desenvolvimento.
- Decisões na conduta em crianças com perda auditiva leve ou unilateral são influenciadas por comorbidades ou doenças de base, como a síndrome do aqueduto vestibular alargado.

OBJETIVOS E FUNDAMENTAÇÃO DA TRIAGEM

A perda auditiva permanente na infância é uma das anormalidades significativas mais comuns presentes ao nascimento, ocorrendo em aproximadamente 1 a 3 em cada 1.000 recém-nascidos saudáveis e 2 a 4 em cada 100 com internação nas unidades de terapia intensiva neonatal (UTIs).[1,2] A perda auditiva pode ser causada por diversos fatores, incluindo etiologias genéticas e ambientais.[3] Independentemente da causa, o impacto negativo de uma perda auditiva não diagnosticada na linguagem e no desenvolvimento social, emocional, cognitivo, acadêmico e vocacional já está bem estabelecido.[4] Por esse motivo, ter um sistema organizado que resulte na identificação precoce da perda auditiva, quando presente, juntamente a uma intervenção precoce e adequada, é fundamental para garantir resultados bem-sucedidos. Quando a perda auditiva congênita é identificada precocemente e a intervenção ocorre até 6 meses de idade, as crianças são capazes de manter linguagem e desenvolvimento social/emocional compatíveis com seu desenvolvimento físico; o mesmo não ocorre caso a perda auditiva seja diagnosticada após 6 meses de idade.[5]

MANDATO NACIONAL

Em razão do aumento da disponibilidade de tecnologia que pode obter respostas fisiológicas a estímulos auditivos em crianças, em 1988 o cirurgião geral C. Everett Koop lançou um desafio em que, até o ano 2000, 90% dos recém-nascidos com perda auditiva significativa seriam identificados até 12 meses de idade.

Embora na época este desafio tenha parecido ambicioso, foi incorporado no Healthy People 2000 National Health Promotion and Disease Prevention Objectives.[6] Um ponto importante no esforço para promover triagem auditiva neonatal universal (TANU) foi a introdução do Newborn and Infant Hearing Screening and Intervention Act de 1999 (Ato de Triagem e Intervenção Auditiva em Recém-Nascidos e Crianças), também conhecido como Lei Walsh. O congressista James Walsh obteve sucesso na alocação de apropriações para o Maternal and Child Health Bureau e o Centers for Disease Control and Prevention (CDC) através da verba FY2000, cujo propósito era financiar os estados a desenvolverem e aumentarem seus programas de detecção e intervenção auditivas precoces (EHDI).[7] Como resultado, 22 concessões renováveis de aproximadamente 150 mil dólares cada foram inicialmente entregues aos estados para manter seus esforços.[8] Uma vez que a legislação entrou em vigor, 53 estados e territórios têm recebido fundos federais para ajudar no desenvolvimento de seus programas de EHDI.

Antes dos mandatos nacionais, a TANU havia sido iniciada no final da década de 1980, começando com o estado de Rhode Island em 1989, seguido pelo Havaí em 1990 e Colorado em 1993.[9-11] O objetivo desses programas é diagnosticar uma perda auditiva de modo confiável e intervir durante a infância como forma de fornecer às crianças surdas e com dificuldade de audição a oportunidade de participar em sociedade com seus pares normalmente.

A TANU está amplamente difundida na América do Norte, Europa e Austrália, mas se encontra em fase de progressão na maioria dos recém-nascidos de países em desenvolvimento.[12] Em muitos desses países, o diagnóstico é tardio, até 2 anos de idade ou mais, devido à suspeita pela família, que continua a ser o método primário de detecção de perda auditiva. O desafio é desenvolver protocolos de triagem baseados na comunidade, incluindo aqueles que focam na educação dos pais a respeito da audição e dos parâmetros e estágios importantes do desenvolvimento da fala e linguagem.[13]

Ambas as diretrizes do National Institutes of Health Consensus Conference de 1993 e do Joint Committee on Infant Hearing (JCIH) de 1994 sancionaram testar todas as crianças antes da saída do hospital, com objetivo de detecção universal da perda auditiva até 3 meses de idade e intervenção antes dos 6 meses de idade.[14,15] Com base nessas recomendações, além de uma grande disponibilidade do exame de emissões otoacústicas evocadas (EOAE) e da tecnologia da audiometria automática de tronco encefálico (PEATE-A), o número de programas de EHDI expandiu-se de maneira exponencial.[16] A triagem PEATE-A pode ser feita por técnicos treinados em vez de audiologistas, diminuindo custos e ajudando a superar problemas de acesso em áreas pouco atendidas por audiologistas pediátricos. O aumento do número de crianças e jovens que necessitam de acompanhamento para testes diagnósticos resultou em maior demanda por serviços de audiologia pediátrica, que não são uniformemente disponíveis nos Estados Unidos. Em 2001, a maioria dos estados estava sob a legislação que obrigava a TANU e/ou programas de EHDI.[17] O número de crianças triadas para a perda auditiva aumentou de 46,5% em 1999 para 97% em 2007.[18] Os dados do CDC mostram que, até 2009, mais de 97% dos recém-nascidos nos Estados Unidos foram submetidos à triagem para a perda de audição, e daqueles bebês que não passaram no teste, 68,4% tiveram a condição auditiva estabelecida (tendo ou não perda auditiva) antes dos 3 meses de idade.[19]

JOINT COMMITTEE ON INFANT HEARING

No início de 1964, Marion Downs defendeu e preconizou a triagem auditiva neonatal e demonstrou que perda auditiva grave a profunda poderia ser detectada em neonatos.[20] Pouco tempo após, em 1969 o Joint Committee on Infant Hearing (JCIH) foi estabelecido, com o objetivo de desenvolver de maneira mais acurada métodos de identificação de perda auditiva em crianças. Enquanto o grupo inicial incluía representantes das três organizações profissionais, existem agora sete organizações-membros. A principal atividade do JCIH tem sido publicar diretrizes, a primeiro delas em 1971, reconhecendo a necessidade de detectar perda auditiva o mais breve possível, mas finalizando brevemente ao recomendar uma rotina de triagem para todos os recém-nascidos. A diretriz de 1973 identificava indicadores de risco associados à perda auditiva e recomendava o seguimento de crianças com esses indicadores, incluindo história familiar de perda auditiva na infância, infecção congênita perinatal (p. ex., rubéola) ou outra infecção fetal não bacteriana (p. ex., citomegalovirose ou infecção pelo herpes-vírus), anomalias craniofaciais, baixo peso ao nascer e hiperbilirrubinemia. Embora esses posicionamentos usassem a denominação "fator de risco", a categorização como "indicador de risco" parece ser mais apropriada porque a relação causa-efeito nem sempre é determinada. Critérios de risco adicionais de meningite bacteriana e hipoxemia grave foram incluídos em 1982.

A diretriz de 1990 expandiu a lista de critérios de risco para recém-nascidos, incluindo ventilação mecânica prolongada, exposição a medicações ototóxicas por mais de 5 dias e sinais associados a síndromes conhecidas que cursam com perda auditiva neurossensorial (PANS). Essa diretriz foi também a primeira a diferenciar indicadores de risco para recém-nascidos daqueles para crianças e a indicar quais deles estavam associados à probabilidade de progressão e/ou início tardio da perda auditiva. Esses critérios de risco incluíam preocupação dos pais, traumatismo cranioencefálico, história familiar de início tardio de perda auditiva, presença de distúrbios neurodegenerativos, meningite, infecções intrauterinas ou doença pulmonar crônica, administração de doses potencialmente ototóxicas de medicações e infecções da infância associadas à PANS (p. ex., sarampo, rubéola).[21]

Essa diretriz disponibilizou recomendações para triagem inicial de neonatos e crianças, bem como para intervenção precoce em crianças com perda auditiva, incluindo orientações para médicos generalistas, serviços otológicos e audiológicos, sem especificar o tempo de seguimento.[21] A diretriz de 1994 também especificou que um grupo de profissionais deveria ser incluído, promovendo normas com parâmetros para intervenção. A homologação enfatizava a importância em desenvolver banco de dados e sistemas de triagem que permitissem avaliação sistemática de técnicas de identificação e acesso das evoluções.[15]

Somente na diretriz de 2000, o JCIH formalmente recomendou (mais do que reforçou) a TANU antes da alta hospitalar. Também promoveu um sistema que é conhecido como os objetivos 1, 3, 6 de triagem usando uma forma de fisiológica de mensuração antes de 1 mês de idade, retriagem e identificação da perda auditiva até 3 meses, além de intervenção centrada na família até 6 meses de idade para todas as crianças com perda auditiva permanente confirmada. Essa diretriz reforçou oito princípios de programas de EHDI eficazes e também forneceu diretrizes para o seguimento de crianças que passaram na triagem inicial, mas apresentam fatores de risco para perda auditiva de início tardio, progressiva ou flutuante. Além disso, a importância de garantir os direitos das crianças e famílias em tomarem decisões informadas, fornecendo consentimento, foi reconhecida. O fundamento das diretrizes para programas de EHDI incluía pontos ou alvos pelos quais eles poderiam ser monitorados, bem como indicadores de qualidade que permitissem comparações.[22]

A diretriz foi atualizada em 2007 e incluiu mudanças significativas em relação à de 2000. Por exemplo, a definição da perda auditiva foi expandida para incluir a PANS. Ela também recomendou um protocolo separado para os bebês com estadia em UTIs ao longo de 5 dias, utilizando PEATE-A, a fim de detectar a PANS (ver "Neuropatia Auditiva", posteriormente). Além disso, recomendou reavaliação de ambas as orelhas, mesmo quando apenas uma orelha tivesse falhado inicialmente, e repetição da triagem para readmissões dentro do primeiro mês de vida quando existissem indicadores de risco para perda auditiva. O encaminhamento direto a um audiologista é recomendado para bebês em UTI que não passarem no teste PEATE-A na UTI. A diretriz também recomendava que serviços de habilitação e diagnóstico auditivos, incluindo a seleção e adaptação de aparelhos de amplificação, deveriam ser feitos por audiologistas com habilidade e experiência na avaliação de recém-nascidos e jovens com perda auditiva. Embora algumas famílias possam não ter expectativas de habilidade auditiva e linguagem falada para seus filhos, em geral, as crianças com perda auditiva significativa devem ter diagnóstico realizado no prazo de 1 mês.[23,24]

Atualizações adicionais que foram incluídas na diretriz de 2007 incluíam recomendação de uma consulta genética para crianças com perda auditiva confirmada, avaliação pelo otorrinolaringologista pediátrico e exame pelo oftalmologista pediátrico. Além disso, todas as crianças com algum grau de perda auditiva bem como suas famílias deveriam ser consideradas claramente elegíveis para os serviços de intervenção precoce, prestados por profissionais com experiência em perda auditiva. A comissão também recomendou que ambas as opções de intervenção – em casa ou em centros de intervenção – estejam disponíveis para as famílias.[23,24]

Uma das outras atualizações importantes incluídas na diretriz de 2007 foi a discussão da vigilância e triagem de todas as crianças. Especificamente, o prestador de cuidados de saúde primária é responsável por monitorar metas de desenvolvimento, incluindo fala e linguagem, habilidades auditivas, condições da orelha média e preocupações dos pais em uma base regular associada à triagem utilizando um instrumento validado, aos 9, 18, e 24 a 30 meses de idade, se os pais ou prestadores de cuidados de saúde tiverem preocupações. Além disso, o encaminhamento para avaliação fonoaudiológica e audiológica é recomendado sempre que uma criança falhar em uma avaliação médica global ou para aquela em que existirem preocupações sobre a audição ou linguagem.[23,24]

Os dados adicionais à diretriz de 2007 estão relacionados com a comunicação e infraestrutura de informações. Para que o processo de EHDI seja bem-sucedido, a comunicação entre o hospital no qual a criança nasceu, os pais, o consultório médico, o coordenador do programa de EHDI do estado e o audiologista deve ser eficiente. A comunicação com as famílias deve ser adequada aos aspectos culturais, e elas devem estar cientes de todas as opções de comunicação e tecnologias de audição disponíveis de modo imparcial. Uma discussão acerca dos resultados desejados pela família é um componente essencial para fornecer orientações sobre opções de habilitação.[23,24] O objetivo final é o sucesso (incluindo comunicação e sucesso acadêmico) para todas as crianças com perda auditiva.

VARIAÇÕES DE REQUISITOS DOS ESTADOS

Embora os estados tenham adotado várias abordagens para a triagem de recém-nascidos e intervenção precoce em crianças com perda auditiva, os objetivos da Lei Walsh não consistiam apenas em demonstrar a perda auditiva em todos os recém-nascidos, mas também incluir serviços de acompanhamento de avaliação e intervenção fornecidos por profissionais com conhecimento especializado, habilidade e experiência necessárias para atender surdos e crianças com dificuldade de audição e suas famílias. Além disso, os estados devem ter listas completas e atuais locais, estaduais e recursos nacionais para os fornecedores de programas de intervenção precoce, bem como agências e organizações que realizem triagem em comunidades com surdos e pessoas que apresentem dificuldade de audição.[25] A maioria dos estados exige triagem auditiva em recém-nascidos, e alguns especificam que todos os hospitais ou centros de parto devam realizá-la em bebês antes da alta. Para alguns estados, o mandato é limitado às instalações que estão localizadas nos condados de um determinado tamanho; no Texas, por exemplo, a exigência de triagem é limitada a centros de parto em municípios com população superior a 50 mil habitantes. Outros estados preveem isenções para instalações de um determinado tamanho ou indicação de um ponto de referência para a proporção de crianças que devem ser triadas. Por exemplo, Oregon exige triagem no prazo de 1 mês de nascimento apenas para hospitais com mais de 200 nascimentos por ano, e Nevada usa um corte de pelo menos 500 nascimentos por ano. Um número de estados estabeleceu grupos de trabalho ou comitês consultivos. No Colorado, um comitê consultivo para a triagem auditiva neonatal foi criado em 1997, com a determinação de que 85% das crianças nascidas em hospitais fossem triadas usando as metodologias recomendadas.[26]

A legislação de EHDI em alguns estados especifica quem deve pagar pela triagem auditiva neonatal e acompanhamento. Alaska exige que as seguradoras de saúde forneçam cobertura para triagem auditiva neonatal e infantil no prazo de 30 dias após o nascimento, garantindo também cobertura para testes de diagnóstico auditivo de seguimento se o bebê não passar no teste inicial. Em West Virginia, a lei exige que as seguradoras de saúde cubram a triagem auditiva neonatal e indica que o estado deve pagar quando a criança tem direito à assistência médica. Em contrapartida, para os bebês não segurados naquele estado, os encargos de testes devem ser pagos pelo hospital ou outras instalações em que o bebê nasceu. Muitos estados especificam a quem os resultados dos testes serão relatados (p. ex., pai, prestador de cuidados de saúde primária, coordenador estadual de EHDI) e em que prazo. A partir de 2011, 14 estados estabeleciam a opção de isentar os recém-nascidos da triagem se os pais se opuserem ao teste, embora em alguns estados, a lei especifique que a objeção deva ser por motivos religiosos. Considerando que a legislação de EHDI em alguns estados é limitada a fornecer orientações sobre triagem auditiva neonatal ou triagem auditiva e testes diagnósticos de acompanhamento, outras leis estaduais são mais abrangentes. Por exemplo, as leis de Michigan não apenas encaminham os resultados dos testes auditivos infantis para o departamento de saúde, como também especificam que o provedor de saúde primária de uma criança deve fornecer triagem adequada à idade e que os departamentos de saúde local devem garantir serviços de testes de audição e de visão pré-escolar.[27]

Além das diferenças nas modalidades dos testes e nos requisitos para que os hospitais façam a triagem e em qual proporção de lactentes deve ser rastreada, os padrões para um "passa" ou "encaminha" também variam. Os objetivos da TANU incluíam alcançar uma baixa taxa de falso-positivos (crianças com audição normal que falharam no teste inicial, mas, posteriormente, passaram) e praticamente nenhum falso-negativo (crianças com perda auditiva que passaram no teste auditivo). Uma vez que as taxas de referência inicial de 2,5% a 8% foram consideradas como sendo demasiadamente altas, a reavaliação daqueles que falharam no teste inicial antes da alta foi recomendada, a fim de reduzir a taxa de falso-positivos.[28] Outro objetivo foi minimizar a quantidade de crianças que perderam acompanhamento, com a expectativa de que a redução do número de bebês que necessitariam de acompanhamento afetaria positivamente a taxa de perda de seguimento. No entanto, a perda de seguimento continua a ser um problema significativo, já que cerca de 50% das crianças encaminhadas pela triagem neonatal não retornam para acompanhamento ou intervenção precoce.[12] Muitos fatores podem contribuir para a perda de seguimento, incluindo falta de preocupação dos pais ou prestadores de cuidados primários, preocupações financeiras e/ou dificuldade de acesso atribuída a dificuldades de transporte. Em alguns casos, o que parece ser perda de seguimento é realmente perda de documentação de acompanhamento, o que pode ocorrer quando as famílias se mudam ou quando o hospital de nascimento não está no mesmo estado que a residência da família.

Dada essa variabilidade, é notável que praticamente todos os estados estabeleceram programas de EHDI e TANU desde 1993-1994. Infelizmente, a maioria dos estados ainda é incapaz de fornecer a documentação dos resultados de TANU e programas de EHDI.[29] Além disso, não está claro qual o equilíbrio ideal entre uma taxa baixa de falso-positivos e o risco de não identificar as crianças com graus leves de perda auditiva ou perda envolvendo apenas uma ou duas frequências auditivas. A triagem em um nível usando um estímulo que abrange uma ampla faixa de frequência é insensível em detectar certas configurações de perda auditiva. Por exemplo, mutações no gene *WFS1* representam cerca de 80% das PANSs hereditárias de baixa frequência (afetando ≤1.000 Hz), mas essa configuração não é normalmente detectada pela TANU.[30,31] Espera-se que a evolução desses programas nos próximos anos possa incluir não só o diagnóstico e intervenção da perda auditiva em lactentes e crianças menores, mas também sistemas de triagem que permitam a vigilância dos desfechos.

INDICADORES DE RISCO PARA O ESTABELECIMENTO TARDIO DE PERDA AUDITIVA E REQUISITOS PARA ACOMPANHAMENTO

Nos primeiros anos de triagem auditiva neonatal, o foco dos provedores era unicamente sobre os bebês com indicadores de risco associados à perda auditiva, e a lista inicial não distinguia se o risco era para a perda auditiva ao nascimento ou mais tardiamente. Mesmo os melhores programas de triagem de alto risco enfrentaram desafios na identificação de todas as crianças com indicadores de risco para perda auditiva. Uma série extensa descobriu que o melhor seguimento foi para crianças com exposição à substância ototóxica, e a menor taxa de testes de diagnóstico ocorreu naquelas com dismorfismos craniofaciais sutis, como colobomas auriculares em crianças com história familiar de perda auditiva.[32] O exame físico de dismorfismos craniofaciais em recém-nascidos pode exigir a perícia de um geneticista pediátrico, e o conhecimento da história familiar também é difícil de se obter.

Uma das limitações óbvias de um programa de triagem que se concentra apenas em crianças com fatores de risco é que a perda auditiva também ocorre naquelas sem fatores de risco. As causas mais comuns de perda auditiva congênita em crianças sem fatores de risco aparentes são infecções assintomáticas pelo CMV[33] e perda auditiva genética recessiva.[34]

A implementação da TANU permitiu a identificação precoce da perda auditiva congênita em todas as crianças com ou sem fatores de risco para perda auditiva. No entanto, apesar de uma percepção inicial de que a TANU evitaria a necessidade de identificar ou rastrear indicadores de risco, logo se tornou evidente que um número significativo de crianças passava no teste quando recém-nascido, porém mais tarde desenvolvia perda auditiva com distúrbio de comunicação significativo. A maior vigilância é necessária para identificar quando os indicadores de risco estão presentes para início tardio ou perda auditiva progressiva e para garantir que haja acompanhamento adequado, em intervalos regulares, especialmente para as crianças que passam no teste quando recém-nascidas. Contrapondo-se às recomendações anteriores de que todas as crianças com indicadores de risco deviam ser reavaliadas em intervalos de 6 meses nos primeiros 3 anos de vida, as diretrizes atuais orientam que o tempo e número de avaliações auditivas de repetição sejam personalizados com base na probabilidade relativa de subsequente perda auditiva de início tardio. Especificamente, a diretriz de 2007 indicou que todas as crianças que passassem na triagem auditiva neonatal e apresentassem um fator de risco deveriam ter, pelo menos, um teste auditivo diagnóstico de acompanhamento em 24 a 30 meses. Além disso, mais cedo e com mais frequência, testes podem ser indicados em crianças com indicadores de risco de maior relevância para perda auditiva de início tardio, tais como: preocupações do cuidador quanto a audição, fala, linguagem ou atraso do desenvolvimento; história familiar de perda auditiva permanente na infância; estadia em UTI superior a 5 dias ou aquelas que receberam oxigenação por membrana extracorpórea independentemente da duração da estadia; infecção congênita por CMV; síndromes associadas à perda auditiva progressiva; traumatismo craniano resultando em fratura do crânio; distúrbios neurodegenerativos; infecções pós-natais associadas à PANS, incluindo meningite; e crianças submetidas à quimioterapia.[23,24]

A justificativa desta mudança na abordagem para o acompanhamento de triagem auditiva neonatal mais individualizada inclui o fardo potencial que é colocado sobre os audiologistas e as famílias por testes auditivos frequentes, pelo elevado número de crianças que são cuidadas em UTI nos Estados Unidos, juntamente a probabilidade variável de perda auditiva progressiva e eventual necessidade de intervenção com base em indicadores de risco. Por exemplo, o acompanhamento e eventual necessidade de intervenção de uma criança com PANS unilateral leve podem variar de acordo com as comorbidades e outros fatores de risco potenciais para a fala e o atraso de linguagem. Em vez de assumir que todos os indicadores de risco têm o mesmo peso e que seguir um cronograma específico para todas as crianças é o ideal, torna-se imprescindível a utilização de uma abordagem de equipe de vigilância que inclua o provedor de cuidados primários. Além disso, pelo fato de que nem todas as perdas auditivas em crianças estão presentes ao nascimento ou mostram-se associadas a um indicador de risco, não se pode presumir que a passagem por uma triagem auditiva neonatal determine totalmente a possibilidade de perda de audição. Como resultado, é recomendada uma estratégia mais abrangente de monitoramento de todas as crianças dentro do consultório médico.

MÉTODOS DIAGNÓSTICOS

É importante distinguir a triagem auditiva de testes de audição diagnósticos. O teste de triagem é o procedimento inicial utilizado em uma população maior, geralmente com custo menor, identificando o subconjunto de pacientes que necessitam de um teste mais abrangente ou diagnóstico. Embora a audição envolva uma resposta comportamental ao som, a identificação de perda auditiva em recém-nascidos não é possível usando técnicas comportamentais. Por esse motivo, os métodos objetivos fisiológicos são empregados para a triagem auditiva, incluindo EOAE e PEATE-A. Unidades de triagem que tenham disponíveis ambas as tecnologias usam algoritmos para determinar se uma dada resposta se enquadra nos parâmetros aceitáveis definidos, sendo considerada um "passou". Quando a resposta cai fora dos parâmetros de resposta permitidos, o que é rotulado como "encaminhar", indica-se a necessidade de testes adicionais. Os termos "falha" e "fracasso" são evitados porque têm conotações negativas potenciais para os pais. Para que um programa de TANU seja bem-sucedido, os métodos utilizados devem ser fáceis de aplicar, confiáveis, precisos e de custo relativamente baixo. Embora EOAE e PEATE-A atendam a esses critérios, há pontos fortes e limitações em cada um.

EMISSÕES OTOACÚSTICAS EVOCADAS

EOAE são sons produzidos pela orelha interna em resposta a um sinal auditivo e podem ser gravados por um microfone colocado no meato acústico. Apesar de serem medidos no canal da orelha, os sons ocorrem como um subproduto de um mecanismo conhecido como "amplificação coclear", que é gerado pela motilidade ativa das células ciliadas externas e contribui para a sensibilidade e discriminação.[35] Pelo fato de as EOAE serem transmitidas para trás a partir da cóclea através da orelha média, a medição das respostas a EOAE requer a função normal das células ciliadas externas, bem como a transmissão normal de resposta através da orelha média. Por conseguinte, a presença de obstrução do meato acústico ou doença da orelha média pode interferir na obtenção de respostas às EOAE, mesmo quando a função coclear é normal.

Dois métodos de EOAE estão disponíveis para uso na triagem auditiva neonatal. EOAE transientes são geradas em resposta a um estímulo muito breve de banda larga, conhecido como um clique apresentado em um nível relativamente elevado de estímulo (80 a 86 dB de pico de pressão sonora equivalente ao nível SPL),[36,37] fornecendo informações sobre uma faixa de frequência ampla. Respostas robustas ocorrem somente quando a audição apresenta 20 dB de nível de audição ou mais;[35,38,39] assim, a presença de respostas exclui a maioria das perdas auditivas que exigiriam amplificação. Emissões otoacústicas por produto de distorção (EOAPD) ocorrem em resposta à apresentação simultânea de dois tons puros que resulta em uma intermodulação não linear entre os tons de estímulo dentro da cóclea, gerando diversos componentes acústicos novos que cursam para o meato acústico. O tom de frequência mais baixa é normalmente apresentado em maior intensidade em comparação ao de frequência mais alta, e as frequências dos tons são estabelecidas para otimizar a geração de distorção de produtos (p. ex., f2 / f1 ~ 1.2).[35,37] A análise clínica das EOAPD normalmente rastreia apenas um dos produtos de distorção, e os estímulos são variados em toda a gama de frequências, a fim de gerar uma estimativa de audição.

RESPOSTA AUDITIVA DE TRONCO ENCEFÁLICO

A audiometria de tronco encefálico (PEATE) é uma série de potenciais elétricos registrados no couro cabeludo que são gerados no nervo auditivo e tronco cerebral em resposta ao som. A resposta ocorre dentro dos primeiros 20 ms após o aparecimento de um estímulo de curta duração, que pode ser um clique de banda larga ou uma rajada de tons. A geração da resposta requer a transmissão de sinal através do sistema auditivo periférico, bem como uma atividade sincronizada no sistema nervoso auditivo. Onda I da PEATE é o potencial microfônico coclear. Embora um sistema auditivo periférico normal seja necessário para gerar uma resposta normal da PEATE, uma resposta anormal pode não ser resultado da perda de audição periférica. Especificamente, a falta de sincronia neural no sistema nervoso auditivo pode resultar em uma resposta da PEATE ausente ou anormal.

Para fins de triagem, a maioria dos programas pode utilizar sistemas PEATE-A. Os eletrodos são acoplados à cabeça do bebê, a fim de gravar a resposta elétrica. Um estímulo em clique é apresentado em um nível de intensidade (normalmente 30 a 40 dB de nível de audição normal), e os algoritmos de equipamentos comparam a resposta do bebê com as fórmulas do sistema para determinar se a resposta é passar ou encaminhar. Sistemas ideais também salvam a resposta gravada para que um médico especialista possa determinar se o algoritmo fez a decisão correta.

RESPOSTA AUDITIVA DE TRONCO ENCEFÁLICO DIAGNÓSTICA

Embora algumas instituições possam utilizar métodos de PEATE para a sua triagem auditiva neonatal, isso não é recomendado porque é menos eficiente que usar triagens automatizadas. O teste diagnóstico é executado por um médico especialista, ao passo que a triagem automatizada pode ser realizada por um técnico. O teste PEATE é normalmente usado para avaliar minuciosamente as respostas auditivas de crianças durante a sua triagem neonatal. Equipamentos de diagnóstico PEATE permitem que o audiologista controle os estímulos e parâmetros de gravação a fim de obter respostas de limiares não apenas a estímulo por clique de banda larga, mas também a estímulos com maior especificidade de frequência, como tons de explosão ou depressão. As características dos estímulos tonais são definidas de modo que a necessidade do aparecimento de um estímulo abrupto, a fim de gerar sincronia neural, seja equilibrado contra o desejo de ter especificidade de frequência. Uma vez que o grau inicial e a configuração da perda de audição de uma criança são normalmente estimados com base em métodos fisiológicos de diagnóstico, incluindo a PEATE, é importante o uso de estímulos que estejam estritamente correlacionados com aqueles utilizados em testes de comportamento, realizados em uma idade mais tardia. Para a maioria das crianças diagnosticadas com perda auditiva significativa, a prova inicial de aparelho auditivo é baseada nas respostas de limiar PEATE e no estímulo condutivo ósseo para cada orelha.

NEUROPATIA AUDITIVA

A neuropatia auditiva (NA) foi descrita pela primeira vez em 1996, sendo caracterizada pela função intacta de células ciliadas externas, como evidenciado por EOAE normais e/ou respostas microfônicas cocleares, juntamente às respostas de PEATE ausentes ou gravemente anormais (Fig. 97-1).[40] A NA é mais comumente identificada em populações de UTI do que em bebês que estão em bom estado de saúde; contudo, causas adquiridas de NA, como anóxia, prematuridade e hiperbilirrubinemia,[41] são mais prevalentes nessa população também. Estima-se que 10% das crianças com respostas de PEATE ausentes vão, de fato, ter emissões otoacústicas mensuráveis.[42]

Aproximadamente 20% a 30% dos indivíduos com NA, em última análise, apresentam perda da função de células ciliadas externas (CCEs) e desenvolvem uma perda que é, ao mesmo tempo, sensorial e neural.[43] Portanto, a avaliação da função das CCEs deve ser realizada no momento do diagnóstico da perda auditiva. É importante notar que o teste PEATE diagnóstico não pode ser utilizado para estimar o nível de audição em crianças que têm NA. Alguns indivíduos com NA demonstram respostas normais ou quase normais a estímulos tonais, ao passo que outros demonstram pouca ou nenhuma resposta ao som. Mesmo quando as respostas aos estímulos tonais são normais, os indivíduos podem ter dificuldade em processar estímulos mais complexos como a fala, ou fala em ambiente ruidoso.[44] À medida que as respostas da PEATE são anormais ou ausentes, mesmo em níveis elevados nesses indivíduos, em decorrência da dessincronia neural, a avaliação da audição e recomendações para amplificação ou outras tecnologias de assistência devem esperar até que respostas confiáveis para o som possam ser medidas utilizando métodos de ensaio de comportamento.

O fenótipo clínico de PEATE ausente/anormal com função preservada das CCEs pode resultar de lesões que ocorrem em células ciliadas internas, suas sinapses com o nervo auditivo, células do gânglio espiral ou axônios ou dendritos do nervo auditivo em si. Embora seja possível avaliar a histopatologia coclear em animais experimentais ou cadáveres, determinar o local exato de uma lesão é difícil em um paciente humano vivo. Alguns autores têm argumentado que o termo *neuropatia auditiva* é um equívoco, porque nem todos os casos são verdadeiras neuropatias. Uma vez que a PEATE mede os potenciais de ação sincronizados do nervo craniano VIII, este fenótipo também foi descrito como neuropatia auditiva/dessincronia auditiva. Mais recentemente, a designação *desordem do espectro da neuropatia auditiva* (DENA)[45] tem sido usada, em uma tentativa de englobar as manifestações variadas da NA. No entanto, como um espectro implica um distúrbio ocorrendo ao longo de um *continuum* de gravidade mínima, leve a grave, a

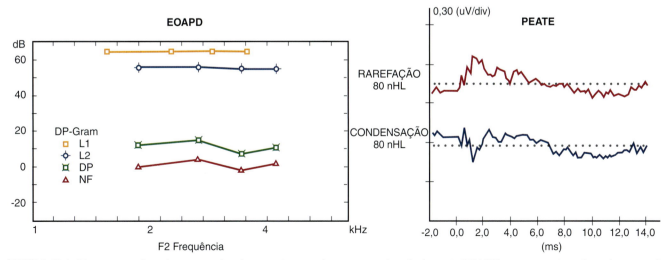

FIGURA 97-1. Neuropatia auditiva é caracterizada pelas emissões otoacústicas por produto de distorção (EOAPD) normais e pela ausência de reposta de tronco encefálico (PEATE). *Esquerda,* Os triângulos conectados representam o nível de ruído, e os símbolos acima do nível de ruído correspondem à resposta em 2 kHz a 5 kHz para a orelha esquerda, dispostos contra a intensidade do estímulo tonal. *Direita,* Ondas superior e inferior em reposta a cliques de rarefação e condensação, respectivamente. A inversão da primeira parte da resposta com mudanças na polaridade do estímulo reflete a resposta de tronco encefálico microfônica coclear e onda I. Não é observada sincronia nos outros componentes da resposta.

denominação desordem do espectro da neuropatia auditiva também é um equívoco.

Múltiplas etiologias podem resultar em NA, incluindo genética, anatomia e condições adquiridas, de modo que ela pode ser sindrômica ou não sindrômica. A doença de Charcot-Marie-Tooth[46] e a ataxia de Friedreich[47] são exemplos de neuropatias sindrômicas que afetam o nervo auditivo, bem como outros nervos cranianos e periféricos. Neuropatias periféricas associadas a esses distúrbios podem não se manifestar até anos após o início da NA. Mutações em *OTOF* (otoferlina) são a causa genética mais comum de NA não sindrômica.[48] A ausência da proteína de otoferlina funcional afeta seletivamente a sinapse das células ciliadas internas, resultando em surdez profunda com função preservada das CCEs.[49] A mutação em *DIAPH3* causa NA não sindrômica dominante, em virtude da sobre-expressão dos genes;[50] um modelo animal sugere que defeito dos estereocílios das células ciliadas internas e perda de sinapses são responsáveis pelo fenótipo.[51] Aplasia ou, às vezes, hipoplasia do nervo auditivo com morfologia coclear normal também pode levar a um fenótipo da NA. Finalmente, qualquer agressão ambiental que seja neurotóxica pode resultar em NA, incluindo agentes quimioterápicos, hiperbilirrubinemia ou anóxia.

COMPARAÇÃO DE MÉTODOS

Alguns hospitais utilizam uma tecnologia para a triagem de todos os recém-nascidos, sendo realizada com PEATE-A ou EOAE. Se o bebê é encaminhado no teste inicial, sempre que possível, uma retriagem com a mesma tecnologia é concluída antes da alta. Outra opção é um processo de duas etapas que utiliza inicialmente EOAE, seguidas de PEATE-A em crianças que não passaram pela triagem com emissões otoacústicas. Os bebês que não passam no teste antes da alta devem ser encaminhados a um audiologista com experiência na avaliação de lactentes e crianças jovens para teste de diagnóstico. O hospital de nascimento, em colaboração com o coordenador estadual do programa de EHDI, deve garantir que os resultados da triagem auditiva sejam compartilhados com os pais e o médico. Deve-se fornecer aos pais acompanhamento adequado e recursos de informações, e os hospitais devem assegurar que cada criança esteja acompanhada por um profissional médico.

Uma das limitações óbvias para um programa de triagem em estágio único que utiliza apenas EOAE é que as crianças com NA passarão no teste e, assim, deixarão de ser identificadas. Por esse motivo, muitos hospitais utilizam PEATE-A para a triagem inicial em todos os bebês, repetindo PEATE-A em testes de seguimento. Como a DENA apresenta taxa mais elevada em crianças que estiveram em UTIs, o JCIH recomenda o uso de PEATE-A para a triagem de todos os bebês em UTIs e EOAE para a triagem de bebês saudáveis. No entanto, uma revisão retrospectiva de dados da TANU da University of Michigan, durante um período de 10 anos, revelou que 4 dos 34 bebês saudáveis (11,7%) com deficiência auditiva permanente foram diagnosticados com NA, ao passo que 11 dos 105 bebês (10,5%) com deficiência auditiva permanente no grupo de risco foram diagnosticados com NA.[12] Como a proporção de perda auditiva permanente atribuída à NA é semelhante em bebês saudáveis (sem indicadores de risco) e bebês em risco,[12] pode ser apropriado usar PEATE-A como ferramenta de triagem inicial para todos os bebês. Qualquer que seja a abordagem da triagem empregada, não há papel para EOAE como teste de seguimento em lactentes que falham na PEATE-A.

TRANSIÇÃO DE EHDI PARA TRATAMENTO DA PERDA AUDITIVA

Os estados devem implementar sistemas de triagem e gerenciamento de dados como parte de um sistema de informação de saúde da criança para monitorar a qualidade dos serviços de EHDI e fornecer recomendações para melhorar os sistemas de assistência. Uma ligação efetiva entre os profissionais de saúde e de educação é essencial para garantir transições bem-sucedidas e determinar os resultados de crianças com deficiência auditiva para o futuro planejamento e estabelecimento de políticas de saúde pública. Muitos estados têm programas que ajudam as famílias a se conectarem com serviços apropriados em suas comunidades locais. Além disso, o Early Hearing Detection and Intervention – Pediatric Audiology Links to Services[52] (EHDI-PALS) é um novo recurso baseado na *web* que está disponível para os pais e profissionais interessados na identificação de instalações que atendam crianças com perda auditiva. EHDI-PALS foi estabelecido por representantes de várias organizações de audiologia e outros grupos interessados na perda auditiva na infância em colaboração com o CDC. Além de vincular famílias com serviços em suas comunidades, o *website* do EHDI-PALS fornece recursos a pais e profissionais com *links* ativos de ferramentas para ambos.[52]

MÉTODOS UTILIZADOS PARA TESTES DE SEGUIMENTO

Embora sejam necessárias medidas fisiológicas para avaliar de modo confiável a audição em recém-nascidos, métodos comportamentais válidos podem delinear com exatidão a perda auditiva em bebês depois de terem atingido a idade de desenvolvimento correspondente a aproximadamente 6 meses.[53,54] O teste de comportamento é realizado no campo de som, designado como "S" no audiograma, para indicar que as duas orelhas estão expostas ao estímulo; assim, a resposta reflete a orelha com melhor audição, se existir diferença, ou ambas as orelhas, se não houver diferença.

Cada uma das técnicas que são empregadas em crianças mais novas envolvem paradigmas de condicionamento operante em que uma resposta comportamental é associada a um reforço. Os componentes críticos de testes audiológicos comportamentais em crianças incluem a seleção de uma resposta que está dentro do seu repertório comportamental, proporcionando um estímulo que é audível, seguindo a resposta com algo que irá aumentar a probabilidade do comportamento recorrente (reforço). A resposta observada pode ser específica para cada criança, particularmente naquelas com atraso no desenvolvimento; o reforço poderá não ser o mesmo para todas as crianças, devendo ser personalizado para cada uma delas. Várias avaliações podem ser necessárias para detectar a resposta na criança e determinar o melhor tipo de reforço.

AUDIOMETRIA COM REFORÇO VISUAL

A audiometria com reforço visual (ARV) é um método adequado para avaliar a audição de bebês e crianças pequenas que são capazes de emitir uma resposta de orientação ao som. Testes de ARV assumem que uma criança é capaz de ver um estímulo visual, como um brinquedo animado iluminado ou um videoclipe, de modo que ver um ou ambos será reforço. Em testes de ARV, um sinal sonoro é apresentado, no campo sonoro (com uso de alto-falantes) ou através de fones inseridos, e a resposta orientada da criança (olhando na direção do som) é seguida pelo estímulo visual. O objetivo é aproveitar a resposta orientada para treinar a criança a dar aquela resposta sempre que o sinal auditivo for audível. A fim de usar esta técnica para medir os limiares, controle de resposta ao estímulo devem ser estabelecidos, o que significa que a resposta ocorre na presença de um som audível e não se dá quando o sinal não está presente ou inaudível. Embora a ARV seja uma técnica apropriada para crianças a partir dos 6 meses de idade, a obtenção de informações dos limiares requer atenção por parte do audiologista e pode envolver repetidas sessões. O encaminhamento a um audiologista pediátrico experiente deve ser considerado antes de sedar uma criança para PEATE. A ARV pode não ser bem-sucedida em determinar limiares em crianças com mobilidade cervical limitada ou deficiência visual, mesmo que sua audição seja normal.

AUDIOMETRIA LÚDICA

A audiometria lúdica é apropriada para uma criança que é capaz de se sentar de forma independente e para dar uma resposta que não seja de orientação. Semelhantemente à ARV, o objetivo é selecionar uma resposta observável discreta que esteja dentro do repertório da criança. A resposta não deve ser algo que seja agradável em si, para que a criança dê a resposta na ausência de um som. As respostas possíveis são infinitas e podem incluir colocar uma bola ou um bloco em um recipiente, colocar um pino em uma tabuleiro, colocar uma peça em um quebra-cabeça etc. O importante é que essa resposta seja discreta e algo que a criança possa fazer, e que o que se segue seja a resposta de reforço para a criança.

Os procedimentos devem ser individualizados para cada criança e podem ser variados dentro e entre as sessões do teste.

IMITANCIOMETRIA ACÚSTICA

A imitanciometria acústica é uma parte importante na bateria de testes audiológicos porque fornece uma estimativa de volume do meato acústico externo, a complacência da membrana timpânica, a pressão da orelha média e o *status* dos reflexos da orelha média. A timpanometria é uma medição da impedância de entrada ou de admissão do sistema de transmissão da orelha média. No cenário de triagem auditiva neonatal e acompanhamento, a imitanciometria pode ser útil para determinar se a obstrução do meato acústico ou a doença da orelha média podem ser fatores que contribuem para encaminhamento a triagem auditiva inicial ou teste de acompanhamento.

A timpanometria é realizada com a inserção de uma sonda dentro do meato acústico e a obtenção de uma vedação hermética. A sonda contém um alto-falante que produz um sinal na sonda, um microfone que monitora o nível de pressão do som dentro do meato acústico fechado e uma passagem para o sistema pneumático que é usada para variar a pressão no meato acústico. O sistema de medição converte a relação entre as tensões do alto-falante e microfone na sonda em unidades de imitanciometria, que são plotadas em função da pressão do ar.[55] Ao realizar timpanometria em uma criança com idade inferior a 4 meses, é importante usar uma sonda com tom de alta frequência (1.000 Hz), a fim de obter uma medida válida da complacência da membrana timpânica. Gravar o timpanograma usando uma sonda com tom de baixa frequência (226 Hz) é útil para obter uma medição do volume do meato acústico, mas a complacência da membrana timpânica pode ser superestimada em virtude do aumento da complacência do próprio meato acústico externo em crianças menores. Assim, para as crianças que podem precisar ser submetidas à colocação de tubo de ventilação nos primeiros 6 meses de vida, tais como aquelas com fissura labiopalatina, é útil usar tanto uma sonda com tom de alta frequência para medir a complacência da membrana timpânica quanto uma sonda com tom de baixa frequência para comparar volumes do meato acústico externo no pré e pós-operatório.

Para os testes de diagnóstico, o limiar de reflexo acústico é útil para avaliar a integridade do arco reflexo entre o nervo acústico, tronco cerebral, nervo facial e músculo estapédio. Em crianças, o reflexo acústico ipsilateral pode ser obtido de modo confiável usando um tom de sonda de 1.000 Hz e um ativador de tom de 1.000 Hz a 2.000 Hz.[56-58] Em crianças mais velhas, ambas medidas ipsilateral e contralateral do limiar de reflexo acústico são obtidas.

AVALIAÇÃO MÉDICA

Para todas as crianças, a atenção regular a parâmetros importantes do desenvolvimento, habilidades auditivas, preocupação dos pais e condições da orelha média deve ser realizada no consultório médico, de acordo com a tabela de periodicidade da American Academy of Pediatrics. Todas as crianças devem ter um exame normalizado de desenvolvimento global com uma ferramenta validada em 9, 18, 24 e 30 meses de idade ou a qualquer momento em que exista preocupação dos pais ou profissional de saúde.

EXAME FÍSICO E AVALIAÇÃO OTORRINOLARINGOLÓGICA

O exame completo de cabeça e pescoço é realizado. Quaisquer alterações de tamanho ou forma da cabeça devem ser observadas. A simetria de rosto e orelhas deve ser examinada em busca de qualquer dismorfismo. A patência do meato acústico externo (MAE) deve ser avaliada, documentando qualquer estreitamento ou atresia do MAE. A microscopia otológica é útil para limpar cerume e permitir o exame completo da membrana timpânica. Se o MAE estreita-se a menos de 2 mm, o menor espéculo deve ser usado; deve notar-se se o MAE termina em um fundo cego *versus* um MAE estreito, porém patente. A visualização de cerume no canal proximal que não pode ser removido sugere uma estenose de MAE forrado com epitélio, apresentando maior risco para o desenvolvimento de colesteatoma de canal.

O palato, em particular, deve ser examinado para a presença de úvula bífida ou fissura submucosa do palato. O pescoço é examinado para fendas que sugiram seios de fissura branquial ou fístulas. Anomalias congênitas múltiplas requerem um encaminhamento a geneticistas pediátricos para avaliação de síndromes.

PERDA AUDITIVA CONDUTIVA CONGÊNITA

A perda auditiva condutiva congênita pode ser suficiente para interferir na aquisição da fala normal e linguagem; algumas perdas auditivas condutivas são permanentes e não passíveis de miringotomia com colocação de tubo de ventilação. Reconhece-se que a intervenção cirúrgica é, eventualmente, capaz de melhorar algumas perdas auditivas congênitas, de modo que a perda auditiva condutiva permanente pode resultar de atresia ou estenose do meato acústico externo, malformações ossiculares, anquilose do estribo e malformações da orelha interna. Em uma revisão retrospectiva de dados da TANU realizada em um grande centro médico terciário, 26 de 105 crianças diagnosticadas com perda auditiva tinham perdas condutivas permanentes e 4 crianças adicionais apresentavam perdas mistas.[12] Muitas malformações da orelha interna estão associadas à perda auditiva mista (Cap. 13), incluindo a síndrome do aqueduto vestibular alargado (Fig. 97-2). Assim, não se deve presumir que todas as perdas auditivas condutivas irão melhorar ou resolver-se após a colocação do tubo.

Com a implementação da TANU, crianças menores podem ser mais propensas a necessitar de timpanometrias repetidas em uma tentativa de correlacionar os resultados anormais em PEATE com a probabilidade de efusão da orelha média. A criança pode apresentar-se à avaliação pelo otorrinolaringologista com uma história de curvas planas persistentes no timpanograma, seja unilateral ou bilateral, com ou sem documentação prévia de efusão de orelha média ou sintomas de otite média aguda. O exame físico para confirmar a presença de efusão na orelha média é necessário.

MIRINGOTOMIA E COLOCAÇÃO DE TUBO DE VENTILAÇÃO

Embora as novas orientações sobre tubo de ventilação sejam destinadas ao tratamento de crianças entre 6 meses a 12 anos de idade,[59] otorrinolaringologistas devem usar seu melhor julgamento sobre riscos, benefícios e indicações para tubo de ventilação em crianças menores, considerando a duração da efusão da orelha média, episódios de otite média e suspeita de perda auditiva condutiva. No entanto, tubos de ventilação não devem ser rotineiramente colocados em todas as crianças encaminhadas da triagem auditiva neonatal simplesmente para determinar se a perda auditiva se resolve, porque esta prática pode levar a atrasos no diagnóstico e intervenção para PANS. O otorrinolaringologista deve enfatizar a importância do seguimento audiológico continuado sem fornecer reafirmação potencialmente falsa de que os tubos resolverão a perda auditiva, já que tais atrasos continuam a ser um problema até hoje.

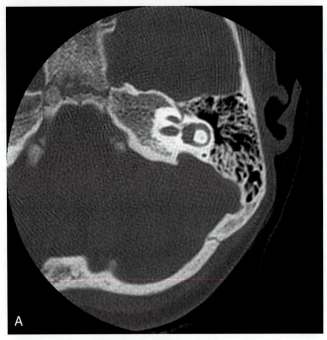
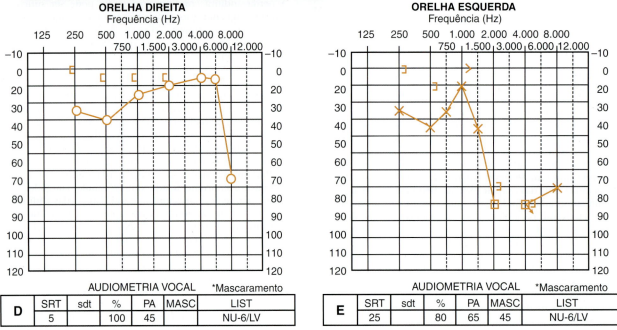

FIGURA 97-2. A, Tomografia computadorizada do osso temporal em criança com perda auditiva mista congênita na orelha esquerda. Observe aqueduto vestibular alargado. **B,** Audiograma de paciente de 8 anos de idade com aquedutos vestibulares alargados bilateralmente, demonstrando padrão audiométrico característico. Observe perda auditiva neurossensorial com componente condutivo de baixa frequência, relativa preservação dos limiares de frequências médias e forte inclinação nas frequências altas.

ENCAMINHAMENTO PARA OUTRAS ESPECIALIDADES MÉDICAS

A diretriz JCIH de 2000 recomenda avaliação oftalmológica para todas as crianças com perda auditiva permanente confirmada. Crianças com deficiência sensorial podem ter dificuldades de aprendizagem adicional quando acompanhada por uma segunda deficiência sensorial. Além disso, muitas síndromes envolvem tanto distúrbios auditivos quanto visuais.

O JCIH recomenda que uma avaliação genética seja providenciada a todas as famílias de crianças com perda auditiva permanente confirmada. Essa recomendação é mais fortemente enfatizada no comunicado divulgado pelo American College of Medical Genetics, que postula ser a avaliação genética abrangente uma etapa-padrão da avaliação em todas as crianças com perda auditiva permanente confirmada. A avaliação genética proporciona a oportunidade de discutir os testes genéticos, obter aconselhamento genético, compreender a etiologia e o risco de recorrência, além de avaliar outras manifestações clínicas potenciais de uma síndrome. Para o gene mais frequentemente mutado, *GJB2*, há uma robusta literatura correlacionando o fenótipo de perda de audição (gravidade da perda, padrão e progressão) com genótipos específicos.[60] Conforme mais crianças passam por testes genéticos para uma grande variedade de genes relacionados com a surdez, o corpo de conhecimento de correlações genótipo-fenótipo continua a crescer.

ETIOLOGIAS DA DEFICIÊNCIA AUDITIVA CONGÊNITA

Em geral, causas adquiridas e genéticas são responsáveis por uma proporção igual de perdas auditivas na infância, sendo 40% recessivas, 10% dominantes e 3% de perda auditiva ligada ao cromossomo X ou mitocondrial compreendendo a porção genética.[34] Há 400 síndromes genéticas descritas associadas à perda auditiva.[61] No entanto, a maioria das PANSs é não sindrômica ou não associada a outras características clínicas.[62] Como as intervenções médicas reduzem o risco de perda auditiva adquirida, a perda auditiva genética continuará a formar uma proporção crescente de perdas auditivas na infância.

Em uma revisão retrospectiva de 2001 a 2011 em um grande centro de atendimento terciário, 139 crianças (de 37.542 testadas) foram diagnosticadas com perda auditiva, das quais 28% não tinham indicadores de risco de audição, 72% apresentavam pelo menos um indicador de risco e 14,3% possuíam mais de um indicador de risco.[12] Das crianças, 77 (56%) tinham uma etiologia conhecida que incluía síndromes com perda auditiva, hiperbilirrubinemia, infecção congênita por CMV, perda auditiva genética não sindrômica e anomalias do osso temporal. Sessenta e duas das 139 crianças não tinham etiologia conhecida e, notadamente, 54 de 63 não haviam sido submetidas a uma investigação completa (avaliação por imagens e genética). Outro estudo também observou que uma grande proporção de crianças não teve nenhum inquérito da etiologia da perda auditiva.[63] Atualmente, dadas as causas heterogêneas, não existe um padrão uniforme aceito para avaliar a etiologia da perda auditiva em crianças.

A identificação da etiologia da perda auditiva pode fornecer informações sobre o prognóstico em relação à probabilidade de progressão da perda e possível necessidade futura de aparelho de amplificação sonora e/ou implante coclear. Por exemplo, o audiologista pode ser mais propenso a recomendar a amplificação para uma criança que é candidata limítrofe se a tomografia computadorizada revelar aqueduto vestibular alargado, de modo que a probabilidade de progressão, portanto, aumenta. Pode ser útil aos pais a compreensão de que a perda auditiva resultou de um processo de desenvolvimento pré-natal, e não de qualquer medida que eles poderiam ter tomado para evitar. Além disso, confirmar a etiologia genética tem implicações para irmãos e outros membros da família; sem testes genéticos, alguns casos de perda auditiva genética podem ser erroneamente atribuídos a fatores ambientais (como a prematuridade). É importante reconhecer, no entanto, que nenhum teste genético pode descartar a hereditariedade da perda auditiva, uma vez que muitos genes ainda precisam ser identificados.

IMAGENS

A tomografia computadorizada (TC) é o padrão-ouro para obter imagens do osso temporal, a fim de avaliar defeitos morfogenéticos, incluindo displasia de Mondini, aqueduto vestibular alargado, displasia do canal semicircular lateral ou ausência do canal coclear. Malformações congênitas da orelha interna são discutidas no Capítulo 13. Tendo em vista as crescentes preocupações sobre os efeitos da radiação ionizante nas órbitas e no cérebro,[64,65] o critério nos pedidos de TC é muito importante. O princípio geral é manter a exposição a radiações ionizantes "tão baixa quanto razoavelmente possível", preservando a qualidade da imagem adequada. É preferível obter a TC em um centro com experiência em sedação de crianças pequenas e com radiologistas experientes em anatomia do osso temporal, buscando evitar a necessidade de repeti-la. A TC tipicamente exige sedação ou anestesia geral, em lactentes e crianças menores. Em crianças com perda auditiva estável, é razoável adiar a TC até que elas tenham idade suficiente para submeter-se à TC sem sedação. Como alternativa, a TC pode ser coordenada com anestesia geral para outros procedimentos, como PEATE ou colocação de tubo de ventilação.

A ressonância magnética (RM) é cada vez mais utilizada para avaliar crianças com PANS na pesquisa de anormalidades intracranianas ou da orelha interna. Um estudo relatou incidência global de 40%.[66] Resultados anormais de RM foram mais comumente observados em crianças com perda auditiva unilateral *versus* bilateral e naquelas com PANS grave a profunda *versus* leve ou moderada. Anormalidades da cóclea e dos nervos cocleares foram mais frequentemente observadas. A RM é superior à TC na detecção de hipoplasia ou aplasia do nervo coclear.[67] A largura do canal ósseo do nervo coclear foi fortemente correlacionada com a deficiência do nervo coclear, ao passo que o diâmetro do meato acústico interno não indica de modo confiável deficiência do nervo coclear. Os pacientes com infecção congênita por CMV manifestaram alta incidência de anormalidades cerebrais, incluindo alterações de sinal na matéria branca, displasia cortical e ventriculomegalia.[68]

As desvantagens da RM em comparação à TC abrangem elevação de custos e aumento da probabilidade de que a anestesia geral ou sedação seja necessária. Embora tenha sido relatado o uso de RM como "triagem" a um custo comparável ao da TC, os pacientes com resultados positivos irão requerer a repetição da RM para avaliação. Deve notar-se que a RM pode detectar anomalias acidentais, sem uma relação clara com a perda de audição. Por exemplo, a prevalência de cisto aracnoide em crianças foi de 2,6% em um estudo,[69] de modo que a maioria deles não requer intervenção cirúrgica.

INTERVENÇÃO NA PERDA AUDITIVA DO RECÉM-NASCIDO

A prestação de serviços de intervenção precoce para crianças surdas e com deficiência auditiva (S/DA) é o propósito e objetivo do processo de EHDI. S/DA refere-se a todas as crianças com perda auditiva, seja congênita ou adquirida, e inclui todos os tipos (e graus) de perda auditiva de mínima a profunda.[44] Triagem e confirmação da perda auditiva não apresentam nenhum benefício sem a intervenção adequada e individualizada, com alta qualidade. Para garantir que todas as crianças S/DA sejam capazes de atingir seu pleno potencial, os programas devem ser elaborados para satisfazer as necessidades identificadas de cada criança e família, e a intervenção deve ser prontamente aplicada pelos profissionais com conhecimento ideal e habilidades capazes de fornecer serviços com base em pesquisa, melhores práticas e modelos que se mostraram bem-sucedidos.[29]

Em casos de perda auditiva profunda bilateral (p. ex., nenhuma resposta à PEATE), aparelhos auditivos são montados com base nos resultados da PEATE, e a probabilidade de implante coclear é discutida. O implante coclear é considerado em bebês e crianças com perda auditiva grave a profunda ou quando a progressão adequada do desenvolvimento da fala e linguagem não ocorre.

A intervenção precoce (IP) é o processo de prestação de serviços, educação e apoio a crianças que foram diagnosticadas com uma condição que pode afetar seu desenvolvimento ou impedir sua educação.[70] No contexto de crianças S/DA, há evidências de que a identificação precoce da perda auditiva, juntamente a intervenções oportunas e apropriadas, pode resultar em linguagem, comunicação, habilidades cognitivas, sociais e emocionais que sejam consistentes com a idade cronológica e o desempenho cognitivo.[71-73] O objetivo final da IP e dos programas de EHDI é otimizar a língua, a alfabetização e o desenvolvimento social de crianças com perda auditiva.

A equipe ideal para IP irá centrar-se nas necessidades da família, abrangendo profissionais com experiência pediátrica. A equipe pode incluir um audiologista, um otorrinolaringologista pediátrico, um professor de S/DA, um fonoaudiólogo, um coordenador do serviço, especialistas de intervenção precoce, indivíduos S/DA e representantes da rede de apoio à família. Dependendo das necessidades da criança, a equipe também pode conter fisioterapeutas e/ou terapeutas ocupacionais, psicólogos e educadores com experiência com surdos/cegos, em atraso no desenvolvimento e/ou questões relacionadas com o emocional/comportamental.[29] É fundamental que os membros da equipe deem suporte às necessidades de comunicação da criança e da família.

O fonoaudiólogo representa uma parte crucial da equipe quando a perda auditiva é diagnosticada em uma criança de qualquer idade. Como o objetivo dos programas EHDI é facilitar a intervenção precoce e adequada para crianças S/DA, o monitoramento do desenvolvimento da fala e linguagem das crianças com perda auditiva é fundamental. Para crianças com diagnóstico de perda auditiva significativa, uma avaliação inicial da função comunicativa em uma idade precoce é importante porque serve de referência em comparação à qual o desenvolvimento será avaliado. Por exemplo, se a meta para o progresso auditivo e da fala e linguagem é um ganho de 3 meses no período de 3 meses, é essencial determinar um desempenho de base para a qual o progresso é monitorado. Em crianças com deficiência auditiva grave e profunda, os critérios para implante coclear são muitas vezes baseados na comparação de fala, linguagem e desenvolvimento auditivo em relação às expectativas para crianças que ouvem normalmente. Na presença de perda auditiva, o fonoaudiólogo desempenha um papel crítico na determinação de quais serviços são necessários para uma criança individualmente.

Quando a perda de audição não é identificada no teste auditivo neonatal, crianças que não passam na parte de fala/linguagem em uma triagem de um consultório médico, ou se existe uma preocupação com a audição ou fala e linguagem, devem ser encaminhadas para uma avaliação de fala e linguagem, além de verificação audiológica. O fonoaudiólogo é um membro-chave da equipe de IP em todas as crianças com S/DA.

Para consultar a lista completa de referências, acesse www.expertconsult.com.

LEITURA SUGERIDA

American Academy of Pediatrics, Joint Committee on Infant Hearing 1994 position statement. *Pediatrics* 95:152, 1995.

American Academy of Pediatrics, Newborn and Infant Hearing Loss: Detection and Intervention, Task Force on Newborn and Infant Hearing. *Pediatrics* 103:527, 1999.

American Speech-Language-Hearing Association: Early hearing detection and intervention center. http://www.asha.org/aud/articles/EHDI.

American Speech-Language-Hearing Association: Executive summary for JCIH 2007 position statement: principles and guidelines for early hearing detection and intervention programs. 2007. Available from www.asha.org.

Baroch KA: Universal newborn hearing screening: fine tuning the process. *Curr Opin Otolaryngol Head Neck Surg* 11:424, 2003.

Downs MP, Sterritt GM: Identification audiometry for neonates: a preliminary report. *J Aud Res* 4:69, 1964.

Downs MP: Universal newborn hearing screening—the Colorado story. *Int J Pediatr Otorhinolaryngol* 32:257, 1995.

Early Identification of Hearing Impairment in Infants and Young Children. *NIH Consens Statement* 11(1):1, 1993.

Glattke TJ, Robinette MS: Transient evoked otoacoustic emissions. In Robinette RM, Glattke T, editors: *Otoacoustic Emissions—Clinical Applications*, ed 2, New York, 2002, Thieme, p 95.

JCIH Position Statement 1990—Joint Committee on Infant Hearing. www.jcih.org/JCIH1990.pdf.

Johnson JL, Kuntz NL, Sia CC, et al: Newborn hearing screening in Hawaii. *Hawaii Med J* 56:352, 1997.

Joint Committee on Infant Hearing: Year 2000 position statement: principles and guidelines for early hearing detection and intervention programs. *Pediatrics* 106:798, 2000.

Kemp DT: Stimulated acoustic emissions from within the human auditory system. *J Acoust Soc Am* 64:1386, 1978.

Knott C: Universal newborn hearing screening coming soon: "hear's" why. *Neonatal Netw* 20:25–33, 2001.

Morton C, Nance WE: Newborn hearing screening—a silent revolution. *N Engl J Med* 354(20):2151, 2006.

National Conference of State Legislatures: Newborn hearing screening laws. Updated May 2011. http://www.ncsl.org/issues-research/health/newborn-hearing-screening-state-laws.aspx#State_Laws.

Norton SJ, Gorga MP, Widen JE, et al: Identification of neonatal hearing impairment: evaluation of transient evoked otoacoustic emission, distortion product otoacoustic emission and auditory brain stem response test performance. *Ear Hear* 21:508, 2000.

Special Article: Year 2000 position statement: principles and guidelines for early hearing detection and intervention programs. www.jcih.org/jcih2000.pdf.

Vohr BR, Oh W, Stewart EJ, et al: Comparison of costs and referral rates of 3 universal newborn hearing screening protocols. *J Pediatr* 139:238, 2001.

White KR, Vohr BR, Behrens TR: Universal newborn hearing screening using transient evoked otoacoustic emissions: results of the Rhode Island Hearing Assessment Project. *Semin Hearing* 14:18, 1993.

Wittman-Price RA, Pope KA: Universal newborn hearing screening. *Am J Nurs* 102:71, 2002.

Yoshinaga-Itano C: Early intervention after universal neonatal hearing screening: impact on outcomes. *Ment Retard Dev Disabil Res Rev* 9:252, 2003.

Otite Média Aguda e Otite Média com Efusão

Margaretha L. Casselbrant | Ellen M. Mandel

Pontos-chave

- A presença ou ausência de sinais e sintomas e achados na otoscopia fornecem a base para o diagnóstico dos diferentes tipos de otite média.
- O tratamento adequado depende da diferenciação entre otite média aguda (OMA) e otite média com efusão (OME).
- A maior incidência de otite média ocorre entre 6 e 11 meses de vida e diminui com a idade. Os fatores de risco incluem tanto fatores relacionados com o hospedeiro quanto ambientais.
- A doença pode ser prevenida por meio do uso de vacinas e da redução dos fatores de risco.
- Para crianças com 6 a 23 meses de vida que apresentam OMA unilateral não grave e aquelas com 2 anos ou mais portadoras de OMA unilateral ou bilateral não grave, as diretrizes publicadas colocam a opção de observar e acompanhar em vez de tratar com antibióticos imediatamente.
- Anti-histamínicos e corticosteroides são ineficazes para o tratamento da otite média.
- A colocação de tubo de ventilação é eficaz em reduzir episódios recorrentes de otite média e efusão persistente da orelha média.
- Não é recomendada a adenoidectomia para o tratamento cirúrgico inicial da otite média, a menos que obstrução nasal esteja presente, mas ela é indicada para crianças nas quais seja necessário um novo procedimento cirúrgico.
- O acompanhamento cuidadoso é necessário para identificar complicações e sequelas de otite média, bem como do seu tratamento.

A otite média não é apenas uma doença dos tempos modernos; ela tem sido um grande problema de saúde em muitas sociedades. No século VIII, a abordagem mais comum para o tratamento era água de poços com nomes de vários santos.[1] A otite média é, em geral, uma doença da infância, mas ocorre também em adolescentes e adultos.[2] Na maioria das crianças, ela acaba se resolvendo com as mudanças anatômicas e fisiológicas do próprio crescimento. Até que a condição tenha se resolvido, pode afetar o equilíbrio, a audição e fala e o desenvolvimento da linguagem, além de causar mau desempenho escolar. Essa doença afeta não só a criança, mas toda a família, tanto do ponto de vista econômico quanto social. É mais do que somente o custo dos medicamentos ou consultas médicas; várias noites sem dormir devido a uma criança que chora constantemente, ter que faltar ao trabalho para ficar em casa com a criança e levá-la ao médico, o que pode ser muito estressante para a família. O custo para o tratamento clínico e cirúrgico da otite média em crianças de 5 anos de idade ou menos é estimado em cerca de 5 bilhões de dólares por ano nos Estados Unidos.[3]

DIAGNÓSTICO

DEFINIÇÃO, SINAIS E SINTOMAS

Embora considerada um *continuum* de doença, a otite média pode ser subclassificada em *otite média aguda* (OMA) e *otite média com efusão* (OME), com base nos sinais e sintomas. Uma vez que os tratamentos para OMA e OME diferem, é importante diagnosticar com precisão as duas condições. A OMA é geralmente caracterizada por um início rápido dos sintomas e sinais de inflamação da orelha média acompanhada por efusão. Os sinais de inflamação incluem abaulamento ou plenitude da membrana timpânica (MT), hiperemia da MT e perfuração aguda da MT com otorreia. Os sintomas abrangem otalgia, irritabilidade e febre. A OME, por outro lado, é definida como efusão na orelha média (EOM) sem sinais e sintomas de inflamação aguda, como encontrado na OMA.

EXAME FÍSICO

Além da avaliação das orelhas, um exame adequado de cabeça e pescoço é inestimável, pois pode identificar condições capazes de predispor o paciente à otite média. Características faciais devem ser avaliadas para anomalias craniofaciais, como síndrome de Down e síndrome de Treacher Collins. O exame da orofaringe pode mostrar uma úvula bífida ou fenda palatina. A hipernasalidade pode indicar insuficiência velofaríngea, enquanto a hiponasalidade pode ser causada por adenoide obstrutiva ou obstrução nasal, polipose nasal ou desvio de septo nasal.

A *otoscopia pneumática* é a principal ferramenta de diagnóstico para avaliar a condição da orelha média, porque permite avaliação da MT e sua mobilidade. A MT normal é translúcida e côncava e move-se rapidamente com aplicação de pressão positiva e negativa. Uma referência visível é o cabo (*manubrium*) do martelo, o qual está conectado à MT, com a cabeça (umbo) localizada no centro da MT. Para visualizar adequadamente a MT, o conduto auditivo externo deve estar limpo de cerume e *debris*. A avaliação da MT deve observar *posição, cor, grau de transparência* e *mobilidade*. Para verificar a mobilidade da MT, uma boa vedação hermética deve ser obtida entre o espéculo e o canal auditivo. O maior espéculo que se encaixa confortavelmente deve ser usado. Um bulbo, através do qual o ar é injetado, deve estar conectado ao otoscópio, permitindo a visualização da mobilidade da MT. Redução ou nenhuma mobilidade da MT indica a perda de complacência, como resultado de EOM ou do aumento da rigidez ou pela presença de cicatrizes ou maior espessura da MT. A ausência total de mobilidade da MT pode também ser atribuída a uma abertura nela, seja uma perfuração ou um tubo de ventilação patente. Outras características, como os níveis de fluido ou bolhas, podem ser mais facilmente percebidas com o movimento da MT. A posição da MT varia de gravemente retraída a abaulada. Retrações leves e moderadas indicam pressão negativa, EOM ou ambas, ao passo que uma MT gravemente retraída normalmente está associada à efusão. Plenitude e abaulamento da MT são causados pelo aumento da pressão ou de fluido, ou ambos, na orelha média. A opacificação da MT pode ser causada por espessamento ou cicatrizes ou presença de EOM. Uma MT hiperêmica, mas translúcida, é um achado típico em uma criança chorando ou espirrando, secundária à congestão dos vasos sanguíneos da MT. Em contrapartida, uma MT "vermelha", que está "cheia" ou abaulada frequentemente é um sinal de OMA. Uma MT retraída rosa, cinza, amarela, com reduzida ou nenhuma mobilidade, geralmente é encontrada na OME. Miringite é a inflamação da MT sem líquido na orelha média. O uso de um microscópio cirúrgico pode esclarecer características vistas na otoscopia, e a visualização de cicatrizes (áreas de timpanosclerose) e atrofia da MT pode ser aprimorada.[4]

IMITANCIOMETRIA (TIMPANOMETRIA)

Imitanciometria é um excelente complemento para a avaliação das condições da orelha média e o controle da otite média. Quando a avaliação otoscópica for inconclusiva ou difícil de executar, a imitanciometria pode ser muito útil na avaliação de doenças da orelha em crianças acima de 6 meses de vida. É de fácil execução e, na maioria das vezes, bem aceita pelo paciente. Ela tem sido usada para triagem em escolas, bem como em consultórios pediátricos. Ela também é valiosa para a documentação de condições da orelha média ao longo do tempo, com a repetição do teste. Uma pequena sonda que emite um tom é colocada no conduto auditivo com uma vedação hermética. O timpanograma é obtido colocando-se a imitância (energia acústica do tom refletido) da orelha média em função da variação da pressão no conduto auditivo externo, variando de -400 a +200 daPa (decapascal). O instrumento fornece medidas como a do pico compensado de admitância acústica estática, pico de pressão na timpanometria, reflexo acústico e largura timpanométrica (LT) (uma medida do gradiente). Um padrão plano ou arredondado (LT > 350 daPa) com um pequeno volume de canal auditivo indica EOM, ao passo que um padrão plano com um grande volume de canal auditivo sugere uma perfuração ou um tubo de ventilação patente. Em uma orelha média cheia de ar normal, com pressão igual em ambos os lados da MT, o pico de pressão do timpanograma é 0 daPa. Algoritmos têm sido desenvolvidos para determinar a presença ou ausência de EOM, alguns combinando otoscopia pneumática e timpanometria. O seguinte conjunto de critérios utiliza LT e otoscopia para categorizar condições da orelha média:[5]

LT < 150 daPa = não é OME
LT > 350 daPa = OME
LT 150 a 350 daPa = presença ou ausência de OME é determinada pela otoscopia

Outros métodos para determinar condições da orelha média têm sido investigados, incluindo gradiente espectral de reflectometria acústica[6,7] e avaliação por ultrassom,[8] mas eles apresentaram limitações; a reflectometria acústica pode ser útil para rastreio.

AUDIOMETRIA

A EOM geralmente resulta em uma perda auditiva condutiva leve a moderada. A avaliação da audição é essencial para a conduta adequada, porque a deficiência auditiva pode predispor a criança afetada a atrasos na fala e no desenvolvimento da linguagem e, mais tarde, afetar o desempenho escolar. A audiometria deve ser usada para determinar estratégias específicas de tratamento, sendo que uma abordagem mais agressiva precisa ser considerada em crianças com deficiência auditiva significativa.

A *audiometria comportamental* requer cooperação da criança, e o teste é adaptado para cada faixa etária. A *audiometria de reforço visual* é usada para crianças de 6 meses a 2 anos de idade e envolve a apresentação de um estímulo no campo sonoro com a observação da resposta condicionada de giro da cabeça da criança. Essa reação é recompensada com um reforço visual, como um brinquedo animado. A *audiometria lúdica* (para crianças com mais de 2 anos) é semelhante à *audiometria convencional* (para crianças com mais de 5 anos), na qual a criança coloca brinquedos em um balde em vez de levantar a mão para reconhecer que ouviu o som. Os limiares de audibilidade são determinados a 0,25, 0,5, 1, 2, 4, e 8 kHz e podem ser um som específico na orelha ou no campo, dependendo da idade da criança.

A *audiometria de tronco encefálico* (PEATE) e as *emissões otoacústicas evocadas transientes* são excelentes métodos para testes de crianças que não cooperam com a avaliação auditiva comportamental por causa da idade muito jovem ou de atraso no desenvolvimento. Exceto em bebês, nos quais é possível realizar o teste durante o sono natural, sedação ou anestesia geral é geralmente necessária para testes de PEATE em crianças mais jovens. Três eletrodos são colocados (testa e cada processo mastoide) para gravar a resposta a cliques de 2.000 a 4.000 Hz ou explosão de tons puros. A PEATE é composta por cinco a sete ondas vértice-positivo. Ondas I a III, presumivelmente, refletem a atividade dos centros auditivos nas fibras nervosas do oitavo nervo e da ponte. Ondas IV e V refletem centros auditivos em região médio-pontina para ponte rostral e mesencéfalo caudal, respectivamente; a fonte da atividade de ondas VI e VII é menos definida. A PEATE reflete respostas elétricas neuronais auditivas que estão adequadamente correlacionadas aos limiares auditivos comportamentais. No entanto, uma resposta normal na PEATE sugere apenas que o sistema auditivo até o nível do mesencéfalo é responsivo ao estímulo empregado e, desse modo, não garante audição normal.

Testes de *emissões otoacústicas* medem a função coclear (células ciliadas externas) e constituem um meio de avaliação objetiva da função auditiva. São comumente usados para triagem auditiva neonatal, pois são fáceis de executar e rápidos. Mostram-se excelentes para avaliação de crianças que não cooperam com o teste comportamental. A EOM pode confundir os resultados. Portanto, se as emissões otoacústicas estiverem ausentes, a imitância deve ser realizada para avaliar a orelha média. Para as crianças que "falham" no teste de emissões otoacústicas, deve ser feito seguimento audiológico com PEATE para avaliar o tipo e grau da perda auditiva.

FISIOPATOLOGIA E PATOGÊNESE

A fisiopatologia da otite média é multifatorial, com vários fatores sobrepostos (Fig. 98-1).

FUNÇÃO DA TUBA AUDITIVA

A tuba auditiva na criança é mais curta, mais larga e mais horizontal do que no adulto, o que explica a alta taxa de otite média em lactentes e crianças. Com a idade de 7 anos, quando a tuba adquire uma configuração mais adulta, a prevalência de otite média é mais baixa.[9] As três funções fisiológicas da tuba auditiva são (1) *regulação da pressão* (ventilação), (2) *proteção* e (3) *drenagem*. Dessas três funções, a regulação da pressão é a mais importante[10] (Fig. 98-2). A pressão da orelha média é equilibrada à pressão atmosférica através de aberturas ativas intermitentes da tuba auditiva causadas pela contração do músculo tensor do véu palatino durante a deglutição, os movimentos mandibulares e o bocejo. Se a função ativa for prejudicada, desenvolve-se uma pressão negativa na orelha média. A regulação da pressão pode ser prejudicada por falha

FIGURA 98-1. Diversos fatores interagem na patogênese da otite média.

no mecanismo de abertura (*obstrução funcional*) ou anatômica (*obstrução mecânica*). Usando uma câmara de pressão, Bylander et al. avaliaram a função da tuba auditiva em crianças e adultos que eram considerados otologicamente normais com MTs intactas.[11] Embora apenas 5% dos adultos não tenham sido capazes de equilibrar a pressão negativa na orelha média, entre as crianças, 35,8% não conseguiram equilibrar a pressão negativa. Crianças com 3 a 6 anos apresentaram pior desempenho do que aquelas com 7 a 12 anos. Esses estudos indicam que até mesmo crianças aparentemente normais do ponto de vista otológico têm pior função da tuba auditiva do que os adultos, mas a função melhora com a idade, paralelamente à diminuição da incidência de otite média. Stenström et al. testaram a função da tuba auditiva em 50 crianças com história de OMA e 49 crianças sem história de OMA (grupo-controle), utilizando uma câmara de pressão.[12] As crianças com história de otite tinham função tubária significativamente mais comprometida que os controles normais, sugerindo que a OMA recorrente seja consequência de obstrução funcional da tuba auditiva.

Em orelhas com função tubária normal, a tuba está colapsada quando em repouso, protegendo a orelha média da pressão sonora e do refluxo de secreções da nasofaringe. A eliminação de secreções produzidas dentro da orelha média para a nasofaringe é possível através do sistema mucociliar e por meio da "ação de bombeamento" da tuba auditiva durante o fechamento. O fechamento passivo da tuba é iniciado no final da orelha média, na tuba auditiva, e progride em direção ao final da nasofaringe, facilitando a remoção das secreções.

INFECÇÃO

Bacteriologia

Antes do ano 2000, os estudos nos Estados Unidos relatavam que o *Streptococcus pneumoniae* era o patógeno bacteriano mais comum na OMA, seguido por *Haemophilus influenzae* e *Moraxella catarrhalis*; *Streptococcus pyogenes* e outras bactérias representaram apenas alguns casos. Em orelhas com EOM crônica, *H. influenzae* era o patógeno mais comum, com *S. pneumoniae*, *M. catarrhalis* e outras bactérias sendo responsáveis por uma pequena porcentagem de casos. Os dados obtidos durante a década de 1980 a partir de uma única instituição são mostrados na Figura 98-3.[13] Havia grande esperança de que a introdução e o subsequente uso da vacina antipneumocócica conjugada heptavalente (PCV7), Prevenar, em lactentes e crianças jovens, licenciada nos Estados Unidos em 2000, levariam a uma diminuição substancial da OMA. No entanto, os dados de ensaios clínicos de vacinas realizados na Califórnia[14] e Finlândia[15] revelaram apenas uma média de 7,8% e 6% de redução do risco relativo, respectivamente, na OMA. Casey e Pichichero examinaram a experiência de crianças em um subúrbio de Rochester, Nova York, nos anos de 2001 a 2003 (após a introdução da PCV7), em comparação aos anos de 1995 a 2000, e observaram uma redução de 24% na OMA persistente e de falha no tratamento da OMA.[16] Esses pesquisadores também relataram diminuição de *S. pneumoniae* nas orelhas dessas crianças e aumento de *H. influenzae*. Em 2010, o mesmo grupo relatou que 6 a 8 anos após a utilização generalizada da vacina, os sorotipos da vacina *S. pneumoniae* não foram encontrados no fluido da orelha média de crianças vacinadas; *H. influenzae* manteve-se um importante patógeno da OMA.[17] McEllistrem et al. observaram culturas de orelha média obtidas entre 1999 e 2002 em cinco instituições.[18] Eles reportaram que a porcentagem de episódios de OMA devido a

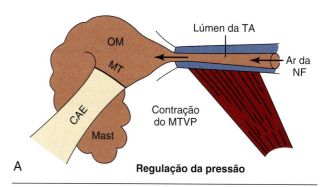
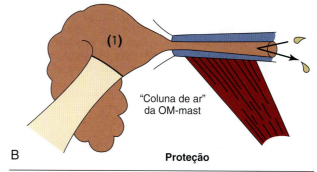
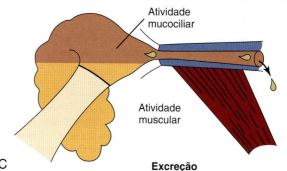

FIGURA 98-2. Funções da tuba auditiva (TA) – orelha média (OM) – células da mastoide (Mast). **A,** Função da regulação da pressão é relacionada com a dilatação ativa da tuba por contração do músculo tensor do véu palatino (MTVP). **B,** Função protetora é dependente, em parte, de uma orelha média e das células da mastoide intactas para manter uma coluna de ar. **C,** Função de drenagem é aumentada pela atividade mucociliar e atividade muscular durante o fechamento da tuba. CAE, conduto auditivo externo; NF, nasofaringe; MT, membrana timpânica. (Modificado de Bluestone CD: Eustachian tube: structure, function, role in otitis media, Hamilton, Ontario, 2005, BC Decker, p 51.)

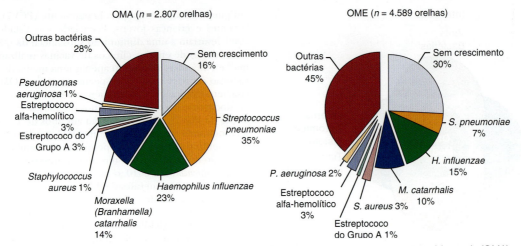

FIGURA 98-3. Comparação da distribuição dos microrganismos isolados em 2.807 efusões de pacientes com otite média aguda (OMA) e 4.589 efusões de pacientes com otite média com efusão (OME) no Centro de Pesquisa de Pittsburgh, 1980 a 1989. Porcentagens totais são maiores que 100% devido a múltiplos organismos. (Modificado de Bluestone CD, Klein JO: *Otitis media in infants and children*, ed 4, Hamilton, Ontario, 2007, BC Decker, p 103.)

serogrupos não PCV7 aumentou, após o ano 2000, de 12% em 1999 para 32% em 2002, e os sorotipos não incluídos na vacina foram mais frequentes naqueles que receberam mais do que uma dose de vacina. A frequência de cepas não sensíveis à penicilina incluídas na vacina e sorotipos não incluídos na vacina manteve-se inalterada.

A nasofaringe também foi examinada. Pelton et al. recrutaram 275 lactentes e crianças com 2 a 24 meses de vida em um estudo de vigilância no qual *swabs* nasofaríngeos ou lavagens nasais foram obtidos em todas as visitas às crianças saudáveis e em visitas àquelas com OMA.[19] De 2000 a 2003, esses pesquisadores observaram uma diminuição dos sorotipos vacinais com aumento em sorotipos não incluídos na vacina. Ao rastrear a suscetibilidade antimicrobiana, eles descobriram que a MIC50 e a MIC90 para a amoxicilina eram estáveis até o período de 6 meses a partir de outubro de 2002 a março de 2003, quando ambas aumentaram significativamente. Jacobs et al. examinaram a flora da nasofaringe em crianças submetidas à colocação de tubo de ventilação no período de março de 2004 a março de 2005 e também encontraram uma diminuição nos sorotipos contidos na vacina com aumento concomitante dos sorotipos não incluídos na vacina, especialmente na cepas 19A, muitos dos quais eram cepas resistentes aos antibióticos.[20]

Uma nova vacina antipneumocócica 13-valente (PCV13), Prevenar 13, foi aprovada nos Estados Unidos em 2010 e substituiu a vacina 7-valente. O sorotipos 1, 3, 5, 6A, 7F e 19A estão incluídos, além das cepas da PCV7. Estes dados apontam para uma mudança na bacteriologia e a necessidade de continuar a vigilância. Uma diminuição notável na doença grave ocorreu com a utilização das mais recentes vacinas antipneumocócicas, mas o impacto sobre a otite média continua a evoluir.

Biofilmes

Biofilmes bacterianos são comunidades sésseis de bactérias que interagem, ligadas a uma superfície. Eles são envolvidos por uma matriz protetora de exopolissacarídeos, em vez de viverem em um "planctônico" móvel ou em estado de livre flutuação. A matriz exopolissacarídea fornece proteção contra a fagocitose e outros mecanismos de defesa do hospedeiro, impedindo a acessibilidade por imunoglobulinas e complemento. A taxa metabólica reduzida das bactérias no biofilme as torna resistentes ao tratamento antimicrobiano. A comunidade bacteriana depende de um sistema complexo de comunicação intracelular que fornece as características de crescimento organizadas conhecidas como *"quorum sensing"*. Os biofilmes têm sido conhecidos por existirem em superfícies duras, tais como tubos de metal ou dentes. No entanto, estudos recentes em animais e humanos têm sugerido que os biofilmes também podem ser isolados a partir da orelha média.

Post et al., utilizando a reação em cadeia da polimerase (PCR), encontrou evidências de bactérias em 48% das culturas negativas de EOM de crianças submetidas à timpanotomia para colocação de tubo por OME crônica.[21] Hall-Stoodley et al. obtiveram imagens de microscopia de varredura a partir da mucosa da orelha média de 26 crianças agendadas para timpanotomia para colocação do tubo de ventilação para otite média recorrente ou persistente e 8 controles (3 crianças e 5 adultos) submetidos a implante coclear.[22] Sondas para cepas genéricas e específicas para *H. influenzae*, *S. pneumoniae* e *M. catarrhalis* foram usadas para avaliar a morfologia do biofilme. Biofilmes foram visualizados em 92% das mucosas de crianças com otite média crônica e recorrente, mas não foram observados em nenhum dos 8 controles. Os pesquisadores sugeriram que os resultados dão suporte à hipótese de que a doença crônica da orelha média é relacionada com o biofilme. Os biofilmes também foram identificados na nasofaringe de crianças com otite média, e foi sugerido que podem atuar como um reservatório para bactérias patogênicas resistentes aos antibióticos. O debridamento mecânico de biofilmes da nasofaringe pode explicar o benefício clínico observado associado à adenoidectomia no subgrupo de pacientes pediátricos.[23]

Vírus

Até a introdução da PCR, os vírus não eram considerados um fator importante na etiologia da otite média, provavelmente por causa das dificuldades técnicas de isolamento viral. Com o uso de técnicas de PCR, no entanto, tem sido possível identificar o vírus sincicial respiratório (VSR), vírus influenza, adenovírus, vírus parainfluenza e rinovírus na EOM.[24,25] Existe forte evidência de que os vírus têm um papel crucial no desenvolvimento da OMA.[25] Na maioria das crianças, a infecção viral da mucosa do trato respiratório superior inicia toda a cascata de eventos que conduz, finalmente, ao desenvolvimento da OMA, sendo que esta pode ser considerada uma complicação de uma infecção viral anterior ou concomitante. Em um estudo com 60 crianças (em 24 famílias) que foram acompanhadas de outubro de 2003 a abril de 2004 por meio de registro diário realizado pelos pais aos sinais de doença, otoscopia pneumática semanal e análise de PCR viral de secreções nasais coletadas durante episódio de "gripe" ou quando EOM era notada, ou de irmãos sem essas condições, um ou mais vírus foram identificados em 73% das secreções coletadas durante um resfriado, mas apenas 18% coletadas em período sem resfriado.[26] Dentre 93 episódios de otite média, 70% ocorreram durante um resfriado, e secreções nasais de 77% das crianças no momento desses episódios foram positivas para o vírus. Alper et al.[27] relataram que nos casos em que vírus foram isolados, a OMA foi diagnosticada em 8% das detecções de rinovírus, em 33% das detecções de VSR e em 38% das detecções do vírus influenza A. Chonmaitree et al.[28] diagnosticaram OMA em 37% dos episódios de infecções das vias aéreas superiores (IVAS) e OME em 24% dos episódios em uma coorte de crianças com 6 meses a 3 anos de idade. Rinovírus e adenovírus foram mais comumente detectados durante as IVAS, mas o rinovírus foi associado a uma menor taxa de otite média do que outros vírus.

ALERGIA E IMUNOLOGIA

Embora se considere que a alergia desempenha um papel na patogênese da otite média, o mecanismo causal não é bem estabelecido e estudos bem controlados para comprovar a eficácia de medicamentos antialérgicos no tratamento da otite média são escassos. Vários mecanismos pelos quais a alergia pode causar otite média têm sido sugeridos: (1) o orelha média é um "órgão de choque" (alvo); (2) a alergia pode induzir edema inflamatório da mucosa da tuba auditiva; (3) alergias causam obstrução inflamatória do nariz; e (4) secreções alérgicas da nasofaringe carregadas de bactérias podem ser aspiradas para a orelha média. Os três últimos mecanismos envolvem uma associação entre alergia e função anormal da tuba auditiva. Estudos prospectivos têm relatado uma relação entre alergia do trato respiratório superior e obstrução da tuba auditiva em uma série de estudos de provocação nasal, com inalação de alérgeno intranasal.[29]

Estudos mais recentes focam a análise dos marcadores inflamatórios na EOM para determinar o papel da alergia. Ambos os padrões inflamatórios TH1 e TH2 de células T *helpers* foram encontrados na OME. Citocinas TH1 antagonizam a inflamação alérgica e desempenham um papel fundamental na defesa contra vírus e patógenos intracelulares, enquanto citocinas TH2 promovem a produção de imunoglobulina E (IgE), o crescimento de eosinófilos e a produção de muco.[30] A citocina quimioatrativa RANTES (célula T normal expressa e secretada, regulada após ativação) e a proteína catiônica eosinofílica (PCE), sinais de um processo TH2, foram avaliadas em amostras de EOM em 25 crianças com alergia e 20 crianças não alérgicas com 5 a 11 anos de idade no momento da colocação do tubo de ventilação.[31] A RANTES e os níveis de PCE foram significativamente maiores nas amostras de EOM em crianças com alergia do que naquelas sem alergia ($P < 0,01$ e $< 0,05$, respectivamente). Uma correlação positiva também foi encontrada entre RANTES e PCE na EOM ($P < 0,01$) em crianças com alergia, o que sugere que a alergia é um fator que contribui para a patogênese da otite média.

Crianças com grandes deficiências imunológicas podem ter otite média recorrente como parte de seu quadro clínico geral, mas a maioria das crianças com otite recorrente parece apresentar apenas uma anormalidade imunológica sutil que as predispõe a infecções recorrentes.[32] Os três principais patógenos de otite média – *S. pneumoniae*, *H. influenzae* e *M. catarrhalis* – frequentemente colonizam a nasofaringe. Existem muitas cepas desses organismos e, dentre elas, estão antígenos de superfície heterólogas (cepa-específicos) e antígenos conservados. Antígenos conservados induzem anticorpos amplamente protetores, ao passo que antígenos cepa-específicos fornecem proteção limitada. Crianças propensas à otite podem exibir imunidade cepa-específica, mas não conseguem desenvolver uma resposta de anticorpos amplamente protetora, o que as torna suscetíveis à otite média recorrente e persistente.[33]

A recorrência da OME bilateral após colocação de tubo de ventilação foi mais comum em crianças com disfunção da tuba auditiva e baixos níveis de IgA ou IgG2 e níveis diminuídos de lectina ligadora de manose, em comparação àquelas com disfunção tubária e altos níveis de IgA e IgG2 medidos na época da colocação do tubo de ventilação.[34] Isso sugere que uma interação entre os vários fatores do sistema imunológico pode aumentar o risco de desenvolvimento da otite média.

REFLUXO GASTRESOFÁGICO

Em 2002, Tasker et al. relataram a descoberta de pepsina/pepsinogênio, utilizando ensaios imunoenzímicos, em 90,8% das 65 amostras de EOM obtidas no momento da miringotomia em crianças.[35] Os níveis de pepsina-pepsinogênio variaram de 0,8 a 213,9 µg/mL, sendo mil vezes mais elevados do que os níveis séricos. Utilizando um ensaio de pepsina sensível e específica, a atividade da pepsina foi detectada em 14,4% dos 152 indivíduos submetidos à timpanotomia para colocação do tubo de ventilação.[36] Os níveis de pepsina variaram de 13 a 687 ng/mL. Crapko et al. identificaram a atividade de pepsina no fluido da orelha média em 60% dos 20 indivíduos, também submetidos à timpanotomia para colocação do tubo.[37] Nesse grupo de crianças, os níveis de pepsina variaram de 80 a 1.000 ng/mL. Em 2008, os pesquisadores relataram a descoberta de pepsina na fenda da orelha média em 20% das crianças submetidas à colocação de tubo de ventilação para otite média e em 1,4% daquelas que realizaram implante coclear sem história de otite média.[38] Os últimos estudos têm mostrado que a pepsina é identificada com menos frequência e em níveis mais baixos, o que pode ser atribuído a diferenças de metodologia. No entanto, conclui-se a partir desses estudos que o refluxo gastresofágico pode ser um fator causal na otite média, com um papel potencial para a terapia antirrefluxo no tratamento da otite média em algumas crianças. Ensaios controlados adequadamente não foram ainda conduzidos.

EPIDEMIOLOGIA
INCIDÊNCIA E PREVALÊNCIA

A otite média é considerada um problema de saúde mundial na população pediátrica.[39] O Estudo de Coorte de Nascimentos da Primeira Infância, um estudo longitudinal nacionalmente representativo de mais de 8 mil crianças nascidas em 2001, mostrou que a otite média foi diagnosticada em 39% das crianças com até 9 meses de vida e 62% das crianças com até 2 anos de idade.[40] Embora a maior incidência de otite média seja em crianças pequenas, também ocorre em crianças mais velhas, adolescentes e adultos. A Coorte de Nascimento de Oslo, com crianças nascidas em um período de 15 meses entre 1992 e 1993, constatou que 13% dos crianças de 10 anos apresentaram pelo menos um episódio de otite média nos últimos 12 meses.[41] Nos Estados Unidos, foi relatado que de 22 milhões de consultas anuais aos médicos por OMA, 4 milhões foram de pacientes com 15 anos de idade ou mais.[2] Dados recentes coletados entre 1997 e 2006 nos Estados Unidos para avaliar a disparidade demográfica entre as crianças com episódios recorrentes de OMA (três ou mais episódios relatados pelos pais durante os últimos 12 meses) relataram uma prevalência média anual de otite média recorrente em crianças com idade inferior a 19 anos (idade média de 8,6 anos) de 6,6% em relação ao período de 10 anos. Episódios recorrentes ocorreram com mais frequência em crianças brancas (7%) ou que vivem abaixo do limiar de pobreza (8%), mas foram relatados menos comumente em crianças que estavam sem plano de saúde (5,4%). Aquelas com plano de saúde apresentavam uma taxa ligeiramente superior de otite média recorrente (6,4%), provavelmente porque tinham melhor acesso à assistência. A análise multivariada mostrou que as pessoas que vivem abaixo do nível de pobreza apresentavam maior risco de otite média recorrente, ao passo que negros, hispânicos e outros grupos raciais foram menos propensos a ter otite média recorrente do que as crianças brancas, possivelmente em razão do menor acesso à assistência médica, resultando em episódios de otite média não diagnosticados.[42]

Otite Média Aguda

A maioria das crianças apresenta pelo menos um episódio de OMA durante a infância. A incidência cumulativa do primeiro episódio de OMA com base em estudos de vários países varia entre 19% a 62% em 1 ano e 50% a 84% em 3 anos de idade[43-49] (Fig. 98-4). Na maioria desses estudos, o pico de incidência da OMA ocorreu durante os primeiros 6 a 12 meses de vida.[46] A incidência diminui conforme a faixa etária e, com a idade de 7 anos, poucas crianças apresentam episódios de OMA. Episódios recorrentes de

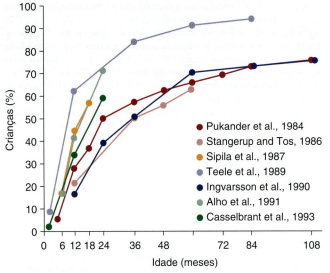

FIGURA 98-4. Incidência cumulativa do primeiro episódio de otite média aguda. (De Casselbrant ML, Mandel EM: Epidemiology. In Rosenfeld RM, Bluestone CD, editors: *Evidence-based otitis media*, ed 2, Hamilton, Ontario, 2003, BC Decker, p 147.)

OMA são comuns em crianças pequenas. Por volta dos 6 meses de vida, 20% tiveram dois ou mais episódios.[50] A ocorrência de três ou mais episódios de OMA nas idades de 1, 3, 5 e 7 anos tem sido documentada em 10% a 19%, 50%, 65% e 75% das crianças, respectivamente.[46] A ocorrência de seis ou mais episódios de OMA foi documentada em 39% das crianças com idade de 7 anos.

Otite Média com Efusão

Pode ser difícil determinar a incidência "verdadeira" de OME porque, por definição, a OME é assintomática. Além disso, a maioria dos estudos de triagem determina a presença de EOM, sem diferenciação entre OMA e OME. Além disso, é necessário um curto espaço de tempo entre as observações para avaliação precisa do início e do tempo de resolução de cada novo episódio de OME, pois cerca de 65% dos episódios de OME em crianças de 2 a 7 anos de idade resolvem-se em um período de 1 mês.[51] Exames mensais com otoscopia e timpanometria em crianças com 2 a 6 anos de idade em uma creche em Pittsburgh revelaram pelo menos um episódio de EOM em 53% a 61% das crianças. Lous e Fiellau-Nikolajsen encontraram uma incidência de EOM de 26% em crianças com 7 anos de idade, acompanhadas mensalmente durante 1 ano usando timpanometria.[52]

A prevalência de EOM em diferentes países mostra uma grande variação, dependendo da idade da criança, da estação do ano e do tipo de avaliação. Assim, deve-se ressaltar que a comparação de resultados entre os estudos exigirá uma avaliação cuidadosa da metodologia de estudo, bem como precaução em tirar conclusões. No entanto, quase todas as crianças haviam apresentado pelo menos um episódio até 3 anos de idade.[53]

Tendência ao Longo do Tempo

A prevalência anual de diagnóstico de otite média tem sido rastreada desde 1997 nos Estados Unidos como parte do *Healthy People 2010*. O diagnóstico global de otite média diminuiu 27% em crianças e adolescentes entre 1997 e 2007, de 345 para 247 por 1.000 crianças com menos de 18 anos.[54] Crianças com menos de 3 anos de idade apresentaram as maiores taxas de otite média com base em pesquisas de consultas médicas, ambulatórios hospitalares e serviços de urgência hospitalar. Nessas crianças, as taxas de otite média diminuíram em 38%, de 1.160 por 1.000 crianças em 1997 para 840 em 2006 e 724 em 2007.[55] Contrapondo-se a crianças mais jovens (com menos de 3 anos), as taxas de diagnóstico de otite média em crianças com 3 a 5 anos e 6 a 17 anos de idade aumentaram de 275 para 316 e 70 para 107, respectivamente, entre 2006 e 2007. Os pesquisadores atribuíram o aumento da taxa a possíveis erros de amostragem, mas também a infecções com sorotipos não incluídos na vacina antipneumocócica.

Um declínio na incidência de otite média também tem sido reportado em diversos países europeus. Kvaerner conduziu um estudo na Noruega em internações hospitalares por OMA entre 1999 e 2005 em crianças com 7 anos de idade ou menos.[56] A hospitalização por OMA foi menos frequente, mas a incidência de mastoidite aguda permaneceu estável em aproximadamente 6 por 100 mil crianças ao longo do tempo. As taxas de consulta aos médicos generalistas na Holanda por otite média durante 1995 a 2003 em crianças desde o nascimento até 13 anos de idade foram avaliadas utilizando o banco de dados do Netherlands University Medical Center Utrecht Primary Care Network.[57] A taxa geral de consultas diminuiu 9% para OMA e 34% para OME. Em crianças com 2 a 6 anos e naquelas com idade entre 6 a 13 anos, a taxa de OMA diminuiu em 15% e 40%, respectivamente; a taxa de OME diminuiu em 41% e 48%, respectivamente. Em crianças com menos de 2 anos de idade, no entanto, as taxas de OMA e OME aumentaram em 46% e 66%.

Foram analisados os dados do banco de dados da Clínica Geral no Reino Unido para eventos classificados como OMA ou "orelha com *glue*" no período de 1991 a 2001.[58] O total de consultas por OMA e "*glue*" em crianças com 2 a 13 anos de idade alterou-se de 105,3 para 34,7 e de 15,2 para 16,7 por 1.000 por ano, respectivamente. No entanto, estudos em países em desenvolvimento e populações indígenas continuam a demonstrar uma grande ocorrência de OM, particularmente otite média crônica supurativa.[39,59,60]

É necessário maior vigilância. Como observado anteriormente, as taxas de doenças devem continuar sendo monitoradas para determinar os efeitos das vacinas e mudanças no tratamento e na epidemiologia da otite média.

FATORES DE RISCO

Os fatores de risco podem estar associados ao hospedeiro (idade, sexo, raça, prematuridade, alergia, imunocompetência, fissura palatina e anomalias craniofaciais, predisposição genética), assim como ao ambiente (IVAS, sazonalidade, creche, cuidados em casa, irmãos, exposição à fumaça de cigarro, amamentação/uso de mamadeira, *status* socioeconômico, uso de chupeta e obesidade) e são considerados importantes na ocorrência, recorrência e persistência de doença da orelha média.

Fatores Relacionados com o Hospedeiro

Idade. A maior incidência de OMA ocorre entre 6 e 11 meses de vida,[46] e o início do primeiro episódio de OMA antes dos 6 meses[46] ou 12 meses de vida é um poderoso preditor de recorrência.[61] O risco de EOM persistente após um episódio de OMA é inversamente correlacionado à idade,[46] e crianças que apresentam o primeiro episódio de EOM antes dos 2 meses de vida correm um risco maior de fluido persistente durante o primeiro ano de vida em comparação àquelas que têm o primeiro episódio mais tarde.[62]

Sexo. A maioria dos pesquisadores não relatou nenhuma diferença aparente em função do sexo na incidência de OME.[53] Paradise et al., em um estudo envolvendo mais de 2 mil crianças, observaram que meninos apresentaram mais tempo de EOM, embora a diferença não tenha sido grande.[63]

Alguns, mas não todos os estudos, encontraram uma incidência da OMA significativamente maior no sexo masculino, bem como episódios mais recorrentes do que em meninas.[53]

Raça. Estudos anteriores têm sugerido menor incidência de otite média em crianças afro-americanas do que em crianças brancas. Estudos mais recentes em que as crianças foram acompanhadas prospectivamente desde a infância até 2 anos de idade, com exames de rotina das orelhas a cada 6 semanas, não mostraram nenhuma diferença entre as afro-americanas e brancas.[63,64] Um terceiro estudo, baseado na população norte-americana, avaliando crianças em idade escolar com 6 a 10 anos de idade submetidas à timpanometria, não relatou nenhuma diferença entre as afro-americanas e brancas; a prevalência de OME foi significativamente maior em crianças hispânicas em comparação a brancas.[65] No entanto, pesquisas recentes têm mostrado que os brancos não hispânicos têm as maiores taxas de otite média em todas as idades.[66,67] Dados coletados entre 1997 e 2006 para avaliar disparidade demográfica entre crianças com episódios recorrentes de OMA (três ou mais episódios relatados pelos pais durante os últimos 12 meses) relataram uma prevalência média anual recorrente de otite média em crianças menores de 18 anos (idade média de 8,6 anos) de 6,6% em relação ao período de 10 anos. Episódios recorrentes ocorreram mais frequentemente em crianças brancas (7%). A análise multivariada mostrou que grupos raciais negros hispânicos e outros eram menos propensos a ter otite média recorrente do que crianças brancas, possivelmente devido ao menor acesso aos cuidados, resultando em episódios subdiagnosticados de OM.[42]

Prematuridade. Alguns estudos têm demonstrado uma possível associação entre baixo peso ao nascer, prematuridade e otite média, mas outros não. Em muitos desses estudos, no entanto, os tamanhos das amostras foram relativamente pequenos. No Norwegian Mother and Child Cohort, uma análise de 33.192 crianças nascidas entre 1999 e 2005 mostrou que o nascimento prematuro, mas não o baixo peso ao nascer, foi modestamente associado à OMA única e recorrente nos primeiros 18 meses de vida.[68] Em um estudo de coorte prospectivo de 136 crianças tratadas com tubos de ventilação, uma associação positiva, mas não significativa, foi documentada entre baixo peso ao nascer ou baixa idade gestacional, ou história de necessidade de incubadora, e OME recorrente.[69]

Alergia. Ainda há controvérsias sobre o papel da alergia na patogênese da otite média. A alergia é um problema comum em crianças, ocorrendo na mesma época em que as infecções respiratórias e a otite média são comuns. A maioria, mas não todos, dos estudos epidemiológicos tem apoiado uma associação.[70-73] No geral, os estudos citados encontraram uma frequência maior de OME em crianças alérgicas do que em não alérgicas da mesma idade, bem como taxas mais altas de alergia em crianças com OME em comparação àquelas sem OME.

Imunocompetência. As crianças com otite média recorrente, bem como outras infecções recorrentes, podem apresentar defeitos no sistema imunológico, tais como um defeito na função fagocitária, imunidade humoral, imunidade local ou outros defeitos imunes.[10] Crianças infectadas com o vírus da imunodeficiência humana demonstram uma taxa significativamente maior de recorrência do que crianças normais ou que apresentaram soroconversão.[74] Enquanto agamaglobulinemia e hipogamaglobulinemia são incomuns, deficiência ou redução de IgA ou diminuição dos níveis de uma ou mais subclasses de IgG, particularmente IgG2, são mais comuns. Um estudo recente descobriu que crianças menores com história de otite apresentavam menos resposta de anticorpos a cinco proteínas pneumocócicas após colonização da nasofaringe ou OMA, do que aquelas não propensas à otite.[75]

Fissura Palatina/Anormalidade Craniofacial. A otite média é considerada "universal" em crianças menores de 2 anos de idade com fissura palatina não reparada.[76] Após a correção cirúrgica do palato, a ocorrência de otite média é reduzida, provavelmente por causa da melhora da função da tuba auditiva. No entanto, muitas crianças continuam tendo problemas até a adolescência. Novos procedimentos de reparo palatal podem resultar em maior redução de doença da orelha média.[77,78] A otite média também é comum em crianças com outras anormalidades craniofaciais ou síndrome de Down, em razão de anormalidades anatômicas ou funcionais da tuba auditiva.[79] Em crianças com síndrome de Down, a baixa resistência da tuba, além de sua função deficitária, predispõe a mesma ao refluxo de secreções nasais para a orelha média.[80]

Predisposição Genética. A frequência da ocorrência de otite média é tão elevada que uma predisposição genética é altamente improvável. No entanto, uma predisposição a episódios recorrentes de otite média e EOM crônica pode ter um componente genético significativo. A etiologia da otite média é multifatorial, envolvendo tanto fatores ambientais quanto genéticos. Um grande número de genes pode estar envolvido, cada um contribuindo para aumento particular do risco da doença.

Estudos com gêmeos e trigêmeos têm sido utilizados para avaliar a hereditariedade da otite média. Um estudo retrospectivo e um estudo prospectivo demonstraram uma forte estimativa de hereditariedade para otite média variando de 0,74 a 0,79 no sexo feminino e 0,45 a 0,64 no sexo masculino.[81,82] Hereditariedade é uma estatística populacional usada para determinar se uma característica é hereditária, e estudos de ligação e associação genética podem identificar regiões genéticas ou genes específicos influenciando o traço ou doença particular. Dois estudos de ligação genética foram realizados. Daly et al., utilizando análise de ligação de todo o genoma, têm sugerido que as regiões cromossômicas em 19q e 10q possuem genes que contribuem para a suscetibilidade a OME crônica e OMA recorrente.[83] Mapeamento fino subsequente de ambas as regiões fortaleceu ainda mais a evidência para essa ligação.[84] O segundo estudo de ligação genética do genoma demonstrou regiões de ligação com genes possivelmente candidatos em 17q12 (*AP2B1*, *CCL5* e um conjunto de outros genes CCL) e em 10q22.3 (*SFTPA2*).[85] Polimorfismos em genes que codificam proteínas de ligação a manose,[86] proteína surfactante,[87] expressão de mucina[88] e citocinas[89] têm sido associados à doença. Rye et al. têm relatado uma associação entre polimorfismos em *FBXO11*, o homólogo humano de um gene modelo do rato para otite média crônica e OME crônica/OMA recorrente em duas coortes australianas.[90]

Fatores Ambientais

Um estudo foi realizado para avaliar a variação de fatores de risco ambientais para a otite média entre os países ocidentais, incluindo os países europeus, Estados Unidos, Canadá e Austrália.[91] Os principais fatores de risco para otite média foram frequência à creche, número de irmãos, exposição à fumaça de tabaco, aleitamento materno, peso ao nascer, *status* socioeconômico e poluição do ar. No entanto, os resultados indicaram grandes variações nas taxas entre os diversos países: creche nas idades de 1 a 3 anos: Suécia 75% *versus* Itália 6%; amamentados aos 6 meses: Noruega 80% *versus* Polônia 6%; e mulheres fumando: Alemanha, França, e Noruega 30% a 40% *versus* Portugal inferior a 10%.

Infecção das Vias Aéreas Superiores/Sazonalidade. Tanto a evidência epidemiológica quanto a experiência clínica sugerem fortemente que a otite média é uma complicação das IVAS. A incidência de OMA é maior durante os meses de outono e inverno e menor durante os meses de primavera e verão, o que se assemelha à incidência de IVAS.[51] Essa correlação suporta a hipótese de que um episódio de IVAS desempenha um papel importante na etiologia da otite média. Rinovírus, VSR, adenovírus e coronavirus foram detectados em EOM durante episódios de OMA.[24,92] Infecções das vias aéreas superiores por VSR, vírus influenza e adenovírus muitas vezes precedem um episódio de OMA.[25] Em um estudo prospectivo de crianças finlandesas, 54% dos episódios de OMA que se seguiram foram diagnosticados até o 4º dia após o início dos sintomas de IVAS.[93] Winter et al. relataram que episódios de otite média foram observados em 33% de uma coorte de crianças acompanhadas por quadros de resfriado.[94]

Creche/Cuidados em Casa/Irmãos. Quase universalmente, a creche continua a ser um fator de risco muito importante para o desenvolvimento de otite média. Por exemplo, a prevalência de pressão negativa na orelha média e timpanogramas planos (tipo

B), indicativos de EOM, foi demonstrada ser mais alta em crianças cuidadas em creches muito cheias, intermediária em crianças em creche familiar menos cheia, e menor em crianças cuidadas em casa.[95] Crianças que frequentam creches também mostraram ser mais propensas à colocação de tubos de ventilação do que aquelas cuidadas em casa.[96]

A ordem de nascimento tem mostrado estar associada a episódios de otite média e à quantidade de tempo com EOM.[64] Crianças primogênitas tiveram uma menor taxa de episódios de OMA e menor tempo com EOM durante os primeiros 2 anos de vida do que aquelas com irmãos mais velhos. Além disso, ter mais do que um irmão foi significativamente relacionado com início precoce de otite média.[70]

O aumento da morbidade entre crianças em creches e em crianças com irmãos mais velhos pode estar relacionado com a maior possibilidade de exposição a IVAS virais, o que pode causar disfunção tubária, levando ao desenvolvimento de otite média.

Exposição à Fumaça do Cigarro. Uma associação entre otite média e exposição passiva ao fumo foi relatada por muitos pesquisadores, ao passo que outros não têm demonstrado tal associação. Na maioria dos estudos, a informação sobre exposição à fumaça de tabaco foi obtida através dos pais. Alguns estudos recentes têm sido capazes de determinar com mais precisão a associação entre otite média e exposição à fumaça através da medição de cotinina, um metabólito da nicotina, no sangue, urina, ou saliva da criança.[50,97] Mais informações sobre a patogênese e duração e intensidade da exposição são necessárias para esclarecer essa associação. Dois estudos recentes têm mostrado uma associação entre o estado da orelha média e o tabagismo dos pais. Em crianças expostas ao tabagismo dos pais, os tubos de ventilação permaneceram locados por 59 semanas, comparadas a 86 semanas em crianças que não foram expostas ao fumo.[98] Além disso, timpanosclerose foi mais prevalente em crianças com dois pais fumantes em comparação àquelas sem pais fumantes (64% vs. 20%), e tabagismo materno foi associado a um risco mais elevado de otite média recorrente após a colocação de tubo de ventilação.[99]

Amamentação/Uso da Mamadeira. Atualmente, a maioria das autoridades nacionais e internacionais, incluindo a American Academy of Pediatrics e a American Academy of Family Physicians, a Organização Mundial de Saúde, e o Fundo das Nações Unidas para a Infância (Unicef) recomendam 6 meses de amamentação exclusiva. Em 2004, Kramer e Kakuma publicaram uma revisão abrangente da literatura mundial para determinar os benefícios na saúde da amamentação exclusiva por 6 meses, em comparação a 3 a 4 meses.[100] Eles relataram uma diminuição no risco de infecção gastrintestinal, mesmo em áreas desenvolvidas. Não havia sido demonstrado anteriormente que a amamentação exclusiva durante 6 meses ou mais, em comparação a 4 a menos de 6 meses nos Estados Unidos, fornecia uma maior proteção contra as infecções respiratórias. Portanto, em uma análise secundária dos dados do National Health and Nutrition Examination Survey III, uma pesquisa populacional transversal foi conduzida de 1988 a 1994.[101] Após o ajuste para variáveis demográficas, cuidados infantis e exposição à fumaça, os dados revelaram um aumento estatisticamente significativo para pneumonia (*odds ratio* [OR], 4,27; 95% intervalo de confiança [IC]: 1,27-14,35) e três ou mais episódios de otite média (OR, 1,95; IC 95%: 1,06-3,59) em crianças amamentadas por 4 a menos de 6 meses. Esses resultados apoiam ainda mais as atuais recomendações de que os bebês devem receber exclusivamente leite materno durante os primeiros 6 meses de vida.

***Status* Socioeconômico.** O *status* socioeconômico e o acesso aos cuidados de saúde são fatores que podem afetar a incidência de otite média. Em geral, tem sido aceito que a otite média é mais comum entre pessoas com nível socioeconômico mais baixo, como resultado de más condições sanitárias e aglomerações. Paradise et al. acompanharam 2.253 crianças com 2 anos de idade nos Estados Unidos e observaram uma relação inversa entre a proporção acumulada de dias com presença de EOM e o *status* socioeconômico.[102] Os dados coletados entre 1997 e 2006 para avaliar disparidades demográficas entre as crianças com episódios recorrentes de OMA (três ou mais episódios relatados pelos pais durante os últimos 12 meses) demonstraram que as crianças que vivem abaixo do nível de pobreza estavam em risco aumentado para otite média recorrente (8%). Também revelou-se que a otite média foi diagnosticada com menos frequência em crianças que não tinham plano de saúde (5,4%). Aquelas que possuíam cobertura de convênio médico apresentavam uma taxa ligeiramente superior de otite média recorrente (6,4%), provavelmente porque tinham melhor acesso a cuidados médicos.[42]

Uso de Chupeta. Niemelä et al. relataram que o uso de chupeta aumentou a incidência anual de OMA, sendo responsável por 25% dos episódios de OMA em crianças com idade inferior a 3 anos.[103] Eles relataram os resultados de um estudo de intervenção em que pais em várias clínicas foram orientados sobre o uso prejudicial da chupeta, ao passo que pais em outras clínicas não receberam essa informação. Isso levou a uma diminuição de 29% nos episódios de OMA no grupo informado sobre a chupeta. O uso da chupeta foi teorizado como fator de contribuição para o desenvolvimento de otite média, possivelmente devido à ação de sucção da criança empurrando secreções nasofaríngeas para a orelha média ou considerando-se que a chupeta pudesse atuar como um fômite. No entanto, Brook e Gober coletaram material da superfície das chupetas das crianças com OMA para cultura, mas não encontraram patógenos típicos de OMA.[104] O papel do uso de chupeta na OMA ainda não está claro.

Obesidade. Estudos recentes indicaram uma possível associação entre otite média e obesidade. Foram estudados colocação de tubo de ventilação e excesso de peso em uma coorte de crianças predominantemente brancas acompanhadas desde o nascimento até 2 anos de idade. Peso por comprimento foi calculado usando dados das crianças em consultas de rotina. Foi observada uma relação significativa entre o tubo de ventilação e o peso igual ou superior a percentis 95 e 85 em crianças com 2 anos.[105] Em outra coorte de crianças na Nova Escócia, as crianças apresentando sobrepeso e obesidade com 10 a 11 anos de idade necessitaram de um número maior de consultas devido à otite média e foram mais propensas a ter otite média recorrente do que aquelas com peso normal.[106]

PREVENÇÃO DA DOENÇA

Prevenção e modificação dos fatores de risco e desenvolvimento de vacinas são duas estratégias recomendadas para a prevenção da doença.

CONTROLE DE FATORES AMBIENTAIS

Promoção do aleitamento materno nos primeiros 6 meses de vida, evitar alimentação com mamadeira na posição supina e uso de chupeta, além da eliminação do fumo passivo de tabaco podem ser úteis para reduzir o risco de desenvolvimento de otite média. Alteração na disposição de creches, para que a criança em tratamento seja exposta a menos crianças, também pode ser benéfica.

VACINAS

As três bactérias mais comuns isoladas da orelha média são *S. pneumoniae*, *H. influenzae* e *M. catarrhalis*. Atualmente, as vacinas de *S. pneumoniae* (Pneumovax e Prevenar 13) são as únicas vacinas bacterianas disponíveis para otite média. Embora os vírus respiratórios, tais como VSR, vírus influenza, adenovírus, vírus parainfluenza e rinovírus, tenham sido isolados em EOM utilizando PCR, a vacina da gripe é a única vacina viral recomendada disponível atualmente que pode ter um impacto sobre a otite média.

Vacinas Bacterianas

Vacina contra *Streptococcus pneumoniae*. Pneumovax é uma vacina 23-valente polissacarídica antipneumocócica, que não é eficaz em crianças com 2 anos de idade ou mais jovens devido à má produção de anticorpos neste grupo etário. Prevenar é uma vacina conjugada na qual polissacarídeos pneumococos são conjugados com um mutante não tóxico da toxina da difteria. A vacina 7-valente (Prevenar, PCV7), que incluiu os sorotipos 4, 6B, 9V, 14, 18C, 19F e 23F, foi licenciada para uso nos Estados Unidos em 2000 e recomendada para crianças com menos de 6 anos de idade pela American Academy of Pediatrics.[107] Esta foi substituída em 2010 nos Estados Unidos pela Prevenar 13, que incluiu os sorotipos da PCV7 com a adição dos sorotipos 1, 3, 5, 6A, 7F e 19A. A PCV13 é recomendada para todas as crianças com 2 a 59 meses de vida, bem como para aquelas com 60 a 71 meses, com aumento da suscetibilidade à doença pneumocócica. Crianças até 59 meses de vida que receberam quatro doses de PCV7 devem receber uma dose de PCV13.[108] A vacina também é licenciada para uso em adultos com 50 anos ou mais, mas atualmente o Comitê Consultivo em Práticas de Imunização do Centers for Disease Control and Prevention recomenda a sua utilização especificamente em adultos imunocomprometidos com 19 anos de idade ou mais, bem como naqueles com fístulas de líquor cefalorraquidiano (LCR) ou implantes cocleares.[109]

A eficácia para OMA da vacina 7-valente foi avaliada em vários estudos clínicos randomizados. O estudo realizado pelo Northern California Kaiser Permanente com 37.868 crianças subdividiu-as aleatoriamente para receber a vacina antipneumocócica conjugada ou uma vacina conjugada meningocócica tipo C, sendo acompanhadas prospectivamente; demonstrou-se uma redução global de episódios de otite média equivalente a 7%.[14] No entanto, as crianças com otite média recorrente beneficiaram-se da vacina, com uma redução em episódios de otite média que variou de 9,3% a 22,8%. Além disso, crianças imunizadas foram 20,1% menos suscetíveis à necessidade de colocação do tubo de ventilação que seus controles. A PCV7 demonstrou uma eficácia muito maior (> 80%) na redução da doença pneumocócica invasiva do que na diminuição da ocorrência de otite média. Acompanhamento adicional dos indivíduos do estudo continuou a demonstrar uma quantidade modesta de proteção à OMA e a necessidade de colocação de tubo de ventilação.[110] Em um estudo finlandês, 1.662 crianças randomizadas receberam a PCV7 ou uma vacina contra a hepatite B, com acompanhamento até 24 meses de idade; o diagnóstico de OMA bacteriana foi feito por cultura de fluido da orelha média, além da avaliação clínica dos episódios de OMA.[15] A vacina reduziu o número de episódios de OMA em geral, de qualquer causa, em 6%; o número de OMA pneumocócica confirmado por cultura em 34%; e o número de episódios causados por sorotipos contidos na vacina em 57%. O número de episódios atribuídos aos sorotipos com reação cruzada com aqueles contidos na vacina foi reduzido em 51%, ao passo que o número de episódios devido a todos os outros sorotipos aumentou em 33%. A resposta modesta na redução do número de episódios de OMA foi atribuída a uma diminuição da eficácia da vacina contra infecções por sorotipos específicos, bem como ao aumento nos episódios de OMA devido a sorotipos não presentes na vacina. Um segundo estudo foi realizado na Finlândia usando uma vacina 7-valente pneumocócica polissacarídica conjugada com proteína da membrana externa meningocócica em 1.666 crianças que foram acompanhadas durante 24 meses.[111] Esse estudo não mostrou redução no número total de episódios de OMA. A redução no número de episódios de OMA devido a qualquer pneumococo confirmado por cultura foi de 25% e por sorotipo contido na vacina pneumocócica, 56% – resultados semelhantes àqueles com a PCV7. Essa vacina não conseguiu demonstrar a proteção contra os sorotipos de reatividade cruzada. Um aumento da taxa de colonização de sorotipos não incluídos na vacina foi observado entre as crianças imunizadas com a vacina pneumocócica conjugada.

Com o uso da PCV7, a colonização pneumocócica na nasofaringe sofreu mudanças, uma vez que a vacina causou uma redução da taxa de portadores de sorotipos nela presentes e promoveu a substituição por sorotipos não presentes.[20,112] Deve notar-se que uma redução na nasofaringe dos sorotipos vacinais e um aumento dos sorotipos não incluídos na vacina também foram observados em crianças com menos de 7 meses de vida.[19] Com a introdução do PCV13, a diminuição da presença na nasofaringe de cepas de *S. pneumoniae*, bem como das cepas não contidas em PCV7 foi mostrada em um estudo francês comparando crianças que receberam apenas PCV7 àquelas imunizadas com PCV13.[113] Se isso vai ou não significar menos casos de OM, somente o monitoramento contínuo das culturas de otite média poderá revelar.

Nos Estados Unidos e na Finlândia, a imunização inicial com PCV7 e agora com a PCV13 inicia-se aos 2 meses de vida com base nos resultados dos estudos clínicos. No entanto, a questão se os resultados obtidos nos ensaios finlandeses e norte-americanos poderiam ser extrapolados para as crianças mais velhas, que já tinham um histórico de episódios recorrentes de OMA, foi abordada por estudos holandeses e belgas.[114,115] Setenta e oito e 383 crianças com histórias documentadas de OMA recorrente foram incluídas nos estudos belga e holandês, respectivamente. Em ambos os ensaios, as crianças com idades entre 1 e 7 anos foram imunizadas inicialmente com PCV7, seguida por uma imunização de reforço com a vacina 23-valente pneumocócica polissacarídica 7 meses depois. As crianças foram acompanhadas por um total de 18 meses no ensaio holandês e 26 meses no belga. Os resultados desses dois estudos não deram qualquer suporte ao uso da vacina antipneumocócica conjugada para prevenir a OMA em crianças não vacinadas anteriormente e crianças com história de OMA recorrente. As distinções nos resultados entre os estudos em crianças mais velhas e lactentes saudáveis podem ser causadas por diferenças de idade na imunização. Nos estudos infantis, a imunização com PCV7 pode prevenir ou retardar a colonização nasofaríngea dos sorotipos de pneumococos mais frequentes e, consequentemente, atrasar episódios de OMA pneumocócica até uma idade mais tardia. Em crianças mais velhas, que já são portadores de pneumococos, há uma rápida substituição de sorotipos de pneumococo por sorotipos não incluídos na vacina.

Imunização Materna. Lactentes imunizados com PCV13 são incapazes de produzir quantidades protetoras de anticorpos séricos durante os primeiros 4 a 6 meses de vida, quando a OMA recorrente começa. A imunização materna com vacina antipneumocócica é uma outra abordagem que está sendo estudada em animais, bem como em humanos.[116,117] Um ensaio clínico randomizado foi conduzido para avaliar a imunogenicidade e reatogenicidade da vacina 23-valente polissacarídica pneumocócica entre mulheres grávidas nas Filipinas. Um aumento significativo no anticorpo para polissacarídeos variando de 3,3 a 9,1 vezes para os sorotipos individuais antes e após a vacinação foi observado nas mães imunizadas em relação aos controles. O nível de anticorpo específico para polissacárido no sangue do cordão também foi significativamente mais elevado no grupo imunizado, indicando transferência de mãe para filho proporcionando melhora na proteção. As reações adversas foram leves e não necessitaram de tratamento. Healy e Baker, revisando o tema da vacinação materna, encontraram fortes evidências de que a imunização materna seria uma abordagem factível, especialmente para fornecer proteção precoce a crianças de alto risco.[118] As principais preocupações com a imunização materna parecem ser o medo do risco de defeitos ao nascimento.

Vacina contra *Haemophilus influenzae*. Considerando que *H. influenzae* não tipável é um dos patógenos bacterianos mais comuns isolados de fluido da orelha média na OMA, muito esforço foi canalizado para o desenvolvimento de uma vacina eficaz. Muitas abordagens diferentes com modelos animais têm sido utilizadas para desenvolver vacinas contra antígenos de *H. influenzae* não tipável causadores de otite média, inclusive as seguintes proteínas: proteínas de membrana externa P5, 26, P2, P6, proteína Htr, proteína D, fosforilcolina, lipo-oligossacarídeos desintoxicados e tipo 1V Pili. Pela primeira vez, no entanto, foi possível demonstrar um antígeno de *H. influenzae* eficaz para a otite média em um ensaio clínico com uma vacina 11-valente com os polissacarídeos capsulares de pneumococos conjugados à proteína D, que é a proteína da membrana externa do *H. influenzae*.[119] No entanto, um estudo sobre a vacina pneumocócica 10-valente conjugada com a proteína D do *H. influenzae* não tipável não encontrou eficácia contra a colonização nasofaríngea por *H. influenzae*.[120]

Vacina contra *Moraxella catarrhalis*. *Moraxella catarrhalis* é considerada o terceiro patógeno bacteriano mais comum isolado da orelha média. Embora a incidência de infecções por *M. catarrhalis* fosse relatada como bastante modesta, estudos recentes têm indicado que a frequência de colonização nasofaríngea com *M. catarrhalis* em crianças portadoras de otite média tem aumentado com o uso generalizado da vacina antipneumocócica conjugada.[121] Portanto, para maior impacto na redução de episódios de otite média, é necessário o desenvolvimento de uma vacina que contenha *M. catarrhalis*, bem como os antígenos de *S. pneumoniae* e *H. influenzae*. Muito pouco progresso tem sido feito na definição da resposta imune protetora para *M. catarrhalis*. No entanto, respostas imunes protetoras a *M. catarrhalis* em adultos com doença pulmonar obstrutiva crônica foram identificadas.[122,123] Possíveis antígenos vacinais da *M. catarrhalis* foram demonstrados na indução de respostas potencialmente protetoras, incluindo proteína da membrana externa OlpA, CopB, hemaglutinina filamentosa (proteína semelhante a FHA) e lipo-oligossacarídeos.

Vacinas Virais

Com base em evidências sobre o papel do vírus na patogênese da OMA, o desenvolvimento de vacinas virais deve ser bastante estimulado.[25] Deve-se reconhecer que vacinas bacterianas só previnem as infecções bacterianas decorrentes de uma infecção viral, enquanto vacinas virais agem em uma fase mais precoce na patogênese da OMA. Assim, as vacinas virais têm o potencial de prevenir IVAS virais, impedindo potencialmente o desenvolvimento de otite média aguda como uma complicação de colonização bacteriana da nasofaringe.

Vacina contra Influenza. A única vacina viral comercialmente disponível usada hoje para a prevenção da otite média é a vacina contra influenza, que é recomendada pela American Academy of Pediatrics para todas as crianças com 6 meses de vida ou mais.[124] Atualmente, dois tipos de vacina contra a gripe estão disponíveis para crianças. A vacina contra a gripe trivalente inativada (TIV) contém vírus mortos e é administrada por via intramuscular para crianças com 6 meses ou mais e adultos. A vacina contra a influenza com vírus atenuado (LAIV) contém vírus vivo, é dada por via intranasal e, atualmente, está licenciada pela Food and Drug Administration (FDA) dos Estados Unidos para pessoas saudáveis com 2 a 49 anos de idade. Um estudo realizado em crianças de 6 a 59 meses de vida comparou LAIV intranasal com TIV intramuscular. A LAIV foi, em geral, superior à vacina inativada na prevenção de episódios de gripe (54,9% menos casos de episódios de influenza confirmados por cultura no grupo LAIV, $P < 0,001$), mas as taxas de sibilância e de internação foram maiores nas crianças mais jovens que receberam a vacina LAIV.[125] Atualmente, para as crianças com menos de 6 meses que são jovens demais para receber qualquer uma das vacinas aprovadas, recomenda-se que seus contatos sejam imunizados.[124] A eficácia da vacinação materna durante a gravidez para prevenir a influenza em crianças jovens ainda não se encontra estabelecida; o Advisory Committee on Immunization Practices dos Estados Unidos e o American College of Obstetricians and Gynecologists recomendam a vacinação contra influenza para todas as mulheres grávidas em qualquer trimestre desde 2004, mas apenas 10% a 40% delas são imunizadas. Um estudo está em andamento para observar a eficácia da vacinação materna contra influenza.[126]

Um estudo prospectivo de infecções respiratórias em crianças com até 13 anos foi realizado durante duas temporadas respiratórias na Finlândia.[127] A taxa média anual de gripe foi mais elevada (179 casos para 1.000 crianças) entre as crianças com menos de 3 anos de idade. A OMA desenvolveu-se como uma complicação da gripe em 39,7% das crianças com menos de 3 anos. Para cada 100 crianças infectadas por influenza menores de 3 anos, houve 195 dias de perda de trabalho dos pais (média de 3,2 dias). Os pesquisadores concluíram que a vacinação das crianças com menos de 3 anos pode ser benéfica para a redução dos custos diretos e indiretos relacionados com a OMA na infância.

Vários ensaios clínicos têm abordado a eficácia da vacina influenza inativada na prevenção de otite média. Hoberman et al. realizaram um ensaio clínico randomizado, duplo-cego, controlado por placebo de 2 anos em 786 crianças com 6 a 24 meses de vida em Pittsburgh, Pennsylvania.[128] Os pesquisadores não identificaram qualquer redução significativa na ocorrência de OMA com a administração da vacina contra influenza inativada trivalente (TIV). Contudo, no primeiro ano do estudo, a eficácia da vacina contra influenza na prevenção de OMA confirmada por cultura era de 66%, ao passo que no segundo ano do estudo, a eficácia dessa prevenção foi de 7%. A taxa de eficácia baixa no segundo ano pode ser explicada pelo fato de que a taxa de ocorrência do vírus influenza no segundo ano não alcançou proporções epidêmicas, contrapondo-se ao primeiro ano (3,3% *vs.* 15,9% no grupo-placebo). Outro estudo foi simples-cego e avaliou a eficácia da vacina contra influenza inativada na prevenção de otite média em 119 crianças com 6 a 60 meses de vida que frequentam creches na Turquia. As taxas de eficácia da vacina na prevenção da OMA e OME foram de 51% e 18%, respectivamente.[129] Um estudo simples-cego prospectivo controlado com placebo de TIV em 180 crianças com 1 a 5 anos de idade apresentando uma história da OMA recorrente encontrou taxas menores de OMA em crianças que receberam a vacina (número médio de episódios de OMA, 0,94 *vs.* 2,08; $P = 0,03$).[130]

Vacina contra Vírus Sincicial Respiratório. A gravidade da infecção por VSR em lactentes e crianças e a necessidade de uma vacina contra o mesmo são amplamente reconhecidas. Além de causar infecções das vias aéreas inferiores, o VSR é um dos principais vírus que contribuem para o desenvolvimento de OMA.[92,131] Vacinas de vírus vivo atenuado foram investigadas, mas ainda não há uma vacina que produza de forma segura, de longa duração, imunidade ao VSR.[132] Um estudo de fase I em adultos de uma vacina a partir de nanopartículas de proteína de fusão do VSR relatou recentemente resultados promissores.[133] No entanto, atualmente, a profilaxia com o pavilizumab, um anticorpo monoclonal dispendioso, é recomendada para evitar a doença pulmonar do VSR em lactentes de alto risco.

Uma abordagem alternativa à prevenção da infecção por VSR é a imunização materna. Munoz et al. realizaram um estudo para avaliar a segurança e a imunogenicidade de uma vacina da subunidade da proteína 2 de fusão purificada do VSR em 35 mulheres grávidas no terceiro trimestre e o efeito sobre os bebês.[134] As crianças foram acompanhadas durante a primeira temporada de VSR. Setenta e cinco por cento das crianças imunizadas tinham uma resposta à proteína de fusão 2 purificada por análise de *Western blot*, comparadas a nenhum dos indivíduos-controle. A transferência transplacentária de anticorpos maternos induzidos pela vacina foi eficiente, e não se observou aumento da frequência ou gravidade das infecções respiratórias agudas nas crianças imunizadas. Os bebês nasceram saudáveis, e não houve eventos adversos relacionados à imunização materna. Stensaballe et al.[135] reportaram que crianças com menos de 6 meses de vida com altos níveis de anticorpo neutralizante para VSR de suas mães tinham menos internações por VSR; atualmente, a imunização materna não é universalmente recomendada.

TRATAMENTO

O tratamento da otite média envolve terapias médicas cirúrgicas.

OTITE MÉDIA AGUDA

Observação

Em um esforço para reduzir o uso de antibióticos e conter o aumento da resistência bacteriana, a simples observação sem uso de antibióticos era listada como uma opção para crianças selecionadas com OMA nas diretrizes publicadas pela American Academy of Pediatrics e pela American Academy of Family Physicians em 2004.[136] Em diretrizes atualizadas recentemente, a observação com seguimento próximo é um opção para crianças pequenas (6 a 23 meses) com OMA unilateral não grave e para crianças com 24 meses ou mais com OMA não grave uni ou bilateral.[137] "Não grave" foi definido nas diretrizes como "sem sinais ou sintomas graves, isto é, otalgia leve por menos de 48 horas e temperatura menor que 39°C; recomenda-se seguimento para o caso de a criança piorar ou não melhorar em 48 a 72 horas desde o início do sintoma. As novas diretrizes também orientam fortemente o controle da dor.

Já um método popular em diversos países fora dos Estados Unidos, a simples observação ou *watchful waiting*, é baseada em estudos anteriores que mostram uma alta taxa de cura espontânea para OMA.[138-143] Wald, no entanto, cita alguns problemas com esses estudos: a definição de OMA usada em vários estudos pode ter permitido a inclusão de indivíduos com otite média com efusão assintomática; crianças com menos de 2 anos de idade não foram incluídas em alguns estudos e sub-representadas em outros; as crianças mais acometidas com frequência não foram selecionadas para esses estudos; e o antibiótico selecionado pode ter sido inapropriado e as doses utilizadas sido insuficientes, o que contribuiu para a eficácia da antibioticoterapia parecer menor.[144] Uma metanálise de estudos de OMA com um grupo apenas sob observação verificou que crianças com menos de 2 anos de idade e aquelas com OMA bilateral eram mais propensas a ter sintomas prolongados quando não recebiam antibioticoterapia.[145] Dois ensaios clínicos de antibioticoterapia *versus* placebo para crianças pequenas demonstraram que as que estão nos grupos de antibioticoterapia tinham menor chance de falha clínica.[146,147]

No entanto, a prática de não tratar OMA imediatamente com antibióticos, muitas vezes oferecendo uma prescrição *backup* em caso de persistência dos sintomas, está passando por uma análise mais aprofundada nos Estados Unidos e em outros países. McCormick et al. relataram em seu estudo randomizado o uso de antibióticos prescritos imediatamente associados a sintomáticos *versus* apenas sintomáticos em 223 indivíduos com OMA "não grave", dos quais 57% tinham menos de 2 anos de idade.[148] No 12º dia, 69% das MTs e 25% dos timpanogramas foram considerados normais no grupo de antibióticos, em comparação a 51% das MTs e 10% dos timpanogramas no grupo não tratado; 66% do grupo de "*watchful waiting*" completou o estudo sem antibióticos. As culturas nasofaríngeas no D12 do estudo revelaram que *S. pneumoniae* havia sido erradicado na maior parte dos indivíduos tratados com o antibiótico, mas as cepas que foram isoladas na cultura apresentavam maior probabilidade de serem resistentes ao antibiótico. A satisfação dos pais com o tratamento foi a mesma nos dois grupos. Spiro et al. distribuíram de forma randomizada crianças de 6 meses a 12 anos de idade com diagnóstico de OMA (definição deixada a critério do médico) para receber tratamento antibiótico imediato ou uma prescrição *watchful waiting*, com uso de medicação antibiótica se a criança não melhorasse ou apresentasse piora em 48 horas.[149] Nesse estudo, realizado em uma população atendida no pronto-atendimento, a idade média dos participantes foi de 3,2 anos; aproximadamente 84% apresentavam OMA unilateral. Os pesquisadores verificaram que 62% do grupo com instruções para atrasar a prescrição não utilizaram medicação, em comparação a 13% com instruções para iniciar a medicação imediatamente (P < 0,001). A presença de febre ou otalgia foi associada à adesão ao medicamento. Vernacchio et al. realizaram uma pesquisa com médicos em rede de investigação nacional baseada na prática pediátrica em relação à conduta preferencial em casos de OMA.[150] Apesar de os estudos demonstrarem que a observação somente ou a prescrição não imediata permitiam a recuperação espontânea em muitas crianças (opção de observação das diretrizes de OMA), a observação isoladamente foi realizada apenas em uma média de 15% dos casos, embora 83% a considerem uma "opção razoável".

Tratamento Clínico

Antibióticos. Muitos antibióticos estão disponíveis, mas de acordo com as diretrizes recentes da American Academy of Pediatrics,[137] a amoxicilina ainda é o antibiótico de primeira escolha para OMA; 80 a 90 mg/kg/dia, em duas doses divididas, são recomendados para proporcionar uma cobertura para *S. pneumoniae*, incluindo as cepas resistentes. A associação de amoxicilina + clavulanato (amoxicilina 90 mg/kg/dia e ácido clavulânico 6,4 mg/kg/dia em duas doses divididas) é recomendada para crianças que tenham sido tratadas com amoxicilina nos últimos 30 dias, para aquelas com conjuntivite purulenta concomitante ou para aquelas com história de OMA recorrente que não respondem à amoxicilina. Cefalosporinas, tais como cefdinir, cefuroxima, cefpodoxima e ceftriaxona, devem ser consideradas como o tratamento de primeira linha aceitável apenas para pacientes com alergia à penicilina. Nos casos de falha do tratamento inicial, o diagnóstico deve ser reavaliado e inicia-se o uso de antibióticos se não tiverem sido administrados anteriormente. No caso de falha do tratamento inicial com antibióticos previamente prescritos, o mesmo deve ser alterado para um agente de amplo espectro (amoxicilina com clavulanato se amoxicilina falhou, e ceftriaxona, 50 mg por via intramuscular ou endovenosa por 3 dias, se amoxicilina com ácido clavulânico não for eficaz). Pichichero e Reed, revisando a literatura sobre a absorção da amoxicilina, encontraram alta variabilidade em crianças, acreditando que a má absorção intestinal poderia ser responsável por algumas das falhas de tratamento com o fármaco.[151] Timpanocentese deve sempre ser considerada se a criança não responder ao tratamento com antibiótico, a fim de identificar a bactéria presente na EOM e selecionar um antibiótico apropriado.

Duração do Tratamento. Dez dias de tratamento antibiótico têm sido o padrão, mas em um esforço para reduzir o custo e a incidência de resistência a antibióticos, a eficácia com duração mais curta tem sido estudada. Pesquisas demonstraram que o período de 10 dias resultou em menos falhas precoces de tratamento em crianças mais jovens,[10] em crianças recentemente tratadas por OMA,[152] e naquelas que se apresentam com perfuração espontânea da MT,[153] em comparação a um período de 5 dias. As diretrizes recentes dos Estados Unidos recomendam a duração padrão de 10 dias de tratamento para crianças mais jovens e para crianças com doença grave. Um período de 7 dias parece ser eficaz em crianças na faixa de 2 a 5 anos de idade, com OMA leve a moderada, ao passo que para aquelas com 6 anos de idade ou mais com doença leve a moderada, um tempo de 5 a 7 dias pode ser usado. Vários períodos curtos de duração de antibióticos têm sido aprovados pela FDA para o tratamento da OMA. Cefpodoxima proxetil e cefdinir, cada um, foram aprovados para utilização de 5 dias; azitromicina pode ser dada em cursos de 1, 3, ou 5 dias; uma dose única de ceftriaxona IM também pode ser utilizada, embora os resultados em *S. pneumoniae* resistente à penicilina sejam melhores com um período de 3 dias de tratamento.[154]

Períodos mais longos de antibióticos também têm sido propostos. Em um ensaio randomizado, duplo-cego de 10 dias de amoxicilina *versus* 20 dias de amoxicilina ou 10 dias de amoxicilina com um adicional de 10 dias de amoxicilina + clavulanato, nenhuma vantagem em relação a maior eficácia ou menor duração de EOM foi observada com o período mais longo de tratamento.[155]

Descongestionantes/Anti-histamínicos. Uma metanálise de estudos de preparações com descongestionante/anti-histamínico para OMA não encontrou nenhum benefício desses agentes para a cura precoce, resolução de sintomas ou prevenção de cirurgia ou complicações. Embora algum benefício da combinação tenha sido encontrado no número de indivíduos com OMA persistente ao final de 2 semanas, o risco 5 a 8 vezes superior de efeitos colaterais, juntamente ao fato de que encontrar benefício foi inversamente correlacionado com a qualidade do estudo, levou os autores a não recomendarem o uso rotineiro de agente descongestionante/anti-histamínico para OMA.[156] Em 1994, Chonmaitree et al. relataram aumento dos níveis de histamina no fluido da orelha média de crianças com OMA e especularam que o uso de anti-histamínico poderia ser clinicamente benéfico na redução da inflamação.[157] No entanto, em um ensaio posterior sobre OMA, anti-histamínico administrado com um antibiótico não resultou em melhora clínica e prolongou a duração da efusão.[158] Correntemente nem descongestionantes ou anti-histamínicos nem as suas combinações são recomendados para o tratamento de OMA.

Esteroides. Estudos em ratos sugeriram que esteroide administrado juntamente a antibiótico reduziu alterações inflamatórias na mucosa da orelha média em maior extensão do que o tratamento com antibiótico isoladamente.[159] McCormick et al. não observaram redução de histamina ou leucotrieno B4 em crianças tratadas com antibiótico oral e esteroide comparadas àquelas que receberam antibiótico isoladamente, mas encontraram menor taxa de falha do tratamento durante as primeiras 2 semanas e duração mais curta de EOM naquelas tratadas com esteroides.[160] Quando uma amostra maior foi estudada, no entanto, o mesmo grupo de pesquisadores verificou que corticosteroide (2 mg/kg por 5 dias), administrado com antibiótico, não forneceu qualquer melhora no resultado clínico.[158]

OTITE MÉDIA AGUDA RECORRENTE

Antibioticoprofilaxia

Muitos estudos têm examinado a eficácia dos antibióticos na prevenção da OMA em crianças com episódios recorrentes frequentes. Muitos antibióticos têm sido estudados, particularmente amoxicilina e sulfisoxazol, usados na metade de sua dose diária recomendada e administrados uma vez por dia durante meses. Estudos em geral concluíram que os agentes antimicrobianos são eficazes na prevenção de doença.[161] No entanto, esse método de tratamento de crianças com OMA recorrente não é mais recomendado, pelo potencial de aumentar organismos resistentes e manifestações gastrintestinais e alérgicas.[137] Houve tentativa de se utilizar medicação diária dada por meses em certos períodos ou tratar intermitentemente no momento dos sintomas do trato respiratório superior, mas verificou-se que a eficácia desses tratamentos é menor do que com medicação contínua.[162]

Tratamento Cirúrgico

Miringotomia/Timpanocentese. Para episódios de OMA, a miringotomia ou timpanocentese são úteis no alívio da dor e permitem que amostras sejam obtidas para a cultura a fim de identificar o patógeno e orientar a escolha de antibióticos, mas não oferecem nenhuma vantagem na duração da efusão ou recorrência dos episódios de OMA.[140]

Miringotomia com Timpanotomia para Colocação de Tubos de Ventilação. Para crianças com episódios recorrentes de OMA, geralmente definida como três ou mais episódios de OMA em 6 meses ou quatro ou mais episódios em 12 meses, que falharam em tratamentos médicos e preventivos, a colocação de tubos de ventilação deve ser considerada; ele é listado como uma "opção" pelas diretrizes da American Association of Pediatrics.[137] No entanto, as diretrizes publicadas sobre tubos de ventilação (2013) contraindicam sua colocação em crianças com OMA recorrente que não tenham EOM em qualquer uma das orelhas na época da indicação da cirurgia.[163] Um ensaio clínico randomizado foi realizado para avaliar a eficácia dos tubos de ventilação (TV) versus profilaxia com sulfisoxazol versus placebo em 65 crianças com 4 anos de idade ou menos portadores de OMA recorrente, acompanhadas por 6 meses ou mais.[164] O insucesso do tratamento foi definido como dois episódios de OMA ou otorreia em menos de 3 meses. Cinco das 22 crianças do grupo da cirurgia tiveram falha de tratamento, em comparação a 12 de 20 crianças no grupo-placebo ($P = 0,02$) e 8 de 21 crianças no grupo da profilaxia. Em um estudo similar para determinar a eficácia da profilaxia com amoxicilina versus tubo de ventilação versus placebo, 264 crianças com 7 a 35 meses de vida portadoras de OMA recorrente foram randomizadas para um dos três braços de tratamento e acompanhadas por 2 anos.[165] A proporção média de tempo com otite média (OMA ou otorreia) foi de 10% no grupo da amoxicilina, 15% no grupo-placebo e 6,6% no grupo do tubo (placebo versus tubo; $P < 0,001$). As taxas de novos episódios de qualquer tipo por criança foram de 0,6 no grupo da amoxicilina, 1,08 no grupo placebo e 1,02 no grupo do tubo (amoxicilina versus placebo; $P < 0,001$). A baixa taxa de novos episódios é justificada pelo fato de que os indivíduos do estudo demonstraram não ser de alto risco para OMA, como tinha sido previsto. No entanto, em comparação às crianças que receberam placebo, as crianças com tubos de ventilação passaram menos tempo com OM. Deve-se ter em mente que episódios de otorreia na presença de tubos de ventilação são geralmente menos graves, sem febre e otalgia, e na maioria dos casos se resolvem com gotas tópicas e não necessitam de antibióticos orais.

Adenoidectomia com ou sem Amigdalectomia. Dois ensaios clínicos randomizados paralelos compararam a eficácia de adenoidectomia e adenoamigdalectomia em 461 crianças com 3 a 15 anos de idade portadoras de otite média persistente ou recorrente que não tinham sido submetidas anteriormente à timpanotomia com colocação de tubo de ventilação.[166] Crianças sem infecções de garganta recorrentes foram randomizadas a se submeterem à adenoidectomia, adenoamigdalectomia ou nenhuma cirurgia (sem adenoidectomia ou adenoamigdalectomia), e as crianças com infecções de garganta recorrentes a se submeterem à adenoamigdalectomia ou nenhuma cirurgia. A maioria das crianças (91%) apresentava história de OMA recorrente. O benefício da cirurgia em ambos os ensaios foi modesto e limitado principalmente no primeiro ano de acompanhamento. A maior diferença foi no ensaio de três vias entre adenoamigdalectomia e sem cirurgia, com uma taxa média anual de OMA de 1,4 versus 2,1 ($P < 0,001$) e porcentagem média estimada de tempo com otite média de 18,6% versus 29,9% ($P = 0,002$). Com base na eficácia a curto prazo de adenoidectomia e adenoamigdalectomia, bem como na taxa de morbidade e no custo desses procedimentos, foi sugerido que nenhum deles deve ser considerado como o método cirúrgico inicial.

Em um ensaio clínico randomizado avaliando a eficácia da adenoidectomia versus placebo versus profilaxia antimicrobiana a longo prazo na prevenção de episódios de OMA recorrente, 180 crianças com 10 a 24 meses de vida foram recrutadas e acompanhadas por 24 meses. Não foi observada diferença significativa entre os grupos em número de episódios de OMA, consultas a médicos, prescrições de antibióticos e dias com sintomas de infecção respiratória. Os pesquisadores concluíram que a adenoidectomia não pode ser recomendada como tratamento primário nessa faixa etária.[167]

Hammarén-Malmi et al. realizaram um ensaio clínico em crianças com 12 a 48 meses de vida portadoras de OMA recorrente (três ou mais episódios em 6 meses ou cinco ou mais episódios em 12 meses) para avaliar a eficácia de adenoidectomia naquelas que iriam receber tubo de ventilação.[99] As crianças foram randomizadas a se submeterem à colocação do tubo de ventilação (ou seja, miringotomia bilateral com colocação de tubo) com ou sem adenoidectomia. Durante o período de acompanhamento de 12 meses, a média do número de episódios de OMA foi de 1,7 para as crianças no grupo de adenoidectomia mais colocação do tubo, em comparação a 1,4 em crianças no grupo só com colocação do tubo de ventilação. Adenoidectomia no momento da timpanotomia para colocação do tubo de ventilação não reduz significativamente a incidência de OMA em crianças propensas à otite com menos de 4 anos de idade.

Adenoidectomia pode proporcionar uma melhora modesta em crianças com OMA recorrente, mas não é recomendada como um procedimento de primeira escolha, a menos que indicada para obstrução das vias aéreas. Amigdalectomia, em conjunto com adenoidectomia, não fornece nenhuma vantagem significativa sobre a adenoidectomia isoladamente, e os riscos superam os benefícios.

OTITE MÉDIA COM EFUSÃO

Observação

Para as crianças sem risco para dificuldades de fala e linguagem ou de aprendizagem, *watchful waiting* pode ser apropriado. Testes de audição devem ser realizados se EOM persistir por 3 meses ou mais ou a qualquer momento que atraso de linguagem, dificuldade de aprendizagem ou de perda auditiva significativa sejam suspeitados. Se o nível de audição média for inferior a 20 dB, *watchful waiting* é sugerida, mas se for maior que 40 dB na melhor orelha, a cirurgia é recomendada. Para crianças com níveis auditivos na melhor orelha entre 21 e 39 dB, a conduta é baseada na duração da efusão e na gravidade dos sintomas. Para as crianças sem risco, exame em intervalos de 3 a 6 meses é recomendado até que o fluido tenha resolvido; ou se perda auditiva ou atraso da linguagem ou de aprendizagem forem identificados; ou se houver suspeita de anormalidades estruturais do tímpano.[168]

Tratamento Clínico

Descongestionante/Anti-histamínico. Descongestionante com ou sem anti-histamínico foi um tratamento popular para OME, mas os ensaios clínicos não encontraram eficácia desses medicamentos.[169-172] Em estudos de OME no Hospital Infantil de Pittsburgh, nenhuma eficácia foi encontrada com uso de combinação descongestionante/anti-histamínico oral administrada isoladamente[173] ou com um agente antimicrobiano.[174]

Antibióticos. Antibióticos entraram em destaque como tratamento para OME no final da década de 1970 e início da década de 1980, quando estudos demonstraram a ineficácia de combinações de descongestionante/anti-histamínico. Além disso, embora efusões fossem consideradas estéreis, estudos mostraram que amostras de crianças assintomáticas com EOM continham bactérias.[13,175] Mandel et al. relataram os resultados de seu ensaio duplo-cego randomizado, em que 518 crianças com OME de duração variável foram divididas em três grupos de tratamento: (1) amoxicilina (40 mg/kg/dia) durante 14 dias mais uma combinação descongestionante/anti-histamínico por 28 dias; (2) amoxicilina por 14 dias mais placebo para descongestionante/anti-histamínico por 28 dias; ou (3) placebo tanto para a amoxicilina quanto para descongestionante/anti-histamínico.[174] Em 4 semanas, a taxa de resolução da OME foi duas vezes maior nos doentes tratados com amoxicilina, com ou sem um agente descongestionante/anti-histamínico, do que naqueles que receberam placebo (porcentagens sem efusão: 31,6%, 28,8% e 14,1% para os grupos de amoxicilina mais descongestionante/anti-histamínico, amoxicilina isoladamente e placebo, respectivamente); a adição de descongestionante/anti-histamínico não fez diferença. Recorrência de efusão ocorreu na maioria dos pacientes no período de 3 meses após o tratamento completo. Outros antibióticos, incluindo amoxicilina + clavulanato, ceftibuteno e penicilina, têm sido testados em ensaios clínicos para determinar se todos apresentam a mesma eficácia, mas nenhum demonstrou de forma clara ter uma vantagem de longo prazo sobre os outros.[176-178] Mandel et al. compararam as eficácias de cefaclor e eritromicina-sulfisoxazol com a da amoxicilina.[179] Além de não serem melhores do que placebo, cefaclor e eritromicina-sulfisoxazol não mostraram maior eficácia no período de 2 e 4 semanas após o início do tratamento, em comparação à amoxicilina. O uso de antibióticos em doses profiláticas (em geral metade da dose diária total utilizada para OMA, dada uma vez por dia durante meses) também foi avaliado no tratamento da OME, mas a eficácia foi mais bem relacionada com a prevenção da OMA do que no tratamento da OME.[180] Apesar da eficácia a curto prazo, os antibióticos não são recomendados para o tratamento de rotina de OME, devido à falta de eficácia a longo prazo, à alta taxa de cura espontânea e à preocupação com o uso excessivo de antibióticos.[161,181,182]

Esteroides. Teoricamente, os glicocorticoides devem ser eficazes no tratamento da OME. Propriedades anti-inflamatórias são atribuídas à inibição da fosfolipase A2, a qual inibe a formação do ácido araquidônico e a síntese subsequente de mediadores inflamatórios; regulação no transporte de sódio transepitelial, promovendo a remoção de fluido da orelha média; e supressão de MUC5AC, o que diminui a produção de mucina.[183] Nos estudos clínicos, o uso de esteroides tem demonstrado uma vantagem sobre o placebo na resolução da OME, mas em razão da alta taxa de recorrência após o tratamento, eles não são recomendados para o controle de longo prazo.[184]

Por causa dos efeitos colaterais com o uso de esteroides sistêmicos, especialmente por períodos prolongados de tratamento, outras vias de administração têm sido investigadas. Tracy et al. utilizaram antibióticos profiláticos com e sem (ambos em um grupo não tratado e um grupo placebo) beclometasona intranasal para tratar 59 crianças com OME crônica e OMA recorrente.[185] Embora todos os grupos tenham apresentado melhora inicialmente, nenhuma diferença na resolução na OME foi observada na consulta de 12 semanas. Cengel e Akyol, em um estudo não cego randomizado (todo participante atribuído randomicamente utilizou tratamento ativo com *spray* de mometasona nasal durante 6 semanas, e os outros participantes sem nenhum tratamento) com OME documentada com duração mínima de 3 meses, relataram que 42,2% dos indivíduos tratados apresentaram resolução em 6 semanas, em comparação a 14,5% dos indivíduos não tratados ($P < 0,001$); seguimento a longo prazo não foi relatado.[186] Um estudo randomizado duplo-cego, controlado por placebo, usando furoato de mometasona *spray* intranasal em 217 crianças de 4 a 11 anos de idade com OME bilateral não encontrou eficácia para a drenagem da efusão.[187]

Autodilatação. Popularizada por Politzer há mais de 100 anos, dispositivos para insuflar ar através da tuba auditiva têm sido testados para o tratamento da OME. No entanto, estudos utilizando alguns dispositivos não conseguiram demonstrar eficácia consistente;[188-191] assim, a autodilatação não é recomendada para uso rotineiro neste momento. Em uma metanálise, Perera et al. concluíram que, em razão do baixo custo e da ausência de efeitos adversos, autodilatação poderia ser considerada, enquanto se aguarda a resolução espontânea da efusão.[191]

Tratamento Cirúrgico

Miringotomia. Miringotomia isoladamente parece ser ineficaz no tratamento de longo prazo e não é recomendada para OME crônica.[192,193] Miringotomia assistida por *laser* tem sido descrita como uma alternativa à miringotomia-padrão em crianças com OME crônica, e o procedimento pode ser feito com anestesia local e é considerado seguro. No entanto, o tempo médio de fechamento da perfuração é de apenas 2 a 3 semanas.[194,195]

Miringotomia com Timpanotomia para Colocação de Tubo de Ventilação. Em crianças com OME persistente, a decisão de se colocar tubos de ventilação é baseada na condição de audição da criança e no risco para o desenvolvimento de problemas. Vários ensaios clínicos randomizados demonstraram indicações baseadas em evidências para a colocação de tubo de ventilação em OME crônica.

A eficácia do tubo de ventilação para o tratamento da OME tem sido objeto de muitos estudos. Mandel et al. relataram os resultados de um ensaio clínico de 3 anos envolvendo 109 crianças, com 7 meses a 12 anos de idade, com OME de duração de 2 meses ou mais que estavam sem resposta ao tratamento medicamentoso e que foram aleatoriamente distribuídas para se submeter a miringotomia isoladamente, tubo de ventilação ou nenhuma cirurgia.[196] Durante o primeiro ano, mais de 50% do grupo de indivíduos submetidos apenas a miringotomia e sem cirurgia preencheram os critérios predefinidos de falha do tratamento e foram submetidos à colocação de tubo de ventilação. Um segundo estudo destinado a corrigir algumas das falhas do primeiro estudo, aumentando o tempo de avaliação até a falha do tratamento, envolveu 111 crianças com OME por, pelo menos 2 meses, cujas médias de tons puros bilateralmente foram de 35 dB ou menos.[193] Esse estudo também encontrou taxas elevadas de insucesso do tratamento em crianças no grupo de miringotomia apenas (70%) e no grupo sem cirurgia (56%). As porcentagens de tempo com OME durante o primeiro ano nos grupos de miringotomia isolada, tubo de ventilação e sem cirurgia foram de 61%, 17% e 64%, respectivamente ($P < 0,001$). A partir desses estudos, concluiu-se que miringotomia não ofereceu nenhuma vantagem sobre nenhuma cirurgia em relação a tempo com efusão, número de episódios de OMA e número necessário de procedimentos cirúrgicos, e a colocação do tubo de ventilação resultou em mais tempo livre de doença e melhor audição do que somente miringotomia ou nenhuma cirurgia.

Gates et al. estudaram os efeitos de vários tratamentos cirúrgicos em crianças de 4 a 8 anos de idade com OME crônica; 127 crianças foram aleatoriamente designadas para se submeter a miringotomia e 150 foram designadas para colocação de tubo de ventilação.[192] Comparado à miringotomia isoladamente, a colocação de tubo de ventilação resultou em menos tempo com efusão e mais tempo com melhor audição, exigindo menos reabordagens cirúrgicas.

Os estudos mencionados anteriormente[193,196] foram realizados em um momento em que era considerado "antiético" permitir que uma criança tivesse OME por mais de 2 a 3 meses, em decorrência da perda de audição associada e dos possíveis efeitos prejudiciais sobre a fala e o desenvolvimento da linguagem. Um estudo mais recente de Paradise et al. foi realizado com 429 crianças com menos de 3 anos de idade, portadoras de OME persistente ou recorrente, randomizadas para colocação imediata de tubo de ventilação ou até 9 meses depois do diagnóstico.[102] Oitenta e cinco por cento das crianças no grupo tratado prontamente e 41% das crianças no grupo de tratamento tardio foram submetidas a colocação do tubo de ventilação até os 6 anos de idade. Em testes de desenvolvimento aos 6 anos, não houve diferenças significativas entre os grupos utilizando-se 30 parâmetros diferentes de mensuração. Em ambos, tanto no ensaio clínico randomizado quanto em crianças selecionadas aleatoriamente após o estudo, que não satisfaziam os critérios para a randomização, variáveis sociodemográficas pareceram ser os fatores mais importantes influenciando os resultados do desenvolvimento.

Adenoidectomia. Um estudo realizado por Maw em crianças com 2 a 11 anos de idade portadoras de OME crônica mostrou que a adenoidectomia isoladamente e a colocação de somente tubo de ventilação proporcionaram melhores resultados do que nenhuma cirurgia, mas a combinação dos dois procedimentos cirúrgicos forneceu resultados ainda melhores do que os mesmos isolados.[197] A associação de amigdalectomia à adenoidectomia não forneceu nenhum benefício adicional para a resolução do fluido da orelha média. No estudo anteriormente discutido por Gates et al.,[192] as crianças randomizadas submetidas à adenoidectomia-miringotomia e as do grupos adenoidectomia-tubo de ventilação apresentaram menor porcentagem de tempo com efusão do que as que foram submetidas a apenas tubo de ventilação. Assim, com base nesses resultados, Gates et al. recomendam adenoidectomia-miringotomia como procedimento de primeira escolha.[192]

Paradise et al. estudaram 213 crianças com 1 a 15 anos de idade portadoras de OMA recorrente ou OME que já tinham sido submetidas à colocação de tubo de ventilação.[198] As crianças foram randomizadas com adenoidectomia ou sem adenoidectomia; a colocação de tubo de ventilação também foi realizada no mesmo tempo para indicações específicas. Entre os 99 indivíduos que foram randomizados, uma redução significativa no tempo com otite média durante os primeiros 2 anos foi observada nas crianças submetidas à adenoidectomia, em comparação àquelas que não a fizeram. Para as crianças restantes, cujos pais optaram por não permitir a escolha aleatória, os resultados favoreceram adenoidectomia sobre não adenoidectomia.

Casselbrant et al. estudaram 98 crianças com idade variando de 24 a 47 meses que tiveram OME bilateral por 3 meses ou mais, ou OME unilateral por 6 meses ou mais, ou recorrência de efusão após a extrusão de tubos de ventilação previamente locados, e randomizaram as mesmas a se submeterem à colocação de tubo de ventilação *versus* adenoidectomia e miringotomia com e sem colocação de tubo.[199] Adenoidectomia com tubo de ventilação não forneceu nenhuma vantagem sobre tubo de ventilação sozinho (11,9% *vs.* 18,1%; $P = 0,12$) em relação à média percentual de tempo com OME durante o período de seguimento de 18 meses. No entanto, a porcentagem média de tempo com OME no grupo submetido a apenas adenoidectomia-miringotomia (35,7%) foi significativamente maior do que no grupo de adenoidectomia-tubo de ventilação ($P < 0,001$ para ambos). Além disso, no grupo com adenoidectomia mais miringotomia, 24% das crianças subsequentemente necessitaram de um procedimento adicional (tubo de ventilação), comparadas a menos de 10% nos dois grupos com tubo de ventilação inicial.

Diversos estudos retrospectivos têm observado a eficácia da adenoidectomia, associada ao tubo de ventilação. Boston et al. avaliaram fatores de risco para colocação de um tubo adicional em 2.121 pacientes submetidos à colocação de tubo de ventilação bilateral.[200] Em 19,9% das crianças, duas ou mais inserções de tubo foram realizadas. Após a colocação do tubo inicial, 45,1% dos pacientes necessitaram de um procedimento cirúrgico adicional (colocação de tubo, adenoidectomia, amigdalectomia com ou sem adenoidectomia). Pacientes com idade menor que 18 meses no procedimento inicial foram significativamente mais propensos a necessitar de um segundo procedimento (26,3% *vs.* 15,9%; $P < 0,001$). Adenoidectomia foi realizada no momento da colocação do tubo inicial em 527 pacientes (24,5%). Isso reduziu a probabilidade de necessidade de um segundo tubo (0,08 *vs.* 0,24; $P < 0,001$). Além disso, a probabilidade de precisar de tubo pela terceira vez diminuiu quando a adenoidectomia foi realizada na colocação do segundo conjunto de tubos ou antes (0,15 *vs.* 0,40; $P < 0,001$). A presença de anomalias craniofaciais e uma história familiar de adenoidectomia, amigdalectomia ou colocação de tubo aumentaram a probabilidade da necessidade de tubos subsequentes ($P < 0,001$). Sexo e raça não foram fatores de risco para necessidade de tubo subsequente.[200]

Outro estudo retrospectivo avaliou o efeito da adenoidectomia adjuvante ou adenoamigdalectomia no momento da timpanotomia para colocação do tubo de ventilação sobre a taxa de recolocação de tubos e reinternação para condições relacionadas com a otite média em 37.316 crianças canadenses (< 19 anos), para as quais a colocação do tubo era seu primeiro procedimento cirúrgico.[201] Comparada apenas à colocação do tubo, a adenoidectomia foi associada a uma redução na probabilidade de recolocação de tubos (risco relativo [RR], 0,5; IC 95%: 0,5-0,6, $P < 0,001$), assim como foi a adenoamigdalectomia (RR, 0,5; IC 95%: 0,5-0,6, $P < 0,001$). A adenoidectomia ou adenoamigdalectomia no momento do tubo de ventilação reduziu substancialmente a probabilidade de hospitalizações e operações adicionais relacionadas com otite média entre crianças com 2 anos de idade ou mais.

Um terceiro grande estudo retrospectivo avaliando os benefícios da cirurgia adjuvante da faringe (adenoidectomia, adenoamigdalectomia e amigdalectomia) no momento da colocação do tubo de ventilação, analisou os registros de 51.373 crianças com menos de 10 anos de idade.[202] Vinte e nove por cento das crianças tiveram a cirurgia faríngea no momento da primeira colocação do tubo. Os autores do estudo concluíram que adenoidectomia ou adenoamigdalectomia no momento da primeira colocação do tubo ou na subsequente foi associada a menor risco de necessidade de novos procedimentos para colocação do tubo.

Diretrizes

Em 2004, diretrizes revisadas de Prática Clínica para OME foram publicadas pela American Academy of Family Physicians, American Academy of Otolaryngology-Head and Neck Surgery e

American Academy of Pediatrics.[108] As diretrizes foram baseadas em evidências, e a qualidade destas foi avaliada. As recomendações refletiram a qualidade da evidência e o equilíbrio antecipado entre benefício e prejuízo quando as recomendações são seguidas. As diretrizes aplicam-se a crianças de 2 meses até 12 anos de idade com e sem deficiência de desenvolvimento ou condições subjacentes que predispõem a OME e suas sequelas. A decisão sobre a cirurgia para OME depende, em grande escala, da condição da audição, dos sintomas associados, dos riscos no desenvolvimento da criança e da chance antecipada de resolução espontânea da efusão. Candidatos à cirurgia são crianças portadoras de (1) OME com duração de 4 meses ou mais com perda auditiva persistente ou outros sinais ou sintomas; (2) OME recorrente ou persistente associada ao aumento do risco de problemas de desenvolvimento, independentemente do estado de audição; e (3) OME com dano estrutural à MT ou orelha média.

A colocação de tubo de ventilação é o procedimento inicial de escolha. Adenoidectomia não deve ser realizada, exceto por uma indicação específica (ou seja, obstrução nasal, adenoidite crônica). Repetir a cirurgia consiste em adenoidectomia mais miringotomia com ou sem colocação de tubo de ventilação. Amigdalectomia isoladamente ou miringotomia sozinha não devem ser utilizadas para tratar OME.

Avaliação da Qualidade de Vida

O primeiro estudo validado sobre qualidade de vida (QDV) na otite média utilizou o instrumento OM-6 desenvolvido por Rosenfeld et al., que representa seis domínios: estresse físico, perda auditiva, prejuízo da fala, sofrimento emocional, limitação de atividade e preocupações dos cuidadores.[203] Melhoras grandes, moderadas e pequenas após a colocação de tubo de ventilação foram documentadas em 56%, 15% e 8% das crianças, respectivamente, utilizando este instrumento.[204] Mudanças triviais foram observadas em 17% das crianças, e 4% das crianças tiveram um resultado ruim após colocação do tubo de ventilação. Os resultados indicam que a colocação de tubo de ventilação produz grande melhora a curto prazo na qualidade de vida para a maioria das crianças.

Um estudo de QDV avaliou apreciação do estado geral dessas crianças pelos pais utilizando a escala OM-6 antes, depois e retrospectivamente antes da colocação do tubo em um grupo de crianças holandesas de 12 a 36 meses de idade.[205] Os resultados da avaliação retrospectiva do estado geral da criança antes da colocação do tubo indicaram que os pais subestimaram os efeitos da otite média antes da cirurgia. Em particular, após a colocação do tubo, os pais foram capazes de entender a extensão do grau de perda auditiva pré-cirúrgica.

Um estudo mais recente avaliou os resultados de tubo de ventilação em crianças com ou sem risco de atraso de desenvolvimento através de um questionário do tipo Likert realizado por telefone ou e-mail.[206] Cinquenta e cinco por cento das crianças que participaram, as quais apresentavam 6 meses a 13 anos de idade, tiveram pelo menos uma condição para colocá-las em risco de atrasos no desenvolvimento. Após a colocação do tubo, 89% dos cuidadores relataram que a vida de seu filho estava "muito melhor". Fala e linguagem, bem como aprendizagem e desempenho escolar, estavam "muito melhores" em 55% das crianças, na maioria das vezes entre as crianças em situação de risco. Melhora da audição foi relatada por 84% dos pacientes sem relação com estados de risco. No geral, independentemente do estado de risco, os cuidadores relataram resultados favoráveis, mas crianças com risco tiveram melhores resultados relatados para fala, linguagem, aprendizagem e desempenho escolar.

QUESTÕES CIRÚRGICAS
COLOCAÇÃO DO TUBO DE VENTILAÇÃO
Justificativa

Miringotomia e colocação de tubo de ventilação são atualmente os procedimentos cirúrgicos mais comuns nos quais as crianças se submetem à anestesia geral. A colocação de um tubo de ventilação promove a ventilação da orelha média e drenagem tanto através da tuba auditiva quanto pelo tubo de ventilação. Além disso, a aeração da orelha média pode promover a normalização da mucosa da mesma. A remoção da efusão restaura a audição da perda auditiva condutiva. No entanto, o refluxo de secreções nasofaríngeas pode ocorrer em uma orelha com tubo de ventilação, causando otorreia devido à perda do efeito de "almofada de ar" da orelha média.

Procedimento

Na maioria das crianças, a colocação de tubo de ventilação é realizada sob anestesia geral com máscara laríngea. Em crianças mais velhas cooperativas, a colocação de tubo de ventilação pode ser realizada com anestesia tópica, como fenol ou lidocaína administrados por iontoforese.

O procedimento deve ser efetuado utilizando um microscópio de operação binocular. Após a remoção satisfatória de cerume e *debris*, toda a MT deve ser inspecionada para descartar quaisquer anomalias. A incisão da miringotomia é realizada no quadrante anterossuperior ou anteroinferior da *pars tensa*. Uma incisão radial é feita pequena o suficiente para evitar extrusão prematura do tubos, mas grande o suficiente para que o tubo possa ser facilmente inserido usando uma pinça-jacaré. Se EOM estiver presente, ela deve ser aspirada. Quando a efusão é purulenta ou mucopurulenta, deve ser aspirada em um coletor de "Juhn" ou coletor de Alden-Senturia e enviada para cultura (Fig. 98-5). Se a EOM for muito espessa para ser aspirada através da incisão da miringotomia com aspirador, uma segunda incisão é feita na parte inferior da MT ou solução salina estéril é colocada no canal ou através da miringotomia para facilitar a aspiração do fluido viscoso. Ainda há controvérsias quanto ao melhor lugar para inserir o tubo. O quadrante anterossuperior é associado a uma vida mais longa do tubo; no entanto, uma perfuração persistente na área é um pouco mais difícil de reparar.

Seleção de Timpanotomias com Tubos e Indicações

Diferentes tubos de ventilação têm sido desenvolvidos, mas a maioria consiste em variações do carretel ou do tubo T. A duração do tempo antes da extrusão é mais curta para tubos em carretel do que para tubos em T. Weigel et al. realizaram um estudo prospectivo randomizado de quatro tipos diferentes de tubos de ventilação em 75 crianças.[207] Durante os 2 primeiros anos, 93% dos tubos de Shepard, 80% dos tubos Armstrong, 66% dos tubos Reuter-Bobbin e 31 % dos tubos T Goode haviam sido extruídos. Em estudos de Pittsburgh, a vida clínica do tubo Armstrong foi de aproximadamente 1 ano; 50% tinham extruído em 12 meses, e 75% em 18 meses.[193] O tempo para a extrusão é determinado pelo tamanho, pela forma do rebordo medial, pela ausência de uma aba lateral e pelo material do tubo. Além disso, o revestimento do tubo pode impedir infecções e, consequentemente, afetar o tempo para extrusão.[208,209]

Em uma criança com história de otite média recorrente ou persistente, um tubo de ventilação que permanece locado durante pelo menos 1 ano é preferível. Se a criança apresentar otite média recorrente após os tubos perderem a função ou serem extruídos, um tipo similar de tubo deve ser recomendado. Tubos em carretel com duração mais curta são recomendados em crianças mais velhas, que possivelmente não continuarão a ter problemas posteriormente. Tubos T ou tubos de longa duração são recomendados para crianças mais velhas com problemas persistentes devido à má função da tuba auditiva. Esses tubos também são destinados a crianças com uma MT atrófica depois de passarem por vários procedimentos, porque um tubo regular de curta duração pode ser extruído muito rapidamente.

Gotas Otológicas no Perioperatório e Pós-operatório

Em um esforço para reduzir otorreia no pós-operatório imediato e oclusão do tubo, tem sido recomendado o uso de gotas antimicrobianas otológicas no momento da cirurgia, especialmente se

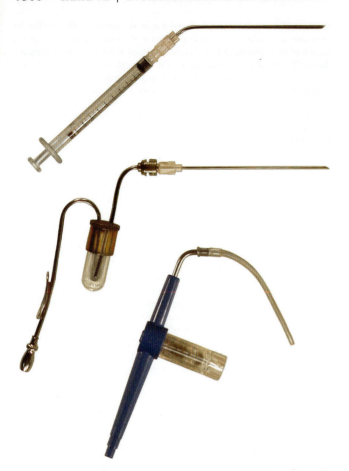

FIGURA 98-5. Instrumentos de coleta e aspiração de efusões da orelha média. De cima para baixo: Seringa com agulha espinal; coletor de Alden-Senturia; Juhn Tym-Tap.

EOM estiver presente.[210,211] Os autores recomendam que somente medicamentos otológicos aprovados pela FDA, como ofloxacino (Floxin®) e ciprofloxacino com dexametasona (Ciprodex®), sejam utilizados.

Acompanhamento Pós-cirúrgico

Todos os pacientes devem retornar para uma consulta de acompanhamento algumas semanas após a cirurgia para uma otoscopia a fim de avaliar a condição do tubo de ventilação. Os pacientes com perda auditiva documentada no pré-operatório devem realizar uma nova avaliação auditiva no pós-operatório. Aqueles que não têm um teste de audição pré-operatório devem ser avaliados no pós-operatório para documentar que a audição é normal. Os pacientes são normalmente avaliados 6 a 12 meses após a colocação dos tubos e a cada 6 meses em seguida, ou caso ocorram problemas, para avaliar o estado dos tubos e da MT.

Complicações e Sequelas

Otorreia. Otorreia através de um tubo ou perfuração é um problema comum após a colocação de tubo de ventilação e foi descrita em até 50% das crianças com tubos.[212] Otorreia transitória tem ocorrido no pós-operatório em 16% (variação de 8,8-42,0) e, posteriormente, em 26% (variação de 4,3-68,2) dos pacientes; otorreia recorrente ocorreu em 7,4% (variação de 0,7-19,6), e otorreia crônica em 3,4% (variação de 1,4-9,9) dos pacientes.[213] Se não tratada, uma otorreia aguda pode progredir para o desenvolvimento de uma otite média crônica supurativa. Patógenos típicos da OMA (*S. pneumoniae*, *H. influenzae*, *M. catarrhalis* e *S. pyogenes*) foram encontrados em 42%, e *P. aeruginosa* e *Staphylococcus aureus* em 44% de todos os episódios de otorreia aguda em 246 crianças com tubos de ventilação acompanhadas de forma prospectiva.[212] Os patógenos típicos da OMA foram mais comuns em crianças com menos de 6 anos de idade do que nas mais velhas (50% *vs.* 4,4%; $P < 0,001$). *P. aeruginosa* foi mais comum em crianças com 6 anos de idade ou mais do que em crianças mais jovens (43,5% *vs.* 20,5%; $P = 0,052$). Roland et al. analisaram 1.309 casos isolados de 956 orelhas agudas com otorreia e identificaram *S. pneumoniae* em 17%, *H. influenzae* em 18%, *S. aureus* em 13%, *P. aeruginosa* em 12%, e fungos em 5%.[214] Vários ensaios clínicos têm demonstrado que gotas otológicas, como a solução de ofloxacino e suspensão de ciprofloxacina-dexametasona, são eficazes quando a otorreia aguda ocorre por tubo de ventilação ou perfuração, mesmo quando nenhum antibiótico sistêmico é utilizado.[215] Em uma criança que tem sintomas sistêmicos graves, deve ser adicionado um antibiótico sistêmico. A combinação de ciprofloxacino-dexametasona demonstrou ser superior a ofloxacino na solução de tecido de granulação.[216] A utilização de outros agentes otológicos em orelhas com uma MT não intacta não foi aprovada pela FDA, porque eles podem ser ototóxicos, especialmente aqueles que contêm aminoglicosídeos. Se a drenagem não se resolver em 7 a 10 dias, a aspiração do conduto deve ser realizada e uma cultura da secreção coletada na abertura do tubo precisa ser feita para a determinação do agente etiológico. Se leveduras forem os organismos predominantes, o tratamento com gotas antifúngicas tópicas (p. ex., clotrimazol) deve ser iniciado. Limpeza auricular repetida é uma etapa muito importante do tratamento. No entanto, a aspiração frequente pode ser difícil para a criança e os pais. Se a limpeza e o tratamento tópico não produzirem melhora e os organismos não forem sensíveis a antibióticos orais, então antibióticos intravenosos, remoção do tubo ou, raramente, uma mastoidectomia simples devem ser considerados. A tomografia computadorizada (TC) de ossos temporais deve ser solicitada antes de uma possível mastoidectomia, para a investigação de complicações como uma mastoidite coalescente. Em crianças mais velhas com episódios recorrentes de otorreia, a remoção dos tubos de ventilação é o tratamento de escolha, porque nessas crianças a tuba auditiva pode ter se desenvolvido e secreção da nasofaringe pode estar refluindo para a orelha média. Além disso, o tubo de vez em quando pode agir como um corpo estranho, causando uma reação de corpo estranho com formação de tecido de granulação e infecções. Biofilmes foram identificados em um tubo de ventilação removido de uma criança com drenagem crônica na orelha.[217]

Timpanosclerose, Atrofia e Bolsas de Retração. Uma metanálise revisando 134 artigos estimou a incidência de sequelas na MT após a extrusão do tubo e relatou a ocorrência de timpanosclerose em 32% (variação de 7,2-64,3), atrofia focal em 25% (variação de 1,6-75,0) e bolsa de retração em 3,1% (variação de 0-22,7) das orelhas.[213] O tipo de tubo (de curto prazo *versus* longo prazo) não teve impacto significativo sobre essas taxas.

As sequelas da colocação do tubo de ventilação em crianças com OME crônica acompanhadas por 8 anos foram relatadas por Daly et al.[218] Cento e trinta e oito crianças (275 orelhas) acompanhadas por 3 anos e 84 dessas crianças (167 orelhas) seguidas por 8 anos foram avaliadas em relação a timpanosclerose, atrofia, bolsas de retração ou perfurações da MT, além de perda de auditiva e admitância estática. Em geral, a incidência anual de sequelas foi maior entre 4 a 5 anos de acompanhamento do que nos 6 a 8 anos de seguimento. Embora atrofia tenha se desenvolvido em 67% das orelhas, timpanosclerose em 40% e perfuração em 3% entre as avaliações de 3 e 8 anos de acompanhamento, o risco anual de novas sequelas diminuiu consideravelmente ao longo dos 3 a 8 anos de acompanhamento. No entanto, atrofia e retração da *pars tensa* ou *pars flácida* estavam presentes em 55% das orelhas no seguimento de avaliação de 8 anos, o que poderia indicar que as crianças ainda apresentariam risco de continuidade dos problemas da orelha média durante a adolescência e a idade adulta. Esses resultados apoiam a necessidade de longo prazo de acompanhamento em alguns pacientes.

Ao relatar a incidência de anormalidades da MT em crianças no já citado estudo[102] de colocação imediata *versus* tardia do tubo de ventilação, Johnston et al. notaram que em crianças submetidas a colocação de tubos, atrofia segmentar e timpanosclerose na idade de 5 anos eram mais comuns do que naquelas não submetidas aos tubo.[219] Esses pesquisadores não encontraram relação significativa entre os limiares auditivos aos 6 anos de idade e a presença ou tipo de anormalidade na MT.

A prevalência geral de doença da MT 25 anos após a colocação do tubo de ventilação na orelha direita e miringotomia na orelha esquerda foi relatada por Caye-Thomasen et al.[220] Timpanosclerose e atrofia tardia foram mais prevalentes no grupo de colocação do tubo de ventilação em comparação ao grupo da miringotomia. A prevalência de retrações da MT diminuiu ao longo do tempo, ao passo que de timpanosclerose permaneceu inalterada em orelhas com TV, mas aumentou nas orelhas com miringotomia. Audição, padrão de timpanometria e função da tuba auditiva avaliados após 25 anos da colocação do tubo de ventilação ou miringotomia não estavam relacionados com o tratamento prévio.

Perfuração Persistente. A incidência de perfuração persistente após a extrusão do tubo de ventilação foi estimada em 4,8% (para tubos de curta duração, 2,2% [variação de 0-12,3]; para tubos de longa duração, 16,6% [variação de 0-47,0]).[213] Além disso, tubos de longa duração aumentaram o risco relativo de perfuração em 3,5 (IC 95%: 2,6-4,9) comparados aos de curto prazo. As perfurações provocadas por tubos de ventilação geralmente são pequenas; consequentemente, a perda auditiva é muito leve. As perfurações são facilmente abordados com um enxerto de gordura simples ou gel cirúrgico (Gelfoam®), *paper patch*, ou miringoplastia Steri-strip. Sckolnick et al. descobriram que a taxa de sucesso com miringoplastia com Gelfoam® foi superior à do enxerto de gordura ou *paper patch*.[221] Antes de fechar a perfuração, é importante garantir que a função da tuba auditiva seja boa; caso contrário, há um risco de não fechamento ou recidiva de fluido na orelha média. Como regra, a MT na orelha contralateral deve estar intacta e sem infecção por 1 ano.

Colesteatoma. Para todos os tipos de tubos, a incidência combinada de colesteatoma é de 0,7%; contudo, para tubos de curto prazo, a incidência é de 0,8% (variação de 0-6,5) e para tubos de longa duração, de 1,4% (variação de 0-3,0).[213] Qualquer um dentre vários mecanismos pode ser responsável pelo desenvolvimento de colesteatoma. Tubos de ventilação podem ser colocados para evitar o desenvolvimento de colesteatoma em uma bolsa de retração. No entanto, o colesteatoma pode resultar de crescimento interno ou transplante de epitélio queratinizado para dentro da orelha média em torno do tubo de ventilação. Além disso, um colesteatoma pode desenvolver-se após a manipulação cirúrgica da MT. Os pacientes com tubo de ventilação requerem acompanhamento regular durante o tempo em que os tubos estão presentes e após a sua extrusão, para avaliar a MT e orelha média quanto ao desenvolvimento de colesteatoma.

Extrusão Precoce. Extrusão precoce de tubos ocorre em aproximadamente 3,9% das orelhas.[213] Isso é mais provável devido à infecção na orelha média que pressiona o tubo para o meato acústico externo. O tubo pode não ter sido colocado corretamente, especialmente se a MT estiver espessa em decorrência de uma infecção na altura da inserção do tubo. Uma MT atrófica também pode facilitar a extrusão precoce do tubo.

Obstrução do Tubo. O lúmen do tubo de ventilação pode ficar obstruído por sangue seco ou muco, tecido de granulação ou um pólipo causados por infecções na orelha média. A incidência de oclusão do tubo é de 6,9% (variação de 0-37,3) da orelhas.[213] O tubo, às vezes, pode ser desobstruído utilizando-se cureta, aspirador, uma agulha Rosen ou gotas otológicas por 10 a 14 dias. Se o bloqueio não pode ser resolvido, mas a orelha média estiver livre de efusão com pressão da orelha média normal, o tubo pode ser deixado no local e observado até sua extrusão. Por outro lado, se o fluido acumulado na orelha média ou infecções recorrentes continuarem, a substituição do tubo pode ser indicada.

Deslocamento do Tubo para a Orelha Média. A incidência de deslocamento do tubo de ventilação para a orelha média é de 0,5% (variação de 0-1,3).[213] Isso ocorre mais frequentemente no momento da cirurgia, mas também pode ocorrer mais tardiamente devido infecção ou trauma, o que é muito raro. Se o tubo for deslocado para dentro da orelha média durante a cirurgia, devem ser feitas tentativas para recuperá-lo no momento da cirurgia. No entanto, se um tubo for visualizado por trás de uma MT intacta, os riscos e vantagens devem ser avaliados, porque uma criança exigiria anestesia geral e uma incisão na MT para recuperar o tubo. Uma timpanotomia para tubo de ventilação deslocado por trás de uma MT intacta raramente causa problemas.

Tubos de Ventilação Retidos. Um tubo de ventilação geralmente não é removido cirurgicamente, porque a maioria dos tubos sofre extrusão de maneira espontânea. Em algumas crianças, no entanto, o tubo permanece no local na MT e tem que ser removido cirurgicamente. Indicações para a remoção de um tubo de ventilação incluem os seguintes cenários clínicos:

- Retenção de um tubo após a extrusão do outro tubo, se a orelha média estiver livre da doença por 1 ano ou mais em uma criança com 5 a 6 anos de idade ou mais velha
- Tubos retidos bilateralmente em uma criança mais velha com a boa função da tuba auditiva (se o teste de função da tuba auditiva for disponível)
- Episódios de otorreia crônicos ou recorrentes que não são capazes de serem conduzidos clinicamente, especialmente em uma criança mais velha que não apresentava previamente episódios recorrentes de otorreia, porque isso poderia ser um sinal de refluxo de secreções da nasofaringe devido ao desenvolvimento e à maturação da tuba auditiva
- Bloqueio de um tubo de ventilação que se tornou envolvido por tecido de granulação

Nas crianças, a maioria dos tubos de curta duração retidos são geralmente removidos com o paciente sob anestesia geral. Depois que o tubo é removido, realiza-se uma miringoplastia com *paper patch* ou Gelfoam®. Tubos T macios de longa duração podem ser removidos no consultório em crianças mais velhas cooperativas. Nessas crianças, o acompanhamento é essencial para verificar se a perfuração fechará espontaneamente ou se haverá necessidade de uma miringoplastia.

Precauções contra Água. Diversos estudos têm sido publicados, incluindo duas metanálises[222,223] demonstrando não haver aumento nos episódios de otorreia em pacientes com tubo de ventilação que não utilizam precauções contra água. Em um ensaio clínico para avaliar a necessidade de precauções contra água após a colocação de tubos de ventilação,[201] crianças com 6 meses a 6 anos de idade foram distribuídas aleatoriamente para nadar e tomar banho com e sem tampões de orelha e avaliadas mensalmente durante 1 ano e/ou sempre que um episódio de otorreia ocorresse.[224] Pelo menos um episódio de otorreia foi documentado em 47% das crianças que usavam tampões, em comparação a 56% em crianças sem tampões ($P = 0,21$). A taxa média de otorreia por mês para as crianças que usavam tampões de orelha foi de 0,07 *versus* 0,10 para aquelas que não os utilizavam ($P = 0,05$). Embora as crianças que não usavam tampões tivessem apresentado maior incidência de episódios de otorreia, o impacto clínico usando protetores de orelha foi pequeno, portanto seu uso deve ser individualizado, em vez de recomendado em uma base de rotina.

Um levantamento clínico foi realizado no noroeste do Pacífico para determinar as recomendações dadas aos pais e pacientes a respeito das precauções sobre a água na hora de nadar com tubos de ventilação.[225] Um total de 263 médicos respondeu ao questionário (taxa de resposta de 23,5%). Os resultados da pesquisa indicaram que a maioria dos médicos da atenção primária (83%) e aproximadamente metade dos otorrinolaringologistas (47%) ainda recomendam precauções contra água e para natação em crianças com tubos de ventilação.

As diretrizes para a prática clínica recentes sobre tubo de ventilação em crianças recomendam contra a rotina profilática de uso de precauções contra água a fim de evitar restrições desnecessárias na atividade da criança, com o objetivo de tentar teoricamente prevenir contaminação da orelha média com água durante o banho e a natação. Essas precauções também foram consideradas, no mínimo, um inconveniente social e, na pior das hipóteses, um prejuízo ao desenvolvimento de habilidades de segurança na água para crianças menores.[163] No entanto, as precauções contra água podem ser prudentes para algumas crianças, como aquelas com episódios recorrentes de otorreia, em particular com *Pseudomonas* ou *S. aureus*, e aquelas com fatores de risco para infecções e complicações. Além disso, as precauções contra água podem ser úteis para evitar exposição a água muito contaminada (lagos) ou piscinas sem cloro, mergulho profundo, molhar a cabeça na banheira com água e sabão, ou para crianças que sofrem de desconforto na orelha durante a natação.

ADENOIDECTOMIA

Justificativa para Adenoidectomia

A justificativa para a remoção da adenoide em crianças com otite média é que a hipertrofia da adenoide pode causar obstrução da nasofaringe e bloqueio da tuba auditiva, impedindo a ventilação do sistema orelha média-mastoide.[226] Além disso, tem sido demonstrado que o tecido adenoideano em crianças com otite média apresenta colonização bacteriana aumentada, o que pode predispor a infecções recorrentes.[227] Coticchia et al. verificaram que a adenoide é recoberta por biofilme, que pode atuar como um reservatório para bactérias, causando doença na orelha média.[23] Isso pode explicar a melhora clínica obtida após adenoidectomia. O efeito da adenoidectomia para crianças com otite média é independente do tamanho da adenoide.[192,198]

Procedimento

A adenoidectomia requer anestesia geral realizada por intubação endotraqueal ou anestesia com máscara laríngea e pode ser realizada com uso de muitas técnicas diferentes, incluindo curetagem, eletrocautério, debridamento microcirúrgico ou *coblation*. A adenoidectomia é concluída quando as coanas estão completamente abertas e a nasofaringe apresenta um contorno suave. Deve-se ter cuidado para evitar danos ao tórus tubário, o que potencialmente pode resultar em estenose e disfunção da tuba auditiva. Em crianças com fissura palatina submucosa sem obstrução das vias aéreas, a adenoidectomia não é recomendada para otite média, devido ao risco de insuficiência velofaríngea. Se a obstrução estiver presente, deve-se realizar uma adenoidectomia superior parcial, deixando uma faixa inferior de tecido adenoideano para o fechamento do palato. Outras complicações incluem sangramento, desconforto respiratório e subluxação atlantoaxial, sendo muito raras.

COMPLICAÇÕES E SEQUELAS DA OTITE MÉDIA

Complicações e sequelas da otite média são do tipo *intratemporal* (extracraniana, ou seja, osso temporal ou pescoço) ou *intracraniana* (na cavidade craniana). As complicações intracranianas são raras nos países desenvolvidos, mas ainda são comuns em nações em desenvolvimento.

Uma abordagem judiciosa para a utilização de terapia antimicrobiana, incluindo o simples acompanhamento da OMA sem o uso de antimicrobianos, tem sido considerada por diretrizes em diferentes países, devido ao desenvolvimento do aumento da resistência bacteriana aos antibióticos mais comuns. No entanto, atrasar a terapia antimicrobiana pode aumentar o risco de desenvolvimento de complicações. Schilder et al. compararam a taxa de prescrição nacional de antibióticos para OMA e a taxa de incidência nacional de mastoidite aguda em determinados países.[228] O estudo apontou uma taxa de incidência ligeiramente maior de mastoidite aguda em crianças (ou seja, cerca de 4 por 100.000 pessoas-anos) nos Países Baixos, onde apenas 31% dos pacientes com OMA recebem antibióticos, em comparação a 2 por 100.000 pessoas-anos nos Estados Unidos, onde quase todos os casos de OMA são tratados com os antibióticos. Estudos mais recentes têm mostrado que o uso de antibióticos para tratar OMA em crianças pode não influenciar o desenvolvimento subsequente de mastoidite aguda.[229] Além disso, não há diferença na proporção de mastoidite pediátrica causada por *S. pneumoniae* na era da vacina antipneumocócica pré-conjugada *versus* pré-vacina.[230]

COMPLICAÇÕES INTRATEMPORAIS

As complicações intratemporais de otite média incluem perda auditiva, problemas vestibulares e de equilíbrio, perfuração aguda da MT, mastoidite, petrosite, labirintite e paralisia facial. As sequelas intratemporais abangem otite média crônica supurativa, atelectasia da orelha média, otite média adesiva, colesteatoma, granuloma de colesterol, timpanosclerose e descontinuidade e fixação ossicular com perda auditiva.

Perda Auditiva e Problemas de Equilíbrio

A maioria das crianças com EOM tem perda auditiva que pode ser flutuante ou persistente. É geralmente uma perda condutiva leve a moderada média entre 20 e 30 dB.[231] Raramente, uma perda auditiva neurossensorial permanente pode resultar de OMA ou OME, possivelmente como uma consequência da propagação da infecção através da janela redonda ou oval ou um complicação supurativa. Limiares auditivos comportamentais verificados quando a orelha média está sem efusão são significativamente elevados nas frequências mais altas (12 a 20 kHz) em crianças com histórico de otite média.[232]

Durante um episódio com EOM, o equilíbrio e a função vestibular parecem deteriorar-se e, quando a efusão é resolvida ou tubos de ventilação são colocados, essas funções melhoram.[233] Além disso, crianças com otite média podem ser visualmente mais dependentes, como resultado da deterioração da função vestibular originando dependência excessiva de outros sinais sensoriais não vestibulares para manter o equilíbrio.[234] As crianças podem apresentar atraso no desenvolvimento de habilidades de coordenação motora, como caminhar ou manipular seu meio ambiente; a "falta de jeito" resultante pode torná-las mais propensas a acidentes. Stenström e Ingvarsson relataram que as crianças suecas propensas à otite eram vistas com mais frequência nos departamentos de ortopedia e cirurgia geral em comparação com crianças que não eram propensas a otite.[235]

Desenvolvimento Infantil e Fonoaudiológico

Muitos estudos têm investigado a associação entre otite média e o desenvolvimento da criança. Alguns estudos encontraram uma associação, enquanto outros não observaram. Paradise et al. relataram que não houve diferença entre as crianças com otite média, com colocação imediata de tubo de ventilação em relação à inserção tardia, no que se refere a testes auditivos, fonoaudiológicos e de desenvolvimento.[236] Como indicado nas diretrizes de OME,[168] porém, é recomendado que as crianças com OME sejam submetidas a testes de audição a cada 3 a 6 meses e avaliadas para colocação de tubo de ventilação se apresentarem risco de quaisquer dificuldades de desenvolvimento mental devido à otite média, como atraso significativo na fala.

Mastoidite

Mastoidite continua a ser a complicação supurativa mais comum da OMA. Mastoidite sem periosteíte ou osteíte provavelmente representa uma continuação da inflamação da orelha média, uma vez que o sistema pneumatizado das células da mastoide está em continuidade com o da orelha média. Na mastoidite aguda com periosteíte, a infecção se espalha para o periósteo que cobre a mastoide. A propagação das células da mastoide para o periósteo geralmente ocorre através de veias emissárias da mastoide. Na mastoidite aguda com osteíte com e sem abscesso subperiosteal, a infecção pode causar destruição das células da mastoide, levando à "coalescência" das células (i.e., empiema da mastoide), e manifestar-se como um abscesso subperiosteal. A infecção também pode espalhar-se medialmente para o ápice petroso (petrosite), o labirinto (labirintite) e o pescoço (abscesso de Bezold) e envolver o nervo facial ou estender-se para dentro da cavidade intracraniana.

O diagnóstico é feito através de exame físico e de imagem, como TC e ressonância magnética (RM). Na fase inicial, não há sinais específicos e sintomas de infecção da mastoide, com progressão para eritema e abaulamento na área da mastoide, edema ou um abscesso subperiosteal com deslocamento do pavilhão auricular inferior e, anteriormente, com desaparecimento do vinco retroauricular. A TC na fase inicial mais frequentemente mostra uma mastoide preenchida; o processo inflamatório pode progredir e evoluir para osteíte, com destruição do osso da mastoide. Mastoidite com e sem periosteíte muitas vezes responde ao tratamento medicamentoso e timpanocentese ou colocação de tubo de ventilação, enquanto mastoidite com osteíte e destruição óssea geralmente requer mastoidectomia cortical e colocação de tubo de ventilação.

COMPLICAÇÕES INTRACRANIANAS

A orelha média e as células da mastoide estão próximas da cavidade intracraniana e uma infecção pode espalhar-se para as estruturas intracranianas. Complicações intracranianas supurativas decorrentes da OMA incluem meningite, abscesso epidural, empiema subdural, encefalite otítica focal, abscesso cerebral, trombose do seio sigmoide, trombose do seio lateral e hidrocefalia ótica. Estas são condições graves e potencialmente fatais. Os sinais e sintomas são dor de cabeça persistente, letargia, mal-estar, irritabilidade, otalgia grave, febre, náuseas e vômitos, bem como sinais de complicações intracranianas, incluindo rigidez do pescoço, convulsões focais, ataxia, visão turva, papiledema, diplopia, hemiplegia, afasia, disdiadococinesia, tremor de intenção, déficit de nervos cranianos além do nervo facial, dismetria e hemianopsia. Qualquer criança com uma infecção intracraniana como meningite ou abscesso cerebral deve ser avaliada para doenças da orelha média.

Meningite

Disseminação hematogênica é a rota mais comum de propagação da infecção da orelha média para as meninges. Também pode ocorrer por extensão direta através de um percurso pré-formado ou tromboflebite retrógrada. A meningite como complicação de otite média é tratada com altas doses de antibióticos de largo espectro; a dose é, então, ajustada de acordo com os resultados de cultura do liquor. Timpanocentese ou colocação de tubo de ventilação deve ser realizada com urgência, mediante coleta de material para cultura a fim de identificar o agente etiológico. Cirurgia como mastoidectomia cortical ou timpanomastoidectomia podem ser necessárias após a estabilização do quadro.

Abscesso Epidural e Empiema Subdural

Abscesso epidural geralmente resulta quando colesteatoma ou infecção destrói o osso ao lado da dura-máter e há um acúmulo de tecido de granulação e material purulento. O empiema subdural é um acúmulo de material purulento entre a dura e a membrana aracnoide. O tratamento consiste em antibióticos de amplo espectro, bem como possível drenagem cirúrgica por um neurocirurgião e otorrinolaringologista.

Abscesso Encefálico

Um abcesso cerebral otogênico pode desenvolver-se diretamente a partir de uma infecção aguda ou crônica da orelha média ou por uma infecção adjacente, como uma tromboflebite de seio lateral, petrosite ou meningite. O diagnóstico é baseado na presença de sinais e sintomas clínicos e em achados da TC e RM. O liquor pode ter cultura negativa se o abscesso for profundo. A conduta inclui agentes antimicrobianos de amplo espectro e tratamento cirúrgico do foco primário. O tratamento para o abscesso cerebral pode consistir apenas em antibioticoterapia parenteral de longo prazo.

Trombose de Seio Lateral

Tromboflebite de seio lateral e sigmoide surge a partir de uma infecção adjacente de mastoide em contato com a parede sinusal através de inflamação da adventícia, seguida por comprometimento da parede venosa. Um trombo é formado depois que a infecção atinge a camada íntima; o trombo mural pode ser infectado e ocluir o lúmen. A embolização do trombo pode causar doença distal adicional e picos febris. O tratamento inclui agentes antibioticoterapia via endovenosa de amplo espectro; anticoagulantes são recomendados por alguns especialistas, mas há falta de consenso sobre esta questão. O tratamento cirúrgico pode incluir tubo de ventilação com ou sem timpanomastoidectomia. Há também controvérsia quanto a abertura do seio sigmoide ou lateral e remoção do trombo ou ligadura da veia jugular no pescoço, se o paciente apresentar episódios repetidos de formação de êmbolos sépticos.

Para consultar a lista completa de referências, acesse www.expertconsult.com.

LEITURA SUGERIDA

American Academy of Family Physicians; American Academy of Otolaryngology–Head and Neck Surgery; American Academy of Pediatrics Subcommittee on Otitis Media with Effusion: Otitis media with effusion. *Pediatrics* 113(5):1412, 2004.

American Academy of Pediatrics. Committee on Infectious Diseases: Policy statement—Recommendations for the prevention of *Streptococcus pneumoniae* infections in infants and children: use of 13-valent pneumococcal conjugate vaccine (PCV13) and pneumococcal polysaccharide vaccine (PPSV23). *Pediatrics* 126:186, 2010.

American Academy of Pediatrics Committee on Infectious Diseases 2012: Policy statement—recommendations for prevention and control of influenza in children, 2012-2013. *Pediatrics* 130(4):780, 2012.

Bluestone CD: *Eustachian tube: structure, function, role in otitis media*, Hamilton, Ontario, 2005, BC Decker.

Bluestone CD, Klein JO: *Otitis media in infants and children*, ed 4, Hamilton, Ontario, 2007, BC Decker.

Bluestone CD, Rosenfeld RM, editors: *Surgical atlas of pediatric otolaryngology*, Hamilton, Ontario, 2002, BC Decker.

Bluestone CD, Stool SE, Alper CM, et al, editors: *Pediatric otolaryngology*, ed 4, Philadelphia, 2003, Saunders.

Centers for Disease Control, Vaccines and Immunizations: PCV13 (Pneumococcal Conjugate) Vaccine (accessed 4/3/13). http://www.cdc.gov/vaccines/vpd-vac/pneumo/vac-PCV13-adults.htm.

Lieberthal AS, Carroll AE, Chonmaitree T, et al: The diagnosis and management of acute otitis media. *Pediatrics* 131(3):e964, 2013.

Report of the 10th Research Conference on Recent Advances in Otitis Media. *Otolaryngol Head Neck Surg* 148:suppl 4, 2013.

Rosenfeld RM, Bluestone CD, editors: *Evidence-based otitis media*, ed 2, Hamilton, Ontario, 2003, BC Decker.

Rosenfeld RM, Schwartz SR, Pynnonen MA, et al: Clinical practice guideline: tympanostomy tubes in children. *Otolaryngol Head Neck Surg* 149(1 Suppl):S1, 2013.

SEÇÃO 4 ■ INFECÇÕES E INFLAMAÇÃO

99 Rinossinusite Crônica Pediátrica

Fuad M. Baroody

Pontos-chave

- A rinossinusite crônica (RSC) em crianças tem um impacto negativo na qualidade de vida.
- A distinção entre adenoidite e RSC em crianças é difícil em virtude da similaridade dos sintomas e, com frequência, dos achados do exame físico.
- Em crianças com queixas respiratórias crônicas, os escores de Lund-Mackay mais baixos na tomografia computadorizada indicam, primariamente, doença adenoideana, enquanto escores mais altos apresentam melhor correlação com RSC.
- A reação inflamatória dos tecidos sinusais em crianças com RSC é rica em linfócitos e exibe menos eosinofilia e ruptura epitelial quando comparada à de adultos.
- Entre as medidas terapêuticas clínicas aceitáveis para a RSC em crianças, incluem-se irrigação nasal com solução salina, antibióticos, esteroides intranasais e sistêmicos, cada um com graus variados de embasamento científico.
- A adenoidectomia melhora os sintomas da RSC em cerca de 50% das crianças operadas. Não está claro se esta melhora se deve ao fato de os sintomas estarem relacionados com a própria adenoidite ou com a eliminação da contribuição da adenoide à doença sinusal.
- Acrescentar a irrigação intraoperatória do seio maxilar aumenta o sucesso da adenoidectomia quanto ao alívio dos sintomas nasais.
- A cirurgia endoscópica sinusal é segura e efetiva em crianças com sintomas de rinite que persistem após a adenoidectomia.

DEFINIÇÃO E QUADRO CLÍNICO

DEFINIÇÃO

Define-se a rinossinusite crônica (RSC) em crianças como a inflamação do nariz e dos seios paranasais caracterizada por dois ou mais sintomas, incluindo bloqueio, obstrução ou congestão nasal, secreção nasal (gotejamento nasal anterior/posterior) e tosse ou dor facial à compressão.[1] O diagnóstico também requer sinais objetivos da doença documentados por endoscopia e/ou tomografia computadorizada (TC). Em geral, a RSC refere-se a sintomas que duram 12 semanas ou mais, sem períodos livres de sintomas.

PREVALÊNCIA

Embora a RSC seja um problema comum, a prevalência exata em crianças é difícil de determinar. Muitos estudos que abordam a prevalência foram realizados com crianças que também apresentam queixas inespecíficas do trato respiratório superior. Em um desses estudos, foram realizadas TCs em 196 crianças, de 3 a 14 anos de idade, com diarreia crônica, congestão nasal e tosse.[2] Notou-se envolvimento do seio maxilar em 63%, do seio etmoidal em 58% e do seio esfenoidal em 29% das crianças dos grupos etários mais jovens, e a incidência de anormalidades diminuiu no grupo de 13 a 14 anos de idade. Em um estudo prospectivo, todos os pacientes novos (2 a 18 anos de idade) que haviam passado por duas consultas alergológicas com sintomas do trato respiratório superior por, no mínimo, 3 meses foram investigados com TC.[3] Entre 91 pacientes elegíveis, 63% manifestavam RSC com sinais clínicos e achados positivos na TC e 36% não apresentavam doença sinusal. A idade foi o fator de risco mais importante relacionado com a sinusite crônica, de modo que 73% das crianças com 2 a 6 anos de idade e 74% daquelas com 6 a 10 anos de idade mostraram anormalidades sinusais na TC, ao contrário da baixa incidência de apenas 38% detectada em crianças acima de 10 anos de idade. Evidências sugerem que crianças com história familiar de atopia ou asma que frequentam creche no primeiro ano de vida têm 2,2 vezes mais chances de apresentar sinusite diagnosticada por um profissional da área médica do que aquelas que não estão na creche.[4]

SINTOMAS CLÍNICOS

Os quatro sintomas clínicos mais comuns são tosse, rinorreia, congestão nasal e gotejamento pós-nasal, com leve predomínio da tosse crônica.[5,6] Tatli et al.[7] observaram que 66% das crianças submetidas à avaliação para tosse crônica apresentavam anormalidades nos seios paranasais na TC. O diagnóstico clínico da RSC em crianças é desafiador, por causa da sobreposição de sintomas com outras doenças nasais comuns da infância, como infecções virais do trato respiratório superior, hipertrofia da adenoide/adenoidite e rinite alérgica. Além disso, a história é limitada pela avaliação subjetiva dos pais da criança e algumas crianças mais jovens podem não tolerar a endoscopia nasal. É difícil diferenciar a RSC da hipertrofia da adenoide/adenoidite em crianças pequenas. A história completa do início e duração dos sintomas é essencial para tentar identificar a categoria da doença que melhor se aplica a cada paciente. Um cenário clínico muito comum em crianças que chegam à consulta é de RSC com exacerbações agudas induzidas por infecções do trato respiratório superior.

QUALIDADE DE VIDA

Em um estudo com crianças portadoras de rinossinusite crônica e recorrente que não tiveram sucesso com o tratamento clínico e necessitaram de intervenção cirúrgica, Cunningham et al.[8] mostraram haver diminuição significativa dos escores genéricos de qualidade de vida (QOL). Nessas crianças, os escores QOL eram muito mais baixos em comparação aos daquelas com outras doenças crônicas comuns, como asma, distúrbio do déficit de atenção/hiperatividade, artrite reumatoide juvenil e epilepsia.

O questionário SN-5 é uma ferramenta específica para rinossinusite, sendo respondido pelos pais para avaliar as 4 semanas prévias.[9] Consiste em cinco partes, que incluem infecção sinusal, obstrução nasal, sintomas alérgicos, uso de medicação, sofrimento emocional e limitação das atividades. O questionário correlaciona-se com os escores da TC em pacientes com RSC[10] e foi validado como uma forma de avaliar as alterações dos sintomas sinusais e nasais ao longo do tempo.[9] No entanto, o nível de evidência mostrado pelos escores SN-5 em pacientes com RSC após a intervenção cirúrgica foi limitado.[11]

FISIOPATOLOGIA
FATORES ANATÔMICOS

Assim como em adultos, acredita-se que na criança a estrutura anatômica crítica na rinossinusite seja o complexo ostiomeatal, o qual está inteiramente presente, embora não com seu tamanho total, nos recém-nascidos. Em um estudo que avaliou 65 crianças com sintomas persistentes de RSC, a anormalidade mais comum foi a presença de células do *agger nasi*, seguida pela concha bolhosa, concha média paradoxal e célula de Haller.[12] Porém, os autores não encontraram correlação significativa entre as anormalidades anatômicas e a extensão da sinusite nos exames de imagem. É difícil avaliar a importância das anormalidades anatômicas na RSC pediátrica porque os estudos não determinam a prevalência delas no grupo-controle. A evidência atual sugere que, apesar da ocorrência comum destes fatores anatômicos, estes não parecem se correlacionar com o grau e a existência da RSC.

BACTERIOLOGIA

Os patógenos envolvidos na RSC são difíceis de identificar em virtude das baixas taxas de isolamento de colônias bacterianas e de dados inconsistentes. Além disso, a maioria das culturas é obtida de material sinusal no momento da cirurgia, *após* os pacientes terem sido tratados com antibióticos. Nestes estudos, os microrganismos mais comuns são estreptococos alfa-hemolíticos, *Staphylococcus aureus*, *Streptococcus pneumoniae*, *Haemophilus influenzae* e *Moraxella catarrhalis*.[13,14] Microrganismos anaeróbicos são infrequentes.[15]

BIOFILMES

Os biofilmes são agregados complexos de bactérias diferenciados por uma matriz protetora e aderente. Acredita-se que os biofilmes possam contribuir na manutenção de um reservatório para bactérias e ser responsáveis pela resistência aos antibióticos vista em pacientes com RSC. Sanclement et al.[16] demonstraram a presença de biofilmes em 80% das amostras cirúrgicas sinusais obtidas de uma população infantil/adulta. Mais pesquisas são necessárias para caracterizar com clareza a contribuição dos biofilmes na fisiopatologia da RSC em crianças.

IMPORTÂNCIA DA ADENOIDE

A adenoide situa-se próximo aos seios paranasais, e a adenoidectomia é eficaz na resolução de sintomas em algumas crianças com RSC. Zuliani et al. observaram que uma grande porcentagem (88% a 99%) da área de superfície mucosa das amostras de adenoidectomia de crianças com RSC estava coberta por um biofilme denso em comparação a uma porcentagem muito menor (0% a 6,5%) da área de superfície de amostras de adenoide de pacientes com apneia do sono.[17] Este trabalho fornece uma explicação potencial para a melhora observada após a adenoidectomia na RSC resistente aos antibióticos. Outro estudo sugeriu que a adenoide hipertrófica tem bacteriologia semelhante à dos meatos médios das crianças com sinusite crônica ou recorrente, tanto que a cultura da região central da adenoide teve um valor preditivo positivo na previsão dos resultados das culturas do meato médio.[18] Além disso, as taxas de isolamento das bactérias da adenoide de crianças aumentou proporcionalmente à gravidade radiológica da sinusite.[19] Ao contrário, em crianças com rinorreia submetidas à adenoidectomia, não se observou correlação entre o tamanho da adenoide e a gravidade da doença na TC.[20] Esta ausência de correlação sugere que a rinorreia possa ser causada apenas pela adenoidite ou, alternativamente, a contribuição da adenoide para a RSC possa estar mais associada ao seu reservatório bacteriano do que ao seu tamanho. No entanto, são estudos com casuística pequena e avaliam a adenoide após a sua remoção cirúrgica. Em suma, estão surgindo evidências para apoiar a importância da adenoide na RSC, mas estas não esclarecem a relativa contribuição da própria adenoidite *versus* RSC na sintomatologia crônica nasal em crianças.

ESTUDOS CELULARES

Estudos da resposta celular na RSC pediátrica em crianças mais velhas indicam que os eosinófilos e os linfócitos CD4-positivos têm um papel significativo na inflamação tecidual.[21,22] Em estudos similares realizados com crianças mais jovens, Chan et al.[23] mostraram que a mucosa do seio maxilar infantil tinha mais neutrófilos e, significativamente, mais linfócitos do que a mucosa adulta, mas apresentava menos eosinófilos e as principais células básicas positivas para proteína, com menos ruptura epitelial e menor espessamento da membrana basal. Esses autores também demonstraram maior quantidade de células CD8-positivas, neutrófilos, macrófagos, linfócitos B e plasmócitos em crianças mais jovens com RSC em comparação a adultos.[24] As diferenças no predomínio dos eosinófilos em relação aos neutrófilos nas amostras mencionadas, provavelmente, estão associadas ao grupo etário das crianças (predomínio de eosinófilos em crianças mais velhas e de neutrófilos nas mais jovens) e aos tecidos usados para comparação (nenhum no primeiro estudo e tecidos adultos no segundo).

COMORBIDADES

A realização de consultas a especialidades interdisciplinares é útil na avaliação do paciente pediátrico com RSC clinicamente refratária e pode incluir especialistas em alergia-imunologia, doenças infecciosas, gastrenterologia, pneumologia ou genética, a fim de auxiliar no diagnóstico.

RINITE ALÉRGICA

A rinite alérgica coexiste, comumente, com a RSC nas crianças. Uma pesquisa em uma população composta por adultos e crianças, portadores de RSC refratária a tratamento clínico, para a qual o teste radioalergoabsorvente (RAST) e a TC haviam sido solicitados, mostrou que 40% dos pacientes eram atópicos e pacientes com o teste RAST positivo apresentavam um escore da TC significativamente maior em comparação àqueles com resultados negativos do teste.[25] Em um estudo na Tailândia abrangendo 100 crianças com diagnóstico clínico de sinusite e radiografias simples anormais, observou-se teste cutâneo positivo a aeroalérgenos comuns em 53% dos pacientes, o que sugere uma correlação entre a rinite alérgica e a RSC.[26] Em contrapartida, um estudo belga avaliou as TCs de crianças alérgicas e não alérgicas; foi identificada a presença de opacidade sinusal em 61% e 64% das crianças alérgicas e não alérgicas, respectivamente, o que sugere a ausência de um papel importante da alergia nas anormalidade sinusais na

TC.[27] Similarmente, um outro estudo com crianças apresentando sintomas respiratórios crônicos não encontrou correlação entre a atopia e a anormalidade sinusal na TC; a prevalência da doença sinusal era similar entre pacientes atópicos (63%) e não atópicos (75%).[3] Um estudo com 351 crianças italianas não mostrou diferença significativa na incidência dos testes positivos de alergia; encontrando 30% de testes positivos nas crianças com RSC e 32% de positividade na população em geral.[28] A incidência dos testes positivos de alergia foi significativamente maior em crianças com mais de 6 anos de idade em comparação àquelas com menos de 3 anos. Portanto, a relação causal entre alergias e RSC em crianças permanece controversa. Quando os sintomas de rinite alérgica são proeminentes nas crianças maiores, os testes alérgicos devem ser considerados.

ASMA

Asma é outra doença comumente associada à RSC no grupo etário pediátrico. Rachelefsky et al.[29] relataram os resultados do tratamento de 48 crianças não randomizadas com asma moderada a grave e RSC como comorbidade. Após a intervenção farmacológica ou cirúrgica para sinusite, 80% dessas crianças puderam descontinuar as medicações para asma. Além disso, ocorreu recorrência da asma quando houve recaída da sinusite. Em outro estudo, Tosca et al.[30] identificaram 18 crianças, de 5 a 12 anos de idade, com asma mal controlada e RSC. Os pacientes foram tratados por 14 dias com antibióticos e esteroides intranasais e sistêmicos, sendo avaliados no início (basal), após o tratamento e 1 mês depois. Além da melhora dos sintomas nasais, os pacientes tiveram progresso significativo na espirometria, na sibilância e em marcadores inflamatórios nas amostras do lavado nasal. Este e outros estudos apoiam o conceito de que o controle clínico da RSC pode ser importante para otimizar o controle da asma de difícil tratamento. Contudo, as limitações da maioria dos estudos disponíveis incluem a falta de bons controles ou a randomização para diferentes modalidades de tratamento; portanto, a relação entre a RSC e a asma em crianças permanece, em grande parte, descritiva.

REFLUXO GASTRESOFÁGICO

A doença do refluxo gastresofágico (DRGE) também tem sido associada à rinossinusite em vários estudos. Phipps et al.[31] conduziram um estudo prospectivo em pacientes pediátricos com RSC e relataram que 63% das crianças com RSC tinham DRGE documentada por pHmetria. Além disso, 79% tiveram melhora dos sintomas de rinossinusite após o tratamento da DRGE. Em um estudo grande com casos-controle, que incluiu 1.980 crianças, de 2 a 18 anos de idade com DRGE e 7.920 controles, o diagnóstico de sinusite foi significativamente mais provável em crianças com DRGE (4,19%) em comparação ao grupo-controle (1,35%).[32] Um estudo retrospectivo não controlado mostrou que o tratamento para DRGE em pacientes com RSC permitiu a melhora de muitos pacientes, evitando a cirurgia.[33] O tratamento antirrefluxo de rotina em crianças com RSC não é desejável, pois são necessários estudos controlados adicionais para confirmar e validar essa associação.

IMUNODEFICIÊNCIA

Diversos pequenos estudos demonstraram várias anormalidades da função imune humoral, incluindo diminuição das subclasses de imunoglobulina G (IgG), IgA diminuída e resposta diminuída aos antígenos pneumocócicos em proporções variadas nos pacientes.[34-36] Em um estudo-piloto aberto, seis pacientes com RSC refratária a tratamento clínico foram tratados com IgG intravenosa (IV) por 1 ano,[37] o que resultou na diminuição dos dias de uso de antibióticos de 183 para 84 e na redução dos episódios de sinusite de nove para quatro por ano. TCs também mostraram melhora significativa. Seria prudente avaliar a função imune na criança com rinossinusite crônica/recorrente por meio de dosagem das imunoglobulinas e titulagem para tétano e difteria, além dos títulos pneumocócicos. Se as respostas forem anormais, é recomendável repetir as titulações após a vacinação antipneumocócica.

DISCINESIA CILIAR PRIMÁRIA

A causa mais comum de disfunção ciliar é a discinesia ciliar primária (DCP), uma doença autossômica recessiva que envolve a disfunção dos cílios e afeta um a cada 15.000 indivíduos.[38] Aproximadamente 50% das crianças com DCP também têm a síndrome de Kartagener (*situs inversus*, bronquiectasia e RSC). Deve-se suspeitar do diagnóstico de RSC em uma criança com asma atípica, bronquiectasia, tosse secretora e produção de muco crônica, rinossinusite e otite média crônica e grave.[39] Pacientes com suspeita de DCP podem ser triados por meio dos níveis de óxido nítrico nasais, que são mais baixos nos pacientes com DCP do que em controles, ou por testes *in vivo*, como a alteração do transporte mucociliar nasal da sacarina. O diagnóstico específico requer avaliação em um centro especializado que possa examinar os cílios em biópsias da mucosa mediante microscopia ótica e eletrônica.[40] Locais comuns para a biópsia da mucosa incluem a traqueia (carina) ou a mucosa nasal; embora requeira broncoscopia, a carina pode ser preferível devido à inflamação crônica do nariz que pode interferir na interpretação apropriada da morfologia ciliar.

FIBROSE CÍSTICA

A fibrose cística (FC) é uma doença autossômica recessiva causada por mutações no gene *CFTR*. A incidência de FC é cerca de um a cada 3.500 recém-nascidos. A interrupção da secreção de cloreto mediada pela adenosina monofosfato cíclica nas células epiteliais e glândulas exócrinas leva a aumento da viscosidade das secreções, o que resulta em bronquiectasia, insuficiência pancreática, RSC e polipose nasal. A FC é uma das poucas causas da polipose nasal em crianças; os pólipos ocorrem em 7% a 50% dos pacientes, e a prevalência da sinusite crônica é muito alta.[41,42]

DIAGNÓSTICO

Após a obtenção de uma história completa, o exame nasal deve começar com a rinoscopia anterior para examinar o meato médio e a concha inferior a fim de identificar o tipo de mucosa e a presença de secreção purulenta. A rinoscopia anterior é feita na criança mais jovem usando um otoscópio com um espéculo maior, de modo que o descongestionante tópico pode melhorar a visualização. O exame da cavidade oral pode revelar secreção purulenta cobrindo a parede posterior da faringe ou hipertrofia amigdaliana. A endoscopia nasal é altamente recomendada em crianças capazes de tolerar o exame para permitir a visualização superior do meato médio, da adenoide e da nasofaringe. Os pólipos nasais em crianças não são comuns e devem levantar a suspeita de FC ou sinusite fúngica alérgica. Embora ocorram pólipos antrocoanais em crianças, em geral são unilaterais e não estão presentes nos outros seios paranasais, o que ajuda a diferenciar os pólipos antrocoanais da FC. A sinusite fúngica alérgica também evidencia um quadro clínico singular que inclui pólipos nasais expansivos e achados característicos na TC e na ressonância magnética (RM).[43] De acordo com a apresentação clínica, podem ser realizados teste alérgico cutâneo ou exame sorológico, avaliação imunológica, teste do suor ou teste genético para afastar a FC, além de avaliação ciliar.

Em pacientes que não respondem ao tratamento clínico convencional, pode ser útil coletar uma cultura para orientar o tratamento complementar. Em crianças, há evidências sugerindo uma forte associação entre culturas do meato médio e aquelas obtidas dos seios maxilares e etmoidais no momento da cirurgia.[44] Hsin et al.[45] coletaram culturas simultâneas do meato médio e aspirados do seio maxilar, sob anestesia geral, de crianças com rinossinusite não responsiva a tratamento clínico. As culturas obtidas dos dois locais apresentavam correlação em 78% das amostras. A

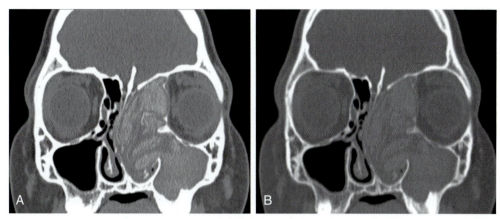

FIGURA 99-1. TC coronal de um adolescente com sinusite fúngica alérgica. As imagens mostram a doença preenchendo os seios etmoidais e maxilares e a cavidade nasal esquerda, com desvio do septo em direção ao lado direito e compressão da órbita esquerda. A janela para tecidos moles (**A**) mostra o padrão pontilhado característico de alta atenuação no interior dos seios paranasais, que usualmente corresponde à mucina alérgica espessa, e as janelas ósseas (**B**) demonstram o desvio ósseo resultante da doença em expansão.

amostragem endoscópica apresentou sensibilidade de 75%, especificidade de 88,9%, valor preditivo positivo de 96%, valor preditivo negativo de 50% e acuidade de 50% em comparação à punção do seio maxilar. Amostras de meato médio obtidas por aspiração a vácuo (87%) tiveram mais acuidade do que aquelas obtidas por *swabs* (66%).[46] A coleta de material por endoscopia, retirado sob anestesia local, deve ser reservada para crianças mais velhas com quadros clínicos complexos, apresentando maior probabilidade de tolerar a endoscopia rígida no consultório e para as quais pode ser necessário um tratamento orientado pela cultura. Em crianças sob anestesia geral, o padrão-ouro é a obtenção do material do seio maxilar por punção antral, uma técnica que também permite os benefícios potenciais da irrigação sinusal.

Embora o diagnóstico da RSC na população pediátrica seja feito, em geral, com bases clínicas, o exame físico e a história apenas não ajudam a diferenciar entre RSC e adenoidite, principalmente na criança mais jovem. A TC dos seios paranasais é a modalidade de imagem de escolha na suspeita de RSC.[47] Radiografias simples não apresentam boa correlação com a TC.[48] Na RSC não complicada, a TC é reservada para doença residual e anormalidades anatômicas após a terapia clínica máxima, bem como para orientar a conduta posterior e uma possível intervenção cirúrgica. A TC fornece um mapa anatômico para o tratamento cirúrgico e também é útil para identificar áreas de erosão ou atenuação óssea.[49] O seio maxilar é o mais comumente envolvido (99%), seguido pelo seio etmoidal (91%).[7] A sinusite fúngica alérgica e a FC estão associadas a achados característicos na TC (Figs. 99-1 e 99-2). A RM dos seios paranasais, das órbitas e do cérebro deve ser realizada quando se suspeita de complicações da rinossinusite (Fig. 99-3).

Estudos de TCs dos seios paranasais obtidas por razões não associadas à RSC em crianças mostraram que 18%[50] a 45%[51] podem ter anormalidades radiológicas. O sistema de escores de Lund-Mackay foi desenvolvido para predição da RSC baseada em achados da TC. Um estudo demonstrou escore médio de Lund-Mackay de 2,8 em uma população pediátrica sem sintomas de rinossinusite;[52] escores de Lund-Mackay de 2 ou menos têm um valor preditivo negativo excelente, ao passo que escores de 5 ou mais apresentam um excelente valor preditivo positivo para a RSC, com sensibilidade e especificidade de 86% e 85%, respectivamente.[53] Estudos adicionais são necessários para definir critérios que façam a distinção entre a RSC e a adenoidite.

TRATAMENTO CLÍNICO
ANTIBIÓTICOS

Existem poucos estudos na literatura e nenhuma evidência satisfatória disponível para apoiar o uso de antibióticos na RSC em crianças. Otten et al.[54] elegeram 141 crianças com diagnóstico de RSC realizado por meio de sintomas, exame físico e radiografias simples para receber um dos seguintes tratamentos por 10 dias: gotas nasais de solução salina (placebo); gotas nasais de xilometazolina a 0,5% com 250 mg de amoxicilina oral, 3 vezes ao dia; drenagem do seio maxilar e irrigação por, no mínimo, 5 dias; e uma combinação de drenagem e irrigação com xilometazolina e amoxicilina. Os pacientes foram acompanhados por até 26

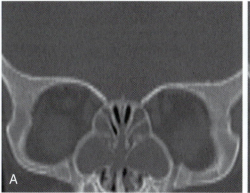
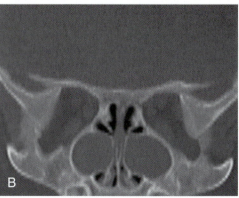

FIGURA 99-2. A e **B,** Mucoceles do seio maxilar em uma criança de 10 meses de idade com fibrose cística que causaram obstrução nasal significativa, a qual necessitou de cirurgia para descompressão dos seios maxilares e aumento do espaço das vias aéreas. Note o desvio medial da parede medial dos seios maxilares, que causou a obstrução nasal, visualizada nas janelas ósseas da imagem coronal.

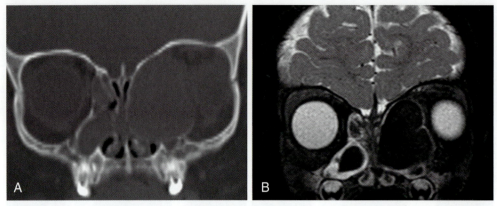

FIGURA 99-3. Mucocele do seio etmoidal em um menino de 16 meses de idade com fibrose cística. **A,** TC coronal em janela óssea com imagem de mucocele etmoidal à esquerda de tamanho considerável apresentando consequente compressão e desvio lateral dos conteúdos da órbita esquerda. Note também a mucocele do seio maxilar direito. **B,** Imagem de RM ponderada em T2 do mesmo processo mostrando realce da mucosa inflamada em torno das mucoceles etmoidal e maxilar com um vazio central que corresponde ao muco espessado.

semanas com uma taxa geral de cura de 69%, não sendo notadas diferenças significativas entre os tratamentos. Limitações metodológicas incluem ausência de randomização e cegamento, além dos possíveis efeitos terapêuticos da solução salina utilizada no grupo placebo. Além disso, os seios etmoidais não foram avaliados e as radiografias simples foram utilizadas como modalidade diagnóstica principal.

Em um estudo posterior, o mesmo grupo realizou um estudo duplo-cego, randomizado em 79 crianças saudáveis, entre 2 e 12 anos de idade, com RSC.[55] Todos os pacientes foram submetidos à punção e lavagem e, depois, randomizados para uso de cefaclor (20 mg/kg/dia) ou placebo, por via oral, durante 1 semana, sendo reavaliados após 6 semanas. Não foi relatada diferença significativa na taxa de resolução entre as crianças que receberam cefaclor (64,8%) e placebo (52,5%). Este estudo foi limitado pelo uso de radiografias simples para avaliar os seios paranasais, e a punção e lavagem iniciais realizadas em todas as crianças poderiam já ter sido terapêuticas, de modo que qualquer efeito adicional do antibiótico pode não ter sido detectado.

Apesar da falta de evidência para apoiar o uso de antibióticos por qualquer período em crianças com RSC, na prática, elas são tratadas com antibióticos empíricos como amoxicilina, amoxicilina/clavulanato e cefalosporinas, e em casos de alergia a drogas, macrolídeos e/ou clindamicina. A duração do tratamento varia entre 3 e 6 semanas. Dada a ausência de evidências, o benefício potencial dos antibióticos empíricos precisa ser avaliado em relação ao aumento dos riscos de induzir resistência antimicrobiana. É também difícil verificar se os pacientes que se beneficiam dos antibióticos têm realmente RSC ou apresentam uma exacerbação aguda de uma doença crônica preexistente. É aconselhável escolher antibióticos que não sejam de amplo espectro, com cobertura adequada para bactérias prevalentes em um local geográfico específico.

Terapia antibiótica IV para RSC resistente a tratamento clínico máximo tem sido estudada como alternativa à cirurgia endoscópica sinusal. Em uma análise retrospectiva de 70 crianças, 89% tiveram resolução completa dos sintomas após a irrigação do seio maxilar e adenoidectomia seletiva, seguida por 1 a 4 semanas de antibioticoterapia IV orientada pela cultura.[56] O mais usado foi o cefuroxime, seguido por ampicilina-sulbactam, clavulanato de ticarcilina e vancomicina. Apesar da boa taxa de sucesso, a terapia apresentou efeitos adversos. Um estudo retrospectivo similar avaliou 22 crianças com RSC refratária à terapia clínica, submetidas a adenoidectomia, aspiração e irrigação do seio maxilar e colocação de um acesso IV, seguido por antibioticoterapia IV orientada pela cultura até a resolução dos sintomas (duração média do tratamento de 5 semanas).[57] Todos os pacientes apresentaram controle dos sintomas ao final da terapia IV, e 89% demonstraram melhora a longo prazo dos sintomas da RSC (> 12 meses após o término da terapia IV). O desenho retrospectivo do estudo, a ausência de randomização e a falta de grupo-controle limitam o valor dos estudos mencionados. Além disso, é difícil atribuir um benefício à terapia antibiótica IV quando se utilizaram outras intervenções, como irrigação/aspiração dos seios paranasais e adenoidectomia. Portanto, os dados disponíveis não justificam o uso apenas de antibióticos IV para o tratamento de RSC em crianças.

ESTEROIDES

Nenhum ensaio randomizado e controlado avaliou o efeito dos esteroides intranasais em crianças com RSC. Entretanto, a combinação com eficácia comprovada de corticosteroides intranasais na RSC com e sem pólipos nasais em adultos[58,59] e a eficácia e segurança comprovadas destes na rinite alérgica em crianças[60-62] os tornam uma opção muito atraente de tratamento. Um estudo recente, randomizado, duplo-cego e controlado por placebo foi conduzido em crianças com RSC apresentando sinais e sintomas com mais de 3 meses de duração e anormalidades na TC.[63] Todas as crianças foram tratadas com amoxicilina/clavulanato por 30 dias e randomizadas para receber um esquema decrescente de metilprednisolona ou placebo, por via oral, nos primeiros 15 dias de tratamento. A comparação dos resultados após o tratamento com os dados basais mostra melhora significativa de todos os parâmetros (sintomas e escores da TC) em ambos os grupos, além de efeito adicional dos corticosterodes orais sobre o placebo em relação a tosse, escore da TC, obstrução nasal, drenagem pós-nasal e escore total dos sintomas. A força da evidência quanto à eficácia dos antibióticos isoladamente está diminuída pela ausência de um grupo-placebo, mas a superioridade da combinação de antibióticos e esteroides sobre o uso apenas de antibióticos é evidente neste estudo.

TRATAMENTOS AUXILIARES

Acreditava-se que as irrigações nasais e os descongestionantes ajudassem a diminuir a frequência dos episódios de rinossinusite. Um estudo randomizado, prospectivo, duplo-cego, controlado comparou os efeitos de 14 dias de tratamento (uma a duas borrifadas) com solução salina isotônica *versus* descongestionante nasal em crianças de 2 a 6 anos de idade.[64] Os resultados avaliados incluíram grau de inflamação da mucosa e patência nasal, mostrando que ambos os grupos tiveram melhora nos resultados sem diferença significativa entre os mesmos. Não foram observados efeitos colaterais com o *spray* de solução salina, mas notou-se uma tendência ao uso excessivo do descongestionante.

Uma revisão recente da Cochrane analisou estudos controlados e randomizados, nos quais foi avaliada a solução salina, comparando-a com ausência de tratamento, uso de placebo ou solução salina como auxiliares ou *versus* outros tratamentos.[65] Um total de oito ensaios satisfizeram os critérios de inclusão, dos quais três foram conduzidos em crianças. De modo geral, evidências sugeriram que a solução salina é benéfica no tratamento dos sintomas da RSC quando usada como única modalidade de tratamento. Em um estudo prospectivo, randomizado, duplo-cego abrangendo 40 crianças com RSC, os pacientes foram tratados com uma irrigação diária de solução salina ou salina/gentamicina por 6 semanas, tendo-se notado melhora significativa nos escores de QOL depois de 3 semanas e redução dos escores da TC após 6 semanas em ambos os grupos. A ausência de diferenças significativas sugeriu que a adição de gentamicina às irrigações de solução salina não teve benefício adicional.[66] Não foram relatados dados em relação à eficácia ou utilidade do uso de anti-histamínicos ou antagonistas do receptor de leucotrienos no contexto de RSC em crianças. Portanto, deve-se reservar o uso destes agentes para crianças com rinite alérgica comprovada.

TRATAMENTO CIRÚRGICO

A intervenção cirúrgica na rinossinusite limita-se aos pacientes que não responderam à terapia clínica máxima. No entanto, a definição de *terapia clínica máxima* difere amplamente entre os médicos, mas, em geral, inclui um curso de antibióticos, esteroides intranasais e/ou sistêmicos e irrigações nasais com solução salina. As modalidades cirúrgicas mais realizadas são adenoidectomia com ou sem irrigação sinusal e dilatação com balão, além da cirurgia endoscópica funcional sinusal (FESS).

ADENOIDECTOMIA COM E SEM IRRIGAÇÃO SINUSAL E DILATAÇÃO COM BALÃO

Conforme discutido, é recomendável abordar a adenoide cirurgicamente em pacientes com RSC. O benefício da adenoidectomia foi avaliado recentemente apenas por uma metanálise, a qual mostrou que os sintomas ou resultados da sinusite melhoraram em metade dos pacientes ou mais após a adenoidectomia.[67] Ramadan e Tiu[68] observaram que crianças com menos de 7 anos de idade e aquelas com asma apresentam maior probabilidade de insucesso após a adenoidectomia e necessidade de FESS. A irrigação maxilar antral é realizada, com frequência, juntamente à adenoidectomia. Ramadan et al.[69] analisaram 60 crianças submetidas à adenoidectomia para RSC, com e sem irrigação sinusal, e mostraram que os pacientes submetidos apenas à adenoidectomia tinham 61% de taxa de sucesso com 12 meses; em comparação, crianças submetidas à adenoidectomia e irrigação sinusal tinham 88% de taxa de sucesso. Crianças com escore alto de Lund-Mackay na TC e asma tiveram mais sucesso com a adenoidectomia com irrigação em comparação à adenoidectomia apenas. Criddle et al.[70] relataram resultados essencialmente similares.

A sinuplastia com balão foi aprovada pela U.S. Food and Drug Administration para uso em crianças nos Estados Unidos em 2006, e um estudo preliminar em crianças mostrou que o procedimento é seguro e factível.[71] Em uma avaliação recente, não randomizada e prospectiva de crianças com RSC que não responderam à terapia clínica máxima, 80% daquelas submetidas à sinuplastia com balão mostraram melhora nos sintomas em comparação a 52,6% daquelas submetidas à adenoidectomia ($P < 0,05$).[72] É difícil distinguir o efeito da dilatação *versus* irrigação neste estudo, pois alguns dos pacientes que usaram balão também fizeram irrigação sinusal. Também foi demonstrado que a dilatação com balão apresentou uma taxa de sucesso de 81% em 1 ano, em crianças que não responderam à adenoidectomia.[73] Em suma, a maioria dos dados cirúrgicos disponíveis apoia a adenoidectomia com irrigação sinusal como o primeiro passo no manuseio da criança com RSC refratária à terapia clínica máxima. Não se pode estabelecer com os dados atuais se a sinuplastia com balão acrescenta qualquer benefício à irrigação com adenoidectomia.

CIRURGIA ENDOSCÓPICA FUNCIONAL SINUSAL

Os resultados de metanálise sobre o benefício da FESS na população pediátrica demonstrou sua eficácia em reduzir os sintomas com 88% de taxa de sucesso e baixa incidência de complicações.[74] Preocupações iniciais sobre possíveis efeitos adversos da FESS sobre o crescimento facial foram minoradas por um estudo a longo prazo.[75] Muitos defendem uma abordagem conservadora em vez da FESS em crianças, limitando-se à remoção de qualquer obstrução óbvia (como pólipos e concha bolhosa), assim como a etmoidectomia da concha bolhosa anterior e a antrostomia maxilar. Esta abordagem produz melhora significativa de obstrução nasal (91%), rinorreia (90%), gotejamento pós-nasal (90%), cefaleia (97%), hiposmia (89%) e tosse crônica (96%).[76] Apesar de procedimentos pós-operatórios sob anestesia geral para limpar as cavidades terem sido comuns após a FESS, compressas absorventes e, talvez, o uso de esteroides intraoperatórios parecem reduzir a necessidade desse segundo procedimento.[77-79]

Existem poucos relatos sobre as causas do insucesso da FESS em crianças. O estudo mais amplo descreve 23 de 176 crianças (13%) que não tiveram sucesso com a FESS e necessitaram de revisão, sendo que os achados mais comuns foram aderências (57%) e estenose do óstio sinusal maxilar ou perda do óstio sinusal maxilar (52%).[80] Uma revisão retrospectiva identificou 39,6% que mantiveram drenagem nasal purulenta por mais de 3 meses após a cirurgia.[81] Polipose sinusal, história de rinite alérgica e sexo masculino foram observados com mais frequência no grupo que continuou a ter problemas após a FESS.

Em suma, a abordagem cirúrgica mais recomendada para a criança com RSC óbvia que não respondeu à terapia clínica máxima, provavelmente, consiste em uma tentativa inicial com adenoidectomia e irrigação do seio maxilar com ou sem dilatação com balão, seguida por FESS nos casos de recorrência dos sintomas. Ao contrário, em crianças com FC, polipose nasal, polipose antrocoanal ou sinusite fúngica alérgica, a intervenção cirúrgica primária é preferencialmente a FESS, no sentido de diminuir a gravidade e a sobrecarga da doença, embora a maioria dos dados que apoia esta recomendação não seja derivada de estudos prospectivos randomizados. Está claro, portanto, que são necessários ensaios clínicos controlados, randomizados e prospectivos para avaliar a gravidade pré-operatória da doença por meio da TC e de questionários de sintomas. Ferramentas diagnósticas potenciais incluiriam adenoidectomia isolada, adenoidectomia com irrigação, adenoidectomia com irrigação e sinuplastia maxilar com balão, cirurgia endoscópica sinusal e, possivelmente, apenas tratamento clínico.

RESUMO

Múltiplos fatores contribuem para a RSC em crianças e incluem fatores inflamatórios e bacteriológicos. A adenoide contribui significativamente para essa condição clínica no grupo etário pediátrico. A base da terapia é clínica; o tratamento cirúrgico está reservado para a minoria dos pacientes que não respondem ao tratamento clínico. Há falta de evidência para dar suporte às diversas opções de tratamento para a RSC em crianças em comparação aos dados disponíveis para adultos com RSC, tornando necessários estudos adicionais.

Para consultar a lista completa de referências, acesse www.expertconsult.com.

LEITURA SUGERIDA

Baroody FM, Hughes C, McDowell P, et al: Eosinophilia in chronic childhood sinusitis. *Arch Otolaryngol Head Neck Surg* 117:179–181, 1991.

Bhattacharyya N, Jones DT, Hill M, et al: The diagnostic accuracy of computed tomography in pediatric chronic rhinosinusitis. *Arch Otolaryngol Head Neck Surg* 130:1029–1032, 2004.

Bothwell MR, Piccirillo JF, Lusk RP, et al: Long-term outcome of facial growth after functional endoscopic sinus surgery. *Otolaryngol Head Neck Surg* 126(6):628–634, 2002.

Brietzke SE, Brigger MT: Adenoidectomy outcomes in pediatric rhinosinusitis: a meta-analysis. *Int J Pediatr Otorhinolaryngol* 72:1541–1545, 2008.

Bush A, Chodhari R, Collins N, et al: Primary ciliary dyskinesia: current state of the art. *Arch Dis Child* 92:1136–1140, 2007.

Chan KH, Abzug MJ, Coffinet L, et al: Chronic rhinosinusitis in young children differs from adults: a histopathology study. *J Pediatr* 144(2):206–212, 2004.

Cunningham MJ, Chiu EJ, Landgraf JM, et al: The health impact of chronic recurrent rhinosinusitis in children. *Arch Otolaryngol Head Neck Surg* 126:1363–1368, 2000.

El-Serag HB, Gilger M, Kuebeler M, et al: Extraesophageal associations of gastroesophageal reflux disease in children without neurological defects. *Gasteroenterology* 121:1294–1299, 2001.

Fokkens WJ, Lund VJ, Mullol J, et al: The European Position Paper on Rhinosinusitis and Nasal Polyps 2012. *Rhinology* Suppl 23:1–299, 2012.

Gysin C, Alothman GA, Papsin BC: Sinonasal disease in cystic fibrosis: clinical characteristics, diagnosis, and management. *Pediatr Pulmonol* 30:481–489, 2000.

Harvey R, Hannan SA, Badia L, et al: Nasal saline irrigations for the symptoms of chronic rhinosinusitis. *Cochrane Database Syst Rev* 3:CD006394, 2007.

Hebert RL, 2nd, Bent JP, 3rd: Meta-analysis of outcomes of pediatric functional endoscopic sinus surgery. *Laryngoscope* 108(6):796–799, 1998.

Hill M, Bhattacharyya N, Hall TR, et al: Incidental paranasal sinus imaging abnormalities and the normal Lund score in children. *Otolaryngol Head Neck Surg* 130:171–175, 2004.

Kalish LH, Arendts G, Sacks R, et al: Topical steroids in chronic rhinosinusitis without polyps: a systematic review and meta-analysis. *Otolaryngol Head Neck Surg* 141:674–683, 2009.

Manning SC, Merkel M, Kriesel K, et al: Computed tomography and magnetic resonance diagnosis of allergic fungal sinusitis. *Laryngoscope* 107(2):170–176, 1997.

Nguyen KL, Corbett ML, Garcia DP, et al: Chronic sinusitis among pediatric patients with chronic respiratory complaints. *J Allergy Clin Immunol* 92:824–830, 1993.

Otten HW, Antvelink JB, Ruyter De Wildt H, et al: Is antibiotic treatment of chronic sinusitis effective in children? *Clin Otolaryngol* 19:215–217, 1994.

Ozturk F, Bakirtas A, Ileri F, et al: Efficacy and tolerability of systemic methylprednisolone in children and adolescents with chronic rhinosinusitis: a double-blind, placebo-controlled randomized trial. *J Allergy Clin Immunol* 128:348–352, 2011.

Ramadan HH, Bueller H, Hester ST, et al: Sinus balloon catheter dilation after adenoidectomy failure for children with chronic rhinosinusitis. *Arch Otolaryngol Head Neck Surg* 138(7):635–637, 2012.

Ramadan HH, Cost JL: Outcome of adenoidectomy versus adenoidectomy with maxillary sinus wash for chronic rhinosinusitis in children. *Laryngoscope* 118(5):871–873, 2008.

Sanclement JA, Webster P, Thomas J, et al: Bacterial biofilms in surgical specimens of patients with chronic rhinosinusitis. *Laryngoscope* 115:578–582, 2005.

Zuliani G, Carron M, Gurrola J, et al: Identification of adenoid biofilms in chronic rhinosinusitis. *Int J Pediatr Otorhinolaryngol* 70(9):1613–1616, 2006.

Doenças Infecciosas Pediátricas

100

Anna Meyer

Pontos-chave

- O médico precisa estar familiarizado e capaz de diagnosticar uma ampla variedade de infecções que podem ser observadas na região da cabeça e do pescoço em crianças.
- O diagnóstico da faringotonsilite estreptocócica requer uma excelente história, comprovação no exame físico, além de culturas e exames laboratoriais apropriados.
- A maioria das crianças com dor de garganta apresenta faringotonsilite viral e não se beneficiará com antibióticos ou amigdalectomia.
- O diagnóstico de infecção das vias aéreas em crianças requer perspicácia clínica para perceber o risco de obstrução destas e a possível necessidade de uma intervenção rápida.
- O crupe viral é a infecção obstrutiva das vias aéreas mais frequente em crianças.
- Supraglotite e traqueíte bacteriana são entidades clínicas raras, mas o reconhecimento de seus sinais e sintomas é essencial para a prevenção da morbimortalidade.

As crianças podem apresentar diversas infecções envolvendo o trato aerodigestivo superior e as estruturas adjacentes, as quais variam de infecção comum e benigna das vias aéreas superiores (IVAS) à supraglotite com ameaça à vida. O profissional médico perspicaz pode estreitar as possibilidades diagnósticas por meio de uma história cuidadosa e do exame físico orientado. Exames radiológicos, culturas, estudos laboratoriais e endoscopia das vias aéreas também podem ser necessários para o diagnóstico preciso. Os sinais e sintomas das diversas infecções das vias aéreas podem apresentar vários pontos em comum, pois as estruturas anatômicas e os tecidos envolvidos ficam muito próximos. A sobreposição de sintomas ocorre entre a faringotonsilite viral e bacteriana e a mononucleose infecciosa, bem como entre epiglotite, crupe e traqueíte bacteriana. Portanto, para o diagnóstico e tratamento precisos, assim como na prevenção da morbimortalidade, é necessário o conhecimento amplo das doenças mais comuns e também das mais raras. Este capítulo faz uma revisão completa dos processos infecciosos que afetam o trato aerodigestivo superior.

FARINGOTONSILITE

FARINGOTONSILITE VIRAL

O "resfriado comum" clássico é a causa mais frequente de IVAS em crianças. Uma grande quantidade de patógenos virais tem sido implicada como causa de faringotonsilite, incluindo rinovírus, vírus *influenza*, vírus *parainfluenza*, adenovírus, coxsackievírus, ecovírus, vírus Epstein-Barr, reovírus e vírus sincicial respiratório (VSR). A doença viral sistêmica causada por citomegalovírus, sarampo e rubéola também pode, às vezes, cursar com faringotonsilite.[1] A faringotonsilite associada à IVAS é, em geral, precedida por outros sintomas como rinorreia e congestão, apresentando sintomatologia leve; os pacientes queixam-se de dor de garganta leve a moderada, disfagia e rouquidão, mas não é comum terem dor de garganta importante ou mesmo odinofagia. Os pacientes podem ter febre baixa com eritema da mucosa da faringe e/ou hipertrofia tonsilar sem exsudato. A faringotonsilite associada ao adenovírus é mais dolorosa, apresenta febre mais alta e conjuntivite.

A herpangina causada pelo coxsackievírus caracteriza-se por pequenas vesículas com bases eritematosas que se tornam úlceras e se disseminam sobre os pilares tonsilares anteriores, palato e faringe posterior, ocasionalmente, com erupção cutânea associada (Fig. 100-1). A doença mão-pé-boca, cuja causa mais comum é o coxsackievírus A16, associa-se a febre alta e mal-estar, seguidos por erupção vesicular na boca, a qual causa dor na boca e na garganta, e uma erupção maculopapular ou vesículas nas palmas das mãos, plantas dos pés e nádegas. É altamente contagiosa e as crianças devem ser mantidas afastadas até que não estejam mais sintomáticas. O herpes-vírus simples por sua vez, causa as conhecidas lesões aftoides. Esse vírus também pode induzir faringotonsilite exsudativa ou não exsudativa, principalmente em crianças maiores e adultos jovens. Em crianças mais jovens, o herpes-vírus pode provocar gengivoestomatite.

Vírus Epstein-Barr

A faringotonsilite associada ao vírus Epstein-Barr (EBV), também conhecida como *mononucleose infecciosa*, é uma causa comum de dor de garganta, especialmente em adolescentes. O método mais

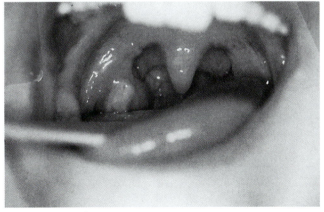

FIGURA 100-1. Úlcera superficial viral na tonsila direita consistente com infecção por coxsackievírus.

comum de transmissão é o contato oral. Embora crianças mais jovens tendam a ser assintomáticas e ter predomínio de sintomas abdominais, o EBV leva à síndrome da mononucleose, que consiste em febre, mal-estar generalizado, cefaleia, faringotonsilite, disfagia e odinofagia. Os achados do exame físico podem incluir tonsilas de tamanho normal ou hipertrofiadas, petéquias no palato e linfonodos cervicais grandes e dolorosos. As tonsilas podem apresentar um exsudato esverdeado ou cinzento que não se distingue clinicamente da faringotonsilite estreptocócica (Fig. 100-2). A erupção cutânea é rara e mais comum em pacientes tratados com amoxicilina. A maioria dos pacientes apresenta esplenomegalia e alguns, hepatomegalia. Apresentações atípicas da mononucleose foram atribuídas à infecção aguda pelo citomegalovírus.[2]

O diagnóstico do EBV é confirmado por meio de exames laboratoriais. A contagem dos leucócitos varia entre 10.000 e 20.000/µL, com linfocitose importante e linfócitos atípicos. Os níveis de transaminase, fosfatase alcalina e bilirrubina séricos podem estar elevados, embora poucos pacientes apresentem icterícia. O teste diagnóstico mais usado para a mononucleose é o teste heterófilo da aglutinação, que mede, de fato, os anticorpos da imunoglobulina M, que não são específicos para os antígenos do EBV, mas são produzidos por linfócitos B estimulados pelo EBV. No entanto, apenas 40% a 60% dos pacientes com mononucleose infecciosa têm resultado positivo na primeira semana após o início da doença e 80% a 90% apresentam resultado positivo 1 mês após o início.[3] Crianças com menos de 4 anos de idade podem não desenvolver anticorpos. Para pacientes jovens ou com sintomas persistentes ou atípicos, e anticorpo heterófilo negativo, a dosagem de títulos de anticorpos específicos para o EBV pode ser útil. Os testes sorológicos específicos para EBV tornaram-se o método de escolha para a confirmação da infecção aguda ou no estado convalescente pelo EBV. A Figura 100-3 mostra a resposta sorológica em função do tempo.

O tratamento da mononucleose é sintomático. A recuperação pode demorar semanas, sendo importantes o controle da dor e a manipulação das vias aéreas. Os anti-inflamatórios não esteroidais (AINEs) são a base para o tratamento da dor. Antibióticos não estão indicados; no entanto, em pacientes que requerem tratamento para infecção bacteriana concomitante, os antibióticos β-lactâmicos – particularmente, amoxicilina e ampicilina – estão relativamente contraindicados em razão do risco de precipitar a erupção cutânea associada ao EBV.[4] Pacientes com obstrução significativa das vias aéreas podem beneficiar-se do tratamento com corticosteroides. Se a obstrução for grave, um tubo nasofaríngeo pode ser útil e, raramente, tonsilectomia ou traqueostomia são necessárias. Outras sequelas, como ruptura esplênica e manifestações hematológicas, oftalmológicas, dermatológicas, cardíacas e do sistema nervoso central (SNC), podem ocorrer.

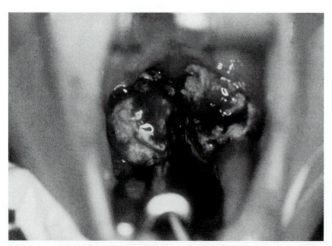

FIGURA 100-2. Hipertrofia tonsilar na mononucleose com obstrução aérea significativa.

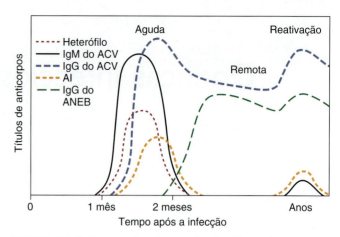

FIGURA 100-3. Resposta da infecção pelo vírus Epstein-Barr (EBV) de acordo com o tempo. AI, Antígeno inicial; ANEB, antígeno nuclear do EBV; Ig, imunoglobulina; ACV, antígeno do capsídeo viral.

Faringotonsilite-Tonsilite Estreptocócica

O *Streptococcus* β-hemolítico do grupo A (SBHGA) é a causa bacteriana mais comum de faringotonsilite aguda.[5] De todas as crianças que apresentam faringotonsilite aguda, o SBHGA está implicado em 15% a 30% dos casos.[6,7] A importância desta infecção em relação à saúde pública abrange sua ocorrência comum, o risco de transmissão e o potencial para sequelas supurativas e não supurativas.[1]

A faringotonsilite estreptocócica aguda é uma doença comum na infância e adolescência, com pico de incidência aos 5 a 6 anos de idade, tendo ocorrências raras em crianças menores que 3 anos.[8] Podem ocorrer surtos em ambientes institucionais, como acampamentos e creches. A faringotonsilite estreptocócica aguda apresenta-se mais comumente com febre, dor de garganta súbita e odinofagia. Entre os sintomas associados, incluem-se mal-estar, disfagia, otalgia, cafaleia, náuseas e dor abdominal. Os sinais abrangem eritema orofaríngeo; aumento das tonsilas, com ou sem exsudato; edema da úvula; petéquias no palato; linfonodos cervicais aumentados e dolorosos; e erupção escalatiniforme.[1,8] Crianças com menos de 3 anos de idade têm sintomas não característicos, como rinorreia mucopurulenta e escoriação nas narinas sem faringotonsilite significativa.[9] A escarlatina é uma variação da faringotonsilite por SBHGA associada à erupção cutânea descendente, do pescoço para o tronco e extremidades, que aparece 12 a 24 horas depois da febre.[10] Além disso, os pacientes podem apresentar papilas linguais aumentadas, com ou sem uma membrana esbranquiçada (língua em framboesa).

O diagnóstico da faringotonsilite aguda não pode ser feito apenas com base clínica porque as manifestações das faringotonsilites estreptocócicas e não estreptocócicas se confundem. O diagnóstico preciso é essencial para limitar a transmissão, melhorar a recuperação, reduzir complicações e diminuir o uso de antibióticos para doenças virais. Crianças com sintomas fortemente sugestivos de etiologia viral – tosse, rinorreia, rouquidão e úlceras orais – não requerem exames adicionais.[1] Para todas as outras crianças, o diagnóstico da faringotonsilite por SBHGA deve ser feito com exames microbiológicos.[5,11]

A cultura da orofaringe é o exame diagnóstico de escolha para o SBHGA.[5] Obtida e processada de modo correto, uma única cultura da orofaringe tem 90% a 97% de sensibilidade e 90% de especificidade para o crescimento do SBHGA.[12] No entanto, os resultados costumam demorar 18 a 48 horas, o que pode causar problemas para o seguimento apropriado do tratamento. Se o SBHGA for tratado no início do curso clínico, o período de comunicabilidade se reduz.[13] Portanto, vários testes de detecção rápida do antígeno para o SBHGA foram desenvolvidos a fim de detectar o carboidrato do estreptococo do grupo

A no material do *swab*. Embora os testes de detecção rápidos sejam altamente específicos, não são tão sensíveis quanto a cultura de orofaringe de rotina.[5,14,15] As diretrizes sugerem que todas as crianças e adolescentes suspeitos, mas com teste rápido de detecção do antígeno negativo, devem ser submetidos à cultura de orofaringe.[1,16] Além disso, esses pacientes também devem fazer o monoteste e um hemograma completo para avaliar outras causas da dor de garganta.

As culturas apenas não diferenciam entre os estados de infecção aguda e de carreador de SBHGA. Estima-se que 20% das crianças em idade escolar sejam colonizantes crônicas e cerca de um terço dos contatos domiciliares de pacientes sintomáticos com SBHGA também o seja.[9] Diretrizes recentes alertam que pacientes com dor de garganta frequente e exames positivos para SBHGA podem ter infecção habitual por SBHGA ou são portadores do SBHGA com faringotonsilite viral frequente.[1] A triagem e o tratamento profilático dos portadores assintomáticos não são recomendados, de maneira geral.[17] No entanto, podem ser considerados em quatro situações: 1) em pacientes com história própria ou familiar de febre reumática; 2) durante surtos de febre reumática, glomerulonefrite pós-estreptocócica ou infecção invasiva pelo SBHGA na comunidade; 3) quando se considera a tonsilectomia; ou 4) quando o SBHGA sintomático se dissemina entre os contatos domiciliares.[17,18] O estado de portador pode ser identificado por testes serológicos; a infecção verdadeira é demonstrada pelo resultado positivo da cultura da orofaringe e, no mínimo, aumento de duas diluições no teste da antiestreptolisina O, enquanto portadores assintomáticos não têm alteração no título diluído.[19,20] A avaliação serológica e da cultura, combinada à história cuidadosa dos sinais e sintomas durante os episódios e da resposta aos antibióticos, pode ajudar a diferenciar o SBHGA sintomático verdadeiro da faringotonsilite viral recorrente dos portadores colonizantes.

Os antimicrobianos de primeira escolha para a infecção por SBHGA têm sido, tradicionalmente, penicilina ou amoxicilina. Para pacientes alérgicos à penicilina, os tratamentos de primeira escolha podem ser uma cefalosporina de primeira geração (se a reação à penicilina não for anafilaxia), clindamicina, claritromicina ou azitromicina.[1] Recomenda-se um tratamento por 10 dias para a maioria dos antimicrobianos.[1] Pode-se controlar os sintomas com acetaminofeno ou AINEs; deve-se evitar a aspirina, e os esteroides de uma forma geral não são indicados. Existem relatos de falha na resposta aos antimicrobianos na faringotonsilite por SBHGA, sendo que pode chegar a 40% para penicilina. As teorias quanto à etiologia deste insucesso incluem: 1) efeito protetor sobre o SBHGA pelas bactérias produtoras de β-lactamase presentes na tonsila; 2) ausência de outras bactérias que inibam a virulência do SBHGA; 3) penetração deficiente da penicilina nos tecidos faríngeos; e 4) resistência antimicrobiana à penicilina.[21,22] Dados recentes sugerem que macrolídeos e cefalosporinas podem constituir uma terapia de primeira linha mais efetiva, e cefalosporinas, clindamicina e amoxicilina/ácido clavulânico são preferidos na ausência de resposta à penicilina.[22,23] Também tem sido relatada resistência ao macrolídeo atribuída à região hipervariável do gene da proteína M do SBHGA.[24]

A tonsilectomia pode ser considerada no tratamento das crianças com faringotonsilite recorrente. As diretrizes atuais recomendam os seguintes critérios para a tonsilectomia:[25] características clínicas bem documentadas para cada episódio (dor de garganta associada à febre >38,3º C, linfadenopatia cervical, exsudato tonsilar ou teste positivo para SBHGA) e uma frequência de sete ou mais episódios no ano anterior, cinco ou mais episódios em cada um dos 2 anos precedentes ou três ou mais episódios em cada um dos 3 anos anteriores. Crianças com quadros menos graves ou doença frequente apresentam menor probabilidade de ter benefícios a longo prazo com a tonsilectomia.[26] Outros fatores que contribuem com informações para a tomada de decisão em relação à cirurgia são a gravidade de cada episódio, se as infecções respondem bem à terapia clínica e questões ligadas à qualidade de vida (p. ex., número de dias escolares perdidos). As diretrizes também recomendam tonsilectomia em crianças com alergia ou intolerância a múltiplos antibióticos; febre periódica com estomatite aftosa, faringotonsilite e adenite (PFAPA); ou história de abscesso peritonsilar. Crianças submetidas à tonsilectomia para tonsilite recorrente podem ter maior risco de hemorragia pós-operatória do que aquelas submetidas ao procedimento por sintomas obstrutivos.[27]

OUTRAS CAUSAS DE FARINGOTONSILITE

Mycoplasma pneumoniae, *Chlamydia pneumoniae*, *Treponema pallidum*, *Neisseria gonorrhoeae* e *N. meningitidis*, *Arcanobacterium haemolyticum*, *Francisella tularensis*, *Yersinia enterocolitica*, *Helicobacter pilori*, *Streptococcus* dos grupos B, C e G, espécies de *Fusobacterium* e de *Peptostreptococcus* podem ser causas raras de faringotonsilite bacteriana.[17,28,29] Embora a afta possa ser muito comum em lactentes, em geral, não é dolorosa, e a candidíase que causa dor de garganta significativa é encontrada primariamente na população imunocomprometida.

A incidência de infecção por *Corynebacterium diphtheriae* diminuiu consideravelmente desde a introdução da vacinação para difteria em 1920. Este organismo causa faringotonsilite exsudativa inicial com uma membrana faríngea espessa e produz uma exotoxina letal que pode lesionar células em órgãos distantes. A infecção pode disseminar-se para garganta, tonsilas, palato, orelha, pele e laringe, provocando, algumas vezes, obstrução grave das vias aéreas superiores na minoria dos casos.[30] Apenas cinco casos foram vistos nos Estados Unidos desde 2005; contudo, documentou-se a circulação da bactéria em alguns segmentos da população norte-americana.[31] Em muitos países em desenvolvimento, a doença ainda é endêmica e um surto importante ocorreu na União Soviética em 1990.[31]

O *C. diphtheriae* é um bacilo aeróbico pleomórfico Gram-positivo que pode ter uma aparência de "letra chinesa" na coloração pelo Gram, porém é mais bem identificado na cultura com telurito.[31] O *C. diphtheriae* deve ser diferenciado da flora difteroide normal da nasofaringe porque apenas as cepas toxigênicas infectadas com um bacteriófago causam a doença diftérica.[32] O diagnóstico precoce e o isolamento do paciente são essenciais. As taxas de mortalidade variam de 5% a 20% em crianças com menos de 5 anos de idade.[33] A terapia inclui a administração de antitoxina, de preferência até 48 horas do início da doença, bem como o tratamento antibiótico com eritromicina ou penicilina G. Podem ocorrer miocardite e manifestações neurológicas.[30,34] Previne-se a doença por meio da imunização das crianças com vacinas difteria-toxoide tetânico ou difteria-tétano-pertússis.

PFAPA é a causa mais comum de febre recorrente em pediatria.[35-37] Consiste em uma fase prodrômica de mal-estar, irritabilidade e fadiga que pode preceder o início da febre. A febre é constante por 3 a 6 dias, varia de 38,5º C a 41º C e ocorre a cada 3 a 8 semanas com intervalos assintomáticos. Critérios mais rigorosos incluem a associação dessas febres periódicas a pelo menos um dos três sintomas seguintes: estomatite aftosa, adenite cervical ou faringotonsilite. Outros sintomas incluem cefaleia, diarreia, artralgia, erupção cutânea, calafrios e dor abdominal. A idade típica de início é entre 2 e 5 anos. Os exames laboratoriais podem revelar leucocitose leve e aumento da velocidade de hemossedimentação. Alguns pacientes podem ter resolução espontânea da doença em meses ou anos, porém a maioria tem sintomas persistentes com aumento da duração dos intervalos no decorrer do tempo.[38,39] A etiologia da PFAPA é desconhecida, sem padrão familiar identificado ou mutações conhecidas. Acredita-se que a fisiopatologia inclua desregulação imunológica, ativação de citocinas pró-inflamatórias e supressão anti-inflamatória.[36] O diagnóstico diferencial da febre recorrente pediátrica inclui síndrome de hiper-IgD, neutropenia cíclica e febre familiar do Mediterrâneo, entre outras.[37-40] É mandatório que sejam usados os critérios da PFAPA com rigor, de preferência com ajuda do especialista em doenças infecciosas, para tomar decisões apropriadas em relação ao tratamento.

Os AINEs são superiores ao acetaminofeno no tratamento sintomático da PFAPA.[38] Os corticosteroides podem reduzir muito os sintomas, mas têm sido associados ao encurtamento dos intervalos entre os episódios.[38,41] A cimetidina, um antagonista do receptor H_2, mostrou ser resolutiva em alguns pacientes.[42] Inibidores das quimocinas e citocinas foram utilizados em estudos-piloto mais antigos.[43] A tonsilectomia tem sido indicada com sucesso para resolver as febres periódicas da PFAPA, mas a possibilidade de recaída já foi documentada.[39] Uma metanálise de estudos de crianças com critérios para PFAPA rigorosamente preenchidos demonstrou melhora estatisticamente significativa da chance de resolução total ou proporcionando episódios com intervalos mais longos.[44,45]

COMPLICAÇÕES DA TONSILITE

As complicações da faringotonsilite e da tonsilite são vistas na doença por SBHGA e incluem sequelas supurativas e não supurativas.

COMPLICAÇÕES NÃO SUPURATIVAS

A febre reumática ocorre, em geral, seguindo-se a um episódio de infecção faríngea por SBHGA. Os pacientes podem manifestar poliartrite, cardite, coreia de Sydenham e erupção exantemática no tronco. Felizmente, a febre reumática aguda constitui uma raridade, ocorrendo em 0,3% dos episódios de infecção estreptocócica.[46] Pacientes com suspeita de febre reumática devem ser encaminhados ao cardiologista para avaliação completa e tratamento. A doença não tratada pode levar à doença cardíaca reumática. A profilaxia com penicilina é essencial para prevenir a repetição das infecções estreptocócicas e, quando não houver complacência, os pacientes devem ser submetidos à tonsilectomia.[47]

A glomerulonefrite pós-estreptocócica pode ser observada após as infecções faríngea e cutânea, com incidência menor que 1% das infecções por SBHGA.[46] Em geral, a síndrome nefrítica aguda desenvolve-se 1 a 2 semanas após a infecção estreptocócica. A doença é secundária à presença de um antígeno comum compartilhado pelo glomérulo e pelo *Streptococcus*. O tratamento com penicilina pode não diminuir a taxa de ataque e não há evidência que sugira que a terapia antibiótica afete a história natural da glomerulonefrite.

As doenças neuropsiquiátricas autoimunes pediátricas associadas às infecções estreptocócicas (PANDAS) compreendem uma constelação de sintomas neurológicos após uma infecção por SBHGA.[48] Os critérios diagnósticos incluem: transtorno obsessivo-compulsivo e/ou doença dos tiques com início entre 3 anos de idade e a puberdade; evolução episódica com início abrupto de sintomas neuropsiquiátricos ou exacerbações intensas; uma relação temporal já bem documentada entre a exacerbação dos sintomas e as infecções por SBHGA confirmadas por cultura; e exame neurológico anormal com hiperatividade motora e movimentos imprevistos sem coreia evidente.[49] Acredita-se que a etiologia de PANDAS seja um fenômeno autoimune contra as células nervosas, mas isso ainda permanece controverso.[50,51] O tratamento de PANDAS é incerto. Alguns pesquisadores defendem a profilaxia antibiótica nos casos de PANDAS a fim de prevenir a exacerbação dos sintomas neuropsiquiátricos.[52] A plasmaférese e a imunoglobulina intravenosa (IV) também estão sendo investigadas.[53]

COMPLICAÇÕES SUPURATIVAS

As complicações supurativas da tonsilite incluem linfadenite cervical, abscesso peritonsilar e abscesso faríngeo.

Crupe (Laringotraqueobronquite)

A laringotraqueobronquite, também conhecida como *crupe*, é tipicamente uma doença viral da laringe e da traqueia, sendo a causa infecciosa mais comum de estridor na criança. Estima-se que 3% a 5% das crianças tenham pelo menos um episódio de crupe durante a infância. As crianças são mais frequentemente afetadas entre 6 meses e 3 anos de idade. Embora haja uma tendência de ocorrência sazonal no término do outono e no inverno, pode manifestar-se em qualquer período do ano.

O vírus *parainfluenza* (tipos 1, 2 e 3) está implicado na maioria das crianças com crupe (cerca de 80%);[54] porém, diversos outros vírus podem causar sintomas semelhantes, incluindo *influenza* A e B, enterovírus, bocavírus humano, coronavírus, rinovírus, ecovírus, reovírus, metapneumovírus, VSR e adenovírus.[55-57] Raramente, as causas são sarampo, varicela, herpes-vírus simples e *Mycoplasma pneumoniae*.[58,59] A transmissão do crupe viral ocorre por contato direto e exposição às secreções nasofaríngeas.[60] O período de incubação é de 2 a 6 dias para o vírus *parainfluenza* tipo 1, e as crianças podem continuar a albergar o vírus por até 2 semanas.[61] A infecção viral envolve inicialmente a nasofaringe, seguida pela disseminação para a laringe e a traqueia, em especial as cordas vocais e a subglote.

Em geral, o crupe é precedido em 1 a 2 dias por uma infecção prodrômica, viral e não específica do trato respiratório superior com febre baixa. Classicamente, evolui para uma tríade com rouquidão, estridor com um componente expiratório distinto (tosse ladrante) e vários graus de obstrução das vias aéreas superiores. Em geral as crianças não parecem toxemiadas. A duração da doença é de 3 a 7 dias, mas pode persistir por 2 semanas.

O crupe pode apresentar-se apenas com sintomas leves de obstrução das vias aéreas, mas também pode causar obstrução grave, com ameaça à vida. Na avaliação, certos parâmetros[55,61,62] são mais relevantes: 1) se o estridor é inspiratório, expiratório ou bifásico; 2) frequência respiratória; 3) retrações torácicas; 4) murmúrio vesicular através da ausculta, o qual está diminuído na obstrução grave; 5) ansiedade ou inquietação; 6) alteração da cor ou cianose; (7) dessaturação do oxigênio medida pela oximetria de pulso; e (8) nível de consciência. A presença de estridor bifásico, retrações, aumento da frequência respiratória, dessaturação do oxigênio ou alteração de consciência indica obstrução grave das vias aéreas. A maioria das crianças com crupe tem doença leve e autolimitada; no entanto, até 30% das crianças necessitam de hospitalização em decorrência da obstrução das vias aéreas superiores[63] e 5% requerem intubação.[64] O fator crucial nos pacientes com crupe viral é a magnitude do edema na área subglótica. A subglote é a parte mais estreita das vias aéreas em crianças e é o único anel cartilaginoso completo; portanto, é a mais suscetível à obstrução pelo edema. O estridor só ocorre quando a obstrução das vias aéreas é significativa; portanto, qualquer diminuição adicional do tamanho das vias aéreas em razão de um tampão mucoso ou formação de crosta pode causar obstrução rápida e completa.

O diagnóstico de crupe é altamente sugerido por história e exame físico apenas. A avaliação adicional pode ser feita por meio de radiografias de alta resolução, anteroposteriores e laterais das vias aéreas superiores (Figs. 100-4, A e 100-5, A). No crupe, a incidência anteroposterior mostra o "sinal da torre de igreja" na área subglótica (Fig. 100-4, B), enquanto a incidência lateral caracteriza-se por opacidade subglótica (Fig. 100-5, B). As características radiológicas clássicas podem estar ausentes em 50% dos pacientes e também não são patognomônicas de crupe.[65]

A laringoscopia flexível de fibra óptica (Fig. 100-6, A) pode ser útil para estabelecer o diagnóstico correto do crupe viral, mas precisa ser realizada com extrema cautela a fim de evitar induzir obstrução das vias aéreas em crianças com sintomas obstrutivos moderados a graves. Nos pacientes com obstrução grave e diagnóstico incerto ou fatores de risco para outra doença das vias aéreas, são aconselháveis a laringoscopia direta e a broncoscopia.[54] Achados clássicos da endoscopia no crupe incluem edema e estreitamento das cordas vocais e subglote (Fig. 100-6, B). No entanto, não é possível avaliar as anormalidades anatômicas adequadamente quando a endoscopia é realizada durante uma doença infecciosa aguda.

Uma história detalhada é essencial para que seja feito o diagnóstico diferencial apropriado do crupe. Em um quadro agudo,

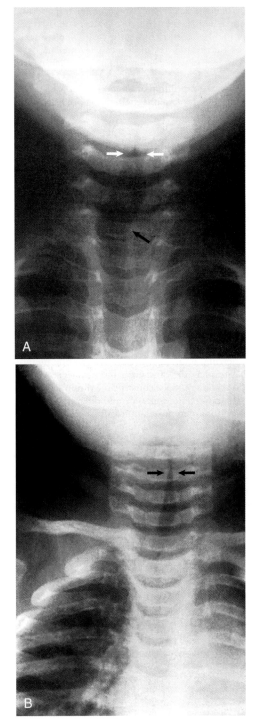

FIGURA 100-4. A, Incidência radiológica anteroposterior normal do pescoço mostrando os contornos normais de suporte da traqueia proximal (*setas brancas*). Muitas crianças apresentam leve angulação da traqueia, que é uma variante normal (*seta escura*). **B,** Subglote estreitada no crupe viral (*setas*) na incidência radiológica anteroposterior.

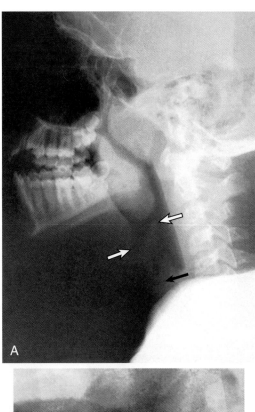

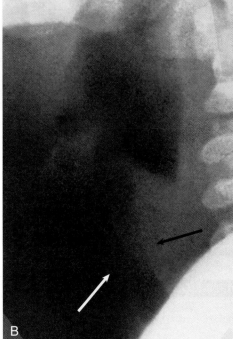

FIGURA 100-5. A, Radiografia lateral normal dos tecidos moles das vias aéreas com epiglote normal e valécula bem definida. A *seta escura* mostra o ventrículo laríngeo. **B,** Subglote esbranquiçada na incidência radiológica lateral (*setas*) observada no crupe viral.

as alternativas diagnósticas mais importantes a serem consideradas são outras infecções das vias aéreas que ameaçam a vida, principalmente, epiglotite (Tabela 100-1). Além disso, a possível presença de um corpo estranho nas vias aéreas, lesão térmica ou ingestão de substância cáustica precisam ser consideradas. O crupe é denominado atípico se ocorrer em lactentes com menos de 6 meses de idade, permanecer por mais de 7 dias, for incomumente grave ou não responder ao tratamento apropriado, devendo-se, nestes casos, ampliar as possibilidades diagnósticas. O crupe pode ser recorrente em cerca de 5% das crianças,[66] e estudos sugeriram que o estreitamento congênito da subglote e a doença do refluxo gastresofágico são as etiologias mais comuns do crupe recorrente.[67-69] Asma e alergia também tem sido implicadas.[70] Crupe espasmódico, que envolve episódios agudos noturnos de sintomas semelhantes aos do crupe, sem pródromos virais, está ligado à reatividade alérgica e à doença do refluxo gastresofágico.[71-74]

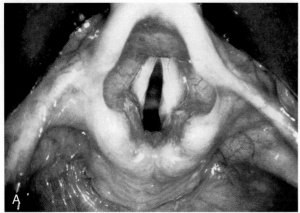
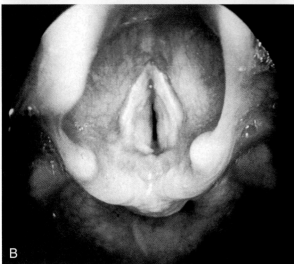

FIGURA 100-6. Laringoscopia rígida. **A,** Laringe pediátrica normal com cordas vocais retraídas e subglote amplamente patente. **B,** Crupe viral com edema importante das cordas vocais e da subglote.

Outras causas incluem estenose subglótica adquirida; hemangioma subglótico, principalmente em lactentes; ou anormalidades anatômicas. Pode ser aconselhável a avaliação adicional de crianças com crupe persistente ou recorrente. A laringoscopia flexível ou um estudo com sonda de pHmetria podem ajudar a identificar a doença do refluxo.[75] Alguns defendem que seja feita uma avaliação endoscópica completa das vias aéreas em todos os casos;[68] contudo, a maioria das crianças não requer tratamento adicional baseado em achados endoscópicos.[76] Fatores de risco para doença mais grave incluem histórico de intubação, idade inferior a 1 ano e episódios que requerem internação hospitalar; essas crianças devem, com certeza, ser submetidas à avaliação endoscópica completa.[76]

O crupe viral é autolimitado e não requer avaliação clínica ou intervenção. Medidas caseiras incluem o apoio dos pais e manter a criança calma, limitando os estímulos que promovam choro e agitação. Pacientes que chegam para uma avaliação clínica podem ser tratados por meio de várias modalidades, que incluem glicocorticoides sistêmicos, epinefrina racêmica e inspiração de uma mistura de hélio e oxigênio (heliox). Os algoritmos clínicos para o crupe promovem um tratamento consistente, seguro e efetivo.[77]

O uso de corticosteroides tem apresentado grande impacto na gravidade e duração dos sintomas, reduzindo consultas de retorno, internações hospitalares, duração da internação, intubações e uso de epinefrina.[78-86] As administrações oral e IV parecem ter igual eficácia, ao passo que os estudos com doses altas *versus* baixas foram duvidosos[87-89] e não houve vantagem com o uso da via inalatória, que tem custo maior.[90,91] A administração oral de baixa dosagem (1 a 2 mg/kg/dia, dividida em duas vezes) é a forma preferida para tratamento ambulatorial. Prefere-se a administração IV de doses que variam de 0,15 mg/kg a 0,6 mg/kg para a doença grave nos pacientes internados.[81,92]

A epinefrina racêmica em aerossol (l- e d-epinefrina), ou apenas a l-epinefrina, é um agente adrenérgico que melhora rapidamente os sintomas de obstrução das vias aéreas por meio da redução do edema por vasoconstrição e diminuição da permeabilidade vascular. O efeito é mais rápido que o dos glicocorticoides, porém os efeitos colaterais (taquicardia, agitação, hipertensão) e a curta duração da ação com potencial para efeito rebote a tornam uma terapia de segunda linha, depois dos esteroides. As crianças tratadas ambulatorialmente devem ser observadas por 3 a 4 horas após a administração e antes da liberação, por causa do risco de efeito rebote. No hospital, pode-se usar agentes adrenérgicos a cada 30 minutos, mas o comum é que sejam administrados a cada 3 a 4 horas. O uso combinado com glicocorticoides pode reduzir o efeito rebote e melhorar a eficácia.[93] A epinefrina em aerossol deve ser usada com muito cuidado em pacientes com taquicardia ou anomalias cardíacas, como tetralogia de Fallot ou estenose subaórtica idiopática. A l-epinefrina encontra-se disponível em todo o mundo, tem um custo menor e é, no mínimo, tão efetiva quanto a epinefrina racêmica.[94,95]

Heliox, uma mistura de hélio e oxigênio, já foi utilizado no crupe e acredita-se que reduza a obstrução das vias aéreas mediante aumento do fluxo de gás na via parcialmente obstruída. Uma

TABELA 100-1. Diagnóstico Diferencial das Infecções das Vias Aéreas Superiores em Crianças				
	Laringotraqueíte (Crupe Viral)	**Supraglotite (Epiglotite)**	**Traqueíte Bacteriana**	**Abscesso Retrofaríngeo**
Idade	6 m a 3 a	1 a 8 a	6 m a 8 a	1 a 5 a
Início	Lento	Rápido	Rápido	Lento
Pródromos	Sintomas de IVAS	Nenhum ou IVAS leve	Sintomas de IVAS	Sintomas de IVAS
Febre	Variável ou nenhuma	Alta	Alta	Geralmente, alta
Rouquidão, tosse de "cachorro"	Sim	Não	Sim	Não
Disfagia	Não	Sim	Sim	Sim
Aparência toxêmica	Não	Sim	Sim	Variável
Radiografias	Estreitamento subglótico	Epiglote aumentada e arredondada	Estreitamento subglótico; opacidade difusa; irregularidades da parede da traqueia	Espaço pré-vertebral alargado

IVAS, Infecção das vias aéreas superiores.

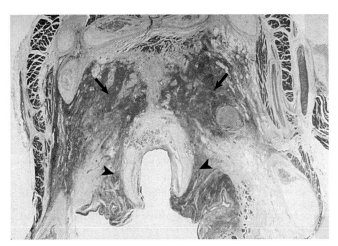

FIGURA 100-7. Corte histológico da laringe (*post-mortem*) na supraglotite, mostrando enrugamento posterior da cartilagem epiglótica (*pontas de seta*) e edema inflamatório grave da superfície lingual da epiglote (*setas*).

metanálise recente indica que os dados são insuficientes para dar preferência ao seu uso em relação a outras modalidades de tratamento.[96]

O ar umidificado tem sido usado há muito tempo para tratar o crupe com base na presunção de que umidifica as secreções, propicia mais conforto e facilita a expectoração, impedindo ressecamento ou formação de crostas que podem comprometer ainda mais as vias aéreas estreitadas. No entanto, de acordo com uma metanálise, estudos adequados ainda são necessários para a comprovação de um benefício significativo.[81,84,97,98]

Deve-se considerar internação nos casos em que a terapia inicial é ineficaz, nas crianças com sintomas graves ou quando as circunstâncias sociais geram preocupação em relação ao acompanhamento e acesso apropriado aos cuidados de saúde.[54] Nos pacientes com comprometimento grave das vias aéreas, pode ser necessária a intubação endotraqueal. A intubação deve ser feita de maneira controlada em um centro cirúrgico (CC), com a criança respirando espontaneamente, e o exame endoscópico deve ser realizado com cuidado para evitar lesão da mucosa das vias aéreas ou outro comprometimento. O tamanho do tubo endotraqueal deve ser, no mínimo, meio diâmetro menor do que o estimado para o tamanho da criança. Pode-se realizar a extubação quando se detecta vazamento de ar. Se não houver vazamento após 5 a 7 dias, indica-se a endoscopia completa das vias aéreas.

Supraglotite (Epiglotite)

A epiglotite aguda, ou mais precisamente *supraglotite*, é há muito tempo reconhecida como uma emergência rapidamente progressiva potencialmente fatal. Consiste na celulite das estruturas supraglóticas associadas ao edema profundo, notadamente da epiglote. À medida que a epiglote aumenta, retrai-se na direção posterior e inferior, limitando a patência e a facilidade de visualização das vias aéreas (Fig. 100-7). Com a oclusão parcial, o acréscimo de muco pode, facilmente, levar à obstrução completa.

No passado, a incidência anual de supraglotite nos Estados Unidos era de 5 para cada 100.000 crianças com 5 anos de idade ou menos, sendo causada, principalmente, por *Haemophilus influenzae*.[99] Após a introdução da vacina conjugada de *Haemophilus influenzae* tipo B (HIB) na década de 1980, houve um declínio importante dos casos de epiglotite e outras doenças invasivas por *H. influenzae*.[100-102] Além disso, a mediana da idade da doença em crianças modificou-se de 3 para 6 a 12 anos. Uma proporção maior de casos ocorre, atualmente, em adultos.[103] Na maioria dos casos atuais, os organismos responsáveis são *Streptococcus pneumoniae*, *S. pyogenes*, *Staphylococcus aureus* e outros sorotipos de *H. influenzae* (tipos A, F e não tipável).[99,104] Outros casos podem ser atribuídos à falta de imunização com HIB ou falha na produção de anticorpos, especialmente naqueles com imunodeficiência.[105] Casos atípicos podem resultar de uma ampla variedade de entidades infecciosas e não infecciosas, como a doença de Kawasaki e a doença linfoproliferativa pós-transplante.[106,107] A supraglotite aguda pode ser menos facilmente reconhecida, pois tornou-se uma entidade rara na população pediátrica. O diagnóstico rápido e preciso é essencial em razão da elevada morbimortalidade.

As principais características da supraglotite são disfagia, salivação e angústia respiratória, que se iniciam rapidamente e evoluem em horas. As crianças parecem toxemiadas e ansiosas, com febre alta e evidência clínica de obstrução importante das vias aéreas superiores. A criança apresenta respiração superficial, estridor inspiratório, retrações e salivação. A dor na garganta e a disfagia são intensas, a fala se encontra limitada devido à dor, e a voz pode estar abafada. Tosse e rouquidão são incomuns; estridor e retrações são tardios e sinais preocupantes de obstrução completa iminente. O paciente também apresenta grande diminuição da atividade e prefere ficar sentado inclinado para frente ou na posição "tripóde" (i.e., sentado com as mãos apoiadas na cama e a cabeça mantida na posição de inspirar para maximizar o fluxo de ar). Pode ocorrer laringospasmo súbito com aspiração de secreções para vias aéreas já comprometidas, o que resulta em parada respiratória. A apresentação pode ser mais protraída e menos grave em adultos, nos pacientes com organismos atípicos e em algumas crianças. O reconhecimento imediato desta emergência aguda das vias aéreas é essencial para prevenir a obstrução destas. Em uma criança cooperativa, com comprometimento leve e sem obstrução completa iminente das vias aéreas, a faringe pode ser visualizada sem o uso do abaixador de língua para afastar a possibilidade de infecção tonsilar aguda ou peritonsilar. Em geral, crianças com epiglotite têm exame oral normal ou acúmulo de secreções e a laringe pode ser dolorosa à palpação. O diagnóstico de supraglotite aguda é feito por inspeção direta da laringe. As tentativas de visualizar a epiglote, principalmente em crianças com comprometimento moderado ou grave, devem ser feitas com extremo cuidado e no CC.

A necessidade de estudos radiológicos também deve basear-se na perspicácia em relação à doença. Em crianças levemente

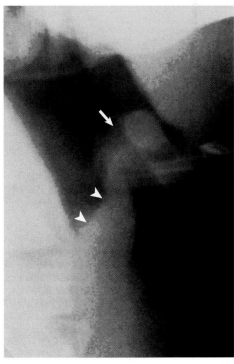

FIGURA 100-8. Supraglotite em radiografia lateral dos tecidos moles mostrando a epiglote arredondada (*seta*), pregas ariepiglóticas espessadas (*pontas de seta*) e distensão da hipofaringe.

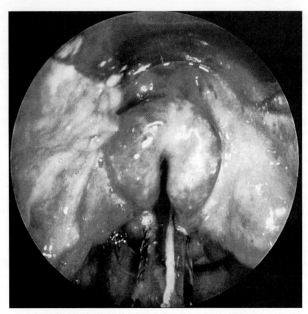

FIGURA 100-9. Supraglotite logo após a intubação.

sintomáticas e para as quais se considera um diagnóstico diferencial mais amplo, as radiografias cervicais podem ser úteis. Os achados na epiglotite são edema e arredondamento da epiglote (sinal do polegar), com espessamento e abaulamento das pregas ariepiglóticas nas projeções laterais (Fig. 100-8).

A maioria dos centros radiológicos não possui o equipamento necessário para lidar com obstrução das vias aéreas em crianças. Portanto, a criança que se apresenta com sintomas moderados a graves não deve ser submetida a exames radiológicos, sendo levada diretamente para o CC. No exame da laringe do paciente com supraglotite, os pontos de referência cartilaginosos não estão bem definidos e a epiglote encontra-se edematosa e eritematosa com graus variáveis de obstrução das vias aéreas (Fig. 100-9). Podem estar presentes ulceração evidente, necrose e, raramente, abscesso.

O diagnóstico diferencial dos pacientes hospitalizados com possível supraglotite inclui crupe viral ou laringotraqueíte, traqueíte bacteriana, uvulite, tonsilite aguda, abscesso retrofaríngeo ou peritonsilar, corpo estranho e, mais raramente, difteria (Tabela 100-1). A morbimortalidade relacionada com a epiglotite está associada diretamente à manipulação emergencial das vias aéreas. A cooperação estreita entre o otorrinolaringologista, o intensivista pediátrico, o médico da emergência e o anestesiologista é fundamental. Se houver suspeita de supraglotite aguda, deve-se permitir à criança ficar na posição mais confortável e evitar rigorosamente intervenções que causem dor, ansiedade ou choro – como a inserção de cateter ou o afastamento dos pais.

Todas as crianças com supraglotite devem ser submetidas à manipulação das vias aéreas no CC. Historicamente, a traqueostomia tem sido a intervenção mais segura; no entanto, a intubação endotraqueal é, atualmente, a abordagem-padrão. Em locais com experiência limitada em intubação difícil, a traqueostomia pode ainda ser o procedimento mais seguro. O CC deve estar preparado com várias opções para assegurar a manutenção das vias aéreas antes de trazer o paciente para a sala. Endoscópios flexíveis e rígidos com tubos endotraqueais contendo guias, vários tamanhos de laringoscópios, broncoscópios e tubos endotraqueais e o video-laringoscópio GlideScope® podem ser instrumentos úteis no estabelecimento das vias aéreas.[108] Um conjunto de material cirúrgico para traqueostomia com cânulas de vários tamanhos também deve estar sempre disponível. A indução da anestesia geral com um agente inalatório não irritante é o método de escolha. Devem ser evitados relaxantes musculares até que as vias aéreas sejam estabelecidas. Recomenda-se evitar também tentativas repetidas de exame e intubação; portanto, o otorrinolaringologista deve realizar a primeira laringoscopia a fim de confirmar o diagnóstico e assegurar as vias aéreas. Prefere-se a intubação nasotraqueal para reduzir a chance de extubação acidental. Se houver abscesso epiglótico, deve-se fazer incisão e drenagem após a intubação. As culturas devem ser obtidas a partir da superfície da epiglote, com coleta simultânea de material para hemoculturas. No pós-operatório, a sedação adequada ou contenção é essencial para prevenir a extubação acidental. A intubação prolongada é desnecessária porque o edema, em geral, diminui dentro de 48 a 72 horas.[109] Os critérios para extubação incluem a diminuição do eritema e do edema da epiglote na laringoscopia e o aparecimento de vazamento de ar em torno do tubo endotraqueal.

Inicia-se a terapia antibiótica apropriada durante a cirurgia, englobando cobertura de amplo espectro com cefalosporina de segunda ou terceira geração. Uma vez extubados, os pacientes podem continuar o tratamento sequencial em um esquema oral, com duração total de 7 a 10 dias. Não foram identificados benefícios dos corticosteroides.[103] A dosagem de anticorpos para HIB deve ser obtida em crianças com vacinação comprovada. As complicações infecciosas do *H. influenzae* podem incluir bacteremia (90% a 95% dos pacientes), pneumonia, meningite, adenite cervical, pericardite, artrite séptica e otite média.[110-112] As principais complicações não infecciosas são a morte ou a lesão hipóxica do SNC secundária à obstrução das vias aéreas. O alívio súbito da obstrução das vias aéreas superiores pode resultar em edema pulmonar pós-obstrutivo,[113] o qual pode ser prevenido com níveis apropriados de pressão positiva ao final da expiração.

Traqueíte Bacteriana (Exsudativa)

A traqueíte bacteriana é uma doença rara, mas potencialmente fatal, que pode ocorrer isoladamente ou como uma infecção secundária ao crupe viral.[114,115] As etiologias mais comuns são por *Staphylococcus aureus*, *Moraxella catarrhalis*, *Streptococcus pneumoniae* e *H. influenzae*, com variação da gravidade da doença de acordo com o microrganismo.[66,116,117] A traqueíte bacteriana ocorre primariamente durante os períodos de infecção viral no outono e inverno, podendo ser observada em uma faixa etária mais ampla do que a do crupe típico, com idade média de 7,9 anos.[118] O processo inflamatório infeccioso envolve a subglote e a traqueia com edema importante. Seguem-se ulceração difusa da mucosa e formação de uma pseudomembrana, descamação abundante e exsudativa que contribui ainda mais para a obstrução das vias aéreas.

O início da traqueíte bacteriana é variável. A apresentação típica caracteriza-se por um período prodrômico de vários dias de sintomas respiratórios superiores que precedem o início rápido de febre alta, estridor, tosse ladrante, aumento da dificuldade respiratória e aparência toxêmica. Algumas crianças tornam-se agudamente enfermas, com descompensação respiratória grave horas após o início dos sintomas. As crianças maiores podem ter uma apresentação subaguda. Deve-se suspeitar de traqueíte em pacientes que não respondem ou pioram com o tratamento-padrão do crupe ou que parecem toxemiados. A apresentação difere da supraglotite pela ausência de uma postura preferida, disfagia ou salivação (Tabela 100-1). Em geral, a leucocitose é proeminente nos pacientes com traqueíte bacteriana. As hemoculturas são, em geral, negativas, mas as culturas traqueais revelam, de maneira confiável, o patógeno bacteriano.[66]

A radiografia simples das vias aéreas superiores pode mostrar o sinal da "torre de igreja" da traqueia superior ou subglote na incidência anterior, e a incidência lateral pode revelar opacidade difusa com irregularidades dos tecidos moles na luz traqueal (Fig. 100-10). As radiografias devem ser realizadas com o paciente estável. Nenhuma característica clínica, radiológica ou laboratorial, isoladamente ou em combinação, é um preditor confiável da traqueíte bacteriana; portanto, o exame endoscópico das vias aéreas é o padrão-ouro para o diagnóstico.[119]

A estabilização do paciente e a preparação da equipe e do equipamento no CC devem ser similares às da manipulação da epiglotite. A laringoscopia direta e a broncoscopia rígida são

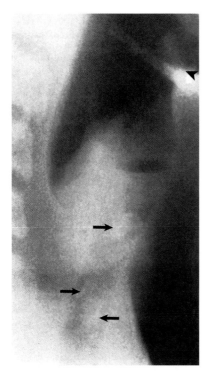

FIGURA 100-10. Traqueíte bacteriana em uma radiografia lateral dos tecidos moles com a via aérea traqueal pouco visível em virtude da descamação da mucosa (*setas*). A epiglote (*ponta de seta*) é normal.

realizadas com o exame cuidadoso da laringe, da subglote, da traqueia e do brônquio principal (Fig. 100-11). A remoção de secreções abundantes e pseudomembranas por sucção é tanto terapêutica, para aliviar os sintomas obstrutivos, quanto diagnóstica, quando o material é enviado para cultura e coloração pelo Gram. A intubação pode ser necessária, especialmente com o risco de lesão adicional da mucosa e edema causado pela sucção e instrumentação das vias aéreas. Historicamente, a maioria dos pacientes (até 80%) com traqueíte bacteriana requer intubação;[118,120] contudo, relatos mais recentes sugerem que a doença mais leve tem maior prevalência e apenas 53% dos pacientes necessitam de intubação.[117] Deve-se usar um tubo endotraqueal com a metade do diâmetro ou um diâmetro menor do que o preconizado para a idade do paciente; a traqueostomia é raramente necessária, e a administração de solução salina e a sucção frequentes através do tubo endotraqueal auxiliam na limpeza das secreções. Às vezes, pode ser necessário repetir a broncoscopia rígida para lidar com secreções difíceis de remover. A doença mais leve pode ser tratada empiricamente com cefalosporina de terceira geração e penicilina resistente à penicilinase. Clindamicina ou vancomicina podem ser preferidas em comunidades com alta incidência de *S. aureus* resistente à meticilina. Os pacientes mais toxemiados são tratados com vancomicina, com ou sem clindamicina. Pode-se realizar a extubação com segurança quando a temperatura da criança estiver normal, houver vazamento em torno do tubo endotraqueal e as secreções apresentarem diminuição importante. A intubação pode ser necessária por 6 a 7 dias nos casos mais graves.[66] Os antibióticos orais podem ser usados para completar um curso de 10 a 14 dias de terapia.

A complicação mais comum da traqueíte bacteriana é a pneumonia, que ocorre em cerca de 50% das crianças. Há relatos de ocorrência de hipóxia grave seguida de óbito após parada respiratória em casos de obstrução grave das vias aéreas.[121]

Coqueluche (Pertússis)

A coqueluche é a doença prevenível por vacina menos bem controlada nos Estados Unidos.[122] A primeira vacina para coqueluche tornou-se disponível na década de 1940, após a qual seguiu-se uma queda na incidência anual em torno de 80%.[122] Desde a década de 1970, as taxas têm aumentado de maneira constante, com elevação maior a partir de 2000, com vários grandes surtos recentes.[122] O risco é maior em crianças, e aquelas com menos de 1 ano de idade apresentam maior morbimortalidade. Crianças em idade escolar (7 a 10 anos) também constituem um grupo de alta incidência. Atribui-se o aumento da incidência à diminuição da imunidade e à falta de informação sobre o reforço da vacinação.

A coqueluche clássica é causada pela bactéria *Bordetella pertussis*; no entanto, ocorrem formas mais leves da infecção provocadas por *B. parapertussis*, *B. holmesii* e *B. bronchiseptica*.[123] A coqueluche dissemina-se através das gotículas da tosse e do espirro. Os sintomas clássicos incluem uma fase inicial (catarral) semelhante à IVAS viral, que dura cerca de 7 a 10 dias, seguida pelo desenvolvimento de paroxismos graves de tosse e pelo clássico "guincho" inspiratório, que é uma forma de estridor. Os sintomas podem persistir por até 10 semanas. Crianças mais jovens e indivíduos previamente vacinados podem não apresentar o estridor clássico. Deve-se avaliar qualquer pessoa com tosse prolongada em relação à coqueluche. Neonatos e lactentes não vacinados têm maior risco; em geral, apresentam sintomas iniciais mínimos e história de congestão leve ou tosse, que pode evoluir para respiração curta e difícil, apneia, hipóxia, cianose, pneumonia e até óbito (em 1% dos casos).[122]

Os objetivos do tratamento incluem alívio sintomático e prevenção da disseminação da doença. Os antimicrobianos, comumente macrolídeos, não melhoram os sintomas após a fase catarral, mas reduzem a transmissão e os pacientes podem ser contagiantes por até 6 semanas após a infecção.[124] Com frequência, lactentes jovens requerem hospitalização para cuidados de suporte. Todos os contatos próximos devem ser submetidos a tratamento quimioprofilático, sem considerar a vacinação prévia.[125] Atualmente, recomendam-se imunizações de reforço para crianças maiores e adultos devido à preocupação no que se refere à diminuição da imunidade após o esquema-padrão de vacinação do lactente.

Bronquiolite

A bronquiolite infecciosa é um processo inflamatório viral dos bronquíolos do trato respiratório inferior que cursa com sinais de obstrução das vias aéreas, cuja causa mais comum é o VSR, sendo mais frequente em crianças com menos de 2 anos de idade.[126,127] Sintomas típicos incluem os da infecção do trato respiratório superior associados a sibilos ou estertores expiratórios, taquipneia,

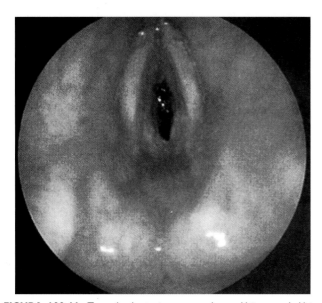

FIGURA 100-11. Traqueíte bacteriana com edema glótico e subglótico grave apresentando mucosa descamativa no interior da luz.

batimento das asas do nariz e retrações. A ausculta pulmonar pode revelar ruídos inspiratórios e expiratórios, os quais devem ser diferenciados do estridor das vias aéreas superiores. Achados radiológicos podem incluir retenção de ar, hiperinsuflação, espessamento centrolobar e dilatação bronquiolar,[126] devendo-se também considerar a presença de corpo estranho com esses achados. Prefere-se a TC em relação às radiografias simples. Em geral, os sintomas são autolimitados e, embora os broncodilatadores possam melhorar os sintomas, o uso de antibióticos, esteroides e broncodilatadores orais não tem base satisfatória nas pesquisas.[127-131] Medidas de vigilância são importantes para prevenir a disseminação nosocomial em outros pacientes hospitalizados.

Para consultar a lista completa de referências, acesse www.expertconsult.com.

LEITURA SUGERIDA

Baugh RF, Archer SM, Mitchell RB, et al: Clinical practice guideline: tonsillectomy in children. *Otolaryngol Head Neck Surg* 144(Suppl 1):S1–S30, 2011.

Eckel H, Widemann B, Damm M, et al: Airway endoscopy in the diagnosis and treatment of bacterial tracheitis in children. *Int J Pediatr Otorhinolaryngol* 27:147, 1993.

Jabbour N, Parker NP, Finkelstein M, et al: Incidence of operative endoscopy findings in recurrent croup. *Otolaryngol Head Neck Surg* 144(4):596–601, 2011.

Lierl M: Periodic fever syndromes: a diagnostic challenge for the allergist. *Allergy* 62(12):1349–1358, 2007.

Paradise JL, Bluestone CD, Bachman RZ, et al: Efficacy of tonsillectomy for recurrent throat infection in severely affected children. Results of parallel randomized and nonrandomized clinical trials. *New Engl J Med* 310(11):674–683, 1984.

Shah RK, Roberson DW, Jones DT: Epiglottitis in the *Hemophilus influenzae* type B vaccine era: changing trends. *Laryngoscope* 114(3):557–560, 2004.

Shulman ST, Bisno AL, Clegg HW, et al: Clinical practice guideline for the diagnosis and management of group A streptococcal pharyngitis: 2012 update by the Infectious Diseases Society of America. *Clin Infect Dis* 55(10):1279–1282, 2012.

Sobol SE, Zapata S: Epiglottitis and croup. *Otolaryngol Clin North Am* 41(3):551–566, ix, 2008.

Swedo SE, Leonard HL, Garvey M, et al: Pediatric autoimmune neuropsychiatric disorders associated with streptococcal infections: clinical description of the first 50 cases. *Am J Psychiatr* 155(2):264–271, 1998.

SEÇÃO 5 ■ CABEÇA E PESCOÇO

101 Diagnóstico Diferencial das Massas Cervicais

Mark D. Rizzi | Ralph F. Wetmore | William P. Potsic

Pontos-chave

- As duas principais categorias de massas cervicais em crianças são as lesões congênitas e as adquiridas. A maioria das lesões congênitas é constituída por cistos, ao passo que a maior parte das lesões adquiridas tem etiologia infecciosa.
- Uma boa história e exame físico são essenciais para restringir e direcionar o diagnóstico diferencial da massa cervical pediátrica. Os exames de imagem mais úteis na avaliação dessas massas são a tomografia computadorizada, a ressonância magnética e a ultrassonografia cervical.
- A maioria dos cistos da fenda branquial deriva do segundo ou terceiro arco branquial. Os cistos do ducto tireoglosso desenvolvem-se dentro do trato descendente da tireoide embrionária.
- Hemangiomas e malformações vasculares e linfáticas também apresentam-se como lesões congênitas. Os hemangiomas são considerados, apropriadamente, mais lesões proliferativas do que neoplásicas e começam a involuir em torno de 18 a 24 meses de idade. As malformações vasculares e linfáticas não involuem.
- A maioria das linfadenopatias infecciosas é viral, mas estreptococos e estafilococos podem causar linfadenopatia supurativa.
- O linfoma é a malignidade cervical mais frequente em crianças e apresenta-se como uma massa crescente no pescoço, com ou sem sintomas sistêmicos como febre, perda de peso, sudorese noturna ou fadiga. As lesões cervicais malignas tendem a ser mais comuns na região cervical posterior ou supraclavicular.

A apresentação da massa cervical no paciente pediátrico tem muitas possibilidades diagnósticas que normalmente não são comuns no adulto (Fig. 101-1). A etiologia variará dependendo da idade, da localização da massa e do seu padrão de crescimento. As lesões congênitas constituem a maiorias delas (> 50% em algumas séries).[1] A maior parte das massas adquiridas tem origem inflamatória (aguda ou crônica), o que estreita mais o diagnóstico diferencial. Embora se deva considerar sempre a possibilidade de malignidade no diagnóstico diferencial do paciente pediátrico, a maioria das massas cervicais em crianças é benigna; as neoplasias são raras nesse grupo de pacientes. Em contrapartida, a preocupação com a malignidade é a primeira consideração na avaliação da massa cervical em adultos.

A abordagem da criança com uma massa cervical depende da história e do exame físico. Exames radiológicos e laboratoriais podem ser úteis, mas alguns casos requerem biópsia cirúrgica para estabelecer o diagnóstico. Portanto, a massa cervical pediátrica, com frequência, representa um desafio diagnóstico e terapêutico para o cirurgião.

HISTÓRIA

Na avaliação do paciente pediátrico com uma massa cervical, apenas a história detalhada pode excluir muitas lesões no diagnóstico diferencial. É sempre útil considerar as relações temporais. Uma história de infecção em outro local do corpo, viagem recente ou exposição a animais de fazenda podem sugerir uma origem infecciosa. Trauma precedente pode sinalizar um hematoma, enquanto aumento no tamanho da massa ou dor ao ingerir alimentos podem sugerir um problema da glândula salivar. A exposição a substâncias como a fenitoína também pode contribuir.

As características do crescimento da massa cervical são importantes. Crescimento lento sugere um processo benigno, ao passo que crescimento rápido ocorre com lesões infecciosas ou malignas. Algumas massas apresentam mudanças de tamanho (p. ex., hemangiomas aumentam com o esforço e o choro). Febre, acompanhada de perda de peso, sudorese noturna ou fadiga, sugere um processo maligno.

EXAME FÍSICO

Na avaliação de uma criança com massa cervical, é essencial o exame abrangente da cabeça e do pescoço. Deve-se fazer um exame físico completo com atenção especial a outros grupos de linfonodos, como os da axila e virilha, e investigar o aumento do baço por meio da palpação.

Lactentes apresentam, com frequência, pequenos linfonodos palpáveis na região cervical posterior; crianças mais velhas têm linfonodos palpáveis nas regiões cervical anterior, cervical posterior e submandibular. Qualquer linfonodo com mais de 2 cm de diâmetro não se inclui na variação da hiperplasia linfoide típica, devendo ser mais bem avaliado.

No exame dos linfonodos anormais ou de uma massa cervical, a localização é importante para determinar o local da infecção responsável ou a fonte primária da neoplasia maligna. Por exemplo, a infecção na nasofaringe tende a drenar para a região cervical posterior, enquanto a tonsilite pode causar aumento na região cervical anterior. Moussatos[2] e Putney[3] notaram aumento da

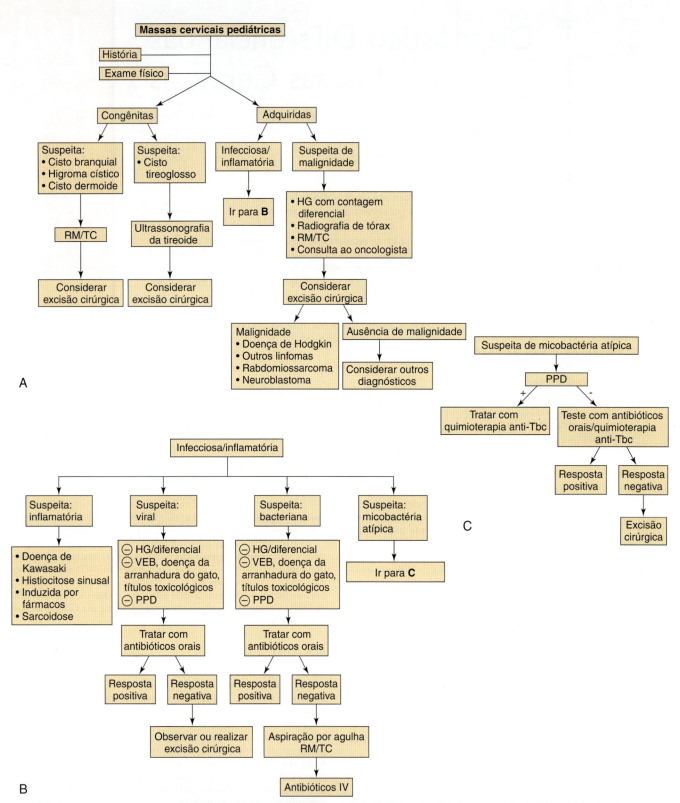

FIGURA 101-1. Algoritmos para o diagnóstico diferencial das massas cervicais. anti-Tbc, Antituberculosa; HG, hemograma completo; TC, tomografia computadorizada; VEB, vírus Epstein-Barr; IV, intravenoso; RM, ressonância magnética; PPD, proteína purificada derivada.

incidência de malignidade no triângulo cervical posterior. Por sua vez, Torsiglieri et al.[1] relataram maior incidência na região supraclavicular.

A consistência da massa cervical à palpação é útil em sua classificação. Por exemplo, massas endurecidas tendem a ocorrer com infecção ou processo maligno. A fixação da massa à pele ou a estruturas mais profundas do pescoço sugere malignidade. Uma massa flutuante tende a ocorrer na formação de um abscesso ou um cisto.

ESTUDOS RADIOLÓGICOS

Dependendo da impressão clínica a partir da história e do exame físico, estudos radiológicos selecionados podem ajudar a direcionar o diagnóstico diferencial da massa cervical. A radiografia de tórax é útil quando se suspeita de malignidade, sarcoidose ou tuberculose pulmonar. Na avaliação da nasofaringe, coluna cervical ou região retrofaríngea, a radiografia lateral do pescoço pode revelar uma anormalidade. De maneira semelhante, a tomografia computadorizada (TC) pode mostrar evidência de infecção ou neoplasia nos seios paranasais.

Nos casos de infecção no pescoço, a TC com contraste pode diferenciar a celulite, cujo tratamento poderia ser apenas baseado em administração de antibióticos, de um abscesso com halo marginal de intensificação, e que poderia necessitar de tratamento cirúrgico. A TC com contraste também ajuda a identificar massas vasculares como hemangiomas. A imagem da ressonância magnética (RM) fornece ainda mais detalhes dos tecidos moles. Quando feita com contraste, a RM também é útil na avaliação de lesões vasculares.

A ultrassonografia cervical é muito útil para diferenciar uma estrutura cística de uma massa sólida, devendo ser incluída como parte da avaliação de qualquer massa da tireoide. Antes da excisão de um cisto do ducto tireoglosso, a ultrassonografia pode confirmar a presença da glândula tireoidiana em sua posição normal a fim de afastar a possibilidade de glândula ectópica. A realização da ultrassonografia nestes casos é mais conveniente e econômica em comparação à cintilografia de tireoide.

ESTUDOS LABORATORIAIS

Assim como com a radiografia, os exames laboratoriais podem ser úteis na avaliação da massa cervical pediátrica. O hemograma completo com contagem diferencial está indicado se houver suspeita de malignidade ou infecção sistêmica. Testes sorológicos para vírus Epstein-Barr (VEB), citomegalovírus, toxoplasmose, sífilis ou doença da arranhadura do gato podem ser diagnósticos. O cálcio sérico elevado é sugestivo de sarcoidose, enquanto os estudos da função tireoidiana são necessários na avaliação da maioria das massas da tireoide. A coleta de urina para dosagem do ácido vanilmandélico (VMA) é útil quando se suspeita de neuroblastoma. Embora não tão preciso quanto a cultura do tecido infectado, o exame da proteína purificada derivada (PPD), se disponível, permanece um indicador confiável da doença causada por micobactérias.

DIAGNÓSTICO CIRÚRGICO

Embora a punção aspirativa por agulha fina (PAAF) de uma massa cefálica ou cervical não seja tão comum em crianças como em adultos, está sendo mais aceita como técnica diagnóstica na população pediátrica.[4,5] A principal desvantagem desta modalidade é a incapacidade em avaliar a arquitetura tecidual da amostra citológica. A aspiração por agulha das infecções do pescoço descomprime a massa e fornece material para cultura. Em alguns casos, principalmente quando se considera o diagnóstico de malignidade, indica-se uma biópsia incisional ou excisional. As vantagens da biópsia incluem a inspeção da lesão junto a tecidos moles circundantes saudáveis e tecido para corte de congelação e permanente, microscopia eletrônica e identificação de marcadores tumorais.

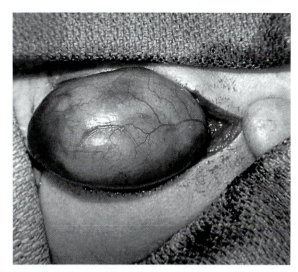

FIGURA 101-2. O cisto da fenda branquial típico é um cisto revestido por epitélio e preenchido com material mucoide. Este cisto situa-se ao longo da borda anterior do músculo esternocleidomastóideo.

MASSAS CONGÊNITAS E MALFORMAÇÕES

CISTOS DA FENDA BRANQUIAL

Embora o mecanismo definitivo do desenvolvimento dos cistos da fenda branquial não esteja esclarecido, suspeita-se que essas massas congênitas resultem de elementos do seio cervical de His que ficam aprisionados, sem abertura externa ou interna; o resultado é um cisto revestido por epitélio. Sugere-se também que esses cistos desenvolvam-se a partir de restos epiteliais de tecido do anel de Waldeyer.[6] Os cistos da fenda branquial são relativamente comuns; de acordo com a literatura, eles compreendem um terço das massas cervicais congênitas.[1]

Os cistos da fenda branquial são, em geral, massas flutuantes e não dolorosas que podem se inflamar e formar um abscesso durante uma infecção do trato respiratório superior (Fig. 101-2). Cistos da primeira fenda branquial, embora raros, surgem próximos ao ângulo da mandíbula (Fig. 101-3). Cistos do segundo arco branquial são os mais comuns. Localizam-se na parte alta do pescoço e abaixo da borda anterior do músculo esternocleidomastóideo. Cistos da terceira fenda branquial, embora raros, são vistos perto do polo superior da glândula tireoide. Dependendo do tamanho do cisto, outros sintomas podem incluir disfagia, dispneia e estridor.

A avaliação radiológica dos cistos da fenda branquial pode incluir ultrassonografia, TC e RM. A ultrassonografia mostra um cisto cheio de líquido e pode diferenciar as lesões císticas de massas sólidas. A TC e a RM também confirmam as características císticas da massa e, mais importante, retratam a relação do cisto com as estruturas circundantes (Fig. 101-4).

Os cistos da fenda branquial são tratados por excisão cirúrgica. É aconselhável, se possível, tratar os cistos infectados com antibióticos para permitir que a inflamação se resolva antes de tentar fazer a excisão.

CISTOS DO DUCTO TIREOGLOSSO

O cisto do ducto tireoglosso apresenta-se, em geral, como uma massa da linha média assintomática que se eleva com a deglutição ou a protrusão da língua. Às vezes, pode estar associado à disfagia leve. Não é infrequente que o quadro clínico desses cistos seja acompanhado por infecção, a qual pode levar a aumento rápido, causando disfagia e engasgo importantes.

Os cistos do ducto tireoglosso alinham-se em um trato descendente e persistente da tireoide que começa como um prolon-

1590 PARTE VII | OTORRINOLARINGOLOGIA PEDIÁTRICA

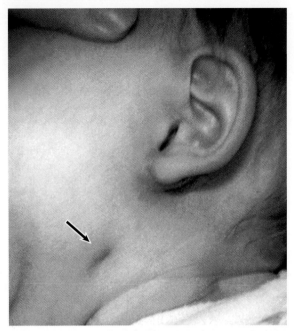

FIGURA 101-3. Derivados do primeiro arco branquial, apresentam-se como uma depressão ou uma massa próxima ao ângulo da mandíbula (seta). Originam-se, frequentemente, no conduto auditivo externo ou próximo a ele e, durante a sua evolução, envolvem o nervo facial.

gamento do divertículo tireoidiano. Iniciando-se no forame cego da língua, esse trato pode estender-se para a própria glândula tireoide, onde pode persistir algum tecido na região do lobo piramidal. Esses remanescentes são cistos e não estão associados a uma fístula cutânea, exceto se drenados cirurgicamente e excisados de maneira inadequada. Compreendem cerca de um terço das massas cervicais congênitas em crianças.[1]

A maioria dos cistos do ducto tireoglosso é vista na linha média próximo ao nível do osso hioide, porque o trato é logo anterior

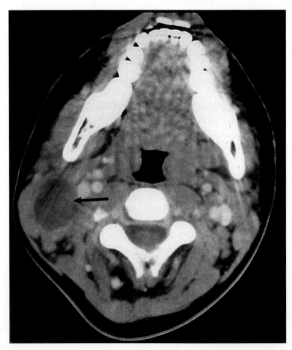

FIGURA 101-4. Tomografia computadorizada axial do pescoço mostra um cisto branquial na área hipotransparente (seta).

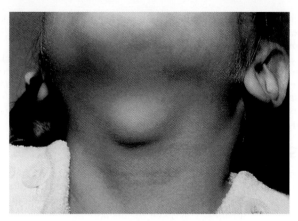

FIGURA 101-5. Cistos do ducto tireoglosso são encontrados, com frequência, na linha média do pescoço ou próximos ao osso hioide.

ao osso hioide (Fig. 101-5). Alguns cistos podem ser laterais, não sendo infrequentes acima do osso hioide ou tão baixos quanto o nível da glândula tireoide. Pode ser difícil diferenciar os cistos do ducto tireoglosso que não ocorrem na linha média dos cistos da fenda branquial, o que é um fator importante no planejamento da sua excisão cirúrgica. Outras apresentações não usuais dos cistos do ducto tireoglosso incluem uma formação de um lado do osso hioide, com lesões em formato de haltere e, mais raramente, lesões císticas na laringe. Tecido tireoidiano encontra-se presente nas peças cirúrgicas em até 45% dos casos.[7]

Quando se suspeita de cisto do ducto tireoglosso, é importante diferenciar a tireoide ectópica de um cisto. Embora apenas 10% do tecido tireoidiano ectópico seja encontrado no pescoço, pode representar o único tecido tireoidiano em 75% dos pacientes.[7] Crianças com tireoide ectópica podem ter hipotireoidismo leve; entretanto, a excisão desse tecido requer a reposição do hormônio pelo resto da vida do paciente. A ultrassonografia e a cintilografia de tireoide podem diferenciar a tireoide ectópica de um cisto do ducto tireoglosso; a ultrassonografia é de mais fácil realização, mais econômica e não utiliza radioisótopos.

A técnica de Sistrunk é o método-padrão para excisão do cisto do ducto tireoglosso. Excisa-se o cisto junto a uma bainha de tecido que inclui a porção central do osso hioide. Deve-se evitar a incisão e a drenagem de um cisto infectado, pois a ruptura da cápsula do cisto pode estimular a recorrência; foram relatadas taxas de recorrência próximas a 10% em crianças submetidas à cirurgia de Sistrunk não complicada.[1]

MALFORMAÇÕES LINFÁTICAS (LINFANGIOMAS)

O termo *malformação linfática* é uma definição melhor da lesão previamente denominada *linfangioma*. Corresponde a malformações congênitas que resultam da falha dos espaços linfáticos em se conectarem ao resto do sistema linfático. Lesões que contêm componentes linfáticos e venosos podem ser chamadas de *malformações venolinfáticas combinadas*. Além disso, *malformações linfáticas macrocísticas*, antes denominadas *higroma cístico*, contêm grandes cistos com paredes espessas apresentando menos infiltração de tecido circundante. As malformações linfáticas microcísticas têm infiltração mais extensa das estruturas de tecidos moles da cabeça e do pescoço, especialmente na língua e no assoalho da boca, o que torna a sua excisão mais difícil.

A malformação linfática apresenta-se como uma massa lisa, macia e não dolorosa, compressível e que pode ser transiluminada (Fig. 101-6). É comum que as malformações linfáticas variem de tamanho como resultado de infecção ou de hemorragia intralesional. Afetam muito a aparência cosmética da criança. Dependendo do tamanho e da localização da massa, pode haver comprometimento respiratório e dificuldade para se alimentar.

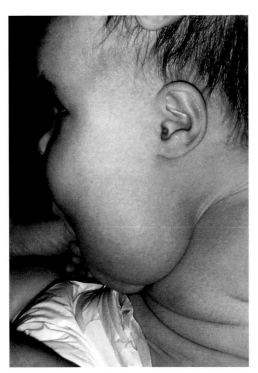

FIGURA 101-6. Linfangiomas cervicais podem causar deformidade cosmética significativa e prejudicar a respiração ou a alimentação.

A avaliação radiológica com RM ou TC é inestimável para o diagnóstico e a determinação da extensão da lesão. A radiografia mostra grandes espaços cheios de líquido com tecido conjuntivo ao redor. Essas malformações não têm cápsula e estendem-se ao longo de canais linfáticos; portanto, a RM ou a TC são essenciais para definir as estruturas anatômicas normais que devem ser preservadas no momento da sua excisão cirúrgica.

Os objetivos do tratamento são melhorar a aparência cosmética e aliviar a dificuldade para respirar ou se alimentar. Lesões macroscópicas (> 2 cm) podem ser tratadas com escleroterapia. Os agentes usados são álcool, doxiciclina ou um composto estreptocócico liofilizado, OK-432.[8,9] A excisão completa é frequentemente difícil, devido à natureza infiltrativa destas malformações; em geral, a simples diminuição do volume da massa atinge os objetivos do tratamento. Nos casos extensos, alguns especialistas sugerem fazer a excisão cirúrgica em etapas.[10] O tratamento com radioterapia não tem sido eficaz.

HEMANGIOMAS

Hemangiomas são considerados mais lesões endoteliais proliferativas do que neoplasias verdadeiras. Apresentam-se ao nascimento, crescem rapidamente durante o primeiro ano de vida e começam a involuir de maneira lenta com 18 a 24 meses de idade. Os hemangiomas ocorrem em até 10% das crianças, com uma taxa sexo feminino/masculino de 2:1.[11]

Hemangiomas são vistos como massas macias avermelhadas ou azuladas que, com frequência, têm um componente cutâneo. São massas compressíveis e aumentam com esforço ou choro. Nos hemangiomas maiores, pode-se ouvir um sopro sobre a lesão. A TC ou RM com contraste confirma o diagnóstico da lesão vascular (Fig. 101-7).

Os hemangiomas involuem após vários anos; portanto, o tratamento usual é a observação, exceto se houver prejuízo funcional, sangramento, necrose cutânea ou coagulopatia causada por trombocitopenia. Essas complicações dependem da localização do hemangioma e podem resultar em comprometimento da visão ou obstrução das vias aéreas, principalmente no nível da laringe subglótica. O uso de corticosteroides sistêmicos pode ser útil no tratamento de complicações como ulceração cutânea, disfagia, dispneia, trombocitopenia ou insuficiência cardíaca.[12-15] A excisão cirúrgica ou a terapia com *laser* mostra-se relevante nos casos de involução incompleta ou quando anormalidades funcionais ou cosméticas permanecem. O tratamento com radioterapia pode causar transformação maligna, e o uso de agentes esclerosantes e crioterapia não apresentou resultados eficazes.[10,16] Desde a descrição da série de casos com 11 crianças cujos hemangiomas cutâneos pareceram responder à terapia com propranolol,[17] este se tornou amplamente aceito como terapia clínica do hemangioma.[18] O mecanismo de ação do propranolol nos hemangiomas é desconhecido, embora tenha sido proposto um mecanismo de redução da angiogênese ou de vasoconstrição.[19,20]

TERATOMAS

Teratomas na cabeça e no pescoço são raros e, com base em um estudo de série de casos, compreendem apenas 3,5% de todos os teratomas.[21] Embora em outras localizações se observe um predomínio feminino/masculino de 6:1, na região da cabeça e do pescoço a incidência é a mesma entre os gêneros.[22] Os teratomas surgem a partir de células pluripotentes e consistem em tecidos estranhos ao local no qual aparecem. Observou-se uma história de polidrâmnio em até 18% dos neonatos com teratoma cervical (Fig. 101-8).

A maioria dos teratomas apresenta-se como uma massa firme no pescoço. Sintomas de comprometimento respiratório causados pela compressão da traqueia podem estar presentes nos grandes teratomas. Podem ser vistas calcificações intrínsecas na TC ou RM, um achado que pode auxiliar o diagnóstico. O tratamento é a excisão cirúrgica, e a falha da excisão completa pode resultar em recorrência.

CISTOS DERMOIDES

Similares aos teratomas, aos quais estão relacionados patologicamente, os cistos dermoides originam-se do epitélio aprisionado no tecido durante a embriogênese ou a implantação traumática. Os cistos dermoides consistem em cavidades revestidas por epitélio preenchidas com apêndices cutâneos como cabelo, folículos pilosos e glândulas sebáceas. São encontrados em outros locais na cabeça e no pescoço, incluindo órbita, nariz, nasofaringe e cavidade oral.

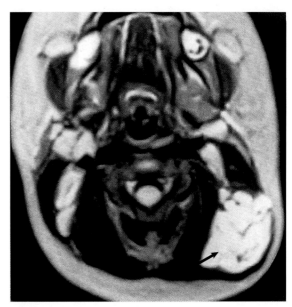

FIGURA 101-7. A ressonância magnética com contraste mostra uma lesão vascular realçada na região posterior do pescoço, consistente com hemangioma (*seta*).

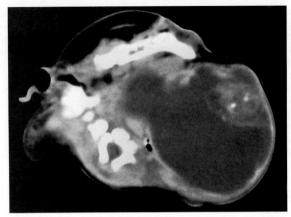

FIGURA 101-8. A tomografia computadorizada mostra um teratoma cístico grande em um neonato, o qual comprometia gravemente as vias aéreas, tendo sido necessário uma traqueostomia.

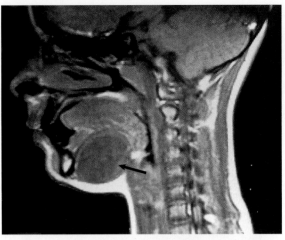

FIGURA 101-10. A ressonância magnética (visão sagital) demonstra um grande cisto dermoide na região submentoniana, logo abaixo da língua (seta).

Os cistos dermoides são comuns na linha média do pescoço, geralmente na região submentoniana (Figs. 101-9 e 101-10). Eles estão conectados e movem-se com a pele suprajacente; são indolores, exceto se infectados. O tratamento é realizado pela excisão cirúrgica completa.

LARINGOCELES

A laringocele é uma dilatação ou herniação anormal do sáculo da laringe. Se essa dilatação permanece nos limites da cartilagem tireoidiana, a laringocele é *interna*; se ocorre extensão além da cartilagem tireoidiana, na direção cefálica, para projetar-se através da membrana tíreo-hióidea, a laringocele é *externa*. Algumas laringoceles têm componentes internos e externos. As laringoceles são raras em lactentes e crianças, mas podem ser congênitas. A diferenciação clínica entre laringoceles preenchidas com ar e cistos saculares cheios de líquido pode ser impossível.[23]

Rouquidão, tosse, dispneia e disfagia sugerem laringocele. A TC pode auxiliar o diagnóstico, principalmente para avaliar a extensão da lesão e diferenciar entre um espaço cheio de ar da laringocele e um cisto sacular com líquido. A excisão cirúrgica por meio da abordagem externa é o tratamento de escolha.

CISTOS TÍMICOS

O timo desenvolve-se a partir da terceira bolsa faríngea e desce em direção ao tórax. A implantação do tecido tímico ao longo deste trato descendente, em qualquer lugar do pescoço, pode resultar em um cisto tímico, que pode ser mais comum do que o sugerido por vários relatos da literatura.[24] Quase todos são unilaterais, mais comuns do lado esquerdo do pescoço, e 90% são císticos.[25]

Em geral, o cisto tímico apresenta-se como uma massa assintomática, mas pode ser doloroso se infectado ou se o tamanho aumentar rapidamente. A TC e a RM podem ajudar a diferenciar um cisto tímico, que compreende uma lesão cística única, de um higroma cístico, o qual tem múltiplos grandes cistos dentro da massa. O tratamento de escolha é a excisão cirúrgica, e o diagnóstico pode ser confirmado pela identificação histológica dos corpúsculos de Hassall.

MALFORMAÇÕES VASCULARES

As malformações vasculares podem ser divididas em dois grupos, dependendo do fluxo sanguíneo. As *lesões de baixo fluxo* incluem malformações capilares e venosas, enquanto as malformações arteriais e arteriovenosas são, em geral, *lesões de alto fluxo*. As malformações vasculares são anomalias estruturais congênitas que crescem na mesma velocidade da criança e não involuem.

As anomalias venosas da veia jugular externa podem, às vezes, apresentar-se como uma massa cervical.[26] Em geral, a veia jugular externa desemboca na veia subclávia, mas pode desembocar também na veia jugular interna, fora da bainha da carótida, para formar um plexo venoso. As malformações jugulares apresentam-se como massas macias e compressíveis ao longo da borda anterior do músculo esternocleidomastóideo. O tratamento é a ligadura ou excisão da anomalia.

TUMORES DO ESTERNOCLEIDOMASTÓIDEO EM LACTENTES

Os tumores do esternocleidomastóideo em lactentes (torcicolo congênito) apresentam-se como uma massa firme, dolorosa, discreta e fusiforme dentro do músculo esternocleidomastóideo. Em geral, essas massas não estão presentes ao nascimento, mas aparecem ao redor da primeira a oitava semana após o nascimento. Aumentam lentamente de tamanho por 2 a 3 meses e, então,

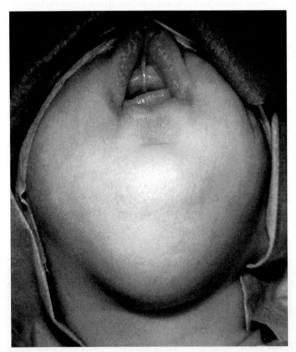

FIGURA 101-9. Grande cisto dermoide na linha média da região submentoniana.

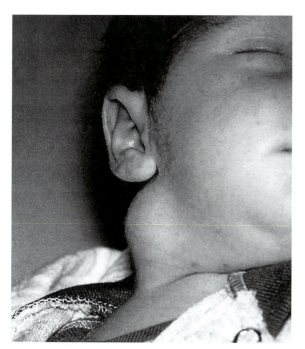

FIGURA 101-11. Lactente com torcicolo congênito. Observe a massa firme na porção média do músculo esternocleidomastóideo.

regridem de modo gradativo por 4 a 8 meses (Fig. 101-11). Do ponto de vista patológico, a massa caracteriza-se por tecido fibroso denso e ausência de músculo estriado normal (Fig. 101-12). À medida que a massa diminui, o músculo remanescente continua a degenerar para formar um tecido fibroso. Desconhece-se a etiologia da doença, porém foram implicados: trauma ao nascer, isquemia do músculo e posição intrauterina. A maioria dos pacientes é de primogênitos[27] e, raramente, os irmãos são afetados.[1]

A massa desaparece em até 80% dos casos;[28] portanto, o tratamento conservador com fisioterapia (ativa e passiva) previne o desenvolvimento de torcicolo restritivo. Nos casos resistentes, pode ser necessária a secção cirúrgica do músculo esternocleidomastóideo.

MASSAS ADQUIRIDAS
LINFADENOPATIA VIRAL

Linfonodos reativos resultam de infecções do trato respiratório superior como adenovírus, rinovírus ou enterovírus (coxsackievírus A e B). Em geral, o VEB apresenta-se com linfadenopatia maciça, além do aumento de outros tecidos linfoides (p. ex., tonsilas, baço). No exame histopatológico, a proliferação de células normais é aparente; porém, ao contrário da doença neoplásica, a arquitetura nodal está intacta.

A linfadenopatia reativa é frequentemente bilateral e associada a sintomas de uma infecção respiratória subjacente. A simples observação é o tratamento mais adequado. No entanto, em decorrência da sua lenta regressão, esses linfonodos são biopsiados com certa frequência devido a preocupações quanto ao linfoma.

Pacientes com infecção pelo vírus da imunodeficiência humana (HIV) associada à síndrome da imunodeficiência adquirida (AIDS) manifestam linfadenopatia generalizada com febre, hepatosplenomegalia, perda de peso e suscetibilidade a infecções virais, bacterianas e fúngicas. Deve-se suspeitar de AIDS em crianças quando há envolvimento de múltiplos linfonodos cervicais com infecção bacteriana e em casos que não respondem à terapia antibiótica adequada.

A linfadenopatia cervical é também uma manifestação da doença linfoproliferativa pós-transplante, a qual está associada à infecção pelo VEB em pacientes submetidos a transplante de órgãos sólidos ou de medula óssea. O exame histológico da biópsia do linfonodo e os títulos de Epstein-Barr são essenciais para o diagnóstico desta doença.[29]

LINFADENOPATIA BACTERIANA
Linfadenopatia Supurativa

Staphylococcus aureus e *Streptococcus* β-hemolítico do grupo A são os organismos mais comuns como causa de supuração cervical, embora outras bactérias, como *Haemophilus* spp. e *Moraxella* spp., possam estar implicadas. Brodsky et al.[30] observaram uma incidência de 19% de bactérias anaeróbias *versus* 67% de bactérias aeróbias. Brook[31] relatou incidência anaeróbia similar e organismos β-lactamase positivos em 34%. Nos neonatos, o organismo responsável pode ser *Staphylococcus* ou *Streptococcus*, mas *Pseudomonas* e outras bactérias Gram-negativas também têm sido relatados.[32,33] Diversos estudos documentaram uma incidência crescente de *Staphylococcus aureus* resistente à meticilina como o patógeno de infecções cervicais pediátricas adquiridas na comunidade.[34,35]

Não existem grandes diferenças entre os grupos infectados por *Staphylococcus* e *Streptococcus*, quando se comparam fatores demográficos e ocorrência de sintomas. Frequentemente, a massa cervical se desenvolve na região submandibular, mas pode ocorrer nos triângulos cervicais anterior e posterior (Fig. 101-13).[36] Sintomas associados incluem história de infecção do trato respiratório superior, dor de garganta, dor de orelha e lesões cutâneas.[36] O tratamento inicial é a terapia antibiótica, oral ou intravenosa, dependendo da gravidade da infecção. A falha em responder à medicação pode indicar a necessidade de PAAF ou de incisão e drenagem.

Doença da Arranhadura do Gato

A maioria dos casos da doença da arranhadura do gato ocorre em pacientes com menos de 20 anos de idade,[37] sendo os homens mais frequentemente afetados do que as mulheres.[38] Mais de 90% dos pacientes têm história de contato com felinos, notando-se prevalência no outono e no inverno. A bactéria *Bartonella henselae* foi implicada como agente etiológico.[39] O teste sorológico de anticorpos por imunofluorescência indireta para o DNA da

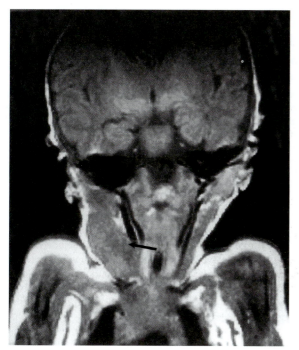

FIGURA 101-12. A ressonância magnética de um lactente com torcicolo congênito mostra aumento do músculo esternocleidomastóideo (*seta*).

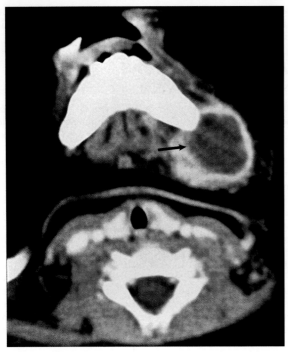

FIGURA 101-13. A tomografia computadorizada com contraste revela um abscesso cervical no triângulo submandibular (seta). O abscesso caracteriza-se por hipotransparência e intensificação do halo marginal.

Bartonella tem alta sensibilidade e especificidade. As crianças afetadas manifestam linfadenopatia associada à febre baixa e outros sintomas de mal-estar. A terapia antibiótica com azitromicina, um aminoglicosídeo ou ciprofloxacina é, em geral, curativa.[39] Raramente, a infecção é grave o suficiente para requerer cirurgia.

Toxoplasmose

A infecção pelo *Toxoplasma gondii* é contraída por meio do consumo de carne crua ou pela ingestão de oócitos excretados nas fezes do gato. Os sintomas incluem febre, mal-estar, dor de garganta e mialgia. Adenite cervical está presente em mais de 90% dos casos,[40] e as complicações incluem miocardite e pneumonite. Confirma-se o diagnóstico por meio de testes sorológicos, e o tratamento é realizado com pirimetamina ou sulfonamidas.

Infecção por Micobactérias

A maioria das infecções micobacterianas atípicas é causada por uma variedade de micobactérias, que incluem *Mycobacterium avium-intracellulare*, *M. scrofulaceum*, *M. kansasii*, *M. fortuitum* e *M. haemophilum*. Recentemente, observou-se o reaparecimento de *M. tuberculosis*, como causa de adenopatia cervical; essa micobactéria está associada à tuberculose pulmonar em áreas endêmicas dos Estados Unidos. Em uma série que abordava a causa das infecções cervicais por micobactérias, Hawkins et al.[41] encontraram uma incidência de 59% de micobactérias atípicas em comparação a 29% de *M. tuberculosis*.

Os testes cutâneos para *M. tuberculosis* e micobactérias atípicas estão disponíveis[42] e foram positivos em 95% dos casos na série de Hawkins et al.[41] A infecção micobacteriana é diagnosticada de maneira definitiva pela cultura, a qual, em geral, demora semanas.

O local mais comum da infecção micobacteriana no pescoço é a região cervical anterior e superior, seguida pelas regiões cervical posterior, cervical média, supraclavicular e submentoniana. A infecção micobacteriana atípica não é infrequente na região pré-auricular (Fig. 101-14). Tende a ser unilateral, enquanto *M. tuberculosis* é mais difuso e, com frequência, bilateral.[41] Uma massa firme, indolor e de crescimento progressivo, apesar da terapia antibiótica, sugere o diagnóstico. Na infecção micobacteriana atípica, é comum que a pele suprajacente esteja descolorida. Nos pacientes com infecção pelo *M. tuberculosis*, também podem estar presentes perda de peso, febre e anorexia.

O tratamento atual para infecção por *M. tuberculosis* é a quimioterapia antituberculosa, a qual inclui dois fármacos, embora os linfonodos infectados com micobactérias atípicas sejam mais bem tratados pela excisão cirúrgica ou pela incisão e curetagem. Hawkins et al.[41] mostraram haver resolução das massas cervicais em 4 de 18 casos de infecção por micobactérias atípicas apenas com a quimioterapia. O tratamento não cirúrgico pode ser considerado para pacientes que apresentam contraindicações à cirurgia.

INFECÇÕES FÚNGICAS

As infecções fúngicas cervicais surgem, na maioria das vezes, em pacientes imunocomprometidos com sinais e sintomas que sugerem infecção bacteriana ou viral. Os patógenos usuais incluem *Candida*, *Histoplasma* e *Aspergillus*. O diagnóstico é feito por sorologia ou esfregaço e cultura dos fungos.

SIALOADENITE

As glândulas salivares são suscetíveis à infeção viral e bacteriana e, às vezes, podem refletir a infecção dos linfonodos próximos. Embora rara desde a introdução da vacina, a caxumba é uma infecção por paramixovírus que pode causar orquite, meningite ou perda da audição neurossensorial. Uma ou ambas as glândulas parótidas ou submandibulares podem estar envolvidas. O tratamento inclui medidas de suporte, como analgésicos e hidratação.

Além da infecção viral, a desidratação e a incapacidade generalizada dos pacientes predispõem, com frequência, à infecção bacteriana das glândulas salivares. Os organismos responsáveis incluem *S. aureus*, *Streptococcus* sp. e *Haemophilus influenzae*.

Crianças com sialoadenite manifestam início rápido da dor e edema das glândulas afetadas. Febre, calafrios e mal-estar também podem ocorrer. O exame da cavidade oral pode revelar secreção purulenta nos ductos das glândulas envolvidas (ductos de Stensen ou Wharton). O tratamento da sialoadenite bacteriana consiste em hidratação e terapia antibiótica de amplo espectro, oral ou intravenosa.

DOENÇAS INFLAMATÓRIAS NÃO INFECCIOSAS

Doença de Kawasaki: Síndrome do Linfonodo Mucocutâneo

A doença de Kawasaki é uma vasculite multissistêmica aguda de etiologia desconhecida que tende a afetar crianças com menos de 5 anos de idade.[43] Para a confirmação diagnóstica, o paciente deve ter febre persistente por 5 dias e quatro das seguintes características:

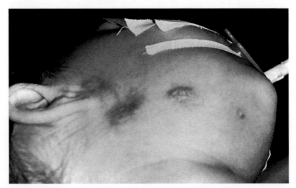

FIGURA 101-14. A infecção micobacteriana atípica envolve, com frequência, o triângulo submandibular e as regiões pré-auriculares.

1) linfadenopatia cervical aguda, não purulenta, geralmente unilateral; 2) eritema, edema e descamação das mãos e dos pés; 3) exantema polimorfo; 4) infecção conjuntival bilateral e indolor; 5) eritema e infecção dos lábios e da cavidade oral.

Achados associados ao estágio agudo incluem trombocitose e sinais cardíacos de derrame pericárdico.[44] No estágio subagudo, aneurismas da artéria coronária podem estar presentes em 15% a 20% dos casos.[43] O objetivo do tratamento é reduzir a resposta inflamatória com aspirina e terapia com gamaglobulina.

Histiocitose Sinusal (Doença de Rosai-Dorfman)

Crianças com histiocitose cervical têm linfadenopatia maciça não dolorosa similar à mononucleose infecciosa ou linfoma. Acredita-se que a doença represente uma resposta histiocítica anormal a alguma causa precipitante, possivelmente, herpes-vírus ou VEB.[45] A biópsia mostra regiões sinusais dilatadas, muitos plasmócitos e proliferação importante dos histiócitos. Além da adenopatia maciça, podem estar presentes febre e nódulos cutâneos. O tratamento desta doença é expectante.

Linfadenopatia Induzida por Fármacos

Embora a fenitoína seja a causa mais conhecida de linfadenopatia induzida por fármacos, medicamentos como pirimetamina, alopurinol e fenilbutazona também têm sido implicados.[46] Em geral, a adenopatia se resolve quando o fármaco é descontinuado; contudo, há relatos de que o uso a longo prazo da fenitoína possa progredir para um estado pseudolinfomatoso pré-maligno.

Sarcoidose

A etiologia da sarcoidose é desconhecida, mas sua ocorrência em grupos sugere uma origem infecciosa ou tóxica. É mais comum na segunda década de vida, afetando homens e mulheres igualmente. Em geral, os pacientes apresentam aumento dos linfonodos, fadiga e perda de peso. Dependendo dos sistemas envolvidos, pode manifestar-se com tosse, dispneia, rouquidão, dor óssea ou articular, sintomas visuais, cefaleia, febre e exantema cutâneo. Anormalidades na radiografia de tórax ajudam a sugerir o diagnóstico, o qual é confirmado pelo achado de granulomas não caseosos na biópsia do tecido envolvido. O tratamento é expectante, embora os corticosteroides possam ser úteis nos quadros agudos.

NEOPLASIAS BENIGNAS
LIPOMAS

Os lipomas são tumores gordurosos, encapsulados e benignos encontrados no tecido subcutâneo, ocorrendo raramente na cabeça e no pescoço. O tratamento usual é a excisão cirúrgica.

ADENOMAS DA TIREOIDE

O adenoma tireoidiano apresenta-se como uma massa isolada palpável no interior da glândula tireoide. Na ultrassonografia, o adenoma aparece como uma massa sólida, ao contrário do cisto de tireoide. Na cintilografia de tireoide, o adenoma aparece como um nódulo frio; no entanto, alguns adenomas demonstram baixos níveis de captação do radionuclídeo. Os adenomas da tireoide podem requerer excisão cirúrgica para diferenciá-los dos carcinomas foliculares. Antes da excisão, deve-se realizar uma PAAF guiada por ultrassom.

NEUROFIBROMAS

Os neurofibromas são tumores circunscritos compostos por células de Schwann, fibras nervosas e fibroblastos. No pescoço, os neurofibromas surgem de pequenos nervos cutâneos, mas também podem originar-se dos nervos cranianos. Podem ser solitários, mas também ocorrer, mais raramente, como múltiplos neurofibromas associados à neurofibromatose tipo 1. O tratamento é a excisão cirúrgica, o que obriga ao sacrifício do nervo envolvido, devendo-se ter o cuidado de não lesionar estruturas anatômicas próximas.

ADENOMAS PLEOMÓRFICOS

Os adenomas pleomórficos são tumores da glândula salivar que surgem na porção lateral da glândula parótida. Apresentam-se como massas de crescimento lento, indolores, que não mostram evidência de envolvimento cutâneo ou nervoso. É necessária uma parotidectomia superficial para a excisão cirúrgica (Cap. 22).

NEOPLASIAS MALIGNAS
LINFOMAS

Os linfomas são a malignidade mais comum em grandes séries pediátricas.[1,47] Podem ser divididos em duas categorias histológicas, Hodgkin e não Hodgkin, as quais apresentam evolução clínica e prognóstico diferentes.

Rye[48] classificou a doença de Hodgkin em quatro tipos histológicos: 1) esclerose nodular; 2) celularidade mista; 3) predomínio de linfócitos; e 4) depleção de linfócitos. Homens de qualquer idade são mais comumente afetados pela doença de Hodgkin do que as mulheres, embora a incidência seja praticamente a mesma na adolescência. Em geral, a doença de Hodgkin apresenta-se como uma massa cervical ou supraclavicular assintomática (Fig. 101-15). É comum a febre estar associada à tosse, sudorese noturna e perda de peso. Após a confirmação do tipo celular pela biópsia, o tratamento consiste em quimioterapia ou radioterapia, dependendo dos achados histológicos e do estadiamento.

O linfoma não Hodgkin tem mais probabilidade de se disseminar e ser extranodal. Os tipos histológicos incluem o linfoblástico, o de grandes células e o indiferenciado. Os locais de envolvimento extralinfáticos mais comuns abrangem fígado, pulmão e medula óssea. No pescoço, a doença de Hodgkin é mais comum do que o linfoma não Hodgkin.[49] Perda de peso, sudorese noturna e febre são comuns, principalmente quando a doença está mais disseminada. A quimioterapia é a base do tratamento do linfoma não Hodgkin.

RABDOMIOSSARCOMAS

Os sarcomas de tecidos moles compreendem uma pequena porcentagem de todas as malignidades da infância. O rabdomiossarcoma

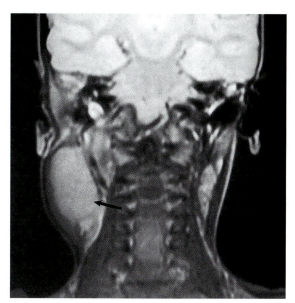

FIGURA 101-15. A ressonância magnética do pescoço mostra a doença de Hodgkin presente na região cervical posterior (*seta*).

é o sarcoma de tecidos moles mais comum; abrange uma porcentagem significativa das massas cervicais malignas em séries de pacientes pediátricos por ser frequente na cabeça e no pescoço.[50] O pico de incidência do rabdomiossarcoma ocorre entre 2 e 5 anos, com outro pico entre 15 e 19 anos de idade.[51] Crianças brancas são afetadas com mais frequência do que aquelas de outras raças, havendo discreto predomínio masculino.[51] O rabdomiossarcoma embrionário é o tipo celular mais comum, seguido dos tipos alveolar e pleomórfico.[52]

Os locais predominantes do rabdomiossarcoma na cabeça e no pescoço incluem órbita, nasofaringe, seios paranasais, orelhas e cavidade oral. Observou-se envolvimento primário do pescoço em 89% dos casos de uma série de pacientes.[53] Metástases de uma área da cabeça para o pescoço são raras.[54]

O tratamento do rabdomiossarcoma inclui uma combinação de cirurgia, radioterapia e quimioterapia. O papel da cirurgia, da biópsia, da diminuição do volume tumoral e da excisão radical depende do local, extensão e presença de recorrência. Dois terços dos pacientes apresentam sobrevida a longo prazo ou cura.[50,55]

CARCINOMA DE TIREOIDE

O carcinoma de tireoide é incomum no grupo etário pediátrico e tem sido relacionado com exposição à radiação ionizante de baixa dose.[56] Meninas são mais afetadas, porém menos do que mulheres adultas. A histologia usual é papilar ou mista, papilar-folicular, sendo comum uma massa solitária na região anterior do pescoço. Sinais preocupantes incluem rápido crescimento, rouquidão, disfagia e fixação do tumor às estruturas circundantes. A história familiar de câncer de tireoide ou neoplasia endócrina múltipla deve aumentar a suspeita de carcinoma. Metástases, quando presentes, encontram-se em linfonodos regionais, pulmões ou ossos. A ultrassonografia ou a cintilografia de tireoide mostra-se útil na investigação diagnóstica, mas o diagnóstico definitivo é realizado pelo exame de congelação no momento da excisão cirúrgica. Quase a totalidade dos carcinomas de tireoide em crianças é papilar; portanto, o tratamento deve ser tireoidectomia total ou subtotal com dissecção do pescoço se houver envolvimento nodal evidente. Faz-se supressão da tireoide para prevenir a recorrência, e o iodo radioativo é útil na ablação do tumor residual após a ressecção.

MALIGNIDADES DAS GLÂNDULAS SALIVARES

Os carcinomas mucoepidermoides e de células acinares das glândulas salivares contribuem com cerca de 60% das neoplasias epiteliais malignas em crianças.[57] No carcinoma mucoepidermoide, a invasão local, as metástases regionais e o prognóstico dependem da diferenciação histológica. O comportamento do carcinoma de células acinares não se correlaciona com a histologia. Os carcinomas mucoepidermoide e de células acinares apresentam-se como massas solitárias firmes que crescem sem dor, geralmente, na glândula parótida. Ambos os tumores tendem a ser de baixo grau e, raramente, fatais.[57] Dependendo de qual a glândula envolvida, o tratamento inicial exige a paratireoidectomia ou a excisão da glândula submandibular. O uso de terapia adjuvante, incluindo dissecção do pescoço ou radioterapia, depende do tipo de célula e das características de crescimento do tumor (Cap. 22).

CARCINOMA NASOFARÍNGEO

O carcinoma nasofaríngeo pode apresentar-se como uma massa no pescoço associada a tumor nasofaríngeo, otite média unilateral, rinorreia e obstrução nasal. Em casos avançados, a paralisia de um ou mais nervos cranianos pode estar aparente. Há maior incidência de carcinoma nasofaríngeo em adolescentes negros e asiáticos,[58,59] e têm-se observado títulos elevados de VEB tipos 2 e 3 no carcinoma nasofaríngeo.[60] Embora o diagnóstico seja confirmado pela biópsia do tumor primário, TC e RM são necessárias para determinar a extensão do envolvimento tumoral. Metástases ósseas ou hepáticas podem ser identificadas com a cintilografia óssea ou a TC de abdome. O tratamento-padrão atual de primeira linha para a doença avançada localmente é a quimioterapia combinada com radiação.[61]

NEUROBLASTOMAS

Os neuroblastomas são neoplasias malignas que se originam de neuroblastos primitivos e células da crista neural. Apenas 2% a 4% dos neuroblastomas têm origem no pescoço,[62] onde essas massas podem estar associadas à síndrome de Horner ipsilateral.[63] O envolvimento sistêmico é comum; desse modo, estão indicados exames de imagem que incluam TC e RM do pescoço, tórax e abdome afim de avaliar a disseminação metastática. O ácido vanilmandélico urinário elevado na urina de 24 horas sugere a presença de neuroblastoma. O tratamento depende da extensão do envolvimento e pode incluir a excisão cirúrgica, radioterapia e quimioterapia.

RESUMO

Uma massa cervical encontrada em uma criança pode ser um desafio diagnóstico para o profissional médico e uma fonte de ansiedade para os pais. A avaliação sistemática, com atenção particular para detalhes importantes da história e do exame físico, pode ajudar a restringir e direcionar o diagnóstico diferencial e permitir a escolha de exames laboratoriais e radiológicos apropriados, quando indicado. Em crianças, as massas congênitas e inflamatórias são mais comuns, mas deve-se considerar a malignidade, principalmente quando o crescimento persiste apesar da terapia.

Para consultar a lista completa de referências, acesse www.expertconsult.com.

LEITURA SUGERIDA

Brodsky L, Belles W, Brody A, et al: Needle aspiration of neck abscesses in children. *Clin Pediatr (Phila)* 31:71, 1992.
Brook I: Aerobic and anaerobic bacteriology of cervical adenitis in children. *Clin Pediatr (Phila)* 19:693, 1980.
Civantos FJ, Holinger LD: Laryngoceles and saccular cysts in infants and children. *Arch Otolaryngol Head Neck Surg* 118:296, 1992.
Cunningham MJ, Myers EN, Bluestone CD: Malignant tumors of the head and neck in children: a twenty-year review. *Int J Pediatr Otorhinolaryngol* 13:279, 1987.
Edgerton MT: The treatment of hemangiomas: with special reference to the role of steroid therapy. *Ann Surg* 183:517, 1976.
Garfinkle TJ, Handler SD: Hemangiomas of the head and neck in children: a guide to management. *J Otolaryngol* 9:5, 1980.
Handler SD, Raney RB: Management of neoplasms of the head and neck in children. I. Benign tumors. *Head Neck Surg* 3:395, 1981.
Luna MA, Batsakis JG, El-Naggar AK: Pathology consultation: salivary gland tumors in children. *Ann Otol Rhinol Laryngol* 100:869, 1991.
Ossowski K, Chun RH, Suskind D, et al: Increased Isolation of methicillin-resistant *Staphylococcus aureus* in pediatric head and neck abscesses. *Arch Otolaryngol Head Neck Surg* 132:1176, 2006.
Raney RB, Handler SD: Management of neoplasms of the head and neck in children. II. Malignant tumors. *Head Neck* 3:500, 1981.
Torsiglieri AJ, Jr, Tom LW, Ross AJ, 3rd, et al: Pediatric neck masses: guidelines for evaluation. *Int J Pediatr Otorhinolaryngol* 16:199, 1988.

Anomalias Vasculares de Cabeça e Pescoço

Jonathan A. Perkins

102

Pontos-chave

- As anomalias vasculares dividem-se em *malformações vasculares* e *tumores vasculares*.
- Os mecanismos moleculares que originam as anomalias vasculares resultam da angiogênese e vasculogênese desordenadas. O tipo mais comum de tumor vascular é o hemangioma da infância.
- O tipo mais comum de malformação vascular que envolve cabeça e pescoço é a malformação linfática.
- Hemangiomas da infância estão ausentes ao nascimento, surgem na infância, proliferam-se até 9 a 10 meses de idade e, invariavelmente, involuem ou se retraem ao longo dos anos.
- O endotélio dos hemangiomas da infância tem propriedades únicas que os distinguem de outros tipos de tumores e malformações vasculares.
- O endotélio da malformação linfática tem propriedades de coloração únicas que o distinguem de outros tipos de endotélio vascular.
- Os hemangiomas da infância ocorrem em locais característicos de cabeça, pescoço e face. Estas lesões são denominadas *segmentares*, *focais*, *superficiais*, *profundas* e *mistas*.
- A síndrome PHACES está associada a grandes hematomas da infância. Descreve os hemangiomas da infância associados a fenda ventral, malformações cardíacas congênitas, malformações intracranianas e anormalidades oculares.
- Os hemangiomas perioculares da infância podem causar ambliopia por privação ou ambliopia astigmática.
- Hemangiomas da infância mais superficiais e outras lesões vasculares cutâneas e vermelhas podem ser tratados com *laser* corante pulsado, o qual preserva o epitélio enquanto reduz a vermelhidão da lesão.
- A excisão cirúrgica dos hemangiomas focais pode ser feita para prevenir complicações e melhorar os resultados do tratamento.
- As malformações vasculares são comuns no pescoço e, com maior frequência, linfáticas.
- As malformações linfáticas são classificadas por estágios e pela imagem radiológica como macrocísticas, microcísticas ou uma combinação de ambas.
- As malformações linfáticas são malformações vasculares de baixo fluxo que ocorrem no útero e manifestam-se ao nascimento ou associadas a infecção ou trauma, posteriormente. A maioria das malformações, que se apresentam ao nascer ou mais tarde, está associada ao cariótipo normal.
- Malformações linfáticas macrocísticas de estágio menor podem resolver-se espontaneamente ou ser tratadas, de maneira bem-sucedida, com cirurgia ou escleroterapia. Em contrapartida, as malformações supra-hioides de estágio mais avançado são difíceis de tratar por qualquer método e causam macroglossia com frequência. As malformações microcísticas supra-hioides que envolvem a mucosa oral e orofaríngea têm sido relacionadas com linfocitopenia e inflamação recorrente.
- As malformações venosas estão associadas à disfunção do receptor da tirosina quinase tipo 2, o qual origina estruturas venosas anormais. Histologicamente, as malformações venosas podem ser uma combinação das vasculaturas sanguínea e linfática.
- O fenômeno de Kasabach-Merritt está mais comumente associado aos tumores vasculares tipo hemangioendotelioma kaposiforme e angioma em tufo.
- As malformações arteriovenosas são malformações de alto fluxo que podem ocorrer em qualquer área da cabeça e do pescoço; são tratadas com uma combinação de embolização e cirurgia.
- Têm sido descritos hemangiomas congênitos de involução rápida e hemangiomas congênitos não involutivos. Estas lesões são histologicamente idênticas aos hemangiomas da infância, sem a coloração positiva do endotélio para o transportador de glicose tipo 1.
- Os hemangiomas da infância têm um endotélio único que é positivo para a imunomarcação para o transportador de glicose tipo 1, o que o distingue de outros tumores vasculares. O tratamento do hemangioma da infância sofreu uma mudança radical com o uso de propranolol.

Quadro 102-1. CLASSIFICAÇÃO DAS ANOMALIAS VASCULARES

Malformação Vascular

Tipo Vaso Único

Capilar
Venosa
Linfática
Arteriovenosa

Malformações Combinadas e Complexas

Linfático-venosas
Venosas capilares
Linfático-venosas capilares
Arteriovenosas capilares

Tumor Vascular

Hemangioma
Hemangioma da infância
Hemangioma congênito
- Hemangioma congênito de involução rápida
- Hemangioma congênito não involutivo

Hemangioma lobular (granuloma piogênico)

Neoplasia Vascular

Hemangioendotelioma kaposiforme
Angiossarcoma
Hemangiopericitoma
Miscelânea
Angioma em tufo

Sistema de classificação binária adotado pela International Society for the Study of Vascular Anomalies (ISSVA) em 1996.

As anomalias vasculares apresentam vascularização sanguínea e linfática anormais e são frequentes na cabeça e no pescoço. A distinção entre os vários subtipos de anomalias vasculares fundamenta-se geralmente nos achados clínicos e radiológicos e, às vezes, em evidência histológica. Com base nesses fatores, desenvolveu-se um sistema de classificação das anomalias vasculares (Quadro 102-1).[1,2] Neste esquema de classificação, as anomalias vasculares são divididas em *tumores vasculares* e *malformações vasculares*. A divisão inicial entre essas categorias reflete a análise cuidadosa da história clínica natural dos *hemangiomas cutâneos da infância* (HIs),[3] os quais estão ausentes ao nascimento, surgem na infância e crescem rapidamente no primeiro ano de vida. Depois da fase proliferativa, ocorre um período variável de regressão ou involução. Esse comportamento clínico difere das malformações vasculares. Essas observações clínicas perspicazes possibilitaram a separação dos tumores derivados da vasculatura sanguínea e linfática em grupos individuais para permitir o diagnóstico e tratamento mais precisos. Numerosas descobertas recentes consolidaram ainda mais a distinção entre os tumores e as malformações vasculares.[4-6]

Atualmente, acredita-se que os tumores vasculares representam um desenvolvimento vascular desordenado e demonstrem certas características neoplásicas.[7,8] A maioria dos tumores vasculares é benigna, mas alguns podem ser malignos. Radiologicamente, esses tumores podem ser caracterizados mediante descrição do tamanho da lesão, fluxo sanguíneo e localização (Fig. 102-1).[9,10] Certas condições estão associadas aos tumores vasculares, mas não às malformações vasculares. O exemplo principal é a trombocitopenia profunda (i.e., o fenômeno de Kasabach-Merritt).[11,12] Além disso, alguns tumores vasculares associam-se a síndromes conhecidas, como a PHACES (anormalidades intracranianas da fossa posterior, hemangiomas, anormalidades arteriais, defeitos cardíacos e coartação da aorta, anormalidades oculares e fenda esternal).[13]

Têm sido descritas malformações vasculares em lesões que contêm todos os tipos de vasos: arterial, venoso e linfático. Ainda não está estabelecido se as malformações vasculares representam uma doença embrionária precoce da vasculogênese.[7,8,14] Algumas malformações vasculares foram associadas a defeitos genéticos, principalmente as que têm crescimento excessivo dos tecidos.[15-17] Ao contrário dos tumores vasculares, a maioria das malformações vasculares está presente ao nascimento e demonstra crescimento paralelo ao do indivíduo. Essas lesões têm uma aparência radiológica distinta quanto a localização, tamanho e fluxo sanguíneo intralesional.[18] Certos tipos de malformações vasculares caracterizam-se por sua arquitetura radiológica. Isso tem sido muito útil na avaliação das malformações linfáticas, que também se associam ao tecido local ou ao crescimento ósseo exagerado (Fig. 102-2).[19] Desde a distinção original do HI de outros tipos de tumores e malformações vasculares, as características moleculares e os achados radiológicos dos subtipos individuais das anomalias vasculares permitiram distinção adicional entre os vários tipos de anomalias vasculares.[3] Este capítulo descreve essas distinções e explica como resultaram no progresso dos tratamentos, com melhores resultados.

Estão sendo investigadas bases genéticas e moleculares para algumas anomalias vasculares.[16,17,20,21] O elo mais evidente entre um defeito genético e a doença pode ser observado nas malformações venosas herdadas, em que encontra-se a mutação no receptor proteico da tirosina quinase (Tie2), o qual, normalmente, possibilita a comunicação entre o endotélio e o músculo liso, essencial para a morfogênese venosa. Acredita-se que os defeitos encontrados na camada do músculo liso dos vasos nas malformações venosas resultem desta mutação. Da mesma forma, as anomalias vasculares que ocorrem na telangiectasia hemorrágica hereditária tipos 1 ao 3 têm

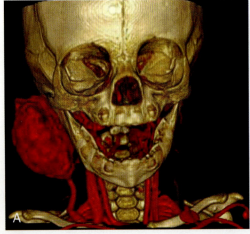
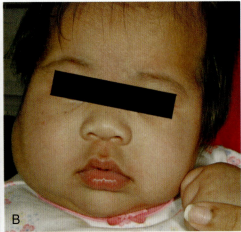

FIGURA 102-1. A, Imagem da angiotomografia computadorizada de um hemangioma focal profundo na região cervical da parótida. **B,** Imagem clínica do mesmo paciente.

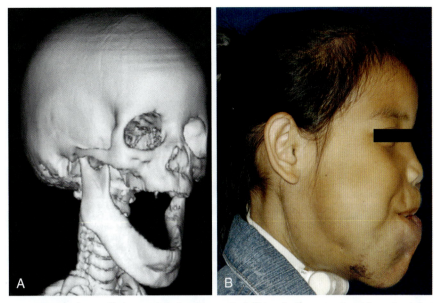

FIGURA 102-2. Crescimento excessivo da mandíbula associado à malformação linfática. **A,** Reconstrução tridimensional da tomografia computadorizada na infância. **B,** Imagem clínica do mesmo paciente em uma idade posterior.

sido associadas a mutações genéticas que afetam adversamente a função endotelial.[22] HIs familiares foram relacionados com regiões do quinto cromossomo.[23] Os glomangiomas estão associados ao defeito da função da glomulina, que os distingue de outras malformações venosas.[24] Malformações arteriovenosas (MAVs) que ocorrem junto a malformações capilares atípicas foram associadas a um gene potencial, *RASA1*.[25] A hipertrofia dos tecidos próximos a malformações vasculares foi associada, em certas síndromes, à mutação do gene supressor tumoral *PTEN* e a outros genes novos.[15,26-28] Essa informação fundamenta a compreensão dos mecanismos da patogênese das anomalias vasculares e abre o caminho para novas opções de tratamento.

Anomalias vasculares envolvem a cabeça e o pescoço em 70% a 80% dos casos. Estas lesões têm apresentações variadas e podem causar efeitos únicos, tanto sistêmicos quanto locais. Desde a distinção original dos HIs em relação às malformações vasculares, ocorreram diversas alterações no diagnóstico e tratamento que serão discutidas com base no tipo de lesão.

TUMORES VASCULARES
HEMANGIOMAS DA INFÂNCIA

Os HIs estão ausentes ao nascimento e aparecem na infância; então, proliferam-se por 6 a 9 meses e involuem parcial ou completamente ao longo de vários anos (Fig. 102-3).[29,30] As lesões vasculares que não seguem esse padrão devem ser consideradas para diagnósticos alternativos.[6] Além das características clínicas, o diagnóstico de HI pode ser confirmado por meio de coloração molecular e características de imagem sofisticadas.[31,32] O endotélio do HI tem vários marcadores de superfície únicos que podem ser detectados por imuno-histoquímica. O primeiro marcador descrito para o HI foi o transportador da glicose 1 (GLUT-1); outros já foram descritos. A detecção do GLUT-1 no endotélio do HI o distingue de outras anomalias vasculares.[32] Os avanços na aquisição de imagens de tomografia computadorizada (TC) e ressonância magnética (RM) permitem a diferenciação entre o HI e outras anomalias vasculares (Fig. 102-4).[10,18,33]

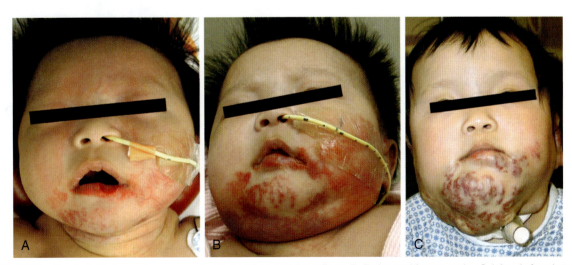

FIGURA 102-3. Aparência do hemangioma segmentar. **A,** Aparência inicial na infância. **B,** Estágio proliferativo tardio. **C,** Início da fase de involução.

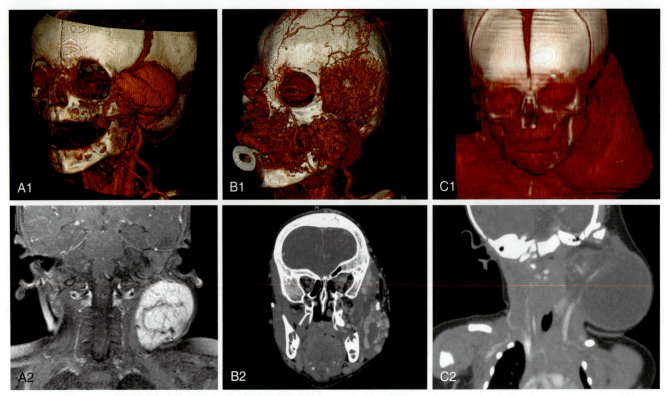

FIGURA 102-4. Tomografia computadorizada (*imagens acima*) e tomografia computadorizada coronal (*imagens abaixo*) da anomalia vascular. **A,** Hemangioma profundo da infância. **B,** Malformação venosa. **C,** Malformação linfática.

Quadro Clínico

Ao nascimento, os HIs podem estar completamente ausentes ou presentes como uma área com leve vermelhidão ou palidez, onde mais tarde aparece o HI. Nos primeiros meses de vida, o hemangioma cresce rapidamente e pode envolver qualquer área da cabeça, do pescoço ou do corpo. Dois terços dessas lesões ocorrem em meninas, e os HIs são mais prevalentes em lactentes prematuros e naqueles nascidos de mães com idade avançada e com história de coleta das vilosidades coriônicas. A terminologia para a descrição dos HIs e sua localização são ilustradas na Figura 102-5.[34] Em geral, os HIs segmentares são superficiais, variam no grau de envolvimento dos dermátomos cutâneos e têm maior morbidade do que os HIs focais.[30] Acredita-se que as lesões segmentares de cabeça e pescoço ocorram em proeminências embriológicas relacionadas com as células da crista neural e sua influência no desenvolvimento vascular.[35] HIs focais de cabeça e pescoço ocorrem em padrões identificáveis provavelmente associados às linhas de fusão tecidual embrionária.[30,34] Com base no conceito dos planos de fusão embrionária, vários grupos observaram que os HIs do terço médio da face não involuem conforme esperado. Acredita-se que a estrutura do HI se complete em torno de 4 meses de idade e que o crescimento residual se dê apenas na espessura da lesão, e não no tamanho.

Síndrome PHACES

É descrita uma associação entre alguns HIs e fenda ventral, malformações cardíacas congênitas, malformações intracranianas e anormalidades oculares (Fig. 102-6).[13] A síndrome PHACES compreende anormalidades intracranianas da fossa posterior, hemangiomas, anormalidades arteriais, defeitos cardíacos e coartação da aorta, anormalidades oculares e fenda esternal (e, às vezes, outras anormalidades das fendas ventrais). Os sintomas do sistema nervoso central (SNC) incluem atrasos do desenvolvimento, convulsões e acidente vascular encefálico (AVE) congênito. Pacientes com suspeita dessa síndrome devem ser submetidos a exames de imagem da cabeça, exame oftalmológico e avaliação cardíaca. Em alguns casos, recomenda-se a terapia antiplaquetária para pacientes com vasculatura cerebral anormal a fim de prevenir o AVE congênito.[36,37] É necessária uma análise mais aprofundada da biologia do HI para entender essas associações. Vale mencionar que

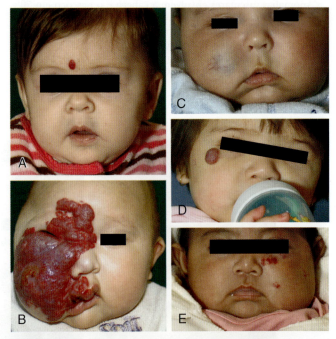

FIGURA 102-5. Tipos de hemangiomas da infância. **A,** Hemangioma focal superficial; fronte. **B,** Hemangioma segmentar misto; face média, lábio, fronte. **C,** Hemangioma focal profundo; região malar. **D,** Hemangioma focal misto; pálpebra inferior malar. **E,** Hemangioma segmentar misto; bochecha, região malar.

um número significativo de pacientes com síndrome PHACES apresenta HI nas vias aéreas.[38]

OUTROS TIPOS DE TUMORES VASCULARES
Hemangioma Congênito

Os tumores vasculares de alto fluxo que se apresentam ao nascimento e são idênticos histologicamente ao HI, exceto pela coloração positiva para GLUT-1, denominam-se *hemangiomas congênitos*.[39,40] Existem dois tipos de hemangiomas congênitos: aqueles que se resolvem rapidamente no período de um ano e aqueles que persistem. Por esse motivo, são denominados *hemangioma congênito rapidamente involutivo* ou *hemangioma congênito não involutivo*, respectivamente. É difícil distinguir essas lesões do HI, a não ser por uma história cuidadosa e pela análise histológica. Com frequência, o diagnóstico permanece incerto até que se observe o comportamento clínico de uma determinada lesão (Fig. 102-7). A terapia clínica é ineficaz para hemangiomas congênitos. O tratamento para a forma rapidamente involutiva é a observação, enquanto os hemangiomas congênitos não involutivos podem requerer terapia a *laser* ou cirúrgica.

Hemangioendotelioma Kaposiforme e Angioma em Tufo

A maioria dos tumores vasculares não hemangiomatosos é benigna e rara na cabeça e no pescoço. Os dois mais comuns são o hemangioendotelioma kaposiforme (HEK) e o angioma em tufo (AT). O HEK ocorre em qualquer local da cabeça e do pescoço,

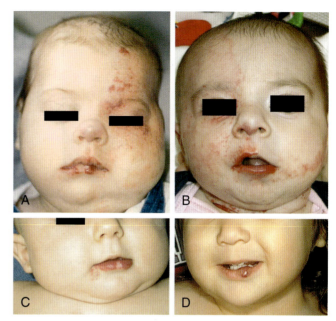

FIGURA 102-6. Aparência clínica da síndrome PHACES. **A,** Hemangioma segmentar que envolve lábios, nariz e face superior e inferior esquerda. **B,** Hemangioma segmentar que envolve lábios, nariz e face superior esquerda e inferior bilateral. **C,** Hemangioma segmentar do lábio inferior com fenda esternal. **D,** Hemangioma focal do lábio inferior com fenda esternal.

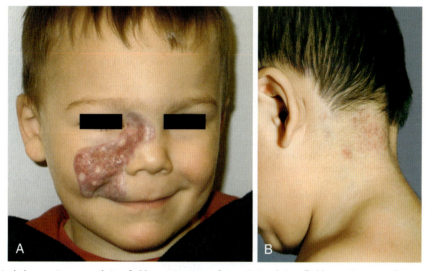

FIGURA 102-7. Aparência do hemangioma congênito. **A,** Hemangioma congênito não involutivo. **B,** Hemangioma congênito rapidamente involutivo, após a involução.

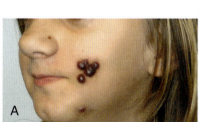
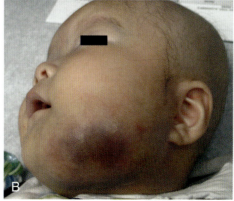
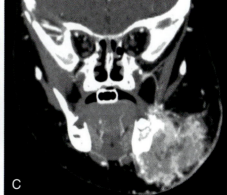

FIGURA 102-8. Aparência clínica e radiográfica do hemangioendotelioma kaposiforme. **A,** Nódulos cutâneos. **B,** Lesão profunda que se estende para a pele. **C,** Tomografia computadorizada coronal da lesão mostrada em **B**.

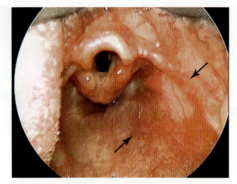

FIGURA 102-9. Aparência endoscópica do hemangioma das vias aéreas na infância mostrando envolvimento difuso da mucosa da hipofaringe (setas).

tendo um componente linfático significativo, além do endotélio vascular sanguíneo.[41] Clinicamente, o HEK aparece como nódulos cutâneos violáceos que se estendem para os tecidos profundos (Fig. 102-8). A imagem radiológica é de um processo vascular infiltrativo difuso (Fig. 102-8). A avaliação cuidadosa por meio de imagens e da biópsia diagnóstica deve orientar a terapia do HEK. Os ATs são mais localizados e podem ou não envolver a pele. O tratamento do HEK e do AT baseia-se no diagnóstico apropriado, na prevenção das complicações e no controle do tumor. O diagnóstico requer uma biópsia incisional com possível coloração imuno-histoquímica. A ressecção cirúrgica pode ser curativa, sendo aconselhável em alguns tumores localizados; contudo, a cirurgia pode não ser curativa em grandes lesões. No HEK ou AT extenso que causa dor, perda de função ou deformidade significativa, pode ser necessário quimioterapia antiangiogênica. A história natural dessas lesões é, com frequência, pouco esclarecida; portanto, o tratamento precisa ser individualizado.

COMPLICAÇÕES COMUNS DOS TUMORES VASCULARES

A maioria dos tumores vasculares consiste em HIs, de modo que tais lesões proliferam-se com rapidez; portanto, as complicações são mais comuns no HI, sendo discutidas inicialmente. As complicações do HI originam-se no comprometimento funcional e na ulceração cutânea induzidos pela lesão. Pode haver comprometimento e obstrução da respiração devido ao HI das vias aéreas, o qual causa estridor bifásico através do estreitamento das vias aéreas do lactente (Fig. 102-9).[42] A obstrução do eixo visual pelo HI proliferativo ocorre nas lesões das pálpebras e resulta em ambliopia por privação (Fig. 102-10).[43] A deformidade do olho provocada pela compressão da lesão ou pela distorção tecidual periocular

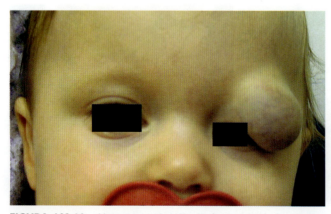

FIGURA 102-10. Hemangioma focal profundo da infância da pálpebra superior que invade o eixo visual.

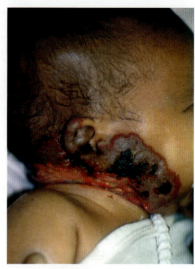

FIGURA 102-11. Hemangioma ulcerado da infância da orelha e do pescoço.

antes de 6 meses de idade leva à ambliopia astigmática.[44] O HI proliferativo em locais de trauma cutâneo repetitivo, como lábios e pregas cutâneas do pescoço, pode ulcerar e resultar em cicatrizes (Fig. 102-11). As razões da ulceração não são muito claras; quando presente, inicia-se como crostas amarronzadas que se tornam dolorosas e sangram, requerendo cuidados locais para a cicatrização. Ulcerações extensas do HI podem tornar-se infectadas e resultar em perda de tecido, o que complica ainda mais a cura e o tratamento (Fig. 102-12).[45] A ulceração do lábio dificulta a alimentação oral em decorrência da dor e da deformidade do lábio induzida pelo HI. HIs grandes de cabeça e pescoço envolvendo regiões parafaríngeas e couro cabeludo estão, com frequência, associados à insuficiência cardíaca de alto débito em razão do fluxo sanguíneo aumentado nessas lesões vasculares.[46] As consequências psicossociais do HI para a família e o paciente são importantes e devem ser consideradas no planejamento do tratamento.[47]

DOENÇAS INCOMUNS ASSOCIADAS AOS TUMORES VASCULARES

Fenômeno de Kasabach-Merritt

Por motivos desconhecidos, o HEK e o AT – não o HI – são os tumores vasculares mais associados ao fenômeno de Kasabach-Merritt.[11,12,48] Ocorre na infância e requer quimioterapia extensiva para reduzir o risco de sangramento associado à trombocitopenia. Os mecanismos que causam a trombocitopenia são desconhecidos. Quando não era possível fazer a distinção histológica entre os endotélios do HEK, AT e HI, muitos tumores vasculares eram simplesmente chamados de *hemangiomas* e o fenômeno de Kasabach-Merrit foi erroneamente associado ao HI. Raramente, entidades vasculares não classificadas como tumores vasculares também têm sido associadas à trombocitopenia, e o espectro deste fenômeno, à medida que se relaciona com anomalias vasculares, vem sendo definido.[49]

Reabsorção Óssea

A reabsorção óssea pode estar associada a alguns casos de HEK e malformações linfáticas, podendo resultar em osteopenia localizada. A síndrome de Gorham, antes conhecida como *doença do osso desaparecido*, é a manifestação mais importante dos vasos linfáticos, afetando estruturas ósseas.[50] Os mecanismos da reabsorção óssea são desconhecidos.[19] Quando ocorre perda óssea, a quimioterapia não altera o prognóstico.

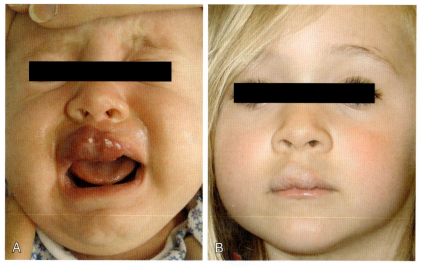

FIGURA 102-12. Hemangioma da infância; lábio. **A,** Hemangioma ulcerado durante a proliferação. **B,** Aparência do lábio após vários tratamentos com *laser* corante pulsado e cicatrização da úlcera.

HEMANGIOMA DA INFÂNCIA: VISÃO GERAL DO TRATAMENTO
ANÁLISE E TRATAMENTO DOS HEMANGIOMAS FACIAIS

Discutir todos os aspectos do tratamento do hemangioma facial[51] está além da abrangência deste capítulo, embora descrevamos os princípios gerais que apoiam a tomada de decisão. Atitudes sociais e o reconhecimento das possibilidades de tratamento para os HIs faciais estão mudando. As lesões que antes simplesmente se permitia que involuíssem e fossem submetidas ao tratamento tardio das alterações cutâneas residuais estão sendo abordadas mais agressivamente no início da infância (Fig. 102-13). Os HIs em certas áreas da face são passíveis de complicações e não involução; isso é especialmente verdadeiro nas lesões do terço médio da face. O reconhecimento da história natural variada dos HIs faciais é essencial para o planejamento do tratamento e o aconselhamento familiar. Os HIs deformam o tecido envolvido através da produção tecidual em excesso, algumas vezes levando à hipertrofia do osso e tecidos moles adjacentes (Fig. 102-14). Criam-se, assim, desafios cirúrgicos e reconstrutivos que diferem dos déficits teciduais usuais associados à ressecção do tumor facial. HIs faciais grandes

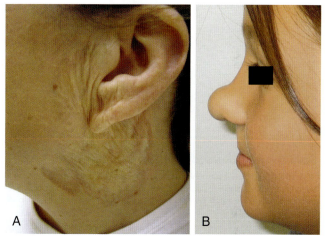

FIGURA 102-13. Alterações teciduais persistentes do hemangioma da infância. **A,** Alterações cutâneas fibrogordurosas do hemangioma da infância misto da parótida involuído no adulto. **B,** Aumento da ponta do nariz resultante do hemangioma da infância focal profundo persistente em um adolescente.

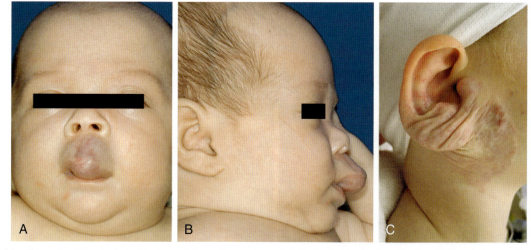

FIGURA 102-14. Expansão e hipertrofia tecidual associadas ao hemangioma da infância. **A,** Hemangioma focal do lábio superior; a visão anteroposterior demonstra aumento da altura e do comprimento do lábio. **B,** Hemangioma focal do lábio superior; a visão lateral mostra aumento da altura e largura do lábio. **C,** Hemangioma misto da parótida/orelha; a visão lateral indica aumento do terço inferior do pavilhão auricular.

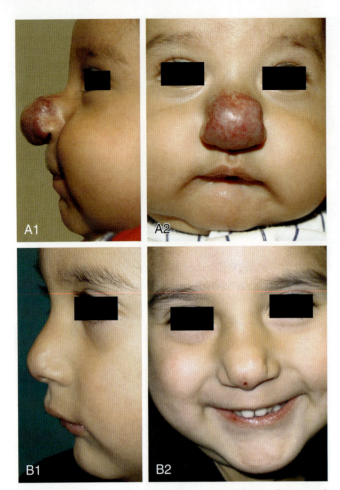

FIGURA 102-15. Tratamento combinado com cirúrgia e *laser*; grande hemangioma da infância focal, misto, da ponta do nariz. **A,** Antes do tratamento. **B,** Após a excisão do hemangioma residual profundo por meio de rinoplastia externa.

requerem monitoramento mais intensivo e maior planejamento do tratamento do que lesões menores. Em geral, o tratamento dessas lesões requer uma combinação de modalidades terapêuticas e ocorre em múltiplos estágios ao longo de vários anos (Figs. 102-15 e 102-16). O conhecimento sobre as modalidades de tratamento clínico, a *laser* e cirúrgico, as implicações associadas ao tipo de HI e a localização facial é essencial na abordagem dessas lesões.

Tratamento Clínico

O tratamento clínico do HI proliferativo tem como objetivo interromper a angiogênese e modificou-se radicalmente nos últimos 5 anos. Até 2008, a base da terapia clínica era o uso de corticosteroides sistêmicos, que são antiangiogênicos. A principal indicação para a administração dos corticosteroides era a presença de complicações do HI ou a tentativa de preveni-las, de modo que elas são mais frequentes nas lesões segmentares extensas.[30] Administrava-se prednisolona oral, 1 a 5 mg/kg, em esquemas de tratamento que começavam com uma dose alta, seguida por doses decrescentes nas 4 a 6 semanas seguintes. Em teoria, isso minimizava os efeitos colaterais sistêmicos do uso de esteroides, mas não foram realizados estudos de eficácia a longo prazo.[52] Foram monitoradas a efetividade da terapia e a pressão arterial, além de se evitar a administração de vacinas vivas. Os corticosteroides podem ser injetados localmente no HI focal de cabeça e pescoço.[53] Esta prática é controversa e específica da especialidade em virtude do risco de cegueira, diferenças no treinamento e eficácia incerta. Apesar disso, a injeção de esteroides é prática frequente para o hemangioma da pálpebra, sob anestesia geral, enquanto se visualiza diretamente a retina.[43,54] Nesta localização, os esteroides são muito efetivos em diminuir o tamanho do HI, reduzindo, assim, o risco da alteração visual induzida pelo HI; no entanto, mesmo essas pequenas doses podem causar supressão adrenal mensurável. O papel da medicação tópica para tratar hemangiomas está sendo definido.[55] Outros agentes quimioterápicos antiangiogênicos, como interferon e vincristina, também foram usados para tratar o HI.[56,57] O interferon é um tratamento eficaz para o HI extenso, mas em pacientes com menos de 1 ano de idade, o SNC é sensível a essa medicação e ocorrem complicações neurológicas frequentes, como a diplegia espástica.[58] Por esse motivo, não é utilizado rotineiramente. Alguns profissionais médicos consideram que as complicações associadas ao interferon ocorreram em decorrência de doses inapropriadamente altas. A vincristina também foi usada para o HI extenso, mas pode causar déficits neurológicos em crianças jovens.[59,60]

Desde o relato inicial do dramático efeito do propranolol em alguns HIs e na pele circunjacente, a terapia clínica para essas lesões tem mudado (Fig. 102-17).[61,62] Atualmente, esta é a terapia de primeira linha para os HIs que prejudicam a função. Com informação e monitoramento adequados do paciente, pode ser iniciada com segurança como uma terapia ambulatorial.[61,63] O tratamento hospitalar inicial é indicado para pacientes com lesões nas vias aéreas, jovens e aqueles com vasculatura cerebral anormal associada à síndrome PHACES. A dose usual é 2 mg/kg/dia, dividida em três doses. O perfil de segurança para esta medicação é excelente, estando a hipoglicemia associada ao jejum prolongado. A medicação afeta a função cardíaca; portanto, é aconselhável uma avaliação cardiológica antes da terapia. O sucesso da terapia com propranolol está associado à diminuição da densidade de vasos sanguíneos no HI.[64] São necessários estudos a longo prazo para determinar exatamente de que forma o propranolol tem modificado a terapia do HI.

Tratamento a *Laser*

Os HIs superficiais são vermelhos; o *laser* corante pulsado com dispositivo de resfriamento pode reduzir e até remover a vermelhidão da pele, enquanto preserva a epiderme suprajacente, sem

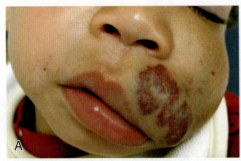 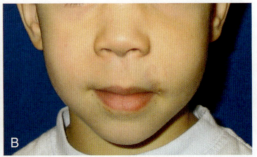

FIGURA 102-16. Tratamento combinado com *laser* e cirúrgia; grande hemangioma da infância segmentar misto do lábio superior/bochecha. **A,** Antes do tratamento. **B,** Após a excisão do hemangioma residual profundo.

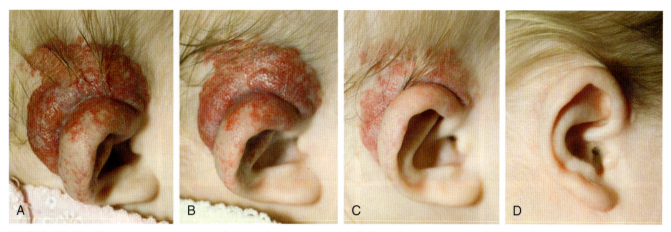

FIGURA 102-17. Hemangioma segmentar superficial tratado com propranolol. **A,** Antes do tratamento com ulceração pós-auricular. **B,** Após 1 mês de tratamento com corticosteroides. **C,** Após 1 mês de tratamento com propranolol. **D,** Após 4 meses de tratamento com propranolol.

causar cicatriz.[65,66] O *laser* corante pulsado não reduz o volume do HI (Fig. 102-18). Deve-se ter cuidado ao utilizar esse dispositivo em pacientes com HI e menos de 6 meses de idade, pois pode causar ruptura, ulceração e cicatrizes no epitélio do HI proliferativo.[67]

Tratamento Cirúrgico

Durante o período de proliferação, a excisão cirúrgica pode ser necessária quando o HI causa comprometimento funcional da visão ou da respiração, ou não responde ao tratamento clínico.[68-70]

Após a fase de proliferação, o HI parcialmente involuído pode deixar deformidades cutâneas fibrogordurosas significativas, as quais podem ser submetidas à ressecção cirúrgica.[71] O HI da face pode causar desfiguração importante, sendo mais bem tratado com a excisão cirúrgica.[72] Quando este tipo de lesão está misturado a um componente superficial maior, o tratamento estagiado com o *laser* corante pulsado induz o espessamento da epiderme e derme e permite a excisão do HI com perda mínima de pele e fechamento do defeito livre de tensão (Fig. 102-19).[73] Diversas técnicas têm sido descritas para a remoção do HI e a posterior

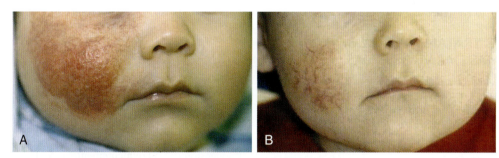

FIGURA 102-18. Tratamento com *laser* de hemangioma superficial. **A,** Aparência do hemangioma antes do tratamento. **B,** Aparência do hemangioma superficial após três tratamentos com *laser* corante pulsado.

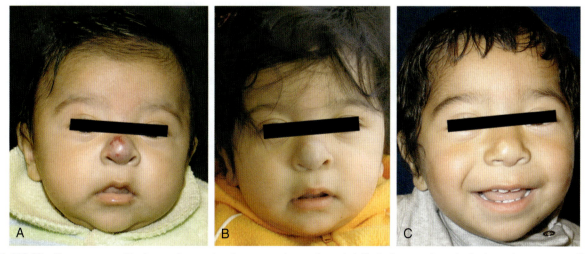

FIGURA 102-19. Tratamento combinado com *laser* e cirurgia; pequeno hemangioma da infância da ponta do nariz. **A,** Antes do tratamento. **B,** Após o tratamento com *laser* corante pulsado. **C,** Após a excisão do hemangioma residual profundo por meio de uma abordagem via rinoplastia externa.

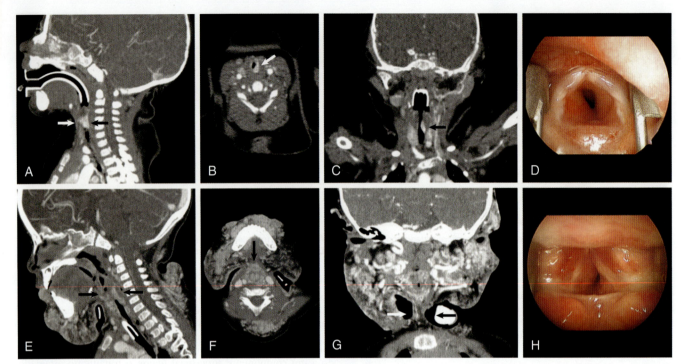

FIGURA 102-20. Tomografia computadorizada e avaliação endoscópica do hemangioma da infância das vias aéreas. **A** a **C**, Imagem da TC do hemangioma da infância focal das vias aéreas, na subglote média. **A**, Sagital. **B**, Axial. **C**, Coronal. **D**, Hemangioma focal posterior unilateral; subglote esquerda, mesmo paciente. **E** a **G**, Imagem da TC do hemangioma da infância segmentar das vias aéreas. **H**, Hemangioma segmentar, circunferencial; subglote, mesmo paciente.

reconstrução.[74] Na maioria dos casos, é aconselhável esperar até que a proliferação do HI tenha se interrompido.[75,76]

AVALIAÇÃO E TRATAMENTO DOS HEMANGIOMAS DAS VIAS AÉREAS

Os otorrinolaringologistas tratam o HI que envolve as vias aéreas. O HI pode ocorrer em qualquer local das vias aéreas superiores e inferiores, tem as mesmas características histológicas das lesões cutâneas e é assintomático quando limitado à mucosa superficial.[42,77] O HI parafaríngeo grande, localizado ao lado da faringe, pode fazer compressão extrínseca da via aérea superior, principalmente durante o sono. O HI laríngeo surge, com frequência, na infância, durante a proliferação, associado a infecções do trato respiratório superior.[78] A via aérea subglótica é a parte mais estreita da vias aéreas pediátricas; portanto, o HI nesta área provoca maior comprometimento respiratório. A avaliação do lactente com estridor deve incluir a possibilidade de um hemangioma das vias aéreas, especialmente se houver HI cutâneo. Pacientes com HI segmentar no terço inferior da face ou aqueles com PHACES apresentam HI das vias aéreas em, pelo menos, 50% dos casos.[38,79] Estridor associado a HI segmentar exige hospitalização imediata, laringoscopia com fibra ótica e até endoscopia cirúrgica se a avaliação inicial não for diagnóstica (Fig. 102-20).[80,81] Avanços das técnicas de imagem por TC possibilitam a avaliação precisa da extensão do HI, de modo que este exame pode ser usado nas lesões das vias aéreas.[82] O exame de imagem juntamente com uma endoscopia cuidadosa podem revelar o padrão do HI nas vias aéreas. O HI focal pode ser localizado em uma área das vias aéreas; o HI segmentar transglótico pode estender-se para os tecidos moles em torno das vias aéreas. O tratamento do HI das vias aéreas é, então, ajustado para prevenir a necessidade de traqueostomia. O uso empírico de corticosteroides em alta dose no lactente com HI cutâneo e estridor recente, em geral, melhora o quadro respiratório e pode ser considerado como avaliação diagnóstica. A melhora rápida do estridor significa que o HI das vias aéreas está presente. Quando o lactente apresenta comprometimento respiratório grave, pode-se manter as vias aéreas com uma intubação endotraqueal, usando um tubo endotraqueal pequeno e sem *cuff*. Isso permite a transferência segura do paciente para uma instituição capaz de tratar o HI de forma abrangente e evita a traqueostomia para a manutenção das vias aéreas.

Numerosos métodos de intervenção operatória foram usados com sucesso para tratar o HI das vias aéreas;[68,69,83-85] nos últimos 30 anos, surgiram vários tópicos decorrentes da análise do HI nas vias aéreas. O HI *focal* que envolve um lado da subglote é tratado de modo bem-sucedido com injeção de esteroides, ablação com *laser* ou excisão cirúrgica. O HI *segmentar* circunferencial maior com HI cervicofacial adjacente é mais difícil de tratar e pode requerer traqueostomia.[86,87] Frequentemente, esses HIs respondem de modo temporário ao tratamento com esteroides. A ablação com *laser* para o HI circunferencial é feita apenas em um lado da laringe de cada vez, sendo, portanto, necessárias várias etapas de tratamentos, o que pode resultar em cicatrização e estenose das vias aéreas.[88] A excisão cirúrgica como tratamento inicial para o HI extenso das vias aéreas está sendo feita de maneira mais rotineira e com mais sucesso, porém a seleção cuidadosa dos casos é fundamental.[68] Em todos os HIs das vias aéreas, há necessidade do uso de corticosteroides orais, de modo intermitente e a longo prazo, até que a proliferação do HI se interrompa. A análise dos resultados do tratamento do HI das vias aéreas está apenas começando, e nossa compreensão da biologia do HI está mudando.[42] Assim como no HI com localização cutânea, a terapia com propranolol alterou dramaticamente os conceitos e o tratamento do HI das vias aéreas. À medida que a aplicação dessa medicação se dissemina, muitas das outras formas de terapia passarão a não ser mais usadas (Fig. 102-21).[80,89]

MALFORMAÇÕES VASCULARES
MALFORMAÇÕES LINFÁTICAS

Em nossa experiência, as malformações linfáticas são as malformações vasculares mais comuns que afetam a cabeça e o pescoço em crianças.[90] Setenta e cinco por cento de todas as malformações

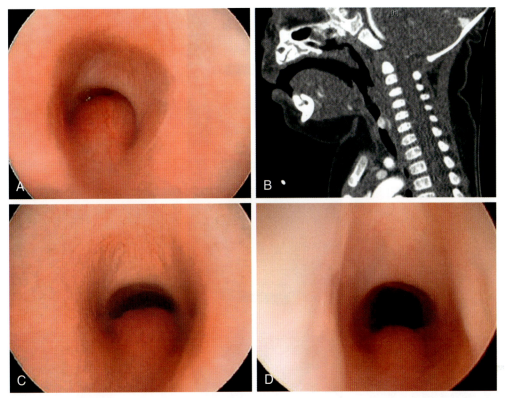

FIGURA 102-21. Imagem da endoscopia e da tomografia computadorizada de um hemangioma focal da traqueia. **A,** Antes da terapia com propranolol. **B,** Angiotomografia do hemangioma traqueal. **C,** Após 1 mês de terapia com propranolol. **D,** Após 4 meses de terapia com propranolol.

linfáticas ocorrem na cabeça e no pescoço e, a despeito desse fato, a etiologia delas permanece desconhecida. Histologicamente, consistem em canais linfáticos com dilatação anormal que não são diferentes quando comparados às características na imagem radiológica.[91] A maioria das malformações linfáticas está presente ao nascimento, embora algumas apareçam mais tarde na infância, quando aumentam em resposta a infecção ou trauma. Diferentemente da detecção do aumento do espessamento e da translucência nucal intrauterina, a presença pós-natal dessas malformações não está associada a anormalidades cromossômicas.[92-94] Até 60% de todas as malformações linfáticas são detectadas por ultrassonografia do útero.[95]

Avaliação Diagnóstica

O diagnóstico e a caracterização das malformações linfáticas podem ser feitos com RM ou TC.[9] A RM com imagens ponderadas em T1 mostra sinal sem realce do músculo, ao passo que as imagens ponderadas em T2 demonstram sinal alto, não intensificado, sem quaisquer vasos nutrientes ou de drenagem. A TC revela áreas não intensificadas de densidade líquida.[10] Cada uma das modalidades é útil para classificar a lesão como macrocística (≥2 cm de espaços císticos), microcística ou mista.[96] Além disso, o componente venoso proeminente das malformações supra-hioides microcísticas é demonstrado na TC. A ultrassonografia pré-natal pode ser usada para detectar a malformação e determinar se haverá possibilidade de comprometimento das vias aéreas ao nascimento.[97] Se houver necessidade de mais informações em relação à malformação, pode-se utilizar a RM pré-natal. Com essas informações, é possível planejar procedimentos para o trabalho de parto que viabilizem as vias aéreas do lactente, enquanto a circulação materno-fetal é mantida.[98,99]

Avaliação Clínica e Comportamento

A compreensão clínica do comportamento e dos resultados do tratamento das malformações linfáticas melhorou em razão dos avanços nas imagens diagnósticas e nos sistemas de estadiamento cervicais (Fig. 102-22).[100] Malformações macrocísticas cervicais posteriores, sem septações, que são infra-hioides, podem resolver-se sem tratamento.[101] Em geral, as malformações macrocísticas, em qualquer localização do pescoço, podem ser obliteradas com escleroterapia e/ou cirurgia.[102-104] Em contrapartida, as lesões supra-hioides bilaterais, que tendem a ser microcísticas ou mistas, respondem mal a qualquer tratamento e apresentam mais complicações.[104-106] Essas lesões envolvem, com frequência, a mucosa oral e faríngea, estando associadas a edema recorrente da língua, hipertrofia persistente da língua, sangramento da mucosa, dificuldade na fala e comprometimento das vias aéreas. Em geral, as malformações linfáticas laterais à linha cantal lateral tendem a ser macrocísticas, ao passo que as lesões mediais do terço médio da face tendem a ser lesões mais mistas. O envolvimento do terço médio da face é incomum e, em geral, completamente microcístico (Fig. 102-23).[107,108] As malformações supra-hioides maiores e mais extensas têm o comportamento clínico mais imprevisível e causam a disfunção mais problemática do trato aerodigestivo superior.

Doenças Associadas

As malformações linfáticas associam-se a problemas singulares que complicam o tratamento. Episódios repetidos de edema da malformação associados a infecção ou trauma presumidos ocorrem, com frequência, principalmente nas malformações supra-hioides microcísticas ou linfáticas/venosas mistas com envolvimento da mucosa oral.[109] A inflamação da mucosa, provavelmente associada a órgãos linfoides terciários, pode estimular a irritação intermitente das vias aéreas e causar problemas na alimentação.[110] Estes episódios inflamatórios/infecciosos são tratados com antibióticos de amplo espectro apropriados, com ou sem a adição de corticosteroides sistêmicos.[90] Pacientes com envolvimento transmural da língua pela malformação beneficiam-se muito deste tratamento, tanto aguda quanto profilaticamente. Não se sabe o que estimula

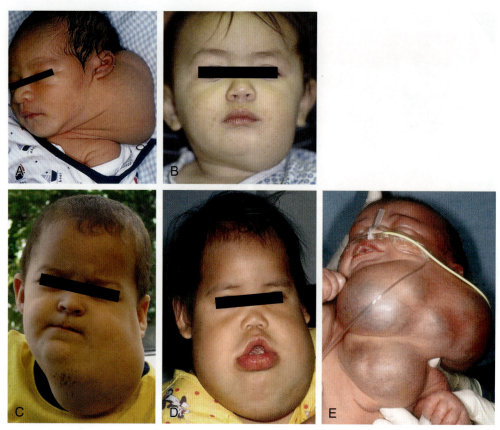

FIGURA 102-22. Estágios da malformação linfática da cabeça e do pescoço. **A,** Estágio 1, infra-hioide unilateral. **B,** Estágio 2, supra-hioide unilateral. **C,** Estágio 3, supra-hioide e infra-hioide unilateral. **D,** Estágio 4, supra-hioide bilateral. **E,** Estágio 5, supra-hioide e infra-hioide bilateral.

a inflamação das malformações linfáticas, mas, em alguns casos, a inflamação recorrente ou persistente pode estar relacionada com a disfunção imune. Pacientes com grandes malformações linfáticas bilaterais ou microcísticas podem ter linfocitopenia significativa envolvendo as células T.[111] Essa linfocitopenia não está associada ao sequestro dos linfócitos dentro da malformação, como se pensava anteriormente. Pacientes linfopênicos com grandes lesões bilaterais ou microcísticas que envolvem a mucosa oral requerem tratamento mais intensivo do que aqueles sem linfocitopenia.[112]

Frequentemente, as malformações linfáticas envolvem e podem deformar o esqueleto facial. Isso é mais evidente na mandíbula, em associação a lesões supra-hioides grandes e bilaterais (Fig. 102-24).[105] Desconhecem-se as razões para o crescimento exagerado do esqueleto.[19] A excisão cirúrgica precoce das malformações linfáticas dos tecidos moles não parece alterar a taxa ou incidência do envolvimento ósseo. Quando a mandíbula aumenta, os pacientes são submetidos à cirurgia de redução da mandíbula. Em casos raros, grandes malformações linfáticas próximas ao crânio e à base do crânio podem estar associadas à reabsorção óssea e ao crescimento linfático mais disseminado, o que pode ser fatal.[50]

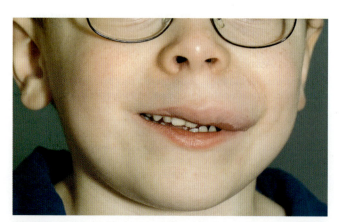

FIGURA 102-23. Malformação linfática microcística envolvendo o lábio superior esquerdo.

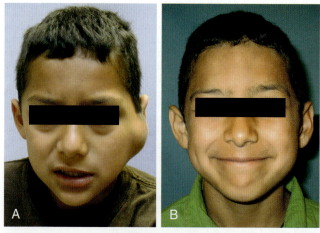

FIGURA 102-24. Assimetria facial em malformação linfática da parótida. **A,** Malformação linfática edemaciada antes do tratamento. **B,** Assimetria facial persistente dos tecidos moles e do osso após o tratamento.

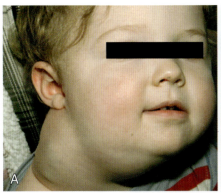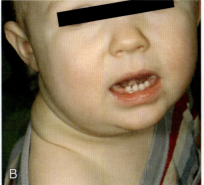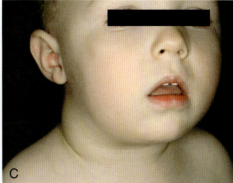

FIGURA 102-25. Resolução espontânea de malformação linfática macrocística cervical posterior. **A,** Aparência inicial com menos de 6 meses de idade. **B,** Resolução parcial da malformação com 9 meses de idade. **C,** Resolução completa com 1 ano de idade.

OPÇÕES DE TRATAMENTO: ESCLEROTERAPIA *VERSUS* CIRURGIA

As malformações linfáticas com estadiamento favorável, como as malformações macrocísticas uniloculares posterolaterais, podem ser observadas ao longo do tempo. Se não ocorrerem problemas como infecção durante o período de observação, a lesão pode regredir espontaneamente (Fig. 102-25).[101] Em geral, a decisão de intervir ocorre em virtude de preocupações com as vias aéreas, alimentação, fala, infecção ou aparência.[113]

Escleroterapia

A escleroterapia para malformações macrocísticas (cistos >2 cm) é efetiva, porém praticamente ineficaz para lesões microcísticas.[114-116] A escleroterapia envolve a aspiração percutânea por agulha dos espaços macrocísticos, guiada por fluoroscopia, com subsequente injeção de um agente esclerosante. O uso de OK-432 (Picibanil®) como esclerosante, em razão da sua menor toxicidade e dos riscos de fibrose, aumentou o interesse pela escleroterapia. OK-432 não está disponível comercialmente nos Estados Unidos, mas relatos publicados mostram resultados promissores para lesões macrocísticas após múltiplos tratamentos.[116,117] Relatou-se eficácia similar no tratamento de lesões macrocísticas com doxiciclina, bleomicina, etanol e tetradecil sulfato de sódio.[118,119] Aspectos importantes da toxicidade, como fibrose pulmonar com o uso de bleomicina e lesão nervosa permanente com etanol, são raros. Outras complicações raras incluem sepse, choque, AVE e convulsões. Outras questões menores, como bolhas e perda da pele, febre, eritema e dor no local da injeção são mais comuns.

Cirurgia

A excisão cirúrgica, abordagem tradicional de escolha para a maioria dos tipos de malformações linfáticas, é ainda a modalidade mais comum de tratamento.[114] A excisão de lesões macrocísticas localizadas na parte posterior e inferior do pescoço e nas regiões da parótida e submandibular costuma apresentar alta taxa de sucesso cirúrgico e livre de complicações.[90] No entanto, em alguns relatos, os riscos de complicação – especialmente, para lesões supra-hioides mistas e grandes – são elevados.[105] As complicações incluem lesão de nervos cranianos ou grandes vasos, edema da língua necessitando de traqueostomia, sangramento e infecção.

Os objetivos da cirurgia devem ser a excisão total da lesão com preservação das estruturas vitais, sempre que possível. A excisão subtotal resulta em problemas pós-operatórios mais persistentes, porém pode ser necessária para preservar as estruturas vitais.[107] As malformações linfáticas são infiltrativas e envolvem nervos, vasos e músculos. É comum que, em grandes malformações faciais, ramos do nervo facial se entrelacem nas paredes do cisto e dentro da lesão, o que resulta na localização não usual do nervo e no seu maior comprimento.[120] O mapeamento nervoso eletromiográfico intraoperatório pode auxiliar nessas dissecções difíceis (Fig. 102-26).[121] Nas lesões supra-hioides bilaterais com envolvimento da mucosa, esperar o tempo que for possível antes da cirurgia e operar um lado de cada vez (excisão estagiada) podem reduzir o potencial para o aumento permanente da língua. Quando a língua

FIGURA 102-26. Mapeamento pré-operatório do nervo facial antes da excisão da malformação linfática.

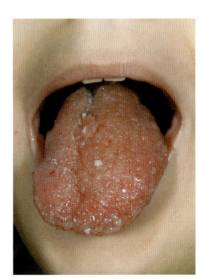

FIGURA 102-27. Malformação linfática microcística, envolvimento da mucosa e da região profunda da língua.

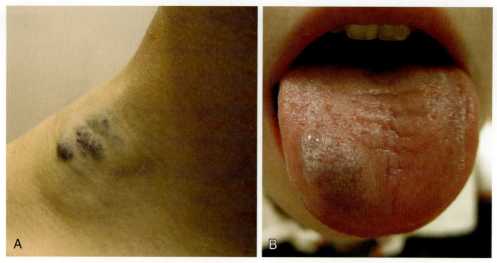

FIGURA 102-28. Aparência da malformação venosa. **A,** Pele. **B,** Língua.

se torna aumentada, a excisão cirúrgica pode estar indicada (Fig. 102-27). A drenagem pós-operatória do local da cirurgia é essencial em seguida à ressecção, pois pode ocorrer linforreia significativa.[122]

Conclusões das Opções de Tratamento

Novas perspectivas de consenso em relação ao tratamento das malformações linfáticas parecem estar surgindo, embora não exista concordância quanto à terapia satisfatória.[123] Está se tornando mais comum a prática de aguardar pela possibilidade de resolução espontânea de lesões uniloculares ou quase uniloculares, principalmente se localizadas na região posteroinferior do pescoço. A maioria dos centros de anomalias vasculares está tratando a doença macrocística com escleroterapia ou cirurgia. Esteroides sistêmicos, além de antibióticos, são usados para tratar a inflamação aguda e a infecção graves, embora estejam faltando estudos controlados e seja necessária uma vigilância imunológica. A evidência episódica levou muitos profissionais médicos a retardar a operação, o tempo que fosse possível, e realizar a cirurgia de grandes lesões supra-hioides em etapas a fim de reduzir complicações como o edema da língua. Existe pouco consenso quanto ao tratamento da redução do crescimento excessivo da face e da mandíbula. No futuro, porém, pode ser possível usar o *feedback* dos pais e do paciente para avaliar e determinar o tratamento da malformação linfática.[124]

MALFORMAÇÕES VENOSAS

As malformações venosas consistem em vasos sanguíneos anormais enovelados e com baixo fluxo sanguíneo. Algumas destas lesões foram associadas à disfunção do receptor da tirosina quinase Tie2. Outros mecanismos moleculares podem estar envolvidos na vasculogênese desordenada associada a essas lesões.[125] Essas lesões costumam estar presentes no tecido muscular, são compressíveis, aumentam com a manobra de Valsalva ou a posição dependente, dando uma coloração azulada sob a pele ou mucosa envolvidas (Fig. 102-28).[126] Às vezes, pode ocorrer extensão intracraniana ou para a base do crânio, principalmente pelas lesões periorbitárias.[127] Do ponto de vista histológico, muitas dessas lesões incluem elementos vasculares sanguíneos e linfáticos.[128] Em geral, eles estão presentes ao nascimento, aumentam lentamente ao longo do tempo e podem tornar-se inflamados e dolorosos durante a puberdade e com algum trauma.[129] É usual que essas lesões cresçam, lentamente, no decorrer do tempo. Pode-se fazer o diagnóstico clínico, com confirmação radiológica. O dúplex scan mostra fluxo sanguíneo lento, as lesões têm um sinal intenso na RM com imagem ponderada em T2 e a TC revela, com frequência, flebólitos calcificados. O tratamento consiste no controle dos sintomas e na ablação e/ou excisão da malformação em lesões selecionadas. Acredita-se que a dor associada ao aumento da lesão se deva à irritação do nervo adjacente à malformação e possa estar relacionada com a coagulopatia consumptiva intralesional presente em alguns pacientes.[128,130] Esta coagulopatia pode ser detectada através de D-dímeros elevados e fibrinogênio baixo. Agentes antiplaquetários e anti-inflamatórios podem ajudar a controlar os sintomas. Em situações extremas, podem ser necessárias baixa dose de heparina e consulta ao hematologista. A ablação da malformação venosa pode ser obtida com a excisão cirúrgica completa, se possível. A avaliação pré-operatória cuidadosa é essencial para detectar qualquer evidência de coagulopatia subclínica. A terapia combinada com esclerose e cirurgia é, usualmente, necessária para minimizar a perda sanguínea e a morbidade (Fig. 102-29).[126,130,131] Quando ocorre sangramento intraoperatório excessivo, novas medidas hemostáticas podem ser utilizadas com eficácia.[132] Um agente esclerosante intralesional ou *laser* podem ser usados para lesões passíveis de escleroterapia (Fig. 102-30).[131,133-135] Em geral, são necessários outros tratamentos periódicos.

MALFORMAÇÕES ARTERIOVENOSAS

As malformações arteriovenosas (MAVs) são malformações vasculares de alto fluxo que podem estar presentes em qualquer local da cabeça e do pescoço como massas pulsáteis localizadas ou áreas difusas de fluxo sanguíneo aumentado, que são mais comuns na bochecha ou no pavilhão auricular.[136] Algumas MAVs são encontradas com malformações capilares cutâneas, sendo associadas a anormalidades genéticas.[25] Estas lesões congênitas surgem de um ninho de vasos sanguíneos com comunicação pré-capilar anormal das artérias para as veias. Isso resulta em enchimento venoso precoce na arteriografia, que é o sinal diagnóstico das MAVs. Em contrapartida, a fístula arteriovenosa é uma comunicação anormal solitária entre artérias e veias, em geral secundária a trauma. O diagnóstico de MAV requer exames de angiotomografia ou angiorressonância (Figs. 102-31 e 102-32).[18,137] Às vezes, é também necessária uma angiografia intervencionista, mas, em geral, esta é realizada juntamente à embolização, logo antes do tratamento cirúrgico. A história natural dessas malformações não é totalmente conhecida, mas foram descritos quatro estágios clínicos – dormência, expansão, destruição e insuficiência cardíaca – que têm sido correlacionados aos resultados do tratamento.[136] No estágio de dormência, essas malformações podem ser confundidas com outras anomalias vasculares. Em alguns pacientes, o aumento e o

102 | ANOMALIAS VASCULARES DE CABEÇA E PESCOÇO   1611

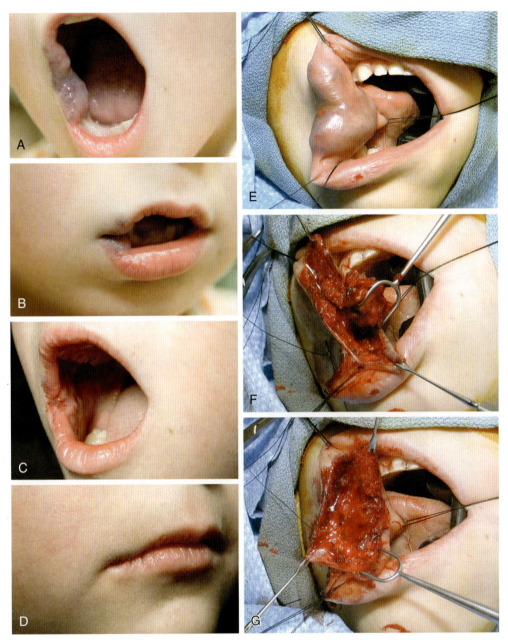

FIGURA 102-29. Excisão da malformação venosa localizada após a embolização com uso de cola. **A** e **B,** Aparência pré-operatória. **E** a **G,** Fotos intraoperatórias demonstram a malformação venosa contendo cola, sendo excisada e, primariamente, reconstruída. **C** e **D,** Aparência com 1 mês de pós-operatório.

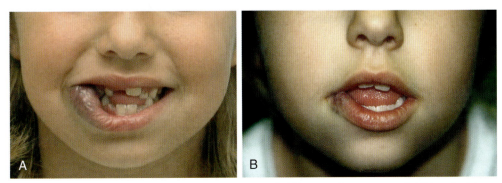

FIGURA 102-30. Tratamento da malformação venosa com *laser* intersticial. **A,** Lábio antes do tratamento. **B,** Lábio após dois tratamentos a *laser*.

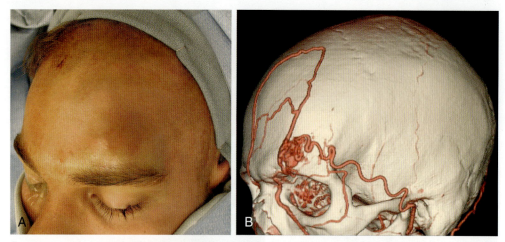

FIGURA 102-31. Angiotomografia computadorizada (**B**) e aparência clínica (**A**) do ninho da malformação arteriovenosa quiescente, sobrancelha esquerda.

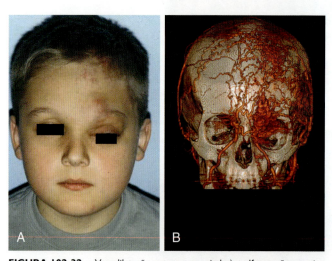

FIGURA 102-32. Vasodilatação extensa associada à malformação arteriovenosa orbitária/palpebral em crescimento. **A,** Aparência clínica. **B,** Imagem da angiotomografia computadorizada com ninho na órbita e vasodilatação extensa. (**A,** Cortesia de Dr. J. Gruss.)

crescimento podem ocorrer durante a adolescência. O tratamento das MAVs pode não ser intervencionista ou ser intervencionista com uma combinação de embolização pré-operatória seguida por excisão cirúrgica do ninho.[138] As lesões contidas no osso podem ser tratadas apenas com embolização, mas se a lesão envolver tecidos moles adjacentes, a cirurgia pode ser necessária.[139] A recorrência dessas lesões é comum; portanto, as decisões quanto ao tratamento devem ser planejadas com cuidado.

MALFORMAÇÕES CAPILARES

Capilares cutâneos persistentemente dilatados formam malformações conhecidas com *manchas em vinho do Porto*.[140] Essas malformações capilares são vistas, com frequência, no terço médio e superior da face. Na face superior e região da pálpebra, estão associadas à síndrome de Sturge-Weber.[141] Esta doença apresenta malformação capilar que envolve olho, pele e leptomeninges. Malformações capilares no terço superior da face precisam de avaliação concomitante com RM cerebral e exame oftalmológico para afastar essa síndrome. Essas lesões escurecem e tornam-se espessadas progressivamente durante a vida, estando associadas à hipertrofia dos tecidos locais e à formação de nódulos hamartomatosos que podem requerer tratamento (Fig. 102-33).[142] O componente superficial

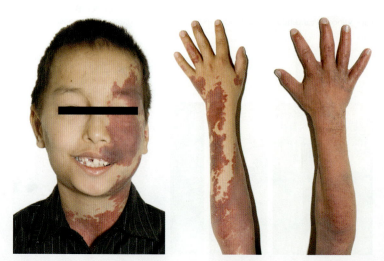

FIGURA 102-33. Malformação capilar e hipertrofia tecidual. Crescimento excessivo do osso maxilar e hipertrofia de membros associados à malformação.

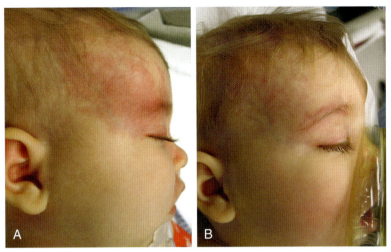

FIGURA 102-34. Aparência antes e após o tratamento a *laser* da mancha em vinho do Porto em uma criança jovem. **A,** Aparência antes do tratamento. **B,** Aparência após cinco tratamentos a *laser*.

dessas lesões pode ser tratado por meio de terapia seriada com *laser* corante pulsado (Fig. 102-34).[143] Algumas malformações resistem a esta terapia, e outras modalidades de *laser* podem ser usadas.[144] Nenhuma terapia é curativa.

RESUMO

Nosso conhecimento sobre as anomalias vasculares está evoluindo com novos avanços em pesquisa molecular, genética e diagnóstica, estadiamento da doença e resultados do tratamento. Como pertencem ao campo da medicina clínica, atravessam as fronteiras tradicionais das disciplinas clínicas e cirúrgicas. Portanto, a avaliação e o tratamento multidisciplinar destes pacientes são necessários para otimizar os cuidados e os resultados do tratamento. Antecipa-se que as modalidades futuras do diagnóstico e tratamento serão mais efetivas na predição do curso clínico e na prevenção de complicações destas lesões comuns, benignas, porém ainda problemáticas.

AGRADECIMENTOS

Agradeço a Eden Palmer pela preparação das figuras e a Carrie Dimico pela organização do manuscrito.

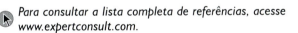

Para consultar a lista completa de referências, acesse www.expertconsult.com.

LEITURA SUGERIDA

Azuma H: Genetic and molecular pathogenesis of hereditary hemorrhagic telangiectasia. *J Med Invest* 47:81–90, 2000.

Barlow CF, Priebe CJ, Mulliken JB, et al: Spastic diplegia as a complication of interferon Alfa-2a treatment of hemangiomas of infancy. *J Pediatr* 132:527–530, 1998.

Ceisler EJ, Santos L, Blei F: Periocular hemangiomas: what every physician should know. *Pediatr Dermatol* 21:1–9, 2004.

de Serres LM, Sie KC, Richardson MA: Lymphatic malformations of the head and neck. A proposal for staging. *Arch Otolaryngol Head Neck Surg* 121:577–582, 1995.

Enjolras O, Wassef M, Mazoyer E, et al: Infants with Kasabach-Merritt syndrome do not have "true" hemangiomas. *J Pediatr* 130:631–640, 1997.

Kohout MP, Hansen M, Pribaz JJ, et al: Arteriovenous malformations of the head and neck: natural history and management. *Plast Reconstr Surg* 102:643–654, 1998.

Metry DW, Haggstrom AN, Drolet BA, et al: A prospective study of PHACE syndrome in infantile hemangiomas: demographic features, clinical findings, and complications. *Am J Med Genet A* 140:975–986, 2006.

Mulliken JB, Glowacki J: Hemangiomas and vascular malformations in infants and children: a classification based on endothelial characteristics. *Plast Reconstr Surg* 69:412–422, 1982.

North PE, Waner M, James CA, et al: Congenital nonprogressive hemangioma: a distinct clinicopathologic entity unlike infantile hemangioma. *Arch Dermatol* 137:1607–1620, 2001.

North PE, Waner M, Mizeracki A, et al: A unique microvascular phenotype shared by juvenile hemangiomas and human placenta. *Arch Dermatol* 137:559–570, 2001.

Perkins J, Maniglia C, Magit A, et al: Clinical and radiographic findings in children with spontaneous lymphatic malformation regression. *Otolaryngol Head Neck Surg* 138:772–777, 2008.

Persky MS, Yoo HJ, Berenstein A: Management of vascular malformations of the mandible and maxilla. *Laryngoscope* 113:1885–1892, 2003.

Phung TL, Hochman M, Mihm MC: Current knowledge of the pathogenesis of infantile hemangiomas. *Arch Facial Plast Surg* 7:319–321, 2005.

Tempero RM, Hannibal M, Finn LS, et al: Lymphocytopenia in children with lymphatic malformation. *Arch Otolaryngol Head Neck Surg* 132:93–97, 2006.

Vijayasekaran S, White DR, Hartley BE, et al: Open excision of subglottic hemangiomas to avoid tracheostomy. *Arch Otolaryngol Head Neck Surg* 132:159–163, 2006.

Waner M, North PE, Scherer KA, et al: The nonrandom distribution of facial hemangiomas. *Arch Dermatol* 139:869–875, 2003.

Weiss AH, Kelly JP: Reappraisal of astigmatism induced by periocular capillary hemangioma and treatment with intralesional corticosteroid injection. *Ophthalmology* 115:390–397, 2008.

103 Lesões Malignas de Cabeça e Pescoço em Crianças

Jennifer Veraldi Brinkmeier | Amer Heider | David J. Brown

Pontos-chave

- Linfomas são as lesões malignas de cabeça e pescoço mais comuns em crianças, seguidos pelo retinoblastoma, rabdomiossarcoma, neuroblastoma, câncer de tireoide e melanoma.
- O linfoma de Hodgkin é o linfoma maligno predominante em crianças mais velhas.
- Mesmo que a cirurgia não seja a modalidade primária de tratamento para o linfoma pediátrico, o otorrinolaringologista tem um papel importante no diagnóstico por meio da obtenção de material/biópsia.
- Embora o carcinoma nasofaríngeo contribua com menos de 1% de todas as malignidades pediátricas, compreende 20% a 50% dos tumores da nasofaringe. O tipo mais comum visto em crianças é o tipo III, de acordo com a classificação da Organização Mundial da Saúde, carcinoma indiferenciado (linfoepitelioma).
- O rabdomiossarcoma é o sarcoma de tecidos moles mais comum na população pediátrica, e cerca de 25% a 35% surgem como uma lesão primária de cabeça e pescoço.
- Atualmente, mais rabdomiossarcomas são considerados cirurgicamente ressecáveis devido à evolução das abordagens cirúrgicas da base do crânio.
- A maioria dos teratomas da região de cabeça e pescoço é diagnosticada no período pré-natal ou neonatal. A atenção à patência das vias aéreas é essencial na avaliação inicial.
- É provável que os nódulos da tireoide malignos sejam mais frequentes em crianças (25%) do que em adultos (< 10%).
- Em crianças, a maioria dos cânceres da tireoide é bem diferenciada e o câncer de tireoide papilar compreende mais de 90%.
- Os neuroblastomas de cabeça e pescoço tendem a se apresentar em um estágio mais inicial do que em outras regiões. Uma característica única destes tumores é que podem demonstrar regressão espontânea.

Nos Estados Unidos, a cada ano, cerca de 1,5 em 10.000 indivíduos com menos de 20 anos de idade será diagnosticado com câncer.[1] Os cânceres pediátricos diferem significativamente quanto aos tipos e à prevalência daqueles que acometem os adultos. Enquanto os tumores epiteliais são predominantes entre os adultos, os tumores mesenquimais e endoteliais são mais comuns na população pediátrica. Os cânceres pediátricos são rastreados pelo Surveillance, Epidemiology and End Results (SEER) do National Cancer Institute, que relata tendências dos locais anatômicos, incidência e sobrevida. Além disso, a Classificação Internacional do Câncer Infantil registra a histologia de todos os casos de câncer pediátrico.

Na população pediátrica, os tipos de câncer vistos na região de cabeça e pescoço se mantiveram estáveis. Os linfomas (Hodgkin e não Hodgkin) permanecem as malignidades mais comuns, seguidos pelo retinoblastoma, rabdomiossarcoma, neuroblastoma, câncer de tireoide e melanoma. O pescoço é o local de envolvimento mais comum, relacionado com lesões dos linfáticos cervicais e da tireoide, seguidos de órbita, pele, nasofaringe, esqueleto e glândulas salivares.[2,3] As lesões malignas das glândulas salivares são descritas no Capítulo 22.

Dados do programa SEER e do Children's Oncology Group (COG) do Childhood Cancer Research Network revelam que os tipos mais comuns de diagnósticos de câncer pediátrico variam entre crianças mais jovens e mais velhas (Tabela 103-1). Os cânceres de tireoide tornam-se mais comuns nos adolescentes mais velhos e contribuem com 8% dos diagnósticos de câncer. Algumas lesões, como neuroblastoma e retinoblastoma, ocorrem predominantemente em crianças mais jovens e são raras nas mais velhas.[4]

Em crianças com menos de 15 anos de idade, no período de 1975 a 1995, a incidência dos cânceres pediátricos parece ter aumentado cerca de 1% a cada ano, mas esses casos distribuem-se de maneira desigual nos diferentes tipos de câncer e grupos etários. Uma análise mais recente, no período de 1992 a 2004, sugere a estabilização da incidência geral do câncer. Incidências diferentes de câncer em subgrupos demográficos específicos, como o aumento do câncer de tireoide em mulheres, podem fornecer pistas para o melhor entendimento da etiologia de tumores diversos.[5] Acredita-se que o aumento das incidências de alguns tumores esteja associado aos avanços dos exames diagnósticos e dos mecanismos para relatar os casos. A mortalidade diminuiu consideravelmente em todos os principais tipos de câncer pediátrico,

TABELA 103-1. Lesões Malignas de Cabeça e Pescoço mais Comuns por Grupo Etário

0-1 Ano	1-5 Anos	6-10 Anos	11-18 Anos
Retinoblastoma	Retinoblastoma	Linfoma de Hodgkin	Câncer de tireoide
Neuroblastoma	Rabdomiossarcoma	Rabdomiossarcoma	Linfoma de Hodgkin
Neoplasias de células germinativas	Linfoma não Hodgkin	Linfoma não Hodgkin	Linfoma não Hodgkin
Rabdomiossarcoma	Linfoma de Hodgkin	Câncer de tireoide	Melanoma

De Ries LAG, Smith MA, Gurney JG et al, eds. *Cancer Incidence and Survival Among Children and Adolescents: United States SEER Program 1975-1995*. National Cancer Institute, SEER Program. NIH Pub. No. 99-4649.

atribuída, em grande parte, à melhora da eficácia dos regimes de tratamento para as leucemias.[6] No entanto, o câncer permanece a causa mais comum de óbito por doença em crianças de 1 a 19 anos de idade.

Ao se considerar os diagnósticos diferenciais mais relevantes, pode haver um impacto importante na investigação e abordagem da criança com possível lesão maligna de cabeça e pescoço. A biópsia é essencial para estabelecer o diagnóstico e planejar os tratamentos mais apropriados, a fim de otimizar o prognóstico do paciente. O cirurgião deve realizar a biópsia diagnóstica inicial, de maneira que não comprometa a ressecção e reconstrução futuras.[7] A quantidade de material necessária para análise histopatológica pode variar dependendo da histologia suspeita e dos tipos de exame requeridos. Obter e enviar tecido fresco é essencial para permitir que o patologista divida a amostra conforme necessário para os diferentes métodos diagnósticos (Tabela 103-2). Biópsias adicionais podem ser requeridas para estadiamento, com a finalidade de avaliar doença metastática e resposta à terapia.

A imagem satisfatória para diagnóstico e estadiamento das malignidades depende do tipo de lesão suspeita. Radiografias convencionais, tomografia computadorizada (TC), ressonância magnética (RM) e/ou ultrassonografia (US) podem estar indicadas. A seleção das modalidades de imagem incluirá, frequentemente, a consideração da necessidade de sedação ou anestesia geral. Deve-se avaliar o estado geral de saúde do paciente no planejamento dos procedimentos. Os vários membros da equipe devem coordenar seus esforços a fim de minimizar atrasos, desconforto e inconveniência para o paciente, principalmente, no agendamento dos procedimentos sob anestesia geral. A comunicação entre o cirurgião, o oncologista e o patologista ajuda a assegurar que o material adequado seja obtido e processado

TABELA 103-2. Métodos para Diagnóstico de Tumor

Método	Comentário
Microscopia óptica	Mandatória para todos os casos
Imuno-histoquímica	Abordagem diagnóstica subsidiária de primeira escolha; amplamente usada; baixo custo
Microscopia eletrônica	Ainda bastante usada como implementação à microscopia óptica; particularmente útil nos tumores pediátricos de tecidos moles
Genética molecular: hibridização fluorescente *in situ* (FISH)	Para tumores com anormalidades genéticas conhecidas, substituindo a citogenética como a técnica preferida
Citogenética (cariotipagem)	Necessária quando sondas adequadas para a FISH não estão disponíveis ou para identificar novas translocações e fatores prognósticos conhecidos
Genética molecular: reação em cadeia da polimerase da transcrição reversa (RT-PCR)	Procedimento diagnóstico molecular mais comum; disponível rotineiramente na maioria dos hospitais pediátricos
Genética molecular: hibridização *in situ* (ISH)	Uso especializado até o momento, detecta a expressão genética como as dos genes do vírus Epstein-Barr
Genética molecular: hibridização genômica comparativa (CGH)	Capaz de triar milhares de polimorfismos de nucleotídeos únicos quanto à perda da heterozigose
Genética molecular: cariotipagem espectral (SKY)	Útil para mapear os pontos de quebra cromossômicos, detectar translocações sutis e caracterizar rearranjos complexos
Genética molecular: sequenciamento do DNA	Doenças raras resultantes de mutações genéticas conhecidas, como síndrome de Li-Fraumeni (mutação *TP53*) e outras síndromes neoplásicas

De Scheurer M, Bondy M, Gurney J. Epidemiology of childhood cancer. In Pizzo P, Poplack D, eds: *Principles and practice of pediatric oncology*, ed 6. Philadelphia: Lippincott Williams & Wilkins; 2010.

TABELA 103-3. Síndromes Associadas às Lesões Malignas de Cabeça e Pescoço em Crianças

Síndrome	Tipos de Tumor
Síndrome de Down	Leucemia
Neurofibromatose tipo 1	Leucemia, gliomas, rabdomiossarcoma, feocromocitoma, astrocitoma
Neurofibromatose tipo 2	Astrocitoma, melanoma, meningioma
Síndrome de Li-Fraumeni	Osteossarcoma, rabdomiossarcoma, leucemia, linfoma, mama
Síndrome de Gorlin	Carcinoma de células basais, meduloblastoma
Neoplasia endócrina múltipla tipo 1	Paratireoide, pâncreas, gastrinomas, insulinomas, tumor carcinoide
Neoplasia endócrina múltipla tipo 2a	Carcinoma medular de tireoide, feocromocitoma, adenomas paratireoides
Neoplasia endócrina múltipla tipo 2b	Carcinoma medular de tireoide, feocromocitoma, neuromas de mucosa e ganglioneuromas
Síndrome de Peutz-Jeghers	Estômago, intestino delgado, cólon, pâncreas, útero, mama
Síndrome de Beckwith-Wiedemann	Rabdomiossarcoma, neroblastoma, tumor de Wilms, hepatoblastoma
Síndrome de Werner	Tireoide, leucemia, melanoma, osteossarcoma
Ataxia-telangiectasia	Linfoma, leucemia
Síndrome de Wiskott-Aldrich	Linfoma (não Hodgkin)

apropriadamente e que um plano unificado seja apresentado aos pacientes e suas famílias.

Contrariamente aos cânceres em adultos, a detecção ou melhora dos fatores de risco para os cânceres pediátricos não diminui a incidência ou aumenta as taxas de sobrevida. Nos adultos, as malignidades que resultam de efeitos tóxicos e cumulativos associados à exposição ao tabaco manifestam-se anos depois. Em contrapartida, exposições aos carcinogêneos que causam cânceres pediátricos precisam, por definição, ocorrer em um espaço de tempo mais curto. Exposições de crianças podem ser incidentais devido ao meio ambiente da criança ou, mais provavelmente, relacionadas com o tratamento de outras doenças. Por exemplo, a radiação ionizante é um fator de risco para câncer de tireoide, leucemia linfoblástica aguda, tumores cerebrais e osteossarcomas. Os agentes quimioterapêuticos predispõem os pacientes a certos cânceres, incluindo leucemia mielocítica aguda e osteossarcomas. Síndromes genéticas identificadas na população pediátrica aumentam a suscetibilidade para certas malignidades (Tabela 103-3). O conhecimento obtido dos estudos epidemiológicos e o sequenciamento de última geração identificarão predisposições específicas adicionais para cânceres, bem como permitirão melhor diferenciação dos pacientes responsivos ao tratamento por meio do genótipo.[4]

DOENÇAS LINFOPROLIFERATIVAS E HISTIOCITOSES

LINFOMAS MALIGNOS

O linfoma maligno é a terceira malignidade mais frequentemente diagnosticada em crianças depois das leucemias e dos tumores cerebrais, sendo a lesão maligna pediátrica mais comum de cabeça e pescoço.[5] Ao contrário das leucemias, que representam neoplasias da medula óssea e do sangue periférico, os linfomas envolvem tipos similares de proliferação clonal em tecidos distintos fora da medula óssea. Leucemias linfocíticas e linfomas são, ambas, doenças dos linfoblastos, sendo distinguidas atualmente pela distribuição tecidual característica e pelo local de apresentação.[8] Os linfomas pediátricos são divididos em linfoma de Hodgkin (LH) e linfoma não Hodgkin (LNH), uma grande e variada coleção de linfomas que inclui todos os linfomas malignos não categorizados como LH.

Em geral, crianças com linfadenopatia cervical consultam o otorrinolaringologista pediátrico, sendo o conhecimento do diagnóstico diferencial das massas cervicais pediátricas essencial para a completa avaliação e investigação (Cap. 19). Embora a maioria das linfadenopatias localizadas em crianças seja de causa infecciosa ou inflamatória, a linfadenopatia persistente ou refratária e os sintomas constitucionais devem exigir investigação adicional. Mesmo que a cirurgia não seja a modalidade de tratamento primária para o linfoma pediátrico, o otorrinolaringologista exerce um papel essencial no diagnóstico por meio da obtenção de material para diagnóstico.

De acordo com a classificação atual da Organização Mundial da Saúde (OMS) (Quadro 103-1), reconhecem-se dois subtipos

Quadro 103-1. CLASSIFICAÇÃO HISTOLÓGICA DO LINFOMA DE HODGKIN DE ACORDO COM A ORGANIZAÇÃO MUNDIAL DA SAÚDE

Linfoma de Hodgkin nodular com predomínio de linfócitos
Linfoma de Hodgkin clássico
    Subtipo esclerose nodular
    Subtipo celularidade mista
    Subtipo rico em linfócitos
    Subtipo depleção de linfócitos

De Metzger M, Krasin M, Hudson M, et al: Hodgkin lymphoma. In Pizzo P, Poplack D, eds: *Principles and practice of pediatric oncology*, ed. 6. Philadelphia: Lippincott Williams & Wilkins; 2010.

TABELA 103-4. Diferenças entre o Linfoma Hodgkin e o Linfoma não Hodgkin

Linfoma Hodgkin	Linfoma Não Hodgkin
Localização mais comum em um único grupo axial de linfonodos (cervical, mediastinal, para-aórtico)	Envolvimento mais frequente de múltiplos linfonodos periféricos
Dissemina-se em ordem, por contiguidade	Disseminação não contígua
Envolvimento raro dos linfonodos mesentéricos e do anel de Waldeyer	Envolvimento comum do anel de Waldeyer e dos linfonodos mesentéricos
Apresentação extranodal rara	Apresentação extranodal comum

De Perkins J. Diseases of White blood cells, lymph nodes, spleen, and thymus. In Robbins S, Kumar V, Cotran R, eds: *Robbins and Cotran pathologic basis of disease*. Philadelphia: Saunders Elsevier; 2010: 589-638.

clínicos do LH: linfoma de Hodgkin clássico (LHC) e linfoma de Hodgkin nodular com predomínio de linfócitos (LHNPL). A distribuição do LH varia muito nos diferentes países e entre etnias diversas. Nos Estados Unidos, o LHC representa cerca de 95% dos casos de LH pediátrico, sendo o LHNPL bem menos comum. A idade de apresentação do LHC tem distribuição bimodal, entre 15 e 40 anos e após 60 anos. No entanto, estudos epidemiológicos identificam três formas distintas de LHC: uma forma infantil (± 14 anos), uma forma adulta jovem (15 a 34 anos) e uma forma adulta mais velha (a maioria surge entre 55 e 74 anos). Na forma infantil, observou-se uma incidência discretamente aumentada em meninos.[2,5,9,10] Enquanto o pico da incidência do LH ocorre no período mais tardio da infância, a incidência do LNH é maior em crianças jovens, embora seja rara em lactentes (Tabela 103-4).[10-13]

O LNH abrange uma grande variedade de padrões histológicos com apresentações clínicas diferentes. Pode derivar de células linfoides imaturas ou maduras a células com origem em células B, T ou matadoras naturais (*natural killer*). Reconhecem-se três grupos terapêuticos do LNH: 1) linfomas linfoblásticos; 2) linfomas de células B periféricas, os quais incluem o linfoma de Burkitt; e 3) linfomas anaplásicos de grandes células. O linfoma de Burkitt (LB), derivado das células B maduras é, de longe, a variedade predominante do LNH em crianças.

Quadro Clínico e Investigação Diagnóstica dos Linfomas Malignos

Em geral, o otorrinolaringologista pediátrico encontrará o linfoma em pacientes com uma massa supraclavicular ou cervical não

Quadro 103-2. ESTADIAMENTO DE ANN ARBOR DO LINFOMA DE HODGKIN

Estágio I: Envolvimento de uma única região de linfonodos (I) ou um único órgão ou localização extralinfática (I$_E$)
Estágio II: Envolvimento de duas ou mais regiões de linfonodos do mesmo lado do diafragma (II) ou envolvimento localizado de um órgão ou localização extralinfática e de uma ou mais regiões de linfonodos do mesmo lado do diafragma (II$_E$)
Estágio III: Envolvimento de regiões de linfonodos dos dois lados do diafragma (III), o qual pode ser acompanhado pelo envolvimento do baço (III$_S$) ou pelo envolvimento localizado de um órgão ou localização extralinfática (III$_E$), ou ambos (III$_{SE}$)
Estágio IV: Envolvimento disseminado ou difuso de um ou mais órgãos ou tecidos extralinfáticos com ou sem envolvimento associado de linfonodos

De Metzger M, Krasin M, Hudson M, et al: Hodgkin lymphoma. In Pizzo P, Poplack D, eds: *Principles and practice of pediatric oncology*, ed. 6. Philadelphia: Lippincott Williams & Wilkins; 2010.

dolorosa. A linfadenopatia associada ao linfoma parece mais firme do que a reativa ou inflamatória, sendo descrita como "semelhante à borracha". Pode-se notar alguma hipersensibilidade em pacientes que tiveram aumento rápido dos linfonodos. A presença de sintomas constitucionais – febre acima de 38° C por 3 dias consecutivos, perda inexplicável de 10% ou mais do peso corporal nos 6 meses antes do aparecimento e sudorese noturna profusa – são incorporados ao sistema de estadiamento para o LH (Quadro 103-2).[2,10,14] A doença no anel de Waldeyer é mais característica do LNH do que do LH e ocorre em 25% a 30% dos casos pediátricos. O exame físico deve incluir a avaliação de outras cadeias de linfonodos.

O LNH em crianças apresenta-se, tipicamente, como um linfoma extranodal difuso. No estágio avançado da doença em todos os tipos de LNH, o envolvimento metastático ou a extensão direta para o sistema nervoso central (SNC) pode causar dano neurológico. As variedades de LB tendem a ter apresentações distintas: o LB esporádico é comum em abdome, medula óssea e anel de Waldeyer, ao passo que o LB endêmico envolve mandíbula, abdome, órbita e SNC. Lesões cutâneas ulcerativas podem fazer parte da clínica inicial de pacientes com LB. Os locais extranodais mais comumente envolvidos na apresentação do LNH pediátrico são o mediastino e o abdome, acometidos em 35% a 45% e 25% a 30% dos pacientes, respectivamente.[15] O envolvimento mediastinal pode ocorrer em até dois terços dos casos de LH. Sinais de compressão das vias aéreas, que incluem tosse não produtiva, estridor e comprometimento respiratório, devem aumentar a preocupação quanto à doença mediastinal. A linfadenopatia axilar, inguinal e subdiafragmática é menos comum.

Após a história e o exame físico, devem ser obtidos exames laboratoriais e de imagem. Os exames laboratoriais devem incluir hemograma completo (HG), velocidade de hemossedimentação, cobre sérico, ferritina sérica, fosfatase alcalina e nível de proteína C-reativa. Os exames de imagem necessários abrangem radiografias de tórax, TC cervical e torácica e TC ou RM de abdome e pelve. A RM de abdome é mais útil do que a TC na população pediátrica em razão do baixo volume de gordura retroperitoneal e da melhor definição das estruturas pélvicas, assim como das vantagens de minimizar a exposição à radiação. A US pode ser uma opção para o exame de abdome e pelve, embora seja uma modalidade altamente dependente do examinador. Em todas as modalidades de imagem, é necessário documentar a localização e a dimensão dos linfonodos aumentados para referência futura. A imagem do crânio, de preferência por RM, pode diagnosticar o envolvimento do SNC que ainda não tenha se tornado evidente clinicamente ou não tenha sido diagnosticado pela análise do líquor cefalorraquidiano (LCR). No entanto, alguns advogam que a avaliação clínica e a punção lombar com análise do LCR são suficientes.[10] Qualquer local de suspeita de envolvimento ósseo deve ser avaliado pela TC.

A tomografia por emissão de pósitrons (PET), sempre combinada com a TC, está sendo cada vez mais usada para estadiamento inicial e seguimento. A PET pode identificar anormalidades não vistas na TC que impactam no estadiamento em 10% a 20% dos casos, mas estas lesões podem ser extranodais. No entanto, alguns se preocupam que a PET possa elevar o estágio da doença, levando a um tratamento mais agressivo, com aumento dos efeitos colaterais e da morbidade, sem melhora dos resultados. Portanto, mais estudos serão necessários para definir o papel da PET no linfoma pediátrico.[10,16]

Raramente há indicação de ressecção cirúrgica, a não ser que possa ser feita no momento da biópsia inicial sem causar déficit funcional. O objetivo do tratamento é obter tecido suficiente com mínimo de traumatismo aos tecidos adjacentes. O tecido deve ser enviado à parafina e congelação para avaliação da morfologia; deve ser feito um *imprint* para identificação rápida da malignidade e do tipo celular, e o tecido fresco (sem formol) precisa ser submetido à citometria de fluxo. O oncologista pediátrico e o patologista devem estar disponíveis no momento da biópsia para

TABELA 103-5. Comparação entre os Linfomas de Burkitt Endêmico e Esporádico

Aspecto	Endêmico	Esporádico
Apresentação clínica	5 a 10 anos de idade Homens > mulheres	6 a 12 anos de idade Homens > mulheres
Distribuição mais comum da doença	África equatorial, Nova Guiné, Amazônia brasileira, Turquia	América do Norte, Europa
Incidência anual	10 em 100.000	0,2 em 100.000
Localização comum do tumor	Mandíbula, abdome, sistema nervoso central, líquor cefalorraquidiano	Abdome, medula óssea, linfonodos, ovários
Características histopatológicas	CD20+, geralmente, IgM, CD10+ κ ou λ, BCL2-	CD10+, geralmente, IgM, CD10+ κ ou λ, BCL2-
Presença do DNA do vírus Epstein-Barr nas células tumorais	95%	15%
Presença das translocações t(8;14), t(2;8) ou t(8;22)	Sim	Sim
Pontos de quebra do cromossomo 8	Acima do cMYC	Dentro do cMYC

De Gross TG, Perkins SL. Malignant non-Hodgkin lymphomas in children. In Pizzo P, Poplack D, eds: *Principles and practice of pediatric oncology*, ed. 6. Philadelphia: Lippincott Williams & Wilkins; 2010.
IgM, imunoglobulina M.

assegurar a obtenção adequada e apropriada de tecido. Estudos adicionais, como a imuno-histoquímica (IHQ), podem ser realizados no tecido fixado e no *imprint* para identificar os subtipos. Indica-se a biópsia da medula óssea em pacientes com sintomas constitucionais ou doença nos estágios clínicos III ou IV, podendo ser coordenada com a coleta da amostra do LCR, sob a mesma anestesia geral. O estadiamento não envolve mais a laparotomia exploradora para amostra de linfonodos ou esplenectomia; os exames de imagem tornaram-se suficientes para detecção da doença nestes locais e, além disso, a esplenectomia está associada a maior risco de complicações.[9]

A maioria das crianças e adultos com LH apresenta-se no estágio I ou II de doença. As características associadas ao prognóstico clínico desfavorável incluem presença de sintomas constitucionais, doença mediastinal massiva, extensão extranodal da doença e estágio avançado na apresentação.[9,14] Os pacientes podem ter derrames pleurais e cardíacos concorrentes ou manifestar, de forma aguda ou emergencial, síndrome da veia cava superior, obstrução do intestino delgado, íleo paralítico, paralisias do nervo craniano ou coagulação intravascular disseminada. Após as etapas iniciais da investigação diagnóstica, o estágio da doença é determinado pela sua extensão (Tabela 103-5).

Tratamento de Linfoma Maligno

Linfoma de Hodgkin. A introdução dos esquemas de quimioterapia na década de 1960 e a evolução posterior da quimioterapia combinada à radioterapia (RT) melhoraram muito a sobrevida dos pacientes pediátricos com LH. A terapia combinada tornou-se a abordagem preferida para o tratamento como forma de reduzir os efeitos colaterais significativos da dose-padrão de RT ou da quimioterapia baseada em alquilantes. Quando a radiação foi usada como terapia única, o risco de recorrência com doses de 35 a 44 Gy era de 10% ou menos. Contudo, a RT com dose alta estendida foi associada a deficiências do crescimento, doença cardíaca coronariana e malignidades secundárias. A terapia combinada permite utilizar a RT em doses reduzidas e volumes limitados, bem como a quimioterapia menos agressiva para minimizar seus efeitos colaterais. Esquemas de tratamento baseados no risco foram desenvolvidos para o LH pediátrico, os quais adequam a quantidade e o volume das terapias. O campo de radiação é desenhado para cobrir o lado ou lados do abdome envolvidos na doença.

Atualmente, combina-se a RT utilizando doses de 15 a 25 Gy com vários esquemas quimioterapêuticos que incluem diversas permutações de fármacos com diferentes mecanismos de ação e resistências, a fim de otimizar a atividade tumoricida e minimizar os efeitos colaterais. Por exemplo, a terapia MOPP consiste em mecloretamina (mostarda nitrogenada), vincristina (Oncovin®), procarbazina e prednisolona, tendo alcançado taxas de controle locais de 97%. A terapia ABVD consiste em doxorrubicina (Adriamycin®), bleomicina, vimblastina e decarbazina. Outra tática eficaz é alternar os esquemas de quimioterapia. Mesmo na doença em estágio avançado, mostrou-se que a terapia combinada alcança uma sobrevida de 4 anos, livre de eventos, de 87%, e sobrevida geral de 90%. Pacientes em estágios mais iniciais da doença com resposta precoce ao tratamento obtiveram sobrevida geral de 8 anos de 98% com a terapia combinada.[9]

Linfoma não Hodgkin. Os esquemas de tratamento para o LNH são específicos para os diferentes subtipos e estágios da doença e englobam o conhecimento da duração do ciclo celular das células do linfoma. A RT é mais usada no tratamento do LH do que no LNH. Contudo, pode ser utilizada pela sua capacidade citorredutora, em geral, quando a terapia farmacológica com prednisona e ciclofosfamida for insuficiente. Um exemplo deste uso é reduzir a sobrecarga da doença mediastinal que causa compressão aguda ou não aguda das vias aéreas. O otorrinolaringologista pediátrico deve ficar atento quanto à possibilidade de complicações das vias aéreas nos pacientes com LNH, principalmente antes da indução da anestesia para qualquer procedimento. A primeira etapa do manuseio deve ser a intubação cuidadosa para assegurar as vias aéreas, seguida da TC de tórax, se ainda não tiver sido obtida.

A duração do tratamento baseia-se na carga tumoral do paciente, geralmente 4 a 7 dias de esquema intensivo de doses para maximizar as taxas de óbito das células tumorais. A terapia sistêmica é o suporte principal, pois as micrometástases ocultas são sempre uma preocupação nos pacientes com LHN. Os protocolos de quimioterapia utilizam uma combinação de corticosteroides, ciclofosfamida, ifosfamida, metotrexate, citarabina, doxorrubicina, vincristina e etoposídeo.[10] Em geral, o sucesso do tratamento para esses pacientes excede 80% em todos os subtipos, medido como sobrevida livre de eventos (SLE), o que reflete uma melhora surpreendente em relação aos resultados de várias décadas atrás. As taxas de sucesso para o LB têm sido de 90% a 98% nos estágios I a III. O envolvimento do SNC é um fator de mau prognóstico associado a resultados piores, com 79% de SLE em 4 anos.[15] A quimioterapia intratecal melhorou a SLE de pacientes com doença do SNC ou daqueles com risco de envolvimento do SNC.

Histopatologia

Linfoma de Hodgkin. Classicamente, descrevem-se dois tipos de células no LH: as células de Hodgkin e as células de Reed-Sternberg (RS) patognomônicas (Fig. 103-1). As células de Hodgkin são mononucleares e tendem a ter o citoplasma claramente basófilo. As células RS são grandes, com citoplasma abundante, levemente basófilo e que precisa ser multinuclear, contendo pelo menos dois núcleos em dois lobos separados para serem consideradas diagnósticas. O nucléolo tende a ser proeminente e eosinofílico. As células RS representam a minoria das células; um infiltrado reacional de células não neoplásicas constitui a parte principal da lesão.

O uso da microdissecção e da reação em cadeia da polimerase (PCR) em célula única permitiu a separação das células malignas do infiltrado reacional policlonal. As células RS e de Hodgkin demonstram rearranjos dos genes da imunoglobulina monoclonal e expressão dos antígenos consistente com a linhagem de células B. Note que, com a identificação da origem das células malignas nas células B, o termo *linfoma de Hodgkin* tornou-se preferido em relação a *doença de Hodgkin*.

Todos os subtipos histológicos do LH são agora considerados igualmente responsivos aos atuais esquemas de quimioterapia; características diferentes dos vários imunofenótipos podem ser oportunidades para terapias dirigidas no futuro. O LHC é ainda subdividido em quatro subtipos com base nas características histológicas: 1) esclerose nodular, 2) celularidade mista, 3) depleção de linfócitos e 4) rico em linfócitos. O *LHC tipo esclerose nodular* é a variante mais comum e contribui com 40% dos casos de crianças mais jovens e 70% dos casos de adolescentes; tende a envolver os linfonodos cervicais inferiores, supraclaviculares e mediastinais. A esclerose característica compreende células neoplásicas e inflamatórias, que podem se desenvolver em nódulos e ser vistas em material macroscópico. A fibrose das lesões pode ser tão pronunciada que o efeito de massa persiste, mesmo no paciente com resposta clínica ao tratamento. O *LHC de celularidade mista* abrange cerca de 30% dos casos, sendo mais comum entre pacientes com menos de 10 anos de idade; tende a ter fibrose mínima. O *LHC com depleção de linfócitos* tende a ter muito mais células RS entre poucos linfócitos; é comum em pacientes com infecção pelo vírus da imunodeficiência humana (HIV), mas raro em crianças. O *LHC rico em linfócitos* tem uma base de muitos pequenos linfócitos B com padrão geral nodular ou difuso.

O LHNPL acomete 10% a 15% dos pacientes, mais comumente no sexo masculino e em crianças mais jovens. Este subtipo caracteriza-se por variantes das células RS linfocíticas e/ou histiocíticas, que são células malignas mononucleares (também chamadas "células de pipoca" devido à aparência lobulada do núcleo). O LHNPL tem poucas células RS e deve ser diferenciado imunofenotipicamente do LHC rico em linfócitos.

Uma grande proporção de pacientes com LH apresenta altos títulos de vírus Epstein-Barr (VEB) circulantes, bem como antígenos relacionados com o VEB entremeados nos tecidos doentes, sugerindo infecção latente. A expressão do VEB nos pacientes com LH e as cepas do VEB associadas ao LH variam em todo o mundo. Porém, a despeito dessa forte associação, o papel do VEB na patologia do LH ainda não foi definido.

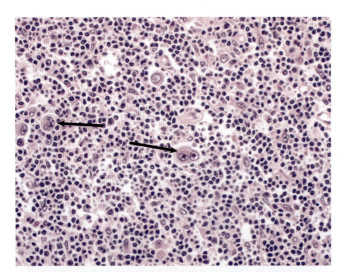

FIGURA 103-1. Linfoma de Hodgkin com células de Reed-Sternberg (*setas*). Estas células são grandes em comparação ao infiltrado circundante de células não neoplásicas, têm citoplasma abundante e levemente basófilo, além de nucléolo proeminente. O fundo contém um infiltrado de linfócitos pequenos não neoplásicos.

> **Quadro 103-3.** LINFOMA NÃO HODGKIN PEDIÁTRICO: SISTEMA DE ESTADIAMENTO DE ST. JUDE
>
> **Estágio I:** Tumor único (extranodal) ou área anatômica única (nodal) com a exclusão do mediastino ou abdome
> **Estágio II:** Tumor único (extranodal) com envolvimento de linfonodo regional
>   Duas ou mais áreas nodais do mesmo lado do diafragma
>   Dois tumores únicos (extranodais) com ou sem envolvimento de linfonodo regional do mesmo lado do diafragma
>   Tumor gastrintestinal primário, geralmente na área ileocecal, com ou sem envolvimento de linfonodos mesentéricos associados apenas; completamente ressecado do ponto de vista macroscópico, por cirurgia
> **Estágio III:** Dois tumores únicos (extranodais) de lados opostos do diafragma
>   Duas ou mais áreas nodais acima e abaixo do diafragma
>   Todos os tumores intratorácicos primários (mediastinal, pleural, tímico)
>   Toda a doença intra-abdominal primária extensa
>   Todos os tumores paraespinais ou epidurais, sem considerar outras localizações tumorais
> **Estágio IV:** Quaisquer dos acima com envolvimento inicial do sistema nervoso central e/ou da medula óssea

De Rosolen A, Mussolin L. Non-Hodgkin's lymphoma. In Estin E, Gilbertson R, Wynn R, eds: *Pediatric hematology and oncology.* Oxford, UK: Wiley-Blackwell; 2010:109-129.

Linfoma Não Hodgkin. A diversidade clínica e biológica do LNH tem dificultado a elaboração de esquemas abrangentes de classificação. Sistemas para classificação do LNH incluem a Classificação de Rappaport (1956), o sistema de Lukes-Collins (1975) e o sistema de Kiel, o qual era usado, principalmente, na Europa. As classificações atuais enfatizam mais o quadro clínico, a célula de origem associada e o grau de diferenciação para produzir categorias prognósticas; um exemplo é o sistema de classificação da OMS criado pelo International Lymphoma Study Group (Quadro 103-3).[10] A alta prevalência entre crianças africanas levou à identificação de variedades endêmicas e esporádicas com perfis imuno-histológicos e genéticos característicos (Tabela 103-6).

TABELA 103-6. Classificação da Organização Mundial da Saúde (2008) dos Principais Subtipos do Linfoma não Hodgkin Pediátrico

Subtipo do Linfoma	Frequência
Neoplasias Linfoides Precursoras	
Linfoma linfoblástico T	15%-20%
Linfoma linfoblástico B	3%
Neoplasias de Células B Maduras	
Linfoma de Burkitt	35%-40%
Linfoma difuso de grandes células B	15%-20%
Linfoma mediastinal primário de células B	1%-2%
Linfoma folicular pediátrico	Raro
Linfoma da zona marginal nodal pediátrico	Raro
Neoplasias das Células T Maduras	
Linfoma anaplásico de grandes células, positivo para ALK	15%-20%
Linfoma periférico de células T, não especificado de outra forma	Raro

De Gross TG, Perkins SL. Malignant non-Hodgkin lymphomas in children. In Pizzo P, Poplack D, eds: *Principles and practice of pediatric oncology,* ed 6. Philadelphia: Lippincott Williams & Wilkins; 2010. ALK, tirosina quinase anaplásica.

A maioria dos subtipos do LNH pediátrico apresenta-se com um padrão de crescimento difuso, mais do que folicular ou nodular. No LB, as células são, em geral, monomórficas, de tamanho médio com citoplasma basófilo, núcleo oval a ovoide e múltiplos nucléolos. Tem sido descrita uma aparência de "céu estrelado", representando as células apoptóticas ingeridas. O linfoma similar ao de Burkitt e a diferenciação plasmocitoide também são reconhecidos como variantes morfológicas.

Acredita-se que o LB seja derivado de uma linhagem de células B, confirmada por antígenos da célula B comuns às células do linfoma: CD19, CD20, CD22 e CD79a. As células do LB tendem a ser negativas para CD5, CD23 e transferase terminal do desoxirribonucleotídeo (TdT). A característica genética mais importante do LB é a translocação que ocorre no *locus c-myc* do cromossomo 8, adjacente aos potenciadores que intensificam a expressão do gene. A presença do VEB também se correlaciona com pontos de corte específicos – a positividade para o VEB está associada a pontos de corte fora do *c-myc*, enquanto a negatividade do VEB relaciona-se com pontos de corte dentro do gene. Por fim, essas translocações genéticas levam a um perfil característico de expressão genética que diferencia o LB de outros subtipos do LNH. A expressão anormalmente alta destes genes *MYC* alvo resulta na ruptura do ciclo celular normal.

O papel exato do VEB na etiologia do LB não foi completamente elucidado.[10] O genoma do VEB pode ser encontrado em 90% dos casos endêmicos, 20% dos casos esporádicos e cerca de 40% dos casos associados ao HIV. Os produtos do gene viral do

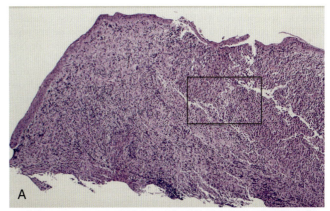

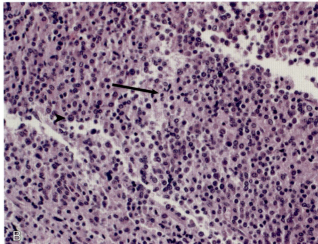

FIGURA 103-2. Doença linfoproliferativa pós-transplante. **A,** Biópsia da nasofaringe com a superfície epitelial vista ao longo da margem esquerda do slide. Observa-se a população monótona de linfócitos (pequenos, células basófilas redondas) invadindo o tecido normal. **B,** Visão de alta magnificação. Linfócitos pequenos e abundantes (*seta*) e plasmócitos (*ponta de seta*) substituíram a arquitetura normal deste tecido.

VEB foram associados à indução dos linfomas de células B e parecem essenciais à transformação das células B.

DOENÇA LINFOPROLIFERATIVA PÓS-TRANSPLANTE

Indivíduos submetidos a transplantes prévios de medula óssea ou órgãos sólidos têm maior risco de malignidades durante a vida, estimado em cinco a dez vezes maior do que o da população em geral. A doença linfoproliferativa pós-transplante (DLPT) é a malignidade mais comum em pacientes transplantados. Os fatores de risco incluem transplante em idade jovem, exposição a agentes carcinogênicos potenciais (quimioterapia, RT, antimetabólitos imunossupressores) e negatividade para o VEB. A taxa de DLPT em crianças após o transplante de medula óssea é de 45% e há relatos em até 80% depois do transplante de órgãos sólidos. O tipo de órgão transplantado também é importante na prevalência da DLPT;[17] pacientes com transplantes de rim apresentam menor risco, e aqueles que recebem transplantes multiviscerais, como pulmão e coração, estão sob maior risco.[18]

As manifestações clínicas da DLPT incluem lesões linfomatosas difusas ou localizadas (Fig. 103-2), hepatite isolada, meningoencefalite e uma síndrome similar à mononucleose infecciosa. A apresentação mais grave da DLPT é a doença disseminada rapidamente progressiva que surge como choque séptico, sendo, em geral, fatal e, às vezes, diagnosticada após a morte.[17]

Pacientes com aumento da imunossupressão específica para células T têm maior probabilidade de desenvolver a DLPT. Uma nova infecção pelo VEB coloca o paciente pós-transplante sob risco de desenvolver a DLPT por meio da ativação das células T específicas para VEB, o que causa um desequilíbrio da resposta imune do hospedeiro e a proliferação clonal de células B. Nos pacientes imunocompetentes, a infecção pelo VEB pode ser subclínica, com manifestações de uma infecção do trato respiratório superior febril em crianças jovens ou como uma mononucleose infecciosa clássica nas mais velhas. Nos pacientes imunocomprometidos, porém, o quadro pode variar desde uma doença subclínica a uma infecção com ameaça à vida. A infecção no paciente transplantado pode ser primária, adquirida por intermédio de uma nova exposição ao VEB do meio ambiente ou do transplante, ou secundária, como reativação de vírus latente devido ao imunocomprometimento. Em geral, a DLPT associada ao VEB manifesta-se precocemente após o transplante em crianças, enquanto a DLPT que surge através de outros mecanismos é mais comum em pacientes mais velhos, muito tempo depois do transplante.[19,20]

A OMS dividiu a DLPT em subtipos que incluem lesões precoces, do tipo LHC, monomórficas e polimórficas. No entanto, as proliferações clonais de diferentes subtipos podem surgir simultaneamente no mesmo paciente e até na mesma lesão. As lesões precoces representam a parte final benigna do espectro e parecem uma síndrome de mononucleose infecciosa ou uma proliferação plasmocitária. A DLPT monomórfica é mais identificada pelas células envolvidas na proliferação clonal – células B, células T ou células matadoras naturais (*natural killer*). Quando a DLPT monomórfica se manifesta como LNH, é mais comum que seja o linfoma difuso de grandes células B do que o LB – uma inversão do padrão usual visto em crianças. De modo geral, a apresentação do tipo NLH na DLPT tem um perfil histológico similar em adultos e crianças.

Na região de cabeça e pescoço, a linfadenopatia cervical ou o aumento do tecido adenotonsilar em um paciente transplantado deve despertar preocupação quanto a um processo linfomatoso, embora o linfoma maligno seja menos provável do que a proliferação benigna do tecido linfoide. O papel do otorrinolaringologista é tratar a obstrução das vias aéreas relacionada com o efeito de massa e obter tecido para análise histológica. Enquanto muitos centros não enviam mais tecido tonsilar para análise histopatológica após a tonsilectomia de rotina,[21] é mandatório encaminhar as tonsilas frescas para exame histopatológico nos pacientes transplantados.

A comunicação entre o médico responsável pelo transplante e o patologista é essencial para assegurar que o tecido apropriado seja obtido e processado corretamente.

A realização de exames de imagem e endoscopia para avaliação e revisão das imagens seriadas pode ser útil para analisar a evolução. A TC é útil na avaliação da linfadenopatia e da compressão das estruturas adjacentes, e a PET é uma modalidade vantajosa para diagnóstico e recorrência, pois as lesões da DLPT mostrarão atividade metabólica aumentada.[22]

Tratamento de Doença Linfoproliferativa Pós-transplante (DLPT)

A DLPT resulta da imunidade celular diminuída; portanto, a primeira abordagem do tratamento é a redução da imunossupressão (RIS). Uma abordagem comum é interromper os agentes antimetabólicos, reduzir pela metade a dose dos inibidores da calcineurina e acrescentar corticosteroides. O tempo médio de resposta após o início da RIS é de 1 a 4 semanas; as lesões iniciais e a DLPT polimórfica têm melhor resposta à RIS. A interrupção completa da terapia imunossupressora não é utilizada de rotina. Outras opções de tratamento para a DLPT incluem a quimioterapia e a RT, e evidências sugerem que a RIS seguida por quimioterapia (ciclofosfamida, doxorrubicina, vincristina (Oncovin®) e prednisona [CHOP]) resulta na piora da função do órgão transplantado. Ainda não está claro se a terapia imunossupressora pode ser reduzida ou interrompida durante a quimioterapia ou RT. Por fim, deve-se fazer um balanço entre a saúde geral do paciente e a preservação da função do órgão transplantado. O tratamento para RIS não é utilizado em pacientes com DLPT que se encontram já muito graves ao surgimento da doença; nestes casos, tratamentos mais agressivos devem ser iniciados porque a resposta à RIS é muito gradual.[18]

HISTIOCITOSE DAS CÉLULAS DE LANGERHANS

As histiocitoses são um grupo de doenças definidas pelo comportamento patológico das células regularmente envolvidas na fagocitose e apresentação de antígenos. Antes, a doença que abrangia o granuloma eosinofílico, a doença de Hand-Schüller-Christian e a doença de Letterer-Siwe era denominada *histiocitose X*; agora, o termo preferido é a *histiocitose das células de Langerhans* (HCL; Fig. 103-3, *A* e *B*). A célula de Langerhans é uma célula apresentadora de antígeno encontrada na pele normal, caracterizada pelos grânulos de Birbeck. A identificação das células que têm coloração positiva para o antígeno CD207 associado ao grânulo de Birbeck é diagnóstica da HCL;[26] outros marcadores que definem a HCL incluem CD1a e S100 (Fig. 103-3, *C*).[27]

A apresentação da HCL é bastante variada, sendo mais comum o eritema cutâneo ou a lesão óssea dolorosa, seguidos por febre, perda de peso, diarreia, edema, dispneia, polidipsia e poliúria.[26] A gravidade das manifestações está relacionada ao tempo de doença no momento do diagnóstico, uma vez que o envolvimento de um único órgão pode passar despercebidamente. Embora a HCL seja, em geral, monoclonal, a doença pulmonar isolada parece ser não clonal, com um padrão mais típico de desregulação imune. Considerando todo o espectro da HCL, da doença unifocal à disseminada, a cabeça e o pescoço estão envolvidos em cerca de 60% a 75% de todos os pacientes.[27,29]

Enquanto as três formas clássicas de HCL estão bem descritas, o espectro amplo de manifestações da HCL levou a classificar cada caso particular pelos órgãos envolvidos e pelo quadro clínico. O granuloma eosinofílico é o tipo pediátrico mais comum, e o crânio é o local mais acometido. Outros locais envolvidos incluem ossos longos das extremidades, ossos faciais, corpos vertebrais, arcos costais e pelve. A lesão pode ou não ser dolorosa, e o efeito lítico local de massa pode ser causado por um componente de tecidos moles; locais fora do crânio podem ser mais dolorosos. A imagem de TC demonstra uma lesão óssea lítica e a evolução tende a ser benigna, com excelente prognóstico.

103 | LESÕES MALIGNAS DE CABEÇA E PESCOÇO EM CRIANÇAS 1621

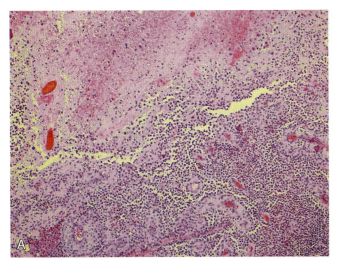

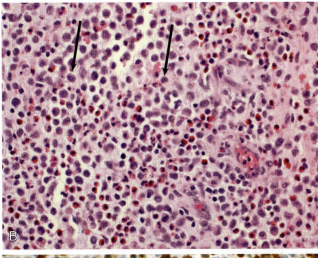

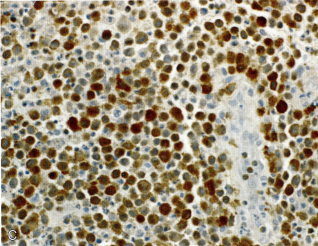

FIGURA 103-3. Histiocitose das células de Langerhans. **A,** Infiltrado inflamatório com necrose (*superior esquerdo*). **B,** Alta magnificação revela as células de Langerhans com núcleos em forma de rim (*setas*) associadas a eosinófilos. **C,** Coloração por imuno-histoquímica para S100 mostra a coloração positiva das células de Langerhans.

A doença de Hand-Schüller-Christian caracteriza-se pela tríade de lesões cranianas líticas, exoftalmia secundária ao envolvimento do osso da órbita e diabetes insípido secundário ao acometimento da glândula pituitária ou hipotálamo. A tríade clássica está presente em cerca de 25% dos pacientes com esta síndrome. A evolução tende a ser prolongada, e o prognóstico depende da gravidade do envolvimento endócrino. A doença de Letterer-Siwe é uma forma rapidamente progressiva e, em geral, fatal, comum em neonatos.[30,31] Os pacientes apresentam-se com doença disseminada que se manifesta por febre, eritema, linfadenopatia, hepatosplenomegalia, aumento do esforço respiratório e discrasias sanguíneas.

Nos pacientes com doença localizada em um único sistema, normalmente o tratamento limitado é bem-sucedido. Naqueles apenas com envolvimento cutâneo, a observação é uma opção; para tratamento, podem ser suficientes esteroides tópicos ou emolientes; os esteroides orais não têm apresentado tanto sucesso. Há relatos de efetivas opções de terapias orais com metotrexate, talidomida, ciclosporina e tacrolimus.[31] Quando se suspeita do granuloma eosinofílico, recomenda-se a biópsia conservadora mais do que tentar-se a ressecção completa. O acometimento de um único local ósseo responde, em geral, ao tratamento mínimo com curetagem única ou repetida, com ou sem injeção local de esteroides.[26] A HCL é raramente fatal, portanto, as decisões quanto ao tratamento devem considerar os possíveis efeitos colaterais a curto e longo prazos. Atualmente, a Histiocyte Society recomenda submeter os pacientes com HCL a seus ensaios clínicos.

NEOPLASIAS NÃO HEMATOLINFOIDES
CARCINOMA NASOFARÍNGEO

O carcinoma nasofaríngeo (CNF) é raro e uma das poucas malignidades pediátricas de origem epitelial. Em geral, a distribuição etária deste câncer tende a ser bimodal, com um pico na adolescência e outro entre 40 e 60 anos de idade. Enquanto o CNF contribui com menos de 1% das malignidades pediátricas, constitui 20% a 50% dos tumores pediátricos da nasofaringe. No mundo, a incidência de CNF é maior no sul da China, sul da Ásia e bacia do Mediterrâneo. Nos Estados Unidos, o CNF pediátrico é mais comum nos estados do Sul e em crianças negras. Os perfis regionais e étnicos da doença sugerem fatores de risco ambientais e genéticos. Em todas as regiões, a doença pediátrica parece estar associada à infecção pelo VEB.[23,24]

Quadro Clínico e Investigação Diagnóstica

O sintoma mais comum de CNF é uma massa cervical não dolorosa, que ocorre em 70% a 90% dos pacientes. Estes tumores podem também causar sintomas em seu local de origem que incluem obstrução nasal, epistaxe e disfunção secundária da tuba auditiva, a qual pode levar a perda auditiva condutiva e otite média serosa. A avaliação inicial do paciente deve envolver um exame físico completo, com atenção especial à verificação dos nervos cranianos porque a invasão local da base do crânio pode colocá-los em risco. As manifestações podem incluir sintomas oculares (dor, alterações visuais), deslocamento orbitário, dificuldade na deglutição, alterações da voz, fraqueza do ombro, distúrbios do paladar e espasmo dos músculos da mastigação. Otalgia, cefaleias, dor facial e dor cervical também são comuns.[24] A doença avançada ou sistêmica pode manifestar-se por metástases para pulmões, osso, medula óssea, fígado e mediastino.

A duração dos sintomas na época da manifestação da doença varia de 1 mês a 2 anos, com tempo mediano de 5 meses.[23] Pacientes com metástases distantes podem ter dor ou disfunção orgânica relacionadas. Aqueles com doença sistêmica podem apresentar-se com síndromes paraneoplásicas, como osteoartropatia hipertrófica, dermatomiosite ou síndrome da secreção inapropriada do hormônio antidiurético. Imagens de TC com contraste e RM devem ser obtidas para a visualização do tumor primário e avaliação do envolvimento da base do crânio e da linfadenopatia cervical. Para investigação e avaliação da doença distante, TC de tórax e abdome, cintilografias ósseas e US hepática são úteis.

A biópsia é necessária para obter o diagnóstico histológico, considerando os diagnósticos diferenciais de rabdomiossarcoma, LNH, angiofibroma e estesioneuroblastoma. Pacientes com doen-

TABELA 103-7. Estadiamento Tumor-Nodo-Metástase do Carcinoma Nasofaríngeo

Estágio T	Extensão do Tumor Primário
T1	Tumor confinado à nasofaringe ou tumor estende-se à orofaringe e/ou cavidade nasal, sem extensão parafaríngea
T2	Tumor com extensão parafaríngea
T3	Tumor envolve estruturas ósseas da base do crânio e/ou seios paranasais
T4	Tumor com extensão intracraniana e/ou envolvimento de nervos cranianos, hipofaringe, órbita ou com extensão para a fossa infratemporal/espaço mastigatório

Estágio N	Doença do Linfonodo
N0	Ausência de doença do linfonodo
N1	Linfonodo(s) unilateral(is) ≤ 6 cm
N2	Linfonodos bilaterais ≤ 6 cm
N3	Metástases em linfonodos
N3a	Metástases > 6 cm
N3b	Metástases com extensão para a fossa supraclavicular

Estágio M	Metástases Distantes
M0	Ausente
M1	Presente

Estágio	Estágio T	Estágio N	Estágio M
I	T1	N0	M0
II	T1	N1	M0
	T2	N0-N1	M0
III	T1-T2	N2	M0
	T3	N0-N2	M0
IVA	T4	N0-N2	M0
IVB	Qualquer T	N3	M0
IVC	Qualquer T	Qualquer N	M1

De Edge S, Byrd DR, Compton CC, et al, eds: *AJCC cancer staging manual*, ed. 7. 2010.

ça avançada devem, se possível, ser submetidos à biópsia de medula óssea juntamente à biópsia da lesão primária. Nos casos de suspeita ou envolvimento reconhecido da base do crânio, deve-se enviar o LCR para análise citológica. Os exames laboratoriais recomendados incluem HG, testes de função hepática, bioquímica sérica e níveis de desidrogenase láctica (LDH); níveis de LDH maiores que 500 UI/mL estão associados a mau prognóstico. O estadiamento segue a estrutura de classificação tumor-nodo-metástase (TNM), com definições especiais para o estágio tumoral baseadas na localização anatômica (Tabela 103-7). Mais de 80% das crianças apresentam-se com doença locorregional avançada (estágio IV), às vezes com metástases distantes detectáveis.

Tratamento

A RT é a base do tratamento do CNF porque dificilmente o tumor primário é passível de ressecção cirúrgica. Nos pacientes com doença inicial (lesões T1 ou T2), a RT é utilizada como modalidade única de tratamento através do fracionamento convencional em doses totais de 65 a 70 Gy. Outras opções de fracionamento estão sob investigação e incluem o fracionamento modulado por intensidade, o qual pode melhorar o controle local e diminuir os efeitos colaterais. Em geral, o campo de tratamento abrange o tumor primário e, ao menos, a porção posterior da cavidade nasal, áreas acometidas da base do crânio e da região cervical superior.

O CNF tende a ser quimiossensível, e esquemas comuns incluem cisplatina, metotrexate, leucovorin e 5-fluorouracil. O esquema ótimo de quimioterapia ainda não foi concluído e continua sendo investigado. Terapias concomitantes, adjuvantes e neoadjuvantes têm sido estudadas de forma combinada e independente. Uma metanálise mostrou que em pacientes com doença avançada, a quimioterapia concomitante associa-se à melhora na sobrevida geral de 5 anos em comparação à radiação apenas. Associou-se a quimioterapia neoadjuvante a melhora do controle locorregional e menos metástases distantes quando comparada apenas à radiação.[25] Esquemas em evolução podem permitir que sejam usadas doses menores de radiação para minimizar os efeitos colaterais, de modo a indicar-se a cirurgia apenas nos pacientes com doença cervical persistente depois da RT. Futuras terapias podem ter como alvo o VEB, principalmente em pacientes com doença recorrente.[23]

Histopatologia e Biologia Molecular

A OMS reconhece três tipos patológicos do CNF (Quadro 103-4). O *tipo I*, carcinoma de células escamosas queratinizante, associa-se à exposição ao álcool e tabaco, sendo, portanto, menos comum em crianças; nas áreas endêmicas, o CNF tipo I pode estar associado a infecções pelo VEB. O *tipo II* é o tipo epitelioide não queratinizante, e o *tipo III* é um carcinoma indiferenciado também conhecido por *linfoepitelioma* (Fig. 103-4, *A* e *B*). O tipo III é o tipo histopatológico mais comumente identificado em crianças e contribui com mais de 90% dos casos, em alguns relatos. Os tipos II e III podem demonstrar infiltração por linfócitos, plasmócitos e eosinófilos. O genoma do VEB pode ser identificado nas células epiteliais malignas do CNF, mas é raramente visto nos linfócitos infiltrados. Muitas células do CNF expressam os genes do VEB que incluem antígeno nuclear 1 do VEB (EBNA1), proteína de membrana latente 1 (LMP1) e RNA codificado 1 e 2 do VEB (EBERs 1 e 2; Fig. 103-4, *C*). Estes produtos dos genes podem ser alvos úteis para novas terapias.[24]

TUMORES
SARCOMAS
Rabdomiossarcoma

O rabdomiossarcoma (RMS) representa a forma mais comum de sarcoma dos tecidos moles da infância, contribuindo com 3% a 4,5% de todas as lesões malignas pediátricas. O RMS é uma das malignidades sólidas extracranianas mais comuns em crianças, depois do neuroblastoma e do tumor de Wilms.[5,32] Na população pediátrica, aproximadamente 35% dos RMS ocorrem na região de cabeça e pescoço. O local mais comum é a órbita, que contribui com cerca de 25% a 35% dos RMS de cabeça e pescoço.[33,34] Outros locais incluem cavidade oral (boca) e orofaringe, laringe, parótida e sítios paramenígeos – cavidades nasais e paranasais, orelha média e cavidade mastoide, espaço parafaríngeo e fossas pterigopalatina e infratemporal. Os tumores paramenígeos são lesões de alto risco em decorrência da probabilidade de extensão intracraniana.

Embora o RMS fosse uma doença fatal antes da década de 1960, o progresso das técnicas cirúrgicas, radioterápicas e quimioterápicas combinou-se para diminuir a morbidade, melhorar o

Quadro 103-4. ESQUEMA DE CLASSIFICAÇÃO DO CARCINOMA NASOFARÍNGEO SEGUNDO A ORGANIZAÇÃO MUNDIAL DA SAÚDE

Tipo I: Carcinoma de células escamosas queratinizante
Tipo II: Carcinoma não queratinizante
Tipo III: Carcinoma indiferenciado

De Ayan I, Kaytan E, Ayan N. Childhood nasopharyngeal carcinoma: from biology to treatment. *Lancet Oncol* 2003; 4(1):13-21.

103 | LESÕES MALIGNAS DE CABEÇA E PESCOÇO EM CRIANÇAS 1623

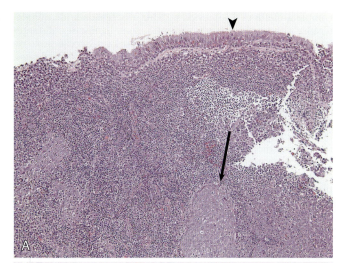

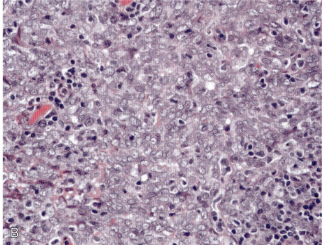

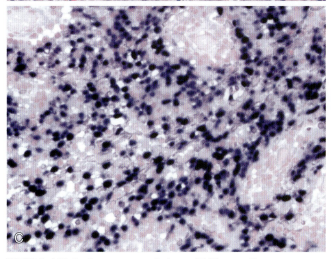

FIGURA 103-4. Carcinoma nasofaríngeo (CNF), tipo III, não queratinizante, indiferenciado. **A,** Visão de baixa magnificação (10×) do CNF mostra a camada epitelial (*ponta de seta*) e locais do carcinoma invasivo (*seta*) associados ao estroma tonsilar linfoide. **B,** Visão de alta magnificação (40×) da aparência polimórfica das células malignas do carcinoma nasofaríngeo. **C,** Células malignas do CNF demonstram coloração positiva para o RNA codificado do vírus Epstein-Barr.

controle local da doença e aumentar a sobrevida. O Intergroup Rhabdomyosarcoma Study, que se encontra sob os auspícios do COG, desenvolveu protocolos experimentais por meio do agrupamento de casos de múltiplos locais, o que permitiu a estratificação do risco e comparações entre os esquemas de tratamento. Mais recentemente, a cirurgia tornou-se novamente uma parte importante do manuseio inicial destes tumores. Os pacientes com RMS pediátrico devem ser tratados de acordo com os protocolos do COG e considerados para participar dos ensaios clínicos em andamento. Os esquemas são determinados de acordo com o grupo e o estágio do tumor.

Quadro Clínico e Tratamento. O RMS de cabeça e pescoço manifesta-se como uma massa firme, indolor e assintomática na órbita, no espaço parafaríngeo, na região temporal, nos seios paranasais ou na cavidade nasal. Os sintomas relacionados com o efeito local de massa podem ser inespecíficos: obstrução nasal, rinorreia, sinusite, otite média, epistaxe, pólipos auriculares, otorreia, rouquidão ou epífora (lacrimejamento). Os déficits dos nervos cranianos associados à erosão da base do crânio podem não ser notados por pais e pacientes; tumores da órbita ou pálpebra podem apresentar-se com proptose. Em geral, lesões não parameníngeas e orbitárias permanecem localizadas; a disseminação regional e as metástases distantes são incomuns, mas, quando ocorrem, envolvem pulmão e ossos.

A avaliação inicial destes pacientes deve incluir o exame completo de cabeça e pescoço, bem como dos nervos cranianos, e a visualização da cavidade nasal e da faringe. A palpação do pescoço pode revelar linfonodos suspeitos não identificados inicialmente no exame físico ou de imagem. O exame sob anestesia, com endoscopia se indicado, pode ser necessário para completar a avaliação física e deve ser feito juntamente à biópsia. A comunicação pré-operatória entre o patologista e o oncologista pode assegurar que se obtenham tamanhos apropriados de tecido, da maneira correta, para a microscopia óptica e qualquer teste histoquímico especial requerido. No momento da biópsia, o aspirado da medula óssea e a punção lombar para citologia do LCR podem ser realizados para o estadiamento inicial. Outros exames devem incluir HG, perfil dos eletrólitos séricos, testes de função renal, enzimas hepáticas e estudos da coagulação.[33]

Os exames de imagem são úteis para avaliar a extensão da lesão primária e o envolvimento dos tecidos circundantes, assim como para investigar a presença de doença locorregional ou metastática, sendo também utilizado para avaliar a resposta ao tratamento. A avaliação da RM é superior para certas estruturas (vascular, pré-vertebral, meninges), enquanto a TC é ideal para examinar a erosão óssea. O papel do exame de imagem metabólico (^{18}F-fluorodesoxiglicose [FDG] PET) em crianças ainda se encontra nos estágios iniciais. A combinação do FDG PET com a TC parece ser sensível e específica para os sarcomas pediátricos a fim de determinar a extensão da doença. No futuro, o FDG PET pode ter um papel importante na melhora do estadiamento inicial e na detecção mais precisa de doença residual, metástases distantes e recorrências.[32]

Estadiamento. O RMS é único em relação ao fato de que seu estadiamento é realizado antes e após o tratamento inicial. O estadiamento inicial baseia-se nos resultados da biópsia inicial e no local e extensão do tumor primário, conforme definido pelo exame físico e de imagem. O estadiamento pós-operatório considera a quantidade de doença residual após a ressecção cirúrgica. Atualmente, são usados dois sistemas de estadiamento para a avaliação inicial (pré-tratamento). O Clinical Group Stage System foi desenvolvido pelo Intergroup Rhabdomyosarcoma Study e incorpora a biópsia inicial completa como ressecção (Tabela 103-8). O sistema de estadiamento baseia-se no tumor primário (modificado pela localização), no envolvimento de linfonodos regionais e na presença de metástases distantes (Tabela 103-9). Um estudo retrospectivo mostrou que é preditivo quanto à resposta ao tratamento. Estudos mais recentes utilizam o sistema TNM, que pode melhorar a avaliação da doença inicial com base na extensão da doença locorregional e não se basear apenas na experiência do cirurgião que obteve a biópsia inicial.

TABELA 103-8. Sistema de Estadiamento por Grupo Clínico Usado pelo Intergroup Rhabdomyosarcoma Study (I a III)

Grupo Clínico	Extensão da Doença e Resultado Cirúrgico
IA	Tumor localizado, confinado ao local de origem, completamente ressecado
IB	Tumor localizado, infiltrando além do local de origem, completamente ressecado
IIA	Tumor localizado; ressecção macroscópica total, mas com doença residual microscópica
IIB	Tumor extenso localmente (disseminado para linfonodos regionais), completamente ressecado
IIC	Tumor extenso (disseminado para linfonodos regionais); ressecção macroscópica total, mas com doença residual microscópica
IIIA	Tumor localizado ou extenso; doença residual macroscópica após a biópsia apenas
IIIB	Tumor localizado ou extenso; doença residual macroscópica após ressecção *major* (≥ 50% redução do volume)
IV	Tumor primário de qualquer tamanho, com ou sem envolvimento de linfonodos regionais, com metástases distantes, sem considerar a abordagem cirúrgica do tumor primário

De Wexler L, Meyer W, Helman L. Rhabdomyosarcoma. In Pizzo P, Poplack D, eds: *Principles and practice of pediatric oncology*, ed 6. Philadelphia: Lippincott Williams & Wilkins; 2010.

Tratamento. O tratamento bem-sucedido do RMS tem uma abordagem multimodal. Atualmente, muito mais lesões são consideradas ressecáveis graças à evolução das abordagens cirúrgicas das lesões da base do crânio. Tumores menores e aquelas lesões maiores passíveis de excisão sem morbidade significativa, cosmética ou funcional, devem ser ressecados com margens adequadas (p. ex., 0,5 cm). Contudo, a adequação das margens pode ser ajustada para minimizar a destruição dos órgãos adjacentes, a perda de função ou o impacto cosmético. Quando possível, a excisão completa melhora a sobrevida e reduz a necessidade de quimioterapia adjuvante. Mesmo pacientes com metástases distantes podem ainda ser candidatos à cirurgia, pois a ressecção pode reduzir a dor, melhorar a função ou a higiene no local das lesões. Não se recomendam dissecções cervicais profiláticas, mas a linfadenopatia cervical, clínica ou radiologicamente evidente, deve ser abordada com cirurgia e radiação.

Os resultados dos vários estudos sobre o RMS permitiram a estratificação em grupos prognósticos. Em seguida à ressecção inicial ou à decisão de não fazer a ressecção, define-se a classificação prognóstica – risco baixo, intermediário ou alto – baseada em estadiamento pré-operatório e pós-operatório, variante histológica e idade do paciente (Tabela 103-10). Os esquemas de quimioterapia são ajustados aos grupos prognósticos. Os pacientes de baixo risco identificados como RMS III e IV (locais favoráveis, estágio I ou locais desfavoráveis, estágios II e III ressecados macroscopicamente) alcançaram sobrevida livre de recorrências em aproximadamente 83% e sobrevida geral de 95%.

Após a melhora das taxas de sobrevida, esforços atuais investigam esquemas para manutenção da cura e a sobrevida, enquanto minimizam a toxicidade a longo prazo. O COG comparou o esquema de baixa dose de quatro cursos de vincristina, actinomicina D e ciclofosfamida (VAC) com a dose reduzida de ciclofosfamida seguida por quatro cursos de vincristina e actinomicina D mais RT.[34,35] Para os pacientes de risco intermediário, os objetivos atuais são reduzir o risco de recorrência local, que é o sítio mais comum de falha inicial. A terapia-padrão tem sido o tratamento com VAC, mas a adição de um agente de sensibilização à radiação, irinotecam, e a RT precoce podem ser um meio de melhorar o controle local e o prognóstico geral. A quimioterapia alquilante é a base do tratamento para os pacientes de alto risco, que, infelizmente, tendem a ter maus resultados.[32,34]

A recomendação da radiação baseia-se no tamanho do tumor que permanece após a cirurgia e a quimioterapia adjuvante, na localização, nas estruturas próximas e na histologia.[34,36,37] A RT é importante na presença de doença residual macroscópica e microscópica e para controle da doença nodal. Para pacientes com doença microscópica residual, grupo II, demonstrou-se que a radiação em baixa dose (40 Gy, 1,5 a 1,8 Gy/fração) alcança taxas de controle local de pelo menos 90%. Os pacientes com doença residual macroscópica, grupo III, em geral, recebem 50 a 55 Gy, mas ainda deve-se estabelecer a dosagem ótima para controle

TABELA 103-9. Estadiamento Tumor-Nodo-Metástase do Rabdomiossarcoma: Classificação do Estadiamento Pré-tratamento para o Intergroup Rhabdomyosarcoma Study (IV)

Estágio	Locais	Invasividade do Tumor	Tamanho do Tumor	Nodo	Metástase
I	Órbita	T1 ou T2	a ou b	N0, N1 ou Nx	M0
	Cabeça e pescoço (excluindo parameninge)	T1 ou T2	a ou b	N0, N1 ou Nx	
	Geniturinário (exceto próstata e bexiga)	T1 ou T2	a ou b	N0, N1 ou Nx	
II	Bexiga/próstata	T1 ou T2	a	N0 ou Nx	M0
	Membros	T1 ou T2	a	N0 ou Nx	
	Craniano parameníngeo	T1 ou T2	a	N0 ou Nx	
	Outros (inclui tronco, retroperitônio etc.)	T1 ou T2	a	N0 ou Nx	
III	Bexiga/próstata	T1 ou T2	a	N1	M0
	Membros	T1 ou T2	b	N0, N1 ou Nx	
	Craniano parameníngeo	T1 ou T2	b	N0, N1 ou Nx	
	Outros (inclui tronco, retroperitônio etc.)	T1 ou T2	b	N0, N1 ou Nx	
IV	Todos	T1 ou T2	a ou b	N0 ou Nx	M1

De Wexler L, Meyer W, Helman L. Rhabdomyosarcoma. In Pizzo P, Poplack D, eds: *Principles and practice of pediatric oncology*, ed 6. Philadelphia: Lippincott Williams & Wilkins; 2010.

a, ≤ 5 cm de diâmetro. b, > 5 cm de diâmetro. T1, confinado ao local anatômico de origem; T2, extensão; N, linfonodos regionais: N0, não envolvidos clinicamente; N1, envolvidos clinicamente; Nx, situação clínica desconhecida. M, metástases: M0, ausência de metástases distantes; M1, presença de metástases distantes.

TABELA 103-10. Estratificação Prognóstica do Rabdomiossarcoma

Prognóstico (Sobrevida Livre de Eventos)	Estágio	Grupo	Local*	Tamanho	Idade (Anos)	Histologia	Metástase	Linfonodos Regionais
Excelente (≥ 85%, baixo risco)	1	I	Favorável	a ou b	< 21	RMSE	M0	N0
	1	II	Favorável	a ou b	< 21	RMSE	M0	N0
	1	III	Órbita apenas	a ou b	< 21	RMSE	M0	N0
	2	I	Desfavorável	a	< 21	RMSE	M0	N0 ou Nx
Muito bom (70% a 85%, baixo risco)	1	II	Favorável	a ou b	< 21	RMSE	M0	N1
	1	III	Órbita apenas	a ou b	< 21	RMSE	M0	N1
	1	III	Favorável (excluindo a órbita)	a ou b	< 21	RMSE	M0	N0 ou N1 ou Nx
	2	II	Desfavorável	a	< 21	RMSE	M0	N0 ou Nx
	3	I ou II	Desfavorável	a	< 21	RMSE	M0	N1
	3	I ou II	Desfavorável	b	< 21	RMSE	M0	N0 ou N1 ou Nx
Bom (50% a 70%, risco intermediário)	2	III	Desfavorável	a	< 21	RMSE	M0	N0 ou Nx
	3	III	Desfavorável	a	< 21	RMSE	M0	N1
	3	III	Desfavorável	a	< 21	RMSE	M0	N0, N1 ou Nx
	1 ou 2 ou 3	I ou II ou III	Favorável ou desfavorável	a ou b	< 21	RMSA	M0	N0, N1 ou Nx
Ruim (≤ 30%, alto risco)	4	IV	Favorável ou desfavorável	a ou b	Qualquer	RMSE	M1	N0 ou N1
	4	IV	Favorável ou desfavorável	a ou b	Qualquer	RMSA†	M1	N0 ou N1

De Wexler L, Meyer W, Helman L. Rhabdomyosarcoma. In Pizzo P, Poplack D, eds: *Principles and practice of pediatric oncology*, ed 6. Philadelphia: Lippincott Williams & Wilkins; 2010.

*Locais *favoráveis* consistem em órbita e pálpebra, cabeça e pescoço não parameníngeos, trato biliar e trato geniturinário, com exceção da bexiga e da próstata. Locais *desfavoráveis* são bexiga, próstata, membros, parameninge e outros (tronco, retroperitônio etc.)

†Dados preliminares sugerem que a translocação-variante (PAX7-FKHR)–RMSA metastático positivo pode ter um prognóstico mais favorável, com uma sobrevida estimada de 4 anos de 75%.

a, ≤ 5 cm de diâmetro; RMSA, rabdomiossarcoma alveolar; RMSE, rabdomiossarcoma embrionário (botrioide ou variante leiomiomatosa); b, > 5 cm de diâmetro; M0, ausência de metástases distantes; M1, presença de metástases distantes; N0, não envolvidos clinicamente; N1, envolvidos clinicamente; Nx, situação clínica desconhecida.

Quadro 103-5. TUMORES DE CÉLULAS REDONDAS AZUIS PEQUENAS

Tumores neuroectodérmicos primitivos periféricos (família de tumores do sarcoma de Ewing)
  Tumor de Ewing
Rabdomiossarcoma
  Alveolar
  Embrionário
  Sarcoma indiferenciado
Neuroblastoma
Tumor desmoplásico de células redondas pequenas
Linfoma (células B, células T e células matadoras naturais [*natural killer*])
  Linfoma anaplásico de grandes células
  Linfoma de Burkitt
Sarcoma de partes moles de células claras (melanoma maligno de partes moles)
Osteossarcoma de pequenas células
Tumor de Wilms monofásico extrarrenal
Tumor rabdoide extrarrenal
Condrossarcoma mixoide extraesquelético

De Scheurer M, Bondy M, Gurney J. Epidemiology of childhood câncer. In Pizzo P, Poplack D, eds: *Principles and practice of pediatric oncology*, ed. 6. Philadelphia: Lippincott Williams & Wilkins; 2010.

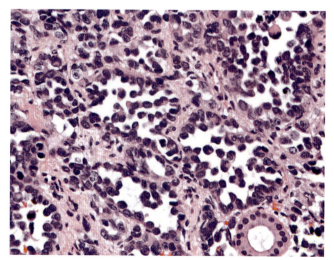

FIGURA 103-5. Rabdomiossarcoma, tipo alveolar. Este subtipo caracteriza-se por pequenas células azuis redondas que circunscrevem e preenchem os espaços do tipo alveolar.

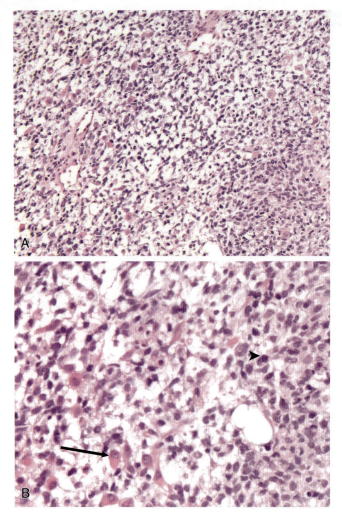

FIGURA 103-6. Rabdomiossarcoma, tipo embrionário. **A,** A variante embrionária é mostrada aqui com células espiculadas e estreladas sobre um fundo mixoide. **B,** Na maior magnificação, visualiza-se a célula rabdomioblástica com núcleo excêntrico, citoplasma eosinofílico (seta) e figura de mitose (ponta de seta).

local. Considerar o crescimento futuro do paciente pediátrico é importante, pesando as implicações do desenvolvimento e crescimento prejudicados no campo irradiado. Abordagens para diminuir os efeitos tardios da radioterapia externa com aceleração linear sem sacrificar o controle local incluem RT de intensidade modulada, hiperfracionamento, terapia de aceleração linear com prótons e agentes de sensibilização da radioterapia. Os pacientes do grupo I não parecem se beneficiar da radioterapia a não ser que tenham histologia desfavorável (alveolar ou indiferenciada). As taxas de controle nodal e regional para todos os grupos excedem 95%, e o controle a distância é maior do que 90%. Tumores parameníngeos apresentam menores taxas de controle local, de 83% a 88%; as lesões que não acometem as meninges têm melhores taxas de controle.[32,34,38]

Avalia-se a resposta ao tratamento com exame de imagem por TC, RM ou PET, apenas 6 semanas após completar a terapia adjuvante. O cirurgião deve fazer a biópsia de qualquer aumento não usual do local do tumor primário para afastar persistência da doença. O planejamento para repetir a ressecção ou outro tratamento deve incluir a avaliação de doença distante. A falha do tumor em responder aos tratamentos iniciais é um mau sinal prognóstico e deve exigir a discussão com o paciente, a família e a equipe antes de se tentar uma terapia de resgate. Até 50% dos pacientes submetidos à cirurgia de resgate, morrem por causa da doença. Esta cirurgia tem impacto pequeno na taxa geral de sobrevida, portanto, é importante que os pacientes e as famílias entendam o que se espera alcançar na tomada de decisão informada.

Histopatologia e Biologia Molecular. O RMS diferencia-se de outros tumores de células pequenas, azuis e redondas da infância (Quadro 103-5), por meio do uso da coloração IHC para identificar as proteínas musculares específicas. Os rabdomioblastos ou estriações cruzadas do músculo esquelético vistos na microscopia óptica também indicam uma linhagem miogênica esquelética. Das duas principais variantes destes tumores, RMS alveolar e embrionário, o último é o mais comum. O RMS alveolar (Fig. 103-5) caracteriza-se por pequenas células redondas em uma configuração densa em torno de espaços que lembram os alvéolos pulmonares. No RMS embrionário (Fig. 103-6), as células malignas são mais espiculadas com rabdomioblastos grandes interpostos. Os subtipos do RMS embrionário incluem as variantes botrioide e pleomórfica.

Os tumores alveolares estão associados a translocações entre os braços longos dos cromossomos 2 e 13 ou, menos comumente, 1 e 13, o que leva à justaposição do gene *FKHR* com o gene *PAX3* ou *PAX7*. Acredita-se que o gene *PAX3* regula a transcrição durante o desenvolvimento muscular inicial e que o produto genético da fusão leva à ativação anormal de um ou de múltiplos genes. O RMS embrionário mostra uma perda característica da heterozigose no *locus* 11p15, o qual contém um gene imprintado denominado *fator de crescimento da insulina 2* (*IGF2*), cuja expressão não inibida ou expressão exacerbada pode produzir um fenótipo canceroso. É interessante que um aumento da incidência de malignidades embrionárias como o RMS seja visto na síndrome de Beckwith-Wiedemann, uma síndrome de supercrescimento também associada a anormalidades da dosagem genética do 11p15. A variante alveolar parece associada a um prognóstico pior, com base nos dados recentes do National Cancer Institute. Portanto, os ensaios atuais do COG exigem elevar o estágio das lesões com comprometimento alveolar de baixo risco para risco intermediário.[33]

Sarcomas de Partes Moles não Rabdomiossarcomas

Os sarcomas de partes moles não rabdomiossarcomas (SPMNR) constituem uma categoria ampla de tumores muito raros que incluem fibrossarcoma (Fig. 103-7), dermatofibrossarcoma protuberante, sarcoma epitelioide (Fig. 103-8), sarcoma sinovial, histiocitoma fibroso maligno, hemangiopericitoma, condrossarcoma, osteossarcoma, leiomiosarcoma, lipossarcoma e sarcoma de células claras de partes moles. A incidência do SPMNR é aproximadamente a mesma do RMS e representa 3% a 4% de todas as malignidades pediátricas nos Estados Unidos. Uma taxa discretamente maior do SPMNR (6%) é encontrada em adolescentes.[5] Estes tumores são tão raros em crianças que a maior parte da metodologia utilizada na avaliação e no tratamento provém da literatura de adultos. Os exames e biópsias iniciais nos pacientes com suspeita de SPMNR são os mesmos dos pacientes com RMS e o mesmo sistema de estadiamento é usado para ambos.

A prevalência de diferentes lesões do SPMNR varia com a idade. O fibrossarcoma é o tipo mais comum em lactentes. Em crianças mais velhas e adolescentes, as variedades mais comuns abrangem dermatofibrossarcoma, sarcoma sinovial protuberante, tumor maligno da bainha do nervo periférico (TMBNP; Fig. 103-9) e histiocitoma fibroso maligno. A identificação do tipo particular do tumor pela avaliação histopatológica e da coloração pelo IHC são fundamentais para selecionar as terapias apropriadas. A reação em cadeia da polimerase da transcrição reversa molecular (RT-PCR), análises bioquímicas e de produtos genéticos de *microarray* são usadas, com frequência, para diagnosticar as mutações genéticas características. Crianças com a síndrome de Li-Fraumeni, neurofibromatose do tipo I e polipose adenomatosa familiar têm maior risco de desenvolver sarcomas de partes moles. Pacientes com SPMNR devem ser colocados em ensaios clínicos, sempre que

103 | LESÕES MALIGNAS DE CABEÇA E PESCOÇO EM CRIANÇAS

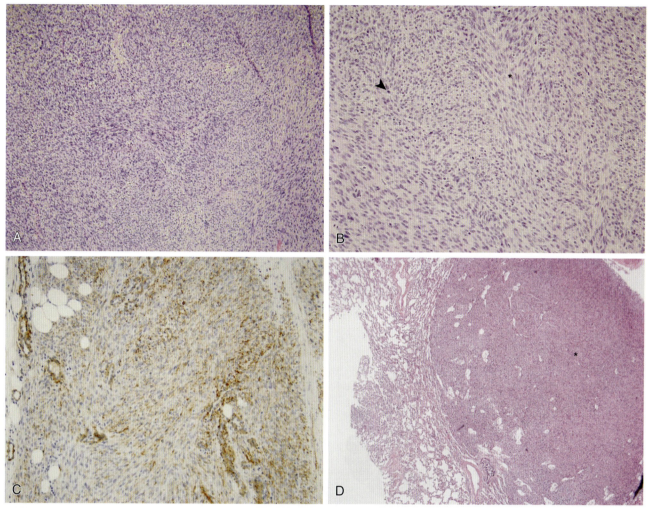

FIGURA 103-7. Fibrossarcoma. **A,** Aparência característica dos longos fascículos entrelaçados das células tumorais. **B,** Demonstram-se o padrão de espinha de peixe classicamente descrito (*asterisco*) e múltiplas figuras mitóticas (*ponta de seta*). **C,** Coloração positiva para a actina do músculo liso em um fibrossarcoma. **D,** Massa metastática de células do fibrossarcoma (*asterisco*) invadindo o pulmão, local mais comum de metástase nesta doença.

apropriado, para assegurar o tratamento mais atual e melhorar a compreensão destas doenças.[39]

TERATOMAS

Teratomas são os tumores de células germinativas extragonadais mais comuns na infância, porém muito raros: os tumores de células germinativas pediátricos compreendem apenas 1% a 3% dos tumores infantis. Os teratomas de cabeça e pescoço ocorrem em 1 a cada 40.000 nascimentos e representam 2% a 9% de todos os teratomas.[40] Acredita-se que os teratomas surjam quando as células germinativas normais escapam do controle do desenvolvimento normal, embora a patogênese exata seja desconhecida. Presume-se que a célula germinativa primordial seja a célula de origem de todos os tumores de células germinativas, a despeito da variação da histologia e das manifestações.

Quadro Clínico e Investigação Diagnóstica

A maioria dos teratomas de cabeça e pescoço é diagnosticada no período pré-natal ou neonatal, bem antes daqueles localizados em outras regiões do corpo. As localizações mais comuns em cabeça e pescoço são tecidos moles da região cervical, regiões superficiais próximas à fossa temporal e ao zigoma, cavidade oral, orofaringe e nasofaringe e órbita. Os teratomas cervicais são diagnosticados predominantemente nos neonatos, e pelo menos dois terços causam obstrução aérea significativa. Os teratomas cervicais obstrutivos podem estar associados a polidrâmnio, hidropisia, trabalho de parto prematuro e natimorto.[40] Os teratomas também podem causar hipoplasia pulmonar atribuída à compressão externa.[41] Os marcadores laboratoriais destes tumores incluem α-fetoproteína e a subunidade β da gonadotropina coriônica humana, que são úteis para o diagnóstico e monitoramento da recorrência do tumor após a ressecção. Os níveis séricos de α-fetoproteína estão elevados nos pacientes com teratomas; contudo, o padrão da elevação depende da idade.[42]

A imagem dos tecidos moles e das estruturas ósseas circunjacentes é essencial para o planejamento cirúrgico.[40] As lesões faciais devem ser avaliadas com exames de imagem e investigação laboratorial imediatos. RM, TC e US são úteis, preferencialmente com RM e US no período pré-natal para evitar a radiação ionizante.[43]

Tratamento

O tratamento primário dos teratomas é a ressecção cirúrgica. Nos neonatos, a obstrução das vias aéreas constitui o risco mais alto em relação a morbidade e mortalidade, sendo a consideração primordial assegurar a manutenção das vias aéreas. O manuseio das vias aéreas pode envolver laringoscopia direta com intubação ou traqueostomia através de um procedimento de tratamento intraparto extraútero ou imediatamente após o parto cesáreo, antes de interromper a circulação materno-fetal. Nas lesões identificadas no pré-natal, é essencial coordenar as equipes cirúrgica, obstétrica, pediátrica e anestésica, a fim de estarem preparadas

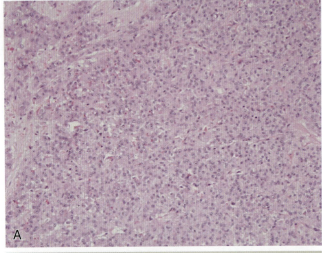
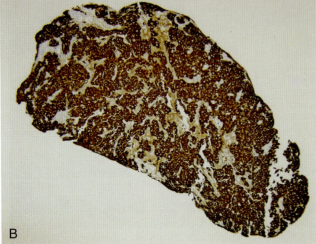

FIGURA 103-8. Sarcoma epitelioide. **A,** Lâminas de células epiteiloides do sarcoma epitelioide. **B,** O sarcoma epitelioide demonstra coloração positiva para a panqueratina.

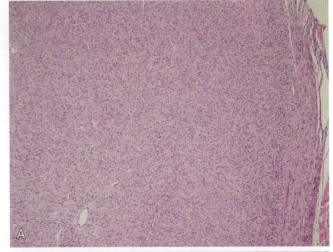
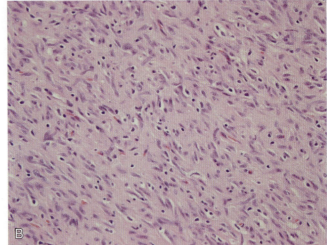
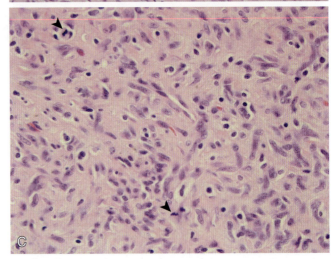

FIGURA 103-9. Tumor maligno da bainha do nervo periférico (TMBNP). **A,** O nervo que origina o TMBNP pode ser visto correndo verticalmente no lado direito da imagem; o restante das células da imagem é de células tumorais. **B,** Esta alta magnificação do TMBNP mostra o padrão ondulado das células com núcleos espiculados. **C,** Figuras mitóticas (pontas de seta) podem ser vistas nesta alta magnificação do TMBNP.

para o manuseio das vias aéreas no momento do parto. Uma vez que as vias aéreas estejam estabilizadas, pode-se planejar a ressecção e obter exames de imagem adicionais, se necessário. A sobrevida desses pacientes após a ressecção é excelente.

Histopatologia e Biologia Molecular

O termo *teratoma* pode ser usado para se referir a qualquer lesão que contenha tecidos estranhos ao local de origem, o que inclui teratomas, dermoides, teratoides e epignatia. Os teratomas verdadeiros contêm tecido derivado das três camadas germinativas – ectoderma, mesoderma e endoderma –, com alguma organização das estruturas teciduais (Fig. 103-10, *A* e *C*). Os dermoides possuem apenas elementos ectodérmicos e mesodérmicos. Os tumores teratoides apresentam derivados das três camadas germinativas, mas falta a organização dos teratomas verdadeiros. Epignatia contém camadas celulares muito bem organizadas em localizações anormais, podendo até constituir órgãos.[40] Os tipos de tecido mais comumente identificados dentro do teratoma são a pele e os apêndices cutâneos.

Embora os tumores sejam descritos em termos do grau de diferenciação (Fig. 103-10, *B*), tanto os teratomas imaturos quanto os maduros são considerados benignos e o grau de maturidade não se correlaciona com o prognóstico. A avaliação histológica completa é essencial porque até 25% dos tumores podem conter focos de outros tumores de células germinativas que precisam de tratamento adicional. No entanto, mesmo a identificação do foco maligno, como o tumor do saco vitelino dentro do teratoma, não impacta necessariamente o prognóstico, em particular no caso de ressecção completa.[42,43]

CÂNCER DE TIREOIDE

O câncer de tireoide é a neoplasia endócrina pediátrica mais comum e representa 5% das lesões malignas de cabeça e pescoço em crianças. Em geral, os cânceres de tireoide pediátricos são raros e compreendem menos de 3% dos cânceres pediátricos e menos de 13% dos cânceres de tireoide de todos os grupos etários.[44,45] Os nódulos da tireoide são palpáveis em 2% dos pacientes pediátricos, em comparação a 35% nos adultos. O risco de malignidade dos nódulos de tireoide pediátricos é de 1 em 4, enquanto este risco é menor do que 1 em 10 para adultos.[46] Nas crianças, a maioria dos cânceres de tireoide é bem diferenciada e o carcinoma papilífero de tireoide (CPT) compreende mais de 90%. O carcinoma folicular de tireoide (CFT) e o carcinoma medular de tireoide (CMT) são muito raros; os cânceres de tireoide anaplásicos e pouco diferenciados são ainda mais raros. O CMT é, em geral, herdado de modo dominante como resultado da mutação no proto-oncogene *RET*.

Quando comparados aos dos adultos, os cânceres de tireoide pediátricos têm maior probabilidade de apresentar volume tumoral maior, metástases regionais e distantes e um caráter multicêntrico.[47,48] Nas crianças com câncer de tireoide, ocorre metástase para linfonodos regionais em mais de dois terços e a metástase a distância pode manifestar-se em até 20% delas, sendo mais comum nos pulmões e nos ossos.[49] Apesar doença avançada na apresentação inicial, a sobrevida a longo prazo é maior do que 90%.[50]

A avaliação de crianças com suspeita de carcinoma de tireoide inclui investigação sobre exposição à radiação e história familiar, exame físico, ultrassonografia da tireoide, biópsia aspirativa por agulha fina (BAAF) e exames laboratoriais da tireoide. Uma história prévia de exposição à radiação é um fator de risco para o desenvolvimento do câncer de tireoide, sendo que as malignidades aparecem uma a duas décadas após a exposição. Os pacientes podem ter sido expostos à radiação quando crianças devido a desastres nucleares, como em Chernobyl, em meados da década de 1980, bem como ao uso de RT décadas atrás para tratar doenças dermatológicas e tonsilite crônica.[51,52] É importante considerar o teste genético e a referência a um geneticista quando há suspeita de casos familiares.

Investigação Diagnóstica de Câncer de Tireoide

Deve-se obter a BAAF guiada por ultrassom dos nódulos mais suspeitos, que não são sempre os maiores. A TC ou RM cervical

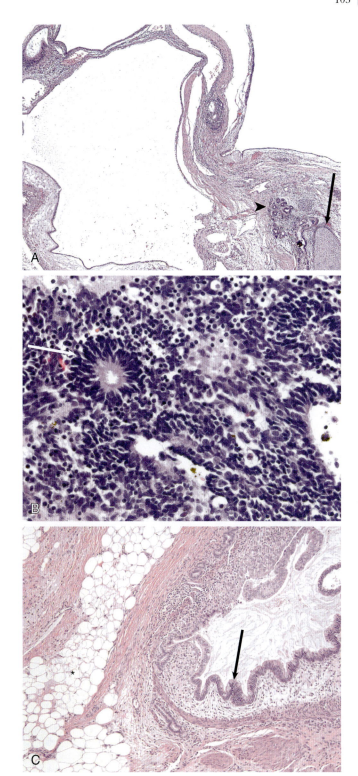

FIGURA 103-10. Teratoma. **A,** Este teratoma demonstra a variedade de tecidos derivados das três camadas germinativas. Estão presentes estruturas glandulares revestidas com células epiteliais (*ponta de seta*). A cartilagem, um tecido mesodérmico, também está presente (*seta*). **B,** Teratoma imaturo com neuroepitélio imaturo, incluindo as rosetas do tipo neural (*seta*). **C,** Múltiplos tipos celulares dentro do teratoma – epitélio glandular que se assemelha ao do cólon (*seta*) representa uma estrutura originada no endoderma. Adipócitos (*asterisco*) são derivados do mesoderma.

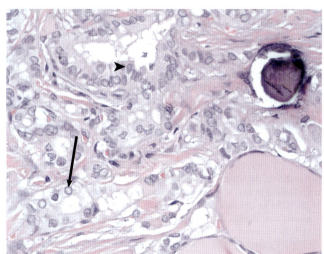

FIGURA 103-11. Carcinoma papilífero de tireoide (CPT) com alta magnificação (40×). O CPT deriva das células epiteliais foliculares; demonstram-se os aspectos característicos de núcleo claro, o que cria a imagem de "olhos da órfã Annie" classicamente descrita (*seta*) e a depressão nuclear (*ponta de seta*).

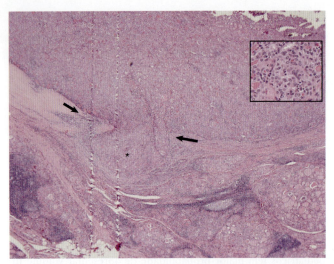

FIGURA 103-12. Este carcinoma folicular demonstra extensão extracapsular, aspecto que define uma neoplasia folicular como carcinoma. O local da extensão tumoral extracapsular (*asterisco*) rompe-se ou forma uma protrusão como um "cogumelo" através da cápsula (*setas*). *Detalhe:* maior aumento do mesmo carcinoma folicular mostra microfolículos agrupados com coloide denso e ausência das características nucleares do CPT.

foliculares aumenta nos pacientes com deficiência de iodo. Ao contrário do CPT, é mais provável que o CFT seja unifocal, que suas metástases ocorram por via hematogênica e resultem em metástases distantes para o pulmão e os ossos com maior frequência do que em metástases locorregionais. Trata-se o CFT por meio de lobectomia da tireoide; contudo, indica-se a tireoidectomia total na presença de metástases distantes, devendo ser realizadas tireoidectomia total e RAI se a patologia revelar mais do que a invasão mínima vascular ou extracapsular (Fig. 103-12). Se o exame histopatológico mostrar tumor pouco diferenciado ou carcinoma de células de Hürthle, estão indicados esvaziamentos cervicais nos casos de linfadenopatia suspeita, clínica ou radiologicamente. Os fatores que contribuem para o aumento da recorrência do CFT incluem idade jovem, sexo masculino, tumores grandes e metástases distantes. Assim como no CPT, a vigilância a longo prazo inclui monitoramento dos níveis de tireoglobulina, exame físico e ultrassonografia cervical. O CFT está associado a mutações no *RAS* e, também, a translocações *PAX8-PPAR*.

Carcinoma Medular de Tireoide. O CMT é uma malignidade rara na população pediátrica (Fig. 103-13). A maioria dos casos pediátricos de CMT é herdada de modo autossômico dominante, tendo sido relatados raros casos de CMT esporádicos. O CMT

pode ser útil para o planejamento cirúrgico, principalmente se houver linfadenopatia cervical. A TC de tórax sem contraste é útil para avaliar doença metastática; no entanto, o contraste iodado pode retardar o início da terapia com iodo radioativo (RAI).

Carcinoma Papilífero de Tireoide. O CPT é mais comum em meninas adolescentes do que em meninos, mas esta diferença diminui em crianças com menos de 10 anos de idade. Em geral, o CPT apresenta-se como um nódulo assintomático encontrado acidentalmente por um dos pais ou o médico. É mais provável que o CPT apresente metástase por via linfática do que através de disseminação hematogênica; portanto, a doença metastática regional é mais frequente do que as metástases distantes. O pulmão é o local mais comum de metástases distantes, seguido pelo cérebro e pelos ossos. Cerca de 5% das crianças com CPT têm história familiar positiva.

O CPT é, em geral, bilateral e multifocal, indicando-se a tireoidectomia total. Deve-se dissecar o compartimento central do pescoço (nível VI) em grandes tumores do CPT ou linfadenopatia evidente. As dissecções cervicais seletivas devem ser realizadas para linfadenopatia suspeita dos triângulos anterior ou posterior. O seguimento a longo prazo é monitorado com os níveis de tireoglobulina, exame físico e ultrassonografia. O prognóstico a longo prazo é excelente, e as taxas de sobrevida são maiores do que 95%. Entretanto, crianças com menos de 10 anos de idade têm maior risco de recorrência e mortalidade. Outros fatores de risco para recorrência incluem história familiar positiva para câncer de tireoide, tumores grandes e invasão extracapsular.[53]

O CPT em crianças mais jovens pode evidenciar invasão glandular difusa do tumor não encapsulado. A histopatologia demonstra, classicamente, a presença de numerosos corpos psamomatosos (Fig. 103-11). As mutações *BRAF* são as anomalias genéticas mais comuns associadas a adultos com CPT, porém as crianças estão mais suscetíveis a apresentar rearranjos do gene *RET* (oncogenes *RET*/CPT) em até 80% dos casos.[54] Observou-se expressão exacerbada do *MET* nos cânceres de tireoide pediátricos com altas taxas de recorrência.[55]

Carcinoma Folicular de Tireoide. O CFT também se apresenta como nódulo de tireoide assintomático. O risco de lesões

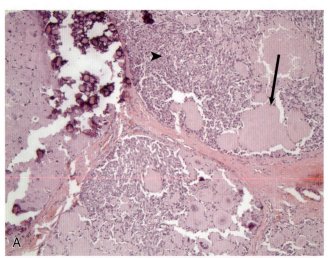

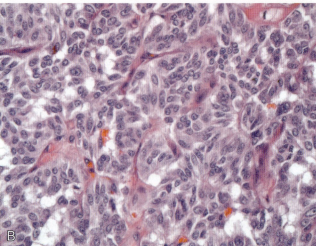

FIGURA 103-13. Carcinoma medular de tireoide (CMT). **A,** O CMT deriva das células parafoliculares. Esta visão de pequeno aumento (10×) mostra células do tipo espiculado (*ponta de seta*) e amiloide (*seta*). **B,** Este campo de grande aumento (40×) revela células espiculadas com citoplasma esparso e granular.

apresenta-se com nódulos da tireoide, em geral, bilaterais e multifocais. O CMT está associado à hiperplasia das células parafoliculares C, as quais produzem calcitonina e antígeno carcinoembrionário (CEA) em excesso; os pacientes podem apresentar rubor facial ou diarreia secundários aos altos níveis de calcitonina. Se o nódulo do CMT for palpável na tireoide, a doença já é, frequentemente, metastática para áreas regionais (cervical) e distantes (tórax, fígado e osso).

As mutações do proto-oncogene *RET* são responsáveis pelas três síndromes herdadas associadas ao CMT: neoplasia endócrina múltipla tipo 2A (MEN-2A), MEN-2B e CMT familiar (Tabela 103-3). As mutações *RET* nos éxons 10 e 11 causam a MEN-2A, enquanto as mutações no éxon 16 são responsáveis pela MEN-2B. A mutação genética específica é preditiva do fenótipo e da agressividade tumoral. MEN-2A consiste em CMT, feocromocitoma e hiperparatireoidismo primário como resultado dos adenomas paratireóideos. Pacientes com MEN-2A podem apresentar-se com cefaleia, taquicardia, hipertensão, sudorese intensa, fadiga, náusea, perda de peso e dor óssea e articular. MEN-2B consiste em CMT, feocromocitoma, fenótipo marfanoide, neuromas de mucosa dos lábios e da língua e ganglioneuromas do trato gastrintestinal. O CMT familiar é uma variante da MEN-2A sem feocromocitoma ou hiperparatireoidismo primário.

A avaliação da massa tireoidiana suspeita de CMT inclui BAAF guiada por ultrassom, testes genéticos para mutações do *RET*, exames de imagem do corpo e níveis séricos de calcitonina e CEA. Crianças com história familiar de mutações do *RET* têm alto risco de desenvolver CMT e devem fazer teste genético. A identificação de mutações do *RET* em crianças com risco de MEN exige vigilância antes do desenvolvimento da doença clinicamente aparente. Quando existir preocupação quanto à presença do feocromocitoma, a metaepinefrina e a catecolamina devem ser dosadas.

É necessária a tireoidectomia total para o CMT. Deve-se fazer o esvaziamento central do pescoço nos pacientes com MEN-2B por ser mais agressiva do que a MEN-2A. Na presença de doença metastática regional ou extensa, deve-se considerar a radiação externa com aceleração linear. O vandetanibe mostrou-se um agente quimioterápico eficaz no tratamento do CMT avançado ou metastático, mas apresenta toxicidade cardíaca significativa.[56] Calcitonina e CEA são marcadores úteis na vigilância a longo prazo, além das ultrassonografias cervicais e dos exames de imagem de rotina. A sobrevida em 5 anos para o CMT é de 96%, similar à do CPT e CFT. No entanto, a sobrevida em 15 e 30 anos do CMT é mais baixa, correspondendo a 86%.[57]

Tratamento Pós-operatório do Câncer de Tireoide

A reposição de hormônio tireoidiano a longo prazo é feita para suprimir os níveis do hormônio tireoestimulante e reduzir os risco de recorrência do tumor. Os níveis de tireoglobulina sérica podem ser usados para monitorar a recorrência do tumor, pois esta é sintetizada pelas células foliculares da tireoide e devem ser indetectáveis após a terapia ablativa.

A terapia com RAI para crianças diminui as taxas de recorrência do tumor local em quase sete vezes.[58] Porém, a administração da RAI não é isenta de riscos. A maioria dos riscos depende da dose e inclui xerostomia, fibrose pulmonar, anormalidades da menstruação, redução da contagem do esperma e cânceres secundários, como a leucemia. A RAI não tem papel no CMT porque as células malignas não captam iodo.

TUMORES NEUROECTODÉRMICOS

SARCOMA DE EWING E TUMOR NEUROECTODÉRMICO PRIMITIVO PERIFÉRICO

O sarcoma de Ewing (SE) e o tumor neuroectodérmico primitivo periférico (TNEPP) são agora considerados pertencentes ao mesmo espectro de malignidades – a família de tumores do sarcoma de Ewing (FTSE). O SE é um tumor que afeta primariamente os ossos longos e a pelve, embora 25% das lesões primárias se desenvolvam nos tecidos moles. Uma forma mais diferenciada de SE, o TNEPP – também denominado *neuroepitelioma* – também pode ocorrer no osso ou nos tecidos moles. Na coloração histoquímica, SE e TNEPP apresentam similaridades com os tumores de células pequenas, azuis e redondas (Quadro 103-5), com centros fibrovasculares característicos, embora o TNEPP demonstre pseudorrosetas e as mitoses sejam frequentes (Fig. 103-14). A FTSE ocorre primariamente na segunda década de vida. Embora esses tumores sejam encontrados primeiro em extremidades, pelve, parede torácica e região paravertebral-coluna vertebral, podem manifestar-se na cabeça e no pescoço como um tumor primário ou metastático.[59]

A avaliação dos pacientes com FTSE deve incluir radiografias simples e RM do local primário, TC de tórax, cintilografia óssea, aspirado e biópsia da medula óssea, HG, perfil bioquímico sanguíneo e dosagem da LDH sérica. Praticamente todos os pacientes apresentam metástase ou doença metastática microscópica no início, requerendo quimioterapia. O padrão atual do tratamento do SE é a quimioterapia neoadjuvante, seguida pela ressecção com

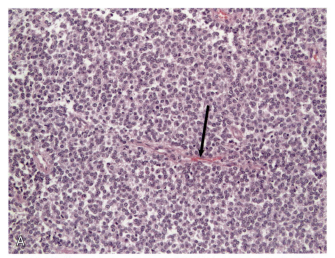
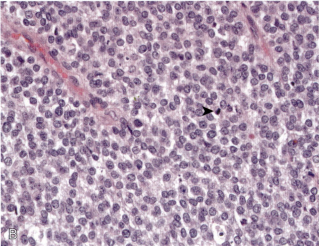

FIGURA 103-14. Sarcoma de Ewing. **A,** Esta visão de pequeno aumento (10×) mostra lâminas de células neoplásicas. Estes centros fibrovasculares finos (*seta*) podem ser vistos entre as lâminas de células. **B,** Campo de alta magnificação (40×) revela abundantes células pequenas, azuis e redondas com núcleo redondo; os centros fibrovasculares finos são evidentes. As pequenas células azuis e redondas malignas demonstram positividade para CD99 e as figuras mitóticas estão presentes (*ponta de seta*).

margens negativas amplas. Atualmente, não se recomenda o esvaziamento cervical eletivo para as doenças primárias de cabeça e pescoço.[59] Pode-se esperar a cura em mais de 70% dos pacientes com doença localizada, tratados com terapia multimodal.[59]

A translocação cromossômica [t(11;22)(q24;q12)] está presente em 85% das FTSE. Esta translocação recíproca resulta na formação de um gene de fusão *EWS-FL11*, o que coloca a proteína ligadora do RNA altamente conservada codificada pelo *EWS* próxima ao domínio ligante do DNA do *FL11*, parte de uma família de fatores de transcrição envolvidos na proliferação e desenvolvimento celulares. A origem celular do SE ainda é motivo de discussão. A hipótese de que a origem possa estar relacionada com as células da crista neural se deve a presença de marcadores da IHQ e características histopatológicas neurais, tais como os processos neurais e grânulos neurossecretórios. Contudo, as evidências sugerem que as linhagens celulares do SE demonstram expressão genética consistente com células-tronco mesenquimatosas quando a expressão do *EWS-FL11* se encontra inibida.

NEUROBLASTOMA

Os neuroblastomas são os tumores sólidos extracerebrais mais comuns nos lactentes e na infância.[60] A incidência anual em crianças brancas e não brancas, com menos de 15 anos de idade, é de 10,4 e 8,3 por 1 milhão, respectivamente.[61] Esses tumores surgem das células neuroectodérmicas primitivas com origem na crista neural como tumores embrionários do sistema nervoso simpático; neuroblastomas podem desenvolver-se em qualquer lugar onde haja tecido nervoso simpático.[62] Tumores primários ocorrem na região paravertebral ao longo da cadeia simpática, do pescoço à pelve e dos paragânglios da medula adrenal, o órgão de Zuckerkandl, ou paragânglios retroperitoneais, inguinais, paratesticulares, testiculares, oviductais ou ovarianos. O aspecto mais incomum deste tumor é a ocorrência frequente da regressão espontânea, comum em lactentes com tumor primário pequeno, envolvimento hepático, nódulos subcutâneos e infiltrado em placas da medula óssea, sem que ocorra intensa substituição das células hematopoiéticas.[62,63]

Quadro Clínico e Investigação Diagnóstica

Primariamente um tumor da fase do lactente e do início da infância, 50% dos casos são diagnosticados em lactentes com menos de 1 ano de idade e 80% são detectados em crianças com mais de 5 anos.[64] Os sinais e sintomas iniciais dependem do local da lesão primária, da presença e local das metástases e da secreção de hormônios e substâncias vasoativas. O local mais comum de origem é a medula adrenal ou o retroperitônio adjacente, porém 2% a 5% dos neuroblastomas desenvolvem-se na região de cabeça e pescoço.

Em geral, os tumores cervicais primários são detectados em uma idade mais precoce e em um estágio menos avançado do que os tumores em qualquer outro lugar, o que reflete a maior facilidade com a qual se reconhecem as anormalidades no pescoço. A compressão laringotraqueal ou faríngea pode causar obstrução das vias aéreas, disfagia ou aspiração. Ocorre ptose ipsilateral se houver envolvimento do gânglio cervical superior. O neuroblastoma primário da órbita pode causar proptose, equimoses periorbitárias ("olhos de panda") e paresia do músculo ocular. No entanto, achados mais sutis, como edema da conjuntiva ou das pálpebras, papiledema e hemorragia retiniana, também podem estar presentes. O sistema nervoso simpático associa-se intimamente ao desenvolvimento e manutenção da cor do olho, portanto, lactentes podem apresentar heterocromia da íris.[65] Outro achado peculiar em cabeça e pescoço é a síndrome cardiofacial ou "face chorosa assimétrica". Este tipo de fraqueza facial congênita torna-se mais aparente com o choro e reflete o envolvimento do córtex motor, do núcleo ou da raiz periférica do VII nervo craniano ou dos músculos da expressão facial.[66]

O neuroblastoma paraespinal pode estender-se através do forame intervertebral adjacente para a medula espinal (tumores em ampulheta) a fim de produzir paraplegia. Embora este achado esteja mais associado aos tumores mediastinais e retroperitoneais, pode ocorrer na doença cervical.[67,68] O neuroblastoma é também uma causa importante de paraparesia congênita; porém, é difícil reconhecer as características clínicas de disfunção neurológica no neonato, o que pode retardar o diagnóstico.

A avaliação diagnóstica e das metástases de crianças com neuroblastoma de cabeça e pescoço requer múltiplos exames de imagem, estudos de IHQ, exames histológicos de rotina e análise citogenética. Na suspeita de doença cervical, a TC e a RM para avaliar o pescoço devem ser complementadas por TC e RM abdominais, radiografia de tórax, cintilografia óssea e aspirados e biópsias de medula óssea para estagiar apropriadamente o tumor. O International Neuroblastoma Staging System (INSS) foi desenvolvido em 1991 com o propósito de ajudar a uniformizar o estadiamento dos pacientes para ensaios clínicos e estudos biológicos. O sistema de estadiamento baseia-se na experiência clínica com o neuroblastoma, a qual reflete o grau de sobrecarga tumoral, a possibilidade de ressecção cirúrgica e o padrão de disseminação metastática (Quadro 103-6).

Diversos marcadores genéticos foram identificados no neuroblastoma e correlacionam-se com o curso clínico. Esses marcadores incluem o índice de DNA das células tumorais, o número de cópias do gene *MYCN*, a perda de alelos do 1p e o ganho desequilibrado do 17q. A amplificação do *MYCN* ocorre em aproximadamente 25% dos neuroblastomas primários, estando associada à idade avançada e ao mau prognóstico. Os marcadores tumorais, como metabólitos da catecolamina, ferritina, enolase não específica, LDH e disialogangliosídeo G_{D2}, são úteis no diagnóstico e monitoramento da doença, mas foram substituídos, em grande parte, pelos marcadores genéticos (p. ex., amplificação do *MYCN*) na estratificação do risco.[62] Marcadores séricos estão elevados de acordo com a sobrecarga da doença, sendo, portanto, menos úteis para detectar o neuroblastoma em um estágio inicial. As catecolaminas e seus metabólitos (ácido vanilmandélico, ácido homovanílico e dopamina) estão elevados em 90% a 95% das crianças com neuroblastoma e têm sido desenvolvidos com muito sucesso para uso nos programas de triagem da urina no Japão, apesar das altas taxas de falso-negativos.[69] Estudos envolvendo 115 mil lactentes sugerem que a maioria dos neuroblastomas pode ser descoberta antes de 1 ano de idade, quando o prognóstico é mais favorável.[69]

Quadro 103-6. SISTEMA INTERNACIONAL DE ESTADIAMENTO DO NEUROBLASTOMA

Estágio 1: Tumor localizado com ressecção macroscópica completa, com ou sem doença residual microscópica; linfonodos ipsilaterais representativos negativos para tumor, microscopicamente (linfonodos ligados ao tumor primário e removidos com o mesmo podem ser positivos)

Estágio 2A: Tumor localizado com excisão macroscópica incompleta; linfonodos ipsilaterais representativos não aderentes negativos para tumor, microscopicamente

Estágio 2B: Tumor localizado com ou sem excisão macroscópica completa; linfonodos ipsilaterais não aderentes positivos para tumor (linfonodos contralaterais aumentados precisam ser negativos microscopicamente)

Estágio 3: Tumor unilateral não ressecável infiltrando além da linha média, com ou sem envolvimento de linfonodos regionais; ou tumor unilateral localizado com envolvimento de linfonodos regionais contralaterais; ou tumor da linha média com extensão bilateral por infiltração (não ressecável) ou por envolvimento de linfonodos.

Estágio 4: Qualquer tumor primário com disseminação a distância para linfonodos, osso, medula óssea, fígado, pele ou outros órgãos (exceto os definidos para o estágio 4S)

Estágio 4S: Tumor primário localizado (conforme definido para os estágios 1, 2A ou 2B) com disseminação limitada a pele, fígado ou medula óssea (limitado a lactentes < 1 ano de idade)

103 | LESÕES MALIGNAS DE CABEÇA E PESCOÇO EM CRIANÇAS 1633

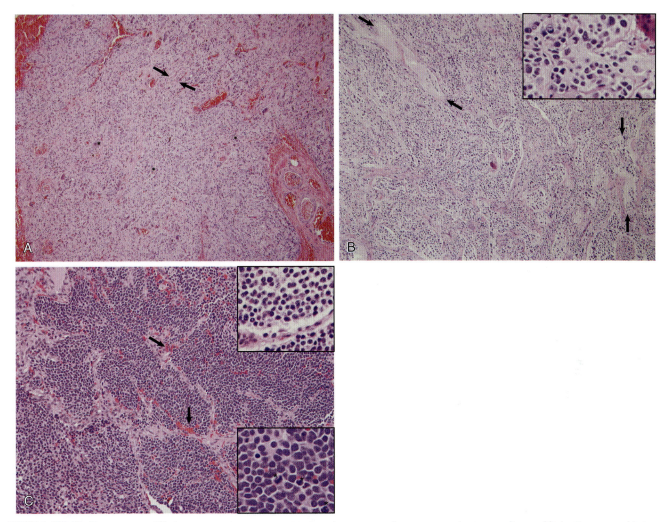

FIGURA 103-15. Tumores neuroblásticos representam um espectro que abrange o ganglioneuroma maduro, o ganglioneuroblastoma e o neuroblastoma pouco diferenciado. **A,** O ganglioneuroma maduro revela estroma fibroso maduro de Schwann (*região entre as setas*) misturado com células ganglionares maduras (*asteriscos*). **B,** Ganglioneuroblastoma com fundo neurofibrilar (áreas de baixa celularidade, *entre setas*) e células ganglionares em diferentes estágios de maturação. *Detalhe:* maior magnificação da mesma lesão mostra células ganglionares menores e menos maduras. **C,** Este neuroblastoma pouco diferenciado demonstra claramente a morfologia dominante da pequena célula azul. Os centros fibrovasculares estão marcados (*setas*). *Detalhes:* maior magnificação mostra o índice cariorrético mitótico aumentado, o qual se correlaciona com histologia desfavorável e mau prognóstico clínico. Os corpos cariorréticos-mitóticos são assinalados com asteriscos (*detalhe inferior*). O campo de alta potência também aponta neuroblastos (*detalhe superior*, células pequenas, azuis e redondas) e neurópilos, que representam estruturas dendríticas.

Tratamento

O tratamento do neuroblastoma é determinado a partir do estágio da doença e dos locais de envolvimento. Os pacientes são estratificados em grupos de risco alto, intermediário e baixo, com base nas diversas variáveis prognósticas disponíveis (idade do diagnóstico, estágio INSS, histopatologia do tumor, conteúdo de DNA do tumor e amplificação do *MYCN*). O tratamento dos neuroblastomas estágio I consiste na remoção cirúrgica. A quimioterapia é a principal modalidade de tratamento para os pacientes de risco intermediário e alto. A RT é também utilizada, mas, se for isolada, não é curativa por causa da elevada taxa de doença metastática. Na região de cabeça e pescoço, a intervenção cirúrgica envolve, mais frequentemente, a biópsia excisional para os estágios II, III e IV. Um gânglio cervical simpático com frequência está envolvido e requer ressecção. Linfonodos aumentados e adjacentes devem ser removidos também, embora não seja necessário esvaziamento cervical radical formal.[70] Quando a ressecção completa levar à morbidade inaceitável, pode-se planejar um segundo procedimento cirúrgico 12 a 24 semanas após o término da quimioterapia.[71] Infelizmente, apesar do grande número de agentes quimioterápicos ativos em pacientes com diagnóstico recente, a remissão a longo prazo ainda é difícil para crianças com mais de 1 ano de idade com doença em estágio IV, segundo o INSS (cerca de 45% de todas as crianças com neuroblastoma).

Histopatologia e Biologia Molecular

Do ponto de vista macroscópico, o neuroblastoma é uma massa sólida e distinta com contornos bem definidos. A necrose coagulativa pode desenvolver-se em áreas não viáveis, às vezes com calcificação distrófica. Microscopicamente, o tumor representa uma das neoplasias de células pequenas, azuis e redondas da infância (Tabela 103-10). O neuroblastoma é muito suscetível a artefatos de esfregaço ou esmagamento, o que pode obscurecer detalhes citológicos e tornar difícil a obtenção do diagnóstico histológico inequívoco.[72] O neuroblastoma prototípico é composto de pequenas células uniformes, com 7 a 10 mm de diâmetro, contendo núcleo hipercromático denso e citoplasma perinuclear mínimo (Fig. 103-15).

A imuno-histoquímica revolucionou o diagnóstico histopatológico utilizando-se de uma bateria de anticorpos selecionados para avaliar os aspectos celulares e subcelulares específicos destas neoplasias. A melhor compreensão da biologia molecular também impactou os protocolos diagnósticos e de tratamento. Deleções no braço curto do cromossomo 1 (1p36) são as aberrações estruturais mais comuns e correlacionam-se com pior prognóstico.[60] Uma anormalidade menos frequente é a amplificação do oncogene N-*myc*,[73,74] a qual se associa aos estágios avançados de doença e à rápida evolução do tumor, talvez porque a amplificação acompanhe as deleções 1p.

A implicação clínica destes estudos é que os lactentes com deleções 1p, amplificação do N-*myc* e diploidia ou tetraploidia têm alto risco de recorrência e requerem terapia agressiva desde o diagnóstico. A falha do tratamento parece resultar da expressão exacerbada das proteínas que conferem resistência a múltiplos fármacos. Utiliza-se uma variedade de agentes quimioterápicos, estrutural e funcionalmente distintos.[75,76]

De acordo com os avanços nos estudos em biologia molecular do neuroblastoma, as prioridades em futuros ensaios incluirão: definir os subgrupos de crianças que não requerem terapia, aumentar a duração das remissões para a doença disseminada através da exploração das citocinas para intensificação das doses, determinar o local do transplante autólogo da medula óssea, explorar os meios de reversão da resistência a fármacos, avaliar a radioterapia com alvo no tumor e identificar novos agentes quimioterápicos ativos.

AGRADECIMENTOS

Agradecemos a Carol MacArthur, MD e Richard J. H. Smith, MD, que escreveram as versões iniciais das seções sobre sarcoma de Ewing e neuroblastoma deste capítulo.

Para consultar a lista completa de referências, acesse www.expertconsult.com.

LEITURA SUGERIDA

Albright JT, Topham AK, Reilly JS: Pediatric head and neck malignancies: US incidence and trends over 2 decades. *Arch Otolaryngol Head Neck Surg* 128:655–659, 2002.

Allen UD, Preiksaitis JK; AST Infectious Diseases Community of Practice: Epstein-Barr virus and posttransplant lymphoproliferative disorder in solid organ transplantation. *Am J Transplant* 13(Suppl 4):107–120, 2013.

Ambinder RF: Posttransplant lymphoproliferative disease: pathogenesis, monitoring, and therapy. *Curr Oncol Rep* 5(5):359–363, 2003.

Ayan I, Kaytan E, Ayan N: Childhood nasopharyngeal carcinoma: from biology to treatment. *Lancet Oncol* 4(1):13–21, 2003.

Balamuth NJ, Womer RB: Ewing's sarcoma. *Lancet Oncol* 11(2):184–192, 2010.

Beverley PCL, Egeler RM, Arceci RJ, et al: The Nikolas Symposia and histiocytosis. *Nat Rev Cancer* 5(6):488–494, 2005.

Breneman JC, Lyden E, Pappo AS, et al: Prognostic factors and clinical outcomes in children and adolescents with metastatic rhabdomyosarcoma: a report from the Intergroup Rhabdomyosarcoma Study IV. *J Clin Oncol* 21:78–84, 2003.

Cunningham MJ, Myers EN, Bluestone CD: Malignant tumors of the head and neck in children: a twenty-year review. *Int J Pediatr Otorhinolaryngol* 13(3):279–292, 1987.

Diesen DL, Skinner MA: Pediatric thyroid cancer. *Semin Pediatr Surg* 21:44–50, 2012.

Gaini RM, Romagnoli M, Sala A, et al: Lymphomas of head and neck in pediatric patients. *Int J Pediatr Otorhinolaryngol* 73(Suppl 1):S65–S70, 2009.

Gradoni P, Giordano D, Oretti G, et al: The role of surgery in children with head and neck rhabdomyosarcoma and Ewing's sarcoma. *Surg Oncol* 19:E103–E109, 2010.

Hayat MJ, Howlader N, Reichman ME, et al: Cancer statistics, trends, and multiple primary cancer analyses from the Surveillance, Epidemiology, and End Results (SEER) Program. *Oncologist* 12:20–37, 2007.

Linabery AM, Ross JA: Trends in childhood cancer incidence in the U.S. (1992-2004). *Cancer* 112:416–432, 2008.

Lloyd C, McHugh K: The role of radiology in head and neck tumours in children. *Cancer Imaging* 10:49–61, 2010.

Morton LM, Wang SS, Devesa SS, et al: Lymphoma incidence patterns by WHO subtype in the United States, 1992-2001. *Blood* 107:265–276, 2006.

Nelson ME, Gernon TJ, Taylor JC, et al: Pathologic evaluation of routine pediatric tonsillectomy specimens: analysis of cost-effectiveness. *Otolaryngol Head Neck Surg* 144(5):778–783, 2011.

Novoa E, Gürtler N, Arnoux A, et al: Role of ultrasound-guided core-needle biopsy in the assessment of head and neck lesions: a meta-analysis and systematic review of the literature. *Head Neck* 34:1497–1503, 2012.

Shah SI, Holterman AX, Licameli GR: Congenital cervical teratoma: airway management and complications. *Otolaryngol Head Neck Surg* 124(1):53–55, 2001.

Torsiglieri AJJ, Tom LW, Ross AJ, 3rd, et al: Pediatric neck masses: guidelines for evaluation. *Int J Pediatr Otorhinolaryngol* 16(3):199–210, 1988.

Doenças das Glândulas Salivares em Crianças

Sam J. Daniel | Alyssa A. Kanaan

Pontos-chave

- A maioria das lesões das glândulas salivares em crianças tem origem inflamatória.
- O diagnóstico preciso das doenças das glândulas salivares depende de uma história completa e um bom exame físico.
- O diagnóstico diferencial das massas das glândulas salivares inclui doenças inflamatórias e/ou infecciosas agudas ou crônicas, lesões congênitas, malformações vasculares, tumores benignos ou malignos, lesão traumática e muitas doenças sistêmicas.
- As etiologias bacterianas comuns da sialoadenite abrangem *Staphylococcus aureus* e anaeróbios. Agentes etiológicos virais incluem paramixovírus (caxumba), vírus Epstein-Barr, citomegalovírus, *parainfluenza*, adenovírus, coxsackievírus e vírus da imunodeficiência humana.
- Os hemangiomas são os tumores benignos mais frequentes na área da parótida, e os adenomas pleomórficos representam os tumores benignos e intrínsecos mais comuns da parótida.
- As neoplasias das glândulas salivares têm maior probabilidade de serem malignas em crianças do que em adultos. O carcinoma mucoepidermoide é a malignidade mais comum das glândulas salivares em crianças (> 50%) e os carcinomas adenoide cístico e de células acinares compreendem a maior parte das restantes.
- Uma massa glandular sólida, firme e fixa que persiste por mais de 4 a 6 semanas constitui, em geral, indicação para biópsia cirúrgica aberta e/ou excisão.
- A ultrassonografia com ou sem aspiração por agulha fina pode ser muito útil no diagnóstico da maioria das doenças das glândulas parótidas e submandibulares em crianças. As imagens transversais da tomografia computadorizada e a ressonância magnética com contraste são úteis na avaliação completa da natureza e da extensão das massas das glândulas salivares.
- A sialoendoscopia é uma técnica minimamente invasiva e efetiva para o diagnóstico das doenças ductais da glândula salivar (p. ex., inflamação, estenose) e para o tratamento da sialolitíase e da parotidite recorrente juvenil.
- A sialorreia é vista principalmente em pacientes com doenças neurológicas, sendo causada principalmente pela incapacidade em controlar as secreções orais e nem tanto pela produção excessiva de saliva. Ela pode resultar em complicações clínicas como infecções cutâneas, engasgo, aspiração, pneumonia, problemas alimentares e da fala. A salivação excessiva pode também levar a problemas sociais ou psicológicos ou interferir nos cuidados diários do paciente e nas terapias de reabilitação, criando uma sobrecarga adicional para os cuidadores.[1]
- As opções de tratamento para a sialorreia incluem reabilitação (posicionamento, motora oral, terapia comportamental), tratamento clínico (anticolinérgicos, injeção de toxina botulínica) e/ou cirurgia (excisão da glândula submandibular, ligação ou realocação do ducto).

As doenças das glândulas salivares permanecem uma entidade incomum na população pediátrica, mas não são infrequentes na prática do otorrinolaringologista pediátrico. O diagnóstico diferencial inclui doenças inflamatórias e/ou infecciosas agudas ou crônicas, lesões congênitas, malformações vasculares, tumores benignos ou malignos, lesão traumática e várias doenças sistêmicas (Quadro 104-1).[2]

Uma história completa e um bom exame físico são extremamente úteis no diagnóstico da doença específica da glândula salivar. O algoritmo para a avaliação da doença da glândula parótida, a glândula salivar mais afetada em crianças, está ilustrado nas Figuras 104-1 e 104-2. A ultrassonografia, a tomografia computadorizada (TC), a ressonância magnética (RM) e a biópsia aspirativa com agulha fina (BAAF) têm se mostrado valiosas para uma avaliação mais completa da natureza e extensão das massas das glândulas salivares.[3] A sialoendoscopia tornou-se uma ferramenta importante no diagnóstico das doenças ductais, como inflamação e estenose, sendo também útil para o tratamento da sialolitíase e da parotidite recorrente juvenil.[4] A compreensão ampla da anatomia, fisiologia e função ainda é essencial para o diagnóstico e tratamento das doenças das glândulas salivares.

ANATOMIA E FISIOLOGIA

Os três pares das principais glândulas salivares são parótida, submandibular e sublingual (Fig. 104-3); além disso, há centenas de

Quadro 104-1. ETIOLOGIAS DAS DOENÇAS DAS GLÂNDULAS SALIVARES EM PEDIATRIA

Inflamatória
Aguda
Bacteriana: linfadenite ou adenite supurativa (*Staphylococcus aureus, Streptococcus viridans*, anaeróbios)
Viral
    Caxumba
    VEB
    HIV
    Coxsackievírus A
    Ecovírus
    CMV
    Parainfluenza
    Adenovírus
Crônica
Obstrutiva
    Mucocele/rânula
    Sialolitíase
    Sialectasia
Granulomatosa
    Micobactéria atípica
    Doença da arranhadura do gato
    Actinomicose
    Sarcoidose
    Toxoplasmose
    Histoplasmose

Congênita
Agenesia
Cisto ou fístula da fenda branquial
Dermoide
Cisto ductal
Rânula

Neoplásica
Benigna
Adenoma pleomórfico
Tumor de Whartin
Lipoma
Adenoma monomórfico
Neurofibroma
Maligna
Primária
    Carcinoma mucoepidermoide
    Carcinoma de células acinares
    Adenocarcinoma
    Carcinoma adenoide cístico
    Linfoma
    Rabdomiossarcoma
Metastática

Malformações Vasculares
Hemangioma
Malformação linfática
Anomalia venosa
Malformação arteriovenosa

Autoimune
Síndrome de Sjögren
Doença linfoepitelial benigna
Granulomatose de Wegener
Sarcoidose

Traumática
Fechada
Penetrante
Induzida por radiação

CMV, Citomegalovírus; VEB, vírus Epstein-Barr; HIV, vírus da imunodeficiência humana.

---

glândulas salivares menores, as quais se localizam, predominantemente, na mucosa do palato. Todas as glândulas salivares derivam do ectoderma. Durante o desenvolvimento, os restos do ectoderma penetram o mesênquima circundante e ramificam-se antes de terminar em múltiplos ácinos. Cada glândula salivar é um agregado de múltiplas unidades secretórias salivares compostas de ácinos e ductos (Fig. 104-4). A saliva produzida pelas células secretórias dos ácinos passa através de ductos intercalados, intralobulares e excretórios antes de ser coletada no ducto excretório principal da glândula. A glândula parótida consiste, predominantemente, em ácinos serosos que secretam um líquido seroso aquoso. A glândula submandibular é constituída por uma mistura de ácinos serosos e mucinosos, enquanto a glândula sublingual e as glândulas salivares menores contêm, principalmente, ácinos mucinosos que secretam um líquido mucinoso espesso. A primeira saliva secretada é modificada à medida que transita através do sistema ductal.

A parótida é a principal glândula salivar maior e a primeira a se desenvolver dentro do útero.[5] O relato de agenesia das glândulas parótidas e/ou submandibulares é raro (Fig. 104-5).[6,7] A parótida torna-se encapsulada após o desenvolvimento do sistema linfático, sendo, portanto, a única glândula salivar que contém linfonodos.[3] Localiza-se entre o conduto auditivo externo, o ramo da mandíbula e a ponta da mastoide, sendo dividida artificialmente pelo nervo facial nos lobos superficial e profundo. É separada da glândula submandibular pelo ligamento estilomandibular, sendo ambas as glândulas cobertas pela porção superficial da fáscia cervical profunda. As unidades acinares e os sistemas ductais da parótida drenam para um ducto secretor final conhecido como *ducto de Stensen*. Este último surge da borda anterior da glândula parótida, segue superficialmente ao músculo masseter, em direção paralela e inferior ao zigoma, então, vira agudamente, penetra o bucinador e entra na cavidade oral do lado oposto ao segundo molar superior. Há relatos de glândulas parótidas acessórias separadas, localizadas a distâncias variadas da glândula principal, ao longo do ducto de Stensen, em 21% das amostras de cadáveres.[8] O ducto de Stensen tem 4 a 7 cm de comprimento e diâmetro variável ao longo do comprimento; estudos histológicos revelam um diâmetro médio que varia entre 0,5 mm e 1,4 mm, um estreitamento do meio do ducto e o menor diâmetro no óstio (0,5 mm).[9]

Em lactentes e crianças mais jovens, o nervo facial é muito mais predisposto à lesão durante a cirurgia da glândula salivar do que em adultos, porque as referências anatômicas não são bem definidas. Antes da pneumatização completa das células aéreas da mastoide, o nervo facial assume um curso mais abrupto e lateral depois de sair do forame estilomastoide, podendo ser encontrado logo abaixo do tecido subcutâneo, antes de entrar na glândula parótida. Uma grande parte do nervo pode ficar exposta, pois a glândula parótida não está completamente desenvolvida. Por fim, o ramo mandibular marginal do nervo facial é mais superior nas crianças em comparação aos adultos, adquirindo um curso superficial sobre a mandíbula. É apenas após o desenvolvimento da ponta da mastoide e do anel timpânico que o nervo facial adquire uma posição mais profunda e protegida, atrás do osso da mastoide e da cartilagem do trágus.

As glândulas submandibular e sublingual são pequenas em lactentes jovens e contíguas anatomicamente. O crescimento rápido destas glândulas ocorre durante os primeiros 2 anos de vida. A glândula submandibular encontra-se no assoalho da boca e consiste em uma parte superficial maior separada de uma parte menor profunda pela margem posterior livre do músculo milo-hioide. A parte superficial localiza-se entre os tendões do digástrico anterior e posterior, logo abaixo do corpo da mandíbula, limitada na parte superior e medial pelo músculo milo-hioide e na parte inferior pelo platisma e pela camada que recobre a fáscia cervical profunda. A parte profunda está localizada entre os músculos milo-hioide e hipoglosso. As unidades acinares e os sistemas ductais drenam para um ducto secretor final e único, conhecido como ducto de Wharton. O ducto submandibular emerge da parte profunda e medial da glândula e corre, anteriormente, acima do milo-hioide e na superfície lateral dos músculos hioglosso e genioglosso. Tem 5 cm de comprimento, um diâmetro médio variando de 0,5 mm a 1,5 mm, e abre-se no assoalho da boca através de uma papila lateral ao frênulo da língua.[9] A largura mínima situa-se no óstio (0,5 mm). O ducto tem uma relação intrincada com o nervo lingual (Fig. 104-3). Posteriormente, o nervo lingual localiza-se acima do ducto; então, à medida que o nervo desce, ele cruza o lado lateral do ducto e passa abaixo deste, fazendo uma volta pela sua borda inferior, antes de cruzá-lo medialmente e ascender em direção ao genioglosso. O nervo hipoglosso é anterior, medial e profundo em relação à glândula submandibular. Também tem curso profundo em relação ao ducto de Wharton e ao ventre anterior do músculo digástrico.

A glândula sublingual não tem cápsula e localiza-se no assoalho da boca, acima do músculo milo-hioide, no espaço entre a mandíbula e os músculos genioglossos, imediatamente abaixo da mucosa oral. Drena diretamente por vários pequenos ductos (ductos de Rivinus) para o assoalho da boca e, às vezes, alguns dos ductos se agrupam em um ducto comum maior, conhecido como *ducto de Bartholin*, o qual se esvazia no ducto de Wharton. As glândulas sublinguais são, com frequência, fonte de rânulas, que correspondem a estruturas císticas e cheias de muco no assoalho da boca.

O trato aerodigestivo restante é revestido por centenas de glândulas salivares menores, logo abaixo da mucosa. A concentração mais alta de glândulas menores ocorre nas regiões de boca, língua, lábios e palato. Cada glândula menor tem um ducto de drenagem que se abre diretamente na mucosa. A oclusão destes ductos pode levar a mucoceles pequenas, encontradas geralmente ao longo do lábio inferior das crianças jovens.

O fluxo salivar é controlado pelo sistema nervoso autônomo. A glândula parótida recebe a inervação parassimpática secretomotora

104 | DOENÇAS DAS GLÂNDULAS SALIVARES EM CRIANÇAS 1637

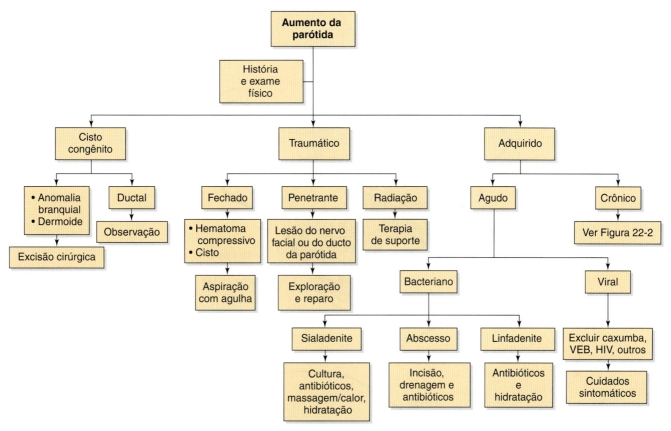

FIGURA 104-1. Diagnóstico diferencial e abordagem do aumento congênito e adquirido agudo da parótida. VEB, Vírus Epstein-Barr; HIV, vírus da imunodeficiência humana.

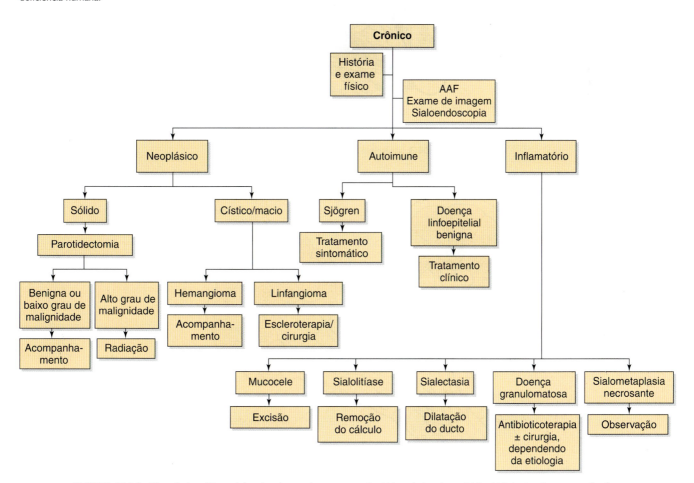

FIGURA 104-2. Diagnóstico diferencial e abordagem do aumento adquirido crônico da parótida. AAF, Aspiração com agulha fina.

1638 PARTE VII | OTORRINOLARINGOLOGIA PEDIÁTRICA

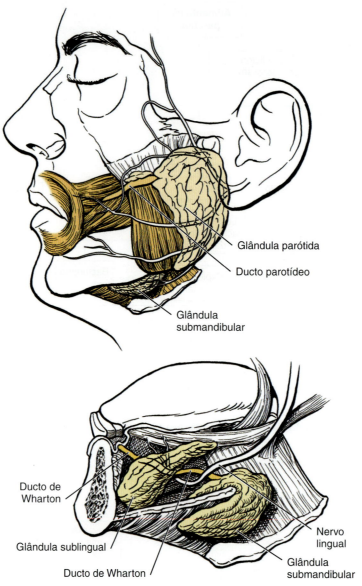

FIGURA 104-3. Anatomia das glândulas salivares principais.

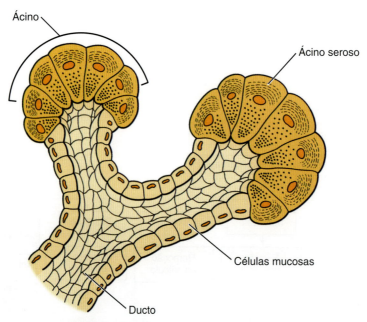

FIGURA 104-4. Corte histológico de um ácino.

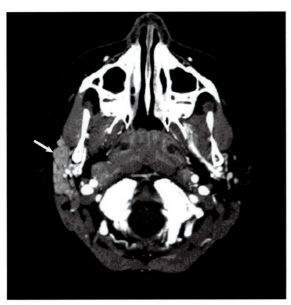

FIGURA 104-5. Agenesia unilateral da glândula parótida esquerda. A seta aponta para a glândula parótida normal do lado contralateral.

das fibras pré-ganglionares que surgem no núcleo salivar inferior da medula. Estas fibras cursam juntamente ao nono nervo craniano para sair do crânio via forame jugular. Saem do nervo glossofaríngeo como nervo de Jacobson e entram novamente no crânio através do canalículo timpânico inferior. As fibras passam pelo espaço da orelha média, sobre o promontório da cóclea (plexo timpânico), e deixam o osso temporal como nervo petroso menor. O nervo petroso menor sai da fossa craniana média através do forame oval, onde as fibras pré-ganglionares fazem sinapse no gânglio ótico. As fibras pós-ganglionares cursam como nervo auriculotemporal para suprir a glândula parótida. As glândulas submandibulares, sublinguais e salivares menores recebem a inervação secretomotora parassimpática das fibras pré-ganglionares, que se originam no núcleo salivar superior na ponte. Estas fibras saem do tronco cerebral como nervo intermediário para se juntar ao nervo facial. Deixam, então, o nervo facial como a corda do tímpano no segmento mastoide e cursam através da orelha média e da fissura petrotimpânica para a fossa infratemporal. As fibras pré-sinápticas são, então, levadas pelo nervo lingual, um ramo da divisão mandibular do nervo trigêmeo, para fazer sinapse no gânglio submandibular. As fibras pós-ganglionares inervam as glândulas submandibulares e sublinguais. A inervação simpática pós-ganglionar das glândulas salivares maiores ocorre através do plexo carotídeo externo, originando-se a partir do gânglio cervical superior.

A síndrome de Frey, também conhecida como *rubor gustativo* ou *síndrome do nervo auriculotemporal*, caracteriza-se por rubor cutâneo facial e sudorese, ocorrendo, classicamente, em resposta a estímulos gustativos ou olfativos. A sua etiologia parece estar relacionada com a regeneração aberrante das fibras parassimpáticas que, normalmente, inervam a glândula parótida. Em vez disso, as fibras regeneradas traumatizadas inervariam os vasos e glândulas sudoríparas da pele sobrejacente, que são supridos, usualmente, por fibras nervosas simpáticas. Isso ocorre porque as fibras nervosas simpáticas e parassimpáticas usam a acetilcolina como neurotransmissor. Em crianças, a síndrome de Frey pode ocorrer em seguida a qualquer traumatismo local da área da parótida – como o parto vaginal com fórceps, após fratura pós-condilar ou convulsão[10] – ou após cirurgia ou infecção (herpes-zóster) da parótida. O tempo de latência para o desenvolvimento desta doença pode variar de dias a vários anos após o insulto. Descreveu-se também a síndrome de Frey como tendo um padrão de ocorrência familiar, na ausência de história de trauma perinatal.[11] A maioria das crianças não necessita de tratamento. Nos adolescentes com sintomas graves, as injeções de toxina botulínica A são seguras, eficazes e bem toleradas.

A saliva mantém a cavidade oral umedecida, lubrifica o alimento, inibe o crescimento bacteriano (lisozima e imunoglobulina [IgG]) e inicia o processo de digestão alimentar (amilase). A quantidade de saliva secretada varia de 0,5 a 1,5 L por dia, dependendo do tamanho da criança.[12] A saliva é uma solução complexa composta principalmente de água (99%), eletrólitos, proteínas e enzimas. O alto conteúdo de bicarbonato é responsável pelo seu pH relativamente alcalino. As secreções da glândula parótida são principalmente serosas, com elevado conteúdo de água e quantidade relativamente menor de mucina. Em contrapartida, as secreções das glândulas submandibular e sublingual são mistas (serosa e mucosa), o que produz uma saliva mais viscosa, rica em mucina. As secreções salivares em repouso são produzidas, em particular, pelas glândulas submandibulares (60% a 70% da saliva total). A parótida é a maior contribuinte da saliva estimulada, e o fluxo salivar aumenta com a visão e o cheiro da comida, com a mastigação e as sensações do paladar e com as respostas mediadas pelos reflexos gástrico e esofágico. As fibras nervosas parassimpáticas pós-ganglionares colinérgicas induzem a secreção de grandes quantidades de saliva serosa, com baixo teor proteico. Por outro lado, a estimulação simpática das glândulas salivares leva à secreção de quantidade pequena e variável de saliva espessa, provavelmente causada pela contração das células mioepiteliais.

HISTÓRIA E EXAME FÍSICO

Uma história detalhada, incluindo início, duração, gravidade e frequência dos sintomas, é crucial na avaliação das crianças com doenças das glândulas salivares. O edema perinatal da glândula salivar é mais provavelmente uma lesão congênita, como hemangioma ou malformação linfática ou vascular. Um aumento gradual e indolor no tamanho sugere neoplasia, principalmente em crianças mais velhas.[13] O início agudo de dor e edema, principalmente com febre, indica um processo inflamatório ou infeccioso. Em geral, a obstrução ductal apresenta-se com edema pós-prandial intermitente e recorrente da glândula. Lesões cutâneas violáceas e indolores são vistas nas infecções por micobactérias atípicas que afetam tipicamente as áreas pré-auricular e submandibular. A história de exposição a gatos levanta a possibilidade da doença da arranhadura do gato; deve-se investigar a história de contatos doentes e vacinações para afastar caxumba; além disso, é necessário também perguntar por outras doenças sistêmicas, de modo que a presença de acometimento em mais de uma glândula pode indicar envolvimento sistêmico ou doença autoimune. Uma história de traumatismo sugere lesão ou ruptura ductal.[14]

O exame físico deve considerar fatores como localização, tamanho, mobilidade, simetria, sensibilidade e consistência das glândulas, além de alterações da pele sobrejacente, como eritema, edema, envolvimento da derme ou presença de fístula. O exame completo inclui a palpação bimanual realizada com uma mão externamente e um dedo enluvado intraoral. Deve-se inspecionar a mucosa bucal, a cavidade oral e o assoalho da boca, bem como apalpar os ductos em relação à presença de cálculos. Sinais de traumatismo relacionados com aparelhos ortodônticos ou mordidas na bochecha podem explicar a origem da obstrução ductal. Massagear a glândula enquanto se observa a saliva que drena da abertura ductal pode ser útil para afastar a obstrução do ducto ou identificar secreção purulenta, confirmando a presença de obstrução ou infecção, respectivamente. Edema puntiforme com saliva clara sugere sialadenite viral.

Deve-se documentar a função do nervo facial em todas as suas divisões, a mobilidade da língua para a função do nervo hipoglosso e a sensação somática geral (quinto nervo craniano). Uma massa da glândula salivar, acompanhada por fraqueza do nervo facial, é altamente suspeita de ser um processo maligno. Contrapondo-se aos adultos, as lesões sólidas têm maior probabilidade de serem malignas em crianças e, quanto maior a glândula de origem nas crianças, mais provável que o tumor seja maligno.[15] Uma história completa e um bom exame físico orientarão a necessidade de investigação adicional, como exames laboratoriais e de imagem.

AVALIAÇÃO

EXAMES LABORATORIAIS

Os exames laboratoriais podem ser úteis para diminuir as possibilidades de diagnóstico diferencial da doença da glândula salivar. A contagem dos leucócitos pode confirmar uma etiologia infecciosa elevada e também servir para seguimento da resposta ao tratamento. A proteína C-reativa é um marcador não específico da inflamação, o qual também pode ser acompanhado em casos de infecção. A sorologia para caxumba e os níveis da amilase podem ser úteis em determinados casos. Da mesma forma, quando há envolvimento de múltiplas glândulas, como o edema cístico bilateral das glândulas parótidas, deve-se investigar a infecção pelo vírus da imunodeficiência humana (HIV). Culturas das secreções drenadas do orifício ductal podem ajudar a identificar os organismos responsáveis. Nos casos suspeitos de infecção por micobactérias, devem ser realizados o teste cutâneo com a proteína purificada derivada (PPD) e uma radiografia de tórax. Às vezes, a sorologia para sarcoidose e a síndrome de Sjögren pode ser útil.

EXAMES DE IMAGEM

Múltiplas modalidades de exames de imagem podem auxiliar a estabelecer o diagnóstico e o plano de tratamento das lesões das glândulas salivares. As radiografias simples podem mostrar cálculos radiopacos nos ductos das glândulas salivares. Entretanto, até 20% dos cálculos dos ductos submandibulares e 80% dos ductos da parótida são radiotransparentes, o que leva a resultados falso-negativos nas radiografias simples. Flebólitos, aterosclerose da artéria lingual e linfadenopatia calcificada também podem aparecer como calcificação nas radiografias simples e dificultar sua interpretação.

A ultrassonografia ainda é o exame mais útil na população pediátrica, porque não é invasivo, tem baixo custo, é amplamente disponível e evita a exposição à radiação.[16] A precisão deste exame no diagnóstico das lesões das glândulas parótida superficial e submandibular é comparável à da TC ou da RM. A ultrassonografia pode detectar até 90% dos cálculos com mais de 2 mm[17] e distinguir as lesões benignas das malignas na maioria dos casos.[18] Ela também pode identificar se as massas estão dentro da glândula ou são extraglandulares com grande precisão.[18] Embora o nervo facial não seja identificado na ultrassonografia, a visualização da vasculatura intraparotídea ajuda a distinguir o lobo superficial da parótida do lobo profundo. Este exame é útil para diagnosticar abscessos e lesões vasculares, podendo ajudar a guiar a aspiração com agulha fina nas lesões superficiais.[16] A despeito de todas essas vantagens, a ultrassonografia é um exame dependente do operador, não sendo uma ferramenta apropriada para avaliação completa da natureza e da extensão das massas das glândulas salivares; imagens transversais com TC e/ou RM são frequentemente requeridas. Estas modalidades são necessárias para avaliar lesões profundas da parótida, extensão parafaríngea, linfadenopatias cervicais retrofaríngeas e profundas, além da extensão para a base do crânio.[19] A TC é o exame de escolha nas doenças inflamatórias e obstrutivas, como sialadenite, cálculos ou estenose ductal, rânulas e abscessos. Pode fornecer muitos detalhes anatômicos e auxiliar no planejamento cirúrgico. A imagem é obtida antes e depois da administração do contraste intravenoso (IV) com algoritmos dos tecidos moles e osso. A TC também pode ser útil nas massas sólidas para identificar qualquer erosão do osso circunjacente. Embora a TC sem contraste seja útil em casos de cálculos das glândulas salivares, o contraste IV é necessário quando se deseja informação sobre a vascularização ou a formação de abscesso. Apesar da radiação ionizante, a TC tem a vantagem de ser um procedimento rápido, em oposição à RM, podendo ser feita sem necessidade de sedação na maioria dos casos. Atualmente, a TC de feixe cônico está sendo usada com muita frequência, porque provê alta resolução de estruturas ósseas com baixa dose de radiação.[20]

A RM é o exame de escolha nos casos suspeitos de neoplasia subjacente e nas massas do espaço parafaríngeo. Fornece excelentes detalhes dos tecidos moles e tem a capacidade de identificar margem, extensão, profundidade da infiltração, envolvimento do nervo facial e disseminação perineural. As imagens axiais padrão ponderadas em T1 e T2 revelam as margens do tumor. As imagens coronais, com supressão de gordura e intensificadas pelo gadolínio, podem ajudar a identificar a disseminação perineural. Os fluxos ajudam a determinar a natureza das malformações vasculares; lesões de alto fluxo, como malformações arteriovenosas e hemangiomas, podem ser facilmente diferenciadas das lesões de baixo fluxo, como linfangiomas. Novas técnicas de RM podem ajudar a diferenciar processos benignos de malignos, utilizando os métodos de contraste dinâmico ou ponderados em difusão.[21] A principal vantagem da RM em relação à TC em crianças é a ausência de radiação ionizante; no entanto, a RM continua sendo um processo longo que requer sedação ou anestesia geral para se obter imagens de qualidade. Além disso, a RM tem maior custo e menor disponibilidade do que outras modalidades de exames de imagem.

A sialografia tradicional consiste em injetar material de contraste nos ductos de Wharton ou Stensen a fim de detectar estenoses do ducto, ou sialolitíase. Por ser um método invasivo que requer canalização do ducto, a sialografia é menos factível em crianças não cooperativas. Outra desvantagem é que também utiliza radiação ionizante.[16] A sialografia está sendo gradualmente substituída por técnicas de imagem não invasivas em muitas instituições. A sialografia por RM (sialorressonância) permite a avaliação precisa da morfologia dos ductos salivares até a segunda e terceira ordens da ramificação, sem a necessidade de canalização do ducto.[22] Também não expõe os pacientes a radiação ionizante ou contrastes, podendo-se fazer o exame mesmo quando há inflamação aguda da glândula salivar. Inicialmente descrita por Lomas, em 1996, usando a aquisição rápida de disparo único com sequência de relaxamento da intensificação,[23] a sialorressonância foi validada por vários estudos através de sequências diferentes de pulso, incluindo a aquisição modificada rápida com relaxamento da intensificação, *spin* eco rápido, interferência construtiva com estado estável e sequências de disparo único metade-Fourier *spin* eco turbo.[24,25]

Os exames de imagem nuclear podem ser úteis em casos selecionados. A cintilografia é um exame diagnóstico no qual são administrados radioisótopos captados pelo órgão de interesse, sendo a radiação emitida captada por câmeras gama externas a fim de formar imagens bidimensionais. A cintilografia das glândulas salivares com pertecnetato de tecnécio 99m (99m-Tc) pode ser usada para avaliar a função parenquimatosa e excretora de todas as glândulas salivares principais.[26] Após a administração de uma única injeção IV – que é muito bem tolerada –, pode-se medir a captação, concentração e excreção do radiomarcador. A fração de excreção estimulada que mede o percentual de saliva armazenada que é esvaziada na cavidade oral em resposta ao estímulo do sialagogo também pode ser calculada pela seguinte fórmula: 1 – [contagem líquida mínima pós-sialagogo)/(contagem líquida máxima pré-sialagogo)] × 100. As contagens líquidas são aquelas que permanecem na glândula salivar após a subtração das contagens não específicas.

A cintilografia pode ser útil para avaliar a função residual das glândulas salivares após a cirurgia de ligadura ou realocação do ducto. Também pode ser importante na avaliação de doenças inflamatórias e autoimunes específicas das glândulas salivares, como a síndrome de Sjögren[27] e aquelas que resultam do tratamento com iodo radioativo[28] e da radioterapia de cabeça e pescoço.[29]

O salivograma com radionuclídeo é um método de imagem sensível e específico para detectar a aspiração traqueobrônquica dos conteúdos e secreções da orofaringe.[30] Este exame é particularmente útil em pacientes incapazes de cooperar ou deglutir adequadamente e permite a avaliação da deglutição por videofluoroscopia.[31] O pertecnetato de sódio é absorvido pela mucosa oral e gástrica;[32] portanto, não pode ser usado no salivograma. Coloca-se uma pequena gota de solução salina (0,1 mL) contendo coloide de enxofre marcado com 99m-Tc ou ácido pentacético dietileno triamino com 99m-Tc na região sublingual ou na parte posterior da língua. Registram-se as imagens dinâmicas e as imagens torácicas no fim do exame. Confirma-se a aspiração da saliva pela detecção de radioatividade positiva na árvore traqueobrônquica. Se for identificada aspiração, a imagem continuada pode revelar se o radiomarcador aspirado é removido espontaneamente das vias aéreas.[32] Pacientes capazes de limpar suas vias aéreas após a aspiração têm melhor prognóstico.[33] Em um estudo recente envolvendo crianças com paralisia cerebral grave que comparou três modalidades de imagem para documentar a aspiração, o salivograma era o mais frequentemente positivo, seguido da videofluoroscopia com bário, enquanto a seriografia com bário foi a menos útil.[34]

SIALOENDOSCOPIA

A sialoendoscopia foi introduzida recentemente como um método alternativo para o diagnóstico e tratamento das doenças obstrutivas e inflamatórias das glândulas salivares. Avanços na instrumentação possibilitaram o uso deste método na população pediátrica para visualizar a anatomia ductal, bem como remover cálculos que estão além do alcance dos procedimentos transorais tradicionais. A endoscopia também pode localizar cálculos não detectados por outras técnicas de imagem.[35] No futuro próximo, este método inovador pode tornar-se o padrão-ouro para investigação e tratamento de muitas doenças das glândulas salivares. As indicações para sialoendoscopia incluem doenças obstrutivas ou inflamatórias agudas e crônicas, parotidite recorrente juvenil, síndrome de Sjögren, estenoses ductais adquiridas e congênitas e sialolitíase.[36]

Vários modelos de sialoendoscópios estão disponíveis,[37-39] os quais diferem com base no tamanho, grau de rigidez (flexível, semirrígido ou rígido) e propósito. Os endoscópios diagnósticos são equipados com luz de fibra óptica, transmissão de imagem e, às vezes, um canal de irrigação para avaliar a doença, mas não permitem a instrumentação intraductal. Endoscópios terapêuticos podem ser compactos ou modulares. Os sialoendoscópios compactos são uma unidade única que não pode ser desmembrada. Um endoscópio compacto típico combina transmissão por fibra óptica e transmissão de imagem por fibra, um canal de trabalho e um canal de irrigação dentro de um instrumento compacto (Fig. 104-6). Um tubo externo recobre, estabiliza e protege todos os componentes deste sistema.

O minissialoendoscópio de Erlangen (Karl Storz) com telescópio de zero grau tem três diâmetros: 0,8, 1,1 e 1,6 mm. Todos possuem lente integrada e canal de irrigação, porém apenas os de 1,1 e 1,6 mm também incluem um canal de instrumentação. O último, também denominado *canal de trabalho*, permite a introdução de uma microbroca e fibra de *laser* para fragmentar cálculos maiores, de um balão dilatador para estenose ductal e uma cesta aramada para extrair os fragmentos do cálculo (Fig. 104-7). O telescópio de 1,6 mm é, às vezes, muito grande para alguns pacientes pediátricos. Um aspecto interessante de uma série de endoscópios compactos semirrígidos (modelo Marchal, Karl Storz) é uma discreta curvatura no corpo do endoscópio, próxima à extremidade distal. Isso pode facilitar o direcionamento em certos casos, mas reduz o diâmetro do canal utilizável de trabalho.[38] Nos endoscópios modulares semirrígidos, as fibras ópticas usadas para transmissão da luz e da imagem estão combinadas em um único componente similar à sonda. Esta unidade combinada pode ser introduzida em envoltórios de vários tamanhos; o espaço entre o sistema óptico e a parede externa do envoltório é usado como canal de irrigação, e a combinação do sistema óptico com um envoltório grande de luz única ou dupla luz permite a introdução de diferentes instrumentos.

Um estudo recente mostrou que a sialoendoscopia pode ser realizada sob anestesia local em crianças com mais de 8 anos de

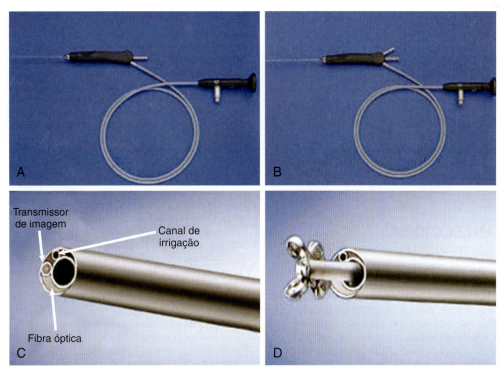

FIGURA 104-6. Exemplo de sialoendoscópio modular.

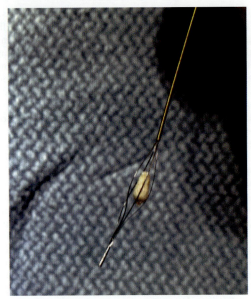

FIGURA 104-7. Cesta aramada extratora de cálculo contendo um cálculo submandibular removido por sialoendoscopia.

idade e cooperativas.[40] O procedimento inicia-se com a identificação da papila do ducto da glândula salivar, seguida pela dilatação seriada, utilizando sondas e dilatadores dos ductos salivares. Infecção ativa é uma contraindicação para a sialoendoscopia, porque pode aumentar o risco de ruptura do ducto. Além disso, a visualização pode estar comprometida pelo sangramento das paredes do ducto e pela presença de pus na sua luz. Enquanto o cálculo de tamanho maior era uma contraindicação em muitos estudos, nossa experiência é que o *laser* de hólmio pode ser usado com segurança para fragmentar a maioria dos cálculos. Em alguns casos, utiliza-se uma abordagem combinada, com o endoscópio para localizar o cálculo e uma abordagem externa ou intraoral com uma pequena incisão para extrair o cálculo na sua localização.

BIÓPSIA

A aspiração com agulha fina (AAF) das glândulas salivares era considerada controversa em razão das similaridades citológicas entre os tumores benignos e malignos das glândulas salivares.[2] No entanto, uma revisão sistemática recente mostrou que a AAF tem sensibilidade e especificidade confiáveis para diagnosticar a patologia da glândula salivar.[41] A AAF pode ser feita com segurança e sob anestesia local nas crianças cooperativas. Nos casos em que a AAF não for diagnóstica, é requerida a biópsia excisional aberta, principalmente em massas que persistem por mais de 4 a 6 semanas. Nos casos com suspeita de linfoma, a biópsia incisional é adequada. Deve-se fazer o exame dos linfonodos com drenagem, antes e durante a biópsia excisional, ressecando-se o linfonodo, se indicado.

DOENÇAS INFECCIOSAS
INFECÇÕES BACTERIANAS

A sialadenite supurativa aguda apresenta-se com aumento súbito de edema eritematoso da área da parótida que se estende para o ângulo da mandíbula. Associa-se a hipersensibilidade local e trismo, além de sinais sistêmicos, como febre alta e calafrios em casos graves. A sialadenite pode ocorrer em qualquer idade, sendo mais comum em crianças com menos de 2 meses e em lactentes prematuros alimentados por gavagem.[42-44] Em geral, é unilateral e mais frequente nas glândulas parótidas devido à saliva serosa fina produzida pela parótida, a qual tende a ser menos bacteriostática do que as secreções mucinosas das glândulas submandibular e sublingual.[14] A infecção pode ser secundária à desidratação ou estase salivar. A última pode ser causada pela obstrução do ducto da glândula salivar por um sialólito, o qual é mais comum na glândula submandibular, ou pode ser secundária a traumatismo e estenose do ducto, efeito de massa dos tecidos circunjacentes, doenças autoimunes e sialectasia congênita. O traumatismo do ducto pode ser causado por mordida à mucosa oral, aparelhos ortodônticos e erupção dos dentes.[45] Acredita-se que a transmissão retrógrada das bactérias orais através dos ductos salivares seja um fator contribuinte.

Massagear a glândula pode ajudar a drenar o pus do ducto da glândula salivar envolvida, o que é patognomônico da sialadenite bacteriana. A cultura das secreções ajuda a confirmar a natureza bacteriana da infecção e orientar o plano de tratamento. A microbiologia da parotidite supurativa aguda é, em geral, polimicrobiana. O *Staphylococcus aureus* é o patógeno mais frequentemente isolado, porém anaeróbios também são comuns.[44,46] Outros organismos além do *S. aureus* incluem *Haemophilus influenzae*, *Peptostreptococcus*, *Streptococcus pneumoniae*, *Escherichia coli* e espécies de *Bacteroides*.

O tratamento inclui hidratação adequada, sialagogos (p. ex., balas azedas, balas de limão e picles), analgésicos e compressas quentes para aumentar o fluxo salivar e diminuir a inflamação. Antibióticos sistêmicos podem ser iniciados empiricamente, dependendo dos resultados disponíveis das culturas. Antibióticos IV podem ser necessários em crianças com comorbidades ou em casos de infecções graves, como celulite ou sepse. A escolha do antibiótico depende da gravidade e extensão da infecção, da imunocompetência do paciente e das comorbidades, devendo ser ajustada de acordo com a resposta à terapia e os resultados disponíveis das culturas. As escolhas incluem amoxicilina/clavulanato (via oral [VO]), ampicilina/sulbactam (IV), nafcilina (IV), clindamicina (VO ou IV), cefalexina ou cefazolina ou cefuroxime com ou sem metronidazol (IV) e vancomicina ou linezolida (IV; em casos de *Staphylococcus aureus* resistente à meticilina) mais metronidazol (anaeróbios). O monitoramento cuidadoso é importante, porque a infecção tem o potencial de se disseminar para os espaços da fáscia cervical profunda. Infecções recorrentes das glândulas salivares podem levar à fibrose ductal, a qual pode ser tratada com sialoendoscopia e dilatação da estenose guiada por balão. Ocasionalmente, coloca-se um *stent*. A excisão cirúrgica da glândula pode ser realizada em casos de falha.

Sinais de desenvolvimento de abscesso incluem palpação de uma massa flutuante na glândula salivar envolvida, o que pode ser confirmado pela ultrassonografia. Às vezes, a natureza flutuante do abscesso pode não ser vista na glândula parótida devido à fáscia densa que recobre a glândula. Incisão e drenagem do abscesso da parótida requerem a incisão da parotidectomia, devendo-se tomar cuidado para evitar lesão do nervo facial. Pode ser possível realizar a aspiração por agulha, sob anestesia local, nos abscessos da parótida para evitar a cicatriz facial e os riscos da anestesia geral.

O tratamento do abscesso da glândula submandibular requer uma incisão, a qual deve ser feita duas larguras de dedo abaixo e paralelas à borda inferior da mandíbula para evitar lesão do ramo mandibular marginal do nervo facial. Deve-se inserir um dreno para evitar um novo acúmulo. A extensão além do espaço submandibular pode levar à angina de Ludwig. Embora essa condição clínica tenha mais comumente uma etiologia odontogênica (i.e., segundo ou terceiro dente molar mandibular), alguns casos originam-se da infecção da glândula submandibular ou da parotidite supurativa. É caracteristicamente agressiva, com disseminação rápida da celulite firme e endurecida que envolve o espaço submandibular e o assoalho da boca, bilateralmente. Esta infecção tipicamente polimicrobiana deve ser tratada urgentemente com antibióticos IV e manipulação cuidadosa das vias aéreas. A opção preferida atualmente para assegurar a permeabilidade das vias aéreas é a intubação nasotraqueal guiada por fibra óptica com o paciente acordado no centro cirúrgico,[47] o que diminui a necessidade de traqueostomia na maioria dos casos. Reserva-se a traqueostomia para os casos nos quais a intubação não é possível ou apresenta muito risco.

INFECÇÕES VIRAIS

A sialadenite viral é, em geral, autolimitada e responde ao tratamento conservador com compressas quentes, sialagogos, analgesia e hidratação. Pode ser causada por vários vírus, incluindo caxumba, vírus Epstein-Barr, *parainfluenza*, adenovírus, citomegalovírus, herpes-vírus humano 6 (HVH-6), HIV, coxsackievírus e *influenza*.[48]

Caxumba

A incidência de caxumba diminuiu significativamente desde a introdução da vacina. As manifestações de caxumba incluem edema bilateral da parótida, febre, calafrios, dor, trismo e dificuldade em mastigar. A caxumba é mais comum nos meses de inverno e primavera, e 85% dos casos ocorrem em crianças. O período de incubação é de 14 a 21 dias, da exposição ao início dos sintomas. A presença do vírus nas secreções respiratórias precede o início da doença sintomática em 2 a 3 dias e mantém-se até a remissão do edema.[49] O edema da parótida está presente na maioria dos pacientes; a glândula parótida unilateral também se torna aumentada em 90% dos casos, mas isso pode estar retardado por vários dias.[50] O orifício do ducto de Stensen pode estar eritematoso e dilatado. As complicações são mais comuns em crianças mais velhas e incluem orquite, meningite, encefalite, perda auditiva neurossensorial e pancreatite.

O diagnóstico de caxumba é, em geral, clínico. A sorologia, se realizada, deve ser feita logo que se suspeita da infecção. Evidências da infecção por caxumba incluem anticorpo IgM positivo para caxumba (permanece positivo por 4 semanas), aumento significativo dos títulos de IgG entre as amostras da fase aguda e da convalescença, isolamento do vírus da caxumba ou do ácido nucleico do líquido infectado (saliva, urina, líquor cefalorraquidiano). O título de IgM negativo para caxumba em indivíduos vacinados não afasta caxumba. Também podem ser observados leucopenia com linfocitose relativa e aumento da amilase sérica. O tratamento é conservador e consiste em hidratação adequada, controle da dor, antipiréticos e isolamento respiratório.

Vírus Epstein-Barr

O vírus Epstein-Barr (VEB), também conhecido como *herpes-vírus humano 4* (HVH-4), é o agente etiológico da mononucleose infecciosa e tem sido implicado como causa importante de inflamação aguda das glândulas salivares em crianças na puberdade.[48] A infecção com VEB é comum pela transferência de saliva contendo alta carga viral de um vírus que se replica ativamente.[51] O vírus tem um longo período de incubação, que varia de 30 a 50 dias. Os pacientes podem estar completamente assintomáticos ou ter uma tríade de febre, dor de garganta e adenopatia cervical posterior. A adenopatia pode acometer os linfonodos parotídeos ou submandibulares, com envolvimento subsequente das glândulas adjacentes. Nos casos graves, ocorre esplenomegalia e o paciente deve ser aconselhado a repousar e evitar exercícios. A fadiga pode persistir por vários meses. O tratamento é, em geral, de suporte, embora sejam necessários corticosteroides nos casos graves.

O VEB tem sido implicado no desenvolvimento dos tumores de glândulas salivares e das malignidades orais de origem não odontogênica, além do linfoma de Burkitt, linfoma de Hodgkin e carcinoma de nasofaringe.[52]

Vírus da Imunodeficiência Humana

A doença da glândula salivar associada ao vírus da imunodeficiência humana (HIV) é comum em crianças. As manifestações clínicas da infecção pediátrica pelo HIV são variadas e inespecíficas. Estas incluem linfadenopatia, candidíase oral e deficiência do crescimento. Mais de 50% das crianças com HIV apresentam-se com massas na região de cabeça e pescoço, a maioria das quais envolve as glândulas salivares.[53] As glândulas parótidas são as glândulas salivares mais frequentemente afetadas e podem estar aumentadas em decorrência da hiperplasia linfoproliferativa, cística ou mista, além da adenopatia intraglandular.[54] O aumento bilateral cístico e indolor das glândulas parótidas é patognomônico da infecção pelo HIV.[14] O aumento lento e contínuo das glândulas é típico; os cistos são comumente múltiplos, indolores e multiloculados.[55] Muitos pacientes manifestam redução do fluxo salivar, estase das secreções e xerostomia. A forma latente de infecção viral pelo VEB e citomegalovírus também pode contribuir para a doença da glândula salivar nos pacientes HIV-positivos.

Uma série recente de crianças HIV-positivas que se apresentaram com massas nas glândulas salivares revelou que a maioria delas era causada por linfadenopatia reativa, cistos linfoepiteliais benignos ou infecção subjacente.[53] Contudo, quase 7% tinham neoplasia subjacente que incluía adenoma pleomórfico, linfoma e sarcoma de Kaposi, entre outras.

O tratamento da doença da glândula salivar associada ao HIV é, em geral, conservador. Pode-se indicar a aspiração para diminuir cistos grandes que causam deformidade cosmética, mas é comum que se forme nova coleção do líquido semanas ou meses depois. A cirurgia é raramente necessária, embora a BAAF para análise citológica seja útil para estabelecer o diagnóstico na maioria dos casos.[53] Indica-se a biópsia aberta quando se suspeita de neoplasia, e a TC e a RM também podem ser úteis para identificar uma doença oculta.

DOENÇAS GRANULOMATOSAS

As doenças granulomatosas afetam tipicamente as glândulas salivares como resultado da inflamação dos linfonodos periglandulares. Os pacientes apresentam sintomas de infecção de evolução lenta ou atípicos e ausência de purulência ductal. As etiologias incluem infecções por micobactérias atípicas, actinomicose, tuberculose e sarcoidose.

Micobactérias Atípicas

Micobactérias atípicas ou micobactérias não tuberculosas (MNT) são uma coleção de organismos acidorresistentes que se encontram em todos os lugares do meio ambiente. A incidência destas infecções parece estar aumentando em número e gravidade em muitos países em desenvolvimento.[56,57] As infecções são causadas pela ingestão, inalação ou inoculação do bacilo do *Mycobacterium* presente nas fontes ambientais, que incluem água, solo e produtos alimentares.[58] Podem ser classificadas em espécies de crescimento lento e rápido. As espécies de crescimento lento incluem complexos do *M. avium*, *M. marinum* e *M. kansasii*, os quais requerem algumas semanas para crescer na cultura. As espécies de crescimento rápido requerem alguns dias para crescer na cultura e incluem *M. fortuitum*, *M. chelonae* e *M. abscessus*.

A infecção por MNT das glândulas salivares é vista mais frequentemente em crianças imunocompetentes, sendo comum em pacientes com 1 a 5 anos de idade.[59,60] A vasta maioria das linfadenites por MNT em crianças é causada pelo complexo do *M. avium*, o qual inclui *M. avium*, *M. intracellulare* e *M. haemophilum*. Outros organismos etiológicos abrangem *M. kansasii* e *M. scrofulaceum*. A infecção por *M. bovis* tornou-se menos comum desde a expansão da pasteurização do leite; observou-se em vários estudos que a vacina BCG protege contra a infecção por MNT.

A linfadenopatia cervicofacial é a manifestação mais comum da infecção por MNT e envolve as áreas submandibular e parotídea. À medida que a doença progride, a pele suprajacente torna-se eritematosa com uma coloração violácea típica (Fig. 104-8). Os linfonodos periparotídeos e submandibulares estão envolvidos, com frequência, na formação de fístula cutânea ou trajeto fistuloso em casos avançados. Em geral, o teste de Mantoux é fracamente positivo.[56] A radiografia de tórax é tipicamente normal,[61] embora linfonodos mediastinais possam estar envolvidos em certos casos. O diagnóstico baseia-se no julgamento clínico e na exclusão de

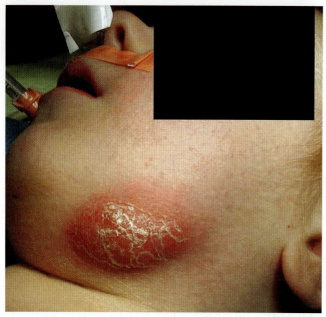

FIGURA 104-8. Infecção micobacteriana atípica em estágio avançado com erosão da pele.

outras doenças. A AAF pode ajudar a afastar um abscesso, porém os resultados da cultura demoram 6 semanas até que o organismo seja identificado. A reação de polimerase em cadeia (PCR) e a análise restrita com PCR estão sendo cada vez mais usadas para identificar e diferenciar as espécies de micobactérias atípicas.[62,63] O exame de imagem não é sempre necessário, mas pode ser útil. A ultrassonografia mostra diminuição da ecogenicidade nos estágios iniciais, com liquefação intranodal, linfonodos encobertos e edema de tecidos moles nos estágios avançados.[64] A TC pode revelar um anel de intensificação com hipodensidade central e impressão de gordura mínima ou ausente.[65]

Pode ser feito tratamento conservador das infecções por MNT não tuberculosas, mas esta entidade comumente requer a remoção cirúrgica do processo da doença. Nos pacientes com linfadenite por MNT suspeita ou confirmada, sem doença disseminada, recomenda-se a excisão cirúrgica sem terapia antimicrobiana, se a excisão puder ser feita com segurança. A excisão cirúrgica tem sido associada a taxas de cura mais altas, melhor cicatrização, resultados cosméticos superiores e menos efeitos adversos do que a curetagem, terapia antimicrobiana ou observação.[66-70] O tratamento operatório também fornece material adequado para o exame diagnóstico. Se a glândula parótida for afetada, é necessário realizar parotidectomia superficial com a preservação do nervo facial. Durante a excisão, é frequente a remoção da pele envolvida. O uso de um macrolídeo (p. ex., claritromicina) como auxiliar da cirurgia, especialmente em casos de excisão incompleta, parece ser benéfico em alguns casos. As tendências atuais indicam que vários centros estão utilizando esquemas clínicos de diversos tipos e duração como adjuvante da excisão cirúrgica.[57] A incisão e a drenagem apenas estão contraindicadas por causa do risco aumentado de recorrência e do potencial para desenvolvimento de trajetos fistulosos.[71,72]

A terapia a longo prazo com fármacos antimicrobianos apresenta sucesso moderado em resolver a linfadenite por MNT apenas, sem excisão cirúrgica.[64,67-69,73] Pode ser útil em crianças com linfadenite por MNT que não são boas candidatas à excisão cirúrgica, naquelas com maior risco de morbidade cirúrgica, nos pacientes com recorrência ou doença residual pós-cirúrgica e com doença disseminada ou mediastinal. Em um ensaio randomizado que comparou a excisão cirúrgica à farmacoterapia com claritromicina e rifabutin por 3 a 6 meses, 66% dos pacientes tratados com antibioticoterapia foram curados *versus* 96% dos submetidos à cirurgia. Além disso, 78% dos pacientes em antibioticoterapia tiveram efeitos adversos.[69] Quando o *M. tuberculosis* não é uma preocupação, a terapia empírica para linfadenite por MNT, em geral, consiste em um macrolídeo (claritromicina ou azitromicina) combinado com rifampicina (rifampicina ou rifabutin) ou etambutol.[58] As doses e os efeitos colaterais de agentes comuns estão listados na Tabela 104-1. A terapia de medicamento único com macrolídeo aumenta o risco de desenvolver resistência mutacional.[58] A duração adequada do tratamento pode variar de 3 meses a mais de 6 meses, dependendo da resposta clínica.[67,69]

A tuberculose primária das glândulas salivares é extremamente rara. A glândula parótida é a mais frequentemente envolvida e, em geral, a doença permanece unilateral. Deve-se investigar esse diagnóstico em pacientes de regiões endêmicas de tuberculose com uma massa nodular firme à endurecida, de crescimento lento.[74] Outras formas de apresentação incluem fístula e/ou trajeto fistuloso periauricular ou sialadenite. O diagnóstico pode ser feito com a citologia da AAF. O exame de PCR dos conteúdos da AAF é padrão em muitos centros e aumenta a probabilidade diagnóstica.[75] O tratamento envolve esquemas de fármacos antituberculosos sistêmicos, mesmo que a excisão seja, com frequência, curativa.

Actinomicose

A actinomicose é causada por um bacilo anaeróbico Gram-positivo, e as infecções ocorrem em seguida a extração dentária ou traumatismo oral. A infecção pode ter uma de duas formas: a de uma massa não dolorosa, de crescimento lento com múltiplos trajetos fistulosos, ou a de um edema agudo e doloroso associado à febre. Em geral, os pacientes têm um aumento indolor e endurecido da glândula que simula uma neoplasia.[76] A necrose do linfonodo resulta, caracteristicamente, em múltiplas fístulas cutâneas com drenagem. O diagnóstico histológico é feito pela

TABELA 104-1. Antimicrobianos Comumente Usados no Tratamento da Micobactéria Atípica: Dosagem e Efeitos Colaterais*

Antibiótico	Dosagem	Efeitos Colaterais
Claritromicina	15 a 30 mg/kg/dia, divididos em duas doses (dose única máxima: 500 mg)	Sintomas gastrintestinais Prolongamento do intervalo QT Ototoxicidade Uveíte anterior
Azitromicina	5 a 12 mg/kg/dia (máximo: 500 mg)	Sintomas gastrintestinais Prurido Pode causar prolongamento da repolarização cardíaca e do intervalo QT, o que aumenta o risco de arritmia cardíaca
Etambutol	15 mg/kg/dia (máximo: 1 g se for HIV-negativo)	Sintomas gastrintestinais Neurite óptica (geralmente, reversível) Cegueira para cores vermelha e verde
Rifabutin	10 a 20 mg/kg/dia (máximo: 300 mg)	Sintomas gastrintestinais; coloração alaranjada em lágrimas, urina e fezes Hepatite Insuficiência renal Granulocitopenia Uveíte anterior

*As dosagens dependem das outras doenças sistêmicas da criança.

identificação de "grânulos de enxofre", uma denominação imprópria que reflete apenas a cor amarelada do grânulo. As culturas podem ser negativas por causa da dificuldade em manter condições anaeróbicas estritas na cultura.[76] Deve-se investigar uma imunodeficiência subjacente em crianças com actinomicose. Devido à parede fibrótica avascular das lesões, deve-se administrar uma alta dose de antibióticos por vários meses. O fármaco de escolha é a penicilina, mas tetraciclinas, eritromicina e clindamicina também são opções possíveis. A penicilina G é administrada via IV durante 2 a 6 semanas, seguida por um esquema oral de penicilina V por 3 a 12 meses. A terapia cirúrgica pode ser necessária para drenagem de abscesso, debridamento de lesões fibróticas recalcitrantes ou excisão de trajetos fistulosos persistentes.

Doença da Arranhadura do Gato

A doença da arranhadura do gato (DAG) é uma doença infecciosa causada pela *Bartonella henselae*, sendo caracterizada por linfadenopatia regional autolimitada. A DAG pode resultar de uma arranhadura ou mordida de um gato, apresentando-se, às vezes, como um edema da área da parótida ou da submandibular, próximo ao local da inoculação do organismo.[77] Em casos raros, a DAG pode disseminar-se para fígado, olhos, osso ou sistema nervoso central. O diagnóstico pode ser confirmado pelos títulos de anticorpos para *B. henselae*, pela coloração positiva de Warthin-Starry ou pela análise da PCR do tecido. A maioria dos pacientes com DAG tem resolução espontânea dos sintomas. Um esquema de 5 dias de azitromicina, 10 mg/kg no primeiro dia (máximo de 500 mg) e 5 mg/kg nos 4 dias subsequentes (máximo de 250 mg), mostrou-se benéfico em um ensaio clínico randomizado.[78] A cirurgia é raramente necessária.

Sarcoidose

A sarcoidose da infância é uma doença granulomatosa multissistêmica rara de causa desconhecida, caracterizada histopatologicamente pela presença de granulomas não caseosos. Afeta adolescentes e adultos jovens e apresenta-se inicialmente com adenopatia hilar bilateral, opacidades reticulares pulmonares e lesões de pele, articulações e/ou olho. Consiste em uma combinação de uveíte anterior, aumento da glândula parótida, paralisia facial e febre correspondendo à *febre uveoparotídea* ou *síndrome de Heerfordt*. Em casos raros, os pacientes manifestam aumento bilateral da parótida.[79] A radiografia de tórax para avaliar a adenopatia hilar e o nível sérico da enzima conversora da angiotensina pode auxiliar no diagnóstico. A biópsia da parótida pode revelar granulomas não caseosos e confirmar o diagnóstico. O envolvimento sistêmico ou as complicações podem necessitar de terapia com corticosteroide.

LESÕES AUTOIMUNES, INFLAMATÓRIAS E CÍSTICAS
SÍNDROME DE SJÖGREN

A síndrome de Sjögren é uma doença autoimune sistêmica caracterizada pela infiltração do tecido glandular por linfócitos, predominantemente CD4 T. Há também evidência de ativação de células B com a produção de autoanticorpos. A síndrome de Sjögren ocorre como uma forma isolada primária ou como uma forma associada a outras doenças reumáticas, sendo a artrite reumatoide a mais comum. A síndrome de Sjögren primária é incomum na criança. Os principais sintomas incluem ceratoconjuntivite seca e xerostomia. Em crianças, a manifestação clínica mais comum é o edema recorrente das glândulas salivares.[80] O envolvimento da parótida é visto em 70% dos casos pediátricos, e muitos pacientes têm parotidite recorrente.[81] Os achados laboratoriais incluem elevação da velocidade de hemossedimentação, autoanticorpos para os antígenos anti-Ro/SS-A e anti-La/SS-B, anticorpos antinucleares e fator reumatoide, além da hipergamaglobulinemia.[81]

A biópsia das glândulas salivares menores ou da parótida pode ser útil no diagnóstico. Uma revisão sistemática recente do valor do diagnóstico da biópsia da glândula salivar menor labial para a síndrome de Sjögren observou alta especificidade, valores preditivos positivos e sensibilidade variável.[82] A ultrassonografia também pode ser útil, demonstrando, em certos casos, heterogeneidade parenquimatosa, sialectasia ou cistos.[83] Esta doença está associada ao aumento da incidência de linfoma. Uma metanálise recente constatou associação da doença de Sjögren primária com o aumento dos riscos gerais de malignidade, linfoma não Hodgkin e câncer de tireoide.[84] Enquanto o tratamento é principalmente sintomático, demonstramos que a injeção de toxina botulínica na glândula parótida é segura, efetiva e uma nova opção de tratamento para pacientes que sofrem de parotidite cística recorrente relacionada com a síndrome de Sjögren.[85]

PAROTIDITE RECORRENTE JUVENIL

A parotidite recorrente juvenil (PRJ) é uma doença inflamatória da glândula parótida. Foi definida como inflamação recorrente da parótida, em geral associada à sialectasia não obstrutiva da glândula parótida. Os pacientes apresentam-se com dor e edema recorrentes de uma ou ambas as glândulas parótidas, o que pode ocorrer várias vezes ao ano, às vezes com dor e mal-estar. Secreções purulentas podem ser drenadas do ducto da parótida, o que distingue esta entidade da parotidite bacteriana. A idade de início é bimodal, com um pico de incidência em torno de 3 a 6 anos e 10 anos de idade; com frequência, os sintomas se resolvem após a puberdade na maioria dos pacientes. A amilase sérica serve como um marcador adicional para a doença. A parotidite tem tendência a recorrer em quase metade dos casos.[86]

A sialografia mostra múltiplas sialectasias, bem como dilatações e estenoses do ducto. Este exame foi substituído em muitas instituições pela ultrassonografia com Doppler ou pela sialorressonância (sialo-RM). A sialo-RM não é um substituto completo para a ultrassonografia, mas é capaz de delinear de maneira não invasiva as anormalidades do parênquima e do sistema ductal das glândulas parótidas, incluindo sialectasia e alterações da intensidade do sinal que variam com a fase inflamatória da doença (aguda *vs*. crônica). Tradicionalmente, a PRJ era tratada de modo conservador com analgésicos, sialagogos e antibióticos; a sialoendoscopia surgiu com importância diagnóstica e terapêutica no tratamento da PRJ. O principal achado endoscópico é uma aparência esbranquiçada da camada ductal sem a camada visível de vasos sanguíneos saudáveis. A irrigação ductal por sialoendoscópio elimina ou reduz muito o número de recorrências dos episódios de parotidite aguda na maioria dos pacientes.[87-89]

SIALOLITÍASE

Os cálculos do ducto da glândula salivar são raros em crianças, mas devem ser considerados em pacientes com edema ou inflamação, crônicos ou recorrentes, das glândulas salivares. Quase 80% a 90% dos cálculos surgem das glândulas submandibulares, aproximadamente 6% a 20% das glândulas parótidas e 1% a 2% das glândulas sublinguais e salivares menores. Acredita-se que a etiologia da formação dos cálculos seja a estagnação relativa da saliva, a qual é rica em cálcio, quando há obstrução parcial ou inflamação. Os cálculos salivares são constituídos, em grande parte, por fosfato de cálcio e hidroxiapatita. A sialolitíase manifesta-se com dor e edema da glândula envolvida, normalmente agravados pela alimentação. Às vezes, os cálculos podem apresentar-se como edema indolor ou ser observados incidentalmente.

No quadro agudo, pacientes com sialadenite secundária ao cálculo são tratados conservadoramente com antibióticos, sialagogos e massagem glandular. Cálculos menores do que 2 mm podem ser expelidos espontaneamente. A sialoendoscopia está agora bem estabelecida como uma nova abordagem minimamente invasiva para tratar os cálculos das glândulas salivares em crianças, como discutido antes.

SIALOMETAPLASIA NECROSANTE

A sialometaplasia necrosante é uma lesão inflamatória benigna e autolimitada da glândula salivar que ocorre em adolescentes e adultos e pode simular malignidade. Surge nas células secretoras de muco e envolve, mais frequentemente, as glândulas salivares menores da cavidade oral.[90] Acredita-se que esteja relacionada com alterações isquêmicas que resultam no infarto dos ácinos da glândula salivar com necrose, inflamação e processo de reparação posterior, o que em alguns casos leva à metaplasia e à cicatrização do ducto.[91] Em geral, a sialometaplasia necrosante apresenta-se como uma lesão ulcerada não dolorosa ou um edema nodular, mais comum na junção dos palatos mole e duro. Os fatores predisponentes incluem traumatismo e radioterapia, podendo ser necessário biópsia para confirmar o diagnóstico. Esta lesão pode ser confundida histologicamente com o carcinoma mucoepidermoide. O aspecto característico que a distingue das lesões malignas é a manutenção da arquitetura lobular, a despeito da metaplasia, com frequência, extensa. A maioria das lesões resolve-se espontaneamente em 2 a 3 meses.

CISTOS E MUCOCELES

Adquiridos

Cistos salivares adquiridos podem estar associados a traumatismo, infecção ou inflamação da glândula, neoplasias, obstrução ductal por estenose ou cálculo e extravasamento de muco. E, geral, cistos com retenção de muco envolvem as glândulas salivares menores e são vistos nos lábios, na mucosa da boca e na língua. Estes cistos verdadeiros com revestimento epitelial resultam da obstrução do ducto. As mucoceles representam o extravasamento de muco para o tecido mole circunjacente e não têm revestimento epitelial; por definição, não são cistos verdadeiros.

A rânula é um cisto e/ou pseudocisto com retenção de muco que se origina, na maioria dos casos, de um bloqueio ou lesão dos ductos da glândula sublingual (Fig. 104-9). A rânula pode ser congênita ou adquirida, e primária ou recorrente. A *rânula simples* limita-se ao assoalho da boca, enquanto a *rânula mergulhante* se estende através do músculo milo-hioide para o pescoço. A AAF pode ser útil em certos casos por demonstrar a presença da amilase no líquido aspirado. As opções descritas para o tratamento incluem observação, incisão e drenagem, marsupialização, escleroterapia e ressecção da glândula sublingual ipsilateral junto com a rânula. Preferimos a excisão cirúrgica da glândula sublingual, mais do que o procedimento tradicional de marsupialização, porque reduz drasticamente o risco de recorrência.[92-94] Diversos relatos recentes recomendam excisão intraoral da glândula sublingual ipsilateral para a rânula simples e evacuação do conteúdo combinada à excisão da glândula sublingual no caso da rânula mergulhante.[92,94-98] Nos casos de grandes pseudocistos ou em casos de revisão, recomenda-se uma incisão cervical a fim de confirmar o diagnóstico e permitir a colocação de um dreno através do pescoço, seguida de aplicação de curativo compressivo.[95] A excisão completa do pseudocisto não é necessária.[95]

Congênitos

Os cistos congênitos das glândulas salivares incluem cistos dermoides, cistos ductais congênitos e anomalias da fenda branquial. Os cistos dermoides são compostos de elementos das três camadas germinativas e contêm epitélio escamoso queratinizado. Em geral, aparecem como massas isoladas dentro da substância da glândula parótida e requerem excisão completa para prevenir a recorrência. Os cistos ductais congênitos manifestam-se na infância como aumento da glândula parótida, e o diagnóstico pode ser confirmado pela sialografia. Os cistos ductais são apenas monitorados conservadoramente, exceto se as infecções forem recorrentes.

Lesões derivadas das fendas branquiais embrionárias também podem surgir dentro ou adjacentes às glândulas salivares maiores. Massas císticas da glândula parótida incluem cistos da primeira fenda branquial. Em 1972, Work[99] descreveu dois tipos de anomalias branquiais com base na histologia e embriologia proposta. As *lesões tipo I* são duplicações do conduto auditivo membranoso externo, compostas de ectoderma, laterais ao nervo facial e que terminam em fundo de saco em uma placa óssea próxima ao mesotímpano. As *lesões tipo II* são duplicações do conduto auditivo membranoso externo e do pavilhão auricular, formadas por ectoderma e mesoderma e que podem conter cartilagem; são mediais ao nervo facial e apresentam-se como lesões edematosas inferiores ao ângulo da mandíbula. Os tipos I e II não estão associados aos cistos ou seios pré-trágus, os quais se originam da falha na fusão das elevações auriculares.

Os remanescentes da primeira fenda manifestam-se como cistos, seios ou fístulas entre o conduto auditivo externo e a área submandibular, e 10% têm uma ligação membranosa assintomática do assoalho do canal externo para a membrana do tímpano. Os sinais da parótida incluem uma massa ou o aumento rápido do tamanho, enquanto os sinais auriculares consistem em otorreia com muco ou secreção purulenta.[100] O tratamento é a ressecção cirúrgica.

SIALADENOSE

A *sialadenose* (sialose) refere-se ao aumento não inflamatório, não infeccioso e não neoplásico da glândula salivar, tipicamente a parótida. A sialadenose associa-se a distúrbios hormonais e nutricionais, principalmente desnutrição crônica, anorexia nervosa, bulimia, obesidade, diabetes melito, alcoolismo e doença hepática.[101]

TUMORES DAS GLÂNDULAS SALIVARES

As neoplasias das glândulas salivares são relativamente raras na população pediátrica. Constituem 8% dos tumores de cabeça e pescoço em crianças e são a quarta localização mais frequente de cabeça e pescoço, depois da nasofaringe, pele e tireoide.[102] Podem ter origem epitelial ou não epitelial e ser subdivididas em benignas, de baixo grau de malignidade e de alto grau de malignidade. É mais provável que os tumores sólidos das glândulas salivares em crianças sejam malignos e a maioria envolva a glândula parótida. Os tumores vasculares ainda são considerados as massas de glândulas salivares mais comuns em crianças. Quando estas massas são excluídas do diagnóstico diferencial do tumor sólido da glândula salivar, o risco de o tumor ser maligno aumenta para mais que o dobro da população adulta.[102]

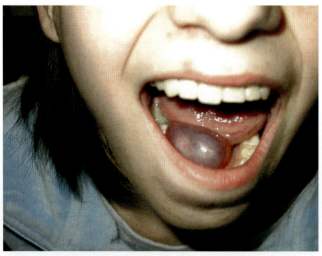

FIGURA 104-9. Criança com rânula oral.

ANOMALIAS VASCULARES

Anomalias Vasculares. As anomalias vasculares são classificadas como tumores vasculares ou malformações vasculares[103] e muito comuns nas regiões das glândulas salivares. Os hemangiomas infantis são os tumores vasculares mais comuns. Outros tumores vasculares abrangem granuloma piogênico, hemangioendotelioma kaposiforme e angioma em tufo. As malformações vasculares são derivadas de capilares, artérias, veias, linfáticos ou uma combinação destes. Crescem proporcionalmente à criança por expansão e recrutamento vascular e, sem intervenção, podem eventualmente invadir a arquitetura estrutural normal do tecido adjacente. É raro regredirem espontaneamente.

Os hemangiomas são os tumores não epiteliais mais comuns.[104] Cerca de 30% estão presentes ao nascimento, e o restante surge nas primeiras 6 semanas de vida. São compostos de células endoteliais aberrantes rapidamente proliferativas confinadas no tecido cutâneo e subcutâneo. Pode ocorrer extensão para as estruturas mais profundas, como visto na glândula parótida. Os hemangiomas sofrem um padrão de desenvolvimento distinto: proliferam-se rapidamente durante os primeiros 1 a 2 meses de vida, ocorrendo um segundo estirão de crescimento entre 4 e 6 meses de vida.[105] O hemangioma fica, então, estável por um intervalo de tempo, antes de involuir lenta, mas progressivamente. Das crianças afetadas, 50% têm involução completa da lesão em torno de 5 anos, 70% apresentam involução em torno de 7 anos e 90% em torno de 9 anos de idade.[106] Observou-se que 80% dos hemangiomas ocorrem na glândula parótida, 18% surgem na glândula submandibular e 2% nas glândulas salivares menores.[107]

Existem dois tipos de hemangiomas: a forma capilar e a forma cavernosa. A *forma capilar* caracteriza-se por presença ao nascimento, crescimento rápido e involução em torno de 1 ano de idade. A *forma cavernosa* é mais difícil de tratar, porque tende a ser agressiva e não involui. Os hemangiomas cavernosos também são vistos mais tarde na vida, tendendo a sangrar e causar deformidade. Pacientes com hemangiomas faciais segmentares que envolvem a parótida devem ser triados com RM e ecocardiograma e encaminhados ao oftalmologista em decorrência da possibilidade de anomalias associadas da síndrome PHACES (malformação da fossa posterior, hemangioma, anomalias arteriais cerebrais, defeitos cardíacos e coartação da aorta, anomalias dos olhos e fenda esternal).

O diagnóstico do hemangioma é principalmente clínico, baseado na história e no exame físico, mas a RM é útil para definir a extensão da massa e seus limites. A ultrassonografia é um método não invasivo para diferenciar a massa do cisto. Quando o diagnóstico é incerto ou o curso clínico é atípico, pode-se indicar a biópsia. A imunorreatividade ao GLUT-1 está bem estabelecida como um marcador altamente seletivo e útil no diagnóstico dos hemangiomas infantis.[108] Diferentemente de outros tumores vasculares, os hemangiomas caracteristicamente involuem com o tempo, sem sequelas e são passíveis de tratamento conservador, às vezes referido como *negligência benigna*. As indicações para o tratamento clínico ou cirúrgico incluem crescimento rápido, hemorragia, ulceração e infecção, falha na involução, deformidade grave ou prejuízo funcional. A síndrome de Kasabach-Merritt é uma complicação potencial dos grandes hemangiomas não tratados. Consiste em coagulopatia consumptiva que ocorre dentro da massa. As opções de tratamento abrangem esteroides (intralesional ou sistêmico), propranolol ou excisão cirúrgica. O propranolol tem se mostrado seguro, efetivo e bem tolerado nos pacientes com hemangioma da parótida.[105,109]

Malformações Linfáticas. Antes denominadas *higromas císticos* ou *linfangiomas*, as malformações linfáticas permanecem as segundas anomalias vasculares mais comuns que afetam as estruturas salivares depois dos hemangiomas. Metade das malformações linfáticas é encontrada em cabeça e pescoço. São comuns no período perinatal, cerca de 50% a 60% no primeiro ano de vida e 90% em torno do segundo ano de vida. Ocasionalmente, o linfangioma manifesta-se mais tarde na infância ou até na adolescência. Às vezes, encontra-se história de traumatismo ou infecção (Fig. 104-10).

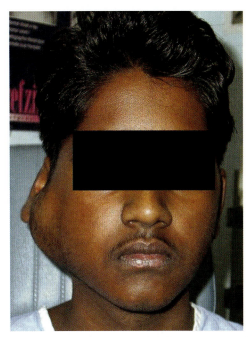

FIGURA 104-10. Adolescente com grande linfangioma envolvendo a glândula parótida, o qual surgiu após um traumatismo facial.

As malformações linfáticas são massas benignas compressíveis, macias e indolores que representam áreas de dilatação linfática regional. Podem ser divididas em três categorias de acordo com o tamanho de seus canais linfáticos: 1) lesões microcísticas consistem principalmente em pequenos cistos com menos de 2 cm; 2) lesões macrocísticas consistem em canais com mais de 2 cm; e 3) lesões mistas contêm microcistos e macrocistos. As malformações linfáticas podem aumentar de tamanho como resultado do acúmulo de linfa, traumatismo ou infecção. Podem ser debilitantes e causar sintomas compressivos, os quais podem resultar em dificuldades nas vias aéreas, na fala e, às vezes, na deglutição.

Exames de imagem com ultrassonografia, TC ou RM são úteis para confirmar o diagnóstico e identificar a natureza cística e a extensão da massa. É possível visualizar septações e níveis hidroaéreo e líquido. A RM intensificada pelo gadolínio provê detalhes dos tecidos moles envolvidos, sendo uma excelente modalidade de exame de imagem. Recomenda-se o exame das vias aéreas e do mediastino nas lesões maiores que envolvem o terço inferior do pescoço.

A doença macrocística pode ser abordada com escleroterapia ou ressecção cirúrgica. A remoção cirúrgica da doença macrocística é, em geral, curativa, e a escleroterapia é uma excelente alternativa para lesões profundas que não envolvem estruturas vasculares ou nervosas proeminentes, devido ao pequeno risco de lesão nervosa e vascular. Não se recomenda esclerose das lesões superficiais por causa do risco de ulceração cutânea. A doença microcística é mais difícil de erradicar; às vezes, responde à escleroterapia, mas requer, com frequência, ressecção cirúrgica estagiada.[110] Os agentes da escleroterapia incluem etanol, Ethibloc®, doxiciclina, bleomicina, pingiangmicina (variante da bleomicina) e OK-432 (Picibanil®).

NEOPLASIAS EPITELIAIS DAS GLÂNDULAS SALIVARES

Neoplasia Benignas

O tumor epitelial mais comum das glândulas salivares na população pediátrica é o adenoma pleomórfico, ocorrendo frequentemente na puberdade. Os adenomas pleomórficos consistem em linhagens celulares epiteliais e mesenquimatosas derivadas de células intercaladas da reserva ductal. Apresentam-se como uma massa sólida, de crescimento lento, e com bastante mobilidade. O diagnóstico do adenoma pleomórfico pode ser confirmado pela AAF guiada por ultrassom. Embora a massa possa parecer confinada a uma cápsula, os adenomas pleomórficos podem ter microprojeções também conhecidas como *extensões microscópicas pseudopodais*. Portanto, a enucleação não é apropriada e as taxas de recorrência são de até 40%. Nos tumores envolvendo o lobo superficial da glândula parótida, que é a localização mais comum, o procedimento de escolha é a parotidectomia superficial com preservação do nervo facial. Nos adenomas pleomórficos da glândula submandibular, a ressecção completa desta glândula é necessária.

Outros tumores benignos são relativamente raros na população pediátrica e incluem neurofibroma plexiforme, tumor de Warthin (cistadenolinfomatoso papilar), embrioma, adenoma monomórfico (célula basal, célula clara, adenoma rico em glicogênio), lipoma e teratoma, em frequência decrescente. Os tumores de Warthin são muito raros na população pediátrica e contribuem com 2% dos tumores benignos das glândulas salivares. São bilaterais em 10% dos casos e apresentam-se como massas indolores de crescimento lento. Estes tumores têm origem embrionária e desenvolvem-se durante a incorporação dos elementos linfáticos e do epitélio ductal heterotópico das glândulas salivares dentro dos linfonodos da parótida. Na histologia, pode-se identificar uma camada dupla de oncócitos repousando sobre o estroma linfoide denso. Evidência de lesão cística localizada na cauda da glândula parótida na TC ou RM é diagnóstica, e a excisão cirúrgica é o tratamento de escolha.

O sialoblastoma é um tumor extremamente raro que ocorre apenas em crianças, geralmente diagnosticado no primeiro ano de vida. Representa o princípio embrionário das glândulas salivares menores. Massas de células primitivas com ductos desenvolvidos e espaços pseudoductulares, sem diferenciação acinar, são vistas na cobertura frouxa do mesênquima. Estes tumores podem surgir em quaisquer dos locais das glândulas salivares e ser agressivos localmente com alguns casos de transformação maligna. A excisão cirúrgica ampla é o tratamento de escolha.[111]

Neoplasias Malignas

Em comparação a adultos, a proporção de malignidades entre todas as neoplasias das glândulas salivares é relativamente alta nas crianças. Carcinomas mucoepidermoides, carcinomas adenoides císticos e carcinomas de células acinares, juntos, abrangem 80% a 90% de todas as lesões malignas das glândulas salivares. A radiação em crianças tem potencial para sequelas a longo prazo, como malignidade induzida por radiação, desenvolvimento dentário atrasado e trismo. Portanto, reserva-se o uso da radiação para tumores de alto grau de malignidade, com doença microscópica residual, disseminação extracapsular para linfonodos cervicais e invasão perineural.

O carcinoma mucoepidermoide é a malignidade mais comum da glândula salivar em crianças e contribui com metade das malignidades das glândulas salivares; é mais encontrado em adolescentes, sendo também o tumor induzido por radiação mais frequente em crianças. Classificam-se os tumores em baixo grau, grau intermediário ou alto grau de malignidade, dependendo da proporção entre células escamosas e mucoides. Os tumores de alto grau mostram mais diferenciação escamosa e assemelham-se ao carcinoma de células escamosas. A maioria dos tumores pediátricos é de baixo grau e, portanto, tem bom prognóstico. Tumores de baixo grau têm aparência mais cística nos exames de imagem, contrapondo-se aos tumores de alto grau, que apresentam componentes mais sólidos. A excisão cirúrgica é o tratamento de escolha. Tumores de baixo grau podem ser tratados com ressecção local ampla, enquanto tumores de alto grau requerem, com frequência, parotidectomia total com dissecção cervical seletiva, radiação ou ambas. Deve-se tentar preservar o nervo facial em todos os casos, exceto quando estiver diretamente envolvido.

O carcinoma de células acinares é a segunda malignidade mais comum e também ocorre no mesmo grupo etário como carcinoma mucoepidermoide. Contribui com 12% do número total de malignidades epiteliais das glândulas salivares em crianças. A maioria é de baixo grau e raramente tem metástase. Em geral, os pacientes apresentam-se com uma massa solitária, não dolorosa, com crescimento lento. O tratamento é o mesmo do carcinoma epidermoide de baixo grau: parotidectomia com preservação do nervo facial e remoção de uma área de tecido para evitar recorrência local.

Outros tumores malignos incluem carcinoma adenoide cístico, adenocarcinoma e carcinoma indiferenciado, os quais são todos muito raros em crianças. O carcinoma adenoide cístico tem crescimento lento e tendência à invasão local e perineural. O adenocarcinoma tende a aparecer aos 6 anos de idade e é um tumor muito agressivo, com grande potencial de metástase e taxa de mortalidade de 75%. O carcinoma indiferenciado pode aparecer no período perinatal e também é um tumor bastante agressivo, com prognóstico muito ruim apesar do tratamento agressivo.[111] Metástase para a glândula parótida também foi relatada na literatura. As patologias primárias incluem o melanoma (Fig. 104-11). O tratamento deve incluir o local de origem, bem como a parotidectomia e a dissecção cervical seletiva, dependendo do envolvimento dos linfonodos.

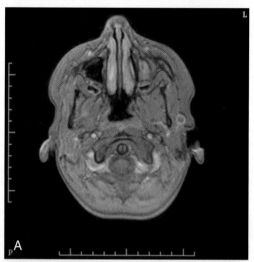

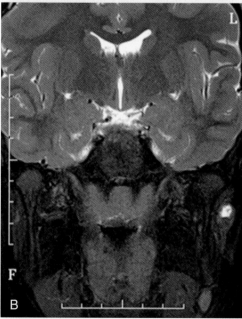

FIGURA 104-11. Metástase de melanoma conjuntival apresentando-se como uma massa da parótida. (De Massaoudi LA, Kanaan A, Daniel SJ. Conjunctival melanoma with metastasis to the parotid gland in a 10 year-old boy: a case report and literature review. *Int J Pediatr Otolaryngol Extra* 2013;8[2]:47-49.)

Os tumores das glândulas salivares menores abrangem adenomas pleomórficos ou carcinomas mucoepidermoides de baixo grau e são muito raros na população pediátrica. O tratamento é a ressecção local ampla com uma área de tecido normal para evitar recorrência.

SIALORREIA

A sialorreia, ou salivação, é parte do desenvolvimento físico normal da criança. Em geral, diminui significativamente em torno de 18 meses de idade, quando as habilidades motoras e a função sensorial oral melhoram. A sialorreia é raramente causada pela produção excessiva de saliva (hipersalivação). Costuma resultar da falta de controle da musculatura da orofaringe e da língua, que controlam a fase oral da deglutição. Outros fatores contribuintes são consciência sensorial perioral e intraoral diminuídas, ineficiência ou inadequação da deglutição, controle da cabeça ou postura deficientes, má oclusão dentária, respiração bucal (obstrução nasal, hipertrofia das adenoides, rinite alérgica), refluxo gastresofágico e efeitos colaterais de certas medicações (anticonvulsivantes, antipsicóticos). Com frequência, a sialorreia está associada a incapacidade motora (10% a 38% de paralisia cerebral) ou déficit intelectual.[112]

A sialorreia pode ser classificada como anterior ou posterior. Nos pacientes com *sialorreia anterior*, a saliva espirra para fora da cavidade oral e há escoamento visível da saliva na área do lábio e no queixo. Nos casos graves, há extravasamento para as roupas e o ambiente em volta. Embora a sialorreia anterior seja muito comum em crianças jovens, é considerada patológica se persistir além de 4 anos de idade.[113] Em muitos pacientes com doenças neurológicas, o atraso da função motora oral pode persistir até 6 anos de idade, o que deve ser levado em consideração antes de se optar pela terapia cirúrgica. A sialorreia anterior excessiva pode causar vazamento na roupa, rachadura ou ferida da pele, infecções periorais, desidratação, dificuldade de mastigação, dificuldades de compreensão da fala e dano a livros e dispositivos de comunicação.[114] Há também risco de perda da autoestima e isolamento social, assim como aumento da sobrecarga de cuidados para a família.

Na *sialorreia posterior*, a saliva espirra sobre a língua posterior para a área supraglótica e laríngea, o que pode se manifestar como respiração congestionada, tosse, engasgo, vômito e, às vezes, penetração nas vias aéreas.[115] A pneumonia por aspiração subsequente pode ser uma ameaça à vida.[116] O risco de sialorreia posterior aumenta nas crianças com deficiências que ficam em posição supina durante grande parte do dia.

Atualmente, não há nenhuma ferramenta de medida confiável aceita universalmente para quantificar a sialorreia, que varia em frequência (ocasional, frequente ou constante) e gravidade (de leve a profusa). O volume da sialorreia pode ser quantificado utilizando várias técnicas. No passado, a quantidade de saliva produzida foi medida por meio da coleta em bolsas de sucção ou em ataduras de algodão, ou com o uso de isótopos radioativos. Estes métodos são complicados e invasivos, sendo que o extravasamento pode ser um problema quando se usa a unidade coletora. Alguns pesquisadores pesam o babador, mas este processo é passível de erro de medida devido à evaporação ou derramamento de outros líquidos ou saliva que não alcançou o babador. Exemplos de métodos de graduação para avaliar frequência, gravidade e impacto da salivação incluem a escala de salivação de Teacher, a escala de frequência e gravidade e a escala de impacto da salivação.[117-119]

OPÇÕES DE TRATAMENTO DA SIALORREIA

As opções de tratamento incluem terapias de reabilitação, farmacoterapia e cirurgia. Tendo em vista a complexidade e natureza multifatorial da sialorreia e os benefícios do tratamento com múltiplas modalidades, a avaliação deve ser feita por uma equipe multidisciplinar. A equipe pode ser composta por pediatra, terapeuta ocupacional, fonoaudiólogo, dentista, neurologista, otorrinolaringologista pediátrico, assistente social, pesquisador e um coordenador; o objetivo é oferecer a cada paciente algumas opções clínicas, cirúrgicas e de reabilitação de acordo com uma recomendação de consenso da equipe em parceria com os pais.[1]

As opções do tratamento de reabilitação para sialorreia incluem exercícios para melhorar o controle da cabeça e a postura, adaptações para otimizar o posicionamento, terapia motora ou sensorial oral para melhorar o controle e a sensibilidade orais e terapia comportamental. As terapias motora e sensorial orais utilizam exercícios e atividades diferentes para melhorar a força dos músculos orais e faciais, para normalizar a sensibilidade e consciência orais e também para melhorar as habilidades motoras orais (mobilidade do lábio e da língua e estabilidade da mandíbula), fechamento do lábio e/ou deglutição da saliva.

As abordagens comportamentais podem ser divididas em quatro categorias principais:[120] 1) instrução, estimulação e reforço positivo; 2) reforço social negativo e procedimentos declaratórios (raramente usado); 3) técnicas de estimulação automática; e 4) procedimentos de autogestão. Os programas motores orais e comportamentais são não invasivos, seguros e não têm efeitos colaterais; estes métodos são úteis em crianças capazes de cooperar e seguir comandos simples.

As Tabelas 104-2 e 104-3 descrevem as opções clínicas e cirúrgicas para a sialorreia, respectivamente. Há variação individual na resposta à farmacoterapia para salivação. Nossa prática é começar com uma dose baixa e aumentar gradualmente, conforme necessário. É importante avisar a família sobre os efeitos colaterais potenciais. A obstrução nasal e doenças dentárias podem contribuir para o problema e devem ser avaliadas com cuidado em todas as crianças com sialorreia, pois o tratamento dessas condições clínicas pode ajudar a melhorar ou até resolver o problema da salivação. Pode-se indicar também a avaliação da má oclusão, macroglossia e problemas ortodônticos. O tratamento cirúrgico pode incluir adenoidectomia, turbinectomia e redução da língua (nos casos de macroglossia grave que impede o fechamento

TABELA 104-2. Tratamentos Clínicos da Sialorreia

Medicação	Dosagem	Efeitos Colaterais
Benzotropina	Crianças ≥ 3 anos: 0,02-0,05 mg/kg/dose, 1-2 vezes ao dia Adolescentes: 1-4 mg, a cada 12-24 horas	Xerostomia Visão embaçada Taquicardia Retenção urinária Constipação intestinal
Glicopirrolato	Crianças: iniciar com 0,02 mg/kg, três vezes ao dia (dose máxima: 3 mg/dia) Adultos: 0,5 mg, três vezes ao dia (dose máxima: 8 mg/dia)	Xerostomia Visão embaçada Irritabilidade Alterações comportamentais Retenção urinária Constipação intestinal
Hidrocloreto de benzhexol	Iniciar com 0,1-0,2 mg/kg/dia, dividido em três doses, por 1 semana; fazer titulação gradual conforme necessário até 2 a 3 mg, duas vezes ao dia	Xerostomia Vertigem Visão embaçada Retenção urinária
Escopolamina	1,5 mg em adesivo transdérmico, uma vez a cada 3 dias	Xerostomia Visão embaçada Irritabilidade Tonteira Retenção urinária Constipação intestinal

TABELA 104-3. Tratamentos Cirúrgicos da Sialorreia

Tipo	Procedimento	Vantagens	Desvantagens
Redução da saliva	Secção do nervo	Facilmente realizada sob anestesia local	Alta taxa de recorrência
	Ligação ductal	Simples	Sialocele ou sialolitos
	Excisão da glândula	Muito bom prognóstico	Xerostomia Complicações como lesão do nervo facial, lingual e hipoglosso
Derivação salivar	Redirecionamento do ducto submandibular	Diminui o armazenamento anterior da saliva	Rânula se a glândula sublingual não for excisada Ducto obstrutivo
	Redirecionamento do ducto da parótida	Diminui o armazenamento anterior da saliva	Ducto obstrutivo e sialocele

adequado da boca). Outras intervenções abrangem tratamento da rinite alérgica e otimização da higiene dentária. A farmacoterapia consiste, principalmente, em medicação anticolinérgica, como a escopolamina e o glicopirrolato. A ação destas medicações é bloquear a inervação parassimpática das glândulas salivares. Infelizmente, os anticolinérgicos não têm sido bem-sucedidos devido ao amplo perfil de efeitos colaterais, que inclui retenção urinária, visão embaçada e alterações do comportamento. A injeção da toxina botulínica nas glândulas salivares surgiu como uma opção de tratamento nova e segura para a sialorreia.[1] Até o momento, foram identificadas sete neurotoxinas botulínicas antigenicamente distintas produzidas pela bactéria *Clostridium botulinum*, sendo designadas como tipos A ao G. Destas, a toxina botulínica A (BoNT-A) é a mais usada como farmacoterapia. A toxina botulínica impede a liberação pré-sináptica da acetilcolina pelas fibras nervosas terminais parassimpáticas secretoras através da inativação da SNAP-25 (proteína de 25 kDa associada ao sinaptossoma), a qual é essencial para a fusão e liberação da acetilcolina na membrana celular. A desenervação parassimpática química da glândula ocorre 2 a 3 dias após a injeção de toxina botulínica e dura em média 3 a 9 meses, dependendo do produto usado. A dose ótima depende do produto utilizado, pois as várias preparações comerciais diferem em termos da estrutura molecular e/ou dos processos de fabricação.

Até hoje, não há consenso em relação ao melhor método para obter redução satisfatória da sialorreia em termos do produto ideal, a dose total, em quais ou quantas glândulas salivares injetar. Em nossa experiência, 10% dos pacientes não responderam, a despeito da dose usada.[1] Além disso, informações recentes da Food and Drug Administration, publicações e relatos da mídia alertam sobre os efeitos adversos sérios que incluem disfagia, pneumonia aspirativa e fraqueza muscular distal ao local da injeção. Essas complicações importantes são, provavelmente, resultado da difusão da toxina ou da injeção inadvertida nos músculos do pescoço circunjacentes. Apesar desses efeitos colaterais potenciais, a injeção de toxina botulínica mostrou-se um tratamento seguro e eficaz para a sialorreia quando utilizado juntamente a uma técnica para orientação, como a ultrassonografia. Uma revisão da nossa experiência com 1.200 injeções não revelou taxas de óbito ou morbidade maior relacionadas com a injeção de toxina botulínica A.[1] O procedimento é realizado ambulatorialmente, sem necessidade de anestesia geral, mesmo nos pacientes pediátricos.

Em geral, o tratamento cirúrgico da sialorreia é reservado para pacientes nos quais as opções clínicas e de reabilitação não tenham sido efetivas, pacientes com sialorreia moderada à profusa e mais de 6 anos de idade, pacientes com sialorreia posterior que causa engasgo ou pneumonia aspirativa, apesar da idade, bem como aqueles que requerem cuidados crônicos e frequentes para manusear as secreções. A excisão bilateral da glândula submandibular com ligadura do ducto da parótida mostrou-se segura e consistentemente efetiva para o tratamento da sialorreia crônica em crianças.[121] Outras opções incluem a ligadura ductal, a qual abrange ligação transoral da parótida e/ou dos ductos submandibulares (foram relatadas várias combinações de dois a quatro ductos), redirecionamento do ducto submandibular com excisão da glândula sublingual (para prevenir a formação de rânula), neurectomias timpânicas e secções do nervo corda do tímpano. A radioterapia das glândulas salivares leva à produção de xerostomia que pode durar de meses a anos, mas este tratamento tem risco de malignidades a longo prazo.

Para consultar a lista completa de referências, acesse www.expertconsult.com.

LEITURA SUGERIDA

Boyd ZT, Goud AR, Lowe LH, et al: Pediatric salivary gland imaging. *Pediatr Radiol* 39:710–722, 2009.

Brook I: Acute bacterial suppurative parotitis: microbiology and management. *J Craniofac Surg* 14:37–40, 2003.

Daniel SJ: Multidisciplinary management of sialorrhea in children. *Laryngoscope* 122(Suppl 4):S67–S68, 2012.

Ellies M, Schaffranietz F, Arglebe C, et al: Tumors of the salivary glands in childhood and adolescence. *J Oral Maxillofac Surg* 64:1049–1058, 2006.

Hackett AM, Baranano CF, Reed M, et al: Sialoendoscopy for the treatment of pediatric salivary gland disorders. *Arch Otolaryngol Head Neck Surg* 138:912–915, 2012.

Lesperance MM: When do ranulas require a cervical approach? *Laryngoscope* 123(8):1826–1827, 2013.

Malata CM, Camilleri IG, McLean NR, et al: Malignant tumours of the parotid gland: a 12-year review. *Br J Plast Surg* 50:600–608, 1997.

Mehta D, Willging JP: Pediatric salivary gland lesions. *Semin Pediatr Surg* 15:76–84, 2006.

Nahlieli O, Shacham R, Shlesinger M, et al: Juvenile recurrent parotitis: a new method of diagnosis and treatment. *Pediatrics* 114:9–12, 2004.

Reid SM, Johnson HM, Reddihough DS: The Drooling Impact Scale: a measure of the impact of drooling in children with developmental disabilities. *Dev Med Child Neurol* 52:e23–e28, 2010.

Stern Y, Feinmesser R, Collins M, et al: Bilateral submandibular gland excision with parotid duct ligation for treatment of sialorrhea in children: long-term results. *Arch Otolaryngol Head Neck Surg* 128:801–803, 2002.

Van der Burg JJ, Didden R, Jongerius PH, et al: Behavioral treatment of drooling: a methodological critique of the literature with clinical guidelines and suggestions for future research. *Behav Modif* 31:573–594, 2007.

Wilson WR, Eavey RD, Lang DW: Recurrent parotitis during childhood. *Clin Pediatr (Phila)* 19:235–236, 1980.

SEÇÃO 6 ■ FARINGE, LARINGE, TRAQUEIA E ESÔFAGO

105 Distúrbios da Voz

Sukgi S. Choi | George H. Zalzal

Pontos-chave

- A avaliação e o tratamento dos distúrbios vocais em crianças podem ser mais difíceis por causa da sua incapacidade de cooperar, da falta de preocupação com o problema e da ausência de motivação para as mudanças.
- A avaliação otorrinolaringológica de crianças com distúrbios da voz inicia-se por história detalhada, exame físico, laringoscopia flexível e videoestroboscopia.
- A avaliação da voz por um profissional de voz e linguagem deve incluir análises perceptiva, acústica e aerodinâmica.
- A fonoterapia desempenha um papel essencial no tratamento dos distúrbios da voz em crianças e deve ser empregada livremente tanto no pré quanto no pós-operatório.
- Distúrbios vocais orgânicos que requerem tratamento principalmente cirúrgico incluem paralisia da prega vocal, membrana laríngea, estenose glótica posterior, papilomatose respiratória recorrente e tumores. Granulomas das pregas vocais geralmente requerem tratamento clínico; nódulos vocais, cistos, pólipos e sulcos são inicialmente tratados com fonoterapia, mas podem precisar de cirurgia. Os distúrbios da voz também podem ser funcionais, sem uma anormalidade anatômica primária.
- A cirurgia, especialmente em crianças muito jovens, deve ser realizada com cautela.

A produção de voz começa com a fase de expiração da respiração, a qual fornece a pressão de ar para vibrar as pregas vocais. O menor componente periódico da vibração das pregas vocais é denominado *frequência fundamental*, sendo percebido como a altura tonal do som (*pitch*).[1] *Harmônicos* são números inteiros múltiplos da frequência fundamental nos sons vocais. A energia ou a intensidade nos componentes harmônicos diminuem à medida que a frequência aumenta.

As ondas sonoras geradas pela vibração das pregas vocais são modificadas pelo tamanho, forma e tensão da câmara de ressonância, que consiste na orofaringe, nasofaringe e cavidades nasais. A ressonância do trato vocal é chamado de *formante*.[1] Apesar de existir um número infinito de formantes, apenas os primeiros quatro formantes – F1, F2, F3, F4 – são de interesse clínico; o menor formante de frequência é F1, e cada formante é caracterizado pela sua frequência central e largura de banda. A contração do trato vocal próximo a uma velocidade de intensidade máxima ou mínima pode, respectivamente, diminuir ou aumentar a frequência do formante. A onda sonora resultante é, então, modificada pelos articuladores (lábios, dentes, língua) e resulta na produção de voz e fala. A voz normal deve ser agradável e ter um equilíbrio adequado de ressonância oral e nasal, intensidade, nível de frequência fundamental e prosódia (ritmo, estresse e entonação). Os distúrbios da voz podem resultar em uma voz desagradável para o ouvinte ou que pode interferir na efetividade da comunicação.

A causa subjacente de um distúrbio da voz pode ser orgânica ou funcional. Distúrbios da voz orgânicos resultam de anormalidades congênitas ou anatômicas adquiridas. Distúrbios funcionais são causados por problemas emocionais ou psicológicos, mas podem provocar alterações anatômicas. No entanto, mesmo quando um distúrbio da voz apresenta, a princípio, uma causa orgânica, muitas vezes há uma sobreposição psicológica.[2]

Embora a incidência relatada desses distúrbios em crianças varie consideravelmente, a maioria das pesquisas sobre a voz de crianças mostram 6% a 9% de incidência de problemas vocais.[3] Os distúrbios da voz são categorizados dependendo da área do problema: qualidade da voz, ressonância, intensidade do som e altura tonal do som. Esta classificação é arbitrária, e um distúrbio da voz muitas vezes é resultado de várias áreas problemáticas. Qualquer anormalidade anatômica que envolva a margem livre da prega vocal pode afetar a qualidade da voz e resultar em aspereza, soprosidade ou rouquidão. Distúrbios na ressonância podem manifestar-se por hipernasalidade ou hiponasalidade. Problemas de intensidade ocorrem quando a criança fala muito alto ou muito suavemente. Desvios na altura tonal ocorrem com a fala em uma frequência fundamental anormal, faixa estreita de frequência ou quebras vocais excessivas na altura tonal do som. Um algoritmo para a avaliação e o tratamento dos distúrbios da voz é mostrado na Figura 105-1.

AVALIAÇÃO

A avaliação de um distúrbio da voz em crianças exige uma abordagem sistemática. A avaliação adicional por especialistas de uma variedade de disciplinas – incluindo pediatra, pneumologista, gastrenterologista, psicólogo e assistente social – pode ser necessária. Obtém-se uma história detalhada que abrange informações clínicas, do nascimento, crescimento e desenvolvimento, e da fala e linguagem, seguida por uma história detalhada da voz para determinar a causa do distúrbio da voz e seus fatores contribuintes, incluindo qualquer doença pulmonar. Normalmente, a história da voz deve incluir uma descrição do distúrbio, momento do início, qualquer causa conhecida, gravidade da doença, fatores agravantes ou minimizantes, história do uso da voz e qualquer história prévia de problemas na voz ou fonoterapia.

O impacto social e funcional da insuficiência de voz pode ser avaliado por meio de escalas de avaliação, como *Pediatric Voice Outcomes Survey, Pediatric Voice-Related Quality-of-Life Survey* e *Pediatric Voice Handicap Index*.[4-6] Essas escalas de avaliação são projetadas

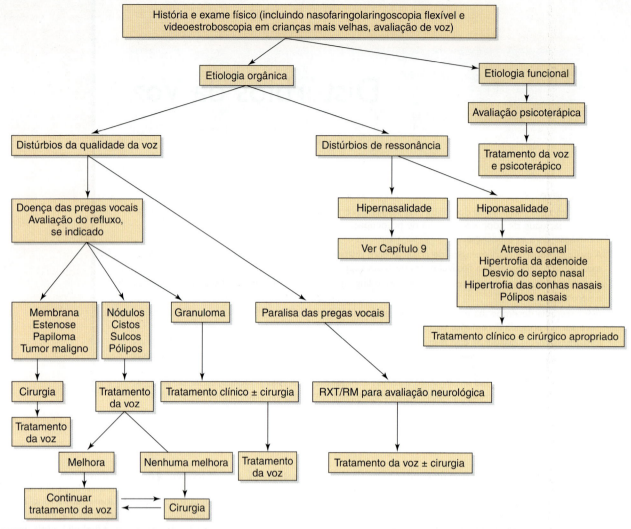

FIGURA 105-1. Algoritmo para avaliação e tratamento dos distúrbios da voz em crianças. RXT, radiografia de tórax; RM, ressonância magnética.

para fornecer aos médicos a percepção dos pais sobre a gravidade do distúrbio da criança e seu impacto na vida diária; elas são usadas para acompanhar o progresso da criança antes e depois da terapia e da intervenção cirúrgica.

O exame físico deve concentrar-se nas regiões de cabeça e pescoço. As orelhas são examinadas quanto à evidência de doença anterior ou atual; um exame nasal deve revelar qualquer desvio de septo e anormalidades das conchas nasais, e um exame da orofaringe deve centrar-se na integridade estrutural e mobilidade do palato mole, seguido por nasofaringolaringoscopia de fibra óptica flexível. A endoscopia de fibra óptica flexível permite a determinação do tamanho da adenoide, a avaliação da função velofaríngea e de qualquer doença supraglótica e glótica.

O exame estroboscópico emprega uma curta irrupção de luz em sincronia com o movimento das pregas vocais; ele possibilita o exame mais cuidadoso das pregas vocais e seu movimento, fazendo aparentar uma desaceleração do movimento destas.[7] É particularmente útil na diferenciação de lesões superficiais e profundas. A estroboscopia laríngea pode delinear simetria da prega vocal, periodicidade, amplitude vibratória, ondulação da mucosa, fechamento da glote e rigidez,[7] mas a realização não é possível em muitas crianças. Bouchayer e Cornut[8] observaram que o exame estroboscópico em crianças muitas vezes tem de ser rápido, por isso seus resultados tendem a ser inconclusivos. Hirschberg et al.[9] constataram que era possível realizar a estroboscopia apenas em crianças com mais de 6 ou 7 anos de idade. McAllister et al.[10] conseguiram completar o exame estroboscópico em apenas metade dos 60 pacientes com 10 anos ou mais; no entanto, os endoscópios digitais flexíveis mais recentes podem permitir o exame estroboscópico nas crianças mais jovens.[11] Em nossa clínica de voz, a estroboscopia digital flexível tem sido empregada com sucesso em crianças a partir dos 3 anos de idade. Embora o exame estroboscópico possa ser fundamental para o diagnóstico preciso de um distúrbio da voz, a endoscopia rígida sob anestesia pode ser necessária para estabelecer o diagnóstico em algumas crianças.

A voz da criança é avaliada por um profissional de voz e linguagem, geralmente em um laboratório de voz. A avaliação vocal típica consiste em análises perceptivas, acústicas e aerodinâmicas realizadas quando a criança realiza várias tarefas fonatórias. Não há padrões universalmente aceitos para a avaliação da fala e da voz, e as tarefas de fala, os parâmetros de voz medidos e os métodos de mensuração variam muito.

Várias tarefas de fala são comumente usadas.[3] A primeira é a leitura oral, que só é possível por crianças mais velhas. Às crianças com leitura de nível de terceiro grau, ou acima, é dado um trecho para ler; crianças mais novas são autorizadas a selecionar o material de leitura. A segunda tarefa é a fala coloquial ou fala articulada de, pelo menos, 1 minuto de duração. Pede-se à criança que conte uma história sobre uma imagem ou fale sobre um tópico específico (p. ex., animais de estimação, um período de férias, um passatempo). Com base nessas duas tarefas, o profissional de voz e linguagem pode analisar, acústica e perceptivamente, a fala da criança quanto à maioria dos parâmetros de voz, incluindo a prosódia.

As tarefas de fala restantes destinam-se a avaliar aspectos mais isolados da voz da criança. A terceira tarefa consiste em contar de 1 a 10, 60 a 70 e 90 a 100.[3] A contagem é feita com cuidado, primeiro lentamente e, então, o mais rapidamente possível. Isso é repetido por três níveis de intensidade do som (baixo, médio, alto) e altura tonal do som (baixo, modal, alto). Essa tarefa revela qualquer problema referente a tom laríngeo, ressonância, altura tonal e intensidade do som.

A quarta tarefa de fala é a produção dos sons da fala isolados. Consiste em manter certos sons vocálicos (p. ex., /a/, /i/) durante, pelo menos, 5 segundos e repeti-los três vezes para determinar o tom, a ressonância e a frequência fundamental da laringe. A criança deve, em seguida, sustentar /a/ em uma altura tonal e intensidade sonoros confortáveis pelo maior tempo possível depois de uma profunda inspiração, repetindo isso três vezes com uma pausa entre cada tentativa para determinar o tempo de fonação máximo e se ela tem impulso respiratório adequado para manter a voz contínua.[3] Este mesmo processo é repetido com /s/ e /z/. Na laringe com funcionamento normal, a relação s/z deve ser próxima de 1. No entanto, uma lesão nas margens das pregas vocais (p. ex., nódulos das pregas vocais) aumenta a quantidade de fluxo de ar e reduz o tempo em /z/, resultando em uma proporção de 1,4 ou mais 95% do tempo.[12]

Finalmente, o examinador deve instruir a criança a repetir certas consoantes, palavras e frases curtas para avaliar as habilidades de articulação e a inteligibilidade da fala. As palavras e as frases são especialmente escolhidas para enfatizar problemas específicos, como insuficiência velofaríngea.

Essas amostras da fala são, então, analisadas; um perfil da voz pode ser desenvolvido por meio de escalas, como o perfil de voz de Buffalo III.[3] Esse perfil classifica os distúrbios da voz da seguinte maneira: 1, normal; 2, leve; 3, moderado; 4, grave; ou 5, muito grave. Ele avalia tom da laringe, altura tonal e intensidade do som, ressonância nasal e ressonância oral, suprimento da respiração, músculos, uso abusivo da voz, velocidade, ansiedade na fala, inteligibilidade da fala e classificação geral da voz. Outras escalas conceituais, como GRBAS (*Grade* – grau geral de disfonia, *Roughness* – rugosidade, *Breathiness* – soprosidade, *Asteny* – astenia e *Strain* – tensão) e *Consensus Auditory-Perceptual Evaluation-Voice* (Consenso da Avaliação Perceptivo-Auditiva da Voz), também são usadas na avaliação da voz pediátrica.[13,14]

A análise aerodinâmica promove medidas objetivas da função das pregas vocais e velofaríngea. A relação acústica oral-nasal e a escala de efetividade palatal calculadas instantaneamente foram utilizadas para avaliar a função velofaríngea.[15,16] A resistência das vias aéreas laríngeas pode ser medida para avaliar o fechamento efetivo das pregas vocais ao fluxo de ar. Essa avaliação é feita de maneira não invasiva por meio de uma máscara de anestesia, um cateter com sensor de pressão e um pneumotacômetro com sensor de fluxo. Valores inferiores a 30 cmH$_2$O/L/s indicam fechamento inadequado, ao passo que valores maiores que 60 cm H$_2$O/L/s estão associados a distúrbios da voz hipercinética.[17] Medidas aerodinâmicas normativas para crianças entre 6 a 10 anos de idade também estão disponíveis.[18] Essas técnicas de análise aerodinâmica estão sendo substituídas por programas de análise de voz assistidos por computador.

A análise computadorizada dos distúrbios da voz foi introduzida em 1990 e está sendo empregada com frequência crescente.[19] Esta tecnologia apresenta a oportunidade de avaliação perceptiva complementar dos distúrbios da voz e substituiu muitos métodos tradicionais de avaliação. A avaliação da naturalidade e inteligibilidade da fala ainda precisa da orelha humana.

A análise computadorizada da voz pode fornecer a frequência média fundamental, intensidade e amplitude da voz com base em uma pequena amostra de voz (0,5 s) para comparação com os

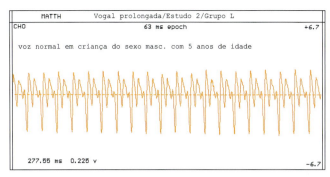

FIGURA 105-2. Rastreamento de voz de uma voz normal, sustentando uma vogal prolongada: frequência fundamental média, 332,5 Hz; *jitter*, 0,36%; *shimmer*, 1,9%; relação harmônico/ruído, 12,37 dB.

valores normativos existentes para idade e sexo (Figs. 105-2 e 105-3).[19] Até recentemente, dados normativos de estudos com adultos na literatura foram utilizados por causa da indisponibilidade de dados normativos para crianças;[20] no entanto, uma base de dados normativa pediátrica para análise de voz assistida por computador já foi estabelecida.[21,22]

Outras informações fornecidas pela análise computadorizada da voz incluem relação harmônico/ruído, perturbação de amplitude (*shimmer*), perturbação de frequência (*jitter*) e eletroglotografia. Medidas aerodinâmicas podem ser obtidas em menos de 60 s usando a máscara pneumotacográfica. Parâmetros que podem ser medidos incluem pressão subglótica; fluxo de ar transglótico; pressão oral; fluxo nasal; fluxo de ar; resistência e eficiência; aerodinâmica inspiratória, expiratória e da pausa; e resistência velofaríngea e nasal.

FONOTERAPIA

Há importantes diferenças entre a fonoterapia em crianças e adultos. As crianças muitas vezes não têm a percepção de que a sua voz precisa ser modificada, o que influi na motivação para a mudança. Portanto, o terapeuta deve trabalhar para aumentar a consciência da criança sobre os comportamentos vocais que exigirão mudanças.

A fonoterapia envolve duas etapas.[23] A primeira etapa consiste em 10 sessões investigatórias, cada uma com duração de 35 a 40 minutos. Este estágio ajuda a determinar as metas e procedimentos específicos a serem empregados na segunda etapa, que consiste em sessões regulares de fonoterapia durante 2 a 5 meses. A frequência da terapia é determinada pela gravidade da disfonia. A terapia deve ser complementada pela prática em casa para acelerar a resolução da disfonia. A duração total da terapia é de aproximadamente 4 a 5 meses; a melhora ou resolução da disfonia devem ser significativas.

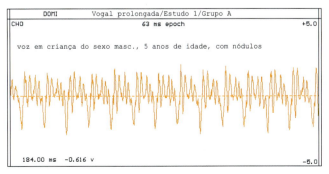

FIGURA 105-3. Rastreamento de voz de uma voz rouca (decorrente de nódulos vocais), sustentando uma vogal prolongada: frequência fundamental média, 220,60 Hz; *jitter*, 2,26%; *shimmer*, 4,34%; relação harmônico/ruído, 7,84 dB.

Durante a fase inicial da fonoterapia, os mecanismos de produção da voz e problemas da voz são explicados à criança em termos simples, sendo fornecida uma lista de regras sobre bom e mau uso da voz.[3,23] O principal objetivo da terapia é eliminar o uso abusivo da voz, diminuindo a quantidade total da fala; contudo, mesmo em crianças altamente motivadas, o descanso total da voz pode não ser viável. O treinamento da audição e o *feedback* auditivo são essenciais na fonoterapia; a fim de corrigir um distúrbio da voz, o paciente deve aprender a diferenciar vozes normais de anormais para comparar com a sua própria voz.[3]

Problemas no tônus muscular, na intensidade e altura tonal do som e velocidade da fala precisam de terapia. Essas áreas são muitas vezes intimamente relacionadas e devem ser tratadas de modo simultâneo. A criança recebe ferramentas para corrigir um parâmetro problemático de voz,[3] as quais incluem: 1) conhecimento das regras corretas de parâmetros específicos de voz; 2) identificação de hábitos de voz corretos e incorretos em outras pessoas; 3) reconhecimento do uso pessoal de voz inadequada e modificação deste hábito; 4) reconhecimento do uso pessoal de voz adequada; e 5) reconhecimento de situações que causam o uso pessoal de bons e maus hábitos de voz. Isso resulta em um aumento na quantidade de tempo em que os hábitos de correção são utilizados, e esses passos podem ser aplicados a qualquer parâmetro problemático de voz.

A produção da voz depende do movimento bem coordenado dos músculos envolvidos na fonação. A hiperfunção ou o tônus muscular excessivo são observados frequentemente em crianças com doença benigna da laringe, enquanto a hipofunção com tônus muscular flácido ocorre em pessoas com disfonia funcional. Para ambos os problemas, o controle do tônus muscular e o posicionamento adequado da laringe, da faringe e da estrutura oral devem ser ensinados. Para corrigir os estados hiperfuncionais, pode-se ensinar a postura correta, além de serem empregados exercícios de respiração, procedimentos de relaxamento, técnicas de redução da tensão muscular, métodos de mastigação, exercícios de alongamento muscular e *biofeedback*.[24-26] Wilson[3] constatou que o método de mastigação e de relaxamento progressivo são particularmente úteis na redução da tensão muscular. Para os estados de hipofunção, o método de esforço aumenta a tensão muscular.[27]

O aumento excessivo na intensidade da voz é acompanhado por maior altura tonal do som, velocidade rápida da fala e estado hiperfuncional. Por isso, é muitas vezes necessário controlar esses problemas simultaneamente. Evitar falar com alta intensidade é particularmente importante em crianças com nódulos vocais. O treinamento adequado da intensidade, da altura tonal e da velocidade envolve ensinar a criança a ouvir e monitorar vários parâmetros de voz. Muitas vezes, a modificação da intensidade do som leva à diminuição da altura tonal, e a atenção quanto a intensidade e altura tonal pode normalizar a velocidade da fala.

ETIOLOGIA FUNCIONAL

O distúrbio da função da voz é diagnosticado quando não pode ser detectada uma causa anatômica ou orgânica. Disfonia funcional é categorizada como distúrbio da muda vocal, disfonia psicológica, imitação ou falha na aprendizagem.[3] A muda é a mudança de voz que ocorre durante a puberdade. Sons mais graves no sexo masculino e, em menor medida, no sexo feminino. A muda vocal pode ser atrasada, prolongada ou incompleta. Altura tonal mais aguda, rouquidão e pausas na voz são características frequentemente observadas. Distúrbios mutacionais da voz também podem ser decorrentes de uma doença endócrina.[3]

A disfonia funcional de causas psicológicas raramente ocorre em crianças; apenas relatos de casos isolados podem ser encontrados na literatura.[28] Problemas psicológicos subjacentes estão relacionados ou fazem parte dos sintomas de tensão, ajuste, ansiedade ou transtornos de personalidade.[29] A disfonia funcional pode ser uma forma de histeria de conversão. O distúrbio pode ser afonia completa ou perda parcial da voz. A disfonia é muitas vezes variável, envolvendo produção da voz com esforço e fadiga fácil. O exame da laringe pode mostrar aproximação da banda ventricular, pregas vocais arqueadas ou pregas vocais hipoaduzidas (afonia histérica). O movimento das pregas vocais é normal com a inalação e tosse.

As crianças também podem imitar as produções de fala de outras pessoas com distúrbios da fala, por exemplo, aqueles relacionados com a fenda palatina ou deficiência auditiva. A imitação ocorre apenas em determinados contextos, enquanto a aprendizagem defeituosa significa que a criança aplica esses padrões de fala em todos os contextos comunicativos.[30] Por exemplo, uma criança pode aprender a falar com intensidade da voz maior do que o normal por causa da presença de uma pessoa com deficiência auditiva na casa. Em adultos, várias abordagens têm sido utilizadas para tratar a disfonia funcional, abrangendo terapia comportamental, hipnose, fonoaudiologia, psicoterapia e uma combinação de fonoaudiologia e psicoterapia. Em criança, a modalidade de tratamento ideal ainda é desconhecida, mas psicoterapia e aconselhamento psicológico são muitas vezes realizados em conjunto com a fonoterapia.

ETIOLOGIA ORGÂNICA
DISTÚRBIOS DE RESSONÂNCIA

Distúrbios de ressonância incluem hiper ou hiponasalidade. A hipernasalidade é habitualmente causada por insuficiência velofaríngea atribuída a anormalidades palatinas subjacentes. A hiponasalidade pode resultar de qualquer condição subjacente que provoca obstrução nasal ou nasofaríngea. A doença subjacente pode ser atresia coanal, desvio do septo nasal, hipertrofia das conchas nasais, pólipos nasais ou, mais frequentemente, hipertrofia de adenoide. Quando se realiza adenoidectomia, atenção especial deve ser dada à integridade estrutural do palato para diminuir a incidência de incapacidade velofaríngea pós-operatória. O diagnóstico preciso e o tratamento clínico e cirúrgico adequado da disfunção velofaríngea são discutidos no Capítulo 9.

DISTÚRBIOS DA QUALIDADE VOCAL: TRATAMENTO CIRÚRGICO
PARALISIA DAS PREGAS VOCAIS

A paralisia congênita das pregas vocais resulta de trauma ao nascimento e das anomalias congênitas do sistema nervoso central e do coração e grandes vasos. Qualquer bebê ou criança com paralisia das pregas vocais devem ser avaliados com imagens do tórax e do sistema nervoso central.[31-34] A paralisia das pregas vocais é a segunda causa mais comum de estridor congênito em crianças e representa 10% das anomalias congênitas de laringe.[35] O prognóstico para a recuperação espontânea é melhor na paralisia adquirida, unilateral, do lado direito.[36-38]

Mais de 50% dos casos de paralisia das pregas vocais em crianças são bilaterais.[33,39] Como a fixação das aritenoides pode ser confundida com paralisia bilateral das pregas vocais, a articulação cricoaritenóidea deve ser palpada no momento da endoscopia rígida. A eletromiografia (EMG) laríngea pode ser o teste mais específico e sensível para determinar a presença de paralisia das pregas vocais. Em crianças, a EMG de laringe é realizada geralmente no intraoperatório.[40] Em mais de 50% dos casos, a paralisia bilateral das pregas vocais requer traqueotomia para o estabelecimento das vias aéreas; no entanto, a voz é muitas vezes normal. Embora a recuperação espontânea da função da prega vocal seja possível após 2 a 3 anos, a recuperação final é muitas vezes incompleta em virtude de atrofia muscular da laringe, sincinesia e fixação cricoaritenóidea.[41] Se a função da prega vocal não voltar espontaneamente após 10 a 12 meses, a cirurgia para permitir a descanulização deverá ser considerada.[32,42]

As opções cirúrgicas para corrigir a paralisia bilateral das pregas vocais consistem em reinervação com um retalho nervo-músculo, cordotomia, procedimentos de lateralização (p. ex., aritenoidopexia), aritenoidectomia por meio de uma abordagem externa posterolateral, aritenoidectomia por laringofissura ou aritenoidectomia endoscópica.[32,42-46] A reinervação do músculo cricoaritenóideo posterior não é universalmente bem-sucedida,[39] embora Tucker[47] tenha relatado que seja o tratamento preferencial em crianças. Em razão do tamanho pequeno da estrutura da laringe, técnicas endoscópicas podem ser mais difíceis e menos bem-sucedidas em crianças.[32,48] A cordotomia, um método no qual a prega vocal membranosa é seccionada a partir do processo vocal da aritenoide, tem uso limitado em crianças e pode ser mais útil como um adjuvante de outros procedimentos.[43,49] Narcy et al.[42] constataram que o procedimento de Woodman tem maior taxa de falha e recomendaram aritenoidopexia mediante uma abordagem externa posterolateral. No entanto, Bower et al.[32] recomendaram aritenoidectomia por laringofisssura porque esta fornece melhor exposição, melhor controle sobre a posição final da prega e elevada taxa de sucesso (84%). Embora a maioria dos pacientes tenha voz adequada no pós-operatório, podem ser observadas soprosidade, rouquidão e mudança na altura tonal do som e eles podem precisar de fonoterapia. O distúrbio da voz resultante é inversamente proporcional à adequação das vias aéreas.

A paralisia unilateral das pregas vocais raramente requer intervenção das vias aéreas e, muitas vezes, passa despercebida até que a criança se torne mais velha. A voz na paralisia unilateral das pregas vocais é rouca, fraca e ofegante. Costuma melhorar espontaneamente ao longo de 6 a 12 meses pela compensação contralateral da prega vocal; a recuperação pode ser obtida por meio da fonoterapia. No entanto, em alguns pacientes, problemas persistentes com disfonia ou aspiração exigem intervenção cirúrgica.[50] As opções cirúrgicas incluem injeção da prega vocal, medialização cirúrgica e reinervação. Intervenções cirúrgicas devem ser feitas em conjunto com a fonoterapia pré e pós-operatória.

A injeção de teflon (Polytef®) melhora imediatamente a voz; no entanto, ocorrem mudanças irreversíveis nas características vibratórias da prega vocal, resultando, portanto, em má qualidade vocal. Além disso, em crianças, é difícil determinar a quantidade do produto a ser injetado, porque é muitas vezes necessário realizar anestesia geral e bloqueio da visualização das vias aéreas em decorrência do pequeno tamanho da laringe.[47] Levine et al.[50] recomendaram uma injeção de esponja de gelatina absorvível, que é similar à injeção de Polytef®, mas com efeitos temporários. A injeção de gordura parece ser bem tolerada pelo organismo, não provoca enrijecimento das pregas vocais e não é absorvida de maneira extensiva.[51] Recentemente, outros materiais de injeção, como hidroxiapatita de cálcio e matriz dérmica acelular (AlloDerm®), tornaram-se disponíveis,[52] mas eles ainda não foram amplamente utilizados em crianças.

Várias técnicas cirúrgicas estão disponíveis para a medialização da prega vocal.[47,53-55] A tireoplastia de Isshiki tipo I é teoricamente reversível e não altera as características vibratórias da prega vocal; entretanto, ela não restaura a capacidade de tensionamento das pregas vocais e precisa de incisão externa e traqueotomia temporária na maioria dos casos. Em crianças, esse procedimento é tecnicamente mais difícil e pode causar comprometimento das vias aéreas. A experiência com tireoplastia em crianças tem sido limitada pela falta de conhecimento sobre o efeito desta técnica no crescimento da cartilagem tireóidea.[50] Gray et al.[49] recomendaram operações tireoplásticas apenas em pacientes com laringe madura por causa do risco de fixação entre as cartilagens aritenóideas e tireóideas. Link et al.[56] relataram sua experiência com tireoplastia em crianças entre 2 e 17 anos de idade e recomendaram uma abordagem cirúrgica modificada para compensar a posição inferior das pregas vocais. Embora a qualidade de voz seja melhorada em medições objetivas, a voz resultante não é a ideal.[57]

A reinervação seletiva dos adutores da laringe não compromete o potencial de recuperação espontânea, nem requer traqueotomia ou o uso eventual de outras técnicas; ela restaura a capacidade de tensionamento, proporcionando, assim, o melhor controle da altura tonal do som. No entanto, é um processo aberto e movimentos poderão não ser observados por até 6 meses.[47] Excelentes resultados foram relatados por Crumley[58] e Tucker.[47] Tucker

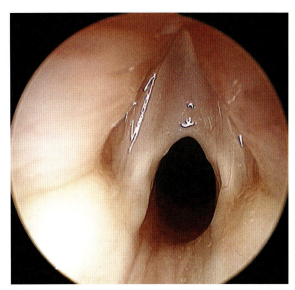

FIGURA 105-4. Membrana laríngea tipo II.

preconizou que fosse o procedimento de escolha em crianças.[47] Mais recentemente, Sipp et al.[59] relataram bons resultados em pacientes pediátricos com injeção por laringoplastia, tireoplastia e reinervação.

MEMBRANA LARÍNGEA

Smith e Caitlin[60] relataram que membrana glótica e atresia representam 5% das anomalias congênitas. No entanto, alguns argumentam que a verdadeira incidência de membrana congênita da laringe possa ser maior ou menor. Uma membrana aparece por causa do epitélio, que temporariamente oblitera o lúmen laringotraqueal em desenvolvimento e não é reabsorvido durante a oitava semana da embriogênese. As membranas da glote são classificadas dependendo da sua gravidade.[61] O tipo I é uma membrana anterior que envolve 35% ou menos da glote. As verdadeiras pregas vocais são visíveis entremeadas na membrana, e pouca ou nenhuma extensão subglótica é aparente. Embora normalmente não haja obstrução das vias aéreas, a disfunção da voz é comum. O tipo II é uma membrana anterior que envolve até 50% da glote (Fig. 105-4). As verdadeiras pregas vocais são geralmente visíveis entremeadas no interior da membrana, e o envolvimento subglótico é mínimo. Distúrbio da voz é o sintoma de apresentação comum. No entanto, o comprometimento das vias aéreas pode ocorrer com infecções das vias aéreas superiores. O tipo III envolve até 75% da glote (Fig. 105-5), e a porção anterior da membrana é sólida e prolonga-se até a subglote. Na maioria das vezes, as verdadeiras pregas vocais são visíveis na membrana. Obstrução das

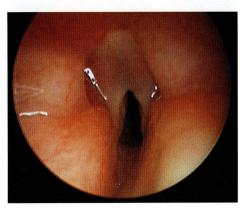

FIGURA 105-5. Membrana laríngea tipo III.

vias aéreas e distúrbios da voz são moderadamente graves. O tipo IV envolve até 90% da glote, e a membrana é de espessura uniforme e estende-se para a área subglótica com estenose subglótica resultante. Crianças com este tipo de membrana são afônicas, com comprometimento grave das vias aéreas.

Em 1985, Cohen et al.[61] revisaram 51 casos de crianças com membranas laríngeas e recomendaram que a cirurgia seja realizada de acordo com a gravidade da membrana. A membrana tipo II foi dividida com lâmina e tesouras microcirúrgicas, ou a *laser*, seguidas por dilatações. Os tipos III e IV foram tratados com traqueostomia e inserção de um dispositivo laríngeo em quilha por meio de laringofissura. A comissura anterior não é adequadamente reconstruída por nenhum procedimento cirúrgico, e a voz resultante continua a ser anormal e requer reabilitação vocal. Uma membrana glótica anterior pode estar associada à síndrome velocardiofacial.[62]

O tratamento recomendado de uma membrana laríngea fina baseia-se na divisão endolaríngea da membrana com uma lâmina ou *laser* de CO_2, com ou sem colocação temporária de um dispositivo em quilha para evitar a readesão. Membranas glóticas espessas são abordadas por meio de uma tirotomia precisa da linha média, laringofissura com remoção do excesso tecido sob visão direta, usando um laringoscópio de fibra óptica, e colocação de um enxerto da mucosa fixado com cola de fibrina ou stent.[63] O uso do *laser* de CO_2 em casos de uma membrana espessa não é recomendado. Segundo relatos, a voz resultante é satisfatória, mas análises pós-operatórias objetivas dos resultados da voz ainda não foram reportadas.

Quando a membrana laríngea está associada à estenose subglótica, é necessário proceder à laringofissura com enxerto de cartilagem anterior e colocação de stent. As crianças que se submetem à reconstrução laringotraqueal ou ressecção cricotraqueal para resolver a estenose subglótica, independentemente da presença de uma membrana laríngea associada, estão em risco de resultados desfavoráveis.[64,65] A gravidade da estenose subglótica e do envolvimento da glote influencia o resultado vocal. A qualidade de voz anormal é decorrente das alterações anatômicas, sendo descrita como disfonia marcada por voz áspera e sussurrada, fonação ventricular e altura tonal do som inadequada.

ESTENOSE GLÓTICA POSTERIOR E FIXAÇÃO DA ARTICULAÇÃO CRICOARITENÓIDEA

A estenose glótica posterior em crianças pode ser congênita (p. ex., causada por uma membrana interaritenóidea ou fixação cricoaritenóidea). Mais comumente, a estenose glótica posterior resulta de traumatismo das vias aéreas causado por intubação (Fig. 105-6). Bogdasarian e Olson[66] classificaram a estenose glótica posterior em quatro tipos. Essa classificação foi posteriormente

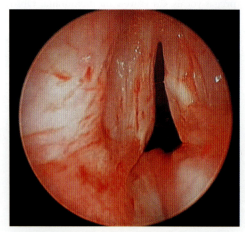

FIGURA 105-6. Estenose glótica posterior.

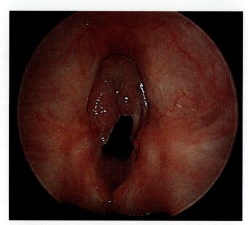

FIGURA 105-7. Papilomatose respiratória recorrente.

modificada para a população pediátrica por Irving et al.[67] O tipo I é a adesão do processo vocal, o tipo II se dá na comissura posterior ou cicatriz interaritenóidea, o tipo III corresponde à fixação cricoaritenóidea unilateral congênita ou adquirida com ou sem cicatriz interaritenóidea, e o tipo IV equivale à fixação cricoaritenóidea bilateral congênita ou adquirida com ou sem cicatriz interaritenóidea.

Com a membrana e cicatrizes interaritenóideas, a abdução é prejudicada bilateralmente, mas a adução é normal; esses pacientes tendem a ter uma voz normal.[68] A principal manifestação nestes casos é de comprometimento das vias aéreas. Na fixação da articulação cricoaritenóidea, a adução e a abdução da prega vocal são limitadas, o que também pode causar disfonia. Para distinguir entre a fixação da articulação cricoaritenóidea e a paralisia da prega vocal, é necessário realizar a palpação da articulação cricoaritenóidea por ocasião da endoscopia rígida. A EMG da laringe pode ser necessária para o diagnóstico definitivo.

Benjamin e Mair[68] observaram que membranas interaritenóideas estão muitas vezes associadas a outras anormalidades das vias aéreas. Eles recomendaram que as membranas interaritenóideas sejam tratadas com conduta expectante a longo prazo ou por traqueostomia se houver anormalidades associadas das vias aéreas. No caso de estenose glótica posterior em crianças, a aritenoidectomia deve ser evitada para diminuir a possibilidade de aspiração, deterioração da voz e dificuldades com o futuro reparo das vias aéreas.[69] Embora muitas técnicas tenham sido tentadas, a cricoidotomia anterior e posterior com enxerto posterior parece ter os resultados mais consistentes e é considerada o procedimento de escolha em crianças.[67,69] A cirurgia com esta técnica foi a que demonstrou melhor mobilidade das pregas vocais.[69,70]

A voz no pós-operatório é considerada ser funcional na maioria das crianças, frequentemente ainda persistindo um distúrbio da voz, que consiste em rouquidão e soprosidade.[69] Bogdasarian e Olson[66] observaram que, em pacientes adultos, os resultados finais da voz dependiam da gravidade da estenose; isso também se aplica às crianças.

PAPILOMATOSE RESPIRATÓRIA RECORRENTE

A papilomatose respiratória recorrente (PRR) é a neoplasia benigna mais comum da laringe (Fig. 105-7). Pacientes com papiloma apresentam rouquidão ou obstrução das vias aéreas; os papilomas têm predileção por locais anatômicos onde epitélios ciliados e escamosos estão justapostos. Os lugares mais comuns na laringe são a zona média da superfície laríngea da epiglote, as margens superior e inferior dos ventrículos e sob a superfície das pregas vocais.[71] A PRR frequentemente é diagnosticada inicialmente em pacientes entre 2 e 3 anos de idade. As formas de início da doença juvenil e adulta são possíveis; a forma juvenil tem um curso clínico mais agressivo, e a necessidade de traqueostomia em PRR juvenil é, segundo relatos, de 14% a 21%.[72,73]

Existe uma associação estabelecida entre papilomavírus humano (HPV) cervical tipos 6 e 11 na mãe e PRR na criança.[74-76] O HPV é encontrado no trato genital de cerca de 25% das mulheres em idade fértil, sendo clinicamente aparente em 2% a 5%. Shah et al.[77] estimam que o risco de transmissão do HPV seja de 1 em 400 partos vaginais em mulheres com condiloma ativo.

A cirurgia é o tratamento de escolha, embora seja apenas paliativa porque a história natural de PRR é de recorrência. O objetivo da cirurgia é estabelecer vias aéreas estáveis e uma voz útil. As opções cirúrgicas incluem ablação com *laser* de CO_2 e microlaringoscopia com remoção por fórceps; a ablação com *laser* de CO_2 é geralmente aceita como o procedimento de escolha.[73] Hartnick et al.[78] defendem o uso do *laser* de corante pulsado 585 nm para PRR nas áreas das pregas vocais verdadeiras e na comissura anterior, porque esse tipo de *laser* parece deixar o epitélio ileso e pode resultar em melhores resultados para a voz. Relatos recentes indicam que a remoção do papiloma com microdebridador pode ser mais eficiente e atraumática.[79,80] Os papilomas são removidos ao nível da mucosa ou submucosa, evitando os níveis musculares profundos e ligamentosos. Deve-se ter cuidado na remoção de papilomas das áreas da comissura anterior e posterior porque isso pode resultar em cicatrizes irreversíveis. Embora a remoção de PRR melhore temporariamente a voz, o grande número de procedimentos necessários costuma resultar em cicatrizes das pregas vocais e deterioração da voz.

Leventhal et al.[81] recomendaram o uso de interferon em qualquer paciente com frequência de indicação cirúrgica para PRR a cada 2 a 3 meses. A duração da administração deve ser de 6 meses. O tratamento deve ser interrompido se a resposta for completa ou se não for observada nenhuma resposta, mas é continuado em casos de respostas parciais. No entanto, os resultados do tratamento com interferon para PRR têm sido decepcionantes. Após a suspensão do tratamento com interferon, tem sido observado um efeito rebote e os papilomas podem reaparecer em uma taxa aumentada.[82] A administração intralesional do cidofovir, um fosfato nucleosídeo acíclico, demonstrou ser promissor no tratamento de casos graves de PRR em pacientes pediátricos.[83] Outros métodos adjuvantes, como terapia fotodinâmica, aciclovir, ribavirina, isotretinoína, indol-3-carbinol e propranolol, são menos comumente empregados.[73,84]

TUMORES MALIGNOS

Os tumores malignos da laringe são raros em crianças. Relatos de casos isolados são encontrados na literatura, mas faltam experiências mais extensas. Uma revisão de 15 anos de tumores malignos da laringe em um centro terciário de referência pediátrica revelou apenas quatro casos.[85] Esses tumores laríngeos são geralmente pertencentes ao grupo do sarcoma, em particular rabdomiossarcoma. Outros tumores malignos incluem carcinoma de células escamosas, linfoma, carcinoma mucoepidermoide, tumor neuroectodérmico e carcinoma metastático.[86-89] A degeneração maligna espontânea de PRR de longa data tem uma incidência de 2% a 3%.[90] Além disso, o carcinoma de células escamosas pode ser observado em pacientes com PRR e história de radioterapia.

Os pacientes com tumores de laringe apresentam alterações de voz (muitas vezes rouquidão), estridor e obstrução progressiva das vias aéreas. O atraso no diagnóstico é comum por causa da baixa suspeita de malignidade. Qualquer criança com rouquidão persistente deve, portanto, ser completamente avaliada. Os objetivos do tratamento são a sobrevida do paciente e a preservação da função da laringe, quando possível. O tratamento depende da histologia do tumor e inclui uma combinação de cirurgia, radioterapia e quimioterapia.

A radioterapia da laringe pré-púbere pode resultar em uma laringe infantil fibrótica inutilizando a voz, as vias aéreas ou a deglutição[85] – um resultado que deve ser considerado quando se decidir sobre um protocolo de tratamento. Ohlms et al.[85] fornecem um

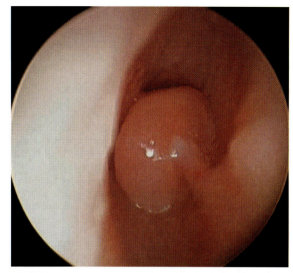

FIGURA 105-8. Grande granuloma com obstrução laríngea que necessitou de cirurgia.

exemplo de uma criança pré-púbere que tinha rabdomiossarcoma da laringe. Embora a radioterapia possa ter promovido controle local adequado, a laringectomia total foi escolhida. Essa escolha pela laringectomia total foi justificada pela melhor chance de cura, uma vez que a radioterapia poderia ter provocado a perda da função laríngea.

DISTÚRBIOS DA QUALIDADE VOCAL: TRATAMENTO CLÍNICO

GRANULOMA

Os pacientes com granuloma das pregas vocais comumente apresentam rouquidão; o granuloma muitas vezes resulta de traumatismo por intubação. Gargarejos habituais, traumas glóticos excessivos e esofagite de refluxo são também fatores causais importantes.[91] A inflamação do processo vocal da aritenoide progride para infecção, envolvendo o pericôndrio, com subsequente formação de granulomas. Histologicamente, os granulomas consistem em tecido de granulação reparador coberto por epitélio escamoso hiperplásico.[92]

Crianças com granuloma das pregas vocais devem ser avaliadas quanto à doença do refluxo gastresofágico (DRGE). O método mais confiável para o diagnóstico de DRGE é uma pHmetria prolongada (24 h).[93] Um *evento de refluxo* é definido como uma queda no pH para menos de 4. Normalmente, o tempo em que o pH é inferior a 4 é aproximadamente 6,3% na posição vertical, 1,2% em decúbito dorsal e 4,2% em total.[94] Outros métodos menos específicos e menos sensíveis são a esofagografia com bário, o mapeamento com radionuclídeo e o teste de macrófagos carregados de lipídeos por aspiração.

O tratamento primário do granuloma das pregas vocais consiste no controle da DRGE subjacente. A maioria dos granulomas resolve-se com o tratamento clínico. O tratamento da DRGE envolve:[95] 1) modificações na dieta e no estilo de vida e uso de antiácidos, 2) antagonistas do receptor de H2 (cimetidina, ranitidina, famotidina), 3) citoprotetores das mucosas (sucralfato); e 4) inibidores da bomba de prótons (omeprazol, lansoprazol) combinados com a cirurgia da hérnia hiatal e o restabelecimento da função do esfíncter esofágico inferior. Diretrizes atuais não recomendam o uso de agentes pró-cinéticos (betanecol, metoclopramida, cisaprida) por causa de seus potenciais efeitos colaterais.

A remoção cirúrgica (*laser* de CO_2 ou a frio com microinstrumentos laríngeos) do granuloma das pregas vocais é reservada para lesões que causam obstrução das vias aéreas (Fig. 105-8).[92,93] Independentemente da técnica cirúrgica empregada, a recorrência é frequente. Embora a fonoterapia tenha sido recomendada, ela não parece ser uma modalidade de tratamento de primeira linha eficaz para granulomas das pregas vocais.

DISTÚRBIOS DA QUALIDADE VOCAL: FONOTERAPIA COM OU SEM CIRURGIA

As opiniões sobre o tratamento de cistos, pólipos, sulcos vocais e nódulos são muito diferentes. Antigamente, a cirurgia não era aconselhada em crianças em razão do pequeno tamanho da laringe, da dificuldade em seguir o repouso vocal no pós-operatório e da alta recorrência pela falta da mudança do comportamento vocal de base. A cirurgia foi recomendada apenas para os casos de disfonia mais recalcitrantes e graves. No entanto, alguns cirurgiões têm relatado que a cirurgia da laringe pediátrica é segura e tecnicamente viável, apresentando bons resultados, como pode ser visto em uma série de Bouchayer e Cornut[8] com 191 crianças submetidas à microcirurgia. Os defensores da cirurgia recomendam esperar até que a criança tenha 8 a 9 anos de idade.[8,96] Esta recomendação está de acordo com o recente relatório descrevendo o desenvolvimento da prega vocal de três camadas em crianças, que se assemelha às pregas vocais de adultos, por volta dos 7 anos.[97] Além da idade, a alta motivação do paciente e o envolvimento dos pais são pré-requisitos para a cirurgia.

A fonoterapia pré e pós-operatória é essencial. A intervenção cirúrgica costuma ser realizada por técnicas microcirúrgicas, embora o *laser* de CO_2 seja também utilizado, porém com pouca frequência. Os princípios da cirurgia são remover a doença com máxima preservação da mucosa normal e evitar a lesão da comissura anterior e do ligamento vocal.

NÓDULOS

A maioria dos distúrbios vocais em crianças resulta de nódulos vocais. Os nódulos vocais ocorrem com frequência, geralmente como resultado do uso inadequado ou excessivo da laringe (estado hiperfuncional). Outras condições que podem predispor ao desenvolvimento de nódulos vocais incluem refluxo gastresofágico e insuficiência velofaríngea.[49] A incidência de rouquidão, como sintoma de disfonia, em crianças em idade escolar é estimada em cerca de 5%.[98] Das crianças avaliadas por otorrinolaringologistas quanto à rouquidão crônica, 38% a 78% apresentam nódulos vocais. Assim, mais de 1 milhão de crianças nos Estados Unidos têm nódulos vocais. Os nódulos vocais são observados com mais frequência quando a criança inicia uma atividade de grupo, ocorrendo comumente em meninos. Os pacientes com nódulos vocais apresentam rouquidão e soprosidade. O exame estroboscópico

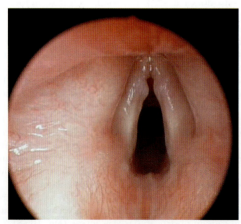

FIGURA 105-9. Nódulos vocais.

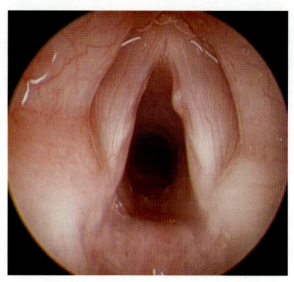

FIGURA 105-10. Cisto da prega vocal direita.

mostra diminuição das ondas mucosas e fechamento glótico incompleto.[98]

Os nódulos vocais resultam de traumatismo mecânico e ocorrem na margem livre do terço médio e anterior da prega vocal (Fig. 105-9). Muitas vezes, são bilaterais, embora nódulos unilaterais possam ocorrer. Os nódulos vocais desenvolvem-se em três fases:[99] 1) uma fase inflamatória com aumento da vascularização e acúmulo de proteína; 2) edema localizado na margem da prega vocal, que aparece como um espessamento translúcido, de coloração acinzentada (os nódulos são reversíveis em 24 a 48 horas se o traumatismo for eliminado); e 3) substituição do espessamento por tecido fibrótico, que é observado com uma coloração acinzentada ou branca. Histologicamente, são observadas hiperplasia circunscrita ou hiperceratinização e degeneração hialina secundária na lâmina própria.[100]

As opções de tratamento incluem fonoterapia, cirurgia, fonoterapia e cirurgia, e nenhuma intervenção.[8,96,98,101-103] É difícil determinar o sucesso dos diferentes modos de tratamento porque o acompanhamento incluindo grupos-controle (sem tratamento) é raro. Por causa da natureza benigna dos nódulos, os pacientes que se submetem a tratamento clínico ou cirúrgico muitas vezes não retornam à avaliação de acompanhamento. O fato de que os nódulos vocais em crianças muitas vezes se resolvem espontaneamente na puberdade também pode influenciar o tratamento. A opção mais aceita de tratamento dos nódulos das pregas vocais em crianças é a fonoterapia. De acordo com von Leden,[98] a maioria dos nódulos se resolve ou mostra melhora significativa em 3 a 6 meses após o início da fonoterapia. A cirurgia é considerada em crianças que não obtêm melhora com a fonoterapia e nas quais a rouquidão grave interfere nas funções diárias.[96,98]

O tratamento cirúrgico preferencial é a excisão microcirúrgica, embora o *laser* de CO_2 seja também utilizado. O nódulo é tracionado medialmente e removido na sua base com microtesouras sem a retirada excessiva de mucosa. Nódulos bilaterais geralmente podem ser removidos em uma etapa; no entanto, deve-se ter cuidado para evitar lesionar a comissura anterior. Alguns cirurgiões recomendam a remoção de nódulos bilaterais em etapas com intervalo de 4 semanas.[96] O repouso vocal é recomendado por 7 a 10 dias. Os resultados a longo prazo dependem da qualidade da fonoterapia, mas são geralmente bons. Recidivas são frequentes sem a fonoterapia.

CISTOS E SULCOS VOCAIS

Ainda não está claro se o cisto epidermoide e os sulcos das pregas vocais são lesões congênitas ou adquiridas. Alguns autores[104,105] apoiam a visão de que essas lesões são adquiridas, enquanto Bouchayer et al.[106] acreditam que elas sejam congênitas. Em uma série de 2.334 pacientes, Bouchayer e Cornut[8] constataram que as lesões congênitas das pregas vocais foram as lesões benignas mais comumente observadas que precisaram de intervenção cirúrgica; eles acreditam que essas lesões congênitas são, muitas vezes, ignoradas ou mal diagnosticadas.

Os pacientes com uma dessas lesões frequentemente apresentam rouquidão, quebra e fadiga vocal. No caso do cisto epidermoide, o inchaço submucoso unilateral da superfície do terço médio superior muitas vezes ocorre com edema associado da prega vocal contralateral (Fig. 105-10). Na estroboscopia, observa-se redução das ondas mucosas. Os cistos epidermoides são revestidos com epitélio escamoso queratinizado estratificado e contêm restos de queratina. Nos sulcos vocais, o epitélio de superfície invagina-se no espaço de Reinke e adere-se ao ligamento vocal, o que resulta em um sulco longitudinal paralelo à margem da prega vocal e uma fenda glótica oval. A estroboscopia mostra fechamento glótico incompleto.

Cistos e sulcos vocais geralmente não se resolvem espontaneamente, embora a voz possa melhorar com a terapia.[8,107] Os cistos epidermoides são muitas vezes confundidos com nódulos vocais, e os pacientes são encaminhados para fonoterapia. O encaminhamento ao otorrinolaringologista é feito quando o distúrbio da voz não se resolve após vários meses de fonoterapia. O sulco vocal é muitas vezes difícil de diagnosticar em crianças, porque um exame cuidadoso da laringe com um estroboscópio é muitas vezes impossível. Essas crianças são encaminhadas por anormalidade da voz que não melhora com a fonoterapia.

O cisto epidermoide e os sulcos vocais são tratados com microcirurgia. Para os cistos, é realizada uma incisão na mucosa da superfície superior da prega vocal, paralelamente à margem livre; assim, disseca-se o cisto. Bouchayer e Cornut[8] recomendaram injetar corticosteroides no local cirúrgico para diminuir a inflamação. Woo et al.[108] relataram melhores resultados com a microcirurgia laríngea usando suturas Endoknot® 6-0 para fechar os microrretalhos da prega vocal. Os sulcos são ressecados com incisões nas margens superior e inferior da bolsa e dissecção da bolsa a partir do ligamento vocal. Uma técnica cirúrgica de franjeamento que descola a mucosa do sulco e interrompe a linha de tensão fibrótica longitudinal tem sido usada com bons resultados.[109] Embora a voz resultante seja melhor em comparação ao estado pré-operatório, ela não é perfeita. A fonoterapia pós-operatória é importante e tem um efeito significativo nos resultados da voz. A terapia é recomendada durante, pelo menos, 3 a 6 meses.

PÓLIPOS

Os pólipos das pregas vocais ocorrem com pouca frequência em crianças e adolescentes.[110,111] Eles surgem a partir de abuso crônico da laringe ou de um único episódio traumático. A rouquidão é o sintoma inicial mais comum. Os pólipos ocorrem na junção do terço anterior e médio da prega vocal e podem ser fusiformes, pediculados ou sésseis.[112] Um estudo recente mostrou que os pólipos são causados por impedimento da circulação, trombose, exsudação e edema da lâmina própria. Podem estar presentes inflamação e atrofia secundária do epitélio da prega vocal.[100]

Os pólipos das pregas vocais podem melhorar com a fonoterapia ou requerer a remoção cirúrgica.[8,99,107,112] Pólipos pediculados são removidos pela base, com *laser* de CO_2 ou microtesouras. Para pólipos sésseis de base larga, é feita uma incisão sobre a superfície superior da prega vocal e o exsudato fibroso é aspirado ou vaporizado.[8] A qualidade da voz resultante depende do grau dos danos irreversíveis à camada superficial da lâmina própria produzidos por infiltração hialina ou fibrosa. A fonoterapia é recomendada antes e depois da cirurgia para evitar recorrências.[8,23]

RESUMO

Os distúrbios da voz são comumente observados em crianças. A avaliação e o tratamento deles são mais complicados em crianças do que em adultos por causa da sua incapacidade de cooperar, da falta de preocupação com o problema e da ausência de motivação para as mudanças. Têm ocorrido significativos avanços na tecnologia e no estabelecimento de dados normativos para os parâmetros de voz pediátrica. A cirurgia deve ser realizada com cautela, especialmente em crianças muito jovens, porque a laringe não está madura e o procedimento é mais difícil. A fonoterapia deve ser amplamente empregada tanto no pré quanto no pós-operatório.

Para consultar a lista completa de referências, acesse www.expertconsult.com.

LEITURA SUGERIDA

Benjamin B, Mair EA: Congenital interarytenoid web. *Arch Otolaryngol Head Neck Surg* 117:1118, 1991.
Bogdasarian RS, Olson NR: Posterior glottic laryngeal stenosis. *Otolaryngol Head Neck Surg* 88:765, 1980.
Boseley ME, Hartnick CJ: Development of the human true vocal fold: depth of cell layers and quantifying cell types within the lamina propria. *Ann Otol Rhinol Laryngol* 115:784, 2006.
Bouchayer M, Cornut G: Microsurgical treatment of benign vocal fold lesions: indications, technique, results. *Folia Phoniatr (Basel)* 44:155, 1992.
Bouchayer M, Cornut G, Witzig E, et al: Epidermoid cysts, sulci and mucosal bridges of the true vocal cord: a report of 157 cases. *Laryngoscope* 95:1087, 1985.
Bower CM, Choi SS, Cotton RT: Arytenoidectomy in children. *Ann Otol Rhinol Laryngol* 103:271, 1994.
Chadha NK, James A: Adjuvant antiviral therapy for recurrent respiratory papillomatosis. *Cochrane Database Syst Rev* (12):CD005053, 2012.
Cohen SR: Congenital glottic webs in children: a retrospective review of 51 patients. *Ann Otol Rhinol Laryngol* 14:2, 1985.
Cohen MS, Mehta DK, Maguire RC, et al: Injection medialization laryngoplasty in children. *Arch Otolaryngol Head Neck Surg* 137(3):264, 2011.
Cohen SM, Garrett CG: Utility of voice therapy in the management of vocal fold polyps and cysts. *Otolaryngol Head Neck Surg* 136:742, 2007.
Crumley RL: Teflon versus thyroplasty versus nerve transfer: a comparison. *Ann Otol Rhinol Laryngol* 99:759, 1990.
Derkay CS: Task force on recurrent respiratory papillomas. *Arch Otolaryngol Head Neck Surg* 121:1386, 1995.
Hartnick CJ: Management of complex pediatric voice disorders. *Laryngoscope* 122:S87–S88, 2012.
Hirano M: *Clinical examination of voice*, New York, 1981, Springer-Verlag.
Holler T, Allegro J, Chadha NK, et al: Voice outcomes following repeated surgical resection of laryngeal papillomata in children. *Otolaryngol Head Neck Surg* 141:522, 2009.
Isshiki N, Morita H, Okamura H, et al: Thyroplasty as a new phonosurgical technique. *Acta Otolaryngol (Stockh)* 78:451, 1974.
King JM, Simpson CB: Modern injection augmentation for glottic insufficiency. *Curr Opin Otolaryngol Head Neck Surg* 15:153, 2007.
Kleinsasser O: Pathogenesis of vocal cord polyps. *Ann Otol Rhinol Laryngol* 91:378, 1982.
Levine BA, Jacobs IN, Wetmore RF, et al: Vocal cord injection in children with unilateral vocal cord paralysis. *Arch Otolaryngol Head Neck Surg* 121:116, 1995.
Maturo SC, Braun N, Brown DJ, et al: Intraoperative laryngeal electromyography in children with vocal fold immobility: results of a multicenter longitudinal study. *Arch Otolaryngol Head Neck Surg* 137:1251, 2011.
Narcy P, Contencin P, Viala P: Surgical treatment for laryngeal paralysis in infants and children. *Ann Otol Rhinol Laryngol* 99:124, 1990.
Sipp JA, Kerschner JE, Braune N, et al: Vocal fold medialization in children: injection laryngoplasty, thyroplasty, or nerve reinnervation? *Arch Otolaryngol Head Neck Surg* 133:767, 2007.
Setlur J, Hartnick CJ: Management of unilateral true vocal cord paralysis in children. *Curr Opin Otolaryngol Head Neck Surg* 20:497, 2012.
Smith ME: Pediatric ansa cervicalis to recurrent laryngeal nerve anastomosis. *Adv Otorhinolaryngol* 73:80, 2012.
Zalzal GH: Posterior glottic fixation in children. *Ann Otol Rhinol Laryngol* 102:680, 1993.

106 | Papilomatose Respiratória Recorrente

Craig S. Derkay | Russell A. Faust

Pontos-chave

- A papilomatose respiratória recorrente (PRR) é uma doença rara, mas devastadora, em que os papilomas das vias aéreas causam rouquidão e obstrução destas.
- A doença é causada pelo papilomavírus humano tipos 6 ou 11, que são os subtipos responsáveis pelo desenvolvimento de verrugas genitais e neoplasia cervical intraepitelial de baixo risco do trato geniturinário.
- A idade de início da doença e o curso clínico são altamente variáveis.
- O tratamento cirúrgico para PRR requer uma abordagem de equipe composta por otorrinolaringologistas, anestesistas e pessoal de apoio na sala de cirurgia, trabalhando juntos em uma instalação devidamente equipada para o acesso às vias aéreas.
- Além do debridamento cirúrgico realizado com microdebridadores, dos *lasers* de corante pulsado e de dióxido de carbono e das técnicas microlaringoscópicas de "lâmina fria", vários tratamentos clínicos têm sido utilizados sem resultados consistentemente eficazes.
- O apoio e o aconselhamento dos pais são fatores inestimáveis para a assistência de crianças com PRR.
- A recente introdução de uma vacina quadrivalente contra o papilomavírus humano traz esperança na prevenção da transmissão materno-fetal do vírus e pode reduzir significativamente a futura incidência de PRR e de câncer da orofaringe.

A papilomatose respiratória recorrente (PRR) é o tumor benigno mais comum da laringe em crianças. Apesar de sua histologia benigna, a PRR tem consequências potencialmente fatais e, muitas vezes, apresenta difícil tratamento pela sua tendência à recorrência e de se espalhar por todo o trato respiratório. Durante muito tempo negligenciada do ponto de vista epidemiológico, iniciativas para compreender melhor o processo da doença têm sido impulsionadas nos Estados Unidos por meio da coordenação entre o Centers for Disease Control and Prevention (CDC) e otorrinolaringologistas pediátricos em todo o mundo.

Este capítulo discute a etiologia, a imunologia, a epidemiologia e a transmissão da PRR. As características clínicas que incluem aspectos pertinentes da história, exame físico, endoscopia respiratória e outras considerações são enfatizadas. Os princípios de conduta para tratamentos cirúrgicos e não cirúrgicos e as indicações para o uso de tratamentos adjuvantes são discutidos juntamente a seus resultados. As iniciativas de investigação em curso e estratégias promissoras para melhorar a nossa compreensão desta doença difícil também são revistas, incluindo o potencial de uma vacina quadrivalente contra papilomavírus humano (HPV) para reduzir a incidência.

EPIDEMIOLOGIA

A PRR é uma doença de etiologia viral, causada pelos HPVs 6 e 11, sendo caracterizada por proliferação de papilomas escamosos benignos no trato aerodigestivo.[1-3] Embora seja uma doença benigna, a PRR tem consequências potencialmente fatais em decorrência do envolvimento das vias aéreas e do risco, embora baixo, de conversão maligna.[4] Além da carga emocional para os pacientes e suas famílias, associada à necessidade de repetidas cirurgias,[5] o custo econômico desta doença crônica relativamente rara é elevado, sendo estimado em 150 milhões de dólares por ano.[6]

A PRR é o tumor benigno mais comum da laringe entre as crianças, representando a segunda causa mais frequente de rouquidão na infância.[7] A doença é muitas vezes difícil de tratar pela sua tendência à recorrência e de se espalhar por todo o trato aerodigestivo. Embora na maioria das vezes envolva a laringe, a PRR pode acometer todo o trato aerodigestivo. O curso da doença é variável; alguns pacientes têm remissão espontânea, ao passo que outros podem apresentar crescimento papilomatoso agressivo e comprometimento respiratório, requerendo múltiplos procedimentos cirúrgicos por muitos anos. O início das manifestações da PRR pode ocorrer durante a infância ou na idade adulta; ela acomete pessoas de qualquer idade: o paciente mais jovem identificado tinha 1 dia de vida e o mais velho, 84 anos.[6] Duas formas distintas de PRR são geralmente reconhecidas: uma forma juvenil, agressiva, e uma forma adulta, menos agressiva. A forma agressiva, embora mais prevalente em crianças, pode também ocorrer em adultos. Constatou-se que as crianças cuja PRR foi diagnosticada em idades mais jovens (< 3 anos) são 3,6 vezes mais propensas a serem submetidas a mais de quatro procedimentos cirúrgicos por ano e quase duas vezes mais suscetíveis a terem dois ou mais locais anatômicos afetados do que aquelas cuja PRR foi diagnosticada em idades mais avançadas (> 3 anos).[6] De maneira semelhante, as crianças com doença em progressão são geralmente diagnosticadas em idades mais jovens do que aquelas que permanecem estáveis ou tornam-se livres da doença.[8-10] Na maioria das séries pediátricas, o atraso no diagnóstico a partir do momento do início dos sintomas varia em cerca de 1 ano.[6,11] Em 75% das crianças com PRR, o diagnóstico foi feito antes de elas completarem 5 anos de idade.[12]

As reais incidência e prevalência da PRR são incertas. Muitos estudos foram realizados para elucidar sua verdadeira incidência. Estima-se que entre 80 a 1.500 novos casos de PRR com início na infância ocorrem nos Estados Unidos todos os anos.[6,13] Campisi[14] criou uma base de dados nacional para incorporar todas as crianças (< 14 anos) com PRR no Canadá tratadas por pediatras otorrinolaringologistas; neste estudo, estimou a incidência nacional de PRR juvenil (PRRJ), de 1994 a 2007, como sendo de 0,24 por 100.000 com prevalência de 1,11 por 100.000. Em um estudo dinamarquês que incorporou 50% da população desse país, a incidência global de PRR foi de 3,84 casos por 100.000; a taxa da doença entre crianças foi de 3,62 por 100.000, enquanto para os casos de início no adulto correspondeu a 3,94 por 100.000.[15] Curiosamente, um estudo-piloto realizado nos Estados Unidos com um grande banco de dados de pacientes de serviços de saúde públicos versus pacientes com seguro de saúde privado consistentemente mostrou que a incidência de PRR foi maior nos pacientes dos serviços públicos do que naqueles com seguros privados (3,21 vs. 1,98 por 100.000, respectivamente).[16] Enquanto a incidência entre crianças nos Estados Unidos é estimada em 4,3 por 100.000 crianças, a incidência entre adultos é de 1,8 por 100.000.[6,17] Esses dados são comparáveis aos encontrados na pesquisa dinamarquesa. O registro nacional de crianças com PRR, composto por atendimentos em 22 serviços de otorrinolaringologia pediátrica, calcula um número médio de procedimentos de 19,7 por criança com uma média de 4,4 procedimentos por ano.[6,17] Com base nos dados de incidência, isso se traduz em mais de 10 mil procedimentos cirúrgicos anualmente para crianças com PRR nos Estados Unidos.

VIROLOGIA DO PAPILOMAVÍRUS HUMANO

O HPV é membro de uma grande família de papilomavírus que infectam diversos vertebrados, de aves a seres humanos, e que causam neoplasias epiteliais que podem ser benignas ou malignas. Esses vírus são designados pelas suas espécies hospedeiras naturais (p. ex., papilomavírus bovino, papilomavírus murino e HPV). Cada papilomavírus é específico por suas espécies hospedeiras, e acredita-se que a sua especificidade seja absoluta. Para cada espécie, tipos similares de papilomavírus exibem especificidade a tecidos epiteliais de diferentes locais, como mucosa oral, mucosa genital ou pele. Em seres humanos, esta especificidade a tecido é menos absoluta e alguns tipos de HPV apresentam mais de uma preferência por tecidos. O HPV, que pertence à família Papovaviridae, é um pequeno vírus de capsídeo icosaédrico (20 lados) não envelopado contendo ácido desoxirribonucleico (DNA) circular de fita dupla com 7.900 pares de bases de comprimento. O HPV é epiteliotrópico e infecta células epiteliais. Os HPV foram agrupados com base na homologia do código genético compartilhado; vírus que compartilham menos de 90% de identidade em regiões específicas do vírus são definidos como tipos distintos. Dessa maneira, para serem distinguidos, os HPV são numerados e cerca de 100 tipos diferentes já foram identificados. O agrupamento dos tipos de HPV segundo sua homologia de DNA nos permitiu identificar tipos estreitamente relacionados. Funcionalmente, esses agrupamentos associam-se à sua preferência a determinados tecidos, bem como à fisiopatologia semelhante.[18]

Até a década de 1990, havia uma suspeita, mas não confirmação, de que o HPV fosse o agente causador de PRR. Essa incerteza era atribuída à incapacidade de cultura do vírus in vitro e à inabilidade de demonstrar partículas virais de forma consistente em lesões de papiloma utilizando microscopia eletrônica ou anticorpos de HPV. Com o advento das sondas moleculares, o DNA do HPV foi identificado em praticamente todas as lesões de papiloma estudadas. Os tipos mais comuns identificados nas vias aéreas são HPVs 6 e 11 – os mesmos responsáveis por mais de 90% dos condilomas genitais. Subtipos virais específicos podem ser associados à gravidade da doença e ao curso clínico. As crianças infectadas com HPV 11 parecem ter um crescimento do papiloma mais agressivo, o que resulta em maior obstrução das vias aéreas no início da doença e maior probabilidade de receber traqueostomia para manter vias aéreas seguras.[10,19]

Além do grupo que inclui HPVs 6 e 11, dois outros grandes grupos de HPV estão associados a lesões na mucosa dos tratos aerodigestivo e genital. Os HPVs 6 e 11, responsáveis pela maioria dos casos de PRR, são membros de um grupo que se acredita ter um potencial baixo de malignização em comparação a outros grupos. Em contrapartida, o grupo que contém HPVs 16 e 18, está associado a doenças malignas nos tratos genital e aerodigestivo.[18] O grupo que possui HPVs 31 e 33 exibe potencial mediano de malignização.

Acredita-se que o HPV infecte as células-tronco presentes na camada basal da mucosa.[20,21] Após a infecção das células estaminais, o DNA viral pode manifestar-se de forma ativa ou permanecer como uma infecção latente em uma mucosa clínica e histologicamente normal. Para produzir proteínas virais ou para replicar o vírus, o DNA viral deve, de alguma forma, reativar os genes de replicação do hospedeiro. O genoma viral consiste em três regiões: uma região reguladora e duas regiões denominadas de acordo com a fase da infecção em que elas são expressas – regiões precoce (E, early) e tardia (L, late). Os genes da região E estão envolvidos na replicação do genoma viral, na interação com os filamentos intermediários da célula hospedeira e nas atividades de transformação; eles são potenciais oncogenes, dependendo do tipo de HPV. Os genes da região L codificam as proteínas estruturais virais.[22-23] A indução da proliferação celular é uma propriedade fundamental do HPV, embora o mecanismo de ação permaneça pouco claro. Estamos reunindo lentamente informações sobre a interação de produtos genéticos virais com proteínas celulares. Por exemplo, foi mostrado que vários dos produtos genéticos da região E viral ligam-se e inativam certas proteínas supressoras de tumores celulares.[24,25] Inversamente, demonstrou-se que o HPV ativa a via do receptor do fator de crescimento epidérmico (EGF), que sabidamente está associada à proliferação de células epiteliais.[3] Assim, provavelmente há vários mecanismos pelos quais o HPV induz a proliferação celular na mucosa aerodigestiva.

Histologicamente, essa proliferação na mucosa resulta em múltiplas "frondes" ou projeções semelhantes a dedos, com um núcleo

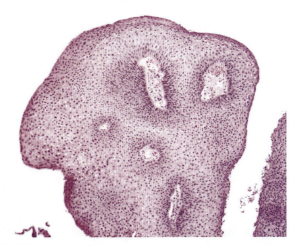

FIGURA 106-1. Histopatologia da papilomatose respiratória recorrente humana. Micrografia da mucosa da laringe infectada com o papilomavírus humano. A zona de divisão de células basais é visível em torno de cada núcleo fibrovascular, e células nucleadas são comuns nas camadas superficiais.

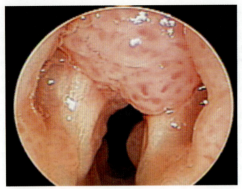

FIGURA 106-2. Aparência macroscópica de papilomas respiratórios durante a laringoscopia. Frondes exofíticas são visíveis acima e abaixo dos níveis das pregas vocais verdadeiras, com um núcleo fibrovascular mais escuro em cada papiloma.

fibrovascular central coberto por epitélio escamoso estratificado (Fig. 106-1).[20] Quando os papilomas são microscópicos, eles podem assumir uma configuração de disseminação superficial com aparência aveludada. Quando apresentam um padrão de crescimento mais macroscópico ou exofítico, eles formam projeções semelhantes a couve-flor ou cachos de uvas (Figs. 106-2 e 106-3). Lesões de papiloma podem ser sésseis ou pedunculadas e costumam ocorrer em agrupamentos exofíticos irregulares. Tipicamente, as lesões são rosadas ou brancas. A implantação iatrogênica do papiloma pode ser prevenida, evitando-se lesionar o epitélio escamoso ou ciliar livre da doença, adjacente às áreas papilomatosas. O epitélio ciliar sofre metaplasia escamosa quando exposto a traumas repetidos e é substituído por epitélio não ciliado que cria uma junção escamociliar iatrogênica. Isso também pode explicar a observação de que o PRR se desenvolve na presença de fluxo gastroesofágico descontrolado. A maioria das PRR não apresenta displasia, mitoses anormais ou hiperqueratose.[20] Sem exceção, a PRR evidencia maturação atrasada do epitélio e resulta em um espessamento significativo da camada de células basais e células nucleadas nas camadas superficiais.[23] Acredita-se que isso seja, em parte, resultante da interação dos produtos genéticos do HPV com a via do receptor de EGF.[3] O resultado desses efeitos celulares é que, embora as células infectadas pelo HPV não se dividam rapidamente, ocorre um aumento desproporcional no número de células basais em divisão. Assim, a expansão dos papilomas da PRR pode ocorrer muito rapidamente, em decorrência do grande número de células em divisão.[21]

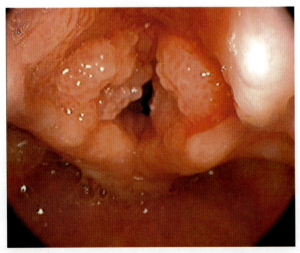

FIGURA 106-3. Aparência macroscópica de papilomas respiratórios durante a laringoscopia. Aparência da papilomatose exofítica maciça da laringe.

Durante a latência viral, muito pouco de ácido ribonucleico (RNA) viral é expresso. Mesmo assim, o DNA do HPV pode ser detectado na mucosa aparentemente normal em pacientes com PRR que estiveram em remissão durante anos, e estímulos desconhecidos podem resultar em reativação e recorrência clínica após anos de remissão.[26,27] Portanto, a ativação da expressão viral pode ocorrer a qualquer momento após o estabelecimento da infecção latente. Os produtos genéticos dos genes da região inicial – E6, E7 e, possivelmente, E5 – são necessários para a indução do papiloma, mas os detalhes do mecanismo de ativação do HPV são desconhecidos. Para "curar" a PRR, é necessário modular a resposta do hospedeiro ao vírus e, de preferência, eliminar a infecção latente; até agora isso não foi conseguido.

É provável que o sistema imunológico do hospedeiro desempenhe um importante papel na patogênese das lesões induzidas por HPV. Ambas as respostas imunológicas – humoral e celular – podem estar comprometidas em crianças com PRR, e a imunocompetência do paciente pode estar associada ao curso clínico da doença. O papel das citocinas – como as interleucinas 2, 4, e 10 – e da expressão de antígenos de histocompatibilidade foi demonstrado na disfunção da resposta imunológica celular em crianças com PRR.[28,29]

TRANSMISSÃO

Há uma associação bem estabelecida entre a infecção pelo HPV cervical na mãe e a incidência de PRR. No entanto, o modo preciso de transmissão ainda não é claro.[30] A universalidade do HPV no trato genital inferior o diferencia de qualquer outra doença sexualmente transmissível em humanos. Estima-se que, pelo menos, 1 milhão de casos de papilomas genitais ocorra por ano nos Estados Unidos.[31] Em geral, manifestam-se como condiloma acuminado que envolve o colo do útero, a vulva ou outros sítios anogenitais em mulheres ou o pênis de parceiros sexuais das mulheres afetadas. Alterações colposcópicas (subclínicas) são encontradas em cerca de 4% das mulheres, ao passo que 10% das mulheres apresentam biópsias de DNA positivo sem uma lesão visível. Estima-se que 60% das mulheres (81 milhões) apresentem positividade de anticorpo de HPV (sem DNA ou lesão clínica). Acredita-se que o HPV esteja presente no trato genital de até 25% de todas as mulheres em idade fértil em todo o mundo. Um estudo relatou que a incidência de infecções por HPV em mulheres jovens universitárias sexualmente ativas é maior, com incidência cumulativa de 43% durante um período de 36 meses.[32] Infecção clínica aparente pelo HPV foi observada em 1,5% a 5% das mulheres grávidas nos Estados Unidos.[33] Mais de 30% das mulheres norte-americanas são atualmente infectadas com HPV, 7,5 milhões entre 14 a 24 anos de idade com infecção atual e 25% com menos de 60 anos acometidas em algum momento.[34] Até 90% das lesões são indetectáveis clinicamente aos 2 anos. A maior prevalência é em mulheres com 20 a 24 anos de idade, e mais de 50% das mulheres contraem HPV nos 4 anos após a sua primeira relação sexual. Como na PRR, HPVs 6 e 11 são os subtipos mais comumente identificados em condilomas cervicais.

A transmissão vertical, que ocorre através do canal de parto, é possivelmente o principal modo de transmissão da infecção em crianças, enquanto a transmissão *in utero* e transplacentária de HPV, abuso sexual e contato direto supostamente desempenham um papel menos importante. O embasamento para transmissão vertical reside no fato de que condilomas maternos são observados em mais de 50% das mães que dão à luz crianças com PRR.[35] Os mesmos subtipos (HPVs 6 e 11) estão envolvidos, e o parto cesárea parece ser preventivo até certo ponto.[36]

Pacientes manifestando PRR com início na infância apresentam maior associação com nascimento por parto normal quando comparados a pacientes-controle da mesma idade.[37,38] Kashima et al.[37] sugeriram que as mães primigestas são mais suscetíveis a terem longa segunda fase de trabalho de parto e que a exposição prolongada ao vírus levaria a maior risco de infecção na primeira criança nascida. Eles também sugeriram que as lesões de HPV genital recém-adquiridas são mais propensas a eliminarem os vírus do que as lesões de longa data, o que responde pela maior incidência da doença por papiloma observada entre filhos de mães jovens de baixo *status* socioeconômico – o mesmo grupo que tem mais probabilidade de adquirir doenças sexualmente transmissíveis, como o HPV.[38]

Apesar da estreita associação entre condilomas maternos e o desenvolvimento de PRR, apenas uma pequena parcela das crianças expostas aos condilomas genitais ao nascimento, desenvolve PRR clínica.[37] Embora o HPV possa ser recuperado das secreções nasofaríngeas em 30% das crianças expostas ao vírus no canal de parto, o número de crianças que desenvolverão PRR é apenas uma pequena fração desta população.[38] Claramente, outros fatores, como imunidade do paciente, momento, duração e volume de exposição ao vírus, e trauma local, devem ser determinantes importantes no desenvolvimento de PRR. Embora o parto cesárea pareça reduzir o risco de transmissão da doença, este procedimento está associado a maiores taxas de morbidade e mortalidade para a mãe e um custo econômico muito maior do que o parto normal eletivo. Além disso, relatos de papilomatose neonatal após parto cesárea sugerem que, em pelo menos alguns casos, a transmissão pode ocorrer no útero.[1] No entanto, com uma taxa tão elevada de infecção subclínica pelo HPV materno e uma baixa taxa de novos casos reais de PRR da infância, o parto cesárea eletivo como meio de prevenir PRR não é a prática corrente nem recomendada.[1] O risco de uma criança contrair a doença a partir de uma mãe que tem uma lesão de condiloma genital ativo durante o parto vaginal é de cerca de apenas 1 em 231 a 400.[36,38] As características que distinguem esta criança das outras 230 a 399 ainda permanecem desconhecidas. Em suma, é necessária melhor compreensão dos fatores de risco associados à PRR antes de avaliar completamente a eficácia do parto cesárea ou outras medidas preventivas.

PREVENÇÃO

Há um potencial de avanço na prevenção da PRR com o crescente uso da vacina quadrivalente contra HPV (Gardasil®; Merck) nos países desenvolvidos. A vacina é utilizada para a prevenção de câncer do colo do útero, adenocarcinoma *in situ* e neoplasia intraepitelial graus 1 a 3; neoplasias intraepiteliais vulvares e vaginais graus 2 e 3; e verrugas genitais associadas aos HPVs 6, 11, 16 e 18.[39-41] Uma vacina de segunda geração que contém cinco subtipos adicionais de HPV está sendo pesquisada atualmente.

A capacidade da vacina quadrivalente de evitar a doença genital e cervical associada aos HPVs 6, 11, 16 e 18 foi estabelecida nos estudos FUTURE I e II fase 3, e sua imunogenicidade no grupo-alvo da vacina foi determinada em estudos BRIDGE de imunogenicidade.[39,41] Os estudos FUTURE I e II foram realizados em mulheres com idade entre 15 e 26 anos, que sabidamente estavam em maior risco de contrair HPV.[39,42] No estudo FUTURE I, a vacina quadrivalente foi 100% eficaz na prevenção da neoplasia intraepitelial cervical ou mais grave, verrugas genitais e neoplasia vulvovaginal.[41] No estudo FUTURE II, a vacina foi 100% eficaz na prevenção da neoplasia intraepitelial cervical associada ao HPV 16 ou 18.[39] Tanto o FUTURE I quanto o FUTURE II foram realizados em mulheres na faixa etária de maior risco de aquisição do HPV.[39,42] No entanto, parece que a vacina será mais eficaz se for administrada a indivíduos que ainda não são sexualmente ativos. Estudos BRIDGE verificaram que a imunogenicidade nas meninas mais jovens era igual, ou mesmo superior, à resposta de mulheres entre 16 a 23 anos de idade, o que sugere que a vacina quadrivalente HPV é imunogênica nesta população e, portanto, pode ser eficaz na prevenção da doença.[43] Da mesma forma, um outro estudo realizado com indivíduos de 9 a 15 anos idade verificou que, na população mais jovem, a imunogenicidade dura pelo menos 18 meses.[44]

Por esses motivos, o CDC's Advisory Committee on Immunization Practices recomendou que todos os meninos e meninas de 11 a 12 anos de idade (antes da idade de iniciação sexual) sejam vacinados.[45,46] A vacinação também tem sido recomendada para meninos e meninas com menos de 25 anos de idade que perderam oportunidades anteriores para receber a vacina. A eficácia da vacina como uma opção terapêutica é nitidamente mais limitada,[47,48] e, embora a resposta dos anticorpos possa ser potencializada pela sua administração, a vigilância quanto a lesões futuras deve ser continuada. Com base nos estudos clínicos piloto, prevê-se que a vacina quadrivalente reduza a incidência, a morbidade e a mortalidade da doença cervicovaginal por HPV.

Também foi licenciada uma vacina bivalente que fornece proteção contra HPVs 16 e 18, mas não 6 e 11.[49] Dados iniciais da fase 2 para esta vacina sugerem que é 100% eficaz na prevenção de infecções cervicais por HPVs 16 e 18 incidentes e persistentes na amostra oficial e constatou-se que é 93% eficaz na prevenção de doenças relacionadas com HPVs 16 e 18 segundo a análise de intenção de tratamento; a eficácia contra a doença não foi apresentada para a coorte oficial (de acordo com o protocolo). Essa eficácia da vacina contra HPVs 16 e 18 sugere que, como a vacina quadrivalente, ela pode reduzir a incidência de cânceres de cabeça e pescoço associados ao HPV. No entanto, como a vacina bivalente não protege contra os HPVs 6 e 11, ela provavelmente não afetará a transmissão vertical destes de mãe para filho.

Mesmo com um programa de vacinação contra o HPV bem-sucedido, ainda serão necessários exame de Papanicolaou e monitoramento de segurança após a licença. A vacina quadrivalente pode ainda beneficiar mulheres com um tipo de HPV, aumentando a resposta dos anticorpos, além de garantir maior proteção contra infecção por outros tipos de vírus contidos na vacina contra HPV.[48]

O benefício muitas vezes ignorado da vacinação quase universal contra o HPV pode ser a diminuição concomitante na incidência de carcinoma de células escamosas da orofaringe e PRR em todos os grupos etários. Também tem sido reconhecido que o HPV desempenha um papel significativo no desenvolvimento de carcinoma de células escamosas da orofaringe.[50] O carcinoma de células escamosas da orofaringe HPV 16 positivo comumente ocorre em pacientes mais jovens que não têm história de abuso de tabaco ou álcool. A tonsila é a região mais comum na orofaringe.[51] Como dezenas de milhares de novos diagnósticos de carcinoma de células escamosas da orofaringe são feitos a cada ano, uma vacinação preventiva poderia ter enorme impacto epidemiológico nas próximas décadas.[52] Portanto, o uso disseminado da vacina quadrivalente contra HPV promete reduzir expressivamente a morbidade e a mortalidade de câncer cervical e a incidência de verrugas genitais. Se a vacina for tão eficaz na prevenção da infecção pelo HPV da cavidade oral assim como é para o colo do útero e trato genital, pode-se esperar que reduza a incidência de câncer da orofaringe associado ao HPV em até 30%. Por isso, a vacinação contra HPV oferece outros benefícios além da prevenção dos cânceres cervicais, alguns dos quais são exclusivos para a vacina quadrivalente.

A vacinação universal com a vacina quadrivalente também promete eliminar a reserva materna e paterna de HPV e conduzir a uma erradicação de PRR causada por HPVs 6 e 11.[53,54] Com a vacinação generalizada, uma redução na incidência de HPV cervicovaginal resultaria em muito menos casos de PRR decorrentes da transmissão vertical.[51] Como foi apenas recentemente introduzida, os resultados a longo prazo da vacinação generalizada ainda devem ser observados. Vários obstáculos têm limitado a vacinação universal, como as objeções morais e o custo. Os críticos tem defendido que os programas de vacinação podem promover a atividade sexual desprotegida e perigosa, preocupações que não foram sustentadas pela literatura científica sobre consciência e contracepção da síndrome da imunodeficiência adquirida (AIDS). Os órgãos de saúde pública podem ter preocupações justificáveis sobre os méritos da vacinação contra o HPV com base nos encargos financeiros e logísticos que podem ser impostos sobre as famílias e escolas, e eles também podem legitimamente se preocupar com os efeitos adversos que podem ocorrer com programas de vacinação em larga escala que envolvem crianças. Estima-se que o custo da imunização completa de todos os meninos e meninas de 11 e

12 anos de idade ultrapasse 1,7 bilhões de dólares por ano, embora esse custo seja compensado por uma redução prevista de 6,5 bilhões de dólares em custos anuais com a saúde.[55] Nos Estados Unidos, esses custos terão que ser cobertos pelo programa para não segurados, Vaccine for Children, do Medicaid, pelas famílias do programa State Children's Health Insurance e pela maioria das seguradoras norte-americanas privadas. Dada a raridade do PRR, estudos multi-institucionais devem ser continuados por muitos anos para observar qualquer redução na incidência de PRR secundária à vacinação generalizada.[54]

CARACTERÍSTICAS CLÍNICAS

Como a prega vocal é geralmente o primeiro e o sítio mais comprometido pelas lesões de papiloma, a rouquidão é a principal manifestação clínica da PRR.[56] A voz da criança pode ser descrita como rouca ou fraca a partir do momento do nascimento. Particularmente em crianças muito jovens, as alterações da voz podem passar despercebidas. Estridor é, com frequência, o segundo sintoma clínico a se desenvolver, iniciando-se como um ruído inspiratório e tornando-se bifásico com a progressão da doença. Menos comumente, tosse crônica, pneumonia recorrente, déficit de crescimento, dispneia, disfagia ou eventos agudos com risco à vida aparecem como manifestações iniciais. O tempo de duração dos sintomas antes do diagnóstico é variável. Não raramente, um diagnóstico equivocado de asma, crupe, alergias, nódulos vocais ou bronquite é considerado antes do diagnóstico definitivo. No entanto, o sintoma inicial em recém-nascidos, cujas dimensões das vias aéreas são pequenas, pode ser insuficiência respiratória aguda durante uma infecção de vias aéreas superiores (IVAS) comum. A história natural da PRR é altamente variável. Após as primeiras manifestações, a doença pode sofrer remissão espontânea ou persistir em um estado estável que requer apenas tratamento cirúrgico periódico. No outro extremo, a PRR pode tornar-se extremamente agressiva e necessitar de tratamento cirúrgico frequente (em intervalos de alguns dias ou semanas), bem como requerer tratamento clínico adjuvante precoce. Um curso clínico de remissões e exacerbações é comum na PRR.

Em virtude da raridade da PRR e da natureza lentamente progressiva da doença, alguns casos podem passar despercebidos até o aparecimento da dificuldade respiratória causada pelos papilomas que obstruem as vias aéreas. O resultado é a necessidade relativamente elevada de traqueostomia nessas crianças. Shapiro et al.[57] observaram que os pacientes com PRR traqueostomizados eram mais jovens e com doença mais difundida, que muitas vezes envolvia as vias aéreas distais antes da traqueostomia. Segundo sua experiência com 13 pacientes, a traqueostomia em si não teria sido a responsável pela propagação da doença para fora da laringe. No registro nacional de PRR do CDC, as crianças com traqueostomia tiveram o diagnóstico realizado em uma idade mais jovem (2,7 anos) do que aquelas sem traqueostomia (3,9 anos).[17] Outros pesquisadores sugeriram que a traqueostomia poderia ativar ou

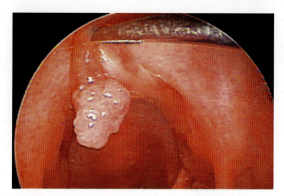

FIGURA 106-4. Propagação extralaríngea de papilomas à úvula.

contribuir para a propagação da doença para o trato respiratório baixo.[58] Cole et al.[59] relataram que papilomas traqueais se desenvolveram em metade dos seus pacientes com traqueostomia e que, apesar das tentativas de evitar esse procedimento, 21% de seus pacientes necessitavam de traqueostomia a longo prazo. A traqueostomia prolongada e a presença de papilomas subglóticos no momento da traqueostomia têm sido associadas a risco aumentado de propagação traqueal distal. A maioria dos autores concorda que a traqueostomia é um procedimento a ser evitado, a menos que seja absolutamente necessário. Curiosamente, Boston et al.[60] observaram a reconstrução laringotraqueal bem-sucedida em uma série de crianças com estenose subglótica e PRR. Quando é possível evitar a traqueostomia, a decanulação deve ser considerada logo que a doença é tratada efetivamente com as técnicas endoscópicas. As crianças com displasia broncopulmonar que precisam de entubação endotraqueal prolongada também podem estar em risco aumentado para o desenvolvimento de PRR.[61] Pelo fato de poder gerar uma solução de continuidade na superfície da mucosa respiratória, um tubo endotraqueal pode ter o mesmo risco de disseminação distal por meio implantação-disseminação mecânica de PRR que a traqueostomia. Diversos autores observaram uma associação entre PRR causada pelo HPV 11 (ao contrário do HPV 6) e propagação distal do papiloma.[10]

A disseminação extralaríngea de papilomas respiratórios tem sido identificada em cerca de 30% das crianças e 16% dos adultos com PRR.[6] Os locais mais frequentes de propagação extralaríngea, em ordem decrescente de frequência, foram cavidade oral, traqueia e brônquios (Figs. 106-4 e 106-5).[6,56] As lesões do papiloma pulmonar começam como nódulos periféricos não calcificados assintomáticos.[62] Essas lesões eventualmente crescem e, na tomografia computadorizada (TC), apresentam cavitação e necrose de liquefação centrais com níveis líquidos (Fig. 106-6). Esses pacientes apresentam bronquiectasia recidivante, pneumonia e piora progressiva da condição pulmonar. O curso clínico da disseminação pulmonar de PRR é insidioso e pode evoluir ao longo dos

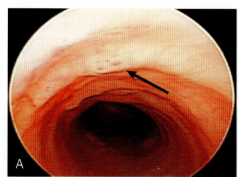 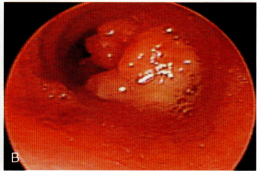

FIGURA 106-5. Difusão traqueal da papilomatose respiratória recorrente. Observe as lesões nodulares, exofíticas (seta) na traqueia distal (**A**) e papilomas massivos, exofíticos causando obstrução em outro paciente (**B**).

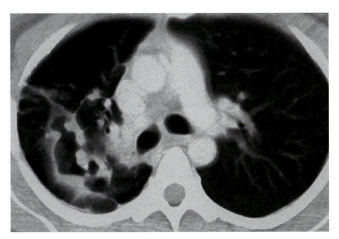

FIGURA 106-6. Difusão pulmonar da papilomatose respiratória recorrente. Observe as lesões cavitárias líticas na tomografia computadorizada.

anos, mas eventualmente se manifesta com insuficiência respiratória em decorrência da destruição do parênquima pulmonar. Por esse motivo, a constatação de lesões pulmonares em um paciente com PRR é uma condição grave sem que haja uma modalidade de tratamento disponível atualmente que tenha mostrado mais do que promessas, sem embasamento científico. Além disso, a disseminação pulmonar é informalmente associada a maior risco de transformação maligna da PRR.

A transformação maligna de PRR em carcinoma de células escamosas tem sido documentada em vários relatos de casos. Um total de 26 pacientes foi identificado como apresentando progressão para carcinoma de células escamosas na pesquisa da força-tarefa.[6] Dedo e Yu[63] relataram transformação maligna em 4 de 244 pacientes com PRR (1,6%) tratados por mais de duas décadas. Quando um paciente com PRR morre, isso geralmente ocorre como uma complicação de procedimentos cirúrgicos frequentes ou por insuficiência respiratória resultante da progressão da doença distal. Acredita-se que a PRR que se apresenta no período neonatal seja um fator prognóstico negativo, com maior probabilidade de mortalidade e necessidade de traqueostomia.[8,9]

AVALIAÇÃO DO PACIENTE
HISTÓRIA

Estridor persistente ou progressivo e disfonia, com o possível desenvolvimento de dificuldade respiratória, são os sinais e sintomas mais consistentes de PRR em crianças ("Fluxograma de Conduta", Fig. 106-7). Na ausência de insuficiência respiratória grave, deve ser obtida uma história cuidadosa. Informações sobre o momento do início dos sintomas; possível trauma das vias aéreas, incluindo história de intubação anterior; e características do choro são obviamente importantes. Rouquidão, embora seja uma queixa clínica comum e muitas vezes benigna em crianças pequenas, sempre indica alguma anormalidade da estrutura ou função. Devido à precisão da mecânica da laringe, a rouquidão pode resultar de uma lesão notavelmente pequena e, portanto, ser um sinal precoce no processo da doença. Em contrapartida, se a origem da lesão for distante das pregas vocais, a rouquidão pode apresentar-se como um sinal tardio. Apesar de histologicamente ser a mesma lesão, um papiloma que produz rouquidão em um paciente pode produzir estridor e obstrução em outro, dependendo do tamanho e da localização da lesão. A qualidade da alteração de voz geralmente fornece pistas limitadas para a sua etiologia, ao passo que outras características, como idade de início, taxa de progressão, infecção associada, história de trauma ou cirurgia e insuficiência respiratória ou cardíaca, podem ser de maior importância. Uma voz trêmula, áspera e baixa sugere uma lesão subglótica, enquanto uma voz afônica, estridente e alta, ou uma voz ofegante, aponta uma lesão glótica. Estridor agudo associado também sugere uma lesão glótica ou subglótica. Embora o estridor presente desde o nascimento seja mais frequentemente associado a laringomalacia, estenose subglótica, paralisia das pregas vocais, ou um anel vascular, deve-se reconhecer que a papilomatose também pode manifestar-se em recém-nascidos. Sintomas associados, tais como dificuldades de alimentação, sintomas alérgicos, abuso vocal e presença de anomalias congênitas hereditárias, podem ajudar a distinguir PRR de diagnósticos alternativos, incluindo nódulos das pregas vocais, paralisia das pregas vocais, cistos subglóticos, hemangioma subglótico e estenose subglótica. Na ausência de qualquer história que sugira essas lesões, a avaliação do período perinatal pode revelar uma história de condilomas maternos ou paternos. Se o estridor e a disfonia forem progressivos e graduais por semanas ou meses, o crescimento papilomatoso nas vias aéreas deve ser considerado e investigado.

Certamente, nem toda criança com voz rouca ou choro merece investigação além da avaliação dos sintomas. No entanto, na presença de rouquidão com dificuldade respiratória, taquipneia, diminuição da entrada de ar, taquicardia, cianose, disfagia, tosse crônica, insuficiência de crescimento, pneumonia de repetição ou disfagia, a laringe deve ser examinada e um diagnóstico definitivo da causa da rouquidão precisa ser feito. Qualquer criança com rouquidão lentamente progressiva deve ser examinada, e o profissional médico não deve esperar até que ocorram afonia total ou problemas respiratórios.[64]

EXAME FÍSICO

As crianças que manifestam sintomas condizentes com PRR devem passar por um exame físico completo e organizado. A frequência respiratória e o grau de desconforto respiratório devem ser primeiramente avaliados. O médico deve observar a criança quanto a taquipneia ou aparecimento de fadiga, que pode indicar colapso respiratório iminente. A criança deve ser observada quanto a alargamento da asa nasal e uso dos músculos acessórios do pescoço ou do tórax. O aumento da cianose e a "fome de ar" podem fazer com que a criança fique em posição sentada com hiperextensão do pescoço em uma tentativa de melhorar o fluxo de ar. Se uma criança estiver gravemente doente, outros exames não devem ser realizados fora da sala de cirurgia, do departamento de emergência ou da unidade de cuidados intensivos pediátricos, onde há pronta disponibilidade de equipamento para intubação/reanimação das vias aéreas, avaliação endoscópica e possível traqueostomia. Uma vez que a criança se encontre estável e bem oxigenada, pode ser feito exame adicional. A parte mais importante do exame é a ausculta com o auxílio de um estetoscópio. O médico deve auscultar o nariz, a boca aberta, o pescoço e o tórax para ajudar a localizar o local provável da obstrução respiratória. Preferimos puxar o sino fora do estetoscópio e auscultar essas áreas com o tubo aberto. O ciclo respiratório, que é normalmente composto por uma fase inspiratória mais curta e uma fase expiratória mais longa, deve então ser observado. Estridor de origem da laringe é mais frequentemente musical e pode começar como inspiração, mas progredirá para estridor bifásico à medida que a obstrução das vias aéreas piora. Lactentes com estridor devem ser colocados em várias posições para provocar quaisquer alterações no estridor. Não se espera que uma criança com PRR demonstre alterações significativas no estridor com a mudança de posição, diferentemente do que ocorre naquelas com laringomalacia, anel vascular ou tumor mediastinal. A oximetria de pulso pode adicionar informação objetiva sobre o estado respiratório da criança. Em um paciente estável, no qual a asma é um diagnóstico provável, testes de função pulmonar também podem ser úteis.

ENDOSCOPIA DAS VIAS AÉREAS

O diagnóstico pré-operatório de PRR é mais bem obtido com um nasofaringoscópio de fibra óptica flexível. A inspeção sequencial

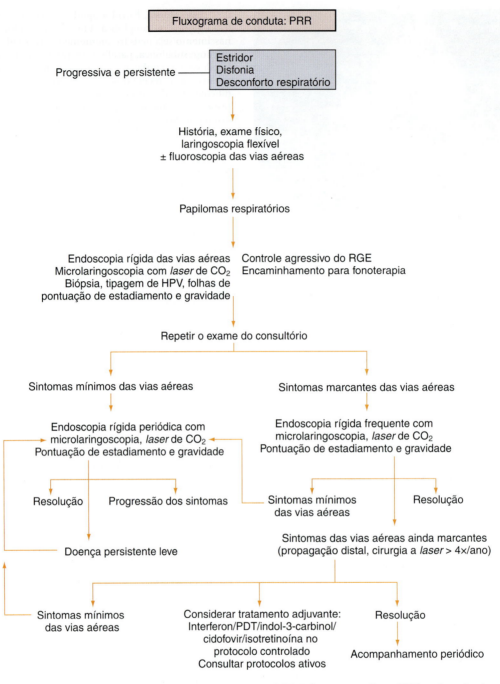

FIGURA 106-7. Fluxograma de conduta para papilomatose respiratória recorrente. RGE, Refluxo gastresofágico; HPV, papilomavírus humano; PDT, terapia fotodinâmica; PRR, papilomatose respiratória recorrente.

cuidadosa da faringe, hipofaringe, laringe e subglote fornece a informação necessária para fazer o diagnóstico de PRR. Possibilita também a estimativa do tamanho do lúmen e a mobilidade das pregas vocais, além de determinar a urgência de uma intervenção cirúrgica. Os avanços na instrumentação de nasofaringoscópios flexíveis resultaram em instrumentos de 1,8 mm de diâmetro, que, quando combinados com as novas câmeras endoscópicas de baixa luz e *chip* distal, permitem a sua passagem até mesmo nos recém-nascidos menores. Mesmo os endoscópios de menor diâmetro proporcionam excelentes imagens que podem ser vistas em um monitor de vídeo e gravadas para posterior análise. Descongestionantes tópicos e anestesia local podem ser aplicados por *spray*, conta-gotas ou cotonoides. A oximetazolina é o descongestionante de escolha em razão da ausência de efeitos colaterais cardíacos. A tetracaína tópica pode ser usada para melhorar a cooperação do paciente, mas a dosagem deve ser rigorosamente controlada em crianças pequenas para evitar a cardiotoxicidade.

A maioria dos médicos acredita que a visualização com o nasofaringoscópio flexível é muito superior à obtida com a laringoscopia indireta em crianças pequenas. A cooperação do paciente é, no entanto, necessária, mesmo com boa anestesia tópica. Em lactentes, esta não é uma questão importante, porque eles podem facilmente ser contidos em uma posição ereta, sentados no colo de um adulto para avaliação. Similarmente, a maioria das crianças com mais de 6 ou 7 anos de idade pode ser "convencida" de cooperar para o exame. As crianças na faixa etária intermediária, entre 1 e 6 anos, podem ser as mais difíceis de analisar, exigindo paciência e habilidade mesmo dos médicos mais experientes. Embora a avaliação dinâmica possa ser realizada quando as crianças estão respirando espontaneamente, a endoscopia na sala de cirurgia sob anestesia é garantida em qualquer criança com suspeita de PRR que não possa ser totalmente examinada no ambiente ambulatorial.[64]

TRATAMENTO CIRÚRGICO
TRATAMENTO CLÁSSICO

Atualmente, não existe cura para a PRR e nenhuma única modalidade demonstrou consistentemente ser eficaz na sua erradicação. O padrão atual de tratamento é a cirurgia com o objetivo de remoção completa dos papilomas e preservação das estruturas normais. Nos pacientes com doença da comissura anterior ou posterior ou papilomas altamente agressivos, o objetivo pode ser a remoção subtotal com a limpeza das vias aéreas. É aconselhável a máxima remoção possível da doença, preservando a morfologia e anatomia normais e prevenindo as complicações de estenose subglótica e glótica, formação de membrana e estenose das vias aéreas resultantes.

Até recentemente, o *laser* de dióxido de carbono (CO_2) tem sido preferido aos instrumentos a frio no tratamento de PRR que envolve a laringe, a faringe, a traqueia superior e as cavidades nasal e oral.[6] Quando acoplado a um microscópio cirúrgico, o *laser* vaporiza as lesões com precisão e provoca sangramento mínimo. Quando usado com uma técnica sem toque, ele minimiza os danos às pregas vocais e limita as cicatrizes. Dedo relatou uma série de 244 pacientes com PRR tratados com *laser* de CO_2 a cada 2 meses; alcançou "remissão" em 37%, "eliminação" em 6%, e "cura" em 17%.[63] O *laser* de CO_2 tem um comprimento de onda de emissão de 10.600 nm e converte luz em energia térmica. Ele fornece energia que é absorvida pela água intracelular, com vaporização eficaz das células.[65] Fornece, também, uma destruição controlada de tecidos com vaporização da água e cauteriza as superfícies dos tecidos. A pluma de fumaça contém vapor de água e material de tecido vaporizado. As desvantagens em seu uso estão relacionadas com a segurança da equipe da sala de cirurgia, paciente e cirurgião. O *laser* pode refletir o metal utilizado na suspensão da laringe e ferir os olhos ou a pele. A explosão também pode atingir as áreas do paciente que não estão protegidas por uma toalha úmida para absorver a energia do *laser*. Além disso, contatou-se que a fumaça, ou "nuvem", do *laser* contém DNA viral ativo – uma fonte potencial de infecção.[66-68] Evacuadores de fumaça são necessários para a segurança das pessoas expostas. Ainda mais importante, como o *laser* gera calor, pode ocorrer ignição do tubo endotraqueal com um golpe inadvertido do *laser*. No ambiente rico em oxigênio fornecido pelos gases anestésicos, isso pode levar a uma explosão ou queimadura nas vias aéreas. O cirurgião que não tem conhecimento dos danos às camadas mais profundas do tecido com o uso imprudente do *laser* pode causar cicatrizes importantes e subsequente função anormal da prega vocal. O uso inadequado e agressivo do *laser* também pode resultar em danos aos tecidos que não são afetados e criar um ambiente adequado para implantação de partículas virais. O uso do *laser* de CO_2 também pode resultar em dano tardio ao tecido local, que pode ser associado ao número total de cirurgias com *laser* e à gravidade da PRR.

Embora o *laser* de CO_2 permita a precisão da cirurgia e excelente hemostasia, vários procedimentos são muitas vezes necessários. Laringoscopias a *laser* frequentes e intercaladas são recomendadas em uma tentativa de evitar a traqueostomia e para permitir que a criança desenvolva boa fonação, com a preservação da anatomia normal das pregas vocais. A última geração de micromanipuladores a *laser* tipo *microspot* permite que o cirurgião use ponto de tamanho 250 mm a uma distância focal de 400 mm e 160 mm a uma distância focal de 250 mm.

TÉCNICAS EMERGENTES

O uso do *laser* de CO_2 sobre as pregas vocais verdadeiras deve ser cuidadoso em virtude do significativo potencial de formação de tecido cicatricial no pós-operatório a partir de transferência de calor não reconhecido. Para minimizar o risco de formação de fibrose cicatricial nas pregas vocais verdadeiras, a excisão com aço a frio pode ser realizada com sucesso seguindo os princípios de fonomicrocirurgia, dissecção submucosa e microinstrumentação. Esta abordagem pode ter vantagens de tratamento sobre a cirurgia com *laser* de CO_2, especialmente em pacientes adultos com PRR.[69-71] Em sua série inicial, Zeitels e Sataloff[71] relataram que nenhum dos seis adultos apresentou recorrência dos papilomas em 2 anos de acompanhamento após a ressecção de doença primária. Entre os que tinham PRR, 6 de 16 (38%) continuaram a apresentar recorrência após procedimento de *microflap*.

O *laser* de potássio-titânio-fosfato (KTP) também ganhou atenção pelo seu uso na papilomatose. O *laser* KTP libera luz em um comprimento de onda de 532 nm. Neste comprimento de onda, a oxi-hemoglobina absorve a energia contida no interior do *laser*. O *laser* pode ser usado no ambiente de consultório, porque os filamentos utilizados são muito finos (até 0,3 mm) e podem ser colocados através de um broncoscópio flexível. Este *laser* também tem sido utilizado para tratar ectasia vascular da glote, pois é capaz de iniciar coagulação vascular sem destruir a camada superficial da lâmina própria. Em uma revisão por Zeitels,[72] o uso do *laser* KTP resultou na regressão da doença em mais de 75% em 18 de 29 pacientes. Os defensores do *laser* KTP preferem usá-lo por causa do baixo custo e da capacidade de usar filamentos finos, o que limita alguns dos problemas mecânicos presentes com outros *lasers*. O *laser* de corante pulsado (PDL, *pulse-dye laser*) utiliza luz e um material gerador que pode ser variado com base no cromóforo-alvo, a porção da molécula responsável pela sua cor, e é sintonizado para um comprimento de onda específico no qual a absorção máxima de energia pode ocorrer. O cromóforo do sangue tem 577 nm, e o PDL funciona em um comprimento de onda de 585 nm. Os benefícios do PDL incluem a capacidade de induzir coagulação microvascular preservando epitélio sobrejacente, que é, em última análise, relevante na preservação da voz, enquanto se trata adequadamente o processo papilomatoso. Pacientes com lesões sésseis, doença que envolve o ventrículo e áreas com cicatrizes significativas podem ter o máximo benefício do PDL. O uso do PDL foi popularizado porque pode ser utilizado em ambulatório e consultórios. O conforto do paciente com o procedimento em consultório tem sido documentado em adultos: 87% dos pacientes preferiram esta abordagem a procedimentos de PDL similares do trato aerodigestivo alto realizados em sala de cirurgia[73] Os benefícios da realização desses procedimentos em consultório incluem a potencial economia de custos equivalente a 5 mil dólares por caso, uma vez que foram consideradas todas as despesas com sala de cirurgia, hospital e anestesia.[74] A maioria dos pacientes pediátricos, no entanto, ainda precisa ser tratada sob anestesia geral em virtude dos problemas de cooperação e das preocupações com a manutenção das vias aéreas. Quando combinada com o uso de bevacizumab, esta modalidade pode oferecer resultados superiores aos de técnicas ablativas isoladas.[75-78]

Alguns pesquisadores estão agora substituindo o *laser* de CO_2 pelo microdebridador endoscópico como um meio de remover rapidamente a doença da laringe. Em um pequeno estudo randomizado, Pasquale et al.[79] observaram melhor qualidade de voz, menos tempo na sala de cirurgia, menos lesão da mucosa e custo-benefício na comparação direta entre o microdebridador e o *laser* de CO_2. El-Bitar e Zalzal[80] e Patel et al.[81] observaram semelhantes melhores resultados com o uso do microdebridador endoscópico. Uma pesquisa baseada na internet com membros da American Society of Pediatric Otolaryngology constatou que a maioria dos entrevistados agora prefere a técnica do microdebridador.[4]

Como nenhum regime terapêutico erradica o HPV, quando se pergunta se papiloma em uma área precisa ser removido, é prudente aceitar algum papiloma residual em vez de arriscar danos ao tecido normal e criar cicatrizes excessivas. Mesmo com a remoção de todos os papilomas clinicamente evidentes, vírus latente permanece no tecido adjacente. Portanto, os objetivos da terapia na doença extensa devem ser reduzir a carga tumoral, diminuir a

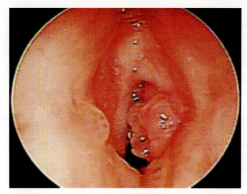

FIGURA 106-8. A laringoscopia revela papilomas exofíticos e membrana anterior da glote após vários procedimentos cirúrgicos.

propagação da doença, criar vias aéreas seguras e patentes, otimizar a qualidade de voz e aumentar o intervalo de tempo entre os procedimentos cirúrgicos. A remoção do papiloma em estágios para a doença na comissura anterior é apropriada para evitar a aposição de duas superfícies mucosas francas e minimizar o risco de formação de membranas (Fig. 106-8).

TÉCNICAS ANESTÉSICAS

Diversas técnicas anestésicas diferentes têm sido defendidas em procedimentos endoscópicos para remover papilomas em crianças. Com todos os métodos, as vias aéreas devem ser manuseadas com a máxima delicadeza para minimizar microtraumas iatrogênicos da mucosa.

VENTILAÇÃO ESPONTÂNEA

Na ventilação espontânea, agentes intravenosos, como propofol, são usados juntamente a oxigênio e gases anestésicos, como o sevoflurano, que são arrastados através de uma porta lateral do laringoscópio ou através de um tubo endotraqueal ou trombeta nasal colocada na faringe. Os esforços respiratórios do próprio paciente são responsáveis pela manutenção da anestesia. Esta técnica oferece a vantagem de um campo cirúrgico desobstruído, mas é difícil de dominar e requer que o anestesista esteja bem sintonizado com o seu paciente. Laringospasmo, despertar do sono e outros movimentos podem acontecer, com resultados desastrosos.

REINTUBAÇÃO PARA APNEIA INTERMITENTE

A ventilação com pressão positiva intermitente possibilita o uso da mais ampla gama de tipos de anestésicos e prevê uma visão cirúrgica sem obstruções. O paciente é anestesiado, entubado, suspenso e examinado. O microscópio é utilizado para visualizar a laringe e o tubo é retirado, enquanto o *laser* ou microdebridador é usado. O tubo é, então, substituído sob visualização direta, se a oxigenação do doente diminuir e/ou o nível de dióxido de carbono aumentar. Embora o tempo para a intervenção cirúrgica seja limitado, este método é simples e eficiente; no entanto, ele tem a desvantagem de potencialmente espalhar o vírus pela colocação repetida do tubo.

TUBOS ENDOTRAQUEAIS COBERTOS OU PROTEGIDOS CONTRA LASER

O uso de um tubo endotraqueal coberto ou protegido contra *laser*, evitando a ignição acidental pelo *laser*, pode ser eficaz e não requer nenhuma alteração significativa na conduta anestésica ou cirúrgica. O tubo permanece no campo cirúrgico, potencialmente obscurecendo a glote posterior e subglote. O tubo coberto deve ser protegido, geralmente com fita eletromagnética ou papel-alumínio, para reduzir o risco de queimadura das vias aéreas; os tubos protegidos contra *laser* encontram-se comercialmente disponíveis. Em qualquer caso, os manguitos também devem ser protegidos com cotonoides cirúrgicos úmidos para evitar sua ruptura.

VENTILAÇÃO A JATO

Outra alternativa anestésica é a ventilação a jato para microcirurgia da laringe. A ventilação a jato elimina os potenciais perigos de queimadura inerentes ao uso do tubo endotraqueal, quando associado ao *laser* de CO_2, e permite boa visualização das pregas vocais. Uma limitação desta técnica é a possibilidade de transmissão de partículas de HPV para as vias aéreas distais. A cânula do jato pode ser colocada acima ou abaixo das pregas vocais, e cada abordagem tem vantagens específicas. É preferível colocar a cânula próxima à extremidade do laringoscópio para diminuir o risco de pneumotórax ou pneumomediastino. Com grandes lesões na laringe, vias aéreas estreitadas, lesões de válvula esfera ou relaxamento muscular inadequado, pode desenvolver-se um alto grau de obstrução de fluxo de saída com o potencial de aumentar a pressão intratorácica e subsequente pneumotórax. A ventilação a jato também exige comunicação constante entre o cirurgião e o anestesiologista. Podem ocorrer ressecamento excessivo e danos, bem como insuflação de ar para dentro do estômago com distensão gástrica. Infelizmente, há também risco potencial de disseminação do papiloma[82] ou sangue para o trato respiratório.

Apesar de não ser adequada para a maioria das crianças com PRR, a endoscopia no consultório com luz ou anestesia tópica pode ser empregada juntamente a PDL em adultos selecionados.[73]

MODALIDADES DE TRATAMENTO ADJUVANTE

Embora o tratamento cirúrgico continue sendo o tratamento de base para PRR, em última análise, até 20% dos pacientes com a doença requerem alguma forma de terapia adjuvante. Os critérios mais amplamente adotados para iniciar a terapia adjuvante são a necessidade de quatro ou mais procedimentos cirúrgicos por ano, o novo crescimento rápido da doença com comprometimento das vias aéreas ou a propagação da doença para múltiplos locais distais. Algumas dessas opções de tratamento adjuvante estão resumidas na Tabela 106-1.

MODALIDADES ANTIVIRAIS

Interferon

O interferon foi um dos tratamentos iniciais mais comuns da terapia adjuvante para o tratamento da PRR.[6,83,84] Os interferons são uma classe de proteínas produzidas por células em resposta a uma variedade de estímulos que incluem infecções virais. As enzimas que são produzidas bloqueiam a replicação viral do RNA e DNA e alteram as membranas celulares, tornando-as menos suscetíveis à penetração viral. O mecanismo exato de ação é desconhecido, mas acredita-se que o interferon module a resposta imune do hospedeiro, aumentando a produção de uma proteína quinase e de endonuclease, a qual inibe a síntese de proteínas virais.[85] Em 1995, 9% de crianças com PRR receberam o fármaco.[6] A pesquisa mais recente com otorrinolaringologistas pediátricos documentou seu uso atual como sendo inferior a 4%.[4] Esse decréscimo tem várias causas, e as mais importantes são o perfil alto de efeito colateral do interferon e o surgimento concomitante do cidofovir. A forma mais utilizada de interferon, α-interferon recombinante (Roferon®; Roche, Nutley, NJ), foi recentemente retirada do mercado e substituída pelo interferon alfa-2a (Pegasys®; Roche), que tem um perfil melhor de segurança e um regime de dosagem simples.[86] Peginterferon alfa-2a tem um filamento especial denominado "peg" ligado à molécula de interferon, que protege o

TABELA 106-1. Opções de Tratamento para Papilomatose Respiratória Recorrente

Tratamento	Número de Pacientes Relatados
Terapia com *laser* O padrão para a remoção de papiloma	Centenas
Microdebridamento Um padrão em evolução para a remoção de papiloma	Centenas
Aciclovir Inibe a timidina quinase, uma enzima não codificada pelo HPV. Quatro pacientes tratados com aciclovir no pós-operatório, "sem recorrência em 3 casos".[105] Quatro pacientes tratados com aciclovir como terapia adjuvante para o tratamento de rotina a *laser*/cirúrgico. Um dos pacientes exibiu "doença menos agressiva durante o período de tratamento". Os autores concluem que aciclovir "não é recomendado no tratamento da papilomatose respiratória juvenil".[106]	8
Cidofovir Primeiro membro do grupo de agentes antivirais conhecidos como análogos de nucleotídeo fosfonados acíclicos; eles inibem a DNA polimerase viral. O cidofovir é injetado diretamente nos locais laríngeos da PRR. Estudos em grande escala estão em curso. 14 dos 17 pacientes com PRR "grave" que se submeteram a injeções de cidofovir experimentaram "resposta completa".[71] 10 de 10 crianças com PRR que se submeteram a injeções de cidofovir mostraram resposta com acompanhamento a curto prazo.[72] 14 de 14 adultos com PRR tiveram remissão da doença após 1 a 6 injeções de cidofovir.[107] Da mesma forma, injeções percutâneas de cidofovir resultaram em melhora clínica em 5 de 5 adultos e 5 de 5 crianças que receberam injeções intralesionais.[108,109] Um estudo maior com 26 adultos e crianças que receberam injeções intralesionais mostrou que um terço exibiu remissão completa; dois terços dos pacientes apresentaram redução da doença; nenhum teve agravamento da doença.[75,76] Um relato de um único paciente com disseminação pulmonar da PRR sugere que cidofovir sistêmico pode ser eficaz em alguns casos. Um paciente documentou a regressão das lesões de PRR do pulmão em resposta a cidofovir sistêmico.[78]	> 50
Indol-3-carbinol (I-3-C) I-3 C afeta a proporção de hidroxilação do estradiol. 18 pacientes, ensaio de fase 1: um terço (6 pacientes) mostrou "cessação do crescimento do papiloma"; um terço apresentou "redução da taxa de crescimento do papiloma"; um terço não mostrou "nenhuma resposta clínica".[84]	18
Interferon-α Este tratamento adjuvante mais amplamente utilizado parece modular a resposta imune do hospedeiro ao vírus. Efeitos colaterais mais comuns incluem sintomas semelhantes à gripe, mas podem abranger efeitos graves no SNC, como coma.[67,68]	> 100
Vacina contra caxumba 11 crianças com PRR foram tratadas com excisão regular do *laser*; 9 de 11 pacientes (82%) tiveram "remissão induzida por 1 a 10 injeções, com acompanhamento de 5 a 19 meses". Em uma série subsequente, a remissão foi induzida em 29 de 38 pacientes (76%) por 4 a 26 injeções, com acompanhamento de 2 a 5 anos.[95]	49
Retinoides Pequeno estudo duplo-cego em 6 indivíduos mostrou toxicidade sem benefício terapêutico.[127]	6
Terapia fotodinâmica (PDT-DHE)	> 100
Terapia fotodinâmica (PDT-Foscan)	Ensaios clínicos em curso
Vacinas Uma proteína de fusão composta de proteínas de choque térmico e produto do gene E7 de HPV (HSP-E7) tem sido utilizada com sucesso como uma nova vacina em pacientes com verrugas anogenitais; 13 dos 14 pacientes adultos tiveram resolução das verrugas na 24ª semana.[110] Esta nova abordagem é mostrada em estudos clínicos como tratamento potencial para PRR; no entanto, a companhia farmacêutica responsável saiu do mercado e os ensaios clínicos foram interrompidos. A vacina quadrivalente contra o HPV indicada para a prevenção de câncer cervical[32] promete reduzir expressivamente as taxas de morbidade e mortalidade do câncer cervical, mas também tem o potencial de diminuir carcinomas de células escamosas aerodigestivas e erradicar PRR nas gerações futuras.[32]	Ensaios clínicos em curso

DHE, Éter de di-hematoporfirina; PDT, terapia fotodinâmica; DNA, ácido desoxirribonucleico; HPV, papilomavírus humano; PRR, papilomatose respiratória recorrente, SNC: sistema nervoso central.

interferon de ser destruído pelo sistema imunológico do hospedeiro. Como resultado, o interferon pode durar mais tempo no corpo, o que aumenta sua eficácia. A nova formulação tem de ser administrada apenas uma vez por semana através de injeção subcutânea. O efeito colateral do α-interferon inclui tanto reações agudas quanto crônicas. As reações agudas são febre e sintomas generalizados semelhantes aos da gripe, simultaneamente a náuseas e vômitos, que tendem a diminuir com o tratamento prolongado. Cronicamente, o interferon pode causar diminuições da taxa de crescimento em crianças, elevação das enzimas hepáticas, alterações no sistema nervoso central (diplegia espástica leucopênica), convulsões febris e trombocitopenia. Erupções cutâneas, pele seca, alopecia, prurido e fadiga também são possíveis. A maioria dos efeitos colaterais é de curto prazo e não requer a interrupção do tratamento.

A eficácia a longo prazo do tratamento com interferon foi recentemente avaliada em uma série prospectiva multicêntrica, não randomizada.[87] Sessenta e três por cento dos pacientes com doença ativa e um intervalo livre de cirurgia de menos de 3 meses apresentaram remissão macroscópica no término do tratamento com interferon a longo prazo. Além disso, a maioria dos 37% considerados não respondedores apresentou um aumento do intervalo entre as cirurgias. No entanto, em uma média de 172 meses de acompanhamento, apenas 42% dos pacientes obtiveram remissão completa. Também foi observada uma diferença estatisticamente significativa nas respostas dependendo do subtipo de HPV: 68% dos pacientes com HPV 6 permaneceram em remissão no término do acompanhamento, contrapondo-se a apenas 18% dos pacientes com HPV 11.

Cidofovir

Durante a última década, vários relatos estimularam o interesse na injeção intralesional do cidofovir, um medicamento aprovado pela U.S. Food and Drug Administration (FDA) para uso em pacientes portadores do vírus da imunodeficiência humana (HIV) com citomegalovírus, em diretrizes de fácil acesso. O cidofovir é um nucleosídeo análogo do monofosfato de desoxicitidina. Uma vez convertido na sua forma ativa, esse pró-fármaco torna-se incorporado no DNA e produz toxicidade contra a família *Herpesviridae* e outros vírus. É um agente antiviral de largo espectro, com toxicidade viral que afeta **toda a família *Herpesviridae***. É aprovado apenas para uso intravenoso no tratamento da retinite por citomegalovírus em pacientes com HIV. Apesar de ser usado *off-label* de acordo com a FDA e independentemente da falta de estudos clínicos controlados randomizados cegos em crianças com PRR, o cidofovir é atualmente o fármaco adjuvante administrado com mais frequência.[4,88] Uma série de 17 pacientes com PRR grave tratada com cidofovir a 2,5 mg/mL injetado diretamente no leito do papiloma após a cirurgia a *laser* mostrou resposta completa em 14 dias.[89] Pransky et al.[90] usaram esse tratamento em 10 crianças manifestando PRR grave com acompanhamento a curto prazo e mostraram uma resposta em todos os pacientes, de modo que o acompanhamento a longo prazo tem sido animador.[91-93] Resultados encorajadores semelhantes foram relatados por Naiman et al.[94,95] em uma pequena coorte de adultos e crianças tratados com uma abordagem orientada por protocolo utilizando uma alta dose de cidofovir em intervalos de 2 semanas. Co e Woo[96] também demonstraram eficácia em um pequeno grupo de adultos apresentando PRR tratados com injeções intralesionais seriais de cidofovir em consultório. Por fim, tratamentos bem-sucedidos encorajadores de papilomatose multicística pulmonar usaram cidofovir sistêmico e inalado.[97,98]

Com base em estudos com animais que demonstraram alto nível de carcinogenicidade e em relatos de casos de displasia progressiva em pacientes com PRR,[99] foram publicadas diretrizes para os médicos interessados em usar cidofovir em seus pacientes com PRR.[100] Apesar da falta de rigor científico da maioria dos estudos e relatos sobre o cidofovir, os resultados preliminares são suficientemente encorajadores para considerá-lo uma opção de tratamento em pacientes com PRR grave. Como resultado, o cidofovir tem, relativamente, ampla utilização *off-label* para essa doença em pacientes gravemente afetados.[88] Em uma revisão sistemática de 10 anos da literatura sobre PRR tratada com cidofovir intralesional, foram relatadas resolução completa em 57% de todos os pacientes e resposta parcial em 35% dos pacientes. Apesar desses números promissores, os autores observam uma variabilidade enorme na dosagem, intervalo de administração e número de injeções, enfatizando a necessidade de um estudo duplo-cego, randomizado e controlado por placebo, a fim de melhor estudar este adjunto.[101] Infelizmente, no único estudo controlado randomizado duplo-cego existente, que utilizou o que muitos consideram ser uma dose subterapêutica de cidofovir, nenhuma diferença estatística foi observada entre cidofovir e placebo quando se consideram escore de gravidade Derkay, índice de deficiência de voz e uma pesquisa de qualidade de vida.[102] Pacientes em ambos os braços do estudo apresentaram melhora estatisticamente significativa em todas essas medidas. Apesar do pequeno tamanho da amostra, da baixa dose de cidofovir (0,3 a 5 mg/mL) e do curto período de acompanhamento, este estudo aponta a importância do grupo placebo para demonstrar a eficácia do debridamento cirúrgico no tratamento bem-sucedido de PRR agressiva. Células de PRR reprogramadas podem fornecer um meio para identificar pacientes que são mais propensos a responder favoravelmente ao cidofovir ou a outros fármacos adjuvantes.[103]

Uma metanálise de 31 artigos foi realizada para avaliar uma possível associação entre o uso *off-label* de cidofovir e a degeneração maligna.[104] Displasia foi descrita em 2,7% de todos os pacientes tratados com cidofovir intralesional, o que condiz com a incidência relatada de degeneração maligna espontânea de PRR (2,3%). Concluiu-se que o uso de cidofovir intralesional para PRR não aumenta o risco de displasia da laringe. Uma revisão retrospectiva de biópsias cirúrgicas em pacientes pediátricos com PRRJ tratados com cidofovir não encontrou casos de displasia, o que corrobora ainda mais esses achados.[105]

As recentes "diretrizes de boas práticas" com base na experiência de 82 otorrinolaringologistas mostram indicações específicas para uso de cidofovir.[88] O início do cidofovir é recomendado para pacientes que precisam de mais de seis cirurgias por ano, com intervalos decrescentes entre elas, ou têm disseminação extralaríngea. As recomendações são uma dose inferior a 40 mg/kg em adultos e menos de 3 mg/kg em crianças. Um ensaio terapêutico de um total de cinco injeções em intervalos de 2 a 6 de semanas é recomendado antes de abandonar esta modalidade. Tradicionalmente, o fármaco tem sido administrado por meio de uma injeção intralesional, embora recentemente uma técnica inalatória tenha sido tentada em crianças com doença distal.[98]

O cidofovir deve ser discutido como uma opção de tratamento para pacientes que necessitam de intervenções cirúrgicas frequentes ou que apresentam a propagação da doença fora da laringe. Pacientes com PRR e os pais das crianças afetadas devem ser informados sobre os riscos potenciais de seu uso, e um consentimento informado específico (Fig. 106-9) precisa ser obtido antes da sua utilização. Não deve ser oferecido cidofovir a crianças com doença mais indolente, provavelmente, até que seja claramente determinado um perfil de efeito colateral de longo prazo mais estabelecido em humanos.

Terapia Fotodinâmica

A terapia fotodinâmica (PDT) no tratamento de PRR foi estudada extensivamente por Shikowitz et al.[106] A PDT baseia-se na transferência de energia para um fármaco fotossensível. O fármaco original utilizado foi o éter de di-hematoporfirina (DHE), o qual tem tendência a concentrar-se em papilomas mais do que no tecido normal circundante. Os pacientes são, em geral, tratados intravenosamente com 4,25 mg/kg de DHE antes da fotoativação com um *laser* de corante de bomba de argônio. Uma pequena, mas estatisticamente significativa diminuição no crescimento de PRR, especialmente em pacientes cuja doença era mais grave, foi observada com o uso de PDT e DHE. A desvantagem desta terapia é que pacientes se tornam marcadamente fotossensíveis por períodos que duram 2 a 8 semanas. Foscan mostrou eficácia em tumores induzidos por HPV em coelhos com dano tecidual mínimo e menos fotossensibilidade. Um estudo clínico usando este fármaco em um estudo randomizado envolvendo um grupo paralelo de 23 pacientes gravemente afetados com 4 a 60 anos de idade resultou em melhora da doença laríngea; no entanto, as remissões não foram mantidas ao longo de 3 a 5 anos, e a terapia foi mal tolerada por um quarto dos pacientes.[107]

Indol-3-Carbinol

O indol-3-carbinol é um suplemento nutricional de venda livre encontrado em concentrações elevadas em vegetais crucíferos,

CONSENT TO TREATMENT USING AN INNOVATIVE OFF-LABEL USE OF VISTIDE (CIDOFOVIR)

1. I have carefully read all of the information contained in this consent form and consent to the procedure_____described below on behalf of _____. I have been told that I should ask questions about anything that I do not understand. (If you are not the patient, references to "I," "my" or "me" should be read as if referring to "the patient," when applicable.)

2. I understand that I have been diagnosed as having papillomas of the larynx ("Voicebox")

3. My physician(s) have recommended and explained to me the following course of treatment involving the use of drugs: Injection of Vistide (cidofovir) into the papillomas of the larynx (voicebox). Repeated injections are customary, sometimes as often as 1-2 times per month. The injections may be done in the hospital using general anesthesia (if general anesthesia is planned a member of the anesthesia team will discuss the risks and benefits with me and a separate consent will be signed. The injections may also be done in the physicians' office using a local anesthetic that will temporarily block the sensation in my throat and make me comfortable.

4. My physician(s) have explained to me the following benefit(s) that my physician(s) hope to achieve through the drug treatment: I understand that Vistide (cidofovir) has been used to reduce the size and slow or eliminate the growth of the laryngeal papillomas.

5. The United States Food and Drug Administration (FDA) has approved the use of the drug(s) listed above for the treatment other viruses, but the drug(s) has/have not been considered and approved by the FDA for the treatment recommended by my physician(s). Therefore the treatment recommended by my physician(s) is considered an "off-label" use of the drug(s). Physicians can prescribe, administer and/or recommend off-label uses of drugs based on scientifically sound standards of clinical practice.

6. I understand that there are risks associated with the use of any medication, including the medication(s) that my physician(s) is/are recommending as part of my treatment. Many patients experience few if any side effects from the treatment and others experience significant complications. The possibility of experiencing one or more of the following risks/side effects has been explained to me:
– The medication may fail to make the papilloma better and there may be continued growth or worsening of the papillomas.
– Allergic reaction to Cidofovir.
– I have been told that difficulty breathing, lack of breathing or severe allergic reaction may occur in a few patients. If any of these symptoms occur, additional medical treatment may be necessary.
– I am aware that significant complications have been reported when this medication is used in high doses for treatment of larger body areas when administered by the vein.. Although these problems have not been reported with the lower doses used in the larynx, they must be considered possible. Reported risks of higher-dose treatment include kidney damage, decrease in white blood count (decreased ability to fight infection), impaired fertility (decreased ability or inability to become pregnant or cause someone else to become pregnant), and the development of cancerous tumors.

Other drugs may interact with cidofovir. These drugs include probenecid and medications that also have a risk of kidney damage, such as intravenous (given by vein) gentamicin, tobramycin and amikacin; amphotericin B; vancomycin and some nonsteroidal antiinflammatory medications (like Motrin).

8. The following alternative treatment(s) for my condition, if any, and the possible consequences if no treatment is undertaken has/have been explained to me:
Repeated Surgery alone: Without treatment the papillomas will continue to grow in size and number.

9. I understand that my physician(s) may have to terminate my treatment if, in their judgment, it is not producing the desired results; the risk of continued treatment outweigh the benefits; or there are other valid reasons to do so. I know that at any time I may also request that the treatment be stopped.

10. For women only (initial one): _____ I am not pregnant _____ I am pregnant
The following statement is applicable if checked.
_____ I understand that pregnancy presents special risks. My treatment could cause significant harm to an embryo or fetus and I have been advised to abstain from sexual intercourse or to use a reliable form of birth control. I will inform my physician(s) if I am, could be or become pregnant.
_____ I understand that it is not known whether cidofovir is excreted in breast milk. I will inform the doctor if I am currently nursing a child.

MY SIGNATURE BELOW ACKNOWLEDGES THAT:
1) I HAVE READ, UNDERSTAND AND AGREE TO THE STATEMENTS SET FORTH ABOVE IN THIS DOCUMENT.
2) A PHYSICIAN OR PHYSICIAN'S REPRESENTATIVE HAS EXPLAINED TO ME ALL THE INFORMATION REFERRED TO IN THIS DOCUMENT.
3) NO GUARANTEES OR ASSURANCES CONCERNING THE RESULTS OF ANY TREATMENT HAVE BEEN MADE.
4) I VOLUNTARILY CONSENT TO UNDERGO THE TREATMENT(S) RECOMMENDED BY MY PHYSICIAN(S) AND I AUTHORIZE MY PHYSICIAN AND OTHER PHYSICIANS, NURSES, TECHNOLOGISTS AND OTHER PERSONS AUTHORIZED OR SELECTED BY MY PHYSICIAN, TO ADMINISTER, CONDUCT AND SUPERVISE THE TREATMENT(S).

_____   _____
Signature of patient or person authorized to consent for patient   Date

_____
Relationship to patient if signer is not patient

I have explained the nature, purpose, risks and consequences of the above-described treatment involving the innovative off-label use of drugs, alternative methods of treatment (including the risk of such alternatives), and the consequences if no treatment is undertaken. No guarantee or assurance has been given by me as to the results that may be obtained.

_____   _____
Signature of physician or physician representative   Date
obtaining consent to treatment

FIGURA 106-9. Consentimento para o tratamento com o uso *off-label* inovador de cidofovir nos Estados Unidos.

como brócolis, repolho, couve-de-bruxelas e couve-flor. É um potente indutor do metabolismo do estrogênio regulado pelo citocromo P450. O estrogênio é importante na PRR, porque aumenta a expressão do gene do HPV e permite a proliferação epitelial.[108] Um estudo prospectivo aberto de longo prazo (média de 56,7 meses) usou o indol-3-carbinol para o tratamento de PRR em adultos e crianças e observou resposta completa ou parcial em 70% dos pacientes; no entanto, os pacientes pediátricos não responderam tão bem quanto os adultos.[109,110] O papel do estrogênio no aumento de PRR foi suspeitado desde a descoberta de que esta doença exibe ligações de estrogênio aumentada.[111] A seguir, a inibição do metabolismo do estrogênio utilizando indol-3-carbinol mostrou reduzir a formação de tumores de papiloma induzidos por HPV em camundongos imunocomprometidos em cerca de 75%.[108] Mais recentemente, a resposta clínica ao indol-3-carbinol em crianças com PRR foi estreitamente relacionada com a taxa de estradiol hidroxilado na urina.[109] O acompanhamento mais longo de um maior estudo controlado cego parece ser justificado antes da recomendação universal deste tratamento.

Celecoxib

Em nível molecular, têm sido envidados esforços para identificar o papel das várias interleucinas, células de Langerhans e prostaglandinas E2 na infecção de células epiteliais por HPV. Uma pesquisa recente sobre a biologia molecular da PRR, especificamente as cascatas de sinalização que conduzem à regulação da ciclo-oxigenase-2 (COX-2), revelou que as células infectadas pelo HPV se comportam de forma diferente. Dada a interação dos produtos dos genes E (precoces) de HPV com os elementos a jusante da via de receptor de EGF, esses elementos individuais das cascatas de sinalização podem apresentar-se como novos alvos para regimes terapêuticos no tratamento de PRR e outras doenças induzidas por HPV.[3,112] Como resultado de observações casuais favoráveis com o uso de celecoxib em pacientes com PRR recalcitrante, foi iniciado um estudo multi-institucional, duplo-cego, controlado por placebo.[112a]

Vacina contra Caxumba

A injeção intralesional da vacina contra caxumba e da vacina contra sarampo/caxumba/rubéola tem sido investigada em um estudo aberto de centro único com sucesso moderado.[113] Esses resultados positivos, no entanto, não foram reproduzidos por outros pesquisadores.[114]

Terapia Antirrefluxo

Sabe-se que a exposição crônica ou recorrente às enzimas gástricas e ácidas pode causar alterações inflamatórias no revestimento epitelial do trato aerodigestivo. Essa reação inflamatória local pode desempenhar um papel na determinação do resultado para um paciente individual com exposição laríngea ao HPV. Em uma série de casos, o controle completo ou parcial do PRR em cada quatro crianças foi alcançado quando o refluxo foi melhorado com medicamentos e dieta ou, em um caso, com fundoplicatura. Além disso, quando se reduziu a adesão da terapia de refluxo em três pacientes, a PRR retornou. O reinício do tratamento com medicação e dieta trouxe novamente a PRR sob controle.[115] Em uma revisão retrospectiva dos pacientes com PRRJ, contatou-se que os chamados pacientes de alto risco – definidos como aqueles que têm maior chance de complicações em desenvolvimento devido ao aumento de procedimentos em sala de cirurgia para o tratamento da doença – que foram tratados com terapia antirrefluxo são significativamente menos propensos a formarem membranas laríngeas do que aqueles que não receberam terapia antirrefluxo.[116]

O H_2-anti-histamínico cimetidina mostrou efeitos imunomoduladores[117,118] e foi usado para tratar várias doenças de origem viral, incluindo PRR.[119] Uma pequena série de casos demonstrou eficácia em crianças com PRR anteriormente resistentes.[120] Esse controle ideal da doença de refluxo extraesofágico tem sido defendido como um meio de melhorar os resultados, em conjunto com o tratamento cirúrgico, e no nosso centro rotineiramente colocamos os pacientes com PRR em um regime antirrefluxo.

Bevacizumab

O bevacizumab é um medicamento inibidor de angiogênese, que, quando combinado com PDL de 532 nm, pode afetar significativamente a PRR. Em um estudo aberto que envolveu 10 pacientes adultos, foi demonstrada uma redução de 90% na recorrência após cinco tratamentos.[75] Um estudo prospectivo aberto de centro único para avaliar a segurança e a tolerância em 43 pacientes com PRR mostrou que altas doses de bevacizumab são relativamente seguras em pacientes adultos.[76] Uma avaliação prospectiva em crianças com PRR encontra-se em curso. Os efeitos sinérgicos do *laser* KTP, quando combinado com injeções de bevacizumab, foram demonstrados em um estudo prospectivo com adultos manifestando PRR.[77] Em um estudo-piloto pediátrico, Maturo e Hartnick[78] relataram o caso de três crianças com PRR grave tratadas com o microdebridador para remover papilomas volumosos e o *laser* KTP nas áreas sensíveis (comissura anterior, região interaritenóidea), seguido de uma injeção de 1 mL de bevacizumab. Todas as três crianças tiveram um tempo maior entre as intervenções cirúrgicas posteriores e melhores pontuações em um questionário de qualidade de vida pediátrico relacionado com a voz.

Vacinas Terapêuticas para Papilomavírus Humano

Pesquisas preliminares para o desenvolvimento de vacinas terapêuticas contra o HPV vêm concentrando-se no uso de proteínas virais precoces (p. ex., E6 e E7) como antígeno-alvo. Um desses fármacos é o HspE7, uma proteína de fusão recombinante derivada de proteína de choque térmico 65 (Hsp65) do bacilo de Calmette-Guérin de *Mycobacterium bovis* covalentemente ligada na sua extremidade C-terminal à proteína E7 do HPV 16.[121] Os resultados do estudo de fase 2 em um estudo aberto por um período de 14 meses demonstraram que o intervalo entre as cirurgias dobrou em quase metade dos pacientes e o número absoluto de cirurgias diminuiu significativamente.[122] Como um modulador do sistema imunológico, HspE7 tem um perfil de efeito colateral baixo e sua administração é possível ambulatorialmente. Ensaios maiores de fase 3, cegos e controlados por placebo, são necessários para confirmar os resultados deste estudo.

E6 e E7 são alvos ideais para o desenvolvimento de uma vacina terapêutica de DNA contra tumores associados ao HPV, uma vez que contribuem para a oncogênese e a progressão do tumor, mas não são encontrados em células normais. A vacinação com uma vacina de DNA liberada diretamente nas células dendríticas, a fim de preparar células T antígeno-específicas, mostrou ser bastante promissora em um modelo de tumor para justificar o início de um estudo clínico de vacina terapêutica.[123]

ESTADIAMENTO DA GRAVIDADE

Para o controle da progressão da doença em uma criança, a comunicação com outros cirurgiões e o tratamento de pacientes em formato de protocolo é útil, adotando-se um sistema de pontuação cirúrgico para avaliar a gravidade e o curso clínico da PRR. Apesar de vários sistemas de pontuação e estadiamento terem sido propostos, médicos e pesquisadores ainda não adotaram uma nomenclatura uniforme aceitável para descrever lesões de PRR que seja simples, porém abrangente. Isso criou confusão na literatura sobre PRR e na comunicação entre médicos sobre as respostas dos pacientes aos tratamentos. Além disso, a ausência de um sistema de estadiamento universalmente aceito tem prejudicado nossa capacidade de relatar com precisão os resultados dos tratamentos adjuvantes ou documentar o curso natural da doença. Introduzimos um sistema de estadiamento da gravidade da PRR em um formato que incorpora os melhores sistemas existentes, classificando numericamente o grau de papilomatose nos subsítios aerodigestivos, avaliando os parâmetros funcionais,

```
AVALIAÇÃO DE ESTADIAMENTO PARA PAPILOMATOSE LARÍNGEA RECORRENTE

INICIAIS DO PACIENTE: ___      DATA DA CIRURGIA: ___      CIRURGIÃO: ___
NÚMERO DA IDENTIDADE DO PACIENTE: ___                     INSTITUIÇÃO: ___

1. Quanto tempo desde a última cirurgia de papiloma? ___ dias, ___ semanas, ___ meses, ___ anos,
   ___ não sei, ___ primeira cirurgia
2. Contando com a cirurgia de hoje, quantas cirurgias de papiloma nos últimos 12 meses foram
   realizadas? ___
3. Descrever a voz do paciente hoje: ___ afônica, ___ anormal, ___ normal, ___ outro
4. Descrever o estridor do paciente hoje: ___ ausente, ___ presente com atividade, ___ presente em
   repouso, ___ não sei
5. Descrever a urgência da intervenção de hoje: ___ programada, ___ urgente, ___ emergente

PARA CADA LOCAL, PONTUE COMO: 0 = NENHUM, 1 = LESÃO SUPERFICIAL, 2 = LESÃO ELEVADA,
3 = LESÃO VOLUMOSA

LARINGE:
    Epiglote
            Superfície lingual ___   Superfície laríngea ___
    Pregas ariepiglóticas:        Direita ___   Esquerda ___
    Falsas pregas vocais:         Direita ___   Esquerda ___
    Pregas vocais verdadeiras:    Direita ___   Esquerda ___
    Aritenoides:                  Direita ___   Esquerda ___
    Comissura anterior ___   Comissura posterior ___
    Subglote ___

TRAQUEIA:
    Terço superior ___
    Terço médio ___
    Terço inferior ___
    Brônquios:        Direito ___      Esquerdo ___
    Estoma de traqueostomia ___

OUTROS:
    Nariz ___
    Palato ___
    Faringe ___
    Esôfago ___
    Pulmões ___
    Outro ___

PONTUAÇÃO TOTAL DE TODOS OS LOCAIS: ___
```

FIGURA 106-10. Folha de avaliação de estadiamento para papilomatose respiratória recorrente. (De Derkay CS, Malis DJ, Zalzal G, et al. A staging system for assessing severity of disease and response to therapy in recurrent respiratory papillomatosis. *Laryngoscope.* 1998; 108:935-7.)

registrando esquematicamente o envolvimento do subsítio e atribuindo uma pontuação numérica final para a dimensão atual da doença do paciente (Figs. 106-10 e 106-11; ver também Fig. 106-7).[124,125] Esse sistema de estadiamento agora é informatizado e está disponível para os cirurgiões, possibilitando a medição objetiva e subjetiva do curso clínico de um paciente individual e a resposta ao tratamento ao longo do tempo. O *software* de técnica de criptografia que seja compatível com o Health Insurance Portability e Accountability Act possibilita que médicos em todo o mundo compartilhem anonimamente dados de alguns dos seus pacientes para melhorar o nosso conhecimento acerca da doença e promover investigações multi-institucionais.

REGISTRO E INICIATIVAS DE FORÇA-TAREFA

A participação em protocolos nacionais e regionais de modalidades de tratamento adjuvante é essencial para que a comunidade científica saiba mais sobre a PRR. Foi desenvolvido um registro nacional de doentes com PRR[17] que acompanhou quase 600 crianças em 22 locais com dados de mais de 11.000 procedimentos cirúrgicos. Os dados do registro nacional auxiliaram na identificação de pacientes adequados para inclusão em estudos multi-institucionais de tratamentos adjuvantes, bem como definiram melhor os fatores de risco para a transmissão do HPV e cofatores que podem determinar a agressividade da PRR. Uma força-tarefa para a PRR composta dos principais pesquisadores em cada um dos locais de registro, além de representantes da comunidade de pesquisa de PRR em adultos e grupos de apoio de paciente/pais, reúne-se duas vezes por ano para facilitar as iniciativas de pesquisa. Os trabalhos incluíram o desenvolvimento de: 1) diretrizes práticas para ajudar a orientar os médicos no diagnóstico e tratamento de crianças com PRR; 2) orientações de saúde pública em relação à PRR; e 3) declarações sobre o uso de cidofovir e o valor da tipagem viral. Áreas de pesquisa incluem investigações dos genes responsáveis pela PRR agressiva e benefícios da vacina HPV quadrivalente para o tratamento e a prevenção da PRR.

OUTRAS CONSIDERAÇÕES

Até recentemente, os dados a respeito dos resultados vocais de pacientes tratados com cada modalidade têm sido limitados. Um

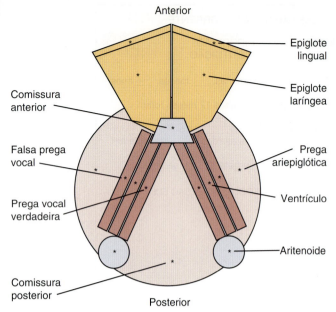

FIGURA 106-11. Diagrama de locais da laringe que podem ser pontuados. (De Hester RP, Derkay CS, Burke BL, Lawson ML: Reliability of a staging assessment system for recurrent respiratory papillomatosis. *Int J Pediatr Otorhinolaryngol.* 2003; 67:505-9.)

estudo de 2009 revisou os resultados da voz em duas coortes de crianças com PRRJ ativa.[126] Um grupo foi definido como "coorte de *laser* de CO₂" caso mais de 25% dos seus procedimentos tenham sido realizados com o *laser* de CO₂; um segundo grupo foi tratado quase exclusivamente com o microdebridador. As medidas dos resultados incluíram medidas de *jitter*, *shimmer*, relação ruído/harmônico e análise perceptiva por um fonoaudiólogo experiente. As pontuações foram consistentemente mais baixas no grupo do microdebridador, indicando um padrão vocal melhor, sugerindo que a qualidade de voz deteriorou-se com o aumento do uso do *laser* de CO₂. O estudo, no entanto, apresentava tamanhos relativamente pequenos das amostras. Coortes maiores, inclusão de pacientes adultos e acompanhamento de longo prazo podem ser necessários para se fazer declarações mais generalizadas sobre os efeitos de uma modalidade cirúrgica específica sobre a voz.

As crianças com diagnóstico recente de PRR requerem um grande compromisso de tempo por parte do otorrinolaringologista para envolver a família em uma discussão franca e aberta sobre a doença e seu tratamento. Grupos de apoio (nos Estados Unidos, há o Recurrent Respiratory Papilloma Foundation [www.rrpf.org]) podem ser um recurso vital para informação e apoio. Pacientes com PRR precisam de consultas frequentes ao consultório e procedimentos endoscópicos no início para estabelecer a agressividade da doença. Os pacientes são aconselhados a regressar ao consultório ou telefonar quantas vezes for necessário, enquanto membros da família e da equipe de saúde se familiarizam com os sintomas e o nível de desconforto da criança. Embora monitores infantis domiciliares do tipo interfone sejam recomendados com frequência, monitores de apneia-bradicardia e oximetria de pulso geralmente não são necessários. A repetição da laringoscopia flexível de fibra óptica pode ser feita no consultório, e fonoterapia e fonoaudiologia são oferecidas no início do curso da doença. O controle de outros fatores clínicos, como refluxo e asma, também é rigorosamente mantido. Uma abordagem de equipe para cuidar do paciente com PRR é ideal.

RESUMO

A PRR é uma doença difícil e instável, com o potencial para consequências mórbidas em virtude do envolvimento das vias aéreas e do risco de degeneração maligna. Os objetivos do tratamento cirúrgico são a manutenção de vias aéreas seguras, mantendo a função da voz e evitando fibrose cicatricial excessiva. Nenhuma modalidade única de tratamento demonstrou consistentemente eficácia na erradicação de PRR. Quando as crianças necessitam de tratamento cirúrgico com mais frequência do que quatro vezes em 12 meses ou têm evidências de disseminação distal da PRR fora da laringe, deve ser considerado tratamento médico adjuvante. Muitos tratamentos adjuvantes têm sido investigados para suplementar o tratamento cirúrgico; eles variam desde suplementos dietéticos e controle da doença de refluxo extraesofágico a agentes antivirais e quimioterápicos potentes e terapia fotodinâmica. Embora várias dessas modalidades sejam promissoras, nenhum tratamento adjuvante conseguiu curar a PRR até agora.

Um registro de pacientes com PRR e um *software* para ajudar os clínicos a compartilhar informações e acompanhar com precisão esses casos foram desenvolvidos para promover a compreensão do curso natural da doença. São necessárias pesquisas futuras sobre a prevenção da transmissão do HPV de mãe para filho. Especificamente, os papéis da parto cesárea e da cirurgia ginecológica durante a gravidez precisam ser elucidados. O uso universal ou quase universal de uma vacina contra o HPV, que protege contra os HPVs 6 e 11, pode fazer para a PRR o que a vacina contra *Haemophilus influenzae B* fez para a epiglotite por *H. influenzae* tipo B – praticamente eliminou novos casos em menos de uma década. Mais aperfeiçoamentos das técnicas cirúrgicas, incluindo o uso de novos *lasers* em consultório para minimizar as lesões cicatriciais da laringe, também precisam ser estudados. O tratamento cirúrgico para PRR requer uma equipe qualificada, composta por otorrinolaringologistas, anestesistas e pessoal de apoio na sala de cirurgia, que trabalhem juntos em uma instalação devidamente equipada para o difícil controle das vias aéreas pediátricas. Em virtude da natureza recorrente da PRR e do potencial de obstrução das vias aéreas, o apoio e o aconselhamento dos pais podem ser inestimáveis para a segurança da criança com PRR.

Para consultar a lista completa de referências, acesse www.expertconsult.com.

LEITURA SUGERIDA

Armstrong LR, Derkay CS, Reeves WC: Initial results from the National Registry for juvenile-onset recurrent respiratory papillomatosis. *Arch Otolaryngol Head Neck Surg* 125:743–748, 1999.

Dedo HH, Yu KC: CO₂ laser treatment in 244 patients with respiratory papillomatosis. *Laryngoscope* 111:1639–1644, 2001.

Derkay CS: Task force on recurrent respiratory papillomas: a preliminary report. *Arch Otolaryngol Head Neck Surg* 121:1386–1391, 1995.

Derkay CS: Cidofovir for recurrent respiratory papillomatosis (RRP): a reassessment of risks. *Int J Pediatr Otolaryngol* 11:1465–1467, 2005. [Epub 2005 Sep19].

Derkay CS, Malis DJ, Zalzal G, et al: A staging system for assessing severity of disease and response to therapy in recurrent respiratory papillomatosis. *Laryngoscope* 108:935–937, 1998.

Derkay CS, Smith RJ, McClay J, et al: HspE7 treatment of pediatric recurrent respiratory papillomatosis: final results of an open-label trial. *Ann Otol Rhinol Laryngol* 114:730–737, 2005.

Derkay CS, Volsky PG, Rosen CA, et al: Current use of intralesional cidofovir for recurrent respiratory papillomatosis. *Laryngoscope* 123(3):705–712, 2013. [Epub 2012 Oct 15].

Freed GL, Derkay CS: Prevention of recurrent respiratory papillomatosis: role of HPV vaccination. *Int J Pediatr Otorhinolaryngol* 70(10):1799–1803, 2006.

Kashima HK, Mounts P, Leventhal B, et al: Sites of predilection in recurrent respiratory papillomatosis. *Ann Otol Rhinol Laryngol* 102:580–583, 1993.

Kosko J, Derkay CS: Role of cesarean section in the prevention of recurrent respiratory papillomatosis: is there one? *Int J Pediatr Otorhinolaryngol* 1:31–38, 1996.

Maloney EM, Unger ER, Tucker RA, et al: Longitudinal measures of human papillomavirus 6 and 11 viral loads and antibody response in children with recurrent respiratory papillomatosis. *Arch Otolaryngol Head Neck Surg* 132:711–715, 2006.

Markowitz LE, Dunne EF, Saraiya M, et al: Quadrivalent HPV: recommendations of the ACIP, 2007. Available at www.cdc.gov/vaccines/vpd-vac/hpv/default.htm.

Markowitz LE, Dunne EF, Saraiya M, et al: Recommendations on the Use of Quadrivalent Human Papillomavirus Vaccine in Males: Advisory Committee on

Immunization Practices (ACIP), 2011. Available at www.cdc.gov/mmwr/preview/mmwrhtml/mm6050a3.htm.

Matys K, Mallary S, Bautista O, et al: Mother-infant transfer of anti-human papillomavirus (HPV) antibodies following vaccination with the quadrivalent HPV (type 6/11/16/18) virus-like particle vaccine. *Clin Vaccine Immunol* 19(6):881–885, 2012.

Mounts P, Shah KV, Kashima H: Viral etiology of juvenile- and adult-onset squamous papilloma of the larynx. *Proc Natl Acad Sci U S A* 79:5425–5429, 1982.

Pransky SM, Magit AE, Kearns DB, et al: Intralesional cidofovir for recurrent respiratory papillomatosis in children. *Arch Otolaryngol Head Neck Surg* 125:1143–1148, 1999.

Reeves WC, Ruparelia SS, Swanson KI, et al: National registry for juvenile-onset recurrent respiratory papillomatosis. *Arch Otolaryngol Head Neck Surg* 129(9):976–982, 2003.

Rimmel FL, Shoemaker DL, Pou AM, et al: Pediatric respiratory papillomatosis: prognostic role of viral typing and cofactors. *Laryngoscope* 107:915–918, 1997.

Schraff S, Derkay CS: Survey of ASPO membership regarding management of RRP distal spread and the use of adjuvant therapies. *Arch Otolaryngol Head Neck Surg* 130:1039, 2004.

Shah K, Kashima HK, Polk BF, et al: Rarity of cesarean delivery in cases of juvenile-onset respiratory papillomatosis. *Obstet Gynecol* 68:795–799, 1986.

Shah KV, Stern WF, Shah FK, et al: Risk factors for juvenile-onset recurrent respiratory papillomatosis. *Pediatr Infect Dis J* 17:372–376, 1998.

Shikowitz MJ, Abramson AL, Steinberg BM, et al: Clinical trial of photodynamic therapy with meso-tetra (hydroxyphenyl) chlorin for respiratory papillomatosis. *Arch Otolaryngol Head Neck Surg* 131:99–105, 2005.

Wiatrak BJ, Wiatrak DW, Broker TR, et al: Recurrent respiratory papillomatosis: a longitudinal study comparing severity associated with human papilloma viral types 6 and 11 and other risk factors in a large pediatric population. *Laryngoscope* 114(11 Pt 2, Suppl 104):1–23, 2004.

Zeitels SM, Barbu AM, Landau-Zemer T, et al: Local injection of bevacizumab (Avastin) and angiolytic KTP laser treatment of recurrent respiratory papillomatosis of the vocal folds: a prospective study. *Ann Otol Rhinol Laryngol* 120(10):627–634, 2011.

107 Estenoses Glótica e Subglótica

George H. Zalzal | Robin T. Cotton

Pontos-chave

- Estenoses glótica e subglótica podem ter diversas etiologias, que incluem, em ordem decrescente de frequência, causas iatrogênicas, como intubação endotraqueal prolongada ou cirurgia laríngea; traumatismo cervical externo; estenose congênita; queimaduras ou ingestão cáustica; infecção; ou inflamação, como refluxo gastresofágico ou granulomatose de Wegener.
- Os tipos de estenose são anterior, posterior, circunferencial e completa.
- Estenoses glótica e subglótica podem ser evitadas pelo tratamento das fraturas e das lacerações da laringe, com o uso de técnicas adequadas de traqueostomia e cirurgia laríngea, e pela prevenção de traumas por intubação.
- O diagnóstico é feito por meio de história e exame físico; imagem anteroposterior e lateral dos tecidos moles, tomografia computadorizada e ressonância magnética; e endoscopia (flexível e rígida). Avaliações adicionais podem incluir testes de função pulmonar, avaliação da voz, pHmetria e avaliação endoscópica funcional da deglutição.
- As opções para o tratamento incluem abordagens endoscópicas, separação anterior da cricoide, cirurgia de expansão, enxertia, colocação de stent, laringotraqueoplastia em estágio único e ressecção cricotraqueal parcial.

Estenose crônica da laringe é um estreitamento cicatricial parcial ou completo da endolaringe que pode ser congênito ou adquirido. A condição é rara e apresenta vários problemas que afetam os tecidos moles e a cartilagem. Lesões iatrogênicas e traumatismo externo do pescoço respondem pela maioria dos casos. A estenose crônica da laringe em pacientes pediátricos pode ser tratada de modo diferente daquela em adultos, mas os princípios de cirurgia de expansão versus ressecção permanecem os mesmos. De todas as estenoses da laringe, a estenose subglótica crônica (ESC) é a mais comum e apresenta desafios significativos no tratamento (Fig. 107-1).

ETIOLOGIA E FISIOPATOLOGIA

ESTENOSE CONGÊNITA DA LARINGE

A estenose congênita é decorrente da recanalização inadequada do lúmen da laringe após a conclusão da fusão epitelial normal no final do terceiro mês de gestação.[1] Os achados patológicos finais dependem do grau de recanalização. Assim, se o lúmen da laringe não for recanalizado e permanecer completamente obliterado, o resultado será a atresia completa da laringe; se for parcialmente recanalizado, podem ocorrer atresia incompleta, estenose ou formação de membrana. Em geral, a cartilagem cricoide apresenta desenvolvimento anormal.

Atresia Congênita da Laringe e Membranas Laríngeas

A atresia laríngea pode ocorrer em qualquer nível da laringe ou em uma combinação de níveis. O quadro clínico depende da gravidade da lesão. Na atresia completa, a glote é fechada nas pregas vocais, ou acima delas, por uma membrana fibrosa firme. O recém-nascido é afônico, tenta vigorosamente respirar, sofre deterioração rápida, torna-se cianótico, apesar dos esforços respiratórios contínuos, e logo vai a óbito por asfixia, a menos que seja realizada traqueostomia imediata.[2,3] A condição é incompatível com a vida, a menos que seja realizada traqueostomia de emergência ou haja uma fístula traqueoesofágica ou broncoesofágica associada. O tipo mais grave de atresia congênita da laringe apresenta-se no natimorto e não há como ser identificado.

Membranas laríngeas congênitas são responsáveis por aproximadamente 5% das anomalias congênitas da laringe.[4] Cerca de 75% ocorrem no nível da glote, e as restantes são supraglóticas ou subglóticas.[5] Existe uma associação estabelecida entre membrana anterior da glote, deleção do cromossomo 22q11.2 e síndrome velocardiofacial.[6-8] Todos os pacientes com membrana glótica anterior congênita deveriam ter o estado de deleção do cromossomo 22q11.2 determinado por análise de hibridização in situ fluorescente. A maioria das membranas laríngeas apresenta manifestações ao nascimento ou nos primeiros meses de vida. A gravidade da membrana varia e apenas algumas são graves o bastante para requerer intubação ou traqueostomia. A membrana laríngea é muitas vezes uma anormalidade da glote e da região cricóidea subglótica (Fig. 107-2). O diagnóstico diferencial inclui paralisia bilateral das pregas vocais e fixação congênita da articulação interaritenóidea. É importante detectar anomalias associadas da laringe, do sistema respiratório e outros sistemas de órgãos.

O tratamento da atresia congênita da laringe e das membranas laríngeas é apresentado mais adiante neste capítulo em tratamentos para distúrbios específicos.

ESTENOSE SUBGLÓTICA CONGÊNITA

O diâmetro do lúmen subglótico normal no recém-nascido a termo é de 4,5 a 5,5 mm e, em bebês prematuros, corresponde a cerca de 3,5 mm. Um diâmetro subglótico de 4 mm ou menos em um recém-nascido a termo é considerado estreito.

Estenose subglótica (ES) é considerada congênita na ausência de uma história de intubação endotraqueal ou outras causas aparentes adquiridas de estenose. O diagnóstico pode ser difícil de

107 | ESTENOSES GLÓTICA E SUBGLÓTICA 1677

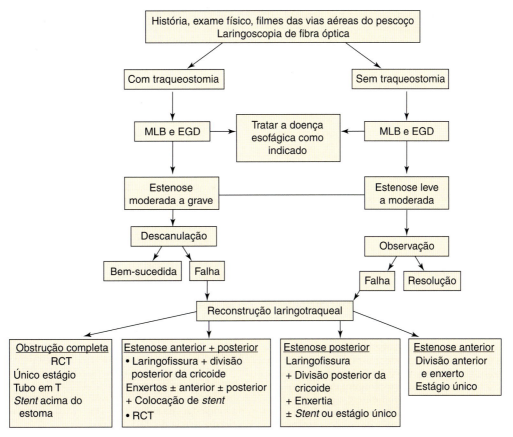

FIGURA 107-1. Algoritmo para o tratamento da estenose laríngea. RCT, Ressecção cricotraqueal; EGD, esofagogastroduodenoscopia; MLB, microlaringoscopia e broncoscopia.

confirmar, e não se sabe quantas crianças prematuras intubadas, que não conseguiram ser extubadas, apresentam ES congênita subjacente. Assim, pode-se dizer por aproximação que a ES congênita é a terceira doença congênita mais comum da laringe após laringomalacia e paralisia do nervo laríngeo recorrente. A ES adquirida é mais comum do que a congênita em decorrência da intubação endotraqueal prolongada para suporte respiratório.

A ES congênita é um diagnóstico endoscópico clínico que compreende várias condições histopatológicas que provocam estreitamento das vias aéreas subglóticas. A ES congênita pode ser dividida nos tipos membranoso e cartilaginoso.[9-11] O tipo membranoso é um espessamento do tecido mole fibroso da área subglótica causado pelo aumento do tecido conjuntivo fibroso ou glândulas mucosas dilatadas hiperplásicas sem uma reação inflamatória. É geralmente circunferencial, com a área mais estreita em torno de 2 a 3 mm abaixo das pregas vocais verdadeiras, estendendo-se às vezes para cima a fim de envolver as pregas vocais verdadeiras.[12] Os tipos cartilaginosos são mais variáveis, porém o mais comum é um espessamento ou deformidade da cartilagem cricoide que origina uma placa de cartilagem semelhante a projeções que parcialmente preenchem a superfície interna côncava do anel cricoide e estende-se posteriormente como um lâmina rígida sólida, deixando apenas uma pequena abertura posterior.[13]

Os sintomas dependem do grau de estreitamento subglótico. Em casos graves, ocorrem dificuldade respiratória e estridor ao nascimento; em casos mais leves, os sintomas tornam-se evidentes durante as primeiras semanas ou meses de vida e apresentam-se como crupe prolongada ou recorrente. O diagnóstico diferencial inclui hemangioma subglótico e cistos subglóticos. Os lactentes geralmente tornam-se sintomáticos por volta dos 3 meses em decorrência do aumento da atividade e das necessidades de ventilação.[2,9]

Um edema mínimo da laringe decorrente de infecção ou endoscopia pode precipitar a obstrução das vias aéreas porque a cartilagem cricoide limita o edema de tecido em qualquer direção, exceto para o lúmen da laringe em detrimento das vias aéreas. É necessário muito cuidado quando a endoscopia é realizada nessas crianças para evitar traumatismo da mucosa subglótica.

O diagnóstico endoscópico é essencialmente feito por meio de endoscopia flexível de fibra óptica para avaliar a função das pregas vocais e endoscopia rígida para estimar o grau de obstrução anatômica. Pode-se evitar edema pós-endoscopia quando se realiza a cirurgia em uma criança tranquila e relaxada, que está bem oxigenada. A cooperação entre o endoscopista e o anestesista é essencial, bem como a instrumentação delicada, de preferência com o telescópio de sistema de haste-lente rígida apenas, sem a bainha. Se ocorrer edema pós-operatório, deve se iniciar tratamento

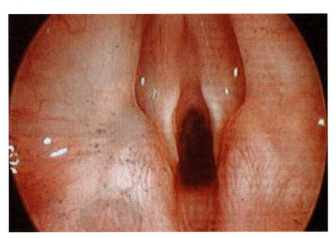

FIGURA 107-2. Visão endoscópica de uma membrana glótica congênita com extensão subglótica.

agressivo com *spray* frio de epinefrina racêmica por aerossol ou respiração de pressão positiva intermitente e um curso curto de corticosteroides intravenosos em doses elevadas.

A ES congênita é geralmente menos grave do que estenose adquirida e pode, portanto, ser tratada de forma mais conservadora. Alguns pacientes superam a condição.[12-14] O tratamento depende do grau e da gravidade da estenose, da forma (se a cartilagem cricoide é normal ou anormal), e se existem anomalias congênitas associadas.

Casos leves de estenose são tratados de modo conservador por conduta expectante e acompanhamento regular, porque muitas crianças superam o problema. Durante a observação, recomenda-se o tratamento clínico vigoroso de infecções virais. Casos mais graves que requerem suporte das vias aéreas podem ser tratados por traqueostomia e posterior reparação reconstrutora, ou por reconstrução laringotraqueal (RLT) em estágio único, utilizando enxerto de cartilagem costal para a expansão das vias aéreas subglóticas.

ESTENOSE LARÍNGEA ADQUIRIDA

O traumatismo é a causa mais comum de estenose laríngea adquirida em crianças e adultos, podendo ser externo ou interno.

Traumatismo Externo da Laringe

O traumatismo contuso no pescoço sofrido durante acidentes automobilísticos lesiona a laringe quando a superfície anterior do pescoço estendido atinge o painel ou o volante do carro e provoca fratura da estrutura laríngea. Isso é mais comum em adultos do que em crianças, cuja mandíbula proeminente e a posição relativamente alta da laringe atuam de forma protetora contra as lesões. Fraturas da laringe ocorrem em acidentes domésticos quando o pescoço sofre um golpe contra uma peça de mobiliário, como uma mesa de café. A estenose laríngea crônica adquirida é uma sequela de traumatismo laríngeo grave com fratura das cartilagens cricoide e tireoide, com ou sem deslocamento, ou de traumatismo da laringe tratado inadequadamente em estágios iniciais.

Outro mecanismo de traumatismo da laringe sem corte, a chamada lesão "em varal", ocorre quando uma pessoa que está andando de bicicleta golpeia a região anterior do pescoço contra um galho ou varal, sofrendo fratura da laringe e separação tireotraqueal ou cricotraqueal. Um paciente pode sofrer separação da cricoide e traqueia e ainda sobreviver ao ferimento. Feridas penetrantes da laringe são geralmente menos comuns do que o traumatismo contuso, ocorrendo com mais frequência em adultos do que em crianças.

Traumatismo Interno da Laringe

A maioria dos casos de lesão laríngea interna é iatrogênica, secundária à intubação endotraqueal prolongada, que é a causa mais comum de estenose crônica da laringe. Cerca de 90% dos casos de ES crônica adquirida em lactentes e crianças ocorrem após intubação endotraqueal.[12,14] A incidência de estenose após a intubação varia entre menos de 1% a 8,3%.[15-19] Essa taxa é muito menor do que a taxa de 12% a 20% relatada no final da década de 1960 e início da década de 1970, em virtude do reconhecimento do problema e da instituição de métodos preventivos. Apesar da melhora no atendimento neonatal, a incidência tem sido mantida em torno de 1% ao longo dos últimos 10 anos.[19,20] Esses dados podem subestimar a verdadeira incidência da doença na população pediátrica, pois muitas crianças que estão intubadas não sobrevivem à doença primária. Além disso, alguns casos de ES adquirida podem não ser identificados a menos que se desenvolva uma infecção do trato respiratório superior ou o paciente precise de reintubação mais tarde na vida. As áreas mais comumente lesionadas são a região subglótica em crianças e a endolaringe posterior em adultos.[21]

Em crianças, a região subglótica é especialmente propensa a lesões de intubação endotraqueal por várias razões. Em primeiro lugar, a cartilagem cricoide é a única área das vias aéreas superiores que tem um anel circular cartilaginoso completo, o que impede a extensão do edema traumático para o lado de fora. Em segundo lugar, o epitélio respiratório colunar, ciliado, pseudoestratificado, que reveste esta região é delicado e tende a deteriorar-se sob a pressão de um tubo permanente. Em terceiro lugar, a submucosa subglótica é composta por tecido areolar frouxo que permite que se desenvolva edema fácil e rapidamente. Em quarto lugar, a região subglótica é a porção mais estreita das vias aéreas pediátricas.[12]

A fisiopatologia da ES adquirida é bem descrita na literatura.[3,22-24] O tubo endotraqueal (TET) provoca necrose de pressão no ponto de interface com os tecidos, o que leva a edema e ulceração da mucosa. À medida que a ulceração se aprofunda, o fluxo ciliar normal é interrompido e a estase mucociliar causa infecção secundária e pericondrite. Com novas infecções, ocorrem condrite e necrose cartilaginosa, especialmente com o colapso das vias aéreas durante a inspiração. A cura ocorre por segunda intenção, com a proliferação de tecido de granulação nas áreas de ulceração e deposição de tecido fibroso na submucosa. A cicatrização primária da lesão da laringe é dificultada por presença de mucosa subglótica solta e móvel, baixo suprimento sanguíneo para a cartilagem e constante movimento da laringe associado a deglutição e movimentos da cabeça.[23,25] Um estudo de intubação da laringe de lactentes com 22 a 40 semanas de gestação que sobreviveram algumas horas a 300 dias mostrou que lesão aguda foi quase invariável e que até 100% do epitélio subglótico foi perdido em algumas horas de intubação, mas a progressão da lesão foi relativamente curta. A cicatrização da úlcera começou depois de alguns dias, progrediu rapidamente a partir do 10º dia e, na maioria dos casos, completou-se após 30 dias. Esse estudo sugere que a lesão aguda de longa data da subglote é a exceção, e não a regra, mesmo com a permanência do TET locado.[23]

A duração da intubação e o tamanho do TET são os fatores mais importantes no desenvolvimento de estenose da laringe. Não há um limite de tempo seguro estabelecido para intubação endotraqueal. Lesão grave tem sido relatada após 17 horas de intubação em adultos[22] e 1 semana de intubação em recém-nascidos.[26] Vários estudos em adultos têm mostrado que um período de 7 a 10 dias é aceitável, após o qual o prolongamento da intubação é acompanhado de um aumento da incidência de complicações laringotraqueais.[21] Lactentes prematuros toleram a intubação mais prolongada (semanas em vez de dias). As explicações são a imaturidade relativa da cartilagem da laringe em recém-nascidos (mais hipercelular com uma matriz semelhante a gel escasso), que a torna mais flexível, possibilitando, assim, a pressão mais prolongada[27] e a alta localização da laringe neonatal no pescoço com sua inclinação posterior e forma de funil.[25]

A inserção de um tubo endotraqueal de grandes dimensões aumenta o risco de lesão da laringe. Em crianças, o tamanho do tubo deve possibilitar a saída de ar com pressão de água correspondente a 20 cm. Silicone polimérico e cloreto de polivinil são considerados os materiais mais seguros para intubação prolongada.

O movimento do tubo para cima e para baixo provoca ação traumática abrasiva na mucosa, especialmente em pacientes que estão inquietos, em respiradores ou com intubação orotraqueal. Infecção bacteriana adicional agrava o traumatismo mecânico da mucosa, aumentando a resposta inflamatória e a formação de tecido cicatricial. Intubações repetidas levam ao aumento do traumatismo e do risco de sequelas. Sondas nasogástricas podem causar necrose de pressão e condrite cricóidea se colocadas na linha média, e a colocação conjunta de tubo endotraqueal e nasogástrico pode aumentar as complicações laríngeas.

Quando o cuidado de pacientes intubados é feito por profissionais inexperientes, as complicações podem ser maiores. O treinamento da equipe médica e de enfermagem que cuidam de pacientes intubados aumenta acentuadamente a experiência neste tipo de assistência. Fatores sistêmicos que incluem doença crônica, deficiência geral, imunossupressão, anemia, neutropenia, toxicidade, desidratação, hipoxemia, má perfusão, radioterapia e refluxo de ácido gástrico predispõem a vulnerabilidade da mucosa da laringe à lesão, diminuindo a resistência do tecido e aumentando a taxa de infecção.

Outras Causas de Estenose Laríngea

A estenose laríngea pode ser decorrente de lesão de laringe por uma cirurgia laríngea. Cricotireoidotomia de emergência através da membrana cricotireóidea[28] e traqueostomia alta podem provocar estenoses graves, particularmente em crianças. Estenose supraglótica e colapso podem estar relacionados com lesão traqueal ou laríngea anterior. Membrana glótica anterior adquirida pode ocorrer após a excisão de um pólipo ou papiloma laríngeo na área da comissura anterior se as porções anteriores de ambas as pregas vocais forem desnudadas simultaneamente.[29] A estenose laríngea também é descrita após microcirurgia endoscópica realizada com eletrocautério ou *laser*.[30]

A condrorradionecrose pode levar a cicatrização e estenose logo após radioterapia ou mesmo até 20 anos mais tarde.[31] Queimaduras intralaríngeas decorrentes de fumo, inalação de fumaça ou ingestão de soda cáustica cáustica também podem dar origem à estenose crônica da laringe.[32]

Infecção Crônica. A estenose laríngea decorrente de infecção crônica é rara, exceto em áreas geográficas endêmicas isoladas. Tem sido descrita em tuberculose, sífilis, lepra, mormo, febre tifoide, escarlatina, difteria, micose e escleroma da laringe.

Doença Inflamatória Crônica. A estenose laríngea tem sido descrita como decorrente de sarcoidose, lúpus eritematoso, síndrome de Behçet, granulomatose de Wegener, policondrite recidivante, penfigoide, epidermólise bolhosa, amiloidose e grandes ulcerações aftosas. O tratamento da estenose laringotraqueal na granulomatose de Wegener é complexo, requerendo intervenções individualizadas e, muitas vezes, de multimodalidade para alcançar resultados satisfatórios.

A inflamação crônica decorrente de refluxo gastresofágico (RGE) pode causar estenose laríngea. O RGE em crianças pode ser classificado como fisiológico, funcional, patológico ou secundário.[33] Muitas manifestações das vias aéreas têm sido atribuídas a RGE, incluindo estridor, crupe recorrente, exacerbação da ES e tosse crônica. O diagnóstico é difícil, a menos que o índice de suspeita seja elevado.[34] O papel do RGE no resultado da RLT pediátrica ainda é desconhecido.[35] Até que seja conhecido, recomendamos que o RGE seja investigado e tratado em pacientes que se submetem à reconstrução laríngea durante o período perioperatório.

Neoplasia da Laringe. Condroma, fibroma, hemangioma e carcinoma podem causar estenose laríngea em decorrência de infiltração do tumor ou pericondrite infectante, pericondrite pós-radiação ou cicatrização e estenose pós-cirúrgicas.

TIPOS DE ESTENOSE

Estenose glótica adquirida pode ser anterior, posterior, circunferencial ou completa. *Estenose glótica anterior* pode ocorrer por uma membrana glótica fina, a qual é uma ponte de tecido cicatricial coberta por epitélio localizado entre as pregas vocais envolvendo a comissura anterior. Isso geralmente resulta de uma cirurgia endoscópica robusta envolvendo ambas as pregas vocais verdadeiras simultaneamente. A espessa cicatriz glótica anterior é geralmente mais extensa e resulta na adesão de pregas vocais verdadeiras, pregas falsas e ventrículos laríngeos sem a presença de membrana. A causa é, na maioria das vezes, um traumatismo laríngeo externo grave não tratado. *Estenose glótica posterior* geralmente resulta de intubação prolongada.

Ocorre necrose de pressão da mucosa que cobre o processo vocal da aritenoide, seguida por ulceração e formação de tecido de granulação na superfície medial do corpo da cartilagem aritenoide. Um processo semelhante ocorre em um grau variável na área interaritenóidea com comprometimento do músculo interaritenóideo, causando anquilose fibrosa de uma ou ambas as articulações cricoaritenóideas.[36] A cicatriz glótica posterior frequentemente se estende para baixo, no sentido da região subglótica. É importante diferenciar entre uma estenose glótica posterior completa, em que a cicatriz está localizada no espaço interaritenóideo e na comissura posterior, e uma adesão interaritenóidea, na qual a cicatriz situa-se entre os processos vocais dos aritenoides com um pequeno trato sinusal posterior alinhado à mucosa na área da comissura posterior (Figs. 107-3 e 107-4, *A*). A formação de cicatrizes na comissura posterior pode ser confinada à submucosa (Fig. 107-4, *B*)[26] ou estender-se em uma (Fig. 107-4, *C*) ou ambas (Fig. 107-4, *D*) as articulações cricoaritenóideas.

A voz é geralmente boa por causa da posição aduzida das pregas vocais. Os principais sintomas podem ser direcionados para as vias aéreas. Nos casos leves ou moderados, o paciente pode ser capaz de ventilar sem traqueostomia, sendo limitado apenas por exercícios físicos. Os pacientes que apresentam estenose mais grave podem precisar de traqueostomia para uma ventilação mais adequada. O diagnóstico por laringoscopia indireta é difícil e pode ser confundido com paralisia bilateral das pregas vocais.[37] O diagnóstico com laringoscopia direta é feito pela observação cuidadosa da comissura posterior. As pregas vocais verdadeiras encontram-se muito próximas porque os processos vocais e, ocasionalmente, os corpos aritenóideos são unidos por uma grossa cicatriz. O trato sinusal posterior deve ser procurado cuidadosamente e é particularmente difícil de ser identificado na laringe pediátrica. Ao contrário da paralisia das pregas vocais, na estenose glótica posterior, as articulações cricoaritenóideas ficam parcial ou completamente imóveis em um teste de movimento passivo. A palpação das aritenoides mostra que elas podem ser movidas em uma direção anteroposterior,

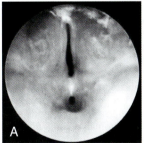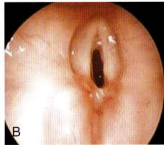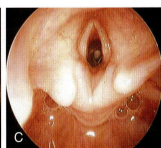

FIGURA 107-3. **A**, Visão endoscópica de adesão interaritenóidea mostra um trato fistular posterior resultante de uma faixa de tecido cicatricial entre o processo vocal das cartilagens aritenoides. **B**, Visão endoscópica de estenose glótica posterior com fixação da prega vocal. **C**, Mesma lesão de **B**, após o reparo com enxerto de cartilagem posterior e colocação de *stent*, alcançando mobilidade completa da prega vocal.

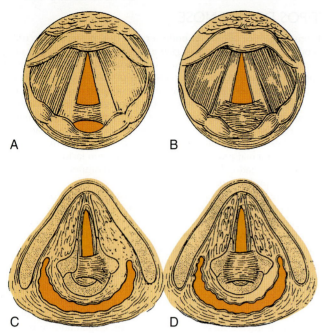

FIGURA 107-4. Estenose subglótica posterior. **A**, Adesão interaritenóidea com um trato alinhado à mucosa posteriormente. **B**, Comissura posterior e cicatriz interaritenóidea sem um trato alinhado à mucosa posteriormente. **C**, Cicatriz da comissura posterior estendendo-se para a articulação cricoaritenóidea direita. **D**, Cicatriz da comissura posterior estendendo-se para ambas as articulações cricoaritenóideas.

mas não deslizam lateralmente. A estenose glótica total completa raramente ocorre de forma isolada e é geralmente acompanhada de estenose supraglótica ou ES. Em crianças, é uma sequela de intubação endotraqueal, ingestão de soda cáustica e queimadura térmica.

PREVENÇÃO

Fatores importantes na redução da incidência de estenose laringotraqueal incluem:

1. Avaliação precoce das fraturas da laringe minimiza sequelas graves.
2. Traqueostomia alta e cricotireoidotomia devem ser evitadas, exceto em emergências extremas. Se houver suspeita de que traqueostomia alta ou cricotireoidotomia foram realizadas, a endoscopia é indicada. Se a suspeita for confirmada, o pescoço deve ser avaliado e a região da traqueostomia precisa ser transferida para uma posição mais baixa para evitar ES crônica. No entanto, se for planejado um reparo com ressecção cricotraqueal (RCT), a traqueostomia alta, em vez de baixa, é vantajosa porque reduz a extensão da ressecção.
3. Ao realizar uma traqueostomia, o cirurgião deve evitar extensa ressecção da parede traqueal e usar o menor tubo de traqueostomia compatível com a ventilação e aspiração.
4. Endoscopia agressiva para lesões benignas da laringe deve ser evitada, especialmente na área da comissura anterior, para evitar a formação de uma membrana glótica anterior. Os procedimentos devem ser realizados com 2 semanas de intervalo para cada lado. Para lesões malignas, os princípios podem ser diferentes.
5. Intubação e endoscopia devem ser realizadas com cuidado nos pacientes relaxados.
6. As circunstâncias que contribuem para o traumatismo da laringe secundário à intubação prolongada devem ser reconhecidas e evitadas sempre que possível.

DIAGNÓSTICO DAS ESTENOSES LARÍNGEAS CONGÊNITA E ADQUIRIDA

A estenose laríngea é diagnosticada por meio de história completa e exame físico, avaliação radiológica e exame endoscópico das vias aéreas e do esôfago.[38] Outros exames, como testes de função pulmonar, também podem ser úteis.

HISTÓRIA E EXAME FÍSICO

Estenose laríngea moderada a grave é geralmente assintomática, até que uma infecção das vias aéreas superiores cause estreitamento adicional das vias aéreas e resulte em dificuldade respiratória. Esses pacientes geralmente têm tendência a apresentar quadros prolongados de infecções das vias aéreas superiores.

Na estenose adquirida, há história de lesão laríngea. Os sintomas costumam ocorrer 2 a 4 semanas após a lesão inicial, embora o período de latência possa, ocasionalmente, ser mais longo. Na estenose congênita, os sintomas geralmente aparecem ao nascimento ou logo depois, o que sugere a possibilidade de uma anomalia da laringe.

Os principais sintomas da estenose laríngea estão relacionados com as vias aéreas, a voz e a alimentação. A dificuldade respiratória progressiva é o sintoma principal da obstrução das vias aéreas, com estridor bifásico, dispneia, falta de ar e grande esforço respiratório, além de retração supraesternal, intercostal e diafragmática. Choro anormal, afonia ou rouquidão ocorrem quando as pregas vocais são afetadas. Disfagia e anormalidade de alimentação com aspiração recorrente e pneumonia também podem ocorrer.

O exame físico completo do trato aerodigestivo superior deve ser realizado para excluir anomalias congênitas associadas ou lesões adquiridas.

AVALIAÇÃO RADIOLÓGICA

A avaliação radiológica é realizada após a estabilização das vias aéreas. A radiografia ajuda a avaliar o local exato e o comprimento do segmento estenótico, especialmente para vias aéreas totalmente obliteradas. A radiografia de tecidos moles é a única visualização mais importante em crianças. A técnica anteroposterior de alta quilovoltagem aumenta a visibilidade das via aéreas superiores pelo acentuamento da coluna de ar traqueal enquanto desenfatiza o osso da coluna cervical. Na estenose adquirida, pequenas áreas de calcificação podem ser observadas, o que indica o local da lesão anterior. A fluoroscopia é útil para o estudo da dinâmica da traqueia.

A tomografia computadorizada (TC) e a ressonância magnética (RM) são úteis. A TC de alta velocidade reduziu o tempo de imagem e vem tornando-se mais popular na avaliação de lesões das vias aéreas. A RM ainda requer um tempo significativo, necessitando de sedação em pacientes mais jovens.

A avaliação da deglutição é importante antes da reconstrução das vias aéreas porque a alimentação disfuncional pode complicar esse processo, aumentando o risco de aspiração no pós-operatório. Os pacientes que se submetem à correção cirúrgica das anomalias das vias aéreas devem ser investigados quanto a problemas de alimentação. Pacientes com capacidade de alimentação diminuída podem ser incapazes de compensar a anatomia alterada criada pela reconstrução.

Estudos de deglutição por videofluoroscopia (EDVF) fornecem avaliações radiográficas do bolo durante a deglutição. A penetração e a aspiração laríngeas podem ser documentadas, e a capacidade da criança de proteger as vias aéreas pode ser avaliada. No entanto, muitas crianças com anomalias congênitas das vias aéreas não podem tolerar o volume de contraste necessário para visualizar o mecanismo de deglutição. Além disso, muitas delas não foram expostas a estímulos nutricionais em períodos sensíveis do seu desenvolvimento e, consequentemente, adquiriram comportamentos de aversão oral significativos que impedem a introdução de qualquer material na boca. Se não for possível avaliar a deglutição por EDVF com segurança, deve ser realizado um exame endoscópico da deglutição.

EXAME ENDOSCÓPICO

A laringoscopia indireta por si só é insuficiente para o diagnóstico. A visualização endoscópica direta da laringe é essencial para avaliar a estenose cuidadosamente. A endoscopia flexível de fibra óptica avalia a dinâmica da função das pregas vocais e das vias aéreas superiores, incluindo a traqueia.[39] Em pacientes com queimaduras graves e contraturas do pescoço, a endoscopia flexível pode ser o único método para visualizar a laringe. A traqueoscopia retrógrada flexível através do local da traqueostomia pode fornecer informações úteis em alguns casos.

A endoscopia flexível e rígida das vias aéreas e do esôfago deve ser realizada na sala de cirurgia com o paciente sob anestesia geral. O telescópio rígido é especialmente importante no exame das crianças, porque melhora a visualização da pequena laringe. No entanto, é importante reconhecer que o lúmen das vias aéreas deve ser medido passando-se broncoscópios ou TET de tamanhos conhecidos e não pode ser estimado exclusivamente com o uso de telescópios.[40]

A endoscopia flexível e a TC helicoidal com resolução multiplanar devem ser consideradas técnicas complementares à endoscopia rígida na avaliação pré-operatória e no acompanhamento de crianças com estenose laringotraqueal.[41]

AVALIAÇÃO DO REFLUXO GASTRESOFÁGICO E GASTROLARINGOFARÍNGEO

O RGE é uma ocorrência comum em crianças e adultos. Muitas crianças não têm sintomas patológicos relacionados com RGE. A opinião atual predominante, embora não universal,[35] é de que o RGE e o refluxo gastrolaringofaríngeo (RGLF) podem desempenhar um papel no desenvolvimento e exacerbação da ES, além de afetar negativamente o êxito da reconstrução laringotraqueal (RLT). O RGE e o RGLF são definidos como a passagem involuntária do conteúdo gástrico para o esôfago e a faringe, constituindo fenômenos fisiológicos. Não é a ocorrência de refluxo que determina a doença do refluxo gastresofágico (DRGE) ou do refluxo gastrolaringofaríngeo (DRGLF), mas sim a frequência, a intensidade e os sintomas associados de refluxo que distinguem DRGE e DRGLF de RGE e RGLF. Infelizmente, não existe um padrão-ouro para reconhecer ou excluir a DRGE e a DRGLF, e a diferenciação entre refluxo fisiológico e patológico pode ser difícil. Todos os testes diagnósticos disponíveis para RGE e RGLF têm limitações significativas. Geralmente, eles tendem a ter alta especificidade, mas baixa sensibilidade. Dentre os testes disponíveis atualmente, acredita-se que a pHmetria esofágica de 24 horas usando uma técnica de sonda dupla seja a mais confiável; quando utilizada com a obtenção da história e em conjunto com esofagoscópio e biópsia esofágica, fornece melhor informação para determinar a probabilidade de DRGE e DRGLF.

ESOFAGOGASTRODUODENOSCOPIA COM BIÓPSIA

A esofagogastroduodenoscopia (EGD) permite a visualização direta das mucosas esofágica, gástrica e duodenal e facilita a biópsia de quaisquer lesões suspeitas. Qualquer irritação da mucosa do esôfago, erosão, ulceração, metaplasia epitelial, como na esofagite de Barrett, ou constrição deve ser observada na biópsia. Achados histológicos de esofagite devem ser confirmados. A EGD é um procedimento cirúrgico com seus próprios riscos potenciais de hemorragia, infecção, perfuração intestinal, mediastinite e peritonite. A EGD é recomendada quando se suspeita de esofagite, mas não é necessária para todo o paciente que se submete à avaliação de refluxo. Quando se detecta esofagite, a EGD com biópsia pode ser repetida para determinar a eficácia do tratamento.

É importante reconhecer a esofagite eosinofílica como uma entidade separada do RGE. O controle desta condição é importante antes da reconstrução cirúrgica das vias aéreas.

O tratamento de RGE e RGLF começa com modificações na dieta e no estilo de vida e pode ser suplementado por agentes farmacológicos. Se o controle de RGE e RGLF não for alcançado com o tratamento clínico máximo, deve-se considerar a possibilidade cirúrgica. Com a comunicação adequada entre o otorrinolaringologista, o gastrenterologista e o gastrocirurgião, com base nas investigações anteriores, é instituído o programa de tratamento mais apropriado para o paciente.

AVALIAÇÃO ENDOSCÓPICA FUNCIONAL DA DEGLUTIÇÃO

A avaliação endoscópica funcional da deglutição requer a passagem de um endoscópio flexível transnasal na hipofaringe. A hipofaringe pode ser visualizada, e parâmetros semelhantes aos classificados no EDVF relacionados com a proteção das vias aéreas podem ser determinados. Além disso, as secreções que extravasam da cavidade oral e acumulam-se na hipofaringe podem ser visualizadas e o risco de aspiração pode ser avaliada. Também pode ser feita uma avaliação da sensibilidade da hipofaringe pela resposta do fechamento laríngeo induzido a partir de um estímulo de ar calibrado para a laringe. A diminuição da sensibilidade está correlacionada com um aumento do potencial de aspiração. Se o EDVF não for possível por causa da aversão oral, é realizada uma avaliação endoscópica funcional da deglutição.

AVALIAÇÃO DA VOZ

A avaliação psicoacústica e a análise acústica da voz podem ser usadas para estabelecer o grau de anormalidade vocal antes da cirurgia e compará-lo com a análise da voz após a cirurgia.[42,43]

Embora a avaliação pré-operatória e a qualidade vocal pós-operatória em crianças pequenas possam ser frustrantes, os avanços na tecnologia têm tornado a tarefa mais fácil e vários relatos foram publicados a respeito de problemas de voz específicos. Em geral, os resultados de voz não são satisfatórios e os parâmetros vocais sugerem um padrão de timbre do som mais baixo do que o ideal e uma variação restrita do timbre. A qualidade vocal pode ficar alterada na maioria dos pacientes; no entanto, a reconstrução da laringe torna a comunicação oral possível.[43-46]

TESTE DE FUNÇÃO PULMONAR

Testes de função pulmonar com taxas de fluxo espirométricas de inspiração e expiração máximas e ciclos de volume de fluxo, ou ciclos de fluxo de pressão, mostram mudanças características na estenose das vias aéreas superiores e podem ser usados para comparar os resultados pós-operatórios aos valores pré-operatórios.[47]

TRATAMENTO

A conduta deve ser individualizada de acordo com os achados patológicos, a idade, o grau e a consistência da estenose (dura ou macia e a porcentagem de estenose), e o estado geral do paciente. O tratamento de adultos difere daquele das crianças, e algumas cirurgias úteis em crianças não são aplicáveis a adultos.

Todos os casos de estenose laríngea moderada ou grave requerem traqueostomia no terceiro anel traqueal, ou abaixo dele, para assegurar as vias aéreas. Estenose que não requer traqueostomia constitui um caso leve. Um sistema de classificação em quatro estágios para estenose tem sido amplamente adotado (Tabela 107-1).[40,48]

Assegurar as vias aéreas é de importância primordial se o reparo imediato não puder ser realizado. Casos graves de ES congênita

TABELA 107-1. Classificação da Estenose Laríngea

Grau	Porcentagem de Obstrução do Lúmen da Laringe
I	< 70%
II	70%-90%
III	> 90%; lúmen identificável (não importa o quão estreito)
IV	Obstrução completa; sem lúmen

ou deformidade importante da cartilagem cricoide requerem traqueostomia para manter vias aéreas adequadas. Quando se realiza traqueostomia, deve ser usado o menor tubo que permita a ventilação adequada. O tubo deve possibilitar escape de ar para evitar lesão da mucosa traqueal e, simultaneamente, preservar o potencial de fonação.

A traqueostomia foi necessária em ES congênita em menos da metade de uma grande série de pacientes.[12] Uma vez que as vias aéreas estão garantidas, duas modalidades básicas de tratamento são consideradas: endoscópica ou aberta. *Métodos cirúrgicos endoscópicos* consistem em dilatação tradicional, incluindo dilatação de balão e técnicas que utilizam a excisão a laser de áreas estenóticas. *Métodos cirúrgicos abertos* incluem expansão e cirurgia de ressecção. A morbidade da reconstrução aberta é maior, mas equilibra-se com a multiplicidade e a inutilidade dos procedimentos endoscópicos quando aplicados inapropriadamente. Em geral, os casos menos graves respondem aos métodos endoscópicos e os casos mais graves exigem a reconstrução externa. Se a estrutura cartilaginosa da laringe for significativamente deficiente, é pouco provável que a endoscopia seja bem-sucedida.

A melhor chance para o paciente está na cirurgia inicial.[49] Técnicas endoscópicas para ES isolada podem ser bem-sucedidas para ES de grau I e, ocasionalmente, ES de grau II. Cirurgia laringotraqueal de expansão é muito bem-sucedida em estenoses de grau II e III e em algumas estenoses de grau IV. A ressecção cricotraqueal parcial (RCTP) é bem-sucedida em algumas estenoses de graus III e IV, em que há uma margem clara entre a estenose e as pregas vocais. A RCTP pode ser aumentada por enxerto de cartilagem posterior, especialmente quando a cicatriz atinge a glote. A tireocricotraqueoplastia de deslizamento oferece uma opção de tratamento cirúrgico eficiente com mínima morbidade para a ES de alto grau.[50]

TRATAMENTO ENDOSCÓPICO

A dilatação é algumas vezes oportuna no início do desenvolvimento de estenose. Não é recomendada para estenose madura, firme ou cartilaginosa. A dilatação costuma ser realizada isoladamente ou é complementada com corticosteroides locais ou sistêmicos ou implante de *stent* intralaríngeo. O uso de corticosteroides em todas as fases da ES adquirida é controverso. Os corticosteroides tendem a diminuir a formação de cicatrizes pela sua ação anti-inflamatória, atrasando a síntese de colágeno em estágios iniciais de cicatrização de feridas e aumentando a lise de colágeno nas fases posteriores. Os corticosteroides também retardam a cicatrização de feridas por atrasarem a migração epitelial necessária para recobrir a área desnuda, aumentando, assim, a formação de cicatriz e predispondo à infecção. Os corticosteroides podem ser utilizados local ou sistemicamente. A injeção local na cicatriz subglótica é tecnicamente difícil e pode ser ineficaz se um sistema de injeção de pressão não for usado. A reabsorção de cartilagem decorrente da presença de corticosteroides locais é uma complicação grave. Acredita-se que corticosteroides inalatórios reduzem a formação de tecido de granulação após a remoção do *stent* ou logo após a lesão de TET.

A mitomicina C é um antibiótico antineoplásico que atua como um agente de alquilação por meio da inibição de ácido desoxirribonucleico (DNA) e da síntese de proteínas. Os primeiros estudos em animais experimentais[51] e a aplicação pós-endoscópica[52,53] pareceram promissores; no entanto, não parece haver nenhuma vantagem da sua aplicação após o reparo cirúrgico aberto.[54] A obstrução aguda das vias aéreas representa um risco, em decorrência do acúmulo excessivo de detritos fibrinosos no local da cirurgia em humanos e animais após a aplicação de mitomicina em sítios tratados com *laser* de dióxido de carbono (CO_2) e dilatação.[55,56] Além disso, um estudo animal prospectivo randomizado mostrou que a mitomicina tem efeito limitado em feridas estabelecidas.[57]

A excisão da cicatriz endoscópica utilizando o *laser* de CO_2 é popular porque permite que o cirurgião vaporize o tecido cicatricial com precisão, causando danos mínimos às áreas saudáveis. O dano ao tecido está diretamente relacionado com a quantidade de energia fornecida pelo *laser* e a duração da exposição. Se for liberada energia mínima de curta duração, o dano às estruturas circundantes subjacentes e normais será mínimo. No entanto, se o *laser* for utilizado em altos níveis de energia por tempo prolongado, ele agirá de modo semelhante a qualquer outro método não controlado de excisão de tecido. O *laser* é útil para o tratamento de estenose inicial com tecido de granulação e pode melhorar as vias aéreas sem causar hemorragia significativa ou edema, evitando, assim, a necessidade de traqueostomia. Muitos autores têm relatado resultados adequados no tratamento precoce ou ES leves usando o *laser* de CO_2,[58,59] geralmente com múltiplos procedimentos; foi constatado que o tratamento com *laser* de CO_2 é eficaz em 92% dos casos de ES de grau I, mas diminuindo para 46% em ES de grau II e para 13% em ES de grau III. Para evitar o agravamento das vias aéreas, recomenda-se que o tratamento com *laser* de CO_2 seja usado apenas uma vez, se o lúmen das vias aéreas não melhorar.[60] *Lasers* à base de fibra, como túlio,[61,62] e *lasers* de CO_2 estão sendo utilizados com mais frequência e fornecem bom acesso e precisão. O tratamento endoscópico torna-se menos eficaz em lesões mais graves.[63]

Os princípios aplicados ao tratamento endoscópico também devem ser utilizados na dilatação com balão. Vários estudos têm sido relatados, com bons resultados que não são universalmente alcançados em ES de graus III e IV.[63-67] A dilatação da glote por balão, especialmente para estenose glótica posterior, não é recomendada. O tratamento endoscópico não é bem-sucedido na presença das seguintes condições:

1. Cicatriz circunferencial
2. Tecido cicatricial abundante maior que 1 cm de dimensão vertical
3. Tecido cicatricial fibrótico na área interaritenóidea da comissura posterior
4. Grave infecção bacteriana da traqueia após a traqueostomia
5. Exposição do pericôndrio ou cartilagem durante a excisão com CO_2 (predispõe a pericondrite e condrite)
6. Estenose laringotraqueal combinada
7. Falha de procedimentos endoscópicos anteriores
8. Significativa perda de estrutura cartilaginosa

CIRURGIA DE DIVISÃO ANTERIOR DA CRICOIDE

A cirurgia de divisão anterior da cricoide (Fig. 107-5) foi descrita em 1980 como uma alternativa à traqueostomia no tratamento da ES adquirida em lactentes prematuros.[68] O procedimento foi utilizado posteriormente no tratamento da ES congênita.[69] O conceito é dividir a cricoide e o primeiro e segundo anéis traqueais superiores na linha média anteriormente, permitindo, assim, a expansão do anel cricoide. Essa cirurgia é indicada em casos de ES congênita causada por um pequeno anel cricoide (ou seja, sem deformação grave) ou fibrose submucosa extensa com cartilagem cricoide saudável. Deve ser aplicada apenas em pacientes cuja condição é grave o suficiente para precisar de suporte das vias aéreas e nos quais a função pulmonar é adequada para permitir descanulação. O uso de cartilagem auricular,[70] cartilagem tireoide alar[71] e enxertos hioides[72] foi relatado para melhorar a taxa de

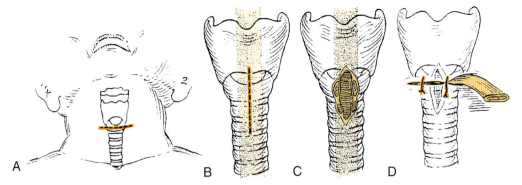

FIGURA 107-5. Cirurgia de divisão anterior da cricoide. **A**, Incisão na pele. **B**, Incisão da laringe através da cartilagem e da mucosa. **C**, Com a cartilagem cricoide descomprimida, o tubo endotraqueal é movido em **B** e **C**. **D**, Fechamento da pele solta e dreno inserido.

sucesso da cirurgia de divisão da cricoide. Muitos fatores determinam o sucesso do procedimento de divisão da cricoide, que varia de, no mínimo, 35% a, no máximo, 88%.[73,74] A realização de uma cirurgia de divisão da cricoide em uma criança saudável com ES isolada apresenta melhores resultados. Maus resultados ocorrem quando os pacientes apresentam doença sistêmica e a lesão das vias aéreas não se restringe à subglote.

Com o paciente sob anestesia endotraqueal geral, uma incisão cutânea horizontal é feita sobre a cricoide para expor a mesma e dois anéis traqueais superiores. Uma única incisão vertical é realizada através do anel cartilaginoso anterior da cricoide e através da mucosa para expor o TET. A incisão é estendida inferiormente para dividir os dois anéis traqueais superiores na linha média. Quando a incisão é feita através da cricoide, ela se abre e o tubo endotraqueal é facilmente visível no lúmen. A incisão na laringe estende-se superiormente na linha média para incluir o terço inferior da cartilagem tireoide em um nível um pouco inferior à comissura anterior, mas pode ser estendida para até 2 mm da endentação da tireoide (Fig. 107-6).[75] Suturas permanentes de prolipropileno 3-0 são realizadas em cada lado da incisão da cricoide; estas podem ser utilizadas como afastadores no período pós-operatório caso o TET se desloque e não possa ser reinserido. A pele é frouxamente aproximada em torno de um dreno maleável. O TET é deixado no local por cerca de 7 dias, agindo como um *stent* enquanto o inchaço da mucosa é reduzido e a cricoide dividida e os anéis traqueais cicatrizam. A endoscopia não é realizada na extubação. Corticosteroides são administrados antes da extubação e mantidos por 5 dias.

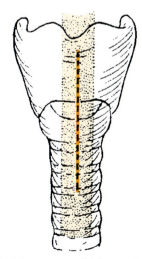

FIGURA 107-6. Incisão para uma divisão anterior extensa da cricoide no tratamento de estenose subglótica em lactentes (comparar com a Fig. 107-5).

CIRURGIA DE EXPANSÃO EXTERNA

A reconstrução cirúrgica é recomendada quando os esforços conservadores para estabelecer vias aéreas satisfatórias são inadequados ou falharam. Ao ponderar as vantagens da reconstrução aberta *versus* tratamento endoscópico, o cirurgião deve considerar sua experiência pessoal e a gravidade da lesão. Em geral, as lesões de ES de graus III e IV requerem métodos externos; lesões de grau II podem ser passíveis de um ou outro método. Ocasionalmente, a cirurgia aberta é necessária quando a estenose é tão importante que a traqueostomia não se aplica.

Antes da cirurgia, a paralisia das pregas vocais deve ser descartada. Distúrbios com déficits neurológicos ou doença pulmonar crônica que exigiriam a dependência permanente de traqueostomia apesar da permeabilidade adequada das vias aéreas devem ser excluídos. O objetivo e a razão da cirurgia reconstrutiva aberta são alcançar descanulação precoce com mínimos efeitos prejudiciais na voz.

O reparo cirúrgico externo deve ser dirigido ao local e à gravidade, e cada caso deve ser individualizado. Os dois principais métodos de tratamento são a ressecção e a cirurgia de expansão.[76-80] A *cirurgia de expansão* é um conjunto de técnicas que visam ampliar o lúmen glótico e subglótico. Essas técnicas combinam separações da laringe e cricoide, enxertos de cartilagem e colocação de *stent* com taxas de sucesso superior a 90%.[81-84] Muitas técnicas para correção de estenose estão disponíveis, mas a escolha do procedimento mais adequado para alcançar um bom resultado pode ser problemática. O tratamento cirúrgico realizado o mais precocemente possível em pacientes jovens é importante para o desenvolvimento da fala e linguagem, bem como para eliminar a morbidade e a mortalidade associadas à traqueostomia.

Divisão Posterior da Cricoide e Laringofissura Combinadas

A divisão da lâmina posterior da cricoide através de uma laringofissura parcial sem romper a comissura anterior é o método de escolha para estenoses glóticas posteriores combinadas e ES de grau II e estenose moderada de grau III. A cirurgia é eficaz em pacientes de todas as idades. Enxertos de cartilagem podem aumentar o lúmen, e a remoção da cicatriz é desnecessária neste procedimento.

Com o paciente sob anestesia geral administrada através da traqueostomia, é feita uma incisão horizontal na pele incorporando a porção superior do estoma (Fig. 107-7). Os retalhos subplatismais são elevados superior e inferiormente, e os músculos infra-hióideos são retraídos lateralmente para expor a tireoide, a cricoide e os anéis superiores da traqueia. Uma incisão anterior na linha média é feita na laringe e parte superior da traqueia, estendendo-se para o local da traqueostomia. Após a injeção de lidocaína a 1% com epinefrina 1:100.000 na laringe posterior, a cicatriz posterior e a lâmina posterior da cricoide em todo o seu comprimento são divididas, tendo o cuidado de cortar estritamente na linha média até

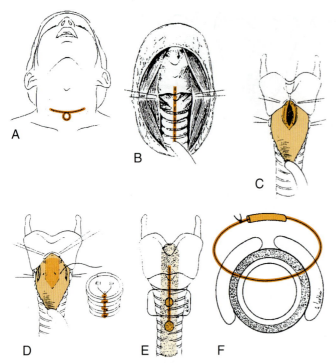

FIGURA 107-7. Laringofissura anterior parcial com divisão da lâmina posterior e lateral da cricoide, juntamente à inserção de enxerto de cartilagem cricoide posterior. **A,** A incisão horizontal da pele abrange a parte superior da traqueostomia. **B,** Retalho de pele elevada no pescoço e laringofissura. **C,** Divisão da lâmina posterior da cricoide. **D,** Enxerto de cartilagem autógena interposto posteriormente entre as extremidades divididas da lâmina da cricoide e suturado em posição. **E,** Laringofissura fechada anteriormente com um *stent* supraestomal posicionado. **F,** Sutura de ancoragem através do *stent* supraestomal.

o nível da mucosa hipofaríngea. A cicatriz laríngea não deve ser excisada. A incisão é realizada superiormente até a área interaritenóidea através do músculo interaritenóideo (quando fibrosado) e inferiormente por cerca de 1 cm para o septo traqueoesofágico membranoso. As metades divididas da lâmina posterior da cricoide são distraídas lateralmente, e uma cartilagem costal autógena (Fig. 107-7) é usada para manter a separação das metades divididas da lâmina cricóidea. Um *stent* é inserido acima do estoma por 2 a 6 semanas. Pode ser utilizada uma variedade de *stents*, e cada uma delas tem sua aplicação específica. O uso de *stents* está sendo cada vez mais substituído pela laringoplastia em estágio único. Também é aconselhado evitar uma laringofissura completa de modo a não perturbar a comissura anterior, o que poderia conduzir a resultados desfavoráveis para a voz.

Enxertos

Em crianças, a cartilagem costal autógena é o material de enxerto preferencial, especialmente quando a cartilagem cricoide pouco identificável continua anteriormente.[12,85,86] Em razão da abundância de cartilagem costal disponível, qualquer extensão de cartilagem pode ser obtida para enxertar a subglote e a traqueia. Enxertos de cartilagem da orelha[84] e cartilagem livre da tireoide são alternativas em circunstâncias especiais. A aplicação de técnicas de interposição hióidea vascularizada deve ser desaconselhada em crianças porque o hioide é muito pequeno para aumentar eficazmente o lúmen subglótico, o osso é muito difícil para ser modelado e o pedículo muscular tende a ossificar, o que provoca a compressão secundária da laringe. A sobrevida do enxerto de cartilagem foi comprovada clínica e experimentalmente em crianças e adultos.[87]

A cartilagem tireóidea alar é excelente para uso na região subglótica anterior, mas não é adequada para a enxertia da cricoide posterior por causa da sua espessura limitada em comparação à cartilagem costal. Portanto, apenas lesões de graus II e II selecionadas[88] são passíveis a essa aplicação. A remoção da cartilagem alar não parece causar uma deformidade da laringe, mas nenhum acompanhamento a longo prazo foi relatado até o momento.[89,90]

Reconstrução com Cartilagem Costal Autógena

O paciente é posicionado com o pescoço estendido. A cânula de traqueostomia é substituída por um TET a fim de permitir fácil acesso ao pescoço e a liberação adequada da anestesia. É realizada assepsia na parte inferior da face, no pescoço e no tórax, os quais são envolvidos em campos cirúrgicos. A incisão horizontal de 3 cm na pele é feita logo abaixo da glândula mamária direita e aprofunda-se para incluir o tecido subcutâneo e o músculo. A cartilagem costal é identificada (Fig. 107-8), e o segmento linear mais longo é removido com pericôndrio lateral sobrejacente, deixando o pericôndrio medial *in situ*. A cartilagem é modelada para se adaptar ao local estimado do transplante. Se a estenose é anterior, a cartilagem é aparada em um formato de barco modificado (Fig. 107-8).[91] As bordas nas extremidades do enxerto de cartilagem previnem o prolapso para o lúmen e possibilitam o uso máximo da largura do enxerto para distração da cricoide e parte superior da traqueia (Fig. 107-9). O enxerto regular em forma de barco com ou sem bordas é habitualmente usado para distração dos segmentos da cricoide cortados posteriormente no tratamento da estenose glótica posterior (EGP) e ES.[92] Indicações para utilização de um enxerto de cartilagem na glote posterior e subglote são: 1) EGP ou ES; 2) projeções subglóticas isoladas; e 3) ES circunferencial, quando a lâmina posterior da cricoide foi dividida. Apesar da sutura ou criação de bordas, ou ambas, o enxerto[93] não é suficientemente estável para permanecer no local e o *stent* é necessário por alguns dias.

A sobrevida de enxertos de cartilagem colocados posteriormente foi documentada em uma grande série com animais.[94] Em casos de ES grave, enxertos anteriores e posteriores resultaram em taxas de sucesso superiores a 90% depois de um procedimento único em um curto espaço de tempo após a remoção do *stent*.[95,96]

Stents

Os *stents* contrapõem-se às contraturas cicatriciais e promovem um suporte ao epitélio para cobrir o lúmen das vias aéreas. Eles também mantêm a área reconstruída no lugar e previnem a ruptura mecânica decorrente do movimento do complexo laringotraqueal durante a respiração, a deglutição e as tentativas de fonação. A colocação de *stent* é necessária quando se utilizam enxertos para expandir as áreas de estenose das vias aéreas. Os enxertos proporcionam rigidez e suporte, além de preencherem as lacunas nos segmentos incisados e distraídos para evitar a formação de tecido fibroso com a contração subsequente. O desalojamento dos enxertos resulta em falha na correção da estenose.

Ao escolher os *stents*, o médico deve concentrar-se no material, no tamanho, na localização e na duração do implante de *stent*. Muitos tipos de *stents* foram usados, e cada um tem a sua própria aplicação. Os tubos em T continuam sendo utilizados com sucesso em crianças e adultos; cuidado especial é necessário para evitar o entupimento do tubo.[97] O reparo da estenose laringotraqueal em quase todos os casos, exceto na subglote anterior, requer breve colocação de *stent* para manter os enxertos no lugar e dar suporte às áreas reconstruídas. *Stents* prolongados são ocasionalmente indicados.

Reconstrução Laringotraqueal em Estágio Único

A reconstrução laringotraqueal em estágio único (RLTEU) implica a utilização de enxertos de cartilagem, para obter a estabilidade das vias aéreas reconstruídas e reduzir o período de *stent* prolongado dos métodos tradicionais de RLT, e um período mais curto de intubação endotraqueal. A RLTEU pode incluir um enxerto de cartilagem anterior ou posterior, ou ambos, e muitas vezes

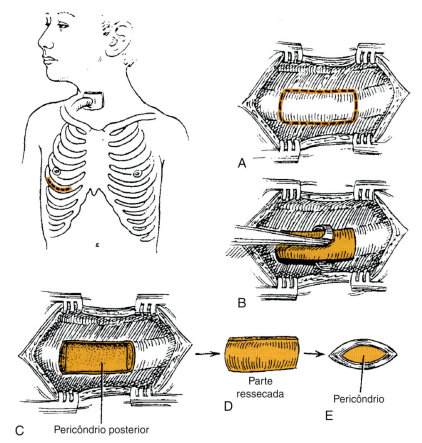

FIGURA 107-8. Sítio doador de um enxerto de cartilagem costal para aumento anterior da área cricotraqueal estenótica. **A**, Incisão na quinta cartilagem costal para obter um enxerto de cartilagem costal. **B**, Incisões pericondrais são feitas ao longo das bordas superiores e inferiores da costela, com cuidado para não lesionar a cartilagem subjacente. **C**, Dissecção no plano subpericondral é realizada para que o pericárdio na parte posterior da costela permaneça *in situ* na parede torácica do paciente. **D**, 4 cm de cartilagem costal são removidos e colocados em solução salina fisiológica. O pericôndrio de revestimento permanece apenas na parte anterior do enxerto. **E**, O enxerto de cartilagem costal é moldado em elipse e chanfrado para impedir que o enxerto se fixe no lúmen.

abrange um enxerto de cartilagem do antigo local do estoma. Os enxertos são apoiados temporariamente por um TET de extensão total fixado através da via nasal. O tempo ideal para a intubação ainda não foi definitivamente estabelecido. Em geral, cerca de 2 a 4 dias de intubação são necessários para enxertos de cartilagem anterior isoladamente e, em média, 10 dias são recomendados se um enxerto posterior também for usado. Miniplacas bioabsorvíveis têm sido utilizadas como suporte para os enxertos e, em muito poucos casos, como um substituto.[98]

Há uma tendência à diminuição do tempo de intubação com o aumento da idade ao longo da infância. A RLTEU exige amplo conhecimento dos princípios da RLT e grande experiência nas técnicas. Além disso, o otorrinolaringologista deve ter completa confiança nos recursos de enfermagem, anestesia e de cuidados intensivos disponíveis em sua instituição.

A RLTEU é indicada principalmente para ES sem traqueomalacia significativa ou obstrução traqueal. Ela pode incluir todas as variações da divisão da cartilagem cricoide e, na maioria dos casos,

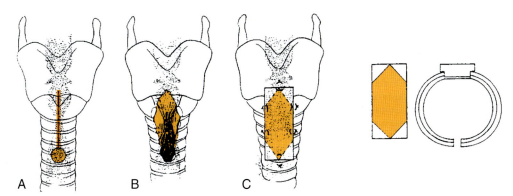

FIGURA 107-9. Enxerto de cartilagem anterior. **A**, Incisão vertical é feita na cartilagem tireoide a partir de um ponto imediatamente abaixo da comissura anterior através dos anéis traqueais superiores, com o cuidado de manter-se na linha média. **B**, A cicatriz intraluminal e a mucosa de revestimento são incisadas ao longo do segmento estenótico. **C**, A cartilagem costal é moldada como um barco (*detalhe*), sendo colocada na posição com o revestimento do pericôndrio virado internamente.

essas divisões são estabilizadas por meio de um enxerto de cartilagem.

O conceito da RLTEU é atraente por causa da vantagem de descanulação imediata ou mesmo da possibilidade de evitar a traqueostomia em uma criança. O *stent* prolongado, com suas potenciais complicações, também é desnecessário. Essas vantagens devem ser ponderadas contra o potencial de complicações das vias aéreas durante o período perioperatório, a possível substituição da traqueostomia e as complicações que podem surgir durante a permanência na unidade de tratamento intensivo, necessária para pacientes intubados por um longo período.

Certamente, um requisito para a RLTEU é a assistência meticulosa da condição do paciente na unidade de tratamento intensivo no pós-operatório. As vias aéreas nasotraqueais devem ser asseguradas durante o tempo de permanência do *stent*, sem extubação acidental. Crianças pequenas são propensas à autoextubação, a menos que tratadas cuidadosamente e sedadas, conforme apropriado. As crianças mais velhas e os adultos podem, muitas vezes, tolerar a intubação endotraqueal sem sedação.[99] Alguns centros utilizam titulação da sedação para evitar agitação e autoextubação acidental, evitando a paralisia farmacológica. Um argumento para a aplicação da paralisia é que, mesmo sendo evitada extubação acidental, o movimento do tubo nasotraqueal no local cirúrgico resulta em má cicatrização. Embora muitas variáveis determinem o sucesso da expansão da ES, incluindo grau pré-operatório, condições médicas subjacentes, vias aéreas e técnicas cirúrgicas, não foi possível quantificar o efeito particular do movimento do tubo. Outro argumento contra o uso da sedação profunda são os sintomas de abstinência que muitas crianças sofrem após a interrupção dos medicamentos de sedação. Os argumentos contra a paralisia farmacológica incluem a elevada morbidade pulmonar pós-operatória e a necessidade de reintubação imediata caso ocorra extubação acidental. Apesar das manobras de higienização pulmonar intensiva, da terapia broncodilatadora, dos antibióticos de amplo espectro e da fisioterapia respiratória, essas crianças podem desenvolver atelectasia migratória, muitas vezes com aumento da reatividade brônquica ou infiltrados pulmonares. O sucesso da RLTEU depende não só da técnica cirúrgica, mas também do controle e assistência pós-operatória cuidadosos e intensivos.[100]

A RLTEU continua sendo uma excelente modalidade de tratamento para o reparo de ES em lactentes. Existem relatos de que as crianças que pesam mais de 4 kg e aquelas com idade gestacional superior a 30 semanas têm maior chance de sucesso na extubação e eventual permeabilidade das vias aéreas. Parece que as crianças que pesam menos de 4 kg apresentam mais complicações relacionadas com a extubação. Isso pode ser atribuído a outras condições patológicas subjacentes muitas vezes presentes nesses recém-nascidos. A maioria dos cirurgiões exclui pacientes com anomalias craniofaciais ou vertebrais notáveis para a RLTEU a fim de evitar uma reintubação de emergência que apresenta maior potencial de dificuldade.

RESSECÇÃO CRICÓIDEA COM ANASTOMOSE TIREOTRAQUEAL

A ressecção cirúrgica do arco anterior da cartilagem cricoide, juntamente a uma porção da lâmina posterior da cricoide abaixo da articulação cricotireóidea com anastomose tireotraqueal, foi inicialmente sugerida em 1953,[101] e o ressurgimento deste procedimento em adultos[102-105] incentivou sua aplicação em crianças. Vários autores relatam bons resultados.[69,99] Em crianças com estenose traqueal isolada, o reparo com ressecção e anastomose terminoterminal fornece excelentes resultados.[106] Quando a estenose envolve a subglote, a ressecção torna-se tecnicamente difícil, mas excelentes resultados têm sido relatados por vários autores.[76,107-115]

O procedimento é indicado para pacientes com ES de grau IV e para pacientes selecionados com ES de grau III. O prolapso da cartilagem aritenoide tem sido descrito como uma complicação em crianças,[116] mas não em adultos.[117] Vários relatos apoiam a ressecção cricotraqueal (RCT) em vez da ressecção laringotraqueal (RLT) para estenose de grau IV.[77,78] A estratégia recomendada atualmente é realizar ressecção cricotraqueal parcial (RCTP) como um procedimento primário ou de resgate em pacientes com estenose de graus III e IV.[117] Um fator de risco para a falha é a ocorrência de paralisia unilateral ou bilateral das pregas vocais.[118] A RCT tem sido relatada em crianças que pesam menos de 10 kg, com excelentes resultados.[119] Nenhum efeito deletério sobre o crescimento ou a função da laringe foi observado em seres humanos.[120] A gravidade da disfonia é proporcional ao envolvimento glótico pré-operatório.[121] Quando as margens da ressecção estão próximas das pregas vocais, especialmente posteriormente, a RCTP com enxerto é indicada. É muito importante não ressecar uma grande parte da placa cricoide posterior, pois estudos em animais mostraram comprometimento das vias aéreas nesses casos. A laminotomia cricóidea posterior é segura.[122] A RCTP eliminou a necessidade de uma divisão da cricoide em quatro quadrantes, que é ainda um procedimento excelente com bons resultados em alguns casos.[123]

Com o paciente sob anestesia geral e ventilação através da traqueostomia, a laringe e as vias aéreas superiores são dissecadas e identificadas. A dissecção é realizada na cricoide em um plano subpericondral para evitar a lesão do nervo laríngeo recorrente. A linha de ressecção superior começa na borda inferior da cartilagem tireoide e passa obliquamente, em sentido posteroinferior, para atravessar a margem inferior da placa cricoide abaixo do nível das articulações cricotireóideas (Fig. 107-10). A linha de ressecção distal é situada imediatamente abaixo da borda inferior da estenose. Para compensar a disparidade dos diâmetros entre o lúmen traqueal e o lúmen subglótico, o corte superior do lúmen traqueal é chanfrado e a traqueia membranosa pode precisar ser plicada. A anastomose tireotraqueal primária é realizada pelo avanço do segmento distal superoanteriormente à cobertura posterior residual da cartilagem cricoide e sutura de uma lingueta da mucosa a partir da traqueia posterior até a mucosa da laringe restante. Suturas de cartilagem são, então, realizadas na anastomose, que deve ser mantida livre de tensão. O procedimento é mais bem conduzido com a mobilização laríngea supra-hióidea e suturas de alívio de tensão na cartilagem. Após a cirurgia, deve-se evitar a extensão do pescoço durante 10 dias e, com essa finalidade, três suturas são realizadas a partir do queixo até a área da parte superior do peito. A colocação de *stent* é geralmente realizada com um TET (técnica em estágio único), um tubo em T ou um *stent* supraestomal.

CONDUTA PARA DISTÚRBIOS ESPECÍFICOS
DISTÚRBIOS CONGÊNITOS
Atresia e Membranas

A conduta imediata na atresia de laringe é realizada para o estabelecimento das vias aéreas ao nascimento por meio de uma traqueostomia de emergência. Raramente, é possível passar um pequeno broncoscópio através de uma atresia incompleta na traqueia, seguido de traqueostomia. É extremamente difícil inserir uma agulha de grande calibre na traqueia altamente móvel de uma criança, e uma incisão no pescoço com traqueostomia é o método preferível para estabelecer vias aéreas de emergência. Ocasionalmente, pode haver coexistência de agenesia traqueal. Depois que são mantidas vias aéreas adequadas, a correção cirúrgica eletiva da atresia de laringe costuma restaurar a função respiratória, mas a fonação e as funções de proteção podem permanecer significativamente alteradas após a cirurgia.

O tratamento de membranas laríngeas depende da espessura da membrana.[3] Uma membrana fina pode ser rompida pela passagem do broncoscópio ou pela incisão com um bisturi, tesouras ou *laser* de CO_2. Pode-se tentar incisar a membrana ao longo de

107 | ESTENOSES GLÓTICA E SUBGLÓTICA

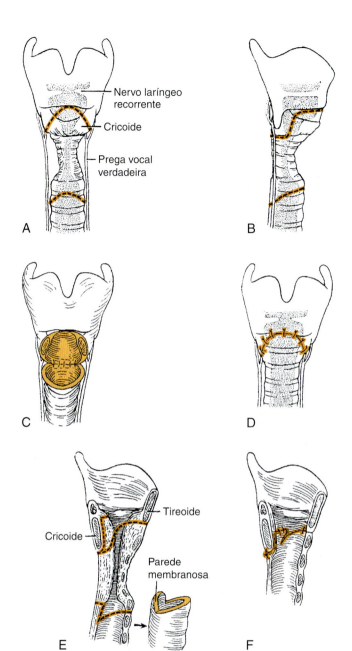

FIGURA 107-10. Ressecção parcial da cricoide com anastomose tireotraqueal. **A**, Visão anterior da área estenótica a ser ressecada, incluindo a lâmina anterior da cricoide. **B**, Visão lateral da mesma área. Observe a preservação da lâmina posterior da cricoide e a localização do nervo laríngeo recorrente. **C**, Após a ressecção, a traqueia é chanfrada e aproximada à subglote. **D**, A sutura é concluída (3-0 poliglactina 910). **E**, Se houver uma cicatriz grossa subglótica posterior, ela é ressecada com preservação da cartilagem cricoide posterior e retalho de mucosa é criado a partir da parede traqueal posterior. **F**, Realiza-se a sutura do retalho de mucosa e obtém-se a cobertura das áreas expostas.

uma prega vocal e, 2 semanas mais tarde, incisar ao longo do lado oposto para evitar formação de mais membrana. No entanto, quanto menor for a laringe, mais difícil será realizar esse procedimento. As membranas glóticas grossas são menos comuns e mais difíceis de tratar; elas podem ser difíceis ou impossíveis de incisar ou dilatar por causa da anormalidade subglótica-cricóidea associada.

A traqueostomia pode ser necessária para estabelecer as vias aéreas. A excisão cirúrgica da membrana glótica e da anormalidade cartilaginosa por meio de uma abordagem de laringofissura, seguida de colocação de *stent* e de um enxerto de cartilagem costal autógena anterior, pode ser realizada em estágio único ou duplo.[124,125] A idade ideal para a cirurgia não está estabelecida, e a possibilidade de agravamento da situação com uma cirurgia mal qualificada deve ser considerada. No entanto, as crianças com obstrução grave acima da traqueostomia estão em maior risco de morte por obstrução da cânula por causa das vias aéreas reservas diminuídas acima da traqueostomia. Nesses casos, a reconstrução anterior deve ser considerada. A colocação endoscópica de uma quilha em crianças é difícil e, para melhores resultados, a abordagem externa é recomendada.

Estenose Glótica Anterior

Membranas anteriores pequenas com menos de 2 a 3 mm de largura provocam mínimo ou nenhum sintoma, e a cirurgia é geralmente desnecessária. Membranas anteriores finas podem ser tratadas por meio de incisão microendoscópica com um bisturi microcirúrgico ou *laser* de CO_2. Uma quilha pode ser colocada endoscopicamente;[126] no entanto, se esta técnica falhar ou se cicatrizes glóticas anteriores mais grossas e longas estiverem presentes, será necessária uma abordagem externa. A traqueostomia é indicada, seguida de laringofissura e incisão da área estenótica ou da membrana com um bisturi. A ressecção de tecido cicatricial deve ser minimizada, porque isso causa ainda mais perda da mucosa. A quilha em guarda-chuva fornece resultados confiáveis e deve ser inserida por 2 semanas. A quilha impede a reestenose na comissura anterior durante a reepitelização, e seu formato possibilita evitar o contato com a glote posterior, minimizando, assim, a cicatrização secundária à própria quilha. Se a quilha for usada durante 2 semanas ou menos, a formação de tecido de granulação é mínima.

ESTENOSE E PARALISIA DAS PREGAS VOCAIS

A paralisia das pregas vocais pode acompanhar a estenose glótica anterior, posterior ou completa. A paralisia bilateral das pregas vocais associada à estenose glótica adquirida requer aritenoidectomia parcial com lateralização da prega verdadeira, além da cirurgia discutida anteriormente neste capítulo, para correção de estenose glótica. A aritenoidectomia parcial é, em geral, necessária unilateralmente e, algumas vezes, bilateralmente. A aritenoidectomia é realizada de modo confiável por meio da abordagem de tireotomia anterior. Se for feita como uma cirurgia separada e posterior, a aritenoidectomia endoscópica a *laser* é uma alternativa válida.[127] A separação aritenóidea foi considerada útil.[128]

ESTENOSE GLÓTICA POSTERIOR

O tratamento da estenose glótica posterior (EGP) varia de acordo com o grau dos achados patológicos.[129] Uma adesão interaritenóidea simples requer uma abordagem diferente daquela de cicatrização que envolve ambas as articulações cricoaritenóideas (Fig. 107-4). A EGP é um grande desafio porque a voz é geralmente excelente. Crianças com síndrome de Down têm maior taxa de EGP do que a população em geral.[130] A divisão endoscópica da adesão é suficiente se o trato sinusal estiver alinhado à mucosa posteriormente. Este procedimento pode ser facilmente conseguido com um bisturi microcirúrgico, e a superfície posterior do seio alinhada à mucosa é protegida com a ponta do aspirador. Na ausência de um trato sinusal alinhado à mucosa, a incisão endoscópica simples da cicatriz resulta em reestenose. A laringofissura parcial, no entanto, é a abordagem mais comum para esses casos, sendo necessária em situações mais avançadas com fixação da articulação cricoaritenóidea. A separação cricóidea endoscópica posterior com enxertia é outra abordagem para o reparo.[131]

Nas crianças que apresentam grave cicatriz glótica posterior com fixação da articulação cricoaritenóidea ou extensão subglótica, recomenda-se a divisão da lâmina posterior da cricoide na linha média com a inserção de um enxerto de cartilagem costal autógeno livre (Fig. 107-7).[92,132] A estenose glótica completa é difícil de tratar e pode estar associada a uma diminuição no diâmetro anteroposterior da laringe decorrente de traumatismo externo. O tratamento envolve a incisão da cicatriz no sentido anteroposterior, enxerto da cartilagem posterior e colocação de um *stent*. Os resultados da voz são geralmente desfavoráveis em virtude das graves cicatrizes que envolvem as pregas vocais. Enxertos de cartilagem não devem ser usados na área da comissura anterior.

ESTENOSE SUBGLÓTICA ANTERIOR

O tratamento da ES anterior é realizado por meio de uma incisão na cicatriz anteriormente e colocação de um enxerto de cartilagem em forma de barco modificado (Fig. 107-9) para manter os segmentos da cricoide tracionados e separados.[91] O pericôndrio do enxerto deve estar no nível da mucosa. No término do procedimento, recomenda-se a realização de exame endoscópico das vias aéreas subglóticas para verificar um possível mau posicionamento ou colapso parcial do enxerto. O enxerto de cartilagem geralmente pode ser estendido inferiormente para cobrir a traqueostomia, se for planejado em estágio único.

A intubação endotraqueal após laringotraqueoplastia em estágio único pode variar de 2 dias, para enxerto de cartilagem anterior simples,[133] a 2 semanas, para estenose moderadamente grave reparada com enxertos anterior e posterior.[134]

CUIDADOS PÓS-OPERATÓRIOS

O tratamento pós-operatório[135] é determinado pela colocação ou não de um *stent*. Se *stents* não forem usados, recomendam-se 2 semanas de antibióticos no pós-operatório e a endoscopia é indicada quando o paciente estiver pronto para decanulação. Quando são colocados *stents*, o tratamento com antibióticos de baixa dosagem, a longo prazo, é recomendado durante o período de *stent* para evitar infecção. Cuidados apropriados com a traqueostomia são extremamente importantes, e o cuidador deve ser proficiente e bem informado sobre os cuidados de rotina e de emergência.

DECANULAÇÃO

O tamanho da cânula da traqueostomia deve ser gradualmente reduzido até que ela possa ser retirada com o fechamento da abertura. As crianças com uma cânula de traqueostomia ocluída devem estar sempre sob supervisão de um adulto.[136] Assim que a criança estiver pronta para a decanulação, deve-se realizar endoscopia para assegurar que as vias aéreas estejam desobstruídas. Fatores que influenciam o sucesso da decanulação após a cirurgia têm sido bem descritos. Ocasionalmente, são observados granulomas supraestomais. Se a criança estiver sendo considerada para decanulação, esses granulomas devem ser removidos; no entanto, se ela não estiver pronta para a decanulação, a remoção de granulomas supraestomais não é indicada, a menos que eles estejam obstruindo completamente as vias aéreas.[137]

A ocorrência de colapso supraestomal pode impedir a decanulação, requerendo, algumas vezes, outros procedimentos.[138] Quando a criança tolera a oclusão da traqueostomia enquanto está acordada, toma-se a decisão para a decanulação e a criança é admitida no hospital, onde a traqueostomia é ocluída durante a noite com monitoramento contínuo. Se não ocorrer dessaturação de oxigênio ou apneia, a cânula de traqueostomia é removida na manhã seguinte, o estoma é coberto com um curativo oclusivo e a criança é mantida por mais uma noite, novamente com monitoramento contínuo. A fenestração da cânula não é realizada. Uma fístula traqueocutânea residual pode precisar ser cirurgicamente fechada.

RESUMO

Estenoses glótica e subglótica, embora raras, são condições difíceis de tratar. Os objetivos cirúrgicos são obter vias aéreas adequadas, uma voz agradável e uma laringe competente para evitar a aspiração, o mais precocemente possível.[139] O bom resultado dependerá (1) da avaliação pré-operatória e intraoperatória precisa; (2) da escolha adequada do procedimento cirúrgico; (3) da cirurgia meticulosa dirigida ao local da lesão; e (4) dos cuidados pós-operatórios rigorosos e do monitoramento.

Para consultar a lista completa de referências, acesse www.expertconsult.com.

LEITURA SUGERIDA

Bailey M, Hoeve H, Monnier P: Pediatric laryngotracheal stenosis: a consensus paper from three European centres. *Eur Arch Otorhinolaryngol* 260(3):118–123, 2003.

Choi SS, Zalzal GH: Pitfalls in laryngotracheal reconstruction. *Arch Otolaryngol Head Neck Surg* 125:650, 1999.

Choi SS, Zalzal GH: Changing trends in neonatal subglottic stenosis. *Otolaryngol Head Neck Surg* 122:61, 2000.

Cotton RT: The problem of pediatric laryngotracheal stenosis: a clinical and experimental study on the efficacy of autogenous cartilaginous grafts placed between the vertically divided halves of the posterior lamina of the cricoid cartilage. *Laryngoscope* 12:1, 1991.

Forte V, Chang MB, Papsin BC: Thyroid alar cartilage reconstruction in neonatal subglottic stenosis as a replacement for the anterior cricoid split. *Int J Pediatr Otorhinolaryngol* 59:181, 2001.

Garabedian EN, Nicollas R, Roger G, et al: Cricotracheal resection in children weighing less than 10 kg. *Arch Otolaryngol Head Neck Surg* 131(6):505–508, 2005.

Hartley BE, Gustafson LM, Liu JH, et al: Duration of stenting in single-stage laryngotracheal reconstruction with anterior costal cartilage grafts. *Ann Otol Rhinol Laryngol* 110:413, 2001.

Hueman GM, Simpson CB: Airway complications from topical mitomycin C. *Otolaryngol Head Neck Surg* 133:831, 2005.

Jacobs BR, Salman BA, Cotton RT, et al: Postoperative management of children after single-stage laryngotracheal reconstruction. *Crit Care Med* 29(1):164–168, 2001.

Jauet Y, Lang F, Pulloud R, et al: Partial cricotracheal resection for pediatric subglottic stenosis: long-term outcome in 57 patients. *J Thorac Cardiovasc Surg* 130(3):726–732, 2005.

McArthur CJ, Kearns GH, Healy GD: Voice quality after laryngotracheal reconstruction. *Arch Otolaryngol Head Neck Surg* 120:641, 1994.

Monnier P, George M, Monod ML, et al: The role of the CO_2 laser in the management of laryngotracheal stenosis: a survey of 100 cases. *Eur Arch Otorhinolaryngol* 262:602–608, 2005.

Myer CM, III, O'Connor DM, Cotton RT: Proposed grading system for subglottic stenosis based on endotracheal tube sizes. *Ann Otol Rhinol Laryngol* 103:319, 1994.

Richardson MA, Inglis AF, Jr: A comparison of anterior cricoid split with and without costal cartilage graft for acquired subglottic stenosis. *Int J Pediatr Otolaryngol* 22:187, 1991.

Rutter MJ, Cotton RT: The use of posterior cricoid grafting in managing isolated posterior glottic stenosis in children. *Arch Otolaryngol Head Neck Surg* 130(6):737–739, 2004.

Rutter MJ, Hartley BE, Cotton RT: Cricotracheal resection in children. *Arch Otolaryngol Head Neck Surg* 127:382, 2001.

Seid AB, Pransky SM, Kearns DB: One stage laryngotracheoplasty. *Arch Otolaryngol Head Neck Surg* 117:408, 1991.

Silva AB, Lusk RP, Muntz HR: Update on the use of auricular cartilage in laryngotracheal reconstruction. *Ann Otol Rhinol Laryngol* 109:343, 2000.

Triglia J, Nicollas R, Roman S, et al: Cricotracheal resection in children: indications, technique and results. *Ann Otolaryngol Chir Cervicofac* 117:155, 2000.

Wyatt ME, Hartley BE: Laryngotracheal reconstruction in congenital laryngeal webs and atresias. *Otolaryngol Head Neck Surg* 132(2):232–238, 2005.

Zalzal GH: Stenting for pediatric laryngotracheal stenosis. *Ann Otol Rhinol Laryngol* 101:651, 1992.

Zalzal GH: Treatment of laryngotracheal stenosis with anterior and posterior cartilage grafts: a report of 41 children. *Arch Otolaryngol Head Neck Surg* 119:82, 1993.

Zalzal GH: Rib cartilage grafts for the treatment of posterior glottic and subglottic stenosis in children. *Ann Otol Rhinol Laryngol* 97:506, 1988.

Zalzal GH, Choi SS, Patel KM: The effect of gastroesophageal reflux on laryngotracheal reconstruction. *Arch Otolaryngol Head Neck Surg* 122:297, 1996.

Zalzal GH, Loomis SR, Fischer M: Laryngeal reconstruction in children: assessment of vocal quality. *Arch Otolaryngol Head Neck Surg* 119:504, 1993.

108 Distúrbios da Aspiração e Deglutição

David J. Brown | Maureen A. Lefton-Greif | Stacey L. Ishman

Pontos-chave

- A prioridade na avaliação de crianças com distúrbios aerodigestivos é assegurar vias aéreas seguras.
- A coordenação da respiração e da deglutição é crucial para a sobrevivência, porque ambas têm a faringe como conduto comum.
- As quatro fases da deglutição são: preparatória oral, oral, faríngea e esofágica.
- As características da disfagia são definidas pelo local anatômico do defeito: nariz e nasofaringe, cavidade oral e orofaringe, hipofaringe e laringe, e traqueia e esôfago.
- A deglutição deve permitir nutrição e hidratação suficientes para o crescimento e desenvolvimento satisfatórios.
- Os estudos videofluoroscópicos da deglutição e a verificação da deglutição com o endoscópio flexível são ferramentas comuns para avaliar a fase faríngea da deglutição.
- O tratamento da disfagia pode incluir modificações da alimentação, nutrição suplementar, fisioterapias motoras oral e da deglutição, e vias alternativas de alimentação.

A deglutição envolve ações múltiplas, altamente integradas e que, parcialmente, se sobrepõem. Porém, para propósito de discussão, é separada em três fases – *oral, faríngea* e *esofágica*. Durante a *fase oral*, o alimento é processado, formando um bolo pronto para ser deglutido, conhecido como *bolo alimentar*, sendo, então, transportado para a parte posterior da boca. Nos lactentes, a fase oral se limita à sucção do líquido do mamilo/bico. Em crianças com aproximadamente 6 meses de idade ou mais, a fase oral pode ser subdividida para incluir a *fase preparatória oral*, durante a qual os alimentos sólidos são mastigados e preparados para a fase oral. A *fase faríngea* compreende uma série de eventos complexos e inter-relacionados que dirigem e empurram o bolo alimentar através da faringe para o esôfago, enquanto protegem, simultaneamente, as vias aéreas. Durante essa fase da deglutição, o palato mole se eleva e se aproxima das paredes da faringe, a respiração é interrompida, a laringe se eleva, as cordas vocais são aduzidas e a base da língua e os músculos faríngeos empurram o bolo alimentar através do esfíncter esofágico superior relaxado. O ato da deglutição resulta no fechamento mecânico das vias aéreas e na interrupção da respiração. A *fase esofágica* inicia-se quando o bolo alimentar entra no esôfago e termina quando passa para o estômago.

A maturação típica da deglutição envolve a transformação da sucção primitiva e dos reflexos da deglutição utilizados durante a fase de lactente nas funções voluntárias e maduras de morder, mastigar e formar o bolo alimentar necessário para o suprimento adequado e seguro de nutrientes em crianças mais velhas e adultos. Ajustes apropriados às mudanças do crescimento e desenvolvimento do sistema aerodigestivo e alterações nas respostas protetoras das vias aéreas são essenciais aos processos de maturação pós-natais competentes. Alterações nas relações anatômicas da cavidade oral, faringe e laringe ocorrem nos primeiros anos de vida e são bem descritas. Além disso, os estímulos do neurodesenvolvimento, cognitivos e sensoriais modulam a função da deglutição e, consequentemente, podem influenciar o processo de maturação.

A deglutição competente é crucial para a sobrevivência. Duas funções primárias da deglutição são dirigir as secreções orais, líquidos e alimentos da boca para o estômago, enquanto protege as vias aéreas, e fornecer quantidades suficientes de nutrientes e líquidos para as crianças crescerem e se desenvolverem satisfatoriamente. Ajustes apropriados em relação ao crescimento e aumento das necessidades nutricionais são fundamentais para a deglutição pós-natal bem-sucedida. As funções da respiração e deglutição são interligadas, porque têm condutos em comum, como a cavidade oral e a faringe.

Disfagia, ou disfunção da deglutição, pode ser causada por qualquer doença que interfira na integridade das estruturas que compreendem o trato aerodigestivo ou sua coordenação. Anomalias anatômicas ou estruturais congênitas ou adquiridas podem causar defeitos das vias aéreas ou da deglutição. Este capítulo enfoca a avaliação de lactentes e crianças com suspeita de disfagia e anomalias primárias associadas do trato aerodigestivo. As abordagens do tratamento para problemas relacionados com a deglutição e as vias aéreas são revisadas.

AVALIAÇÃO DE LACTENTES E CRIANÇAS COM SUSPEITA DE DISFAGIA

AVALIAÇÃO CLÍNICA OU À BEIRA DO LEITO

A avaliação de todas as crianças com dificuldades para se alimentar e deglutir começa com a história completa e o exame físico. Crianças com anomalias anatômicas apresentam maior risco de disfagia quando as doenças subjacentes interferem na integridade estrutural da orofaringe ou na complexa coordenação dos processos neuromusculares e das vias aéreas envolvidos na deglutição. Em consequência, o foco da avaliação clínica é a seleção dos exames diagnósticos para determinar a natureza e a extensão das dificuldades da deglutição e para orientar as decisões terapêuticas. Crianças com anomalias estruturais como componente de uma complexa história clínica ou síndrome (p. ex., displasia broncopulmonar ou síndrome de Smith-Lemli-Opitz) podem necessitar de outras avaliações especializadas, como a laringoscopia direta e a broncoscopia, a fim de determinar o impacto das comorbidades associadas à deglutição.

AVALIAÇÃO INSTRUMENTAL

Quando a avaliação clínica identifica problemas de deglutição sem manifestações físicas óbvias, recomenda-se uma avaliação instrumental. As estruturas envolvidas na deglutição podem ser visualizadas por procedimentos radiológicos, como seriografia do esôfago, estômago e duodeno (SEED) e estudos videofluoroscópicos da deglutição (VFSS, *videofluroscopic swallow studies*), e/ou procedimentos endoscópicos, como avaliação da deglutição por endoscopia flexível (videoendoscopia; FEES, *flexible endoscopic evaluation of swallowing*). A avaliação por SEED, VFSS e FEES pode estabelecer o diagnóstico da disfagia mediante identificação da fisiopatologia específica; porém, esses exames podem falhar em detectar a aspiração mesmo em crianças que aspiram, principalmente quando esta é episódica. Portanto, achados negativos quanto à aspiração devem ser interpretados com cautela.

Seriografia do Esôfago, Estômago e Duodeno

A SEED pode fornecer informações importantes em crianças com anomalias anatômicas, principalmente quando a anomalia é distal à orofaringe. Esse procedimento permite a avaliação da anatomia e fisiologia do esôfago, estômago e duodeno, identificando obstruções e má rotação gastrintestinal (GI). Também serve como triagem da estrutura e função da orofaringe. Pode-se administrar o bário por via oral ou por sonda nasogástrica, dependendo dos problemas diagnósticos específicos e se a criança tem risco de aspiração secundário à disfunção da deglutição.

Estudo Videofluoroscópico da Deglutição

O VFSS, algumas vezes referido como *estudo da deglutição modificado com bário*, fornece imagens das estruturas da cavidade oral, faringe e esôfago cervical durante a deglutição.[1] É útil para avaliar crianças com suspeita de disfagia orofaríngea e como teste de triagem para as estruturas do trato GI, distais ao esôfago cervical. Os objetivos do VFSS são fornecer informações que ajudem a: 1) determinar se anormalidades anatômicas ou estruturais estão presentes; 2) certificar-se de que a coordenação das estruturas e as funções do trato aerodigestivo superior dão suporte à passagem segura e eficiente do bolo alimentar; e 3) identificar estratégias que aumentem a segurança e eficiência da alimentação. Durante o VFSS, as crianças ingerem líquidos e/ou alimentos impregnados com contraste de bário para simular a alimentação funcional, o mais fielmente possível. Portanto, as crianças devem aceitar, estar preparadas e cooperativas para o VFSS.[2,3]

Avaliação da Deglutição por Endoscopia Flexível

A FEES é uma extensão da nasofaringolaringoscopia com fibra óptica flexível de rotina, podendo ser usada para avaliar as estruturas e funções da nasofaringe, orofaringe e laringe, durante a fonação, deglutições espontâneas e deglutição de líquidos e alimentos.[4,5] A FEES pode ser muito útil na alimentação não oral, naqueles incapazes de cooperar com o VFSS, em crianças com disfunção das cordas vocais ou nos que apresentam capacidade questionável para lidar com suas secreções.

A FEES pode fornecer informações em relação à sensibilidade quando o endoscópio entra em contato com a mucosa ou estruturas adjacentes. A FEES associada ao teste de sensibilidade com pulso de ar (FEES-ST) possibilita a avaliação padronizada da resposta ao estímulo sensorial (pulsos de ar calibrados por via endoscópica).[6] Estudos demonstraram a utilidade da FEES-ST na avaliação e no tratamento de crianças com doenças específicas (p. ex., fendas laríngeas tipo I) e durante avaliações pré-operatórias para reconstrução das vias aéreas pediátricas.[7,8] Limiares elevados da sensação laringofaríngea foram documentados em crianças com diagnósticos clínicos de pneumonia recorrente, distúrbios neurológicos e doença do refluxo gastresofágico (DRGE).[6] A Tabela 108-1 descreve a utilidade do uso do VFSS e da FEES, com base na situação anatômica e estrutural.

OUTRAS AVALIAÇÕES DIAGNÓSTICAS

Podem ser necessários outros exames diagnósticos para determinar a causa da disfunção da deglutição. Pode-se realizar um exame de imagem do tronco cerebral para diagnosticar anormalidades da base do crânio ou da coluna vertebral como doenças subjacentes potenciais. Avaliações especializadas podem ser necessárias em crianças com doenças respiratórias refratárias. Radiografias de tórax, testes da função pulmonar, tomografia computadorizada (TC) de alta resolução e broncoscopia fornecem informações acerca da extensão da lesão pulmonar. A endoscopia do trato GI pode ser útil para pacientes nos quais se suspeita de distúrbio GI.

QUATRO LOCAIS ANATÔMICOS DA DISFAGIA

Os quatro locais anatômicos primários de anomalias do trato aerodigestivo que podem afetar adversamente a deglutição e contribuir para a disfagia são: 1) nariz e nasofaringe; 2) cavidade oral e orofaringe; 3) hipofaringe e laringe; e 4) traqueia e esôfago (Fig. 108-1).

NARIZ E NASOFARINGE

Anomalias do nariz e da nasofaringe afetam as fases oral e faríngea da deglutição em virtude da obstrução da via aérea nasal/nasofaríngea (Fig. 108-2). A doença bilateral tem um impacto mais

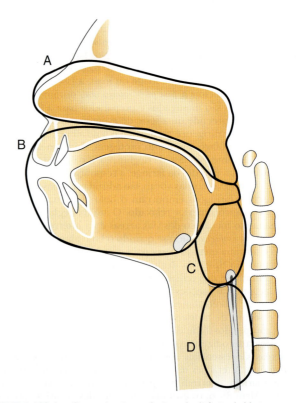

FIGURA 108-1. Quatro locais anatômicos da disfagia. *A*, Nariz e nasofaringe; *B*, cavidade oral e faringe oral; *C*, hipofaringe e laringe; *D*, traqueia e esôfago. (Cortesia de Johns Hopkins University, Arte Aplicada à Medicina.)

TABELA 108-1. Localizações Anatômicas, Doenças, Fases da Disfunção da Deglutição e Utilidade do Estudo Videofluoroscópico da Deglutição e da Avaliação da Deglutição por Endoscopia Flexível

Localização Anatômica	Doença Anatômica ou Estrutural	Oral	Faríngea	Esofágica	Indicação de VFSS	Indicação de FEES
Nariz e nasofaringe	Hipoplasia da linha média	Sim	Sim		±	±
	Estenose da abertura piriforme	Sim	Sim		±	±
	Desvio de septo	Sim	Sim		Não	Não
	Encefalocele	Sim	Sim		Não	Não
	Tumor	Sim	Sim		Não	Não
	Atresia de coanas	Sim	Sim		Não	Não
	Hipertrofia das adenoides	Sim	Sim		Não	Não
Cavidade oral e orofaringe	Fenda labial/palatina	Sim			Não	Não
	Micrognatia ou retrognatia	Sim	Sim		±	±
	Macroglossia	Sim	Sim		±	±
	Tumor	Sim	Sim		±	±
Hipofaringe e laringe	Cisto valecular		Sim		Não	Não
	Laringomalacia		Sim		±	±
	Paralisia/paresia das cordas vocais		Sim		Sim	Sim
	Membrana laríngea		Sim		±	±
	Fenda laríngea posterior		Sim	Sim	Sim	Sim
	Estenose subglótica		Sim	Às vezes	±	±
	Hemangioma subglótico		Sim	Às vezes	±	±
Traqueia e esôfago	DRGE		Às vezes	Sim	±	Não
	Esofagite eosinofílica		Às vezes	Sim	±	Não
	Anel vascular			Sim	±	Não
	Estenose da traqueia			Sim	±	Não
	Traqueomalacia			Sim	±	Não
	Fístula traqueoesofágica			Sim	±	Não

±, Pode ou não ser indicado; FEES, avaliação da deglutição por endoscopia flexível; DRGE, doença do refluxo gastresofágico; VFSS, estudo videofluoroscópico da deglutição.

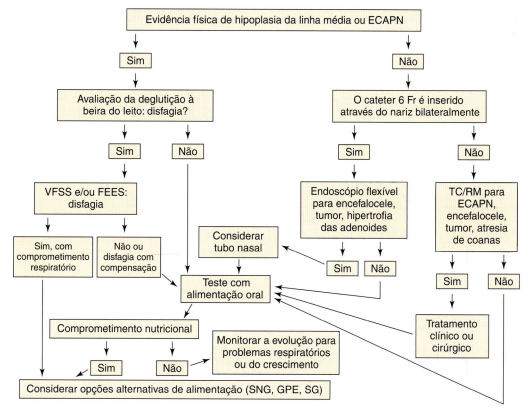

FIGURA 108-2. Avaliação e tratamento da disfagia com suspeita de anomalia no nariz e na nasofaringe. ECAPN, Estenose congênita da abertura piriforme nasal; FEES, avaliação da deglutição por endoscopia flexível; SG, sonda de gastrostomia; SNG, sonda nasogástrica; GPE, gastrostomia percutânea endoscópica; VFSS, estudo videofluoroscópico da deglutição.

significativo na patência das vias aéreas e na deglutição do que a doença unilateral.

Qualquer causa de obstrução da via aérea nasal pode causar dificuldades na alimentação, principalmente durante a infância, quando o fluxo aéreo nasal é um componente importante da respiração e da alimentação. A obstrução nasal pode resultar de diversas doenças como hipoplasia da face média, estenose congênita da abertura piriforme nasal, desvio ou hematoma septal, rinite aguda ou crônica, massas basais congênitas da linha média, incluindo cisto dermoide, encefaloceles e gliomas, tumores nasais ou da nasofaringe, atresia de coanas e hipertrofia adenoideana. Essas crianças têm, com frequência, dificuldade para coordenar a alimentação e a respiração, podendo apresentar deficiência do crescimento ou aspiração recorrente.[9]

Em geral, reconhece-se a doença nasal bilateral logo após o nascimento, pois é comum que lactentes afetados tenham dificuldades respiratórias graves com cianose cíclica, aliviada pelo choro.[10] Essas crianças também são incapazes de se alimentar adequadamente e podem apresentar tosse e engasgo com crises cianóticas quando tentam comer. Por outro lado, a doença nasal unilateral pode não ser detectada por anos e associa-se, com frequência, à congestão nasal ou rinorreia unilateral. Pode-se avaliar a patência da via aérea nasal através da inserção de uma sonda alimentar 6F pelas narinas ou por endoscopia com fibra óptica flexível. Deve-se fazer exames de imagem se houver suspeita de obstrução nasal após a endoscopia. A Figura 108-2 descreve a avaliação de crianças com disfagia suspeita de origem no nariz ou na nasofaringe.

CAVIDADE ORAL E OROFARINGE

Anomalias da cavidade oral e da orofaringe podem afetar as fases oral e faríngea da deglutição, e muitas têm o potencial de obstruir a via aérea superior. Os problemas respiratórios devem ser avaliados e estabilizados antes do início dos esforços da alimentação ou avaliações para suspeita de disfagia (Fig. 108-3).

A deglutição funcional depende da formação eficiente do bolo alimentar, do movimento deste da boca ao estômago e da coordenação da respiração, a fim de proteger as vias aéreas, durante a passagem do bolo alimentar. A alimentação com mamadeira e o aleitamento materno bem-sucedidos requerem compressão do mamilo/bico e geração de pressão intraoral suficiente para sucção. Anormalidades anatômicas que comprometem as ações de compressão ou sucção da alimentação ao seio ou com bico de mamadeira podem criar dificuldades alimentares, diminuindo sua eficiência. Embora as anormalidades da cavidade oral e da orofaringe possam ocorrer isoladamente, é frequente estarem juntas, associadas a defeitos em outras partes do trato aerodigestivo, sendo capazes de comprometer a função das vias aéreas. Como sempre, a preocupação com a vias aéreas é prioritária, sendo abordada antes de dar atenção à alimentação e à deglutição. Esta seção faz a revisão das doenças comuns que afetam a cavidade oral e a orofaringe, incluindo fenda labial/palatina, micrognatia/retrognatia e macroglossia.

O impacto de qualquer defeito anatômico depende de múltiplos fatores, como a localização e a extensão do defeito, e a presença de outras anomalias ou comorbidades. A fenda labial pode afetar a alimentação do lactente por interferir na capacidade dos lábios e da língua em formar um selo em torno do mamilo/bico. Esta interferência pode comprometer a fase de compressão da sucção e causar vazamento excessivo de líquido. A fenda palatina isolada, sem a fenda labial, também pode comprometer a fase de sucção da alimentação ao seio por impedir a geração de pressão intraoral negativa suficiente para extrair líquido do mamilo. Algumas crianças com pequenas fendas labiais isoladas ou fendas submucosas alimentam-se sem dificuldade ou têm problemas leves passíveis de adaptações alimentares de rotina.[11] Quando ocorrem problemas na fase de compressão da alimentação ao seio, podem ser utilizados dispositivos para a alimentação antes do reparo cirúrgico da fenda labial ou palatina. Esses dispositivos incluem a mamadeira de Haberman ou da Mead-Johnson, que requerem que o cuidador aperte com cuidado a mamadeira para esvaziar o líquido, ou um simples bico cortado transversalmente, o qual facilita o fluxo do liquido. Essas adaptações são usadas, com frequência, antes do reparo cirúrgico da fenda labial ou palatina. Os profissionais médicos podem avaliar o potencial de aspiração com o aumento da taxa de fluxo de líquido e devem assegurar-se de que o lactente possa proteger as vias aéreas.

As síndromes craniofaciais comuns associadas à fenda labial/palatina abrangem as síndromes de Apert, Stickler e Treacher

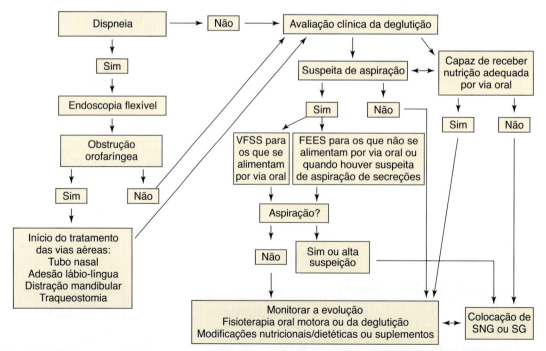

FIGURA 108-3. Avaliação e tratamento da disfagia com suspeita de anomalia na cavidade oral e na orofaringe. FEES, Avaliação da deglutição por endoscopia flexível; SG, sonda de gastrostomia; SNG, sonda nasogástrica; VFSS, estudo videofluoroscópico da deglutição.

Collins; a sequência de Pierre Robin (micrognatia/retrognatia, glossoptose e fenda palatina); a síndrome CHARGE (coloboma, doença cardíaca, atresia de coanas, retardo, hipoplasia genital e anomalias auditivas); e as síndromes de deleção 22q11, que incluem a síndrome velocardiofacial e a síndrome de DiGeorge.[12] Essas doenças podem interferir em aspectos da alimentação e da deglutição, além dos problemas localizados na cavidade oral ou nas estruturas da orofaringe.

Retrognatia e micrognatia podem comprometer a patência das vias aéreas e a alimentação, em consequência ao deslocamento posterior da língua. Micrognatia e retrognatia podem ocorrer isoladamente ou associadas a sequência de Pierre Robin e síndromes genéticas como Goldenhar, Treacher Collins, Smith-Lemli-Opitz e Cri du chat. Na sequência de Pierre Robin, o colapso orofaríngeo e o alongamento do palato mole levam à obstrução do palato e da base da língua.[13] Além da interferência nas fases de compressão e sucção da alimentação no mamilo/bico, a combinação da orofaringe relativamente pequena e o refluxo nasofaríngeo secundário à fenda palatina podem comprometer a coordenação da respiração e da deglutição. O prognóstico da alimentação oral bem-sucedida depende do grau de desconforto respiratório e da presença de problemas ou diagnósticos associados. Na maioria das crianças com sequência isolada de Pierre Robin, a disfagia será resolvida após intervenção bem-sucedida nas vias aéreas. No entanto, aquelas com sequência de Pierre Robin associada a comorbidades ou síndromes adicionais terão sempre necessidade da colocação de sonda de gastrostomia apesar da intervenção bem-sucedida nas vias aéreas.[14]

A macroglossia pode causar dificuldade alimentar em virtude da interferência na criação e manutenção de um selo adequado entre o lábio-língua e mamilo. Além disso, o movimento da língua pode estar restrito, o que dificulta o controle do alimento na cavidade oral. A macroglossia está associada às síndromes de Down e de Beckwith-Wiedemann, e os problemas alimentares são relatados em 50% a 80% das crianças com síndrome de Down. Características específicas da disfagia incluem função oral-motora retardada ou aberrante, função anormal da língua e da mandíbula, e atraso na iniciação e dificuldade na fase oral da deglutição.[15,16] A hipotonia também pode ser um componente dos problemas da alimentação e deglutição em crianças com síndrome de Down.

Divertículos ou tumores faríngeos podem ter impacto na alimentação em alguns casos, quando as lesões são grandes ou envolvem locais particulares. Essas condições são raras em crianças.

HIPOFARINGE E LARINGE

Anomalias da hipofaringe e da laringe podem afetar as fases faríngea e esofágica da deglutição. A avaliação inicial envolve a realização de uma laringoscopia com fibra óptica flexível (LFF; Fig. 108-4).

Cistos valeculares são cistos de retenção mucosos raros que se manifestam com estridor, dificuldade respiratória, disfagia e deficiência do crescimento. Massas no espaço valecular podem causar retroflexão significativa da epiglote, causando dificuldade respiratória e disfagia. A disfagia pode resultar da interferência no movimento da base da língua e da epiglote, e da obstrução do fluxo lateral natural do alimento em torno da epiglote, durante a deglutição. A LFF e a laringoscopia direta são muito úteis para o diagnóstico. Cistos valeculares podem ser diagnosticados nos estudos da deglutição ou percebidos incidentalmente na TC e nas

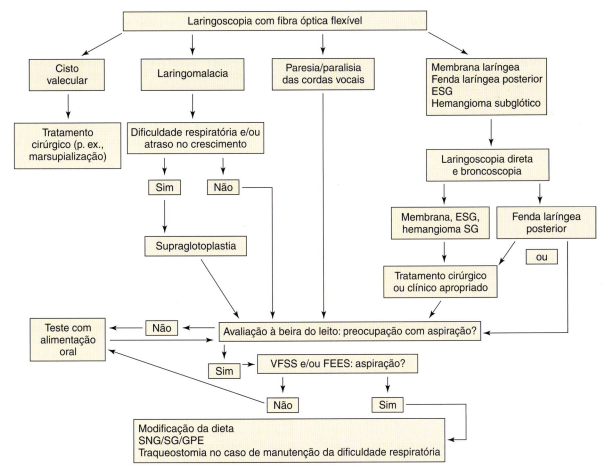

FIGURA 108-4. Avaliação e tratamento da disfagia com suspeita de anomalia na hipofaringe e na laringe. FEES, Avaliação da deglutição por endoscopia flexível; SG, sonda de gastrostomia; SNG, sonda nasogástrica; GPE, gastrostomia percutânea endoscópica; SG, subglótico; ESG, estenose subglótica; VFSS, estudo videofluoroscópico da deglutição.

imagens da ressonância magnética (RM), mas são difíceis de visualizar nas radiografias simples do pescoço. O tratamento cirúrgico dos cistos valeculares exige a marsupialização do cisto e a remoção do revestimento mucoso, que pode ser realizada com *laser* de dióxido de carbono, bisturi a frio ou microdebridador. *Laringomalacia* é a causa mais comum de estridor em lactentes e representa mais de 70% dos casos. Essas crianças apresentam-se com estridor respiratório secundário ao colapso da epiglote e/ou aritenoides durante a inspiração. A laringomalacia é diagnosticada por LFF com o lactente acordado e sentado.

Mais de 90% dos pacientes com laringomalacia são tratados sem cirurgia com acompanhamento clínico cuidadoso. Muitos estudos descreveram uma associação entre a laringomalacia e o refluxo gastresofágico, assim como doenças neurológicas subjacentes.[18-20] Dificuldades alimentares associadas à laringomalacia grave incluem engasgo durante a alimentação, deficiência do crescimento e êmese.

Matthews et al.[21] observaram que 24 lactentes diagnosticados com laringomalacia submetidos ao monitoramento do pH (pHmetria) com sonda dupla, por 24 horas, tiveram no mínimo um episódio de refluxo faríngeo, e mais de 90% apresentaram três episódios. Muitos profissionais médicos tratam pacientes com laringomalacia pelo uso empírico de antiácidos ou inibidores da bomba de prótons.

Os casos mais graves apresentam-se com sinais de dificuldade respiratória que incluem cianose, apneia obstrutiva do sono, retrações supraclaviculares e subcostais. Recomenda-se a supraglotoplastia nos pacientes com dispneia ou deficiência do crescimento. Lee et al.[22] mostraram que a supraglotoplastia a *laser* com dióxido de carbono pode melhorar as retrações supra e subesternais, porém muitos pacientes continuam a ter engasgos e problemas alimentares no pós-operatório. A avaliação pré e pós-operatória da deglutição e o acompanhamento clínico cuidadoso são necessários.

A *paralisia das cordas vocais*, uni ou bilateral, representa 10% das anomalias laríngeas congênitas. Os lactentes podem apresentar-se com estridor, aspiração recorrente e disfagia devido à incapacidade de proteger as vias aéreas. O diagnóstico é mais bem obtido com a LFF, no paciente acordado. O tratamento da paralisia das cordas vocais nas crianças deve ter como prioridade estabelecer vias aéreas seguras. Depois que as vias aéreas estiverem estáveis, as necessidades nutricionais devem ser avaliadas.

VFSS e/ou FEES são indicados para avaliação da deglutição em lactentes com paralisia da corda vocal a fim de identificar penetração ou aspiração e examinar a capacidade do paciente em proteger adequadamente as vias aéreas. Os efeitos das alterações nos métodos de alimentação (p. ex., bicos de fluxo lento e rápido) ou viscosidades diferentes do líquido (p. ex., fino vs. espesso) também podem ser avaliados. Alguns lactentes beneficiam-se de um tempo de trânsito da deglutição mais lento, o qual pode ser obtido mediante diminuição do fluxo a partir do bico da mamadeira ou do espessamento da fórmula infantil ou do leite materno. Outros lactentes requerem alimentação por sonda para obter nutrição e hidratação adequadas.

Membranas laríngeas podem ser *congênitas*, secundárias à reabsorção incompleta do epitélio do lúmen da laringe durante o desenvolvimento embrionário, ou *adquiridas*, secundárias a um trauma da corda vocal relacionado com cirurgia laríngea ou intubação endotraqueal. Lactentes podem apresentar-se com estridor, choro fraco, rouquidão, dispneia e afonia, e alguns têm disfagia. As membranas laríngeas estão associadas a anomalias cardíacas e deleções do cromossomo 22q11. O diagnóstico é feito por LFF ou laringoscopia direta. Membranas finas podem ser tratadas por lise endoscópica, ao passo que membranas mais espessas requerem laringofissura aberta e colocação da prótese de Keel ou *stent* laríngeo. Nos pacientes com disfagia pré-operatória, deve-se realizar uma avaliação da deglutição de seguimento, no pós-operatório.

Fendas laríngeas posteriores são anomalias congênitas incomuns, causadas pela formação incompleta do septo entre o esôfago e as vias aéreas. Esta anomalia laríngea está associada à fístula traqueoesofágica em um terço dos casos. O sistema de classificação de Benjamin-Inglis descreve quatro tipos de fenda laríngea posterior: *fendas tipo 1* são interaritenoides e situam-se acima do nível das cordas vocais verdadeiras; *fendas tipo 2* estendem-se abaixo das cordas vocais verdadeiras e, parcialmente, através da cartilagem cricoide; *fendas tipo 3* estendem-se para a traqueia extratorácica; e *fendas tipo 4* estendem-se para a traqueia intratorácica.[23] O quadro clínico comum inclui estridor, engasgo, aspiração, tosse crônica e deficiência do crescimento. A laringoscopia direta e a broncoscopia devem ser realizadas com palpação bimanual e sondagem da área interaritenoide para confirmar o diagnóstico. Podem ser vistas microaspiração e penetração em FEES ou VFSS. Deve-se avaliar a lesão parenquimatosa pulmonar atribuída à aspiração crônica por meio da radiografia de tórax ou TC; consolidações e opacidades reticulares são os achados mais comuns.

O tratamento das fendas laríngeas posteriores depende da extensão da fenda. Chien et al.[7] observaram fendas laríngeas posteriores tipo 1 em 1 de 13 pacientes que se apresentaram à sua instituição com sintomas de tosse crônica ou aspiração, em um período de 3 anos. Recomendaram que os pacientes com fendas tipo 1 primeiro sejam submetidos a um teste com tratamento não cirúrgico com inibidores da bomba de prótons para tratar DRGE, posição sentada durante as dietas e alimentos espessados. Quando não houver sucesso com o tratamento conservador, as crianças devem ser submetidas a tratamento cirúrgico. As fendas laríngeas posteriores tipos 1 e 2 podem ser reparadas por via endoscópica, enquanto as fendas tipos 3 e 4 requerem reparo cirúrgico aberto. Tem sido relatado sucesso com a sutura endoscópica ou a laringoscopia com injeção de gel aquoso ou esponja de gelatina de carboximetilcelulose de sódio para resolver a aspiração na maioria dos pacientes. Deve-se realizar um estudo da deglutição no pós-operatório.

Anomalias subglóticas, como estenoses ou hemangiomas, manifestam-se com estridor inspiratório ou bifásico, sendo os melhores métodos de avaliação a laringoscopia direta e a broncoscopia. RM ou TC tridimensional podem ser úteis para avaliar a extensão do estreitamento subglótico. O maior esforço respiratório pode levar a aumento do conteúdo do refluxo laríngeo, penetração e aspiração, o que, por sua vez, causa maior edema e estreitamento das vias aéreas. A prioridade nesses pacientes é assegurar vias aéreas estáveis. Quando isso for alcançado, pode-se avaliar a função da deglutição com um teste da deglutição à beira do leito com VFSS ou FEES, se indicado.

TRAQUEIA E ESÔFAGO

Doenças da traqueia e do esôfago, estruturais ou inflamatórias – como a DRGE e a esofagite eosinofílica –, podem afetar as fases faríngea e esofágica da deglutição. A Figura 108-5 descreve um algoritmo de conduta para avaliar esses pacientes.

Sintomas da *DRGE*, como regurgitação e êmese, ocorrem em 50% a 67% das crianças normais; a maioria tem resolução dos sintomas em torno de 1 a 2 anos de idade.[24,25] Crianças com menos de 2 anos de idade manifestam sintomas das vias aéreas como estertores, estridor ou cianose e anormalidades alimentares, incluindo vômitos, disfagia e deficiência do crescimento.[26] A DRGE pode afetar todas as principais áreas anatômicas aerodigestivas (Fig. 108-1) e tem sido implicada na etiologia do estertor, hipertrofia da tonsila lingual, edema aritenoide, edema das cordas vocais, edema subglótico, pavimentação em mosaico da traqueia e apagamento da carina.[27,28]

A DRGE também associa-se a outras doenças conhecidas que afetam o trato aerodigestivo. Giannoni et al.[20] avaliaram prospectivamente 33 lactentes consecutivos com diagnóstico de laringomalacia e observaram que 64% tinham DRGE. Além disso, a DRGE estava associada a casos mais graves de laringomalacia e a condições com evolução clínica complicada. Estudos com animais associaram o ácido gástrico e a pepsina à estenose subglótica e aos granulomas das cordas vocais.[29,30]

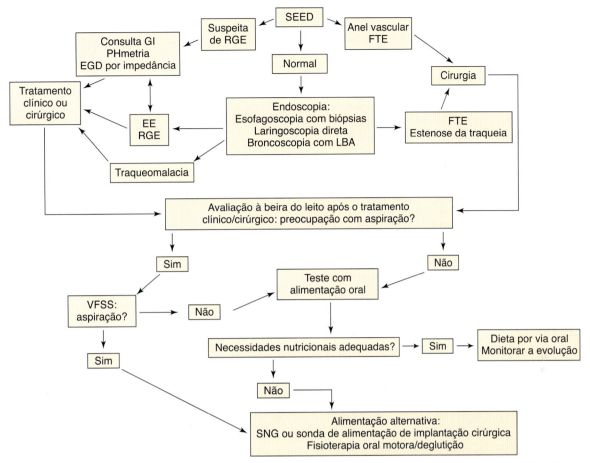

FIGURA 108-5. Avaliação e tratamento da disfagia com suspeita de anomalia na traqueia e no esôfago. LBA, Lavado broncoalveolar; EE, esofagite eosinofílica; EGD, esofagogastroduodenoscopia; RGE, refluxo gastresofágico; GI, gastrintestinal; SNG, sonda nasogástrica; FTE, fístula traqueoesofágica; SEED, seriografia do esôfago, estômago e duodeno; VFSS, estudo videofluoroscópico da deglutição.

A DRGE que afeta o trato aerodigestivo superior é conhecida como *refluxo laringofaríngeo*. Não há consenso em relação à investigação diagnóstica para o refluxo laringofaríngeo. A investigação inclui questionários de avaliação dos sintomas, laringoscopia com fibra óptica flexível, sonda de pHmetria com um ou dois canais, esofagograma com bário, cintilografia, impedância e biópsia laríngea. Faz-se um teste de rotina com medicação antirrefluxo para verificar se há resolução dos sintomas.

A DRGE pode afetar a sensibilidade da laringe e reduzir os mecanismos protetores do reflexo. Suskind et al.[31] fizeram uma revisão retrospectiva com 28 lactentes com DRGE, relatando sensibilidade laríngea alterada em FEES e FEES-ST e disfagia em VFSS e FEES. A DRGE foi tratada clínica ou cirurgicamente, e a repetição do VFSS e FEES-ST mostrou melhora da sensibilidade laríngea e da função da deglutição. Estes autores formularam a hipótese de que o conteúdo laríngeo cause edema laríngeo e diminuição da sensibilidade, o que alteraria o reflexo adutor laríngeo, interrompendo a sequência sucção-deglutição-respiração e resultando em disfagia.

A *esofagite eosinofílica* é um processo inflamatório das camadas mucosa e submucosa do esôfago.[32] Os sintomas simulam os da DRGE, com as dificuldades alimentares predominando em lactentes e crianças em idade pré-escolar, vômitos e dor abdominal em crianças em idade escolar e disfagia evidente em pré-adolescentes.[33] Pode haver impactação alimentar em crianças mais velhas e adultos. O diagnóstico da esofagite eosinofílica é feito mediante combinação dos sintomas clínicos descritos previamente e confirmação histológica de 15 eosinófilos ou mais por campo de alta resolução, juntamente a biópsias gástricas e duodenais normais. Além disso, as biópsias devem ser realizadas após 6 a 8 semanas de terapia regular com inibidor da bomba de prótons ou se o paciente tiver uma pHmetria negativa.[34,35] A esofagite eosinofílica pode ser focal, e o diagnóstico requerer múltiplas biópsias; em geral, recomendam-se quatro ou cinco.

Contrariamente à DRGE, o tratamento com terapia bloqueadora de ácido é ineficaz para aliviar os sintomas da esofagite eosinofílica. Alterações na alimentação, como a implementação de uma dieta de elementos, sugerem que a alergia alimentar desempenha um papel importante na patogênese da doença.[36] Dietas de elementos mostraram-se efetivas mais de 95% do tempo; outras abordagens incluem dietas com eliminação dirigida de alimentos (>75% efetivas) e dietas com eliminação empírica (>70% efetivas).[37] Advogou-se também o uso de esteroides sistêmicos. Documentou-se a remissão histológica após 4 semanas do uso de corticosteroides, embora a recorrência seja comum 6 meses após o término do tratamento.[38] Corticosteroides tópicos, deglutidos em vez de inalados, também foram usados para tratar a esofagite eosinofílica e observou-se que revertem os sintomas clínicos e as alterações histológicas associadas.[37]

A *estenose congênita da traqueia* é uma anomalia congênita rara que consiste em anéis traqueais completos. Mais de um terço dos casos é associado a alças arteriais pulmonares ou outras anomalias cardiovasculares. A disfagia pode ser secundária ao aumento do esforço respiratório ou à compressão vascular do esôfago. TC, TC tridimensional e RM são úteis para determinar a extensão da estenose e a presença de anomalias vasculares associadas. A broncoscopia confirma a presença de anéis traqueais completos e a extensão da estenose. Embora muitas destas crianças requeiram correção cirúrgica, Rutter et al.[39] estimaram que 10% podem ser tratadas sem cirurgia. Nutrição e crescimento adequados são essenciais para elas. As crianças que se alimentam por via oral devem ser avaliadas por FEES e/ou VFSS, porque a aspiração pode resultar em comprometimento respiratório significativo quando as vias aéreas são de pequeno calibre.

A *traqueomalacia* é o colapso da traqueia na direção anteroposterior. Crianças com essa condição apresentam-se com estridor expiratório, sibilos, tosse e, às vezes, disfagia. Doenças que afetam a integridade estrutural da traqueia, como fístula traqueoesofágica, anomalias esofágicas, anéis e alças vasculares, e anomalias da artéria inominada podem causar traqueomalacia. A disfagia pode resultar do aumento do esforço respiratório atribuído à anomalia esofágica associada ou a anomalias vasculares que comprimem o esôfago. A RM também pode avaliar a extensão das anomalias vasculares.

A traqueomalacia associada à fraqueza da cartilagem traqueal, em geral, resolve-se espontaneamente em 2 a 3 anos, à medida que a criança e a traqueia crescem. Lactentes sintomáticos com dificuldade respiratória podem necessitar de pressão positiva contínua nas vias aéreas. Lactentes com colapso da traqueia em decorrência de anomalias esofágicas ou vasculares beneficiam-se da correção cirúrgica da anomalia responsável. A avaliação da função da deglutição pode incluir VFSS e seriografia do TGI superior após a correção cirúrgica.

CONCLUSÃO

A deglutição funcional envolve uma orquestração complexa de eventos em todo o trato aerodigestivo. Anomalias de quatro áreas anatômicas do trato aerodigestivo contribuem para a disfagia: 1) nariz e nasofaringe; 2) cavidade oral e orofaringe; 3) hipofaringe e laringe; e 4) traqueia e esôfago. A conceituação destas quatro áreas anatômicas fornece um arcabouço para avaliação e tratamento da disfagia. Ao tratar crianças com disfagia, a prioridade é assegurar vias aéreas seguras para a respiração. Após a estabilização das vias aéreas, deve-se avaliar e tratar a deglutição com o objetivo final de prover nutrição e hidratação adequadas para o crescimento e desenvolvimento satisfatórios. O tratamento das crianças com disfagia é complexo, de modo que uma abordagem multidisciplinar com fonoaudiólogos, nutricionistas, gastrenterologistas e otorrinolaringologistas mostra-se ideal.

Para consultar a lista completa de referências, acesse www.expertconsult.com.

LEITURA SUGERIDA

Arvedson JC, Lefton-Greif MA: *Pediatric videofluoroscopic swallow studies: a professional manual with caregiver handouts*, San Antonio, TX, 1998, Communication Skill Builders.

Langmore SE: *Endoscopic evaluation and treatment of swallowing disorders*, New York, 2001, Thieme.

Langmore SE, Schatz K, Olsen N: Fiberoptic endoscopic examination of swallowing safety: a new procedure. *Dysphagia* 2:216–219, 1988.

Logemann JA: *Evaluation and treatment of swallowing disorders*, San Diego, 1983, College Hill Press.

Logemann JA: *Manual for the videofluorographic study of swallowing*, Austin, TX, 1993, Pro-Ed.

Índice

As páginas seguidas por "f" indicam figuras, por "t", tabelas e por "q", quadros.

A

AAO.HNS. *Ver* American Academy of Otolaryngology – Head and Neck Surgery
AAT. *Ver* Anticorpos antitireoglobulina
Ablação
  para câncer glótico inicial, 787-788
  radiofrequência. *Ver* Ablação por radiofrequência
Ablação por radiofrequência (ARF), de língua, para SAOS, 167
Abóbada cartilaginosa, rinoplastia de, 251-254
  acesso do esqueleto nasal em, 252-253, 253f
  deformidade *pollybeak*, 253, 253f
  em homens, 251, 252f
  em mulheres, 251, 252f
  enxertos propagadores para, 253-254, 254f
Abóbada óssea,
  rinoplastia de, 255-258
    estreitamento de nariz com osteotomias, 255-258, 256f-257f
    redução de perfil ósseo, 255, 255f
Abordagem do pescoço central, para neoplasmas da glândula tireoide, 922
Abordagem endoscópica transnasal dos seios paranasais, 395
Abordagem parasselar, para cirurgia transnasal auxiliada por endoscopia da base do crânio anterior, 1438f-1439f, 1439
Abordagem RADPLAT, 829
Abordagem transclival, para cirurgia transnasal da base anterior do crânio assistida por endoscopia
  abordagem para *clivus* e seio cavernoso, 1439-1441, 1440f-1441f
  acesso ao ápice petroso, 1441, 1442f
Abordagem transcoclear, para fossa posterior
Abordagem transcribriforme, para cirurgia transnasal da base anterior do crânio assistida por endoscopia, 1441-1442, 1443f
Abordagem transelar, para cirurgia transnasal da base anterior do crânio assistida por endoscopia, 1438f-1439f, 1439
Abordagem transesfenoidal, por cirurgia transnasal da base anterior do crânio assistida por endoscopia, 1437-1439
  acesso transeptal, 1437, 1438f
  acesso transetmoidal, 1439, 1440f
  acesso transnasal direto, 1437, 1437f-1438f
  acesso transnasal transeptal, 1437, 1439f
Abordagem transmaxilar transpterigóidea infratemporal, para cirurgia transnasal da base anterior do crânio assistida por endoscopia, 1443-1444, 1445f

Abordagem transnasal, para cirurgia transnasal da base anterior do crânio assistida por endoscopia, 1437-1444
Abordagem transnasal da base anterior do crânio assistida por endoscopia
  abordagem da junção craniocervical para, 1444, 1446f
  abordagens combinadas, 1444
  abordagens transelar e parasselar para, 1438f-1439f, 1439
  abordagens transnasais para, 1437-1444
  avaliação pré-operatória para, 1434-1435, 1436f
  complicações com, 1445-1447
  cuidados pós-operatórios para, 1445
  instrumentação para, 1436, 1436f
  reconstrução para, 1445
  técnica operatória para, 1435, 1436f
Abordagem transoral, para neoplasias de orofaringe
  laser. *Ver* Microcirurgia a *laser* transoral
Abordagem transtubercular transplano, para cirurgia transnasal assistida por endoscopia da base anterior do crânio, 1442, 1444f
ABR. *Ver* Potencial Evocado Auditivo de Tronco Encefálico (PEATE)
Abscesso
  espaço mastigatório, imagem do, 54, 53f
  espaço sublingual, imagem do, 58, 57f
  retrofaríngeo, imagem de, 61f
  tonsilar, imagem de, 49, 48f
Abscesso epidural, com otite média, 1569
Abscesso tonsilar, imagem de, 49
Acalasia, 519t, 523-525, 524f-525f
Aceleradores lineares
  para tumores da base do crânio, 880-881
Acetaminofeno (APAP)
  pós-adenotonsilectomia, 1496
Acetazolamida, para enxaqueca, 1359
ACI. *Ver* Artéria carótida interna
Aciclovir, para esofagite, 538
Acidente vascular cerebral
  manifestações orais de, 146
  traqueotomia para, 21-22
Ácido 13-cis-retinoico (13-cRA), para a prevenção do câncer de laringe, 752-753
Ácido algínico, para DRGE, 530
Ácido retinoico, para prevenção do câncer de laringe, 752-753
Ácido valproico
  para enxaqueca, 1359
Acondroplasia
  SAOS pediátrica e, 1493
Acoplamento acústico, 982
Acoplamento ossicular, 982
ACP. *Ver* Ângulo pontocerebelar
Actinomicose
  com doença de glândula salivar em crianças, 1644-1645

de glândulas salivares, 599
  infecções odontogênicas e profundas de pescoço, 91, 91f
  manifestações laríngeas e traqueais de, 140
Acuidade visual dinâmica, 1323
Adenocarcinoma
  de células basais, de glândulas salivares, 637
  de seios paranasais, 565, 569f
  esofágico, 533-534, 534f
  laríngeo, 770
  NOS (*not otherwise specified*), de glândulas salivares, 637
  polimórfico de baixo grau (APBG), de glândulas salivares, 632, 632f
Adenoidectomia
  fundamento lógico para, 1568
  para OMA recorrente, 1562-1563
  para OME, 1564
  para SAOS pediátrica, 1496-1498
  para rinossinusite crônica, pediátrica, 1575
  procedimento para, 1568
Adenoides
  em rinossinusite crônica, pediátrica, 1571
Adenolinfoma. *Ver* Tumor de Warthin
Adenoma(s)
  canaliculares, de glândulas salivares, 614
  das células basais, de glândulas salivares, 613, 613f
  paratireoide, 935-936, 950
    imagem de, 65, 65f
  pleomórficos, 1595
    imagem de, 51, 50f
    da laringe, 483-486
    metástase, das glândulas salivares, 635, 636f
  de glândulas salivares, 604, 606, 606t, 608-609, 608f-613f, 611-612, 685, 685f
  tireoide, 914-915, 1595
  tóxico da tireoide, 896-897
Adenopatia, do pescoço, 11
Adenose policística esclerosante, de glândulas salivares, 615, 615f
Adenotonsilectomia
  dor pós-operatória com, 1496
  para SAOS pediátrica, 1493, 1496-1498
Adenovírus
  faringite causada por, 87
AF. *Ver* Anemia de Fanconi
Afastamento de alérgeno
  tratamento de rinite não alérgica por, 343
AG. *Ver* Avanço genioglosso
Agentes acidificantes, para otite externa
  agudos, 1073-1075
  fúngicos, 1076
Agentes alvo molecular. *Ver* Agentes biológicos direcionados

ÍNDICE

Agentes anti-inflamatórios tópicos, 1071
  para otite externa eczematoide, 1079
Agentes biológicos direcionados
  para câncer glótico avançado, 822
  para neoplasia da glândula tireoide, 908
  para neoplasias malignas de glândulas salivares, 646
Agentes calcimiméticos, 958-959
Agentes imunossupressores tópicos, para otite externa eczematosa, 1079
AIDS. Ver Vírus da imunodeficiência humana/síndrome de imunodeficiência adquirida
AJCC. Ver American Joint Committee on Cancer
Alças vasculares, PANS com, 1192
Álcool
  risco de CEC laríngeo e, 753
ALD. Ver Aparelhos de amplificação sonora
Alendronato, 958
Alergias
  ao látex, 13
  avaliação pré-operatória de, 13
  otite média e, 1554f, 1555, 1557
Alimentação com mamadeira, otite média e, 1558
Alimentador de Haberman, 1505-1506, 1506f
Alimentador de pombo, 1505-1506, 1506f
Alimentador Mead-Johnson, 1505-1506, 1506f
Alitretinoína, para sarcoma de Kaposi, 110
Alotransplante, traqueal, 514, 514f
Alteração do paladar, após a cirurgia de otosclerose, 1133
Alterações cromossômicas, no carcinoma de nasofaringe, 719
Altura facial, 178, 181f
Alucinações, olfativas, 298
Amamentação materna, otite média e, 1558
Amantadina, 86
Ameloblastoma, 685, 684f
American Academy of Otolaryngology – Head and Neck Surgery (AAO-HNS), Facial Nerve Grading System da, 5, 5t
American Joint Committee on Cancer (AJCC), sistemas de estadiamento de
  para câncer glótico inicial, 782-787, 783t-784t, 784f-787f
  para lesões malignas de cavidade oral, 695,696t
  para lesões malignas de glândulas salivares, 628-628, 627t-628t
  para lesões malignas de seios paranasais, 568-571, 568t, 570f, 570t-571t
  para lesões malignas laríngeas, 745, 746q, 748-750, 749q, 750f
  para melanoma, 553-556, 554t-555t
  para metástase de linfonodo do pescoço, 866-873, 867t
  para neoplasmas de glândula tireoide, 908, 909t
  para neoplasmas de hipofaringe e esôfago cervical, 731-732, 731t-732t
  para sarcomas de pescoço, 847, 847q-848q, 848t
Amiloidose
  laringite associada a, 493, 493f
  manifestações da cavidade oral de, 683, 683f
  manifestações laríngeas e traqueais de, 138, 138f
Aminofilina, para disfunção auditiva, 302
AMM. Ver Avanço maxilomandibular
Amostragem venosa, para PTH, 945

Amoxicilina clavulanato
  para rinossinusite bacteriana aguda, 361
  para faringite SBHGA, 81
Ampicilina sulbactam, para infecções odontogênicas e do pescoço profundas, 97-98, 98q
Ampola, 998-999
Analgesia
  para rinoplastia, 230, 230f
  endovenosa, 231
Analgésicos
  narcóticos. Ver Analgésicos narcóticos
  ototoxicidade com, 1242-1244
  PANS com, 1242-1244
Analgésicos narcóticos
  PANS com, 1187-1188
Análise citológica, das massas cervicais, 831-832
Análise de estética facial. Ver Análise facial
Análise facial
  análise de subunidade em, 178-187
    linhas de tensão da pele relaxadas em, 178, 182f
    nariz, 179f, 183, 183f
    olhos, 179-183
    relações nasofaciais, 182f, 183, 184f-185f
    rotação nasal e projeção, 183-184, 185f
    testa, 178-179, 182f-183f
    unidades estéticas em, 178, 182f
  história de, 177, 177f-178f
  proporções faciais em, 178
    altura facial, 178, 181f
    largura facial, 178, 180f
    simetria por meio do plano sagital mediano, 178, 180f
  referências anatômicas em, 178
    cefalometria, 178q, 180f
    plano horizontal de Frankfurt, 178, 180f
    tecidos moles, 178q, 179f
Análise perceptiva da fala, para avaliação de DVF, 1520-1521, 1520f, 1520t
Anatomia do desenvolvimento de cabeça e pescoço, 1479, 1481-1484
  arcos branquiais, 1481-1483, 1481f-1482f
    anomalias de, 1484-1485
    derivados de, 1482-1483
    primeiro arco, 1482-1483, 1482f
    quarto e sexto arcos, 1482f, 1483
    segundo arco, 1482f, 1483
    terceiro arco, 1482f, 1483
  bolsas faríngeas, 1483-1484, 1484f
    primeira bolsa, 1483, 1484f
    quarta até sexta bolsa, 1484, 1484f
    segunda bolsa, 1483, 1484f
    terceira bolsa, 1483-1484, 1484f
  camadas fasciais de pescoço, 1479-1480, 1480f
  de face, palato e lábio, 1485, 1486f
  glândula tireoide, 1485-1488, 1488f
  língua, 1485, 1487f
  síndromes craniofaciais, 1484
  triângulos e níveis de pescoço, 1481, 1481f
Aneis, esofágicos, 528-529, 528f
Anel A, 529
Anel B. Ver Anel de Schatzki
Anel de Schatzki, 528-529, 528f
Anel de Waldeyer (AW), linfoma de, 864
Anemia de Fanconi (AF), 687
Anemia falciforme, PANS com, 1192
Anestesia
  geral. Ver Anestesia geral
  local. Ver Anestesia local
  para ESS em rinossinusite crônica, 398
  para papilomatose recorrente de vias aéreas, 1668

para rinoplastia, 230, 230f
infiltração, 231, 233f
pré-operatória, 231
tópica. Ver Anestesia tópica
Anestesia endovenosa. Ver também Anestesia endovenosa total
Anestesia geral
  ESS para rinossinusite crônica, 398
Anestesia local
  ESS para rinossinusite crônica, 398
  para rinoplastia, 230-231, 231f-232f
Anestesia por infiltração, para rinoplastia, 231, 233f
Anestesia tópica
  ESS para rinossinusite crônica, 398
Anfotericina B
  para otite externa maligna, 1066
  para rinossinusite crônica, 349-350
  para rinossinusite fúngica alérgica, 372, 371t
  para rinossinusite fúngica invasiva, 368, 368t
  para sinusite, 119
Angiíte granulomatosa alérgica. Ver Síndrome de Churg-Strauss
Angina de Ludwig, 94-95, 94f
Angiofibroma
  epistaxe causada por, 326f
  juvenil (NAJ), 377-379, 377f-379f
  de nasofaringe, 715-718, 717q, 717f
  nasofaríngeo, do espaço mastigatório, imagem de, 54, 54f
Angiografia por ressonância magnética (ARM), 36
Angioma em tufos (AT), 1601-1602
Angiossarcoma, do pescoço, 851
Ângulo nasofacial, 183, 184f
Ângulo nasofrontal
  na análise facial, 178-179, 182f
  rinoplastia e, 228, 228f, 262-264, 264f
Ângulo nasolabial, 183, 184f
  rinoplastia e, 228, 228f
Ângulo nasomentoniano, 183, 185f
Ângulo pontocerebelar (ACP)
  anatomia de, 1427f-1429f, 1430
  imagiologia de, 1057-1059, 1058f-1059f, 1059t
Anomalias congênitas
  da ATM, 673
  da cavidade oral, 680-681, 680f-681f
Anomalias vasculares
  apresentação de, 1599
  base genética para, 1598-1599
  classificação de, 1598, 1598q
Anormalidades craniofaciais
  fenda palatina submucosa com, 1516
  genética molecular de,
  otite média e, 1557
  síndrome de Down
    disfagia e, 1692-1693
Anormalidades sensoriais, após excisão do tumor de glândula salivar, 623
Anosmia, 296, 295t
  avaliação diagnóstica de, 302
  causada por cirurgia, 300
  causada por disfunção congênita, 297-298
  causada por distúrbios psiquiátricos, 298
  causada por doença obstrutiva nasal e sinusal, 296-297, 295f-296f
  causada por envelhecimento, 295, 297, 297f
  causada por epilepsia, 298
  causada por exposições tóxicas, 298
  causada por HIV/AIDS, 298
  causada por medicamentos, 300, 299t
  causada por neoplasmas, 298

causada por traumatismo na cabeça, 297-297
causada por URI, 297-302
idiopática, 300-302
tratamento de, 302, 301f
Anquilose, de ATM, 675
Antagonistas de leucotrienos, para rinossinusite crônica, 352
Anti-hélice, 217-218
supercorrigida, 220-221
Anti-histamínicos
para OMA, 1562
para OME, 1563
para rinite não alérgica, 344, 344t
para rinossinusite crônica, 352
Anti-inflamatórios não esteroidais (AINEs)
epistaxe causada por, 327-328
PANS com, 1187
para PFAPA, 1579-1580
rinite induzida por, 340
Antiácidos, para DRGE, 530
Antibióticos. *Ver também* Antibióticos aminoglicosídeos; Macrolídeos
após adenotonsilectomia, 1497
para *Arcanobacterium haemolyticum*, 82
para difteria, 85
para faringite estreptocócica, 1579
para faringite SBHGA, 80-81
para infecções odontogênicas e profundas do pescoço, 97-98, 98q
para *Neisseria gonorrhoeae*, 82
para OMA, 1561
recorrente, 1562
para OME, 1563
para otite externa maligna, 120
para procedimentos odontológicos, 145, 145q, 145t, 149, 149q
para rinossinusite bacteriana aguda, 361-362
para rinossinusite crônica, 347-350, 348t
pediátricos, 1573-1574
para rinossinusite fúngica alérgica, 372
para sialadenite supurativa aguda, 594
para sinusite, 119
para supraglotite, 1584
para tamponamento nasal para, 329-330
para traqueíte bacteriana, 1584-1585
reações alérgicas a, 13
resistência a, em patógenos de rinossinusite bacteriana aguda, 360-362
tópico. *Ver* Antibióticos tópicos
Antibióticos aminoglicosídeos
ototoxicidade com, 1233-1236
farmacocinética de, 1234
histopatologia de, 1234
manifestações clínicas de, 1235
mecanismos de, 1235-1236
PAIR com, 1217-1219
PANS com, 1186-1187
Antibióticos endovenosos, para rinossinusite crônica, 349
Antibióticos tópicos, 1071
hipersensibilidade com, 1076
ototoxicidade com, 1075-1076
para otite externa aguda, 1072-1073
dados com base em evidências para, 1073
resistência associada a, 1073
para rinossinusite crônica, 349
Anticoagulantes
avaliação pré-operatória de, 17
sequelas orais de, 146, 152

Anticolinérgicos
para rinite não alérgica, 344
Anticorpos. *Ver* Imunoglobulinas
Anticorpos antimicrossomais (AMA), 892-893
Anticorpos antitiroglobulina (AAT), 892-893
Anticorpos da tireoide, 892-893
Anticorpos monoclonais
para melanoma, 562
para rinossinusite crônica, 353
para rinossinusite fúngica alérgica, 372
Anticorpos monoclonais anti-EGFR
Antidepressivos
para zumbido, 1206
Antifúngicos
para candidíase orofaríngea, 89, 658
para esofagite, 537
para otite externa fúngica, 1077
para otite externa maligna fúngica, 120
para rinossinusite crônica, 349-350, 372, 371t-372t
para rinossinusite fúngica alérgica, 372, 371t-372t
para rinossinusite fúngica invasiva, 368, 368t
para sinusite, 119
Antifúngicos tópicos
ototoxicidade com, 1077
para otite externa fúngica, 1077
Antígeno leucocitário humano (HLA)
associações de carcinoma de nasofaringe a, 719
Antimaláricos, PANS com, 1187
Antissépticos, para otite externa fúngica, 1076
Antitoxina, difteria, 84-85
Antivirais
para papilomatose recorrente de vias aéreas, 1668-1672, 1669f
para paralisia de Bell, 1396-1397
Antrostomia maxilar, ESS para rinossinusite crônica, 400-401, 402f-403f
APAP. *Ver* Acetaminofeno
Aparelho lacrimal
testes de diagnóstico de, 1382
Aparelhos auditivos
aparelhos de amplificação sonora, 1274-1275
considerações especiais para, 1278-1279
com zumbido, 1280
lactentes e crianças, 1278-1279
pacientes geriátricos, 1279
estilos de, 1273-1274
atrás da orelha, 1274, 1273f
considerações para, 1274
na orelha, 1274, 1274f
implantáveis. *Ver* Aparelhos auditivos implantáveis
indicações para, 1268-1270
considerações de perda auditiva, 1268-1269, 1269f
distúrbio de comunicação e motivação, 1269-1270
fatores otológicos e outros, 1270
medida de prognósticos para, 1278
meta de ganho para, 1275
orientação, aconselhamento e acompanhamento para, 1278
para otoesclerose, 1133
processo de adaptação para, 1277-1278
verificação de, 1278
regras práticas para, 1280
seleção de, 1275-1277, 1276f
considerações de orelha, 1276
outras considerações, 1277

tecnologia de
características eletroacústicas, 1271-1273, 1271f-1273f
componentes de, 1270-1271, 1270f
evolução de, 1270
outras características de, 1273
Aparelhos auditivos (ALD), 1274-1276
Aparelhos auditivos AAIC. *Ver* Aparelhos auditivos intracanal
Aparelhos auditivos AARA. *Ver* Aparelhos auditivos retroauriculares
Aparelhos auditivos IC. *Ver* Aparelhos de amplificação sonora intracanal
Aparelhos auditivos intracanal (AAIC), 1274, 1274f
Aparelhos auditivos personalizados, para zumbido, 1203
Aparelhos auditivos retroauriculares (AARA), 1274, 1273f
Aparelhos auditivos RIC. *Ver* Aparelhos auditivos com receptor no canal
Aparelhos de amplificação sonora intracanal (IC), 1274, 1274f
Aparelhos orais, para SAOS, 162, 163f
Apêndice laríngeo. *Ver* Distúrbios saculares
Ápice petroso
anatomia de, 1099-1100, 1099f-1100f
imagem de, 1054-1056, 1055f-1057f, 1055t
colesteatoma, 1055
fluido aprisionado, 1054-1055, 1055f
granuloma de colesterol, 1055, 1056f
lesões malignas, 1055-1056, 1056f-1057f
normal, 1054, 1055f
lesões de, 1471, 1470f
Aplasia coclear,
imagem de, 1060, 1060f
Apneia. *Ver também* Apneia obstrutiva do sono central, 170, 170q, 1494
índice de apneia/hipopneia, 1494
obstrutiva. *Ver* Apneia obstrutiva do sono
Apneia do sono central (ASC), 170, 170q
Apneia intermitente/reintubação, para papilomatose recorrente de vias aéreas, 1668
Apneia obstrutiva, 1494, 1494f
Apneia obstrutiva do sono (SAOS), 155-156, 1494, 1494f
classificação de, 156-157, 156t, 157q
consequências de, não tratada, 157-158
diagnóstico de, 158-160, 158q-159q, 158f-162f, 161q
distúrbios do sono concomitantes com, 168-169, 169t
distúrbios respiratórios do sono em, 1489
fisiopatologia de, 157
parassonias associadas a, 172, 172q
pediátrica. *Ver* SAOS pediátrica
perspectivas históricas em, 156
síndrome de, 157, 157q
tratamento de, 161-168, 163q, 163f-164f, 165t, 166f-168f
tratamento pós-operatório de, 168
Aqueduto vestibular (AV), alargado, 1353, 1353f
imagem de, 1052, 1053f
PANS com, 1185, 1189f
Arcanobacterium haemolyticum, faringite causada por, 82
Arco de Corti, 982-983
Arcos branquiais
anomalias de, 1484-1485
primeira fenda, 1485
segunda fenda, 1485
terceira e quarta fendas, 1485

embriologia de, 1481-1483, 1481f-1482f
   derivados de, 1482-1483
   primeiro arco, 1482-1483, 1482f
   quarto e sexto arcos, 1482f, 1483
   segundo arco, 1482f, 1483
   terceiro arco, 1482f, 1483
   síndromes craniofaciais com, 1484
   terminologia para, 1484-1485
Área de Kiesselbach, 323
Área de Little. *Ver* Área de Kiesselbach
Áreas de Wernicke, 979
Areca, fibrose submucosa causada por, 655-656
ARF. *Ver* Ablação por radiofrequência
Aritenoidectomia endoscópica a *laser*, para estenose glótica, 509, 510f
Aritenóides, endoscopia/videoendoscopia de, 449
Aritenoidopexia, para paralisia de prega vocal, 3125
Armazenamento de velocidade, 1302-1303
Artefatos
   RM, 32, 33f
   TC, 40, 40f
Artefatos dentários, na TC, 40, 40f
Artéria carótida
   a partir do terceiro arco branquial, 1483
   invasão tumoral de, imagem de, 70, 68f
   lesões da base lateral do crânio e, 1451, 1451f
      algoritmos de tratamento para, 1453
   no nariz, 494-495
   pseudoaneurismas ou ruptura de, infecções odontogênicas e profundas do pescoço, por, 101
   traumatismo do osso temporal e, 1147
Artéria carótida interna (ACI), aneurismas de, 1451f, 1466, 1467f
Artéria facial, 323-324
Artéria maxilar
   anatomia de, 1427f, 1430
   no primeiro arco branquial, 1482
Artéria maxilar interna, 323-324
Arteriografia, paratireoide, 945
Arteriografia de quatro vasos, 1451, 1452f
Articulação
   na função da fala, 447
Articulação temporomandibular (ATM)
   anatomia de, 195, 672-673
   cirurgia, procedimentos para, 675-676
   doenças e distúrbios de, 673, 673t
      congênitos e de desenvolvimento, 673, 673t
      intracapsular, 674-675, 674f-675f
      luxação, 674
      neoplasias, 674
      síndrome da dor miofacial MPD, 676-679, 676f, 677t-678t, 678f
      traumatismo, 673
   zumbido com, 1201-1202, 1201q
Artrite
   da ATM, 675
   manifestações laríngeas e traqueais de, 139, 139f
   manifestações orais de, 149, 149q
Artrite reumatoide (AR)
   da ATM, 675
   manifestações laríngeas e traqueais de, 139, 139f
   manifestações orais de, 149
Artrocentese, da ATM, 676
Artroscopia, da ATM, 676
Artrotomia, da ATM, 676
Asma
   papel de DRGE em, 532
   rinossinusite crônica e, pediátrica, 1572

Aspiração crônica
   avaliação de, 496
   cirurgia para
      cricoidectomia parcial, 498
      cricoidectomia subpericondral, 498, 499f
      DET e SLT 501-503, 501f
      fechamento da aleta epiglótica, 499-500, 500f
      fechamento glótico, 501, 501f
      laringectomia, 497-498, 498f
      laringoplastia vertical, 500-501, 501f
      procedimento ideal, 497, 497q
      stents endolaríngeos, 498, 500f
   etiologia de, 495, 496q
   medialização da prega vocal para, 497
   sintomas de, 496
   traqueotomia para, 497
   tratamento não cirúrgico de, 497
Aspiração de corpo estranho. *Ver também* Ingestões e aspirações de corpo estranho aerodigestivas
   esofágica, 536
   remoção ESS de, 394
Aspiração por agulha
   para infecções odontogênicas e do pescoço profundas, 98
Aspiração por agulha fina (PAAF)
   das neoplasias da glândula tireoide, 912
   de glândulas salivares
      em crianças, 1642
      neoplasias, 608, 626-628
   de linfoma do pescoço, 857
   de massa cervical, 831-832
      pediátrica, 1589
   de massas associadas a imunodeficiência, 117
   para hiperparatireoidismo, 945
Aspirina. *Ver também* Salicilatos
   avaliação pré-operatória, 17
   epistaxe causada por, 327-328
   para a prevenção de lesões malignas na cavidade oral, 711
   sequelas orais de, 146
AT. *Ver* Angioma em tufos
Atelectasia, orelha média, 1087, 1087f
Atenuação interaural, 1016
Atividade supraglótica, na endoscopia/videoendoscopia de laringe, 449, 449f-450f
ATM. *Ver* Articulação temporomandibular
Atresia coanal, 1539
   cirurgia endoscópica para, 394
   diagnóstico de, 1539, 1538f
   membrana nasobucal e, 1539
   quadro clínico de, 1539
   tratamento de, 1539, 1539f
Atresia laríngea
   congênita, 1676, 1677f
   tratamento cirúrgico de, 1655-1656, 1655f
   tratamento de, 1686-1687
Atrofia, com M&T, 1566-1567
Audição
   avaliação de, 7, 7t
   eletrofisiológica. *Ver* Avaliação eletrofisiológica da audição
Audiologia
   aplicações de diagnóstico diferencial, 1018-1026
      com resposta de tronco encefálico auditiva, 1025-1026, 1025f
      eletrococleografia, 1021, 1021f-1024f
      emissões otoacústicas, 1018, 1019f
      respostas sonomotoras, 1024-1025
   bateria de testes para, 1013-1016
      mascaramento, 1016

para sensibilidade ou acuidade auditiva, 1014-1015, 1014f
      teste de condução aérea tonal pura, 1014, 1014f
      teste de condução óssea tonal pura, 1014-1015, 1015f
      teste de fala, 1015-1016
   fontes de erro em, 1031-1032
      julgamento clínico, 1031-1032, 1031f
      técnica, 1032
   neurodiagnóstico
      de perda auditiva funcional, 1029-1031
      para neuropatia auditiva/dissincronia, 1028-1031, 1030f
      resposta auditiva de tronco encefálico, 1026-1028, 1027f-1029f
      para a função da orelha média, 1016-1018, 1017f
Audiologia diagnóstica. *Ver* Audiologia
Audiometria
   para lactentes, 1547
   para o diagnóstico de otite média, 1552
   para otosclerose, 1128, 1128f
   para PANS, 1184
Audiometria comportamental, para diagnóstico de otite média, 1552
Audiometria de reforço visual (ARV), teste de acompanhamento de perda auditiva infantil, 1547
Audiometria tonal
   para diagnóstico de otite média, 1552
Aumento dorsal, para nariz não caucasiano, 271
Aurículas
   celulite de, 1067-1068
   exame físico de, 6
Autoinflação, para OME, 1563
Avaliação da voz, estenose de laringe e, 1681
Avaliação eletrofisiológica da audição, 1033
   eletrococleografia. *Ver* Eletrococleografia (ECOG)
   emissões otoacústicas. *Ver* Teste de emissões otoacústicas (EOA)
   potenciais auditivos evocados eletricamente, 1043
   potencial de ação composto evocado eletricamente, 1043-1044
   resposta auditiva de tronco encefálico. *Ver* Resposta auditiva de tronco encefálico
   resposta auditiva em estado de equilíbrio dinâmico, 1042-1043
   respostas auditivas de tronco encefálico evocadas eletricamente, 1037f, 1043
   respostas de longa latência e de média latência evocadas eletricamente, 1037f, 1044
Avaliação endoscópica funcional de deglutição (FEES)
   de estenose laríngea, 1681
   para disfagia, 1690, 1691t
Avaliação laboratorial
   das neoplasias de glândula tireoide, 911-912
   de infecções odontogênicas e do pescoço profundas, 96-97, 96f
   de PANS, 1184
   de rinorreia por LCR, 420-421
Avaliação otorrinolaringológica, para a perda de audição infantil, 1547
Avaliação pré-operatória
   consentimento informado em, 13
   de alergias, 13
   de complicações respiratórias, 14
   de distúrbios endócrinos, 15-16
   de distúrbios hematológicos, 17-18

de distúrbios hepáticos, 15, 17
de distúrbios neurológicos, 18
de lesões malignas da cavidade oral, 695
de pacientes mais velhos, 12
de problemas renais, 14-15
de triagem de rotina em, 12
do sistema cardiovascular, 13-14
ESS para rinossinusite crônica, 395-396, 396t
para nova exploração para hiperparatireoidismo, 954
Avanço genioglosso (AG), para SAOS, 167, 167f
Avanço maxilomandibular (AMM), 167-168, 168f
AW. *Ver* Anel de Waldeyer
Azelastina
  para a rinite não alérgica, 344, 344t
Azitromicina
  para rinossinusite crônica, 349
  para faringite SBHGA, 81

B

BAG. *Ver* Biópsia por agulha grossa
Barotraumatismo, 1352
  PANS com, 1190
  paralisia facial com, 1402
Bartonella henselae, 91, 599-600
Barulho
  efeitos adversos de, 1219-1220
  medida de, 1209-1210
Base do crânio
  anterior. *Ver* Base do crânio anterior
  dissecção de, para ESS para rinossinusite crônica, 403-405, 405f
  imagem de
    anatomia, lesões específicas do local e pseudotumores em, 72-75, 73f-74f
    das lesões, 1060-1061, 1060f-1061f
    RM, 43, 72-75, 73f
    TC, 42, 72-75, 73f-74f
  lateral. *Ver* Base lateral do crânio
  radioterapia para tumores de, 880, 884
    acelerador linear, *gamma knife* e irradiação estereotática CyberKnife, 880-881
    base do crânio anterior, 881-883, 882f, 884t
    complicações após, 884-885
    feixe de prótons, 881
    meio da base do crânio, 883-884, 883f, 884t
    RTIM, radioterapia de intensidade modulada, 880
  reparo de, 424-425, 425f-426f
    anatomia cirúrgica, 392-393, 392f
    rinorreia de LCR e, 418-419, 418f-419f
    ruptura de, 208-213
Base do crânio anterior
  cirurgia anatômica para, 1431-1435
    cavidade nasal, 1431-1433, 1432f-1433f
    clivus, 1434, 1434f
    fossa anterior do crânio, 1431, 1432f
    nasofaringe, 1432f, 1434
    região retroclival, 1434, 1435f
    seios paranasais, 1433-1434, 1434f
  cirurgia endoscópica transnasal de
    abordagem da junção craniocervical para, 1444, 1446f
    abordagem transclival para, 1440f-1442f
    abordagem transcribiforme para, 1441-1442, 1443f
    abordagem transesfenoidal, 1437-1439, 1437f-1440f

abordagem transmaxilar/transpterigóidea/infratemporal para, 1443-1444, 1445f
abordagem transtubérculo/transplano para, 1442, 1444f
abordagens combinadas, 1444
abordagens transelar e parasselar para, 1438f-1439f, 1439
abordagens transnasais para, 1437-1444
avaliação pré-operatório para, 1434-1435, 1436f
complicações com, 1445-1447
cuidado pós-operatório para, 1445
instrumentação para, 1436, 1436f
reconstrução para, 1445
técnica operatória para, 1435, 1436f
Base do crânio, para a síndrome de Treacher Collins, 2887-2888
Base do estribo, a partir do segundo arco branquial, 1482f, 1483
Base do estribo, na otoesclerose
  flutuante, 1132
  sólida ou obliterada, 1132
Base lateral do crânio
  abordagens cirúrgicas para, 1453-1463
    ressecção de manga de CAE (MAE), 1453
    ressecção parcial do osso temporal, 1454-1455, 1454f
    ressecção subtotal e total de osso temporal, 1454f-1458f, 1455-1456
  abordagens da fossa infratemporal para, 1457-1463
  abordagens periauriculares para, 1463-1463, 1463f
  abordagens retroauriculares para, 1457-1463, 1458f-1463f
  abordagens da nasofaringe, 1463f, 1474
  abordagens do *clivus*, 1473
  anatomia cirúrgica de, 1449-1450
  anatomia de
    ângulo pontocerebelar, 1427f-1429f, 1429
    conduto auditivo interno (meato acústico interno), 1425f-1427f, 1430
    forame jugular, 1424f-1425f, 1428f-1429f, 1430
    fossa craniana média, 1424f, 1426f, 1428
    fossa craniana posterior, 1428f-1429f, 1428-1430
    fossa infratemporal, 1424f-1427f, 1429f, 1430
  anatomia óssea de
    forame espinhoso, 1424f, 1426
    fossa subarqueada, 1425f, 1427, 1428f
    mastoide, 1424f, 1425
    osso temporal, 1423, 1424f
    osso timpânico, 1423-1425, 1424f-1425f
    porção petrosa do osso temporal, 1424f-1427f, 1425-1427
  aneurismas de ACI, 1451f, 1466, 1467f
  colesteatoma congênito, 1471-1472
    abordagem cirúrgica para, 1471-1472
    avaliação diagnóstica de, 1471, 1471f-1472f
  complicações com, 1474-1476
    intraoperatórias, 1474-1475
    pós-operatórias, 1475-1476
  cordoma, 1474, 1473f-1474f
  encefalocele e fístula liquórica, 1472-1473
    abordagem cirúrgica para, 1473
    avaliação diagnóstica para, 1472
  forame jugular
    schwannomas de, 1467, 1467f
    tumores de, 1466-1467

lesões de, 1450-1453
  algoritmos de tratamento de carótida, 1453
  arteriografia de quatro vasos, 1451, 1452f
  avaliação de fluxo sanguíneo cerebral, 1451-1453
  avaliação pré-operatória da artéria carótida, 1451, 1451f
  imagem de, 1450
lesões do ápice petroso, 1471, 1470f
lesões do seio cavernoso, 1473
MAE ou CAE e carcinomas de osso temporal, 1463-1466
  anatomia pertinente para, 1463-1464
  estadiamento para, 1464, 1464q, 1464f
  sintomas e sinais para, 1464
  tratamento de, 1464-1466, 1465f
paragangliomas do osso temporal, 1467-1469
  abordagem cirúrgica, 1469, 1469f
  avaliação diagnóstica de, 1468, 1468f-1469f
  radioterapia para, 1469
  sintomas de, 1467-1468
rabdomiossarcoma, 1463
schwannomas do nervo facial, 1470
  avaliação diagnóstica de, 1470
  tratamento e abordagem cirúrgica para, 1470
tumores do espaço parafaríngeo, 1474, 1474f
Bateria de capacidade vocal, avaliação de distúrbio mucoso benigno de prega vocal, com
  cistos intracordais, 469-472
  disfonia pós-operatória, 476
  ectasia capilar, 467
  geral, 462
  granuloma de intubação, 477
  hemorragia e pólipo hemorrágico unilateral, 468
  nódulos vocais, 466
  polipose bilateral difusa, 473
  sulco glótico, 472
  úlcera ou granuloma de contato, 476
BBxT. *Ver* Biópsia transbrônquica
Beclometasona, para rinite não alérgica, 343t, 344
Benzotropina, para sialorreia, 1649t
Betel, neoplasias malignas da cavidade oral e,
Bevacizumabe
  para papilomatose recorrente de vias aéreas, 1672
  para RRP, 483
BFO. *Ver* Broncofibroscopia com fibra óptica flexível
BiCROS. *Ver* Roteamento contralateral bilateral de sinais
Biofilmes
  na rinossinusite crônica, pediátrica, 1571
  otite média e, 1554, 1554f
Biologia molecular
  das neoplasias de hipofaringe, 814, 815f
  de doenças malignas da laringe, 754, 814, 815f
  de neoplasia da glândula tireoide, 906-908, 907t
  de neoplasias malignas da cavidade oral, 688-689
Biomarcadores. *Ver* Marcadores
Biópsia
  aspiração por agulha fina. *Ver* Aspiração por agulha fina

de estenose laríngea, 1681
de linfoma de pescoço, 856-857, 856q
de neoplasias de glândulas salivares, 608, 627
de neoplasias malignas dos seios paranasais, 568
do câncer glótico inicial, 787
linfonodo. *Ver* Biópsia de linfonodo sentinela
para distúrbios benignos da mucosa das pregas vocais, 463
para melanoma, 553
para otite externa, 1074
Biópsia aberta, de linfoma pescoço, 857
Biópsia de linfonodo. *Ver* Biópsia do linfonodo sentinela
Biópsia por agulha. *Ver* Aspiração por agulha fina
Biópsia por agulha grossa (BAG), de linfoma de pescoço, 857
Bisfosfonatos
para displasia fibrosa, 383
Blastomicose
laringite causada por, 490
manifestações laríngeas e traqueais de, 140
BLNS. *Ver* Biópsia do linfonodo sentinela
Bloqueadores de H_2, para DRGE, 530-531
Bloqueadores dos canais de cálcio
para acalasia, 525
para enxaqueca, 1359
Bloqueio do nervo infraorbitário. *Ver* Bloqueio do nervo maxilar
Boca. *Ver também* Cavidade oral
assoalho de, 692
lesões malignas de, 702-704, 703f
exame físico de, 8
Bócio, 896-897, 899
intratorácico, 924
endêmico, 899
intratorácico multinodular tóxico, 897
Bolas fúngicas, dos seios paranasais, 367f, 369, 369f, 369t
Bolha etmoidal
anatomia cirúrgica de, 387, 388f
Bolha etmoidal gigante, 310
Bolsas de retração, com TV, 1566-1567
Bolsas faríngeas, 1482, 1482f
embriologia de, 1483-1484, 1484f
primeira bolsa, 1483, 1484f
quarta até sexta bolsas, 1484, 1484f
segunda bolsa, 1483, 1484f
terceira bolsa, 1483-1484, 1484f
Bordetella pertussis. *Ver* Coqueluche
Braquiterapia
para doenças malignas da cavidade oral, 710, 710f
Brometo de ipratrópio
para rinite não alérgica, 344
Broncoscopia. *Ver também* Endoscopia traqueobrônquica
para ingestões e aspirações de corpo estranho aerodigestivas
Bronquiolite, com faringite viral, 1585-1586
Bucinadores, a partir do segundo arco branquial, 1483
Budesonida, para rinite não alérgica, 343t, 344
Bulbo jugular
mastoidectomia e lesões ao, 1124
na ressecção do osso temporal, 1456
Bulbo olfatório, 289-290, 289f

C

CA. *Ver* Carcinoide atípico
Cabeça. *Ver também* Anatomia específica

anatomia de desenvolvimento de, 1481-1484
arcos branquiais, 1481-1483, 1481f-1482f
defeitos de, tratamento protético de. *Ver* Tratamento protético
exame físico de, 5, 5t
imagem de
aplicações de PET, 43-44, 45f
aplicações de RM, 42-43
aplicações de TC, 31f-31f, 39-42, 40f-41f
aplicações de ultrassom, 43
pós-operatório, 77-78, 76f-77f
manifestações de imunodeficiência em, 107, 107q
MAV de, 843-844
movimento de, 1282-1291, 1315-1316
codificação aferente, 1289-1291, 1289f-1290f
membrana otoconial, 1289
resposta da cúpula, 1286-1289, 1287f-1288f
transdução sensorial, 1282-1291, 1283f-1287f
proporções de, 177, 178f
rotação de alta aceleração de
base anatômica e fisiológica de, 1297, 1297f
importância clínica de, 1298, 1298f-1300f
utrículo e movimento de
base anatômica e fisiológica de, 1286f, 1306
importância clínica de, 1307, 1307f
Cabozantinibe, para neoplasia de glândula tireoide, 908
Cadeia ossicular, 969, 969f, 982
CAE. *Ver* Carcinoma adenoescamoso
CAE. *Ver* Conduto auditivo externo, Meato acústico externo (MAE)
CAI, MAI. *Ver* Canal auditivo interno, meato acústico interno
Calvície de padrão masculino. *Ver* Alopecia androgenética
Camada de revestimento, de fáscia profunda, 1480, 1480f
Camada média, da fáscia profunda, 1480, 1480f
Camada profunda, da fáscia profunda, 1480, 1480f
Camadas fasciais
do pescoço, 1479-1480, 1480f
Canal auditivo. *Ver* meato acústico
a partir da primeira bolsa faríngea, 1483, 1484f
exame físico de, 6
interno. *Ver* Canal auditivo interno, meato acústico interno 6
Canal auditivo interno, meato acústico interno (CAI, MAI)
imagem de, 77, 76f, 1057-1059, 1058f-1059f
Canal de Falópio, 968f, 970-971
Canal semicircular (CSC)
anatomia de, 969-970, 993-995, 994f-995f
estímulos simultâneos em
base anatômica e fisiológica de, 1299-1302, 1300f-1301f
implicações clínicas de, 1302
excitação de
base anatômica e fisiológica de, 1295-1296
importância clínica de, 1296-1297, 1296f
fisiologia de, 982, 983f
movimentos dos olhos e, 1291-1295
base anatômica e fisiológica de, 1291-1295, 1292f-1294f

importância clínica de, 1295, 1294f
nistagmo e
base anatômica e fisiológica de, 1302
implicações clínicas de, 1302
rotação da cabeça de alta aceleração e
base anatômica e fisiológica de, 1297, 1297f
importância clínica de, 1298, 1298f-1300f
rotação da cabeça e, 1282-1291
codificação aferente, 1289-1291, 1289f-1290f
membrana otoconial, 1289
resposta da cúpula, 1286-1289, 1287f-1288f
transdução sensorial, 1282-1291, 1283f-1287f
rotação de
base anatômica e fisiológica de, 1287f, 1295
importância clínica de, 1295
Canal semicircular horizontal (CSCH)
fístula de, 1123-1124
Câncer. *Ver também* Lesões e tumores; Cânceres específicos
associado a imunodeficiência, 107-109, 108t
abordagem de diagnóstico para, 116-117, 116q
CEC não cutâneo, 111
DLPT, 112-114
linfoma de Hodgkin, 114
linfoma, 112-114
LNH relacionada com AIDS, 112-114
neoplasias cutâneas, 111
outro, 114
sarcoma de Kaposi, 109-110, 109f-110f
cabeça e pescoço, pediátrico. *Ver* Câncer de cabeça e pescoço
CCP. *Ver* Câncer de cabeça e pescoço
esofágico, 533-534, 534f, 535q
hipercalcemia em, 940q
manifestações nasais de, 132
manifestações orais de, 146
perda olfativa devido a, 298
Câncer de cabeça e pescoço (CCP). *Ver também* Lesões e massas; anatomia específica
associada a imunodeficiência, 107-109, 108t
abordagem de diagnóstico para, 116-117, 115q
CEC não cutâneo, 111
DLPT, 112-114
linfoma, 112-114
linfoma de Hodgkin, 114
LNH relacionada com AIDS, 112-114
neoplasias cutâneas, 111
outro, 114
sarcoma de Kaposi, 109-110, 109f-110f
biologia molecular de
carcinoma da tireoide. *Ver* Carcinoma da tireoide
considerações de tratamento para, 547-549
diagnóstico de, 1614-1615, 1615t
distúrbios linfoproliferativos. *Ver* Distúrbios linfoproliferativos
FDG-PET de, 43-44, 45f
HPV em
características clínicas de, 546
demografia de, 546
direções futuras em, 549
epidemiologia de, 545-549
incidência de, 546
local de, 546
perfil de fator de risco para, 546-547

incidência de, 1614, 1615t
melanoma. *Ver* Melanoma
quimioterapia para. *Ver* Terapia de modalidade combinada de quimioterapia para
radioterapia para. *Ver* Radioterapia
síndromes associadas a, 1615-1616, 1615t
tipos de, 1614
tratamento protético para. *Ver* Tratamento protético
tumores neuroectodérmicos, 1631-1632, 1631f, 1632q, 1633f
Câncer de pele
associado a imunodeficiência, 111
melanoma. *Ver* Melanoma
não melanoma. *Ver* Câncer de pele não melanoma
Câncer glótico precoce, 777, 777f-778f
diagnóstico de
endoscopia, 777-779, 779f-781f
PET, 781
radiografia de tórax, 779-780
RM, 780-781
TC, 779-781
estadiamento de, 782-787, 783t-784t, 784f784f-787f
etiologia de, 782
histologia e distribuição de, 782, 782f
lesões precursoras de, 777, 777f-778f
tratamento de, 758-759
ablativo, 787-788
acompanhamento após, 793
considerações de voz em, 788
excisão endoscópica, 787
para CEC invasivo, 794-795
para CIS. *Ver* Carcinoma *in situ* 793-794
procedimentos cirúrgicos para, 787, 787t
quimioterapia, 793
radioterapia, 788-795, 789f-792f, 816-819, 818f, 819t, 823f, 825f
seleção de, 793-795
Câncer recorrente
de laringe, 767-768, 768f, 828
nasofaríngeo, 723, 725, 725f
Candidíase
esofagite causada por, 537, 537f
faringite causada por, 89
laringite, 489-490, 490f
manifestações laríngeas e traqueais de, 141
oral, 125, 124f, 148, 656-658, 656q-657q, 657f-658f
orofaríngea, 89, 656q-657q, 657f-658f
rinossinusite fúngica, 366-368
Cantores. *Ver* Pacientes profissionais da voz
Canulação, para DCR, 432-433
Cânulas de traqueostomia, 24-25, 25t
obstrução de, 26
Cápsula de pH sem fio Bravo, 521-522, 522f
Cápsula ótica, 982
Carboplatina
ototoxicidade com, 1240
PAIR com, 1217-1219
PANS com, 1188
Carcinoide atípico (CA), laríngeo, 772
Carcinoide típico (CT), de laringe, 772
Carcinoma
de célula acinar, 1596, 1648
de células escamosas. *Ver* Carcinoma de células escamosas
mucoepidermoso, 1596, 1648
nasofaríngeo. *Ver* Carcinoma nasofaríngeo
tireoídeo. *Ver* Carcinoma da tireoide

Carcinoma adenoide cístico (CAC)
de glândulas salivares, 630-632, 631f
de nasofaringe, 718
de seios paranasais, 565
do espaço mastigatório, imagem de, 55f
laríngeo, 771-772
Carcinoma anaplástico de tireoide (CAT), 920
Carcinoma da nasofaringe (CNF), 1596, 1621-1622, 1622q, 1622t, 1623f
base do crânio, radioterapia de, 883-884, 883f, 884t
classificação histológica de, 721-722, 721q
diagnóstico de, 721
EBV e, 720, 722
epidemiologia de, 718-719
estadiamento de, 722
etiologia de, 719
fatores ambientais e, 719
fatores genéticos e, 719
pediátrico, 1596, 1621-1622, 1622q, 1622t, 1623f
prognóstico de, 725
quadro clínico de, 720-721, 720f-721f
TC e RM de, 722
tratamento de
cirurgia, 723-725, 723f-725f
planejamento pré-tratamento, 722
quimioterapia, 722
radioterapia, 722
Carcinoma da tireoide, 1596, 1629-1631
avaliação de, 1629-1631
folicular, 1630, 1630f
medular, 1615t, 1631, 1630f
papilar, 1630, 1629f
tratamento pós-operatório de, 1631
Carcinoma de células acinares (CCA), 1596,
de espaço da parótida, imagem de, 51, 50f
de glândulas salivares, 633-634, 634f
Carcinoma de células escamosas (CEC)
associada a imunodeficiência, 111
da cavidade oral, 693
imagem de, 58, 56f
relação de líquen plano com, 655
da glândula tireoide, 921
de cavidade nasal, imagem de, 72, 71f, 315-318, 315f-317f, 316t
de espaço de mucosa da hipofaringe, imagem de, 63, 62f
de espaço mastigatório, imagem de, 54, 54f
de glândulas salivares, 636-637
de hipofaringe, 727-730
de laringe. *Ver* CEC de laringe
de pescoço, metastático regional oculto, 834-835
de seios paranasais, 565, 567f, 569f-570f
imagem de, 315-318, 315f-317f, 316t
do espaço da mucosa faríngea, imagem de, 49-50, 48f-49f
em cisto da fenda branquial, 852
epistaxe causada por, 327f
esofágico, 534, 727-730
glótico. *Ver* Lesões malignas glóticas
metástase de linfonodo cervical de. *Ver* Matástase de linfonodo cervical
orofaríngeo. *Ver* CEC orofaríngeo
primário desconhecido, metástases cervicais a partir de, 845-847, 846f
quimioterapia para. *Ver* Quimioterapia
radioterapia para. *Ver* Radioterapia
terapia de modalidade combinada para
Carcinoma de células escamosas basaloides (CCEB), 770

Carcinoma de células fusiformes (CCF)
de glândulas salivares, 634-635, 635f
de laringe, 770
Carcinoma de células pequenas, de glândulas salivares, 637, 637f
Carcinoma de pequenas células, tipo neuroendócrino (CECNE), de laringe, 772
Carcinoma de tireoide papilar (CTP), 1630, 1629f
Carcinoma do ducto salivar, 635-636, 637f
Carcinoma do seio piriforme, faringolaringectomia total para, 808
Carcinoma epitelial/mioepitelial, das glândulas salivares, 637
Carcinoma ex-adenoma pleomórfico, de glândulas salivares, 635, 636f
Carcinoma folicular, tireoide, 917-918
imagem de, 65, 65f
Carcinoma folicular de tireoide (CFT), 1630, 1630f
Carcinoma *in situ* (CIS)
da laringe, 750-752, 750f, 751t
de glote, 777, 777f-778f, 783, 793-794
Carcinoma insular da tireoide, 921
Carcinoma medular da tireoide (CMT), 919-920, 1615t, 1631, 1630f
Carcinoma mioepitelial, das glândulas salivares, 637
Carcinoma mucoepidermoide (CME), 1596
laringe, 771
Carcinoma nasossinusal indiferenciado (CNSI)
base do crânio, radioterapia para, 883
de seios paranasais, 566
Carcinoma neuroendócrino, das glândulas salivares, 637, 637f
Carcinoma papilar, tireoide, 915-917
Carcinoma pós-cricoide, faringolaringectomia total para, 808
Carcinoma sarcomatoide. *Ver* Carcinoma de células fusiformes
Carcinoma secretor análogo ao mamário (CSAM), de glândulas salivares, 637
Carcinoma verrucoso (CV), de laringe, 769-770, 770f
Carcinossarcoma. *Ver* Carcinoma de células fusiformes
Cartilagem alar
assimetrias de
enxertos de ponta para, 264-265, 264f-265f
enxertos de reforço alar para, 265, 265f
rinoplastia para, 264-265
técnicas de sutura, 265
técnicas de transposição, 265
escultura de base nasal
para não caucasianos, 271-273, 275f
preservação de, na rinoplastia, 235, 237f
Cartilagem auricular
condrite de, 1067-1068
em otoplastia
técnicas de incisão de cartilagem, 218
técnicas poupadoras de cartilagem, 218, 218f
Cartilagem costal
para estenose laríngea, 1684, 1685f
Cartilagem de Reichert, a partir do segundo arco branquial, 1482f, 1483
Cartilagem do pescoço, a partir do primeiro arco branquial, 1482-1483, 1482f
indicações para pós-operatório, 877-878
para CEC glótico, 760-761
para CEC supraglótico, 764

para laringectomia total, 800
para neoplasias de hipofaringe e esôfago cervical, 741-742
para neoplasias de orofaringe
Cartilagens laríngeas cuneiformes, do quarto e do sexto arcos branquiais, 1483
Cartilagens laterais inferiores (CLI)
na rinoplastia de nariz com fenda labial, 273, 277f
no nariz com fenda labial, 273
rinoplastia e, 226-228
enxerto de ponta, 264-265, 264f-265f
enxertos de cartilagem alar, 265, 265f
técnicas de sutura, 265
técnicas de transposição, 265
Cartilagens laterais superiores (CLS)
rinoplastia e, 226-228
CAT. *Ver* Carcinoma anaplásico de tireoide
Cautério bipolar, 1496
Cauterização
para epistaxe, 328-329, 328f
Cavidade nasal
anatomia cirúrgica de, 1431-1433, 1432f-1433f
anatomia vascular de, 323-324, 324f-325f
imagem de, 72, 71f
anatomia normal em, 304-306, 305f-308f
doença infecciosa/inflamatória em, 310-315, 312f-314f
imitações neoplásicas em, 319-322, 320f-322f
neoplasias malignas em, 315-318, 315f-318f, 316t
RM, 72, 71f, 304, 306f
TC de, 41-42, 41f, 70-72, 69f, 303-304, 305f-309f
técnicas para, 303-304
tumores benignos em, 318-319, 318f-319f
variações anatômicas em, 308-310, 309f-311f
inervação de, 337-338
linfoma de, 863
tumores benignos de, 373-374, 374t
angiofibroma juvenil, 377-379, 377f-379f
cirurgia endoscópica sinusal para, 395
displasia fibrosa, 320, 321f, 382-383, 382f
fibroma ossificante, 319, 319f, 382-383, 382f
hemangioma capilar lobular, 381-382, 382f
osteoma, 318-319, 318f, 379-381, 380f-381f
papiloma invertido, 319, 319f, 374-376, 375f-376f
schwannoma, 383, 383f
Cavidade oral
anatomia de, 689, 689f
arteriovenosa, 690, 690f-691f
assoalho de boca, 692
lábios, 691, 691f
língua oral, 691, 692f
mucosa bucal, 692
palato duro, 692
processo alveolar da maxila, 691
trígono retromolar, 691-692, 692f
disfagia em, 1691t, 1692-1693, 1692f
efeitos da medicação sobre, 143, 144t
espaço submandibular de, 58, 58f
exame físico de, 8
função sensorial de
imagem de, 57-58, 56f-57f
lesões malignas de
acompanhamento para, 713, 713t
avaliação diagnóstica de, 694-695, 695f
cirurgia da língua oral para, 700-702, 700f-701f
cirurgia da mandíbula para, 707-708, 707f-708f, 708t
cirurgia da mucosa bucal para, 704-705, 704f-705f
cirurgia de rebordo alveolar para, 699-700, 699f-700f
cirurgia de resgate para, 713
cirurgia de trígono retromolar para, 702, 702f-703f
cirurgia do assoalho da boca para, 702-704, 703f
cirurgia do lábio para, 697-699, 698f-699f
cirurgia do palato duro para, 705-706, 705f-706f
cirurgia do pescoço para, 709, 709f
complicações de, 713
considerações sobre o tratamento para, 697
cuidados paliativos para, 713
estadiamento de, 695, 696t
fala e deglutição
reabilitação para, 712
prognóstico de, 695-697, 696t
quimioterapia para, 710-711
radioterapia para, 710, 710f
recidiva de, 713
reconstrução após ressecção de, 711-712, 711f-712f
tratamento da dor para, 713
tumores primários segundos, 696-697
lesões mucosas de. *Ver* Lesões mucosas
lesões pré-malignas de, 693
manifestações de doenças sistêmicas em, 142-143, 143t-144t, 654
artrites e doenças ósseas, 149, 149q
condições dermatológicas, 150
distúrbios de colágeno vascular e granulomatosos, 147-148
distúrbios endócrinos e exócrinos, 147
distúrbios gastrintestinais, 150-151
distúrbios hematológicos, 152-153
distúrbios herdados e congênitos, 153-154
doença cardíaca, 143-145, 145q, 145t
doença cerebrovascular, 146
doença de órgãos e glândulas, 151-152
doença neurológica, 151
doença pulmonar, 146
doenças infecciosas, 148-149
neoplasias malignas, 146
saúde da mulher e, 153
manifestações de imunodeficiência em, 125, 123q
infecções fúngicas, 125-126, 124f
infecções virais, 126, 125f
úlceras aftosas, 126f, 664-666, 665q, 665f-666f, 666t, 682, 682f
microbiota normal de, 90, 91t
neoplasias malignas de, 146
anatomia envolvida em, 689-692, 689f-692f
biologia molecular de, 688-689
epidemiologia de, 689
etiologia de, 686-689, 687f-688f
histopatologia de, 693-694, 694f
imagem de, 58, 56f
relação de líquen plano com, 655
tumores benignos e lesões semelhantes a tumores de
condições congênitas, 680-681, 680f-681f
inflamatório/traumático, 682-683, 682f-683f
neoplasias, 683-685, 683f-685f
Cavitação, para osteomas, 380
Caxumba, 597-598
labirintite, 1230
CEC acantolítico (CECA), laríngeo, 770-771
CEC laríngeo, 753
acompanhamento de, 769
biologia molecular de, 754, 814, 815f
diagnóstico diferencial, 749q, 758
diagnóstico e avaliação de, 756-758
endoscopia de, 757-758
epidemiologia de, 753-754
fatores de risco para, 753-754
imagem de, 64-65, 63f-64f, 757, 768
metástases de nódulos cervicais em, 755-756, 756f
metástases distantes em, 756
patologia de, 754, 755f
prognóstico de, 758, 758q, 768-769
quadro clínico de, 755-756
tratamento de, 758, 758q
CEC subglótico, 764-765, 765f
CEC supraglótico, 761-764, 761f
cirurgia conservadora. *Ver* Cirurgia conservadora de laríngea
doença recorrente, 767-768, 768f
faringolaringectomia total. *Ver* Faringolaringectomia total
laringectomia total. *Ver* Laringectomia total
lesões glóticas malignas. *Ver* Lesões malignas glóticas
MTL. *Ver* Microcirurgia transoral de *laser*
tratamento não cirúrgico de preservação do órgão, 765-767, 765f-766f
variantes de, 769-771, 770f
CEC orofaríngea positiva para HPV
biologia molecular de, 1080-1081, 1080f
características clínicas de, 546
considerações sobre o tratamento para, 547-549
demografia de, 546
direções futuras em, 549
epidemiologia de, 545-549
incidência de, 546
local de, 546
perfil de fator de risco para, 546-547
CEC orofaríngeo (CECOF)
HPV positivo. *Ver* CEC orofaríngeo HPV positivo
CEC papilar (CECP), de laringe, 771
CECOF. *Ver* CEC orofaríngeo
CECP. *Ver* CEC papilar
Cefalocele, imagens de, 319-322, 320f-321f
Cefalometria, 160, 160f
Cefalosporinas, reações alérgicas a, 13
Cefixima, para rinossinusite bacteriana aguda, 361
Cefpodoxima, para rinossinusite bacteriana aguda, 361
Ceftriaxona
para infecções odontogênicas e profundas do pescoço, 98, 98q
para *Neisseria gonorrhoeae*, 82
Cegueira
após ESS para rinossinusite crônica, 412
CEI. *Ver* Células etmoidais infraorbitárias
Celecoxibe, para papilomatose recorrente das vias aéreass, 1669t, 1671
Célula *Agger nasi*
anatomia cirúrgica de, 387-388, 388f
Célula CESO. *Ver* Célula etmoidal supraorbitária
Célula de Haller. *Ver* Célula etmoidal infraorbitária

Célula etmoidal supraorbitária (CESO), 390-392, 391f
Células basais, olfativas, 288
Células ciliadas da orelha
  anatomia de, 975-976, 975f, 999, 999f-1001f
  inervação de, 976, 976f
  morfologia celular de, 1000-1001, 1002f
  morfologia de, 988, 1002f-1003f
Células ciliadas internas (CCI)
  corrente de transdução mecanoelétrica sons altos e, 1211-1212
Células de Deiter, 974, 974f
Células de Onodi, 309-310
  anatomia cirúrgica de, 389
Células de recesso infraorbitário. *Ver* Células etmoidais infraorbitárias
Células do gânglio espiral, 986
Células esfenoetmoidais. *Ver* Células de Onodi
Células etmoidais infraorbitárias (CEI), 309, 310f
  anatomia cirúrgica de, 388-389, 388f
Células falângicas, 974, 974f
Células microvilares, olfativas, 287f, 288
Células NK. *Ver* Células *natural killers*
Células olfatórias de embainhamento, 288
Células TH. *Ver* Células T auxiliares
Celulite, da aurícula, 1067-1068
Centers for Disease Control (CDC), sistema de estadiamento e classificação de HIV/AIDS, 104-105, 105t, 106q
Cerebelo, projeções do nervo vestibular para, 1003
Cérebro
  abscesso do, por otite média, 1569
  conexões olfativas no, 290
  lesão do, com reparo de fratura facial, 214
  processamento olfativo no, 291-292
Ceruminolíticos, 1080-1082, 1081t
Cetamina
Cetoconazol, 1077
  para rinossinusite fúngica invasiva, 368t
Cetuximabe, 548,
  para câncer glótico avançado, 822
  para neoplasias dos seios paranasais, 582
CFT. *Ver* Carcinoma folicular de tireoide
CGI. *Ver* Cirurgia guiada por imagem
CHL. *Ver* Perda auditiva condutiva
Chlamydia pneumoniae, faringite causada por, 83
Cicatriz
  com reparo de fratura facial, 214
  em revisão de rinoplastia, 191-192
  hipertrófica. *Ver* Cicatrizes hipertróficas
Cicatrização óssea, 203-204
Cicatrização por segunda intenção, para Cicatrizes hipertróficas
  com otoplastia, 220
Ciclo nasal, 304-305, 306f
Ciclofosfamida
  para granulomatose de Wegener, 130
  para pênfigo vulgar, 660
Ciclopirox olamina, 1077
Ciclosporina
  efeitos orais de, 143-145
  para líquen plano, 655
Cidofovir
  para papilomatose respiratória recorrente, 1670, 1669t, 1671f
  para PRR, 483
CIH. *Ver* Coloração imuno-histoquímica
Cimetidina, para papilomatose recorrente de vias aéreas, 1672

CIN. *Ver* Esteroides intranasais
5-FU. *Ver* 5-fluorouracila
Cinocílios, 1000, 1000f-1001f
Cintilografia
  de doença de glândula salivar em crianças, 1640-1641
  diagnóstico por imagem com, 37-39, 38f
  óssea, para diagnóstico de epífora, 430, 431f
Ciprofloxacino
  com dexametasona, 1072
  com hidrocortisona, 1072
Circular com padrão de fechamento de prega de Passavant, da velofaringe, 1522, 1522f
Cirrose, manifestações orais de, 152
Cirurgia
  disfunção olfativa após, 300
  guiada por imagem, para cavidade nasal/seios paranasais, 304
  rinorreia de LCR causada por, 427
Cirurgia a *laser*
  para estenose glótica, 509, 510f
  para estenose laringotraqueal, 506
  para lesões benignas da mucosa das pregas vocais, 464-465
  para lesões pré-malignas da laringe, 752
  para PRR, 483, 484f
Cirurgia bariátrica, para SAOS pediátrica, 1498
Cirurgia cardiotorácica, traqueotomia em, 22
Cirurgia da base da língua, para SAOS, 167
Cirurgia de expansão, para a estenose de laringe, 1683-1686
Cirurgia de hipofaringe, para SAOS, 163q, 167-168, 167f-168f
Cirurgia de palato, para SAOS, 163q, 164-165, 164f, 165t, 166f
Cirurgia de revisão
  após cirurgia de seio endoscópica
  após DCR endoscópica, 433-434
Cirurgia do nervo facial
Cirurgia do saco endolinfático, para a doença de Ménière, 1347
Cirurgia de seio
  com auxílio de balão, 408-411, 409f
  endoscópica. *Ver* Cirurgia endoscópica sinusal
  externa
    abordagens de seio esfenoidal, 415
    abordagens do seio frontal, 415,
    etmoidectomia externa, 414, 414f
    etmoidectomia intranasal, 414
    procedimento de Caldwell-Luc e perfuração da fossa canina, 414-414, 413f
Cirurgia do seio frontal bilateral. *Ver* Procedimento Draf III
Cirurgia endoscópica endonasal para câncer sinonasal, para neoplasias malignas dos seios paranasais, 583-588, 584f-585f, 586q, 587f
Cirurgia endoscópica funcional de seios paranasais (FESS). *Ver também* Cirurgia endoscópica sinusal
  para rinossinusite crônica, 395
  pediátrica, 1575
Cirurgia endoscópica sinusal (ESS), 385
  indicações para, 393-395, 393q
  para angiofibroma juvenil, 378, 378f-379f
  para osteomas, 380-381, 380f-381f
  para papiloma invertido, 375-376, 376f
  para rinossinusite crônica, 353-357, 355t-356t, 356f, 393-394

  anestesia para, 398
  avaliação pré-operatória para, 395-396, 396t
  base do crânio anterior, 392-393, 392f
  complexo etmoidal, 387-389, 388f-389f
  complexo ostiomeatal, 385-387, 386f
  complicações de, 412, 411q
  concha média, 387, 387f
  considerações intraoperatórias e perioperatórias para, 396-399
  cuidado pós-operatório para, 411
  extensão de, 395
  falha de, 413
  papel da fisiopatologia em, 395
  passos de, 399-407, 399q, 400f-407f
  posicionamento do paciente e preparação para, 398-399
  princípios FESS para, 395
  resultados de, 413, 413f
  seio esfenoidal, 389-390, 390f
  seio frontal, 390-392, 390q, 391f-392f
  seio maxilar, 388f, 389-390
  sistemas de navegação guiados por imagem para, 397, 397f
  situações especiais em, 407-411, 408f-409f
  TC intraoperatórios em, 398
  técnicas de Messerklinger e Wigand para, 399
  tratamento clínico pré-operatório para, 397
  variações em, 393, 393f
Cirurgia externa dos seios paranasais
  abordagens de seio esfenoidal, 415
  abordagens do seio frontal, 415
  etmoidectomia externa, 414, 414f
  etmoidectomia intranasal, 414
  procedimento de Caldwell-Luc e trepanação da fossa canina, 414-415, 413f
Cirurgia frontal endoscópica. *Ver* Procedimento Draf III
Cirurgia guiada por imagem (CGI), para cavidade nasal/seios paranasais, 304
Cirurgia laríngea conservadora
  para CEC glótico inicial, 758-759
Cirurgia nasal, para SAOS, 163q, 164
Cirurgia orofaríngea, para SAOS, 165, 166f
Cirurgia plástica da face. *Ver* Ritidectomia
Cirurgia reconstrutora. *Ver* Cirurgia plástica e reconstrutora
Cirurgia robótica transoral (TORS)
  para neoplasias de hipofaringe e esôfago cervical, 734t, 739
Cirurgia sinusal assistida por balão, 408-411, 409f
CIS. *Ver* Carcinoma *in situ*
Cisplatina
  ototoxicidade com, 1236-1240
    estudos experimentais de, 1239
    farmacocinética de, 1236
    fatores de risco para, 1238
    histopatologia de, 1239
    manifestações clínicas de, 1236-1237
    mecanismos de, 1239-1240
    predisposição genética para, 1238
    proteção contra, 1240
  PAIR com, 1217-1219
  PANS com, 1188
  para carcinoma nasofaríngeo, 723
  para doenças malignas da cavidade oral, 710-711
  para neoplasias de hipofaringe e esôfago cervical, 741

Cistadenoma papilar linfomatoso. *Ver* Tumor de Warthin
Cisternografia, 421-422, 421f-422f
Cisto aberto, prega vocal, 469, 470f
Cisto alveolar do recém-nascido *Ver* Cisto gengival do recém-nascido
Cisto da fenda branquial, 58, 58f
 CEC surgindo em, 852
Cisto da lâmina dentária. *Ver* Cisto gengival do recém-nascido
Cisto de Thornwaldt /bursa, da nasofaringe, 715-716
Cisto folicular. *Ver* Cisto dentígero
Cisto linfoepitelial benigno (CLEB), 114-116, 114f, 596, 597f
Cisto odontogênico ortoqueratinizante. *Ver* Cisto odontogênico queratinizante
Cisto periapical lateral. *Ver* Cisto radicular lateralizado
Cisto perirradicular. *Ver* Cisto periapical
Cisto radicular. *Ver* Cisto periapical
Cisto radicular lateral. *Ver* Cisto radicular lateralizado
Cisto sialodontogênico. *Ver* Cisto odontogênico glandular
Cistos, 1484-1485. *Ver também* Cistos específicos de fendas branquiais, pediátricos, 1589, 1589f-1590f
 da doença da glândula salivar, em crianças, 1646, 1646f
 desenvolvimento oral, 681, 681f
 distúrbios da voz e, 1658-1659, 1658f
 intracordal, 469-472, 470f-471f
 odontogênicos. *Ver* Cistos odontogênicos saculares, 478-482, 478f-480f
 tireoide, 915
Cistos de queratina. *Ver* Cistos de inclusão epidérmicos
Cistos dentários. *Ver* Cistos odontogênicos
Cistos dermoides, 681, 681f
 nasais, 1532-1534, 1532f-1533f
 pediátricos, 1591-1592, 1592f
Cistos do ducto nasolacrimal, 1529-1530, 1537f
Cistos do ducto tireoglosso, 1487-1488, 1488f
 carcinoma surgindo dentro de, 852
 imagem de, 65, 65f
 pediátrico, 1589-1590, 1590f
Cistos epidérmicos
 das cordas vocais, 1658-1659, 1658f
 pregas vocais, 469-472, 470f
Cistos intracordais, 469-472, 470f-471f
Cistos nasoalveolares, 681, 681f
Cistos orais de desenvolvimento, 681, 681f
Cistos sebáceos. *Ver* Cistos de inclusão epidérmicos
Cistos tímicos, pediátricos, 1592
Cistos valeculares
 disfagia e, 1693-1694
Citocinas,
 para melanoma, 562
Citomegalovírus (CMV)
 congênito, 1225-1226, 1226f
 esofagite causada por, 537-538, 537f
 PANS com, 1186
Classificação de Mallampati, 164, 164f
Classificação de Tessier, de fissuras cranianas, 1535
CLI. *Ver* Cartilagens laterais inferiores
Clindamicina
 para faringite SBHGA, 81
 para infecções odontogênicas e profundas do pescoço, 97-98, 98q
 para rinossinusite bacteriana aguda, 361
Clivus
 abordagens para, 1473
 anatomia cirúrgica para, 1434, 1434f

Clopidogrel, epistaxe causada por, 327-328
Cloridrato de benzexol, para sialorreia, 1649t
Clotrimazol creme, 1077
CLS. *Ver* Cartilagens laterais superiores
Cluster de família, de carcinoma nasofaríngeo, 719
CM. *Ver* Concha média
CME. *Ver* Carcinoma mucoepidermoide
CMT. *Ver* Carcinoma medular de tireoide
CMV. *Ver* Citomegalovírus
CNSI. *Ver* Carcinoma sinonasal indiferenciado
Coblation®, 1496
Cocaína
 epistaxe causada por, 327f
 ESS para rinossinusite crônica, 398
Coccidioidomicose
 laringite causada por, 490
 manifestações laríngeas e manifestações de, 140
Cóclea
 anatomia de, 973-976
  células ciliadas, 975-976, 975f
  fluidos da orelha interna, 974-975
  inervação, 976, 976f
  labirinto membranoso, 974-975, 974f
  osteologia de, 973-974, 974f
 fisiologia de, 982, 983f
 membrana timpânica secundária. *Ver* Membrana timpânica secundária.
 PAIR e, 1211-1212, 1212f
Cocleostomia, para implante coclear, 1262-1263, 1263f
Cognição, olfativa, 292, 292q
Colapso da parede anterior, laringotraqueal, 513
Colesteatoma
 com M&T, 1567
 congênita, 1471-1472
  abordagem cirúrgica para, 1471-1472
  avaliação diagnóstica de, 1471, 1471f-1472f
 da orelha média de 1049, 1049f-1050f
  adquirida, 1050, 1050f-1051f
 de CAE, 1068-1069
  traumatismo do osso temporal e, 1147
 de conduto auditivo externo, 1047, 1047f-1048f
 do ápice petroso, 1055
 fenda palatina e, 1516
 otite média crônica com, 1087-1093
  complicações com, 1092, 1092q, 1093t
  diagnóstico de, 1088-1089, 1088f-1089f
  erosão óssea em, 1095-1097, 1095f-1096f
  fisiopatologia da, 1089-1092, 1090f
  PANS com, 1095f-1096f, 1097
  teoria da invasão epitelial para, 1091
  teoria de hiperplasia de células basais para, 1087f, 1091
  teoria de invaginação para, 1087f, 1090
  teoria de metaplasia escamosa para, 1091-1092, 1092f
  tratamento de, 1092-1093, 1093q, 1093t
Colesteatoma congênito, 1471-1472
 abordagem cirúrgica para, 1471-1472
 avaliação diagnóstica de, 1471, 1471f-1472f
Colículo inferior
 anatomia de, 977f, 978
 fisiologia de, 989
Colite ulcerativa, manifestações orais de, 150
Colocação do tubo de ventilação
 fenda palatina e, 1516
 obesidade e, 1558
 para a perda de audição infantil, 1547

Coloração imuno-histoquímica (CIH), para melanoma, BLNS biópsia do linfonodo sentinela, 558-559
Columela
 de nariz não caucasiano,
 no nariz com fenda labial, 273
 rinoplastia para, 260-262
  avaliação de septo final, 262, 263f
  complexo septocolumelar, 262, 263f-264f
  encurtamento do septo caudal, 261-262, 261f-262f
  endireitamento do septo, 260, 260f
  para desvio do componente central, 260, 260f
  reposicionamento caudal, 261, 261f
  suturas de coaptação para, 260-261, 261f
COM. *Ver* Complexo ostiomeatal
Coma por mixedema, 902
Comissura anterior
 envolvimento CEC glótico inicial, 759
 lesões malignas de, 748
Comissura posterior, 783
Complexo etmoidal, anatomia cirúrgica de, 387-389, 388f-389f
Complexo olivar superior (COS)
 anatomia de, 977f, 978
 fisiologia de, 988-989
Complexo ostiomeatal (COM)
 anatomia cirúrgica de, 385-387, 386f
 imagem de, 69f-70f, 72, 311, 313f
Complicações de sutura, com otoplastia, 220
Complicações oftálmicas, após ESS para rinossinusite crônica, 411-412
Complicações respiratórias pós-operatórias, com SAOS pediátrica, 1497
Complicações vasculares
 de infecções odontogênicas e do pescoço profundas, 101, 100f
 PANS e, 1191-1192
 repentina, 1197-1198
Comprometimento auditivo não sindrômico, 1152-1157, 1153f
 autossômico dominante, 1153-1154, 1156t
  de alta frequência, 1154-1155
  de baixa frequência, 1156-1157
  de média frequência, 1155-1156
 autossômico recessivo, 1153-1154, 1153t-1154t, 1155f
 início no adulto, 1185
 ligado ao X, 1157, 1157t
 mitocondrial, 1157, 1157t
Comprometimento auditivo sindrômico, 1157-1161, 1158t
 autossômico dominante, 1157-1159, 1158t
  síndrome brânquio-otorrenal, 1157-1159
  síndrome de Stickler, 1159
  síndrome de Treacher Collins, 1159
  síndrome de Waardenburg, 1159
 autossômico recessivo, 1158t, 1159-1160
  deficiência de biotinidase, 1160
  doença de Refsum, 1160
  síndrome de Jervell e Lange-Nielsen, 1160
  síndrome de Pendred, 1160
  síndromes de Usher, 1160
 síndrome brânquio-otorrenal, 1157-1159
  neurofibromatose tipo 2, 1159
  síndrome de Stickler, 1159
  síndrome de Treacher Collins, 1159
  síndrome de Waardenburg, 1159
  síndromes ligadas ao X, 1161
  síndrome de Alport, 1161
  síndrome de Mohr-Tranebjaerg, 1161
  síndromes mitocondriais, 1161

Comprometimento auditivo sindrômico
  autossômico dominante, 1157-1159,
  1158t
  neurofibromatose tipo 2, 1159
Concha bolhosa, 308, 309f, 393
  cirurgia endoscópica sinusal e, 408, 409f
Concha Cimba, 217-218
Concha inferior, 304, 305f
Concha média (CM), 304, 305f, 306
  anatomia cirúrgica de, 387, 387f
  medialização de, EES para rinossinusite
    crônica, 399, 401f
  paradoxal, 308, 309f
  tratamento de, EES para rinossinusite
    crônica, 406-407, 407f
Concha média paradoxal, 308, 309f
Concha superior, 304, 305f
Concussão labiríntica, 1351-1352
Condição socioeconômica superior, otite
  média e, 1558
Condições granulomatosas, com doença de
  glândula salivar em crianças
  actinomicose, 1644-1645
  doença da arranhadura do gato, 1645
  micobactérias atípicas, 1643-1644, 1644f,
    1644t
  sarcoidose, 1645
Condrite, da cartilagem auricular, 1067-1068
Condroma
  da laringe, 486
Condrorradionecrose, estenose de laringe
  por, 1679
Condrossarcomas,
  da base do crânio, radioterapia para, 883
  do pescoço, 851
  laríngeos, 773
Conduto auditivo externo (CAE), Ver Meato
  acústico externo
  carcinomas de, 1463-1466
    anatomia pertinente para, 1463-1464
    estadiamento para, 1464, 1464q, 1464f
    sintomas e sinais para, 1464
    tratamento de, 1464-1466, 1465f
  colesteatoma de, 1068-1069
  traumatismo do osso temporal e, 1147
  exame físico de, 6
  imagiologia de, 1047-1049
    estenose e atresia, 1047, 1047f
    fibrose do canal medial, 1048, 1048f
    infecções, 1047, 1047f
    lesões inflamatórias, 1047, 1048f
    neoplasias benignas, 1048, 1048f-1049f
    neoplasias malignas, 1048-1049, 1049f
    queratose obturante, 1047-1048, 1048f
  ressecção de manga, 1453
Conexões centrais
  olfativas, 290
Conjunto introdutor de traquestomia
  percutânea Ciaglia®, 24
Consentimento informado, 13
Controle de altura do som, na função de
  fala, 447
Controle de infecção, para traumatismo
  facial
Controle de ventilação
  função da laringe em, 442-443, 443f
Cooperação do paciente, em imagem de
  TC, 32, 31f-31f
Coordenação de olhos e cabeça, 1322
Coqueluche, com faringite bacteriana, 1585
Coqueluche, laringe e traqueia
  manifestações de, 139
Cordectomia, para CEC glótico inicial,
  758-759

Cordomas, 1474, 1473f-1474f
  base do crânio, radioterapia para, 883
  da nasofaringe, 718-725
Coronavírus, faringite causada por, 85
Corpo do trapézio, 988
Corpo geniculado medial
  anatomia de, 977f, 978
  fisiologia de, 989
Correção endoscópica, de estenose
  laringotraqueal, 506-507
Córtex auditivo
  anatomia de, 977f, 978, 979f
  fisiologia de, 989
Córtex do colículo inferior, 978
Corticosteroides
  para biópsia do pescoço, 857
  para líquen plano, 655
  para paralisia de Bell, 1396
  para pênfigo vulgar, 660
  para rinite não alérgica, 343-344, 343t
  para rinossinusite crônica
    oral, 351-352, 351t
    tópica, 350-351, 350f
  para sarcoidose, 131
  para úlcera de contato/granuloma da
    prega vocal, 477
  sequelas orais de, 146-147
Corticosteroides tópicos nasais
  para rinite não alérgica, 343-344, 343t
  para rinossinusite crônica, 350-351, 350f
Cortisporin®, 1072
Corynebacterium diphtheriae
  faringite causada por, 84-85
  faringite viral com, 1579
COS. Ver Complexo olivar superior
CPAP. Ver Pressão positiva contínua das vias
  aéreas
Cranialização, 207-208
Craniofaringioma, da nasofaringe, 716
Craniotomia temporal, na ressecção do osso
  temporal, 1456
Creche, otite média e, 1557
Crianças. Ver Pacientes pediátricos
Cricoaritenoide posterior (CAP), 440-443,
  440f-441f, 443f
Cricoidectomia
  parcial, por aspiração crônica, 498
  subpericondral, por aspiração crônica,
    498, 499f
Crioglobulinemia, PANS com, 1192
Criptococose, manifestações laríngeas e
  traqueais de, 140
Crista ampular, 998-999, 1000f
Crista de Passavant, 1518-1519
  circular com, padrão de fechamento,
    1522, 1522f
Critérios de Centor, 80-81
Crupe
  causa de, 1580
  com faringite viral, 1580-1583,
    1581f-1582f
  diagnóstico de, 1580, 1581f-1582f
  história para, 1581-1582, 1582t
  internação para, 1583
  traqueíte bacteriana com, 1584
  tratamento para, 1582-1583
CSAM. Ver Carcinoma secretório análogo ao
  mamário
CSC. Ver Canal semicircular
CSCH. Ver Canal semicircular horizontal
CT. Ver Carcinoide típico
Cuidado caseiro, otite média e, 1558
Cuidado paliativo
  para doenças malignas da cavidade oral, 713

Cuidados de enfermagem, para fenda labial
  e palatina, 1505-1506, 1506f
Cuidados pós-operatórios, após a cirurgia da
  paratireoide, 948
Cúpula, 999, 1001f
  rotação da cabeça e, 1286-1289,
    1287f-1288f
CV. Ver Carcinoma verrucoso
cVEMP. Ver Potenciais miogênicos evocados
  vestibulares cervicais
CZM. Ver Complexo zigomático-maxilar

D

Dacarbazina, para melanoma, 560
Dacriocistoceles, 1529-1530, 1537f
Dacriocistograma (DCG), 430, 431f
Dacriocistorrinostomia (DCR)
  a laser, prognósticos de, 434, 434t
  endoscópica, 429, 435
    anatomia envolvida em, 429-430, 430f
    complicações de, 434
    diagnóstico para, 430, 431f
    procedimento para, 431-433, 431f-433f
    prognósticos de, 434, 434t
    revisão de, 433-434
  externa, prognósticos de, 434, 434t
DAG. Ver Doença da arranhadura do gato
DAOI. Ver Doença autoimune da orelha
  interna
DAV. Ver Dissecção da artéria vertebral
dB. Ver Decibel
DBM. Ver Deglutição de bário modificada
DCG. Ver Dacriocistograma
DCP. Ver Discinesia ciliar primária
DCR. Ver Dacriocistorrinostomia
DCR. Ver Dissecção cervical radical
DCR com auxílio de laser, prognósticos de,
  434, 434t
DCR endoscópica, 429, 435
  anatomia envolvida em, 429-430, 430f
  complicações de, 434
  diagnósticos para, 430, 431f
  procedimento para, 431-433, 431f-433f
  prognósticos de, 434, 434t
  revisão de, 433-434
DCR externa, prognósticos de, 434, 434t
DCSCS. Ver Deiscência de canal semicircular
  superior
Decanulação, após traqueotomia,
  acidental após, 26-28
Decanulação acidental, após traqueotomia,
  26
Decay b, 1090
Decibel (dB), 1209
Deferoxamina
  ototoxicidade com, 1234
  PANS com, 1188-1189
Deficiência de biotinidase,
  comprometimento auditivo com, 1160
Deficiências congênitas de hemostasia,
  avaliação pré-operatória de, 17
Deficiências de vitaminas, manifestações
  orais de, 150-151
Deficiências imunológicas, otite média e,
  1554f, 1555
Deformidade de orelha de telefone, 220
Deformidade do nariz em sela
  rinoplastia para, 267-270
    aumento, 267-268, 270f-271f
    enxerto de ponta rotacional ajustável
      dinâmica, 268-270, 273f
    indicações para, 268-270, 272f

Deformidade nasal de fenda labial, 1536
  bilateral, 273
    com retalho de Abbé, 273, 278f
    técnica de Cronin para, 280, 280f
    técnica de Millard de retalho bifurcado, 280, 280f
  rinoplastia para, 273-280, 275f
    abertura da via aérea para, 280, 280f
    osteotomias maxilares com, 279f, 280
    primária, 1509
  unilateral, 273
    colocação de implante, 273, 277f
    dissecção do ramo lateral, 273, 276f
    sutura de CLI em, 273, 277f
    sutura do ramo lateral, 273, 277f
Deformidade *pollybeak*
  rinoplastia para, 223, 226f, 253, 253f
Deglutição, 1689
  após faringolaringectomia total, 810-811
  após laringectomia total, 807
  complicações pós-tratamento de distúrbios de
    disfagia. *Ver* Disfagia
  reabilitação de, após doença maligna da cavidade oral, 712
Deglutição de bário modificada (DBM)
  avaliação de disfagia com, 516
Deglutição de bário. *Ver* Esofagograma; Deglutição de bário modificada
Deiscência do canal semicircular superior (DCSCS)
  imagem de, 1051-1052, 1052f-1053f
  teste de ECOG para, 1022-1024, 1023f-1024f
Demência
  manifestações orais de, 151
DENA. *Ver* Distúrbio de espectro de neuropatia auditiva
Dentes
  anatomia e fisiologia de, 195-196, 196f
  cistos de. *Ver* Cistos odontogênicos
  desenvolvimento de. *Ver* Odontogênese
  tumores de. *Ver* Tumores odontogênicos
Depressões óticas, 994f, 995
Dermoides nasais, 1532-1533, 1532f-1533f
Desbridamento
  endoscopia traqueobrônquica para, para estenose laringotraqueal, 507, 507q
Descongestionantes
  para OMA, 1562
  para OME, 1563
  para rinossinusite crônica, pediátrica, 1574-1575
Desempenho médico. *Ver* Medida de desempenho baseada em evidências
Desenvolvimento da fala e linguagem, otite média e, 1568
Deslizamentos, 1316
Deslocamento anterior do disco da ATM
  com redução, 674, 674f
  sem redução, 674, 675f
Deslocamento atlantoaxial, 1365
Desnutrição, no reparo de fratura facial, 214
Despertares relacionados ao esforço respiratório (DRER), 156-157
Desvio cardiopulmonar, PANS com, 1192
Desvio de inclinação, 1320, 1320f
Desvio de septo nasal, 308, 309f
  cirurgia endoscópica sinusal e, 407-408, 408f
  rinoplastia e, 226-228, 228f, 260, 260f
Desvio salivar, para sialorreia, 1650t
Desvio traqueoesofágico (DTE), para aspiração crônica, 501-503, 502f
DEVH. *Ver* Doença do enxerto contra hospedeiro

Dexametasona
  ciprofloxacino com, 1072
  tobramicina com, 1072-1073
Diabetes e surdez herdados da mãe (DSHM), 1161
Diabetes melito
  avaliação pré-operatória de, 16
  manifestações orais de, 147
  papel da SAOS em, 158
Dieta. *Ver* Nutrição
Difteria. *Ver Corynebacterium diphtheriae*
Dilatação, esôfago
  para acalasia, 524-525
  para estenoses, 527
Dilatação com balão
  com adenoidectomia, para rinossinusite crônica pediátrica, 1575
  para estenose subglótica, 510, 510f
  para estenoses salivares, 592, 592f
Discinesia ciliar, manifestações nasais de, 134
Discinesia ciliar primária (DCP)
  avaliação de
    rinossinusite crônica e, pediátrica, 1572
  manifestações nasais de, 134
Discrasias sanguíneas, PANS e, 1192
Discriminação ou reconhecimento da fala, 1015-1016
DISE. *Ver* Endoscopia de sono induzido por medicamentos
Disfagia
  avaliação clínica ou no leito de, 1689-1690
  avaliação de, 515-516, 516f
  avaliação instrumental de, 1690
  doenças do esôfago que causam
    anéis e membranas, 528-529, 528f
    distúrbios de motilidade. *Ver* Distúrbios de motilidade
    esofagite eosinofílica, 529, 529f
    estenoses, 526-528, 527q, 527f, 539, 539f
  locais anatômicos de, 1690-1696, 1690f
    cavidade oral e faringe oral, 1691t, 1692-1693, 1692f
    hipofaringe e laringe, 1691t, 1693-1694, 1693f
    nariz e nasofaringe, 1690-1692, 1691f, 1691t
    traqueia e esôfago, 1691t, 1694-1696, 1695f
Disfagia de transferência. *Ver* Disfagia orofaríngea
Disfagia esofágica, 515-516, 516f
Disfagia orofaríngea, 515-516, 516f
Disfonia pós-operatória, 475-476, 475f
Disfunção velofaríngea (DVF)
  abordagens para, 1519-1520
  avaliação de, 1520-1523
    aerodinâmica, 1521
    análise da fala perceptual, 1520-1521, 1520f, 1520t
    endoscopia nasal de fala, 1522, 1522f
    estudos de imagem, 1521
    nasometria, 1521, 1521f
    ressonância magnética, 1522-1523
    videofluoroscopia de fala, 1521-1522
  causas de 1520,
  intervenção cirúrgica para, 1524-1527
    aumento da parede posterior, 1526-1527
    faringoplastia, 1526
    palatoplastia de Furlow, 1525
    reposicionamento do elevador/ veloplastia intravelar, 1525
    retalho faríngeo, 1525-1526
    seleção de, 1527
  tratamento de, 1523-1527
    protético, 1524, 1524f
    terapia da fala, 1523-1524

Disfunção vestibular
  central. *Ver* Distúrbios vestibulares centrais
  periférico. *Ver* Distúrbios vestibulares periféricos
  reabilitação para. *Ver* Reabilitação vestibular
Disostose mandibulofacial. *Ver* Síndrome de Treacher Collins
Disparo em linha de base não zero, 1282-1291
  codificação aferente, 1289-1291, 1289f-1290f
  membrana otoconial, 1289
  resposta de cúpula, 1286-1289, 1287f-1288f
  transdução sensorial, 1282-1291, 1283f-1287f
Dispersão clássica. *Ver* Dispersão coerente
Displasia de Scheibe. *Ver* Displasia cocleosacular
Displasia fibrosa, 1177-1178, 1177f-1178f
  da cavidade nasal/seios paranasais, 382-383, 382f
  imagem de, 320, 321f
  manifestações otológicas de, 1178
Displasia internasal, 1535-1536
Displasia labiríntica, implante coclear e, 1265
Dispositivo de detecção de radiação gama, para hiperparatiroidismo, 957
Dispositivos auditivos personalizados, 1203
Dissecção da artéria vertebral (DAV), 1363
Dissecção de linfonodo terapêutica (DTLN), para melanoma, 557
Distrofia muscular, manifestações orais de, 151
Distrofia muscular miotônica, manifestações orais de, 151
Distúrbio de movimentos periódicos dos membros (DMPM), 172
Distúrbio do espectro da neuropatia auditiva (DENA), 1545
Distúrbio linfoproliferativo pós-transplante (DLPT), 112-114, 1593, 1620
  manifestações clínicas de, 1620, 1619f
  tipos de, 1620
  tratamento de, 1620
Distúrbios benignos da mucosa das pregas vocais, 459-460
  anatomia e fisiologia de, 460, 460f-461f
  avaliação geral de, 460-461
    bateria de capacidade vocal, 462
    exame de laringe, 462-463, 462f-463f
    história, 460-461
    laringoscopia direta e biópsia, 463
    medidas de débito vocal, 463
  cistos intracordais, 469-472, 470f-471f
  disfonia pós-operatória, 475-476, 475f
  ectasia capilar, 466-468, 467f-468f
  granuloma por intubação, 477, 477f
  hemorragia e pólipo hemorrágico unilateral, 468-469, 468f-470f
  nódulos, 465-466, 467f, 467t
  polipose difusa bilateral, 473-475, 473f-474f
  sintomas de, 461
  sulco glótico, 469, 471f-473f, 472-473
  tratamento geral de
    cirurgia, 464-465, 465f
    hidratação, 463
    instilações laríngeas para inflamação, 464
    medicamentos sistêmicos, 464
    repouso vocal, 464
    terapia de voz, 464
    tratamento de laringofaringite de refluxo agudo, 463-464, 463f
    tratamento sinonasal, 463

úlcera ou granuloma de contato, 476-477, 476f-477f
Distúrbios congênitos
　disfunção olfativa, 297-298
　manifestações orais de, 153-154
Distúrbios da junção craniocervical, 1365-1367
　classificação de, 1365-1367
　　assimilação de atlas, 1365
　　distúrbios convulsivos focais, 1367
　　esclerose múltipla, 1366, 1366f
　　hidrocefalia de pressão normal, 1367
　　impressão basilar, 1365
　　luxação atlantoaxial, 1365
　　malformação de Chiari, 1366, 1366f
　　síndromes de ataxia cerebelar, 1367
　vertigem fisiológica, 1367
　　enjoo por movimento, 1367
　　síndrome do mal de desembarque, 1368
Distúrbios da voz
　avaliação de, 1651-1653, 1652f-1653f
　causa subjacente de, 1651
　cistos e sulco vocal, 1658-1659, 1658f
　estenose glótica posterior e, 1656, 1656f
　etiologia funcional de, 1654
　etiologia orgânica de, 1654
　granuloma e, 1657, 1657f
　incidência de, 1651
　nódulos e, 1658, 1658f
　papilomatose recorrente de vias aéreas e, 1656-1657, 1656f
　paralisia das pregas vocais e, 1654-1655
　pólipos e, 1659
　teia laríngea e, 1655-1656, 1655f
　terapia de voz para, 1658-1659
　terapia para, 1653-1654
　tumores malignos e, 1657
Distúrbios das mucosas, de pregas vocais. Ver Distúrbios benignos da mucosa das pregas vocais
Distúrbios de convulsão focal, 1367
Distúrbios de imunodeficiência, manifestações otológicas de, 1181-1182
Distúrbios de leucócitos, manifestações orais de, 152-153
Distúrbios de motilidade
　acalasia, 519t, 523-525, 524f-525f
　classificação de, 523, 523q
　esôfago em quebra-nozes, 519t, 525-526
　espasmo esofágico difuso, 519t, 525, 526f
　motilidade esofágica ineficaz, 519t, 526
Distúrbios do movimento relacionadas com o sono (DMRS), 172, 172q
Distúrbios do movimento rítmico, em pacientes pediátricos, 2852
Distúrbios do ritmo circadiano do sono (DRCS), 171, 171q
Distúrbios endócrinos
　manifestações orais de, 147
　PANS com, 1194
Distúrbios exócrinos, manifestações orais de, 147
Distúrbios gastrintestinais, manifestações orais de, 150-151
Distúrbios hematológicos
　avaliação pré-operatória, 17-18
　manifestações orais de, 152-153
　PANS e, 1191-1192
Distúrbios hemorrágicos, manifestações orais de, 152
Distúrbios intracapsulares da ATM, 674-675, 674f-675f
Distúrbios linfoproliferativos, 1616-1620
　DLPT, 1620-1620, 1619f

linfomas malignos, 1616-1620, 1616q, 1616t
　apresentação e avaliação de, 1616-1617, 1616q, 1617t
　histopatologia de, 1618-1620
　tratamento de, 1617-1618
Distúrbios metabólicos
　manifestações otológicas de
　　gota, 1180
　　mucopolissacaridoses, 1180
　　ocronose, 1180
　PANS com, 1194
　paralisia facial com, 1402
Distúrbios neurológicos
　associados a imunodeficiência
　　neuropatias, 121
　　PANS, 121-125, 122f, 123q
　manifestações orais de, 151
Distúrbios neuropsiquiátricos autoimunes pediátricos associados a infecções por estreptococos (PANDAS), após infecções SBHGA, 1580
Distúrbios oligogênicos
Distúrbios ósseos
　manifestações orais de, 149, 149q
　manifestações otológicas de
　　displasia fibrosa, 1177-1178, 1177f-1178f
　　doença de Paget, 1175-1176, 1175f-1176f
　　osteíte fibrosa cística, 1178
　　osteogênese imperfeita, 1176-1177, 1176f-1177f
　　osteopetroses, 1178, 1179f
　PANS com, 1193
Distúrbios otológicos
　associados a imunodeficiência
　　meningite criptocócica, 121-123
　　neuropatias, 121
　　orelha externa, 120
　　ouvido médio, 120
　　otossífilis, 123
　　perda auditiva, 121-125, 122f, 123q
Distúrbios psicogênicos
　PANS súbito com, 1198
Distúrbios psiquiátricos, disfunção olfativa devido a, 298
Distúrbios reológicos, PANS e, 1192
Distúrbios respiratórios, 170, 170q
Distúrbios respiratórios do sono (DRS). Ver também SAOS pediátrica
　pediátricos, 1489
　　com síndromes craniofaciais, 1493
Distúrbios saculares, 478-482, 478f-480f
Distúrbios vestibulares centrais, 1361-1364, 1360f
　distúrbios de junção craniocervical. Ver Distúrbios de junção craniovertebral
　distúrbios vasculares
　　avaliação inicial de, 1360
　　dissecção da artéria vertebral, 1363
　　hemorragia cerebelar, 1363, 1363f
　　imagiologia de, 1363, 1363f-1364f
　　infarto cerebelar, 1362, 1362f
　　infarto nodular, 1362
　　insuficiência vertebrobasilar, 1361
　　síndrome medular lateral, 1361, 1361f
　　síndrome pontomedular lateral, 1362, 1362f
　enxaqueca. Ver Enxaqueca
　neoplasmas de, 1364
　　cerebelares, 1364
　　do tronco encefálico, 1364
　　schwannomas vestibulares, 1364
　vertigem cervical, 1365

vertigem periférica comparada com, 1355, 1355t
Distúrbios vestibulares periféricos
　aqueduto vestibular aumentado, 1353, 1353f
　cirurgia vestibular ablativa para. Ver Cirurgia vestibular ablativa
　doença de Ménière. Ver Doença de Ménière
　fisiologia para, 1336-1337
　fístulas perilínficas, 1350-1351, 1351f
　fundamento histórico em, 1337-1338
　hipofunção vestibular bilateral, 1353
　neurite vestibular, 1341
　otossífilis, 1350
　reabilitação para. Ver Reabilitação vestibular
　relevância clínica, 1337
　síndrome de Cogan, 1349-1350
　síndrome de deiscência do canal superior, 1348-1349, 1348f-1349f
　traumatismo de, 1351-1352
　　barotraumatismo, 1352
　　concussão labiríntica, 1351-1352
　　explosão, 1352
　　não penetrante, 1351-1352
　　penetrante, 1352
　vertigem central em comparação com, 1355, 1355t
　vertigem posicional paroxística benigna. Ver Vertigem posicional paroxística benigna
　vestibulopatia familiar, 1352-1353
Distúrbios vocais, distúrbios mucosos benignos de pregas vocais e, 461
Diuréticos
　alça. Ver Diuréticos de alça
　para doença de Ménière, 1346
Diuréticos de alça
　ototoxicidade com, 1242
　PAIR com, 1217-1219
　PANS com, 1187
Divertículo de Zenker (DZ), 535
Divertículo esofágico, 535, 535f-536f
Divertículos da faringe, disfagia e, 1693
Divisão cricoide posterior, para estenose da laringe, 1683-1684, 1684f
Divisão dorsal do corpo geniculado medial, 978
Divisão medial do corpo geniculado medial, 978
DLPT. Ver Doença linfoproliferativa pós-transplante
DM. Ver Doença de Ménière
DMPM. Ver Distúrbio de movimento periódico do membro
Docetaxel
　para lesões malignas da cavidade oral, 710-711
Docosanol creme, 664
Doença adrenal, manifestações orais de, 147
Doença articular degenerativa, da ATM, 675
Doença cardíaca
　congênita. Ver Doença cardíaca congênita
　manifestações orais de, 143-145, 145q, 145t
Doença cardiovascular
　manifestações orais de, 143-145, 145q, 145t
　papel da SAOS em, 157-158
Doença cerebrovascular, manifestações orais de, 146
Doença da arranhadura do gato (DAG), 91, 599-600

com a doença de glândula salivar em crianças, 1645
linfadenopatia bacteriana com, 1593-1594, 1594f
Doença da mão-pé-e-boca, 1577
Doença da pituitária, manifestações orais de, 147
Doença da tireoide, manifestações orais de, 147
Doença de Behçet
  manifestações nasais de, 134
  manifestações orais de, 150
Doença de Crohn, manifestações orais de, 150
Doença de glândula salivar em crianças. *Ver também* Sialadenite
  avaliação de, 1640-1642
    biópsia, 1642
    diagnóstico por imagem, 1640-1641
    estudos laboratoriais para, 1640
    sialoendoscopia, 1641-1642, 1641f-1642f
  cistos e mucoceles, 1646, 1646f
  diagnóstico diferencial de, 1635, 1637f
  doenças granulomatosas com, 1643-1645
    actinomicose, 1644-1645
    doença da arranhadura do gato, 1645
    micobactérias atípicas, 1643-1644, 1644f, 1644t
    sarcoidose, 1645
  etiologia de, 1635, 1636q
  história e exame físico de, 1639-1640
  infecções bacterianas em, 1642-1643
  infecções virais em, 1643
    caxumba, 1643
    EBV, 1643
    HIV, 1643
  neoplasias, 1647-1649
    benignas, 1647-1648
    malignas, 1648-1649, 1648f
  parotidite recorrente juvenil, 1645
  sialadenose, 1646
  sialolitíase, 1645
  sialometaplasia necrotizante, 1646
  sialorreia, 1649-1650
    classificação de, 1649
    tratamento para, 1649-1650, 1649t-1650t
  síndrome de Sjögren, 1645
  tumores de, 1646-1649, 1647f
  tumores, 640
Doença de Graves, 894
Doença de inclusão citomegálica, manifestações otológicas de, 1172, 1172f
Doença de Kawasaki, 1594-1595
  paralisia facial com, 1402
Doença de Kimura, manifestações de glândulas salivares de, 602
Doença de Lyme
  manifestações otológicas de, 1170
  PANS com, 1186
    aguda, 1196
  paralisia facial com, 1401-1402
Doença de Ménière (DM), 1341-1348
  com enxaqueca, 1359
  com otosclerose, 1133
  diagnóstico de, 1344-1346, 1344q
    história, 1344
    perda de audição e zumbido com, 1344-1345
    quadro clínico, 1344, 1345q
  ECOG para, 1021-1022, 1021f-1023f, 1037
  etiologia de, 1343
  fisiopatologia de, 1342-1343, 1342f-1343f
  história de, 1342
  imagem de, 1342, 1343f
  incidência de, 1342

investigações para, 1345-1346
  agentes de desidratação, 1345
  eletrococleografia, 1345
  testes de impulso da cabeça, 1345
  VEMP, 1345-1346
  videonistagmografia, 1345
PANS com, 1195
  repentina, 1198
tratamento para, 1346-1348
  cirurgia do saco endolinfático, 1347
  injeções intratimpânicas, 1346-1347, 1347f
  labirintectomia, 1348
  modificações dietéticas e diuréticos, 1346
  secção do nervo, 1347-1348
  sintomático, 1346
  terapia de sobrepressão local, 1346
  vasodilatadores, 1346
Doença de Mikulicz, 593
Doença de Osler-Weber-Rendu. *Ver* Telangiectasia hemorrágica hereditária
Doença de Paget, 1175-1176, 1175f
  manifestações orais de, 149
  manifestações otológicas de, 1175-1176, 1176f
  PANS com, 1193
Doença de Parkinson
  manifestações orais de, 151
Doença de Rosai-Dorfman. *Ver* Histiocitose de seio
Doença de Sutton, 126-127, 126f
Doença dental, em cardiopatia, 143
Doença do enxerto *versus* hospedeiro (DEVH), manifestações orais de, 127
Doença do refluxo gastresofágico (DRGE), 529
  diagnóstico de, 518f, 530, 530f
  disfagia com, 1694-1695
  esôfago de Barrett causado por, 517, 517f, 532-534, 533f
  rinossinusite crônica e, pediátrica, 1572
Doença do refluxo não erosiva, 529
Doença hepática, manifestações orais de, 152
Doença hereditária. *Ver também* Distúrbios congênitos
Doença hidática, de glândulas salivares, 600
Doença infecciosa pediátrica, 1577
  faringite bacteriana
    C. diphtheriae, 1579
    complicações não supurativas de, 1580
    coqueluche com, 1585
    PFAPA, 1579-1580
    supraglotite com, 1583-1584, 1583f-1584f
    traqueíte bacteriana com, 1582t, 1584-1585, 1585f
  faringite viral, 1577-1579, 1577f
    bronquiolite com, 1585-1586
    crupe com, 1580-1583, 1581f-1582f
    estreptocócica, 1578-1579
    vírus Epstein-Barr, 1577-1578, 1578f
Doença inflamatória crônica, estenose de laringe por, 1679
Doença metastática
  CEC de laringe com, 755-756, 756f
  da glândula tireoide, 921
  de glândulas salivares, 638
  dos gânglios do pescoço. *Ver* Metástase de nódulos do pescoço
  massas cervicais
    CEC primário desconhecido, 845-847, 846f
    distantes, 847
    melanoma, 847

regional oculto, 834-835
  regional, 847
  na laringe, 775
  no melanoma, 553-556, 553t-555t, 554q-555q
  tratamento cirúrgico de, 560
Doença micótica, manifestações otológicas de, 1171-1172, 1172f
Doença neoplásica. *Ver também* Câncer
  manifestações otológicas de
    leucemia, 1173-1174, 1173f-1174f
    linfoma, 1174, 1174f
    mieloma múltiplo, 1172-1173, 1173f
    neoplasias metastáticas, 1174, 1174f-1175f
  otorreia por, 1250
Doença neuromuscular, SAOS pediátrica e, 1493
Doença periodontal
  associada a imunodeficiência, 127
  na doença cardíaca, 143
Doença periodontal necrosante, 127
Doença pulmonar
  manifestações orais de, 146
Doença recorrente
  detecção por FDG-PET de, 44, 45f
  metástase de nódulo cervical, 879
Doença renal
  manifestações orais de, 151-152
  PANS com, 1189
Doença residual, detecção de FDG-PET de, 44, 45f
Doença sistêmica
  com otorreia, 1249-1250
    causas infecciosas, 1249-1250
    causas não infecciosas, 1249
  laringite associada a, 493, 493f
  manifestações esofágicas de, 540-541, 540f
  manifestações laríngeas e traqueais de
    actinomicose, 140
    amiloidose, 138, 138f
    artrite reumatoide, 139, 139f
    blastomicose, 140
    candidíase, 141
    coccidioidomicose, 140
    coqueluche, 139
    criptococose, 140
    granulomatose de Wegener, 136-137, 136f
    histoplasmose, 140
    pênfigo, 139, 139f
    policondrite recidivante, 137, 137f
    sarcoidose, 137-138, 138f
    tuberculose, 140
  manifestações nasais de
    complicações de, 135
    doença autoimune e inflamatória, 132
    doença cutânea, 133-134
    doença de imunodeficiência, 133
    doença granulomatosa, 129-133
    doença mucociliar, 134-135
    doença neoplásica, 132
    emergências causadas por, 135
  manifestações orais de, 142-143, 143t-144t, 654
    artrites e distúrbios ósseos, 149, 149q
    condições dermatológicas, 150
    distúrbio de colágeno vascular e granulomatosos, 147-148
    distúrbios endócrinos e exócrinos, 147
    distúrbios gastrintestinais, 150-151
    distúrbios hematológicos, 152-153
    distúrbios herdados e congênitos, 153-154
    doença cardíaca, 143-145, 145q, 145t
    doença cerebrovascular, 146
    doença de órgãos e glandular, 151-152

doença infecciosa, 148-149
doença neurológica, 151
doença pulmonar, 146
neoplasias malignas, 146
saúde da mulher e, 153
manifestações otológicas de, 1165, 1166q
 AIDS, 1182
 displasia fibrosa, 1177-1178, 1177f-1178f
 distúrbios de imunodeficiência, 1181-1182
 doença de inclusão citomegálica, 1172, 1172f
 doença de Lyme, 1170
 doença de Paget, 1175-1176, 1175f
 doença micótica, 1170-1172, 1172f
 esclerose múltipla, 1181
 gota, 1180
 granulomatose de Wegener, 1168-1169, 1169f
 histiocitose das células de Langerhans, 1166, 1166f-1167f
 leucemia, 1173-1174, 1173f-1174f
 linfoma, 1174, 1174f
 mieloma múltiplo, 1172-1173, 1173f
 mucopolissacaridoses, 1180
 neoplasias metastáticas, 1174, 1174f-1175f
 ocronose, 1180
 osteíte fibrosa cística, 1178
 osteogênese imperfeita, 1176-1177, 1176f-1177f
 osteopetroses, 1178, 1179f
 sarcoidose, 1169-1170, 1169f
 sífilis, 1170, 1170f
 síndrome de Susac, 1181
 tuberculose, 1167-1168, 1168f
rinite associada a, 342q
Doenças autoimunes
 laringite associada a, 492-493, 492f
 manifestações otológicas de
 esclerose múltipla, 1181
 síndrome de Susac, 1181
Doenças de depósito, manifestações otológicas de
 gota, 1180
 mucopolissacaridoses, 1180
 ocronose, 1180
Doenças de má absorção, manifestações orais de, 150-151
Doenças granulomatosas
 com doença de glândula salivar em crianças, 1643-1645
 manifestações otológicas de
 granulomatose de Wegener, 1168-1169, 1169f
 histiocitose de células de Langerhans, 1166, 1166f-1167f
 sarcoidose, 1169-1170, 1169f
 otorreia com, 1249
Doenças malignas glóticas
 quadro clínico de, 814
 tratamento de
 MTL. *Ver* Microcirurgia transoral a *laser*
 pescoço, 760-761
 tumores primários avançados, 759-760, 820-824, 820t, 823f-824t
 tumores primários iniciais. *Ver* Câncer glótico inicial
Doenças não tireoideanas, 900
Dor
 com otoplastia, 220
 tratamento de
 para doenças malignas da cavidade oral, 713

perioperatória. *Ver* Tratamento de dor perioperatória
Dor de cabeça
 cirurgia de seio endoscópica para, 394
 enxaqueca sem, 1358-1359
Dor de cabeça de rebote. *Ver* Dor de cabeça por uso excessivo de medicamento
Dor de garganta, causas de, 79, 80q
Dor facial, cirurgia endoscópica sinusal para, 394
Dor no peito
 DRGE causando, 532
Dosagem de anticorpo estimulante da tireoide, 893
Doxiciclina
 para rinossinusite bacteriana aguda, 361
 para rinossinusite crônica, 347-349
DRCS. *Ver* Distúrbios do ritmo circadiano do sono
Drenagem lombar, para rinoliquorreia, 424
Drenagem. *Ver também* Incisão e drenagem
 após laringectomia total, 806
DRER. *Ver* Despertares relacionados ao esforço respiratório
DRGE. *Ver* Doença do refluxo gastroesofágico
DRS. *Ver* Distúrbios respiratórios do sono
DSHM. *Ver* Diabetes e surdez herdados da mãe
DTLN. *Ver* Dissecção terapêutica de linfonodo
Ducto coclear, 982-983, 983f
Ducto parotídeo
 anatomia de, 1638f
Duloxetina, para dor oncológica e dor crônica não oncológica
Dura-máter, na mastoidectomia, 1123
Dürer, Albrecht, 177
DVF específico de fonema, 1521
DVF. *Ver* Disfunção velofaríngea
Dysport®. *Ver* Abobotulinumtoxina A

E

EAR. *Ver* Estomatite aftosa recorrente
EB. *Ver* Esôfago de Barrett
EBV. *Ver* Vírus Epstein-Barr
EC. *Ver* Espaço carotídeo
ECOG. *Ver* Eletrococleografia
Ectasia capilar, 466-468, 467f-468f
Ectrópio, 1409, 1409f
Ectrópio paralítico, 1409
Edema de Reinke crônico. *Ver* Polipose difusa bilateral
Edema, do espaço retrofaríngeo, imagiologia de, 56, 55f
Edema mucoso agudo por uso excessivo, descanso vocal para, 464
Edema pulmonar de pressão negativa. *Ver* Edema pulmonar pós-obstrutivo
EEo. *Ver* Esofagite eosinofílica
EES. *Ver* Esfíncter esofágico superior
Eflornitina, PANS com, 1188
EFM. *Ver* Espaço faríngeo mucoso
Eikenella corrodens, 98
ELA. *Ver* Excisão local ampla
Eletrococleografia (ECOG), 1021, 1036-1038
 aplicações clínicas de, 1037-1038
 com eletrodo de membrana timpânica, 1021, 1021f
 microfonismo coclear de 1036, 1037f
 para a doença de Ménière, 1021-1022, 1021f-1023f, 1037, 1345
 para PANS, 1184
 para tontura, 1331-1332, 1331f

potencial de ação de, 1015, 1037f
potencial de somação de, 1036, 1037f
teste DCSS, 1022-1024, 1023f-1024f
Eletromiografia (EMG)
 do nervo facial, 1387
 para lesão do nervo facial, 1140
 para paralisia de Bell, 1395
Eletroneuronografia (EnoG), 1386, 1387t, 1395
Elevação do palato, para DVF, 1524, 1524f
Elevador do véu palatino (EVP)
 reposicionamento de, para DVF, 1525
 velofaringe e, 1518, 1519t
EM. *Ver* Eritema multiforme
EM. *Ver* Espaço mastigatório; Esclerose múltipla
Embolização
 para angiofibroma juvenil, 378
 para epistaxe, 332, 332f
 para paraganglioma (PGL) de carótida, 841, 842f
Embolização arterial, por epistaxe, 332, 332f
Embriologia, 1481-1484
 bolsas faríngeas, 1483-1484, 1484f
 primeira bolsa, 1483, 1484f
 quarta até sexta bolsa, 1484, 1484f
 segunda bolsa, 1483, 1484f
 terceira bolsa, 1483-1484, 1484f
 camadas fasciais de pescoço, 1479-1480, 1480f
 da face, palato e lábio, 1485, 1486f
 da orelha externa, 967
 das orelhas, 217-218
 de fenda labial e palatina, 1501-1503, 1502f-1504f, 1503t
 dos arcos branquiais, 1481-1483, 1481f-1482f
 anomalias de, 1484-1485
 derivados de, 1482-1483
 primeiro arco, 1482-1483, 1482f
 quarto e sexto arcos, 1482f, 1483
 segundo arco, 1482f, 1483
 terceiro arco, 1482f, 1483
 glândula tireoide, 1485-1488, 1488f
 língua, 1485, 1487f
 síndromes craniofaciais, 1484
 sistema vestibular, 993-994, 994f
 triângulos e níveis de pescoço, 1481, 1481f
EMFIV. *Ver* Epilepsia mioclônica com fibras irregulares vermelhas
EMG. *Ver* Eletromiografia
Eminência piramidal, 971
Emissões otoacústicas espontâneas (EOAE), 1034
Emissões otoacústicas evocadas (EOAE), para diagnóstico de perda auditiva em lactente, 1544-1547
Empiema subdural, com otite média, 1569
EMT. *Ver* Estimulação magnética transcraniana
ENB. *Ver* Estesioneuroblastoma
Encefalocele basal, do nariz, 1530, 1531f, 1531t
 análise histopatológica de, 1531
 imagens de, 1531, 1531f
 tratamento de, 1531-1532
Encefalocele sincipital, do nariz, 1530-1532, 1530f, 1531t
 análise histopatológica de, 1531
 imagem de, 1531, 1531f
 tratamento de, 1531-1532
Encefaloceles
 do nariz,
 basal, 1530, 1531f, 1531t

sincipital, 1530-1532, 1530f, 1531t
tipos de, 1530, 1531t
fístula liquórica, 1472-1473
abordagem cirúrgica para, 1473
avaliação diagnóstica para, 1472
imagiologia de, 319-322, 320f
Encefalopatia mitocondrial, acidose láctica e episódios semelhantes a convulsões (MELAS), 1161
Endoscopia
CEC de laringe, 757-758
de esôfago. *Ver* Esofagoscopia
de estenose de laringe, 1681
diagnóstico de câncer glótico inicial com, 777-779, 779f-781f
laringe. *Ver* Videoendoscopia da laringe e estroboscopia
nasal. *Ver* Endoscopia nasal
para avaliação DVF, 1521
para reparo de fístula liquórica (CSF), 424-426, 425f-426f
salivar, 591, 591f
traqueobrônquica. *Ver* Endoscopia traqueobrônquica
Endoscopia de sono induzido por medicamentos (DISE), 159-160
Endoscopia flexível
de crupe, 1580, 1582f
de estenose laríngea, 1681
Endoscopia nasal
EES para rinossinusite crônica, 399, 400f
para epistaxe, 327
para rinoliquorreia, 422, 422f
Endoscopia nasal de fala, para avaliação de DVF, 1522, 1522f
Endoscopia traqueobrônquica
BFO, broncoscopia com fibra óptica
Endoscópios rígidos, para endoscopia/videoendoscopia de laringe, 453-455, 454t
Enjoo do movimento
com enxaqueca, 1357
vertigens fisiológicas e, 1367
EnoG. *Ver* Eletroneuronografia
Envelhecimento
alterações olfativas com, 295, 297, 297f
Enxaqueca
basilar, 1358
distúrbios vestibulares com, 1359
doença de Ménière, 1359
VPPB, 1359
distúrbios vestibulares relacionados com, 1360
torcicolo paroxístico, 1360
vertigem paroxística benigna da infância, 1360
etiologia de, 1358
PANS e, 1191
sem dor de cabeça, 1358-1359
sintomas auditivos, 1357
distorção, 1357
fonofobia, 1358
perda auditiva, 1357
zumbido, 1357
sintomas otoneurológicas, 1357-1359
sintomas vestibulares
enjoo do movimento, 1357
tontura inespecífica, 1356
vertigem, 1356-1357
tratamento de, 1358-1359, 1358f
vestibular, 1356, 1356q-1357q
Enxerto. *Ver também* Transferência de tecido livre; Retalhos de pele
para estenose subglótica, 510-512, 511f
para reparo de estenose laringotraqueal, 507-508

para reparo de FL, 424-426, 425f-426f
Enxertos de espalhamento
para nariz torcido, 267, 269f
para rinoplastia
para abóbada cartilaginosa, 253-254, 254f
Enxertos de mucosas, para reparo de estenose laringotraqueal, 507-508
Enxertos de pele
para reparo de estenose laringotraqueal, 507-508
Epidemiologia clínica. *Ver* Pesquisa de resultados
Epidermólise bolhosa juncional,
Epífora
DCR endoscópica para, 429, 435
anatomia envolvida em, 429-430, 430f
complicações de, 434
diagnóstico para, 430, 431f
procedimento para, 431-433, 431f-433f
prognósticos de, 434, 434t
revisão de, 433-434
Epiglotite. *Ver* Supraglotite
Epilepsia, disfunção olfativa devido a, 298
Epilepsia mioclônica com fibras vermelhas desiguais (EMFIV), 1161
Epinefrina
ESS para rinossinusite crônica, 398
na cardiopatia, 145
Epistaxe
anatomia vascular envolvida em, 323-324, 324f-325f
causas de, 325, 325q, 326f-327f
tratamento de
algoritmo para, 334f, 335
avaliação inicial, 325, 325q
cautério, 328-329, 328f
cirurgia endoscópica sinusal, 394
em adultos, 327-330, 328f
em crianças, 327
embolização, 332, 332f
endoscopia nasal, 327
exame com fotóforo, 327
irrigação com água quente, 333
LEAESPA (ligadura da artéria esfenopalatina), 330-332, 330f-331f
ligação da artéria carótida externa, 330
ligadura da artéria maxilar, 330
para pacientes com teleangectasia hemorrágica hereditária (THH), 335, 333f-334f
para sangramento de artéria etmoidal anterior, 332-335, 332f-333f
tamponamento nasal, 329-330, 329f
tratamento tópico, 328
Epitélio, olfativo, 286-288, 287f-288f
Epitímpano, na mastoidectomia, 1118, 1119f
Erisipela, 1068, 1068f
Eritema linear gengival, 127
Eritema multiforme (EM), 150, 666-667, 667f
manifestações orais de, 150
Eritromicina
ototoxicidade com, 1234
PANS com, 1188
para *Arcanobacterium haemolyticum*, 82
para faringite SBHGA, 81
Erosão dental, causando DRGE, 532
Erosão óssea, na otite média crônica com colesteatoma, 1095-1097, 1095f-1096f
Escafa, 217-218
Escala A, 1209
Escala dBA, 1209
Escala de Sonolência Epworth (ESE), 158, 158f
Escalpelo harmônico, 1496
Esclerodermia
manifestações esofágicas de, 526, 540, 540f

manifestações nasais de, 134
manifestações orais de, 148
Esclerose múltipla (EM)
junção craniovertebral e, 1366, 1366f
manifestações orais de, 151
manifestações otológicas de, 1181
PANS com, 1191
repentina, 1198
Esclerose sistêmica progressiva. *Ver* Esclerodermia
Escopolamina, para sialorreia, 1649t
Esofagite
cáustica. *Ver* Lesões esofágicas cáustica
de estenose de laringe, 1681
induzida por medicamentos, 537, 537q
infecciosa, 537-539, 537f-538f
outras causas de
refluxo. *Ver* Esofagite de refluxo
Esofagite de refluxo, 517, 518f, 529
Esofagite eosinofílica (EEo), 529, 529f
disfagia com, 1695
Esôfago
avaliação de sintoma para, 515-516, 516f
compressão de, imagem de,
disfagia em, 1691t, 1694-1696, 1695f
divertículos de. *Ver* Divertículos
doenças cutâneas e, 540-541
doenças que causam disfagia de
anéis e membranas, 528-529, 528f
distúrbios de motilidade. *Ver* Distúrbios de motilidade
esofagite eosinofílica, 529, 529f
estenoses, 526-528, 527q, 527f, 539, 539f
DRGE de. *Ver* Doença do refluxo gastresofágico
lesão cáustica de. *Ver* Lesões esofágicas cáusticas
lesão induzida por fármacos de, 537, 537q
manifestações de doenças sistêmicas em, 540-541, 540f
monitoramento da bile de, 521, 521f
monitoramento de pH de, 519-523, 520f, 522f-523f
neoplasias de, 534, 534f, 535q
neoplasmas de
anatomia envolvida em, 726-727, 726f-727f
avaliação clínica de, 728-729, 728t
CEC, 534, 727-730, 1558-1562, 1559t, 1561t
doença de, 729-730
epidemiologia de, 727-728
estadiamento de, 731-732, 731t-732t
etiologia e biologia de, 728
imagem de, 729, 729f-730f
localização e disseminação de, 730-731
opções de tratamento para, 732-733
qualidade de vida após, 742
quimiorradioterapia para, 741
radioterapia para, 740, 1558-1562, 1559t, 1561t
técnicas cirúrgicas para, 733-739, 734t, 735f-737f, 739f
tratamento do pescoço para, 741-742
teste provocativo para, 523
retalhos fasciocutâneos para,
varizes de, 517, 518f
Esôfago de Barrett (EB), 517, 517f, 532-534, 533f,
Esôfago em aneis. *Ver* Esofagite eosinofílica
Esôfago em quebra-nozes, 519t, 525-526
Esôfago felino. *Ver* Esofagite eosinofílica
Esôfago ondulado. *Ver* Esofagite eosinofílica
Esofagoscopia, 516-517, 517f-518f
transnasal. *Ver* Esofagoscopia transnasal

Espaço bucal, infecções odontogênicas e cervicais profundas em, 91-94
Espaço canino, infecções odontogênicas e cervicais profundas em, 91-94
Espaço carotídeo (EC)
　anatomia de linfonodo e classificação em, 65-67
　anatomia de, 92t-93t
　imagiologia de, 51-53, 51f-52f
Espaço cervical anterior, imagem de, 62, 62f
Espaço cervical lateral. *Ver* Espaço cervical posterior
Espaço cervical posterior
　anatomia de linfonodo e classificação em, 65-67
　imagem de, 62, 62f
Espaço de perigo, anatomia de, 92t-93t
Espaço mucoso faríngeo (EFM), imagem de, 49-50, 48f-49f
Espaço mastigatório (EM)
　anatomia de, 92t-93t
　imagem de, 53-56, 53f-55f
　ressecções do plano coronal em, 585, 585f
Espaço mucoso hipofaríngeo, imagem de, 62, 62f
Espaço parafaríngeo (PPS)
　anatomia de, 92t-93t
　excisão de tumor de glândula salivar, para neoplasias de glândulas salivares benignas, 620, 621f-622f
　imagem de, 48-49
　lesões benignas de, 845, 846f
　tumores de, 1474, 1474f
　tumores malignos primários de, 847
Espaço parafaríngeo pós-estiloide. *Ver* Espaço carotídeo
Espaço parotídeo (EP)
　anatomia de, 92t-93t
　anatomia e classificação de linfonodo em, 65-67
　imagem de, 50-51, 50f
Espaço peritonsilar, anatomia de, 92t-93t
Espaço pré-vertebral (PVS)
　anatomia de, 92t-93t
　imagem de
　　infra-hióidea, 62, 61f
　　supra-hióidea, 56-57
Espaço retrofaríngeo (RPS)
　anatomia de, 92t-93t
　infra-hióideo, imagem de, 60, 61f
　supra-hióideo
　　anatomia de linfonodo e classificação em, 65-67
　　imagem de, 56, 55f
Espaço sublingual (ESL)
　imagem de, 58, 57f-58f
　infecções odontogênicas e cervicais profundas em, 94-95, 94f
Espaço submandibular (SMS)
　anatomia de, 92t-93t
　anatomia e classificação de linfonodos em, 65-67
　imagem de, 58, 58f
　infecções odontogênicas e cervicais profundas em, 94-95, 94f
Espaço submentoniano, infecções odontogênicas e cervicais profundas em, 94, 94f
Espaço visceral
　anatomia de, 92t-93t
　anatomia e classificação de linfonodo em, 65-67
　imagem de, 63

Espaços cervicais
　anatomia e classificação de linfonodos em, 65-67
　imagiologia de, 62, 62f
Espaços mandibulares, infecções odontogênicas e do pescoço profundas, 94-95, 94f
Espaços maxilares, infecções odontogênicas e profundas do pescoço, 91-94
Espasmo esofágico difuso, 519t, 525, 526f
Esqueleto facial
　anatomia de, 191
　　do terço inferior, 195-196, 196f
　　do terço médio, 192-195, 192f-194f, 195t
　　do terço superior, 191-192, 191f
　biomecânica, 204-206, 204f
　　terço inferior, 205-206, 206f
　　terço médio, 204-205, 205f
　　terço superior, 204
　fraturas de. *Ver* Fraturas faciais
Estadiamento
　das neoplasias da glândula tireoide, 908-910, 909t-910t, 910q
　de doenças malignas da cavidade oral, 695, 696t
　de doenças malignas das glândulas salivares, 628-628, 627t-628t
　de HIV/AIDS, 104-105, 105q-106q, 105t
　de lesões malignass dos seios paranasais, 568-571, 568t, 570f, 570t-571t
　de linfoma da tireoide, 862
　de linfoma do pescoço, 858-860, 858t
　de melanoma, 553-556, 553t-555t, 554q-555q, 560
　de metástase do nódulo cervical, 866-873, 867t
　de neoplasias de hipofaringe e esôfago cervical, 731-732, 731f-732t, 816, 817f
　de neoplasias malignas da laringe, 745, 746q, 748-750, 749q, 750t, 816, 817f
　de sarcomas do pescoço, 847, 847q-848q, 848t
　de tumores da nasofaringe, 716t, 717, 717q, 722
　do câncer glótico inicial, 782-787, 783t-784t, 784f-787f
　FDG-PET para, 43-44
Estadiamento de Ann Arbor, 1616, 1616q
Estadiamento M, FDG-PET para, 44
Estadiamento N, FDG-PET para, 43-44
Estadiamento T, FDG-PET para, 43
Estapedectomia
　em crianças, 1134
　estapedotomia *versus*, 1131
　revisão, 1134
Estenose
　após laringectomia total, 806-807
　de laringe. *Ver* Estenose de laringe
　salivar, 592, 592f-593f
　traqueal. *Ver* Estenose traqueal
Estenose da abertura piriforme nasal congênita, 1536-1538, 1536f-1537f
Estenose de laringe. *Ver também* Estenose glótica; Estenose subglótica
　adquirida, 1678-1679
　　doença inflamatória crônica e, 1679
　　infecção crônica e, 1679
　　neoplasia de laringe e, 1679
　　traumatismo externo e, 1678
　　traumatismo interno e, 1678-1679
　classificação de, 505, 505t
　congênita, 1676
　diagnóstico de, 1680-1681
　etiologia e fisiopatologia de, 1676-1680

　fisiopatologia de, 504-505, 505q
　paralisia das cordas vocais com, 1687
　prevenção de, 1680
　tipos de, 1679-1680, 1679f-1680f
　tratamento cirúrgico de
　　cirurgia a *laser*, 506
　　desbridamento microcirúrgico, 507, 507q
　　metas e avaliação para, 505, 506f
　　mitomicina C, 507
　　momento de, 505-506
　　para colapso da parede anterior, 513
　　para estenose glótica, 509-510, 510f
　　para estenose membranosa cicatricial, 512
　　para estenose subglótica, 510-512, 510f-511f
　　para estenose supraglótica crônica, 508-509
　　para estenose traqueal cervical, 512, 512q
　　procedimentos de alotransplante traqueal, 514, 514f
　　procedimentos de liberação da laringe, 513
　　reparação endoscópica, 506-507
　　reparo aberto, 507-508, 508f
　tratamento de, 1676, 1677f, 1681-1687, 1682t
　decanulização, 1688
　pós-operatório, 1688
Estenose estomal, após laringectomia total, 806
Estenose faringoesofágica, após laringectomia total, 806-807
Estenose glótica, 509-510, 510f
　diagnóstico de, 1680-1681
　etiologia e fisiopatologia da, 1676-1680
　tipos de, 1679-1680, 1679f-1680f
　tratamento de, 1681-1686, 1682t
　　anterior, 1687
　　descanulização, 1688
　　pós-operatória, 1688
　　posterior, 1680f, 1684f, 1687
Estenose glótica anterior, 509
Estenose glótica completa, 510
Estenose glótica posterior, 509-510, 510f
　tratamento cirúrgico de, 1656, 1656f
Estenose membranosa cicatricial, 512
Estenose subglótica (SGS), 510-512, 510f-511f
　congênita, 1676-1678
　diagnóstico de, 1680-1681
　disfagia e, 1694
　etiologia e fisiopatologia de, 1676-1680
　tipos de, 1679-1680, 1679f-1680f
　tratamento de, 1681-1686, 1682t
　　anterior, 1685f, 1688
　　decanulização, 1688
　　pós-operatório, 1688
Estenose supraglótica, 508-509
Estenose traqueal
　após traqueotomia, 26
　classificação de, 505, 505t
　congênita
　　disfagia com, 1695-1696
　　fisiopatologia da, 504-505, 505q
　tratamento cirúrgico de
　　cirurgia a *laser*, 506
　　cirurgia aberta, 507-508, 508f
　　correção endoscópica, 506-507
　　desbridamento microcirúrgico, 507, 507q
　　estenose completa, 513, 513f

metas e avaliação para, 505, 506f
mitomicina C, 507
momento de, 505-506
para colapso da parede anterior, 513
para estenose glótica, 509-510, 510f
para estenose membranosa cicatricial, 512
para estenose subglótica, 510-512, 510f-511f
para estenose supraglótica crônica, 508-509
para estenose traqueal cervical, 512, 512q
procedimentos de alotransplante traqueais, 514, 514f
procedimentos de liberação da laringe, 513
Estenose traqueal cervical, 512, 512q
Estenose traqueal completa, 513, 513f
Estenoses
após faringolaringectomia total, 810
após laringectomia total, 806-807
esofágica, 526-528, 527q, 527f, 539, 539f
Esteroides intranasais (CIN)
para rinossinusite bacteriana aguda, 361
Esteroides tópicos
classes de, 1079, 1079q
ototoxicidade de, 1079
para otite externa eczematosa, 1079
Esteroides. Ver também Corticosteroides; Glicocorticoides
intranasal. Ver Esteroides intranasais
intratimpânicos. Ver Injeções intratimpânicas
para ESS para rinossinusite crônica, 397
para OMA, 1562
para OME, 1563
para SAOS, 163
para paralisia de Bell, 1396
para rinite alérgica
para rinite não alérgica, 343-344, 343t
para rinossinusite crônica, pediátrica, 1574
para rinossinusite fúngica alérgica, 370
para úlceras relacionadas com a AIDS, 87
tópicos. Ver Esteroides tópicos
Estesioneuroblastoma (ENB), 568, 568t
base do crânio, radioterapia para, 881-883, 882f, 884t
dos seios paranasais, 565-566
Estilofaríngeo, a partir do terceiro arco branquial, 1483
Estimulação acústica, para zumbido, 1202-1204
estimulação ambiente, 1202-1203
protocolo de dessensibilização acústica, 1204
Estimulação ambiente, para zumbido, 1202-1203
Estimulação do nervo hipoglosso, para SAOS, 165-167
Estimulação elétrica nervosa transcutânea (EETC), para zumbido, 1205
Estimulação elétrica, para zumbido, 1205
Estimulação eletromagnética, para paralisia de Bell, 1396
Estimulação magnética, do nervo facial, 1390
Estimulação magnética transcraniana (EMT), para zumbido, 1204-1205
Estimulação óptica, do nervo facial, 1390
Estimulador de nervo facial de Hilger, 1140
Estoma
para próteses de voz. Ver Punção traqueoesofágica
Estomatite aftosa recorrente (EAR), 126f, 664-666, 665q, 665f-666f, 666t, 682, 682f
Estômago, em proporções faciais, 178q, 179f

Estratégias de desintensificação de tratamento, para CEC orofaríngeo positivo para HPV, 548
Estrias de Held, 988
Estrias de Mônaco, 988
Estribo, fisiologia de, 982, 982f
Estriola, 1000
Estroboscopia. Ver Videoendoscopia da laringe e estroboscopia
Estrutura do esqueleto, para o reparo de estenose laringotraqueal, 507
Estudo de coorte. Ver Estudo observacional
Estudos da função da tireoide, 891-893, 892f
resultados do hipotireoidismo em, 900-901, 901t
Estudos de deglutição videofluoroscópicos (VFSS). Ver também Deglutição de bário modificada
de estenose de laringe, 1680-1681
para disfagia, 1690, 1691t
Estudos de localização, para FL, 421-422, 422f-423f
Etmoidectomia
anterior, 401, 404f
EES para rinossinusite crônica, 401-405, 404f-405f
Etmoidectomia anterior. Ver Procedimento Draf tipo I
Etmoidectomia externa, 414, 414f
Etmoidectomia intranasal, 414
Etmoidectomia posterior, para ESS para rinossinusite crônica, 401-402, 404f
European Respiratory Society (ERS), recomendações da força-tarefa para SAOS, 161, 161t
Evitação
tratamento de rinite não alérgica por, 343
Evoxac®. Ver Cevimelina
Exame com "lâmpada de cabeça", de epistaxe, 327
Exame estroboscópico, para distúrbios da voz, 1652
Exame físico
aparência geral, 5-11
da cavidade oral, 8, 694-695, 695f
da face, 5, 5t
da glândula tireoide, 11, 887-888, 910-911, 911q
da nasofaringe, 8
das orelhas, 6-7, 6f, 7t
de cabeça, 5, 5t
de CEC de laringe, 756-757
de infecções odontogênicas e profundas do pescoço, 95-96, 95f
de laringe e hipofaringe, 9-10, 9f
de linfonodos, 10-11, 11f
de massa cervical, 830-831
de massas associadas a imunodeficiência, 116
de neoplasia da glândula salivar, 624-625
de neoplasias de hipofaringe e esôfago cervical, 728-729
de olhos, 6
de orofaringe, 9, 8f
de pacientes de traumatismo, 11-12
de pele, 11
de rinite não alérgica, 342
de rinoliquorreia, 420
do nariz, 7-8
do pescoço, 10-11, 10f-11f
dos pacientes pediátricos, 12
EES para rinossinusite crônica, 395
neurológico, 11, 12t
para DCR endoscópica, 430
para distúrbios da mucosa das pregas vocais benignos, 462-463, 462f-463f

para melanoma, 552-553
para SAOS, 158, 159q
Exame minucioso metastático, do melanoma, 553, 553t, 554q
Exame neurológico, 11, 12t
Exames de sangramento e coagulação, para rinoplastia, 229-230
Exames de sangue, para infecções odontogênicas e profundas do pescoço, 96
Excisão
para câncer glótico inicial, 787
para melanoma, 556-557, 557t
Excisão endoscópica, para câncer glótico inicial, 787
Excisão local ampla (ELA), para melanoma, 556-557, 557t
Exenteração da órbita, maxilectomia total com, 577
Exercícios de adaptação vestibulares, 1369, 1371f, 1372, 1376, 1376t
Exercícios de equilíbrio, 1370
Exercícios de marcha, 1370, 1376t, 1377
Exercícios de substituição sensorial, 1370, 1372-1373, 1376t, 1377
para melanoma, 557-560, 557q, 558f
Exotoxina botulínica A (Botox®)
para o tratamento de sincinesia, 1421-1422
Exploração cervical unilateral dirigida, para hiperparatiroidismo de 949
Exploração do mediastino, para hiperparatiroidismo, 956, 956f
Exploração endoscópica da paratireoide, para hiperparatiroidismo, 949-950
Exposição a alérgeno
na rinossinusite aguda, 360
Exposição a substâncias químicas, rinite induzida por, 339q, 341
Exposição a substâncias tóxicas
perda olfativa após, 298
risco de CEC de laringe e, 753
Exposição ao sol
neoplasias malignas da cavidade oral e, 687, 688f
risco de melanoma e, 551, 551q
Exposição ocupacional, a HIV/AIDS, 106-107, 107t
Extensões orbitais, endoscópicas, 585-586, 586f
Extensões pseudópodes microscópicas, 1647-1648

F

18F fluoro-2-desoxi-2-glicose PET (FDG-PET), 37-37
aplicações CCP de, 43-44, 45f
do câncer glótico inicial, 781
imagem de glândula salivar com, 611
F_0. Ver Frequência fundamental
Face
anatomia do desenvolvimento de, 1485, 1486f
exame físico de, 5, 5t
Facial Nerve Grading System, da AAO-HNS, 5, 5t
Fadiga, condições clínicas que geram, 157q, 158
Faixas de Simonart, 1500, 1501f
Fala
função da laringe e faringe em, 445-447, 445q, 446f
função das pregas vocais em, 445-447, 445q, 446f
reabilitação de. Ver Reabilitação vocal e da fala
velofaringe e, 1518

Falantes. *Ver* Pacientes profissionais da voz
Família de tumores de sarcoma de Ewing (FTSE), 1631
Fantosmia, 296, 298-300, 302
Faringe oral, disfagia em, 1691t, 1692-16931693, 1692f
Faringe. *Ver também* Nasofaringe; Neoplasias benignas de orofaringe de, imagens de, função de, 439, 439f
  na fala, 445-447, 445q, 446f
  na respiração, 444-445, 444f-445f
  funções concorrentes de, 439, 439f
Faringectomia
  para neoplasias de hipofaringe e esôfago cervical, 733-735, 734t, 735f-736f, 739
Faringectomia parcial, para neoplasias de hipofaringe e esôfago cervical, 733-735, 734t, 735f-736f, 739
Faringectomia total, para neoplasias de hipofaringe e esôfago cervical, 739
Faringite
  dor de garganta causada por, 79, 80q
  infecção bacteriana causando, 79, 80q
    Arcanobacterium haemolyticum, 82
    Chlamydia pneumoniae, 83
    complicações não supurativas de, 1580
    coqueluche com, 1585
    Corynebacterium diphtheriae, 84-85, 1579
    Francisella tularensis, 84
    infecções por estreptococos do grupo A não b-hemolíticos, 81-85
    Mycobacterium tuberculosis, 83-84
    Mycoplasma pneumoniae, 83
    Neisseria gonorrhoeae, 82, 82f
    pediátricas, 1579-1580
    PFAPA, 1579-1580
    SBHGA, 80-81
    supraglotite com, 1583-1584, 1583f-1584f
    traqueíte bacteriana com, 1582t, 1584-1585, 1585f
    Treponema pallidum, 83
    Yersinia enterocolitica, 85
  infecção fúngica causando, 80q
    espécies de *Candida*, 89
  infecção viral causando, 80q
    adenovírus, 87
    bronquiolite com, 1585-1586
    crupe com, 1580-1583, 1581f-1582f
    EBV, 87-88, 88f, 1577-1578, 1578f
    estreptocócica, 1578-1579
    HIV, 86-87
    pediátrica, 1577-1579, 1577f
    resfriado comum, 85
    VHS, 88, 88f
    vírus da gripe, 86
Faringite estreptocócica, 1578-1579
  glomerulonefrite após, 1580
Faringolaringectomia
  para neoplasia de hipofaringe e esôfago cervical, 734t, 735-737, 737f
  total. *Ver* Faringolaringectomia total
Faringolaringectomia parcial, para neoplasias de hipofaringe e esôfago cervical, 734t, 735-737, 737f
Faringolaringectomia total, para neoplasias laríngeas, 808, 808f
  complicações de, 810-811
  desenvolvimento histórico de, 808
  indicações para, 808
  reabilitação após, 811
  seleção dos pacientes e exame minucioso para, 809
  técnica de reconstrução para, 809, 810f
  técnica de ressecção para, 809, 809f-810f
  tratamento pós-operatório de, 810

Faringolaringoesofagectomia, para neoplasias de hipofaringe e esôfago cervical, 734t, 739
Faringolaringoesofagectomia total, para neoplasias de hipofaringe e esôfago cervical, 734t, 739
Faringoplastia
  após laringectomia total, 803-805, 805f
  para SAOS, 165, 166f
Faringoplastia de avanço transpalatino, 164, 166f
Faringoplastia de esfíncter de expansão, para SAOS, 165, 166f
Faringoplastia lateral, para SAOS, 165, 166f
Faringotomia, por orofaringe
Faringotomia lateral
  para neoplasias de hipofaringe e esôfago cervical, 733-735, 735f
Faringotomia trans-hióidea anterior, para neoplasmas de hipofaringe e esôfago cervical, 735, 736f
Faringotomia transtireoide lateral, para neoplasias de hipofaringe e esôfago cervical, 735, 735f
Farkas, Leslie, 177
Fáscia pré-traqueal, 1480, 1480f
Fáscia pré-vertebral, 1480, 1480f
Fáscia profunda, 1479-1480
  camadas de, 1480, 1480f
Fáscia temporoparietal
Fáscia visceral, 1480, 1480f
Fáscias superficiais, 1479-1480
  em ritidectomia
Fascículo longitudinal superior, 979
Fasciíte necrosante, infecções odontogênicas e cervicais profundas com, 101
Fatores neurotróficos, para transposição do nervo, 1416
Febre do vale. *Ver* Coccidioidomicose
Febre maculosa das Montanhas Rochosas, PANS com, 1186
Febre periódica com estomatite aftosa, faringite e adenite (PFAPA), 1579-1580
Febre reumática
  após faringite SBHGA, 80-81
  após SBHGA de faringe, 1580
Fechamento da glote, na estroboscopia laríngea/videoestroboscopia, 451, 452f, 872t, 873
Fechamento da glote, para aspiração crônica, 501, 501f
Fechamento de fase, em estroboscopia/videoestroboscopia de laringe, 451
Fechamento de linha rompida geométrica (FLRG), para revisão da cicatriz e camuflagem
Fechamento de retalho da epiglote, por aspiração crônica, 499-500, 500f
Feixe olivococlear, 977
Fenda, craniofacial, 1535-1536
Fenda labial
  anatomia de, 1507, 1506f-1507f
  classificação de, 1500-1501, 1500f-1501f
  completa, 1500, 1500f
    deformidade nasal com, 1536
  cuidados de enfermagem para, 1505-1506, 1506f
  diagnóstico de, 1504, 1504f
  embriologia de, 1501-1503, 1502f-1504f, 1503t
  epidemiologia de, 1504-1505
  equipe multidisciplinar para, 1505, 1505q, 1505t
  genética molecular de, 1504-1505

  incompleta, 1500, 1501f
  reparo de, 1508-1510
    bilateral, 1510, 1510f
    rinoplastia primária, 1509
    unilateral, 1508-1509, 1508f-1509f
Fenda labial completa, 1500, 1500f
  deformidade nasal com, 1536
Fenda labial incompleta, 1500, 1501f
Fenda labiopalatina unilateral, 273
  colocação do implante, 273, 277f
  dissecção do ramo lateral, 273, 276f
  sutura de CLI em, 273, 277f
  sutura do ramo lateral, 273, 277f
Fenda nasal e palatina bilateral, 273
  com retalho de Abbé, 273, 278f
  técnica de Cronin para, 280, 280f
  técnica de retalho bifurcado de Millard, 280, 280f
Fenda palatina
  anatomia de, 1508, 1508f
  bilateral, 1500-1501, 1501f
    anatomia de, 1508, 1507f
  classificação de, 1500-1501, 1500f-1501f
  completa, 1500-1501, 1501f
  cuidados de enfermagem para, 1505-1506, 1506f
  diagnóstico de, 1504, 1504f
  disfunção velofaríngea e, 1520
  doença da orelha com, 1516
  embriologia de, 1501-1503, 1502f-1504f, 1503t
  epidemiologia de, 1504-1505
  equipe multidisciplinar para, 1505, 1505q, 1505t
  genética molecular de, 1504-1505
  incompleta, 1500-1501, 1501f
  na sequência de Pierre Robin
  otite média e, 1516, 1557
  reparo de, 1510-1514
    complicações com, 1514
    palatoplastia de dois retalhos, 1511-1512, 1511f-1512f
    palatoplastia de Furlow, 1511, 1513-1514, 1513f-1514f
    técnica cirúrgica para, 1511-1514
    técnicas para, 1511
  sequência de Robin com, 1514-1515
  síndrome de microdeleção de 22Q11.2 e, 1515-1516, 1515f
  submucosa (FPSM), 1500-1501, 1501f
    disfunção velofaríngea e, 1520
    fatores em, 1516
    prevalência de, 1516
  unilateral, 1500-1501, 1501f
    anatomia de, 1508, 1507f
Fenda palatina bilateral, 1500-1501, 1501 f
  anatomia de, 1508, 1507f
Fendas branquiais, 1481f-1482f, 1485
  cistos de, pediátricos, 1589, 1589f-1590f
Fendas craniofaciais, 1535-1536
Fendas nasais laterais, 1536
Fendas nasais medianas, 1535-1536
Fenilefrina
  EES para rinossinusite crônica, 398
  para cauterização nasal, 328-329
Fenômeno de Kasabach-Merritt, 1602
Fenômeno de Tullio, 1324
Ferida
  deiscência de após laringectomia total, 806
  fechamento de após excisão de melanoma, 557
Feromônios, 292, 292q
Fibroma
  ameloblástico

da cavidade nasal/seios paranasais, 382-383, 382f
  imagem de, 319, 319f
da cavidade oral, 682-682, 682f
Fibroma ossificante, da cavidade nasal/seios paranasais, 382-383, 382f
  imagem de, 319, 319f
Fibroma ossificante psamomatoide, 382
Fibrose cística (FC)
  em pacientes pediátricos
    rinossinusite crônica com, 1572
    manifestações nasais de, 134-135
Fibrose do canal medial, imagem de, 1048, 1048f
Fibrose submucosa, 655-656
Fibrossarcoma, 1626, 1627f
  de pescoço, 850
Fisioterapia, para paralisia do nervo facial, 1397
Fístula, 1484-1485
  após a retirada do tumor da glândula salivar, 623
  após laringectomia total, 806
  após traqueotomia, 26
  arteriovenosa. Ver Fístula arteriovenosa
  do canal semicircular horizontal, 1123-1124
  traqueoesofágica. Ver Fístula traqueoesofágica
Fístula faringocutânea, após laringectomia total, 806
Fístula liquórica (FL ou LCR)
  extravasamento de
    após a cirurgia endoscópica sinusal, 412
    com traumatismo do osso temporal, 1143-1145, 1146f
    em cirurgia de otosclerose, 1132
    encefaloceles e, 1472-1473
    fechamento de, 1145, 1146f
  rastreadores de, 421, 421f-422f
  rinorreia, 208-214, 427-428
    cirurgia endoscópica sinusal para, 394
    classificação de, 417, 417q
    diagnóstico de, 419-422, 421f-423f
    fisiopatologia da, 417-419, 418f-419f
    perspectiva histórica sobre, 416-417
    precauções para, 426-427
    tratamento de, 422-427, 423f, 424q, 425f-426f
Fístula perilinfa, 1350-1351, 1351f
  após cirurgia de otosclerose, 1133
  PANS com, 1190
  repentina, 1197
Fístula salivar
  após excisão de tumor da glândula salivar, 623
Fístula traqueocutânea, após traqueotomia, 26
Fístula traqueoesofágica (FTE)
  após traqueotomia, 26
Fístula traqueoinominada (FTI), após traqueotomia, 26
Fluconazol, para candidíase orofaríngea, 89
Fluido perilinfático, 974-975
Fluoresceína, para diagnóstico de FL, 421-422
5-fluorouracila (5-FU)
  DCR com, 434
  para carcinoma nasofaríngeo, 723
  para hipofaringe e neoplasias de esôfago cervical, 741
  para lesões malignas da cavidade oral, 710-711
Fluticasona
  para SAOS, 163
  para rinite não alérgica, 343t, 344

Fluxo de ar
  obstrução de. Ver também Respiração ruidosa
Fluxo glótico, 450
Fluxo sanguíneo cerebral (CBF)
  lesões da base lateral do crânio e, 1451-1453
    avaliação qualitativa de, 1452
    avaliação quantitativa de, 1452-1453
Fogo
  nas vias aéreas durante traqueotomia, 25
Fogo intraoperatório
  via aérea, 25
Fonação
  função de laringe e faringe em, 445-446, 445q, 446f
  regularidade de, 453
  vibração das pregas vocais em, 446, 450-453, 452f
Fonofobia, com enxaqueca, 1358
Fonotraumatismo, laringite aguda causada por, 488-489, 489f
Forame espinhoso, anatomia óssea de, 1424f, 1426
Forame jugular
  anatomia de, 1424f-1425f, 1428f-1429f, 1430
  schwannomas de, 1467, 1467f
  tumores de, 1466-1467
Forame espinhoso, anatomia óssea de, 1424f, 1426
Força expiratória, para a função de fala, 446
"Formante", 1651
Foscarnet, para esofagite, 537-538
Fossa craniana, anatomia de
  anterior, 1431, 1432f
  média, 1424f, 1426f, 1428
  posterior, 1428f-1429f, 1428-1430
Fossa infratemporal. Ver também Espaço mastigatório
  abordagem do tipo A para, 1459-1461
    bulbo jugular e exposição de ACI, 1460, 1460f
    fechamento da ferida, 1461, 1461f
    oclusão do seio sigmoide, 1460, 1460f
    remoção do tumor, 1460-1461, 1460f-1461f
    transposição do nervo facial, 1459-1460, 1459f
  abordagem do tipo B para, 1461-1462, 1461f-1462f
  abordagem do tipo C para, 1462, 1462f-1463f
  abordagens da base do crânio lateral para, 1457-1463
  abordagens periauriculares para, 1462-1463, 1463f
  abordagens pós-auriculares para, 1457-1463
    CAE ou MAE e remoção da membrana timpânica, 1458, 1459f
    dissecção cervical, 1458-1459, 1459f
    dissecção do nervo facial extratemporal, 1459, 1459f
    fechamento de CAE, MAE, 1458, 1458f
    incisões e retalhos cutâneos, 1458, 1458f
    mastoidectomia radical, 1459, 1459f
  anatomia de, 1424f-1427f, 1429f, 1430
  dissecção, na ressecção do osso temporal, 1455-1456
Fossa pterigomaxilar, anatomia de, 92t-93t
Fossa pterigopalatina (FPP), ressecções no plano coronal em, 585, 585f
Fossa subarqueada, anatomia óssea de, 1425f, 1427, 1428f
Fossa temporal, anatomia de, 92t-93t

Fossa tonsilar, 48f
  a partir da segunda bolsa faríngea, 1483, 1484f
Fossa triangular, 217-218
Fracionamento da dose
  para câncer da hipofaringe, 823t, 827-829
  para câncer glótico, 816-817, 822-824, 823t
  para câncer supraglótico, 823t, 825-826
Francisella tularensis, faringite causada por, 84
Fratura Le Fort
  classificação de, 199-200, 199f
  reparação de, 208-211, 208f-209f, 211f
Fratura por explosão, 194
Fratura por explosão orbital, 194
Fraturas
  de zigomáticos, 197, 199-200, 199f
  dos maxilares, 197
  faciais. Ver Fraturas faciais
  nasais. Ver Fraturas nasais
  orbitais. Ver Fraturas orbitais
  reparo de, 206-208
    complicações de, 214
    oclusão, 206-208, 207f
    panfacial, 213-214
    rinoliquorreia e, 208-213
    ruptura da base do crânio, 208-213
    terço inferior, 211-213, 212f
    terço médio, 208-211, 208f-209f, 211f
    terço superior, 207-208, 207f
Fraturas de CNE. Ver Farturas do complexo nasoetmoidal
Fraturas do complexo nasoetmoidal (CNE), 194
  avaliação de, 197, 197f
  classificação de, 200, 200f
Fraturas faciais. Ver também Traumatismo maxilofacial
  imagem de, 72, 71f-72f
  reparação de, 206-208
    mandíbula edêntula, 213
    oclusão, 206-208, 207f
    panfacial, 213-214
    terço inferior, 211-213, 212f
    terço médio, 208-211, 208f-209f, 211f
    terço superior, 207-208, 207f
Fraturas naso-orbitais etmoidais (NOE), 194
  avaliação de, 197, 197f
  classificação de, 200, 200f
  reparo de, 210, 211f
Fraturas NOE. Ver Fraturas naso-orbitais etmoidais
Fraturas orbitais, 194
  abordagem cirúrgica de, 202, 202f
  por explosão, 194
  reparo de, 210
Frequência cardíaca
  função da laringe em, 444, 444f
Frequência fundamental (F_0), 1651
Fumo. Ver Uso do tabaco
Função nasal, 337-338
Furunculose, 1068, 1068f

G

Ganciclovir, para esofagite, 537-538
Gânglio vestibular, 997, 997f
Gene *EGFR*. Ver também Cetuximabe
  agentes biológicos tendo como alvo, 548
Gênero
  otite média e, 1556-1557
Genética
  base histórica de, 1151
  carcinoma da nasofaringe e, 719
  das neoplasias de glândulas salivares, 606
  de suscetibilidade a PAIR, 1215-1216, 1215f

padrões de herança, 1151-1152, 1151f-1152f
  autossômica dominante, 1151-1152
  autossômica recessiva, 1152
  ligada ao X, 1152
  mitocondrial, 1152
risco de CEC de laringe e, 753-754
risco de melanoma e, 551, 551q
Gengivite, associada a imunodeficiência, 127
Genioglosso, 445, 445f
Genioplastia. *Ver* Genioplastia óssea
Gentamicina
  intratimpânica. *Ver* Injeções intratimpânicas
  tópica, 1072
Giro supramarginal, 979
Glabela, nas proporções faciais, 178, 178q, 179f, 181f
Glândula adrenal, avaliação pré-operatória de, 16
Glândula tireoide
  a partir do quarto e sexto arcos branquiais, 1483
  avaliação pré-operatória de, 15-16
  desenvolvimento de, 1485-1488, 1488f
  distúrbios do, 886-887
    estudos de função para, 891-893, 892f
    exame físico de, 887-888
    hipotireoidismo. *Ver* Hipotireoidismo
    manifestações orais de, 147
    tireotoxicose. *Ver* Tireotoxicose
  exame físico de, 11
  fisiologia de, 888, 888f
    armazenamento e liberação de hormônios, 889
    controle de função, 890
    hormônios circulantes, 889-890
    iodação e tireoperoxidase, 889
    mecanismo hormonal de ação, 891
    medicamentos antitireoidianos e, 890-891, 890t
    metabolismo hormonal, 890
    tireoglobulina, 888-889, 888f
    transporte de iodeto, 889
  imagem de
    anatomia, lesões específicas do local e pseudotumores em, 65, 64f-65f
    RM, 42, 65
    TC, 41, 65, 64f-65f
  linfoma de, 862-863
  lingual. *Ver* Glândula tireoide lingual
  neoplasmas de
    AAF, aspiração por agulha fina, de, 912
    abordagem cirúrgica para, 921-922, 922f
    abordagem de tratamento de, 913-914, 913f
    acompanhamento para, 930-931
    adenoma, 914-915, 1595
    agentes biológicos alvo para, 908
    anatomia e embriologia envolvida em, 904-906, 905f-906f
    carcinoma folicular, 65, 65f, 917-918
    carcinoma insular, 920
    carcinoma papilar, 915-917
    CEC, 921
    cirurgia de reoperação para, 925
    cisto, 915
    classificação histológica de, 914q
    CMT, 919-920, 1615t, 1631, 1630f
    complicações do tratamento de, 928
    em pacientes grávidas, 928
    em pacientes pediátricos, 927-928
    epidemiologia de, 903-904, 904f
    estadiamento e classificação de, 908-910, 909t-910t, 910q
    estudos laboratoriais de, 911-912
    evolução de técnica de tireoidectomia para, 927, 926f
    extensão de cirurgia para, 925-927
    fatores de risco e etiologia de, 908
    história e exame físico de, 910-911, 911q
    imagem de, 912-913
    invasão de NLR em, 924
    linfoma de, 862-863, 920-921
    metástases, 921
    noções básicas moleculares para, 906-908, 907t
    ressecção cirúrgica estendida para, 924-925, 923f-924f
    tratamento de bócio intratorácico em, 924
    tratamento linfático regional em, 923
    tratamento pós-operatório de, 929
    tumor de células de Hürthle, 918-919
    varredura de isótopo de, 913
Glândula tireoide lingual, 680-681
  imagem de, 65, 64f
Glândulas paratireoides
  a partir da terceira e quarta bolsas faríngeas, 1483-1484, 1484f
  anatomia cirúrgica embrionária de, 937, 937f
  anatomia de, 934, 937, 937f
  anatomia vascular de, 935
  avaliação pré-operatória de, 16
  características morfológicas de, 935
  distúrbios de
    adenoma, 65, 65f, 935-936, 950
    carcinoma, 936-937, 957-958, 957f
    hiperparatireoidismo. *Ver* Hiperparatireoidismo
    hiperplasia, 936, 950, 950f
    manifestações orais de, 147
  histopatologia de, 935
  imagem de
    anatomia, lesões específicas do local e pseudotumores, 65, 65f
    RM, 42, 65, 65f
    TC, 41, 65
  localização de, 934-935
  PTH de, 933-934
Glândulas parótidas
  anatomia de, 1635-1636, 1638f-1639f
  avaliação do paciente para, 625
  efeitos de HIV/AIDS em, 596-597, 597f
  neoplasias benignas de
    adenoma pleomórfico, 604, 606, 606t, 608-609, 608f-613f, 611-612
    características clínicas de, 606-608, 607f-608f
    incidência de, 606, 606f, 606t
    lipoma, 608-609, 609f
    tratamento de, 617-620, 618f
  neoplasias malignas de
    incidência e frequência de, 624, 625t
    tratamento de, 642-644, 641f-642f
Glândulas salivares
  anatomia e fisiologia de, 1635-1639, 1638f-1639f
  distúrbios inflamatórios e infecciosos de
    actinomicose, 599
    caxumba, 597-598
    doença da arranhadura do gato, 599-600
    doença de Kimura, 602
    doença de Rosai-Dorfman, 602
    doença micobacteriana não tuberculosa, 598-599, 599f
    HIV/AIDS, 596-597, 597f
    infecções parasitárias, 600
    parotidite recorrente da infância, 595-596, 596f
    parotidite supurativa neonatal, 595
    sarcoidose, 602
    sialadenite supurativa aguda (bacteriana), 593-595, 594f
    sialadenite crônica, 592-593, 592f-593f
    sialadenite induzida por radioiodo, 596
    sialolitíase, 589-592, 590f-591f
    síndrome de Sjögren, 600-602, 601f
    toxoplasmose, 600
    tuberculose, 598
  doenças associadas a imunodeficiência de, 596-597, 597f
    lesões, 114-116, 114f, 596, 597f
    SLID, 116, 596-597
    xerostomia, 114
  embriologia de, 604, 605f
  imagem de
    imagem nuclear, 611
    neoplasias benignas, 608-611, 609f-611f
    neoplasias malignas, 317-318, 318f, 625-626, 626f
    RM, 42, 608-611, 609f-611f, 626, 626f
    sialografia, 40-41, 590, 590f
    TC, 40-41, 608-611, 609f-611f, 626
    ultrassonografia, 43, 611
  linfoma de, 863
  neoplasias benignas de
    adenomas canaliculares, 614
    adenomas das células basais, 613, 613f
    adenomas pleomórficos, 604, 606, 606t, 608-609, 608f-613f, 611-612, 685, 685f
    adenose policística esclerosante, 615, 615f
    biópsia por PAAF de, 608
    características clínicas de, 606-608, 607f-608f
    ceratocistoma, 615, 616f
    complicações após tratamento de, 623
    embriologia e, 604, 605f
    etiologia de, 605-606
    histogênese de, 605
    imagem de, 608-611, 609f-611f
    incidência de, 606, 606f, 606t,
    lesões congênitas, 616-617, 616f-617f
    lipoadenoma, 615, 615f
    malformações linfáticas, 617
    malformações venosas, 617
    mioepiteliomas, 612, 613f
    oncocitoma, 614-615, 614f
    tratamento de, 617-620, 618f-619f, 621f-622f
    tumor de Kuttner, 593, 616
    tumor de Warthin, 614, 614f
  neoplasias malignas de
    avaliação do paciente para, 624-628, 626f, 627t-628t
    biópsia de, 627
    envolvimento de linfonodos em, 644-645
    estadiamento de, 628-628, 627t-628t
    histopatologia de, 628-641, 628f-629f, 628t, 630t, 631f-638f
    imagem de, 317-318, 318f, 625-626, 626f
    incidência e frequência de, 624, 625t
    quimioterapia para, 646
    radioterapia para, 645-646, 644t
    tratamento cirúrgico de, 642-645, 641f-642f
    variáveis de prognóstico de, 640-642, 639t
  neoplasias malignas de, 1596

Glândulas salivares menores
  neoplasias benignas de
    características clínicas de 608
    incidência de, 606, 606f, 606t
  neoplasias malignas de, 625, 644
Glândulas sublinguais (GSL)
  anatomia de, 1635-1636, 1638f
  excisão de, para neoplasias de glândulas salivares, 644
Glândulas submandibulares
  anatomia de, 1635-1636, 1638f
  excisão de
    para neoplasias de glândulas salivares, 644
    para neoplasias de glândulas salivares benignas, 620, 619f
  neoplasias benignas de
    características clínicas de, 607-608
    incidência de, 606, 606f, 606t
    tratamento de, 620, 619f
  neoplasias malignas de, 625, 644
Glicocorticoides, para granulomatose de Wegener, 130
Glicopirrolato, para sialorreia, 1649t
Gliomas extranasais, 1530f, 1532
Gliomas intranasais, 1530f-1532
Globo, 515-516
Glomerulonefrite, após faringite estreptocócica, 1580
Glomo timpânico, imagens de, 1051, 1051f-1052f
Glossectomia, para remoção de lesão maligna, 700-701, 700f
Glossectomia parcial de linha média (GPM), para SAOS, 167
Glossotomia labiomandibular mediana, para neoplasias de hipofaringe e de esôfago cervical, 735
Glote, 450, 783
  exame físico de, 9-10, 9f
Gonorreia. *Ver Neisseria gonorrhoeae*
Gota, manifestações otológicas de, 1180
Gotas ototópicas, para miringotomia com colocação de sonda de timpanostomia, 1565
Granuloma eosinofílico. *Ver* Granuloma traumático
Granuloma piogênico. *Ver também* Hemangioma capilar lobular
  da cavidade oral, 682, 682f
  epistaxe causada por, 326f
Granuloma(s)
  da prega vocal, 1657, 1657f
    de contato, 476-477, 476f-477f
    intubação, 477, 477f
  de colesterol do ápice petroso, 1055, 1056f
  traumático, 667, 668f
Granulomatose com poliangeíte. *Ver* Granulomatose de Wegener
Granulomatose de Wegener (GW), 1168-1169, 1169f
  epistaxe causada por, 326f
  imagem de, 314-315
  laringite associada a, 492-493
  manifestações laríngeas e traqueais de, 136-137, 136f
  manifestações nasais de, 129-131
  manifestações orais de, 148
  manifestações otológicas de, 1169
  otorreia com, 1249
  PANS com, 1192
Gravidez
  hiperparatiroidismo em, 958
  neoplasias de glândula tireoide em, 928

paralisia facial com, 1401
saúde bucal em, 153
Gustação. *Ver* Paladar

H

Habituação vestibular, 1369, 1372, 1376-1377, 1376t
Haemophilus influenzae
  na rinossinusite bacteriana aguda, 359-363
  otite média e, 1553-1554
  supraglotite com, 1583
  vacina para, 1560
Hemangioendotelioma epitelioide, do pescoço, 851
Hemangioendotelioma kaposiforme (HEK), 1601-1602, 1601f
Hemangioma capilar lobular, 381-382, 382f
Hemangioma cavernoso, epistaxe causada por, 326f
Hemangioma subglótico, disfagia e, 1694
Hemangiomas
  congênitos, 1601, 1601f
  da cavidade oral, 684
  de glândulas salivares, 616-617, 617f
  em glândulas salivares, em crianças, 1646-1647
  intranasais, 1539
  laríngeos, 486
  pediátricos, 1591, 1591f
Hemangiomas da infância (HI), 1599-1600, 1599f-1600f
  complicações de, 1602, 1602f-1603f
  quadro clínico de, 1600, 1600f
  tratamento das vias aéreas, 1605-1606, 1606f-1607f
  tratamento facial, 1602-1605, 1603f-1604f
    terapia a *laser*, 1604, 1605f
    terapia cirúrgica, 1604-1605, 1605f
    tratamento clínico, 1604, 1605f
Hemangiomas juvenis, das glândulas salivares, 616-617, 617f
Hemangiopericitoma maligno, do pescoço, 851
Hematoma
  após laringectomia total, 806
  com otoplastia, 220
Hematoma orbital, após ESS para rinossinusite crônica, 412
Hematoma organizado, da cavidade nasal/seios paranasais, 320, 322f
Hemilaringectomia vertical (VHL)
  para CEC de glote inicial, 758-759
Hemilaringectomia. *Ver* Hemilaringectomia vertical
Hemilaringofaringectomia supracricoide (HLFSC), para neoplasias de hipofaringe e esôfago cervical, 734t, 737-738
Hemoglobinopatias
  avaliação pré-operatória de, 18
  manifestações orais de, 153
Hemograma completo (HC), para rinoplastia, 229-230
Hemorragia
  após ESS para rinossinusite crônica, 411-412
  prega vocal, 468-469, 468f-470f
Hemorragia cerebelar, 1363, 1363f
Hemorragia da prega vocal, 468-469, 468f-470f
Hemorragia orbital, após ESS para rinossinusite crônica, 411-412
Hemostasia, deficiências congênitas de, avaliação pré-operatória de, 17
Heparina, avaliação pré-operatória de, 17

Herança autossômica dominante, 1151-1152, 1152f
Herança autossômica recessiva, 1152, 1152f
Herança ligada ao X, 1152
Herança mitocondrial, 1152
Herpangina, 1577
Herpes simples, 1577
Herpes-vírus simples (HVS)
  esofagite causada por, 538, 538f
  faringite causada por, 88, 88f
  infecções perinatais labirínticas com, 1227
  oral, 126, 148, 662-664, 662f-664f, 666t
Herpes-zóster ótico (HZO), 1066-1067, 1067f
Herpesvírus humano. *Ver* Herpes-vírus simples
HHV8, no sarcoma de Kaposi, 109
Hiato semilunar, anatomia cirúrgica de, 385-386, 386f
Hidratação, para distúrbios da mucosa de prega vocal benignos, 463
Hidrocefalia de pressão normal, 1367
Hidrocodona, ototoxicidade com, 1242-1244
Hidrocortisona, ciprofloxacino com, 1072
Hidropisia endolinfática, PANS com, 1195
Hidropisia endolinfática idiopática. *Ver* Doença de Ménière
Higroma cístico. *Ver* Malformações linfáticas
Hiperacusia, 1207-1208
Hipercalcemia, hiperparatireoidismo causando, 939-940, 940q-941q
Hipernasalidade, 1654
  disfunção velofaríngea e, 1520-1523, 1520t
Hiperparatireoidismo familiar, 950-953
Hiperparatireoidismo familiar não MEN, 952-953
Hiperparatireoidismo isolado familiar. *Ver* Hiperparatireoidismo familiar não MEN
Hiperparatireoidismo neonatal, 953
Hiperparatireoidismo neonatal familiar (HNF), 953
Hiperparatiroidismo
  adenoma causando, 935-936, 950
  aspectos históricos de, 932-933
  carcinoma causando, 936-937, 957-958, 957f
  considerações do nível de PTH em, 955-956
  cuidados pós-operatórios após a cirurgia para, 948
  curso clínico de, 939
  diagnóstico de, 940-941
  dispositivo de detecção de radiação gama para, 957
  em pacientes grávidas, 958
  estudos de localização para, 941q
    intraoperatório, 945-946
    pré-operatório invasivo, 945
    pré-operatório não invasivo, 941-945, 942f-945f
  etiologia e fisiopatologia de, 933
  exploração cirúrgica para
    estratégia para, 948-949
    falha de, 953-954
    indicações para, 946
    para a doença de glândula múltipla, 950, 950f
    para a doença de glândula única, 949-950
  exploração do mediastino para, 956, 956f
  familiar, 950-953
  hipercalcemia em, 939-940, 940q-941q
  hiperplasia causando, 936, 950, 950f
  incidência de, 937-938
  induzido por insuficiência renal, 953
  paratireoidectomia para, 947-948, 947f

quadro clínico de, 937-938
reexploração para recalcitrante, 953-955, 955f
tratamento médico de, 958-959
Hiperpigmentação. *Ver* Hiperpigmentação pós-inflamatória
Hiperplasia de células claras aquosas, paratireoide, 936
Hiperplasia de células principais, paratireoide, 936
Hiperplasia esporádica, paratireoide, 950, 950f
Hiperplasia melanocítica juncional atípica (HMJA), 551-552
Hiperplasia, paratireoide, 936, 950, 950f
Hiperplasia pseudoepiteliomatosa (HPE), 755
Hiperreatividade, nasal, na rinite não alérgica, 338-339
Hipersensibilidade
  rinite alérgica. *Ver* Rinite alérgica com antibióticos tópicos, 1077
Hipersonias centrais, 171, 170q
Hipersonias de origem central, 171, 171q
Hipertensão intracraniana benigna (HIB), 418-419
  PANS com, 1191
  paralisia facial com, 1402
Hipertensão intracraniana idiopática. *Ver* Hipertensão intracraniana benigna
Hipertireoidismo. *Ver também* Doença de Graves
  medicamentos antitireoidianos para, 890-891, 890t
Hiperventilação, tonturas e, 1324
Hipocalcemia, após cirurgia da glândula tireoide, 929
Hipofaringe
  disfagia em, 1691t, 1693-1694, 1693f
  exame físico de, 9-10, 9f
  neoplasmas de
    anatomia envolvida em, 726-727, 726f-727f
    avaliação clínica de, 728-729, 728t
    avaliação diagnóstica e exame minucioso de, 814-816
    biologia molecular de, 814, 815f
    biomarcadores de, 814, 815f
    CEC, 727-730
    epidemiologia de, 727-728
    estadiamento de, 731-732, 731t-732t, 816, 817f
    etiologia e biologia de, 728
    histopatologia de, 729-730
    imagem de, 729, 729f-730f
    localização e disseminação de, 730-731
    opções de tratamento para, 732-733
    quadro clínico de, 814
    qualidade de vida após, 742
    quimiorradioterapia para, 741
    quimioterapia para, 741
    radioterapia para, 740, 813-814, 813f-814f, 827-829, 827t
    técnicas cirúrgicas para, 733-739, 734t, 735f-737f, 739f
    tratamento do pescoço para, 741-742
Hipofunção vestibular bilateral, 1353
Hiponasalidade, 1654
Hipopneia
  índice de apneia/hipopneia, 1494
  obstrutiva, 1494, 1494f
Hipótese de filtro de fonte da fala, 447
Hipotireoidismo
  após laringectomia, 807, 899

bócio, 899
características clínicas de, 898, 898q-899q
cirurgia para, 902
coma de mixedema em, 902
consulta com endocrinologista para, 902
diagnóstico laboratorial de, 900-902, 901t
etiologia de, 898
familiar, 899
ingestão de iodo em excesso causando, 899
manifestações otorrinolaringológicas de, 898-899
não bocioso, 899
pituitário e hipotalâmico, 899
prevalência de, 898
subclínico, 899-900
transitório, 899
tratamento de, 901
Hipóxia
Histiocitoma fibroso maligno (HFM)
  da laringe, 773
  do pescoço, 848-849
Histiocitose de células de Langerhans (HCL), 1166, 1620, 1621f
  manifestações otológicas de, 1166, 1166f-1167f
Histiocitose sinusal, 1595
  manifestações de glândulas salivares, 602
Histoplasmose
  laringite causada por, 491
  manifestações laríngeas e traqueais de, 140
  oral, 125-126
Histoplasmose oral (HO), 125-126
História, 3-4, 4t, 5q
  das neoplasias de glândula tireoide, 910-911, 911q
  de CEC de laringe, 756-757
  de distúrbios da mucosa das pregas vocais benignos, 460-461
  de infecções odontogênicas e de pescoço profundas, 95
  de lesões malignas da cavidade oral, 694-695, 695f
  de massa cervical, 830-831
  de massas associadas a imunodeficiência, 116
  de rinite não alérgica, 341-342, 342q
  de rinoliquorreia, 419-420
  para crupe, 1581-1582, 1582t
  para ESS para rinossinusite crônica, 395
  para melanoma, 552
HIV/AIDS. *Ver* Vírus da imunodeficiência humana/síndrome da imunodeficiência adquirida
Homem vitruviano, 177, 177f
Homeostase do cálcio
  efeitos do hiperparatireoidismo em, 939-940, 940q-941q
  PTH e, 933-934
Hormônio da paratireoide (PTH)
  amostragem venosa para, 945
  considerações de hiperparatireoidismo para, 955-956
  homeostase do cálcio e, 933-934
Hormônios tireoideanos circulantes
  fisiologia de, 889-890
  medida de, 891

I
I-123. *Ver* Iodo-123
I-131. *Ver* Iodo-131
IC. *Ver* Implante coclear

Idade
  otite média e, 1556
  reabilitação de paralisia facial e, 1408
Idosos. *Ver* Pacientes geriátricos
Imagem. *Ver também* anatomia específica
  anatomia, lesões específicas do local, e pseudotumores em
    base do crânio, 72-75, 73f-74f
    cavidade nasal, 72, 71f
    cavidade oral, 57-58, 56f-57f
    complexo osteomeatal, 69f-70f, 72
    espaço carotídeo, 51-53, 51f-52f
    espaço da parótida, 50-51, 50f
    espaço faríngeo mucoso, 49-50, 48f-49f
    espaço mastigatório, 53-56, 53f-55f
    espaço mucoso hipofaríngeo, 62, 62f
    espaço parafaríngeo, 48-49
    espaço pré-vertebral, 56-57, 62, 61f
    espaço retrofaríngeo, 56, 55f, 60, 61f
    espaço sublingual, 58, 57f-58f
    espaço submandibular, 58, 58f
    espaço visceral, 63
    espaços cervicais, 62, 62f
    glândula tireoide, 65, 64f-65f
    glândulas paratireoides, 65, 65f
    laringe, 63-65, 62f-64f
    linfadenopatia, 65-69, 66f-68f
    nariz, 70
    osso temporal, 75-77, 74f-76f
    pescoço infra-hióideo, 59, 59f-60f
    pescoço supra-hióideo, 44-48, 46f-47f
    seios paranasais, 70-72, 69f
    traumatismo facial, 72, 71f-72f
  da base do crânio, 1060-1061, 1060f-1061f
  da orelha interna, 1051-1054, 1052f-1054f
  da orelha média e mastoide, 1049-1051, 1049f-1052f
  de CAE ou MAE, 1047-1049, 1047f-1049f
  de lesões do ápice petroso, 1054-1056, 1055f-1057f, 1055t
  de lesões malignass de seios paranasais, 315-318, 315f-318f, 316t, 566-568, 567f, 569f-570f
  diagnóstico diferencial utilizando, 44
  do ângulo pontocerebelar e conduto auditivo interno, 1057-1059, 1058f-1059f, 1059t
  do nervo coclear, 1059-1060, 1060f
  do nervo facial, 1056-1057, 1057f-1058f
  EES para rinossinusite crônica, 395-396, 396f
  medicina nuclear
    aplicações de cabeça e pescoço, 43-44, 45f
    modalidade de, 36-39, 38f
  para implante coclear, 1258, 1258q, 1259f
  PET. *Ver* Tomografia por emissão de pósitrons
  pós-operatória, 77-78, 76f-77f
  princípios de interpretação e estratégias em, 44
  radiografia. *Ver* Radiografia convencional
  RM. *Ver* Ressonância magnética
  TC. *Ver* Tomografia computadorizada
  técnicas de reconstrução tridimensional, 39, 39f
  ultrassom. *Ver* Ultrassom para a avaliação de DVF, 1521
Imagem de banda estreita (IBE)
  da laringe, 448, 457, 457f, 458f
  estimulação do olfato em, 285-286, 286f
  HIV/AIDS e, 133
Imagem de radionuclídeo
  cisternotomografia, 421-422

de neoplasias de glândula tireoide, 913
diagnóstico por imagem com, 37-39, 38f
Imagem digital de alta velocidade (IDAV),
  da laringe, 448
  aplicações de, 457
  avaliação com, 455
  equipamentos para, 455
  limitações de, 456-457, 456f
Imagem intraoperatória, ESS para
  rinossinusite crônica, 368
  monitoramento neurofisiológico
    intraoperatório,
Imagem nuclear, de doença de glândula
  salivar em crianças, 1640
Imagem pós-operatória, 77-78, 76f-77f
Imagens de RM ponderadas em T2, 34,
  34f-35f
Imagens TR longa/TE longa. *Ver* Imagens
  de RM ponderadas em T2
Ímãs permanentes, 31
Ímãs supercondutores, 31
Imitância acústica, 1016-1018, 1017f
  teste para, para teste de acompanhamento
    para perda auditiva de lactente, 1547
Impactação de cerume, 1080-1082
  terapia para, 1080-1082, 1081t
Impedância, do som, 981
Impedância intraluminal multicanal (IIM),
  522-523
Implante coclear (IC)
  bilateral
    considerações especiais para, 1266
    complicações com, 1266
  considerações especiais para
    bilateral, 1266
    cura comprometida, 1265
    displasia labiríntica, 1265
    meningite e cóclea ossificada, 1265
    neuropatia auditiva, 1264-1265
    otite média e, 1264
    para crianças, 1264-1266, 1264q
    para perda auditiva unilateral, 1266
  desenvolvimento da linguagem em
    crianças com,
    avaliação médica para, 1257-1259, 1258f
  em pacientes geriátricos, 1265-1266
  imagiologia para, 1258, 1258q, 1259f
  para zumbido, 1205
  potenciais auditivos evocados
    eletricamente para, 1043
  seleção de orelha para, 1259-1260
    características físicas, 1259
    nível de audição residual, 1259-1260,
      1259f
  técnica cirúrgica para, 1260-1264
    cocleostomia, 1262-1263, 1263f
    colocação de receptor/estimulador, 1263
    desenho de incisões e de retalho,
      1260-1262, 1261f
    fixação de receptor/estimulador, 1262,
      1262f
    inserção dos eletrodos, 1263-1264
    mastoidectomia, 1261f, 1262
    preparação e colocação de campo
      cirúrgico, 1260
    retalho cutâneo para, 1261-1262
    vacinação contra a meningite com, 1260,
      1260q
Implantes ortopédicos, profilaxia de
  antibióticos para, 149, 149q
Impressão basilar, 1365
Imunização
  difteria, 84-85
  materna, otite média e, 1559-1560
  para caxumba, 598
  vírus da influenza, 86

Imunodeficiência
  otite média e, 1557
  rinossinusite crônica e, pediátrica, 1572
Imunodeficiência/hospedeiro
  imunocomprometido
  causas de, 103-104, 104q
  manifestações nasais de, 133
  pacientes com HIV/AIDS. *Ver* Vírus da
    imunodeficiência humana/síndrome
    da imunodeficiência adquirida
  receptores de transplante. *Ver* Receptores
    de transplantes
Imunologia, otite média e, 1554f, 1555
Imunoterapia
  para melanoma, 562
  para rinossinusite fúngica alérgica, 371
Inadequação velofaríngea, 1520
Incisão coronal, 201-202, 201f
Incisão de Caldwell-Luc, para lesões
  malignas de seios paranasais, 573
Incisão de Weber-Ferguson, para neoplasias
  malignas dos seios paranasais, 573-574,
  573f-575f
Incisão e drenagem, para infecções
  odontogênicas e de pescoço profundas,
  99-101, 99f
Incisão e drenagem transcervical, para
  infecções odontogênicas e cervicais
  profundas, 99-101
Incisão e drenagem transoral, para infecções
  odontogênicas e do pescoço profundas,
  99, 99f
Incompetência velofaríngea, 1520
Índice de apneia/hipopneia (AHI), 1494
Índice de distúrbio respiratório (IDR), 1494
Índice de sintoma (IS), 520
Índio-111, rastreamento de FL com, 421
Indol-3-carbinol
  para papilomatose recorrente de vias
    aéreas, 1669t, 1670
  para PRR, 483
Inervação do paladar, da língua,
  desenvolvimento de, 1485, 1487f
Inervação sensitiva da língua,
  desenvolvimento de, 1485, 1487f
Infarto cerebelar, 1362, 1362f
Infarto nodular, 1362
Infecção. *Ver também* Infecções específicas
  após laringectomia total, 806
  após traqueotomia, 26
  bacterianas. *Ver* Infecção bacteriana
  com otoplastia, 220
  da cavidade nasal, imagem de, 310-315,
    312f-314f
  de CAE, ou MAE, imagem de, 1047, 1047f
  do esôfago, 537-539, 537f-538f
  do labirinto. *Ver* Infecções labirínticas
  dos seios paranasais, imagem de, 310-315,
    312f-314f
  estenose de laringe a partir de, 1679
  manifestações otológicas de
    doença de inclusão citomegálica, 1172,
      1172f
    doença de Lyme, 1170f
    doença micótica, 1171-1172, 1172f
    sífilis, 1170, 1170f
    tuberculose, 1167-1168, 1168f
  odontogênica. *Ver* Infecções
    odontogênicas
  otite média e, 1553-1555, 1553f
    bacteriologia, 1553-1554, 1554f
    biofilmes, 1554, 1554f
    vírus, 1554-1555, 1554f
  PANS com, 1186
    repentina, 1196-1197
  parasitária. *Ver* Infecções parasitárias

pediátrica. *Ver* Doença infecciosa
  pediátrica
  profunda do pescoço. *Ver* Infecção
    profunda do pescoço
  viral. *Ver* Infecção viral
Infecção bacteriana. *Ver também* agentes
  causadores específicos
  de glândulas salivares
    actinomicose, 599
    doença da arranhadura do gato,
      599-600
    doença micobacteriana não
      tuberculosa, 598-599, 599f
    em crianças, 1642-1643
    parotidite recorrente da infância,
      595-596
    parotidite supurativa neonatal, 595
    sialadenite aguda, 593-595, 594f
    toxoplasmose, 600,
    tuberculose, 598
  em otite externa aguda e crônica, 1064
  em rinossinusite aguda, 359-363, 359f
  em rinossinusite crônica,
    pediátrica, 1571
  faringite, 79, 80q
    Arcanobacterium haemolyticum, 82
    Chlamydia pneumoniae, 83
    complicações não supurativas de, 1580
    coqueluche com, 1585
    Corynebacterium diphtheriae, 84-85, 1579
    Francisella tularensis, 84
    infecções estreptocócicas não grupo A
      β-hemolítico, 81-85
    Mycobacterium tuberculosis, 83-84
    Mycoplasma pneumoniae, 83
    Neisseria gonorrhoeae, 82, 82f
    pediátrica, 1579-1580
    PFAPA, 1579-1580
    SBHGA, 80-81
    supraglotite com, 1583-1584,
      1583f-1584f
    traqueíte bacteriana com, 1582t,
      1584-1585, 1585f
    Treponema pallidum, 83
    Yersinia enterocolitica, 85
  labiríntica meningogênica, 1228-1229
  laringite, 489-490
  manifestações orais de, 148-149
  otite média e, 1553-1554, 1554f
  otorreia e, 1248
  rinoliquorreia e, 426-427
Infecção fúngica invasiva, oral, 126
Infecção por fungos. *Ver também* Agentes
  causadores específicos
  da cavidade oral, associada à
    imunodeficiência, 125-126, 124f
  do pescoço, 1594
  faringite, 80q
    espécies de *Candida*, 89
  laringite, 489-491, 490f
  manifestações orais de, 148
  otorreia e, 1248
  sinusite, 117-119, 117f, 133
    imagem de, 314, 314f
Infecção por micobactérias, linfadenopatia
  com, 1594
Infecção profunda do pescoço (IPP)
  anatomia envolvida em, 91, 92t-93t, 93f
    espaços mandibulares, 94-95, 94f
    espaços maxilares, 91-94
  avaliação clínica de
    exame físico, 95-96, 95f
    história, 95
  avaliação laboratorial de
    estudos de imagem, 96-97, 96f
    exames de sangue, 96

complicações de
  fasciíte necrosante, 101
  mediastinite, 101, 101f
  vascular, 101-101, 100f
etiologia de, 90
microbiologia de, 90-91, 91f, 91t
tratamento de
  clínico, 97-98, 98q
  cirúrgico, 98-101, 99f
Infecção viral. *Ver também* Agentes
  causadores específicos
  da cavidade oral, associada a
    imunodeficiência, 126, 125f
  das glândulas salivares em crianças, 1643
    caxumba, 1643
    EBV, 1643
    HIV, 1643
  de glândulas salivares
    caxumba, 597-598
    HIV/AIDS, 596-597, 597f
    neoplasias provocadas por, 605
  de orelha externa, 1080
    tratamento de, 1080
  faringite, 80q
    adenovírus, 87
    bronquiolite com, 1585-1586
    crupe com, 1580-1583, 1581f-1582f
    EBV, 87-88, 88f, 1577-1578, 1578f
    estreptocócica, 1578-1579
    HIV, 86-87
    pediátrica, 1577-1579, 1577f
    resfriado comum, 86
    VHS, 88, 88f
    vírus da gripe, 86
  labirintite, 1230-1231
  laringite, 489
  manifestações orais de, 148
  na rinossinusite aguda, 359, 361
  otite média e, 1554-1555, 1554f
  PANS com, 1186
  repentina, 1196
Infecções estreptocócicas b-hemolíticas do
  grupo não A, faringite causada por, 81-85
Infecções fúngicas saprófitas, 369
Infecções granulomatosas de glândulas
  salivares, 598-600, 599f
Infecções labirínticas, 1223
  adquiridas, 1228-1231
    meningogênicas, 1228-1229, 1229f
    otogênicas, 1229-1230, 1230f
    sifilíticas, 1231, 1231f
    virais, 1230-1231
  anatomia e fisiologia de base para,
    1224-1225, 1224f
  identificação de, 1223-1224, 1223q
  idiopáticas, 1231-1232
  perinatal não viral, 1227-1228
    sífilis congênita, 1227, 1228f
    toxoplasmose congênita, 1227-1228
  perinatal viral, 1225-1227
    CMV congênito, 1225-1226, 1226f
    infecção por VHS congênita, 1227
    síndrome de rubéola congênita,
      1226-1227
Infecções labirínticas meningogênicas,
  1228-1229
  bacterianas, 1228-1229
  não bacterianas, 1229, 1229f
Infecções labirínticas não virais perinatais
  sífilis congênita, 1227, 1228f
  toxoplasmose congênita, 1227-1228
Infecções labirínticas otogênicas, 1229-1230,
  1230f
Infecções labirínticas virais perinatais,
  1225-1227

CMV congênito, 1225-1226, 1226f
infecção congênita por VHS, 1227
síndrome de rubéola congênita,
  1226-1227
Infecções odontogênicas
  anatomia envolvida em, 91, 92t-93t, 93f
    espaços mandibulares, 94-95, 94f
    espaços maxilares, 91-94
  avaliação clínica de
    exame físico, 95-96, 95f
    história, 95
  avaliação laboratorial de
    estudos de imagem, 96-97, 96f
    exames de sangue, 96
  complicações de
    fasciíte necrosante, 101
    mediastinite, 101, 101f
    vascular, 101, 100f
  etiologia de, 90
  microbiologia de, 90-91, 91f, 91t
  na doença cardíaca, 143
  tratamento de
    cirúrgico, 98-101, 99f
    clínico, 97-98, 98q
Infecções parasitárias, das glândulas
  salivares, 600
Infecções por *Aspergillus*
  na rinossinusite fúngica, 314, 365-368,
    366f-367f
  na sinusite de imunodeficiência, 117-119,
    117f
Infecções respiratórias superiores (URI)
  otite média e, 1557-1558
  perda olfativa após, 297-302
Infectious Diseases Society of America
  (IDSA), diretrizes SBHGA de, 81
Inflamação
  da cavidade nasal, imagem de, 310-315,
    312f-314f
  dos seios paranasais, imagem de, 310-315,
    312f-314f
Infundíbulo, 305-306, 305f, 307f
  anatomia cirúrgica de, 385-386, 386f, 388f
Inibidores da bomba de prótons (PPI), para
  DRGE, 530-532
Inibidores da neuraminidase, 86
Inibidores de fosfodiesterase-5 (PDE-5),
  PANS com, 1188
Inibidores de HDAC. *Ver* Inibidores de
  histona deacetilase
Inibidores de PDE-5. *Ver* Inibidores de
  fosfodiesterase-5
Inibidores de tirosina cinase
  para melanoma, 562
Inibidores seletivos da recaptação da
  serotonina (ISRS), para enxaqueca, 1359
Injeção
  prega vocal. *Ver* Medialização de prega
    vocal por injeção
Injeção de Polytef®, para VFP, 1655
Input sensorial, no controle de fala, 447
Insônia, 170, 170q
  zumbido e, 1207
Instrumentos PRO. *Ver* Instrumentos de
  evolução relatados pelo paciente
Instrumentos. *Ver* notas
Insuficiência hepática, avaliação pré-
  operatória de, 17
Insuficiência renal, hiperparatiroidismo
  induzido por, 953
Insuficiência velofaríngea (IVF), 1520
Insuficiência vertebrobasilar, 1361
Integração de velocidade e posição, 1303,
  1304f

Integração sensorial, 1325
Intensificação de contraste de gadolínio, na
  RM, 34-36, 35f
Interferons (IFN)
  INF a-2b, para melanoma, 561
  para papilomatose recorrente de vias
    aéreas, 1668-1670, 1669t
  para PRR, 483
Interleucinas (IL)
  IL-2, para melanoma, 562
Intubação
  difícil. *Ver* Via aérea difícil
Intubação lacrimal, para DCR, 433, 433f
Intubação nasotraqueal. *Ver* IFO
  nasotraqueal acordada
Iodação, na glândula tireoide, 889
Iodo, hipotireoidismo causado por, 899
Iodo radioativo. *Ver* Iodo-131
Iodo-123 (I-123)
  diagnóstico por imagem com, 37
  varredura de neoplasma de glândula
    tireoide com, 913
Iodo-131 (I-131)
  diagnóstico por imagem com, 37
  para doença de Graves, 894-895
  para neoplasias de glândula tireoide, 930
  rastreamento de FL com, 421
Ipilimumabe, para melanoma, 561
IPP. *Ver* Infecção profunda do pescoço
Irmãos, otite média e, 1558
Irradiação, PANS com, 1190-1191
Irradiação estereotáxica CyberKnife, para
  tumores da base do crânio, 880-881
Irrigação com água quente, para epistaxe, 333
Irrigação do seio, com adenoidectomia, para
  rinossinusite crônica pediátrica, 1575
Irrigações com soluções salinas, para
  rinossinusite crônica, 352
IS. *Ver* Índice de sintoma
ISRS. *Ver* Inibidores seletivos da recaptação
  da serotonina
ISRSN. *Ver* Inibidores seletivos da recaptação
  de serotonina noradrenalina
Itraconazol
  para candidíase orofaríngea, 89
  para rinossinusite crônica, 350
  para rinossinusite fúngica alérgica, 372
  para rinossinusite fúngica invasiva, 368,
    368t
IVAS. *Ver* Infecções de vias aéreas superiores
IVF. *Ver* Insuficiência velofaríngea

J

Janelas de tecidos moles, TC, 30-31, 30f
Janelas ósseas, CT, 30-31, 30f
Janelas, TC, 30-31, 30f
JCIH. *Ver* Joint Committee on Infant
  Hearing
JGE. *Ver* Junção gastresofágica
JLNS. *Ver* Síndrome de Jervell e
  Lange-Nielsen
Joint Committee on Infant Hearing (JCIH),
  1542-1543
Junção gastresofágica (JGE), 517, 517f-518f

K

Karnofsky Performance Status Scale, 4, 4t
Kepivance®. *Ver* Palifermina
Kinerase®. *Ver* N6-furfuriladenina
Kit introdutor de traquesotomia percutânea
  Ciaglia Blue Rhino®, 24

Kit PercuTwist, 24
Klebsiella rhinoscleromatis, 489

L

Lábio(s), 691, 691f
  branco, 1506
  fenda. *Ver* Fenda labial
  lesões malignas de, tratamento cirúrgico de, 697-699, 698f-699f
  vermelho, 1506
Labirintectomia
  para doença de Ménière, 1348
Labirintite
  PANS com, 1186
Labirinto membranoso, anatomia de, 974-975, 974f, 1224-1225, 1224f
  abóbada cartilaginosa em, 251, 252f
Labrale inferius, em proporções faciais, 178q, 179f
Labrale superius, em proporções faciais, 178q, 179f
Lacerações de Mallory-Weiss, 517, 518f
Lactentes. *Ver* Pacientes pediátricos; Lactentes prematuros
Lagoftalmia, 1409
Lamela basal, 306, 308f
Lâmina papirácea, desvio medial ou deiscência de, 310
Lâmina reticular, 974, 974f
Laringe
  como órgão imunológico, 493-494
  disfagia em, 1691t, 1693-1694, 1693f
  distúrbios da mucosa das pregas vocais benignos. *Ver* Distúrbios benignos da mucosa das pregas vocais
  distúrbios saculares de, 478-482, 478f-480f
  exame de, para distúrbios da mucosa de pregas vocais benignos, 462-463, 462f-463f,
  exame físico de, 9-10, 9f
  fechamento da aleta epiglótica, para aspiração crônica, 499-500, 500f
  função de, 439, 439f
    anatomia envolvida em, 439-442, 440f-441f
    na fala, 445-447, 445q, 446f
    na respiração, 442-444, 443f-444f
  imagem de
    anatomia, lesões específicas do local e pseudotumores, 63-65, 62f-64f
    carcinoma, 757,758
    endoscopia. *Ver* Videoendoscopia da laringe e estroboscopia
    estroboscopia. *Ver* Videoendoscopia de laringe e estroboscopia
    IDAV, 448, 455-457, 456f
    iIBE, 448, 457, 457f-458f
    RM, 42, 63-65
    TC, 31f, 41, 63-65, 62f-64f
    tecnologias emergentes para, 458
  instilações para a inflamação da mucosa em, 464
  manifestações de doenças sistêmicas em
    actinomicose, 140
    amiloidose, 138, 138f
    artrite reumatoide, 139, 139f
    blastomicose, 140
    candidíase, 141
    coccidioidomicose, 140
    coqueluche, 139
    criptococose, 140
    granulomatose de Wegener, 136-137, 136f
    histoplasmose, 140
    pênfigo, 139, 139f
    policondrite recidivante, 137, 137f
    sarcoidose, 137-138, 138f
    tuberculose, 140
  neoplasias malignas de
    anatomia envolvida em, 744-748, 745f-748f, 746q
    biologia molecular de, 754, 814, 815f
    biomarcadores de, 814, 815f
    CEC. *Ver* CEC de laringe
    cirurgia conservadora para. *Ver* Avaliação diagnóstica de cirurgia conservadora de laríngea e exame minucioso de, 814-816
    classificação de, 748, 749q
    de comportamento incerto, 774-775
    embriologia e, 744-745
    estadiamento de, 745, 746q, 748-750, 749q, 750t, 816, 817f
    faringolaringectomia total. *Ver* Faringolaringectomia total
    imagem de, 757, 768
    laringectomia total para. *Ver* Laringectomia total
    lesões pré-malignas e CIS, 750-752, 750f, 751t
    melanoma da mucosa, 774
    metástases, 775
    MTL para. *Ver* Microcirurgia a *laser* transoral
    neoplasias hematolinfoides, 773-774
    quadro clínico de, 814
    quimioprevenção de, 752-753
    radioterapia para, 765-768, 765f-766f, 768f, 813-814, 813f-814f, 816-829, 818f, 819t-820t, 823f, 823t-824t, 825f, 826t-827t, 1657
    sarcomas, 773
    tumores do tipo glândula salivar, 771-772
    tumores incomuns, 771-775
    tumores secundários, 775
  neoplasias mesenquimatosas benignas de, 482
    neoplasias adiposas, 486
    neoplasias cartilaginosas, 486
    neoplasias glandulares, 486
    neoplasias musculares, 483
    neoplasias neurais, 486
    neoplasias vasculares, 485
    tumores epiteliais, 482-485, 482f, 484f
  terapia cirúrgica de. *Ver* Microcirurgia de prega vocal
Laringectomia
  hipotireoidismo após, 807, 899
  para aspiração crônica, 497-498, 498f
  para CEC de glote inicial, 758-759
  para CEC supraglótico, 761-763, 761f
  para neoplasias de hipofaringe e esôfago cervical, 734t, 739, 739f
  parcial. *Ver* Laringectomia parcial
  reabilitação vocal e de fala após, 807
  alaríngea. *Ver* Voz e fala alaríngeas
  total. *Ver* Laringectomia total
Laringectomia parcial
  horizontal. *Ver* Laringectomia parcial horizontal
  para CEC glótico inicial, 758-759
  vertical. *Ver* Laringectomia parcial vertical
Laringectomia supraglótica aberta (LSGA), para CEC supraglótica, 761-763, 761f
Laringectomia total
  para neoplasias de hipofaringe e de esôfago cervical, 734t, 739, 739f
  para neoplasias laríngeas
    complicações de, 806-807
    desenvolvimento histórico de, 797-798
    indicações para, 798-799
    seleção dos pacientes e exame minucioso para, 799
    técnica de ressecção para, 799-803, 800f-801f, 803f803f-804f
    técnicas de reparação e reconstrução para, 803-806, 805f
    tratamento pós-operatório de, 806-807
Laringite
  aguda. *Ver* Laringite aguda
  crônica. *Ver* Laringite crônica
  doenças autoimunes associadas a, 492-493, 492f
  doenças inflamatórias sistêmicas associadas a, 493, 493f
  não infecciosa, 491-492, 492f
  refluxo, 491-492, 492f, 531-532
  significância de, 488
Laringite aguda
  bacteriana, 489
  fonotraumatismo, 488-489, 489f
  fúngica, 489-490, 490f
  viral, 489
Laringite crônica
  bacteriana, 490
  fúngica, 490-491
  micobacteriana, 491, 491f
Laringite de refluxo, 491-492, 492f, 531-532
Laringite micobacteriana, 491, 491f
Laringocele, 478-482, 478f-480f
  imagem de, 64, 63f
  pediátrica, 1592
Laringofaringite, refluxo ácido, tratamento de, 464, 463f
Laringofissura, para estenose de laringe, 1683-1684, 1684f
Laringomalácia (LM)
  disfagia e, 1694
Laringoplastia
  vertical, para aspiração crônica, 500-501, 501f
Laringoplastia vertical, para aspiração crônica, 500-501, 501f
Laringoscopia
  de estenose de laringe, 1681
  fibra óptica flexível. *Ver* Laringoscopia de fibra óptica flexível
  para distúrbios da mucosa das pregas vocais benignos, 463
  para SAOS, 159, 159f-160f
Laringospasmo paroxístico recorrente, 442
Laringotraqueobronquite. *Ver* Crupe
Laser de CO$_2$. *Ver Laser* de dióxido de carbono
Laser de corante pulsado (LCP)
  para papilomatose respiratória recorrente, 1667
Laser de dióxido de carbono (CO$_2$)
  para papilomatose recorrente das vias aéreas, 1667
  supraglotoplastia com, para SAOS pediátrica, 1498
Laser de Nd:YAG. *Ver Laser* de neodímio: ítrio-alumínio-granada
Laser de neodímio: ítrio-alumínio-granada (Nd: YAG)
Laser de potássio-titânio-fosfato (KTP)
  para papilomatose respiratória recorrente, 1667
Laser Er:YAG. *Ver* Érbio-ítrio-alumínio-granada
Laser KTP. *Ver Laser* de potássio-titanil-fosfato
Lasers cirúrgicos. *Ver* Cirurgia a *laser*
Lasers CW de onda contínua (LOC). *Ver Lasers* de onda contínua
Lasers de onda contínua (LOC),
Lateral do seio, 306, 308f
LDF. *Ver* Limiar de detecção de fala

ÍNDICE i27

LEAESP. *Ver* Ligadura da artéria esfenopalatina endoscópica
Lei de Alexander, 1306, 1305f, 1318-1320, 1319f
Leiomiossarcoma, do pescoço, 851
Lemnisco lateral
　anatomia de, 977f, 978
　fisiologia de, 989
Lentigo maligno (LM), 551-552
Lepra, 491
Lesão induzida por dármacos, de esôfago, 537, 537q
Lesão vibratória, das pregas vocais, 459
Lesões congênitas, das glândulas salivares, 616-617, 616f-617f
Lesões de fluxo rápido, 1592
Lesões do seio cavernoso, 1473
Lesões e massas. *Ver também* Lesões e massas específicas; localizações específicas
　associadas a imunodeficiência, abordagem de diagnóstico para, 116-117, 115q
　imagem de
　　base do crânio, 72-75, 73f-74f
　　cavidade nasal, 72, 71f, 315-322, 315f-322f, 316t
　　cavidade oral, 57-58, 56f-57f
　　complexo ostiomeatal, 69f-70f, 72
　　espaço carotídeo, 51-53, 51f-52f
　　espaço da mucosa da faringe, 49-50, 48f-49f
　　espaço da mucosa hipofaríngea, 62, 62f
　　espaço da parótida, 50-51, 50f
　　espaço mastigatório, 53-56, 53f-55f
　　espaço parafaríngeo, 48-49
　　espaço pré-vertebral, 56-57, 62, 61f
　　espaço retrofaríngeo, 56, 55f, 62, 61f
　　espaço sublingual, 58, 57f-58f
　　espaço submandibular, 58, 58f
　　espaço visceral, 63
　　espaços cervicais, 62, 62f
　　glândula tireoide, 65, 64f-65f
　　glândulas paratireoides, 65, 65f
　　laringe, 63-65, 62f-64f
　　linfadenopatia, 65-69, 66f-68f
　　nariz, 70
　　osso temporal, 75-77, 74f-76f
　　pescoço infra-hióideo, 59, 59f-60f
　　pescoço supra-hióideo, 44-48, 46f-47f
　　seios paranasais, 70-72, 69f, 315-322, 315f-322f, 316t, 566-568, 567f, 569f-570f
　　traumatismo facial, 72, 71f-72f
　PANS com, 1193-1194, 1193f-1194f
　　aguda, 1197
　perda olfativa devido a, 298
　tratamento endovascular de. *Ver* Tratamento endovascular
Lesões epidérmicas
　do ângulo pontocerebelar, 1059, 1059f
Lesões esofágicas cáusticas, 539, 539f, 539t
Lesões malignas
　do ápice petroso, imagem de, 1055-1056, 1056f-1057f
Lesões malignas que definem a AIDS (ADM), 107-109
Lesões malignas subglóticas
　quadro clínico da, 814
　tratamento de, 764-765, 765f
　　radioterapia, 764-765, 826-827
Lesões malignas supraglóticas
　quadro clínico de, 814
　tratamento de
　　pescoço, 764
　　radioterapia, 761-764, 824-826, 826t-827t

tumor primário avançado, 763-764
tumor primário inicial, 761-763, 761f
Lesões malignas. *Ver* Câncer
Lesões metacrônicas, nas lesões malignas da cavidade oral, 696-697
Lesões mucosas
　fibrose submucosa, 655-656
　leucoedema 648-649, 649f
　leucoplasia oral, 649-652, 650f-652f
　leucoplasia pilosa oral, 126, 125f, 652-653, 653f
　líquen plano oral, 150, 653-655, 654f-655f
　máculas melanóticas, 668-669, 669f, 669t
　melanoma, 669-670, 670f
　pigmentadas, 668
　tatuagem por amálgama, 670, 671f
　vermelhas/brancas, 648
　　candidíase orofaríngea, 125, 124f, 148, 656-658, 656q-657q, 657f-658f
　　fibrose submucosa, 655-656
　　leucoedema, 648-649, 649f
　　leucoplasia orofaríngea, 649-652, 650f-652f
　　leucoplasia pilosa oral, 126, 125f, 652-653, 653f
　　líquen plano oral, 150, 653-655, 654f-655f
　　xantoma verruciforme, 656
　vesiculares e ulcerativas
　　eritema multiforme, 150, 666-667, 667f
　　estomatite aftosa recorrente, 126f, 664-666, 665q, 665f-666f, 666t, 682, 682f
　　granuloma traumático, 667, 668f
　　pênfigo vulgar, 150, 658-660, 659f-660f
　　penfigoide, 150, 660-661, 660f-662f, 661q
　　VHS, 126, 148, 662-664, 662f-664f, 666t
　fibrose submucosa, 655-656
　leucoedema, 648-649, 649f
　leucoplasia oral, 649-652, 650f-652f
　leucoplasia pilosa oral, 126, 125f, 652-653, 653f
　líquen plano oral, 150, 653-655, 654f-655f
　xantoma verruciforme, 656
Lesões pigmentadas de mucosa, 668
　máculas melanóticas, 668-669, 669f, 669t
　melanoma, 669-670, 670f
　tatuagem por amálgama, 670, 671f
Lesões síncronas, em doenças malignas da cavidade oral, 696-697
Lesões vesiculobolhosas, mucosas
　eritema multiforme, 150, 666-667, 667f
　estomatite recidivante aftosa, 126f, 664-666, 665q, 665f-666f, 666t, 682, 682f
　granuloma traumático, 667, 668f
　HSV, 126, 148, 662-664, 662f-664f, 666t
　pênfigo vulgar, 150, 658-660, 659f-660f
　penfigoide, 150, 660-661, 660f-662f, 661q
Leucemia
　manifestações orais de, 152-153
　manifestações otológicas de, 1173-1174, 1173f-1174f
　otorreia com, 1250
Leucoedema 648-649, 649f
Leucoplaquia fina, 650, 651f
Leucoplasia. *Ver* Leucoplasia pilosa oral; Leucoplasia oral
Leucoplasia oral, 649-652, 650f-652f
Leucoplasia pilosa oral (LPO), 126, 125f, 652-653, 653f
Leucoplasia verrucosa proliferativa, 650-651, 651f

Levofloxacino, para rinossinusite bacteriana aguda, 361
Levotiroxina (T_4)
　após cirurgia da glândula tireoide, 929
　para hipotireoidismo, 901
LFF. *Ver* Laringoscopia flexível por fibra óptica
Lidocaína
　ESS para rinossinusite crônica, 398
Ligação arterial, por epistaxe, 330-332, 330f-331f
Ligação da artéria carótida, por epistaxe, 330
Ligações de ponta, 983-985, 986f
Ligadura da artéria carótida externa, para epistaxe, 330
Ligadura da artéria esfenopalatina, para epistaxe, 330-332, 330f-331f
Ligadura da artéria maxilar, para epistaxe, 330
Ligadura endoscópica da artéria esfenopalatina (LEAESP) para epistaxe, 330-332, 330f-331f
Ligamento do canto do olho, reparação de, 210-211, 211f
Ligamento estilo-hióideo, a partir do segundo arco branquial, 1482f, 1483
Limiar de detecção de fala (LDF), 1015-1016
Limiar de recepção da fala (LRF), 1015-1016
Linfadenectomia cervical. *Ver* Dissecção cervical
Linfadenopatia
　bacteriana. *Ver* Linfadenopatia bacteriana
　imagem de
　　anatomia e classificação para, 65-67
　　cervical, 40, 40f, 42
　　metastática, 43
　　normal em comparação com nódulos patológicos, 67-69, 66f-68f
　induzida por medicamentos, 1595
　viral. *Ver* Linfadenopatia viral
Linfadenopatia bacteriana
　doença da arranhadura do gato, 1593-1594, 1594f
　infecção por micobactérias, 1594
　pediátrica, 1593-1594
　supurativa, 1593, 1594f
　toxoplasmose, 1594
Linfadenopatia metastática, ultrassom de, 43
Linfadenopatia reativa, pediátrica, 1593
Linfadenopatia viral, pediátrica, 1593
Linfangioma. *Ver também* Malformações linfáticas
　de espaço cervical, imagem de, 62, 62f
　de espaço mastigatório, imagem de, 54, 53f
Linfáticos
　da cavidade oral, 689-692, 689f-692f
Linfócitos granulares grandes. *Ver* Células *natural killers*
Linfoma
　associado a imunodeficiência, 112-114
　da laringe, 774
　de glândulas salivares, 639, 638f
　do pescoço, 852
　　altamente agressivo, 862
　　anel de Waldeyer, 864
　　de células do manto, 861
　　epidemiologia de, 854-855
　　glândula salivar, 863
　　Hodgkin, 854-855, 858-859, 858t
　　não Hodgkin, 854-855, 859-861
　　quadro clínico de, 855-856, 855f

seios paranasais e cavidade nasal, 863
técnicas de biópsia e manuseamento de amostras para, 856-857, 856q
tireoide, 862-863
Hodgkin. *Ver* Linfoma de Hodgkin
maligno. *Ver* Linfomas malignos
manifestações nasais de, 132-133
manifestações otológicas de, 1174, 1174f
não Hodgkin. *Ver* Linfoma não Hodgkin
tireoide, 862-863, 920-921
Linfoma de Burkitt, do pescoço, 862
Linfoma de célula T, manifestações nasais de, 132-133
Linfoma de células do manto (CLCM), de pescoço, 861
Linfoma de Hodgkin (LH), 1595, 1595f
associado a imunodeficiência, 114
classificação de, 1616, 1616q
do pescoço, 854-855, 858-859, 858t
estadiamento de Ann Arbor para, 1616, 1616q
histopatologia de, 1618, 1618f
não Hodgkin em comparação com, 1616, 1616t
tratamento de, 1617
Linfoma linfoblástico, de pescoço, 862
Linfoma não Hodgkin (LNH), 1595
associado a imunodeficiência, 112-114
da cavidade oral, imagem de, 57f
da laringe, 774
do espaço da mucosa faríngea, imagem de, 50, 49f
do pescoço, 854-855, 859-861
histopatologia de, 1618-1620, 1619q, 1619t
Hodgkin em comparação com, 1616, 1616t
relacionado com AIDS, 112-114
tratamento de, 1617-1618
Linfoma não Hodgkin crônico, de pescoço, 860-861
Linfoma não Hodgkin difuso de células B grandes (LNHCBG), do pescoço, 859-860
Linfomas malignos, 1595, 1595f
apresentação e avaliação de, 1616-1617, 1616q, 1617t
histopatologia de, 1618-1620
tratamento de, 1617-1618
Linfonodos
cervicais. *Ver* Linfonodos cervicais
do pescoço, 866, 866f
exame físico de, 10-11, 11f
metástase para. *Ver* Metástase em nódulo no pescoço
regiões, 10-11, 11f
envolvimento de carcinoma da laringe de, 755-756, 756f, 760-761, 764-767, 765f, 816
envolvimento de lesão de processo alveolar da maxila, 700
envolvimento de melanoma de, 554t-555t, 555-556, 555q
tratamento cirúrgico de, 557-560, 557q, 558f
neoplasias de glândula tireoide envolvendo, 923
neoplasias de glândulas salivares envolvendo, 644-645
neoplasias de hipofaringe e esôfago cervical envolvendo, 741-742, 816
neoplasias malignas da cavidade oral envolvendo, 709, 709f
Linfonodos cervicais
anatomia e de classificação para, 65-67
CT de, 40, 40f
em CEC de laringe, 755-756, 756f, 760-761, 764-767, 765f

imagiologia de, normal em comparação com nódulos patológicos, 67-69, 66f-68f
metástase para. *Ver* Metástase de nódulo no pescoço
RM de, 42
Língua
anatomia de, 691, 692f
desenvolvimento de, 1485, 1487f
lesões malignas de, tratamento cirúrgico de, 700-702, 700f-701f
Linha de Ohngren, 568, 570f
Linhas de tensão da pele relaxadas (LTPR), 178, 182f
Lipídeos, efeitos do hipotireoidismo sobre, 900
Lipoadenoma, das glândulas salivares, 615, 615f
Lipoaspiração facial. *Ver* Lipoaspiração submental
Lipoatrofia facial associada ao HIV, 127-128, 127f
Lipoma atípico, do pescoço, 851
Lipomas, 1595
da cavidade oral, 684
da fossa posterior, 1060f
da glândula parótida, 608-609, 609f
da laringe, 486
do pescoço, 845
atípico, 851
Lipossarcoma
do pescoço, 851
laríngeo, 773
Líquen plano
manifestações orais de, 150
oral, 150, 653-655, 654f-655f
Líquen plano atrófico, 654, 654f
Líquen plano erosivo, 654, 654f
LM. *Ver* Laringomalácia; Lentigo maligno
LNH (linfoma não Hodgkin) relacionado com AIDS, 112-114
LNHCBG. *Ver* Linfoma não Hodgkin difuso de células B grandes
Lóbulo, 217-218
Lothrop endoscópico modificado. *Ver* Procedimento Draf III
LPO. *Ver* Leucoplasia pilosa oral
Lúpus eritematoso sistêmico (LES)
manifestações orais de, 148
Luxação, da ATM, 674

M

Macroglobulinemia de Waldenström, PANS com, 1192
Macroglossia
disfagia e, 1693
Macrolídeos
para rinossinusite crônica, 347, 348t, 349
ototoxicidade com, 1234
Máculas melanóticas, 668-669, 669f, 669t.
Malformação de Chiari, 1366, 1366f
Malformação de Mondini, imagem de, 77, 75f
Malformações arteriovenosas (MAV), 1610, 1612f
das glândulas salivares, 617
de cabeça e pescoço e cervicais (MAV), 843-844
Malformações capilares, 1612, 1612f-1613f
Malformações da linha germinativa, de nariz, 1539
Malformações de Arnold-Chiari, SAOS pediátrica e, condições predisponentes para, 1493
Malformações linfáticas, 1606-1608

avaliação clínica e comportamento, 1607, 1608f
avaliação diagnóstica de, 1606-1607
cirurgia para, 1609, 1609f
condições associadas, 1607-1608, 1608f
da doença de glândula salivar em crianças, 1647, 1647f
de glândulas salivares, 617
escleroterapia para, 1608-1609
macrocística, 1590
opções de tratamento para, 1608-1609, 1609f
pediátrica, 1590-1591, 1591f
Malformações mesodermais, do nariz, 1539
Malformações vasculares, 1606-1610
classificação de, 1598, 1598q, 1599f
de glândulas salivares, 617
escleroterapia para, 1608-1609
cirurgia para, 1609, 1609f
opções de tratamento para, 1608-1609, 1609f
malformações arteriovenosas, 1610, 1610f
malformações capilares, 1612, 1612f-1613f
malformações linfáticas, 1606-1608
avaliação clínica e comportamento, 1607, 1608f
avaliação diagnóstica de, 1606-1607
condições associadas, 1607-1608, 1608f
malformações venosas, 1610, 1611f
pediátricas, 1592
Malformações venolinfáticas combinadas, 1590
Malformações venosas, 1610, 1611f
de glândulas salivares, 617
Mandíbula
a partir do primeiro arco branquial, 1482-1483, 1482f
abordagem cirúrgica para, 203, 203f
anatomia de, 195
biomecânica de, 205-206, 206f
fraturas de, 195
classificação de, 200
edêntulos, 213
reparo de, 206-208, 207f, 211-213, 212f
lesões malignas de, tratamento cirúrgico de, 699-700, 699f-700f
Mandibulectomia
para doenças malignas da cavidade oral, 699-700, 699f-700f, 702-703, 702f-703f, 707-708, 707f-708f, 708t
Mandibulotomia, para remoção de lesão maligna, 700-701, 701f
Manifestações otológicas, de doença sistêmica, 1165, 1166q
AIDS, 1182
da doença de Lyme, 1170
da doença micótica, 1170-1172, 1172f
de doença de inclusão citomegálica, 1172, 1172f
de granulomatose de Wegener, 1168-1169, 1169f
de histiocitose de células de Langerhans, 1166, 1166f-1167f
de sarcoidose, 1169-1170, 1169f
de sífilis, 1170, 1170f
de tuberculose, 1167-1168, 1168f
displasia fibrosa, 1177-1178, 1177f-1178f
distúrbios de imunodeficiência, 1181-1182
doença de Paget, 1175-1176, 1175f-1176f
esclerose múltipla, 1181
gota, 1180
leucemia, 1173-1174, 1173f-1174f
linfoma, 1174, 1174f
mieloma múltiplo, 1172-1173, 1173f
mucopolissacaridoses, 1180
neoplasias metastáticas, 1174, 1174f-1175f

ocronose, 1180
osteíte fibrosa cística, 1178
osteogênese imperfeita, 1176-1177, 1176f-1177f
osteopetroses, 1178, 1179f
síndrome de Susac, 1181
Manobra de Epley, para VPPB, 1340-1341, 1340f
Manobra de Müller, 159, 159f-160f
Manobra de Semont, para VPPB, 1340-1341
Manobras de reposicionamento, 1372
Manometria
 esofágica, 517-519, 518f-519f, 519t
MAP. Ver Meningoencefalite amebiana primária
Marcadores
 das neoplasias da hipofaringe, 814, 815f
 de doenças malignas da laringe, 814, 815f
 de doenças malignas das glândulas salivares, 641-642
 de fístula liquórica, 420-421
 de melanoma, 560
 de neoplasias da glândula tireoide, 908
 do prognóstico de CEC de laringe, 769
Marcadores, FL, 421, 421f-422f
Marcadores químicos. Ver Marcadores
Marcos anatômicos e pontos de referência, na análise facial, 178
 cefalométricos, 178q, 180f
 plano horizontal de Frankfurt, 178, 180f
 tecido mole, 178q, 179f
Margens cirúrgicas, para melanoma, 556-557, 557t
 transoral. Ver Cirurgia robótica transoral
Marsupialização, para DCR, 433, 433f
Martelo, na otosclerose, 1132
Mascaramento, para audiologia, 1016
MASH. Ver Multiple-Activity Scale for Hyperacusis
Massa cervical pediátrica
 diagnóstico cirúrgico para, 1589
 diagnóstico diferencial de, 1587, 1588f
 estudos laboratoriais de, 1589
 estudos radiológicos para, 1589
 exame físico para, 1587-1589
 história para, 1587
 massas adquiridas, 1593-1595
  doença de Kawasaki, 1594-1595
  histiocitose sinusal, 1595
  infecções fúngicas, 1594
  linfadenopatia bacteriana, 1593-1594
  linfadenopatia induzida por medicamentos, 1595
  linfadenopatia viral, 1593
  sarcoidose, 1595
  sialadenite, 1594
 massas congênitas e malformações, 1589-1593
  cistos de fenda branquial, 1589, 1589f-1590f
  cistos dermoides, 1591-1592, 1592f
  cistos do ducto tireoglosso, 1589-1590, 1590f
  cistos tímicos, 1592
  hemangiomas, 1591, 1591f
  laringoceles, 1592
  malformações linfáticas, 1590-1591, 1591f
  malformações vasculares, 1592
  teratomas, 1591, 1592f
  tumores do esternocleidomastóideo da infância, 1592-1593, 1593f
 neoplasias benignas, 1595
  adenomas da tireoide, 1595

adenomas pleomórficos, 1595, 1647-1648
lipomas, 1595
neurofibromas, 1595
neoplasias malignas, 1595-1596
 carcinoma da nasofaringe, 1596
 carcinoma da tireoide, 1596
 linfomas, 1595, 1595f
 neoplasias malignas de glândulas salivares, 1596
 neuroblastomas, 1596
 rabdomiossarcomas, 1596
Massas cervicais, 11
 abordagem de diagnóstico para, 116-117, 115q
 anatomia envolvida em, 831
 avaliação de diagnóstico de, 836-837
 etiologias congênitas de, 832-833, 832f-833f
 etiologias inflamatórias/infecciosas de, 833-834
 etiologias neoplásicas de, 834-835, 834f
 história e exame físico para, 830-831
 lesões benignas de espaço parafaríngeo, 845, 846f
 lesões metastáticas
  de primário desconhecido, 845-847, 846f
  distantes, 847
  melanoma, 847
  regional, 847
  regional oculto, 834-835
 lipomas, 845
 localização compartimental de, 835, 835t
 neoplasias vasculares benignas
  epidemiologia de, 837-838
  MAV, 843-844
  nomenclatura de, 837
  patologia de, 837
  PGL de carótida, 838-842, 838q, 840f, 842f
  PGL vagais, 842-843, 843f
 neoplasmas benignos de nervos periféricos
  neurofibroma, 844-845, 844f
  schwannomas, 844, 844f
 pediátricas. Ver Massa cervical pediátrica
 PET de, 831, 837
 RM de, 831, 836-837
 TC de, 831, 836
 testes de diagnóstico de, 831-832
 tumores malignos primários
  carcinoma que surge dentro do cisto do ducto tiroglosso, 852
  CEC proveniente de cisto da fenda branquial, 852
  fibroso solitário, 852
  neoplasias do espaço parafaríngeo, 847
  sarcomas, 847-852, 847q-848q, 848t, 849f, 850t
 ultrassom de, 837
Massas cervicais congênitas, 832-833, 832f-833f
Massas congênitas e malformações, pediátricas, 1589-1593
 cistos de fenda branquial, 1589, 1589f-1590f
 cistos dermoides, 1591-1592, 1592f
 cistos do ducto tireoglosso, 1589-1590, 1590f
 cistos tímicos, 1592
 hemangiomas, 1591, 1591f
 laringoceles, 1592
 malformações linfáticas, 1590-1591, 1591f
 malformações vasculares, 1592

teratomas, 1591, 1592f
tumores esternocleidomastóideos da infância, 1592-1593, 1593f
Massas. Ver Lesões e massas
Mastigação, a partir do primeiro arco branquial, 1483
Mastoide
 anatomia óssea de, 1424f, 1425
 otorreia em, 1247, 1247q
Mastoidectomia, 1114
 aberta, 1115q, 1116
  comparação de, 1119-1120
  indicações para, 1120, 1120f
  obliteração da mastoide após, 1120-1121
  procedimento para, 1118-1119, 1119f
 acima da parede do canal, 1115q, 1116
 anatomia para, 1115, 1115f
 complicações com, 1123-1124
  dura-máter, 1123
  fístula do canal semicircular horizontal, 1123-1124
  lesão de seio sigmoide e do bulbo jugular, 1124
  nervo facial, 1124
 história de, 1114
 indicações para, 1120, 1120f
 modificada radical, 1115q, 1116
 nomenclatura para, 1115-1116, 1115q
 obliteração da mastoide, 1115q, 1116
  aberta, após, 1120-1121
 otoendoscopia, 1122, 1123f
 para implante coclear, 1261f, 1262
 para ressecção do osso temporal, 1454-1455, 1454f
 procedimento cirúrgico para, 1116-1119, 1116f-1117f
  epitímpano, 1118, 1119f
  nervo facial, 1117-1118, 1117f
  recesso facial, 1117f-1118f, 1118
 radical, 1115q, 1116
 retrógrada, 1123, 1123f
 revisão, 1121-1122, 1121f-1122f
 simples, 1115q, 1116
Mastoidectomia aberta, 1115q, 1116
 comparação com a mastoidectomia fechada, 1119-1120
 obliteração da mastoide após, 1120-1121
 procedimento para, 1118-1119, 1119f
Mastoidectomia de revisão, 1121-1122, 1121f-1122f
Mastoidectomia fechada, 1115q, 1116
Mastoidectomia radical, 1115q, 1116
Mastoidectomia radical modificada, 1115q, 1116
Mastoidectomia retrógrada, 1123, 1123f
Mastoidectomia simples, 1115q, 1116
Material de enxerto, para rinoplastia de revisão
MAV. Ver Malformações arteriovenosas
Maxila
 anatomia de, 192f-193f, 193-195
 fraturas de, 197
 reparo de, 208-210, 209f
 lesões malignas de, tratamento cirúrgico de, 699-700, 699f-700f
Maxilar swing, para carcinoma de nasofaringe, 724, 724f
Maxilectomia
 para carcinoma nasofaríngeo, 724, 724f
 para neoplasias malignas do palato duro, 705-706, 705f-706f
 para neoplasias malignas dos seios paranasais, 573-577, 575f-577f
  endoscópica, 584, 584f

Maxilectomia medial
  para carcinoma nasofaríngeo, 724, 724f
  para neoplasias malignas dos seios
    paranasais, 573, 575f
    endoscópica, 584, 584f
Maxilectomia parcial, para neoplasias
    malignas dos seios paranasais,
    endoscópica, 584, 584f
Maxilectomia subtotal, para neoplasias
    malignas dos seios paranasais, 573-577,
    575f-577f
Maxilectomia total, para neoplasias malignas
    dos seios paranasais, 573-577, 575f-577f
Meato inferior, 304
Meato médio, 304, 305f
Meato superior, 304
Média de Kalman, 1042
Medialização da prega vocal por injeção,
    para aspiração crônica, 497
Mediastinite, infecções odontogênicas e
    cervicais profundas com, 101, 101f
Medicamentos
  disfunção olfativa causada por, 300, 299t
  lesão esofágica causada por, 537, 537q
  sequelas orais de, 143, 144t
Medicamentos antitireoide, 890-891, 890t
Medicamentos fibrinolíticos. *Ver*
    Medicamentos trombolíticos/
    fibrinolíticos
Medicamentos trombolíticos/fibrinolíticos
    sequelas orais de, 152
Medicina nuclear
  diagnóstico por imagem com, 36-39, 38f
  imagem de glândula salivar com, 611
  imagem de radionuclídeos. *Ver* Imagem
    de radionuclídeos
Medida de desempenho. *Ver* Medida de
    desempenho baseada em evidências
Medida de tireoglobluina sérica, 892
Medida de tireotropina sérica, 891-892, 892f
Medidas de diminuição do reflexo acústico,
    1018, 1128, 1128f
Medidas de saída vocais, avaliação de
    distúrbio benigno da mucosa da prega
    vocal com, 463
Meio ambiente
  carcinoma da nasofaringe e, 719
  otite média e, 1557-1558
    tratamento de, 1558-1559
Melanoma
  acompanhamento/vigilância para, 562
  associada a imunodeficiência, 111
  classificação de, 551-552, 552f
  da laringe, 774
  de origem primária desconhecida, 552
  dos seios paranasais, 566, 568, 570t
  epidemiologia de, 551
  estadiamento de, 553-556, 553t-555t,
    554q-555q, 560
  etiologia de, 551, 551q
  fatores de risco para, 551, 551q
  fatores prognósticos de, 553-556,
    554t-555t, 555q
  imunoterapia para, 561-562
  investigação diagnóstica para, 552-553,
    553t, 554q
  metástases cervicais a partir de, 847
  mucosa oral, 669-670, 670f
  quimioterapia para, 561
  radioterapia para, 561
  tratamento cirúrgico de doença
    metastática para, 560
  tratamento cirúrgico do linfonodo para
    BLNS, 557-560, 557q, 558f
      DTLN (dissecção terapêutica de
        linfonodos), 557

  tratamento cirúrgico do tumor primário
    para
    fechamento e reconstrução, 557
    incisão local ampla (ILA) e margens
      cirúrgicas, 556-557, 557t
Melanoma cutâneo. *Ver* Melanoma
Melanoma da mucosa
  da laringe, 774
  dos seios paranasais, 566, 568, 570t
Melanoma desmoplásico (MD), 552, 552f
Melanoma expansivo superficial, 551
Melanoma lentiginoso maligno (MLM),
  551-552, 556-557
Melanoma maligno. *Ver* Melanoma
Melanoma nodular, 551
Membrana da janela redonda (MJR)
  implante coclear em, 1262-1263
Membrana laríngea
  congênita, 1676, 1677f
    tratamento de, 1686-1687
  disfagia e, 1694
  tratamento cirúrgico de, 1655-1656, 1655f
Membrana nasobuccal, erros de
    desenvolvimento de, 1530
Membrana otoconial, aceleração linear e
    inclinação em, 1289
Membrana tectorial, 974
Membrana timpânica (MT)
  a partir da primeira bolsa faríngea, 1483,
    1484f
  anatomia de, 966f-967f, 967
  exame físico de, 6, 6f
  fisiologia de, 982, 982f
  otorreia em, 1247, 1247q
  perfuração de
    após a cirurgia de otosclerose, 1133
    em cirurgia de otosclerose, 1132
    fenda palatina e, 1516
Membranas traqueais
MEN-1. *Ver* Neoplasia endócrina múltipla
  tipo 1
MEN-2A. *Ver* Neoplasia endócrina múltipla
  tipo 2A
Meningiomas, 1058-1059, 1059f
  testes audiovestibulares, 2752
Meningite
  associada a imunodeficiência, 121-123
  com otite média, 1569
  implante coclear e, 1265
    vacinação para, 1260, 1260q
  infecções labirínticas e, 1228-1229
  PANS súbito com, 1196
  parasitária, 1229
  rinoliquorreia e, 426-427
Meningite criptocócica, associada a
    imunodeficiência, 121-123
Meningite parasitária, 1229
Meningocele, 1530-1530
Meningoencefalite amebiana primária
    (MAP), 1229
Meningoencefalocele, 419, 422, 423f,
    1530-1530
Menopausa, saúde oral em, 153
Mento, em proporções faciais, 178, 178q,
    179f, 181f
Metadona
  ototoxicidade com, 1244
Metástase de nódulo cervical, 865-866
  anatomia envolvida em, 866, 866f
  estadiamento de, 866-873, 867t
  incidência e distribuição de, 867-871,
    868f-870f, 870t
  indicações de radioterapia/
    radioquimioterapia pós-operatória
    em, 877, 877t

    indicações para o dissecção do pescoço
      pós-operatória em, 877-878
    radioterapia de
      complicações após, 878-879
      delineação do volume alvo clínico para,
        873, 874f
      indicações para pós-operatório, 877,
        877t
      para controle de N1 a N3 de pescoço,
        875-876, 876t
      para controle em pacientes HPV-
        positivos, 876
      para doença recorrente, 879
      para o controle de linfonodos negativos
        no pescoço, 874-875, 875t
      seleção de volume-alvo para, 871-873,
        871t-873t
      técnicas para, 873-874, 875f
Metástase em trânsito, no melanoma,
    555-556
Metástase satélite, em melanoma, 555-556
Metimazol
  para doença de Graves, 894
Método FUE. *Ver* Método de extração de
    unidade folicular
Métodos de supressão de gordura, por RM,
    35-36, 35f
Metotrexato
  para doenças malignas da cavidade oral,
    711
  para granulomatose de Wegener, 130
  para PRR, 483
  para sarcoidose, 131
Metronidazol, para infecções odontogênicas
    e do pescoço profundas, 97-98, 98q
Miastenia grave, manifestações orais de, 151
Micetoma, 369
Micobactérias atípicas, com doença de
    glândula salivar em crianças, 1643-1644,
    1644f, 1644t
Micobactérias não tuberculosas (MNT)
  de glândulas salivares, 598-599, 599f
Micofenolato de mofetila
  para granulomatose de Wegener, 130
Microcirurgia a *laser* transoral (MLT)
  para CEC glótico inicial, 759
  para CEC supraglótico, 761-763
  para neoplasias de hipofaringe e esôfago
    cervical, 734t, 738-739
Microcirurgia de prega vocal
  para a polipose difusa bilateral, 475, 474f
  para distúrbios mucosos benignos das
    pregas vocais, 464-465, 465f
  cistos intracordais, 472
  ectasia capilar, 468, 468f
  fenda glótica, 472-473, 473f
  hemorragia e pólipo hemorrágico
    unilateral, 469, 469f-470f
  nódulos vocais, 466, 467f, 467t
Microfonismo coclear (MC) de 1036, 1037f
Micrognatia
  disfagia e, 1693
Microssomia craniofacial, estruturas do arco
    branquial e, 1484
Miectomia seletiva, para o tratamento de
    sincinesia, 1422
Mieloma múltiplo, 1172-1173
  manifestações otológicas de, 1173, 1173f
Miniplacas, para reparo de fraturas
    mandibulares, 212-213
Minociclina, para disfunção olfativa, 302
Mioepitelioma, das glândulas salivares, 612,
    613f
Miotomia, para acalasia, 524-525
Miotomia de hioide (MH), para SAOS, 167,
    168f

Miringite, 1077
　terapia tópica para, 1077
Miringite bolhosa, 1067, 1067f
Miringite granular, 1077
Miringotomia
　para a perda de audição infantil, 1547
　para OMA recorrente, 1562
　para OME, 1563
Miringotomia com inserção de tubo de ventilação (M&T)
　acompanhamento pós-cirúrgico para, 1566
　complicações e sequelas com, 1566-1568
　　bloqueio de sonda, 1567
　　colesteatoma, 1567
　　deslocamento da sonda, 1567
　　extrusão precoce, 1567
　　otorreia, 1566
　　perfuração persistente, 1567
　　precauções com água, 1567-1568
　　sondas retidas, 1567
　　timpanosclerose, atrofia e bolsas de retração com, 1566-1567
　gotas ototópicas perioperatórias e pós-operatórias, 1565
　para OME, 1563-1564
　procedimento para, 1565
　　fundamento lógico para, 1565
　　para OMA recorrente, 1562
　　seleção de tubo para, 1565-1566, 1566f
Mitomicina C (MMC),
　DCR com, 434
　para estenose de laringe, 1682
　para estenose laringotraqueal, 507
Modafinila, para SAOS, 162
Modificações dietéticas, para a doença de Ménière, 1346
Modíolo, 982
Mometasona
　para rinite não alérgica, 343t, 344
Monitoramento
　para CCP, FDG-PET em, 44
Monitoramento ambulatorial de pH sem fio, 521-523, 522f-523f
Monitoramento biliar, 521, 521f
Monitoramento de bile 24 horas ambulatorial, 521, 521f
Monitoramento de pH 24 horas ambulatorial, 519-523, 520f, 522f-523f
Mononucleose infecciosa. Ver Vírus Epstein-Barr
Mononucleose. Ver Vírus Epstein-Barr
Montelucaste
　para SAOS, 163
　para rinossinusite crônica, 352
Moraxella catarrhalis
　na rinossinusite bacteriana aguda, 359-363
　otite média e, 1553-1554
　vacina para, 1560
Mostardas de nitrogênio, PANS com, 1188
Motilidade esofágica não efetiva, 519t, 526
Moxifloxacino
　para infecções odontogênicas e profundas de pescoço, 98, 98q
　para rinossinusite bacteriana aguda, 361
Muco
　na endoscopia de laringe/ videoendoscopia, 449
　olfativo, 286
　pregas vocais, 469-472, 470f-471f
Mucocele
　cirurgia endoscópica para, 394
　imagem de, 72, 70f
Mucopolissacaridoses (MPS), manifestações otológicas de, 1180

Mucormicose, rinossinusite fúngica, 365-367, 367f
Mucosa
　prega vocal, 460, 460f-461f
Mucosa bucal, 692
　lesões malignas de, tratamento cirúrgico de, 704-705, 704f-705f
Mulheres
　abóbada cartilaginosa em, 251, 252f
　saúde bucal de, 153
Multiple-Activity Scale for Hyperacusis (MASH), 1207
Músculo cricotireóideo, 440-441, 441f
Músculo da úvula, velofaringe e, 1519t
Músculo orbicular da boca
　a partir do segundo arco branquial, 1483
　na fenda labial, 1507, 1506f
Músculo palatofaríngeo, velofaringe e, 1518, 1519t
Músculo palatoglosso, velofaringe e, 1518, 1519t
Músculo tireoaritenóideo, 440-441, 441f, 444, 444f
Músculos da faringe, a partir do quarto e sexto arcos branquiais, 1483
Músculos da laringe, do quarto e do sexto arcos branquiais, 1483
Mutações genéticas
　neuropatia auditiva e, 1545-1546
Mycoplasma pneumoniae, faringite causada por, 83

N

NA. Ver Neuropatia auditiva
NA/D. Ver Neuropatia auditiva/dissincronia
NAJ. Ver Angiofibroma juvenil
Não união, no reparo de fratura facial, 214
Narina supranumerária, 1535
Nariz. Ver também Vias aéreas nasais; Cavidade nasal; Olfato
　análise facial de
　　ângulo nasofacial, 183, 184f
　　ângulo nasofrontal, 178-179, 182f
　　ângulo nasolabial, 183, 184f
　　ângulo nasomentoniano, 183, 185f
　　limites de, 179f, 183
　　relações nasofaciais em, 183-184
　　rotação e projeção nasais, 183-184, 185f
　　subunidades de, 183, 183f
　avaliação pré-operatória de, para rinoplastia, 226, 227f
　deformidade em sela de
　　aumento para, 267-268, 270f-271f
　　enxerto de ponta rotacional ajustável dinâmica para, 268-270, 273f
　　rinoplastia para, 267-270, 272f
　disfagia em, 1690-1692, 1691f, 1691t
　embriologia de, 1502, 1503f
　encefaloceles de, 1530-1532, 1530f
　　basal, 1530, 1531f, 1531t
　　sincipital, 1530-1532, 1530f, 1531t
　　tipos de, 1530, 1531t
　exame físico de, 7-8
　fenda labial. Ver Nariz de fenda labial
　fraturas de. Ver Fraturas nasais
　imagem de, anatomia, lesões específicas do local, e pseudotumores, 70
　malformações congênitas de, 1529
　　arrinia, 1535, 1534f
　　atresia coanal, 1539, 1538f-1539f
　　cistos do ducto nasolacrimal, 1529-1530, 1537f
　　deformidade nasal de fenda labial, 1536

　　dermoides nasais, 1532-1533, 1532f-1533f
　　ECANP (estenose congênita da abertura piriforme nasal), 1536-1538, 1536f-1537f
　　encefaloceles de, 1530-1532, 1530f-1531f, 1531t
　　erros de desenvolvimento de membrana nasobucal, 1530
　　erros de desenvolvimento de neuroporo anterior, 1529, 1530f
　　erros de desenvolvimento do terço médio da face, 1534, 1534f
　　fendas craniofaciais, 1535-1536
　　gliomas, 1530f, 1532
　　hemangiomas intranasais, 1539
　　malformações de mesoderme e linha germinativa, 1539
　　narina supranumerária, 1535
　　polirrinia, 1535
　　probóscide lateral, 1535, 1535f
　　teratomas de nasofaringe, 1540 1539f
　manifestações de doenças sistêmicas em complicações de, 135
　　doença autoimune e inflamatória, 132
　　doença cutânea, 133-134
　　doença de imunodeficiência, 133
　　doença granulomatosa, 129-133
　　doença mucociliar, 134-135
　　doença neoplásica, 132
　　emergências causadas por, 135
　não caucasiano
　　aumento dorsal para, 271
　　escultura de base nasal para, 271-273, 275f
　　escultura de tecidos moles alares para, 273, 275f
　　rinoplastia para, 270-273
　ponta de, rinoplastia e, 223-226, 226f-227f
　rinoplastia. Ver Rinoplastia
　torcido
　　enxertos de espalhamento para, 267, 269f
　　osteotomias para, 266-267, 266f-269f
　　reconstrução do septo, 266
　　rinoplastia para, 265-267, 266f
Nariz bífido, 1535-1536
Nariz desviado
　rinoplastia para, 265-267, 266f
　　enxertos espalhados para, 267, 269f
　　osteotomias para, 266-267, 266f-269f
　　reconstrução do septo, 266
Naseptin®, para epistaxe, 328
Násio, em proporções faciais, 178, 178q, 179f, 181f
Nasofaringe
　abordagens para, 1463f, 1474
　anatomia cirúrgica para, 1432f, 1434
　disfagia em, 1690-1692, 1691f, 1691t
　exame físico de, 8
　massas de, 715, 716t
　　abordagem de diagnóstico para, 715-718
　　angiofibroma, 715-718, 717q, 717f
　　carcinoma adenocístico, 718
　　carcinoma. Ver Carcinoma nasofaríngeo
　　cisto de Thornwaldt/bolsa, 715-716
　　cordoma, 718-725
　　craniofaringioma, 716
　　estadiamento de, 716t, 717, 717q, 722
　　papiloma escamoso, 716
Nasofaringectomia endoscópica, para carcinoma nasofaríngeo, 723-724, 723f

Nasofaringectomia robótica, para carcinoma nasofaríngeo, 723-724
  cirurgia robótica. *Ver* Robótica transoral cirúrgica. *Ver* Cirurgia robótica transoral
Nasofaringoscopia
  para SAOS, 159, 159f-160f
  para PRR, 1665-1666
Nasometria,
  para avaliação de DVF, 1521, 1521f
Neisseria gonorrhoeae, faringite causada por, 82, 82f
Neoplasia, esôfago, 534, 534f, 535q
Neoplasia de laringe, estenose de laringe a partir de, 1679
Neoplasia endócrina múltipla tipo 1 (MEN-1), 950-952
Neoplasia endócrina múltipla Tipo 2A (MEN-2A), 952
Neoplasia mista benigna. *Ver* Adenomas pleomórficos
Neoplasias. *Ver* Lesões e massas
Neoplasias cerebelares, 1364
Neoplasias de células granulosas, de laringe, 486
Neoplasias de nervos periféricos, de pescoço
  neurofibroma, 844-845, 844f
  schwannomas, 844, 844f
Neoplasias do tronco encefálico, 1364
Neoplasias hematolinfoides, da laringe, 773-774
Neoplasias metastáticas, manifestações otológicas de, 1174
Neoplasias oncocíticas, de laringe, 486
Neoplasias vasculares
  da laringe, 485
  do pescoço
    epidemiologia de, 837-838
    MAV, 843-844
    nomenclatura de, 837
    patologia de, 837
    PGL (paraganglioma) da carótida, 838-842, 838q, 840f, 842f
Neoplasmas cutâneos
  associados a imunodeficiência, 111
Nervo acessório, a partir do quarto arco branquial, 1483
Nervo auditivo
  anatomia de 976, 976f
  células ciliadas e, 975-976, 975f
  fisiologia de, 986-987, 987f
Nervo auricular
  lesão ao, na otoplastia, 220
Nervo auricular maior (NGA), 623
Nervo auriculotemporal, orelhas e, 217-218
Nervo coclear, 976-977, 977f
  imagiologia de, 1059-1060, 1060f
Nervo cocleovestibular, 977
Nervo corda do tímpano
  anatomia de, 1424f-1425f, 1430
  danos a, em cirurgia de otosclerose, 1132
Nervo de Arnold, orelhas e, 217-218
Nervo facial
  anatomia de, 970-971
  em cirurgia da glândula salivar, 1636
  enxertia de, 1410-1414
    cross-face, 1414
    planejamento cirúrgico para, 1410-1414, 1411f
    seleção de nervo doador, 1410-1412, 1411f
    técnica cirúrgica, 1411f-1413f, 1412-1414
  exame físico de, 1379-1381, 1380f, 1380t
  imagiologia de, 77, 76f, 1383, 1396
    de paralisia, 1056, 1057f
    tumores, 1056-1057, 1057f-1058f

lesão de, 1139-1143, 1141t, 1142f-1143f
  abordagem para, 1141
  algoritmo de tratamento para, 1142-1143, 1142f
  atendimento inicial de, 1408-1410
  cirurgia para, 1140-1141
  exploração com, 1141-1142
  fisiopatologia de, 1384, 1383f
  grau de, 1140
  local de, 1141
monitoramento de, 1387-1389
  na otosclerose, 1130f, 1132
  na ressecção do osso temporal, 1455-1456, 1456f
neuromas de, 1059
no procedimento de mastoidectomia, 1117-1118, 1117f
  complicações com, 1124
no segundo arco branquial, 1482f, 1483
orelhas e, 217-218
paralisia de Bell. *Ver* Paralisia de Bell
paralisia de. *Ver* Paralisia facial
schwannomas de, 1470
  avaliação diagnóstica de, 1470
  tratamento e abordagem cirúrgica para, 1470
testes eletrodiagnósticos de, 1384-1387
  eletromiografia, 1387
  eletroneuronografia, 1386, 1387t
  teste de estimulação máxima, 1385
  teste de excitabilidade do nervo, 1385
testes não convencionais de, 1389-1391
  estimulação magnética, 1390
  estimulação óptica, 1390
  potenciais antidrômicos, 1389
  potenciais evocados de reflexo acústico, 1389
  potenciais evocados motores faciais induzidos por estimulação elétrica transcraniana, 1390
  reflexo de piscamento, 1390
testes topognósticos para, 1381-1383
  função lacrimal, 1382
  paladar, 1382
  pH salivar, 1383
  reflexo estapediano, 1382
  teste de fluxo salivar, 1383
transposição de
  fatores neurotróficos para, 1416
  nervo acessório espinal, 1416
  nervo hipoglosso, 1414-1416, 1415f
Nervo glossofaríngeo
  inervação da língua e, 1485, 1487f
  no terceiro arco branquial, 1483
Nervo hipoglosso
  transferência de, 1414-1416, 1415f
Nervo laríngeo recorrente (NLR), 441-442, 905-906906, 905f-906f. *Ver também* Alça cervical para anastomose/transferência de NLR
  lesão de, após a cirurgia da glândula tireoide, 928
  neoplasias da tireoide invadindo, 924
Nervo laríngeo superior (NLS), 441-442, 905-906, 928
Nervo oculomotor, monitoramento neurofisiológico intraoperatório de, 2787-2788, 2788f
Nervo trigêmeo
  no primeiro arco branquial, 1482
  papel olfativo de, 290
Nervo vago
  a partir do quarto arco branquial, 1483
  a partir do sexto arco branquial, 1483
Nervo vestibular
  entradas de núcleos vestibulares de, 1006-1008, 1008f-1009f

projeções para o cerebelo, 1003
terminações do tronco encefálico de, 1003, 1006f
Nervos cranianos
  anatomia de, 1424f-1425f, 1428f-1429f, 1430
  cirurgia da base lateral do crânio e, 1475
  neuromas de
    orelhas e, 217-218
    papel olfativo de, 290
Neurilemoma. *Ver também* Schwannoma da laringe, 486
Neurite vestibular, 1341
Neuroblastomas, 1596, 1632, 1632q, 1633f
Neurodiagnóstico
  com resposta auditiva de tronco encefálico, 1026-1028, 1027f-1029f
  de perda auditiva funcional, 1029-1031
  para neuropatia/dissincronia auditiva, 1028-1031, 1030f
  teste ABR (ou PEATE) para, 1040-1042
Neurofibroma, 1595
  da cavidade oral, 684
  da laringe, 486
  de espaço carotídeo, imagem de, 53
  do pescoço, 844-845, 844f
Neurofibromatose tipo 2 (NF2)
  comprometimento auditivo com, 1159, 1158t
Neurofisiologia, na sala de operação. *Ver* Monitoramento neurofisiológico intraoperatório
Neuroma acústico,
  PANS súbita com, 1197
Neurônios
  olfativos, 288, 287f-288f
Neuropatia auditiva (NA)
  implante coclear e, 1264-1265
  perda auditiva do lactente e, 1545-1546
Neuropatia auditiva/dissincronia (NA/D)
  estudos neurodiagnósticos para, 1028-1031, 1030f
Neuroporo anterior, erros de desenvolvimento de, 1529, 1530f
  arrinia, 1535, 1534f
  atresia de cóano, 1539, 1538f-1539f
  cistos de ducto nasolacrimal, 1529-1530, 1537f
  deformidade nasal de fenda labial, 1536
  dermoides nasais, 1532-1534, 1532f-1533f
  ECAP (estenose congênita da abertura piriforme), 1536-1538, 1536f-1537f
  encefaloceles de, 1530-1532, 1530f-1531f, 1531t
  erros de desenvolvimento de membrana nasobucal, 1530
  erros de desenvolvimento de neuroporo anterior, 1529, 1530f
  erros de desenvolvimento do terço médio da face, 1535, 1534f
  fendas craniofaciais, 1535-1536
  gliomas, 1530f, 1532
  hemangiomas intranasais, 1539
  malformações mesodérmicas e de linhagem germinativa, 1539
  narina supranumerária, 1535
  polirrinia, 1535
  probóscide lateral, 1535, 1535f
  teratomas nasofaríngeos, 1540, 1539f
Nevos
  melanocítico mucoso, 669
  risco de melanoma e, 551
Nevos melanocíticos congênitos (NCM), 551
Nistagmo
  agitação da cabeça, 1303-1306, 1322
  disfunção de CEC e

base anatômica e fisiológica de, 1302
implicações clínicas de, 1302
durante o teste calórico, 1297, 1329
espontânea, 1318-1320, 1319f, 1319t
induzida por vibração, 1322
optocinético, 1321
pré-rotatório e pós-rotatório, 1303
teste quantitativo para, 1325
optocinético, 1325
Nistagmo de agitação da cabeça, 1303-1306, 1322
Nistagmo espontâneo, 1318-1320, 1319f, 1319t
Nistagmo induzido por vibração, 1322
Nistagmo optocinético, 1321
teste para, 1325
Nistagmo optocinético tardio (NOCT), 1325
Nistagmo pós-rotatório, 1303
Nistagmo pré-rotatório, 1303
Nistatina, 1077
Nitrato de prata, para epistaxe, 328
Nitratos, para acalasia, 525
Níveis, de pescoço, 1481, 1481f
Níveis de linfonodos, 1481, 1481f
Nível de fechamento vertical, na estroboscopia/videoestroboscopia de laringe, 451
Nível de pressão sonora (NPS), 1209
Nódulos vocais, 465-466, 467f, 467t
distúrbios da voz e, 1658, 1658f
Núcleo coclear, 977, 977f
fisiologia de, 988, 988f
Núcleo coclear dorsal (NCD), 988
Núcleo coclear ventral anterior (NCVA), 988
Núcleo coclear ventral posterior (NCVP), 988
Núcleo paracentral do colículo inferior, 978
Núcleos vestibulares
entradas do nervo vestibular para, 1006-1008, 1008f-1009f
outras entradas para, 1008-1009, 1009f
subdivisões anatômicas de, 1003-1006, 1007f
vias de projeção eferentes de, 1009f-1010f, 1011

O

Obesidade
distúrbios do sono associados a, 156-157, 161
SAOS pediátrica e, 1492, 1492q
otite média e, 1558
Obliteração da mastoide, 1115q, 1116
após mastoidectomia abaixo da parede do canal, 1120-1121
Obliteração, no reparo de fratura, 207, 207f
Obstrução
cânula, após traqueotomia, 26
lacrimal. *Ver* Epífora
nasal
problemas olfativos com, 296-297, 295f-296f
tumores nasossinusais causando, 373-374
Obstrução da sonda, após traqueotomia, 26
Obstrução lacrimal. *Ver* Epífora
Obstrução nasal
problemas olfativos com, 296-297, 295f-296f
tumores nasossinusais causando, 373-374
Obturador do bulbo palatino, para DVF, 1524, 1524f
Oclusão, no reparo de fratura, 206-208, 207f
Oclusão arterial vertebrobasilar, PANS e, 1191-1192

Ocronose, manifestações otológicas de, 1180
Óculos de proteção. *Ver* Proteção dos olhos
Odinofagia, 516
Odorantes
codificação de, 291
processamento central de, 291-292
quadro clínico de, 290
receptores de, 290, 291f
Ofloxacino, 1072
Óleo de cróton, para *peelings* químicos,
Olfação
anatomia envolvida em
bulbo olfatório, 289-290, 289f
conexões cerebrais, 290
epitélio, 286-288, 287f-288f
muco, 286
órgão vomeronasal, 289, 288f
passagens nasais, 285-286, 286f
sentido químico comum, 290
em pacientes geriátricos, 295, 297, 297f
estimulação e medição de, 293-294
papel da cognição em, 292, 292q
perda/disfunção de, 296, 295t
avaliação diagnóstica de, 302
cirurgia causando, 300
disfunção congênita causando, 297-298
doença obstrutiva nasal e doença sinusal causando, 296-297, 295f-296f
envelhecimento causando, 295, 297, 297f
epilepsia causando, 298
exposições tóxicas causando, 298
HIV/AIDS causando, 298
IVAs causando, 297-302
medicamentos causando, 300, 299t
neoplasias causando, 298
parosmia e fantosmia, 296, 299-300, 302
perda idiopática, 300-302
transtornos psiquiátricos causando, 298
tratamento de, 302-302, 301f
traumatismo craniano causando, 297-297
transdução e codificação em, 290-292, 291f
Olhos
análise facial de, 179-183
exame físico de, 6
movimentos de, 1291-1295, 1314-1315, 1314f-1315f, 1315t
bases anatômicas e fisiológicas de, 1291-1295, 1292f-1294f
evocados por som ou alterações de pressão da orelha média, 1324, 1324f
importância clínica de, 1295-1295, 1294f
métodos de gravação para, 1325-1325
na doença de Graves. *Ver* Oftalmopatia de Graves
Olivocloclear lateral (OCL), 990f, 991
Olivocloclear medial (OCM), 990f, 991
Olopatadina
para rinite não alérgica, 344, 344t
Omalizumabe
para rinossinusite fúngica alérgica, 372
para rinossinusite crônica, 352-353
Oncocitoma, de glândulas salivares, 614-615, 614f
Onda mucosa, na estroboscopia da laringe/videoestroboscopia, 451-452, 452f
Operação de divisão da cricoide anterior, para estenose laríngea, 1682-1683, 1683f
Operação de Sturman-Canfield, para papiloma invertido, 375-376, 376f

Operação endonasal de Denker, para papiloma invertido, 375-376, 376f
Operação Sistrunk, 1590
Órbita
anatomia de, 192f, 193-194, 194f
biomecânica de, 205
Orelha, anatomia de, 217-218
Orelha de nadador. *Ver* Otite externa aguda
Orelha externa
anatomia de, 966-967, 966f, 1062
doenças de, 1063-1069
colesteatoma, 1068-1069
condrite, pericondrite e celulite da orelha, 1067-1068
erisipela, 1068, 1068f
furunculose, 1068, 1068f
herpes-zóster ótico, 1066-1067, 1067f
miringite bolhosa, 1067, 1067f
miringite, 1077
otite externa. *Ver* Otite externa
queratose obturante, 1068-1069
terapia tópica para. *Ver* Terapia tópica, para doenças da orelha externa
fisiologia de, 981
higiene para, 1082-1084, 1084f
impactação de cerume, 1080-1082
terapia para, 1080-1082, 1081t
infecções virais de, 1080
tratamento de, 1080
manifestações de imunodeficiência de, 120
Orelha interna. *Ver também* Cóclea
displasia de, 1185
fisiologia de, 982-986, 983f-984f, 987f
curvas tonais, 984f, 986, 987f
ducto coclear, 982-983
gap aéreo-ósseo, 983, 985f
propagação do som, 982-983, 984f
rampa timpânica, 983, 984f
rampa vestibular, 983, 984f
transdução de sinal de célula ciliada, 983-986, 986f
fluidos de, 974-975
imagem de, 1051-1054, 1052f
aqueduto vestibular, ampliado, 1052, 1053f
DCSCS, 1051-1052, 1052f-1053f
displasia do canal semicircular, 1052, 1053f
inflamação ou neoplasia, 1053, 1054f
otoesclerose, 1051, 1054f
Orelha média
anatomia de, 967-970, 968f-970f
atelectasia, 1087, 1087f
audiologia para, 1016-1018, 1017f
fenda palatina e, 1516
fisiologia de, 982, 982f
imagem de
artéria carótida, 1051, 1051f-1052f
colesteatomas, 1049, 1049f-1050f
colesteatomas adquiridos, 1050, 1050f-1051f
manifestações de imunodeficiência de, 120-121
otite média. *Ver* Otite média
otorreia em, 1247, 1247q
petrosite, 1099-1101, 1099f-1101f, 1100t
timpanosclerose, 1098-1099, 1098f-1099f
vias reflexas musculares de, 989-991, 990f
Orelhas
exame físico de, 6-7, 6f, 7t
externas. *Ver* Orelha externa
fenda palatina e, 1516
inervação de, 217-218

internas. *Ver* Orelha interna
médias. *Ver* Orelha média
protrusas. *Ver* Orelhas protrusas
suprimento sanguíneo para, 217-218
Orelhas protrusas, 216
  anatomia e embriologia para, 217-218
  etiologia de, 217
  história de, 216-217, 217f
  incidência de, 217
  otoplastia para
    abordagem graduada, 218-219, 219f
    complicações com, 220-221
    técnica de marcação de escores para, 219
    técnicas adicionais para, 219
    técnicas de incisão de cartilagem, 218
    técnicas poupadoras de cartilagem, 218, 218f
Organização Mundial da Saúde (OMS)
  sistema de estadiamento e classificação de HIV/AIDS de, 104-105, 105q, 105t
Órgão de Corti, 974, 974f, 982-983
Órgão vomeronasal, 289, 288f
Orofaringe
  abordagens transorais para. *Ver* Abordagem transoral
  CEC. *Ver* CEC orofaríngeo
  exame físico de, 9, 8f
Oseltamivir, 86
Ossiculoplastia, 1110-1113
  correlatos audiométricos, 1110-1111
  fatores nas decisões cirúrgicas para, 1111-1112, 1112f
  fisiopatologia para, 1110
    descontinuidade ossicular, 1110
    fixação ossicular, 1110
  insuficiência de, 1113
  materiais para, 1111
  técnicas cirúrgicas para, 1112-1113, 1112f
    descontinuidade ossicular, 1113
    fixação ossicular, 1112
Osso hioide, 440, 445
  a partir do terceiro arco branquial, 1483
Osso lacrimal, anatomia de, 192f, 193-194, 194f
Osso temporal
  a partir da primeira bolsa faríngea, 1483, 1484f
  anatomia óssea de, 1423-1428, 1424f
  carcinomas de, 1463-1466
    anatomia pertinente para, 1463-1464
    estadiamento para, 1464, 1464q, 1464f
    sintomas e sinais para, 1464
    tratamento de, 1465-1466, 1465f
  imagem de, 1046-1047
    a partir do ângulo pontocerebelar e meato acústico interno, 1057-1059, 1058f-1059f, 1059t
    anatomia, lesões específicas do local e pseudotumores, 75-77, 74f-76f
    base do crânio, 1060-1061, 1060f-1061f
    da orelha interna, 1051-1054, 1052f-1054f
    da orelha média e mastoide, 1049-1051, 1049f-1052f
    de CAE, MAE, 1047-1049, 1047f-1049f
    do nervo facial, 1056-1057, 1057f-1058f
    lesões do ápice petroso, 1054-1056, 1055f-1057f, 1055t
    nervo coclear, 1059-1060, 1060f
    para avaliação de tontura, 1334
    RM, 42-43, 75-77, 76f
    TC, 42, 75-77, 74f-75f
    vistas de CR, 30
  neoplasias de, 1449, 1449q
  osteologia de, 963-966
    porção escamosa, 963, 964f
    porção mastoide, 963-964, 964f
    porção petrosa, 964-966, 964f-965f
    porção timpânica, 964f-965f, 966
  otite média de. *Ver* Otite média
  parangliomas (PGL) de, 1467-1469
    abordagem cirúrgica para, 1469, 1469f
    avaliação diagnóstica de, 1468, 1468f-1469f
    radioterapia para, 1469
    sintomas de, 1467-1468
  regiões pneumatizadas de, 971-972
Osso timpânico, anatomia óssea de, 1423-1425, 1424f-1425f
Ossos faciais, CR de, possíveis vistas para, 29
Ossos frontais
  anatomia de, 191-192, 191f
  biomecânica de, 204
  fraturas de, 191-192, 191f
  reparo de, 207-208, 207f
Ossos nasais
  anatomia de, 192f, 193-195
Osteíte fibrosa cística, manifestações otológicas de, 1178
Osteoartrite (OA), manifestações orais de, 149, 149q
Osteogênese imperfeita, 1176-1177, 1176f
  manifestações otológicas de, 1176-1177, 1177f
Osteogênese por tração mandibular
  para a sequência de Robin, 1515
  para SAOS pediátrica, 1498
Osteoma
  da cavidade nasal/seios paranasais, 379-381, 380f-381f
  imagem de, 318-319, 318f
Osteoma de marfim, 379
Osteoma ebúrneo. *Ver* Osteoma de marfim
Osteoma esponjoso. *Ver* Osteoma maduro
Osteoma maduro, 379
Osteoma misto, 379
Osteopetroses, 1178, 1179f
  manifestações otológicas de, 1178, 1179f
Osteorradionecrose (ORN)
Osteossarcoma, do pescoço, 849-850
Osteotomia
  maxilar, para nariz de fenda labial, 279f, 280
  na ressecção do osso temporal, 1456, 1456f
  para estreitamento da abóbada óssea, 255-258, 256f-257f
  para o nariz torcido, 266-267, 266f-269f
Otalgia, 1251
  primária, 1251
  referida, 1251
Otite externa (OE), 1062
  aguda. *Ver* Otite externa aguda
  crônica. *Ver* Otite externa crônica
  eczematosa. *Ver* Otite externa eczematosa
  fisiopatologia de, 1062
  fúngica. *Ver* Otite externa fúngica
  maligna. *Ver* Otite externa maligna
Otite externa aguda (OEA), 1063-1065, 1071-1075, 1071f
  biópsia para, 1075
  complicações de, 1065, 1065f
  investigação de, 1063-1064
  microbiologia para, 1064
  sinais e sintomas de, 1063, 1063f, 1071-1072
  terapia sistêmica para, 1074
  terapia tópica para, 1072-1073
    acidificantes, 1073-1075
    antibióticos, 1072-1073
    falha de, 1075, 1074q
  tratamento de, 1064
Otite externa crônica (OEC), 1063-1065
  biópsia para, 1075
  complicações de, 1065, 1065f
  considerações especiais para, 1075
  investigação de, 1063-1064
  microbiologia para, 1064
  sinais e sintomas de, 1063, 1063f
  tratamento de, 1064
Otite externa eczematosa, 1078-1080
  opções de tratamento de, 1078-1080
    anti-inflamatórios e agentes imunossupressores, 1079
    esteroides, 1079
  sinais e sintomas de, 1079
Otite externa fúngica, 1077
  opções de tratamento para, 1077
    agentes acidificantes, 1076
    antifúngicos tópicos, 1077
    antissépticos tópicos, 1076
    terapia tópica, 1076
  sinais e sintomas de, 1076
Otite externa maligna (OEM), 1065-1066, 1075-1076
  investigações de, 1065-1066
    cintilografia óssea com tecnécio, 1066
    imagem, 1066
    RM, 1066
    TC, 1066
    varredura de radioisótopo, 1066
  sinais e sintomas de, 1065, 1065f, 1075
  tratamento de, 1075-1076
  tratamento para, 1066
Otite média (OM)
  adesiva, 1087
  aguda. *Ver* Otite média aguda
  complicações e sequelas de
    abscesso cerebral, 1569
    abscesso epidural e empiema subdural, 1569
    fala e linguagem e desenvolvimento da criança, 1568
    intracraniana, 1569
    intratemporal, 1568-1569
    mastoidite, 1568
    meningite, 1569
    perda auditiva e problemas de equilíbrio, 1568
    trombose do seio lateral, 1569
  crônica. *Ver* Otite média crônica
  diagnóstico de, 1551-1552
    audiometria, 1552
    exame físico, 1551-1552
    sinais e sintomas de, 1551
    teste de imitância, 1552
  em pacientes imunodeficientes, 120-121
  epidemiologia de, 1555-1558
    incidência e prevalência de, 1555-1556, 1556f
  fatores de risco para, 1556-1558
    fatores ambientais, 1557-1558
    relacionado com o hospedeiro, 1556-1557
  fenda palatina e, 1516, 1557
  fisiopatologia de, 1552-1555, 1553f
    alergia e imunologia, 1555
    função da tuba auditiva, 1552-1553, 1553f
    infecção, 1553-1555, 1554f
    refluxo gastresofágico, 1555
  implante coclear e, 1264
  PANS com, 1186
  paralisia facial com, 1402
  prevenção de, 1558-1561
    tratamento do fator ambiental, 1558-1559
    vacinas, 1559-1561

tratamento de, 1561-1565
  OMA, 1561-1562
  OMA recorrente, 1562
  otite média com efusão, 1563-1565
  QOL, 1565
visão geral histórica de, 1551
Otite média aguda (OMA), 1551. *Ver também* Otite média
  em pacientes imunodeficientes, 120-121
  Haemophilus influenza e, 1553-1554
    vacina para, 1560
  incidência e prevalência de, 1556, 1556f
  infecções bacterianas com, 1554f
  Moraxella catarrhalis e, 1553-1554
    vacina para, 1560
  OME e, 1086
  Streptococcus pneumoniae e, 1553-1554
    vacinas para, 1559
  tratamento de, 1561-1562
    cirúrgica, 1562-1563
    observação, 1561
    recorrente, 1562-1563
  tratamento médico de, 1561-1562
    antibióticos, 1561-1562
    descongestionantes/anti-histamínicos, 1562
    duração de, 1561-1562
    esteroides, 1562
Otite média com efusão (OME), 1551. *Ver também* Otite média
  incidência e prevalência de, 1556
  infecções bacterianas com, 1554f
  pneumatização do mastoide e, 1086-1087
  tratamento de, 1563-1565
    adenoidectomia, 1564
    antibióticos, 1563
    autoinflação, 1563
    cirúrgico, 1563-1564
    descongestionante/anti-histamínico, 1563
    diretrizes para, 1565
    esteroides, 1563
    médico, 1563
    miringotomia com colocação de TV, 1563-1564
    miringotomia, 1563
    observação, 1563
Otite média crônica (OMC)
  com colesteatoma, 1087-1093
    complicações com, 1092, 1092q, 1093t
    diagnóstico de, 1088-1089, 1088f-1089f
    erosão óssea, 1095-1097, 1095f-1096f
    fisiopatologia de, 1089-1092, 1090f
    PANS com, 1095f-1096f, 1097
    teoria da invaginação para, 1087f, 1090
    teoria da invasão epitelial para, 1091
    teoria de hiperplasia de célula basal para, 1087f, 1091
    teoria de metaplasia escamosa para, 1091-1092, 1092f
    tratamento de, 1092-1093, 1093q, 1093t
  sem colesteatoma, 1093-1095
    diagnóstico de, 1093, 1094f
    fisiopatologia da, 1093-1094, 1094f, 1094t
    tratamento de, 1094-1095
Otite média serosa/com efusão (OME), em pacientes imunodeficientes, 120-121
Otocisto, 994f, 995
Otoendoscopia, mastoidectomia com, 1122, 1123f
Otoferlina, 1545-1546
Otólitos, 1000
  aceleração linear e inclinação em, 1282-1291
  codificação aferente, 1289-1291, 1289f-1290f
  membrana otoconial, 1289
  resposta de cúpula, 1286-1289, 1287f-1288f
  transdução sensorial, 1282-1291, 1283f-1287f
Otoplastia, 216, 216f
  abordagem graduada, 218-219, 219f
  anatomia e embriologia para, 217-218
  complicações com, 220-221
    anti-hélice sobrecorrigida, 220-221
    deformidade da orelha de telefone, 220
    perda da correção, 220
  etiologia de, 217
  história de, 216-217, 217f
  incidência de, 217
  resultados com, 221, 221f
  técnica de marcação de escores para, 219
  técnicas adicionais para, 219
  técnicas de incisão de cartilagem, 218
  técnicas poupadoras de cartilagem, 218, 218f
Otorreia, 1247-1251
  a partir de doença neoplásica, 1250
  causas de, 1247-1248
  causas infecciosas, 1249-1250
  causas não infecciosas, 1249
  com miringotomia com colocação de TV, 1566
  doença sistêmica com, 1249-1250
  fontes de, 1247-1249, 1247q
  fontes intracranianas de, 1250-1251
Otorreia crônica, 1082-1084, 1084f
Otosclerose, 1126
  avaliação de, 1128
    história, 1128
  cirurgia para, 1128-1131
    cuidados pós-operatórios, 1130-1131
    estapedectomia *versus* estapedotomia, 1131
    laser versus microperfuração, 1131
    próteses de estribo, 1131-1132
    técnica de estapedotomia, 1128-1130, 1129f-1131f
    variações de, 1131-1132
  complicações pós-operatórias, 1132-1133
    alteração do paladar, 1133
    fístula perilinfa, 1133
    paralisia facial, 1133
    perda auditiva neurossensorial, 1132-1133
    perfuração da membrana timpânica, 1133
    vertigem, 1133
    zumbido, 1133
  considerações especiais com, 1133-1134
    doença de Ménière, 1133
    estapedectomia de revisão, 1134
    estapedectomia em crianças, 1134
    muito avançadas, 1133-1134
  exame físico, 1128
  histopatologia de, 1127, 1127f
  imagem de, 1051, 1054f
  PANS com, 1193
  prevalência de, 1126-1127, 1126t
  problemas cirúrgicos, 1132
    base do estribo flutuante, 1132
    base do estribo sólida ou obliterada, 1132
    danos no nervo corda do tímpano, 1132
    gusher de perilinfa, 1132
    martelo fixo, 1132
    nervo facial pendente exposto, 1130f, 1132
    perfuração da membrana timpânica, 1132
    vertigem intraoperatória, 1132
  tratamento alternativo para, 1133
    aparelhos auditivos, 1133
    terapia com flúor, 1133
Otosclerose muito avançada, 1133-1134
Otoscopia pneumática, 1551-1552
Otossífilis, 1350
  associada a imunodeficiência, 123
Ototoxicidade, 1233
  com analgésicos, 1242-1244
    hidrocodona, 1242-1244
    metadona, 1244
    salicilatos, 1244
  com antibióticos aminoglicosídeos, 1233-1236
    farmacocinética de, 1234
    histopatologia de, 1234
    manifestações clínicas de, 1235
    mecanismos de, 1235-1236
  com antibióticos tópicos, 1075-1076
  com antifúngicos tópicos, 1077
  com carboplatina, 1240
  com cisplatina, 1236-1240
    estudos experimentais de, 1239
    farmacocinética de, 1236
    fatores de risco para, 1238
    histopatologia de, 1239
    manifestações clínicas de, 1236-1237
    mecanismos de, 1239-1240
    predisposição genética para, 1238
    proteção contra, 1240
  com deferoxamina, 1234
  com difluorometilornitina, 1241-1242
  com diuréticos de alça, 1242
  com eritromicina, 1234
  com esteroides tópicos, 1079
  com macrolídeos, 1234
  com quinino e medicamento relacionados, 1234
  com vancomicina, 1234
  ligações, 2260f, 2265-2266
  perda auditiva e, 1234
  sons intensos e, 1211-1212
Oxigênio hiperbárico
  para otite externa maligna, 1066
Oximetazolina
  ESS para rinossinusite crônica, 398
  para SAOS, 163

P

Pacientes geriátricos
  alterações olfativas em, 295, 297, 297f
  auxílios auditivos para, 1279
  avaliação pré-operatória de, 12
  perda auditiva em
Pacientes mais velhos. *Ver* Pacientes geriátricos
Pacientes pediátricos
  anomalias traqueais de. *Ver* Anomalias traqueais pediátricas
  aparelhos auditivos para, 1278-1279
  câncer de cabeça e pescoço de. *Ver* Câncer de cabeça e pescoço
  desenvolvimento de, otite média e, 1568
  distúrbios respiratórios do sono em, 1489
  doença infecciosa. *Ver* Doença infecciosa pediátrica
  exame físico de, 12
  fraturas faciais de
  massa cervical de. *Ver* Massa cervical pediátrica

neoplasias da glândula tireoide em, 927-928
PANS em, 1253-1254, 1254q
perda auditiva condutiva em, 1254
perda de audição em. *Ver* Perda auditiva infantil
rinossinusite crônica de. *Ver* Rinossinusite crônica pediátrica
tratamento de epistaxe em, 327
vias aéreas de. *Ver* Vias aéreas pediátricas
Pacientes profissionais da voz
distúrbios benignos da mucosa de, 459-460
Padrão circular de fechamento, da velofaringe, 1522, 1522f
Padrão de fechamento coronal, de velofaringe, 1522, 1522f
Padrão de fechamento sagital, de velofaringe, 1522, 1522f
Padrões de herança, 1151-1152, 1151f-1152f
  autossômica dominante, 1151-1152
  autossômica recessiva, 1152
  ligada ao X, 1152
  mitocondrial, 1152
Paladar
  testes de topodiagnóstico de, 1382
Palato
  anatomia do desenvolvimento de, 1485, 1486f
  desenvolvimento de, 1500
  duro. *Ver* Palato duro
  fenda. *Ver* Fenda palatina
  mole. *Ver* Palato mole
  reparo de fratura, 208, 209f
Palato duro, 692
  lesões malignas de, tratamento cirúrgico de, 705-706, 705f-706f
Palato primário, 1500
Palato secundário, 1500
Palatogênese, 1502-1503, 1503f-1504f
Palatoplastia, 1510-1514
  complicações com, 1514
  de dois retalhos, 1511, 1511f
    técnica cirúrgica para, 1511-1512, 1512f
  Furlow, 1511
    para DVF, 1525
    técnica cirúrgica para, 1513-1514, 1513f-1514f
  princípios básicos de, 1511
  técnicas para, 1511
Palatoplastia de dois retalhos, 1511, 1511f
  complicações com, 1514
  técnica cirúrgica para, 1511-1512, 1512f
Palatoplastia de Furlow, 1511
  complicações com, 1514
  para DVF, 1525
  técnica cirúrgica para, 1513-1514, 1513f-1514f
Palatoplastia em Z, 164, 166f
Pálpebras superiores
  blefaroplastia para incisão para, 202, 202f
Pâncreas, avaliação pré-operatória de, 16
Papiloma. *Ver também* Papiloma invertido
  da cavidade oral, 683, 683f
  da nasofaringe, 716
Papiloma aural, 1080, 1080f
Papiloma de Schneiderian, tipo invertido. *Ver* Papiloma
Papiloma escamoso
  da nasofaringe, 716
Papiloma invertido (PI), 374-376, 375f-376f
  imagem de, 319, 319f
Papilomatose aural, 1080, 1080f
Papilomatose recorrente das vias aéreas (PRR), 482-485, 482f, 484f, 1660
  avaliação do paciente para, 1665-1666
  endoscopia respiratória, 1665-1666

exame físico, 1665
história, 1665, 1666f
características clínicas de, 1664-1665, 1664f-1665f
epidemiologia de, 1660-1661
gravidade de estadiamento para, 1660, 1673f-1674f
iniciativas de registro e de força-tarefa, 1672-1673
modalidades antivirais para, 1668-1672, 1669t
modalidades de tratamento adjuvante para, 1668-1672, 1669t
papel de HPV em. *Ver* Papilomavírus humano
prevenção de, 1663-1664
prognósticos de voz com, 1673-1674
técnicas anestésicas para, 1668
tratamento cirúrgico de, 1656-1657, 1656f, 1667, 1668f
Papilomavírus humano (HPV)
  aparência visível de, 1661-1662, 1662f
  de câncer glótico inicial, 782
  em CCP,
    características clínicas de, 546
    considerações sobre o tratamento para, 547-549
    demografia de, 546
    direções futuras em, 549
    epidemiologia de, 545-549
    incidência de, 546
    local de, 546
    perfil de fator de risco para, 546-547
  em CEC de laringe, 753
  em CEC orofaríngea. *Ver* CEC orofaríngea positiva para HPV
  em doenças malignas da cavidade oral, 688-689
  em metástases de nódulo cervical, radioterapia para, 876
  histologia de, 1661-1662, 1661f
  oral, 126
    epidemiologia de, 545-546
  papilomatose respiratória recorrente e, 1660-1661
  PCR causada por, 482-485, 482f, 484f
  vacina para, 1663-1664
    terapêutica, 1672
  virologia de, 1661-1662
Paracoccidioidomicose, laringite causada por, 490
Parafusos *lag screw*, para reparo de fraturas mandibulares, 212, 212f
Paragangliomas (PGL)
  de espaço carotídeo, imagem de, 53, 52f
  de laringe, 772
  de pescoço
    carótida, 838-842, 838q, 840f, 842f
    epidemiologia de, 837-838
    lesões malignas de, 839
    nomenclatura de, 837
    patologia de, 837
    vagal, 842-843, 843f
  do osso temporal, 1467-1469
    abordagem cirúrgica para, 1469, 1469f
    avaliação diagnóstica de, 1468, 1468f-1469f
    radioterapia para, 1469
    sintomas de, 1467-1468
Paralisia
  do nervo facial
    após cirurgia de otosclerose, 1133
    imagem de, 1056, 1057f
Paralisia cerebral, SAOS pediátrica e, 1493
Paralisia de Bell, 1392-1397
  alterações do sistema nervoso central com, 1395

classificação de, 1392, 1393f
diagnóstico diferencial de, 1392, 1393t
eletrofisiologia e teste de, 1395-1396
  eletromiografia, 1395
  eletroneuronografia, 1395
  estimulação eletromagnética, 1396
  interpretação de, 1396
  limiar de excitabilidade nervosa, 1395
  teste de estimulação máxima, 1395
  velocidade de condução nervosa, 1395-1396
etiologia de, 1392-1394, 1393t
histopatologia de, 1394-1395
imagiologia para, 1396
incidência de, 1392-1394
manifestações orais de, 151
prognóstico e estatísticas para, 1396
reabilitação de paralisia facial, 1397
tratamento de, 1396-1397
Paralisia de prega vocal (PPV). *Ver também* Paralisia laríngea
  com estenose de laringe, 1687
  disfagia e, 1694
  tratamento cirúrgico de, 1654-1655
Paralisia facial
  após a cirurgia de otosclerose, 1133
  bilateral, 1399
  central, 1402
  com barotraumatismo, 1402
  com distúrbios metabólicos, 1402
  com doença de Kawasaki, 1402
  com doença de Lyme, 1401-1402
  com gravidez, 1401
  com HIB (hipertensão intracraniana benigna), 1402
  com HIV, 1401
  com otite média, 1402
  com síndrome de Melkersson-Rosenthal, 1401
  congênita, 1398, 1398q
  familiar, 1399
  paralisia de Bell. *Ver* Paralisia de Bell
  progressiva, 1399, 1399f
Paralisia facial bilateral, 1399
Paralisia facial congênita, 1398, 1398q
Paralisia facial espontânea, 1398
Paralisia facial espontânea idiopática. *Ver* Paralisia de Bell
Paralisia facial familiar, 1399
Paralisia facial progressiva, 1399, 1399f
Paralisia facial recorrente, 1399
Paralisia facial traumática, 1400-1401, 1400f
Parassonias, 171-172, 172q
Paratireoidectomia, para hiperparatireoidismo, 947-948, 947f
Parede faríngea, posterior, aumento para DVF, 1526-1527
Parede posterior da hipofaringe, faringolaringectomia total, 808
Paresia/paralisia do nervo facial, após retirada do tumor da glândula salivar, 620
Parosmia, 296, 299-300, 302
Parotidectomia
  para neoplasias benignas de glândulas salivares, 617-620, 618f
  para neoplasias malignas de glândulas salivares, 642-644, 641f-642f
Parotidite
  aguda bacteriana, 593-595, 594f
  caxumba, 597-598
  recorrente da infância, 595-596, 596f
  supurativa neonatal, 595
Parotidite aguda, 593-595, 594f
Parotidite recorrente juvenil (PRJ), 1645
Parotidite supurativa neonatal (NSP), 595

Partição coclear, 982-983
PEATE. *Ver* Potencial evocado auditivo elétrico de tronco encefálico e ABR pediátricos, 1593
PEGlyated INF a-2b, para melanoma, 561
Pele
  envelhecimento. *Ver* Envelhecimento da pele
  exame físico de, 11
  refazendo a superfície de. *Ver* Refazendo a superfície
  rinoplastia e, 223, 226f
Pele fina, rinoplastia e, 223
Pele grossa, rinoplastia e, 223, 226f
Penciclovir creme, 664
Pênfigo
  laringite associada a, 492, 492f
  manifestações laríngeas e traqueais de, 139, 139f
Pênfigo vulgar
  manifestações nasais de, 133-134
  manifestações orais de, 150, 658-660, 659f-660f
Penfigoide
  benigno de mucosa, 150, 660-661, 660f-662f, 661q
  laringite associada a, 492, 492f
  manifestações nasais de, 134
  manifestações orais de, 150
Penfigoide benigno de mucosa (PBM), 150, 660-661, 660f-662f, 661q
  manifestações nasais de, 134
Penfigoide bolhoso
  manifestações nasais de, 134
Penfigoide cicatricial. *Ver* Penfigoide de membrana mucosa
Penicilina
  para *Arcanobacterium haemolyticum*, 82
  para faringite SBHGA, 81
  para infecções odontogênicas e do pescoço profundas, 97-98, 98q
  reações alérgicas a, 13
Penicilina benzatina, para faringite SBHGA, 81
Perda auditiva aguda, 1252-1253, 1252q, 1253t
Perda auditiva condutiva (CHL),
  com traumatismo do osso temporal, 1145-1147, 1146f
  congênita, 1547, 1548f
    encaminhamentos para, 1547
    etiologias de, 1549
    imagiologia para, 1549
  em crianças, 1254
Perda auditiva condutiva congênita, 1547, 1548f
  encaminhamentos para, 1547
  etiologias de, 1549
  imagiologia para, 1549
Perda auditiva de alta frequência, 1154-1155
Perda auditiva de baixa frequência, 1156-1157
Perda auditiva flutuante, 1252q, 1253
Perda auditiva funcional. *Ver* Pseudo-hipoacusia
Perda auditiva genética, 1152-1157
  comprometimento auditivo não sindrômico, 1152-1157, 1153f
    autossômica dominante, 1153-1154, 1156t
    autossômica recessiva, 1153-11541154, 1153t-1154t, 1155f
    ligada ao X, 1157, 1157t
    mitocondrial, 1157, 1157t
  comprometimento auditivo sindrômico, 1157-1161, 1158t

autossômico dominante, 1157-1159, 1158t
autossômico recessivo, 1158t, 1159-1160
síndromes ligadas ao X, 1161
síndromes mitocondriais, 1161
considerações culturais para, 1163
diagnóstico de, 1161-1162
  testes genéticos para, 1162
prevenção de, 1163
testes de pré-natal para, 1162
tratamento de, 1163
Perda auditiva induzida por ruído (PAIR), 1209
  com zumbido, 1201, 1201q
  detecção precoce de, 1216-1217, 1217f-1219f
  efeitos interativos com, 1217-1219
  mecanismos anatômicos de, 1213
  mecanismos celulares e moleculares de, 1213-1216
    condicionamento de sistema eferente coclear, 1214
    farmacológica e proteção dietética a partir de, 1214-1215
    regeneração de célula ciliada e reparação, 1213
    suscetibilidade a, 1215-1216, 1215f
  medição de ruído e, 1209-1210
  natureza de, 1210-1212, 1211f
  lesão coclear, 1211-1212, 1212f
  PANS, 1189-1190, 1189f-1190f
  papel do otorrinolaringologista com, 1221-1222
  pesquisa sobre, 1212-1213
  questões jurídicas com, 1220-1221
Perda auditiva neurossensorial (PANS)
  a partir de infecções labirínticas meningogênicas, 1229
  após cirurgia de otosclerose, 1132-1133
  associada a imunodeficiência, 121-125, 122f, 123q
  avaliação clínica de, 1183-1184
    exame físico, 1183-1184
    exame vestibular, 1184
    história, 1183
    teste radiográfico, 1184
    testes audiométricos, 1184
    testes laboratoriais, 1184
  com otite média crônica com colesteatoma, 1095f-1096f, 1097
  com traumatismo do osso temporal, 1145-1147, 1146f
  em adultos, 1183
  etiologia de, 1184-1195
    desconhecido, 1194-1195
    distúrbios do desenvolvimento e hereditários em, 1185
    distúrbios endócrinos e metabólicos, 1194
    distúrbios imunológicos, 1192-1193
    distúrbios infecciosos em, 1186
    distúrbios ósseos, 1193
    distúrbios renais, 1189
    distúrbios vasculares e hematológicos, 1191-1192
    neoplasias, 1193-1194, 1193f-1194f
    pseudo-hipacusia, 1194
    síndromes paraneoplásicas, 1193
    toxicidade farmacológica, 1186-1189
    transtornos neurológicos, 1191
    traumatismo, 1189-1191
  na doença de Ménière, 1344-1345
  orelha interna e
    inflamação ou neoplasia, 1053, 1054f

pediátrica, 1253-1254, 1254q
súbita. *Ver* Perda auditiva neurossensorial súbita
Perda auditiva neurossensorial súbita idiopática (PANSSI), 1231
Perda auditiva no lactente
  avaliação clínica de, 1547-1549
    avaliação otorrinolaringológica, 1547
    colocação de tubo de ventilação para, 1547
    encaminhamentos para, 1548
    exame físico, 1547
    miringotomia, 1547
  condutiva congênita, 1547, 1548f
    encaminhamentos para, 1547
    etiologias de, 1549
    imagem para, 1549
  métodos de diagnóstico para, 1544
    comparação de, 1546
    emissões otoacústicas evocadas, 1544-1547
    resposta auditiva de tronco encefálico diagnóstica, 1545
    resposta auditiva de tronco encefálico, 1544
  neuropatia auditiva e, 1545-1546, 1545f
  testes de acompanhamento para, 1546
    audiometria de reforço visual, 1546
    audiometria lúdica, 1547
    teste de imitância acústica, 1547
  tratamento de, 1546
  triagem para, 1541-1544
    indicadores de risco em, 1543-1544
    Joint Committee on Infant Hearing e, 1542-1543
    legislação nacional para, 1541-1542
    variações de requisitos de estado, 1543
Perda auditiva rapidamente progressiva, 1252q, 1253
Perda de audição
  aguda, 1252-1253, 1252q, 1253t
  classificação de, 1149-1150, 1150t, 1252-1254, 1252q
  associada a imunodeficiência, 121-125, 122f, 123q
  com enxaqueca, 1357
  com otite média, 1568
  com traumatismo do osso temporal, 1145-1147, 1146f
  condutiva. *Ver* Perda auditiva condutiva
  considerações de auxílio auditivo com, 1268-1269, 1269f
  de início tardio, 1543-1544
  diagnóstico de, 1150, 1150t
  do recém-nascido, 1549-1550
  em lactentes. *Ver* Perda auditiva infantil
  epidemiologia de, 1150
  flutuante, 1252q, 1253
  funcional. *Ver* Pseudo-hipoacusia
  genética. *Ver* Perda auditiva genética
  hipotiroidismo causando, 898
  neurossensorial. *Ver* Perda auditiva neurossensorial
  ototoxicidade e, 1234
  rapidamente progressiva, 1252q, 1253
Perda de audição em médias frequências, 1155-1156
Perda de cabelo
  tratamento cirúrgico de. *Ver* Restauração capilar
Perfil de loquacidade, distúrbios mucosos benignos da prega vocal e, 461
Perfuração
  persistente, com TV, 1567

Perfuração persistente, com M&T, 1567
Pericôndrio auricular, pericondrite de, 1067-1068
Pericondrite
  com otoplastia, 220
Perilinfa em jato, em cirurgia de otoesclerose, 1132
Periodicidade, de vibração das pregas vocais, 450
Pescoço. *Ver também* Anatomia específica
  adenopatia de, 11
  anatomia de desenvolvimento de, 1481-1484
    arcos branquiais, 1481-1483, 1481f-1482f
  anatomia de, 831
  camadas fasciais de, 1479-1480, 1480f
  defeitos de, tratamento protético de. *Ver* Tratamento protético
  exame físico de, 10-11, 10f-11f
  imagem de
    aplicações de PET, 43-44, 45f
    aplicações de RM, 42-43
    aplicações de TC, 31f-31f, 39-42, 40f-41f
    aplicações de ultrassom, 43
    pós-operatório, 77-78, 76f-77f
    vistas de CR, 30
  infra-hióideo. *Ver* Pescoço infra-hióideo
  linfoma de, 852
    altamente agressivo, 862
    anel de Waldeyer, 864
    de células do manto, 861
    epidemiologia de, 854-855
    glândula salivar, 863
    Hodgkin, 854-855, 858-859, 858t
    não Hodgkin, 854-855, 859-861
    quadro clínico de, 855-856, 855f
    seios paranasais e cavidade nasal, 863
    técnicas de biópsia e manipulação de amostras para, 856-857, 856q
    tireoide, 862-863
  linfonodos de, 10-11, 11f, 866, 866f
    exame físico, 10-11, 11f
    metástase para. *Ver* Metástase de nódulo do pescoço
  manifestações de imunodeficiência em, 107, 107q
  profunda. *Ver* Pescoço profundo
  radioterapia de, para lesões malignas de glândula salivar, 645
  supra-hióideo. *Ver* Pescoço supra-hióideo
  tratamento cirúrgico de, para lesões malignass de cavidade oral, 709, 709f
  triângulos e níveis de, 10, 10f, 1481, 1481f
Pescoço contralateral, nódulo metastático incidência e distribuição em, 871
Pescoço, espaços profundos, 92t-93t
Pescoço infra-hióideo
  espaço mucoso hipofaríngeo de, 62, 62f
  espaço pré-vertebral de, 62, 61f
  espaço retrofaríngeo de, 60, 61f
  espaço visceral de, 63
  espaços cervicais de. *Ver* Espaços cervicais
  imagem de
    anatomia, lesões específicas do local, e pseudotumores, 59, 59f-60f
    RM, 42
    TC, 31f, 41
    ultrassom, 43
Pescoço supra-hióideo
  cavidade oral de. *Ver* Cavidade oral
  espaço carotídeo de. *Ver* Espaço carotídeo
  espaço mucoso faríngeo de, 49-50, 48f-49f
  espaço da parótida de, 50-51, 50f
  espaço mastigatório de, 53-56, 53f-55f
  espaço parafaríngeo de, 48-49
  espaço pré-vertebral de, 56-57
  espaço retrofaríngeo de, 56, 55f
  espaço sublingual de, 58, 57f-58f
  espaço submandibular de, 58, 58f
  imagem de
    anatomia, lesões específicas do local e pseudotumores, 44-48, 46f-47f
    RM, 42-42, 44-48, 47f
    TC, 40, 40f, 44-48, 46f
Pesquisa. *Ver* Pesquisa de prognósticos
Pesquisa bioquímica automatizada (SMA-12), para rinoplastia, 229-230
Petrosite, 1099-1101
  anatomia para, 1099-1100, 1099f-1100f
  diagnóstico de, 1100, 1100t
  nota histórica sobre, 1099
  testes de diagnóstico para, 1100, 1101f
  tratamento de, 1100-1101
PGL (paraganglioma) vagal, do pescoço, 842-843, 843f
PGL de carótida, do pescoço, 837-842, 838q, 840f, 842f
pH salivar, 1383
pHmetria
  de saliva, 1383
  esofágico, 519-523, 520f, 522f-523f
Pilares da face, 204-205, 205f
  reparo de fratura para, 209f, 210
Pilares de Corti, 974, 974f
Pilocarpina (Salagen®), 601-602
Pimecrolimo, 1079
  para líquen plano, 655
Pituitária e hipotireoidismo hipotalâmico, 899
Placa de reconstrução mandibular (PRM), 211-212
Placoides óticos, 218, 994f, 995
Planejamento de terapia, para CCP, FDG-PET em, 44
Plano horizontal de Frankfurt, 178, 180f
Plasmocitoma extramedular (PEM), da laringe, 774
Plástica na língua, para SAOS, 167
Plasticidade neural, privação auditiva e, 1202
Platismaplastia. *Ver* Submentoplastia
Plenitude aural, 1251-1252
Plexo cervical, orelhas e, 217-218
Pneumatização da mastoide, otite média com efusão e, 1086-1087
Pneumocystis jirovecii, otomastoidite causada por, 120-121
Pneumomediastino, durante a traqueostomia, 25-26
Pneumotórax
  durante traqueotomia, 25-26
Poliarterite nodosa, PAN com, 1192
Policondrite recidivante (PR)
  laringite associada a, 493
  manifestações laríngeas e traqueais de, 137, 137f
  manifestações nasais de, 132
  PANS com, 1192
Polineuropatia sensorial distal (PSD), 121
Pólipo hemorrágico unilateral, prega vocal, 468-469, 468f-470f
Pólipos, da prega vocal, 1659
  hemorrágica unilateral, 468-469, 468f-470f
  polipose difusa bilateral, 473-475, 473f-474f
Pólipos do fumante. *Ver* Polipose difusa bilateral
Pólipos nasais, RSC com. *Ver* Rinossinusite crônica
Polipose bilateral difusa, 473-475, 474f
Polirrinia, 1535
Polissonografia (PSG), 1494
  limitações de, 1495
  para SAOS pediátrica, 1494-1495, 1494q, 1494f
  para SAOS, 160, 161q, 161f-162f
Ponta do nariz
  assimetrias de
    enxertos de ponta para, 264-265, 264f-265f
    enxertos de suporte alar para, 265, 265f
    rinoplastia para, 264-265
    técnicas de sutura, 265
    técnicas de transposição, 265
  em proporções faciais, 178q, 179f
  com rinoplastia, 234, 234f
  enxerto de ponta rotacional ajustável dinâmica para, 268-270, 273f
  no nariz de fenda labial, 273
  rinoplastia de, 234-251
    abordagens abertas para, 236q, 240-247, 245f-249f
    abordagens de *delivery* para, 240, 240f, 245f
    abordagens não *delivery* para, 235, 237f-239f
    algoritmo cirúrgico, 235, 236f
    avaliação pré-operatória, 223-226, 226f-227f
    considerações para, 235, 237f
    indicações para, 235, 236q
    mecanismos menores de suporte da ponta, 234, 235f
    mecanismos principais de suporte da ponta, 234,235f
    preservação da cartilagem alar, 235, 237f
    preservação de, 234-235
    projeção da ponta, 247-251, 250f-251f
    ptose da ponta com, 234, 234f
    termos cirúrgicos para, 235, 236q
Ponto. *Ver* Implante percutâneo Baha
Pontos de referência cefalométricos, 179q, 180f
Pontos de referência do esqueleto, 178q, 180f
Porção petrosa do osso temporal, anatomia óssea de, 1424f-1427f, 1425-1427
Pós-menopausa, saúde oral em, 153
Posaconazol, para rinossinusite fúngica invasiva, 368, 368t
Posicionamento do paciente
  ESS para rinossinusite crônica, 398-399
Posicionamento. *Ver* Posicionamento do paciente
Postura
  sistema vestibular em, 1281-1282, 1316
Posturografia, 1334, 1333f-1334f
Potenciais antidrômicos, 1389
Potenciais auditivos evocados de tronco cerebral (PEATE), 1044
Potenciais auditivos evocados eletricamente, 1043
Potenciais evocados miogênicos vestibulares (VEMP), 1333, 1332f
  para doença de Ménière, 1345-1346
Potenciais evocados motores faciais induzidos por estimulação elétrica transcraniana, 1390
Potenciais miogênicos evocados vestibulares cervicais (cVEMP), 1333, 1332f
Potencial de ação composto evocado eletricamente (PACE), 1043-1044
Potencial endococlear, 983, 984f
Precauções padrão, 107
Predisposição genética, otite média e, 1557
Prednisolona, para ESS para rinossinusite crônica, 397

Prednisona
　　EES para rinossinusite crônica, 397
　　para pênfigo vulgar, 660
　　para rinossinusite fúngica alérgica, 370
Pregas vocais
　　distúrbios da mucosa benignos de. *Ver* Distúrbios benignos da mucosa das pregas vocais
　　efeitos da laringe e da faringe sobre, 445-447, 445, 446f
　　endoscopia/videoendoscopia de, 449-450
　　flexibilidade e rigidez de, 451-452, 452f
　　nível de fechamento vertical de, 451
　　pólipos de. *Ver* Pólipos
　　regularidade de, 453
　　simetria de, 452-453
　　vibração de, 446, 450-453, 452f
Preparação do paciente
　　ESS para rinossinusite crônica, 398-399
　　para DCR endoscópica, 431, 431f
　　para tratamento de lesões malignas da cavidade oral, 695
Presbiacusia
　　com zumbido, 1201, 1201q
　　PANS com, 1194-1195, 1194f
Presbiacusia metabólica. *Ver* Presbiacusia estrial
Preservação de órgãos
　　no tratamento do câncer de laringe, 765-767, 765f-766f
Pressão arterial
　　função da laringe em, 444, 444f
Pressão das vias aéreas positiva contínua (CPAP)
　　para SAOS, 161-162
Pressão intracraniana (PIC)
　　rinoliquorreia e, 417-419, 425-427
Pressão intraglótica, 450
Prestina, 985-986
Primário desconhecido
　　melanoma, 552
　　metástases cervicais de, 845-847, 846f
Primeira Lei de Ewald, 1291
Primeiros socorros, para epistaxe, 325
Privação auditiva, plasticidade neural e, 1202
PRJ. *Ver* Parotidite recorrente juvenil recorrente
PRM. *Ver* Placa de reconstrução mandibular
Probabilidade de associação de sintomas (PAS), 520
Problemas de equilíbrio, com otite média, 1568
Probóscide lateral, 1535, 1535f
Procedimento CHAMP, 1042
Procedimento de Caldwell-Luc, 414-415, 413f
Procedimento de suspensão de língua em repouso, 167
Procedimento Draf I,
　　ESS para rinossinusite crônica, 401, 404f
　　para osteomas, 380-381, 381f
Procedimento PNM. *Ver* Procedimento de pedículo neuromuscular
Procedimentos de alotransplante traqueal, 514, 514f
Procedimentos de liberação de laringe, 513
Procedimentos odontológicos, profilaxia antibiótica para, 145, 145q, 145t, 149, 149q
Processamento central, olfativo, 291-292
Processo alveolar da maxila, 691
　　lesões malignas de, tratamento cirúrgico de, 699-700, 699f-700f
Processo estiloide, a partir do segundo arco branquial, 1482f, 1483

Processo mastoide, 963-964, 964f. *Ver também* Orelha média
Processo maxilar, a partir do primeiro arco branquial, 1482-1483, 1482f
Processo uncinado, 305-306, 305f
　　anatomia cirúrgica de, 385-387, 386f
　　ressecção de, ESS para rinossinusite crônica, 399-400, 402f
　　variações em, 309, 310f
Processo uncinado atelectásico, 309, 310f
Processo zigomático, 963, 964 f
Procura, 1314, 1314f
　　regular
　　　teste no leito para, 1321
　　　teste quantitativo para, 1325, 1327f
Proeminência frontonasal
　　contribuição facial de, 1502, 1503t
　　desenvolvimento de, 1501-1502, 1502f
Proeminência mandibular
　　contribuição facial de, 1502, 1503t
　　desenvolvimento de, 1485, 1486f
Proeminência maxilar
　　contribuição facial de, 1502, 1503t
　　desenvolvimento de, 1485, 1486f, 1501-1502, 1502f
　　fusão da proeminência nasal medial com, 1502, 1502f
Proeminência nasal
　　desenvolvimento de, 1485, 1486f, 1502, 1502f
　　lateral. *Ver* Proeminência nasal lateral
　　medial. *Ver* Proeminência nasal medial
Proeminência nasal lateral
　　contribuição facial de, 1502, 1503t
　　formação de, 1502, 1502f
Proeminência nasal medial
　　contribuição facial de, 1502, 1503t
　　formação de, 1502, 1502f
　　fusão de proeminências maxilares com, 1502, 1502f
Profilaxia pós-exposição (PEP), para HIV/AIDS, 107, 107t
Profissionais que utilizam a voz. *Ver* Pacientes profissionais da voz
Profissionalismo. *Ver* Profissionalismo médico
Projeçao de Schüller, 30
Projeção de Stenvers, 30
Projeção transorbital, 30
Prontuários médicos. *Ver* Registos de saúde
Propecia®. *Ver* Finasterida
Propiltiouracil (PTU)
　　para doença de Graves, 894
Propofol
　　reações alérgicas a, 13
Proporções faciais, 178
　　altura facial, 178, 181f
　　largura facial, 178, 180f
　　simetria através do plano sagital mediano, 178, 180f
Propranolol
　　para enxaqueca, 1359
　　para HI, 1604, 1605f
Protamina, reações alérgicas a, 13
Proteção
　　função da laringe em, 442
Proteção dos olhos
　　para paralisia facial, 1408, 1408f
Proteína b-Traço (bTP), 420-421
Prótese do bulbo da fala, para DVF, 1524, 1524f
Protocolo de dessensibilização acústica, para zumbido, 1204

Pseudo-hipoacusia
　　neurodiagnóstico de, 1029-1031
　　PANS com, 1194
Pseudoartrose, 214
Pseudossarcoma. *Ver* Carcinoma de células fusiformes
Pseudotumor cerebral. *Ver* Hipertensão intracraniana benigna
Puberdade, saúde oral em, 153

Q

Qualidade de vida (QOL)
　　neoplasias de hipofaringe e esôfago cervical e, 742
　　para o tratamento de otite média, 1565
　　　com rinossinusite crônica pediátrica, 1571
　　rinossinusite crônica e, 354-357, 355t-356t
Queixo
　　mentoplastia. *Ver* Mentoplastia
Queratocisto odontogênico paraqueratinizante. *Ver* Tumor odontogênico queratocístico
Queratocistoma, de glândulas salivares, 615, 616f
Queratose obturante, 1068-1069
　　imagem de, 1047-1048, 1048f
Quimioprevenção
　　de neoplasias malignas da laringe, 752-753
　　para doenças malignas da cavidade oral, 711
Quimiorradioterapia (CRT)
　　para as neoplasias de esôfago, 741
　　para câncer glótico avançado, 821
　　para neoplasias de hipofaringe, 741
Quimioterapia
　　para carcinoma nasofaríngeo, 723, 1622
　　para CEC de laringe, 765-767, 765f-766f
　　　doença recorrente, 767-768, 768f
　　para doença recorrente ou metastática
　　para doenças malignas da cavidade oral, 710-711
　　para HL em HIV, 114
　　para LNH relacionada com AIDS, 112-114
　　para melanoma, 560
　　para neoplasias de esôfago, 741
　　para neoplasias de glândula tireoide, 930
　　para neoplasias de glândulas salivares, 646
　　para neoplasias de hipofaringe, 741
　　para neoplasias dos seios paranasais, 571f, 572
　　para neoplasias glóticas, lesões iniciais, 793
　　para rabdomiossarcoma, 1624
　　para sarcoma de Kaposi, 110
Quimioterapia de indução
　　para câncer glótico avançado, 822
Quinina, ototoxicidade com, 1234

R

Rabdomioma, da laringe, 483
Rabdomiossarcoma (RMS), 1463, 1596, 1622-1624
　　apresentação de, 1622-1623
　　do pescoço, 849, 849f, 850t
　　dos seios paranasais, 566, 568-571, 571t
　　estadiamento de, 1623, 1624t
　　histopatologia e biologia molecular de, 1625, 1625q, 1625f-1626f
　　tratamento de, 1024, 1625t
Raça, otite média e, 1557
Radiação *gamma knife*, para tumores da base do crânio, 880-881

Radiografia. *Ver também* Radiografia convencional
  de cistos odontogênicos
  de crupe, 1580, 1581f
  de PANS, 1184
  de supraglotite, 1583-1584, 1583f
  de traqueíte bacteriana, 1584, 1585f
  para SAOS pediátrica, 1493
Radiografia convencional (RC)
  da cavidade nasal, 303
  diagnóstico por imagem com, 29-30
  dos seios paranasais, 303
  para infecções odontogênicas e do pescoço profundas, 96
Radiografia de tórax
  de câncer glótico inicial, 779-780
Radioterapia (RT)
  de tumores de laringe, 1657
  hipotiroidismo após, 899
  neoplasias de glândulas salivares causadas por, 605
  para carcinoma nasofaríngeo, 722-723, 1621-1622
  para doenças malignas da cavidade oral, 710, 710f
  para doenças malignas glóticas
    lesões avançadas, 820-824, 820t, 823t-824t
    lesões iniciais, 788-795, 789f-792f, 816-819, 818f, 819t, 823f, 825f
  para lesões malignass de glândulas salivares, 645-646, 644t
  para lesões pré-malignas da laringe, 751-752
  para melanoma, 560
  para metástase de nódulo cervical
    complicações após, 878-879
    controle em pacientes HPV positivos, 876
    delineamento do volume alvo clínico para, 873, 874f
    indicações para pós-operatório, 877, 877t
    para doença recorrente, 879
    para o controle de linfonodos negativos no pescoço, 874-875, 875t
    para o controle de N1 a N3 de pescoço, 875-876, 876t
    seleção de volume-alvo para, 871-873, 871t-873t
    técnicas para, 873-874, 875f
  para neoplasias de esôfago, 739-741
  para neoplasias de glândula tireoide, 930
  para neoplasias de hipofaringe, 739-741, 827-829, 827t
    considerações anatômicas para, 813-814, 813f-814f
    direções futuras em, 829
  para neoplasias de orofaringe
  para neoplasias dos seios paranasais, 571f, 572
  para neoplasias laríngeas, 765-767, 765f-766f, 816-827, 818f, 819t-820t, 823f, 823t-824t, 825f, 826t-827t, 1657
    considerações anatômicas para, 813-814, 813f-814f
    direções futuras em, 829
    doença recorrente, 767-768, 768f
  para neoplasias subglóticas, 764-765, 826-827
  para neoplasias supraglóticas, 761-764, 824-826, 826t-827t
  para PGL de carótida, 842
  para rabdomiossarcoma, 1624
  para tumores da base do crânio
    feixe de prótons, 881

  metade da base do crânio, 883-884, 883f, 884t
  radiobiologia e. *Ver* Radiobiologia
Radioterapia adjuvante
  para câncer de glote avançado, 820-821, 820t
  para lesões malignas de glândulas salivares, 645-646, 644t
Radioterapia de intensidade modulada (RTIM)
  para tumores da base do crânio, 880
Radioterapia estereotática
  para tumores da base do crânio, 880-881
Radioterapia estereotática de corpo (RTEC), 829
Radioterapia por feixe de nêutrons, para neoplasias malignas de glândulas salivares, 646
Radioterapia por feixe de prótons, para os tumores da base do crânio, 881
Raiz, em proporções faciais, 178q, 179f
Rampa timpânica, 982-983, 983f-984f
Rampa vestibular, 982-983, 983f-984f
Rânula, 1646, 1646f
  de espaço sublingual, imagem de, 58, 58f
Reabilitação de paralisia facial
  avaliação de deformidade para, 1405, 1405t
  avaliação do paciente para, 1404-1408, 1405q
  considerações em, 1406-1408
    consequências aos doadores, 1408
    estado de nervo doador, 1408
    estado de saúde, 1408
    estado do nervo proximal e distal, 1406-1408, 1407f
    idade, 1408
    paralisia congênita, 1408
    radioterapia prévia, 1408
    regeneração parcial em, 1406
    tempo desde a transecção, 1406
    viabilidade do músculo facial, 1408
  cuidado inicial de, 1408-1410
    proteção para os olhos, 1408, 1408f
    tratamento da pálpebra inferior, 1409, 1409f
    tratamento da pálpebra superior, 1410
  enxerto de nervo *cross-face*, 1414
  enxerto de nervo facial, 1410
    planejamento cirúrgico para, 1410-1414, 1411f
    seleção de nervo doador, 1410-1412, 1411f
    técnica cirúrgica, 1411f-1413f, 1412-1414
  procedimentos adjuvantes, 1420-1422
    para o terço inferior da face, 1421, 1421f
    para o terço médio da face, 1421, 1420f
    para o terço superior da face, 1420
  procedimentos estáticos, 1419
    suspensão facial estática, 1419
  transferências musculares, 1416-1419
    masseter, 1416, 1417f
    microneurovascular, 1419
    temporal, 1416-1419, 1418f
  transferência do nervo, 1414-1416
    fatores neurotróficos para, 1416
    nervo acessório espinal, 1416
    nervo hipoglosso, 1414-1416, 1415f
  tratamento de sincinesia, 1421-1422
    miectomia seletiva, 1422
    toxina botulínica A, 1421-1422
Reabilitação vestibular
  avaliação de compensação, 1373-1374
  história clínica em, 1373

  teste vestibular em, 1373-1374
  critério de seleção de pacientes para, 1374-1375
    candidatos inadequados, 1375
    como modalidade adjuvante, 1374-1375
    como modalidade de tratamento primário, 1374, 1375t
    como teste terapêutico, 1375
    estudos da função de equilíbrio em, 1375
  fundamento lógico fisiológico para, 1372-1373
    compensação dinâmica, 1372-1373
    compensação estática, 1372
  medidas de prognóstico de equilíbrio objetivo em, 1375-1376
  medidas de prognostico de equilíbrio subjetivo em, 1376
  metas de, 1369, 1370f-1371f
  resultados esperados com, 1378
  técnicas comuns para, 1376-1377, 1376t
    atividades de condicionamento e manutenção, 1376t, 1377
    controle postural e exercícios de marcha, 1370, 1376t, 1377
    exercícios de adaptação vestibular, 1369, 1371f, 1372, 1376, 1376t
    exercícios de habituação vestibular, 1369, 1372, 1376-1377, 1376t
    exercícios de substituição, 1370, 1372-1373, 1376t, 1377
    manutenção dos resultados, 1376t, 1377
    papel do terapeuta, 1377
  técnicas para, 1369-1372, 1371f
Reabilitação vocal e da fala
  após laringectomia, 807
  alaríngea. *Ver* Voz alaríngea e fala
  após faringolaringectomia total, 811
  depois de lesões malignas da cavidade oral, 712
Reabsorção óssea, com tumores vasculares, 1602
Reação de inclinação ocular, 1320, 1320f
Reanimação fluídica, para infecções odontogênicas e do pescoço profundas, 97
Recém-nascidos
  perda auditiva de, 1549-1550
Recém-nascidos prematuros
  otite média e, 1557
Receptor de fator de crescimento epidérmico (RFCE), no câncer de cabeça e pescoço, 548
Receptores de fluxo de ar, 443
Receptores de impulso, 443
Receptores de transplante (RT)
  distúrbios otológicos e neurológicos em
    orelha externa, 120
    ouvido médio, 120
    perda auditiva, 125
  doença da glândula salivar em, xerostomia, 114
  infecção nasossinusal em, 117-119, 117f, 133
  doenças da cavidade oral em
    infecções fúngicas, 125-126, 124f
    infecções virais, 126, 125f
  lesões malignas associadas a, 107-109, 108t
    abordagem de diagnóstico para, 116-117, 115q
    CEC não cutâneo, 111
    DLPPT, doença linfoproliferativa pós-transplante185-114
    IRIS em, 106
    linfoma de Hodgkin, 114
    linfoma não Hodgkin, 112

linfoma, 112-114
neoplasias cutâneas, 111
outro, 114-114
sarcoma de Kaposi, 109-110, 109f-110f
manifestações de imunodeficiência em, 107, 107q
massas em, abordagem diagnóstica para, 116-117, 115q
Receptores sensoriais, da laringe, 443
Recesso frontal, 305-306, 305f-307f
anatomia cirúrgica de, 390-392, 390q, 391f-392f
Recesso retrobular, 306, 308f
Recesso suprabular, 306, 308f
Recesso supratubal (RST), 969
Recidiva estomal, CEC de laringe, 768, 768f
Reconstrução
após a cirurgia dos seios paranasais, 579-582, 581f-582f, 586
após a excisão de melanoma, 557
após faringolaringectomia total, 809, 810f
após laringectomia total, 803-806, 805f
Reconstrução endonasal endoscópica, para neoplasias malignas dos seios paranasais, 586, 588t
Reconstrução laringotraqueal de estágio único (RLTEL), para estenose de laringe, 1684-1686
Recuo da ponta, 223-226, 226f
Redução da saliva, por sialorreia, 1650t
Redução em imunossupressão (RIS), para DLPT, 1620
Redução para fraturas nasais
Reepitelização da superfície da pele. Ver Reepitelização
Refazendo a superfície
dermoabrasão. Ver Dermoabrasão
laser. Ver Refazendo a superfície a laser
peelings químicos. Ver Peelings químicos
Reflexo cervicocólico (CCR), 1315-1316
Reflexo do piscamento, 1390
Reflexo estapediano
medidas de, 1017
testes topognósticos de, 1382
Reflexo vestíbulo-ocular (RVO), 1281, 1314-1315, 1314f
ajustes de
base anatômica e fisiológica de, 1308-1309, 1308f
implicações clínicas de, 1309-1310
cancelamento de, 1321
de baixa frequência, 1322
impulso do circuito do tronco encefálico para, 1302-1306
base anatômica e fisiológica de, 1288f, 1302-1303, 1304f
implicações clínicas de, 1302-1303, 1304f
sacadas de olho e cabeça e, 1316
Reflexo vestibulocólico (RVC), 1281, 1315-1316
Reflexos circulatórios, função da laringe em, 444, 444f
Reflexos de onda quadrada, 1321
Reflexos vestibulospinais (RVS), 1281
tontura e, 1325
Refluxo duodenogastresofágico (RDGE)
monitoramento da bile para, 521, 521f
Refluxo extraesofágico, 531, 531f, 1694-1695
asma associada a, 532
dor no peito causada por, 532
erosão dentária causada por, 532
laringite causada por, 491-492, 492f, 531-532

risco de CEC laríngeo e, 753
tosse crônica causada por, 532
Refluxo extraesofágico em. Ver Refluxo extraesofágico
estenose laríngea por, 1679
manifestações orais de, 150
monitoramento de pH para, 519-523, 520f, 522f-523f
SAOS e, 158
sintomas de, 529-530
tratamento de, 530-531
Refluxo gastresofágico (RGE)
avaliação de, 1681
otite média e, 1554f, 1555
Refluxo gastrolaringofaríngeo (RGLF), avaliação de, 1681
Refluxo laringofaríngeo. Ver Refluxo extraesofágico; Laringite de refluxo
Região retroclival, anatomia cirúrgica para, 1434, 1435f
Registros clínicos
de endoscopia de laringe/estroboscopia, 455
eletrônicos. Ver Registros de saúde eletrônicos
Regularidade, em estroboscopia/videoestroboscopia de laringe, 453
Regurgitação, 516
Relações nasofaciais, 183-184
ângulo nasofacial, 183, 184f
ângulo nasofrontal, 178-179, 182f
ângulo nasolabial, 183, 184f
ângulo nasomentoniano, 183, 185f
rotação e projeção nasal, 183-184, 185f
Remoção óssea, para DCR, 432, 432f
Reparo aberto
para estenose laringotraqueal, 507-508, 508f
Reparo extracraniano, para fístula liquórica (FL), 424-426, 425f-426f
Reparo transcraniano, para rinoliquorreia, 424
Reposição hormonal da tireoide, após cirurgia da glândula tireoide, 929
Reposicionamento, para VPPB, 1340-1341, 1340f
Repouso vocal, para inchaço mucoso agudo do uso excessivo, 464
Resfriado comum, faringite causada por, 85
Respiração
função da laringe na, 442-444, 443f-444f
para a função da fala, 446
Resposta auditiva de estado estável (RAEE), 1042-1043
Resposta auditiva de tronco encefálico (PEATE, ABR), 1025-1026, 1025f, 1038-1042
aplicações clínicas de, 1039-1042
aplicações emergentes, 1042
aplicações otoneurológicas, 1040-1042
avaliação de sensibilidade auditiva, 1040, 1041f
aumentos súbitos de tons de, 1038
com ouvinte normal, 1038, 1039f
desenvolvimento e, 1038-1039
eletricamente evocada, 1037f, 1043
neurodiagnóstico com, 1026-1028, 1027f-1029f
nível de estimulação e, 1038, 1039f
ondas de, 1038
para o diagnóstico de otite média, 1552
para o diagnóstico de perda auditiva do lactente, 1544
diagnóstico, 1545
para PANS, 1184

Resposta auditiva de tronco encefálico diagnóstica, para o diagnóstico de perda auditiva do lactente. Ver PEATE, ABR 1545
Resposta auditiva do tronco encefálico evocada eletricamente (ABRE). Ver PEATE, 1037f, 1043
Resposta celular, na rinossinusite crônica, pediátrica, 1571
Respostas de latência média evocadas eletricamente (RLMEE), 1037f, 1044
Respostas de longa latência evocadas eletricamente, 1044
Ressecção completa, para neoplasias malignas da cavidade oral, 704, 704f-705f
Ressecção craniofacial
para cirurgia da base anterior do crânio, para neoplasias malignas dos seios paranasais, 577-579, 577f-580f
Ressecção craniofacial anterior, para lesões malignas de seio paranasal, 577-579, 577f-580f
Ressecção cricotraqueal (RCT), para estenose da laringe, 1686
Ressecção de base craniana transcribiforme endoscópica, para lesões malignas dos seios paranasais, 584-585, 584f
Ressecção do osso temporal
parcial, 1454-1455, 1454f
coleta de amostras, 1454f, 1455
fechamento para, 1455
incisões para, 1454, 1454f
mastoidectomia e abordagem do recesso facial, 1454-1455, 1454f
subtotal e total, 1454f, 1455-1456
controle vascular proximal, dissecção do pescoço, 1455
craniotomia temporal, 1456
delimitação de seio sigmoide e bulbo jugular, 1456
dissecção da fossa infratemporal, 1455-1456
incisão, 1455, 1455f
osteotomia, 1456, 1456f
reconstrução, 1456
ressecção subtotal, 1456, 1456f
ressecção total, 1456, 1457f-1458f
tratamento do nervo facial proximal, 1456, 1456f
tratamento do nervo facial, 1455
Ressecção laringotraqueal parcial (RLTP), para estenose de laringe, 1686
Ressecção transcribiforme da base do crânio, para neoplasias malignas dos seios paranasais, 584-585, 584f
Ressecção transoral
de CEC orofaríngeo HPV positivo, 548-549
Ressecções do plano coronal, em neoplasias malignas dos seios paranasais, 585, 585f
Ressonância
distúrbios de, 1654
em função da fala, 447
em terapia da fala para DVF, 1523-1524
Ressonância magnética (RM)
ARM, 36
artefatos em, 32, 33f
da cavidade nasal, 72, 71f, 304, 306f
da cavidade oral, 57-58
da glândula tireoide, 42, 65
da laringe, 42, 63-65
da rinorreia de LCR, 421-422, 422f-423f
das glândulas paratireoides, 42, 65, 65f
das neoplasias de glândula tireoide, 913

de base do crânio, 43, 72-75, 73f
de câncer glótico inicial, 780-781
de dermoides nasais, 1532, 1533f
de encefaloceles nasais, 1531, 1531f
de espaço da carótida, 51-53, 52f
de espaço mucoso da faringe, 49-50
de espaço da mucosa da hipofaringe, 62
de espaço da parótida, 50-51, 50f
de espaço retrofaríngeo
  infra-hióideo, 62
  supra-hióideo, 56
de espaço sublingual, 58
de espaço submandibular, 58
de espaço visceral, 63
de espaços cervicais, 62
de estenose de laringe, 1680
de glândulas salivares, 42, 608-611, 609f-611f, 625-626, 626f
  em crianças, 1640
de lesões da base lateral do crânio, 1450
de linfadenopatia cervical, 68, 68f
de linfomas malignos, 1617
de massas cervicais, 831, 836-837
  pediátricas, 1589
de neoplasias da hipofaringe e esôfago cervical, 729
de pescoço infra-hióideo, 42, 59, 60f
de pescoço supra-hióideo, 42-42, 44-48, 47f
de rinossinusite crônica, pediátrica, 1572-1573, 1574f
de sinusite, 118-119, 117f
desvantagens de, 36
do carcinoma nasofaríngeo, 722
do complexo ostiomeatal, 72, 70f
do espaço mastigatório, 53-56, 53f, 55f
do espaço parafaríngeo, 48-49
do espaço pré-vertebral
  infra-hióideo, 62
  supra-hióideo, 56-57
do nervo facial, 1383
do osso temporal, 42-43, 75-77, 76f
dos seios paranasais, 42, 70-72, 69f, 304, 306f, 567-568, 567f, 569f-570f
fundamentos de, 31-32
intensificação de contraste com gadolínio para, 34-36, 35f
linfadenopatia, 42
localização de hiperparatireoidismo com, 944-945, 945f
para avaliação de tontura, 1334
para avaliação DVF, 1522-1523
para infecções odontogênicas e profundas do pescoço, 96-97
para SAOS pediátrica, 1493
para otite externa maligna, 1066
pós-operatória, 77-78, 76f
sequências de pulsos para, 32-36, 34f-36f
técnicas de reconstrução tridimensionais para, 39
Restech Dx-pH Measurement System, 522, 522f-523f
Retalho de Abbé,
  para rinoplastia em nariz de fenda palatina, 273, 278f
Retalho de Abbé-Estlander, 698-699, 698f
Retalho de avanço de rotação, para reparo de fenda labial unilateral, 1509, 1509f
Retalho de avanço V-Y,
  para rinoplastia de nariz de fenda labial, 280, 280f
Retalho de crista ilíaca. Ver Retalho de crista ilíaca osteocutâneo
Retalho de fíbula. Ver Retalho de fíbula osteocutâneo
Retalho de Karapandzic, 698-699, 699f

Retalho de ponta rotacional ajustável dinâmica (RPRAD), 268-270, 273f
Retalho do músculo esternocleidomastóideo, para traqueoplastia cervical, 805-806
Retalho faríngeo, para DVF, 1525-1526
Retalho livre da escápula. Ver Retalho livre da escápula osteocutâneo
Retalho livre de antebraço radial. Ver Retalho osteocutâneo radial livre de antebraço
  neoplasias de glândulas salivares causadas por, 605
Retalho TPO. Ver Retalho temporoparietal-occipital
Retalhos. Ver Retalhos locais; Retalhos de pele
Retalhos de avanço
  para reparo de fenda labial unilateral, 1509, 1509f
Retalhos de padrão axial. Ver Retalhos cutâneos arteriais
Retalhos de rotação
  para reparo de fenda labial unilateral, 1509, 1509f
Retalhos locais. Ver também Retalhos de pele
Retalhos miocutâneos. Ver Retalhos musculocutâneos
Retalhos ósseos. Ver Retalhos ósseos vascularizados
Retrognatismo
  disfagia e, 1693
Rhinosinusitis Disability Index (RSDI), 354, 355t
Rínio, em proporções faciais, 178q, 179f
Rinite
  alérgica. Ver Rinite alérgica
  associada a AIDS, 133
  não alérgica. Ver Rinite não alérgica
Rinite alérgica (RA)
  rinossinusite crônica pediátrica, 1571-1572
Rinite atrófica, 339q, 340
Rinite eosinofílica não alérgica (RENA), 339, 339q
Rinite gustativa, 340-341
Rinite hormonal, 339q, 340
Rinite induzida por irritante, 339q, 340-341
Rinite induzida por medicação, 339q-340q, 340
Rinite não alérgica (RNA)
  classificação de, 339-341, 339q-342q
  exame físico de, 342
  fisiopatologia de, 337-339
    componente alérgico, 338
    função nasal e inervação, 337-338
    hiperreatividade nasal, 338-339
    testes de provocação, 338
  história de, 341-342, 342q
  testes de diagnóstico para, 342-343
  tratamento de
    anti-histamínicos, 344, 344t
    anticolinérgicos, 344
    cirurgia, 344-345
    considerações gerais em, 345
    corticosteroides tópicos intra nasais, 343-344, 343t
    evitação, 343
Rinite não alérgica idiopática, 341
Rinite ocupacional, 339q, 341
Rinite vasomotora (RVM), 337, 341
Rinoplastia
  análise para, 259-260
    incisões e elevação dos tecidos moles para, 259-260, 260f
  anestesia e analgesia para, 230, 230f
    anestesia por infiltração, 231, 233f
    medicação pré-operatória e analgesia IV, 231

planos cirúrgicos para, 230-231, 231f-232f
assimetrias de ponta e alar, 264-265
avaliação pré-operatória para, 222-234
  avaliação anatômica para, 222-228, 223f
  avaliação laboratorial, 229-230
  deformidades mínimas, 222-223, 224f
  deformidades significativas, 222-223, 225f
  fotografia e imagem para, 228-229, 229f
  ponta nasal, 223-226, 226f-227f
  qualidade da pele, 223, 226f
  referênciass cirúrgicos, 232-234, 234f
candidatos ideais para, 222-223, 224f
considerações pós-cirúrgicas para, 258, 258q
da abóbada óssea, 255-258
  estreitamento do nariz com osteotomias, 255-258, 256f-257f
  redução do perfil ósseo, 255, 255f
de abóbada cartilaginosa, 251-254
  acesso do esqueleto nasal em, 252-253, 253f
  deformidade pollybeak, 253, 253f
  em homens, 251, 252f
  enxertos de espalhamento para, 253-254, 254f
  nas mulheres, 251, 252f
de ponta nasal, 234-251
  abordagens abertas para, 236q, 240-247, 245f-249f
  abordagens de administração para, 240, 240f-245f
  abordagens não cirúrgicas, 235, 237f-239f
  algoritmo cirúrgico para, 235, 236f
  avaliação pré-operatória para, 223-226, 226f-227f
  considerações para, 235, 237f
  indicações para, 235, 236q
  mecanismos maiores de suporte de ponta, 234, 235f
  mecanismos menore de suporte de ponta, 234, 235f
  preservação da cartilagem alar, 235, 237f
  preservação de, 234-235
  projeção da ponta, 247-251, 250f-251f
  ptose da ponta com, 234, 234f
  termos cirúrgicos para, 235, 236q
enxertos de suporte alar, 265, 265f
enxertos de ponta, 264-265, 264f-265f
técnicas de sutura, 265
técnicas de transposição, 265
filosofia para, 222
modificações de septo e columela, 260-262
  alisamento de septo, 260, 260f
  avaliação de septo final, 262, 263f
  complexo septocolumelar, 262, 263f-264f
  encurtamento do septo caudal, 261-262, 261f-262f
  para desvio de componente central, 260, 260f
  reposicionamento caudal, 261, 261f
  suturas de coaptação para, 260-261, 261f
não caucasianos, 270-273
  aumento dorsal, 271
  escultura de base nasal, 271-273, 275f
  escultura de tecidos moles alares, 273, 275f
nariz em sela, 267-270
  aumento, 267-268, 270f-271f
  enxerto de ponta rotacional ajustável dinâmica, 268-270, 273f
  indicações para, 268-270, 272f

para modificações de ângulo nasofrontal, 228, 228f, 262-264, 264f
para nariz torcido, 265-267, 266f
   enxertos de espalhamento para, 267, 269f
   osteotomias para, 266-267, 266f-269f
   reconstrução do septo, 266
para o nariz de fenda labial, 273-280, 275f
   abertura de vias aéreas para, 280, 280f
   bilateral, 273
   colocação do implante, 273, 277f
   com retalho de Abbé, 273, 278f
   dissecção do ramo lateral, 273, 276f
   osteotomias maxilares com, 279f, 280
   rinoplastia para, 273-280, 275f
   sutura de CLI em, 273, 277f
   sutura do ramo lateral, 273, 277f
   técnica de Cronin para, 280, 280f
   técnica de retalho bifurcado de Millard, 280, 280f
   unilateral, 273
Rinoplastia de não caucasianos, 270-273
   escultura de tecidos moles alares, 273, 275f
   dorsal, 271
Rinorreia
   FL, 427-428
      cirurgia de seio endoscópica para, 394
      classificação de, 417, 417q
      diagnóstico de, 419-422, 421f-423f
      fisiopatologia de, 417-419, 418f-419f
      perspectiva histórica sobre, 416-417
      precauções para, 426-427
      tratamento de, 422-427, 423f, 424q, 425f-426f
Rinoscleroma, 489
Rinoscopia
   para rinoplastia, 226-228
Rinoscopia anterior
   para rinoplastia, 226-228
Rinoscopia posterior, para rinoplastia, 226-228
Rinossinusite
   aguda. *Ver* Rinossinusite aguda
   alérgica, imagem de, 314
   complicações de, cirurgia de seio endoscópica para, 393
   crônica. *Ver* Rinossinusite crônica
   definição de, 358-359, 359q, 359t
   fúngica. *Ver* Rinossinusite fúngica
   granulomatosa, imagem de, 314-315
Rinossinusite aguda (RSA), 358-359, 359q, 359t
   cirurgia endoscópica sinusal para, 393
   diagnóstico de, 360-361
   etiologia de, 359-363, 359f
   imagem de, 310-311
   tratamento de, 361-362
Rinossinusite aguda bacteriana (RSAB), 359-363, 359f
   diagnóstico de, 360-361
   tratamento de, 361-362
Rinossinusite aguda recorrente (RSAR), 360
   cirurgia endoscópica para, 393
Rinossinusite alérgca, imagem de, 314
Rinossinusite com mucina eosinofílica (RSEM), 364
Rinossinusite crônica (RSC), 358-359, 359q, 359t
   cirurgia endoscópica para, 353-357, 355t-356t, 356f, 393-394
   anestesia para, 398
   avaliação pré-operatória para, 395-396, 396t
   complicações de, 412, 411q
   considerações intraoperatórias e perioperatórias para, 396-399
   cuidado pós-operatório para, 411
   extensão de, 395
   falha de, 412-414
   papel da fisiopatologia em, 395
   passos de, 399-407, 399q, 400f-407f
   posicionamento e preparação do paciente para, 398-399
   princípios de FESS para, 395
   resultados de, 413, 413f
   sistemas de navegação orientados por imagem para, 397, 397f
   situações especiais em, 407-411, 408f-409f
   TC intraoperatórias em, 398
   técnicas de Messerklinger e Wigand para, 399
   terapia médica pré-operatória para, 397
   com pólipos nasais
      cirurgia endoscópica sinusal para, 393-394, 408
      definição de, 358-359, 359q
   fisiopatologia de, 395
   futuras pesquisas em, 357
   imagem de, 311-314, 312f-313f
   pediátrica. *Ver* Rinossinusite crônica pediátrica
   sem pólipos nasais
      definição de, 358-359, 359q
   tratamento clínico de
      antagonistas de leucotrieno, 352
      anti-histamínicos, 352
      antibióticos antibacterianos, 347-349, 348t
      anticorpos monoclonais, 353
      corticosteroides orais, 351-352, 351t
      corticosteroides tópicos, 350-351, 350f
      irrigações com solução salina, 352
      medicamentos antifúngicos, 349-350, 372, 371t-372t
      outro, 353
      resumo de recomendações para, 353t
Rinossinusite crônica induzida por opioides, 366-367, 366f
Rinossinusite crônica induzida por opioides intranasais, 366-367, 366f
Rinossinusite crônica pediátrica, 1570
   comorbidades, 1571-1572
      asma, 1572
      discinesia ciliar primária, 1572
      DRGE, 1572
      fibrose cística, 1572
      imunodeficiência, 1572
      rinite alérgica, 1571-1572
   fisiopatologia de, 1571
      bacteriologia de, 1571
      biofilmes, 1571
      estudos celulares, 1571
      fatores anatômicos, 1571
      papel das adenoides em, 1571
   investigação diagnóstica para, 1572-1573, 1573f-1574f
   prevalência de, 1570
   qualidade de vida com, 1571
   sintomas clínicos de, 1570
   tratamento cirúrgico para, 1575
      adenoidectomia, 1575
      FESS, 1575
   tratamento clínico de, 1573-1574
      antibióticos, 1573-1574
      esteroides, 1574
   tratamentos auxiliares para, 1574-1575
Rinossinusite fúngica (RSF)
   alérgica. *Ver as* Rinossinusite fúngica alérgica
   bolas fúngicas de seios paranasais, 367f, 369, 369f, 369t
   cirurgia de seio endoscópica para, 394
   definições de, 364, 365t
   imagem de, 314, 314f
   induzida por opioides, 366-367, 366f
   infecções fúngicas saprófitas, 369
   invasiva. *Ver* Rinossinusite fúngica invasiva
   RSENA rinossinusite eosinofílica não alérgica, 364, 372
Rinossinusite fúngica alérgica (RSFA), diagnóstico de, 369, 369f-370f
   epidemiologia e geografia de, 370
   tratamento de, 370-372, 371f-372t
Rinossinusite fúngica eosinofílica não alérgica (RSFENA), 364, 372
Rinossinusite fúngica invasiva (RSFI)
   cirurgia endoscópica sinusal para, 394
   diagnóstico de, 367-368, 367f
   imagem de, 314, 314f
   indolente, 366-368, 366f
   rapidamente, 364-366, 365f
   tratamento de, 368, 368t
Rinossinusite fúngica invasiva crônica, 366-368, 366f
Rinossinusite fúngica rapidamente invasiva, 364-366, 365f
Rinossinusite granulomatosa, imagem de, 314-315
Rinotomia
   para carcinoma nasofaríngeo, 724, 724f
   para neoplasias dos seios paranasais, 573, 573f-574f
Rinotomia lateral
   para carcinoma nasofaríngeo, 724, 724f
   para neoplasias dos seios paranasais, 573, 573f-574f
Rinovírus, faringite causada por, 85
Rins, efeitos do hiperparatireoidismo sobre, 938
Rituximabe
   para granulomatose de Wegener, 130
   para LNH, 114
   para pênfigo vulgar, 660
RM, imagens ponderadas em T1, 32-34, 34f-35f
Ronco, 156, 173
Roteamento contralateral bilateral de sinais (BiCROS), 1277
Roteamento contralateral de sinais (CROS), 1277
Rouquidão, hipotireoidismo causando, 898-899
Roxitromicina, para rinossinusite crônica, 349
RT de feixe externo,
   para neoplasias de glândulas da tireoide, 930
Rupturas da membranaa intracoclear, PANS súbito com, 1197

S

SA. *Ver* Síndrome de Alport
Sacadas, 1314, 1314f
   testes para, 1325, 1326f
   tonturas e, 1315t, 1320-1321
Saco lacrimal, 429-430, 430f
Sáculo, 982, 983f, 994f, 995, 1000, 1000f-1002f
   mudanças de atividade de

bases anatômicas e fisiológicas da, 1307
   importância clínica, 1307
Salicilatos
   ototoxicidade com, 1244
   PAIR com, 1217-1219
   PANS com, 1187
Salivagrama, de doença de glândula salivar em crianças, 1641
Sangramento
   após cirurgia da glândula tireoide, 928
   durante traqueotomia, 25
Sangramento de artéria etmoidal anterior, tratamento de, 332-335, 332f-333f
Sangramento nasal. *Ver* Epistaxe
SAOS. *Ver* Apneia obstrutiva do sono
SAOS pediátrica
   características clínicas de, 1491-1492
      sintomas diurnos, 1491, 1491q, 1492f
      sintomas noturnos, 1491, 1491q
   condições predisponentes para, 1492-1493
      acondroplasia, 1493
      adenotonsilectomia, 1493
      doença neuromuscular, 1493
      doenças de armazenamento de mucopolissacarídeos, 1493
      malformações de Arnold-Chiari, 1493
      obesidade, 1492, 1492q
      paralisia cerebral, 1493
      síndrome de Angelman, 1493
      síndrome de Down, 1492
      síndrome de Prader-Willi, 1493
      síndromes craniofaciais, 1493
   definições para, 1489, 1490f
   epidemiologia de, 1491
   estudos complementares para, 1494
      gravação em fita de áudio, 1494
      oximetria de pulso, 1494
      polissonografia, 1494-1495, 1494q, 1494f
      RX lateral do pescoço, 1493
   etiologia e fisiopatologia de, 1490-1491, 1490f
   exame físico para, 1493
   história natural de, 1495
   perspectiva histórica em, 1489
   tratamento para, 1495-1498
      adenoidectomia, 1496-1498
      cirurgia bariátrica, 1498
      clínico, 1495-1496
      osteogênese por tração mandibular, 1498
      supraglotoplastia com *laser* de dióxido de carbono, 1498
      tonsilectomia, 1496-1498
      tonsilectomia lingual por Coblation®, 1498
      traqueotomia, 1498
      UPFP, 1498
SAPM. *Ver* Sarcoma alveolar de partes moles
Sarampo
   labirintite, 1230
   PANS com, 1186
   rubéola. *Ver* Síndrome de rubéola congênita
Sarcoidose, 1169-1170, 1169f, 1595
   com doença de glândula salivar em crianças, 1645
   laringite associada a, 493, 493f
   manifestações de glândulas salivares de, 602
   manifestações laríngeas e traqueais de, 137-138, 138f
   manifestações nasais de, 129, 131
   manifestações orais de, 148
   manifestações otológicas de, 1170
   PANS súbita com, 1192
   paralisia facial com, 1402

Sarcoma alveolar de partes moles (SAPM), do pescoço, 850
Sarcoma de Ewing (ES), 1625q, 1631, 1631f
   de pescoço, 852
   manifestações orais de, 149
Sarcoma de Kaposi (SK)
   epidemiologia e fisiopatologia de, 109
   laringe, 773
   quadro clínico e diagnóstico de, 109-110,109f-110f
   tratamento de, 110
Sarcoma de tecido mole. *Ver* Sarcomas
Sarcoma de tecido mole não rabdomiossarcoma (NRSTS), 1626, 1627f-1628f
Sarcoma sinovial, do pescoço, 852
Sarcomas, 1622-1626
   da cavidade oral, 694, 694f
   de pescoço
      classificação e estadiamento de, 847, 847q-848q, 848t
      tratamento de, 848-852, 849f, 850t
   KS. *Ver* Sarcoma de Kaposi
   laríngeo, 773
   não rabdomiossarcoma de tecido mole, 1626, 1627f-1628f
   rabdomiossarcoma. *Ver* Rabdomiossarcoma
Sazonalidade, de otite média, 1557-1558
SBHGA. *Ver* Streptococcus pyogenes, b-hemolítico grupo A
Schwannoma
   de espaço carotídeo, imagem de, 53, 51f
   de forame jugular, 1467, 1467f
   de nervo facial, 1470
      avaliação diagnóstica de, 1470
      tratamento e abordagem cirúrgica para, 1470
   do pescoço, 844, 844f
   sinonasal, 383, 383f
   vestibular. *Ver* Schwannomas vestibulares
Schwannomas vestibulares (SV), 1058, 1058f, 1364
Secção do nervo, para doença de Ménière, 1347-1348
Segunda Lei de Ewald, 1297
Segundo tumor primário (STP)
   em doenças malignas da cavidade oral, 696-697
   risco de CEC de laringe e, 754
Seio esfenoidal, 304, 305f, 307f
   abordagens externas para, 415
   anatomia cirúrgica de, 389-390, 390f
   pneumatização extensa, 310, 311f
Seio frontal
   abordagens externas para, 415
   anatomia cirúrgica de, 191-192, 191f
   anatomia cirúrgica de, 390-392, 390q, 391f-392f
   biomecânica de, 204
   papiloma invertido em, 376, 376f
Seio maxilar, anatomia cirúrgica de, 388f, 389-390
Seio sigmoide
   mastoidectomia e lesão em, 1124
   na ressecção do osso temporal, 1456
Seios, 1484-1485
   imagem de
      anatomia, lesões específicas do local e pseudotumores, 70-72, 69f
      anatomia normal em, 304-306, 305f-308f
      imita neoplasia em, 319-322, 320f-322f
      neoplasias malignas em, 315-318, 315f-318f, 316t, 566-568, 567f, 569f-570f
      RM, 42, 304

patologia infecciosa/inflamatória em, 310-315, 312f-314f
      PET, 304
      radiografia de tórax, 303
      TC, 41-42, 41f, 303-304
      técnicas para, 303-304
      tumores benignos em, 318-319, 318f-319f
      variações anatômicas em, 308-310, 309f-311f
      vistas de CR, 29
   paranasais. *Ver* Seios paranasais
   problemas olfativos com, 296-297, 295f-296f
Seios paranasais
   anatomia cirúrgica para, 1433-1434, 1434f
   bolas fúngicas de, 367f, 369, 369f, 369t
   imagem de
      anatomia, lesões específicas do local e pseudotumores, 70-72, 69f
      anatomia normal em, 304-306, 305f-308f
      doença infecciosa/inflamatória em, 310-315, 312f-314f
      imitações neoplásicas em, 319-322, 320f-322f
      neoplasias malignas em, 315-318, 315f-318f, 316t, 566-568, 567f, 569f-570f
      PET, 304, 568
      radiografia de tórax, 303
      RM, 42, 70-72, 69f, 304, 567-568, 567f, 569f-570f
      TC, 41-42, 41f, 70-72, 69f, 303-304, 305f-309f, 567, 570f
      técnicas para, 303-304
      tumores benignos em, 318-319, 318f-319f
      variações anatômicas em, 308-310, 309f-311f
   lesões malignas de
      apresentação e diagnóstico de, 566-568, 567f
      cirurgia de câncer nasossinusal endonasal endoscópica para, 583-588, 584f-585f, 586q, 587f
      complicações de tratamento para, 582
      epidemiologia de, 564
      estadiamento de, 568-571, 568t, 570f, 570t-571t
      histopatologia de, 564-566, 565q
      imagiologia de, 315-318, 315f-318f, 316t, 566-568, 567f, 569f-570f
      prognósticos e preditores de prognósticos em, 582-583, 583f, 586-588
      quimioterapia, 571f, 572
      radioterapia para, 571f, 572
      reconstrução endoscópica endonasal para, 586, 588t
      reconstrução para, 579-582, 581f-582f, 586, 588t
      tratamento cirúrgico de, 571-579, 571f, 573f-580f
   linfoma de, 863
   malformações congênitas de. *Ver* Nariz, malformações congênitas de
   RM de, 42, 70-72, 69f, 304, 306f
   tumores benignos de, 373-374, 374t
      angiofibroma juvenil, 377-379, 377f-379f
      cirurgia endoscópica para, 395
      displasia fibrosa, 320, 321f, 382-383, 382f
      fibroma ossificante, 319, 319f, 382-383, 382f
      hemangioma capilar lobular, 381-382, 382f

osteoma, 318-319, 318f, 379-381, 380f-381f
papiloma invertido, 319, 319f, 374-376, 375f-376f
schwannoma, 383, 383f
Sensibilidade ou acuidade auditiva
　audiologia para, 1014-1015, 1014f
　　testes de condução do ar de tom puro, 1014, 1014f
　　teste de condução óssea de tom puro, 1014-1015, 1015f
　teste ABR ou PEATE para, 1040, 1041f
Sentidos químicos olfativos, 290
Separação laringotraqueal (SLT), para aspiração crônica, 501-503, 502f
Septo nasal
　no nariz torto, 266
　perfuração de
　　epistaxe causada por, 327f
　rinoplastia para, 260-262
　　avaliação do septo final, 262, 263f
　　complexo septocolumelar, 262, 263f-264f
　　encurtamento do septo caudal, 261-262, 261f-262f
　　estreitamento do septo, 260, 260f
　　para desvio do componente central, 260, 260f
　　reposicionamento caudal, 261, 261f
　　suturas de coaptação para, 260-261, 261f
　septoplastia para. *Ver* Septoplastia
Septoplastia,
　endoscópica, 407-408, 408f
　endoscópica alta, para DCR, 431, 431f
Sequência de Pierre Robin. *Ver* Sequência de Robin
Sequência de Robin
　fenda palatina com, 1514-1515
　SAOS pediátrica e, 1493
Sequenciamento de todo o exoma, 1162
Sequenciamento paralelo em massa (SPM), 1162
Sequências de pulso, RM, 32-36, 34f-36f
Sertralina, para zumbido, 1206
Sialadenite, 1594
　aguda, 593-595, 594f
　crônica, 592-593, 592f-593f
　induzida por radioiodo, 596
Sialadenose, 1646
Sialendoscopia
　de doença de glândula salivar em crianças, 1641-1642, 1641f-1642f
　tratamento de sialolitíase com, 591, 591f
Sialoblastoma, 616, 616f, 640, 1648
Sialografia, 40-41, 590, 590f
　de doença de glândula salivar em crianças, 1640
Sialolitíase, 589-592, 590f-591f, 1645
Sialometaplasia necrosante, 682-683, 755, 1646
Sialorreia, 1649-1650
　classificação de, 1649
　tratamento para, 1649-1650, 1649t-1650t
Sialorreia anterior, 1649
Sialorreia posterior, 1649
Sífilis
　associada a imunodeficiência, 123
　faringite causada por, 83
　labiríntica
　　adquirida, 1231, 1231f
　　congênita, 1227, 1228f
　manifestações otológicas de, 1170, 1170f
　PANS com, 1186
　　repentina, 1196

Sífilis congênita, 1227, 1228f
Simetria de fase, na estroboscopia/videoestroboscopia de laringe, 452-453
Simetria de vibração das pregas vocais, 452-453
Simetria facial por meio de plano sagital médio, 178, 180f
Sinal de Hennebert, 1324
Sinal de impressão digital, 96
Sincinesia, tratamento de, 1421-1422
　miectomia seletiva, 1422
　toxina botulínica A, 1421-1422
Síndrome SMNMFA. *Ver* Síndrome de melanoma de nevo familiar atípico
Síndrome BOR. *Ver* Síndrome brânquio-otorrenal
Síndrome brânquio-otorrenal (SBOR)
　comprometimento auditivo com, 1157-1159, 1158t
　estruturas de arco branquial e, 1484
Síndrome CHAOS. *Ver* Síndrome de obstrução das vias aéreas congênita alta
Síndrome da rubéola congênita, 1226-1227
Síndrome da sela vazia (ESS), 418-419
Síndrome das pernas inquietas (SPI), 172
Síndrome de Alport (SA)
　início adulto de, 1185
Síndrome de Angelman, SAOS pediátrica e, 1493
Síndrome de Apert
　SAOS pediátrica e, 1493
Síndrome de carcinoma basocelular nevoide. *Ver* Síndrome do nevo basocelular
Síndrome de Churg-Strauss (CSS)
　falha de cirurgia endoscópica sinusal devido a,
　manifestações nasais de, 129, 131-132
　otorreia com, 1249
Síndrome de Cogan, 1349-1350
　PANS com, 1192
Síndrome de Crouzon
　SAOS pediátrica e, 1493
Síndrome de DDM. *Ver* Síndrome de disfunção de dor miofascial
Síndrome de deiscência do canal superior (SDCSCS), 1296-1297, 1296f, 1348-1349, 1348f-1349f
Síndrome de disfunção de dor miofascial (SDDM), 676-679, 676f, 677t-678t, 678f
Síndrome de Down (trissomia do 21)
　SAOS pediátrica e, 1492
Síndrome de Frey, 1639
　após excisão de tumor de glândula salivar, 623
Síndrome de Goldenhar
　estruturas do arco branquial e, 1484
　SAOS pediátrica e, 1493
Síndrome de Gorlin. *Ver* Síndrome do nevo basocelular
Síndrome de Gorlin-Goltz. *Ver* Síndrome do nevo basocelular
Síndrome de Guillain-Barré, 1399
Síndrome de Hunter, SAOS pediátrica e, 1493
Síndrome de Hurler e Scheie, SAOS pediátrica e, 1493
Síndrome de Jervell e Lange-Nielsen (JLNS), comprometimento auditivo com, 1160
Síndrome de Kallmann, 298
Síndrome de Lemierre, infecções odontogênicas e cervicais profundas com, 101

Síndrome de linfocitose infiltrativa difusa (SLID), 116, 596-597
Síndrome de McCune-Albright, 382
Síndrome de melanoma de nevo múltiplo atípico familiar (SMNMAF), 551
Síndrome de Melkersson-Rosenthal, paralisia facial com, 1401
Síndrome de microdeleção de 22Q11.2, fenda palatina e, 1515-1516, 1515f
Síndrome de nevo atípica, 551
Síndrome de nevo B-K, 551
Síndrome de Pendred (PS)
　comprometimento auditivo com, 1158t, 1160
Síndrome de Pfeiffer
　SAOS pediátrica e, 1493
Síndrome de Prader-Willi, SAOS pediátrica e, 1493
Síndrome de Ramsay Hunt, 1080, 1230-1231, 1397-1398
　com fraturas do osso temporal, 1139
　com sarcoidose, 1402
　espontânea, 1398
　recorrente, 1399
　traumática, 1400-1401, 1400f
Síndrome de referência olfativa, 298
Síndrome de Reiter, 149
Síndrome de resistência das vias aéreas superiores (SRVAS), 157
Síndrome de Robert, 1535
Síndrome de Sjögren (SS), 1645
　manifestações de glândulas salivares de, 600-602, 601f
　manifestações orais de, 147
Síndrome de Sly, SAOS pediátrica e, 1493
Síndrome de Stickler (SS)
　SAOS pediátrica e, 1493
Síndrome de Susac
　manifestações otológicas de, 1181
Síndrome de Treacher Collins
　atresia coanal e, 1539
　comprometimento auditivo com, 1158t, 1159
　estruturas do arco branquial e, 1484
　SAOS pediátrica e, 1493
Síndrome de Usher, início em idade adulta de, 1185
Síndrome de uso vocal em excesso, distúrbios mucosos vocais benignos de prega vocal e, 461
Síndrome de Waardenburg (SW)
　comprometimento auditivo com, 1158t, 1159
　início na idade adulta de, 1185, 1185f
Síndrome do doente eutireóideo, 900
Síndrome do linfonodo mucocutâneo. *Ver* Doença de Kawasaki
Síndrome do mal de desembarque, 1368
Síndrome do nervo auriculotemporal. *Ver* Síndrome de Frey
Síndrome do X frágil, SAOS pediátrica e, 1493
Síndrome inflamatória de reconstituição imunológica (IRIS), 106
Síndrome marfanoide. *Ver* Síndrome de Shprintzen-Goldberg
Síndrome medular lateral, 1361, 1362f
Síndrome metabólica, papel da SAOS em, 158
Síndrome PHACES, 1600, 1601f
Síndrome pontomedular lateral, 1362, 1362f
Síndrome retroviral aguda (SRA), 86
Síndrome silenciosa sinusal (SSS), cirurgia de seio endoscópica para, 394-395

Síndrome velocardiofacial
  SAOS e pediátrica, 1493
Síndrome vestibular aguda (SVA), 1360
Síndromes craniofaciais,
  com arcos branquiais, 1484
  SAOS pediátrica e, 1493
Síndromes de ataxia cerebelar, 1367
Síndromes de deleção, síndrome de
  microdeleção de 22q11.2, 1515-1516, 1515f
Síndromes paraneoplásicas, PANS com, 1193
Sinonasal Outcomes Test-22 (SNOT-22), 354, 354t
Sinusite. *Ver também* Rinossinusite
  em pacientes imunodeficientes, 133
  diagnóstico de, 118, 117f
    quadro clínico e fisiopatologia de, 117-118
    tratamento de, 118-119
  fúngica invasiva. *Ver* Sinusite fúngica invasiva
  imagem de, 70, 69f
Sinusite fúngica invasiva (RSFI), 117-119, 117f
Sinusotomia
  balão, 408-411, 409f
Sinusotomia com balão, 408-411, 409f
Sinusotomia do esfenoide, para ESS para rinossinusite crônica, 402-403, 404f
Sinusotomia frontal, ESS para rinossinusite crônica, 405-406, 406f
siRNA. *Ver* RNA interferente curto
Sistema auditivo
  anatomia do, 973
    coclear, 973-976
      vias auditivas centrais, 976-979, 977f
    eferente, 989-991
      vias reflexas do músculo da orelha média, 989-991, 990f
      vias reflexas olivococleares, 990f, 991
  fisiologia do, 980
    colículo inferior, 989
    complexo olivar superior, 988-989
    corpo geniculado medial, 989
    córtex auditivo, 989
    impedância, 981
    lemnisco lateral, 989
    nervo auditivo, 986-987, 987f
    núcleo coclear, 988, 988f
    orelha externa, 981
    orelha interna, 982-986, 983f-987f
    orelha média, 982, 982f
    som e medida de, 980-981, 981f
    tronco encefálico auditivo e mesencéfalo, 988-989, 988f
Sistema auditivo eferente, 989-991
  condicionamento de, 1214
  vias reflexas musculares da orelha média, 989-991, 990f
  vias reflexas olivococleares, 990f, 991
Sistema cardiovascular
  avaliação pré-operatória de, 13-14
  efeitos do hiperparatiroidismo sobre, 938-939
Sistema de classificação AGES, para neoplasmas de glândula tireoide, 910, 910t
Sistema de classificação AMES, para neoplasmas de glândula tireoide, 908, 910t
Sistema de classificação de MACIS, para neoplasias de glândula tireoide, 910, 910t
Sistema de classificação de tumor/nódulo/ metástases (TNM)
  de doenças malignas das glândulas salivares, 628-628, 627t-628t

de tumores da nasofaringe, 716t
para câncer glótico inicial, 782-787, 783t-784t, 784f-787f
para doenças malignas da cavidade oral, 695, 696t
para lesões malignas de seios paranasais, 568-571, 570f, 570t-571t
para melanoma, 554-556, 554t-555t
para metástase de nódulo cervical, 866-873, 867t
para neoplasias de glândula tireoide, 908, 909t
para neoplasias de hipofaringe e esôfago cervical, 731-732, 731t-732t
para neoplasias laríngeas, 745, 746q, 748-750, 749q, 750t
para sarcomas do pescoço, 847, 847q-848q, 848t
tumores. *Ver* Lesões e massas neuroectodérmicas. *Ver* Tumores neuroectodérmicos
vasculares. *Ver* Tumores vasculares
Sistema de classificação do nervo facial de House-Brackmann, 1380-1381, 1380f, 1380t
Sistema de classificação TNM. *Ver* Sistema de classificação tumor/nódulo/metástases
Sistema de escores de Walsh, 80-81
Sistema de estadiamento de Kadish, 568, 568t
Sistema eferente coclear, 1214
Sistema endócrino, avaliação pré-operatória de, 15-16
Sistema esquelético, efeitos do hiperparatiroidismo em, 938
Sistema gastrintestinal, efeitos do hiperparatireoidismo sobre, 938
Sistema hepático, avaliação pré-operatória de, 15, 17
Sistema imunológico adaptativo, 103
Sistema imunológico inato, 103
Sistema imunológico/imunidade, 103
  adaptativa. *Ver* Sistema imunológico adaptativo
  inato. *Ver* Sistema imunológico inato
  papel da laringe em, 493-494
Sistema intersticial, de retalhos de pele, 1126-1127, 1126f-1127f
Sistema neuromuscular, efeitos do hiperparatiroidismo sobre, 938
Sistema renal, avaliação pré-operatória de, 14-15
Sistema respiratório
  avaliação pré-operatória de, 14
Sistema vestibular
  ajustes reflexos de
    base anatômica e fisiológica de, 1308-1309, 1308f
    implicações clínicas de, 1309-1310
  anatomia de, 982, 993, 1313-1314
  anatomia do órgão final em, 998-1000, 999f-1002f
  capacidades adaptativas de, 1334-1335
  circuitos de tronco cerebral e VOR em, 1302-1306
    base anatômica e fisiológica de, 1288f, 1302-1303, 1304f
    implicações clínicas de, 1302-1303, 1304f
  distúrbios centrais. *Ver* Distúrbios vestibulares centrais
  distúrbios periféricos. *Ver* Distúrbios vestibulares periféricos
  embriologia de, 993-994, 994f
  estímulos simultâneos de CSC
    base anatômica e fisiológica de, 1299-1302, 1300f-1301f
    implicações clínicas de, 1302

excitação de CSC
  base anatômica e fisiológica de, 1295-1296
  importância clínica de, 1296-1297, 1296f
  fisiologia de, 1313-1314
  função sináptica em, 988-989, 1004f-1005f
  importância clínica de, 1298, 1298f-1300f
  inervação eferente de, 981, 998f
  lei de Alexander, 1306, 1305f
  morfologia celular de, 988-989, 1002f
  morfologia sináptica em, 988, 1002f-1003f
  movimento da cabeça em, 1282-1291, 1315-1316
    codificação aferente, 1289-1291, 1289f-1290f
    membrana otoconial, 1289
    resposta da cúpula, 1286-1289, 1287f-1288f
    transdução sensorial, 1282-1291, 1283f-1287f
  movimentos dos olhos e, 1291-1295, 1314-1315, 1314f-1315f, 1315t
    base anatômica e fisiológica de, 1291-1295, 1292f-1294f
    importância clínica de, 1295, 1294f
  mudanças de atividade sacular
    base anatômica e fisiológica de, 1307
    importância clínica de, 1307
  nervo vestibular. *Ver* Nervo vestibular
  nistagmo e
    base anatômica e fisiológica de, 1302
    implicações clínicas de, 1302
  núcleos vestibulares. *Ver* Núcleos vestibulares
  organização do labirinto, 995-997, 995f-997f
  postura e, 1281-1282, 1316
  reflexos em, 1281-1282
    base anatômica e fisiológica de, 1281-1282
    importância clínica de, 1282
  rotação da cabeça em alta aceleração em
    base anatômica e fisiológica de, 1297, 1297f
  rotação de CSC
    base anatômica e fisiológica de, 1287f, 1295
    importância clínica de, 1295
  ruído e, 1219-1220
  testes de cadeira rotatória, 1306-1306
  testes para, 1310-1311, 1310f-1311f
  tronco encefálico e cerebelo com, 1316
  utrículo e movimento da cabeça
    base anatômica e fisiológica de, 1286f, 1306
    importância clínica de, 1307, 1307f
  vias centrais de, 1003-1011
Sistemas de navegação guiados por imagem, em ESS para rinossinusite crônica, 397, 397f
SK. *Ver* Sarcoma de Kaposi
Sobrancelha
  análise facial de
    forma de, 179, 183f
    posição de, 179, 183f
Som, 980-981, 981f
  propagação de, 982-983, 984f
Sondas endotraqueais enroladas, para papilomatose respiratória recorrente, 1668
Staphylococcus aureus
  infecções odontogênicas e cervicais profundas causadas por, 90-91, 97, 98q
  na rinossinusite bacteriana aguda, 359-363
Staphylococcus aureus resistente à meticilina (MRSA), infecções odontogênicas e

cervicais profundas causadas por, 91, 97, 98q
Stent laríngeo de Montgomery, para reparo de estenose laringotraqueal, 508, 508f
Stents
  endolaríngeos
    para aspiração crônica, 498, 500f
    para estenose de laringe, 1684
    para estenoses salivares, 592, 593f
    para reparo de estenose laringotraqueal, 508, 508f
Stents de silicone
  DCR endoscópica com, complicações de, 433-434, 433f
  para aspiração crônica, 498, 500f
Streptococcus pneumoniae
  na rinossinusite bacteriana aguda, 359-363
  otite média e, 1553-1554
  vacina para, 1559
Streptococcus pyogenes, otite média e, 1553-1554
Streptococcus pyogenes, b-hemolítico do Grupo A (SBHGA), 1578-1579
  faringite causada por, 80-81
  febre reumática após, 1580
  PANDAS após, 1580
Subglote, exame físico de, 9-10, 9f
Subnasal, em proporções faciais, 178, 178q, 179f, 181f
Substâncias desidratantes, para doença de Ménière, 1345
Substituição total da articulação, profilaxia de antibióticos para, 149, 149q
Sucralfato, para DRGE, 530
Sudorese gustativa, após retirada do tumor de glândula salivar, 623
Sulco da glote, 469, 471f-473f, 472-473
Sulco vocal, distúrbios da voz e, 1658-1659, 1658f
Sulfametoxazol-trimetoprima
  para granulomatose de Wegener, 130
  para infecções odontogênicas e cervicais profundas, 98q
Sumatriptano, para enxaqueca, 1359
Supraglote, exame físico de, 9-10, 9f
Supraglotite, 489
  características de, 1583
  com faringite bacteriana, 1583-1584, 1583f
  diagnóstico diferencial para, 1582t, 1584
  estudos radiológicos para, 1583-1584, 1583f
  imagem de, 64, 63f
  incidência de, 1583
  tratamento de, 1584
Supraponta, em proporções faciais, 178q, 179f
Suprimento sanguíneo
  para as orelhas, 217-218
  para o sistema vestibular, 998, 999f
Suprimento vascular
  da cavidade oral, 689-690, 690f-691f
  das glândulas paratireoides, 935
Surdez súbita (SS), 1195-1199
  etiologia de, 1196-1198
    anormalidades do desenvolvimento, 1198
    distúrbios idiopáticos, 1198
    distúrbios imunológicos, 1197
    distúrbios infecciosos, 1196-1197
    distúrbios psicogênicos, 1198
    distúrbios vasculares, 1197-1198
    neoplasias, 1197
    toxicidade farmacológica, 1197
    traumatismo e rupturas de membrana, 1197
  idiopática, 1231
  prevalência, história natural, e prognóstico de, 1195-1196
  tratamento de, 1198-1199
Survey em Sinusite Crônica (CSS), 354, 355t
Suspensão facial estática, 1419
Sutura de Frost, 202-203, 202f
Suturas de coaptação, para rinoplastia, 260-261, 261f

T

T_3. *Ver* Tri-iodotironina
T_4. *Ver* Levotiroxina; Tiroxina
Tacrolimo, 1079
  para líquen plano, 655
Talidomida, para úlceras relacionadas com AIDS, 87
Tálio-201 (TL-201)
  diagnóstico por imagem com, 37
  localização de hiperparatiroidismo com, 941-942
Tamponamento nasal, para epistaxe, 329-330, 329f
Tarsorrafia, 1409, 1409f
Tatuagem por amálgama, 670, 671f
Tecido de granulação
  da laringe, 485
Tecido de granulação polipoide, de laringe, 485
Tecido mole
  marcos anatômicos para, 178q, 179f
  traumatismo em. *Ver* Traumatismo facial
Tecnécio-99m (Tc-99m)
  diagnóstico por imagem com, 37-39, 38f
  localização de hiperparatiroidismo com, 941-942, 942f-944f
  rastreamento de FL (fístula liquórica) com, 421
  varredura de neoplasia de glândula tireoide com, 913
Técnica bobina de busca magnética, 1325
Técnica de Cronin, para rinoplastia de nariz de fenda labial, 280
Técnica de estapedotomia
  estapedectomia *versus*, 1131
  para otosclerose, 1128-1130, 1129f-1131f
Técnica de Messerklinger, ESS para rinossinusite crônica, 399
Técnica de pressão de fluxo, para avaliação de DVF, 1521
Técnica de retalho bifurcado de Millard, para rinoplastia de nariz de fenda labial, 280, 280f
Técnica de Wigand, ESS para rinossinusite crônica, 399
Técnicas de análise de movimento ativo da cabeça, 1332, 1332f
Técnicas de reconstrução tridimensional, para diagnóstico por imagem, 39, 39f
Técnicas de ressonância magnética gradiente eco, 36, 36f
Técnicas minimamente invasivas, para exploração de hiperparatiroidismo, 949
Técnicas *pull-through*, para neoplasias malignas da cavidade oral, 707-708, 707f-708f
Tégmen timpânico, 969
Teias, esofágicas, 528-529, 528f,
  imagem de, 1522, 1523f
Telangiectasia hemorrágica hereditária (THH)
  manifestações nasais de, 134
  tratamento da epistaxe em, 335, 333f-334f

Temperatura. *Ver* Temperatura do corpo
Tempestade tireóidea, 897
Tempo de tamponamento, para doenças malignas da cavidade oral, 710
Tensor do véu palatino
  velofaringe e, 1519t
Teoria *cover-body*, 445-446
Teoria da invasão epitelial, de colesteatoma, 1091
Teoria de célula de reserva bicelular de neoplasias salivares, 605
Teoria de hiperplasia de células basais, de colesteatoma, 1087f, 1091
Teoria de invaginação, de colesteatoma, 1087f, 1090
Teoria de metaplasia escamosa, de colesteatoma, 1091-1092, 1092f
Teoria embriológica de osteomas, 379
Teoria infecciosa dos osteomas, 379
Teoria multicelular de neoplasias salivares, 605
Teoria traumática de osteomas, 379
Terapia anti-IgE
  para rinossinusite crônica, 352-353
  para rinossinusite fúngica alérgica, 372
Terapia antiplaquetária, sequelas orais de, 146, 152
Terapia antirrefluxo, para papilomatose recorrente de vias aéreas, 1672
Terapia antirretroviral altamente ativa (TARVAA), 105-106
  IRIS causada por, 106
  lipoatrofia facial associada a, 127-128, 127f
  para LH em HIV, 114
  para LNH relacionada com AIDS, 112-114
  para sarcoma de Kaposi, 110
Terapia antirretroviral. *Ver* Terapia antirretroviral altamente ativa
Terapia cognitiva comportamental (TCC), para o zumbido, 1204
Terapia com estatina, LMDNA e, 109
Terapia com fluoreto, para otoesclerose, 1133
Terapia com *laser*
  para cicatrizes hipertróficas e queloides, 305-306
  para estenose traqueal, 3177-3178, 3177f
  para hemangiomas infantis subglóticos, 3128
  para HI, 1604, 1605f
  para papilomatose recorrente de vias aéreas, 1667
  para perda de cabelo, 375
Terapia de fala
  para DVF, 1523-1524
    articulação, 1523
    estratégias compensatórias, 1524
    ressonância, 1523-1524
Terapia de máscara total, 1203
Terapia de reciclagem de zumbido (TRT), 1203
Terapia de sobrepressão local, para a doença de Ménière, 1346
Terapia de toxina botulínica para paralisia do nervo facial, 1397
Terapia de voz
  para disfonia pós-operatória, 476
  para distúrbios da mucosa das pregas vocais benignos, 464
  para distúrbios da voz, 1653-1654
Terapia fotoangiolítica, para câncer glótico inicial, 787-788
Terapia fotodinâmica (TFD)
  para câncer glótico inicial, 788

para doenças malignas da cavidade oral, 711
para lesões pré-malignas da laringe, 752
para papilomatose respiratória recorrente, 1669t, 1670
Terapia neoadjuvante. *Ver* Quimioterapia de induçãoo
Terapia tópica, para distúrbios da orelha externa, 1070-1071
  agentes disponíveis para, 1082t-1083t
  antibióticos, 1071
    dados com base em evidências para, 1073
    resistência associada a, 1073
  história de, 1070
  mecanismo de ação, 1070-1071
  medicamentos anti-inflamatórios, 1071
  para miringite, 1077
  para otite externa aguda, 1072-1073
    agentes acidificantes, 1073-1075
    antibióticos, 1072-1073
    falha de, 1074, 1074q
  para otite externa eczematoide, 1079
    agentes anti-inflamatórios e imunossupressores, 1079
    esteroides, 1079
  para otite externa fúngica, 1076
    agentes acidificantes, 1076
    antifúngicos, 1077
    antissépticos, 1076
Terapia total de mascaramento, para zumbido, 1203
Teratógenos no desenvolvimento de fenda labial e palatina, 1504
Teratomas, 1627, 1629f
  nasofaríngeos, 1540, 1539f
  pediátricos, 1591, 1592f
Teratomas de nasofaringe, 1540, 1539f
Terbinafina
  para rinossinusite crônica, 350
  para rinossinusite fúngica alérgica, 372
  para rinossinusite fúngica invasiva, 368t
Terço médio da face
  erros de desenvolvimento do, 1535, 1534f
Testa
  análise facial de, 178-179
    ângulo nasofrontal na, 178-179, 182f
    forma da sobrancelha na, 179, 183f
    posição da sobrancelha na, 179, 183f
Teste aerodinâmico, para avaliação de DVF (disfunção velofaríngea), 1521
Teste calórico
  nistagmo durante, 1297, 1329
  para tontura, 1325-1331, 1327f-1328f
Teste condutivos aéreos de tom puro, 1014, 1014f
Teste da cadeira rotatória, 1306-1306, 1331, 1330f
Teste de Bernstein, 523
Teste de captação da tireoide, 891
Teste de captação de iodo radioativo, 893
Teste de desaparecimento do corante, para diagnóstico de epífora, 430
Teste de edrofônio, 523
Teste de emissões acústicas de frequência de estímulo (EOAFE), 1018
Teste de emissões otoacústicas (EOA), 1033-1036
  aplicações clínicas de, 1036
  aplicações de diagnóstico diferencial de, 1018, 1019f
  espontânea, 1034
  evocado transiente. *Ver* Teste de emissões otoacústicas evocadas transientes
  PAIR e, 1216-1217, 1217f-1219f
  para diagnóstico de otite média, 1552

para PANS, 1184
produto de distorção. *Ver* Teste das emissões otoacústicas de produto de distorção
Teste de estimulação máxima (TEM), 1140, 1385, 1395
Teste de excitabilidade de nervos (TEN), 1140, 1385, 1395
Teste de fala, 1015-1016
Teste de fluxo salivar, 1383
Teste de imitância. *Ver* Timpanometria
Teste de impulso da cabeça, 1322-1324, 1322f, 1355-1356
  quantitativo, 1332, 1331f
Teste de impulso da cabeça, para doença de Ménière, 1345
Teste de impulso de cabeça quantitativo, 1332, 1331f
Teste de provocação
  de esôfago, 523
  para rinite não alérgica, 338
Teste de provocação com metacolina, 338
Teste de provocação de capsaicina, para rinite não alérgica, 338
Teste de provocação de histamina, para rinite não alérgica, 338
Teste de provocação nasal
  para rinite não alérgica, 338
Teste de Rinne, 7, 7t
Teste de Schwabach, 7
Teste de Weber, 7, 7t, 1128
Teste posicional, 1323, 1323f
Teste posicional de Dix-Hallpike, 1339-1340
Teste vertical visual subjetivo (VVS), 1331
Testes de ajuste de garfo, 7, 7t
Testes de condução óssea, 1014-1015, 1015f
Testes de emissões otoacústicas, produto de distorção (EOAPD), 1018, 1034, 1544
  aplicações clínicas de, 1036
  PAIR e, 1216-1217, 1217f-1219f
  tons de frequência para, 1034, 1035f
Testes de emissões otoacústicas evocadas (OEAE), 1018, 1019f, 1034, 1544
  análise de, 1034, 1035f
  aplicações clínicas de, 1036
  PAIR e, 1216-1217, 1217f-1219f
  para o diagnóstico de otite média, 1552
Testes de função pulmonar para estenose de laringe, 1681
Testes EOFE. *Ver* Testes de emissões otoacústicas de frequência de estímulo
Testes Jones I e II, 430
Testes sorológicos, para tontura, 1334
Teto etmoidal, assimetria na altura de, 310
Timo, a partir da terceira bolsa faríngea, 1483-1484, 1484f
Timpanocentese, para OMA recorrente, 1562
Timpanometria, 1016-1017, 1017f
  para otite média, 1552
Timpanoplastia, 1103-1110
  avaliação pré-operatória para, 1104
  cartilagem, 1109
  considerações especiais para, 1109-1110
    membrana timpânica atrófica e atelectásica, 1109
    timpanosclerose, 1109
  considerações funcionais para, 1103-1104
  formal, 1105-1109
    abordagens e incisões para, 1105-1106, 1105f-1106f
    anestesia para, 1105
    colocação de enxerto para, 1106-1109
    técnica do enxerto lateral para, 1106-1107, 1107f

técnica do enxerto medial para, 1107-1109, 1108f
materiais de enxerto para, 1104-1105
pediátrica, 1110
técnicas minimalistas para, 1105
Timpanoplastia de cartilagem, 1109
Timpanosclerose, 1109
  com M&T, 1566-1567
  diagnóstico de, 1098-1099, 1098f
  fisiopatologia de, 1098, 1098f
  tratamento de, 1098, 1099f
Timpanostomia e Miringotomia para tubo de ventilação
  acompanhamento pós-cirúrgico para, 1566
  complicações e sequelas com, 1566-1568
    bloqueio da sonda, 1567
    colesteatoma, 1567
    deslocamento do TV, 1567
    extrusão inicial, 1567
    otorreia, 1566
    perfuração persistente, 1567
    precauções de água, 1567-1568
    timpanosclerose, atrofia, e bolsas de retração com, 1566-1567
    TV retidos, 1567
  fundamento lógico para, 1565
  gotas ototópicas perioperatórias e pós-operatórias, 1565
  para OMA recorrente, 1562
  para OME, 1563
  procedimento para, 1565
  seleção de sonda para, 1565-1566, 1566f
Tinnitus Handicap Inventory (THI), 1202
Tiossulfato de sódio
  para doenças malignas da cavidade oral, 710-711
Tiras dilatadoras nasais, para SAOS, 163
Tireoglobulina (Tg), 888-889, 888f
  dosagem sérica de, 892
Tireoidectomia, 927, 926f
Tireoidite, 895-896
Tireoperoxidase, 889
Tireoplastia de medicalização. *Ver também* Medialização de prega vocal por injeção
  para aspiração crônica, 497
Tireotoxicose, 893
  adenoma da tireoide tóxico, 896-897
  bócio multinodular tóxico, 897
  doença de Graves. *Ver* Doença de Graves
  ectópica, 897
  exógena, 896
  fisiopatologia de, 893, 894q
  subclínica, 897
  tempestade tireoidiana, 897
  tireoidite, 895-896
Tireotrofina (TSH), 890
  medida sérica de, 891-892, 892f
  supressão de, após a cirurgia de tireoide, 929
Tiroxina (T_4), 888, 888f
  armazenamento e liberação de, 889
  circulante, 889-891
  mecanismo hormonal de ação, 891
  metabolismo de, 890
Tobramicina, com dexametasona, 1072-1073
Tolerância
  imunológica, 494
Tolerância imunológica, 494
Tolnaftato, 1077
Tomografia computadorizada (TC), 39-40
  cooperação do paciente em, 32, 31f-31f
  da base do crânio, 72-75, 73f-74f
  da cavidade nasal, 72, 71f, 303-304, 305f-309f
  da cavidade oral, 57-58, 56f-57f

da glândula tireoide, 65, 64f-65f
das glândulas paratireoides, 65
de dermoides nasais, 1532, 1533f
de encefaloceles nasais, 1531
de espaço carotídeo, 51-53, 51f-52f
de espaço mucoso faríngeo, 49-50, 48f-49f
de espaço mastigatório, 53-56, 53f-54f
de espaço mucoso hipofaríngeo, 62-63, 62f
de espaço retrofaríngeo
  infra-hióideo, 60, 61f
  supra-hióideo, 56, 55f
de espaço sublingual, 58, 57f-58f
de espaço submandibular, 58, 58f
de espaço visceral, 63
de estenose laríngea, 1680
de estenose laringotraqueal, 505, 506f
de glândulas salivares, 40-41, 608-611, 609f-611f, 626
  em crianças, 1640
de laringe e pescoço infra-hióideo, 31f, 41
de laringe, 63-65, 62f-64f
de linfadenopatia cervical, 67-69, 66f-67f
de linfomas malignos, 1617
de massas cervicais, 831, 836
  pediátricas, 1589
de neoplasias malignas de orofaringe
de neoplasmas da glândula tireoide, 913
de neoplasmas de hipofaringe e esôfago cervical, 729, 729f-730f
de pescoço infra-hióideo, 59, 59f
de pescoço supra-hióideo, 40, 40f, 44-48, 46f
de rinossinusite crônica, pediátrica, 1572-1573, 1573f
de sinusite, 118-119, 117f
de traumatismo facial, 42, 72, 71f-72f
de traumatismo maxilofacial, 197-199
  terço inferior, 199
  terço médio, 198, 198f
  terço superior, 198, 198f
do câncer glótico inicial, 779-781
do complexo osteomeatal, 69f, 72
do espaço parafaríngeo, 48-49
do espaço parotídeo, 50-51, 50f
do espaço pré-vertebral
  infra-hióideo, 62, 61f
  supra-hióideo, 56-57
do nervo facial, 1383
do osso temporal, 75-77, 74f-75f
  para avaliação de tontura, 1334
dos espaços cervicais, 62, 62f
dos seios paranasais, 41-42, 41f, 70-72, 69f, 303-304, 305f-309f, 567, 570f
EES para rinossinusite crônica, 395-398, 396t, 397f
exibição de imagem para, 30-31, 30f
exposição à radiação durante, 31, 31t
FL (fístula liquórica), 421-422, 421f-423f
glândulas tireoide e paratireoide, 41
localização de hiperparatiroidismo com, 942-944, 943f
noções básicas de, 30, 30f
osso temporal e base do crânio, 42
para infecções odontogênicas e do pescoço profundas, 96, 96f
para otite externa maligna, 1066
pós-operatório, 77-78, 77f
técnicas para reconstrução tridimensional para, 39
Tomografia computadorizada com contraste (TCc), diagnóstico por imagem com, 30f-31f, 31
Tomografia computadorizada de emissão de fóton único (TCEFU), diagnóstico por imagem, com, 37, 38f
Tomografia por emissão de pósitrons (PET), 37-37
aplicações de CCP de, 43-44, 45f
da cavidade nasal, 304
das massas cervicais, 831, 837
de câncer glótico inicial, 781
de linfomas malignos, 1617
de neoplasias de hipofaringe e esôfago cervical, 729, 730f
do carcinoma nasofaríngeo, 722
dos seios paranasais, 304, 568
imagem da glândula salivar com, 611
Tonsila palatina
a partir da segunda bolsa faríngea, 1483, 1484f
Tonsilectomia
para faringite estreptocócica, 1579
para OMA recorrente, 1562-1563
para SAOS pediátrica, 1496-1498
  Coblation lingual, 1498
para SAOS, 165, 166f
Tonsilectomia intracapsular (TI), 1496-1498
Tonsilectomia lingual por *coblation*, para SAOS pediátrica, 1498
Tontura
bases de, 1313
com enxaqueca, 1356
distúrbios vestibulares centrais. *Ver* Distúrbios vestibulares centrais
exame físico para, 1318-1334
exame no leito para, 1318-1325
  acuidade visual dinâmica, 1324
  coordenação de olho e cabeça, 1321
  desvio de inclinação e reação de inclinação ocular, 1320, 1320f
  função vestibuloespinal, 1325
  hiperventilação, 1324
  inibição do reflexo vestíbulo-ocular, 1321
  integração sensorial, 1325
  movimento dos olhos, 1324, 1324f
  nistagmo de agitação da cabeça, 1322
  nistagmo espontâneo, 1318-1320, 1319f, 1319t
  nistagmo induzido por vibração, 1322
  nistagmo optocinético, 1321
  procura regular, 1321
  reflexo vestíbulo-ocular de baixa frequência, 1322
  movimentos sacádicos, 1315t, 1320-1321
  teste de impulso da cabeça, 1322-1323, 1322f
  teste posicional, 1323, 1323f
  vergência, 1321
fisiológica. *Ver* Tontura fisiológica
história de, 1316-1318, 1317f, 1318t
medicamentos e, 1318, 1318t
teste quantitativo para, 1325-1334
  audiograma, 1334
  eletrococleografia, 1331, 1331f
  gravação do movimento dos olhos, 1325
  nistagmo, 1325
  posturografia, 1334, 1333f-1334f
  potenciais miogênicos evocados vestibulares, 1333, 1332f
  procura regular, 1325, 1327f
  RM, 1334
  TC de alta resolução de ossos temporais, 1334
  técnicas de análise de movimento ativo de cabeça, 1332, 1332f
  teste calórico, 1325-1331, 1327f-1328f
  teste da cadeira giratória, 1331, 1330f
  teste da sacada, 1325, 1326f
  teste optocinético, 1325
  teste vertical visual subjetivo, 1331
  testes de impulso da cabeça quantitativo, 1332, 1331f
  testes sorológicos, 1334
Tontura subjetiva crônica, 1356
Torcicolo paroxístico, enxaqueca e, 1360
Toro, 680, 680f
Tosse
causando DRGE, 532
função da laringe em, 442
Tosse crônica, DRGE causando, 532
Toxicidade farmacológica, PANS com, 1186-1189
repentina, 1197
Toxoplasmose
congênita, 1227-1228
de glândulas salivares, 600
linfadenopatia com, 1594
Trago, 217-218
Transferência de tecido livre
para reconstrução da cavidade oral, 712, 712f
Transferências musculares, para reabilitação de paralisia facial, 1416-1419
masseter, 1416, 1417f
microneurovascular, 1419
temporal, 1416-1419, 1418f
Transpasse horizontal, 195-196, 196f
Transpasse vertical, 195-196, 196f
Transporte de iodeto, na glândula tireoide, 889
Transtornos do sono, 169, 169t
classificação de, 169-173, 169q
distúrbios respiratórios relacionados com o sono, 170, 170q
DMRS (distúrbios do movimento relacionados ao sono), 172, 172q
DSRC, distúrbios do sono do ritmo circadiano 171, 171q
hipersonias de origem central, 171, 171q
insônia, 170, 170q
não obstrutivos. *Ver* Distúrbios do sono não obstrutivos
obstrutivos. *Ver* Apneia do sono obstrutiva
SAOS. *Ver* Apneia obstrutiva do sono
parasonias, 171-172, 172q
sintomas isolados, variantes aparentemente normais e problemas não resolvidos, 173, 172q
Traqueíte bacteriana
com faringite bacteriana, 1584-1585
início de, 1582t, 1584
radiografia de, 1584, 1585f
tratamento de, 1584-1585, 1585f
Traqueomalácia (TM)
disfagia com, 1696
Traqueoplastia cervical, 800f, 805-806
Traqueostomia
cuidado para, 27, 27t
definição de, 22
para a sequência de Robin, 1515
Traqueostomia aberta, 22-23, 23f
Traqueotomia
complicações de, 26t
  intraprocedural, 25-26
  precoce, 26
  tardio, 26
cuidados após, 27, 27t
definição de, 22
descanulação após, 26-28
história de, 20-21

indicações para, 21, 21q
para aspiração crônica, 497
para estenose de laringe, 1681
para estenose subglótica, 1682
para SAOS pediátrica, 1498
para SAOS, 168
percutânea, 23-24
seleção de cânulas para, 24-25, 25t
técnica aberta para, 22-23, 23f
vantagens e tempo de
  para pacientes cardiotorácicos, 22
  para pacientes com acidente vascular cerebral, 21-22
  para pacientes de traumatismo, 21
  para populações combinadas de pacientes, 22
Traqueotomia dilacional percutânea (TDP), 23-24
  diretrizes e contraindicações para, 24
  técnicas alternativas para, 24
  técnicas para, 24
Traqueotomia translaríngea de Fantoni, kit, 24
Tratamento de otite média aguda recorrente, 1562-1563
  cirúrgico, 1562-1563
    adenoidectomia com e sem tonsilectomia, 1562-1563
      miringotomia com inserção de TV, 1562
      miringotomia/timpanocentese, 1562
  profilaxia antibiótica, 1562
Tratamento endoscópico
  de estenose laríngea, 1682
Tratamento pós-operatório
  de faringolaringectomia total, 810
  de laringectomia total, 806-807
  de SAOS, 168
  EES para rinossinusite crônica, 411
  para neoplasias de glândula tireoide, 929
Tratamento protético de DVF, 1524, 1524f
Tratamento sinonasal, para distúrbios benignos da mucosa das pregas vocais, 463
Trato nasossinual, tumores benignos de, 373-374, 374t
  angiofibroma juvenil, 377-379, 377f-379f
  cirurgia de seio endoscópica para, 395
  displasia fibrosa, 320, 321f, 382-383, 382f
  fibroma ossificante, 319, 319f, 382-383, 382f
  hemangioma capilar lobular, 381-382, 382f
  osteoma, 318-319, 318f, 379-381, 380f-381f
  papiloma invertido, 319, 319f, 374-376, 375f-376f
  schwannoma, 383, 383f
Trato urinário, efeitos do hiperparatiroidismo sobre, 938
Tratos de células aéreas, 972
Traumatismo de sopro forte, de distúrbios vestibulares periféricos, 1352
Traumatismo do osso temporal
  avaliação de, 1137-1139
    auditiva, 1138
    aurículas, 1137
    imagem, 1138-1139, 1139f
    meato acústico, (MA). Ver conduto auditivo (CA) 1137-1138, 1137f-1138f
    membrana timpânica, 1138
    nistagmo, 1138
  classificação de, 1136-1137
    longitudinal, 1136, 1136f
    poupador de cápsula ótica, 1136, 1136f
    ruptura da cápsula ótica, 1136, 1136f-1137f
  epidemiologia de, 1135, 1135f
  fisiopatologia de, 1135-1136

tratamento de, 1139-1147
  colesteatoma e estenose de MAE, CAE 1147
  fístulas liquóricas, 1143-1145, 1146f
  lesão da artéria carótida, 1147
  lesão do nervo facial, 1139-1143, 1141t, 1142f-1143f
  perda auditiva de, 1145-1147, 1146f
Traumatismo facial
  fraturas. Ver Fraturas faciais
  imagiologia de, 72, 71f-72f
  TC de, 42
Traumatismo maxilofacial, 190-191
  acesso cirúrgico para, 200-203
    terço inferior, 203, 203f
    terço médio, 202-203, 202f
    terço superior, 201-202, 201f
  anatomia, fisiologia e fisiopatologia para, 191
    do terço inferior, 195-196, 196f
    do terço médio, 192-195, 192f-194f, 195t
    do terço superior, 191-192, 191f
  avaliação radiográfica de, 197-199
    terço inferior, 199
    terço médio, 198, 198f
    terço superior, 198, 198f
  biomecânica do esqueleto facial, 204-206, 204f
    terço inferior, 205-206, 206f
    terço médio, 204-205, 205f
    terço superior, 204
  cicatrização óssea e, 203-204
  classificação de, 199-200
    face superior, 199
    terço inferior, 200
    terço médio, 199-200, 199f-200f
  complicações de, 214
  direções futuras para, 214
  exame físico para, 196-197
    terço inferior, 197
    terço médio, 196-197, 197f
    terço superior, 196
  reparo de fratura, 206-208
    mandíbula edêntula, 213
    oclusão, 206-208, 207f
    panfacial, 213-214
    terço inferior, 211-213, 212f
    terço médio, 208-211, 208f-209f, 211f
    terço superior, 207-208, 207f
  rinoliquorreia com, 208-214
  ruptura da base do crânio com, 208-213
  tratamento de, 200-203
Traumatismo na cabeça
  PANS com, 1189
  repentina, 1197
  perda olfativa após, 297-297
Traumatismo brusco de pescoço/penetrante, 21q
Traumatismo. Ver também locais específicos
  exame físico de, 11-12
  facial. Ver Traumatismo facial
  PANS com, 1189-1191
    agudo, 1197
  rinoliquorreia causada por, 427
  traqueostomia para, 21
Tregs. Ver Células T reguladoras
Trepanação da fossa canina, 414-415, 413f
Treponema pallidum. Ver Sífilis
Tri-iodotironina (T$_3$), 888, 888f
  armazenamento e liberação de, 889
  circulante, 889-891
  mecanismo hormonal de ação, 891
  metabolismo de, 890
Triagem, para lesões malignas da cavidade oral, 694
Triancinolona

para úlcera de contato das pregas vocais / granuloma, 477
Triancinolona acetonida, para úlceras relacionadas com AIDS, 87
Triângulos do pescoço, 10, 10f, 1481, 1481f
Trígono retromolar, 691-692, 692f
  lesões malignas de, tratamento cirúrgico de, 702, 702f-703f
Tríquio em proporções faciais, 178, 178q, 179f, 181f
Trissomia do 21. Ver Síndrome de Down
Trombocitopenia, avaliação pré-operatória de, 17
Trombose do seio cavernoso, infecções odontogênicas e cervicais profundas por, 101, 100f
Tronco encefálico auditivo
  fisiologia de, 988-989, 988f
  terminações nervosas vestibulares em, 1003, 1006f
Tronco encefálico. Ver Tronco encefálico auditivo
TRT (terapia de retreinamento do zumbido), 1203
Tuba auditiva
  anatomia de, 967-968
  plenitude auricular e, 1251-1252
Tubérculo de Darwin, 217-218
Tuberculose (TB)
  de glândulas salivares, 598
  em pacientes imunodeficientes, 116-117
  faringite causada por, 83-84
  laringite causada por, 491, 491f
  manifestações laríngeas e traqueais de, 140
  manifestações orais de, 146
  manifestações otológicas de, 1167-1168, 1168f
  otorreia com, 1249-1250
Tubo endotraqueal (TET)
  com cobertura, para papilomatose recorrente de vias aéreas, 1668
  estenose de laringe por, 1678-1679
  estenose laringotraqueal causada por, 504
Tularemia. Ver Francisella tularensis
Tumor da bainha de nervo periférico, maligno. Ver Tumor da bainha do nervo periférico maligno
Tumor de células de Hürthle, tireoide, 918-919
Tumor de células gigantes (TCG)
  da laringe, 774-775
  de pescoço, 852
Tumor de células gigantes maligno (TCGM), de pescoço, 852
Tumor de células-fantasma odontogênico epitelial. Ver Tumor de células-fantasma dentinogênicas
Tumor de Kuttner, 593, 616
Tumor de Pindborg. Ver Tumor odontogênico calcificante epitelial
Tumor de Warthin, 614, 614f
Tumor fibroso solitário, de pescoço, 852
Tumor maligno da bainha do nervo periférico (TMBNP), 1626, 1628f
  do pescoço, 852
Tumor miofibroblástico inflamatório (TMI), da laringe, 774-775
Tumor misto maligno de glândula salivar verdadeira, 634-635, 635f
Tumor neuroectodérmico primitivo periférico (TNPP), 1625q, 1631
Tumor primordial de glândula salivar, 640
Tumores de células azuis redondas pequenas, 1625q
Tumores de células granulosas
  da cavidade oral, 683, 683f-684f

Tumores de infância do esternocleidomastoideo, 1592-1593, 1593f
Tumores de laringe, distúrbios da voz e, 1657
Tumores dentários. *Ver* Tumores odontogênicos
Tumores dermoides, 2762
Tumores do tipo de glândula salivar, de laringe, 771-772
Tumores mistos malignos, de glândulas salivares, 634-635, 635f-636f
Tumores neuroectodérmicos, 1631-1632, 1631f, 1632q, 1633f
Tumores neuroendócrinos, de laringe, 772
Tumores odontogênicos,
 ameloblastoma, 685, 684f
Tumores transglóticos, 748
Tumores vasculares
 angioma em tufos, 1601-1602
 classificação de, 1598, 1598q, 1598f
 complicações de, 1602, 1602f-1603f
 de doença de glândula salivar em crianças, 1646-1647
 fenômeno de Kasabach-Merritt, 1602
 hemangioendotelioma kaposiforme, 1601-1602, 1601f
 hemangioma congênito, 1601, 1601f
 hemangiomas da infância, 1599-1600, 1599f-1600f
  complicações de, 1602, 1602f-1603f
  quadro clínico de, 1600, 1600f
  tratamento cirúrgico para, 1604-1605, 1605f
  terapia a *laser* para, 1604, 1605f
  tratamento clínico para, 1604, 1605f
  tratamento das vias aéreas, 1605-1606, 1606f-1607f
  tratamento facial, 1602-1605, 1603f-1604f
 reabsorção óssea com, 1602
 síndrome PHACES, 1600, 1601f

U

Úlcera ou granuloma de contato, 476-477, 476f-477f
Úlceras
 aftosa, associada a imunodeficiência, 126f
 mucosa
  eritema multiforme, 150, 666-667, 667f
  estomatite aftosa recidivante, 126f, 664-666, 665q, 665f-666f, 666t, 682, 682f
  granuloma traumático, 667, 668f
  pênfigo vulgar, 150, 658-660, 659f-660f
  penfigoide, 150, 660-661, 660f-662f, 661q
  VHS (herpes-vírus simples), 126, 148, 662-664, 662f-664f, 666t
 prega vocal, 476-477, 476f-477f
 relacionadas a AIDS, 86-87
Úlceras aftosas, 126f, 664-666, 665q, 665f-666f, 666t, 682, 682f
 associada à imunodeficiência, 126f
Úlceras aftosas maiores, 127, 126f
 na laringe, 493-494
Úlceras aftosas menores, 127
Úlceras herpetiformes, 127
Último corpo branquial, 1484, 1484f
Ultrassom, 37
 aplicações de cabeça e pescoço de, 43
 das neoplasias de glândula tireoide, 912-913
 de glândulas salivares, 43, 611
  em crianças, 1640
 localização de hiperparatireoidismo com, 944, 944f
 para infecções odontogênicas e profundas de pescoço, 97
Ultrassom com contraste, de glândulas salivares, 611
Ultrassonografia com Doppler colorido, de glândulas salivares, 611
Ultravoice, para pacientes de laringectomia total, 807
Unidade ostiomeatal anterior, 304, 305f
Unidade ostiomeatal posterior, 304
 aumento de, para DVF, 1526-1527
Unidades estéticas, na análise facial, 178, 182f
Urinálise, para rinoplastia, 229-230
Uso de chupeta, otite média e, 1558
Uso do tabaco
 neoplasias de glândulas salivares e, 606
 neoplasias malignas da cavidade oral e, 686-687, 687f
 otite média e, 1558
 risco de CEC de laringe e, 753
 sequelas orais de, 146
Uso excessivo, de voz, 461, 464
 laringite aguda causada por, 488-489, 489f
Utrículo, 982, 983f, 1000, 1000f-1002f
 movimento da cabeça e
  base anatômica e fisiológica de, 1286f, 1306
  importância clínica de, 1307, 1307f
Uvulopalatofaringoplastia (UPPP)
 para SAOS, 164-165, 164f, 165t
 para SAOS pediátrica, 1498

V

Vacina contra caxumba, para papilomatose respiratória recorrente, 1672
Vacina contra influenza, otite média e, 1560
Vacina Jerry Lynn, 598
Vacinação. *Ver também* Imunização
 para caxumba, para papilomatose respiratória recorrente, 1672
 para HPV, 1663-1664
  terapêutica, 1672
 para meningite, com implante coclear, 1260, 1260q
 para prevenção de otite média, 1559-1561
  bacteriana para, 1559-1560
  viral para, 1560-1561
Vacinas bacterianas, para a prevenção de otite média, 1559-1560
Vacinas virais, para prevenção de otite média, 1560-1561
 gripe, 1560
 VSR, 1560-1561
Valva nasal
 rinoplastia e, 226-228
Vancomicina
 ototoxicidade com, 1234
 PANS com, 1188
 para infecções odontogênicas e do pescoço profundas, 98, 98q
Vandetanibe, para neoplasia da glândula tireoide, 908
Varfarina
 avaliação pré-operatória de, 17
 epistaxe causada por, 327-328
 sequelas orais de, 146
Varizes esofágicas, 517, 518f
Varredura de radioisótopos, para otite externa maligna, 1066
Varredura óssea com tecnécio, para otite externa maligna, 1066
Vasodilatadores, para doença de Ménière, 1346
Velocidade de condução nervosa, 1395-1396
Velocidade de hemossedimentação (VHS), para otite externa maligna, 1065
Velofaringe
 anatomia de, 1518-1519, 1519t
 função de, 1518
 padrões de fechamento de, 1522, 1522f
Veloplastia intravelar, para DVF, 1525
Vemurafenibe, para melanoma, 562
Ventilação a jato
 para papilomatose respiratória recorrente, 1668
Ventilação espontânea
 para papilomatose recorrente respiratória de vias aéreas, 1668
Vergência, 1314, 1314f
 tontura e, 1321
Vertigem, 1254-1256, 1255q
 alternobárica, 1352
 cervical, 1365
 cirurgia de otosclerose e
  depois, 1133
  durante, 1132
 com enxaqueca, 1356-1357
 hipotiroidismo causando, 898
 labiríntica, 1255
 posicional paroxística benigna do canal posterior, 1296
 procedimentos ablativos para. *Ver* Cirurgia vestibular ablativa
 retrococlear, 1256
Vertigem fisiológica, 1367
 enjoo do movimento, 1367
 síndrome de mal de desembarque, 1368
Vertigem intraoperatória, em cirurgia de otosclerose, 1132
Vertigem paroxística benigna da infância, enxaqueca e, 1360
Vertigem posicional paroxística benigna (VPPB), 1338-1341
 diagnóstico de, 1338-1340
  achados do exame, 1339, 1339f
  história, 1338-1339
  resultados dos testes para, 1339-1340
 enxaqueca com, 1359
 incidência de, 1338
 tratamento para, 1340-1341
  com reposicionamento, 1340-1341, 1340f
  tratamento cirúrgico, 1341
Vertigem posicional paroxística benigna do canal posterior (VPPB-CP), 1296
Vertigem posicional paroxística central (VPPC), 1345
Vertigem retrococlear, 1256
Vesícula ótica, 994f, 995
Vestibulopatia familiar, 1352-1353
Via aérea nasofaríngea, para a sequência de Robin, 1514-1515
Via de drenagem do seio frontal (VDSF), 305-306
Vias aéreas superiores
 estenose de. *Ver* Estenose de laringe; Estenose traqueal
Vias auditivas centrais, 976-979, 977f
 colículo inferior, 978
 complexo olivar superior, 978
 corpo geniculado medial, 978
 córtex auditivo, 978
 lemnisco lateral, 978
 nervo coclear, 976-977
 núcleo coclear, 977
Vias reflexas olivococleares, 990f, 991

Vibração, das pregas vocais, 446, 450-453, 452f
Vídeo-oculografia (VOG), 1325
Videoendoscopia, de laringe. *Ver* videoendoscopia laríngea e estroboscopia
Videoendoscopia laríngea e estroboscopia (VELE), 448
  atividade supraglótica em, 449, 449f-450f
  avaliação com, 450-453
  equipamentos para, 454t
  estrutura de laringe em, 448-449
  fechamento da glote em, 451, 452f
  fechamento de fase em, 451
  flexibilidade e rigidez da mucosa em, 451-452, 452f
  limitações de, 450
  movimento aritenoide em, 449
  muco em, 449
  nível de fechamento vertical em, 451
  para distúrbios da mucosa das pregas vocais benignos, 462-463, 462f-463f
  pregas vocais em, 449-450
  protocolo para, 448, 449q, 451, 451q
  registros clínicos de, 455
  regularidade em, 453
  simetria de fase em, 452-453
  vasculariddade em, 449
Videoestroboscopia, da laringe. *Ver* Videoendoscopia laríngea e estroboscopia
Videofluoroscopia de fala, para avaliação de DVF, 1521-1522
Videonistagmografia, para a doença de Ménière, 1345
Vimblastina
  PANS com, 1188
Vincristina,
  PANS com, 1188
Vírus da imunodeficiência humana/síndrome da imunodeficiência adquirida (HIV/AIDS)
  biologia e imunologia de, 104
  diagnóstico e classificação de, 104-105, 105q-106q, 105t
  doença de glândula salivar em, 596-597, 597f
    em crianças, 1643
    lesões, 114-116, 114f, 596, 597f
    SLID, síndrome da linfocitose infiltrativa difusa, 116, 596-597
    xerostomia, 114
  esofagite em, 538-539
  exposição ocupacional a, 106-107, 107t
  faringite em, 86-87
  infecção sinonasal em, 117-119, 117f, 133
  infecções labirínticas e, 1231
  lesões malignass associadas a, 107-109, 108t
    abordagem de diagnóstico para, 116-117, 115q
    CEC não cutâneos, 111
    linfoma de Hodgkin, 114
    linfoma, 112-114
    LNH relacionada com AIDS, 112-114
    neoplasias cutâneas, 111
    outros, 114
    sarcoma de Kaposi, 109-110, 109f-110f
  lipoatrofia facial associada a, 127-128, 127f
  manifestações da cavidade oral de, 125, 123q
    infecções fúngicas, 125-126, 124f
    infecções virais, 126, 125f
    úlceras aftosas, 126f, 664-666, 665q, 665f-666f, 666t, 682, 682f
  manifestações de imunodeficiência em, 107, 107q
  manifestações nasais de, 133
  manifestações orais de, 148
  manifestações otológicas e neurológicas de, 1182
    meningite criptocócica, 121-123
    neuropatias, 121
    orelha externa, 120
    ouvido médio, 120-121
    otossífilis, 123
    perda auditiva, 121-125, 122f, 123q
  massas em, abordagem diagnóstica para, 116-117, 115q
  PANS com, 1192-1193
    repentina, 1196-1197
  paralisia facial com, 1401
  perda olfativa devido a, 298
  SIRI (síndrome inflamatória de reconstituição imunológica) em, 106
  TARVAA para, 105-106
Vírus Epstein-Barr (EBV)
  carcinoma da nasofaringe e, 720, 722
  em doença da glândula salivar em crianças, 1643
  em leucoplasia pilosa oral, 126, 125f, 652-653
  em linfoma de células T, 133
  em linfoma de Hodgkin (LH), 114
  em linfoma não Hodgkin (LNH), 112-114
  faringite causada por, 87-88, 88f
  faringite viral com, 1577-1578, 1578f
  linfomas malignos e, 1618-1620
Vírus influenza, faringite causada por, 86
Vírus parainfluenza
  crupe com, 1580
  faringite causada por, 85
Vírus sincicial respiratório (VSR), otite média e, 1554-1555
  vacina para, 1560-1561
Vírus varicela-zóster (VVZ)
  herpes-zóster ótico com, 1066-1067, 1067f
  labirintite, 1230-1231
  manifestações orais de, 148
Visão estável, sistema vestibular em, 1281-1282
Vitamina A, para disfunção olfativa, 301
Voriconazol, para rinossinusite fúngica invasiva, 368, 368t
Voz
  considerações sobre o tratamento do câncer glótico para, 788
  reabilitação de. *Ver* Reabilitação vocal e da fala
  uso excessivo de, 461, 464
    laringite aguda causada por, 488-489, 489f
  utilização profissional de. *Ver* Pacientes profissionais da voz

Voz e fala alaríngea
  prótese para. *Ver* Prótese fonatória
Voz e fala de eletrolaringe, após laringectomia, 807
Voz e fala esofágica, após laringectomia, 807

X

Xantoma verruciforme, 656
Xeroderma pigmentosa (XP), 551
Xerostomia
  associada a imunodeficiência, 114
XP. *Ver* Xeroderma pigmentosa

Y

Yersinia enterocolitica, faringite causada por, 85

Z

Zafirlucaste
  para rinossinusite crônica, 352
Zanamivir, 86
Zigomas
  anatomia de, 192, 192f-193f
  biomecânica de, 205
  fraturas de, 197, 199-200, 199f
    abordagem cirúrgica para, 202-203
  reparo de, 210
Zileuton®
  para rinossinusite crônica, 352
Zinco, para disfunção olfativa, 302
"Zonas de deformação", da face, 194-195, 195t
Zumbido, 1200-1207
  aparelhos auditivos com, 1279
  após cirurgia de otosclerose, 1133
  avaliação clínica de, 1206-1207
  com enxaqueca, 1357
  comorbidades de, 1207
    medidas de prognósticos padronizados de, 1207
  estratégias de tratamento para, 1202-1206
    EMZ, estimulação magnética para zumbido, 1204-1205
    estimulação acústica, 1202-1204
    estimulação elétrica, 1205
    farmacológico, 1205-1206
    privação auditiva, 1202
    TCC, terapia cognitiva comportamental 1204
  insônia e, 1207
  na doença de Ménière, 1344-1345
  subtipos objetivos de, 1200, 1200q
  subtipos subjetivos de, 1200-1202, 1201q
    máquina de escrever, 1202
    perda auditiva, 1201
    somática, 1201-1202
Zumbido de máquina de escrever, 1201q, 1202
Zumbido objetivo, 1200, 1200q
Zumbido somático, 1201-1202, 1201q
Zumbido subjetivo, 1200-1202, 1201q
  perda auditiva, 1201
  somática, 1201-1202
  máquina de escrever, 1202

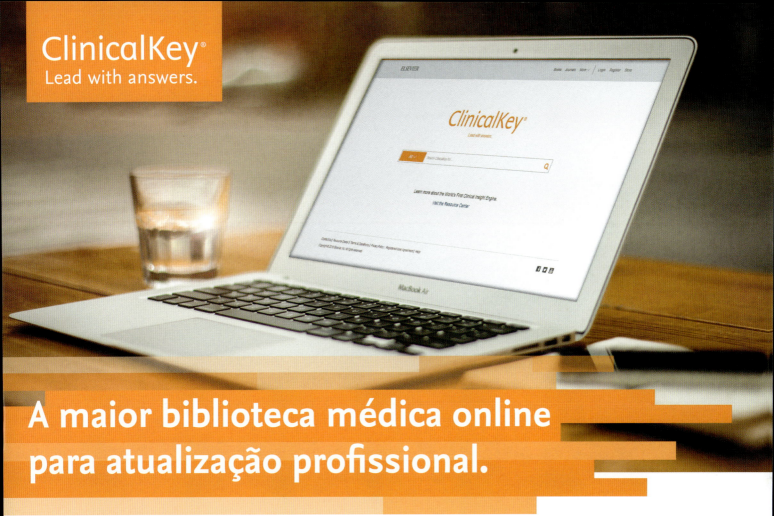

ClinicalKey®
Lead with answers.

A maior biblioteca médica online para atualização profissional.

ClinicalKey é a única fonte de busca clínica que oferece a informação mais confiável, atualizada e abrangente, a qualquer hora, e em qualquer lugar.

A maior base de dados clínica
Mais de 1.000 e-books para download, 600 periódicos, 2.900 monografias sobre drogas, 17.000 vídeos de procedimentos, 2.000.000 de imagens e muito mais.

Buscas mais rápidas
Design que facilita a navegação e ferramentas que salvam o histórico de buscas, capturam e exportam imagens para uso em aulas e palestras.

A melhor tomada de decisão
Informações rápidas e precisas baseadas em evidências para o cuidado à beira do leito, Guidelines, MEDLINE indexado por completo, ensaios clínicos e muito mais.

Experimente. Acesse: www.elsevier.com.br/clinicalkey

Empowering Knowledge

ELSEVIER